国医大师石学敏院士简介

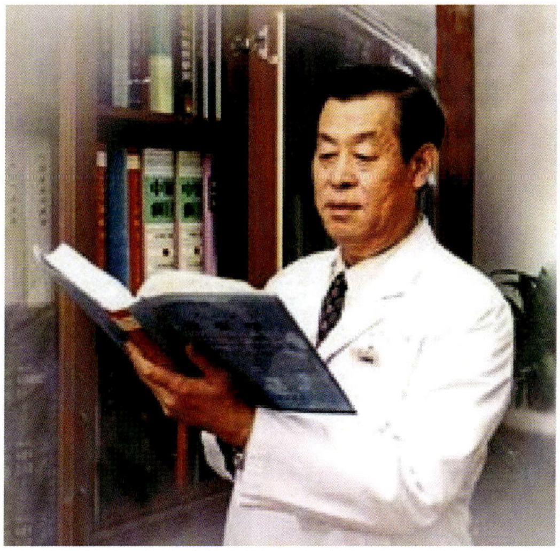

石学敏教授，世界著名中医针灸学专家，中国工程院院士，国医大师、博士生导师，国家有突出贡献专家，国务院特殊津贴专家，中国针灸学会高级顾问，天津针灸学会名誉会长，欧洲传统中医协会顾问，联邦德国巴伐利亚洲中国传统医学研究院第一副院长。

石学敏院士是天津中医药大学第一附属医院针灸学科学术带头人，从事针灸学和老年医学的临床、科研以及教学工作已50余年。严谨求实的治学态度使得他师古而不泥古，勇于创新，敢为人先，形成了其独特的学术思想体系。石学敏院士始终如一地坚持继承发展和弘扬中国传统医学，坚持“中西结合、融西贯中”、针药并用、形神兼备。他创立的“醒脑开窍针刺法”治疗中风病取得了显著疗效，创造了世界医学史上的神话。他率先提出针刺手法量学理论，并开展相关研究，对捻转补泻手法确定了新定义和量化操作，使传统针刺手法向规范化、量化发展，极大地推动了中医现代化进程。他先后开发了治疗心脑血管疾病的新药“脑血栓片”、“丹芪偏瘫胶囊”等，药品临床疗效显著。石学敏院士依据传统中医理论，整合多年的临床研究和现代药理研究成果，采用国际公认的诊疗标准，针对中风病的病因病机特点，逐步形成以“醒脑开窍针刺法”和“丹芪偏瘫胶囊”为主，配合康复训练、饮食、心理、健康教育等疗法形成一整套完整的、独特的、规范的中医中药治疗中风病综合治疗方案——石氏中风单元疗法，被国家科技部及中医药管理局列为十大重点推广项目之一。他强调中医辨证与西医辨病相结合，使二者在临床上有机的结合起来，为中西医结合指导了方向。至今，已推广培训全国各地区针灸医生上万名。石学敏院士从医五十年来，博览群书，集众家之长，汇中外之萃，学验皆丰，其高尚的医德，精湛的医术，深受患者信赖、同行赞誉及国际友人的欢迎，被中国工程院院长朱光亚誉为“鬼手神针”，他以针灸治疗中风、延髓麻痹、痴呆、无脉症等神经系统疾病，均取得卓著疗效，名扬海内外。

在临床工作取得成功的同时，针灸的科研和教学工作也成绩显著。科研方面，在他的带动下，国内针灸临床科研达到分子生物学水平。至今，共主持完成包括国家973项目在内的科研课题43余项，其中获国家科技进步奖1项，省部级科技进步奖33项（次），国家教委及天津市教学成果奖3项，获国家专利6项。教学方面，多年来，共培养硕士、博士、博士后百余名，学生遍布中国各地和世界各国，硕果累累，桃李满天下。他还在国家核心期刊杂志发表论文80余篇，出版专著20余部，其中由他主编的千万言巨著《中医纲目》被专家誉为继《医宗金鉴》之后的一部中医临床划时代巨著。2007年，出版英文版《石学敏针灸学》，深受欢迎。已被美国针灸考试委员会指定为考试指导用书。

石学敏院士不仅是著名的医学家，亦是著名的管理学家、外交家。自20世纪80年代起，至今从事医院管理工作20余年，带领天津中医学院第一附属医院及针灸学科走“院兴科技，科技兴院”的健康发展道路，带出了一批跨世纪人才，培养了一支学术梯队，建立了坚实的针灸临床、研究、教育基地。医院也由小变大，现天津中医药大学第一附属医院已成为拥有800张针灸病床，2600张病床总数的国家中医药临床研究基地之一。在努力发展国内针灸学科的同时，石学敏院士亦致力于针灸海外学术交流，积极推动中医针灸走向世界。他先后赴世界30多个国家及地区讲学和诊疗，至今已做了100余场学术讲座，影响巨大，掀起海外针灸热。同时，并就针灸临床及机理研究，与德、法、日等多国开展国际合作，为中医针灸走向世界作出突出贡献，被誉为“针灸外交家”。鉴于石学敏院士的突出贡献，1990年被国家人事部授予“中青年有突出贡献专家”称号，自1991年开始享受政府特殊津贴。多年来，先后被评为中华人民共和国卫生部先进工作者、全国优秀医院院长、天津市科技优秀工作者、十佳医务工作者等称号，1999年当选为中国工程院院士。2000年石学敏院士荣获何梁何利奖。2001年获香港求是科技基金会杰出科技成就奖。2006年12月，荣获中华中医药学会“首届中医药传承特别贡献奖”。2008年，荣获世界中医药联合会颁发的“中医药国际贡献奖”。2014年荣获“国医大师”称号。

国家出版基金项目
NATIONAL PUBLICATION FOUNDATION

“十二五”国家重点图书出版规划项目

国医大师临床研究

中华中医药学会 组织编写

脑卒中与醒脑开窍

【第2版】

石学敏 主编

科学出版社
北京

内 容 简 介

本书是“十二五”国家重点图书出版规划项目《国医大师临床研究》分册之一，获得国家出版基金项目资助。全书系统地阐述了脑卒中和醒脑开窍的相关理论，是关于“醒法”的一部专著，内容丰富，具有较高的学术性、科学性、实用性。在临床和应用基础研究方面，近年来又完成了大量研究，取得了新的进展和成果。本书是第2版，全书内容共分五部分：信息篇收集了近年来脑卒中流行病学研究相关信息。理论篇首先对历代中医古典医籍中有关中风病的论述进行了汇总整理，介绍了中医对脑卒中认识的历史沿革，并详细阐述石学敏院士创建“醒法”的学术思想。同时，对脑卒中现代医学基础知识，包括影像学基础也做以简明介绍。临床篇详细论述了“醒法”的组方、手法量学规范，治疗脑卒中和其并发症的临床规范、临床研究。特别是主编石学敏院士提出的“活血散风、疏肝健脾”针刺法治疗高血压病的理论和临床研究也加以详细阐释。也介绍了脑卒中的评估和诊疗流程，现代医学脑卒中的基础治疗。单元篇主要阐述了以中医、中药、针灸为核心，融急救、康复为一体的具有中国特色的卒中单元模式。研究篇汇总整理了我院围绕“醒法”治疗脑病的主要基础研究。我们在针刺治疗脑病的机制探讨方面，已经达到脑组织超微结构及形态学、基因表达、蛋白质组学、代谢组学、脑功能成像研究等水平，已经步入国际先进阶段。

本书可供广大从事中医、针灸临床、教学、科研的工作者阅读参考。

图书在版编目(CIP)数据

脑卒中与醒脑开窍／石学敏主编．—2版．—北京：科学出版社，2016.1

(国医大师临床研究)

国家出版基金项目·“十二五”国家重点图书出版规划项目

ISBN 978-7-03-046582-5

Ⅰ.①脑…　Ⅱ.①石…　Ⅲ.①中风-针灸疗法　Ⅳ.①R246.6

中国版本图书馆CIP数据核字（2015）第288490号

责任编辑：郭海燕／责任校对：李　影　桂伟利

责任印制：赵　博／封面设计：黄华斌　陈　敬

科学出版社出版

北京东黄城根北街16号

邮政编码：100717

http://www.sciencep.com

三河市春园印刷有限公司印刷

科学出版社发行　各地新华书店经销

*

2016年1月第　一　版　开本：787×1092　1/16

2025年8月第十一次印刷　印张：47 3/4　插页：1

字数：1 275 000

定价：238.00元

（如有印装质量问题，我社负责调换）

《脑卒中与醒脑开窍》编委会

主　编　石学敏

副主编　卞金玲　赵晓峰　李　军　王　舒
　　　　　孟智宏

编　委　（按姓氏笔画排序）

王　舒　王广军　卞金玲　石学敏
史慧妍　许军峰　杜元灏　杜宇征
李　军　李金波　李景轩　张春红
陈　丹　陈　薇　陈泽林　赵　红
赵晓峰　郑健刚　孟智宏　姜　伟
倪光夏　高　旸　高淑红　康明明
傅立新　樊小农

《国医大师临床研究》丛书序

2009年6月19日，人力资源和社会保障部、卫生部和国家中医药管理局在京联合举办了首届“国医大师”表彰暨座谈会。30位从事中医临床工作（包括民族医药）的老专家获得了“国医大师”荣誉称号。这是新中国成立以来，中国政府部门第一次在全国范围内评选国家级中医大师。国医大师是我国中医药事业发展宝贵的智力资源和知识财富，在中医药的继承创新中发挥着不可替代的重要作用。将他们的学术思想、临床经验、医德医风传承下来，并不断加以发展创新，发扬光大，是继承发展中医药学，培养造就高层次中医药人才，提升中医药软实力与核心竞争力的重要途径。

为了弘扬中华民族文化，广泛传播和充分利用中医药文化资源，满足中医药人才队伍建设的需要；进一步完善中医药传承制度，将国医大师的学术思想、经验、技能更好地发扬光大。科学出版社精心组织策划了“国医大师临床研究”丛书的选题项目，这个选题首先被新闻出版总署批准为“十二五”国家重点图书出版规划项目，后经科学出版社遴选后申报国家出版基金项目，并在2012年获得了基金的支持。这是国家重视中医药事业发展的重要体现，同时也为中医药学术传承提供良好契机。国家出版基金是国家重大常设基金，是继国家自然科学基金、国家社会科学基金之后的第三大基金，旨在资助“突出体现国家意志，着力打造传世精品”的重大出版工程，在“弘扬中华文化，建设中华民族共有精神家园”方面与中医药事业有着本质和天然的相通性。国家出版基金设立六年以来，对中医药事业给予了持续的关注和支持。

作为我国成立最早、规模最大的中医药学术团体，中华中医药学会长期以来为弘扬优秀民族医药文化、促进中医药科学技术的繁荣、发展、普及推广发挥了重要作用。本丛书编辑出版工作得到了中华中医药学会大力支持。国家卫生和计划生育委员会副主任、国家中医药管理局局长、中华中医药学会会长王国强亲自出任丛书主编。

作为中国最大的综合性科技出版机构，60年来科学出版社为中国科技优秀成果的传播发挥了重要作用。科学出版社为本丛书的策划立项、稿件组织、编辑出版倾注了大量心血，为丛书高水平出版起到重要保障作用。

本丛书同时还得到了各位国医大师及国医大师传承工作室和所在单位的大力支持，并得到各位中医药界院士的支持。在此，一并表示感谢！

本丛书从重要论著、临床经验等方面对国医大师临床经验发掘整理，涵盖了中医原创思维与个性诊疗经验两个方面。并专设《国医大师临床研究概览》分册，总括国医大师临床研究成果，从成才之路、治学方法、学术思想、技术经验、科研成果、学术传承等方面疏理国医大师临床经验和传承研究情况。这既是对国医大师临床研究成果的概览，又是研究国医大师临床经验的文献通鉴，具有永久的收藏和使用价值。

文以载道，以道育人。丛书将带您走进“国医大师”的学术殿堂，领略他们深邃的理论造诣，卓越的学术成就，精湛的临床经验；丛书愿带您开启中医药文化传承创新的智慧之门。

《国医大师临床研究》丛书编辑委员会

2013 年 5 月

序

脑卒中（stroke），又称中风或脑血管意外（cerebrovascular accident），是一组突然起病，以局灶性神经功能缺失为共同特征的急性脑血管疾病。目前世界卫生组织的定义为“迅速发展的神经局灶性（有时为全球性）神经功能缺损，持续24h以上乃至死亡，除血管因素外无其他明显原因”。包括“具有提示为蛛网膜下腔出血（subarachnoid hemorrhage，SAH）、颅内出血（intracranial hemorrhage，ICH）或缺血性坏死的临床症状和体征”的患者；不包括“一过性脑缺血（TIA）或因血液病引起的脑卒中（如白血病、红细胞增多症）、肿瘤性脑卒中和脑肿瘤（或脑转移肿瘤）”患者，也不包括因外伤造成的继发性脑卒中。

脑卒中是当今世界危害人类健康的重要慢性疾病之一，是全球人口死亡的三大主要原因之一。也是“古已有之”达数千年之久的“大病”。具有高发病率、高死亡率、高致残率、高复发率和多并发症（“四高一多”）特征，是世界性重大健康问题之一，也是医学界研究和关注的热点之一。在世界范围内，患病人数每年都以惊人的速度递增，且向低龄化发展。

脑卒中的发病率和早期死亡率和国家的收入水平有关。在过去40年里，高收入国家和中、低收入国家脑卒中发病率出现了截然相反的趋势，前者下降了42%，而后者上升超过100%；在<75岁年龄组和≥75岁年龄组中也观察到类似趋势。2000~2008年期间，中、低收入国家脑卒中发病率首次超过高收入国家。美国脑卒中死亡率自20世纪初以来一直呈下降趋势，近年来脑卒中死亡率呈现更为显著和加速的下降趋势，脑卒中已从美国第3位死亡原因下降至第4位。通过深入分析发现，脑卒中死亡率的显著下降与心血管危险因素的控制及干预相一致，尤其是开始于20世纪70年代的血压控制措施。糖尿病和血脂异常控制及戒烟计划，特别是联合降压治疗，同样有助于脑卒中死亡率的下降。远程医疗和脑卒中护理措施的改善等因素也有潜在的影响。

中国人群的脑血管病发病率和死亡率明显高于国际平均水平，仅低于前苏联和东欧等少数几个国家。目前中国居民中导致脑血管病的几种主要危险因素，如高血压、糖尿病、高脂血症等的患病率正在快速上升，而且吸烟状况也无明显改善。在我国很多地区，中风发病率比冠心病和肿瘤高，是我国人口死亡的第一大疾病。积极防治中风病已成为医学科学工作者的历史重任。

醒脑开窍针法，亦称“醒神开窍针法”，简称“醒法”，是石学敏院士于20世纪70年代初提出创立的，之所以赋于此名，是为了透彻、准确地说明这一针刺大法的作用机理。现就其含义，申明如下。

一、“醒”

“醒”的本义指睡眠状态的结束；与“睡”相对，其引伸义如下所述。

(1)“清醒”，指思维意识的正常状态。

(2)“苏醒”，指思维意识由昏愦、朦胧逐渐转为清醒状态。

(3)“复苏”，指曾经一度受抑、受损、受挫的功能活动的重新恢复。

醒脑开窍法的”醒”字，主要有复苏的意义。

二、“脑”

中医学所论述的脑，是奇恒之府之一，是人体重要的脏腑结构之一，其功能特点，概言之如下所述。

(1) 脑为“元神之府”：“元”通“原”，有本始、起始之义。元神，指本始的神气，也即人体与生而来的神气。“府”即处所。“元神之府”，即是指出，脑是贮纳人体与生而来的神气的处所。诸如人体的本能活动，如吸吮、哭笑、各种感官等，即是元神之所为。

(2) 脑为“髓之海”：《灵枢·海论》篇：“脑为髓之海，其输上在于其盖，下在风府。”很明确地指出了脑的解剖位置。功能上指出“髓海有余，则轻功多力，自过其度；髓海不足，则脑转耳鸣，胫酸眩晕，目无所见，懈怠安卧。”指明脑与身体的运动机能、感觉功能、视、听、平衡等的器官有重要关系。

脑髓的形成是以人体先天之精为物质基础的。《灵枢·经脉》篇说：“人始生，先成精，精成而脑髓生。”

(3) 脑为“神明之体”：明代著名医家汪昂指出：“人之记性，皆在脑中……凡人外见一物，必有一形影留于脑。”清代医家王清任更明确指出：“灵机记性在脑。”清代王士雄说：“脑为主宰，觉悟动作之司，一身之灵在脑。”这些论述继李时珍倡脑为元神之府之说，而大胆直言脑在人体生命活动中的特殊地位，这对于几千年来“心主神明”之说，不能不说是一个冲击、一个进步。近代临床医家张锡纯为了弥合脑、心与神明之争，巧妙提出：“盖神明之体藏于脑，神明之用发于心。”尽管曲折迂回，但总是承认了脑为神明之体，即脑是精神意识思维活动的物质结构。

明、清以来，很多中医学家越来越多地肯定了脑在人体生理、病理方面的重要作用。笔者认为应该充分肯定在中医脏腑学说中这一重大发展，继承关于脑的理论，并进一步提高完善其学说。

由于脑与神的密切关系，所以“醒脑”亦可称为“醒神”。

三、“开”

“开”有启闭，开发之义。

四、“窍”

《内经》中窍为二义：其一，如《素问·至真要大论》言“窍泄无度”；《素问·阴阳应象大论》所言“清阳出上窍，浊阴出下窍”等。此窍，皆指“孔窍”而言，如口鼻、前后阴等。其二，多为后世医论中如“心窍”、“脑窍”、“神窍”。有“通路”、“关口”之义。多指人体中具有重要作用的脑、心、肺、神的通路，用以说明其传导、支配作用通畅与否。

总之，醒脑开窍法，从字词含义理解，是指通过针刺以复苏人体脑窍及其连属组织的受抑、受损、受挫的功能，开发、恢复其具有主宰传导、联络和支配作用的治疗方法。

醒法是一个针刺大法。它的理论渊源于《内经》，汲取古代医家之精华，是经过长期医疗实践，不断总结、不断完善的。

醒法的构成，有三个部分。其一，是由若干特定腧穴的有机组合而形成的严格的“处方”（方穴）；其二，是方穴刺法具有科学的手法量学标准；其三，是有规范化的腧穴加减应用。这三个方面共同构成醒脑开窍法，缺一则不能命为该法。

“醒法”首先应用于脑卒中。据不完全统计，40 余年来我院（天津中医药大学第一附属医院）应用该法治疗国内外中风患者已超过 100 万人次，资料完整的患者已超过数万例，其临床效果、实验可重复性及实用价值受到国内外同道一致好评。该法适用于中风先兆、中风急性期（包括出血及梗死）、稳定期、后遗症期，并对脑卒中多种合并症，如吞咽障碍、失语、失明、共济失调、二便障碍等也具有很好疗效。其后，我们又应用于脊髓疾患、精神心理疾患、周围血管病、多种急症及痛症临床，也收到满意效果。因此，对该法的研究，继血液流变学、脑血流、常压耐缺氧、微循环、动脉血压等观察研究之后，又开展了更为深入的基础研究，如对实验性动脉血栓形成的影响；对实验性脑缺血及再灌注家兔红细胞变形性的影响；对兔脑 Ca^{2+} 及微量元素的影响；对自由基病理学及脑水肿的影响；对脑细胞核糖核酸的影响；对脑表面缺血区内代偿血管的影响；对脑内部缺血组织超微结构及形态学的影响等。与此相应也观察分析了心功能、脑电地形图、经颅超声多普勒等。近年来，我们从循证医学角度，开展了系统的临床研究，得到了高质量的循证证据。针对脑卒中后缺血脑组织 Ca^{2+} 超载及其胞内、胞外信息传导机制，进行了针刺应用机理探讨；应用蛋白质组学技术、代谢组学技术、脑功能成像技术，开展了临床应用基础研究，取得了大量的科学依据。

脑卒中是一类复杂的疾病，脑细胞的损害还可引起多脏器功能障碍，并非一种治疗手段就可以得到良好治疗效果。大规模的循证医学研究表明，卒中单元可以明显降低死亡率，提高存活者生活质量，且能明显减少住院时间和医疗费用。这无疑是对传统概念的冲击，它意味着治疗脑卒中最有效的方法并非一种药物和一种手段，而是一种全新的卒中管理模式。但是，国内外设立卒中单元的基本上是从事现代医学的学者。将针灸、中药、推拿、药浴等传统医学手段拒之门外，而针灸、中药是脑卒中治疗中非常重要的手段之一。尤其是在脑卒中稳定期和后遗症阶段，传统医学手段在脑卒中康复治疗中起重要作用。近年来，卒中单元加入了康复医学手段、心理医学治疗，但在脑卒中康复方面配合我国传统医学手段疗效倍增。当然，这里不是单纯指醒脑开窍针刺法，也包括：头针、耳针、传统针刺、推拿、中药洗浴、中药熏蒸等。因此，完成组建具有中国特色的卒中单元，使更多的脑卒中患者得到最佳的治疗；取得最好的疗效，是我国医务工作者的重要职责。

本书是在石学敏院士亲自指导下，将其从事脑卒中工作四十年来的临床经验和基础研究整理出版。近8年以来，石院士指导其团队在针灸治疗脑卒中方面，又完成了大量的临床及应用机理研究，取得了新的成果，在原版基础上整理补充完善，进行再版，希望能对从事脑卒中医疗、研究工作的学者提供借鉴和帮助。

《脑卒中与醒脑开窍》编委会

2015年3月

目　录

信　息　篇

理　论　篇

临床篇

单　元　篇

研 究 篇

信息篇

第一章　脑卒中流行病学概况

脑卒中(stroke)，又称中风或脑血管意外（cerebrovascular accident)，是一组突然起病，由各种血管性病变引起的，以局灶性神经功能缺失为共同特征的急性脑血管疾病。目前世界卫生组织的定义为“迅速发展的神经局灶性（有时为全球性）神经功能缺损，持续24h以上乃至死亡，除血管源外无其他任何致死原因”。过去因认为其是心血管系统或整体性疾病的脑局部表现，而被归类为心血管疾病之中。近年来，由于对脑血管疾病病因及危险因素的研究日趋深入和神经科学（neurosciences）的发展，脑部血管疾患区别于身体其他部位血管疾患（如冠状动脉疾患）的特点日益被人们所认识。因此，在世界卫生组织（World Health Organization，WHO）编制的国际疾病分类（international classification of diseases，ICD）中，在分科较细的临床医疗机构中，脑血管病现均被列为神经系统疾病，是最常见的神经科疾患。

欲描绘脑卒中的流行病学特征，首先要考虑两个重要问题，即研究人群的代表性和疾病诊断的可靠性。前者不在此赘述，后者对脑卒中则有特殊要求。由于神经系统疾病的复杂，在制订诊断标准时必须做到准确、适当，既要把误诊和漏诊减少到最低限度，又不能使诊断依据过于繁琐而难以在人群调查中应用。脑血管病流行病学研究落后于其他非传染性疾病（如冠心病、高血压、肿瘤等）的原因很多，首先是神经系统解剖生理的复杂性，准确的诊断需要有高水平的临床与基础神经学知识，但很少有人接受熟悉神经病学与流行病学两门学科的长期训练。其次，对大多数神经系统疾病，包括脑血管病，尚缺乏一致赞同的最低诊断标准和统一的分类方法，因此往往造成各家调查结果的很大差异。表1-1为国际疾病分类第十版的脑血管病分类编码。

表 1-1　脑血管病分类编码（TCD 第十版）

编码	疾病名称
I60	蛛网膜下腔出血
I60.901	蛛网膜下腔出血
I61	脑内出血
I61.9	其他（未指明的）颅内出血
I62	其他非创伤性颅内出血
I62.9	未明示的（非创伤性）脑内出血
I63.9	未明确的脑栓塞
I66	脑动脉闭塞
I66.903	脑栓塞
I66.904	脑血栓形成
I67	其他脑血管病
I69	脑血管病后遗症影响
G45	暂时性脑缺血发作

20世纪50年代以后，传染病得到了有效的控制，发病率及死亡率大幅度下降，一些非传染性疾病如心血管病，脑血管病（主要为脑卒中）、恶性肿瘤在人类死亡原因序列中明显前移，成为三大主要死亡原因。根据WHO脑血管病协作研究组对57个国家的统计资料，脑血管病列在前三位死亡原因的国家有40个；此病致死的占57个国家中总死亡数的11.3%左右。1962年以前脑血管病在日本占死因第一位，1982年以后占第二位；在美国，加拿大，古巴和巴巴多斯等国占第三位，现在脑血管病死亡率在美国已由第三位退至第四位；我国脑血管病死亡率在国际上处于高死亡率地区，显著高于美国和日本。以我国城市人口计，在1975～1982年占死因第一位，1983年后占死因第二位。全国由此病致死的占城市死亡总数的2%左右，占农村死亡总数的16%左右。由于脑卒中对老年人更是重要的死亡或致残原因，在世界与

我国人口老龄化趋势日益加速的情况下，脑卒中的危害性亦必然日益突出，因此，脑卒中的防治已成为卫生工作中的一项重要课题，越来越受到国内外医学界特别是神经科学界的重视。

第一节　脑卒中的流行状况与特征

脑血管疾病是当今世界危害人类健康的重要慢性疾病之一，也是全球人口死亡的三大主要原因之一。从20世纪50年代开始，许多国家、尤其是发达国家即开展了这方面的流行病学研究。20世纪70年代以后有了国际间的合作研究。世界卫生组织于1982年在日内瓦制定了著名的“MONICA”方案，即“多国心血管动态趋势和决定因素的监测方案”，这一为期10年的国际性前瞻性研究旨在全球28个国家的47个医学中心对3000万固定自然人群进行4项主要变量的同步监测，其中包括脑卒中的监测。该方案提供了脑卒中的诊断标准和分型及统一的研究方法，使得所获资料的真实性和可比性均较好。

进行脑卒中的流行病学研究，可以揭示其发病率、死亡率、流行趋势及空间分布、人群分布的特点，帮助人们探索和发现脑卒中不同的危险因素，有助于提出预防对策、干预措施，减少脑卒中对人类的威胁。

一、脑卒中流行病学研究方法

脑卒中和心血管病流行病学已共同发展成为慢性非传染性疾病流行病学一个新的分支学科，其研究方法按照流行病学分类的一般原则，同样可分为描述性研究、分析性研究和实验性研究三大类型。我们首先就各研究类型的特点和应用作一简要介绍。

（一）描述性研究

描述性研究是流行病学研究的基础，其目的是估计和测量疾病在人群中的分布状况、发生频率和流行病学特征。在脑卒中流行病学研究中常用的方法包括常规资料分析、现况调查和流行病学人群监测。

1. 常规资料分析　又称历史资料分析，它是脑卒中和心血管病学研究常用的方法之一。具体做法是对现存疾病资料及其他常规记录的信息进行整理、分析，以了解疾病分布情况或变化趋势。如根据一些国家掌握的食物消耗、营养素摄入量等分析与心脑血管病死亡率的相关性研究，或根据卫生部门提供的死亡登记资料进行脑卒中死亡趋势分析等，均属于常规资料分析的范畴。这种方法的优点是在已有历史资料的情况下，易于实施，节省时间和经费。不足之处是在收集数据时由于没有事先经过严格的设计和质量控制，可比性和准确性较差，使研究结果的价值受到一定影响。

2. 现况调查　是按照预定的设计要求，在某一人群中应用普查或抽样调查的方法，收集特定时点或某一时间段内某种疾病的资料并进行分析。其主要特点如下所述。

（1）所得资料为时点资料，如又称为横断面调查（cross-sectional study）。例如，要调查某地约5万人口中脑卒中的患病率，调查时点定位于2005年12月31日（24时），开始调查时间一定要在2006年1月1日以后，而患者只能统计在此时点之前发病，并到此时点仍然存活者。

（2）在病因学研究中，现况调查属于相关研究范畴，因此在病因分析时只能对病因提出初步线索。

（3）现况调查以患病率为主要指标，对发病率和死亡率必须做特殊设计方能获得。但是回顾

1 年的情况，其准确度可能会受到影响。在脑血管病流行病学研究中，现况调查方法应用较广，它既可用来描述疾病和危险因素的分布，又可用于初步探讨危险因素的线索。

3. 流行病学监测　这是一种在现况调查的基础上，对某地区人群中某些疾病及有关项目进行长期的经常性观察或定期随访研究。这种研究的目的是了解人群中有关疾病及危险因素的发展趋势，其主要特点如下所述。

（1）流行病学研究监测的方向是一种从现在到将来的前瞻性研究。

（2）流行病学监测内容可以根据研究目的加以确定，它既可以是单纯的疾病监测，也可以包括各种暴露因素变化的同步监测。

（3）在对一些疾病及有关危险因素进行同步监测时，可以从群体水平对危险因素与疾病的关系进行探讨。

（4）反映流行病学监测结果的主要指标是发病率和死亡率。

（二）分析性研究

分析性研究包括病例对照研究和群组研究。与描述性研究不同的是，分析性研究的主要特点是在研究设计和分析资料时严格采用了对比分析方法，其主要目的是检验危险因素的假设和筛选对人群中某些疾病发生影响的危险因素。

1. 病例对照研究（case-control study）　病例对照研究是选择一定数量的病例，回顾性调查其在过去某一时间内暴露因素出现的频率及水平，并与相同的对照组进行比较，分析暴露因素与疾病的发生是否关联的一种研究方法。在设计时又分为配对病例对照研究和非配对病例对照研究 2 种，配对研究是指在选择对照组时，规定只选择在某些混杂因素上与病例基本一致的人作对照，目的是控制某些混杂因素。在配对过程中，可以是 1 个病例匹配 1 个对照，称为 1：1 配对；也可以是 1 个病例匹配 2 个或 2 个以上对照组，称为 1：*M* 配对。病例对照研究在对一些发病率较低的疾病进行病因学研究中更为重要和常用。这种方法的不足之处是在回忆调查中容易产生偏倚，一般不能直接决定研究因素与疾病之间的因果关系。

2. 群组研究（cohort study）　群组研究又称队列研究。它与病例对照研究相比，主要区别在于病例对照研究是由“果”找“因”，而群组研究是由“因”找“果”。群组研究的目的是验证危险因素的假设，其基本原则是首先将研究人群分为危险因素暴露组和非暴露组，然后观察疾病的发生情况，并分析比较群组之间的差异。群组研究所采用的资料既可以是前瞻性的观察资料，也可以是历史性的回顾资料。与病例对照研究相比，群组研究主要优点如下所述。

（1）能够直接估计暴露因素与疾病发生之间的关联程度。

（2）在一些研究领域中，包括脑血管疾病流行病学研究中可同时观察多种因素与疾病的关联。

此种研究方法的不足之处是实施较为困难，观察时间较长。在观察一些少见病时，所需样本较大，耗费较多财力物力。

（三）试验性研究

试验性研究是以人群或动物为研究对象，对比分析干预组与对照组之间疾病的发生、发展规律是否相同的一种前瞻性研究方法。当以人为对象时称为人群流行病学试验。其基础特征如下所述。

（1）对实验者施加有研究人员控制的干预措施，以消除或控制某些危险因素。

（2）研究设计必须遵循合理对照和随机分组的原则。

当某些研究只能满足上述第一项要求而无法做到合理对照或随机分组时，则称为流行病学类实验研究。

试验流行病学研究在实际应用中，又可根据不同特点分为动物实验流行病学、临床试验和社区干预3种类型。在心脑血管疾病流行病学研究中以社区干预试验（community intervention trial）和临床试验（clinical trial）较为常用。社区干预试验的研究对象包括正常人和高危人群，主要用于对危险因素假设的检验和疾病控制效果的评价。

二、脑卒中流行病学中的诊断及分类

流行病学是研究人类疾病的分布及其决定因素和预防、控制对策的科学。脑卒中流行病学就是在人群中研究脑卒中。由于要在不同人群中进行研究，所以首先需要一个脑卒中标准化的定义和诊断标准、统一的统计人选标准。这样其结果才会具有可比性。诊断标准应准确适当，既要把误诊或漏诊率减少到最少，又不要使诊断依据过于繁琐而难以在人群研究中应用。

目前临床上诊断脑卒中的准确率相当高，尤其有神经科医生时会更准确。人群研究显示，有神经科医师在发病后尽快赶到现场检查患者的前提下，社区脑卒中病例中，经CT或尸检验证，临床诊断准确率为88.0%。一般内科主治医生与神经科研究人员比较，诊断的假阳性率为18.0%，假阴性率为7.0%。在死亡证明书中，诊断准确率较低，据Framingham研究，假阳性率有22.0%，假阴性率达40.0%。因此对诊断可靠性的评估应考虑到资料的来源，是来自城市或农村，是来自有神经科专科的中心医院或无专科医生的一般医院或基层医院，以及有无影像学的诊断。

各项流行病学研究采用的脑卒中分类方法各不相同。多数研究将脑血栓形成、脑栓塞、脑出血、蛛网膜下腔出血统一报告为“卒中”（stroke）。有些研究将脑血栓形成和脑栓塞合并，统称“脑梗死”，由于这两种类型脑卒中均是血管堵塞造成脑组织缺血性损伤所致，故又称为“缺血性卒中”；而ICH和SAH均表现为血管破裂出血，故许多研究将两者合并，称为出血性卒中。也有研究认为蛛网膜下腔出血的病理、生理机制和脑出血不同，而将其单列。世界卫生组织MONICA方案（Monitoring of Trends and Deteminants in Cardiovascular Disease Project，多国心血管病趋势及决定因素的监测）的脑卒中事件的诊断标准是指“持续24 h以上的急骤发展局灶或全半球脑功能障碍（除非因外科手术或死亡而中断），除血管性原因外无其他明显原因”。包括“具有提示为SAH、ICH或缺血性坏死的临床症状和体征”的患者；不包括“一过性脑缺血（TIA）或因血液病引起的脑卒中（如白血病、红细胞增多症）、肿瘤性脑卒中和脑肿瘤（或脑转移肿瘤）”患者，也不包括因外伤造成的继发性脑卒中。而Framingham研究将TIA归入动脉粥样硬化血栓性梗死；有些研究只计算第一次脑卒中发作，不计复发性脑卒中；MONICA方案中规定如果有CT扫描、脑血管造影或尸检者即可分类，否则均划为不能分类。此外，由于CT扫描的广泛应用，一些无症状的脑梗死被发现，首次发作的脑卒中患者大约有10%，CT证明以前有过无症状的梗死。25%~50%的TIA患者CT扫描显示有梗死灶，MR更敏感，阳性率可达70%~84%，这些患者在流行病学研究中被“错误”地进行分类，必然影响到“率”的准确性和相互间的可比性。

在流行病学研究中，基本上将脑卒中分为出血性卒中和缺血性卒中两大类。如果将缺血性脑卒中进一步按照病因进行分型，对研究缺血性脑卒中自然史及其危险因素会很有意义，因为不同的类型，就有不同的流行病学特点和不同的危险因素。但是由于种种原因，实际上仍有许多脑梗死未能分类，国内的研究也大多如此。

我国的脑血管病流行病学研究起步较晚，1980年以前有过一些零散的调查，研究对象多限于临床患者，方法也不统一。1981年，北京神经外科研究所对北京西长安街地区19个居委会45 000人进行了抽样调查，在此基础上又与世界卫生组织及美国国立卫生研究院合作，组织了中国6个城市7万多居民的神经系统疾病的流行病学调查。这次调查使用了国际统一的调查表格方法，获得了第一批系统计资料，并引起国内外专家的注意。1985年，与上海医科大学神经病学研究所合作，再次组织了全国22个省区农村及少数民族地区的同类调查。1979年，我国代表吴英恺参加了“MONICA”方案的定案会议，会后经卫生部和北京市卫生局批准，于1982~1983年两年在北京城乡70余万人群中开展了方案的试点工作。1983年，由北京心肺血管医疗研究中心组织了我国16个省市19个监测点，58万监测人群的多省市大协作，于1984年正式向世界卫生组织“MON-ICA”资料中心输送调研统计资料。科技部、国家卫生和计划生育委员会在“十二五”期间专门立项进行全国脑血管病流行病学专项调查，这是我国新中国成立以来首次在31个省、自治区、直辖市的157个监测县开展的大样本多中心脑血管病流行病学调查。以能代表我国城乡居民特点的2010年人口普查数据为基础，采取多级分层整群抽样方法，每个监测点至少完成3800例全年龄组常住人口调查，总样本量达到60万人。目前，此项调查已接近尾声。

三、脑卒中的流行趋势

（一）脑卒中的流行趋势

20世纪60年代末至70年代中期，世界卫生组织在27个工业化国家的脑卒中死亡登记研究第一次清楚地表明，世界脑卒中的流行存在三大趋势：①下降型；②稳定型或不稳定波动型；③上升型。

2014年初，*Stroke* 发表了一份美国心脏协会/美国卒中协会科学声明——《影响卒中死亡率下降的因素》，全面、详尽地回顾和评价了美国自20世纪初以来脑卒中死亡率的变化趋势及其影响因素。美国脑卒中死亡率自20世纪初以来一直呈下降趋势，且在不同性别、所有种族、民族及各个年龄组人群中均可被观测到。由于近年来脑卒中死亡率呈现更为显著和加速的下降趋势，脑卒中已从美国第3位死亡原因下降至第4位。通过深入分析发现，脑卒中死亡率的显著下降与心血管危险因素的控制及干预相一致，尤其是开始于20世纪70年代的血压控制措施。糖尿病和血脂异常控制及戒烟计划，特别是联合降压治疗，同样有助于脑卒中死亡率的下降。远程医疗和脑卒中护理措施的改善等因素也有潜在的影响。

一项纳入56项研究的系统评价通过对1970~2008年期间发表的人群研究进行检索，讨论脑卒中发病率和早期死亡率的变化趋势。根据4个不同年代（1970~1979年，1980~1989年，1990~1999年，2000~2008年）、2类国家收入水平（高收入国家和中/低收入国家）和脑卒中类型（缺血性卒中、原发性脑出血和蛛网膜下腔出血）进行分类。结果显示，在过去40年里，高收入国家和中、低收入国家脑卒中发病率出现了截然相反的趋势，前者下降了42%，而后者上升超过100%；在<75岁年龄组和≥75岁年龄组中也观察到类似趋势。2000~2008年期间，中、低收入国家脑卒中发病率首次超过高收入国家。在高收入国家，与缺血性卒中相比，脑出血发病率呈明显降低趋势，蛛网膜下腔出血发病率在过去的40年里无明显变化。而在中、低收入国家，脑出血和蛛网膜下腔出血发病率和比例均远高于高收入国家。

国际间比较研究显示，中国人群的脑血管病发病率和死亡率明显高于国际平均水平，仅低于前苏联和东欧等少数几个国家。目前中国居民中导致脑血管病的几种主要危险因素，如高血压、糖尿病、高脂血症等的患病率正在快速上升，而且吸烟状况也无明显改善。此外，随着近年来国民经济的快速发展，人们的膳食结构和生活方式已发生较大改变，人口老龄化提前到来，将导致脑血管病发病率的持续升高。如果不及时而有效地开展防治工作，后果将极为严重。

（二）脑卒中的分型

按照病因学进行分类，脑卒中可分为缺血性卒中、脑出血和蛛网膜下腔出血。我国城乡和男女两性缺血性卒中的发病率均高于出血性卒中。但是我国的出血性卒中又明显高于欧美人群，与日本相近。日本病理学家认为日本人与中国人的脑血管壁中层结构较西方白种人更为薄弱，因而更易破裂出血，但是这种说法尚未被广泛地接受。造成这种差异的原因除与地理位置、种族、生活习惯等有关外，我们还应注意，我国目前的诊断条件与发达国家相距甚远，尤其在农村和偏远地区，缺乏 CT、脑血管造影仪等特殊检查设备，且临床诊断水平多有限，即使在北京、上海等几个医疗条件较好的大城市，CT 诊断率也仅达 60% ~70%，这必然会给脑卒中分型的精确度带来影响。

（三）我国脑卒中的分布特点

我国属于脑卒中高发区，WHO 预计 2005 ~2015 年我国为心脑血管病和糖尿病死亡所支付经费将居世界之首。死亡率北京仅次于西伯利亚，位居世界第二。脑卒中的国内分布呈现“北高南低”的特点。由北至南，发病率、患病率和死亡率均呈明显的下降趋势。农村地区调查结果显示：黄河以北平均患病率为 480/10 万，中部地区 420/10 万，长江以南 280/10 万。6 个城市中以哈尔滨的患病率最高，成都最低。“MONICA”监测结果表明：北方脑卒中发病率是南方的 11 ~14 倍。这种差异除与地理位置和环境因素有关外，还可能与高血压的分布相一致，这有待长期监测分析加以确定。城市高于农村是我国脑卒中分布的另一个特点。其中原因可归纳如下 3 点：①城市人口老龄化越来越严重，老年人口比例高，而脑卒中的发病年龄大，因而城市发病率高。②城市医疗条件较农村好，脑卒中的诊断明确。③城市生活条件好，医疗设施完善，患者病后存活期延长，而农村则正好相反。这可能是城市患病率高、死亡率低，而农村患病率低但死亡率高的主要原因。在性别分布上，男性略高于女性，差异不明显。无论是发病率、患病率还是死亡率，均随年龄的增加而上升。

我国平均发病年龄是 60.9 岁，较西方国家提前了 10 年。不同职业人群中脑卒中分布不同，重体力劳动者和农民较高，夜间工作者高于白天工作者。从种族来看，我国汉族高发，少数民族中的朝鲜族、白族较高，脑卒中的发病的冬春季居多，发病高峰自 12 月份开始，可持续至 3、4 月份。

四、脑卒中的分布状况

世界大多数国家和地区，脑卒中的发病率和死亡率呈下降趋势。其中死亡率比发病率下降明显；高发地区比一般地区下降明显；70 岁以下人口比 70 岁以上老年人下降明显；但脑梗死的发病率下降没有脑出血明显，甚至还略有上升。如美国的脑卒中死亡率自 20 世纪初以来一直呈下降趋势，脑卒中死亡率在 20 世纪的大部分时间里缓慢下降，速度约为 0.5%/年。然后，在 20 世纪 70 年代，其下降速度加快至 5%/年，近年来脑卒中死亡率呈现出更为显著的加速下降趋势，脑卒中已从美国的第 3 位死亡原因下降至第 4 位。脑卒中死亡率的下降要归功于脑卒中发病率和病死率的降低和以科学发现为基础、旨在降低脑卒中风险而执行的联合干预措施和项目，其中最有可能的是对高血压控制的改善。而俄罗斯、波兰、塔吉克斯坦、亚美尼亚、匈牙利和罗马尼亚等脑卒中死亡率近年有明显上升迹象。我国自 20 世纪 80 年代起，脑卒中在一些大城市和北方中等城市的全死因顺位中已位居 1 ~3 位。据我国第 3 次居民死因调查结果，2008 年脑血管病已成为我国居民首位死亡原因。我国脑卒中发病率呈缓慢上升趋势。脑卒中是由多种危险因素长期慢性作用的结果。1984～1985年和1988～1989年两个时期的心血管病危险因素监测结果显示：我国南北方心血管病危险因素水平呈上升趋势。到了20世纪90年代中后期，我国脑卒中的发病率呈现出逐步上升的趋势，其发病率以每年8.7%的速度上升，脑血管病为中国居民死因构成的前3位，呈现出高发病率、高致残率、高死亡率、高复发率、高经济负担5大特点。2004～2005年国家卫生部组织完成的全国居民死因调查显示，脑血管病已跃居各种疾病死因的第1位，首次超过全身恶性肿瘤的总和。

脑卒中在我国有几个明显的流行病学特点，首先是从地理分布上显示出由北向南的梯度递减趋势。北方地区特别是东北和华北地区脑卒中的发病率、死亡率明显高于南方地区。如黑龙江省尚志县朝鲜族居民的发病率比广西壮族居民发病率高6倍，死亡率高9倍。第二个特点是我国居民中脑出血的发生率大大高于欧美人。在一些欧美国家，脑出血的发生率占所有脑卒中的10%～15%，而我国居民脑出血的发生频率却高达40%左右，确切原因目前仍不十分清楚。第三个特点是脑卒中的患病率、发病率城市居民高于农民，但死亡率城乡差别不大。

临床医生一贯重视脑卒中的分型诊断，因不同类型脑卒中的治疗处理不同，其预后转归也可能不同。近年来分型诊断也在流行病学研究中受到重视，但以往的人群研究中，出血性和缺血性脑卒中进一步分型的发病率、死亡率的研究报告较少。根据各病理类型所占比例分析，地区间差异不大。主要是以缺血性卒中为主，占60%～70%。且东西方人之间有差别。西方人脑梗死占70%～85%，出血型卒中占10%～20%；而东方人出血型卒中远高于西方人，为25%～45%，缺血性卒中占55%～70%。我国一项7个城市居民脑卒中流行病学研究中报告，1089例首发脑卒中，经CT诊断为脑梗死占60.2%，脑内出血占38.2%，蛛网膜下腔出血占0.6%，未确定型占1.0%。中国国家脑卒中登记研究（CNSR）数据库显示，在脑血管病类型中，缺血性卒中最常见，占66.3%，其他为颅内出血（23.4%），短暂性脑缺血发作（6.2%）、蛛网膜下腔出血（3.4%）等。根据美国国立卫生研究院卒中量表（NIHSS）评分，小卒中（NIHSS<4分）占了一半（49.7%）。

由于CT或MR的广泛应用，由影像学诊断中被发现的腔隙性梗死或多发性微小梗死灶越来越多见。腔隙性梗死的定义和病生理机制争议很大，尚需进一步研究、讨论。

（一）脑卒中的自然史

疾病的自然史包括起病情况、临床表现及发展过程、复发、存活时间和转归等许多方面，这里拟重点讨论脑卒中的存活时间及复发问题，因为这些是流性病学研究的内容。

脑卒中发病后第1天，有10%～20%患者死亡，发病3周内有1/4～1/3患者死亡。第3周后死亡速率减慢，5年存活率为15%～40%。

影响存活时间的因素有以下几个方面。

（1）脑卒中类型：脑出血存活率低于脑梗死。

（2）发病后神志状况：深昏迷者存活率低。

（3）发病次数：复发者较第一次发病者存活率低。

（4）危险因素：舒张期血压高于110mmHg（1Pa＝7.5mmHg）者、有心力衰竭及心电图异常者、血管病变严重（管腔狭窄明显）者，病死率明显增高。

（5）年龄：65岁以下患者的存活率高于65～74岁者，后者又依次高于75～84岁及85岁以上者。

（6）病后失能程度：不能自己行走的，3年后生存者不足一半，而长期卧床者，只能存活一年半。

（7）其他：如有无痴呆、括约肌功能状态及大脑半球受累等，均影响存活时间。对后者，与通常意料的相反，如非优势半球受累，预后则更差。

国内关于脑卒中复发情况的系统性流行病学研究较少。根据北京市的研究资料，脑卒中复发率为11%～12%，男，女性复发率无明显差异，1年内复发者占总人数的16.5%，2年内复发者占56.3%，5年以上复发者占15.6%。高血压患者卒中复发率高于正常血压者。

（二）脑卒中发病率

脑卒中发病率一般以年记，即监测人群在一年期间的新病例数（包括死亡者）除以同期监测人群平均人口数，然后乘以10万/10万。发病率是观察脑卒中人群分布特征和评价防治效果的重要指标。脑卒中发病率的时间变化趋势受到脑卒中临床定义改变及诊疗技术改进的影响，因为其发展能更准确和及时地诊断脑卒中。先进的神经影像学技术可提高对轻度非致死性脑卒中的准确诊断及对无症状脑卒中的认识。目前文件报道的世界各国脑卒中发病率因调查方法不同、诊断标准不统一或资料来源各异而相互之间可比性很差。还有一种常见的情况是调查人群的年龄构成不同，以致造成各自“率”之间的差别较大。

脑卒中在世界范围内平均发病率为（140～200）/10万人口，东方人高于西方人。对脑卒中发病率动态变化的长期监测资料较少。20世纪80年代初，WHO经反复论证，制定了一项为期10年的科研方案，全名为“多国心血管病趋势和决定因素检测”（Multi-national Monitoring of Trends and Determinants in Cardiovascular Diseases，简称MONICA方案）。该方案的目的是在不同国家选定的人群中，用统一标准、统一方法测量心血管病和脑卒中的发病率、死亡率及其动态变化趋势。同时也可评价动态变化与已知的危险因素、生活习惯和主要社会经济特点变化的关系。1984年起，有12个国家20多个中心参加的MONICA方案正式开始实施，1993年结束。总监测人——年数（35～64岁）超过150万。研究结果表明，男性脑卒中年龄标化发病率为（124～388）/10万。最高为前苏联，最低为意大利（表1-2）。

表1-2　WHO MONICA各国研究（33～64岁）人群脑卒中发病率和死亡率

国家	人群所在地	检测人口（人）	发病率（1/10万）		死亡率（1/10万）	
			男	女	男	女
中国	北京	286 006	247	175	66.7	58.0
丹麦	Glostrup	133 416	173	92	32.7	20.9
芬兰	Kuopio	95 812	351	173	64.7	30.2
芬兰	North Karelia	65 139	280	123	70.0	30.8
芬兰	Turku/Loimiaa	77 826	247	105	50.2	24.9
德国	Halle	203 216	151	86	53.4	31.5
德国	Karl-Marx	212 565	176	104	54.7	31.5
德国	其他监测地区	104 407	141	74	41.5	27.4
意大利	Friuli	377 048	124	61	41.9	23.6
立陶宛	Kaunas	147 671	308	159	80.0	39.3
波兰	Warsaw	196 459	184	90	79.4	47.2
苏联	Moscow	87 466	257	121	95.8	44.5
苏联	Moscow	229 561	241	126	95.5	51.4
苏联	Novosibirsk	50 391	388	312	113.0	76.1
瑞典	Gothenburg	152 479	137	69	28.6	16.1
瑞典	北部地区	190 986	207	111	31.0	22.9
南斯拉夫	Novid Sad	111 469	228	107	72.3	47.2

注：发病率、死亡率用世界人口标准化。

脑卒中发病率、死亡率和国家的经济发展水平密切相关。系统评价显示，在过去40年里，脑卒中发病率在高收入国家和中低收入国家出现截然相反的趋势，前者下降了42%，而后者上升超过100%。在高收入国家，和缺血性卒中相比，脑出血发病率呈明显降低趋势，蛛网膜下腔出血发病率在过去的40年里无明显变化。而在中低收入国家，脑出血和蛛网膜下腔出血发病率和比例远高于高收入国家。

欧洲卒中登记研究（European Registers of Stroke，EROS）是第1项有关脑卒中发病率的标准化跨国研究。在法国（第戎）、意大利（托斯卡纳）、立陶宛（考纳斯）、英国（伦敦）、西班牙（梅诺卡）和波兰（华沙）进行，观察的目标人群约110万居民，在2004～2006年期间共登记2129例首发脑卒中患者。结果表明，欧洲不同国家脑卒中发病率存在较大差异，意大利托斯卡纳最低，男性101/10万、女性63/10万，而立陶宛考纳斯最高，男性为239/10万、女性为159/10万。据推测，这种差异主要源于脑卒中主要危险因素，包括高血压病、糖尿病和吸烟患病率的差异。东欧地区的脑卒中发病率仍然较高。

我国国内从20世纪80年代中期开始，也开展了一些规模大、多中心、标准统一的前瞻性研究。其中主要有5项重大课题涉及脑卒中发病率研究：①中国-WHO MONICA方案；②中国10组人群高血压、冠心病、脑卒中发病及其危险因素的研究；③中国7城市脑卒中危险因素干预试验；④中国城乡社区人群心脑血管病综合预防研究；⑤卫生部第三次死亡原因调查。以下对研究结果分别做一简要介绍。

1. 中国-WHO MONICA方案　全国有16个省市参加，监测总人口约590万，为期10年。根据1994年吴桂贤等报告结果：我国大庆市脑卒中发病率最高，男性约为596/10万、女性约为432/10万。最低为安徽省滁县，男女卒中发病率分别为54/10万和30/10万。MONICA研究的各国间比较结果显示，中国35～64岁人群男性标化卒中发病率为247/10万，标化死亡率为66.7/10万，仅次于前苏联和芬兰，排名第3位；女性标化发病率为175/10万，标化死亡率为58.0/10万，排名第2位。

2. 中国10组人群高血压、冠心病、脑卒中发病及其危险因素的研究　此项课题有中国医学科学院心血管病研究所牵头，全国城乡10个地区参加，为期7年。监测总人-年数为3 819 659人，平均每年监测人口约55万。男性脑卒中发病率为（90～138）/10万，女性为（76～91）/10万（表1-3）。

表1-3　中国10组人群脑卒中发病率、死亡率研究

时间（年）	检测人口（人）	发病率（1/10万）		死亡率（1/10万）	
		男	女	男	女
1983	361 810	89.6	76.7	47.0	31.4
1984	482 415	89.7	78.8	48.5	42.6
1985	550 635	138.0	91.3	58.3	40.8
1986	598 976	122.2	83.0	38.2	35.2
1987	585 804	111.5	79.9	51.9	38.2
1988	605 206	100.4	77.1	59.4	51.2
1989	634 813	128.3	83.6	51.2	40.5

分析资料有如下特点。

（1）从1983～1989年变动趋势来看，男性发病率有上升趋势，女性脑卒中发病率虽然也略有上升，但是并不显著。

（2）脑卒中标准化发病率显示中国北方高于南方地区。发病率最高的是哈尔滨和北京市，最低的是浙江渔民和广西农民。

3. 中国7城市脑卒中危险因素干预实验研究 该研究由北京市神经外科研究所牵头组织。总研究样本人群约11.5万人，其中半数作为对照组（又称监测社区，不进行特殊干预）。按统一标准进行严格的疾病监测，诊断的可信度较高。7城市监测社区1986～1990年5年平均发病率分别为237/10万、241/10万、220/10万、223/10万和182/10万。除1990年有较大幅度下降外，前4年无明显变化。其总趋势如表1-4。

表1-4 中国7城市脑卒中发病率研究

时间（年）	检测人口（人）	发病率（1/10万）		死亡率（1/10万）	
		男	女	男	女
1986	57 941	295	180	149	89
1987	57 268	314	167	149	142
1988	59 028	239	202	137	145
1989	58 743	260	186	143	105
1990	58 124	188	177	151	123

4. 中国城乡社区人群心脑血管病综合预防研究 这是一项国家“八五”攻关课题。研究北京、上海、长沙3市区和北京市房山区农村共4个点。

总研究人数42万，仍设半数人口为对照社区，对照社区只作疾病监测，不进行干预。因该研究制定了一套严格的疾病监测系统/诊断标准和质量控制措施，卒中的发病率/死亡率均有较好的参考价值。1991～1995年监测社区约20万人口中脑卒中发病率依次为204.8/10万、196.0/10万、212.6/10万、220.6/10万和183.7/10万。男女性别发病率见表1-5。

表1-5 中国城乡社区人群心脑血管病综合预防研究

时间（年）	检测人口（人）	发病率（1/10万）		死亡率（1/10万）	
		男	女	男	女
1991	153 705	197.4	212.2	119.7	110.6
1992	209 707	226.5	165.4	158.9	122.3
1993	209 346	235.4	189.7	154.4	116.9
1994	208 567	236.7	204.6	178.7	133.3
1995	202 538	192.1	175.1	105.8	109.5

5. 卫生部第三次死亡原因调查 2008年“第四次国家卫生服务调查”在全国31个省、自治区、直辖市抽取了94个县（市、区），共调查177 501人，其中14岁以下人口占17.7%，65岁以上人口占11.5%.2008年我国城市居民脑血管病患率为13.6%，农村居民为8.3%，城乡合计9.7%。

6. 拉萨卒中流行趋势 对拉萨人群的回顾性、描述性分析城乡职工医保登记的2006年10月至2008年10月间所有城市与农村职工81 298名。此项研究当中包含脑卒中患者165名，其中133名为首发患者。年龄标化年发病率为88.725/10万（95% CI：72.228～105.221），年死亡率25.941/10万（95%CI：16.416～35.466），死亡率为21.82%。17/133的患者（12.8%）年龄小于45岁。当地汉人脑卒中发病率高于藏族人。发病率与中国其他地区水平相近。年发病率和死亡率有所下降。在当地，主要的脑卒中类型为脑梗死。脑卒中仍然是当地老年人的主要死因。脑卒中在拉萨年轻人中的发生率要高于中国其他地区。

7. 香港台湾脑卒中各亚型发病趋势　根据香港医管局临床系统数据库，研究当地1999～2007年间152 150例次35岁及以上人口的首发和再发脑卒中各亚型发病趋势。年龄调整的缺血性脑卒中发病率下降，出血性脑卒中发病率稳定。年轻人中，缺血性脑卒中发病率稳定，但出血性脑卒中发病率上升。所有脑卒中的发病率高于很多发达国家。

中国台湾一份权威性研究报告显示，台湾也属脑卒中高发地区。1975～1976年台北市全年龄组人口脑卒中发病率为170/10万，其中65岁以上男性为1580/10万，女性为1760/10万。来自中国台湾的另一组资料显示脑卒中发病率（35岁以上）为330/10万。

（三）脑卒中死亡率

文献中有关死亡率的研究报告远多于发病率的资料。在这里应强调的一点是死亡率（mortality rate）同病死率（case fatality）的概念完全不同。前者是指某一人群中每年死于脑卒中的人数在该人群中的比率，一般以10万人口计算。计算方法是用死亡病例数除以同年观察人群平均人口数再乘以10万/10万。而病死率是指在一定数量的卒中患者中某一时间内死于该病的人数所占比率，一般以百分率来表示。

综观大量的文献报道，脑卒中死亡率也由于研究方法、诊断标准或资料来源不同而差异很大。有时在同一国家或同一地区，两个研究结果可以相差悬殊。所以在相互比较时必须了解各自的研究方法、资料来源、年龄构成等是否一致，否则并无太大可比性。

20世纪90年代，*Stroke*杂志刊登了一篇文章，报道来自世界卫生组织脑卒中数据信息库的资料，死亡率经过年龄标化，相互之间有了可比性。从27个国家的脑卒中死亡率可以看出，保加利亚、匈牙利和罗马尼亚等东欧国家位居世界前列；瑞士、加拿大、美国等排在最后（表1-6）。

表1-6　27个国家的脑卒中死亡率统计及排位

国家	男		女	
	死亡率（1/10万）	排位	死亡率（1/10万）	排位
保加利亚	249.2	1	155.8	1
匈牙利	229.4	2	130.4	2
捷克斯洛伐克	176.6	3	102.6	4
罗马尼亚	171.1	4	129.2	3
南斯拉夫	145.1	5	101.2	5
新加坡	136.0	6	92.0	6
日本	106.9	7	60.4	11
苏格兰	99.3	8	77.0	7
芬兰	98.1	9	57.3	13
波兰	95.8	10	62.5	10
中国香港	94.4	11	63.5	9
奥地利	89.9	12	48.5	16
北爱尔兰	84.4	13	66.8	8
爱尔兰	72.2	14	58.6	12
英格兰和威尔士	70.6	15	54.2	14

续表

国　家	男		女	
	死亡率（1/10 万）	排位	死亡率（1/10 万）	排位
德国	68.2	16	38.8	19
比利时	64.1	17	41.3	18
新西兰	62.0	18	49.9	15
法国	60.4	19	28.1	26
澳大利亚	60.3	20	44.7	17
丹麦	55.3	21	37.8	20
挪威	54.8	22	34.6	22
瑞典	48.1	23	30.5	24
荷兰	47.0	24	31.3	23
美国	45.4	25	35.1	21
加拿大	39.1	26	28.3	25
瑞士	37.8	27	20.6	27

WHO. MONICA 研究 17 个中心 1984～1993 年的监测结果显示，在 35～64 岁的人群中，脑卒中死亡率在前苏联最高（男：121/10 万～312/10 万，女：44/10 万～76/10 万），其中男性居前几位的有中国北京（175/10 万）、芬兰（105/10 万～173/10 万）、立陶宛（159/10 万）。女性第一位也是前苏联（44/10 万～76/10 万），中国北京位于其次（58/10 万），前南斯拉夫及波兰均在 47/10 万。

1996 年，英国剑桥大学的 Khaw 撰文综述脑卒中流行病学，引用了 WHO 1990～1992 年的资料。在 25 个国家中，前苏联脑卒中死亡率最高，男性达 280/10 万，女性达 225/10 万。保加利亚、波兰、匈牙利和捷克紧随其后。美国、瑞士最低，死亡率仅为 50/10 万左右。

自 1920 年以来，脑卒中在许多工业发达国家的死亡率一直呈下降趋势，如美国、澳大利亚、日本、新西兰、英国的英格兰和威尔士等，其中美国脑卒中死亡率的下降始于 20 世纪 20 年代，自 20 世纪 70 年代起下降更有加速趋势，1970～1977 年共下降 17%，每年平均下降 3%，非白种人死亡率下降大于白种人。在 1900～2010 年期间，随着 ICD 版本变化而出现的脑卒中死亡率不同程度的变化趋势显示，脑卒中死亡率从 1968～2010 年存在整体下降；脑卒中死亡率自 1998～1999 年期间的轻微增高反映了 ICD-9 到 ICD-10 的变化，但从 1999～2009 年却呈现持续下降趋势。日本脑血管病的死亡率近十几年来也有较明显的下降。与上述趋势相反，在一些原来脑血管病死亡率较低的国家，如比利时、葡萄牙、希腊等死亡率近年有上升迹象，其原因尚不清楚。

我国 7 城市研究结果，在监测社区约 6 万人口中卒中死亡率 5 年平均男性为 128.2/10 万（年龄标准化率为 155.5/10 万），女性 120.9/10 万（年龄标准化率为 119.1/10 万）。1991～1995 年另一项研究 20 万人群的 5 年监测结果显示，男性平均死亡率为 150.8/10 万，女性为 120.6/10 万；男女合计为 135.8/10 万。卫生部统计中心来自全国各省市数千万人的疾病监测材料显示，我国从 1985～1996 年脑卒中死亡率为（105～135）/10 万。城市高于农村地区，男性高于女性，并显示出逐年缓慢上升的趋势。1998 年以后，城市死亡率持续下降，到 2001 年死亡水平与农村持平，2005 年起农村脑卒中死亡率反而超出城市，近几年我国城市和农村的死亡率均有抬头趋势。据我国第三次居民死因调查结果，2008 年脑血管病已成为我国居民首位死亡原因。进一步分析卫生部死亡监测资料发现，脑卒中死亡率总体下降主要在老年人，且女性尤为明显，而年轻人脑卒中死亡率则呈上升趋势（图1-1）。

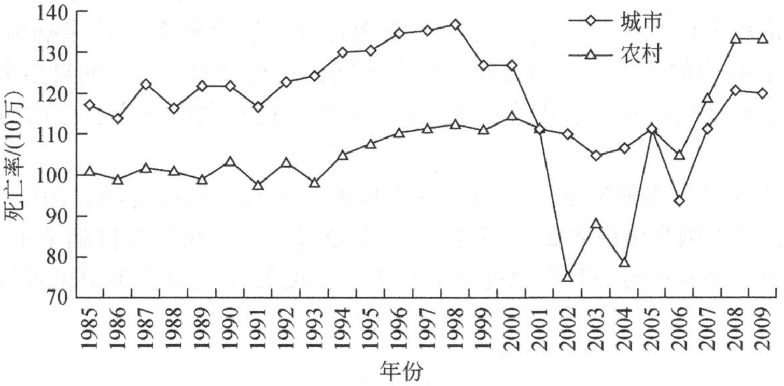

图1-1　1985～2009年中国城乡居民脑卒中死亡率

（四）患病率

患病率的概念指时点终生患病率（point life-time prevalence），即在某一特定时点之前患病（包括已经痊愈病例），并须在所规定时点仍然存活者。例如，某患者30年前曾发生脑卒中，早已恢复正常，调查时仍应计入患病率统计。患病率在流行病学研究中其重要性远不如发病率。换句话说，患病率增高，不等于发病率必然增高，因为患病率受到影响的因素较多。当一个地区随着经济迅速发展，医疗条件和急救措施改善较快，脑卒中发病后多数可得到及时救治，其死亡率会明显下降。同时由于存活率提高，如果发病率不减少，则患病率同期必然会有明显上升。反之，如果医疗条件较差，患者存活期短，病死率高，则患病率会明显降低。患病率的意义在于通过了解该病在人群中的流行及危险范围，为政府制定相应的防治对策和措施提供依据。

世界各地所报道的脑卒中患病率差别极大，世界范围平均患病率为500/10万～600/10万。Bonita等调查结果显示，20世纪80～90年代新西兰55岁以上人群脑卒中患病率为0.43%～0.47%，荷兰、英国等研究报告65岁以上人群的脑卒中患病率为0.47%～0.73%。2003年Feigin回顾了10个国家的脑卒中患病率研究，65岁以上人群脑卒中标化患病率为4.6%～7.3%。新西兰Auckland 15岁以上人群患病率是10.2%，意大利L'Aquila65岁以上人群患病率是7.3%，中国台湾35岁人群为5.95%，美国65岁以上人群和英国55岁以上人群均为4.7%，而发展中国家的患病率极低，新几内亚患病率为0，玻利维亚全人群为1.7%。21世纪各国脑卒中患病率明显增加，2005年美国18岁以上白人（两班牙裔除外）患病率为2.3%、黑人（西班牙裔除外）为4.0%、西班牙裔为2.6%；太平洋地区为1.6%；65岁以上人群患病率为8.1%。2005年新加坡65岁以上人群脑卒中患病率为7.7%，2005年韩国65岁以上老年人脑卒中患病率为10.1%。最新的报告显示，在一些发展中国家患病率依然低于发达国家，但古巴老年人群脑卒中患病率仅为1.9%～4.8%。

我国1983年完成的6城市调查结果为719/10万（以全国1960年人口构成标化）；1985年完成的21省农村及少数民族地区24万人的调查资料显示，患病率为394/10万。其中最高是哈尔滨和北京，最低为广西壮族居民区。中国台湾的一项调查显示，35岁以上人群脑卒中患病率为1642/10万，经年龄标化后显示台北高于台南，城市高于农村。荷兰一项研究调查了55岁以上居民7983人，结果发现典型的短暂性脑缺血发作（TIA）和非特异性缺血性神经功能异常发作（TNA）的患病率男性为3700/10万，女性为1900/10万。

我国与世界卫生组织及美国国立卫生研究院协作进行的城乡人口研究主要是做患病率调查，而且调查的是时点终生患病率（point life time prevalence ratio）。亦即是说，只要在调查时点前曾患脑卒中的，不论是否已经痊愈，均作为一个病例计算。这个概念与传染病流行病学研究中的"现患率"（即正在病中的才作为病例统计）有所不同，这与所调查病种的自然史特征有关，其意义在于通过调查了解该病在人群中波及与危害多大范围，这对政府制定相应的防制措施有重要参考意义。

2011 年国家卫生计生委脑卒中筛查与防治工程被列为国家医改专项，2011 年及 2012 年，项目筛查 133 万人，其中脑卒中患者 2.77 万例。初步分析显示，我国农村脑卒中患病率高于城市，男性高于女性。卒中患病率与受教育程度呈负相关。脑梗死在我国脑卒中患者数量中居首位，约占 78%。

第二节 脑卒中的危险因素

大量临床实践证明，一旦发生完全性脑卒中，多数患者治疗效果不能令人满意，完全恢复正常者只占极少数。因此，对脑卒中更应强调"预防为主"的方针，特别是应注意一级预防。而深入研究、确定脑卒中的危险因素，然后设法减少或祛除这些危险因素的危害，则是防止脑卒中发生、降低人群发病率和死亡率的根本措施。对个体而言，暴露于某一个或几个危险因素并不意味着肯定会发生脑卒中。反之，未暴露于已知危险因素也不能认为就一定不会发生脑卒中。但是，对于人群来说是不同于个体的。许多研究已经证明，人群中危险因素存在的水平与脑卒中的发病率密切相关。

关于危险因素的研究属于"分析性流行病学"范畴。主要研究方法有病例对照研究和群组研究。经过多年来大量的临床与流行病学研究，目前已对脑卒中的几种主要危险因素有了比较清晰的了解，有些还需要更深入的研究加以确定。世界卫生组织公布了"WHO 卒中及其他脑血管疾病特别工作组报告"，其中关于脑卒中危险因素一章，是迄今为止世界范围内有关研究结果的概括性总结（表 1-7 ~ 表 1-9）。

表 1-7 脑卒中（总体）的危险因素

危险因素	地理位置							
	北美	欧洲	南美	日本 大洋洲	中国	东南亚	印度	非洲
高血压	+	+	+	+	+	0	+	+
收缩压高	+	+	+	+	+	0	+	+
舒张压高	+	+	+	+	+	0	+	+
糖尿病	+	+	0	−	−	0	0	+
心脏病	+	+	+	0	+	0	+/−	0
短暂性脑缺血发作	+	+	0	0	+	0	0	0
肥胖	+/−	+/−	0	−	−	0	−	+
血小板聚集性高	+/−	+	0	0	0	0	0	0
嗜酒	+/−	+	0	0	+	0	0	0

续表

危险因素	地理位置							
	北美	欧洲	南美	日本大洋洲	中国	东南亚	印度	非洲
吸烟	+	+/−	0	+/−	+/−	0	−	0
血脂水平高	+/−	0	0	+/−	0	0	−	0
胆固醇	+/−	+/−	0	−	−	0	−	+
三酰甘油	+/−	+/−	0	−	0	0	−	0
低密度脂蛋白	+/−	0	0	−	+/−	0	0	0
高尿酸血症	+/−	+	0	+	0	0	+	0
感染	0	0	0	0	+	+/−	+	0
遗传与家族史	+/−	+/−	0	0	+/−	0	0	0
其他								
偏头痛	0	+	0	0	0	0	0	0
低气温	0	+/−	0	+/−	+/−	0	0	0
高雌激素避孕药	+	+	0	0	0	0	0	0
社会经济状况低	0	+/−	0	+	+	0	0	0
血细胞比容								
升高	+/−	0	0	+/−	0	0	0	0
降低	0	0	0	+/−	0	0	0	0
纤维蛋白原增加	0	+	0	0	0	0	0	0
蛋白尿	+	0	0	+	0	0	0	0
食盐摄入量高	0	0	0	+	+	0	0	0

注：+肯定，+/−可疑，−否定，0 资料不足。

表 1-8　缺血性脑卒中的危险因素

危险因素	地理位置							
	北美	欧洲	南美	日本大洋洲	中国	东南亚	印度	非洲
高血压	+	+	0	+	+	0	0	0
收缩压高	+	+	0	+	+	0	+	0
舒张压高	+	+	0	+	+	0	+	0
糖尿病	+	+	0	−	−	0	0	0
心脏病	+	+	0	+	0	0	+/−	0
短暂性脑缺血发作	+	+	0	0	+	0	0	0
肥胖	+/−	0	0	+/−	0	0	−	0
血小板聚集性高	+/−	+/−	0	0	0	0	0	0
嗜酒	+/−	+	0	−	+	0	0	0
吸烟	+	0	0	+/−	0	0	−	0

续表

危险因素	地理位置							
	北美	欧洲	南美	日本大洋洲	中国	东南亚	印度	非洲
血脂水平高	+/-	0	0	0	0	0	-	0
胆固醇	+/-	+/-	0	-	-	0	-	0
三酰甘油	+/-	+/-	0	-	0	0	-	0
低密度脂蛋白	+/-	0	0	+/-	+/-	0	0	0
高尿酸血症	+/-	+	0	+/-	+	0	+	0
感染	-	0	0	0	0	0	+	0
遗传与家族史	+	+/-	0	0	+/-	0	0	0
其他								
偏头痛	0	+	0	0	0	0	0	0
低气温	0	+/-	0	+/-	-	0	0	0
高雌激素避孕药	+	+	0	0	0	0	0	0
社会经济状况低	0	+/-	0	+	+	0	0	0
血细胞比容升高	+/-	+/-	0	+/-	0	0	0	0
蛋白尿	0	0	0	+	0	0	0	0
食盐摄入量高	0	+/-	0	+	+	0	0	0

注：+肯定，+/-可疑，-否定，0 资料不足。

表 1-9　出血性脑卒中的危险因素

危险因素	地理位置							
	北美	欧洲	南美	日本大洋洲	中国	东南亚	印度	非洲
高血压	+	+	0	+	+	0	0	0
收缩压高	+	+	0	+	+	0	+	0
舒张压高	0	+	0	+	+	0	+	0
糖尿病	0	+/-	0	-	-	0	0	0
心脏病	0	0	0	+	0	0	+/-	0
短暂性脑缺血发作	0	0	0	0	+	0	0	0
肥胖	0	0	0	+/-	0	0	-	0
血小板聚集性高	0	0	0	0	0	0	0	0
嗜酒	0	+	0	-	+	0	0	0
吸烟	0	+/-	0	+/-	0	0	-	0
血脂水平高	0	0	0	0	0	0	-	0
胆固醇	0	0	0	-	-	0	-	0
三酰甘油	0	0	0	-	0	0	-	0
低密度脂蛋白	0	+/-	0	+/-	+/-	0	0	0
高尿酸血症	0	+/-	0	+/-	+	0	+	0
感染	0	0	0	0	0	0	+	0

续表

危险因素	地理位置							
	北美	欧洲	南美	日本大洋洲	中国	东南亚	印度	非洲
遗传与家族史	+/-	+	0	0	+/-	0	0	0
其他		0						
偏头痛	0	+/-	0	0	0	0	0	0
社会经济状况低	0	+/-	0	+	+	0	0	0
血细胞比容升高	0	+	0	+/-	0	0	0	0
蛋白尿	0	+/-	0	+	0	0	0	0
食盐摄入量高	0	+/-	0	+	+	0	0	0
肝脏病	0	+/-	0	0	0	0	0	0

注：+肯定，+/-可疑，-否定，0 资料不足。

国内在 1985 年进行的 21 省农村及少数民族地区神经系统疾病调查时，利用检出的脑卒中患者 585 例，采用 1∶1 配对方法，在同一人群中随机选择与病例年龄、性别相同的正常人作为对照组，做了危险因素分析性研究。结果如表 1-10、表 1-11。

表 1-10　不同因素与出血性脑卒中的关系

（中国 21 省农村病例对照研究结果，$n=136$ 对）

研究因素	结果				比值比 (odds ratio)	χ^2	P
	病例 (+)	对照 (-)	病例 (+)	对照 (-)			
阳性家族史							
脑血管病	24		3		8 (2.1 ~ 47.7)*	14.8	<0.005
高血压	15		2		7.5 (1.4 ~ 94.6)	8.5	<0.005
个人史							
高血压	48		2		24.0 (5.2 ~ 281.6)	40.5	<0.005
心脏病	4		0			2.3	0.25
糖尿病	0		0				
短暂性脑缺血发作	4		0			2.3	0.25
吸烟	22		13		1.7 (0.8 ~ 3.8)	1.8	0.2
嗜酒	15		13		1.2 (0.5 ~ 2.8)	0.04	0.9
喜饮茶	14		14		1.0 (0.4 ~ 2.4)	0.04	0.9
喜咸食	33		18		1.8 (1 ~ 3.5)	3.84	<0.05
喜肥肉	15		7		2.1 (0.8 ~ 6.6)	2.2	0.25
体检所见							
血压高	54		8		6.8 (3 ~ 16.9)	32.7	<0.005
眼底动脉硬化	56		3		18.7 (5.2 ~ 106)	45.8	<0.005
心律不齐	0		0				
心脏扩大	11		1		11.0 (1.2 ~)	6.8	<0.01

* 括号内为 95% 的可信区间。

表 1-11　不同因素与缺血性脑卒中的关系

（中国 21 省农村病例对照研究结果，n=449 对）

研究因素	结果				比值比（odds ratio）	χ^2	P
	病例（+）	对照（-）	病例（+）	对照（-）			
阳性家族史							
脑血管病	73		28		2.6（1.6～4.2）*	19.2	<0.005
高血压	66		14		4.7（2.5～9.2）	32.5	<0.005
个人史							
高血压	152		12		12.7（6.6～25.3）	117.8	<0.005
心脏病	31		2		15.5（3.2～185.2）	23.8	<0.005
糖尿病	1		0				
短暂性脑缺血发作	48		0			47	<0.005
吸烟	67		35		1.9（1.2～3）	9.4	<0.005
嗜酒	66		42		1.6（1～2.4）	4.9	<0.05
喜饮茶	44		42		1.0（0.7～1.7）	0.01	
喜咸食	97		49		2.0（1.4～2.9）	15.1	<0.005
喜肥肉	34		25		1.4（0.8～2.4）	1.1	0.3
体检所见							
血压高	152		31		4.9（3.2～7.5）	78.7	<0.005
眼底动脉硬化	206		10		20.6（10.2～44.5）	176	<0.005
心律不齐	25		3		8.3（2.2～50）	15.8	<0.005
心脏扩大	41		6		11.0（1.2～）	24.6	<0.005

*括号内为 95% 的可信区间。

脑血管病已成为人类第二大致死原因和最常见的致残原因。在各型脑血管病中以脑梗死最为常见。然而若想降低脑中风的发病率及病死率，最理想举措乃是积极预防各种危险因素。在与脑卒中死亡率相关的不同危险因素中，那些降低脑卒中发生率的危险因素与影响脑卒中发病后死亡的危险因素彼此独立。如抗血小板聚集和抗高血压治疗对于脑卒中发生率和脑卒中严重程度有着不同程度的影响。另外，脑卒中亚型分析也是一项重要的考虑因素。临床试验证据显示，脑卒中相关血管危险因素的二级预防措施可使复发性血管事件减少多达 80%。

脑卒中的危险因素分为几种情况：第一类是不可改变的因素，如性别、年龄、民族等；第二类不可改变因素，包括环境因素，如感染或寒冷气候；第三类是个体不良生活习惯方式，包括吸烟、饮酒、少运动、肥胖及膳食结构不合理等引起；第四类是家族性与环境因素结合而成的疾病，如高血压、糖尿病等。除第一类外，其余三类均可以通过一些干预预防措施发生改变。

目前研究表明，遗传因素在脑血管病的发病中起重要作用，而高血压、高血脂、吸烟、糖尿病等危险因素在脑血管病发病中仅起一部分作用。脑血管病是遗传因素和环境因素共同引起的，脑梗死的发生是由多个具有微小效应的基因在某些环境因素的综合作用下产生的共同效应，而非单一基因的作用。对世界各国有关脑卒中危险因素的研究报告分析可以看出，虽然卒中及其危险因素有其特殊的地理分布特征，但是多数是全球性的，不受地理区域限制。甚至与遗传因素有关的某些危险因素，仍然可以因易地居住或改变个人生活习惯而消弱其作用。近年来脑梗死的遗传及环境因素的研究取得了很大进步，现综述如下。

一、脑卒中的遗传流行病学

脑卒中是一种由多个遗传和环境因素影响的病因异质性疾病。大量研究表明遗传因素在脑卒中的发生、发展、结局和预后方面发挥着不容忽视的作用。家族聚集性研究、家系研究及双生子研究均指出遗传因素在脑卒中发病过程中发挥着极为重要的作用。

荷兰一项研究发现，脑卒中家族史是腔隙性脑卒中的独立危险因素，多因素分析发现其与双亲脑卒中家族史（OR = 6.46，95% CI：1.96 ~ 21.33）、父亲脑卒中家族史（OR = 4.00，95% CI：1.18 ~ 13.56）和母亲脑卒中家族史（OR = 5.40，95% CI：1.14 ~ 25.61）均有较强关联。此外，阳性家族史还与子代脑卒中死亡率有关。2012 年日本对 22 763 名男性和 30 928 名女性平均 15.9 年的随访发现，若双亲有脑卒中病史，子代的脑卒中死亡风险将升高，多因素调整的相对风险（HR）和人群归因危险度百分比（PAF）分别为 1.25（95%：1.12 ~ 1.40）和 4.8%。史宝林采用遗传流行病学配对病例对照研究方法，对 112 对脑梗死先证者家系和对照家系的脑梗死发病情况进行研究，结果病例组一二级亲属脑梗死患病率明显高于对照组亲属，分离比为 0.143，不符合单基因遗传病的特征，遗传度估算结果说明脑梗死属多基因遗传方式，遗传因素对其发病有一定的作用，尤其对男性作用可能较为明显。

遗传因素对脑卒中的影响因其类型和发病年龄而变化。研究发现，缺血性脑卒中存在明显的遗传性，但不同亚型之间具有显著差异：大动脉粥样硬化性和心源性栓塞性脑卒中的遗传度分别为 40.3% 和 32.6%，而小动脉闭塞性缺血性脑卒中的遗传度仅为 16.1%。叶曙等通过对脑梗死的家系调查，发现病例一级亲属患病率高于对照一级亲属患病率，遗传度 41.17%，在不同的年龄组中，以 65 岁者与遗传的关系最密切。遗传因素对脑卒中的影响在不同种族、不同地域的人群中亦发挥着不同的作用。系统评价和 Meta 分析发现，APOE 基因（OR = 2.18，95% CI：1.52 ~ 3.13）和 ACE（I/D）多态性（OR = 1.90，95% CI：1.23 ~ 2.93）与非欧洲血统人群缺血性脑卒中有关；而 Fv Leiden ARG506Gln（OR = 1.33，95% CI：1.12 ~ 1.58）、MTHFR C677T（OR = 1.33，95% CI：1.12 ~ 158）、PT G20210A（OR = 1.44，95% CI：1.11 ~ 1.86）、ACE（I/D）（OR = 1.21，95% CI：1.08 ~ 1.35）与欧洲血统人群缺血性脑卒中相关联。

基于瑞典 MONIcA 方案，通过脑卒中登记系统对 56 个家系进行分析，验证 decODE 报道的 PDE4D 基因与脑卒中的连锁关系，随后又发现了 9 个与脑卒中连锁的染色体区域。2009 年在对 7 个有共同祖先的核心家系的全基因组连锁研究中，发现染色体 9q3l、q33 与脑卒中高度连锁（LOD = 4.81）。

双生子研究被视为一种特殊类型的家系设计，能够有效地区分共享基因和共享环境的影响。经典的双生子研究方法通过观察同卵双生子（monozygotic t、Ⅳin）和异卵双生子（dizygotic t、vin）间的差异来推测遗传因素在疾病进程中的作用。一项对丹麦孪生子的长期随访表明，同卵双生中因脑卒中而死亡的一致性为 10%，而异卵双生者则为 5%，进一步分析得出，因脑卒中而死亡的遗传度为 0.32，因脑卒中需入院治疗的遗传度为 0.17，表明遗传因素可增加脑卒中的危险。Flossmann 等的系统综述中阐述了一项针对美国国家科学院全国研究理事会的双生子登记系统中 9475 对男性双生子的邮件问卷调查，发现同卵双生子的先证者一致率（17.7%）是异卵双生子先证者一致率（3.6%）的 4.9 倍。之后，又对此登记系统中的 4345 对同卵双生子、5240 对异卵双生子和 1261 对未知卵型的双生子随访达 10 年，发现同卵双生子的脑卒中一致率（12.8%）显著高于异卵双生子（8.0%，$\bar{x}$ = 4.085，P<0.05）。Bak 等以丹麦双生子出生登记系统、死因登记系统和出院登记系统为基础，建立了两个不同年龄的脑卒中双生子队列，分别包含 990 对和 869 对

同性别的双生子，均发现同卵双生子患脑卒中的风险高于异卵双生子，多因素调整 RR 值分别为 2.1（95% CI：1.3～3.3）和 1.5（95% CI：0.9～2.4），遗传度为 0.32，再次证明了遗传因素在脑卒中发病中的作用。

二、环境因素

脑梗死的原因众多，如高龄、吸烟、饮酒、高血压、高血脂、高血糖、心脏病、纤维蛋白原水平异常和凝血机制障碍等。北京神经病学术沙龙从全国 18 个省市 36 家医院共收集 64 558 例作为病例组，抽取 2359 例研究显示病例组危险因素明显高于对照组，危险因素依次排列为高血压、吸烟、饮酒、脑卒中病史、心脏病史、糖尿病史、高脂血症史。

1. 年龄 是脑卒中的不可抗拒因素。脑卒中的发生与年龄有关，50 岁以后，年龄每增长 10 岁，脑卒中的发病率增加一倍，这是由于年龄的增长，动脉内壁负荷加重，导致内膜损伤，动脉内壁脂质含量增加，形成粥样斑块。一旦斑块破裂，将导致局部组织急性血流中断、缺血缺氧和坏死，如果病变在脑部则可产生一系列神经系统症状。

吴桂贤对我国 6 省市脑卒中病例研究（图 1-2），发现脑卒中发病随年龄增加而上升，上升速度以 25～50 岁较快，55 岁以后上升速度减弱，说明脑卒中主要危害老年人。

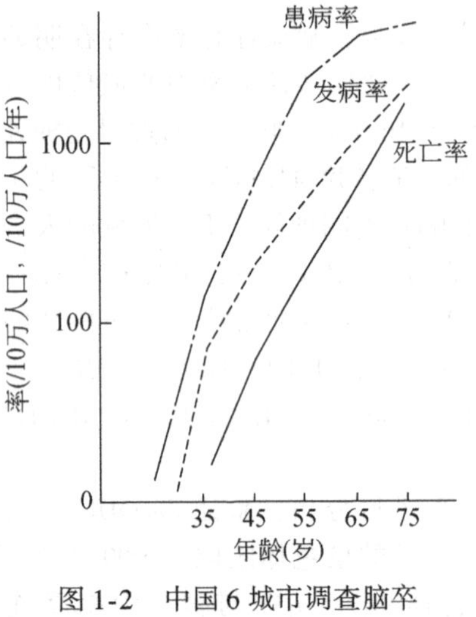

图 1-2 中国 6 城市调查脑卒中患病、发病及死亡年龄专率

2. 血压 高血压是造成脑循环动力学异常和脑供血障碍的重要因素。血压升高易促发动脉粥样硬化形成，导致脑动脉管腔狭窄，造成脑血流供应不足，诱发缺血性脑卒中。朱杰等采用前瞻性方法进行了为期 6 年的人群血压水平同脑卒中发病关系的观察，结果随着人群血压水平的上升脑卒中发病率、死亡率也呈现上升趋势，人群血压水平同脑卒中发病正相关，证实了血压升高是脑卒中的危险因素。

许多研究均已证实高血压是脑中风发病和死亡的最重要的独立危险因素。收缩压或（和）舒张压增高均是各类脑中风的危险因素。无论出血性脑卒中还是缺血性脑卒中，均与收缩压、舒张压和平均动脉压呈线性关系。血压超过 21.3/12.0kPa（160/95 mmHg）的人发生脑卒中的比例是血压正常者的 8 倍，发生脑卒中的危险性与血压水平密切相关，基础血压越高，发生脑卒中的危险性越大，舒张压每增高 0.267kPa（2mmHg），脑卒中的发生率增加 17%。

增高的血压与脑卒中的关系已为多年来不少流行病学研究所证实。无论是什么原因导致的，无论发生在任何年龄和性别，无论是收缩期或舒张期血压还是平均血压，无论对出血性还是缺血性脑卒中，高血压都是一个公认的、强有力的、重要的、独立的危险因素。有证据表明如下内容。

（1）血压增高的程度与脑卒中危险的增加呈直接函数（正比）关系。

（2）高血压的“危险”作用在更老的老年组并不衰退，这不像高血脂之对冠心病，在 60 岁以后作用“衰落”。

（3）脑卒中的危险在那些有其他临床表现如左心室肥厚、眼底动脉异常、心律失常等的高血压患者中更为增加。

（4）脑卒中发病率与死亡率的地理分布差异与高血压的地理分布差异高度一致，这在国内外的研究中均获证实。

（5）有人认为，偶尔一次测量血压的数值即可用以估计脑卒中的危险。

这些均可说明高血压作为脑卒中危险因素的重要性。有的学者报告，无症状的高血压比有症状的高血压更为危险，前者发生脑梗死的危险比后者高4倍。我国21省农村研究证实，有高血压史者脑卒中危险增高13～24倍。由于高血压与患脑卒中危险成正比关系，在任何血压水平，脑卒中的危险则与其他因素有关，故有人把高血压看做脑卒中整体的一部分，根据血压值分组来观察其他因素的作用，这种方法在文献中很常见。

3. 吸烟　多项研究表明，吸烟亦是脑中风非常重要的危险因素，仅次于年龄和高血压，对颈内动脉颅内段和颅外段动脉发生重度动脉粥样硬化及颈动脉斑块厚度最有显著意义的危险因素都是烟龄。吸烟能加重动脉粥样硬化，可提高纤维蛋白原、血小板聚集率、血细胞比容和与它们相关的血液浓度，能够增强动脉血管收缩和动脉内皮损害，直接减少脑血流量和灌注量，是脑梗死的危险因素。吸烟量的增加可使高血压及动脉硬化进一步恶化。对国内16篇吸烟与脑卒中关系的流行病学研究文献进行综合定量分析，表明吸烟与脑卒中之间存在计量效应曲线。

4. 心血管病　除年龄与高血压之外，各种原因所致的心脏损害是脑卒中第三位公认的危险因素。如前所述，在任何血压水平上，有心脏病的人患脑卒中的危险都要增加两倍以上。风湿性心脏病、冠状动脉粥样硬化性心脏病、高血压性心脏病及先天性心脏病，包括可能并发的各种心脏损害如心房颤动、房室传导阻滞、心功能不全、左心肥厚、细菌性心内膜炎等，均可增加脑卒中，特别是缺血性脑卒中的危险，在世界各地所进行的研究，几乎都证实了这一点。国内21省农村研究显示，有心脏病史者，患缺血性脑卒中的危险增加15. 5倍，有心律不齐及心脏扩大者，其危险增加7～8倍。

心脏病（如风湿性心脏病、冠心病、心力衰竭、心房颤动等），特别是伴心律失常或心肌梗死者，为缺血性脑中风的危险因素。心脏疾病导致缺血性脑中风主要是由于如下原因。

（1）心脏脱落的附壁血栓进入脑血管引起脑栓塞。

（2）心功能不全或心律失常时心输血量减少或静脉压增高，使脑动脉血流减少，容易诱发血栓形成。

60岁以上的缺血性脑中风患者中1/3是原因不明的，除了心房颤动和周围血管病及其他危险因素存在外，主动脉粥样硬化斑块大于或等于4 mm，并伴颈动脉狭窄会使再发脑中风及其他血管病的危险性增高。对颅外颈动脉狭窄的231名患者调查动脉狭窄与脑中风进展过程的关系表明，高龄和长时间的多重狭窄可独立预测脑中风的进展过程。

此外，无症状颈动脉狭窄人群中，在颈部可听到血管杂音，超声波检查可确诊，其每年的脑中风发生率是1%～2%。在大于45岁的无症状颈动脉狭窄人群中，4%～5%在颈动脉可听到杂音，大于75岁则升高到6%～8%。

5. 糖尿病　北美与欧洲国家的研究证实糖尿病是脑卒中，尤其是缺血性脑卒中肯定的危险因素，在这些国家，很高比例的脑卒中死者的死亡证明书上同时有糖尿病的诊断。有证据表明女性患糖尿病者发生脑梗死的危险性大于男性患者，接受胰岛素治疗的患者危险性大于未治疗者，其原因不清楚。但是美国的糖尿病队列研究资料显示，血压正常的糖尿病患者，其脑卒中发生率并无有意义的增高。欧洲的研究也缺乏有力的证据表明糖尿病与出血性脑卒中的关系。在日本及我国的研究均未能证实糖尿病与脑卒中的关系，仅Kagan曾指出糖耐量损害是移居夏威夷的日本人脑梗死的独立危险因素之一。

糖尿病和血糖浓度为脑中风的危险因素，且常合并高血压和心脏病。糖尿病不仅可以使颅内大中小动脉的粥样硬化加重，而且还造成小动脉和毛细血管的病变，使血液黏稠度增加、红细胞变形能力降低，从而使发生缺血性脑中风的机会增加；糖尿病患者发生脑卒中后，其恢复程度和预后明显较非糖尿病患者差。薛广波等报道，糖尿病患者脑中风发病率为1549. 05/10万，非糖尿病患者发病率为333.00/10万，两者差别非常显著（$P<0.01$，RR=4.64）说明糖尿病是中风的危险因素。脑中风急性期高血糖可加重脑损害和增高死亡率。

我国迄今尚没有关于糖尿病与脑卒中关系的单独研究，前几年城乡调查中未能证实糖尿病是脑卒中的危险因素，可能与所调查人群中糖尿病患病率低及对隐性糖尿患者缺乏敏感的筛选手段而仅依靠病史询问进行调查有关，不能据此得出糖尿病在我国不是脑卒中危险因素的结论，结论应在今后做进一步深入研究后做出。

6. 血脂异常 增高的血脂水平是否是脑卒中的危险因素，至今仍不清楚。尽管印度的资料显示其与缺血性脑卒中有关，但北美及世界大多数地区的研究结果却模棱两可。有些证据表明，西方男性青年中，高胆固醇血症和或低密度脂蛋白浓度增高可增加缺血性脑卒中的危险，但在其他人群中则无此发现。在日本与我国的一些研究中反而表明血脂增高与脑卒中危险呈一定的“负相关”关系，即血脂高者脑卒中危险反而低。Tanaka等报告在血压与血胆固醇均高的一组人群中脑卒中的危险低于单纯血压高的另一组人群，对此尚未有令人满意的解释。Kondo认为脑卒中危险与血清胆固醇之间呈“U”相关关系。即当胆固醇轻度增高时（如在中国人及日本人中）脑卒中的危险随其增高而下降（“U”的左半），而当胆固醇明显增高时（如在某些西方人群中），脑卒中的危险随其增高而上升（“U”的右半），这种说法有待进一步研究证实。我国国内在中国首钢集团的工人中进行的研究显示胆固醇升高会增加脑血栓发病危险，而对脑出血则有负性作用。

脂质代谢紊乱是动脉粥样硬化最主要的病理生理原因，血液胆固醇、三酰甘油、低密度脂蛋白胆固醇（LDL-C）增高和高密度脂蛋白胆固醇的减少，促使胆固醇在动脉管壁沉积，形成动脉硬化，并造成血液流变学异常。血脂代谢紊乱还可以与高血压、糖尿病、自由基改变基因异常等共同作用引起血管壁的结构改变和管腔狭窄，类似一种特殊的慢性炎症。高脂蛋白a（Lpa）是缺血性脑卒中的独立危险因素，目前已广泛应用Lpa作为测定动脉粥样硬化性疾病、缺血性脑卒中的危险因素的指标。Lpa与有症状的缺血性脑血管病的严重程度和颈动脉狭窄程度有关。Logistic回归分析显示，Lpa是发生脑血管病的标志物，其次是高密度脂蛋白胆固醇和三酰甘油。高胆固醇血症，特别是低密度脂蛋白胆固醇（LDL-C）增高，且较低的高密度脂蛋白胆固醇（HDL-C）常伴随高的LDL-C，均为动脉粥样硬化的危险因素。Wilt等对超声波所检测出的冠状动脉硬化患者进行观察，发现低水平的HDL-C并不伴随高的LDL-C或总胆固醇现象较普遍存在。新近的研究表明，在动脉硬化的发展和形成过程中，氧化性LDL起着更重要的作用。200例脑卒中患者的TC、TG、LDL与健康人之间差异有显著意义。

7. 中风史 曾发生短暂脑缺血发作（TIA）的患者患完全性脑卒中的危险可能比正常人高6倍以上。有报告认为9%～35%的脑卒中患者先前有过TIA病史，而约1/3的TIA患者将发展成完全性脑卒中，有人甚至认为TIA迟早要发展成完全的脑卒中。在国内21省农村调查中，脑梗死病例的11%曾有过TIA病史，这个比例与美国的一些研究相一致。病例对照研究显示了TIA与脑梗死的密切关系，但TIA与出血性脑卒中的关系不明显。在同一研究中，共检出有TIA病史者98例，其中52例（53%）后来发展成完全性脑卒中，而这52例中的48例（92%）是脑梗死，这进一步表明了TIA与脑梗死的密切关系。

以往发生过TIA和中风史，都是脑中风的重要危险因素。TIA越频繁，中风的可能性越大。TIA本身是缺血性脑卒中分类中的一个亚型，也可以是脑梗死的先兆或前驱症状。据调查，TIA患者中1/3最终发生脑梗死或心肌梗死。洛桑卒中登记处对2738例患者的调查发现首次缺血性中风后的早期（最初30天）复发率是4.4%。对1273例缺血性中风患者平均随访1.1年，发现1年复发率9.3%，2年为14.1%，且动脉粥样硬化致血栓形成的中风几乎都处于复发高危状态。

8. 饮酒 一般认为，无论一次醉酒或长期酗酒，都会增加出血性脑卒中，包括蛛网膜下腔出血与脑内出血的危险。但对于脑梗死，各国的研究结果则互相矛盾，有的认为酗酒增加其危险，有的则认为两者无关。我国的研究亦未得出明确的结论，在 6 城市研究中，未发现酗酒与脑卒中相关关系，而在 21 省农村研究中，酗酒则与脑梗死有关。有人认为乙醇可使血液中血小板数量增加，脑血流调节不良，可致高血压、心律失常、高血脂从而增加脑卒中的危险。

乙醇能促使血小板凝集，促发凝血反应和引起脑血管痉挛，但适量的饮酒又可通过升高前列环素、HDL 和降低 LDL 而减少血栓形成。研究认为饮酒和高血压关系密切，且为中风主要危险因素。瑞典研究所的研究表明每天少量饮酒者（<50g/d）和缺血性中风无明显密切关系，中、重度饮酒可增加中年人缺血性中风的发病率及死亡率。又有研究指出，对于中老年男性，不常饮酒者或有时感到酒醉的缺血性中风致死的危险性上升；对于中、老年女性则呈现不同的形式，女性停饮酒者缺血性中风致死危险性最高，3 倍于终身戒酒者。以上的研究均未发现饮酒与出血性脑中风的关系，但对 2890 例有饮酒习惯的日本中年男性的前瞻性研究表明，乙醇每天摄入量>70g 者，除年龄因素外，中风发生的相对危险度比不饮酒者大约高 2. 5 倍，其中出血性中风比缺血性中风更明显。

9. 高同型半胱氨酸血症　目前认为高同型半胱氨酸血症是中风的危险因素，且与高血压、吸烟等其他危险因素无相关性。但最近的研究表明，高同型半胱氨酸血症合并高血压及其他危险因素，将会大大增加中风的危险度。血浆高浓度的半胱氨酸可加速动脉硬化，促使血栓形成，引起脑血管疾病。维生素 B_1 和叶酸可降低血中半胱氨酸的含量，从而有助于预防中风的发生。

10. 感染　某些病毒及细菌的近期感染可增加中风的危险度，在青年人群中可能更高一些。回顾性研究显示，急性轻度感染与儿童脑卒中相关。美国国立卫生院资助的国际多中心前瞻性病例对照研究显示，近期感染与儿童脑卒中风险具有相关性，而且其相关性受感染时间影响，在 1 周内有过感染的儿童脑卒中风险增加 16. 5 倍（$P<0.0001$），在该时间段最常见的感染类型为上呼吸道感染。部分/很少/或未接种疫苗的儿童发生脑卒中的风险显著性高于接种过所有或大多数疫苗的儿童（OR6. 72，95% CI：2. 30～19. 60；$P<0.0001$）。校正年龄后的 Logistic 回归分析显示，曾经接种过 MMR（麻疹、腮腺炎和风疹混合疫苗）、脊髓灰质炎或肺炎球菌疫苗对脑卒中均有保护作用。这对脑卒中的一级和二级预防有积极意义。

11. 血液动力学　血中血细胞比容、血小板浓度、血液动力学改变等均逐渐被证实为中风的危险因素。25 355 人群调查示：脑血管血液动力学指标积分降低是脑卒中的独立危险因素，尤其与高血压同时出现时，在脑卒中的发病中可能起重要作用。

12. 饮食与肥胖　肥胖与脑卒中的关系不似与冠心病的关系那样明显，但可通过血压因素间接影响脑卒中的发生。流行病学的纵向研究证实，体重的改变与血压的变化呈正相关，降低体重可减少患高血压的危险性。Kannel 追踪研究一组人群 10 年，每两年检测一次，发现改变一个标准差的体重相对应的收缩压改变为 5. 6mmHg。但 Miall 等在南威尔士的研究显示，体重改变与血压变化的正相关联系只发生在青年人。超过标准体重 20% 以上的肥胖者患高血压、糖尿病和冠心病的危险性明显增大，其中高血压的患病率比正常体重者高 2. 9 倍。由于高血压、糖尿病和冠心病均是脑卒中的危险因素，体重指数与血压呈正相关性，体重每相差 10kg 则收缩压相差约 0. 4kPa（3mmHg），舒张压相差约 0. 29kPa（2. 2mmHg），因此可以认为，肥胖（超重）与脑卒中有间接的联系。然而，对肥胖与脑卒中的关系，看法并不一致，日本、印度与大洋洲的研究，包括我国城乡的研究，均显示肥胖并不增加脑卒中的危险，国内有的研究，甚至显示体重指数与脑卒中死亡有一定的负相关趋势。北美与欧洲的资料，多数亦未有充分的证据表明肥胖与脑卒中的关系，只有来自非洲的报告谓肥胖是脑卒中（总体）的危险因素。高脂肪、高盐、低钙饮食对脑血管是不利的。使用过多脂肪酸和胆固醇将造成高脂血症，促进动脉硬化的形成。高盐饮食将导致高血压的观点已得到医学界的认同。

13. 妊娠和避孕药　妊娠可增加中风的危险性，产后状态是中风的危险因素，高浓度的雌激素可促进血小板的黏附和增殖，导致某些凝血因子如内皮素及血管壁的改变，可能是导致中风的主要原因。口服避孕药（雌激素含量大于50mg）是脑中风的危险因素。外源性雌激素主要指高雌激素口服避孕药，一些调查表明这类避孕药使年轻妇女的脑卒中发病增加，但仅仅是“相对危险”的增高，前瞻性研究并未获得高的“绝对危险性”的证据，不过，对于存在其他危险因素的女性，如血压、血糖、血脂增高时，停服避孕药而改用其他方法是不无益处的。

14. 抗心肌磷脂抗体 抗心肌磷脂抗体在缺血性脑卒中患者中显著升高，且在发作前已升高，因此可作为影响缺血性脑卒中的独立因素。

15. 药物 与中风相关的常见药物有：阿片制剂、苯丙胺、可卡因等，中风可能是药物的直接作用或用药的并发症所致。

16. 放射性物质 在口腔癌、咽癌和喉癌的治疗过程中，发现全面的放疗可加速脑动脉壁内的脂质沉积，从而成为脑出血的一个危险因素。

17. 饮水 一项回顾性调查认为水中的 Mg^{2+} 对预防脑血管的发生有显著意义，但目前此方面的资料较少，尚待进一步的研究。

18. 地理分布和种族 世界卫生组织 MONICA 计划的调查结果表明，中风平均发病率为东方高于西方，东欧高于西欧，中国和日本等亚洲国家脑血管发病率位于世界较前位。此外，中风的类型和危险因素也随种族的不同而有所改变。在中国，薛广波等进行了中国城乡脑中风的流行病学研究分析发现，随着纬度每升高5度，脑中风患病率上升63.10/10万，经度每升高5度，脑中风的患病率上升61.909 3/10万。

过去20年间，国内外许多报告指出，脑卒中的分布存在地理上的差异。这种差异不仅存在于国与国之间，也存在于一国之内的不同地区之间。脑卒中死亡率在不同国家之间的差异已从图1-3表明。较新的资料表明，欧洲脑卒中高死亡率的报告来自葡萄牙、保加利亚及匈牙利，英国的英格兰与威尔士；北欧斯堪的纳维亚国家（芬兰除外）及瑞士、荷兰较低，北美（美国和加拿大）脑卒中死亡率则低于欧洲及亚洲国家。在亚洲国家中，众所周知，日本人脑卒中死亡率很高，而泰国、印度尼西亚、菲律宾则较低。在非洲尼日利亚、坦桑尼亚和乌干达则比其他的非洲国家为高。对日本本土及日本到美国的移民的研究显示：日本本土、夏威夷和加利福尼亚的日本人脑卒中死亡率依次下降，而冠心病死亡率却依次上升，特别是，加利福尼亚的日本人血压及胆固醇水平均高于夏威夷和日本本土的日本人，但脑卒中死亡率反而低。这种地理分布差异的原因尚未有满意的解释，但进一步的深入研究，相信会在探讨脑卒中病因及发病机理方面提供有益的线索。

从世界各国脑卒中的分布差异看，美国脑卒中高死亡率在东南部地区如乔治亚、阿拉巴马、北南卡罗来纳诸州（所谓“卒中带”，Stroke-belt），马里兰州的Hagestown次之，而中西部落基山脉地区如丹佛、科罗拉多最低，黑人与高血压的地理分布差异正好与此地理差异一致。加拿大东北部省份脑卒中死亡率亦高于西部省份。在日本，脑卒中死亡率与发病率均以东北部为高，无论出血性或缺血性脑卒中，北方秋田县均高于南部的大阪地区。我国北京及6城市调查中发现脑卒中发病率有一个由北向南的递降梯度。哈尔滨4.4%、北京3.7%、长沙2.3%、广州1.6%、成都1.4%。这个由东北向西南的递降分布差异与我国东邻日本的脑卒中分布差异类似，这一发现在国际上引起了兴趣，其意义有待进一步研究阐明。上述各国的脑卒中地理分布差异可由图1-3得到简要的示意。

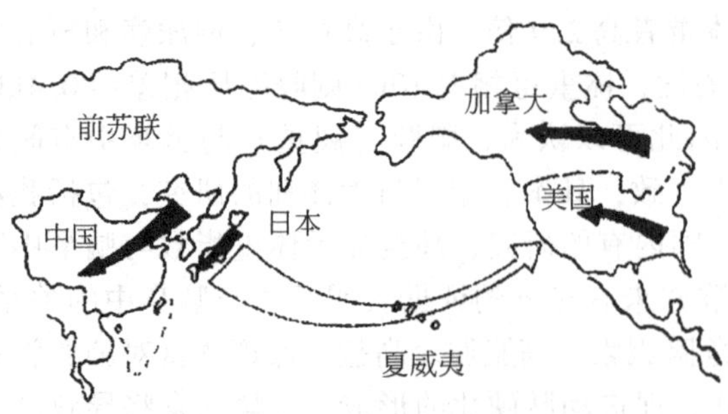

图1-3 脑卒中发病率与死亡率地理分布差异示意图（箭头示由高向低）

在我国21省农村及少数民族地区调查中，

脑卒中地理分布差异似缺乏城市调查中显示的规律性。但从对比分析结果看，城乡比较，农村居民脑卒中的患病率、发病率低于城市，死亡率则略高于城市，这与农村医疗条件差不无关系。各省农村脑卒中分布差异，仍呈现北高南低的梯度分布特点，只是不如 7 城市分布差异那样鲜明。

我国脑卒中分布北高南低的特点，与国内高血压病流行病学调查所显示的地理分布差异相吻合。至于个别地方，如湖南汉族农民中脑卒中患病率、发病率、死亡率均相当高，而东北辽宁农村却相当低，这种“违背”规律的现象，与脑卒中病因与危险因素的复杂性有关，要做出解释有赖于进一步深入研究。

我国脑卒中的民族分布，汉族高于少数民族。8 个少数民族中位于我国北方的 4 个民族（朝鲜、回、维吾尔、蒙）高于居住在南方的 4 个民族（白、布依、彝、壮）。这种差异与上述北高南低的地理分布一致（表 1-12）。

表 1-12　我国脑卒中患病率、发病率及死亡率的民族分布（10 万人口/年）

地区	死亡率	发病率	患病率
北京地区	281	370	1285
6 城市合计	116	219	719
哈尔滨	272	441	1249
银川	187	252	824
长沙	80	232	846
广州	80	162	576
上海	104	157	615
成都	59	136	456
21 省农村合计	142	185	394
8 省农村少数民族	139	168	339
云南	262	292	252
黑龙江	408	271	870
广西	45	65	95
宁夏	116	118	394
海南	81	93	203
内蒙古	78	173	306
新疆	31	129	306
贵州	95	106	267
13 省农村汉族	144	192	413
山西	199	204	415
吉林	124	249	436
四川（成都）	154	210	210
辽宁	109	131	363
河南	140	203	738
湖南	211	289	433
四川（重庆）	234	167	210

续表

地区	死亡率	发病率	患病率
天津	128	249	543
陕西	110	185	696
山东	80	117	425
浙江	51	143	319
福建	103	139	293
安徽	304	280	357
湖北	151	182	199

收集1996年1月至2000年12月中国大陆18省市36家医院1988例35～45岁住院卒中患者，及12 260名同年龄正常对照的数据。通过问卷调查危险因素。这些患者中94.3%为缺血性卒中，70.3%是男性。高血压、吸烟、饮酒是35～45岁年轻人脑卒中的主要危险因素。见表1-13、表1-14。

表1-13　脑卒中患者与正常对照组间脑卒中危险因素的比较

危险因素	病例组（1988名）		对照组（12 260名）	
	n	%	*n*	%
高血压史	816	41.0	1163	9.0
糖尿病史	104	5.2	221	1.7
高胆固醇血症史	84	4.2	367	2.9
心脏病史	143	7.2	210	1.6
脑卒中史	296	14.9	166	1.3
吸烟	771	38.8	4312	33.3
饮酒	760	38.0	3208	24.9

表1-14　男女脑卒中患者间脑卒中危险因素的比较

危险因素	病例组（1988名）		对照组（12 260名）	
	n	%	*n*	%
高血压史	211	39.3	605	41.7
糖尿病史	34	6.3	71	4.9
高胆固醇血症史	17	3.2	69	4.8
心脏病史	58	10.8	85	5.9
脑卒中史	84	15.6	212	14.6
吸烟	35	6.5	738	50.9
饮酒	31	5.8	731	50.4

19. 气候　气温、湿度和季节等气候因素可影响脑卒中的发病率和死亡率，但结果并不完全一致。

脑卒中发病与季节和气候的关系，早已引起人们的注意。文献资料多认为脑卒中的发病冬季多、夏季少，如Whyline关于脑血管病发病季节的调查显示1月最多、9月最少。而田安夫指出，脑血栓形成不同于脑出血，在夏季比较多，我国脑卒中发病北高南低的地理差异，也不能排除气温与气候的因素所起的作用，安徽曾对脑卒中与季节和异常气象的关系做了较系统的研究，结果显示：在与季节关系方面，除脑血栓形成组在 12 月份发病数最高外，其他各组无明显的季节差异，在异常气象方面，脑出血在气温骤降，气压与相对湿度上升时发病较多；蛛网膜下腔出血在气温、气压、相对湿度各自升降时，发病无明显差异。上海卢湾区 30 年脑血管病死亡资料分析显示，随季节有明显的周期性规律，脑卒中死亡自 12 月份开始上升，1～2 月份达到高峰，以后下降，至 7 月份又出现一小高峰。耶鲁大学公共卫生学院的 Lichtman 等研究了年平均气温、日温差和平均露点对缺血性脑卒中（ischemic stroke，IS）住院率和病死率的影响。该研究共纳入 134 510 例 IS 住院患者，结果发现，气温每升高 1°，脑卒中住院率和院内死亡率分别下降 0.86% 和 1.1%；日温差［优势比（odds ratio，OR）1.02］和平均露点（OR 1.01）的增高与脑卒中住院率增高相关，但与院内病死率无显著相关性。在校正高血压和糖尿病等危险因素后，上述关系仍然存在。

20. 体力活动 文献记载，铅作业工人脑卒中发病率高。关于脑力、体力劳动方式与脑卒中发病之间的关系，不同资料的结果互相矛盾。对于精神紧张、睡眠不足等是否增加脑卒中的危险，在 6 城市调查中曾做过研究，但未得到有意义的结果。

尽管对脑卒中的危险因素可列出上述种种，但据此仍不能很好解释脑卒中的人群分布特征，而且许多因素的意义不肯定，有争议，对已肯定的因素迄今仍缺乏深入的认识，相信还存在许多尚不知道的因素，这就要求今后更多、更深入地去研究与探索。

21. 种族 有色人种高于白色人种，国人中汉族高发，少数民族中朝鲜族与白族为高发。

22. 盐的摄入量 对于不同电解质（钠、钾、钙等）在高血压发病机理中的作用至今尚有争论，但毕竟已有不少流行病学及实验研究显示食盐的高摄入量对高血压的发病有重要关系，从而间接增加脑卒中危险。Prior 等和 Shape 均报告，低盐饮食可使血压维持在较低水平，且不随年龄增长而升高。Gleibermann 在 27 组不同人群中调查摄盐量与平均血压水平的关系，发现摄盐量改变 1 克相对应的收缩期血压变化为 1.6mmHg，舒张压变化为 0.8mmHg。澳大利亚 Morgan 等通过限盐使患者 24h 尿钠排除量从 195mmol 减少到 157mmol，平均舒张压即下降 7.3mmHg，而对照组却升高 1.8mmHg。当然，也有食盐摄入量与血压水平无关的报告。

食盐除通过高血压增加脑卒中的危险外，还对血管壁有直接损害作用，加剧脑血管病的并发症，在我国城乡所进行的病例对照研究中，均证实食盐摄入量大与脑卒中的关系。虽然未能在回顾性调查中具体测量食盐摄入量，而只能用患者自述“喜咸食”进行“定性”判断，但结果仍显示喜咸食者发生脑卒中的危险大。“机会率”在出血性脑卒中为 1.8，在缺血性脑卒中为 2.0，差别均有统计学意义。还有一点很有趣的发现，国内神经流行病学调查中显示的脑卒中北高南低的地理分布差异，不仅与我国先前研究发现的高血压的地理分布差异一致，还与全国各省市食盐消耗量调查显示的地理差异相吻合。日本脑卒中发病率与死亡率的下降，有人归因于电冰箱的普遍使用取代了用盐保存食物的方法。综上所述，可以认为食盐量大是脑卒中的危险因素之一。

近年来的研究又提出了钾和钙在高血压发病中的作用。一些动物实验与人群研究均表明，单纯高盐，并不一定导致高血压，而加上“低钙摄入”的因素，才会发生高血压。钾盐可对抗钠盐扩张细胞外液和损害血管的作用，如给高血压患者限盐并多食高钾食品，可降低血压。

三、脑卒中的易患人群

从以上资料分析，可以发现容易患中风的有 10 类人群：必须提高警惕，预防中风的发生。

1. 中老年人 最易患中风，90% 以上的中风发生在 40 岁以上。年龄越大，动脉硬化的程度越重，中风的机会也越大，死亡率越高。57 岁以后，中风之危险性可增加到 14.5%；63 岁以后，危险性可高达50%；70岁以后之中风发病率是50岁以下者的20倍，我国统计资料表明，50岁以上的中风患者死亡率占中风死亡总数的93. 64%。50岁以后，每增加5岁，死亡率递增1～2倍。

2. 高血压患者 据统计93%的出血性中风患者和86%的缺血性中风患者均有高血压史。高血压与血压正常者发生中风的比例为7：1。没有症状的高血压发生中风的概率比血压正常者高4倍。

3. 脑动脉硬化患者 据统计，70%的中风患者都有脑动脉硬化。脑动脉硬化主要发生在大动脉和中等动脉，受累的动脉管腔狭窄，极易引起脑供血不足，管腔阻塞而导致脑梗死。

4. 糖尿病患者 糖尿病患者多并发高血压、高脂血症和高黏血症等，这些都是脑中风的重要原因。据资料统计，约有1/5的脑中风患者患有糖尿病。

5. 心脏病患者 是造成脑栓塞的主要原因之一，占脑栓塞之40%～90%。先天性心脏病患者易伴有脑血管畸形，易发生出血性中风。患有冠心病的人发生缺血性中风者要比无冠心病者高5倍，而且易发生脑栓塞。据报道，心肌梗死后的中风发生率约为89%。

6. 短暂性脑缺血发作（TIA） 可损害脑功能，增加发生中风的危险性。据统计，约1/3的TIA患者在3年内可发展成脑卒中。

7. 肥胖症患者 俗话说“肥人多中风”。据统计，体重超过标准体重之20%，其中风的机会要比一般人多40%。肥胖者常伴有内分泌代谢紊乱，容易发生动脉硬化、高血压、糖尿病等。

8. 嗜烟酒者 资料表明，吸烟者中风发病率比不吸烟者多25倍。香烟中的尼古丁可使血管痉挛、心跳加快、血压升高，还可加速动脉硬化，促使血小板聚集，血液凝固性和黏稠度增高，血流缓慢，为中风的发生创造了条件。嗜酒者中风发病率也比一般人多1倍，饮酒过度可引起中枢神经系统兴奋，血压升高，心率加速，一旦脑血管破裂就发生脑出血。

9. 有中风家族史者 调查资料表明，父母死于中风的子女比一般人发生中风高4倍。直系上代有中风者，其中风的发生率要多2. 5倍。流行病学调查证实，在出血性中风患者家族中，除高胆固醇血症以外，呈低凝状态者多见；而在缺血性中风患者之家属中，高胆固醇血症和血液高凝状态者发生率较高。

10. A型性格的人 研究表明，人的性格与中风有一定关系。研究证实A型性格的人，其中风发生率较一般人高3. 5倍。因A型性格的人自我情绪控制能力差，容易激动和紧张，大脑皮质兴奋，全身小动脉收缩，心跳加快，血压升高，使已经变硬变脆的动脉内压力增大，易导致脑出血或脑血栓形成。

第二章　脑卒中社区人群防治

迄今为止，人们对脑卒中的病因与发病机理尚不能做出全面的、科学的、完全令人信服的阐述；对已发生的脑卒中也做不出特效的、令人满意的治疗，甚至难于影响其自然史和结局；这就更突出了预防工作的重要性。当前，对脑卒中的预防医学研究，包括：“一级预防”——针对其已知危险因素的早期预防；“二级预防”——针对其起病诱因的病前预防；“三级预防”——临床治疗与康复及减少后遗症的预防。

这是一个世界范围的热门科研课题，在当前人类向老龄化社会转变，脑卒中成为越来越突出的公共卫生问题的情况下，预防脑卒中的研究，就显得更为必要与迫切了。

以社区人群为基础的心、脑血管病危险因素干预试验，受到世界卫生组织、一些国家政府及专家的赞许和支持。近年来，国际上对于脑卒中已不再仅仅注重个体预防，而是把目标转向社区人群，强调群体预防。在流行病学研究中，群体预防项目又可称为干预试验。即利用人为手段，针对某种疾病已知的危险因素，在人群中开展有效的干预措施，消除或减少暴露的危险因素，以达到降低或控制该疾病人群发病率与死亡率的目的。以社区人群为基础的脑卒中、冠心病干预研究正在受到世界卫生组织和多数发达国家的普遍重视。

一、社区的概念

“社区”（community）一词源于国外，近年来国内已普遍应用。社区的真正含义是以地理界限划分的社会团体。其基本要素是人口、地域、生产关系、行为规范及服务设施等。换句话说，社区就是指人们共同生活的一定区域。这一特定区域居住一定数量的人口，该人群具有一些共同的特征或利益。如城市社区中的工业区、大学区、商业区、居民小区等。居住在不同社区的人们在相互间的关系、生活方式、文化习俗等方面也会有所不同。社区的规模可大可小，并无特殊限定，可以是一个村庄或是一个城市，当然也可以是一个城市的某一街区。只要具备了上述地域、人口、家庭及共同生活环境和特点等均可称为某一社区。

二、开展脑血管病社区人群防治的意义和必要性

WHO 专家认为，卫生服务必须贯彻“社区化”原则。即运用社会医学理论和方法，从社区的角度研究卫生服务和预防疾病的要求、组织和实施，是搞好医疗卫生工作一条切实可行的途径。自 20 世纪 50 年代以后，许多发达国家随着疾病谱的改变和不断上涨的医疗费用，即开始重视发展社区医疗保健服务。其中芬兰、美国、日本等国家居于世界领先地位，取得了令人瞩目的成就。

对脑卒中等慢性非传染性疾病的防治策略可分为两种模式：一是个体策略，目标是检查、发现并治疗有发生某种疾病可能的高危个体。例如，在人群中检查出高血压患者予以干预，使其血压降低，从而减少脑卒中、冠心病发病的危险，这种方法在实践中证明有效。另一种策略为群体策略，目标为社区全人群，强调不仅查出并治疗高危个体，更要改变社区环境、人们的行为和不良生活方式。后一种策略可兼顾高危个体，以促进全社会人群提高健康意识为主，效果优于前者，

在发达国家越来越受到重视。目前，几种主要慢性非传染性疾病的确切病因并不十分明了。就脑卒中而言，除了高血压作为一个肯定的危险因素已得到世界各国学者的一致公认外，其余尚需要做更多深入研究加以证实，并且多数危险因素与人们的社会行为及生活方式有关。以脑血管病为例，身体超重或肥胖常由缺乏运动及不合理膳食引起；吸烟和酗酒是一种不良生活行为；血脂过高与膳食脂肪摄入过多有关；高血压的发生常常和食盐摄入量偏高相一致。因此从原则上说，人们这些不健康行为与不良生活方式是可以改变和控制的。但是人们生活在一个社会中，个人生活方式和行为常常受社会群体的一般生活习惯及文化、道德、信仰、价值观等因素的影响。在当地或社区生活环境没有改变的情况下，个人生活方式很难改正。而采取大规模人群干预，使全民参与，普遍提高自我保健意识和能力，则明显取得效果。

三、脑血管病社区人群干预的效果与可行性

从20世纪60年代末，世界卫生组织已经开始国际间合作，开展心脑血管病的流行病学和社区人群防治研究，近二十年来，国内外已有许多研究报道，均认为社区干预措施可使脑卒中的发病率、死亡率明显降低。现列举几项研究结果如下。

（一）多危险因素干预试验

这是美国一项为期七年、耗资巨大的社区高危人群干预试验研究，根据美国研究中的危险因素判断标准，从20个人群361 662名志愿者中，选取35～57岁男性高危个体（高血压、高胆固醇血症或吸烟）12 866人作为研究对象。随机分为加强干预组和自然对照组两组，加强干预组采取干预手段包括高血压药物治疗、降低胆固醇摄取量和戒烟措施。干预的最终观察指标是心脑血管病的死亡率。7年后随访，加强干预组在各项指标包括血压水平、吸烟率及血清胆固醇含量下降幅度较对照组明显。加强干预组冠心病和脑卒中死亡率分别比对照组减少7.1%和4.7%，但是并没有统计学意义。加强干预组的总死亡率反而比对照组略高，两者分别为4.12%和4.04%，为此，该研究曾招致多方批评。当时对加强干预组冠心病和脑卒中死亡率未能明显下降提出了几种解释，其一是这种干预不能影响心脑血管病的死亡率；其二是干预能影响死亡率，但是在7年内不能见到这种影响。因此该研究结束后的3年时间继续对研究对象进行随访。10.5年后的随访结果表明，干预组比对照组冠心病死亡率下降了10.6%，脑卒中死亡率下降了8.3%，总死亡率下降了7.7%，两组间比较其差别已达到显著性。

（二）芬兰北卡社区心脑血管疾病防治示范研究

20世纪60年代，芬兰冠心病、脑卒中死亡率很高，其危害受到其国内公众的极大关注，并强烈要求政府采取措施以减少心脑血管疾病的发病率和死亡率。在世界卫生组织的支持和帮助下，芬兰Kuopio大学设计了一项心脑血管疾病防治计划，称为“北卡勒里亚（以下简称北卡）研究方案”。主要措施是在社区人群，重点是在中年男性中开展对吸烟、高胆固醇血症及高血压等危险因素进行干预，目标是降低危险因素水平，改善生活方式和环境，最终使心脑血管疾病发病率和死亡率下降。该研究强调社区全人群积极参与，并在Kuopio地区设立一对照社区以进行比较。5年后的评估结果表明效果良好，干预社区人群血压值和血清总胆固醇水平下降。

（三）中国7城市脑卒中危险因素干预实验

1986～1989年，作为国家“七五”攻关课题，“中国神经流行病学研究协作组”在我国7个城市进行了脑卒中危险因素干预试验。各地选择两个社区的自然人口分别为干预社区（A）和对

照社区（B），另又自每个社区人群随机抽样35岁以上居民2500人做基线危险因素调查进入队列（CA与CB）随访。

试验结果，7个城市14个社区总样本人口为115 065人，其中A社区57 151人，B社区57 914人；CA 18 408人，CB 18 511人。观察到1989年12月31日，脑卒中发病率在A社区有逐年下降趋势，1989年比1986年下降49%；B社区则无明显变化（下降6%），两者比较差异非常显著，死亡率A社区下降约50%，B社区无变化；计算人年死亡率，前者比后者低25%（$P<0.01$）。这一有价值的试验研究在国家“八五”攻关课题中，又继续做了扩展性研究。上述研究表明，以社区为基础，对脑卒中进行综合性预防，对降低脑卒中发病率、死亡率有肯定的效果。

（1）继续进行流行病学描述性与分析性研究，阐明脑卒中的人群分布规律，积极探索危险因素。

（2）利用有效的宣传工具和大众媒介，系统开展人群健康教育，提高群众自我保健意识与自我保健能力。

（3）利用已有的研究成果，积极为政府制定公共卫生政策提供依据，协助政府加强城乡基层卫生组织建设及社区保健服务职能。

（4）针对脑卒中危险因素，积极开展一级预防。包括：①普查、普治高血压。已证实为预防与控制脑卒中最重要、最有效的措施。强调对高血压早期严格与持久的控制，特别要定期进行人群体检，及早发现无症状的高血压患者。②积极发现TIA患者并治疗，由于TIA是完全脑卒中的“前身”，因而积极治疗TIA可有效减少脑卒中的发生。③积极发现其他“脑卒中倾向个体”，并采取相应的措施，以减少危险因素的损害。如对心脏病、糖尿病、血液系统疾病的积极治疗，均对其可能发生的脑卒中后果起预防或延迟作用。

（5）提倡良好的生活习惯，如规劝人们合理饮食，减少吃盐量，中年以上适当补充钙剂，增加蔬菜、水果与蛋白质饮食，适当控制体重与动物脂肪摄入，加强体育锻炼，不吸烟，少饮酒，劳逸适度，心情舒畅，保持心理平衡。

（6）加强二级预防的研究与实践，包括对脑卒中诱发因素如过劳、精神刺激、气温骤变及血流动力学改变的研究、脑卒中预报及早期发现的研究等，并开展相应的卫生宣传与采取必要的预防措施。

（7）综合上述几项措施，开展人群系统的危险因素干预试验和行为矫正，加强人群健康监测，可以先在小的人群进行试点，然后逐步扩大监测范围，施行全人群的监测，建立脑卒中登记制度。

（8）积极开展脑卒中临床医学的研究，不断探索新的有效疗法，并进行康复医学研究。形成合理的、科学的脑卒中防治体系，即无病早防、有病早发现、早治疗、积极康复的防治“一条龙”系统。这是我们目前正在认真探索的“攻关”课题之一。

第三章　祖国医学在脑卒中流行病学方面的研究

第一节　首次中风病中医临床流行病学

由北京中医药大学、陕西中医学院等全国八家单位联合完成的“中风病高危因素的观察与中医药预防现场可行方案的制定”研究，已通过国家中医药管理局主持的验收。中风病高危因素的临床调查是我国中医界第一次进行的大规模临床流行病学研究，共完成病案资料的回顾性调研4065例，现场急症患者的调研3909例，六气与中风发病专题调研1590例。其中“北京地区六气/六淫对中风发病影响的研究”以中医理论为指导，结合北京地区1992年和1993年的气象学资料，应用逐步多元回归等数理统计方法，对六气/六淫变化与中风发病的关系进行了深入分析。采用包括每日风速、平均气温、相对湿度等大量的数据，揭示了自然界六气与外邪的消长变化和中风发病及证候的关系，提出了六气/六淫异常变化是中风发病的重要诱因的观点，其诱发中风的病理机制是六气/六淫的异常消长，造成人体阴阳气血紊乱，促进体内潜在病变的进一步发展，而导致中风发病。该项研究还提示了外界六气/六淫异常消长与中风发病的相关程度，首先是燥湿之气的异常变化，其次是寒热之气的异常消长。研究结果还提示了与中风发病最为密切的外界六气/六淫消长综合状况是寒热异常-燥湿异常-风气稳定、寒热稳定-燥湿异常-风气稳定和寒热异常-燥湿异常-风气异常三种类型，而与其他五种类型联系较少。

中风病高危因素及相关症状学的调查研究，采用病例对照研究的方法，病例组和对照组的比例为1∶2。病案资料的回顾性研究共调查中风病例1355例，对照组病例2710例。现场急症患者的调查研究共调查中风患者1303例，对照组病例2606例。调查的大量数据表明，喜食肥腻、偏嗜咸味、过于劳累、急躁易怒、肥胖、吸烟、过量饮酒是中风病的危险因素，其两组间比较均具有显著性差异。研究结果还提示，眩晕、头痛、胸痹、麻木、消渴等宿疾亦是中风病的危险因素，两组资料比较具有显著性差异。同时验证了高血压、冠心病、心房颤动、糖尿病、脑动脉硬化和高血脂症均为中风危险因素。该研究还提示，卒然舌强、卒然舌麻、偏身麻木、阵发性半身无力、瞬间头沉、嗜睡为较有特异性的中风先兆症状，头晕、头昏沉、急躁、神疲乏力、食后困顿为最常见的中风先兆症状。

中医特别重视对中风先兆证的防治，通过对中风先兆的治疗，达到预防的目的。为了明确诊断和判别疗效，该专题组还起草了《中风病先兆证诊断与疗效评定标准》，提交国家有关部门讨论、修订并发布试行。

第二节　中医中风病证候的多元统计分析

多元统计分析是数理统计学中近20多年来迅速发展的一个分支，它探讨高维数据的内在规律，如研究多元变量间的相互关系、数据结构和数据简化等。由于电子计算机使用日益广泛，多元分析的方法也很快地应用到各个领域，从自然科学到社会科学的许多方面都已证实了多元分析方法是一种很有用的数据处理方法。

中医中风病的证候研究在大规模流行病学基础上已分析总结了在中风发病前至发病后不同时点

的中医证候，由于构成证候的临床症状的不同，症状（变量）之间的多重共线性形成了复杂的多元非线性关系。在多维时空中构成多维结构。因此，可用多元统计分析技术来分析证候中症状间的关系，从而为证候的诊断提供可靠的基础。王忠、张伯礼、王永炎等探讨了中医中风病证候的多元统计分析方法，其资料来自全国8个地区，其中北京600例、天津501例、上海624例、内蒙古600例、江苏570例、吉林531例、广东435例、陕西48例，共3909例；分为病例组1303例，对照组2606例。病例组与对照组按1∶2比例收集样本，以性别、民族、年龄（相差小于5岁）、发病时间（不相差30人）作为配对条件。首先对中风病中医各症状的频率分析统计发现，中风病发病时最常见症状有半身不遂、二便失调、口舌歪斜、头晕、言语謇涩、偏身麻木、步履不正、口燥咽干、口角流涎、神疲乏力、恶心呕吐、失语、头昏沉、卒然头痛、手麻、少气赖言、卒然舌麻、心烦易怒、反应迟纯、头痛不移、口苦、颜面麻木、昏迷、肢体瘫软。其他症状出现频率均在5%以下。另外，对中风病发病病机演变的动态研究中，探索解读中风病发病前中医症状学所蕴涵病机信息的生物统计方法，以期加深对中风病复杂病机演变规律的认识，其方法利用DME病因学1∶2病例对照研究，分别对中风发病前24h、24～72h、72h～1周，1周～1个月、1个月以上5个时点的症状变量，分析克朗巴赫系数（cronhacha）和分半信度（split- half reliability）后，进行流行病学和生物统计学分析，结果发现，中风病发病前1个月病机以虚瘀为主；至发病前1周气阴两伤为主要病机，而后阴虚阳亢出现发热；发病前72h～1周，此时患者的病机大多为虚瘀、痰壅日盛；发病前24～72h虚瘀、痰结而滋生火热，导致热盛生风；发病前24h病机多见风火相煽，肆意攻窜而游荡于血脉、全身，使人卒然舌强、躁扰不宁而发脑卒中。虽然中风病的每一个时点呈现多样化的临床表现，且与时俱变，症状和病机之间亦交互影响，但其总体的发展规律和变化轨迹是可以认识的。

耿晓娟，张军平等收集了400例发病72h内入院的缺血性中风急性期患者的资料，采用前瞻性临床调查的方法，对这些患者进行自入院当天至发病第14d的连续动态采集临床信息，研究缺血性中风病急性期的证候分布和变化规律，结果显示缺血性中风急性期以风、火、痰3证出现频率为多，其中风证出现频率在3d内呈快速下降趋势，痰证的出现频率在第6d前呈上升趋势，自第7d开始下降；其余4证出现频率波动较小，且出现频率呈下降趋势。且风、火、痰、气虚、瘀、阴虚阳亢6个基本证候出现了44种组合形式，从单证出现到六证组合并见。其中出现频次前10位的分别为：风+痰证1 087次，风证791次，痰证756次，风+火+痰证460次，火+痰证441次，火证200次，风+火证185次，痰+瘀证72次，风+痰+瘀证71次，痰+气虚证50次，余证组合出现频次皆在50次以下。王越等收集了非急性期脑梗死病例120例，采用埃森脑卒中危险评分（ESRS）对病例的脑卒中复发风险进行了评估，并将120例患者分成低危、高危、极高危三个层次，结果显示40例低危组患者的单一证候要素，频数统计依次为痰>火热>气虚>血瘀>阴虚阳亢，其中痰为非急性期脑梗死低危组主要证候要素，占总病例数的90%，占证候要素总频数的47.37%；其次为火热，而气虚、血瘀、阴虚阳亢共占总频数的21.05%，说明前两种证候要素共占总频数的78.95%，痰和火热是低危组的主要证候要素。43例高危组患者的单一证候要素，频数统计依次为痰> 火热> 气虚> 血瘀> 阴虚阳亢，其中证候要素痰的分布占总病例数的86.05%，证候要素火热的分布占总病例数的60.47%，说明痰、火热是非急性期脑梗死高危组主要证候要素。同时，高危组患者证候要素分布的分散性与组合形式的多样性，表明其病机变化更加复杂。37例极高危组患者的单一证候要素，频数统计依次为痰>血瘀>气虚>火热>阴虚阳亢，其中痰为非急性期脑梗死极高危组主要证候要素，占总病例数的91.89%，占证候要素总频数的30.63%，证候要素火热的重要性下降，相比之下血瘀、气虚的重要性增高，分别跃居第二、三位。在一定程度上体现了中医证候与脑卒中复发危险程度之间的联系。

石学敏院士在继承古代各家之论的基础上，结合现代医学理论，根据自己的临床观察及对中医理论中“神”的深刻领悟，针对中风病的两大症状——神志障碍和肢体运动障碍，明确提出中风病的根本病因病机为“窍闭神匿，神不导气”，确立了以醒脑开窍、滋补肝肾为主，疏通经络为辅的治疗大法，创立了“醒脑开窍”针刺法，开创了中风病因、病机及治则的第三阶段。中医治疗中风的第一阶段以唐宋以前的“外风”学说为主。《黄帝内经·灵枢》认为中风的病因主要是真气不足而邪气独留。《金匮要略》亦认为是经络空虚，风邪乘虚入中。治则上以疏风祛邪、扶助正气为主。第二阶段以唐宋以后的“内风”学说为主，不论是刘河间的“心火暴甚”、或是李东垣的“正气自虚”，还是朱丹溪的“湿痰生热”，最终都是引动了“内风”，正如清代叶天士总结的“精血衰耗，水不涵木……肝阳偏亢，内风时起”。治则上以滋液息风，补阴潜阳为主。石学敏院士经过长期临床观察，“主不明，则十二官危”，“血菀于上，使人薄厥”、“血之与气，并走于上”，“忽忽眩冒而巅疾”，剖析了中风病的病位在脑，病理机制是“窍闭神匿，神不导气”，《灵枢·本神第八》云：“凡刺之法，先必本于神。”醒脑开窍针刺法就是立足于“醒脑”、“醒神”、“调神”。从中医治疗中风历史发展来看，如果说“风”、“痰”学说是第一二阶段的主流，那么立足于“醒神”、“调神”的醒脑开窍针刺法则开创了中医治疗中风的第三阶段。改变了中风病治疗的现状，使中风病的治疗产生了质的飞跃。

第三节　针灸治疗脑卒中临床研究中的问题

针灸治疗最基本的理论是经络学说，我国在20世纪80年代就开始对经络实质问题开展了深入研究，虽然取得了一定的进展，但是并没有形成突破，因而使针灸治疗中“循经取穴”的思想在基础研究中被忽视。随着现代科技不断的引进，以及跨学科、跨领域的研究广泛展开，使研究者运用不同方法，从不同角度重新对这一领域进行探讨。近年来的文献报道显示，从针刺的整个作用过程来看，存在一个明显的现象：针刺穴位大脑皮质的相关功能区会发生效应性变化，这一现象拓展了经穴-脏腑相关性研究的思路，使相关脏腑五脏深化到了脑。由于中风在脑血管疾病中为高发病率和高致残率的疾病，针灸在治疗中风改善神经功能方面的作用已被大多数医者接受，因此对中风的研究成为经穴-脏腑相关、经穴特异性效益及其关键影响因素等的突破口。但是，综合分析针灸治疗中风病的临床及基础研究后，发现仍存在许多问题，尤其是对影响针刺治疗中风病疗效关键因素方面，如辨证取穴、施术方法等均未达成规范化实施方案，严重影响临床疗效。主要表现如下所述。

一、针刺取穴的随意性

穴位是脏腑病证在经脉上的反应点和治疗点，对脏腑的特异性作用实际上也反映的是穴位-脏腑间的特异性关系，穴位有其特殊的功能，与非经穴比较有显著的特异性，因此针灸临床是以腧穴为中心环节对脏腑功能进行调节。对于选穴这一针灸取效的关键环节，目前针刺治疗中风的取穴方法主要有：辨经、辨位、辨证、辨时取穴及头针为主的特殊取穴等。辨经方面，多注重阴经、阳经的归属问题，其观点不一，争论颇大；辨证方面，由于中风病本身病因病机非常复杂多样，疾病过程中涉及各个脏腑，所以对疾病的辨证论治也难以达到统一和标准化，致使取穴方法也有很大的随意性；辨时取穴和特殊取穴方面，除了其本身就具有较大争议外，由于临床应用上的限制，则缺少相关研究。

二、针刺方法运用的盲目性

针刺方法作为针刺治疗的重要方面，对疗效有着决定性作用，构成了经穴特异性效应的关键影响因素。目前临床广泛应用的针刺方法主要有毫针刺法和电针两种手段，却都存在着应用的盲目性。

（一）毫针刺法的运用情况

针刺治病的过程就是在明辨虚实、确定穴位的基础上运用各种手法予以补泻的过程。在当代，虽然提出了捻转补泻的新概念和操作，指出应以刺激量规定捻转补泻手法，认为足够、有效的刺激量是获得疗效的关键。构成捻转手法刺激量的主要参数是捻转频率和刺激时间，即不同捻转频率和捻转时间决定着捻转手法的补泻效应，所以以刺激量大小决定捻转补泻手法。而目前对捻转频率、刺激时间与补泻相关性的研究还没有形成统一的认识，虽然补泻与捻转的刺激强弱有关，但是何者为补、何者为泻争论较多，对其刺激量与经穴发挥效应的关系也尚未达成共识。

（二）电针的运用情况

电针作为针刺方法中一种重要治疗手段，越来越受到医务人员的重视，电针刺激参数已成为针刺临床和针刺原理研究中的一个重要内容，大量的研究表明不同电针刺激参数对机体某些功能具有不同的效应，频率、刺激量（电流或电压）及电针波形是影响电针效应的主要参数。其中电针波形的作用已基本明了，但其他两个因素的运用还存在盲目性。目前治疗中风时，刺激频率选择的范围变异相当大，从最低 1Hz 到最高 100Hz。同样对电压、电流作为刺激强度指标的研究中，电压范围从 1V 到 50V 不等；电流范围从 0. 5mA 到 5mA 不等。在电针治疗缺血性脑血管疾病的实验研究中，虽然均以大鼠“肢体轻度抖动”作为刺激强度的选择标准，但所用的刺激强度电压小则 1. 5V，大则 20V；电流小则 1mA，大则 5mA。如此大差异的频率、电压、电流等电针参数的选择，一方面针效机理可能不完全相同，另一方面直接影响了实验的结果和结论。而对导线间的距离也是一个不可忽视的因素，多数学者认为距离不宜超过 10cm。所以电针在治疗中风病方面的优劣问题也存在较为混乱的认识，明显限制了对针刺效应及其机理的深入探讨。

（三）研究方法应用不当

毫针刺法及电针参数的使用，是经穴产生特异性效应的关键影响因素，目前这一基础研究领域中存在着诸多需要解决的问题，其研究相当程度停留在理论探讨上，严密地定性定量的实验分析工作较少。这些问题说明针刺方法系统及其作用对象是很复杂的，有待深入研究。而问题的产生与研究方法应用不当有关，不当的方法使研究未能从系统高度来探究针刺方法，其中对补泻、刺激量及电针参数等各自在针刺效应系统中的作用主次及彼此间存在的交互作用（协同作用还是拮抗作用）等系统问题缺乏定性、定量的分析是出现问题的主要原因。经穴特异性效应及其关键影响因素的研究是典型的多因素、多水平问题，如经穴形态结构特异性、经穴生物物理（包括电学、光学、微循环学）特异性、经穴病理反应特异性、经穴刺激效应特异性、经穴治疗效应特异性，虽然取得一定的成果，但用目前广泛应用的单一因素多水平设计法已很难解决。

（四）研究指标比较分散

经穴特异性效应及经穴–脏腑相关已被认为是经络理论的核心内容之一，随着激光多普勒、正电子发射型计算机断层显像等高科技手段的应用，研究者可以观测到，穴位的特异性效应在大脑的不同反应，即现代研究技术手段的进展为提示穴位特异性效应及关键影响因素研究提供了可能。目前有不少研究证明不同的穴位在经穴–脏腑相关作用中具有差异性。但由于观测角度的单一或分散，大多数研究仅从某一或某几个相关性差的方面进行探讨，没有从系统的高度对经穴的特异性效应及其关键影响因素开展研究。

理论篇

野游篇

第四章 历代古典医籍对中风病的论述

第一节 春秋战国时期

有关中风的记载,始见于《黄帝内经》(简称《内经》)。内容涉及病名、病变部位、病因病机及疾病的转归和预后。其病名有“仆击”、“薄厥”、“大厥”、“巅疾”、“偏枯”、“偏风”等的不同。同时也已经认识到病变部位主要在头部,如在《素问·玉机真脏论》“太过则令人善忘,忽忽眩冒而巅疾也”。《内经》对中风的病因病机论述较多,概括起来主要有外风侵袭、正气不足两方面的因素。此外还认识到该病的发生与机体的情志、饮食、精神刺激、烦劳过度等因素有着密切的关系。

一、《内经·素问》

(一)生气通天论篇第三

故风者,百病之始也,清静则肉腠闭拒,虽有大风苛毒,弗之能害,此因时之序也。

阳气者,烦劳则张,精绝辟积,于夏使人煎厥,目盲不可以视,耳闭不可以听,溃溃乎若坏都,汩汩乎不可止。阳气者,大怒则形气绝;而血菀于上。使人薄厥,有伤于筋,纵,其若不容,汗出偏沮,使人偏枯。

风客淫气,精乃亡,邪伤肝也。

(二)阴阳别论篇第七

曰:一阳发病,少气善咳善泄;其传为心掣,其传为隔。二阳一阴发病,主惊骇背痛,善噫善欠,名曰风厥。二阴一阳发病,善胀心满善气。三阳三阴发病,为偏枯、痿易、四支不举。

(三)玉版论要篇第十五

搏脉,痹躄,寒热之交。脉孤为消气。虚泄,为夺血。孤为逆,虚为从。行奇恒之法,以太阴始。行所不胜曰逆,逆则死;行所胜曰从,从则活。八风四时之胜,终而复始,逆行一过,不复可数论要毕矣。

(四)玉机真藏论篇第十九

是故风者百病之长也,今风寒客于人,使人毫毛毕直,皮肤闭而为热,当是之时,可汗而发也;或痹不仁肿痛,当是之时,可汤熨及火灸刺而去之。弗治,病入舍于肺,名曰肺痹,发咳上气。弗治,肺传之肝,病名曰肝痹,一名曰厥,胁痛出食,当是之时,可按若刺耳。弗治,肝传之脾,病名曰脾风,发瘅,腹中热,烦心出黄,当此之时,可按可药可浴,弗治,脾传之肾,病名曰疝瘕,少腹冤热而痛,出白,一名曰蛊,当此之时,可按可药。弗治。肾传之心,筋脉相引而急，病名曰瘛，当此之时，可灸可药。弗治，满十日，法当死。肾因传之心，心即复反传而行之肺，发寒热，法当三死，此病之次也。

（五）八正神明论篇第二十六

通于无穷者，可以传于后世也，是故工之所以异也，然而不形见于外，故俱不能见也。视之无形，尝之无味，故谓冥冥，若神仿佛。虚邪者，八正之虚邪气也。正邪者，身形若用力，汗出，腠理开，逢虚风，其中人也微，故莫知其情，莫见其形。上工救其萌芽，必先见三部九候之气，尽调不败而救之，故曰上工。下工救其已成，救其已败。救其已成者，言不知三部九候之相失，因病而败之也。知其所在者，知诊三部九候之病脉处而治之，故曰守其门户焉。莫知其情而见邪形也。

（六）离合真邪论篇第二十七

岐伯曰：夫邪去络入于经也，舍于血脉之中，其寒温未相得，如涌波之起也，时来时去，故不常在。故曰方其来也，必按而止之，止而取之，无逢其冲而泻之。真气者，经气也，经气太虚，故曰其来不可逢，此之谓也。故曰候邪不审，大气已过，泻之则真气脱，脱则不复，邪气复至，而病益蓄，故曰其往不可追，此之谓也。

（七）风论篇第四十二

黄帝问曰：风之伤人也，或为寒热，或为热中，或为寒中，或为疠风，或为偏枯，或咸为风也，其病各异，其名不同，或内至五藏六府，不知其解，愿闻其说。

岐伯对曰：风气藏于皮肤之间，内不得通，外不得泄。风者善行而数变，腠理开则洒然寒，闭则热而闷，其寒也则衰食饮，其热也则消肌肉，故使人怢慄而不能食，名曰寒热。

风气与太阳俱入，行诸脉俞，散于分肉之间，与卫气相干，其道不利，故使肌肉愤䐜有疡，卫气有所凝而不行，故其肉有不仁也。

风寒客于脉而不去，名曰疠风，或名曰寒热。

以春甲乙伤于风者为肝风，以夏丙丁伤于风者为心风，以季夏戊己伤于邪者为脾风，以秋庚辛中于邪者为肺风，以冬壬癸中于邪者为肾风。

风中五脏六腑之俞，亦为脏腑之风，各入其门户所中，则为偏风。风气循风府而上，则为脑风。

故风者百病之长也，至其变化，乃为他病也，无常方，然致有风气也。帝曰：五脏风之形状不同者何？愿闻其诊及其病能。岐伯曰：

肺风之状，多汗恶风，色皏然白，时咳短气，昼日则差，暮则甚，诊在眉上，其色白。

心风之状，多汗恶风，焦绝，善怒吓，赤色，病甚则言不可快，诊在口，其色赤。

肝风之状，多汗恶风，善悲，色微苍，嗌干善怒，时憎女子，诊在目下，其色青。

脾风之状，多汗恶风，身体怠堕，四支不欲动，色薄微黄，不嗜食，诊在鼻上，其色黄。

肾风之状，多汗恶风，面庞然浮肿，脊痛不能正立，其色炲，隐曲不利，诊在肌上，其色黑。

胃风之状，颈多汗恶风，食饮不下，鬲塞不通，腹善满，失衣则胀，食寒则泄，诊形瘦而腹大。

首风之状，头面多汗恶风，当先风一日，则病甚，头痛不可以出，至其风日，则病少愈。

漏风之状，或多汗，常不可单衣，食则汗出，甚则身汗，喘息恶风，衣常濡，口干善渴，不能劳事。

泄风之状，多汗，汗出泄衣上，口中干，上渍其风，不能劳事，身体尽痛则寒，帝曰：善。

二、《黄帝内经·灵枢》

(一) 邪气脏腑病形第四

黄帝问于岐伯曰：邪气之中人也奈何？岐伯答曰：邪气之中人高也。黄帝曰：高下有度乎？岐伯曰：身半已上者，邪中之也；身半已下者，湿中之也。故曰：邪之中人也，无有常，中于阴则溜于腑，中于阳则溜于经。

黄帝曰：阴之与阳也，异名同类，上下相会，经络之相贯，如环无端。邪之中人，或中于阴，或中于阳，上下左右，无有恒常，其故何也？

岐伯曰：诸阳之会，皆在于面。中人也，方乘虚时，及新用力，若饮食汗出腠理开，而中于邪。中于面则下阳明，中于项则下太阳，中于颊则下少阳，其中于膺背两胁亦中其经。

黄帝曰：其中于阴奈何？岐伯答曰：中于阴者，常从臂胻始。夫臂与胻，其阴，皮薄，其肉淖泽，故俱受于风，独伤其阴。

黄帝曰：此故伤其脏乎？岐伯答曰：身之中于风也，不必动脏。故邪入于阴经，则其脏气实，邪气入而不能客，故还之于腑。故中阳则溜于经，中阴则溜于腑。

黄帝曰：邪之中人脏，奈何？岐伯曰：愁忧恐惧则伤心。形寒寒饮则伤肺，以其两寒相感，中外皆伤，故气逆而上行。有所堕坠，恶血留内；若有所大怒，气上而不下，积于胁下，则伤肝。有所击仆，若醉入房，汗出当风，则伤脾。有所用力举重，若入房过度，汗出浴水，则伤肾。黄帝曰：五脏之中风奈何？岐伯曰：阴阳俱感，邪乃得往，黄帝曰：善哉。

黄帝曰：邪之中人，其病形何如？岐伯曰：虚邪之中身也，洒淅动形。正邪之中人也微，先见于色，不知于身，若有若无，若亡若存，有形无形，莫知其情。黄帝曰：善哉。

(二) 热病第二十三

偏枯，身偏不用而痛，言不变，志不乱，病在分腠之间，巨针刺之，益其不足，损其有余，乃可复也。痱为病也，身无痛者，四肢不收，智乱不甚，其言微知，可治；甚则不能言，不可治也。病先起于阳，后入于阴者，先取其阳，后取其阴，浮而取之。

(三) 五变第四十六

黄帝曰：人之善病风厥漉汗者，何以候之？少俞答曰：肉不坚，腠理疏，则善病风。黄帝曰：何以候肉之不坚也？少俞答曰：䐃肉不坚，而无分理，理者粗理，粗理而皮不致者，腠理疏。此言其浑然者。

(四) 五色第四十九

雷公曰：小子闻风者，百病之始也；厥逆者，寒湿之起也，别之奈何？黄帝曰：常候阙中，薄泽为风，冲浊为痹，在地为厥，此其常也，各以其色言其病。

(五) 百病始生第六十六

黄帝曰：余固不能数，故问先师，愿卒闻其道。岐伯曰：风雨寒热，不得虚邪，不能独伤人。卒然逢疾风暴雨而不病者，盖无虚，故邪不能独伤人，此必因虚邪之风，与其身形，两虚相得，乃客其形，两实相逢，众人肉坚。其中于虚邪也，因于天时，与其身形，参以虚实，大病乃成，气有定舍，因此为名，上下中外，分为三员。

（六）论疾诊尺第七十四

尺肤滑其淖泽者，风也。尺肉弱者，解㑊，安卧脱肉者，寒热，不治。尺肤滑而泽脂者，风也。尺肤涩者，风痹也。

（七）刺节真邪第七十五

黄帝曰：余闻气者，有真气，有正气，有邪气，何谓真气？岐伯曰：真气者，所受于天，与谷气并而充身也。正气者，正风也，从一方来，非实风，又非虚风也。邪气者，虚风之贼伤人也，其中人也深，不能自去。正风者，其中人也浅，合而自去，其气来柔弱，不能胜真气，故自去。虚邪之中人也，洒淅动形，起毫毛而发腠理。其入深，内搏于骨，则为骨痹。搏于筋，则为筋挛。搏于脉中，则为血闭不通，则为痈。搏于肉，与卫气相搏，阳胜者则为热，阴胜者则为寒，寒则真气去，去则虚，虚则寒。搏于皮肤之间，其气外发，腠理开，毫毛摇，气往来行，则为痒。留而不去，则痹。卫气不行，则为不仁。

虚邪偏客于身半，其入深，内居荣卫，荣卫稍衰，则真气去，邪气独留，发为偏枯。其邪气浅者，脉偏痛。

（八）岁露论第七十九

黄帝问于少师曰：余闻四时八风之中人也，故有寒暑，寒则皮肤急而腠理闭，暑则皮肤缓而腠理开。贼风邪气，因得以入乎？将必须八正虚邪，乃能伤人乎？少师答曰：不然。贼风邪气之中人也，不得以时。然必因其开也，其入深，其内极病，其病人也卒暴；因其闭也，其入浅以留，其病也徐以迟。

第二节　秦汉时期

秦汉以来，对中风的认识以“外风”学说为主，多以“内虚邪中”立论。《金匮要略》认为：络脉空虚，风邪乘虚入中，并以邪中浅深，病情轻重而分为中络中经、中腑中脏。治疗则以仲景的侯氏黑散为代表方剂，其用药以疏风祛邪为主。特别值得一提的是在《华氏中藏经》中提出在上则吐之，在中则泻之，在下则补之，在外则发之，在内则温之，按之，熨之的治疗方法，对后世有着较为深远的影响。

一、《金匮要略》

中风历节病脉证并治第五

夫风之为病，当半身不遂，或但臂不遂者，此为痹，脉微而数，中风使然。

寸口脉浮而紧，紧则为寒，浮则为虚；寒虚相搏，邪在皮肤；浮者血虚，络脉空虚，贼邪不泄，或左或右，邪气反缓，正气即急，正气引邪，㖞僻不遂。邪在于络，肌肤不仁；邪在于经，即重不胜；邪入于腑，即不识人；邪入于脏，舌即难言，口吐涎。

侯氏黑散：治大风四肢烦重，心中恶寒不足者。菊花四十分，白术十分，细辛三分，茯苓三分，牡蛎三分，桔梗八分，防风十分，人参三分，矾石三分，黄芩五分（一本作三分），当归三分，干姜三分，芎藭三分，桂枝三分。右十四味，杵为散，酒服方寸匕，日一服。初服二十日，温酒调服，禁一切鱼肉大蒜，常宜冷食，六十日止，即药积在腹中不下也，热食即下矣，冷食自能助药力。

寸口脉迟而缓，迟则为寒，缓则为虚，荣缓则为亡血，卫缓则为中风。邪气中经，则身痒而瘾疹。心气不足，邪气入中，则胸满而短气。

风引汤：除热瘫痫。大黄、干姜、龙骨各四两，桂枝三两，甘草、牡蛎各二两，寒水石、滑石、赤石脂、白石脂、紫石英、石膏各六两。右十二味，杵，粗筛，以韦囊盛之，取三指撮，井花水三升，煮三沸，温服一升。

二、《华氏中藏经》

卷中，论治中风偏枯之法第三十九

人病中风偏枯，其脉数。而面干黑黧，手足不遂，语言謇涩。治之奈何？在上则吐之，在中则泻之，在下则补之，在外则发之，在内则温之，按之，熨之也。吐，谓出其涎也；泻，谓通其塞也；补，谓益其不足也；发，谓发其汗也；温，谓驱其湿也；按，谓散其气也；熨，谓助其阳也；治之各合其宜，安可一揆？在求其本，脉浮则发之，脉滑则吐之，脉伏而涩则泻之，脉紧则温之，脉迟则熨之，脉闭则按之，要察其可否，故不可一揆而治者也。

第三节　三国两晋南北朝时期

这一时期，对中风的认识，直接承袭了《内经》和《金匮要略》的学术思想，特别是对其病因病机的认识并无深入。治疗卒中急风用续命汤即是证明，但值得一提的是葛洪较为重视阳气，反映到治疗上，则是对中风的急救倡导灸法，无论是中脏腑引起的神昏不醒，还是中经络引起的口眼歪斜，均倡导使用灸法。此外脉学理论日臻完善，在中风病的认识上也有所体现。

一、《肘后备急方》

（一）治中风诸急方第十九

治卒中急风，闷乱欲死方。灸两足大趾下横纹中。随年壮，又别有续命汤。

若毒急不得行者，内筋急者，灸内踝；外筋急者，灸外踝上，二十壮。若有肿痹，虚者取白蔹二分，附子一分。捣服半刀圭，每日可三服。

若眼上睛垂者，灸目两眦后三壮。

若不识人者，灸季胁、头各七壮。此胁小肋屈头也。

不能语者，灸第二椎或第五椎上五十壮。

又方：豉、茱萸各一升，水五升，煮取二升。稍稍服。

若手足不随方。取青布烧作烟，就小口器中熏痛处。

又方：豉三升，水九升，煮取三升，分三服。又取豉一升，微熬，囊贮，渍三升酒中，三宿，温服，微令醉为佳。

若身中有掣痛不仁，不随处者，取干艾叶一斜许，丸之，纳瓦甑下，塞余孔，唯留一目。以痛处着甑目下，烧艾以熏之，一时间愈矣。

又方：取朽木削之，以水煮令浓，热灼灼尔。以渍痛处，效。

若口噤不开者，取大豆五升，熬令黄黑，以酒五升渍取汁。以物强发口而灌之，毕，取汗。

又方：独活四两，桂二两。以酒水二升，煮取一升半。分为三服，开口与之。温卧，火炙，令取汗。

若身直，不得屈伸反覆者，取槐皮黄白者切之，以酒共水六升。煮取二升，去滓，适寒温，稍稍服之。

又方：刮枳树皮取一升，以酒一升，渍一宿，服五合至一升，酒尽更作，瘥。

若口㖞僻者，衔奏灸口吻口横纹间，觉火热便去艾，即愈。勿尽艾，尽艾则太过。若口左僻，灸右吻；右僻，灸左吻，又灸手中指节上一丸，㖞右灸左也。又有灸口㖞法在此后也。

又方：取蜘蛛子摩其偏急颊车上，候视正则止。亦可向火摩之。

又方：牡蛎、矾石、附子、灶中黄土分等。捣末，以三岁雄鸡冠血和敷，急上，持水着边，视欲还正，便急洗去药。不着更涂上，便愈。

又方：鳖甲、乌头，涂之，欲正，即揭去之。

若中暴风，白汗出如水者，石膏、甘草各等分。捣，酒服方寸匕。日移一丈，辄一服也。

若中缓风，四肢不收者，豉三升，水九升，煮取三升。分为三服，日二作之。亦可酒渍煮饮之。

若卒中风瘫，身体不自收，不能语，迷昧不知人者。陈元狸骨膏至要，在备急药方中。

（二）救卒中恶死方第一

救卒死，或先病痛，或常居寝卧，奄忽而绝，皆是中死，救之方。

一方：取葱黄心，刺其鼻，男左、女右，入七八寸。若使目中血出，佳。扁鹊法同。是后吹耳条中。葛当言此云吹鼻，故别为一法。

又方：令二人以衣壅口，吹其两耳，极则易，又可以筒吹之，并捧其肩上，侧身远之，莫临死人上。

又方：以葱刺耳。耳中、鼻中血出者莫怪，无血难治。有血是候，时当捧两手忽放之，须臾死人自当举手捞人，言痛乃止。男刺左鼻、女刺右鼻中，令入七八寸余，大效。亦治自缢死。与此扁鹊方同。

又方：以绵渍好酒中，须臾，置死人鼻中，手按令汁入鼻中，并持其手足，莫令惊。

又方：视其上唇里弦弦者，有白如黍米大，以针决去之。

又方：取皂荚如大豆，吹其两鼻中，嚏则气通矣。

又方：灸其唇下宛宛中，承浆穴，十壮，大效矣。

又方：以管吹下部，令数人互吹之，气通则活。

又方：取雄鸭，就死人口上断其头，以热血沥口中。并以竹筒吹其下部，极则易人，气通下即活。

又方：以绳围其死人肘腕，男左女右，毕伸绳从背上大槌度以下，又从此灸，横行各半绳。此法三灸各三，即起。

又方：令爪其病人人中，取醒。不者，卷其手灸下文头随年。

又方：灸鼻人中，三壮也。

又方：灸两足大指爪甲聚毛中，七壮。此华佗法。一云三七壮。

又方：灸脐中，百壮也。

又云：半夏末如大豆，吹鼻中。

按：此前救卒死四方，并后尸蹶事，并是魏大夫传中正一真人所说扁鹊受长桑公子法，寻此传出世，在葛后二十许年，无容知见，当是斯法久已在世，故或言楚王，或言赵王，兼立语次第，亦参差故也。

又张仲景诸要方。捣薤汁以灌鼻中。

又方：割丹雄鸡冠血，管吹纳鼻中。

又方：以鸡冠及血涂面上，灰围四边，立起。

又方：猪脂如鸡子大，苦酒一升煮沸，以灌喉中。

又方：大豆二七枚，以鸡子白并酒和，尽以吞之。

救卒死而壮热者，矾石半斤，水一斗半，煮消以渍脚，令没踝。

二、《脉　经》

卷八，平中风历节脉证第五

曰：脉微而数，中风使然。寸口沉大而滑，沉则为实，滑则为气，气实相搏，入于腑则愈。此为卒厥不知人，唇青身冷为入脏，死。身温和，汗自出，为入腑，而复自愈。脉阳浮而滑，阴濡而弱者，宜吐。或浮而滑，或沉而滑，或微而虚者，皆虚与痰也。大法宜浮迟，不宜强大数。若脾脉缓而无力者，最为难治。盖风喜归肝；肝木克脾土，则大便洞泄，故不治也。

第四节　隋唐五代时期

这一时期，对中风的认识贡献最大的当首推巢氏《诸病源候论》。在《素问·风论》篇中，比较详细地介绍了五脏之风及胃风、首风等症状，但无明确的治疗方法，《金匮要略》虽然区分了中络中经、中腑、中脏的不同，但对五脏中风的症侯及治法无论述。至巢氏《诸病源候论》则直接继承了《内经》的观点，进一步区分了五脏中风的症候、治疗及预后。在治疗上，倡导灸五脏的俞穴。

一、《诸病源候论》

（一）卷之一，风痱诸候

风痱之状，身体无痛，四肢不收，神智不乱，一臂不随者，风痱也。时能言者可治，不能言者不可治。

（二）卷之一，风病诸候

中风者，风气中于人也。风是四时之气，分布八方，主长养万物。从其乡来者，人中少死病；不从其乡来者，人中多死病。其为病者，藏于皮肤之间，内不得通，外不得泄；其入经脉，行于五脏者，各随脏腑而生病焉。

心中风，但得偃卧不得倾侧，汗出。若唇赤汗流者可治，急灸心俞百壮；若唇或青或黑或白或黄，此是心坏，为水。面目亭亭，时悚动者，皆不可复治，五六日而死。

肝中风，但踞坐不得低头，若绕两目连额上色微有青，唇青面黄者可治，急灸肝俞百壮；若大青黑，面一黄一白者，是肝已伤，不可复治，数日而死。

脾中风，踞而腹满，身通黄，吐咸汁出者可治，急灸脾俞百壮；若手足青者，不可复治。

肾中风，踞而腰痛，视胁左右，未有黄色如饼粢大者可治，急灸肾俞百壮；若齿黄赤，鬓发直，面土色者，不可复治。

肺中风，偃卧而胸满短气，冒闷汗出。视目下、鼻上下两旁，下行至口，色白者可治，急灸肺俞百壮；若色黄者，为肺已伤，化为血，不可复治。其人当妄掇空指地，或自拈衣寻缝，如此数日而死。诊其脉，虚弱者，亦风也；缓大者，亦风也；浮虚者，亦风也；滑散者，亦风也。

二、《备急千金要方》

卷八治诸风方，风痱第五

论曰：夫风痱者，猝不能语，口噤，手足不遂而强直者是也。治之以伏龙肝五升为末，冷水八升和搅，取其汁饮之，能尽为善。(《肘后》此方治心烦恍惚，腹中痛满，绝而复苏）自此以下九方皆是主此风，用之次第宜细寻之。

论曰：凡欲医此病，知先后次第，不得漫投汤药，以失机宜，非但杀人，因兹遂为痼疾。亦既得之，当进三味竹沥饮，少似有胜于常，更进汤也。竹沥饮子，患热风者必先用于此，制其热毒。

三、《医 心 方》

（一）卷三，治中风口噤方第八

《病源论》云：诸阳经筋，皆在于头。三阳之筋，并络入于颔颊，夹于口，诸阳为风寒所客则筋急，故口噤不开也。诊其脉迟者生。

《葛氏方》治口噤不开者方：取大豆五升，熬令黄黑，以五升酒，渍取汁。奏强发口，以灌之。

又方：独活四两，桂二两，以酒水各二升，合煮取一升半，分二服，温卧。

《千金方》治中风口噤方：术（四两）、酒（三升），煮取一升，顿服之。

又方：服淡竹沥一升。

《极要方》疗中风口噤不知人方：豉（五升）、茱萸（一升），以水七升，煮三沸，饮之。(《千金方》同之)

《广利方》理中风口噤不开方：独活一大两，切，以清酒二大升，煮取一升半。即大豆五大合，熬取煎酒热，投豆中，密盖，经一宿，食。久无过。服二大合。口噤即拗口灌之，日三四度。

《效验方》治人卒中风欲死口不开身不得着席大豆散方：大豆二两（熬令焦）、姜二两、蜀椒二两（去目，汗），凡三物，捣下筛，酒服一钱匕，日一愈。

《新录方》治口噤方：灸承浆穴，在颐前下，唇之下。

又方：灸颐尖七壮。

（二）卷三，治中风口方第九

《病源论》云：风邪入于足阳明，手太阳之经，遇寒则筋急引颊，故使口㖞僻，言语不正，而目不能卒视。

《养生方》云：夜卧当耳，勿令有孔，风入耳口喜㖞。

《太素经》云：颊筋有寒，则急引颊移口；有热，则筋弛纵缓不胜，故噼。

治之以马膏膏，其急者，以白酒和桂以涂；其缓者，以桑钩钩之，即以生桑炭置之坎中，高下与坐等，以膏熨急颊。且饮美酒，啖美炙。不饮酒者自强也，为之三柎而已。音抚，摩拊也。

《录验方》治口眼相引㖞僻者方：以生鳖血涂之，以桑钩钩吻边，挂着耳也。血干复涂之，用白酒胜血。(《小品方》同之)

《极要方》疗风口面㖞兼暴风半身不遂语不转方：以酒煮桂心，取汁温故布，拓病上则止。左㖞拓右，右㖞拓左。秘不传，常用大效。

《僧深方》治风着人面引口偏着牙车急舌不得转方：竹沥（一升）、独活（三两）、生地黄汁（一升），凡三物，合，煮取一升，顿服之。

又方：翳风穴灸三壮，主耳聋，口眼为噼不正；牙车引口噤不开，暗不能言。甚神良。穴在耳后陷者中，按之引耳。

《小品方》云：眼瞤动，口唇动，偏㖞，皆风入脉故也。急服小续命汤，摩神明眼膏。

又方：灸吻边横纹赤白际，逐左右风乘不收处，灸随年壮。日日报之，三报且息，三日不效，复三报之。

《千金方》治中风口㖞方：炒大豆三升令焦，以酒三升淋取汁，顿服之，日一（《令李方》同之）。

又方：皂荚大者一枚，去皮、子，炙。一方一两下筛，三年苦酒和涂之，左㖞涂右，右㖞涂左。

《集验方》治中风口㖞噼不正方：取空青如桑者，着口中含咽之，即愈（《千金方》云：如豆一枚，含之）。

《葛氏方》治口㖞噼者方：衔奏灸口吻中横纹间，觉大热便去艾，即愈。勿尽艾，尽艾则大过，左㖞灸右，右㖞灸左。又方：鳖血和乌头涂之，欲止即拭去。

《范汪方》治中风口噼噤方：豉（五升）、茱萸（一升），合煮三沸，去滓饮汁，神验。又方：两手叉于头上，随噼左右，灸肘头三四壮。

《经心方》治口㖞方：青松叶一斤，捣令出汁。清酒一升，渍二宿，近火一宿。初服半升，渐至一升。头面汗即止。(《千金方》同之)。又方：取衣鱼摩发边，即止。

（三）卷三，治中风舌强方第十

《病源论》云：脾脉络胃，夹咽，连舌本，散舌下；心之别脉系舌本。今心脾二脏受风邪，故舌强不得语也。

《范汪方》治风舌强不语方：豉煮汁，渐服，一日可数十过，不顿多。又方：新好桂，削去皮，捣下筛。以三指撮着舌下，咽之。又方：灸廉泉穴，在颐下结喉上舌本。(今按：《华佗传》云：中矩穴主中风舌强不语，在颐下骨里曲骨中)

《集验方》治卒不得语方：煮大豆取汁，稍含，咽之。又方：取桂一尺，水三升，煮取一升，顿服之。

《葛氏方》治中风不语方：豉、茱萸各一升，水五升，煮取二升，稍服之。又方：灸第二、第三椎上百五十壮。

《录验方》治舌强不能语言舌下药矾石散方：矾石（二两）、桂心（二两），凡二物，下筛，置舌下，便能言。

（四）卷三，治中风失音方第十一

《病源论》云：喉咙（力公反，《尔雅》曰元鸟龙咙谓）者，气之所以上下也。会厌者，声之门户也。舌者，声之机也。口者，声之扉也。风寒客于会厌之间，故卒然无音，故谓风失音不语。

《范汪方》治失音大豆紫汤方：大豆一升，熬令焦。好酒二升，合煮令沸。随人多少服，取令醉。

《效验方》治卒风失音大豆散方：大豆（熬令焦）、蜀椒（去目汗）、干姜（各三两），凡三物，合，下筛，酒服一钱匕，日一，汗出即愈。

《千金方》治卒失音方：浓煮桂汁，服一升，覆取汗。亦可末桂，着舌下，渐咽汁。又方：浓煮大豆汁，含之。豉亦良。又方：灸天窗，百会穴（《新录方》同之）。

《孟诜食经》治失音方：杏仁（三分，去皮，熬，捣作脂）、桂心末（一分），和如泥，取李核七个许，绵裹，少咽之。日五夜一。又方：捣梨汁一合，顿服之。

第五节 两宋时期

两宋时期，由于统治阶层较为重视医学，因此在中医学术发展史上，宋代则成为一个承先启后的重要时期。沿晋唐而下，宋代在中医学术理论的整理、研究、总结方面达到了很高的水平，宋代医学不仅上宗《内经》、《难经》和仲景学说，而且对晋唐医家的学术成就兼收博采。在对中风病的认识上，《太平圣惠方》将中风属诸于肝。除继承外风之说外，还探讨了热、痰、瘀、虚等致病因素。《圣济总录》则系统论述了五脏中风的治疗方药，补充了巢氏《诸病源候论》的不足。《济生方》则在病因上发挥了《内经》虚邪贼风理论，在治疗上指出“其感也，治疗之法，当推其所自”；若内因七情而得之者，法当调气。

一、《圣济总录》

（一）卷第五，诸风门

论曰：风邪中人，以春甲乙得之，为肝风。以夏丙丁得之，为心风。以季夏戊己得之，为脾风。以秋庚辛得之，为肺风。以冬壬癸得之，为肾风。若中其五脏六腑之俞，则各随其证而治之。

治诸中风灵宝丹方：人生自幼稚至于老耄，率多因风而致疾，或嗜食伤饱，或不食失饥，或渴而失饮，或饮而过量，或因五味之伤，或冒热冲风，或大寒近火，或暴露寒湿，或刺损肌肤，扑伤肢体，或失节宣，或多嗜欲，缘此风趋诸窍，或留一偏，遂使手足不遂，言语謇涩，或痛连骨髓，或痹袭皮肤，瘙痒如虫行，痹如铁石，或多痰好睡，或健忘多嗔，血脉不行，肉色干瘦，久在床枕，起便须人，语涩面浮，精神困耗，皆其证也。若积岁不愈，肢节不能运动者，但如法服十数粒即效，亦有中风卒毙者，但心头未冷，取药五粒，以醋调摩脐中一千余遍，当从脐四面渐暖，待眼开后，以热醋研下十丸。入口即活，凡病不问轻重，年月深浅，先以红雪通中散三钱茶调下，须臾更以热茶投，令宣泻一两行，便依法煎姜豆汤下三粒，当以他人热手更摩所患处。须臾热彻，当觉肉内有物如火至病所，一二百日内、及一年内风疾，不能下床者，一服三粒，十服后，便可行步，如患至重者，每利一度后，隔日服五粒，又住三五日，即更利，不过三十粒，平复如故，若打扑伤损，多年，每遇天阴疼痛，举动不能者，可五七服，服此药多者，疾去后药力常在，具方如后。

丹砂（一两半研如皂子大绢袋盛以荞麦灰下汁煮三复时取出研如粉）、自然铜（一两先捣碎更研如粉）、硫黄（一两研碎如皂子大绢袋盛以无灰酒煮三复时取出研如粉）、雄黄（一两碎如皂子大绢袋盛以米醋煮三复时取出研如粉)，四味用有盖瓶子，先以金薄三片，铺瓶底上，便入硫黄。又以金薄两片盖之，次入雄黄，又以金薄两片盖之，次入丹砂，又以金薄两片盖之，次入自然铜，又以金薄三片盖之，以瓶盖合却，不用固济，于灰内坐瓶子令稳，以火养三日三夜，第一日、用熟炭火半斤围瓶子，去瓶子三寸。第二日，用熟火十两，去瓶子二寸半。第三日，用火一斤，去瓶子二寸，以火尽为度，候冷取药出，以纸三重裹药，于净湿土中培至来旦。取出更研令细。

磁石（煅醋淬一七遍捣研如粉）、阳起石（研如粉）、理石（研如粉）、紫石英（研如粉），四味各三分，用有盖瓷瓶子，先入磁石，次入阳起石，次入理石，次入紫石英。其所入金薄，一依前法，以盖合之，不用固济，用火养三日三夜。第一日，用熟火一斤，去瓶子三寸，第二日，用火三斤，去瓶子二寸半，第三日，用火半秤，去瓶子二寸。一日至夜，任火自销，候冷取出药，用纸裹入湿土中。培至来旦，取出更研令细。

牛黄、龙脑、麝香、腽肭脐（酒刷炙）、龙齿、虎脑骨（酒涂炙），六味各一两，捣罗为末，更研如粉。

石钟乳（十两，以绢袋盛，先以长流水，煮半日后弃水，别用水五斗，煎取一斗，留煮后草药外，更留钟乳水三合，磨生犀角三分）、苦参、远志（去心）、巴戟天（去心）、乌蛇（酒浸去皮骨、炙）、仙灵脾、天麻（各一两、一分）。

六味捣罗为末，以前钟乳水一斗，煎至七升，用生绢滤去滓澄清。

木香、肉豆蔻（去壳）、鹿茸（去毛涂酥炙）、桂（去粗皮、各一两半）、延胡索、胡桐泪（各三分），六味捣罗为末，以前钟乳汁七升，煎至四升，以生绢滤去滓澄清。

半夏（汤洗七遍，去滑）、当归（切焙、各一两），二味捣罗为末，以前钟乳汁四升，煎至二升，以生绢滤去滓澄清。

皂子仁（一两半，捣罗为末）、芒硝（一两细研）、生地黄汁（一升）、无灰酒（一升）、童子小便（一升）。上三十四味，以地黄汁等，通前三升计六升贮锅中，于静室内，以文火养至一升，下金石药末在内，以柳木篦搅，勿令住手，稀稠得所去火，然后入牛黄等六味，搅令极匀，即下皂子仁末，及磨下犀角水，以绵滤过，入在药内研于钵内，以乳椎研三五千转，此药黏如胶，须用力研之。研讫分为三分，纳一分，入上件芒硝，别更研令匀，并丸如梧桐子大。此药三名，一名归命丹，一名返魂丹，入芒硝者，名破棺丹，如有中一切风，牙关紧急，及尸厥暴亡者，以热醋研三两丸，灌在口中，下得咽喉即活，如要常服，空心温酒下二丸。

红雪通中散方：大青（别研一两）、硝石（五斤煎药后下）、丹砂（别研半两）、桑根白皮（一两）、羚羊角（镑半两）、苏枋木（二两）、栀子仁（一十五枚）、槐花（一两）、升麻（一两半）、淡竹叶（一握）、诃黎勒（一十五枚去核）、大腹、槟榔（各五枚剉）。上一十三味，别研丹砂大青外，余并粗捣筛，用水一斗浸一宿，煎至五升去滓，入银石锅，即下硝石丹砂大青，不住手搅，候减尽水，即成红雪，置瓷器中，三日取出，捣罗为末，却用瓷瓶子盛，不得泄气，有患风疾，及一切滞闷不通。临卧用温水调下二钱匕，小儿半钱匕，亦治伤寒。

治中风神仙大验备急黑神丸方：雄黄（研）、硇砂（研）、丹砂（研）、硫黄研、水银（先以慢火生铁铫内熔硫黄销，始倾入水银，急以火箸搅恐焰起，即离火以湿布搭灭，候冷刮取，与上三件同捣研），此五味各一两，取一湖南烧药罐子，先用六一泥固济待干，入上件研者末，都入罐子中。实按令平，连盖子泥四缝，只留一寸缝不泥，合慢火匀养一复时，加火近罐子烧令通赤。缝中有烟焰出。急抽火令人按盖子急泥合缝周遍。用净筛土窨定药罐子。不得令露透。出药气。上以大盆合之。次日取出药捣罗。用湿重帛包裹。以净湿土内窨盆合。出火毒。三日三夜。逐日起盆微洒水。日满取药。再研如粉。入后药末。

犀角（镑）、鹿茸（酥炙去毛各一两）、牛黄（研半两）、天竺黄（研）、升麻、天麻、干蝎（酒炒各一两）、木香（半两）、阿胶（慢火炙燥二两）、天南星（牛胆煮一复时曝干一两）。上一十五味，将后十味除研外，捣罗为末，次入牛黄天竺黄。并前研五味，再同研匀。用青州大枣蒸熟，去皮核，研如膏，和药，捣一千杵，丸如梧桐子大。中风急风牙关急口噤不开，用豆淋酒生姜汁去滓，研二丸至三丸，斡开口灌下，如人行五里，更一服，连三服汗出解。宜食生姜酒粟米粥。合此药宜三月三日、五月五日、或腊日。于净室中焚香斋沐修合，切忌禽兽并妇人等见。

治中风大通水银丸方：水银、铅丹（研）、丹砂（研）、胡粉（研）、铅霜（别研候药成入）、雄黄（研）、硫黄（先以铫子销熔熟。帛捩入水银、柳枝子急搅、结沙子、捣研）、硇砂（以水银硫黄雄黄丹砂同研）、曾青（各一两别研、次以曾青铅丹胡粉同研）。上九味。先将水银沙子雄黄丹砂硇砂研，入湖南瓶子中实筑。次下曾青铅丹胡粉实筑，用盖子盖讫。用六一泥固济，留缝一寸不泥，合火炙令干。先用文火养一日夜，后用武火从午时烧至申时通赤。缝中有烟焰药气起，即抽火向后。急泥合缝，用筛了净灰盖窨瓶子。候至来日。冷即开取药出、捣罗。下用筛入湿净沙土摊开。上以重抄纸三重衬。置药在上。上更以三重抄纸盖。细匀洒湿土。以盆合盖。经三日夜。每日微洒水。日满取药。再入钵与铅霜一味同研细。用烂蒸青州大枣。取肉研如膏拌和。丸如梧桐子大。每服一丸至两丸。用豆淋酒下。空心午时夜卧服。得出慎外风。未汗用热生姜稀粥投之。汗出即瘥。

治中风大通青金丹方：曾青（三分螺髻者为上研）、金薄（四十九片）、丹砂（别研）、硫黄（研）、胡粉（研）、紫石英（研各一两）、水银（三分与硫黄结沙子研）、铅霜（研）、铅丹（与曾青末紫石英末定粉铅霜再同研）、雄黄（各三分与沙子丹砂同研）。上一十味。取一湖南烧药瓶子并盖，用六一泥固济，火熁令干。先下金薄二十片，次下沙子同研四味末实按平，又下金薄二十片，次下曾青同研五味末，又实按令平。次又下金薄九片，始用盖子。六一泥泥合盖子。只留缝一寸不泥合，用火法并再捣罗出火毒，及再研法，并与前方大通水银丸同，用槐胶浓煮汤，去滓停令温。入白面煮作稠糊，丸如梧桐子大。凡中风瘫痪风，手足挛急风，口面㖞斜风，癫痫风狂风邪风，并用温酒下五丸至七丸。空心日午夜卧各一服。

治中风瘫痪半身不遂，口眼㖞斜，语言謇涩，形神如醉，惊悸狂言，夜卧不安。或周身麻痹皮肤不知痛痒，四肢不举，身重如石，腰膝强硬。或筋脉拘挛瘛疭，不能行步，百关壅阏，痰涎痞滞，或卒急中恶、客忤、尸注、鬼气、邪魇、尸厥、暴亡不省人事等疾。至圣太一散方：犀角（镑）、仙灵脾、真珠末、滑石（研）、胡黄连、恶实（炒）、人参、地丁草（去根）、白茯苓（去皮）、蚕砂（炒）、甜硝（研）、板蓝根、郁金（各一两）、大黄（剉）、牛黄（研）、血竭（研）、木通（剉）、栀子仁、马牙硝（研）、苍术（削去黑皮）、荆芥穗、芍药、延胡索、玳瑁（镑）、琥珀（研各半两）、甘草（炙二两半）。上二十六味，并捣研为末，如中风不语，用新水调下一钱匕，如口噤即灌下。若能咳嗽，夜半当省人事，灌药四服后不咳嗽者，必不可救。卒中恶风涎不止，用白矾末半钱匕，太一散一钱匕和匀，以新水调下，慢慢灌之即活。

治中急慢风硫黄大黑神丸方：硫黄（研）、丹砂（研）、水银（各一两）、雄黄（研半两），此四味各细研，用铫子先下硫黄，销后下丹砂水银雄黄，文武火结成沙子，待冷刮取，罗为末。先取一瓷瓶上磨瓦一小片作盖，钻一窍可度得菜豆，用六一泥固济瓶子，火熁令干。却入沙子末在瓶内，按令平实，然后下盖子泥合缝，留窍子候干，用火半秤四面约四寸许，候烧至一食顷，更加火渐近瓶子，待黑气出尽后，取湿纸搭瓶窍上，如纸才干。便易之，至三十易为止，待冷取出细研，以酒浸润一宿，再焙为末，入后药。

麻黄（去根节，先煎，掠去沫，焙干二两）、天麻（一两半）、白附子（炮）、乌蛇（酒浸去皮骨炙）、白花蛇（酒浸去皮骨炙）、白僵蚕（炒）、桂（去粗皮）、天南星（炮各半两）、干漆

(炒令烟出)、干蝎(酒炒)、人参、白茯苓(去黑皮各一分)。上一十六味，前四味先煅研为末，次将后一十二味捣罗为末，各顿一处，每石药末一两，入后药末二两，同研取匀。炼蜜丸如鸡头实大，中风者，以豆淋酒研下一丸至二丸，以厚衣复出汗，未汗更服。用热生姜稀粥投，汗出，慎外风。

治五脏中风、偏风、贼风、偏枯、手足不遂，八琼丹方：硫黄、水银(二味同炮作沙子)、曾青、丹砂、雄黄、白石英、紫石英、铅丹、玄精石、胡粉(各一两)、硝石(二两)，以上十一味各细研，入瓷合盛，合上留一眼子，外用六一泥固济毕候干，以文火养一复时后，闭合眼子，用大火烧令通赤。去火放冷取出，以纸裹药地内培三日，去火毒取出。研令极细，入后药。

龙脑、麝香、牛黄、琥珀、天竺黄(并细研)、乌蛇(酒浸三日去皮骨炙)、虎骨(酥炙)、甘草(炙)、天南星(炮)、白附子(炮)、天麻、麻黄(去根节)、干蝎(炒)、桂(去粗皮)、木香、槟榔(剉)、独活(去芦头)、细辛(去苗叶)、白术、附子(炮裂，去皮脐)、白僵蚕(炒)、犀角(镑)、羚羊角(镑)、芎劳、阿胶(打碎炒燥各一两)、蝉蜕(去土)、腻粉(研各半两)。上三十八味，除前煅研外，余捣研为末，再同研匀，炼蜜和捣一二千下，丸如小弹子大，每服一丸细嚼，以豆淋酒下，轻病只温酒嚼下。

治卒中恶风、涎潮昏重、口眼㖞斜、四肢亸曳、口噤不省。延寿丹方：丹砂(研)、腻粉(研)、铁粉(研)、白附子(各二两)、蛇黄(煅醋淬)、附子(炮裂，去皮脐各九两)、巴豆(打碎用新水浸七日、逐日换水、日足以纸裹压出油)、生金、生银(并错末各一分)、麝香(别研)、牛黄(别研各一两一分)、羌活(去芦头)、牛膝(去苗酒浸切焙)、蝎梢(炒)、天南星(生用各三两)。上一十五味，捣研为末，炼蜜和粟米饭，丸如鸡头实大。中恶风亸曳，及诸痫疾，薄荷酒磨下一丸，年老半丸。小儿惊痫，十岁以上，一丸分四服。四岁以下，一丸分五服。新生儿一丸分七服。并用蜜水磨下。如中风发直，面如桃花色，口眼俱闭，喉中作声，汗出如油，及汗出不流，多要下泄或泻血者，并是恶候，更不用服。唯口噤眼开者，药下立瘥。缠喉风壅塞，气息不通，用生姜薄荷酒，急化一丸。

治中风不计缓急，涎潮昏闷，不知人事，七宝丸方：丹砂、牛黄、水银、龙脑、腻粉、麝香(并细研各一分)、金薄(大者二十一片与药末同研)。上七味再同研。令水银星尽，用蒸枣肉丸如梧桐子大，病轻者，每服十丸。重者二十丸，温水化破服。利下涎，须服和气药，日后时服慢治风药。

治一切风，龙脑双丸方：天南星(汤浸洗切焙)、半夏(汤洗七遍去滑切焙各半两)、干蝎(酒拌炒)、白僵蚕(酒炒各一分四味同为末)、胡粉、腻粉(各一钱匕)、麝香、龙脑(各一分四味同研)。上八味，一处研匀。稀糯米糊丸如皂子大，每服一丸或二丸，嚼破温酒下。如急风口噤，用青葱筒子灌于鼻内，口立开、大效。

治中风因饮酒过节，不能言语，手足不遂，精神恍惚，得病一两日服，葛根汤方：生葛根(长一尺径二寸)、生姜汁(一合)、竹沥(二升)。上三味。先取生葛根，洗刮去皮土，捣研压取汁，葛滓再捣以竹沥沃复压取汁尽为度。将生姜汁和匀，同用厚绵滤过，银石铫内煎三五沸，瓷器盛。不拘时候，食前温服。如觉腹内气转作声似痛，即食后温服。如此服七日后，以后九味附子汤补之。

治中风服前汤后服附子补汤方：附子(炮裂，去皮脐)、石膏(碎)、干姜(炮各一两半)、桂(去粗皮)、犀(镑各一两)、地骨皮、白术、独活(去芦头)、芎劳(各二两)。上九味，剉如麻豆。每服五钱匕，水一盏半，入生姜半分切，煎至八分去滓，空腹温服。三服后，用热生姜稀粥投之，以厚衣复令汗出。汗不止，以牡蛎粉粉身，觉热壅即疏服，病势损，不必尽剂。服此二药未效，宜服后薏苡仁汤。

治中风风势未退。服前汤数日未效。薏苡仁汤方：薏苡仁（炒一两半）、葳蕤（一两）、麦门冬（去心生用半两）、石膏（碎二两半）、杏仁（去皮、尖、双仁，炒一两半）、乌梅（去核二十枚）、生姜（切焙三两）、犀角（镑半两）、地骨皮、人参（各一两）。上一十味，粗捣筛。每服五钱匕，水一盏半，煎至八分，去滓入竹沥半合，白蜜少许，搅令匀温服。病若热多，即食前冷服。若冷多即食后暖服，如服后苦参丸，以此汤咽下。

治中风风热未退，频服前汤，力不能攻，更服苦参丸方：

苦参（三两）、干姜（炮二两）、芎䓖（三两）、玄参、丹参、人参、沙参、升麻、白术（各二两半）、地骨皮、独活（去芦头各二两）、薏苡仁（炒一升）。上一十二味，捣罗为末，炼蜜丸如梧桐子大。每服煎薏苡仁汤下二十丸，日再服，稍加至三十丸。

治中风入脏，四体不自知，口不能语，昏昧不知痛处。或筋脉拘急，中外疼痛，不得转侧，并宜大续命汤方：麻黄（去根节，先煎，掠去沫，焙六两）、当归（切焙）、桂（去粗皮）、甘草（炙剉各二两）、芎䓖、黄芩（去黑心）、干姜（炮各一两）、石膏（碎四两）、杏仁（汤退去皮、尖、双仁，炒四十枚）。上九味，粗捣筛。每服五钱匕，水一盏半，煎至八分，去滓温服，空心并二服，相去如人行五七里，用热生姜稀粥投。衣复微觉身润，或汗出，切慎外风。

治风中五脏，奄忽不能言，四肢垂曳，皮肉痛痹，痛痒不知，独活汤方：独活（去芦头三两）、防风（去叉）、芎䓖、白茯苓（去黑皮）、当归（切焙）、葛根、桂（去粗皮各二两）、麻黄（去根节先洗煎掠去沫焙三两）、附子（炮裂，去皮脐）、细辛（去苗叶）、甘草（炙各一两）。上一十一味，剉如麻豆。每服五钱匕，水一盏半，生姜五片，煎至八分，去滓空心，日午夜卧温服。若初得病自有汗，减麻黄；宿有滞气，加吴茱萸，汤洗七遍炒二两，厚朴去粗皮姜汁炙一两；干呕，加附子炮裂去脐皮一两；哕，加陈橘皮汤浸去白二两；若胸中吸吸少气，加大枣去核十二枚。心下惊悸，加茯苓去黑皮一两。若热，去生姜加葛根。初得风不须加减，即依本方服。四五日以后，更视病虚实，或加针灸。

治中风昏昧不知痛处，或拘急不得转侧，或四肢缓纵，遗失便利，小续命汤方：麻黄（去根节，先煎，掠去沫，焙二两）、桂（去粗皮三两）、防风（去叉一两半）、人参、芎䓖、附子（炮裂，去皮脐）、防己、甘草（炙）、白术、芍药、黄芩（去黑心各一两）。上一十一味，剉如麻豆。每服五钱匕，水一盏半，生姜半分切，煎至八分，去滓空心，日午夜卧各温服。要发汗，空腹并三服，如人行五里，用热生姜稀粥投之，汗出慎外风。

治初得中风，四肢不收，心神昏愦，眼不识人，不能言语，先服荆沥汤方：荆沥、竹沥、生葛汁（各一升）、生姜汁（三合）。上四味，和匀去滓。瓷器中煎三五沸，每服一盏，平旦日午晡时夜卧各一服。服讫觉四体有异，以次更服后防风汤。

次服防风汤方：防风（去叉）、麻黄（去根节，先煎，掠去沫，焙各三分）、芎䓖、防己、附子（炮裂，去皮脐）、人参、芍药、黄芩（去黑心）、桂（去粗皮）、杏仁（汤退去皮尖并双仁炒）、甘草（炙各半两）、羚羊角（镑一两）、石膏（碎三两）。上一十三味，剉如麻豆。每服五钱匕，水一盏半，入生姜半分切，煎至八分去滓，更入竹沥葛汁各少许，再煎三五沸，温服日二夜一。觉减损，更服后防己竹沥汤。

次服防己竹沥汤方：防己（剉一两）、麻黄（去根节，先煎，掠去沫，焙三两）、防风（去叉）、升麻、桂（去粗皮）、芎䓖、独活（去芦头）、羚羊角（镑各二两）。上八味，粗捣筛。每服五钱匕，水一盏半，煎至八分去滓，更入竹沥一合，再煎三五沸，温服日二夜一。手足逆冷，加生姜三两，白术二两。风若未除，更服后防风独活汤。

次服防风独活汤方：防风（去叉）、独活（去芦头）、秦艽（去苗土）、黄芪、芍药、人参、茯神（去木）、白术（剉炒）、芎䓖、山茱萸、薯蓣、桂（去粗皮）、天门冬（去心焙）、麦门冬（去心焙各一两）、厚朴（去粗皮生姜汁炙）、羚羊角（镑）、升麻、甘草（炙）、丹参、牛膝（去苗酒浸切焙)、五加皮、石斛(去根)、地骨皮、远志(去心各四两)、附子(炮裂,去皮脐)、陈橘皮(汤浸去白焙)、麻黄(去根节,先煎,掠去沫,焙各三两)、甘菊花(半开者微炒)、薏苡仁(各一升)、石膏(碎)、熟干地黄(焙各六两)。上三十一味,剉如麻豆。每服五钱匕,水一盏半,入生姜半分切,煎至八分,去滓空心,日午夜卧各温服。如觉心膈虚烦满闷,气喘面赤,即与第一方四味荆沥汤,相间服佳,又用竹根竹叶细切煮浓汁,去滓代水煎防风汤尤良。

治中风欲死,身体缓急,目不得开,舌强不能语,附子汤方:附子(炮裂,去皮脐一枚)、芍药、甘草(炙)、麻黄(去根节,先煎,掠去沫,焙)、白术(各一两)、防风(去叉)、防己(各一两半)、人参、黄芩(去黑心)、桂(去粗皮)、独活(去芦头)、芎䓖(各一两)、天雄(炮裂去脐皮一枚)。上一十三味,剉如麻豆。每服五钱匕,水一盏半,入生姜半分切,煎至八分,去滓空心,日午夜卧各温服。如人行五里,以热生姜粥投之,微汗出慎外风。

治中风手足不遂,举体疼痛,或筋脉挛急,龟甲汤方:龟甲(醋炙)、虎骨(酥炙各六两)、海桐皮、羌活(去芦头)、丹参、独活(去芦头)、牛膝(去苗酒浸切焙)、萆薢、五加皮、酸枣仁(炒各三两)、附子(炮裂去脐皮)、天雄(炮裂去脐皮)、天麻(去蒂)、防风(去叉)、威灵仙(去土)、芎䓖(各二两半)、当归(切焙)、桂(去粗皮)、紫参(各三两)、薄荷(焙干六两)、槟榔(煨六两)、菖蒲(九节者去须米泔浸后切焙一两半)。上二十二味,剉如麻豆。每用八钱匕,水一盏,酒一盏,生姜十片,同煎去滓,取一大盏,温分二服。空心日午夜卧服,要出汗并二服。如人行五里,以热生姜稀粥投,厚衣复汗出慎外风。

治中风肢体弛缓,言语謇涩,精神昏愦,麻黄汤方:麻黄(去根节,先煎,掠去沫,焙三两)、桂(去粗皮半两)、独活(去芦头)、羚羊角(镑各三分)、葳蕤(切焙一两)、葛根(剉三两)、升麻、防风(去叉各一两半)、石膏(碎六两)、甘草(炙剉三分)。上一十味,粗捣筛。每服五钱匕,水一盏半,煎至八分,去滓温服。如人行五里,再服,用热生姜稀粥投,汗出慎外风。

治中风肢体缓纵,精神恍惚,言语謇涩,薏苡仁汤方:薏苡仁(炒五两)、葳蕤(切焙)、茯神(去木各三两)、犀角(镑二两)、乌梅(去核七枚)、麦门冬(去心焙三合)。上六味,粗捣筛。每服五钱匕,水一盏半,入生姜半分切,煎至八分去滓。入竹沥白蜜各少许,再煎三五沸。食后日午夜卧各一服。

治中风昏塞,肢体不收,口眼㖞僻,神照散方:木香、白茯苓(去黑皮)、芎䓖、人参、独活(去芦头)、蒺藜子(炒去角)、黄芪(剉各一两一分)、附子(炮裂,去皮脐)、远志(去心各三分)、萆薢、茵芋(各一两)、栀子仁(二两)。上一十二味,捣罗为末。每服一钱匕,温酒调下,加至二钱三钱匕,空心日午夜卧服。

治初中风失音不语,昏昧不知人,先宜吐风痰,令省觉。次可服诸汤散,吐痰白矾散方:白矾(二两生用)、生姜(一两连皮捣碎水二升煮取一升二合)。上二味,先细研白矾为末。入浓煎生姜汤研滤,分三服,旋旋灌,须臾吐出痰毒。眼开风退,方可救治。若气衰力弱,不宜用猛性药吐之。设吐得痰毒,则增疾势。

治中风精神冒闷,语声不出,桂附汤方:桂(去粗皮一两)、羌活(去芦头)、防风(去叉各二两)、附子(炮裂,去皮脐)、赤箭、羚羊角(镑)、酸枣仁(炒各一两)、甘草(炙半两)。上八味,㕮咀如麻豆。每服四钱匕,水一大盏,煎至七分去滓,入竹沥一合,再煎一二沸,不计时温服。

治中风涎潮搐搦,口眼㖞斜,手足垂亸,及破伤风沐风产后中风等,铁粉散方:铁粉(研四两)、天麻、白僵蚕(直者炒各一两)、蝎梢(炒一分)、白附子(炮半两)、乌头(炮裂去脐皮)、白花蛇(酒浸去皮骨炙各三分)、桂(去粗皮半两)、麝香、龙脑(各一分)、丹砂(一两三味同细研)。上一十一味,以前八味捣罗为末。同后三味合研令匀,每服一钱匕,薄荷汁和酒调下，腊茶清亦得。如病势危急，研龙脑腻粉薄荷水调服，小儿惊风服半钱匕。

治中风积涎在膈下，四肢瘫痪，或不知人事，太一赤丸方：丹砂、硼砂、硇砂、铅白霜、粉霜、硫黄（各半两细研）、金薄、银薄（各十片与前六味同研）、金牙（研）、紫石英（研）、天麻、羌活（去芦头）、独活（去芦头）、巴豆（去心膜出油尽）、干漆（炒烟出各半两）。上一十五味，捣研为末。用黄蜡三两熔作汁，拌诸药，乘热丸如鸡头实大，用丹砂为衣，入瓷合盛。每服一丸，用糯米饮半盏，龙脑腻粉各少许，薄荷自然汁同化下，取下风涎为效。

治卒中风涎潮昏塞，口眼㖞斜，手足麻痹，言语謇涩，大治风痫，圣饼子方：丹砂、铁粉（各一分）、牛黄、甜硝、麝香、龙脑、硼砂（七味并研）、天麻、白芷、犀角（镑）、白僵蚕（炒）、芎䓖、雌黄（别用水银石脑油各一钱同研如泥）、天雄、乌头、附子、天南星（各一钱四味同剉）、狐肝（一具以甘草水洗三遍，细切，与天雄、乌头、附子、天南星、四味剉了拌匀，入罐子内，黄泥固济、勿令透气，候干以炭火五斤、烧存性，放冷取出，细研）。上一十八味，捣研为末，炼蜜为剂。分作六十饼，每服一饼，薄荷酒化下。小儿惊痫，一饼分作五服，薄荷汤化下。

治中风不语，两目不开，手足抽掣，发歇往来，昏塞涎潮，防风汤方：防风（去叉）、羚羊角（镑）、独活（去芦头）、赤箭、杏仁（汤浸去皮、尖、双仁，麸炒）、当归（切焙）、麻黄（去根节）、桂（去粗皮各一两）、前胡（去芦头）、甘草（炙剉）、秦艽（去苗土各半两）。上一十一味，粗捣筛。每服四钱匕，以水一大盏，生姜半分切，煎至七分去滓，不计时温服。

治中急风涎潮昏塞，不省人事，口眼㖞斜，手足亸曳，抽掣麻木，筋脉拘急，皮肤不仁，牛黄丸方：牛黄（别研）、天南星（捣罗为末纳牛胆中阴干者各一两）、白附子（生用半两）、天雄（炮裂去脐皮一分）、踯躅花（醋拌炒半两）、天麻（三分）、犀角（镑）、乌头（炮裂去脐皮各一两）。上八味，除研外，捣罗为末，拌匀炼蜜，丸如鸡头实大。每服一丸或二丸，温薄荷自然汁化下，不计时候。

治中风病不语，喉中如拽锯，口中沫出，取涎丸方：天南星（大者一枚、去浮皮、剜中作坑、入醋令八分满、四面用火逼醋干黄色、剉）、藜芦（一分）。上二味，捣研为末，用面糊丸，如梧桐子大。每服三丸，温酒下，良久吐出涎为效。吐不止，用冷葱汤呷即止。

治中风涎潮言语謇涩，精神恍惚烦闷，内有热气在下，使大肠秘涩，热气乘虚上冲，则神志昏昧，宜顺三焦化涎，七膏方：牛黄、麝香、龙脑、丹砂、雄黄（各一分同研）、白花蛇（酒浸去皮骨炙）、天竺黄、白僵蚕（炒）、白附子（炮）、天麻（各半两）、天南星（酒浸一宿切作片子焙半两）、蝎梢（炒一分）、腻粉、真珠末（各研一钱）、蛇黄（煅醋淬）、铁粉（研）、自然铜（煅醋淬七遍）、银矿（煅）、乳香（研）、芦荟（研）、犀角（镑）、铅白霜（研各一分）、龙胆、芎䓖、人参、胡黄连、桑螵蛸（炙）、原蚕蛾（炒各半两）。上二十八味，捣研为末，炼蜜为剂，丸如皂子大。每服一丸，薄荷汤化下，食后临卧服，卒病不拘时服。

治急风卒中半身不遂，腰脚软弱，历节疼痛，手足拘挛，口面㖞斜，言语謇涩，白癜顽麻，心惊恍惚，肢体战掉，腲腿瘫痪，及脚气风肿疼痛等疾，蝉蜕丸方：蝉蜕、干蝎（炒去土）、附子（生去皮脐）、五味子（四味各一两用酒三升浸三日取出焙干）、乌蛇（酒浸去皮骨炙）、天麻、天南星（炮各二两）、白附子（炮）、芎䓖、白僵蚕（炒）、防风（去叉）、蔓荆实（去白皮）、干姜（炮）、麻黄（去根节）、狗脊（去毛）、雄雀粪（炒各一两）、当归（切焙三分）、雄黄（研一分）、丹砂、麝香（各三分研）。上二十味，捣研为末，炼蜜丸如弹子大。每服半丸，薄荷酒嚼下。急风瘫痪，及攻注筋骨疼痛，薄荷汁化开一丸，以热酒投下。向患处卧，衣被盖出汗，睡觉疼痛即定。

治中风昏愦，肢体不收，不以缓急，通神效方：乌蛇（去皮骨酒浸炙）、踯躅花（酒浸炒）、蝉蜕（生用）、天南星（生姜汁浸炒干）、麻黄（去根节）、天麻（酒浸炙）、牛膝（酒浸切焙）、防己（剉）、羌活（去芦头）、独活（去芦头）、石斛（去根酒浸炒）、地龙（去土生用）、桂（去粗皮）、皂荚（去皮子酒浸炒）、干蝎（生用）、附子（炮裂，去皮脐）、白附子（半生半炮）、乌头（炮裂，去皮脐）、丹砂（别研各一两）、麝香（别研半分）。上二十味，除别研外，捣罗为散。每服一钱至二钱匕，温酒调下，日三服。

治中风精神昏昧，四肢纵缓，言语謇涩，五灵脂丸方：五灵脂（别为末）、附子（炮裂，去皮脐）、天麻（各五两）、白僵蚕（生用）、天南星（生用）、乌头（去皮酒浸）、乌蛇（酒浸去皮骨炙各三两）、白花蛇（酒浸去皮骨炙）、地龙（去土各五两）、牛黄、龙脑、麝香（各二钱并细研）、白附子（生用二两）。上一十三味，捣研为末，用醇酒五升，以五灵脂末，并入细面一两，同煎成膏，与众药杵丸，如鸡头实大。每服一丸，用葱白二寸，生姜一寸细剉，酒一盏，煎。临熟去滓，入薄荷汁少许，放温磨下。

治五脏内虚，中风昏冒，涎潮气壅，雄黄半夏丸方：雄黄（飞过研一两），半夏（汤洗七遍去滑焙三分为末），丹砂（研一两），腻粉（研一分），天竺黄（研三分），麝香（研一分），牛黄（研一钱）。上七味，同研极细，用生姜自然汁，调面糊和丸，如梧桐子大。每服一粒，食后临卧生姜汤下。如要行风气，空心服二粒甚效。

治三十六种风大黄丸方：大黄（剉）、蔓荆实、桂（去粗皮）、麻黄（去根节汤煮掠去沫各一两）、羌活（去芦头）、芎䓖（各一两半）、防己、白附子（炮各二两半）、白花蛇（酒浸去皮骨炙干三两）、雄黄（研）、空青（研各半两）、腻粉（研）、麝香（研各半钱）。上一十三味，捣研为末，炼蜜和丸，如梧桐子大。每服三十丸，温酒下，服讫饮酒三两盏，以衣复出汗如桃胶，后每夜服七丸，四十九日愈。

治中风手足痹，行履艰难，羚羊角丸方：羚羊角（屑）、桂（去粗皮）、白槟榔（煨剉）、五加皮（剉）、人参、丹参、柏子仁、枳壳（去瓤，麸炒）、附子（炮裂，去皮脐）、杏仁（去皮、尖、双仁，炒黄各一两半）、茯神（去木）、防风（去叉）、熟干地黄（焙）、麦门冬（去心焙各二两）、南木香、牛膝（酒浸切焙各一两）、薏苡仁（二两半）。上一十七味，捣罗极细，炼蜜和丸，梧桐子大。每服空心温酒下三十丸，日二。

治中风诸疾，大麻仁丸方：大麻仁（研）、吴茱萸（汤浸焙炒）、麻黄（去根节）、枳壳（麸炒去瓤）、白芷（各半两）、天雄（炮裂，去皮脐）、当归（切焙各一两一分）、茯神（去木三分）、乌头（炮裂，去皮脐）、秦艽（去土）、细辛（去苗叶）、白术（各三分）、蜀椒（去目并闭口炒出汗）、天门冬（去心焙）、独活（去芦头）、防风（去叉）、羚羊角（镑）、桂（去粗皮各一两）、白槟榔（煨一两半）、熟干地黄（切焙三两）。上二十味，捣罗为末，炼蜜和丸，梧桐子大。每服空心温酒下三十丸，日三。

治中风身体疼痛，四肢缓弱不遂，羌活汤方：羌活（去芦头半两）、葛根（三分）、熟干地黄（焙三分）、甘草（炙）、桂（去粗皮各一分）、芍药（半两）、麻黄（去根节三分）、黄芪（半两）。上八味，剉如麻豆大。每服五钱匕，水一盏半，煎至八分去滓。食后良久温服，服讫衣被覆取微汗为度。

治中风汗出不止，秦艽散方：秦艽（去苗土）、附子（炮裂，去皮脐）、白术、桂（去粗皮）、石斛（去根各一两）。上五味，捣罗为散。每服三钱匕，空腹温酒调下，日再。

治一切虚风等疾，心神迷闷，头目旋晕，耳内虚鸣，唇面冷麻，口面㖞邪，语言謇涩，舌本紧强，神志昏塞，涎液不收，虚风丸方：白附子（炮裂）、天南星（炮裂）、乌头（炮裂，去皮脐）、天雄（炮裂，去皮脐）、防风（去叉）、天麻、附子（炮裂，去皮脐）、芎䓖、人参、白茯苓（去黑皮）、天蓼木、乌蛇肉（酒浸炙）、白鲜皮、白芷、麻黄（去根节）、细辛（去苗土）、恶实（炒）、甘草（炙）、雄黄（别研细）、牛黄（别研细）、丹砂（别研细各一两）、蝎梢（一分炒）、龙脑（一分别研细）、麝香（半两别研细）。上二十四味，同为末，炼蜜丸如樱桃大。每服一丸，荆芥汤嚼下，或化下亦得，不计时候。

治中风仆地，口眼㖞斜，涎潮语涩，手足不遂，及非时胸膈痰涎，水银丸方：水银（一两），青州枣（十枚煮取肉），腊茶末（半两）。上三味，将枣肉先同水银，研令星尽，然后入腊茶末，一处研匀，旋滴糯米饮，丸如皂子大。每服一丸，温酒下，不计时候磨下。

（二）卷第五，诸风门，肝中风

论曰：《内经》谓以春甲乙中风为肝风。肝风之状，多汗恶风，善悲，嗌干善怒，时憎女子者；有头目瞤、两胁痛，行常伛偻，嗜甘如阻妇状者；有但踞坐，不得低头，绕两目连额色微青，唇青面黄者。治法：宜灸肝俞，后以药治之。

治肝脏中风，筋脉拘挛。手足不遂。或缓或急。石膏汤方：石膏（碎）一两、麻黄（去根节煎掠去沫焙干）一两半、芎䓖、芍药、桂（去粗皮）、黄芩（去黑心）、甘草（炙）、人参、当归（切焙）、防风（去叉）各半两、杏仁一十五枚（汤浸，去皮尖，双仁，炒）。上一十一味。粗捣筛。每服五钱匕。水一盏半。生姜半分切片。煎至八分。去滓服空心。午时夜卧各一服。后吃热生姜葱薤稀粥。取微汗出。慎外风。

治肝脏中风，筋脉拘挛疼痛，排风羌活散方：羌活（去芦头，一两半）、天麻（二两）、芎䓖（一两）、酸枣仁（炒，一两半）、鹿角胶（炙燥，一两）、蔓荆实（去白皮三分）、羚羊角（镑，一两半）、人参（一两）、白附子（炮裂，一两）、桂（去粗皮，一两）、牛膝（酒浸，去苗焙，二两）、薏苡仁（一两）、乌蛇（三寸，酒浸炙，用肉）、犀角（镑，三分）、白鲜皮（剉，一两）、地骨皮（剉，一两半）、柏子仁（一两半，生用）。上一十七味，捣罗为散。空腹以豆淋酒调下一钱匕，渐加至二钱匕，日三夜一。

治肝虚中风，头痛目眩，胸中客热，气壅冲心烦闷，升麻汤方：升麻、前胡（去芦头）各一两半，玄参、地骨皮各一两，羚羊角屑、葛根各二两，酸枣仁一两。上七味，粗捣筛。每服五钱匕，以水一盏半，煎至八分去滓，入竹沥半合，重煎三两沸，放温食后服。如人行五六里，更进一服。

治肝虚中风，目眩视物不明，筋肉抽掣，白鲜皮汤方：白鲜皮、人参各一分，芍药、芎䓖各三分，知母一两，款冬花二两，百合一两，前胡（去芦头）一两，茯神（去木）一两半，防风（去叉）三两，黄芩（去黑心）三分。上一十一味，粗捣筛。每服五钱匕，以水一盏半，煎至八分去滓，入竹沥半合，重煎一两沸，放温服，临卧再服。

治肝中风四肢挛急，身体强直，雄黄丸方：雄黄（别研）一两，天南星（生用）一两，续断一两，桂（去粗皮）一两，乌头（炮，去皮、脐）一两，茵芋（去粗茎）半两，天雄（一半炮裂，去皮脐，一半生用）一两半，羌活（去芦头）一两，白附子（炮）一两，木香一两。上一十味，捣罗为末，炼蜜丸如梧桐子大。每服十五丸，温酒下，日三夜二。

治肝脏中风肢体拘急，头痛旋晕，犀角丸方：犀角（镑）一两，独活（去芦头）、芎䓖、羚羊角（镑）各一两半，防风（去叉）、天麻 、人参各一两，白僵蚕（微炒）半两，天南星（炮去皮脐）半两，干蝎（炒）半两，丹砂（细研）一两，龙脑（细研）一分，麝香（细研）半两 。上一十三味，除研药三味外，捣罗为细末，入研药再罗。炼蜜和丸，如梧桐子大。每服十五丸，嚼破以荆芥茶清下，食后临卧服。

治肝脏中风筋脉不利，四肢挛痹，天麻丸方：天麻二两，苦参三两，细辛（去苗叶）二两，菖蒲二两，牛膝（酒浸去苗焙）二两半，赤箭二两，附子（炮裂，去皮脐）一两，地榆（剉）二两，人参二两，芎䓖一两，桂（去粗皮）一两半，木香一两，陈橘皮（汤浸去白焙干）一两半，防风（去叉）二两，当归（切焙）二两，赤芍药二两，酸枣仁二两，独活（去芦头）一两，威灵仙（去土）二两，藁本（去土）二两。上二十味捣罗为细末炼蜜和丸如梧桐子大。每服二十丸，温酒下，日二服，不计时候。

治肝脏中风手足少力，筋脉拘急，骨痛项背强，皮肤瘙痒，口㖞目眩，羌活散方：羌活（去芦头）、独活（去芦头）、白芷、各一两，防风（去叉）一两半，蔓荆实、藿香叶、芎䓖、天麻、蝉蜕（去土）各半两，雄黄（研）、桂（去粗皮）、干蝎（全者去土炒）、麻黄（去根节煎掠去沫焙干）、白附子（炮）各一两。上一十四味，捣罗为散，每服二钱匕，温酒调下，不计时候。

治肝中风肢体不遂，头目昏眩，四肢无力，补虚损，益元阳，天雄散方：天雄（炮裂，去皮脐）、山茱萸、桂（去粗皮）、附子（炮裂，去皮脐）、秦艽（去苗土）、独活（去芦头）、山芋、白蔹、干姜（炮裂）、狗脊（去毛）、干漆（炒令烟出）、防风（去叉）。上一十二味等分，捣罗为散。每服二钱匕，温酒调下，空心日午近晚三服。

治肝脏中风手足麻痹，筋脉拘挛，丹砂丸方：丹砂（别研）、芎䓖、羌活（去芦头）、荆芥、半夏（汤洗去滑生姜汁制捣作饼子焙干再为末）各一两，白附子（炮）、天南星（炮裂）、干蝎（去土炒）各半两。上八味，捣罗为细末，炼蜜和丸，如梧桐子大。空心食前温酒下十丸。日三服。

治肝风头目瞤动，筋络拘急，或肢体弛缓不收，天麻丸方：天麻二两（酒浸两宿焙干用），防风（去叉）、甜瓜子、威灵仙（去苗土各）半两，玄参（洗净焙干）、地榆（洗净焙干）、乌头（去皮脐生用各）一两，龙脑（研）、麝香（研）各一钱。上九味，捣研极细，用蜜四两、河水四盏同熬。及四两已来，将药末一两半，入在蜜内，更熬三五沸，候冷入余药拌和，杵三五百下，丸如鸡头大。每服一丸，细嚼茶酒下。

（三）卷第五，诸风门，心中风

论曰：心中风之状，多汗恶风，焦躁善怒吓，赤色，病甚则言不快。诊在口，其色赤。夫心受风，风盛则生热，热盛则汗不止，心之液为汗故也，汗多则腠理疏，疏则真邪相搏，是以恶风。又心恶热，热极则唇焦内躁多怒，心之声为言，病甚则言不快，心气通于舌故也。又其证胸背拘急，不可倾侧，面赤头痛，熻熻发热，不能安卧，以心主血，其风日久。随营卫行，内外相搏，蕴积而然也。

治因于惊，邪风入心包，或加胸背闷痛，惊怖小腹微痛，寒热心烦闷，色变青黄赤白，兼治虚劳惊惧风邪诸疾，人参饮方：人参、甘草（炙）、麻黄（去根节煎掠去沫焙）、独活（去芦头）、当归（切焙）、芎䓖、石膏（碎）、秦艽（去苗土）各二两，附子（炮裂，去皮脐）一枚，白术、细辛（去苗叶）、桂（去粗皮）各三分，防风（去叉）一两一分，杏仁（汤浸，去皮尖、双仁，炒）四十枚，黄芩（去黑心）一两，赤芍药、干姜（炮）各半两。上一十七味，剉如麻豆。每服三钱匕，水一盏，煎至七分，去滓温服，日三。

镇养心神，擒截诸风，和流营卫，滋润筋络，开通关膈，肥密表腠，辰砂天麻丸方：丹砂（半两），天麻（一两），半夏（汤煮软焙干），天南星（各半两），蝎梢（一分炒），白附子（半两），白僵蚕（半两炒），牛黄（半两研入），硼砂（一分研入），麝香（一分研入）。上一十味，同为末。水煮面糊为丸，如梧桐子大。每服三十丸，荆芥汤下，不计时候。

治心中风忽忽惊悸，言语不利，短气烦闷，口苦舌强，牛黄丸方：牛黄（研）一分，银屑一分半（别入水银少许同研），丹参（炙）、麦门冬（去心焙）、远志（去心）各一两一分，甘草（炙）、防葵、人参、防风（去叉）、细辛（去苗叶）、茯神（去木）、蜀椒（去目并闭口炒出汗）、附子（炮裂，去皮脐）、紫石英（研）、桂（去粗皮）各一两，干姜（炮）一两半，菖蒲（九节者去须节，米泔浸切，焙）、紫菀（去土）各三分。上一十八味，将一十五味捣罗为末，与别研三味，和匀炼蜜，丸如梧桐子大。每服五丸，食后煎人参茯苓汤下，日二夜一。

治心中风，惊恐愁忧，烦躁错乱，若风邪流入五脏，则往来烦闷悲啼，吸吸短气，发时恍惚喜卧，或心中涎涌，或怒起颠倒，手足厥冷，饮食呕逆，芎䓖丸方：芎䓖、龙骨、白茯苓（去黑皮）、紫石英（捣研）、防风（去叉）、厚朴（去粗皮生姜汁炙剉）、细辛（去苗叶）、铁精（捣研）各一两，甘草（炙剉）、枳实（去瓤，麸炒）、丹参、桂（去粗皮）、蜀椒（去目并闭口炒出汗）、人参、大黄（剉炒）、干姜（炮）、附子（炮裂，去皮脐）、菖蒲（九节者去须，米泔浸切焙）各一两一分，白芥子（生研用）、吴茱萸（汤浸焙炒各）三分，禹余粮（煅醋淬）一两三分，远志（去心）一两半。上二十二味，将一十九味，捣罗为末。与别研三味和匀炼蜜，丸如梧桐子大。每服七丸，温热水下，食后临卧各一服。

治心中风发动不知，渐成癫痫，惊悸恍惚，定神琥珀丸方：琥珀（捣研）、真珠（捣研末）、牛黄（研）、铁粉（研）、天竺黄（捣研）、龙齿（研各）一两，腻粉（研）、犀角（镑）、甘草（炙剉）、露蜂房（微炙）、龙胆、升麻、麦门冬（去心焙）、丹砂（研）、防风（去叉）、黄芩（去黑心）、钩藤、人参、远志（去心）、知母（焙）、天门冬（去心焙）、菖蒲（九节者去须，米泔浸切焙）、白芍药、茯神（去木）各三分，干蝎（酒炒）一两半，麝香（研）一分，金薄一百片，银薄一百片（与金薄、丹砂同研断星）。上二十八味，除别研外，捣罗为末，入研者同研令断星，炼蜜和捣三百杵，丸如梧桐子大。每服二十丸，食后临卧煎甜竹叶汤下，日二夜一。

治心中风精神冒闷，语声错误，恍惚多惊，乌犀散方：乌犀角（镑）二两，丹砂（研）、独活（去芦头）、丹参、远志（去心）、人参、海荆子（炒）各一两，防风（去叉）一两半。上八味，捣罗为散。每服二钱匕，食后酒调下，日三。

治心中风恍惚惊悸，安神志化痰涎，人参丹砂丸方：人参、丹砂（研）各二两，紫石英（研）、白石英（研）、龙齿（研）、细辛（去皮叶）、赤箭、天门冬（去心焙）、远志（去心）、生干地黄（焙）、菖蒲（九节者米泔浸切焙）、龙脑（研）各一分，白茯苓（去黑皮）三两，犀角（镑）、沙参、防风（去叉）各半两，麝香（研）半分。上一十七味，捣研为末，炼蜜和丸，如小鸡头大。每服一丸，温酒嚼下，不拘时。

治心中风精神不宁，压惊镇心化涎，安神定志牛黄丸方：牛黄（研）、龙脑（研）、白僵蚕（炒）、干蝎（炒）、白附子（炮）、天南星（牛胆渍者）各半两，半夏（汤洗七遍焙干炒黄）、丹砂（研）各二两，乌蛇（酒浸去皮骨炙）、天麻（酒浸焙）、雄黄（研）、甘草（炙）各一两，琥珀（研）三分，麝香（研）一分。上一十四味捣研为末，炼蜜和丸，如鸡头大。每服一丸，细嚼，荆芥人参汤下，食后临卧服。

治心中风恍惚松悸，言语不正，金薄琥珀丸方：金薄（研）三十片，琥珀（研）、丹砂（研）、真珠（研）、白茯苓（去黑皮）、人参、犀角（镑）、天南星（炮）各一两，麝香（研）、龙脑（研）各半两，雄黄（研）四两，牛黄（研）六钱，安息香（酒研滤去沙熬）二两，虎睛（研）一对，甘草（炙）半两。上一十五味，各捣研为末、和匀。酒煮安息香膏并蜜和丸，如鸡头大。每服一丸，食后人参汤化下。

治心中风邪，神志不宁，虚热潮歇，丹砂煎方：丹砂（研）三钱，雄黄（研）一钱，甘草（炙）、大黄（剉炒）、当归（切焙）各二钱，芍药六钱，乳香（研）、没药（研）各半钱，腻粉（研）一钱半。上九味，各捣研为末，与生白蜜和匀。入银石器中，重汤煮成煎，每服樱桃大一粒，煎薄荷汤化下。小儿可常服。

（四）卷第五，诸风门，脾中风

论曰：脾风之状，多汗恶风，身体怠惰，四肢不欲举，色薄微黄，不嗜食。诊在鼻上，其色黄。又曰：踞而腹满，身通黄，吐咸汁，又曰：熻熻发热，形如醉人，腹中烦重，皮肉瞤动，短气。脾埤诸脏，灌四旁者也，所主四肢，故脾中风则身体怠惰，四肢不欲动。脾者，仓廪之官，故病则不嗜食。诊在鼻，中央之位也。其色黄，黄，土之色也。烦重发热，风之候也。形如醉人者，邪气之甚也。

治脾脏中风，肢体缓弱，言语不利，熻熻发热，独活汤方：独活（去芦头）、麻黄（去节先煎掠去沫焙干）、防风（去叉）各一两，白茯苓（去黑皮）、羚羊角（镑）、人参、前胡（去芦头）、沙参（去芦头）、旋覆花、黄芪、半夏（汤洗七遍切焙）、附子（炮裂，去皮脐各）三分，甘草（炙）半两。上一十三味，剉如麻豆。每服三钱匕，以水一盏半，入生姜半分切，同煎取七分，去滓温服，不拘时候日三。

治脾脏中风，身体拘急，舌强不能语，秦艽汤方：秦艽（去苗土）、麻黄（去根节沸汤掠去沫焙干）、石膏各一两，独活（去芦头）、赤茯苓（去黑皮）、山茱萸、芎䓖、防风（去叉）、桂（去粗皮）、白术、人参、防已、附子（炮裂，去皮脐）、杏仁（汤去皮、尖、双仁，麸炒）各三分，干姜（炮）、甘草（炙）、细辛（去苗叶）各半两。上一十七味，剉如麻豆。每服五钱匕，以水一盏半，煎取八分，去滓温服，不拘时候，日二。

治脾中风，身重不举，便利无度，补脾安胃，调气止痛，当归丸方：当归（切焙）、干姜（炮）、酸枣仁（炒）各八两，黄芪（剉）、地骨皮各七两，干地黄、芎䓖、天雄（炮裂，去皮脐）各六两，桂（去粗皮）、防风（去叉）、附子（炮裂，去皮脐）、白术各五两，甘草（炙剉）、厚朴（去粗皮生姜汁炙剉）、秦艽（去苗土）、秦椒叶各四两，大枣二十枚（去核焙），吴茱萸（汤洗焙干炒）二两半。上一十八味，捣罗为末，炼蜜丸如梧桐子大。酒服三十丸，日再服。

治脾中风，口面偏斜，言语謇涩，心烦气浊，手臂腰脚不遂，槟榔丸方：槟榔（煨）半两，防已三分，赤芍药三分，羚羊角（镑）三分，人参半两，白茯苓（去黑皮）半两，薏苡仁（炒）一两一分，独活（去芦头）三分，芎䓖半两，桂（去粗皮）半两，附子（炮裂，去皮脐）一两，防风（去叉）一两，酸枣仁（炒）三分，当归（切焙）半两，柏子仁（生用）半两，杏仁（汤退去皮、尖、双仁，炒）三分，熟干地黄（焙干冷捣）一两。上一十七味，捣罗为末，炼蜜为丸，如梧桐子大。每服空心食前，温酒下二十丸。

治脾中风，手臂不收，行步脚弱，屈伸挛急，痿躄疼痛，痛痹不仁，牛膝酒方：牛膝（去苗）二两半，秦艽（去土）二两半，天门冬（去心）二两半，薏苡仁（炒）三分，独活（去芦头）三两三分，细辛（去苗叶炒）一两三分，附子（炮裂，去皮脐）一两三分，巴戟天（去心）一两三分，五加皮（去粗皮）二两半，桂（去粗皮）二两，杜仲（去粗皮炙剉）一两三分，石南叶（酒醋微炙）一两三分。上一十二味，剉如麻豆，生绢囊贮，以酒三斗浸之，冬十日，春七日，秋五日，夏三日，每服二合，渐加至三四合，日三夜一服。

治脾中风，手足不遂，腰痛脚弱，行履艰难，茯神丸方：茯神（去木剉）一两，羚羊角（镑）三分，防风（去叉，剉）一两，桂（去粗皮）三分，槟榔（煨，剉）三分，五加皮（剉）三分，人参三分，麦门冬（去心焙）一两，丹参（去苗）三分，木香半两，牛膝（去苗）半两，柏子仁（生用）三分，枳壳（炒去麸）三分，薏苡仁（炒）一两一分，附子（炮裂，去皮脐）三分，杏仁（汤退去皮尖并双仁炒）三分，熟干地黄（剉，焙干）一两。上一十七味捣罗为末，炼蜜为丸，如梧桐子大。每服空心食前温酒下二十丸。

治脾中风，手臂不遂，口唇㖞僻，人参散方：人参四两，乌雌鸡（一只中分、一半治如食法、剥去肠胃并皮肤前骨及头足不用），附子（炮裂，去皮脐）四枚，细辛（去苗叶微炒）四两，桂（去粗皮）二两半，干姜（炮裂）二两，雄黑豆（炒香熟，去皮，粒小者是）四两。上七味，以鸡分半边，炙令黄黑干，刮去黑者，与药同捣，细罗为散。每服温酒调下一钱至二钱匕，空心午时各一服，稍加之至三钱匕。

治脾中风，身体缓急，手足不遂，不能言语，麻黄汤方：麻黄（去节，煎掠去沫，焙干），桂（去粗皮）各一两半，甘草（炙）、人参、芍药、芎䓖、黄芩（去黑心）、防风（去叉）、当归（切焙干）各一两，石膏（碎研）二两，白术半两，附子（炮裂，去皮脐）一枚，杏仁（汤退去皮、尖、双仁，炒）二十枚。上一十三味剉如麻豆。每服五钱匕，水一盏半，生姜五片，煎至八分，去滓温服，日二夜一，不计时候。

治脾中风，四肢不举，志意昏浊，言语謇涩，丹砂散方：丹砂（研）二两，天麻、威灵仙（去土）、人参、乌头（炮裂，去皮脐）、白术（炮）、当归（切炮）、干姜（炮）各一两，羊踯躅（去心酒蒸）半两。上九味，捣罗为散。每服一钱匕，食后酒调下，渐加至二钱，日三服。

治脾中风，多汗恶风，身体怠惰，四肢不欲动，面色黄不嗜食，藿香汤方：藿香叶、人参、陈橘皮（汤去白焙）各半两，羌活（去芦头）、独活（去芦头）各一分，草豆蔻（去皮）半两，桔梗（炒）、木香（各）一分，半夏（汤洗七遍焙干）二两，芎䓖、吴茱萸（汤洗焙干炒）、干姜（炮）、甘草（炙）、薏苡仁各一分。上一十四味，粗捣筛。每服三钱匕，水一盏，生姜三片，煎至六分，去滓空心服。

治脾脏中风，身体怠惰，四肢缓弱，恶风头疼，舌本强直，言语謇涩，皮肤脚膝 痛痹，天麻丸方：天麻（剉，焙）、独活（去芦头）、附子（炮裂，去皮脐）、麻黄（去节焙）、桂（去粗皮）、乌蛇肉（酥炙黄）各一两，人参、防风（去叉）、细辛（去苗叶）、当归（切焙）、白术（剉焙）、羚羊角（屑）、薏苡仁（炒）、干蝎（去土微炒）、牛膝（酒浸切焙）、芎䓖、茯神（去木）、天南星（炮）、白僵蚕（炒）各三分，牛黄（研）、龙脑（研）、麝香（研）各一分，丹砂（细研）半两。上二十三味，捣罗为末，炼蜜和丸，如梧桐子大。每服十丸至十五丸，不拘时候温酒下。

治脾风多汗恶风，身体怠惰，四肢不举，色黄面热，腹满短气，一字散方：天南星（醋浸三日焙干）、白附子（炮）、天麻、干蝎（全者炒）各一两，沉香（剉）、牛黄（研）、乳香（研）、麝香（研）、雄黄（研）各半两。上九味，除四味研外，余药捣罗为细末，后入研药一处研令极细，每服一字匕温酒调下。如要丸时，用炼蜜和丸，如梧桐子大。急风，豆淋酒化三丸。一切风头目昏暗，肢体疼痛，温酒嚼下一丸，小儿化半丸服。

治脾脏中风，四肢缓弱，志意恍惚，独活丸方：独活（去芦头）、黄芪（剉）各二两，桂（去粗皮）、巴戟天（去心）各一两半，南木香、人参、枳壳（去瓤，麸炒）、泽泻、白茯苓（去黑皮）、龙齿各三分，天雄（炮裂，去皮脐）、白蒺藜（炒，去角）各一两，芍药（炒）半两。上一十三味，捣罗为末，炼蜜和丸，如梧桐子大。每服十五丸，荆芥酒下。

治脾脏中风，口面偏斜，语涩虚烦，手臂腰脚不遂，羚羊角丸方：羚羊角（屑）、防己、白芍药、独活（去芦头）、白茯苓（去黑皮）、防风（去叉）、酸枣仁（微炒）、杏仁（去皮、尖、并双仁，炒黄）、麦门冬（去心焙）各三分，柏子仁（炒）、人参、槟榔（剉）、芎䓖、桂（去粗皮）、当归（切焙）各半两，薏苡仁、附子（炮裂，去皮脐）、熟干地黄（焙）各一两。上一十八味，捣罗为末，炼蜜和丸，如梧桐子大。每服空心温酒下三十丸。

治脾脏中风，言语謇涩，神思昏沉，口干食少，肢体虚汗，大肠秘涩，羚羊角丸方：羚羊角（屑）、防风（去叉）、麻黄（去根节）、人参、柏子仁、诃黎勒皮各一两半，白槟榔（煨，剉）、熟干地黄（焙）、大麻仁（研）各二两，羌活（去芦头）、茯神（去木）、桂（去粗皮）、芎䓖、枳壳（麸炒去瓤）、杏仁（去皮、尖、双仁，炒）各一两。上一十五味，捣罗为末，炼蜜和丸，梧桐子大。每服空腹温酒下三十丸。

（五）卷第五，诸风门，肺中风

论曰：肺中风之状，多汗恶风，色皏然白，时咳短气，昼日则瘥，暮则甚，诊在眉上，其色白。又口燥而喘，身运而重，喘而肿胀，偃卧则胸满短气，冒闷汗出。夫热生风，风盛则热，腠理开多汗者，热胜故也。风薄于内，所以恶风，皏然而白，金之色也。在变动为咳，又肺主气，故时咳短气也。风，阳也，阳昼则在表，暮则在里，阳里而风应之，故暮则甚也。诊在眉上其色白，肺之色也。身运而重，风使然也。喘而肿胀，偃卧而胸满短气，以肺主气故也。

治肺中风项背强直，胸满短气，身如虫行，四肢无力，防风散方：防风（去叉）二两，天麻三两，白僵蚕（炒）二两，白附子（炮裂）二两，乌蛇（酒炙，用肉）二两，人参一两半，白茯苓（去黑皮）一两半，枳壳（去瓤麸，炒）二两，羌活（去芦头）一两，厚朴（去粗皮，涂生姜汁炙三遍）二两，独活（去芦头）一两，蝉壳（微炙）一两半，白蒺藜（炒）一两半，芎䓖一两，蔓荆实（揉去白皮）一两半，犀角（镑）一两，羚羊角（镑）一两，当归（切焙）一两，槟榔（煨剉）一两，大麻仁一两，郁李仁（汤退皮并双仁，炒）一两，木香（春时即去木香，用大黄一两半剉如生栗，醋炒令紫色）一两，牛黄（研）半两。上二十三味，先将二十二味，捣罗为散，次入研者牛黄同拌匀，每服食后温酒调下二钱匕，日二夜一。如要丸，入麝香半两，与未同研，炼蜜和丸，梧桐子大。每服温酒下十丸，日三服。

治肺中风，项背强直，心胸烦满，冒闷汗出，语声嘶塞，少气促急，羚羊角散方：羚羊角（镑）、人参、防风（去叉）、赤箭、麻黄（去根节）、藁本（去苗土）、羌活（去芦头）、细辛（去苗叶）、甘菊、赤芍药、枳壳（去瓤麸，炒）、当归（切焙）、甘草（炙）各一两，麝香（研）半分，牛黄（研）一分。上一十五味，除研二味外，捣罗为散。入研药再罗匀，每服荆芥薄荷汤，调下二钱匕，不计时候。

治肺中风，瘰痹麻木不仁，手足牵急，大排风天麻散方：天麻二两，乌蛇（酒炙，用肉）一两一分，羌活（去芦头）一两，独活（去芦头）一两，秦艽（去苗土）二两半，当归（切焙）一两一分，桂（去粗皮）三分，白芷（炒）一两一分，麻黄（去根节，先煎掠去沫，焙干）二两一分，细辛（去苗叶）二两，青葙子（微炒）二两，枳壳（去瓤，麸炒）二两半，附子（炮裂，去皮脐）一分，白蒺藜（炒）二两，羚羊角（镑）半两，芍药一两一分。上一十六味，捣罗为散，每日空心及晚食前，温酒调下二钱匕。

治肺中风，心胸烦满，项背强直，皮肤不仁，白花蛇散方：白花蛇（酒浸一宿，去皮骨取肉炙）三两，人参半两，白茯苓（去黑皮）半两，当归（切焙）半两，甘草（炙）半两，麻黄（去根节）半两，白附子（炮）半两，天麻半两，芎䓖半两，羌活（去芦头）半两，藁本（去苗土）半两，附子（炮裂，去皮脐）半两，细辛（去苗叶）一两，干蝎（炒）一两，白芷半两，防风（去叉）半两，白鲜皮一分，丹砂（别研）一分，麝香（别研）二钱，牛黄（别研）一分。上二十味，除别研外，捣罗为散，即入研药。再罗匀细，每服二钱匕，葱白腊茶调下。

治肺中风气急，背项强硬，语声嘶败，羚羊角丸方：羚羊角（镑）二两，白鲜皮一两半，升麻一两，蔓荆实一两，天麻（白者）二两，秦艽（去苗土）二两，恶实（炒）一两，枳壳（去瓤，麸炒）一两。上八味，捣罗为细末，炼蜜和丸，梧桐子大。食后煎桑根白皮汤，下十五丸，日三服。

治肺中风，项强鼻塞，语声不出，喘鸣肩息，胸满短气，荠苨汤方：

荠苨二两，防风（去叉）、人参各一两半，独活（去芦头）、细辛（去苗叶）、赤箭、芎䓖、羚羊角（镑）各半两，麻黄（去根节）二两，桔梗（剉，炒）三分，前胡（去芦头）、甘草（炙，剉）、石膏（碎）各一两，蔓荆实、白鲜皮各半两。上一十五味，粗捣筛。每服三钱匕，水一盏，煎至七分，去滓温服，食后临卧服。

（六）卷第五，诸风门，肾中风

论曰：肾风之状，多汗恶风，脊痛不能正立，其色炲，隐曲不利。诊在肌上，其色黑。夫身之本在肾，受五脏六腑之精神，以养百骸九窍，肾受风，则诸阳之气，不能上至于头面，故有面庞然浮肿之证。阳气虚者，则多汗恶风。肾主骨，骨不强，则脊痛不能立，精神衰弱，则隐曲之事不利。肌上色黑如炲色，又踞而腰疼不可俯仰。或为冷痹，或为偏枯，耳鸣声浊，志意昏沉，善恐多忘，皆肾风证也。

治肾中风踞而腰痛，脚肿疼重，耳鸣面黑，志意不乐，海桐皮散方：海桐皮（剉）、五加皮（去粗皮，剉）、萆薢（炒）、薏苡仁（炒）各一两，虎骨（涂酥炙令黄）、枳壳（麸炒，去瓤）、赤芍药、牛膝（去苗酒浸切焙）各一两半，恶实（炒）半两，防风（去叉）、续断、杜仲（去粗皮剉炒）、郁李仁（汤退去皮、尖、双仁，炒）、熟干地黄（焙）各一两。上一十四味，捣罗为散。每服二钱匕，温酒调下，渐加至三钱匕，空腹食前各一。

治肾中风腰脚不遂，骨节酸疼，筋脉拘急，行履艰难，两胁牵痛，杜仲丸方：杜仲（去粗皮剉炒）三分，牛膝（去苗酒浸切焙）一两，萆薢（微炒）一两半，酸枣仁（炒）一两，当归（切焙）三分，防风（去叉）一两，丹参（微炙）三分，赤芍药三分，桂（去粗皮）半两，肉苁蓉（酒浸切焙）一两一分，石斛（去根，剉）三分，附子（炮裂，去皮脐）半两，郁李仁（汤浸去皮尖，炒）三分，槟榔（煨）一两。上一十四味，捣罗为末，炼蜜和丸，如梧桐子大。每空腹用温酒下三十丸。

治肾中风腰胯重疼，脚膝无力，胸中气满，两胁膨胀，防风丸方：防风（去叉）一两一分，白茯苓（去黑皮）三分，酸枣仁（炒）三分，肉苁蓉（酒浸切焙）一两一分，五味子三分，桂（去粗皮）半两，石斛（去根，剉）三分，人参三分，山茱萸三分，槟榔（剉）三分，熟干地黄（焙）半两。上一十一味，捣罗为末，炼蜜和丸，如梧桐子大。每空腹煎枣汤，下二十丸至三十丸。

治肾中风腰膝骨髓疼痛，转动不得，白花蛇丸方：白花蛇（酒浸去皮、骨，炙）半两，羌活（去芦头）半两，白附子（炮）一分，麻黄（去节，煎掠去沫，焙）半两，桂（去粗皮）半两，芎䓖半两，干蝎（去土酒炒）一分，防己半两，附子（炮裂，去皮脐）半两，干姜（炮）一分，蜀椒（去目并闭口，炒出汗）、乌头（炮裂，去皮脐）各一分。上一十二味，捣罗为末，炼蜜和丸，如梧桐子大。每服空心温酒下十丸至十五丸。如要出汗，先浴后服药，热酒或葱酒下，汗出避风，凡风病皆治之。

治肾中风腰脚麻痹不仁，骨髓酸疼，不能久立，渐觉消瘦，防风汤方：防风（去叉）一两半，羌活（去芦头）一两，黄芪（炙，剉）二两半，五加皮（剉）一两半，牛膝（去苗，酒浸切焙）一两半，丹参一两一分，酸枣仁（炒）一合，桂（去粗皮）一两半，赤芍药一两半，麻黄（去节，煎掠去沫，焙）一两一分，槟榔（煨，剉）一两，当归（切焙）一两，木通（剉）一两半。上一十三味粗捣筛。每服三钱匕，以水一盏，煎至七分，去滓空心温服，及晚食前再服。

治肾中风，腰脊疼强，不得俯仰，言语謇涩，志意不定，牛黄天麻散方：牛黄（研）一两，天麻一两，天雄（生）三分，枸杞子三分，人参一两，白附子一两，干姜（生）半两，羌活（去芦头）一两。上八味，捣罗为散，每日三服，食前温酒调下一钱匕。

治肾中风筋急，两膝不得屈伸，手不为用，起居增剧，恶风寒，通身流肿生疮，凡风冷疾病在腰膝，挛急缓纵，悉理之，天雄浸酒方：天雄（炮裂，去皮脐）三两，蜀椒（去目并闭口，炒汗出）一两半，乌头（炮裂，去皮脐）二两，茵芋（去粗茎）三两，干姜（炮）一两，附子（炮裂，去皮脐）二两，防风（去叉）一两半，羊踯躅（炒）一两半。上八味，剉如麻豆，用生绢囊贮，以酒一斗五升浸之，春夏五日，秋冬七日，开取每服一合，渐加至一合半，空心临卧各一服，尽酒将滓曝令干，捣细罗为散，每服半钱，渐加至一钱匕，服时候如前。

治肾中风下注，腰脚痹弱，利关节，坚筋骨，除头面游风，补虚劳，益气力，石斛浸酒方：石斛（去根）二十四两，黄芪（炙）一两半，丹参（微炙）二两，牛膝（去苗）二两，人参一两半，杜仲（去粗皮，剉，炒）二两，五味子二两，白茯苓（去黑皮）二两，枸杞子（微炒）一升半，山茱萸二两，山芋二两，萆薢（微炒）二两，防风（去叉）一两半，天门冬（去心，焙）三两，细辛（去苗叶，轻炒）一两，生姜三两，薏苡仁（炒）半升。上一十七味，细剉如麻豆，用生绢囊盛，以酒五斗于净瓷器中浸七宿，初温服三合，日三夜一。渐加至六七合一升许，令常有酒气，不至大醉。

治肾中风恶风多汗，面浮肿，腰脊痛，不能正立，面色枯黑，吴茱萸丸方：吴茱萸（汤浸焙干，炒）一分、山茱萸、牛膝（去苗，酒浸切，焙）、石斛（去根）各半两，细辛（去苗）一分，芎䓖、附子（炮裂，去皮脐）各一分，菟丝子（酒浸别捣）半两，白茯苓（去黑皮）一分，羌活（去芦头）、独活（去芦头）、木香各一分，萆薢半两。上一十三味，捣罗为末，用醇酒半盏，炼蜜半盏拌和，丸如梧桐子大。空心日午临卧，盐汤或盐酒下三十丸。

（七）卷第六，诸风门，卒中风

论曰：《内经》谓邪风之至，疾如风雨，言邪之迅速如此。卒中风之人，由阴阳不调，腑脏久虚，气血衰弱，营卫乏竭。故风之毒邪，尤易乘间而入，卒致仆倒闷乱，语言謇涩，痰涎壅塞，肢体瘴痹，不识人事者，此其证也。

治卒中风暗风旋晕，痰厥头痛，胸膈涎壅，言语謇涩等疾，牛黄丸方：牛黄（研）一钱，乌头（炮令开坼去皮脐）一两，粉霜（研）半两，半夏（汤洗七遍，焙干）一分，麝香（研）一钱，丹砂（研细）一分。上六味，捣研和令匀，生姜自然汁，旋抄入臼内，同前药杵和为丸，如梧桐子大。每服一丸，研薄荷自然汁少许，和温酒下。疾甚者，每服三丸，研灌之。

治卒中风白僵蚕丸方：白僵蚕（炒）、白附子（炮）、天南星（炮）、桑螵蛸（中劈破，炒）、藿香（叶）、干蝎（去土，酒炒）、天麻、乌蛇（酒浸，去皮、骨，炙），麝香（别研）各一分，天雄（炮裂去脐皮）一枚。上一十味，先将九味捣，入麝香再拌令匀，用糯米粥，研如糊为丸，如大麻粒。别以腻粉为衣，每服酒下七丸至十丸，日二夜一。

治卒中风涎潮神灵散方：粉霜（白面少许滴水和作饼子，炙，令黄色为度）一两，丹砂（研）一钱，硼砂（研）一钱，牛黄（研）半钱，龙脑（细研）一字。上五味，同研匀细。每服一字匕，煎陈粟米饮调下。

治卒中风，昏昏若醉，心神瞀闷，四肢不收，或倒仆不省，或口角似斜，微有涎出，斯须不治，便致殒绝，此由风涎潮于上膈，痹气不通，宜用救急稀涎散方：皂荚（如猪牙肥实不蚛者，削去黑皮）四挺，白矾（通莹者）一两。上二味，为细末，再研极细为散。如有患者，可服半钱，重者三字匕，温水调灌下。不大呕吐，只有微涎稀冷而出，或一升二升，当时省觉。次缓而调治，不可便大攻之，过则伤人。

治卒中风诸风天麻丸方：天麻一分，蝎梢（炒）一分，天南星（生去脐）、白僵蚕（炒）、白附子（炮）、乌蛇（酒浸，去皮、骨，炙）各半两，丹砂（别研）、麝香（别研）各一分。上八味，捣研为细末，炼蜜和剂，丸如鸡头大。每服一丸嚼破，茶酒任下，如牙关紧急，用少许揩牙即开。

治卒中风口眼㖞斜，手足不遂，白丸子方：天南星、半夏各半两，白僵蚕、干蝎（去土）、胡粉、腻粉、麝香（研）各一分。上七味，并生用，捣研如粉，用糯米粥和剂，丸如绿豆大。每服二丸至三丸，嚼破，温酒下，荆芥薄荷汤下亦得。如中风口噤，研化灌服之。

治中风卒倒，不省人事，口面㖞斜，失音不语，但吐涎沫，或口噤不开，目瞑垂死，一切风疾，夺命散方：黑豆一合，乌鸡粪、马牙硝（研）、龙胆（去芦头，剉碎）各一分。上四味，先将鸡粪及豆同炒熟。次入龙胆、马牙硝拌匀，以酒三盏煎二盏去滓，分三服。不拘时温服。

治丈夫妇人卒中恶风，热涎潮壅，手足麻痹，齿噤不开，语言不得，或暴风搏于腠理，浑身壮热，头目昏眩，心躁烦热，及小儿急慢惊风等疾，天麻丸方：天麻、地榆、木香、防风（去叉）、乌头（去皮生用）、丁香各半两，丹砂（研）二钱，麝香（研）、龙脑（研）、牛黄（半研）各一钱，自然铜（火煅红，以米醋浸，又煅，凡十余次，水洗去灰，研）半两。上一十一味，除丹砂自然铜麝香龙脑牛黄别研外，六味焙干，捣罗为细末，同前药拌匀，炼蜜和丸，捣治得所，新瓦合盛贮，旋丸。大人如樱桃大，小儿如豆大，加减每服一丸。日午晚后，用薄荷熟水嚼下。

治卒中风，四肢不仁，芎䓖汤方：芎䓖一两半，黄芩（去黑心）一两，干姜（炮）一两，当归（切焙）一两半，桂（去粗皮）二两，杏仁（去皮、尖、双仁，炒）三分，秦艽（去苗土）一两，甘草（炙，剉）一两，黄连（去须）一两，麻黄（去节，煎掠去沫，焙干）一两。上一十味，粗捣筛。每服五钱匕，水一盏半，煎取八分，去滓温服，日三夜二。

治卒中风精神闷绝，及中恶不省人事，返魂丹方：玳瑁（镑）、丹砂（别研）、雄黄（作皂子大，醋煮三复时）各半两，白芥子一分，上四味，同研极细，瓷器中熔安息香，和丸绿豆大。若重五日丸之，益妙。此丹兼治一切风卒中风不语，状如中恶，或因上厕得恶风倒仆，或暴卒者。若不是暑月，或经宿未致臭败者，以丹二丸，木尺斡开口，令人扶起头，热醋汤灌下。此丹入口后，以手轻轻椎拍亡人背上至项。但得此丹入口过咽喉，良久气来，即眼开，十可救八九，返还再活。凡常中风，但以酒下二丸，至重者十丸立瘥，小儿热毒风，小便下二丸。

治卒中风涎潮，精神昏塞，青金丸方：半夏（生姜水洗七遍，焙干取末）三钱，滑石（研）三钱，腻粉（研）一分，水银（研）铅结作沙子皂荚子大，续随子（去壳研）一百粒，青黛（研）二钱，龙脑（研）一钱，麝香（研）一钱。上八味，研匀，滴水和丸，如豌豆大，煎葱白汤化下五丸至七丸。

治卒中风救生散方：白矾、半夏（汤洗去滑，焙）、天南星（生用）三味等分。上三味，为细散，每服以好酒一盏，药末二钱匕，生姜三片，煎七分通温灌之，当吐涎，扶令正坐，经一复时，不得令卧。如卧则涎难出，良久再依法煎药一钱，后常服只半钱。

治卒中风山栀子丸方：山栀子（去皮）、山茱萸、地榆（洗，剉）、桔梗（炒）、细辛（去苗叶，炒）、羌活（去芦头）、独活（去芦头）、麻黄（去节，煎掠去沫，焙）、甘草（炙，剉）、鹿茸（酒浸炙，去毛）、虎骨（涂酥，炙令黄色）、紫菀（去苗土）、白芷（微炒）、藁本（去苗土）、红蓝花（微炒）、防风（去叉）、乌蛇（酒浸，去皮、骨，炙）、桂（去粗皮）各半两，胡椒、干姜（炮）各一分。上二十味，捣罗为末。一半为散，余炼蜜和丸，如梧桐子大。不论破伤风、急风、慢风、瘫痪风、洗头沐浴中风、口眼㖞斜及妊娠产后风，并得服之。所患深重日久，以生姜、薄荷、荆芥酒内，调下散半钱，下药三丸至五丸立效。甚者豆淋薄荷酒调散半钱至二钱匕，下七丸至十丸。日三夜一。

治卒中风，涎潮发搐，金虎丹方：天竺黄末、雄黄（研水飞）、白矾（研）各二两，丹砂（研水飞）、天雄（炮裂，去皮脐）、腻粉（研）各一两，龙脑（研）半钱，牛黄（研）一分。上八味，为细末，炼蜜和得所，秤一两二钱，为十丸，大人中风用药一丸，入腻粉少许，新汲水化下。常服每丸分四服，小儿分八服，新汲水化下。

治卒中风倒闷，口噤不语，昏不知人，针灸不知痛处，竹沥饮方：竹沥五合，防风（去叉）、甘草（炙）、桂（去粗皮）各一两，防己、麻黄（去根节）、白术、人参、黄芩（去黑心）、细辛（去苗叶）、茵芋、秦艽（去土）、附子（炮裂，去皮脐）各一两，生姜（切焙干）三两。上一十四味，除竹沥外，剉如麻豆。每服五钱匕，水一盏半，竹沥一合，同煎至一盏，去滓温服不拘时。

治卒中恶风，口噤不能言，肢体缓软，心神恍惚，防风汤方：防风（去叉）、赤芍药、独活（去芦头）、黄芩（去黑心）、枸杞根、芎䓖、防己、白术、乌头（炮裂，去皮脐）、甘草（炙，剉）、茵芋各二两，麻黄（去根节）、生姜（切焙）各三两，细辛（去苗叶）、桂（去粗皮）、白茯苓（去黑皮）各一两。上一十六味，剉如麻豆。每服三钱匕，水一盏，研石膏一钱匕，同煎至七分，去滓温服，不拘时。

治卒中风闷乱，语言謇涩，牙关紧急，羌活汤方：羌活（去芦头）、桑根、白皮、麻黄（去根节）、天雄（炮裂，去皮脐）、当归（切焙）各二两，桂（去粗皮）、旋覆花（微炒）、远志

（去心）各一两，大腹皮（剉）、甘草（炙，剉）、芎䓖、威灵仙（去苗土）、枳壳（去瓤，麸炒）、菖蒲各一两半，杏仁（汤浸，去皮、尖、双仁，炒）二十一枚。上一十五味，剉如麻豆，每服五钱匕，水一盏半，入生姜三片，煎至八分，去滓温服，不拘时。

治卒中风，忽然仆倒闷乱，言语謇涩，痰涎壅塞，罗丸方：水银（用炼净者黑锡一分结为沙子）、粉霜、干蝎（全者炒）各一分，天南星（生用）半分，腻粉一钱，龙脑、麝香各半钱。上七味，先杵天南星、干蝎，细罗，同前五味，入乳钵细研，入石脑油和丸，如梧桐子大。每服三丸，温薄荷水化下，大段即加二丸，小儿十岁以上，两丸一丸，临时相度虚实与吃。

治腑脏久虚，气血衰弱，卒中风邪，及瘫痪等疾，阿胶丸方：阿胶（炙令燥）、蝉壳（去土）、犀角屑各半两，麝香三钱，白花蛇（酒浸，去皮、骨、炙）三分，桂（去粗皮）半两，白鲜皮、白僵蚕（炒）、天南星（炮）、半夏（酒浸三日，汤洗，麸炒）、天麻、桔梗（炒）、黄芪（炒）、当归（切焙）、羌活（去芦头）、虎头骨（酥炙）、海桐皮（剉）、白芷、白茯苓（去黑皮）、附子（炮裂，去皮脐）、防风（去叉）、芎䓖、麻黄（去根节）各一两，干蝎（去尾，用糯米炒）四十二枚，人参、没药（各）半两，木香一两，羚羊角屑半两，干姜（炮）四钱半，乌蛇（酒浸，去皮、骨，炙）三分。上三十味，细剉焙干，捣罗为末，炼蜜为丸，如弹子大。每服一丸，生姜酒嚼下，中风甚者，拗开口，或先以药嚏，后化药灌下一丸，立省。

治卒中风仆倒闷乱，语言謇涩，涎痰壅盛，牛黄丸方：牛黄（研）、芦荟、天竺黄（研）、血竭（研）、没药（研）、丹砂（研）、续随子、皂荚灰各半两，丁香、木香、干蝎（去土炒）、粉霜、雄黄（研）、甘遂（炮）各一分，麝香（研）二钱，肉豆蔻（去皮）二枚，槟榔（剉）二颗，龙脑（研）一字。上一十八味，捣研为末，每抄药末四钱，入轻粉三钱，再研匀，面糊为丸，如黍米大。每服五丸，金银薄荷汤下，随大小加减。一方：添天麻一两，酒浸炙为末，研匀丸如小弹子大，凡中风用冷水化下一丸，立效。些小风气，每服半丸。小儿惊风。一丸分作六服，并用冷水化下。

（八）卷第七，中风失音

论曰：喉咙者，气之所上下也。会厌者，音声之门户也。其气宣通，则声音无所阻碍；若风邪搏于会厌，则气道不宣，故令人失音。入脏则不能言语矣。

治中风失音不语，羌活汤方：羌活（去芦头）二两半，甘草（炙）、人参各半两，附子（炮裂，去皮脐）一枚，荆沥、竹沥、生地黄汁各半盏。上七味，将前四味剉如麻豆。每服五钱匕，以水一盏，入三件汁沥半盏，共煎至一盏，去滓温服，日三夜一。

治中风失音不语，地黄汤方：生地黄汁、淡竹沥各半盏，独活（去芦头）一两，附子（炮裂，去皮脐）半两。上四味，将二味剉如麻豆。每服三钱匕，以水一盏，入竹沥地黄汁少许，同煎一盏，去滓温服，空心日午夜卧各一。

治中风失音不语，姜附汤方：干姜（炮）、附子（炮裂，去皮脐）、甘草（炙）、桂（去粗皮）、当归（酒浸切，焙）、白术、细辛（去苗叶）、杏仁（去皮、尖、双仁，炒，研）各一两，麦门冬（去心焙）二两 。上九味，剉如麻豆。每服三钱匕，水一盏，煎至七分，去滓温服。

治中风失音，手足不遂，羚羊角汤方：羚羊角（镑）、芎䓖、细辛（去苗叶）、木香、防风（去叉）、麻黄（去节）、独活（去芦头）、羌活（去芦头）、当归（酒浸，切，焙）。附子（炮裂，去皮脐）、桂（去粗皮）、天麻各一两。上一十二味，剉如麻豆。每服三钱匕，水一盏。煎至七分，去滓温服不拘时。

治中风失音不语，羌活汤方：羌活（去芦头）二两半，人参二两，附子（炮裂，去皮脐）一枚，甘草（炙）二两，桂（去粗皮）一两，独活（去芦头）三分，菖蒲（切）半两。上七味，剉如麻豆。每服五钱匕，水一盏，入荆沥、竹沥、地黄汁共半盏，同煎至一盏，去滓温服，空心日午夜卧各一。

治中风失音不语，羌活汤加防风方：羌活（去芦头）二两，甘草（炙）、人参各一两半，防风（去叉）二两，附子（炮裂，去皮脐）二枚，生地黄汁、荆沥、竹沥各半盏。上八味，将前五味，剉如麻豆。每服五钱匕，水一盏，入地黄汁、并沥汁各半盏，同煎一盏，去滓温服，空心日午夜卧各一。

治中风失音不语，昏沉不识人，竹沥汤方：竹沥、荆沥、梨汁、各二合，陈酱汁半合。上四味，相合。微煎一两沸，再滤一遍令温，细细灌入口中，口噤斡开口灌之。

治中风失音不语，半身不遂，柏子仁散方：柏子仁（生研细）二两，桂（去粗皮为末）一两。上二味，共和匀，别用大豆一升，鸡粪白三合，同炒令黄，投酒三升，乘热滤去滓，每用酒一盏，温调药二钱匕，空心日午夜卧服。

治中风失音不语，紫桂汤方。桂（去粗皮）二两。上一味，粗捣筛。每服三钱匕，水一盏，煎取七分，去滓空心日午夜卧服，次日如不退，连进三服，衣被复取汗为效。

治中风失音不语，竹豆汤方：新青竹（碎如算子）四十九茎，乌豆二升。上二味，以水八升相和，煮令豆烂，去滓，再煎取一升，每服二合灌之。或口噤不开者，即斡口灌之。

治中风失音不语，紫桂散方：桂（五寸去粗皮为细末），乱发灰（比桂末一半）。上二味同研匀，分四服，日夜各二服，每服内舌下，良久以温水冲下。

治中风失音不语，大豆煎方：大豆（紧小者二升洗净），生姜（汁）一合。上二味，先用水五升煮豆，至二升，绞去豆，入姜汁，慢火煎如稀膏。空心食后夜卧时，各用一匙，细细含咽，甚者用竹沥二合调服。

治中风失音不语，柏子仁酒方：柏子仁（生研）二两，鸡粪白（炒）二两，桂（去粗皮）二两，生姜（不去皮切）一两。上四味，粗捣筛。共炒令焦色，乘热投酒六升，候冷滤去滓，每服一七分盏，空心日午夜卧服。

治中风失音，立效菖蒲饮方：菖蒲（石上者）一分，桂（去粗皮）一两。上二味，粗捣筛。每服二钱匕，水一盏，前至七分，去滓温服，不计时服。

治卒中风不语，失声及声噎不出，白矾丸方：白矾（生研）、陈橘皮（去白，炒）、桂（去粗皮）各一两。上三味为细末枣肉和丸如弹子大。每服一丸，含化咽津，不计时候。

（九）卷第七，中风舌强不语

论曰：中风舌强不语者，盖脾脉络胃、侠咽、连舌本，心气所通。今风邪客搏，则气脉闭塞不利，所以舌强不能舒卷，有害于言语也。

治中风舌强不得语，面赤欲绝，身体缓急，目视不停，黄芩汤方：黄芩（去黑心）、桂（去粗皮）、芎䓖、人参、防风（去叉）、防己、麻黄（去根节，先煎，掠去沫，焙）、甘草（炙）芍药、白术各半两，附子（炮裂，去皮脐）一枚。上一十一味，剉如麻豆。每用六钱匕，以水三盏，入生姜三枣大拍碎，煎取一盏半，去滓分温二服，空心临卧各一服。

治中风舌强不得语，身体缓急，口目不正，奄奄忽忽，神情闷乱，凡中诸风者，服之皆验，不令人虚，麻黄汤方：麻黄（去根节，先煎，掠去沫，焙）、防己、黄芩（去黑心）、桂（去粗皮）、芍药、甘草（炙）各一两，防风（去叉）、人参各一两半，附子（炮裂，去皮脐）一枚。上九味，剉如麻豆。每用药十钱匕，水三盏，入生姜三枣大拍碎，煎取一盏半，去滓分三服，空心并二服，相去如人行五里再服，衣复汗出，慎外风。

治中风舌强不得语，两目不开，短气欲死，防风汤方：防风（去叉）、甘草（炙）、黄芩（去黑心）、白茯苓（去黑皮）、当归（切焙）各半两，杏仁（汤退去皮、尖、双仁，炒）五十枚，秦艽（去苗土）一分，麻黄（去根节，先煎，掠去沫，焙）一两。上八味，粗捣筛。每用药十钱匕，水二盏，清酒一盏，入枣三枚去核，生姜二枣大拍碎同煎，取一盏半，去滓分三服，空心并二服，相去如人行五里，更一服。

治中风舌强不得语，附子汤方：附子（炮裂，去皮脐）三分，麻黄（去根节，先煎，掠去沫，焙）一两半，芎䓖二两，细辛（去苗叶）三分，白鲜皮、茯神（去木）、杏仁（汤退去皮、尖、双仁，炒）、羌活（去芦头）、防己、桂（去粗皮）、甘草（炙）各二两。上一十一味，剉如麻豆。每用药十钱匕，以水三盏，入生姜三枣大拍碎，煎取一盏半，去滓分三服，空腹并二服，相去如人行五里，更一服。

治中风舌强不得语，手足举动不得，羌活汤方：羌活（去芦头）一两，羚羊角（镑）半两，麻黄（去根节，先煎，掠去沫，焙用）一两，防风（去叉）半两，独活（去芦头）半两，旋覆花（炒）一两，人参、白茯苓（去黑皮）、当归（切焙）、麦门冬（去心）、龙齿（捣）各半两。上一十二味，粗捣筛。每用药十钱匕，以水三盏，煎取一盏半，去滓温分三服，空心日午夜卧，各一服。

治中风舌强不得语，心神烦闷，竹沥汤方：淡竹沥五合，人乳汁二合，三年酱汁半合。上三味，相和调匀。分三服温服，口噤斡开灌之，立瘥。

治中风不得语，舌根涩硬，陈醋方：陈醋二合，三年酱汁、人乳汁各五合。上三味，相和研，以生绢滤绞取汁，分为三服，日夜服之，服尽能语。

治中风舌强不得语，白矾散方：白矾（生用）、桂（去粗皮）各二两。上二味，捣罗为散。每服一钱匕，安舌下，有涎吐出即语。

治中风不得语，舌根强，桂心散方：桂（去粗皮，捣，罗为末）半两。上一味，炒半钱匕，安舌下，辛辣痛甚为效，勿以水浆漱去，有涎即吐之。

治中风不语，精神冒闷，玳瑁丸方：玳瑁（镑）、丹砂（研）、雄黄（研）、白芥子各半两，麝香（研）一分。上五味，捣罗为末。再同研匀，别以银石器，酒煎安息香一两为膏，和丸如绿豆大。每服十丸，温童子小便下，不拘时候服，兼治忽中恶不语。

治中风舌强不语，手足拘急，发歇有时，羚羊角汤方：羚羊角（镑）、麻黄（去根节）、防风（去叉）、升麻、桂（去粗皮）、芎䓖、薏苡仁各一两，羌活（去芦头）、杏仁（去皮、尖、双仁，炒）各二两。上九味，粗捣筛。每服三钱匕，水一盏，入木通竹叶，煎至七分，去滓不拘时温服。

治中风舌强不语，独活酒方：独活（去芦头，剉）一两。上一味，以酒二升，煎取一升，别炒大豆五合，将药酒热投，良久温服三合，未瘥再服。

治中风舌强不语，三圣散方：没药（研）、琥珀（研）各一分，干蝎（全者炒）七枚。上三味，捣研为末。每服三钱匕，用鹅梨汁半盏，皂荚末一钱匕，浓煎汤一合，与梨汁相和调下，须臾吐出涎毒，便能语。

治心脾中风，舌强不语，涎潮昏塞，不省人事，雄黄丸方：雄黄（研）、丹砂（研）、牛黄（研）、天南星（牛胆内制者）、白僵蚕（生用）、天麻（生用）各半两，麝香一分，金薄、银薄各十五片（与麝香同研）。上九味，捣研为细末，炼蜜丸如鸡头实。每服二丸，温薄荷汁化下，不拘时。

（十）卷第八，中风身体不遂

论曰：中风身体不遂者，以机关纵缓，筋脉不收，故四肢皆不用也。此由腠理开疏，风邪伤脾胃之经，脾胃既虚，不能传化气泽，故四肢无所禀养，此《内经》所谓脾病四肢不用也。

治中风身体不遂，不能言语，精神恍惚，附子汤方：附子（炮裂，去皮脐一枚，重半两者），桂（去粗皮）半两，葛根（剉）一两半，犀角（镑）、地骨皮、白术、独活（去芦头）、芎䓖各一两，石膏（碎）三两。上九味，剉如麻豆。每服五钱匕，水二盏，入生姜五片，煎至一盏，去滓温服，空心并二服，夜一服，或夜并二服，空心一服，服讫以热姜粥投，衣复微汗出，慎外风，不欲汗即不必食粥。

治中风手足不遂，犀角汤方：犀角（镑）半两，防风（去叉，剉）三分，枳壳（去瓤，麸炒）、独活（去芦头）、桂（去粗皮）各半两，秦艽（去苗土）、当归（切焙）、芍药、白茯苓（去黑皮）、牛膝（酒浸，切焙）各三分，黑豆（炒熟）一合半，仙灵脾、葛根（剉）、人参各三分。上一十四味，粗捣筛。每服六钱匕，水二盏，入生姜五片，煎至一盏，去滓温服。上焦虚烦肝心风热，加竹沥半合同煎，食后临卧各一服。

治中风手臂不遂，口面偏斜，附子散方：附子（炮裂，去皮脐）、桂（去粗皮）各二两半，细辛（去苗叶）一两半，干姜（炮）、防风（去叉）各二两半，甘草（炙，剉）三分。上六味，捣罗为散。每用温酒调服一钱至二钱匕，空心午时各一服。

治中风手足不遂，口面㖞僻，乌鸡散方：乌雌鸡肉（炙干）二两半，桂（去粗皮）一两三分，细辛（去苗叶）三两，防风（去叉，剉）二两半，干姜（炮）二两半。上五味，捣罗为散。每服半钱加至一钱匕，食后良久温酒调下，日二夜一，未觉效，稍增至一钱半匕，以效为度。

治中风手足不遂，或拘挛屈伸不得，口眼㖞斜，偏风疼痛，或痛痹沉重，病在筋骨，生地黄煎方：生地黄（五斤捣研绞取汁，令尽），黑豆（一升，以水三升，煎至一升，绞去豆），大甜石榴（三颗，去蒂萼和子皮，同捣研取汁），晚蚕砂（炒）二两，海桐皮（炙，剉）三两，桂（去粗皮）、山芋各二两。上七味，先㕮咀四味，如大麻粒。于银石锅中，先煎地黄汁三二十沸，次下石榴黑豆汁，又煎三二十沸，即下㕮咀四味。勿停手搅，慢火煎至浓，用生帛绞去滓。次下好酥二两，再煎匀，搅如稠膏，即收于不津器中。每日空腹以无灰酒一盏调煎半匙头，搅和服之，如疾甚者，加至一匙头，每日三服，切慎房室。此方兼治妇人产后风血恶疾。

治中风手足不遂，羚羊角煎方：羚羊角（镑）、荆芥穗 、羌活（去芦头）、熟干地黄（焙）各一两，防风（去叉，剉）二两，黑豆（二盏，小者和防风炒熟，勿令焦），酒（五升乘防风黑豆热淋之）。上七味，先以四味㕮咀如麻豆。每服五钱匕，用前豆淋酒一盏半，同煎至八分，去滓重煎如膏。每空心温酒调服，日三夜一不拘时。

治中风手足不遂，蒴藋煎方：生蒴藋根汁、生地黄汁各一升，附子（炮裂去皮、脐，别捣，密绢细罗为末）一两，酥四两，生姜汁二合，蜜四两。上六味，先取蒴藋、地黄汁并附子末，同煎炼成稀膏。后入酥蜜姜汁，更煎令稠，入瓷器中。每日空腹及夜卧，温酒调半匙服。

治中风手足不遂，身体疼痛，肩背拘急，海桐皮丸方：海桐皮（细剉）二两，石斛（去根）三分，羌活（去芦头）半两，赤箭一两，牛膝（酒浸，切焙）、白附子（生）、防风（去叉）各一两，木香、山芋各三分，菊花、牡荆子各半两，丹砂（研）一两。上一十二味，为细末。以天南星末二两半，同好酒煮为膏，和丸如梧桐子大。每服十五丸，茶酒任下。

治中风手足不遂，肢体疼痛，天麻丸方：天麻、地榆各一两，乌头（炮裂，去皮脐）二两，玄参一两，胡蜂蛹子（焙干）三十枚，上五味，捣罗为末，炼蜜和丸，如梧桐子大。每服三丸至五丸，食前薄荷酒嚼下。

治中风手足不遂，涎涕胶黏，青龙丸方：附子（炮裂，去皮脐）、芎䓖、白术（米泔浸三日，每日换泔，取出焙干）、独活（去芦头）、蒲黄（用纸衬炒过）各一两，藁本（去苗土）一分，麻黄（去根节，百沸汤中急煮过，焙）三分，丹砂（研）、牛黄（研）、龙脑（研）各一分，麝香（研）半钱，熊胆（一分，滴水一两点，令化入药内）。上一十二味，研杵为细末。别用水银三两，以蒸枣五十枚，去皮核同研，水银星尽为度。次入诸药，更入少许熟蜜，和丸如鸡头大。每服半丸或一丸，临卧以熟水化下，其患甚者，每夜研二丸。如小儿惊涎，每丸分作三服，用薄荷汤化下。

治中风手足不遂，筋骨疼痛，行步艰难，腰膝沉重，天麻丸方：天麻二两，地榆一两，没药

（研）三分，玄参、乌头（炮裂，去皮脐）各一两，麝香（研）一分。上六味，除麝香没药细研外，同捣罗为末。与研药拌匀，炼蜜和丸，如梧桐子大。每服二十丸，温酒下，空心晚食前服。

治中风手足不遂，肢体瘴麻，骨节疼痛，赤箭丸方：赤箭、独活（去芦头）各一两，麻黄（去节）半两，乌头（炮裂，去皮脐）二两，芎䓖三分，干蝎（去土炒）、当归（切焙）各半两。上七味，捣罗为末，炼蜜和丸，如梧桐子大。每服三十丸，薄荷酒下，不拘时。

治中风手足不遂，挛缩屈伸艰难，夜合枝酝酒方：夜合枝、桑枝、槐枝、柏枝、石榴枝（生用，剉）各五两，羌活（去芦头，别捣）二两，黑豆（用紧小者，生用）五升，糯米五升，细曲七斤半，防风（去叉，别捣）五两。上一十味，先以水五斗，将五枝同煎，取二斗五升，去滓浸米黑豆两宿，蒸熟入曲，与防风、羌活二味拌和造酒，依常法酝封三七日，压去糟滓。取清酒三合至五合，时饮之，常令有酒气，无令过醉，恐至吐，即悖乱正气。

治中风手足不遂，神识冒昧，补心定气，白术酝酒方：白术（生用，切）、地骨皮、荆实（生用）各五升，菊花（未开者，生用）三升。上四味，粗捣筛。以水三石同煮取一石五斗，去滓澄清取汁酿黍米二石，用曲如常酝法，酒熟压去糟滓。取清酒于瓷器中收密封，每服三合至五合，续续饮之，有能饮者，常令半醉。但勿至吐，凡心风虚寒者，亦宜服此酒，后灸心俞两边各一寸五分，并五十壮。

治中风手足不遂，黑豆浸酒方：黑豆（一升拣紧小者净淘）。上一味，用酒五升，同入瓶中密封，用灰火煨，常令热，约至酒减半，即去豆取酒。每服空心及临卧时，各饮二合至三合。

（十一）卷第八，中风四肢拘挛不得屈伸

论曰：藏真散于肝，肝藏筋膜之气。筋为肝所养，筋得其养，则俯仰屈伸，莫或乖戾。若经络偏虚，风邪侵乘，客于机关，则筋脉缩急。干于阳络，则肩背从而拘挛。此皆邪气内盛，正气不能荣养诸筋，故为四肢拘挛，不得屈伸。久而不已，重感于邪，则夜卧不宁，小便滑数。凡以肝藏魂，其病为惊骇，又肾之脉络膀胱，其直者从肾上贯肝膈而致然也。

治中风四肢拘挛，百节疼痛，心烦恶寒淅淅，不欲饮食，麻黄汤方：麻黄（去根节，先煎，掠去沫，焙干）一两半，独活（去芦头）一两，细辛（去苗叶）、黄芩（去黑心）各半两。上四味粗捣筛。每服五钱匕，以水二盏，煎至一盏去滓，空心温服。相去如人行五七里再服，微汗即愈，病在四肢者并服。有热加大黄二分，剉如麻豆，用醋炒令紫色。腹满加枳壳二分，去瓤，麸炒。气逆加人参二分。胁下悸满加牡蛎灰二分。渴加栝蒌根二分。素有寒加附子一枚。炮裂，去皮脐。

治中风四肢拘挛，筋急浮肿，防己汤方：防己（半剉）一两，白茯苓（去黑皮）、桑根白皮（炙，剉）各二两，桂（去粗皮）、芎䓖各一两半，甘草（炙，剉）三两，芍药一两，麻黄（去节，先煎掠去沫，焙干）一两半。上八味，粗捣筛。每服五钱匕，水二盏，入大枣二枚劈破，煎至一盏，去滓温服，相去如人行十里再服，中间吃热生姜稀粥投之，衣复取汗，候汗解以粉粉之。慎触外风，病在四肢者宜并服，在晚食后良。

治中风四肢拘挛筋急，风行在皮肤，身体牢强，服之令人不虚。麻子仁汤方：麻子仁（捣研）一升，防风（去叉）一两，麻黄（去节，先煎掠去沫，焙干）一两半，陈橘皮（汤浸去白，焙）半两，桂（去粗皮）、石膏（捣碎）各一两，豉（炒）一合。上七味，粗捣筛。每服五钱匕，水二盏，入竹叶七片，生姜半分切，葱白一寸，同煎至一盏，去滓温服。空心一服，在夜即并二服，相去如人行十里，更一服，又相去如人行五里。吃热生姜葱稀粥投之，衣复取汗，密室慎外风为佳。

治中风四肢拘挛，舌强不能语，精神恍惚，人参汤方：人参三分，麻黄（去节，先煎掠去沫，焙干）一两半，石膏（捣碎）二两半，芍药三分，芎䓖、防己（剉）、桂（去粗皮）、防风（去

叉）一两，附子（炮裂去脐皮，一枚，重半两），杏仁（汤退皮、尖、双仁，炒）四十九枚。上一十味，剉如麻豆。每服五钱匕，水二盏，入生姜半分切，煎至一盏，去滓温服，空心一服，相去如人行五里再一服，衣复微汗，勿触外风，如体中觉热，每服更入竹沥一合，同煎三沸服。

治中风四肢拘挛筋急，或缓纵不随，骨肉疼痛，羸瘦眩闷，或腰背强直，或心忪虚悸，怵惕不安，服诸汤汗出后，又觉虚困，病仍未痊，急服羌活汤方：羌活（去芦头）三两，防风（去叉）三分，人参三两，白茯苓（去黑皮）四两，芎劳二两，远志（去心）二两半，薏苡仁（炒）三两，附子（炮裂去脐皮）、麻黄（去节，先煎掠去沫，焙干）、桂（去粗皮）各二两，磁石（煅，醋淬）五两，秦艽（去苗土）二两，五加皮二两半，丹参二两，生干地黄（焙）、杏仁（汤退去皮、尖、双仁，炒）各半两。上一十六味，剉如麻豆。每服五钱匕，水二盏，枣二枚劈破，生姜半枣大切，同煎至一盏，去滓温服。空心晚食前各一服，若病者有热，即去桂、加葛根一两（剉），白鲜皮一两（炙，剉）。四肢疼痛痿弱挛急，加当归（切焙）、细辛（去苗叶）各二两。

治中风四肢拘挛，急强疼痛，口燥咽干，舌上白屑，兼理寒冷风湿风毒，肢节挛急，及胸胁腰背心腹暴痛，不可转侧，防己麻黄汤方：防己一两一分，麻黄（去节，先煎掠去沫，焙干）一两，厚朴（去粗皮，涂生姜汁，炙五遍）一两半，独活（去芦头）一两，芎劳三分，石膏（捣）一两一分，秦艽（去苗土）三分，牛膝（酒浸，切焙）一两一分，桑寄生三分，桂（去粗皮）一两，葛根（剉）三分，甘草（炙，剉）三分。上一十二味，粗捣筛。每服五钱匕，水二盏，煎至一盏，去滓温服。日三夜一服，不拘时候。咳嗽者加杏仁（汤退去皮、尖、双仁，同捣）一两。

治中风筋脉挛急，腰膝无力，杜仲饮方：杜仲（去粗皮，炙，剉）一两半，芎劳一两，附子（炮裂，去皮脐）半两。上三味。剉如麻豆。每服五钱匕。水二盏。入生姜一枣大拍碎，煎至一盏，去滓空心温服。如人行五里再服，汗出慎外风。

治中风四肢拘挛，屈伸不得，附子饮方：附子两枚（大者，一枚炮裂，去皮脐，一枚生用），桂（去粗皮）二两，麻黄（去节，先煎掠去沫，焙干）四两，甘草（炙，剉）、杏仁（汤退去皮、尖、双仁，炒）各二两。上五味，粗捣筛。每服五钱匕，以水二盏，煎至一盏，去滓温服，相去如人行五里再服，以衣被盖之，通体有汗即愈。未汗用热生姜、葱、豉、稀粥投之、常服空心临卧服三合甚佳。

治中风四肢挛急，屈伸俯仰甚难，杏仁饮方：杏仁（汤退去皮、尖、双仁，炒）半两，附子（炮裂，去皮脐）三分，蜀椒（去目并闭口者，炒出汗）一分。上三味，剉如麻豆。每用五钱匕，以水二盏，煎取一盏去滓，空心分温二服，相去如人行五里再一服。以衣被盖之，取汗通身瘥，或只在夜并服亦佳。

治中风四肢筋脉拘挛，骨节疼痛少力，天麻丸方：天麻半两，蝎梢（微炒）、没药（研）各一分，麻黄（去根节）、地龙（去土，炒）各半两，丹砂（研）、麝香（研）各一分，防风（去叉）半两，乌头（去皮脐生用）、乳香（研）、自然铜（煅，醋淬）各半两，安息香（酒化，入蜜同熬成膏）一两。上一十二味，除安息香外，捣研为末，再同研匀，以安息香膏和剂，丸如梧桐子大。每服不计时候，以薄荷酒下二十丸，忌羊血。有人患手臂不遂，又有患腿膝无力，行步辄倒，服之并效。素有热人，减乌头一半。

治中风四肢拘挛，筋骨疼痛，乳香丸方：乳香（细研）一两，乌头（炮裂，去皮脐）半两，羌活（去芦头）一两，雄黄（细研水飞过）半两，白附子（炮）、羚羊角屑各一两，附子（炮裂，去皮脐）半两，原蚕蛾（微炒）、防风（去叉）、乌蛇（酒浸，去皮、骨，炙）、白僵蚕（炒）、虎胫骨（酥炙）各一两，腻粉、麝香（细研）各一分，赤箭、牛膝（酒浸，切焙）、没药（研）各半两。上一十七味，捣研为末，再同和匀，炼蜜丸如梧桐子大。每服用豆淋热酒下十丸，如人行十里再服。

治中风手足筋急，拘挛疼痛，地龙饼子方：地龙（炒）、海蛤、硫黄（研）、乌头（炮裂，去皮脐）各半两，鲮鲤甲（炙）一两。上五味，捣研为末，醋煮面糊为丸，如鸡头大。捏作饼子曝干，每用一饼，以葱白裹，安在手足节上，以手帛系住，阁在一杉木桶上，用热汤淋之，候觉骨中热极，方解去帛子。后看手足未得舒展时，再用热汤淋之。每一饼可用三次，如用药毕，且着衣服盖之，不得透风。

治中风四肢挛急，不得屈伸，身体沉重，行步艰难，骨节烦疼，附子汤方：附子（炮裂，去皮脐）、桂（去粗皮）、白术各二两，甘草（炙）一两。上四味，㕮咀。每服三钱匕，水一盏，入枣二枚劈破，生姜三片。同煎至七分去滓，不计时候稍热服，如有汗出为效。

治风邪客于机关，筋络缩急，肢体拘挛，生犀丸方：生犀（镑）、木香、赤箭、牛膝（去苗，酒浸，微炙）、芎䓖、天麻（浆水煮一日，切作片子，焙干）、荜澄茄各取末二两，薏苡仁、羌活（去芦头）、威灵仙（洗去土，焙干）、酸枣仁（微炒）、补骨脂、生干地黄（焙）、干薄荷各取末三两，黄芪（剉，焙）、何首乌（米泔浸五日，竹刀子切，焙）、白花蛇（酒浸一日，去皮、骨，炙黄）、甘菊花、杜仲（去粗皮，炙，剉）、厚朴（去粗皮，生姜汁炙，令香）、防风（去叉）、蔓荆实、桂（去粗皮）、丹砂（研）、白附子（微炮）、白芷、甘草（炙，剉）各一两，香墨（生用须是年深绝好者，用二两更佳）一两。上二十八味末，别入生龙脑五钱细研，于净盘中搅拌匀，再罗三五遍，须是匀细，炼蜜搜和得所，入臼中杵约三千下取出，每一两分作三十丸，以麝香油涂手为丸，以瓷器内收盛。身体昏沉，鼻塞气闷，煎人参汤嚼下二十丸，日三服，不拘时候。上膈不利，痰涎忽多，以龙脑木香汤嚼下二十丸，食后临卧，一日三服，常服茶酒任下。

治筋骨拘急，及软风疼痛，行履不得，酸枣仁煎方：酸枣仁（一半生一半炒）三两，虎骨（酒炙）一两半，海桐皮（剉）、羌活（去芦头）各二两，仙灵脾、赤箭、萆薢、杜仲（去粗皮，炙，剉）、败龟（酒炙）、蒺藜子（去角炒）、石斛（去根）、牛膝（切酒，浸焙）、巴戟天（去心）、附子（炮裂，去皮脐）、木香、熟干地黄（焙）、酥各一两，桑枝（一握一尺长），白蜜（四两）。上一十九味，捣罗十七味为末。再研匀，用清酒七斤，先煎桑枝，令色黄。去桑枝后下药末，更煎一二十沸。次下酥蜜，煎成膏。看香气得所，用瓷合盛，每服一匙头，温酒调下，日三服。

治风邪客于机关，筋脉缩急，肢体拘挛，白花蛇丸方：白花蛇（酒浸，去骨取肉，炙）一两，人参、蝉壳（洗泥土）、干蝎（去土炒）、天麻、白僵蚕（洗炒）、萆薢、当归（切焙）、羌活（去芦头）、芎䓖、白芷、乌头（炮裂，去皮脐）、附子（炮裂，去皮脐）各半两，狼毒（炮）三分，生犀（剉末）半两，龙脑（别研）三钱，雄黄（细研水飞）一两半，甘草（炙剉）一分。上一十八味，捣罗研匀，炼蜜和丸，如皂子大。每服不拘时候，茶酒任嚼下一粒。

治筋骨拘急，胁下痛不可转侧，天雄丸方：天雄（炮裂，去皮脐）一两，桂（去粗皮）、羌活（去芦头）、当归（切焙）、白术（炒）、天麻（酒炙）、芎䓖各一两，乌药（炒）、陈橘皮（去白焙）、续断、石斛（去根）、白茯苓（去黑皮）、干姜（炮）、白芷（炒）、干蝎（去土炒）、干漆（炒烟出）各一两。上一十六味，捣罗为末，炼蜜和丸，如梧桐子大。每服三十丸，空心荆芥酒下，日二服。

治筋络拘急，挛缩疼痛，白花蛇散方：白花蛇（酒浸，去、皮骨，炙）、天南星（炮）、天雄（炮裂，去皮脐）、白僵蚕（炒）、干蝎（去土炒）、麻黄（去根节，汤煮掠去沫，焙）各一两，蜂子、甘草（炙）、干姜（炮）各半两。上九味，捣罗为散研匀。每服二钱匕，温酒调下。

治筋脉中风，四肢拘挛，不得屈伸，手足无力，舒筋丸方：乌头（去皮脐，半生半炒）一两，牛膝（酒浸，切焙）一两，地龙（去土炒）一两，赤小豆（生为末）二合，乌药（剉）一两。上五味，捣罗为末，炼蜜和丸，梧桐子大。每服十五丸，盐汤下，不拘时候。

治风气四肢挛搐，乌荆丸方：乌头（炮裂，去皮脐）一两，荆芥穗（二两）。上二味，捣罗为末，醋面糊丸，如梧桐子大。每服二十丸，酒或熟水下，有疾食空心日三四服，无疾早晨一服。

（十二）卷第九，中风半身不遂

论曰：脾胃为水谷之海，水谷之精，化为气血，气血充盛，则身体滋荣，而风邪不能为寇。脾胃既弱，水谷亏耗，所以滋养者不足。血气偏虚，又为邪风所侵，此所以半身不遂。病苦悲伤不乐，恶闻人声，少气时汗出，臂偏不举，诊其脉寸口沉细是也。又寸口偏绝者，则偏不遂，两手俱绝，则不可治。

治中风半身不遂，心虚风热，发即恍惚烦闷，筋脉挛急，荆沥汤方：荆沥（旋入），麦门冬（去心，生用）二两，地骨皮（刮洗，焙）二两，人参一两，白茯苓（去黑皮）一两，栀子仁一两，甘草（炙）一两半，黄芩（去黑心）一两，芎䓖一两，桂（去粗皮）一两，细辛（去苗叶）一两，杏仁（汤浸去皮、尖、双仁，炒）一两，豉（炒微干）一合半，防风（去叉）一两，海桐皮一两，石膏一两半，竹沥（旋入）。上一十七味，除荆、竹沥外，十五味㕮咀，如麻豆大。每用一十二钱匕，以水四盏，入一姜一分切，煎取二盏去滓。入荆、竹沥各一合，更煎五沸，分四服，日三夜一，间食服之良。

治中风半身不遂，口面㖞斜，语不得转，防己汤方：防己（剉）一两，竹沥（旋入），防风（去叉，剉）一两，升麻一两，桂（去粗皮）一两，麻黄（去根节，先煎，掠去沫，焙干用）一两半，芎䓖一两，羚羊角（镑）一两。上八味，先将七味粗捣筛。每用药十二钱匕，以水四盏，煎至二盏去滓，入竹沥二合，更煎三沸，温分三服。空心午时夜深各一服，常服加独活一两半最佳。此方神良，若手足逆冷。加干姜一两炮裂，若不即除，更服后麻黄防风汤。

治中风半身不遂，麻黄防风汤方：麻黄（去根节，先煎，掠去沫，焙干）、防风（去叉）、芍药各三分，防己、桂（去粗皮）、芎䓖、黄芩（去黑心）、甘草（炙）、白术、人参各半两，附子（炮裂，去皮脐）一两半，独活（去芦头）半两，竹沥（旋入），升麻半两，石膏、羚羊角（镑屑）各一两。上一十六味，先将十五味㕮咀，如麻豆大。每用药一十五钱匕，以水四盏，入生姜一分切，煎至二盏去滓，入竹沥二合，更煎三沸，分温三服，空心并二服，服可相去如人行十里。更一服若有滞气者，即进后芍药汤。

治中风半身不遂，芍药汤方：芍药、防风（去叉）、麻黄（去根节，先煎，掠去沫，焙干用）各三分，葛根（剉）一两，黄芩（去黑心）、防己、桂（去粗皮）各半两，干姜（炮裂）一两，白术、人参、独活（去芦头）、芎䓖、竹沥（旋入）、升麻、牛膝（去苗，剉，微炒）、石膏（碎）、陈橘皮（汤去白，焙）、羚羊角（镑屑）、五加皮（炙）各半两。上一十九味，先将十八味㕮咀，如麻豆大。每用药一十二钱匕，以水四盏，煎取二盏去滓。入竹沥一合，更煎三沸，分温三服，空心午时夜卧各一服。

治中风半身不遂，口不能言，及治诸偏枯，白鲜皮汤方：白鲜皮（炙，剉）、附子（炮裂，去皮脐）、麻黄（去根节，先煎，掠去沫，焙干用）、杏仁（汤退去皮、尖、双仁，炒）、白术、防风（去叉）、葛根、独活（去芦头）、防己、人参、茯神（去木）、甘草（炙）、当归（切焙）各一两半，石膏（碎）三两，桂（去粗皮）一两，白芷半两。上一十六味㕮咀，如麻豆大。每用药十钱匕，以水三盏，煮取一盏半，去滓分温三服，日二夜一，不拘时候。

治中风半身不遂，口不能言，独活汤方：独活（去芦头）、桂（去粗皮）各二两，葛根（生者剉）四两，甘草（炙）、防风（去叉）、当归（切焙）各一两，芍药一两半，附子（炮裂，去皮脐）半两，半夏（汤洗七遍，先与生姜二两同捣，炒干用）一两半。上九味㕮咀，如麻豆大。每用药十二钱匕，以水三盏，入生姜半分，拍碎同煎，至二盏去滓，分温三服，空心午时及夜卧各一服。

治中风手足半身不遂，口面㖞僻，侧子汤方：侧子（炮裂，去皮脐）一分，麻黄（去根节，先煎，掠去沫，焙用）一两半，附子（炮裂，去皮脐）一分，独活（去芦头）、芎藭、秦艽（去苗土）各一两，磁石（烈火烧，赤醋淬十遍淘用）三两，木通、山茱萸、山芋各一两，杜仲（去粗皮，剉）、白鲜皮各一两半，甘草（炙）、桂（去粗皮）各一两，防风（去叉）半两。一十五味㕮咀，如麻豆大。每用十五钱匕，以水四盏，入生姜一分切，煎至二盏去滓，分温三服。旦一服。夜并二服。服此汤讫，须暖复所患处，微取汗，慎外风。

治中风手足一边不遂，言语謇涩，白芷汤方：白芷、白术、芎藭、防风（去叉）各半两，羌活（去芦头）一两，麻黄（去根节，先煎，掠去沫，焙干用）半两，石膏一两半，牛膝（去苗）、狗脊（去毛）、萆薢（炒）各半两，薏苡仁（炒）、杏仁（汤退去皮、尖、双仁，炒）、附子（炮裂，去皮脐）、葛根各一两，桂（去粗皮）一两半。上一十五味㕮咀如麻豆大，每用十八钱匕，以水四盏，入生姜一分切，煎取二盏，去滓分温三服，微热服，日二夜一。

治中风手足不遂，身体疼痛，口面㖞斜，一眼不合，芎藭汤方：芎藭、防风（去叉）、白术、白芷、牛膝（去苗）、狗脊（去毛）、萆薢（炒）、薏苡仁（炒）各半两，杏仁（汤退去皮、尖、双仁，炒）、人参、葛根（剉）、羌活（去芦头）各一两，麻黄（去根节，先煎，掠去沫，焙干用）二两，石膏（碎）、桂（去粗皮）各一两半。上一十五味，粗捣筛。每用十二钱匕，以水三盏，煎取二盏，去滓分三服。微热服之，日二服，夜一服。服药后。宜依法次第灸诸穴，风池二穴，肩髃一穴，曲池一穴，支沟一穴，五枢一穴，阳陵泉一穴，巨虚上下廉各一穴，灸九次即瘥。

治中风手足一边不收，精神健忘，茯神汤方：茯神（去木）三两，防风（去叉）、牛膝（去苗）、枳壳（去瓤，麸炒）、防己（剉）、秦艽（去土）、玄参（坚者）、芍药、黄芪（细剉）、白鲜皮（剉）、泽泻、独活（去芦头）各二两，桂（去粗皮）一两半，五味子半升，人参半两，薏苡仁（炒）半升，麦门冬（去心焙）半两，羚羊角（镑屑）二两，石膏（碎）半斤，甘草（炙剉）一两半，磁石一十二两（烈火烧，赤醋淬十遍淘用，别捣碎）。上二十一味，除磁石外，粗捣筛。每用药一两，磁石末半两，别入杏仁七枚，去皮尖，碎，以水四盏，同煎至二盏去滓。分二服，微热服之，空心并午时各一服，每自中春宜服，至季夏即住。

治中风半身不遂，手脚拘急，不得屈伸，身体痹冷，或时瘛疭，或身背强直不语，或狂言妄语，或角弓反张，或欲得食，或不能食，或大小便不利，悉皆治之，人参汤方：人参一两半，麻黄（去根节，先煎，掠去沫，焙干用）一两，桂（去粗皮）、当归（切焙干）独活（去芦头）甘草（炙剉）各一两半，石膏（碎）三分，黄芩（去黑心）、干姜（炮裂切）各半两，杏仁（汤退去皮、尖、双仁，炒）四十枚。上一十味，粗捣筛。每用药十二钱匕，以水三盏，煎取一盏半，去滓分温二服，空心并服。服可相去如人行五里，衣复令汗出，汗解即食白粥，慎外风。未汗复煎服之，唯汗出得瘥，服药后如人行七八里，用热生姜稀粥投，乃汗出。

治中风半身不遂，口不能语，葛根汤方：葛根四两，独活（去芦头）二两，芍药一两半，半夏（汤浸洗，用生姜生布挼洗七遍，令滑尽，一两半入生姜，二两同杵焙），桂（去粗皮）二两半，当归（细切焙干）、附子（炮裂，去皮脐）、甘草（炙）、防风（去叉）各一两。上九味，剉如麻豆。每用药十二钱匕，生姜一枣许拍碎，以水四盏，同煎至二盏，去滓分温三服，每空心晚食前，及夜卧时，各一服。

治中风半身不遂，口不能言，冒昧如醉，不知人，又集验方云："凡风生于涎毒，多起于肾脏，肾恶燥，燥则生热，热气上乘则成风病，入室多则肾干，故令半身不遂"。芎藭汤方：芎藭二两，石膏（碎）四两，桂（去粗皮）、人参各二两，麻黄（去根节，先煎，掠去沫，焙干用）三两，甘草（炙剉）二两，杏仁（汤退去皮、尖、双仁，炒）四十枚，干姜（炮裂切）三两，当归（切焙）二两。上九味，粗捣筛。每用药十二钱匕，以水四盏，煮取二盏，去滓分温三服，日二夜一，不拘时服。

治中风半身不遂，羚羊角汤方：羚羊角（镑屑）一两，独活（去芦头）一两半，升麻一两一分，麻黄（去根节，先煎，掠去沫，焙干用）一两半，葛根（细剉）一两一分，防风（去叉）一两一分，桂（去粗皮）、甘草（炙，剉）各一两。上八味，粗捣筛。每用药十二钱匕，以水四盏浸药，经一宿，明日五更初，便煎取二盏，绞去滓，分温二服，服可相去如人行五里。服后以衣复，微汗出，慎外风。

治中风半身不遂，口眼㖞斜，手足拘挛，或生亸曳，语言謇涩，心多悸惊，其状多端，各随所中。此由气血俱虚，腠理疏弱，风邪外中，真气失守，邪正相干，故为是病。宜服黑龙丸方：附子（炮裂，去皮脐）二两，乌头（炮裂，去皮脐）四两，乌蛇（酒浸一宿，去皮、骨，炙用）二两，干蝎（炒）一两半，苍术（剉，碎麸炒）二两，防风（去叉）二两，厚朴（去粗皮，生姜汁炙令香）二两，麻黄（去根节）三两，赤芍药（剉）一两，白芷（剉）二两，芎䓖（剉）二两，陈橘皮（汤去白，焙）二两，天南星（生用）半两，吴茱萸（净拣，用水淘七遍，微炒）一两，白术（剉碎）一两，自然铜。上一十六味，将自然铜粉，入诸末相和匀，捣罗为末，炼蜜丸梧桐子大，于腊月内合甚妙。如中风瘫痪，半身不遂，起止不能者，每日空心临卧，豆淋酒下一丸，六十日内必瘥。或患筋骨腰脚疼痛，走注不定，坐即刺腰，卧即刺背，行即入脚，服药二十日定愈。亦豆淋酒下，须臾以葱粥一盏投之，以衣被盖汗出，然后更服一丸瘥。如或患五七日间未得汗，亦如前法，才入口汗立出安。若男子元藏气痛，脐下撮痛不可忍者，以槟榔一枚，酒磨一半，入生姜汁少许，同煎五七沸，研二丸服之，须臾以小麦麸醋拌炒，热熨脐下便止。或男子妇人患破伤风、麻风、暗风、偏风，并豆淋酒下一丸至二丸，立效。或患痃癖气，其病发时，牵痛甚者，用槟榔一枚，中分破，一半生，一半炙令黄色，都一处碾为末，用酒一盏，葱白一握同煎，葱熟倾盏内，候酒温，先呷一两口，将葱白和药两丸烂嚼，以煎酒咽之，须臾分泄便止。些小风疾，只一服必瘥。

治中风半身不遂，沉重，天麻散方：天麻、白附子、白僵蚕（炒）、防风（去叉）、麻黄（去节）、甘菊花（择）、白鲜皮、藁本（去苗土）、羌活（去芦头）、独活（去芦头）、细辛（去苗土）、阿胶（炙令燥）、干蝎（去土炒）、乌蛇（酒浸，去皮、骨，炙）各三两，当归（炙，剉）、桂（去粗皮）、白茯苓（去黑皮）、干姜（炮）、甘草（炙）各一两半。上一十九味，捣罗为散。每空腹暖酒调三钱匕。

治中风半身不遂，病苦悲伤，恶闻人声，少气多汗，偏臂不举，三石丸方：凝水石（火煅通赤，研为细末）三两半，石膏（煅令通赤，研为细末）一分，阳起石（煅令通赤，研为细末）一钱一字，天南星（炮裂去皮为末）、天雄（炮裂，去皮脐为末）、草乌头（炮裂，去皮脐为末）、白附子（炮为末）、干蝎（去土炒为末）、白僵蚕（炒为末）、蝉壳（去土焙干，为末）各半钱，龙脑（研）、麝香（研各一钱）、海蛤（烧通赤，细研）二两。上一十三味，再同研令细，入白面一钱半令匀，炼蜜和丸，如鸡头大。每服一丸，细嚼，荆芥薄荷汤下，茶酒亦得，不拘时候。

治脾胃虚弱，气血亏耗，风邪内攻，半身不遂，少气汗出，轻骨丹方：狗脊（去毛）、木鳖子（去壳）、五灵脂、草乌头（去皮）上四味，等分并生用，捣罗为末，醋煮面糊，用东南引桃柳枝各七茎，搅候糊成和丸，如梧桐子大、阴干。每服七丸，温酒下，不拘时候。

二、《千金宝要》

卷之三，中风大风水气第十二

大风半身不遂，蚕沙两石，熟蒸作直袋三枚，各受七斗，热盛一袋着患处，如冷，即取余袋，一依前法，数数易，百不禁，瘥止。须羊肚酿粳米、葱白、姜、椒、豉等烂煮，热吃，日食一枚，十日止。千金不传。

百种风，灸脑后项大椎平处两厢，量二寸三分，各灸百壮得瘥。须取病人指寸量。

卒病恶风欲死，灸第五椎，名曰藏输，一百五十壮，三百壮便愈。

中风口僻眼急，诸药不能瘥者，枳实上青刮取末，欲至心止，得茹五升，微火炒去湿气，以酒一斗渍，微火暖令得药味，随性饮之大验。治缓风、急风并佳。

中风口喎，炒大豆三升令焦，以酒三升淋取汁，顿服之。口噤不开亦治。

又方：大皂角一两，去皮、子，下筛，以三年大酢和。左喎涂右，右喎涂左。干更涂之。

卒气短，捣韭汁，服一升立瘥。

大风疾，炼松脂投水中二十遍，蜜丸，服二两。饥便服之，日三。鼻柱断离者，二百日服之差。断盐及杂食、房室。

又方：天门冬，酒服百日愈。

大风，灸百会七百壮。

肾寒，灸肾腧百壮。

中风口喎，灸手交脉三壮。左灸右，右灸左。其炷如鼠屎，横安之，两头下火。

卒上气鸣急，便欲死者，捣韭汁，服一升良。

乏气，枸杞叶、生姜，各二两，㕮咀，以水三升，煮取一升，顿服。

凡卒中风口喎，以苇筒长五寸，以一头刺耳孔中，四畔以面密塞之，勿令泄气。一头内大豆一颗，并艾烧之令燃，灸七壮，即瘥。患右灸左，患左灸右。耳病亦灸之。若不能语者，灸第三指上百壮。若眼反，口噤，腹中切痛，灸阴囊下第一横理十四壮。人卒死者，灸法同之。

三、《三因极一病症方论》

（一）卷之二，叙中风论

夫风为天地浩荡之气，正顺则能生长万物，偏邪则伤害品类，人或中邪风，鲜有不致毙者。故入脏则难愈，如其经络空虚而中伤者，为半身不遂，手脚瘫痪，涎潮昏塞，口眼喎斜，肌肤不仁，痹瘁挛僻，随其脏气，所为不同。或左或右，邪气反缓，正气反急，正气引邪，喎僻不遂。盖风性紧暴，善行数变，其中人也卒，其眩人也晕，激人涎浮，昏人神乱，故推为百病长。圣人先此以示教，太医编集，所以首论中风也。然四气皆能中人，在证亦有缓纵、挛急、搐搦、痹瘁、奄忽不知人者，不可不以脉别。故论曰：寒热诸痹所有证候，皆如风状，须得脉别可也。要知脉浮则为风，紧则为寒，细则为湿，数则为热；外证走注自汗则为风，疼痛无汗则为寒，缓弱热顽则为暑，停着肿满则为湿。随其并合，尤宜历辨，唯详其所因，合以脉诊，在络在经，入腑入脏，依而调之，乃可为治。

（二）卷之二，五脏中风证

肝中风者，人迎并左关上脉浮而弦。在天为风，在地为木，在人脏为肝。肝虚，喜中风，为类相从，故脉应在左关。肝风之状，多汗恶风，色微苍，头目瞤，左胁偏痛，嗜甘，如阻妇状，筋急挛痹不伸，诊在目，其色青。

心中风者，人迎与左寸口脉洪而浮。在天为热，在地为火，在人脏为心。心虚，因中邪风，乃子母相因，故脉应在左寸口。心风之状，多汗恶风，色微赤，翕翕发热，喑不能言，欲饮食，食则呕，诊在舌，其色赤焦。

脾中风者，人迎与右关上脉浮而微迟。在天为湿，在地为土，在人脏为脾。脾虚，因中风邪为胜克，故脉应在右关上。脾风之状，多汗恶风，薄黄，四肢怠堕，皮肉瞤动，发热短气，不欲饮食，嗜卧如醉人，诊在唇，其色黄。

肺中风者，人迎与右寸口脉浮涩而短。在天为燥，在地为金，在人脏为肺。肺虚，因中邪风为乘克，故脉应在右手寸口。肺风之状，多汗恶风，色皓然而白，口燥而喘，逆气肩息，身重背痛，面胀肿，昼瘥暮甚，诊在鼻，其色白。

肾中风者，人迎与左尺中脉浮而滑。在天为寒，在地为水，在人脏为肾。肾虚，因中邪风，为母子相感，故脉应在左尺中。肾风之状，多汗恶风，色如炲，面庞然浮肿，腰脊痛引小腹，隐曲不利，昏寝汗愈多，志意惶惑，诊在耳，其色黑。

胃中风者，人迎与两关上脉并浮而大。六腑无中风论，惟胃有者，以胃为脏海，纳五味以滋养五脏，虚而中邪风。故其状，额多汗，食饮不下，隔塞不通，腹善满，失衣则胀，张口肩息，心下淡淡，食寒则泄。

四、《济生方》

诸风门，中风论治

医经云：夫风者，百病之长也。由是观之，中风在伤寒之上，为病急卒。歧伯所谓大法有四：一曰偏枯，二曰风痱，三曰风懿，四曰风痹，言其最重者也。外有五脏诸风，皆载之于千金矣，兹不复叙。大抵人之有生，以元气为根，营卫为本，根气强壮，营卫和平，腠理致密，外邪客气焉能为害？或因喜怒，或因忧思，或因惊恐，或饮食不节，或劳役过伤，遂致真气先虚，荣卫失度，腠理空疏，邪气乘虚而入。及其感也，为半身不遂，肌肉疼痛，为痰涎壅塞，口眼㖞斜，偏废不仁，神智昏乱；为舌强不语，顽痹不知，精神恍惚，惊惕恐怖，或自汗恶风，筋脉挛急，变证多端。治疗之法，当推其所自，若内因七情而得之者，法当调气，不当治风，外因六淫而得之者，亦先当调气，然后依所感六气，随证治之，此良法也。但发直吐沫，摇头上擈，面赤如妆，或头面青黑，汗缀如珠，眼闭口开，声如鼾睡，遗尿不知人者，皆不可治。

又论：夫中风者，风气中于人也。卒然中风，神昏如醉，四肢不收，涎潮于上，声如牵锯，牙关紧急，汤药不能下咽，命在须臾。但眼闭口干，声如鼾睡，遗尿者，皆所不治。当此之时，先宜用搐鼻法，俟其喷嚏，即以稀涎散灌之，若气苏神省，却按前方施以治法。前贤方论，中风无吐法，或为有吐法，考之二者终不可吐。大率一时气闭不行，痰涎蓄聚，所以昏愦，盖痰涎者，乃养关节之物，岂可吐乎？痰涎既出，关节无所滋助，虽曰苏省，多为偏废之人矣。如稀涎散不犯银粉，药又不犯藜芦、瓜蒂，药不特不坏脾胃，其效尤着，岂不美欤？

第六节　金元时期

医学发展至金元，跨进了全面更新的重要历史时期。这一时期，刘完素的火热理论、张元素的脏腑辨证、李东垣的脾胃学说、张从正的祛邪理论及汗、吐、下三法、以及朱丹溪的养阴理论，无不自成体系。在对中风病的认识上，也出现各家争鸣的现象。刘完素认为中风乃由内而生，而非外来风邪。其病机为阳盛阴衰，心火暴甚，肾水虚衰；其病因多由五志过极。在治疗上，刘氏主张用寒凉药除郁热、开结滞、散风宣通气血。李东垣认为中风非外来风邪，乃本自气病。认为凡人过四旬，气衰之际，或忧喜愤怒伤其气者，多有此证。朱丹溪认为中风病外中风邪极少，并提出痰热生风的病机理论，认为湿土生痰，痰生热，热生风；治法分血虚、气虚、夹火、夹湿，认为治风先治痰，次养血行血，倡用竹沥、姜汁开痰养血。至元末，王安道则首创真中、类中之说，并且将诸医家学说融会贯通，使中风理论趋于完善，这对明清医学理论有着重要影响。

一、《医学启源》

卷之上，主治心法，中风

手足不遂者，中府也，病在表也，当先发汗，羌活、防风、升麻、柴胡、甘草各二钱，作一服，取发汗，然后行经养血，当归、秦艽、甘草、独活各一两，行经〔者〕、随经用之。

耳聋目瞀及口偏，邪中藏也，病在里也，当先疏大便，然后行经。白芷、柴胡、防风、独活各一两，又川芎半两，薄荷半两。上为末，炼蜜丸弹子大，每服一丸，细嚼，温酒下，茶清亦可。

二、《素问病机气宜保命集》

卷中，中风论第十

论曰：经云风者百病之始，善行而数变，行者动也。风本生于热，以热为本，以风为标，凡言风者热也。叔和云：热则生风，冷生气，是以热则风动，宜以静胜其躁，是养血也。治须少汗，亦宜少下，多汗则虚其卫，多下则损其荣，汗下各得其宜，然后易治经。虽有汗下之戒，而有中脏中腑之说。中腑者，宜汗之；中脏者；宜下之。此虽合汗下，亦不可过也。仲景曰：汗多则亡阳，下多则亡阴。亡阳则损其气，亡阴则损其形。经曰：血气者人之神，不可不谨养也。初谓表里不和，须汗下之；表里已和，是易治之在经也。其中腑者，面加五色，有表证，脉浮而恶寒拘急不仁。或中身之后、或中身之前、或中身之侧、皆曰中腑也，其治多易。中脏者，唇吻不收，舌不转而失音，鼻不闻香臭，耳聋而眼瞀，大小便秘结，皆曰中脏也，其治多难。经曰：六腑不和，留结为痈；五脏不和，九窍不通。若外无留结，内无不通，必知在经也。初证既定，宜以大药养之。当顺时令而调阴阳，安脏腑而和荣卫。察病机，审气宜，而少有不愈者。若风中腑者，先以加减续命汤，随证发其表。若忽中脏者，则大便多秘涩，宜以三化汤通其滞。表里证已定，别无他变，故以大药和治之。大抵中腑者，多着四肢。中脏者，多滞九窍。虽中腑者多兼中脏之证，至于舌强失音，久服大药，能自愈也。有中风湿者，夏月多有之，其证身重如山，不能转侧，宜服除湿去热之药治之，不可用针，可用灸。今具六经续命汤，通治八风五痹痿厥等疾，以一岁为总，以六经为别。春夏加石膏、知母、黄芩，秋冬加桂、附。又于六经别药，随证细分加减，自古名医，不能越此。

凡觉中风，必先审六经之候，慎勿用大热药乌附之类。故阳剂刚胜，积火燎原，为消狂疮肿之属，则天癸竭而荣卫涸，是以中风有此诫。故经所谓邪风之至，疾如风雨。易曰：挠万物者，莫疾乎风。若感之浅者，留于肌肤；感之深者，达于骨髓。盖祸患之机，藏于细微，非常人之豫见，及其至也，虽智者不能善其后，是以圣人之教下，皆谓之虚邪贼风，避之有时。故中风者，俱有先兆之证，凡人觉大拇指及次指麻木不仁、或手足不用、或肌肉蠕动者、三年内必有大风。经曰：肌肉蠕动，名曰微风，宜先服八风散、愈风汤、天麻丸，各一料为效。故手大指次指手太阴阳明经，风多著此经也。先服祛风涤热之剂，辛凉之药，治内外之邪，是以圣人治未病，不治已病。又曰：善治者治皮毛，是止于萌芽也。故初成获愈，固久者伐形，是治病之先也。

中风之人，如小便不利，不可以药利之。既得自汗，则津液外亡，小便自少。若利之，使荣卫枯竭，无以制火，烦热愈甚，当候热退汗止，小便自行也，兼此证乃阳明。大忌利小便，须当识此。中风之人能食者，凡中风，多能食，盖甲己化土，脾盛故能食。由是多食则脾气愈盛，土克制肾水，水亏则病增剧也，病宜广服药，不欲多食，病能自愈。中风多食者，风木盛也，盛则克脾，脾受敌，求助于食。经曰：实则梦与，虚则梦取，是也。当泻肝木，治风安脾，脾安则食少，是其效也。

中风之人，不宜用龙、麝、犀、珠。譬之提铃巡于街，使盗者伏而不出，益使风邪入于骨髓。如油入面，莫能出也，此之类焉。若痰潮不省，昏愦不知人事，宜用药下其痰涎，故风者乃百病之长，庸可忽诸。

小续命汤：麻黄（去节）、人参、黄芩、芍药、防己、桂枝、川芎、甘草各一两，防风一两半，附子半两，杏仁一两。上除附子、杏仁外，捣为粗末，后入二味令匀。每服五七钱，水一盏半，生姜五片，煎至一盏，去滓稍热服，食前。

凡中风，不审六经之加减，虽治之不能去其邪也。内经云：开则淅然寒，闭则热而闷，知暴中风邪，宜先以加味续命汤，随证治之。

中风无汗恶寒，麻黄续命主之：麻黄、防风、杏仁。依本方添加一倍，宜针太阳至阴出血，昆仑阳跷。

中风有汗恶风，桂枝续命主之：桂枝、芍药、杏仁。依本方添加一倍，宜针风府。上二证，皆太阳经中风也。

中风无汗身热，不恶寒，白虎续命主之：石膏、知母（一料中各加二两），甘草（依本方加一倍）。

中风有汗身热，不恶风，葛根续命主之：葛根二两，桂枝、黄芩（依本方加一倍）。宜针陷谷、刺厉兑。针陷谷者，去阳明之贼也；刺厉兑者，泻阳明经之实也。以上二证。阳明经中风也。

中风无汗身凉，附子续命主之：附子（加一倍），干姜（加二两），甘草（加三两）。宜刺隐白穴，去太阴之贼也。此一证太阴经中风也。

中风有汗无热，桂枝续命主之：桂枝、附子、甘草（依本方加一倍）。宜针太溪，此证少阴经中风也。

中风六证混淆，系之于少阳厥阴，或肢节挛痛，或麻木不仁，宜羌活连翘续命主之：小续命八两，加羌活四两，连翘六两。古之续命，混淆无六证之别，今各分经疗治。又分经针刺法，厥阴之井大敦，刺以通其经；少阳之经绝骨，灸以引其热。是针灸同象法，治之大体也。

中风外无六经之形证，内无便溺之阻格，知血弱不能养筋，故手足不能运动，舌强不能言语。宜养血而筋自柔，大秦艽汤主之：秦艽（三两）、甘草（二两），川芎（二两），当归（二两），白芍药（二两），细辛（半两），川羌活、防风、黄芩（各一两），石膏（二两），吴白芷（一两），白术（一两），生地黄（一两），熟地黄（一两），白茯苓（一两），川独活（二两）。上十六味剉。每服一两，水煎去渣，温服无时。如遇天阴，加生姜煎七八片。如心下痞，每两加枳实一钱同煎。

中风外有六经之形证，先以加减续命汤，随证治之。内有便溺之阻格，复以三化汤主之：厚朴、大黄、枳实、羌活（各等分）。上剉如麻豆大。每服三两，水三升，煎至一升半，终日服之，以微利为度，无时。法曰：四肢不举，俗曰瘫痪。故经所谓太过则令人四肢不举，又曰土太过则敦阜。阜高者，敦厚也。既厚而又高，则令除去，此真所谓膏粱之疾，非肝肾经虚。何以明之？经所谓三阳三阴发病，为偏枯痿易，四肢不举。王注曰：三阴不足，以发偏枯；三阳有余，则为痿易。易谓变易，常用而痿弱无力也。其治则泻，令气弱阳衰土平而愈，或三化汤、调胃承气汤，选而用之，若脾虚则不用也。经所谓土不及则卑陷，卑下者，陷坑也，故脾病四肢不用，四肢皆禀气于胃，而不能至经，必因于脾乃得禀受也。今脾不能与胃行其津液，四肢不能禀水谷气，日以衰，脉道不利，筋骨肌肉皆无气以生，故不用焉。其治可补，十全散加减四物，去邪留正。

愈风汤：中风证内邪已除，外邪已尽，当服此药，以行导诸经。久服大风悉去，纵有微邪，只从此药加减治之。然治病之法，不可失其通塞，或一气之微汗，或一旬之通利，如此为常治之法也。久则清浊自分，荣卫自和，如初觉风动，服此不致倒仆。羌活、甘草、防风、蔓荆子、川芎、细辛、枳壳、人参、麻黄、甘菊、薄荷、枸杞子、当归、知母、地骨皮、黄芪、独活、杜仲、吴白芷、秦艽、柴胡、半夏、前胡、厚朴、熟地黄、防己各二两，茯苓、黄芩各五两，石膏四两，芍药三两，生地黄、苍术各四两，桂枝一两。以上三十三味共七十八两。上剉。每服一两，水二盏，煎至一盏，去渣温服。如遇天阴，加生姜煎，空心一服，临卧再煎药渣服。俱要食远服，空心一服，啜下二丹丸，为之重剂；临一服，啜下四白丹，为之轻剂。重以安神，轻以清肺，假令一气之微汗，用愈风汤三两，麻黄一两，均作四服，一服生姜五片，空心服，以粥投之，得微汗则佳。如一旬之通利，用愈风三两，大黄一两，亦均作四服，如前煎，临卧服，得利则妙。常服之药，不可失四时之转。如望春大寒之后，加半夏二两，通四两，柴胡二两，通四两，人参二两，通四两，谓迎而夺少阳之气也。初夏之月半，加石膏二两，通六两，黄芩二两，通七两，知母二两，通四两，谓迎而夺阳明之气也。季夏六月，加防己二两，通四两，白术二两，茯苓三两，谓胜脾土之湿也。初秋大暑之后，加厚朴二两，通四两，藿香二两，桂一两，通二两，谓迎而夺太阴之气也。霜降之后望冬，加附子一两，桂一两，通二两，当归二两，通四两，谓胜少阴之气也。得春减冬，四时类此。虽立法于四时之加减，又宜临病之际，审病之虚实热寒，土地之宜，邪气之多少。

此药具七情六欲四气，无使五脏偏胜，及不动于荣卫。如风秘服之，则永不燥结。如久泻服之，则能自调。初觉风气，便能服此药及新方中天麻丸各一料，相为表里，治未病之胜药也。及已病者，更宜常服。无问男子妇人及小儿惊痫搐、急慢惊风等病，服之神效。如解利四时伤风，随四时加减法，又疗脾肾虚，筋弱，语言难，精神昏愦，及治内弱风湿。内弱者，乃风湿火炎，体重者，乃风湿土余。内弱之为病，或一臂肢体偏枯，或肥而半身不遂，或恐而健忘，喜以多思。故思忘之道，皆精不足也，是以心乱则百病生，心静则万病悉去。故此能安心养神，调阴阳，无偏胜，及不动荣卫。

四白丹能清肺气养魄，谓中风者，多昏冒，气不清利也：白术（半两），白芷（一两），白茯苓（半两），白檀（一两半），人参（半两），知母（三钱），缩砂仁（半两），羌活（二钱半），薄荷（三钱半），独活（二钱半），防风、川芎（各五钱），细辛（二钱），甘草（五钱），甜竹叶（二两），香附子（五钱炒），龙脑（半钱另研），麝香（一字另研），牛黄（半钱），藿香（一钱半）。上件二十味，计八两六钱三字为细末，炼蜜为丸。每两作十丸，临卧嚼一丸，分五七次嚼之，上清肺气，下强骨髓。

二丹丸治健忘，安神定志和血，内安心神，外华腠理：丹参（一两半），丹砂（二钱为衣），远志（去心半两），茯神（一两），人参（五钱），菖蒲（五钱），熟地黄（一两半），天门冬（一两半去心），麦门冬（一两去心），甘草（一两）。上为细末，炼蜜为丸，如桐子大。每服五十丸至一百丸。空心食前常服安神定志，一药清肺，一药安神，故清中清者，归肺以助天真；清中浊者，坚强骨髓。血中之清，荣养于神；血中之浊，荣华腠理。如素有痰，久病中风，津液涌溢在胸中，气所不利，用独圣散吐之，后用利气泻火之剂，本方在后。

泻青丸治中风自汗昏冒，发热不恶寒，不能安卧，此是风热烦躁之故也：当归、龙胆、川芎、栀子、羌活、大黄、防风（各等分）。上为细末，炼蜜为丸，如弹子大。每服一丸，竹叶汤化下。

天麻丸系新方中：天麻（三两酒浸三日曝干秤），牛膝（六两同上浸），当归（十两），杜仲（七两炒去丝），玄参（六两），羌活（十两），萆薢（六两别碾为细末秤），生地黄（十六两），附子（一两）。上为细末，炼蜜为丸，如桐子大。常服五七十丸，病大至百丸。空心食前温酒或白汤下，平明服药，至日高饥则止服药。大忌壅塞，失于通利，故服药半月，稍觉壅，微以七宣丸轻疏之，使药再为用也。牛膝、萆薢治筋骨，杜仲治筋骨相著，天麻、羌活利风之圣药，当归、地黄、养血能和荣卫，玄参主用，附子佐之，行经也。

独圣散治诸风膈疾，诸痫痰涎，津液涌溢，杂病亦然：瓜蒂（一两），上剉如麻豆大，炒令黄色，为细末，每服量虚实久新。或三钱药末，茶一钱，酸齑汁一盏调下。若用吐法，天气晴明。阴晦毋用，如病卒暴者，不拘于此法。吐时辰巳午前，故内经曰：平旦至日中，天之阳，阳中之阳也。论四时之气，仲景曰：大法春宜吐，是天气在上，人气亦在上。一日之气，卯寅辰候也，故宜早不宜夜也。先令病人隔夜不食，服药不吐，再用热齑水投之。如吐风痫病者，加全蝎半钱微炒。如有虫者，加狗油五七点、雄黄末一钱，甚者加芫花末半钱，立吐其虫出。如湿肿满者，加赤小豆末一钱。故此不可常用。大要辨其虚实，实则瓜蒂散；虚则栀子豉汤。满加厚朴，不可一概用之，吐罢可服降火利气安神定志之剂。治风痫病不能愈者，从厚朴丸宜春秋加添外，又于每一料中，加人参、菖蒲、茯神（去木各一两半）。上以厚朴丸春秋加添法，和剂服饵，厚朴丸方，在吐论中。

防风通圣散：防风、川芎、当归、芍药、大黄、芒硝、连翘、薄荷、麻黄（不去节）各半两，石膏、桔梗、黄芩（各一两），白术、山栀子、荆芥穗（各二钱半），滑石（三两），甘草（二两）。上为粗末。每服一两，生姜同煎，温服，日再服。劳汗当风，寒薄为皶，郁乃痤。劳汗出于玄府，脂液所凝，去芒硝，倍加芍药、当归。发散玄府之风，当调其荣卫，俗云风刺，或生瘾疹，或赤或白，倍加麻黄、盐豉、葱白出其汗，麻黄去节，亦去芒硝，咸走血而内凝，故不能发。汗罢依前方中，加四物汤黄连解毒，三药合而饮之，日二服。故内经曰：以苦发之，谓热在肌表连内也。小便淋闭，去麻黄，加滑石、连翘，煎药汤调木香末二钱，麻黄主表，不主于里，故去之。腰胁痛走注疼痛者，加硝石、当归、甘草一服各二钱，调车前子末、海金砂各二钱。内经曰：腰者肾之府，破伤风者，如在表则辛以散之；在里则苦以下之，无散之。汗下后，通利血气，祛逐风邪。每一两内，加荆芥穗、大黄各二钱，调全蝎末一钱，羌活末一钱。诸风潮搐，小儿急慢惊风，大便秘结，邪热暴甚，肠胃干燥，寝汗咬牙上窜睡语，筋转惊悸，肌肉蠕动，每一两加大黄二钱，栀子二钱，调茯苓末二钱。如肌肉蠕动者，调羌活末一钱，故经曰肌肉蠕动：命曰微风，风伤于肺，咳嗽喘急，每一两加半夏、桔梗、紫菀各二钱。如打扑伤损，肢节疼痛，腹中恶血不下，每一两加当归、大黄各三钱半，调没药，乳香末各二钱。解利四时伤寒，内外所伤，每一两内，加益元散一两，葱白十茎，盐豉一合，生姜半两，水一碗，同煎至五七沸，或煎一小碗，令冷服一半，以筯探之即吐，吐罢后服一半，稍热服，汗出立解。如饮酒中风，身热头痛如破者，加黄连须二钱，葱白十茎，依法立愈，慎勿用桂枝麻黄解之。头旋脑热，鼻塞，浊涕时下，每一两加薄荷黄连各二钱半。内经曰：胆移热于脑，则辛頞鼻渊。鼻渊者，浊涕下不已也。王注曰：胆移热于脑，脑液下澄则为浊涕，下不已如彼水泉，故曰鼻渊也。此为足太阳脉与阳明之脉俱盛也。如气逆者，调木香末一钱。

三、《儒门事亲》

（一）风一

夫风者，厥阴风木之主也。诸风掉眩，风痰风厥，涎潮不利，半身不遂，失音不语，留饮飧泄，痰实呕逆旋运，口祸抽搦，僵仆目眩，小儿惊悸狂妄，胃脘当心而痛，上支两胁，咽膈不通，偏正头痛，首风沐风，手足挛急，肝木为病，人气在头。

（二）证口眼㖞斜是经非窍辨十八

口眼㖞斜者，俗工多与中风掉眩证一概治之，其药则灵宝、至宝、续命、清心、一字、急风、乌犀、铁弹丸，其方非不言治此病也，然而不愈者，何也？盖知窍而不知经，知经而不知气故也。何谓知窍而不知经？盖人之首有七窍，如日月、五星、七政之在天也。故肝窍目，目为肝之外候；肺窍鼻，鼻为肺之外候；心窍舌，舌无窍，心与肾合而寄窍于耳，故耳与舌，俱为心之外候。俗工止知目病归之肝，口病归之脾，耳病归之肾，舌病归之心，更无改张。岂知目之内眦，上、下二网，足太阳及足阳明起于此；目之锐眦，足少阳起于此，手少阳至于此；鼻之左右，足阳明、手阳明侠乎此；口之左右，亦此两经还乎此。故七窍有病，不可独归之五脏，当归之六阳经也。余曰：俗工知窍而不知经者，此也。何谓知经而不知气？盖世之谈方药者，不啻千万人，止不过坚执《本草》性味，其知十二经所出所入，所循所环，所交所合，所过所注，所起所会，所属所络，所上所下，所侠所贯，所布所散，所结所绕，所抵所连，所系所约，所同所别，千万人中，或见一、二名明，可谓难其人矣！然而不过执此十二经，便为病本，将阳经为热，阴经为寒，向《本草》中寻药，药架上检方而已矣。病之不愈，又何讶焉？岂知《灵枢经》曰：足之阳明，手之太阳，筋急则口目为僻，此十二经及受病之处也，非为病者也。及为病者，天之六气也。六气者何？风、暑、燥、湿、火、寒是也。故曰：俗工知经而不知气者，此也。然则口目㖞斜者，此何经也？何气也？足之太阳，足之阳明，左目有之，右目亦有之，足之阳明，手之阳明，口左有之，口右亦有之。此两道也。《灵枢》又言：足阳明之筋，其病颊筋，有寒则急引颊移口，热则筋弛纵，缓不胜收，故僻。是左寒右热，则左急而右缓；右寒左热，则右急而左缓。故偏于左者，左寒而右热；偏于右者，右寒而左热也。夫寒不可径用辛热之剂，盖左中寒则逼热于右，右中寒则逼热于左，阳气不得宣行故也。而况风者，甲乙木也。口眼阳明，皆为胃土。风偏贼之，此口目之所以僻也，是则然矣。七窍惟口目㖞斜，而耳鼻独无此病者，何也？盖动则风生，静者风息，天地之常理也。考之《易》象，有足相符者。震巽主动，坤艮主静。动者皆属木，静者皆属土。观卦者，视之理也。视者，目之用也。目之上网则眨，下网则不眨。故观卦上巽而下坤。颐卦者，养之理也。养者，口之用也。口之下颔则嚼，上颔则不嚼。故颐卦上艮而下震。口目常动，故风生焉。耳鼻常静，故风息焉。当思目虽斜，而目之眦眶未尝斜；口之㖞，而口之辅车未尝㖞，此经之受病，非窍之受病明矣！而况目有风轮，唇有飞门者耶！余尝治此证，未尝用世俗之药。非故与世参商，方凿圆枘，自然龃龉者。过颍，一长吏病此，命予疗之。目之斜，灸以承泣；口之㖞，灸以地仓，俱效。苟不效者，当灸人迎。夫气虚风入而为偏，上不得出，下不得泄，真气为风邪所陷，故宜灸。《内经》曰：陷下则灸之。正谓此也，所以立愈。又尝过东杞，一夫亦患此，予脉其两手，急数如弦之张，甚力而实。其人齿壮气充，与长吏不同，盖风火交胜。予调承气汤六两，以水四升，煎作三升，分四服，令稍热啜之，前后约泻四、五十行，去一、两盆，次以苦剂投之，解毒数服，以升降水火，不旬日而愈。《脉诀》云：热则生风。若此者，不可纯归其病于窗隙之间而得，亦风火素感而然也。盖火胜则制金，金衰则木茂，木茂则风生。若东杞之人，止可流湿润燥，大下之后，使加餐通郁为大。《灵枢》虽有马膏桂酒双涂之法，此但治其外耳，非治其内也。今人不知其本，欲以单服热水，强引而行之，未见其愈者也。向之用姜附、乌、桂、起石、硫黄之剂者，是耶？非耶？

四、《医学发明》

卷九，中风有三

中风为百病之长，乃气血闭而不行，此最重痰。凡治风之药，皆辛温上通天气，以发生为体，是元气始出地之根蒂也。

中风从内出，其治法则如外入之证，亦以发表、攻里、行中道三法也。

中血脉，则口眼㖞斜；中腑，则肢节废；中脏，则性命危。此三者，治各不同。如中血脉，外有六经之形证，则从小续命汤加减及疏风汤治之。如中腑，内有便溺之阻隔，宜三化汤或《局方》中麻仁丸通利之；外无六经之形证，内无便溺之阻隔，宜养血通气，大秦艽汤、羌活愈风汤治之。中脏痰涎昏冒，宜至宝丹之类镇坠。若中血脉、中腑之病，初不宜用龙、麝、牛黄，为麝香入脾治肉，牛黄入肝治筋，龙脑入肾治骨，恐引风深入骨髓，如油入面，莫之能出。又不可一概用大戟、芫花、甘遂泻大便，损其阴血，则真气愈虚。

五、《卫生宝鉴》

（一）卷七，中风门，中风杂说

风者，能动而多变。因热胜则动，宜以静胜燥。是养血也。宜和，是行荣卫，壮筋骨也。天麻丸主之，非大药不能治也。

天麻丸：附子（炮）一两，天麻（酒浸三宿，晒）、牛膝（酒浸一宿，焙）、萆薢（另研为末）、玄参各六两，杜仲（炒）七两，当归（全用）十两，羌活十两或十五两，生地黄十六两，独活五两。上十味为末，炼蜜丸如桐子大。每服五七十丸，病大加至百丸，空心食前，温酒或白汤送下。平明服药，日高饥则食，不饥且止食。大忌壅塞失于通利，故服药半月，稍觉壅塞，微以七宣丸疏之，使药再为用也。牛膝、萆薢强壮筋骨，杜仲使筋骨相著，羌活、防风治风之要药，当归、地黄、能养血和荣卫，玄参主用，附子佐之行经也。

（二）卷八，中风灸法

风中脉则口眼㖞斜，中腑则肢体废，中脏则性命危。凡治风莫如续命汤之类，然此可扶持疾病。要收全功，必须火艾为良。

六、《扁鹊神应针灸玉龙经》

一百二十穴穴玉龙歌，中风

中风不语最难医，顶门发际亦堪施。百会穴中明补泻，即时苏醒免灾危。

顶门：即囟会穴，上星后一寸，禁不可刺。灸七壮，针泻之。百会：顶中央旋毛中，取眉间印堂至发际折中是穴，针一分许。中风，先补后泻，多补少泻。灸七壮。

七、《世医得效方》

卷第十三，风科，中风恶证

口开者，心气闭绝也。遗尿者，肾气闭绝也。手散者，脾气闭绝。眼合者，肝气闭绝也。鼻鼾者，肺气闭绝。备此五症，尤不可治，五症中才见一症，犹当审余症以救疗。盖以初中则眼合者多，痰上则鼻鼾者亦多，惟遗尿、口开俱见为恶。心为五脏主君，肾为一身根本，诚不可闭绝也。

八、《玉机微义》

（一）卷一，中风门，中风叙论之始

《内经》曰：风之伤人也，或为寒热，或为寒中，或为热中，或为偏枯，风善行而数变，至其变化，乃为他病。历陈五脏，与胃之伤。及风病名，皆多汗而恶风。

按：风论发明风邪系外感之病，有内外、脏腑、虚实、寒热之不同，别无瘫痪痿弱，卒中不省，僵仆㖞邪，挛缩眩运，语涩不语之文，后世始与痿证混淆矣。

《要略》云：风之为病，当半身不遂。经络空虚，贼邪不泻，或左或右，邪气反缓，正气即急，正气引邪，㖞僻不遂，邪在于络，肌肤不仁，在经，即重不胜邪。入腑则不识人，入脏即难言，口吐涎。

《千金》云：岐伯中风大法有四：一曰偏枯，半身不遂；二曰风痱，于身无痛，四肢不收；三曰风懿，奄忽不知人；四曰风痹，诸痹类风状。

按后世编集中风方治，皆祖《要略》、巢氏，《千金》之论，但不当以外中风邪立名，而与内脏痿证衮（衮：借为混-著者按），同出治，此千古之弊也。

（二）卷一，中风门，中风不治证

发直吐沫，摇头，上窜直视，口开手撒，眼合遗尿，不知人，或面赤如妆，或头面青黑，汗缀如珠，声如鼾睡，皆不可治。

（三）卷一，中风门，湿病似中风论

《元戎》云：酒湿之为病，亦能作痹证。口眼㖞斜，半身不遂，浑似中风，舌强不正，当泻湿毒，不可作风病治之而汗也。《衍义》论甚当，《易简》所言，与此相同。

按：此则知口眼㖞邪，半身不遂之病，岂止风之一端而已。况六气皆能中人，其证亦有纵急搐搦，不知人等证。不可不以脉证分别。

（四）卷一，中风门，中风先调气说

严用和云：人之元气强壮，荣卫和平，腠理致密，外邪焉能为害。或因七情饮食劳役，致真气先虚，荣卫空疏，邪气乘虚而入，故致此疾。若内因七情而得者，法当调气，不当治风，外因六淫而得者，亦当先调气，后依所感六气治之，此良法也，宜八味顺气散。

按：此说真气先虚，荣卫空疏，邪气乘虚而入，扩前人所未发。但既曰虚矣，邪又入矣，补虚散邪，理所当然。而止曰调者，意其谓因病而气壅不通，调其通畅条达，则真气自复，邪气自行之义，惜乎不能详也，况中风治法岂止一端而已。

（五）卷一，中风门，论中风不当与痿证同治

丹溪曰：今世所谓风病，大率与诸痿证混同论治。良由《局方》多以治风之药通治痿也，古圣论风痿，各有条目，源流不同，治法亦异。夫风病外感，善行数变，其病多实，发表行滞，有何不可。《局方》治风之外，又历述神魂恍惚，起便须人，手足不随，神志昏愦，瘫痪亸曳，手足筋衰，眩运倒仆，半身不遂，脚膝软弱，四肢无力，颤掉拘挛，不语语涩，诸痿等证，悉皆治之。不思诸痿皆起于肺热，传入五脏，散为诸证。其昏惑瘛疭，瞀闷，瞀昧，暴病，郁冒，蒙昧，暴喑，瘈昧，皆属于火。曰四肢不举，舌本强，足痿不收，痰涎有声，皆属于土，悉是湿热之病，

当作诸痿论治。若以外感风邪治之，宁免虚虚实实之祸乎？若夫岐伯、仲景、孙思邈之言，风大意似指外邪之感。刘河间之言，风明指内伤热证，实与痿证所言诸痿生于热相合。外感之邪，有寒热虚实，而挟寒者多。内热之伤皆是虚证，无寒可散，无热当作实可泻。

谨按：中风之病，古方冠诸方首，以其为人之大病也。夫风乃六淫中之一，天之邪气自外而入者也。古人用药，皆是发散表邪，通行经络之剂，以其自表而入，亦当自表而出也。至于东垣，分在经、在腑、在脏而有汗、下、调养之法。可谓详备精密，则又通表、里、中三法而治矣。若刘河间以为热甚制金，不能平木，或湿土过甚，反兼木化，皆非外中于风，乃因内热而生，迥出前古之论。我先师丹溪先生，谓数千年得经意者，河间一人耳。由是观之，若病从外邪而得，元气壮实者，当从古方发散之例，但用药不宜小续命汤，须分所挟有寒热温凉之异，受邪有脏腑经络之殊。若病因内热而生者，当从刘河间之论，但有用药不宜如子和，专以吐汗下为法。盖病邪有虚有实，难一概论，又况痿病实与内热所生相同，医者须宜识此。或问外邪之感，与内热之伤，何者为多也？丹溪曰：西北气寒，为风所中，诚有之矣。东南气温而地多湿，有风病者非风也，皆湿生痰、痰生热，热生风也。经曰：亢则害，承乃制是也。

（六）卷一，中风门，内因似中风论（续添）

卢砥镜曰：经云：神伤于思虑则肉脱，意伤于忧愁则肢废，魂伤于悲哀则筋挛，魄伤于喜乐则皮槁，志伤于盛怒则腰脊难以俯仰也。何侍郎有女适夫，夫早逝，女患十指拳挛，掌垂莫举，肤体疮疡粟粟然，汤剂杂进，饮食顿减，几于半载。适与诊之，则非风也，正乃忧愁悲哀所致耳，病属内因。于是料内因药，仍以鹿角胶辈，多用麝香熬膏，贴痿垂处，渐得掌能举，指能伸，病渐近安。

谨按：经云：风之伤人也，为病善行而数变，变至他证之类。故为治不得其病情者，往往或以风为他证，或以他证为风，皆不免乎得失之诮。惟近代河间、东垣、丹溪诸先生者出，始论他证之非中风，治法当异。此又卢氏治例，可谓深达病情之机者，即河间所论五志过极为病之例，非真中风也。而王安道又曰：人有卒暴僵仆，或偏枯，或四肢不举，或不知人，或死或不死者，世以中风呼之，而方书亦以中风治之。因尝考诸《内经》论风为诸证，其卒暴僵仆，不知人，四肢不举者，并无所论，止有偏枯一语而已。及观《千金方》则皆引岐伯之旨，《金匮》要略具脉证邪在络、在经、入腑、入脏之异。由是观之，则卒暴僵仆，不知人，偏枯四肢不举等证，固为因风而致者矣，乃用大小续命、西州续命、排风八风等诸汤散治之，及近代河间、东垣、丹溪三子者出，所论始与昔人有异，河间主于火，东垣主于气，丹溪主于湿，反以风为虚象而大异于昔人矣。吁！昔人之与三子者，果孰是与？果孰非与？若以三子为是，则三子未出之前，固有从昔人而治愈者矣。以昔人为是，则三子已出之后，亦有从三子而治愈者矣。故不善读其书者，往往不得其奥。以余观之，昔人与三子之论皆不可偏废，但三子以类乎中风之病视为中风而立论，故使后人狐疑而不能决，殊不知因于风者，真中风也。因火、因气、因于湿者，类中风而非中风也。三子所论者，自是因火、因气、因湿而为暴病暴死之证，与风何相干哉？如《内经》所谓三阴三阳发病为偏枯痿易，四肢不举，亦未尝必因于风而后然也。夫风火气湿之殊，望闻问切之间岂无所辨乎？辨之为风则从昔人以治，辨之为火气湿则从三子以治。如此庶乎析理明而用法当矣！惟其以因火因气因湿之证，强引风而合论之，所以真伪不分，名实相紊。若以因火因气因湿证分而出之，则真中风病彰矣。所谓西北有中风、东南无中风者，其然与？否与？斯辨诸子所论，名实相紊，而不明真中风之异，可谓精切，又何疑丹溪东南无中风之语哉？夫风者，天地之大气也，五运之造化，四时之正令耳。上下八方，无所不至者。且人在气中，形虚者即感之、伤之、中之。有轻重不同，实八风虚实之异耳。矧有痿、湿、热、痰、气虚诸证，而似中风，故古今治例不一。是以徐先生折衷诸经之旨，辨以上诸证，不得与中风同治，又岂惟三子所论哉。然王氏以扩充其例，因有是辨，亦不害其为叮咛也。余尝居凉州，即汉之武威郡也，其地高阜，四时多风少雨，土艺粟麦，引泉灌溉，天气常寒。人之气实腠密，每见中风或暴死者有之，盖折风燥烈之甚也。时洪武乙亥秋八月，大风起自西北，时甘州城外，路死者数人。余亦始悟经谓西北之折风伤人，至病暴死之旨不诬，丹溪之言有所本也。人盖不经其所，虽审经意故莫不有疑者也。吁，医之不明运气造化、地理、病机之微，而欲行通变之法者，难矣哉！

（七）卷一，中风治法，圣惠方治中风口㖞

巴豆七个，去皮烂研，如左㖞涂右手心，右㖞涂左，仍以暖水一盏，安向手心，须臾便正，洗去药，频抽掣手中指。宣明防风天麻散治风痹走注，肢节疼痛，中风偏枯，或暴喑不语，内外风热壅滞，解昏眩。西北方人多用之，与后方同。

防风、川芎、天麻、白芷、小川乌、白附子、荆芥穗、当归、甘草、羌活各半两，滑石二两。上为末，热酒化蜜少许，调半钱，加至一钱，觉药力运行，微麻为度。或蜜丸弹子大，热酒化下一丸，或半丸，白汤化下亦得。经验如圣散治中风身体麻木走痛，眩晕头疼，牙关紧急，手足搐搦，涎潮闷乱，及破伤风一切证。

苍术一斤，川芎八两，细辛四两，防风、白芷八两，草乌四两，川乌五两，天麻二两。上为末，每服半钱或一钱，温酒调下，茶清亦得。如疯狗、蛇蝎等所伤，先用浆水口含洗净，用此贴上，仍服之至效。金疮出血不止，贴上立定。

九、《医经溯洄集》

中风辨

人有卒暴僵仆，或偏枯，或四肢不举，或不知人，或死，或不死者，世以中风呼之，而方书亦以中风治之。余尝考诸《内经》，则曰：风者，百病之始也。又曰：风者，百病之长也。至其变化，乃为他病，无常方。又曰：风者，善行而数变。又曰：风之伤人也，或为寒热，或为热中，或为寒中，或为疠风，或为偏枯，或为风也，其卒暴僵仆，不知人，四肢不举者，并无所论，止有偏枯一语而已。及观《千金方》，则引岐伯曰：中风大法有四，一曰偏枯，二曰风痱，三曰风懿，四曰风痹。解之者曰：偏枯者，半身不随；风痱者，身无痛，四肢不收；风懿者，奄忽不知人；风痹者，诸痹类风状。《金匮要略》中风篇曰：寸口脉浮而紧，紧则为寒，浮则为虚。寒虚相搏。邪在皮肤。浮者血虚，络脉空虚。贼邪不泻，或左或右；邪气反缓，正气即急，正气引邪，㖞僻不遂。邪在于络，肌肤不仁；邪在于经，即重不胜；邪入于腑，即不识人；邪入于脏，舌即难言，口吐涎沫。由是观之，知卒暴僵仆，不知人，偏枯，四肢不举等证，固为因风而致者矣，故用大小续命、西州续命、排风、八风等诸汤散治之。及近代刘河间李东垣朱彦修三子者出，所论始与昔人异矣。河间曰：中风瘫痪者。非谓肝木之风实甚而卒中之，亦非外中于风，由乎将息失宜，心火暴甚，肾水虚衰，不能制之，则阴虚阳实，而热气怫郁，心神昏冒，筋骨不用，而卒倒无所知也。多因喜怒思悲恐五志有所过极而卒中者，由五志过极，皆为热甚故也。俗云风者，言末而忘其本也。东垣曰：中风者，非外来风邪，乃本气病也。凡人年逾四旬，气衰之际，或因忧喜忿怒伤其气者，多有此疾，壮岁之时无有也。若肥盛则间有之，亦是形盛气衰而如此。彦修曰，西北气寒为风所中，诚有之矣，东南气温而地多湿，有风病者非风也，皆湿土生痰，痰生热，热生风也。三子之论，河间主乎火，东垣主乎气，彦修主于湿，反以风为虚象，而大异于昔人矣。吁！昔人也，三子也，果孰是欤？果孰非欤？以三子为是，昔人为非，则三子未出之前，固有从昔人而治愈者矣。以昔人为是，三子为非，则三子已出之后，亦有从三子而治愈者矣。故不善读

其书者，往往致乱。以予观之，昔人三子之论，皆不可偏废，但三子以相类中风之病，视为中风而立论，故使后人狐疑而不能决。殊不知因于风者，真中风也。因于火、因于气、因于湿者，类中风，而非中风也？三子所论者，自是因火、因气、因湿而为暴病暴死之证，与风何相干哉。如《内经》所谓三阴三阳发病为偏枯痿易，四肢不举。亦未尝必因于风而后能也。夫风火气湿之殊，望闻问切之异，岂无所辨乎。辨之为风，则从昔人以治。辨之为火气湿，则从三子以治。如此，庶乎析理明，而用法当矣，惟其以因火、因气、因湿之证，强因风而合论之，所以真伪不分，而名实相紊。若以因火、因气、因湿证分出之，则真中风病彰矣。所谓西北有中风，东南无中风者，其然欤、否欤？

十、《金匮钩玄》

卷第一，中风

大率主血虚。有痰以治痰为先，或虚挟火与湿；亦有死血留滞者，外中于风者；亦有中气者，当从痰治，顺气化痰。若口开、手撒、眼合、遗尿、吐沫直视、喉如鼾睡、肉脱筋痛者，皆不治。

半身不遂，大率多痰。在左属死血、无血；在右属痰、有热、气虚。

病若在左者，四物汤等加桃仁、红花、竹沥、姜汁；在右者，二陈汤、四君子等加竹沥、姜汁。

痰壅盛者、口眼㖞斜者、不能言者，皆当吐。

吐法：轻用瓜蒂、虾汁、皂角；重用藜芦半钱或三分，加麝香灌入鼻内或口内，吐痰出。一吐不已，再吐之。亦有虚而不可吐者。

气虚卒倒，参芪补之。

气虚有痰，浓参汤合竹沥、姜汁。

血虚，宜四物汤，俱用姜汁炒；恐泥痰，再加竹沥、姜汁入内服；能食者，去竹沥，加荆沥。

又法：以猪牙皂角、白矾等分为末，姜汤调下，名稀涎散。

血虚者，四物汤补之。挟痰者，亦用姜汁、竹沥。

脉诀内言诸不治证，见则不可治，筋枯者不治。举动则筋痛者，是筋枯，以其无血滋润故也。

治痰：气实能食，用荆沥；气虚少食，用竹沥。此二味用开经络，行血气。入四物汤中，必用姜汁助之。

肥白人多湿，少用附子、乌头行经。

初昏倒，急掐人中至醒，然后用去痰药，二陈汤、四物、四君子等汤加减用。

十一、《丹溪心法》

卷一，中风一

中风大率主血虚有痰，治痰为先，次养血行血；或属虚，挟火（一作痰）与湿，又须分气虚、血虚。

半身不遂，大率多痰，在左属死血瘀（一作少）血，在右属痰有热，并气虚。左以四物汤加桃仁、红花、竹沥、姜汁，右以二陈、四君子等汤加竹沥、姜汁。

痰壅盛者、口眼㖞斜者、不能言者，皆当用吐法，一吐不已，再吐。轻者用瓜蒂一钱，或稀涎散，或虾汁，……。吐痰用虾者，盖引其风出耳。重者用藜芦半钱或三分，加麝香少许，齑汁调，吐。若口噤昏迷者，灌入鼻内吐之。虚者不可吐。

气虚卒倒者，用参芪补之。有痰，浓煎参汤加竹沥、姜汁；血虚用四物汤，俱用姜汁炒，恐泥痰故也；有痰再加竹沥、姜汁入内服，能食者，去竹沥加荆沥。

肥白人多湿，少用乌头、附子行经。凡用乌、附，必用童便煮过，以杀其毒。初昏倒，急掐人中，至醒，然后用痰药，以二陈、四君子汤、四物汤加减用之；瘦人阴虚火热，用四物汤加牛膝、竹沥、黄芩、黄柏，有痰者加痰药，治痰气实而能食，用荆沥，气虚少食，用竹沥。此二味开经络行血气故也。入四物汤，必用姜汁助之。遗尿属气，以参芪补之。筋枯者，举动则痛，是无血不能滋养其筋，不治也。《脉诀》内言诸不治证：口开手撒，眼合遗尿，吐沫直视，喉如鼾睡，肉脱筋痛，发直摇头上窜，面赤如妆，或头面青黑，汗缀如珠，皆不可治。

按：《内经》以下，皆谓外中风邪。然地有南北之殊，不可一途而论。惟刘守真作将息失宜，水不能制火，极是。由今言之，西北二方，亦有真为风所中者，但极少尔。东南之人，多是湿土生痰，痰生热，热生风也。邪之所凑，其气必虚。风之伤人，在肺脏为多。许学士谓气中者亦有，此七情所伤。脉微而数，或浮而紧，缓而迟。必也脉迟浮可治，大数而极者死。若果外中者，则东垣所谓中血脉、中府、中脏之理，其于四肢不举，亦有与痿相类者，当细分之。《局方》风痿同治，大谬。发挥甚详。子和用三法，如的系邪气卒中，痰盛实热者可用，否则不可。

入方：肥人中风，口㖞，手足麻木，左右俱作痰治。贝母、栝蒌、南星、荆芥、防风、羌活、黄柏、黄芩、黄连、白术、陈皮、半夏、薄桂、甘草、威灵仙、天花粉。多食湿面，加附子、竹沥、姜汁、酒一匙行经。

一妇手足左瘫，口不能语，健啖。防风、荆芥、羌活、南星、没药、乳香、木通、茯苓、厚朴、桔梗、麻黄、甘草、全蝎。上为末。汤酒调下。不效，时春脉伏，渐以淡盐汤齑汁每早一碗，吐五日，仍以白术、陈皮、茯苓、甘草、厚朴、菖蒲，日二帖；后以川芎、山栀、豆豉、瓜蒂、绿豆粉、齑汁、盐汤吐之，吐甚快；不食，后以四君子汤服之，以当归、酒芩、红花、木通、黏子、苍术、姜南星、牛膝、茯苓为末，酒糊丸。服十日后，夜间微汗，手足动而能言。

一人瘫左。酒连、酒芩、酒柏、防风、羌活、川芎、当归（半两）、南星、苍术、人参各一两，麻黄、甘草各三钱，附子三片。

上丸如弹子大，酒化服。

一人体肥中风，先吐，后以药：苍术、南星、酒芩、酒柏、木通、茯苓、牛膝、红花、升麻、厚朴、甘草。

附录：风者，百病之始，善行而数变。行者动也，风本为热，热胜则风动。宜以静胜其燥，养血是也。治须少汗，亦宜少下，多汗则虚其卫，多下则损其荣。治其在经，虽有汗下之戒，而有中脏、中府之分，中府者宜汗之，中脏者宜下之。此虽合汗下，亦不可太过，汗多则亡阳，下多则亡阴，亡阳则损其气，亡阴则损其形。初谓表里不和，须汗下之，表里已和，是宜治之在经。其中府者，面显五色，有表证而脉浮，恶风恶寒，拘急不仁，或中身之后，身之前，身之侧，皆曰中府也。其治多易。中脏者，唇吻不收，舌不转而失音，鼻不闻香臭，耳聋而眼瞀，大小便秘结，或眼合直视，摇头，口开，手撒，遗溺，痰如拽锯，鼻鼾，皆曰中脏也。中脏者多不治也。六腑不和，留结为痈；五脏不和，九窍不通。无此乃在经也，初证既定，宜以大药养之，当顺时令而调阴阳，安脏腑而和营卫，少有不愈者也。风中府者，先以加减续命汤，随证发其表。如兼中脏，则大便多秘涩，宜以三化汤通其滞。初证已定，别无他变，以大药和治之。大抵中府者多著四肢，中脏者多滞九窍。中府者多兼中脏之证，至于舌强失音，久服大药，能自愈也。又因气中，其证与中风相似，但风中多痰涎，气中口中无涎，治之之法，调气为先，经言治风者以理气，气顺则痰消，徐理其风，庶可收效。又有中已，言不变，志不乱，病在分腠之间者，只宜温肝取解汗，为可复也。凡中风，脉多沉伏，大法浮迟者吉，沉实者凶。先用麻油调苏合香丸，或用姜汁，或用白汤调，如口噤，抉开灌之，稍醒则服八味顺气散。若痰盛者，只以省风导痰汤服之。若中则昏沉不省人事，口噤，急以生半夏末吹入鼻中，或用细辛、皂角为末吹之，喷嚏则苏，无嚏者不治。肥人中者，以其气盛于外而歉于内也，肺为气出入之道，肥者气必急，气急必肺邪盛，肺金克木，胆为肝之府，故痰涎壅盛。所以治之必先理气为急，中后气未顺，痰未除，调理之剂，惟当以藿香正气散和星香散煎服。此药非特可治中风之证，治中气中恶，尤宜，寻常止呕多痰者，亦可用之。若前证多怒，宜小续命汤加羚羊角；热而渴者，汤中去附子，加秦艽半钱；恍惚错语，加茯神、远志各半钱；不得睡，加酸枣仁半钱；不能言，加竹沥一蚬壳许；人虚无力者，去麻黄，加人参如其数。若人自苏，能言能食，惟身体不遂，急则挛蜷，缓则亸曳，经年不愈，以加减地仙丹常服。若饮食坐卧如常，但失音不语，只以小续命去附子，加菖蒲一钱。治风之法，初得之，即当顺气，及日久，即当活血，此万古不易之至理，惟可以四物汤吞活络丹愈者，正是此义。若先不顺气化痰，遽用乌、附，又不活血，徒用防风、天麻、羌活辈，吾未见能治也。又见风中于肤腠，辄用脑麝治之者，是引风入骨髓也，尤为难治，深可戒哉！如口㖞斜未正者，以蓖麻去壳烂捣，右㖞涂左，左㖞涂右，或鲜鱼血入麝香少许，涂之即正。嚏嚏，初卒倒，僵仆不知人事，急以皂角末，或不卧散于鼻内吹之，就提头顶发，立苏。若有嚏者可治，无嚏者不治。经曰：风从汗泄，似可微汗。正如解表，表实无汗者，散之劫之。表虚自汗者，温之解之。若气滞者难治，宜吐之（余症见前）。可下者，此因内有便溺之阻隔，故里实。若三五日不大便者，可与《机要》三化汤，或子和搜风丸，老人只以润肠丸。理气者，气滞气郁，肩膊麻痛之类，此七情也，宜乌药顺气、八味顺气之类；理血者，无表里之急，血弱举发不时者，用大秦艽汤，或羌活愈风汤，兼用化痰丸子。灸，可灸风池、百会、曲池、合谷、风市、绝骨、环跳、肩髃、三里等穴。皆灸之以凿窍疏风。

附方：

二陈汤：半夏（泡），陈皮（二两半），白茯苓（两半），甘草（炙，七钱半）。上㕮咀。每服四钱，水一盏，生姜七片，乌梅一个，煎。

稀涎散：治中风忽然若醉，形体昏闷，四肢不收，涎潮搐搦。猪牙皂角（四条，去黑皮），白矾（一两）。上为末。每服三字，温水灌下。但吐出涎便醒，虚人不可大吐。

通顶散：治中风中气，昏愦不知人事，急用吹鼻即苏。藜芦、生甘草、川芎、细辛、人参各一钱。上为末。吹入鼻中一字，就提头顶中发，立苏。有嚏者可治。

八味顺气散：白术、白茯苓、青皮、白芷、陈皮（去白）、台乌药、人参各一两，甘草五钱。每服五钱，水一钟半，煎七分，温服。仍以酒化苏合香丸间服。

乌药顺气散：麻黄、陈皮、台乌（各二两），白僵蚕（炒）、川芎、枳壳（炒）、甘草（炙）、白芷、桔梗（各一两），干姜（炮，半两）。上为末。每服三钱，水二盏，生姜三片，枣一枚，煎服。

星香汤：南星（八钱），木香（一钱）。分二服，水一钟，姜十片，煎服。

省风汤：南星（生，八两），防风（四两），独活、附子（生，去皮脐）、全蝎（炒）、甘草（生，各二两）。每服四钱，水一钟半，生姜十片，煎服。

小省风汤：防风、南星（生，各四两），半夏（米泔浸）、黄芩、甘草（生，各二两），每服四钱，姜十片。

小续命汤：麻黄（去节）、人参、黄芩、芍药、川芎、甘草（炙）、杏仁（炒，去皮尖）、防己、桂（各一两），防风（一两半），附子（炮，去皮脐，半两）。每服五钱，水一盏半，姜五片，枣一枚，煎。温服，取微汗。随人虚实与所中轻重，加减于后：若热者，去附子，入白附子亦可；筋急拘挛，语迟，脉弦，加苡薏仁；若筋急，加人参，去黄芩、芍药，以避中寒，服后稍轻，再加当归；烦燥不大便，去附、桂，倍加芍药、竹沥；如大便三五日不去，胸中不快，加枳壳、大黄；如言语謇涩，手足颤掉，加菖蒲、竹沥；若发渴，加麦冬、葛根、栝蒌根；身体痛，加羌活；搐者亦加之；烦燥多惊者，加犀角、羚羊角；汗多者，去麻黄。

家宝丹：治一切风疾瘫痪，痿痹不仁，口眼㖞僻者，邪入骨髓，可服。川乌、轻粉（各一两），五灵脂（姜汁制，另研）、草乌（各六两），南星、全蝎、没药、辰砂（各二两），白附子、乳香、僵蚕（炒，三两），片脑（五钱），羌活、麝香、地龙（四两），雄黄、天麻（三两），上为末，作散。调三分，不觉，半钱。或蜜丸如弹子大，含化茶调皆可。

如神救苦散治瘫痪，风湿痹走注，疼痛不止。此劫剂也，非痛不可服，痛止则已。米壳（一两，去顶膜，蜜炒），陈皮（五钱），虎骨（酥炙）、乳香（研）、没药（研）、甘草（各二钱半）。上为末。每服三钱，水一盏煎。连渣服，病在上食后，在下食前，煎时须顺搅之。

大秦艽汤治中风，外无六经之形证，内无便溺之阻隔，知血弱不能养筋，故手足不能运动，舌强不能言语，宜养血而筋自荣。秦艽、石膏（各二两），甘草、川芎、当归、白芍、羌活、防风、黄芩、白芷、白术、生地黄、熟地黄、茯苓、独活（各一两），细辛。春夏加知母（一两）。上㕮咀。每服一两，水煎服，无时。如遇天阴，加生姜七片；心下痞，加枳实一钱。

三化汤外有六经之形证，先以加减续命汤治之。若内有便溺之阻隔，以此汤主之。厚朴、大黄、枳实、羌活（等分）。每服三两，水煎服，以利为度。

附录：法曰：四肢不收举，俗曰瘫痪，故经所谓太过则令人四肢不举。又曰：上太过则敦阜。阜，高也；敦，厚也。既厚而又高，则令除去，此真所谓膏粱之疾，非肾肝经虚。何以明之？经所谓三阳三阴发病，偏枯痿易，四肢不举。三阴不足，则发偏枯；三阳有余，则为痿易，易为变易，常用而痿弱无力也。其治则泻令气弱，阳衰土平而愈，故以三化汤下之。若脾虚则不用也，经所谓土不及则卑陷。卑，下也；陷，坑也。故脾病四肢不用，四肢皆禀气于胃，而不能至经，必因脾方可得禀受也。令脾不能与胃行其津液，四肢不得禀水谷，气日以衰，脉道不利，筋骨肌肉皆无气以生，故不用焉。其治可大补十全散、加减四物汤，去邪留正。

愈风汤中风症，内邪已除，外邪已尽，当服此药以行导诸经。久服大风悉去，纵有微邪，只从此药加减治之。然治病之法，不可失于通塞，或一气之微汗，或一旬之通利，如此乃常治之法也。久则清浊自分，营卫自和。如初觉风动，服此不至倒仆。羌活、甘草（炙）、防风、防己、黄芪、蔓荆子、川芎、独活、细辛、枳壳、麻黄（去根）、地骨皮、人参、知母、甘菊、薄荷（去梗）、白芷、枸杞子、当归、杜仲（炒）、秦艽、柴胡、半夏、厚朴（姜制）、前胡、熟地黄（各二两），白茯苓、黄芩（三两），生地黄、苍术、石膏、芍药（各四两），桂（一两），上锉。每服一两，水二钟，生姜三片煎，空心一服，临卧煎渣。空心一服，吞下二丹丸，为之重剂。临卧一服，吞下四白丹，为之轻剂。立其法，是动以安神，静以清肺。假令一气之微汗，用愈风汤三两，加麻黄一两，匀作四服，加生姜空心服，以粥投之，得微汗则佳。如一旬之通利，用愈风汤三两，加大黄一两，亦匀作四服，如前服，临卧服，得利为度。此药常服之，不可失四时之辅。如望春大寒之后，本方中加半夏、人参、柴胡各二两，通前四两，谓迎而夺少阳之气也；如望夏谷雨之后，本方中加石膏、黄芩、知母各二两，谓迎而夺阳明之气也；季夏之月，本方中加防己、白术、茯苓各二两，谓胜脾土之湿也；初秋大暑之后，本方中加厚朴一两，藿香一两，桂一两，谓迎而夺太阴之气也；望冬霜降之后，本方中加附子、官桂各一两，当归二两，谓胜少阴之气也。如得春气候，减冬所加，四时类此。此虽立四时加减，更宜临病之际，审察虚实寒热，土地之宜，邪气多少。此药具七情六欲四气，无使五脏偏胜，及不动于荣卫，如风秘服之，永不结燥。此药与天麻丸相为表里，治未病之圣药也。若已病者，更宜常服，无问男女老幼，惊痫搐搦，急慢惊风，四时伤寒等病，服之神效。

四白丹能清肺气，养魄。谓中风者，多昏冒气不清利也。白术、砂仁、白茯苓、香附、防风、川芎、甘草、人参（各半两），白芷（一两），羌活、独活、薄荷（各二钱半），藿香、白檀香

（各一钱半），知母、细辛（各二钱），甜竹叶（二两），麝香（一钱，另研），龙脑（另研）、牛黄（各半钱，另研）。上为末，炼蜜丸，每两作十丸。临卧嚼一丸，分五七次细嚼之，煎愈风汤咽下。能上清肺气，下强骨髓。

二丹丸治健忘。养神定志和血，内以安神，外华腠理。丹参、天门冬、熟地黄（各一两半），甘草、麦门冬、白茯苓（各一两），人参、远志、朱砂（各半两研为末），菖蒲。上为末，炼蜜丸，如梧桐子大。每服五十丸至百丸，空心食前煎愈风汤送下。

泻青丸治中风，自汗昏冒，发热不恶寒，不风安卧，此是风热烦燥之故也。当归、川芎、栀子、羌活、大黄、防风、龙胆草（等分）。上末，蜜丸弹子大。每药一丸，竹叶汤化下。

天麻丸治风因热而生，热胜则动，宜以静胜其躁，是养血也。天麻、牛膝（二味用酒同浸三日，焙干）、萆薢、元参（各六两），杜仲（炒去丝，七两），附子（炮，一两），羌活（十四两），川归（十两），生地黄（一斤）。一方有独活五两，去肾间风。上为末，蜜丸如梧桐子大。每服五七十丸，空心温酒白汤皆可下。

藿香正气散：大腹皮、茯苓、白芷、紫苏（各一两），陈皮、苦梗、白术、厚朴、半夏曲、甘草（各二两），藿香（三两）。上为末。每服二钱，姜三片，枣一枚，煎服。

地仙丹：牛膝、苁蓉、附子、川椒（各四两），地龙、木鳖子（各二两），覆盆子、白附子、菟丝子、赤豆、南星、骨碎补、羌活、何首乌、狗脊、萆薢、防风、乌药（各二两），白术、甘草、白茯苓、川乌（各一两），人参、黄芪（各一两半）。上为末，酒糊丸。每服三四十丸，空心酒下。

活络丹：南星（炮）、川乌、草乌（并炮，去皮尖）、地龙（去土，各六两），乳香（研）、没药（研，各二两二钱）。上为末，酒糊丸桐子大。每服二十丸，空心日午冷酒下，荆芥茶亦得。

不卧散（子和方）：川芎（两半），石膏（七钱半），藜芦（五钱），甘草（生，二钱半）。上为细末。口噙水搐之。

子和搜风丸：人参、茯苓、南星、薄荷（各半两），干姜、寒水石、生白矾、蛤粉、黄芩、大黄（各一两），滑石、牵牛（各四两），藿香（一分），半夏（一两）。上为末，水丸如小豆大。生姜汤下，日三。

润肠丸：麻子仁（另研）、大黄（酒煨，各一两半），桃仁泥、归尾、枳实（麸炒）、白芍、升麻（半两），人参、生甘草、陈皮（各三钱），木香、槟榔（各二钱）。上除麻仁、桃仁外，为末，却入二仁泥，蜜丸梧子大。每服七八十丸，温水食前下。

十二、《症因脉治》

（一）卷首，论《内经》《金匮》中风卒中症因各别治法不同

《内经》论中风，症因不一，有风入腠理，开则洒然寒，闭则热而闷，名曰寒热，此言风寒在表发寒热也。有风气入胃不得外泄，则为热中，此言风邪入里发热也。有人瘦则外泄而寒，为寒中泣出，此言人弱汗多，热气外泄，而为虚寒也。有风气与太阳俱入，散于分肉之间，肌肉愤而有疡，此言风毒逆于肉里而发疮疡也。有卫气有所凝而不行，其肉有不仁，此言恶疠之风，伤人卫气，闭塞血脉而为麻风癞风也。以上，《内经》总叙风邪之症也。又云：风中五脏六腑之俞，各入其户，所中则为偏风。此言风邪中于各经之俞，或左或右，则为卒中偏风，半身不遂之症也。又云：风气循风府而上，则为脑风目风。此言头风之症，能害人目也。又云：饮酒中风，多汗不可单衣，喘息恶风，口干善渴，则为漏风。此言因酒热得风，故多汗恶风，口干善渴，表里皆病之症也。又云：入房汗出中风，则为内风。言入房汗出，风中于内，必病遗尿便涩之症也。又云：

新浴中风，头多汗恶风。若先一日则病甚头痛，名首风。此言因浴见风而成头风头痛之症也。又云：久风入中，则为肠风飧泄。此言外伤于风之飧泄症也。又云：外在腠理，汗出汗泄衣，身体尽痛，名泄风。此言因自汗，成痛风之症也。以上，《内经》论外感风中也。又云：春甲乙伤于风，嗌干善怒，憎女子，名肝风；夏丙丁伤于风，善吓色赤，言不快，名心风；季夏戊己伤于风，四肢不欲动，微黄不嗜食，名脾风；秋庚辛伤于风，多汗恶风，时咳短气，名肺风；冬壬癸伤于风，面庞然浮肿，有病不能正立，名肾风。又云：食饮不下，隔塞不通，失衣则胀，食寒则泄，形瘦腹大，名胃风。以上，《内经》论内伤风邪也。至《千金方》，则以《内经》风论发卒中四条，立名中风，而以半身不遂，为偏枯；身无痛，四肢不收，为风痱；奄忽不知人，为风懿；痹而不仁，为风痹，类中风，即为当今中风之祖。至仲景《金匮》，其第一条则曰：风之为病，当半身不遂，或但臂不遂，此为痹，脉微而数，中风使然。此发《内经》所中为偏风之条，而以脉之微数，以明不同中寒中湿也。第二条言：寸口脉浮而紧，紧则为寒，浮则为虚；虚寒相搏，邪在皮肤；浮者血虚，络脉空虚；贼邪不泻，或左或右；邪气纵缓，正气即急，正气引邪，㖞僻不遂；邪在于络，肌肤不仁；邪在于经，即重不胜；邪入于腑，即不识人；邪入于脏，舌即难言，口吐涎。此发《内经》偏枯中风之症。若脉微数，则为风热；若脉不数，而见浮紧，则为风寒；风寒初中皮肤，失治，则或左或右，㖞僻不遂；故邪在于络，肌肤不仁；邪在于经，即重不胜；邪入于腑，即不识人；邪入于脏，舌即难言。此申明风邪之中人经络脏腑，次序轻重之不同也。第三条言：寸口脉迟而缓，迟则为寒，缓则为虚；营缓则为亡血，卫缓则为中风。邪气中经，则身痒而隐疹；心气不足，邪气入中，则胸满而短气。

按：前条以寸口之脉浮紧，明风寒从外而渐入于里；此条以寸口之脉迟缓，明亦是风寒从外而渐入于里。第四条言：寸口脉沉而弱，沉则主骨，弱则主筋，沉即为肾，弱即为肝。汗出入水中，如水伤心，历节痛黄汗出，故曰历节。此言脉沉主骨，脉弱主筋，乃是汗出入水中风，而成历节痛黄汗出之症。又云：少阴脉浮而弱，弱则血不足，浮则为风，风血相搏，即疼痛如掣。此言脉弱血虚中风而成痛风之症。又云：盛人脉涩小，短气，自汗出，历节疼，不可屈伸。此言不虚之盛人，脉多实大，今见涩小，且见短气、自汗出、历节疼不可屈伸之症，例如《内经》饮酒中风多汗喘息等条，又兼见历节痛，不可屈伸之症也。又云：诸支节疼痛，身体尪羸，脚肿如脱，头眩短气，温温欲吐，桂枝芍药知母汤主之。此重申上文支节疼痛之痛风症，是外感，宜桂枝芍药知母汤，和营卫以散表邪也。又云：味酸则伤筋，筋伤则缓，名曰泄。咸则伤骨，骨伤则痿，名曰枯。枯泄相搏，名断泄。营气不通，卫不独行，营卫俱微，三焦无所御，四属断绝，身体羸瘦，独足肿大，黄汗出，胫冷。假令发热，便为历节。此言筋伤骨痿，内伤枯细之症，似历节痛风，然历节痛风，系外感症，必发热；假令黄汗胫冷，且见发热，方可为历节痛风症，方可散表。故下文复申曰：病历节，不可屈伸疼痛，乌头汤散邪。以上，《金匮》之论中风也。由此观之，《内经》之论中风，总叙风邪致病，非专言卒中暴仆之症。《千金方》则发卒中之偏枯、风痱、风懿、风痹四症，而补立治法。仲景《金匮》论风，即以《千金方》所发之半身不遂，四肢不收，奄忽不知人，风痹之历节疼痛，而发明《千金》。侯氏黑散治寒，风引汤治热，扩充而为卒中风之准绳。然止论外感风寒，未曾详言内伤诸中。于是，河间发火性急速，暴中卒倒，皆属于火；东垣发气郁壅滞，气虚受邪；丹溪发因痰而生热，因热而生痰。是则《千金》、仲景发卒中病，单主风寒，但言外感，故刘、李、朱先生，发主火、主气、主痰，兼内伤卒中亦全之矣。喻嘉言先生妙论丛生，独著中风以《内经》邪害空窍之下，补出补虚堵塞治法，此亦一偏之见。恐留而不去，反成其害矣。夫中风寒之症，有虚有实，有气血不足，空腹见风，风邪乘虚而入者；有气血壅滞，饮酒中风，风邪乘实而入者；有先中风寒，因而生痰生热者；有先有痰热，后召风寒者。夫饥寒迫切，因虚而邪得以外入，人人知之也。醉饱当风，因实而邪得外入，人所不知也。是以外有六经表症，则比例加减续命汤等散表；内见便溺阻塞，比例于三化汤等清里。邪散正虚，当用补虚堵塞，古人分闭脱二条，以验虚实，良有以也。至治风先治血，此言厉风伤血，血痹不行，当行血祛邪；非言补血即可治风，非言厉风伤气，亦以血治。又云：中风之症，理气为先。此言气道壅闭，故当先理其气，非言凡治中风该用理气也。故当细详外感寒邪属表者，比例《千金》之候氏黑散、加减续命汤等散表；若积热壅闭属里者，比例风引汤、三化汤等清里。若内伤之阴火上炎积热上冲者，则遵河间治法；痰凝中脘，攻注成疾者，则丹溪、节斋之法当矣。故凡治病，切不可执一家论例。如四肢不举，与半身不遂，似同实异。四肢不举，有虚有实；半身不遂，病邪为患。故四肢不举，以土不及为虚，土太过为实；土不及者，脾胃二经气血不足，则浑身无力，四肢难以举动，无麻木痛苦者也；土太过则气血壅实，而四肢作楚，不能举动，或痛或麻木，或极冷如冰者也。至半身不遂，则壅滞者多，虚者少，岂以一人之身，有半边不虚，半边独虚之理。即有偏中风寒者，亦止得外感寒邪，宜用辛散表邪，实非虚寒而宜温补。《准绳》书注半身不遂，立胃脉沉涩为虚，胃脉鼓大为实是矣；后于心脉小坚急，止注元阳不足一条，不知凡病有虚实，有心脉小坚急，元阳不足，即有心脉大搏指，心火太旺，书不尽言，学者宜细详补解。不玩《内经》云：心气热则阳气内动，发为肌痹，传为脉痿；又云：阳有余，阴不足。为偏枯，又云：热多则大筋软短而拘，小筋弛张而痿。如是则半身不遂，未可指为元阳不足一条立论。今之用热药，误治偏枯筋痿，以至大害，祸本于此。

（二）卷一，中风总论

秦子曰：中风之症　卒然仆倒，昏不知人，若痰涎暂升，少顷即醒，此中之轻者。卒然倒仆，昏不知人，痰涎壅盛，口噤失音，良久不醒，渐渐沉重，此中之重者。有外感，有内伤。外感者，真中风也；内伤者，类中风也。

（三）卷一，中风总论，外感中风症

中风之症：卒然倒仆，身热口噤，志乱神昏，四肢俱废，良久不省，《内经》名曰风痱，东垣所谓中藏之重症也。若仓卒仆倒，少顷即醒，身热痰涎，或见左瘫右痪，半身不遂，《内经》名曰偏枯；东垣所谓中腑之稍轻者；外无六经寒热，内无便溺阻隔，无痰无喘，言语分明，惟见皮肤不仁，或麻或木，口眼㖞斜，东垣所谓中血脉之最轻者。以上乃外感真中风之症也。

中风之因：或坐卧当风，风入五内，或衣单被薄，卒遇暴风，或披星戴月，风露袭人，外邪乘虚入于诸经，而中风之症作矣。

中风之脉：左关浮弦，病在足厥阴、少阳。左寸浮弦，病在手少阴、少阳。左尺浮大，病在足少阴、太阳。右寸浮洪，病在手太阴、阳明。右关浮大，病在足太阴、阳明。右尺浮大，病在三焦及命门。

中风之治：初起宜祛风涤邪，有表者，小续命汤、羌活愈风汤汗之；有里者，三化汤下之；表里俱见者，大秦艽汤、防风通圣散和之；痰涎壅盛者，竹沥二陈汤，合胆星汤、牛黄清心丸；积热神昏，海藏清心丸。

小续命汤：通治中风六经表症。后具河间六经加减、四时加减之法。麻黄、人参、黄芩、白芍药、甘草、防风、杏仁、川芎、防已。春，加防风；夏，倍加石膏；秋，加知母；冬，加桂枝。身痛，加羌活、秦艽。

河间云：凡中风，不审六经加减，虽治之不能去其邪。《内经》云，开则淅然寒，阖则热而闷，知暴中风邪，宜以小续命汤，随症随经治之。

中风无汗，恶寒，脉浮紧，风中太阳经营也。以续命汤加后三味各一倍，名麻黄续命汤：麻黄、防风、杏仁。宜针太阳少明，出昆仑阳跷穴血。

中风有汗恶风，脉浮缓，风中太阳经卫也，以续命汤加后三味各一倍，名桂枝续命汤：桂枝、

白芍药、杏仁。宜针风府。

中风无汗，身热不恶寒，脉洪长，风中阳明经症也，以续命汤加后三味各一倍，名曰石膏续命汤：石膏、知母、甘草。

中风无汗，身热不恶风，脉缓长，风中阳明表证也。以续命汤加后三味各一倍，名干葛续命汤：葛根、桂枝、黄芩。宜刺厉兑，泻阳明之实清火也，针陷谷，云阳明之邪散表也。

中风无汗身凉，风中太阴经也，以续命汤加后三味各一倍，名附子续命汤：熟附子、干姜、甘草。宜刺隐白，以去太阴之贼。

中风有汗，无热，以续命汤加后三味各一倍，名桂附续命汤：桂枝、熟附子、甘草、宜针太溪，以去少阴之邪。

中风六经混淆，指节挛痛，麻木不仁，系手少阳、厥阴，羌活连翘续命汤：小续命、羌活、连翘。宜刺厥阴之井大敦，以通其经，灸少阳之经绝骨，以引其热。又云，古之小续命，混淆无六经之别，今各分经治，又立针刺之法。

中风外无六经形症，内无便溺阻隔，惟舌强难以言语，手足不能运动，知血弱不能养筋，宜养血舒筋，大秦艽汤主之。

又云：中风外有六经形症，先以加减小续命诸方，随症随经治之。内有便溺阻隔，复以三化汤下之。

桢按：以上诸症，乃西北真中风症，故立祛风散邪之法。以下内伤条内，有不因外风而因于调养失宜，例如河间之论火，丹溪之论痰，而实系类中风之症，以其相类，故同列之，然各有分别，不可混治。

羌活愈风汤：治表里已解，服此为善后条理。羌活、防风、防己、川芎、独活、蔓荆子、麻黄、细辛、秦艽、柴胡、前胡、甘菊花、黄芪、枳壳、当归、芍药、苍术、黄芩、生地、半夏、白芷、知母、甘草、地骨皮、厚朴。

三化汤：外无六经表症，内有便溺阻隔，以此方利之。厚朴、大黄、枳实、羌活。虚人，加人参；痰多，加胆星、半夏。

大秦艽汤：治外无六经表症，内无便溺阻隔，惟手足言语不便者。秦艽、石膏、甘草、川芎、当归、白芍药、羌活、独活、防风、黄芩、白术、白茯苓、生地、白芷、细辛、熟地。天寒，加生姜；心下痞，加枳实、川黄连；夏秋，加石膏、知母；冬，加桂枝。

防风通圣散：治表里未除，以此方和解。麻黄、石膏、桔梗、黄芩、山栀、荆芥、滑石、白术、广皮、甘草、川芎、当归身、防风、大黄、芒硝、连翘、薄荷、白芍药。

竹沥二陈汤：治中脘痰滞。熟半夏、白茯苓、广皮、甘草、竹沥。寒，加生姜；热，加山栀、黄连。

胆星汤：治痰涎壅盛。陈胆星、广橘红、苏子、钩藤、甘草、菖蒲。里热甚，加山栀、黄连；肝胆热，加青黛、海石。

牛黄清心丸：治痰迷心窍。真牛黄、犀角、羚羊角、辰砂、陈胆星、天竺黄、麝香、薄荷、雄黄、防风、冰片。

海藏清心丸：治积热迷心。黄柏（二两），黄连，麦冬（各一两），龙脑（一钱）。炼蜜为丸。

（四）卷一，中风总论，内伤中风论

秦子曰：以其不因外感，故曰内伤；以其症类中风症，故亦曰中风。古人名类中风，即此症也。

（五）卷一，中风总论，内伤中风症

中风之症：平居无故，倏尔仆倒，随即苏醒；一年半载，又复举发；三四发作，其病渐重；

或犯半身不遂，口眼㖞斜，甚则痰涎壅闭，便溺不通；至手撒口开，遗尿不语，乃为不治。此内伤中风之症也。

中风之因：或本元素弱，劳役过度，五志厥阳之火，煎熬真阴，阴虚则热，热则风生，风火相搏，痰涎自聚，不由外邪，其病自发；或膏粱积久，湿热之气，上熏成痰，迷其心窍，亦能倒仆，而成内伤之症。

中风之脉：空大气虚，微细血弱，沉数沉实，膏粱积热。

中风之治：初起脉细神清，宜活血安神，加减茯神汤。古人云治风先治血，血行风自灭，此指内伤中风虚者而言也。若脉数沉实，昏冒不省，先宜清火为急，安神丸；痰涎壅盛，当化痰理气，涤痰汤；膏粱积热者，清胃汤；俟诸症平安，然后养血安神。气虚者，四君子汤；血虚者，四物汤；气血皆虚，加味归脾汤。

加减茯神汤：白茯神、当归、远志、麦冬、知母、羚羊角、犀角。心火旺，加黄连；肺火旺，加山栀；肝火旺，加丹皮、山栀；尺脉数，加黄柏；元气虚，加人参。

安神丸：治痰迷心窍。麦冬、白茯神、山药、辰砂、甘草、马牙硝、寒水石。痰多，加胆星，甚则加牛黄；心火，加黄连；肺火，加黄芩；肝火，加山栀；肾火，加黄柏；虚人，加人参。

涤痰汤：治痰涎壅盛。南星、半夏、枳实、石菖蒲、竹茹、橘红、甘草、白茯神。痰不化，加竹沥、生姜；热甚，加黄连；胸满闷，加枳壳；大便闭结，加大黄；虚人，加人参。

清胃汤：治胃中湿热。川黄连、升麻、山栀、甘草。

四君子汤：治气虚不足。人参、白术、白茯苓、炙甘草。血虚合四物，恐凝滞不用四物，竟加当归一味。

四物汤：治血虚。当归、白芍药、川芎、怀熟地。气虚，合四君子；恐燥，加黄芪，即合当归补血汤。

归脾汤：诸症平安，此方调理。白术、白茯神、远志、枣仁、当归、黄芪、广皮、白芍药、甘草、丹皮、山栀、人参。

《家秘》加升麻、柴胡，即合补中益气汤，以升举中气。

六淫之邪，皆能中人，非止得风邪也。故《准绳》书立卒中七条。以感而轻者名伤；感而重者名中；若忽然中倒，遍身发热，世名中风。方书充栋。惟河间立四时加减续命汤诸方，以治中风。外有六经表症，开示化方用药之妙悟，立愈风汤、通圣散，以和解有表有里之症；又立三化汤，以治内有便溺阻格，土太过之里实症；又立十全大补等，以治土不及之虚中，则散邪、和解、清里、补虚，四法全备。东垣复发卒中昏倒，偏废手足舌强语蹇之类中风，而立理气开郁，疏通经络，以治气中。丹溪又补痰涎壅闭，痰火攻冲，而立竹沥、姜汁、半夏、南星等，豁痰散结，以治痰中。此皆发明卒中之症，不独外中于风，有因气郁痰迷，内伤壅闭致病者；家秘于是分外感内伤，各立一条；又发内伤卒中气郁痰迷，手足偏废，多因膏粱积热，酒湿成瘫所致。既详各条治法，又立总论于卷首，大凡著书垂后，每症之下，必要详明经系何经，病因何气。使后学有实据可凭，临症庶不数数更方，朝攻暮补，贪图侥幸，以致误人。

第七节　明　　代

明代对中风的认识又有所发展，其中以缪希雍的“内虚暗风”和张介宾的“非风”说最为重要。缪希雍认为天地之风气有异，人之所禀亦不同。东南之处，真中风者极少，虽也有猝然僵仆等类似中风之证，但非真中于风。他认为“东南之人，质多柔脆，往往多热、多痰，真阴既亏，内热弥甚，熬煎津液，凝结为痰，壅塞气道，不得通利，热极生风，亦致猝然僵仆类中风证，或不醒人事，或言语謇涩，或口眼歪斜，或半身不遂，将其发也，必先显内热之候，或口干舌苦，或大便闭塞，小便短赤，此其验也。……此即内虚暗风，确系阴阳两虚，而阴虚者为多，与外来风邪迥别”。在治疗方面，缪希雍认为“法当清热、顺气、开痰以救其标，此当治本，阴虚则益血，阳虚则补气，气血两虚则气血兼补”并指出“治痰先清火，清火先养阴”。缪希雍“内虚暗风”对后世颇有影响。张介宾则以“非风”立论，他认为非风主要是由于真阴亏损、元气虚脱所致，在治疗上，强调培补元气。

一、《推求师意》

卷之下，中风

中风论治，先生以《内经》正《局方》之非，以湿热内伤补仲景之未备，独河间、戴人、东垣能发明此三者。河间曰：中风瘫痪，非肝木实甚而发中之也，亦非外中于风，由乎平日衣服饮食，安处动止，精魂神志，情性好恶，五志过极，不循其宜，致失其常，久则气变兴衰，而心火暴甚，肾水衰弱不能制之，则阴虚阳实而热气怫郁，心神昏眊，筋骨不用，而卒倒无所知也。戴人曰：暴僵暴仆，皆属厥阴肝木之无制也。肝木自甚，独风为然，盖肺金为心火所制，不能胜木故耳！东垣曰：凡人年逾四旬，气衰之际，或因忧喜忿怒伤其气者，壮岁肥盛之人，形盛气衰者，皆致中风，治法当和脏腑通经络。或曰：刘、张二氏犹用风药，佐辅泻火之剂，以开郁结，散其风热，今丹溪全然不用，乃从痿治何也？曰：先生但不用其发表伤卫之剂，至若鼠黏子之散支节筋骨、咽喉风热毒，起阴气，通十二经脉者也，则于是症尝用之，虽作痿治，然于散肝木之风，解郁结之热，皆在其中矣！其大法：泄心火则肺金清，而肝木不实，故脾不受伤；补肾水则心火降，而肺不受热。脾肺安则阳明实，阳明实则宗筋润，能束骨而利机关矣！复以东垣所治，黄柏与黄芪等补药为佐辅，有兼痰积，有热多，有湿热相半，临病制方，无一定之法，善于治痿者乎！窃论阳明者，胃脉也，胃乃水谷之海。经曰：人以胃气为本，无胃气则死。盖元精、元气、元神不可一日无水谷以养之，其水谷药石入胃，而气属阳，味属阴。属阳者，则上输气海；属阴者，则下输血海。二海者，气血之所归，五脏六腑、十二经脉皆取资于此。故二海盈溢，则一身内外气血皆充足矣。气充则荣卫流行，而手足百骸之力涌出矣；血充则冲脉引以渗灌于溪谷，而四属、九窍各为之用，而带脉得以约束十二经脉，不至于缓纵痿弱矣。先生用是以治中风瘫痪缓弱之病，可为法于后矣！严氏必先理气为说，是不识气因火而冲，反用辛温助火散气，误人多哉！

二、《重订灵兰要览》

卷上，中风

《素问·风论》黄帝问曰：风之伤人也，或为寒热，或为热中，或为寒中，或为疠风，或为偏枯（滑云：枯当作风），或（当作均）为风也。其病各异，其名不同。或内至五脏六腑，不知其解，愿闻其说。岐伯曰：风气藏于皮肤之间，内不得通，外不得泄。风者善行而数变，腠理开则洒然寒，闭则热而闷，其寒也，则衰食饮。其热也，则消肌肉。故使人怢而不能食，名曰寒热（怢音突，忽忘也。又音退。栗，寒战也）。风气与阳明入胃，循脉而上至目内眦。其人肥则风气不得外泄，则为热中。而目黄人瘦则外泄而寒，则为寒中，而泣出。风气与太阳俱入行诸脉俞，散于分肉之间，与卫气相干，其道不利，故使肉膹（音忿真）而有疡。卫气有所凝而不行，故其肉即不仁也。疠者（有疑当作因），荣气热胕（腐同），其气不清，故使鼻柱坏而色败，皮肤疡溃，风寒客于脉而不去，名曰疠风（滑云：此当在上收假疠者上）。或曰名寒热（五字疑衍）。以春甲乙伤于风者为肝风，以夏丙丁伤于风者为心风，以季夏戊己伤于风者为脾风，以秋庚辛中于邪者为肺风，以冬壬癸中于邪者为肾风。风中五脏六腑之俞，亦为脏腑之风，各入其门户所中，则为偏风。风气循风府而上，则为脑风。风入系头，则为目风眼寒。饮酒中风，则为漏风。入房汗出中风，（书云：中右为真气已绝，较中左更深，余尝治右偏类中数人，皆用养血祛风，佐以化痰利湿而愈。已于《治验录》详言之，参观即知）则为内风。新沐中风，则为首风。久风入中，则肠风飧泄。外在腠理，则为泄风。故风者，百病之长也。至其变化，乃为他病也。无常方，然致有（当作皆）风气也。帝曰：五脏风之形状不同者何？愿闻其诊，及其病态。岐伯曰：肺风之状，多汗恶风，色皏然白，时咳短气，书昼日则瘥，暮则甚。诊在眉上，其色白（仲景云：肺中风者，口燥而喘，身晕而重，冒而肿胀）。心风之状，多汗恶风，焦绝善怒吓，赤色，病甚则言不可快。诊在口，其色赤（仲景云：心中风者，翕翕发热，不能起，心中饥，食则呕）。肝风之状，多汗恶风，善悲，色微苍，嗌干善怒，憎女子。诊在目下，其色青（仲景云：肝中风者，头目瞤，反胁痛，常呕，令人嗜甘）。脾风之状，多汗恶风，身体怠惰，四肢不欲动，色薄微黄，不嗜食。论在鼻上，其色黄（仲景云：脾中风者，翕翕发热，形如醉人，肢中烦重，目皮瞤动而短气）。肾风之状，多汗恶风，面庞然浮肿，脊痛不能正立，其色炱，隐曲不利，诊在肌上，其色黑（《奇病论》云：有庞然如水状，切其脉大紧，身无痛处，形不瘦，不能食，食少。名为何病？岐伯对曰：病生在肾，名为肾风。不能食，善惊而心气痿者死）。胃风之状，颈多汗恶风，饮食不下。膈塞不通，腹善满，失衣则月真胀，食寒则泄。论形瘦而腹大。首风之状，头面多汗，恶风。当先风一日，则病甚头痛，不可以出内，至风日则痛少愈。漏风之状，或多汗，常不可单衣，食则汗出，甚则身汗，喘息恶风，衣常濡，口干善渴，不能劳事。泄风之状多汗，汗出泄衣上，口中干，上渍其风，不能劳事，身体尽痛则寒。

中风最宜辨闭脱二症，闭症宜开，脱症宜固，惟当辨其脉虚大以为别。至于闭症气塞，亦有六脉俱绝者，不得以其无脉而误认为脱症也。

中风将发预防之方：黄芪（蜜炙，五钱），防风（一钱五分），人参（一钱五分），橘红（一钱），归身（酒洗，二钱五分），木通（二钱五分）、山栀（一钱），甘草（五分），红花（三分）。

脾胃虚弱，语言无力，再加人参三钱，干山药一钱五分，薏仁二钱，白术一钱。内热加山栀至二钱，仍多啖雪梨妙。渴加麦冬二钱五分，五味子五分。眩晕加明天麻一钱。痰多而晕，更加旋覆花五分；脚膝麻痹无力，加杜仲姜汁炒去丝，牛膝，酒浸，石斛，酒浸，各一钱五分。夜卧不安，或多惊恐，心神不宁，加炒酸枣仁，茯神各一钱五分。上用水二钟，煎至一钟，入竹沥一杯，梨汁一匙，温服无时。

方书每以六经形证为定法，用小续命汤加减。岂不知《内经》云：风为百病之长，善行而数变，必审十二经见证，庶无实实虚虚之诮矣。中风将发之前，未有不内热者。热极生风，能令母实，故先辈谓以火为本，以风为标，治法先以降心火为主，心火既降，肝木自平矣。此实则泄其子之法也。若作风治而以辛热之药疏之者，固贻害不小，而调气一法，亦百无一验，明者更精思之。

《太平广记》载：唐·梁新见一朝士诊之曰：风疾已深，请速归去。其朝士复见鄜州马医赵鄂，乃复诊之，言疾危与梁说同矣。曰：只有一法，请官人试吃消梨，不限多少，咀龁不及，绞汁而饮。到家旬日，惟吃消梨首爽矣。此亦降火除热之验也。《本草》云：有士人病危，诸治不应，遂就诊杨吉老。令服雪梨担余而瘳，与此朝士相仿佛。

卒中之初，有决不可吐者，有决不可进辛剂，即姜汤亦禁用者，不可不知。

今人治五脏气绝，口开手撒，眼合遗尿，鼻声如鼾，昔人所不治者，以大剂参、芪浓汤灌之，多有得生者。可见世无不可医之证，而昔人徒认此证为有余，不知其不足，见投之以顺气疏风之药，往往长逝（顺气疏风而妄损元真，岂可不明辨以悟人哉）。遂目为气绝不治之候也。则其他之为虚症，而为医所误，或幸而获痊，或不幸而毙者，可胜计哉。

每见时师初用八味顺气散，多不得效（八味顺气散为治痰多实证之方，涉虚者是抱薪救火。今人不辨虚实，以为治风主剂，则遗误非浅，今特正之）。已而用二陈，四物，加胆星、天麻之类，自谓稳当之极，可以久而奏功，而亦竟无一效，何也？盖妄以南星、半夏为化痰之药，当归、川芎为生血之剂，而泥于成方，变通无法故也。正不知通血脉，助真元，非大剂人参不可，而有痰者，惟宜竹沥，少加姜汁佐之。不宜轻用燥剂。至于归、地甘黏，能滞脾气，使脾精不运，何以能愈瘫缓。岂若人参出阳入阴，少则留而多则宜无所不达哉？其能通血脉，虽明载《本草》，人谁信之。

里中一老医，右手足废，不起于床者二年矣。人传其不起，过数月，遇诸途。讯之，曰：吾之病几危矣，始服顺气行痰之药，了地无应验。薄暮神志辄昏，度不可支，令家人煎进十全大补汤，即觉清明。遂日服之，浃数月，能扶策而起，无何，又能拾策而步矣。经云：邪之所凑，其气必虚。吾治其虚，不理其邪，而邪自去，吾所以获全也。余曰：有是哉，使进顺气疏风之药不辍者，墓木拱矣。然此犹拘于成方，不能因病而变通，随时而消息，故奏功稍迟。吾早为之，当不止是也。姑书之以俟明者采焉。

此老始亦服顺气疏风，病延载余，继因病久年老气虚，试服补剂而有效。遂日进一帖，沉疴若失，遂保其身。然亦不幸之幸，执方治病，病必殆是也。

凡卒中之时，不可惊惶搬搅，只掐其人中，徐徐以药灌之。

三、《医学正传》

（一）卷之一，医学或问，中风，论

《内经》曰：风之伤人也，或为寒热，或为热中，或为寒中，或为疠风，或为偏枯。又曰：风者，百病之长也，至其变化，乃为他病，无常方。又曰：诸风掉眩，皆属肝木。《千金》云：岐伯所谓中风，大法有四：一曰偏枯，谓半身不遂也。二曰风痱，谓身无疼痛，四肢不收也。三曰风懿，谓奄忽不知人也。四曰风痹，谓诸痹类风状也。是以古之名医，皆以外中风邪，立方处治。惟河间刘守真氏谓：中风瘫痪者，非谓肝木之风实甚而卒中之，亦非外中于风，良由将息失宜，心火暴甚，肾水虚衰不能制之，则阴虚阳实，而热气怫郁，心神昏冒，筋骨不用，而卒倒无所知也。亦有因喜怒思悲恐五志有所过极而卒中者，夫五志过极皆为热甚，俗云风者，言末而忘其本也。东垣李明之亦谓：中风者，非外来风邪，乃本气自病也。凡人年逾四旬气衰之际，或因忧喜忿怒伤其气者，多有此证，壮岁之时无有也。若肥盛者则间有之，亦是形盛气衰故如此耳。丹溪先生亦曰：有气虚，有血虚，有痰甚。又曰：西北二方，真为风所中者有之。东南之人，多是湿土生痰，痰生热，热生风也。夫上古之论中风，一以为外感风邪之候。及乎三先生之论一出，皆以风为虚象，而谓内伤正气为病。然三先生又别，各有外感之论，而使后学狐疑不决。故王安道有论三子主气、主火、主湿之不同，而与昔人主风之不合，而立真中、类中之目，歧为二途。愚窃疑焉。曰卒中，曰暴仆，曰暴喑，曰蒙昧，曰㖞僻，曰瘫痪，曰不省人事，曰语言謇涩，曰痰涎壅盛，其为中风之候不过如此，无此候者非中风之病也。夫外候既若是之相侔，而病因又何其若彼之异耶？欲求归一之论终不可得，于是积年历试四方之病此者若干人，尽因风湿痰火挟虚而作，何尝见其有真中、类中二者之分哉。是以一旦豁然有所感悟，未知是否，请陈梗槩如下，与明达者共议。夫中风之证，盖因先伤于内而后感于外之候也，但有标本轻重之不同耳。假如百病皆有因有证，因则为本，证则为标。古人论中风者，言其证也。三先生论中风者，言其因也。

知乎此，则中风之候可得而详论矣。其所谓真中风邪者，未必不由气体虚弱，荣卫失调，然后感于外邪也。若非体虚所致，则西北二方风寒大盛之地，而中风者比比皆是，何暇为他证哉。其所谓因火、因气、因湿者，亦未必绝无外邪侵侮而作也。若无外邪侵侮，则因气、因火、因湿各自为他证，岂有喎僻瘫痪暴仆暴喑之候乎。经曰邪之所凑，其气必虚是也，岂可以一中风之证歧为二途哉。治之之法，重于外感者，先驱外邪而后补中气，重于内伤者，先补中气而后驱外邪，或以散风药为君，而以补损药为臣使，或以滋补药为君，而以散邪药为臣使，全在活法量轻重而处治之也。《内经》曰：有取本而得者，有取标而得者，有本而标之者，有标而本之者。又曰：急则治其标，缓则治其本。若夫初病暴仆昏闷，不省人事，或痰涎壅盛，舌强不语，两寸脉浮大而实者，急宜以瓜蒂、藜芦等药吐之，以遏其势。或人迎脉紧盛，或六脉俱浮弦者，急宜以小续命汤表之。盖风气大盛，心火暴升，而痰涎壅遏于经络之中，于斯时也，岂寻常药饵而能通达于上下哉。故本方用附子，以其禀雄壮之资，而有斩关夺将之势，能引人参辈并行于十二经，以追复其失散之元阳，又能引麻黄、防风、杏仁辈发表开腠理，以驱散其在表之风寒，引当归、芍药、川芎辈入血分行血养血，以滋养其亏损之真阴。或加石膏、知母以降胃火，或加黄芩以清肺金，看所挟见证，与夫时月寒温，加减施治。病势稍退，精神稍复，辄当改用丹溪之法，而以补气补血清痰之剂，以调养其本气而安，此急则治其标与夫标而本之之治也。凡人手足渐觉不随，或臂膊及髀股指节麻痹不仁，或口眼歪斜，语言謇涩，或胸膈迷闷，吐痰相续，或六脉弦滑而虚软无力，虽未至于倒仆，其为中风晕厥之候，可指日而定矣。早当从丹溪之法调治，其左手脉不足及左半身不遂者，以四物汤补血之剂为主治。右手脉不足及右半身不遂者，以四君子汤补气之剂为主治。痰盛者，二陈、导痰等汤兼用。气血两虚而挟痰者，八物汤加南星、半夏、枳实、竹沥、姜汁之类。若夫真元渐复，痰饮渐消，或觉有风邪未退者，仍以羌活愈风汤、防风通圣散之类出入加减调治而安。此缓则治其本与夫本而标之之治也。抑考先哲有云：其证有中脏、中腑之分，证各不同。中腑者多着四肢，故面加五色，脉浮而恶风寒，四肢拘急不仁，或中身之后，或中身之前，或中身之侧，皆曰中腑也，其治多易。中脏者多滞九窍，故唇缓失音，耳聋鼻塞目瞀，大小便秘结，皆曰中脏也，其治多难。大法中腑者小续命等汤以发其表，中脏者三化等汤以通其里，腑脏兼见者又不可以拘泥，或一气之微汗，或一旬之通利。又曰：治须少汗，亦须少下，多汗则虚其卫，多下则损其荣，斯又不可不谨。或外无六经之形证，内无便溺之阻隔，但手足不遂，语言謇涩者，此邪中于经也，又当从乎中治而不可以标本论也，是宜养血通气，大秦艽汤、羌活愈风汤之类治之。夫所谓诸方论治，乃先哲立权衡以为后学之矜式耳，其于临证切脉之际，又当顺时令而调阴阳，安脏腑以和荣卫，察病机，审气宜，全在活法以度其轻重之权量，甚勿胶柱以调瑟也。

（二）脉法

《脉经》曰：脉微而数，中风使然。寸口沉大而滑，沉则为实，滑则为气，气实相搏，入于脏则死，入于腑则愈，此为卒厥。不知人，唇青身冷，为入脏，死。身温和，汗自出，为入腑，而复自愈。脉阳浮而滑，阴濡（濡当作輭，与软通，下同）而弱，或浮而滑，或沉而滑，或微而虚，或微而数，寸口或浮而缓，或缓而迟，皆为中风之证。大法浮迟者吉，急疾者凶。又曰：脉浮而迟者易治，大数而急者死。

（三）方法（先哲有云：方者法之体，法者方之用，故二者不可偏废也）

丹溪曰：中风大率主血虚有痰，或挟火与湿。诸方书皆谓外中风邪，惟刘河间作将息失宜，水不制火，极是。然地有不同，不可一途而论，西北人外中者亦有，东南之人皆是，湿上生痰，痰生热，热生风也。真中风邪者，东垣中血脉、中腑、中脏之说甚好。治法以治痰为先，补养次之。初中，急掐人中令省。子和三法亦可用。痰壅盛者，口眼歪斜者，不能言语者，皆当用吐法。轻者用瓜蒂散，或虾汁，或稀涎散吐之。或重而口噤者，用藜芦末少加麝香或五分或一钱灌入鼻内吐之，一吐不已再吐。亦有气血虚而不可用吐法者，慎之！（吐法详见痰门）

半身不遂，大率多痰。在左属死血少血，宜四物汤加桃仁、红花、竹沥、姜汁。在右属痰与气虚，宜二陈汤合四君子汤加竹沥、姜汁。能食者，去竹沥，加荆沥尤妙。肥人多湿，少加附子行经。

气虚卒倒，参芪补之。挟痰则浓煎人参汤加竹沥、姜汁。血虚者，以四物汤补之。挟痰者，其药俱用姜汁炒过，更加姜汁、竹沥服。

遗尿者，属气虚，多以参芪补之。

凡中风，口开手撒，眼合遗尿，吐沫直视，喉如鼾睡，肉脱筋痛发直，摇头上窜，面赤如妆，汗缀如珠，皆为中风不治之症也。若动止筋痛，是无血滋筋故痛，曰筋枯，不治。（以上丹溪方法凡五条）

四君子汤、四物汤（二方并见虚损门），二陈汤（局方、千金　见痰饮门），小续命汤（并易老加减法）。

东垣曰：中风自汗者，不可重发其汗，故此药亦不可轻用也。

麻黄（去节）、人参（去芦）、黄芩、白芍药、防己、桂枝、川芎各七分，防风（去芦）一钱，甘草（炙）七分，附子（童便煮去皮脐）五分，杏仁（去皮尖，另研）一钱。《金匮要略》本方有石膏、当归，无附子、防风、防己。

愚按：本方石膏、当归固不可无，而附子、防风、防己尤不可缺，此恐传写者之脱简耳。

上细切，作一服，水一盏半，加生姜五片，煎至一盏，温服。凡中风不审六经之形证加减用药，虽治之不能去其邪也。《内经》曰：开则淅然寒，闭则然而闷。知暴中风邪，宜先以加减续命汤随证治之。

中风无汗恶寒，麻黄续命主之。麻黄、防风、杏仁，依本方加添一倍，宜针太阳至阴出血，昆仑举跷。

中风有汗恶风，桂枝续命主之。桂枝、芍药、杏仁、依本方加一倍，宜针风府。（以上二证，皆太阳经中风也）

中风无汗身热不恶寒，白虎续命主之。石膏（一钱四分），知母（一钱四分），甘草（七分），依本方加之。

中风有汗身热不恶风，葛根续命主之。葛根（一钱四分），桂枝，黄芩（依本方加一倍）。宜针陷谷，刺厉兑。针陷谷者，去阳明经之贼邪；刺厉兑者，泻阳明经之实也。以上二证，阳明经之中风也。

中风无汗身凉，附子续命主之。附子（加一倍），干姜（加七分），甘草（加二钱一分）。宜刺隐白，去太阴之贼邪也。此证，太阴经中风也。

中风有汗无热，桂附续命主之。桂枝、附子（炮）、甘草（炙）。依本方加一倍，宜针太溪。此证，少阴经中风也。

中风六经混淆，系之于少阳、厥阴，或肢节挛痛，或麻木不仁，宜羌活连翘续命主之。小续命汤（八钱），加羌活（四钱），连翘（六钱）。古之续命，混淆无六经之别，今各分经治疗，又分经针刺。刺法，厥阴之井大敦，刺以通其经，少阳之经绝骨，灸以引其热，是针灸同法象之大体也。

愚按：先哲制小续命汤，以治中风初病无汗，及手足瘫痪、关节不利、表实等证，此急则治标之药也。后人不分表里虚实，通用以治中风之证，故张易水授东垣以加减之法。夫中风无汗表实者固宜，其有汗表虚之证，虽有加减之法，恐不可以胶柱鼓瑟也。

大秦艽汤（机要）

中风，外无六经之形证，内无便溺之阻隔，知血弱不能养筋，故手足不能运动，舌强不能言语，宜养血而筋自荣，此方主之。秦艽、甘草、川芎、川归、白芍药、石膏、独活、白茯苓（各一钱），羌活、防风、黄芩、白术、生地黄、热地黄、白芷（各五分），细辛（二分半）。上细切，作一服，水煎，温服无时。如遇天阴，加生姜三片同煎。如心下痞满，加枳实一钱同煎服。

愚按：此方用归、芎、芍药、生熟地黄，以补血养筋，甚得体。既曰外无六经之形证，但当少用羌活、秦艽，引用以利关节。其防风、独活、细辛、白芷、石膏等药，恐太燥而耗血。虽用此，川芎止可六分之一，尤宜加竹沥、姜汁同剂最好，达者详之。

四、《丹溪治法心要》

卷一，中风（第一）

大率主血虚、有痰，以治痰为先，次养血行血，或作血虚挟火与湿。大法去痰为主，兼补姜汁不可少。《内经》曰：邪之所凑，其气必虚。刘河间以为内伤热病；张仲景以为外邪之感。风之伤人，在肺脏为多。半身不遂，大率多痰（详见《医要》）。痰壅盛者，口眼歪斜者，不能言者，法当吐；轻者，醒者，瓜蒂散、稀涎散。或以虾半斤入酱、葱、椒等煮，先吸虾，后饮汁，探吐之，引出风痰。然亦有虚而不可吐者。一时中倒者，法当吐。气虚卒倒，参、芪补之。遗尿者，属气虚，当以参、芪补之。气虚有痰，浓煎参汤加竹沥、姜汁。血虚，宜四物汤补之，俱用姜汁炒，恐泥痰再加竹沥、姜汁，兼治挟痰者。治痰气实，能食者用荆沥；气虚，少食者用竹沥。此二味去痰，开络，行血气，入四物汤等中用，必加姜汁少许助之。凡中风之人，行动则筋痛者，是无血养筋，名曰筋枯，决不可治也。肥白人多痰湿，用附子、乌头行经。初中倒时，掐人中至醒，然后用去痰药，二陈、四君子、四物汤等，加减用之。瘦人阴虚火热，四物汤加牛膝、竹沥、黄芩、黄柏，有痰加痰药。一肥人中风，口㖞手足麻木，左右俱作痰治，贝母、栝蒌、南星、半夏、陈皮、白术、黄芩、黄连、黄柏、羌活、防风、荆芥、威灵仙、薄、桂、甘草、天花粉。多食面，加白附子、竹沥、姜汁、酒一匙行经。一妇人年六十余，左瘫手足，不语健啖，防风、荆芥、羌活、南星、没药、乳香、木通、茯苓、厚朴、桔梗、甘草、麻黄、全蝎、红花，末之，温酒调下效。时春脉伏微以淡盐汤齑汁，每早一碗，吐之。至五日，仍以白术、陈皮、茯苓、甘草、厚朴、菖蒲，日进二帖。后以川芎、山栀、豆豉、瓜蒂、绿豆粉、齑汁、盐汤，吐甚快，不食。后以四君子汤服之，复以当归、酒芩、红花、木通、厚朴、鼠黏子、苍术、姜南星、牛膝、茯苓，酒糊丸，如桐子大，服十日后，夜间微汗，手足动而言。一人中风，贝母、栝蒌、南星、半夏、酒连、酒芩、酒柏、防风、荆芥、羌活、薄、桂、威灵仙。一人体肥中风，先吐，后以苍术、酒芩、酒柏、木通、茯苓、牛膝、红花、升麻、厚朴、甘草。一肥人口㖞手瘫，脉有力，南星、半夏、薄、桂、威灵仙、酒芩、酒柏、天花粉、贝母、荆芥、栝蒌、白术、陈皮、生姜、甘草、防风、羌活、竹沥。

一人右瘫，用：酒连、酒柏、防风（各半两），半夏（一钱），羌活（五钱），酒芩、人参、苍术（各一两），川芎、当归（各五钱），麻黄（三钱），甘草（一钱），南星（一两），附子（三片）。上丸如弹子大，酒化服。一肥人忧思气郁，右手瘫，补中益气汤。有痰，加半夏、竹沥。中风证，口眼㖞斜，语言不正，口角流涎，或全身、或半身不遂，并皆治之。此皆因元气平日虚弱，而受外邪，兼酒色之过所致。用人参、防风、麻黄、羌活、升麻、桔梗、石膏、黄芩、荆芥、天麻、南星、薄、桂、葛根、赤芍药、杏仁、当归、川芎、白术、细辛、猪牙皂角等分，姜、葱煎服。更加竹沥半盏同饮，加以艾火灸之，得微汗而愈。一人年近六十，奉养膏粱，仲夏久患滞下，而又犯房劳，忽一日如厕，两手舒撒，两目开而无光，尿自出，汗下如雨，喉如锯，呼吸甚微，其脉大而无伦次，部伍可畏之甚，此阴先亏，而阳暴绝也。急令煎人参膏，且与灸气海穴，艾炷如小指，至十八壮，右手能动，又三壮，唇微动，所煎膏亦成，遂与一盏，至半夜后，尽三盏眼能动，尽二斤，方能言而索粥，尽五斤而利止，至十数斤而安。妇人产后中风，切不可作风治，而用小续命汤，必须大补气血，然后治痰，当以左右手脉，分气、血多少治之。治中风大法，泻心火，则肺金清，而肝木不实，故脾不受伤；补肾水，则心火降，故肺不受热；脾肺安，则阳明实，阳明实，则宗筋润，能束骨而利机关矣。杜清碧通神散，白僵蚕七个，焙干研末，生姜汁半盏调服，立吐出风痰，少时又用七个，依法再吐尽，仍用大黄两指大，纸包煨熟，噙津液咽下。食顷，再用大黄，若口闭紧，用蚕煎汁，以竹管灌鼻中，男左女右。中风之疾，《内经》以下皆谓外中风邪，然地有南北，不可一途，而取河间作将息失宜，水不制火极是。自今言之，外中风者，亦有，但极少耳，又不可全谓将息失宜，而非外中也。许学士谓气中者，亦有，此七情所伤，脉浮而数，或浮而紧，缓而迟，皆风脉也。迟浮可治，大数而急者死。若果外中，即东垣中血脉、中腑、中脏之理，观之甚好。四肢不举，亦有与痿相类者，当细分之。《局方》中风、痿同治，此大谬。《发挥》详之，张子和三法，的是邪气卒中、痰盛、实热者可用，否则不可用也。

五、《医学纲目》

（一）卷之十，肝胆部，中风

中风，世俗之称也。其症卒然仆倒，口眼㖞斜，半身不遂，或舌强不言，唇吻不收是也。然名各有不同，其卒然仆倒者，经称为击仆，世又称为卒中，乃初中风时如此也。其口眼㖞斜，半身不遂者，经称为偏枯。世又称为左瘫右痪，及腲腿风，乃中倒后之证，邪之浅者如此也；其舌强不言，唇吻不收者，经称为痱病，世又称为风懿风气，亦中倒后之症，邪之深者如此也。东垣以邪浅为中脉，中腑而易治；邪深为中脏而难治者，得之矣。凡病偏枯，必先仆倒，故《内经》连名称为击仆偏枯也。后世迷失经意，以偏枯痱病之旨，一以中风名之，遂指偏枯为枯细之枯，而非左瘫右痪之症，习俗之弊，至于如此也。殊不知仲景云：骨伤则痿，名曰枯。盖痿缓不收，是筋骨肌肉无气以生，脉道不利，手足不禀水谷之气，故曰枯，非细之谓也。或积日累月，渐成细者间有之，非可便指枯为细也。

《素问·通评虚实论》：凡治消瘅仆击，偏枯痿厥，气满发逆，肥贵人则膏粱之疾也。《素问·阴阳别论》：三阴三阳发病，为偏枯痿易，四肢不举（《灵枢》云：真气去，邪气独留，发为偏枯）。《灵枢·九宫八风》其有三虚，而偏中于邪风，则为击仆偏枯矣。《素问·风论》：风中五脏六腑之俞，亦为脏腑之风，各入其门户所中，则为偏风。上经四节论偏枯，前二节属内伤，后二节属外感，盖此症内伤外感相兼而成也。至于河间、东垣、丹溪则专主内伤，仲景、陈无择、孙思邈则专主外感。今详偏枯邪浅者，宜泻外感为主，补内伤佐之；痱病邪深者，宜补内伤为主，泻外感佐之也。

东垣：中风为百病之长，乃气血闭而不行，此最重疾。凡治风之药，皆辛温上通天气，以发生为体，是元气始出地之根蒂也。河间：风病多因热盛，俗云风者，言末而忘其本也。所以中风而有瘫痪诸症者，非谓肝木之风实甚而卒中之也，亦非外中于风，良由将息失宜，而心火暴甚，肾水虚衰，不能制之，则阴虚阳实，而热气怫郁，心神昏冒，筋骨不为用，而卒倒无所知也。多因喜怒思悲恐之五志，有所过极而卒中者，由五志过极，皆为热甚故也。所谓肥人多中风者，肥则腠理致密，而多郁滞，气血难以通利，若阳热又甚而郁结甚，故多卒中也。其瘦者腠理疏通而多汗泄，血液衰少而为燥热，故多有劳嗽之疾也。然肥人反劳者，由暴然亡液，损血过极故也。瘦人反中风者，由暴然阳热太甚而郁结不通故也。经云：人之气，以天地之疾风名之。故中风者，非外来风邪，乃本气病也。凡人年逾五旬，气衰者多有此疾，壮岁之际无有也。若肥盛则间有之，亦形盛气衰如此。治法宜和脏腑，通经络，便是治风。东垣论中风从内出，其治法则如外入之证，亦以发表攻里行中道三法也。

仲景：夫风之为病，当半身不遂，或但臂不遂者，此为痹。脉微而数，中风使然。无择诸方论中，所谓左瘫右痪者，盖邪气中人，邪气反缓，正气即急，正气引邪，㖞僻不遂也。风懿者，以心闷闭不能言，俱噫噫作声。盖肺气入心则能言，邪中心肺，涎潮塞故使然也。四肢缓纵为风痱者，以风涎散注于关节，气不能行，故使四肢不遂也。舌强不能言者，以风入心脾经，心之别脉系于舌本，脾之脉侠咽连舌本散舌下，今风涎入其经络，故舌不转而不能言也。四肢拘挛者，以中风冷，邪气入肝脏，使诸经挛急，屈而不伸也。风柔者，以风热入于肝脏，使诸经张缓而不收也。故经曰：寒则挛急，热则弛张。风颤者，以风入于肝脏经络，上气不守正位，故使头招面摇，手足颤掉也。风喑者，以风冷之气客于中，滞而不能发，故使口噤不能言也。与前所谓涎塞心肺同候，此以口噤为瘥耳。腲腿风者，半身不遂，失音不语，临事不前，亦偏中于心肺经所致也。以上皆言风从外入。

（二）卷之十，肝胆部，卒中之初

初中倒时随即醒者，宜治。若不醒者，宜掐人中至醒。若痰涎壅盛者，宜吐之。口噤者，亦宜吐之。若口开手撒遗尿者，为阳暴绝，速宜大料参芪补接之。若眼戴上者，宜灸之。

《玄》：风病口开手撒，眼合遗尿，鼻声如鼾者，五脏气绝也。盖口开者心绝，手撒者脾绝，眼合者肝绝，遗尿者肾绝，声如鼾者肺绝也。若见一，犹可用工。若面赤时黑，主阳上散，肾水反克心火，兼遗尿、口开、气喘者，断不救也。五脏气绝，速宜大料参、芪煎浓汤灌之，及脐下大艾灸之，亦可转死回生也。

罗：治中风，眼上戴不能视者，灸第二椎骨，第五椎上，各七壮。一齐下火，炷如半枣核大，立愈。

（三）卷之十，肝胆部，中分浅深

《灵枢·刺节真邪篇》：虚邪偏客于身半，其入深内，居荣卫，荣卫稍衰，则真气去，邪气独留，发为偏枯。故其邪气浅者，脉偏痛。《灵枢·热论》：偏枯，身偏不用而痛，言不变，志不乱，病在分腠之间。巨针取之，益其不足，损其有余，乃可复也。痱之为病也，身无痛者，四肢不收，志乱不甚，其言微知，可治；甚则不能言，不可治也（痱，废也，痱即偏枯之邪气深者，痱与偏枯是二疾，以其半身无气荣运。故名偏枯，以其手足废而不收或名痱，或偏废或全废皆曰痱也，“巨针取之”。《千金》作“温卧取汗”）。上《内经》论中风之浅深也。其偏枯身偏痛，而言不变，志不乱者，邪在分腠之间，即仲景、东垣所谓邪中腑是也。痱病无痛，手足不收而言喑志乱者，邪入于里，即仲景、东垣所谓邪中脏是也。

仲景：寸口脉浮而紧，紧则为寒，浮则为虚，寒虚相搏，邪在皮肤。浮者血气虚，络脉空虚，贼邪不泻，或左或右，邪气反缓，正气即急，正气引邪，㖞僻不遂。邪在于络，肌肤不仁。邪在于经，即重不胜。邪入于腑，即不识人。邪入于脏，舌即难言，口遂吐涎。

洁古：风者，百病之始，善行而数变。行者，动也，风本为热，热胜则风动，宜以静胜其躁，养血是也，治须少汗，亦宜少下。多汗则虚其卫，多下则损其荣，汗下各得其宜，然后可治。其在经，虽有汗下之戒，而有中脏中腑之分。中腑者宜汗之，中脏者宜下之，此虽合汗下，亦不可过也。仲景云：汗多则亡阳，下多则亡阴。亡阳则损气，亡阴则损形。故经言血气者人之神，不可不谨养也。所谓表里不和，须汗下之，表里已和，是宜治之在经也。其中腑者，面颜显五色，有表证而脉浮，恶风恶寒，拘急不仁，或中身之后，或中身之前，或中身之侧，皆曰中腑也，其病多易治。其中脏者，唇吻不收，舌不转而失音，鼻不闻香臭，耳聋而眼瞀，大小便秘结，皆曰中脏也。其病多难治。若风中腑者，先以加减续命汤随证发其表。如兼中脏，则大便多秘涩，宜以三化汤通其滞。表里证已定，别无变端，后以大药和而治之。大抵中腑者，多着四肢；中脏者，多滞九窍。虽中腑者，多兼中脏之证。至于舌强失音，久服大药，能自愈也。

东垣：中血脉则口眼㖞斜，中腑则肢节废，中脏则性命危急，此三者治各不同。如中血脉，外有六经之形证，则从小续命汤加减，及疏风汤治之。如中腑，内有便溺之阻隔，宜三化汤或《局方》中麻仁丸通利之；外无六经之形证，内无便溺之阻隔，宜养血通气，大秦艽汤、羌活愈风汤治之。中脏，痰涎昏冒，宜至宝丹之类镇坠。若中血脉中腑之病，初不宜用龙、麝、牛黄。为麝香入脾治肉，牛黄入肝治筋，龙脑入肾治骨，恐引风深入骨髓，如油入面，莫之能出。又不可一概用大戟、芫花、甘遂泻大便，损其阴血，则真气愈虚。(洁古言中脏者大小秘涩，东垣言中腑者有便溺阻隔，二说当以东垣为主，盖大小秘结不中脏者亦有之，中脏者亦有大小便不秘结者也)

(四) 卷之十，肝胆部，中浅半身偏痛舌能言

《难经》：所谓偏枯，身偏不用而痛，言不变，志不乱，病在分腠是也。

(五) 卷之十，肝胆部，中深半身不收舌难言

经所谓痱之为病，身无痛，四肢不收，志乱不甚，其言微知，可治，甚则不能言者是也。

丹溪：今世所谓风病，多与痿证滚同论治，良由《局方》多以治风之药通治诸痿也。古圣论风痿各有篇目，源流不同，治法亦异，不得不辨。按风论，风者百病之长，至其变化，乃为它病。又曰善行数变，曰因于露风，曰先受邪，曰在腠理，曰客，曰入，曰伤，曰中。历陈五脏与胃之伤，皆多汗而恶风，其发明风邪，系外感之病，有脏腑内外寒热虚实之不同，若是之明且尽也。别无瘫缓痿弱，卒中不省，僵仆㖞斜，挛缩眩运，语涩不言之文也。或曰：吾子谓《内经·风论》主于外感，《局方》用麻黄桂附辈，将以解风寒也；用脑、麝、威灵仙、黑牵牛辈，将以行凝滞也，子之言过矣。曰：风病外感，善行数变，其病多实少虚，发表行滞，有何不可。治风之外，何为又历述神魂恍惚，起便须人，手足不随，神志昏愦，瘫缓亸曳，手足筋挛，眩运倒仆，半身不遂，膝脚缓弱，四肢无力，颤掉拘挛，不语，语涩等诸痿症兼治之。考诸痿论：肺热叶焦，五脏因而受之，发为痿躄。心气热生脉痿，故胫纵不任地。肝气热生筋痿，故宗筋弛纵。脾气热生肉痿，故痹而不仁。肾气热生骨痿，故足不任身。又曰：诸痿皆生于上。谓之上者，指病之本在肺也。又曰昏惑，曰瘛疭，曰瞀昧，曰暴病，曰郁冒，曰蒙昧暴喑，曰瞀瘛，皆属于火。又曰四肢不举，曰舌本强，曰足痿不收，曰痰涎有声，皆属于上。又《礼记》注曰：鱼肉天产也，以养阳作阳德。以为倦怠悉是湿热内伤之病，当作诸痿治之。何《局方》治风之方，兼治痿者十居八九？不思诸痿皆起于肺热，传入五脏，散为诸症，大抵只宜补养。若以外感风寒治之，宁免实实虚虚之祸乎！风病外感之邪，有寒热虚实，而挟寒者多。痿病内热之伤，皆是虚证，无寒可散，无实可泻。《局方》本为外感立方，而以内伤热证，滚同一治，其为害也。似非细故。上丹溪诸论，盖因《局方》治中风，孟浪用发表行湿之药，戕贼血气，诛伐根本，不知补养之法，故引痿病以救《局方》之失，而其言如此。然《局方》所述中风，手足不随，起便须人，神魂恍惚。

六、《明医杂著》

卷之四，风症

问：左手臂挛缩不能伸举，手指拳缩，肩背重坠，有似筋牵引作痛，伸缩间骨节处筋作痛，左足大指、中指常欲反张难屈，左手指掌时常作麻，指缝近掌处但觉有物夹于其间，左足底近前高突处如肿硬急胀，摸之无形，步履时只多如一毡垫者，语言短涩，拜起头晕，口眼㖞斜，舌根痰缠，胸膈痰碍，咽中有痰核，左肋下有痰核，不时打寒噤，嚏喷、呵欠便牵动手足之病，左耳、左面、左体使手或粗衣摸擦，则皮肤痛，左腮、左项、左胁肋皆时常木而急，如有物粘贴其上，左体或头项或手足作痒，左眼时常泪流凝不干，左口角似宽纵，左面上似虫蚁游行，被风吹袭，左鼻孔清涕出，即打嚏喷等症。

答：大经小络贯串一身谓之脉。脉者，血之隧道也。血随气行，周流无停。筋者，周布四肢，百节络联而束缚之。此属肝木得血以养之，则和柔缓而不急。脉皆起于手足指端，故十二经皆以手足名之，而筋则无处无之。皮毛者，属肺，主外，而易于感冒。人身之血行于脉络，而外充于皮毛，渗透肌肉，滋养筋骨，故百体和，运动无碍。若气滞则血滞，气逆则血逆，得热则瘀浊，得寒则凝泣，衰耗则运行不周，渗透不遍，而外邪易侵矣。津液者，血之余，行乎脉外，流通一身，如天之清露。若血浊气滞，则凝聚而为痰。痰乃津液之变，如天之露也。故云痰遍身上下无处不到，盖即津液之在周身者。津液生于脾胃，水谷所乘，浊则为痰，故痰生于脾土也。所以古人论中风偏枯、麻木、酸痛、不举诸症，以血虚、死血、痰饮为言，是论其致病之根源。至其得病，则必有所感触，或因风，或因寒，或因湿，或因酒，或因七情，或劳力、劳心、房劳汗出，因感风寒湿气，遂成此病。此血病、痰病为本，而外邪为标。其病中于皮毛、血脉、经络、肌肉、筋骨之间，而未入脏腑。故邪在皮毛、肌肉，则不知痛痒，麻木不仁，如有一物重贴于其上，或如虫游行，或洒洒寒栗，或肿胀，或自汗，遇热则或痒，遇阴虚则沉重酸痛；邪入血脉、经络，则手足指掌肩背腰膝重硬不遂，难于屈伸举动，或走注疼痛。所陈诸症，皆外自皮毛以至筋骨之病。凡脉所经所络，筋所会所结，血气津液所行之处，皆凝滞郁遏不得流通而致然也，亦何必一一强度某病属某经、某病属某脏，而杂治之哉！若邪入脏腑，则为危病，而难于用药，东垣书论之明矣。经云：知其要者，一言而终；不知其要，流散无穷。此之谓也。

愚按《难经》曰：邪在气，气为是动；邪在血，血为所生病。经云：阳之气，以天地之疾风名之。此风非外来风邪，乃本气病也。故诸方多言皆由气体虚弱、荣卫失调，或七情过度，以致真气耗散，腠理不密，邪气乘虚而入及其中也。然左半体者，肝肾所居之地；肝主筋，肾主骨，肝藏血，肾藏精；精血枯槁，不能滋养，故筋骨偏废而不用也。河间曰：风病多因热甚。俗云风者，言末而忘其本也。经云：汗出偏沮，使人偏枯。如树木一枝津液不到，则此枝枯槁，被风所害。由此观之，实因肝肾二经精血枯槁之所致也。前症云云，亦当察其形症，审其兼变而治之，尤不可泥执于风。经曰：三阴三阳发病为偏枯痿易，四肢不举，亦未尝必指于风也。其真中者，当辨其中脏中腑而治之。眼瞀者，中于肝；舌不能言者，中于心；唇缓、便秘者，中于脾；鼻塞者，中于肺；耳聋者，中于肾。此五者病深，多为难治。中血脉者，外无六经之形症，内无便溺之阻隔，肢不能举，口不能言，用大秦艽汤主之。中腑者，多兼中脏。如左关脉浮弦，面目青，左胁偏痛，筋脉拘急，目瞤，头目眩，手足不收，坐踞不得，此中胆兼中肝也，用犀角散之类。如左寸脉浮洪，面赤，汗多，恶风，心神颠倒，言语謇涩，舌强，口干，忪悸恍惚，此中小肠兼中心也，用麻黄散之类。如右关脉浮缓或浮大，面唇黄，汗多，恶风，口歪，语涩，身重，怠惰嗜卧，肌肤不仁，皮肉瞤动，腹胀不食，此中胃兼中脾也，用防风散之类。如右寸脉浮涩而短，必鼻流清涕，多喘，胸中冒闷，短气，自汗，声嘶，四肢痿弱，此中大肠兼中肺也，用五味子汤之类。如左尺脉浮滑，面目黧黑，腰脊痛引小腹，不能俯仰，两耳虚鸣，骨节疼痛，足痿，善恐，此中膀胱兼中肾也，用独活散之类。此皆言真中风之症治也。其间亦有气血之分焉。气虚而中者，右手足不仁，用六君子汤加钩藤、姜汁、竹沥；血虚而中者，左手足不仁，用四物汤加钩藤、竹沥、姜汁；气血俱虚而中者，左右手足皆不仁，用八珍汤加钩藤、姜汁、竹沥。其与中风相类者，不可不别。如中于寒，谓冬月卒中寒气，昏冒，口噤，肢挛，恶寒，脉浮紧，用麻黄、桂枝、理中汤之类；中于暑，谓夏月卒冒炎暑，昏冒，痿厥，吐泻，喘满，用十味香薷饮之类；中于湿，丹溪所谓因湿土生痰，痰生热，热生风也，用清燥汤之类加竹沥、姜汁。因于火者，河间谓五志过极，火盛水衰，热气怫郁，昏冒而卒仆也，用六味丸、四君子汤、独参汤之类；内有恚怒伤肝，阴火上炎者，用小柴胡汤之类；中于气者，由七情过极，气厥昏冒，或牙关紧急，用苏合香丸之类；食厥者，过于饮食，胃气不能运行，故昏冒也，用六君子加木香；劳伤者，过于劳役，耗损元气，脾胃虚衰，不任风寒，故昏冒也，用补中益气汤；房劳者，因肾虚耗，气不归源，故昏冒也，用六味丸。此皆类于中风者也。夫中风者，《内经》主于风，此真中风也。若河间主于火，东垣主于气，丹溪主于湿，皆是因火因气因湿而为暴病暴死之症类中风，而非真中风也。治者审之！卒中昏愦，口眼歪斜，痰气上涌，咽喉有声，六脉沉伏，此真气虚而风邪所乘，以三生饮一两，加人参一两，煎服即苏。若遗尿，手撒，口开，鼾睡，为不治，用前药亦有得生者。三生饮乃行经络、治寒痰之药，有斩关夺旗之功，每服必用人参两许，以祛其邪而补助真气。否则不惟无益，适足以取败矣。观先哲用芪附、参附等汤，其义可见。

一男子，卒中，口眼歪斜，言语不出，恶见风寒，四肢拘急，脉浮而紧。此属脾胃受症，故舌本强而不能言，用秦艽升麻汤治之稍愈，乃以补中益气汤加山栀治之而痊。

问：两腿自膝以下，或时内热，或骨中觉热，或有一点酸痛热者何？

答：此血热也。但是风病，其血必热；惟其血热，故风寒之气一袭之，则外寒束内热而为痛。丹溪论痛风，谓血热得寒，污浊凝滞，所以作痛。遇夜痛甚，行于阴也；遇风雨阴寒痛甚，寒湿胜也。又风病必血燥，风木生火，故血热而燥。

愚按：前论最为切当。临川陈先生云：医风先医血，血行风自灭。盖肝藏血而主风，又肝气为阳为火，肝血为阴为水。若肝火旺则肝血必虚，故凡风病多因肝经风火为患，当推五脏相胜相生，以益其血。经云：肾藏精而主骨，故肾虚者则骨中热，或涌泉穴，或两胫、两足内热，多患骨痿，以致不起，属足三阴亏损之虚热耳！滋其化源，庶可保其生也。

一妇人，因怒患痰厥而苏，左手臂不能伸，手指麻木，口喎眼斜，痰气上攻，两腿骨热，或骨中酸痛，服乌药顺气散之类，诸症益甚，不时昏愦，更加内热晡热。余以为肝经血虚，内热生风，前药复耗肝血，虚火炽盛而益甚也。先以柴胡栀子散，调养肝经气血；数日后用八珍汤加钩藤钩散，诸症稍愈；又用加减八味丸料，少加酒炒黄柏、知母黑色者数剂，诸证顿退；乃服八珍汤、柴胡栀子散，半载而痊。后劳役即有复作之意，服柴胡栀子散随安。

问：有医教以四物汤、二陈汤间服，后惑于南星、半夏不可轻服之言，二陈通不入口，专用四物，而痰药亦少用，枳术丸可专服否？

答：此少瘥耳。用血药而无行痰、开经络、达肌表之药以佐之，血药属阴，性颇凝滞，焉能流通经络、驱逐病邪以成功也！故古人以乌头为半身不遂行经络者此也。盖风疾原于血虚血热挟火与痰，经络肌表之间病根在矣，后因感冒凉风寒气，或因过饮助痰火，或因恼怒逆肝气，遂成半身不遂之症。世谓之风病，其病成于肌表皮毛筋骨经络之间，未入五脏六腑，故治之亦兼在外，而不专于内。若只用四物汤，是专补内也。此病之痰亦在经络，若只用枳术丸，是亦专治内也。须补养其内以固本，攻治其外以去邪，斯为可耳！

愚按：前症若因肾虚阴火而肝燥者，宜用六味地黄丸生肾水滋肝血；若因怒动肝火而血耗者，用四物加柴、栀、丹皮、茯苓以清肝火、生肝血；若因脾经郁结而血耗者，用归脾、四物二汤以补脾气、生肝血；若脾气虚而痰滞者，用二陈加白术、柴胡健脾气以化痰；若因脾虚湿而风痰不利者，用二陈加南星、苍术、防风胜湿以化痰；脾经湿而为痰者，用二陈加白术、防风；脾气郁而滞者，用归脾汤加柴胡、半夏；肾经败液而为痰者，用六味丸。

顾宪幕，年六十，不慎饮食起居，左半身手足不遂，汗出痰壅，或用参、芪之类，汗止，神清，左腿自膝至足指仍旧肿坠，痰多，作痛，肝、肾、脾脉洪大而数，重按则软涩。余以为足三阴虚，朝用补中益气汤加黄柏、知母数剂，诸症悉退，但自弛守禁，不能全愈。

靳阁老夫人，先胸胁胀痛，后四肢不收，自汗如水，小便自遗，大便不实，口紧，目瞤，饮食颇进，十余日，或以为中脏，公甚忧。余曰：非也。若风既中脏，真气既脱，恶症既见，祸在反掌，焉能延之？乃候其色，面目俱赤而或青；诊其脉，左三部洪数，惟肝尤甚。余曰：胸乳胀痛，肝经血虚，肝气痞塞也；四肢不收，肝经血虚，不能养筋也；自汗不止，肝经风热，津液妄泄也；小便自遗，肝经热甚，阴挺失职也；大便不实，肝木炽盛克脾土也。遂用犀角散，四剂诸症顿愈；又用加味逍遥散，调理而安。后因郁怒，前症复作，兼发热，呕吐，饮食少思，月经不止，此木盛克土，而脾不能摄血也。用加味归脾汤为主，佐以逍遥散，调补肝脾之气、清和肝脾之血而愈。后每遇怒或睡中手足搐搦，复用前药即愈。

大参朱云溪母，于九月内忽仆地，痰昧不省，唇口㖞斜，左目紧小，或用治痰调血之剂，其势稍缓。至次年四月初，其病复作，仍进前药，势亦渐缓。至六月终，病乃大作，小便自遗，或谓风中于脏，以为不治。余诊之，左关弦洪而数，此属肝火血燥也。遂用六味丸加五味、麦冬、芎、归，一剂而饮食顿进，小便自调；随用补中益气加茯苓、山栀、钩藤、丹皮而安；至十月复以伤食，腹痛作泻，左目仍小，两关尺脉弦洪鼓指。余以六君加木香、吴茱、升麻、柴胡，一剂而痛泄俱缓；复以六君加肉果、补脂，一剂诸脉顿平，痛泄俱止。余谓左关弦洪，由肝火血燥，故左目紧小；右关弦洪，由肝邪乘脾，故唇口歪斜，腹痛作泻；二尺鼓指，由元气下陷。设以目紧、口㖞误作风中，投以风药，以腹痛、泄泻误作积滞，投以峻剂，复耗元气，为害甚矣。后卧火箱，热蒸太过，致痰喘，误服寒凉之剂益甚。后请诊，辞不治，果殁。

一妇人因怒仆地，语言謇涩，口眼㖞斜，四肢拘急，汗出，遗尿，六脉洪大，肝脉尤甚。皆由肝火炽盛，肝主小便，因热甚而自遗也。用加味逍遥散加钩藤及六味丸，寻愈。

一老妇，两臂不遂，语言謇涩，服祛风之药，反致筋挛骨痛。余谓此肝火、血虚所致。用八珍汤补气血，用地黄丸补肾水，佐以排风汤，年余而愈。

一妇人，经行口眼歪斜，痰涎上涌。此血虚而肝火动，用加味逍遥散加牡丹皮治之寻愈，后因饮食停滞，日吐痰涎。此脾气虚而不归经也，用六君子二十余剂而安。一妇人，因怒口眼歪斜，痰涎上涌，口噤发搐。此脾肺气虚而肝木旺，用六君子加木香、钩藤钩、柴胡治之渐愈，又用加味归脾汤调理而安。

问：或谓二陈汤、南星、半夏一切燥药，止能治痰饮、湿痰，其于阴虚火动之痰，殊无相干，且与补阴药相反。

答：阴虚火动之痰，不宜用南星、半夏，若中风偏枯麻木症之痰，必用南星、半夏也。盖其感病在肌表经络筋骨之间耳！

愚按：丹溪先生云：痰病之原，有因热而生痰者，亦有因痰而生热者，有因风、寒、暑、湿而得者，有因惊而得者，有因气而得者，有因食积而得者，有脾虚不能运化而生者。若热病则多烦热，风痰多成瘫痪奇症，冷痰多成骨痹，湿痰多怠惰软弱，惊痰多成心痛、癫疾，饮痰多胁痛、臂痛，食积痰多成癖块痞满，其为病种种难名。窃谓前症若因肾水虚弱，阴亏难降，使邪水上溢，故多痰唾，宜滋其化源，其痰自消；若因肝木侮脾土，而风痰壅滞者，先用南星、半夏清其痰，后用六君子之类调胃气，痰自不生，若概用风药耗其阳气，而绝阴血之源，适足以成其风益其病也。

问：倒仓吐痰，不尽病根，痰又甚作，胸膈之上、咽喉之下居多，夜间更为所苦，吐甚难出。后服萝菔子，欲吐之，因空腹，遂入大肠作痢。

答：病在肠胃者宜用之。肠胃如仓，《格致余论》说明“倒仓”二字，宜玩。仓中有陈腐败谷，须倒之。肠胃中有痰血积滞，须涤荡之。牛肉属坤土，本补脾胃之物，非吐下药也。特饮之过多，满而致吐下耳！此借补以为泻，故病去之后，胃得补而气发生，乃巧法也。若病不属肠胃者，岂可轻用？古人治风，初病时，痰涎壅塞胸膈，阻碍经络，药无所施，故先吐去其痰，方可施法。今既倒仓之后，岂可复行吐下哉！吐下之后，再行吐而行下，是虚虚也。痰久积在胸膈肠胃者，固宜吐下之，但痰日逐生，岂倒仓可尽其根！但恐倒仓之后，胃虚而痰易生，故丹溪先生云，宜补中气以运痰也。又皮肤经络隧道之间，俱为邪所客，而阻滞少通，则津液行于其间者，亦聚而为痰，于是日逐饮食入胃，所生之津液不得流散，而化为痰饮，聚于胸膈，上升于咽喉，宜其多也。此亦因外而伤内。

愚按：前症若因脾气亏损，痰客中焦，闭塞清道，以致四肢百骸发为诸病者，理宜壮脾气为主，兼佐以治痰，则中气健而痰涎自化；若倒仓之后，而痰反甚，此脾气愈虚，则津液反为痰者，理宜补中益气，非参、术、二陈之类不能治，最忌行气化痰及倒仓之法。

问：自倒仓后，常觉口中痰甚而有热，颇易饥，有痰，常少用石膏泻之稍可。

答：倒仓后胃虚，不可用石膏。脾胃阴血虚则阳火旺，火能消食，故易饥。暂用石膏泻胃火，故觉效，然非正法，只以白术补脾，而用白芍药生血，甘草缓中泻火，陈皮、茯苓行痰，则王道之治也。

愚按：倒仓之后而火反旺者，乃脾胃虚寒之假症也，设认为实热则误矣。东垣先生《脾胃论》言之最详。若人气高而喘，身热而烦，或扬手掷足，口中痰甚者，属中气虚弱而变症也，宜用补中益气汤；若人形怯气弱，畏恶风寒，或肢体蜷挛而痰上涌者，属脾气虚弱而不能援涎也，宜用六君子汤；若兼口角流涎者，属脾气虚寒而不能主涎也，用张氏温脾散，如不应，急用六君子加附子；若因命门火衰不能生脾土者，急用八味丸；若人素肾虚发热，或肾虚有痰者，兼以六味丸料；若人素阳虚恶寒，或肾虚有痰者，兼以八味丸料。

一儒者，脾肾素虚而有痰，或用导痰之法，痰甚，作渴，头晕，烦热。余谓中气虚弱而变症，用补中益气汤而愈。后劳役发热、头晕，此气虚不能上升也，用前汤加蔓荆子而愈。后又劳神，畏见风寒，四肢逆冷，口沃痰涎。余以为脾气虚寒之真病，以六君子加炮姜、肉桂而愈。

问：近有欲为温针者，乃楚人法。其法针于穴，以香白芷作圆饼套针上，以艾针温之，多取效。

答：古者针则不灸，灸则不针，未有针而加灸者，此后人俗法也。此法行于山野贫贱之人，经络受风寒致病者，或有效，只是温经通气而已，于血于痰无预也。古针法妙甚，但今无传，恐不得精高之人，误用之，则危拙出顷刻，惟灸得穴，有益无害，日后宜行之。

愚按：针灸之法，各有所宜，亦各有所禁。经曰：形气不足，病气不足，此阴阳俱不足也，不可刺之，刺之则重不足，重不足则阴阳俱竭，血气皆尽，五脏空虚，筋骨髓枯，老者绝灭，壮者不复矣。东垣曰：脉浮数而发热，咽干，面赤，时渴者，皆热在外也，不可灸，灸之灾害立生。由此观之，所禁所宜，不可不慎，温针之法，尤为乖谬，若用之于寒气之肿、八风之邪，其庶几乎！

七、《周慎斋遗书》

（一）卷七，中风

中风得之大病，死多生少。治痰先顺气，气顺痰自利；治风先治血，血行风自灭。

中脏者难治，中腑者易治，脉俱来而缓，口开遗尿，手撒发直，目吊喉鼾，肉脱头窜，汗出如珠，皆难治也。卒然不知人事，心虽明而口舌不言，三四月不死，用皂角、生半夏末吹鼻，待其苏后，或半夏末、姜汁灌之，即吐痰涎，舌可动摇。大便不通，用蜜枣下行，其气自生。吐后用独参汤。

中风元气不足，保元加附子为主，血虚加补血药，气虚加补气药，痰甚加消痰药，随证加减治之，或小续命汤亦可。

中风大抵自吐者不治，遗尿不治，脉弦滑洪大者，皆难治也。

中风后多烦躁，是气虚不生血，心无血养故耳。

（二）卷七，似中风

似中风之证，其类不一。要皆阳气闭塞，浊火冒明所致。盖气行则脉行，脉行则五官正，气滞则脉滞，脉滞则五官歪。（五胥山曰：脉谓周身流行之血脉也。）滞于肝则目邪，滞于心则舌邪，滞于肾则耳邪，滞于肺则鼻邪，滞于脾则口邪。故初滞以七气汤之类以理其气，后则随其所滞而平之。必兼肝经之药，因风气通于肝，治风先治肝也。风者，天之肝气；肝者，人之风脏也。

（三）卷七，半身不遂

半身不遂，须分左右，具用十全大补汤。

八、《医方考》

卷之一，中风门第一

叙曰：风者，百病之长，得行天之象，故其发也暴。然上世论风，主于外感；乃河间主火，东垣主气，丹溪主湿，而末世之论纷然矣。今考名方二十三首，为风，为火，为气，为湿，皆时出而主之，初不泥于一说也。

九、《仁术便览》

卷之一，中风

中风大率主血虚有痰，或挟火与湿。当以治痰为先，次养血行血，又须分气虚血虚。脉迟数者可治，大数而极者难治。中腑者面显五色，有表证而脉浮，恶风恶寒，拘急不仁，其病多易治。中脏者唇吻不收，舌不转而失音，鼻不闻香臭，耳聋而眼瞀，大小便秘结，或口开手撒，眼合遗尿，吐沫直视，喉如鼾睡，肉脱筋痛，发直，摇头上窜，面赤如装，或头面青黑，汗缀如珠，其病深，多不治。中腑者宜汗，中脏者宜下。汗下不宜太过，汗多则亡阳，下多则亡阴。治风之法，初得即当顺气，日久则当活血，此万古不易之论。又云半身不遂大率多痰，在左属死血少血，在右属气虚有痰。左用四物汤兼二陈，加桃仁、红花、竹沥、姜汁；在右用四君子汤兼二陈，亦入竹沥，姜汁，俱当随证施治，不可执一。若外无六经之形证，内无便溺之阻膈，惟肢体不遂、语言謇涩，宜大秦艽汤养之，当顺时令、调阴阳、安脏腑、和荣卫，未有不愈者也。又有年高气弱，以将息失宜，或七情相干，而卒似风状者，非外来风邪，乃本气为病也。若以风药治，反害非轻。此刘守贞、许学士之高论也，不可不察。

十、《明医指掌》

（一）卷二，真中风一

腑中风邪显六经，面加五色表之形。若还中脏多便阻，绝证临之命必倾。半身不遂㖞斜口，此是风邪中在经。有表汗之须续命，六经加减认教真。须知在里溲便秘，实者尤当三化行。原无表里秦艽治，大要清心静养神。

经云：风为百病之长也，善行而数变。或为寒中，或为热中，或为寒热，或为偏枯，或为疠风，皆为风也，其变莫测。然八方之风邪中人，则有中腑、中脏、中经脉之分，所以别其邪之浅深也。中腑者，有表证，面加五色，脉浮弦而恶风寒，拘急不仁，现六经形证，治宜汗之，亦不可过汗，损其卫气。中脏者，内闭九窍，故唇缓失音，鼻塞，耳聋，眼瞀，大小便秘，故可下之，亦不可过下，损其荣血。中经脉者，外无六经形证，内无便溺阻隔，故治之在经，无表里证，不可汗下，宜静胜其燥，是养血也，大秦艽汤。其有痿痹、瘫痪偏枯、痛痒、顽麻、中痰、中气，似风而非风也，故另立类中风条以别之。

中风浮吉，滑兼痰气。其或沉滑，勿以风治。或浮或沉，而微而虚，扶元治痰，风未可疏。浮迟者吉，急疾者殂。

中腑：中腑者，废肢节，审其六经形证，用加减续命汤。初中先须理气，乌药顺气散、对星香散。若兼中脏，大便秘，三化汤。失音舌强，大秦艽汤。痰涎盛者，稀涎散、竹沥汤、荆沥汤。

加减续命汤：麻黄（去节）、人参（去芦）、黄芩（去腐）、川芎、芍药（酒炒）、甘草（炙）、杏仁（去皮尖，麸炒）、防己（去皮）、桂枝（净炒）、防风（去芦，各一钱），附子（炮，去皮脐，五分）。上㕮咀，生姜三片，水二盏，煎至一盏，通口服。

达按：古人以此方混治中风，未详其证。盖麻黄、杏仁，麻黄汤也，仲景以之治太阳证之伤寒。桂枝、芍药，桂枝汤也，仲景以之治太阳证之中风。如此言之，则中风而有头痛、身热、脊强者，皆在所必用也。人参、甘草，四君子之二也，局方用之以补气。芍药、川芎，四物汤之二也，局方用之以养血。如此言之，则中风而有气虚、血虚者，皆在所必用也。风淫末疾，故佐以防风。湿淫腹疾，故佐以防己。阴淫寒疾，故佐以附子。阳淫热疾，故佐以黄芩。盖疾不单来，杂揉而致，故其用药亦兼赅也。如治中风不审六经形证加减，虽治，与不治无异也。宜以此汤随证加减，治之如下。

如中风无汗恶寒，麻黄续命汤主之。

依本方，麻黄、杏仁、防风各加一倍。

宜针至阴出血（穴在足小指外侧爪甲角，针二分），昆仑举跷（穴在足外踝后跟骨，针透太溪）。

如中风有汗恶风，桂枝续命汤主之。

依本方，桂枝、芍药、杏仁各加一倍。

宜针风府（穴在项后入发一寸，针入三分，禁灸）。

以上二证，皆太阳经中风也。

如中风有汗，身热不恶寒，白虎续命汤主之。

依本方，加石膏、知母各二钱，甘草再加一倍。

如中风有汗，身热不恶风，葛根续命汤主之。

依本方，加葛根，桂枝、黄芩再加一倍。

宜针陷谷（穴在足大指次指本节后陷中，针入五分）。去阳明之贼，兼刺厉兑（穴在足），泻阳明之实。

以上二证，皆阳明经中风也。

如中风无汗身凉，附子续命汤主之。

依本方，附子加一倍，干姜加二倍，甘草加二倍。

宜针隐白（穴在足大指内爪甲角。去太阴之贼）。

此太阴经中风也。

如中风有汗无热，桂附续命汤主之。

依本方，桂枝、附子、甘草各加一倍。

宜针太溪（穴在足内踝后，跟骨上陷中，针透昆仑）。此少阴经中风也。

如中风六经混淆，系之于少阳、厥阴。或肢节挛痛，或麻木不仁，羌活连翘续命汤主之。

依本方，加羌活、连翘也。

少阳之经绝骨（穴在外踝上三寸，灸五壮），灸以引其热；厥阴之井大敦（穴在足大指甲聚毛间），刺以通其经。

乌药顺气散：乌药、陈皮（各二钱），麻黄（去节）、川芎、枳壳（去穰，麸炒）、白芷、桔梗（各钱），僵蚕（炒去丝）、干姜（炮，五分），甘草（炙，二分）。上锉一剂，生姜三片，枣一枚，水煎温服。

达按：本方以“顺气”名者，盖遍身麻痹，表气不顺也，故治以麻黄、川芎。语言謇涩，里气不顺也，故治以乌药、陈皮、枳壳。口眼歪斜，面部之气不顺也，故治以白芷、僵蚕。喉中气急，甘草可缓。肺气上逆，桔梗可下。痰之为物，寒则凝滞，热则流通，佐以干姜，行其滞也。此治标之剂也，然必邪实初病之人方可用。

中风一身俱麻，加人参、白术、当归、川芎、麦门冬。久患左瘫右痪，去麻黄，加天麻、防风、羌活、半夏、南星、木香、当归。口眼㖞斜加生姜。虚汗去麻黄，加黄芪。中风面目、十指俱麻，乃气虚也，补中益气汤加木香、香附、羌活、防风、乌药。

对星香散：治中风体肥痰盛，口不渴者，此方主之。牛胆、南星（八钱），木香（一钱）。上㕮咀，每服四钱，生姜十片，水一大盏，煎七分，温服。

达按：本方用南星，燥痰之品也。曰体肥，曰痰甚，曰不渴，则宜燥也可知矣，故以南星主之。而必入牛胆者，制其燥也。佐以木香，利痰气也。

中脏：中脏无别病，大便秘者，用三化汤。老弱之人，以滋润汤代之。若口开眼合，撒手遗尿，汗出如油，摇头直视，面赤如妆，声如鼾睡，脉急大实者，皆不可治。不省人事，用通顶散，或半夏末吹鼻中取嚏，如无嚏者死。痰涎盛，用稀涎散，或虾汁吐之。痰多有热，荆沥汤。

三化汤：治中脏者，以此通其滞，调以十全、四物。大黄、枳实、厚朴、羌活。上㕮咀，等分，每服一两，水煎服。

滋润汤，治风中在脏，大便秘结。当归、生地黄、枳壳（去穰）、厚朴（去皮）、槟榔、大黄、火麻仁、杏仁（去皮，各一钱），羌活（七分），红花（一钱三分）。上锉，水煎，空腹温服。

通顶散：治病人初中风，昏愦不省人事，口噤不能开者，急用之。藜芦、甘草（生）、川芎、细辛、人参（各一钱），石膏（五分）。上为末，吹鼻中一字，就提起头顶心发，立苏。有嚏者可治，无嚏者不可治。

稀涎散：治中风忽然如醉，形体昏闷，四肢不收，涎潮搐搦，用以吐出痰涎便醒。明矾（一两，半生半枯），皂角（四条，去黑皮，炙）。每服三钱，温水调灌，风痰自出。

达按：本方治中风暴仆，痰涎壅塞者，盖浊邪在上，风盛气壅而然也。经曰：病发而不足，标而本之。先治其标，后治其本。故不与疏风、补虚，而先吐其涎。白矾之味咸苦，咸能软坚，苦能去湿。皂角之味辛咸，辛能利窍，咸能去污。名之曰“稀涎”，固夺门之兵也。师曰：凡吐中风之痰，使咽喉疏通，能进汤液便止。若攻尽其痰，则无液以养筋，反令人挛急、偏枯，此大戒也。

中经脉：无表里证，口眼㖞斜，半身不遂，宜静胜其燥，是养血也，大秦艽汤。汗、吐、下后，初证既定，宜静药养之，牛黄清心丸。痰涎盛，竹沥汤。口眼㖞斜，瓜蒂散或虾汁吐之。血虚，四物汤吞活络丹。

大秦艽汤治中风手足不能运动，舌强不能言，风邪散见，不拘一经者，此方主之。秦艽（去芦）、石膏（各三两，生用），甘草、川芎、当归（酒炒）、羌活（去芦）、独活、防风、黄芩（酒炒）、白芍药（酒炒）、吴白芷、白术、生地黄（酒洗）、熟地黄、白茯苓（去皮，各二两），细辛（五钱）。每服一两，水煎。阴雨湿胜时加生姜七片。春、夏加知母七分，心下痞加枳实一钱，煎服。

按：中风，虚邪也。许学士云：留而不去，其病则实。故用驱风养血之剂。以秦艽为君者，攻一身之风也。以石膏为臣者，去胸中之火也。羌活散太阳百节之风疼。防风为诸风药中之军卒。三阳数变之风邪，责之细辛。三阴内淫之风湿，责之苓、术。去厥阴经之风，则有川芎。去阳明经之风，则有白芷。风热干乎气，清以黄芩。风热干乎血，凉以生地。独活疗风湿在足少阴。甘草缓风邪上逆于肺。用归、芍、熟地者，所以养血于疏风之后，一以济风药之燥；一使手得血而能握，足得血而能步也。

活络丹：治中风口眼㖞斜，半身不遂及诸风痹手足拳挛，筋脉不舒，皆风邪湿毒流滞经络，浑身走注疼痛，脚心钓痛，腿、臂间忽一、两点痛，并宜服之。南星（炮）、川乌（炮）、草乌（炮）、地龙（各六两），乳香、没药（另研，各三两三钱），上为末，酒糊丸，如梧子大，每服二十丸，空心酒下，荆芥汤亦可。

增补省风汤：治中风口眼㖞僻，痰涎壅盛者主之。半夏（一钱，姜制），防风（一钱），全蝎（二钱，去翅、足）、胆星、甘草（炙）、生白附、生川乌、木香（各五分，不见火）。以“省风”名者，省减其风之谓也。盖风壅其痰，干于面部，则口眼僻。塞于胸中，则痰涎壅盛。是方也，防风、白附、全蝎、川乌可以活经络之风痰而正口眼。胆星、半夏、甘草、木香可以疗胸次之风痰而开壅塞者焉。

总按（补）：《医学指迷》云：夫木必先枯也，而后风摧之；人必先虚也，而后风入之。气虚之人，腠理不密，故外风易袭；血虚之人，肝木不平，故内风易作。盖虚之所在，邪必凑之，腑虚则中腑，脏虚则中脏，血脉虚则中血脉。中脏多滞九窍，故口噤不开，目瞑无视，失音不语，大小便不通。中腑多着四肢，故半身不遂，手足不随，痰涎壅盛，喘声如雷，然目犹能视，口犹能言，大小便不闭，以此为别耳。若口眼㖞斜，沉沉欲睡者，中血脉也，此为最轻。中腑者易治，中脏者难治。中腑者宜汗，从乎阳也；中脏者宜下，从乎阴也。中腑后幸而得愈，若不戒酒色，不避风寒，必复中。中必在脏，虽神仙亦莫能治，盖由浅以及深也。

（二）卷二，类中风二

卒倒原从气分虚，湿痰能中右边肢。左边死血并无血，不语涎多吐最宜。口噤筋挛风热甚，四肢不举属于脾。更兼痿躄与麻痹，休作风邪真中医。

河间云：风病多因热盛。俗云风者，言末而忘其本也。有风者，亦非外中之风，良由将息失宜而心火暴甚，肾虚不能制，则阴虚阳实，热气怫郁，心神昏冒，故卒倒无知。亦由喜、怒、悲、忧、恐五者过极而卒中，皆为热。微则僵仆，气血流通，筋脉不挛，发过如故。甚则热气太盛，郁滞不通，阴气暴绝，阳气后竭而死。故痰涎者，偏枯者，口噤者，筋急者，筋反纵者，皆为燥热之证，故主乎火也。西北气寒，为风所中诚有之。东南气温多湿，有病风者，非风也，皆由湿生痰，痰生热，热生风，经所谓：亢则害，承乃制也。古方以风、痿混同论治，故多以治风药通治痿疾。殊不知痿因肺热叶焦，传入五脏，散为诸痿，如四肢不举，舌本强，足痿不收，痰涎有声，悉属于土，为湿热，以风治之非也，故主乎湿。东垣云：言中风者，皆由元气不足，则邪凑之，益气则风自除。故卒倒僵仆皆由气虚，故主乎气。许学士云：暴怒伤阴，暴喜伤阳，忧愁不已，气多厥逆，往往得此疾，便觉涎潮昏塞，牙关紧急，脉伏身寒，此名中气。若中风，则身温为异耳。然诸家之说，皆非外中之风，故曰类中风。

气虚（附血虚）：僵仆卒倒，气虚也，六君子汤加黄芪、竹沥、姜汁，或浓煎人参汤，加竹沥、姜汁。血虚，八珍汤，地黄须用姜汁炒则不泥膈。

四君子加竹沥姜汁方：人参（三钱），白术（一钱），茯苓（二钱），甘草（五分），竹沥（半盏），姜汁（五匙）。

按：丹溪曰：半身不遂，在右者，属气虚，以此方主之。气虚者，宜补之以甘，故用参、术、茯、甘四件。称其为君子者，谓其甘平有冲和之德，而无克伐之性也。其加竹沥，为能行痰。其加姜汁，所以行竹沥之滞，而共成伐痰之功耳。

四物加桃仁红花竹沥姜汁方：当归（酒洗）、川芎（酒洗，去芦）、白芍（酒炒）、熟地（酒蒸）、桃仁（去皮尖）、红花（各等分），竹沥（半盏），姜汁（五匙）。

按：丹溪曰：半身不遂，在左者，属瘀血，以此方主之。用芎、归、芍、地，生血药也，新血生，则瘀血滑而易去。用桃仁、红花，消瘀药也，瘀血消，则新血清而易生。然亦加夫竹沥、姜汁者，以痰之物靡所不之，无分左、右而为患也。

中气：痰气，若厥逆身冷，脉沉伏，勿作中风。治以苏合香丸灌醒，然后调治，续用乌药顺气散、八味顺气散。

苏合香丸：治男、妇中风、中气，牙关紧闭，口眼㖞斜，不省人事，并传尸骨蒸劳瘵，卒暴心疼，鬼魅瘴疟，小儿急、慢惊搐，妇人产后中风，赤白痢疾，一切气暴之证，最能顺气化痰。沉香、木香、丁香、白檀香、麝香（另研）、香附、白术、安息香（酒熬膏）、诃子肉、荜茇、朱砂（水飞）、乌犀角（镑，各一两），乳香、片脑、苏合香油（入安息香内酒熬，各五钱）。上为末，研匀，用安息香膏并炼白蜜和剂。每服旋丸如桐子大，取井花水，温冷任意，下四丸，老人、小儿服一丸，温酒化下。

按：病人初中风，喉中痰塞，水壅难通，非香窜不能开窍，故集诸香以利窍。非辛热不能通塞，故用诸辛为佐使。犀角虽凉，凉而不滞。诃梨虽涩，涩而生津。世人用此方于初中之时，每每取效。丹溪谓辛香走散真气，又谓麝、脑能引风入骨，如油入面，莫可解也，医者但当用之以救急，慎勿令人多服也。

八味顺气散：治中风正气虚，痰壅盛者，此方主之。白术（土炒）、茯苓、青皮（炒）、陈皮（去白）、乌药、白芷、人参（各一钱），甘草（五分）。

按：经曰：邪之所凑，其气必虚。故用四君子以补气。治痰之法，利气为先，故用青皮、陈皮、台乌、白芷以顺气，气顺则痰行，而无壅塞之患矣。此标本兼施之法也。

痰火：痰涎盛，偏枯口噤，筋急拘挛，筋反纵，脉数，燥火为病，牛黄清心丸主之。在表，防风通圣散。在上，凉膈散。昏冒发热，不恶寒，不安卧，此风热烦躁，泻青丸。痰火炽盛，烦渴便秘，脉数大，三黄枳实汤、滚痰丸。

牛黄清心丸（方见痫证）。

防风通圣散治中风，一切风热，大便秘结，小便赤涩，头面生疮，眼目赤痛；或热生风，舌强口噤；或鼻生紫赤风刺、瘾疹，而为肺风；或成风疠，而世俗呼为大风；或肠风而为痔漏；或肠郁而为诸热谵妄惊狂，并皆治之。防风、川芎、当归、赤芍药（酒炒）、连翘、薄荷、麻黄

（各四分），石膏（煅）、桔梗、黄芩（各八分），白术、山栀子（酒炒黑）、荆芥（各三分），滑石（二钱四分），大黄、芒硝（各四分），甘草（一钱）。上，姜、葱、豆豉同煎。自汗去麻黄，自利去大黄、芒硝。

按：本方有防风、麻黄，解表药也，风热之在皮肤者，得之由汗而泄。荆芥、薄荷，清上药也，风热之在巅顶者，得之由鼻而泄。大黄、芒硝，通利药也，风热之在肠胃者，得之由后而泄。滑石、栀子，水道药也，风热之在决渎者，得之由溺而泄。风淫于膈，肺肤受邪，石膏、桔梗，清肺肤也。而连翘、黄芩，又所以祛诸经之游火。风之为患，肝木主之，芎、归、芍药，和肝血也。而甘草、白术，又所以和胃气而健脾焉。

三黄枳实汤：黄芩、黄连、大黄（煨，各一钱），厚朴、甘草（各五分），枳实（二钱）。上，水煎热服，不拘时。

湿痰：

口眼斜，半身不遂，涎多不语。中于右，属痰，稀涎散吐之。痰盛胸满，导痰汤。肥人痰厥，口眼㖞斜，手麻木，化痰丸。四肢不收，心神恍惚，不知人事，六君子汤加竹沥、姜汁。热多，荆沥汤，或加二陈汤，或青州白丸子。痰火甚，滚痰丸。

稀涎散（方见前真中风条）。

导痰汤：即二陈加南星、枳壳。

六君子汤（方见脾胃）。

二陈汤（方见痰饮）。

竹沥汤：治中风四肢不收，心神恍惚，不知人，不能言。竹沥（二升），生葛汁（一升），生姜汁（三合）。相合，作三服。

荆沥汤：治中风有痰多热，宜常服此。荆沥（二升），竹沥（二升），生姜汁（二合），相合温服。

青州白丸子：治小儿惊风，大人诸风，牙关紧急，或痰喘体麻。生半夏（七两），生白附（二两），生川乌（去皮，五钱），生南星（二两）。

上为细末，盛绢袋中，以井水中摆出末，更将手时揉之令出。如有渣，再为末，再入绢袋中，再摆揉，以尽为度。放瓷盆中，日晒夜露，每朝晨要换新鲜水，春五日，夏三日，秋七日，冬十日，去水晒干如玉片，研细，以大米粉熬粥饮，丸如绿豆大，每服三、五丸，薄荷汤下，风瘫温酒下，服不拘时。

达按：前证若少壮之人，气血未虚，真水未竭，适因怒，动肝火，火畏水，不能上升，所以身凉无痰涎然。须臾便醒者，水旺足以制火也，此名中气。老衰之人，气血俱虚，真水已竭，适因怒，动肝火，火寡于畏，得以上升，所以身温有痰涎然。多不能治者，水竭无以降火也，此名中痰。虽然少壮之人亦有不治者，男子乃色欲过多，下元水亏，不能治火；女人乃经后、产后，去血过多，不能配气。适因忿怒动火，而阳气无所依附，则随火而发越矣。阴也，血也，岂不为阳气之根本乎？

十一、《秘传证治要诀及类方》

卷之一，诸中门，中风

天地间惟风无所不入，一罅不塞，来不可御。人之一身，缜密者少，疏漏者多。风乘之也，轻则为感，重则为伤，又重则为中。古人谓：避风如避寇，盖欲窒源以防患。中风之证，卒然晕倒，昏不知人，或痰涎壅盛，咽喉作声，或口眼㖞斜，手足瘫缓，或半身不遂，或舌强不语。风邪既盛，气必上逆，痰随气上，停留壅塞，昏乱晕倒，皆痰为之也。五脏虽皆有风，而犯肝经为多，盖肝主筋属木风易入之，各从其类，肝受风则筋缓不荣，或缓或急，所以有㖞斜、瘫缓不遂、舌强、语涩等证。治之之法，调气为先。经云：善治风者，以气理风。气顺则痰消，徐理其风，庶可收效。先用麻油调苏合香丸，或用姜汁，或用白汤调。如口噤，抉开灌之，稍苏则进八味顺气散。

诸中或未苏或已苏，或初病或久病，忽吐出紫红色者死。昏沉不省人事，口噤不可进药，急以生半夏为末，吹入鼻中，或用细辛、皂角为末，吹入喉，喷嚏则苏。此可以验其受病深浅，则知其可治不可治。若稍得苏省者，八味顺气散，便服治风药，然未遽绝治气药，小续命汤煎熟去滓，调苏合香丸一粒，或五积散加麝香少许，或星香散，或醒风汤加木香一钱。如服前药不效，其人顽涎愈盛，或前证不解，或增困重，宜星附汤，或三生饮加全蝎三个，间磨沉香汤下养正丹。肥人多有中病，以其气盛于外而歉于内也。肺为气出入之道，人肥者气必急，气急必肺邪盛，肺金克木，胆为肝之腑，故痰涎壅盛，所以治之必先理气为急。中后气未尽顺，痰未尽除，调理之剂，惟当以藿香正气散，星香散煎服。此药非特可治中风之证，治中气、中恶、霍乱尤宜，寻常上呕下疼多痰者，亦可用之。

若中后体虚有痰，不可峻补。热燥者，宜四君子汤和星香饮，或六君子汤和之。中而口眼㖞斜者，先烧皂角烟熏之，以逐去外邪，次烧乳香熏之，以顺其血脉。若前证多怒，宜小续命汤加羚羊角。热而渴者，小续命汤去附子，加秦艽半钱。恍惚错语者，加茯神、远志各半钱。不得睡者，加炒酸枣仁半钱。不能言者，加竹沥一蚬壳许。人虚无力者，去麻黄，加茯苓如其数。

若人自苏者，能言能食，惟身体不遂，急则挛蜷，缓则亸曳，经年累月，难以起止，加减地仙丹常服。

若中饮食，坐卧如常，但失音不语，俗呼为哑风，小续命汤去附子加石菖蒲一钱。

筋骨疼者，俗呼为痛风。或痛而游走无定，俗呼为走注风。并宜乌药顺气散，和煎复元通气散，咽地仙丹，或青龙丸。未效，用大防风汤，或五积散，调乳香末。胫细而膝肿者，俗呼为鹤膝风，宜地仙丹。

感冒后，四逆、手足不遂、牙关紧急、与霍乱后四逆、手足搐搦、欲成风者、草果饮和星香散、各半帖煎服。有无故口眼㖞斜，投以中风药剂不效，盖缘骨虚中受风所致，当于此求之，不可例作寻常中风治之。川乌一味决不可少宜炮熟用。

遍身骨节疼痛，昼静夜剧，如虎之啮，名曰白虎历节风，并宜加减地仙丹，或青龙丸、乳香丸等。

有于窗牖间梳洗，卒然如中，呼为檐风，五积散加防风一钱。有痛风而痛有常处，其痛处赤肿灼热，或浑身壮热，此欲成风毒，宜败毒散。

两颊赤肿，其状如痱，名头面风，酒调消风散。食后服，仍以生杏仁去壳，频揩之，诸般头风见在诸痛门头痛证。病有终身不愈者，其在腰或屈而不能伸，或伸不能屈者，在手足亦然。以风伤肝，肝主筋，筋为之也。治法活血为先，多服四物汤，吞活络丹。

治风之法，初得之，即当顺气；及其久也，即当活血。此万古不易之理。久患风疾，四物汤吞活络丹愈者，正是此议。若先不顺气，遽用乌附；又不活血，徒用防风、天麻、羌活辈，吾未见能治也。

风有偏枯、风痱、风懿、风痹、此皆言其至重也。外有证状不同、其名亦众、非旦暮可愈、非口耳可受、不复繁引。若中人发直、吐清沫、摇头、上撺、面赤如妆汗缀如珠、或头面赤黑、眼闭口开、手撒遗尿、声如鼾睡、皆不可治。所谓风中脉则口眼㖞斜，中腑则支体废，中脏则性命危，不特中风，他中亦然。

漏风，不论冬夏，额上常有汗出，得之醉后当风所致。头乃诸阳之会，酒能发阳，所以饮必见面，醉后阳气上升，头面之毛窍必开，当风坐卧，风邪入之，以致头面汗，名曰漏风。黄芪六一汤加防风、麻黄根、桂枝各半钱。风已除，只口开㖞斜未正者，以萆麻去壳烂捣，右㖞涂在左，左㖞涂在右，或以鳝鱼血入麝香少许涂之也。

有虚热生风，元气虚，虚则风乘之，治虚当兼治风。有虚证似风，此权当治其虚，不可以风论。

中风而疼痛甚者，或在遍身，或在手足，惟铁弹丸佳。如碧霞丹、青州白丸子、防风丸、犀角丸、八风散、骨碎补丸、乌荆丸、大三五七散、四生散、省风汤、五痹汤、四生丸、轻脚丸、伏虎丹、秘方换腿丸、左经丸、木瓜丸、胡麻散，皆治诸中风。斟酌病源，当用治效方药。

十二、《养生导引法》

中风门

一法：正倚壁不息，行气从头至足止。愈疝、大风、偏枯诸风痹。

一法：仰两足指，五息止，引腰，去背痹、偏枯，令人耳闻声。常行，眼耳诸根无有挂碍。

一法：以背正倚，展两足及指，瞑心，从头上引气，想以达足之十趾及足掌心，可三七，引候掌心似受气止。盖谓上引泥丸，下达涌泉是也。

一法：正柱倚壁不息，行气从口，趣令气至头，始止。治疽、痹、大风、偏枯。

一法：一足蹋地，足不动，一足向侧相转身欹势，并手尽，急回，左右迭二七。去脊风冷、偏枯、不通润。

一法：手前后递，互拓极势三七，手掌向下，头低面心，气向下至涌泉、仓门，却努一时，取势散气放纵身，气平，头动，膊前后欹侧，柔转二七。去膊并血冷、筋急，渐渐如消。

一法：两手抱左膝，生腰，鼻纳气七息，展右足。除难屈伸拜起、胫中痛萎。

一法：两手抱右膝着膺，除下重、难屈伸。

一法：踞坐，伸右脚，两手抱左膝头，生腰，以鼻纳气，自极七息，展右足著外。除难屈伸、拜起、胫中疼痹。

一法：立身，上下正直，一手上拓，仰手如推物势，一手向下如捺物势。上下来去，换易四七。去膊并内血冷、内风、两膊、两腋、筋脉挛急。

一法：踞，伸左脚，两手抱右膝，生腰，以鼻纳气，自极七息，展左足著外。除难屈伸拜起、胫中疼。

一法：偃卧，合两膝，布两足，生腰，口纳气，振腹，七息。除伏势疼痛、两胫不随。

一法：治四肢疼闷及不随、腹内积气。床席必须平稳，正身仰卧，缓解衣带，枕高三寸。握固者，以两手自以四指把手拇指，舒臂，令去身各五寸，两脚竖指，相去五寸。安心定意，调和气息，莫思余事，专意念气。徐徐漱醴泉者，以舌略舐唇口牙齿，然后咽唾，徐徐以口吐气、鼻引气，入喉须微微缓作，不可卒急强作。待好调和引气，勿令自闻出入之声。每引气，心念送之，从脚趾头使气出。引气五息、六息，一出之为一息。一息数至十息，渐渐增益，得至一百息、二百息，病即除愈。不用食生菜及鱼、肥肉，大饱食后、喜怒忧恚，悉不得辄行气，唯须向晓清静时行气，大佳，能愈万病。

一法：展两足，上。除不仁、胫寒之疾也。

十三、《鲁府禁方》

卷一，福集，中风

神仙夺命丹：治中风、痰厥、气厥，牙关紧，不省人事。南薄荷叶（一两），天南星（汤泡透切片，姜汁炒，五钱），僵蚕（三钱），南羌活（五钱），荆芥穗（二钱），川椒（去目，一钱），辽细辛（二钱），牙皂（刮去皮弦，八两），石脑油（真者二两），硼砂（一两）。上各制如法。将牙皂以上八味，共合一处，用好酸浆水四碗，入磁盆内浸药，春秋五日，夏三日，冬七日。临熬时，滤去滓，存净汁，入银锅或铜锅内，用桑柴火熬，以槐柳汁频搅。熬数十沸，方入石脑油、硼砂，再熬成膏，形如琥珀色，乘热摊于厚连四纸上，干收贮。临用时，剪方寸一块，以温浆水溶化盏内，用二苇筒，吹入二鼻孔中，良久吐痰涎即省。若吹之太重，或药水太热，致鼻出血，勿惧，即饮淡盐汤一二口便止。

紫金锭子：专治男子妇人诸般风症，左瘫右痪，口眼歪斜，半身不遂，及破伤风。量虚实，轻者半锭，重者一锭，无灰黄酒研下，汗出即愈。避风，孕妇不可服。其效不可尽述。鲜玄参（去芦，四十斤），鲜地榆（去芦，四十斤），鲜天麻（十二斤），鲜草乌（去芦，四十斤），全蝎（洗去土盐足梢，净三斤），麻黄（去根，四十斤），白面（十斤），麝香（真正净肉，三两）。每年五月初一日采取鲜药。至初五日，先将玄参等四味用水洗净，切片碾压，取自然汁，入瓷缸内，每日搅晒。至九月甲子庚申日，入全蝎，同碾为细末，入麝香拌匀。候麻黄四十斤，碾取细末，一半。其渣入锅内熬水，二三炷香，滤去渣，加入麻黄末及白面，打糊，搓成锭，用竹叶包裹，随症研服。

千金不换刀圭散：治男妇小儿诸般风症，左瘫右痪，半身不遂，口眼歪斜，腰腿疼痛，手足顽麻，语言謇涩，行步艰难，遍身疮癣，上攻头目，耳内蝉鸣，痰涎不利，皮肤瘙痒，偏正头风，无问新旧。及破伤风角弓反张，蛇犬咬伤，金刀所伤，出血不止，敷贴立效。痔漏脓血，疼痛难禁，服之顿愈。川乌、草乌（并用水泡，去皮尖）、苍术（米泔浸，各二两），人参、白茯苓（去皮，各一钱半），两头尖（一钱），甘草（炙，一两半），僵蚕（隔纸炒，三钱半），白花蛇（酒浸三日，弃酒火炙，去皮骨），石斛（酒洗，各五钱），川芎、白芷、细辛、当归（酒洗）、防风（去芦）、麻黄、荆芥、全蝎（瓦上焙干）、何首乌（米泔浸，忌铁器）、天麻、藁本（各二钱半），上为细末，每服二分或五分，渐加至六七分，临卧酒调下。不饮酒者，茶亦可。服后忌多饮酒，并一切热物饮食，一时恐动药力。

牛黄紫金丹：治中风、暗风、痰厥、气厥，不省人事。朱砂（二钱），阿芙蓉（一钱），沉香（一钱），牛黄（三分），广木香（五分），冰片（三分），麝香（二分）。上共为细末，人乳为丸四十数，阴干细嚼，用梨汁送下，每服一丸。如无梨汁，薄荷汤送下。或研碎灌之即醒。

治风内消丸：治男妇左瘫右痪，口眼㖞斜，半身不遂，语言謇涩，手足麻木，行步艰难，遍身疼痛，神效。川芎（一两），干山药、白芷、甘松、防风（各七钱五分），草乌（炮，去皮）、当归、芍药（酒炒）、天麻、甘草、细辛、白胶香、牛膝（去芦）、两头尖（各五钱），人参、木香（各二钱），上为细末，酒糊为丸，如樱桃大，每服一丸，细嚼，无灰黄酒送下。

华山五子丹：治左瘫右痪，遍身疼痛，三十六种风，二十四般气，胎前产后，腹胀咳嗽，气急伤风，痔漏，手足顽麻，遍身疮痒疹癞，五般痢疾，共血气风、血晕、血山崩、积聚、赤白带下，一切疾病，俱服之。此药生精补髓，安五脏，定魂魄，补下元，治虚损，壮精神，补血气，和容颜，其功如神。当归、川芎、生地黄、熟地黄、川乌（煨，去皮）、白术、苍术（酒浸三日，焙干）、益智仁、五灵脂、桔梗、甘松、人参、白茯苓、白豆蔻（各二两），天麻、陈皮、麻黄、滑石、川椒、甘草、白芷（各一两），木香、丁香、沉香、乳香、没药、牛黄（各二钱半），上为细末，炼蜜为丸，如樱桃大，每服一丸，细嚼，茶、酒、米汤任下。

祛风散：治中风口眼㖞斜，半身不遂。白附子、僵蚕、全蝎（各等分）。上为细末，每服一钱五分，热酒调下。

牛黄散治中风痰厥，不省人事，小儿急慢惊风。牛黄（一分），辰砂（半分），白牵牛（头末，二分），上共研为末，作一服，小儿减半。痰厥，温香油下。急慢惊风，黄酒入蜜少许送下。

寿星散：治痰厥不省人事。腊月牛胆南星（五钱），枯矾（二钱），朱砂（一钱）。上共为末，每服一钱，茶、酒、姜水皆可送下。

治中风不语及打伤败血攻：枯矾为细末，弱人三分，壮人五分，黄酒调服，血从大便下，或口吐一二口即已。

治左瘫右痪半身不遂：用好麻（四两，煅灰存性），朱砂（二钱）上共一处研末，分作四服，黄酒送下。

治眼歪斜神方：当归、白芍、川芎、白术、茯苓、陈皮、半夏、枳壳、白芷、桔梗、僵蚕、天麻、防风、荆芥、细辛、黄芩、乌药、甘草、生姜。煎服。

通关散：治中风痰厥，昏迷，不省人事欲绝者。先用皂角、细辛等分为末，每用少许吹入鼻中，有嚏可治，随用吐法。皂角末（五分），半夏、白矾（各三分）。上为末，姜汁调服，探吐后，服对症药。

红白散：治中风痰厥，不省人事。用辰砂、白矾各等分，三伏内装入猪胆内，透风处阴干。每用一块，凉水研下。

十四、《针灸大成》

（一）卷八，续增治法，中风论（徐氏书）

且夫中风者，有五不治也。开口、闭眼、撒屎、遗尿、喉中雷鸣，皆恶候也。且中风者，为百病之长，至其变化，各不同焉。或中于脏，或中于腑，或痰或气，或怒或喜，逐其隙而害成也。中于脏者，则令人不省人事，痰涎壅，喉中雷鸣，四肢瘫痪，不知疼痛，语言謇涩，故难治也。中于腑者，则令人半身不遂，口眼㖞斜，知痒痛，能言语，形色不变，故易治也。治之先审其症，而后刺之。其中五脏六腑形症各有名，先须察其源，而名其症，依标本刺之，无不效也。

一、肝中之状，无汗恶寒，其色青，名曰怒中。

二、心中之状，多汗怕惊，其色赤，名曰思虑中。

三、脾中之状，多汗身热，其色黄，名曰喜中。

四、肺中之状，多汗恶风，其色白，名曰气中。

五、肾中之状，多汗身冷，其色黄，名曰气劳中。

六、胃中之状，饮食不下，痰涎上壅，其色淡黄，名曰食后中。

七、胆中之状，目眼牵连，酣睡不醒，其色绿，名曰惊中。

（二）卷八，续增治法，初中风急救针法（《乾坤生意》）

凡初中风跌倒，卒暴昏沉，痰涎壅滞，不省人事，牙关紧闭，药水不下，急以三棱针，刺手十指十二井穴，当去恶血。又治一切暴死恶候，不省人事，及绞肠痧，乃起死回生妙诀。

少商二穴，商阳二穴　中冲二穴　关冲二穴　少冲二穴　少泽二穴

（三）卷八，续增治法，中风瘫痪针灸秘诀（《乾坤生意》）

中风口眼㖞斜：听会、颊车、地仓。凡㖞向左者，宜灸右；向右者，宜灸左，各㖞陷中二七壮，艾炷如麦粒大，频频灸之，取尽风气，口眼正为度。

一法：以五寸长笔管，插入耳内，外以面塞四围竹管上头，以艾灸二七壮，右㖞灸左、左㖞灸右。

中风风邪入腑，以致手足不遂：百会、耳前发际、肩髃、曲池、风市、足三里、绝骨。凡觉手足麻痹，或疼痛良久，此风邪入腑之候，宜灸此七穴。病在左灸右，在右灸左，候风气轻减为度。

中风风邪入脏，以致气塞涎壅，不语昏危：百会、大椎、风池、肩井、曲池、足三里、间使。凡觉心中愦乱，神思不怡，或手足顽麻，此风邪入脏之候，速灸此七穴，各五七壮。如风势略可，凡遇春、秋二时，常灸此七穴，以泄风气；若素有风人，尤当留意。

中风鼻塞不闻，时流清涕，偏正头风，及生白屑，惊痫，目上视不识人：囟会（灸）。

中风头皮肿，目眩虚，振寒热，目疼不能远视：上星（针灸）。

中风风痫，瘛疭等症：印堂（针灸）。

中风头项急，不能回顾：风府（针）。

中风手不能举：阳池（针灸）。

中风腕酸，不能屈伸，指痛不能掌物：外关（针灸）。

中风手弱不仁，拘挛不伸：手三里（针灸）。

中风痰咳，肘挛，寒热惊痫：列缺（针灸）。

中风惊怖，声音不出，肘腕酸疼：通里（针灸）。

中风腰胯疼痛，不得转侧，腰胁相引：环跳（针灸）。

中风转筋拘急，行步无力疼痛：昆仑（针灸）。

中风脚腿麻木，冷痹冷痛：阳陵（针灸）。

中风腰背拘急：委中（针）。

中风脚膝疼痛，转筋拘急：承山（针灸）。

治虚损五劳七伤紧要灸穴：陶道一穴，灸二七壮。身柱一穴，灸二七壮。肺俞二穴，灸七七壮至百壮。膏肓二穴，灸三七壮至七七壮。

十五、《寿世保元》

（一）卷二，中风

脉微而数，中风使然。风邪中人，六脉多沉伏，亦有脉随气奔，指下洪盛者。夹寒则脉带浮迟，夹暑则脉虚，夹湿则脉浮涩。大法浮迟者吉。急疾大数者凶。

风者百病之长也，即《内经》所谓偏枯、风痱、风懿、风痹是也。而有中腑、中脏、中血脉、中经络之分焉。夫中腑者，为在表；中脏者，为在里；中血脉，中经络俱为在中。在表者宜微汗，在里者宜微下，在中者宜调荣。中腑者多着四肢，手足拘急不仁，恶风寒。为在表也，其治多易，用疏风汤之类。中脏者多滞九窍，唇缓失音，耳聋，目瞀，二便闭涩，为在里也，其治多难，用滋润汤之类。中血脉者，外无六经之形症，内无便溺之阻隔，肢不能举，口不能言，为在中也，用养荣汤之类。中经络者则口眼㖞斜，亦在中也，用复正汤之类。其间又有血气之分焉，血虚而中者，由阴血虚而贼风袭之，则左半身不遂，用四物汤，加钩藤、竹沥、姜汁，以补血之剂为主。气虚而中者，由元气虚而贼风袭之，则右半身不遂，用六君子汤，加钩藤、竹沥、姜汁，以补气之剂为主。气血俱虚而中者，则左右手足皆不遂，用八珍汤，加钩藤、竹沥、姜汁，或用上池饮，乃治诸风左瘫右痪之神方也。然则类中风者，如中寒、中暑、中湿、中火、中气、食厥、劳伤、房劳等证。如中于寒者，谓冬月卒中寒气，昏冒口噤，肢挛恶寒，脉浮紧也，用理中汤之类。中于暑者，谓夏月卒暴炎暑，昏冒痿厥，吐泻喘满，用十味香薷饮之类。中于湿者，乃丹溪所谓东南之人，多因湿土生痰，痰生热，热生风也，用清燥汤之类，加竹沥、姜汁。中于火者，河间所谓肝木之风内中，非六淫之邪外侵。良由五志过极，火盛水衰，气热怫郁，昏冒而作也，用六味地黄丸、四君子汤之类。内有恚怒伤肝，火动上炎者，用小柴胡汤之类。中于气者，由七情过极，气厥昏冒，或牙关紧闭，急用苏合香丸，或藿香正气散之类。若误作风治者死也。食厥者，过于饮食，胃气自伤，不能运化，故昏冒也，用六君子汤加木香之类。劳伤者，过于劳役，耗损元气，脾胃虚衰，不任风寒，故昏冒也，用补中益气汤之类。伤于房劳者，因肾虚精耗，气不归元，故昏冒也，用六味地黄丸之类。此皆类中风也，盖《内经》主于风，河间主于火，东垣主于气，丹溪主于湿，而为暴病暴死之症。类中风，非真中风也，治者审之。有卒中昏冒，口眼㖞斜，痰气上壅，咽喉有声，六脉沉伏，此真气虚而风邪所乘，用三生饮一两，加人参一两，煎服即苏。若遗尿手撒，口开鼻鼾者为不治。用前药亦有得生者，是乃行经络祛寒痰之药，有斩关夺旗之功，每服必用人参两许，以祛其邪，而补助真气，否则不收效矣。有因虚火与湿，痰涎壅盛，口眼㖞斜，不能言语，牙关紧闭，昏倒不知人事，将病人足大指中间半甲半肉上，并人中，各重掐一下至体，即用夺命通关散搐鼻，候有嚏可治，无嚏不治。如牙噤不开，用乌梅肉揉和南星、细辛末，以中指蘸药擦牙，自开。随以蜜汤调夺命通关散二匙，即吐其痰，以通经络，亦上涌意也。得嚏气，转即进摄生饮或清热导痰汤之类，皆效。人事稍醒，关节动活，且先以理气为急，中后气未尽顺，痰未尽消，调理之剂惟当以藿香正气散加南星、木香、当归、防风一二剂之后，次随症而调之。予观古人之方，多用攻击之剂，施于北方风土刚劲之人，间或可用也，用于南方风土柔弱之人，恐难当耳。予僭补前人之缺略，以备天下之通宜。若天地之南北，人身之虚实，固有不同，其男子妇人，大略相似，学者当变通治之，慎毋胶柱以调瑟也。

（二）卷二，中风，中风恶症

口开者，心气绝。遗尿者，肾气绝。鼻鼾者，肺气绝。手撒者，脾气绝。及发直吐沫，睛如直视，声如鼾睡者，不治之症也。及筋枯不活，举动则筋痛，是无血以滋养其筋故也。面赤如妆，环口黧黑。汗缀如珠，不治之症也。

一论中风、中气、痰厥、不省人事，牙关紧急，汤水不下，宜夺命通关散：皂角（如猪牙者，去皮弦，二两，用生白矾一两，以苎布包，入水与牙皂同煮，化去白矾，再煮令干，取出晒干为末），辽细辛（去土叶，为末，五钱）。上合匀，每遇痰厥，或喉闭不省人事者，先以少许吹鼻，候有嚏可治，无嚏不可治。却用蜜汤调服二匙，即吐痰，不吐再服。

一方用半夏为末，少许吹鼻即效。

一治牙噤不开，用乌梅肉、及南星、细辛末，以中指蘸药擦牙，自开。

一治中风痰厥，不省人事者，用巴豆去壳纸包，捶油在纸上，将麝少许入纸，卷作条，入桐油浸透，烧烟吹灭，熏鼻。

一治中风不语，或倒地不省人事，及左瘫右痪，口眼㖞斜，须以诸药末服之。先用真麝香三分为细末，加麻油三两搅匀，将病人口撬开灌下，通其关窍，即便苏醒。

一论卒中，不问中风、中寒、中暑、中湿，及痰饮、气厥之类，不省人事，初作用此方。

摄生饮：南星（湿纸煨，一钱五分），半夏（生姜汁泡，一钱五分），木香（一钱五分），苍术（生一钱），辽细辛（一钱），石菖蒲（一钱），甘草（生，一钱）。上锉一剂，生姜七片，水煎温服，痰盛加全蝎（炙）二枚，仍先用通关散吹鼻。

一论中风，痰涎壅盛，不能言语，不省人事，牙关紧急，有火、有痰、有气，或面赤身热，手足温暖，脉紧盛，宜服此方。

清热导痰汤：黄连（八分），黄芩（二钱），栝蒌仁（四钱，去壳），枳实（二钱，麸炒），桔梗（八分），白术（一钱五分，去芦），白茯苓（三钱，去皮），陈皮（二钱），半夏（二钱），南星（二钱），人参（三钱），甘草（八分）。上锉一剂，生姜三片，枣一枚，水煎熟，入竹沥、姜汁同服。

一方加防风、白附子尤效。

一论中风，昏冒不知人事，口眼㖞斜，半身不遂，咽喉作声，痰气上壅，无问外感风寒，内伤喜怒，或六脉沉伏，或指下浮盛，并宜服之，兼治痰厥、饮厥，及气虚眩晕，症属虚寒者，宜服。

三生饮：南星（生，五钱），川乌（去皮尖，生，一钱），大附子（去皮尖，生，一钱），木香（一钱半）。上锉一剂，生姜十片，水煎，温服。气虚之人，虚弱之甚，加人参一两，如气盛人，只用南星五钱，木香一钱，生姜十四片，水煎服，名星香散。

一论中风卒然倒仆，牙关紧急，不省人事，并解上膈壅热，痰涎不利，咽喉肿闭，一应热毒。又能消食化气，兼治食疟，取积下热，并缠喉风，卒死，心头犹温，灌下立苏。

一论中风、暗风、痰厥、气厥不省人事，宜服。

牛黄紫金丹：牛黄（三分），朱砂（二钱），阿芙蓉（一钱），沉香（一钱），冰片（三分），广木香（五分），麝香（二分）。上为细末。人乳为丸四十数，阴干。每服一丸，梨汁送下，如无梨汁，薄荷汤研化灌下，立苏。

一论初中风邪，四肢麻痹，骨节疼痛，手足瘫痪，语言謇涩，宜服此方。

乌药顺气散：乌药、陈皮（各二钱），麻黄（去节）、川芎、白芷、桔梗、枳壳（麸炒，各一钱），僵蚕（炒）、干姜（各五分炮），甘草（炙三分）。上锉一剂，姜枣煎服。口眼㖞斜加姜炒黄连、羌活、防风、荆芥、竹沥、姜汁。左瘫右痪加天麻、当归。皮肤燥痒，加蝉蜕、薄荷。

一论风中腑者多着四肢，手足拘急不仁，面色如土，恶风寒，为在表也，宜此方。

疏风汤：当归、川芎、白茯苓（去皮）、陈皮、半夏（姜泡，炒）、乌药、香附、白芷、羌活、防风（各八分），麻黄（五分），甘草、细辛（各二分）。上锉一剂，生姜三片，水煎，热服。

一论风中脏者，多滞九窍，唇缓失音，耳聋鼻塞，目瞀，二便闭涩，为在里也，宜服此方。

润肠汤：当归、生地黄、枳壳（去穰）、厚朴（姜炒）、槟榔、大黄、火麻仁、杏仁（去皮各一钱），羌活（七分），红花（三分）。上锉一剂，水煎空心，温服。

一论中风，一切风热，大便闭结，小便赤涩，头面生疮，眼目赤痛，或热极生风，舌强口噤，或鼻生紫赤，风刺瘾疹，而为肺风。或成风疠，而世呼为大风，或肠风而为痔漏，或肠郁而为诸热，谵妄惊狂，并皆治之。

防风通圣散：防风、归身、川芎、白芍、连翘、薄荷、麻黄（各四分），石膏、桔梗、黄芩（各八分），白术、栀子、荆芥（各三分），滑石（二钱四分），大黄、芒硝（各四分），甘草（一钱）。上锉一剂，生姜煎服。自利，去硝黄。自汗，去麻黄。解利四时伤寒两感，每一两加益元散一两，葱白十根，豆豉一撮，生姜五片，水煎热服。

一论风中血脉者，外无六经之形症，内无便溺之阻隔，肢不能举，口不能言，为在中也，宜此方。

养荣汤：当归（三钱，酒洗），川芎（一钱五分），生地黄（四两），白芍（二钱，酒炒），麦门冬（三钱，去心），远志（八分，甘草汤泡，去心），石菖蒲（一钱，去毛），南星（二钱），半夏（二钱，姜制），陈皮（一钱五分），白茯苓（三钱，去皮），枳实（二钱，麸炒），乌药

（一钱），黄连（八分，姜炒），防风（一钱五分），羌活（二钱），秦艽（二钱），甘草（八分），上各等分，加竹茹一团，生姜三片，水煎服。

一治中风瘛疭，舌謇不语，并失音不能言语，用此方。

转舌膏：连翘（一两），栀子（五钱），黄芩（酒炒，五钱），薄荷（一两），桔梗（五钱），大黄（酒蒸，五钱），玄明粉（五钱），防风（五钱），川芎（三钱），远志（甘草汤泡，一两），石菖蒲（六钱），甘草（五钱），犀角（三钱），柿霜（一两），牛黄（五钱），琥珀（一钱），珍珠（一钱）。上为细末，炼蜜为丸，如弹子大。朱砂五钱为衣，每一丸细嚼，薄荷汤送下，食后临卧服。

一治中风失音，用韭菜汁灌之，或用白僵蚕末，酒调服。

一治舌大，不能言语。

青黛（二钱）、冰片（三分）、硼砂（二钱）、牛黄（三分）、南薄荷叶（三钱），上为细末，先以蜜水洗舌上，后以姜汁擦之，将药蜜水调稀，搽舌上。

一治中风不语，痰迷心窍，舌不能言。

南星（一两）、防风（五钱）。上为细末，面糊为丸，如桐子大，每服五十丸，姜汤送下。

一治中风卒不得语，以苦酒煮白芥子，敷颈一周，以帛包之，一日一夕即瘥。

一治中风喑哑不能言。

大黄（一两），芒硝（一两），当归（一两），甘草（五钱），上锉，水煎服。泻下后用四物汤加僵蚕一两，作二服服之。

一治肾气虚弱，舌喑不能言，足痿不能行。

地黄饮子：熟地黄（四钱），巴戟（三钱，去心），石枣（三钱，酒蒸，去核），肉苁蓉（三钱，酒洗），薄荷（少许），石斛（三钱），大附子（八分，炮），五味子（三分），白茯苓（三钱，去皮），石菖蒲（一钱），远志（八分，甘草水泡，去心），官桂（八分），麦门冬（三钱，去心）。上锉，生姜枣子水煎，温服。

一论风中经络，则口眼㖞斜也，宜此方。

复正汤：防风（一钱），荆芥（一钱），细辛（八分），黄芩（二钱），乌药（二钱），天麻（二钱），当归（三钱，酒洗），白芍（二钱，酒炒），川芎（一钱五分），白术（一钱五分，去芦），陈皮（一钱五分，去白），半夏（二钱），枳壳（一钱，去穰，麸炒），白芷（八分），桔梗（八分），僵蚕（三钱），甘草（八分），白茯苓（二钱，去皮）。上锉，生姜煎服。

一治口眼㖞斜，及手足顽麻。

苍术（米泔炒，一两半），陈皮（三两），南星（一两五钱），半夏（二两五钱），白茯苓（二两五钱），防风（一两五钱），羌活（六钱），天麻（三两五钱），白僵蚕（一两），大川乌（炮，六钱），粉草（六钱）。上锉，生姜三片水煎服。临服入生姜汁三匙，温服。

一治诸风口眼歪斜。

金刀如圣散：川乌（泡用，三钱），草乌（泡，三钱），防风（二钱），川芎（二钱），白芷（四钱），雄黄（二钱），细辛（二钱），苍术（四钱），天麻（五分），白术（五分），麻黄（五分）。上为细末，每服五分，临卧温酒调服。

一治中风，口眼不正，语则牵急，四肢如故，无他苦，由居处不适，因卧而邪风入耳，客阳明经，故令筋不调而口歪僻。

皂角膏：大皂角五两，去皮子为末。以三年米醋和成膏，左㖞涂右，右㖞涂左，干更涂之。

一方用新矿石灰一合，以酸醋炒，调如泥，口面㖞向右，即于左边涂之，向左即于右边涂之。候正如旧，即须以水洗下，其效如神。

一治卒暴中风，口眼㖞斜。

天仙膏：天南星、草乌、白芨（俱用大者，各一枚），僵蚕（七个）。上为细末，姜汁调如前涂，正便洗去。

一治口眼㖞斜。

正颜丹：白芷（二两），独活（二两），薄荷（一两），上为细末，蜜丸如弹子大。每服一丸细嚼，茶清下。

一论瘫痪之症，因虚而痰火流注为病，当时以速治为妙，若失之于初，痰火停久，便成郁，郁久便生火，火能伤气耗血，而痰犹难治矣。如疼痛则为实，用疏通关节之药，而与脑麝少许为引经，如不痛则为虚，服此疏通关节之药，亦要兼服补气血药。如此攻补兼施，而瘫痪可愈矣。

一论瘫者，坦也。筋脉弛纵，坦然而不举也。痪者，涣也，血气散漫，涣然而不用也。或血虚，或气虚。皆正气虚，不足之症也。

一论中风，手足软弱，不能举动，外症自汗者，虚中风也。若手足强急，口眼㖞斜，伸缩痛者，实中风也。

一论中风左瘫，左半身不遂，属血虚。乃痰火流注于左，而为左瘫也。宜后方。

一论中风右痪，右半身不遂，属气虚。乃痰火流注于右，而为右痪也。宜后方。

一论一切中风，左瘫右痪，半身不遂，口眼歪斜，语言謇涩，呵欠喷嚏，头目眩晕，筋骨时痛，头或痛，心中忪悸，痰火炽盛，此乃血气大虚，脾胃亏损，有痰有火，有风有湿，此总治诸风之神方也。

上池饮（即愈风润燥汤加人参、乌药）。

人参（去芦，一钱），白术（去芦，炒，一钱五分），白茯苓（去皮，一钱），当归（酒洗，一钱二分），川芎（一钱二分），杭白芍（酒炒，一钱），淮生地黄（姜汁炒，一钱），熟地黄（姜汁炒，一钱），南星（姜汁炒，一钱），半夏（姜制，一钱），陈皮（盐水洗，八分），羌活（六分），防风（六分），天麻（一钱），牛膝（去芦，酒洗，八分），川红花（酒洗，四分），柳桂（六分，寒月一分），黄芩（酒炒，八分），黄柏（酒炒，三分，夏月加一分），酸枣仁（炒，八分），乌药（四分），甘草（炙四分）。上锉一剂，水煎，入竹沥、姜汁，清旦时温服。言语謇涩加石菖蒲。

一患风痰，人多有痰热，每汤药宜加竹沥、荆沥、姜汁同服，甚妙，三味和一处，温服亦可。

一论中风等症，因内伤者，非外来风邪，乃本气自病也。多因劳役过度，耗散真气，忧喜忿怒，伤其气者，而卒倒昏不知人，则为左瘫右痪，口眼㖞斜，四肢麻木，舌本强硬，语言不清等症，宜此方。

补中益气汤：黄芪（蜜水炒，一钱五分），人参（去芦，一钱），白术（去油、芦，炒，一钱），陈皮（一钱），当归（酒洗，一钱），柴胡（去芦，五分），升麻（五分），甘草（炙，一钱）。上锉一剂，生姜、枣子水煎服，加酒炒黄柏三分，以滋肾水，泻阴中之伏火也；红花三分，而入心养血。

一中风卒倒，因劳伤者，过于劳役，耗损元气，脾胃虚弱，不任风寒，故昏冒也，宜本方。

一左瘫右痪，加防风、羌活、天麻、半夏、南星、木香。

一语言謇涩，加石菖蒲、竹沥。

一口眼㖞斜，加姜炒黄连、羌活、防风、荆芥、竹沥、姜汁。

一中风痰喘，因中气虚，饮食素少，忽痰壅气喘，头摇目札，扬手掷足，难以候脉，视其面色，黄中见青，此肝木乘脾土，依本方加白茯苓、半夏，水煎。临熟加姜汁同服。

一中风，面目十指俱麻，乃气虚也。加大附子、制木香、羌活、防风、乌药、麦门冬。

一善饮，舌本强硬，语言不清，此脾虚湿热，加神曲、麦芽、干葛、泽泻。

一论中风等症，因房劳者，名曰内风。房劳过度，则真精暴亡，舌本欠柔，言不利也。精血一亏，即水竭而心火暴甚，肾水虚衰，不能制之，则阴虚阳实而热气怫郁，心神昏冒，筋骨不用，而卒倒无所知也。或一肢之偏枯，或半身而不遂，或口眼之歪斜，或言语之謇涩，悉宜此方，或汤或丸皆可。

六味地黄丸：怀生地黄（酒拌，蒸一日，令极黑，晒干，八两），山茱萸（酒蒸，去核取肉，四两），牡丹皮（去骨，三两），怀山药（四两），白茯苓（去皮，三两），泽泻（三两）。上为细末，炼蜜为丸，如梧桐子大。每服三钱，空心盐汤任下，忌三白。兼补右尺相火，加大附子（面裹，火煨，去皮脐，切片童便浸，焙干，二两），官桂（二两），名八味丸。

一论中风气血衰弱，痰火上升，虚损之症，左瘫右痪，中风不语，手足臂体疼痛，动履不便，饮食少进，人乳酒二盏（壮盛妇人香甜者好），甜梨汁酒一盏，倾放银镟中，或锡器内。入汤锅内顿滚热，有黄沫起，开清路为度。每日五更后一服，能消诸痰，补诸虚、生血、延寿，乃以人补人，其效无加。其中风不语，半身不遂，曾照此方治验。予尝以此乳与地黄丸兼进，屡屡获效。

一论补中益气汤、六味地黄丸二方，一治元气脾胃之虚，一治肾水真阴之弱。若病人素禀虚弱者，或患病久不愈者，或误服攻击之过者，又非外中于风者，悉宜此二方兼而济之，乃王道平和之剂，能收万全之功也。若病者虚寒之甚，年过四旬之外者，又当以十全大补汤、斑龙固本丹之类，专治左瘫右痪，年久不愈，大补虚寒之圣药也。

加味十全大补汤：黄芪（蜜水炒），人参（去芦），白术（去油、芦、炒）、白茯苓（去皮）、当归（酒洗）、川芎、白芍（酒炒）、熟地黄（各八分），大附子（面裹，煨，去皮脐）、沉香、木香（各三分），乌药、牛膝（去芦，酒洗）、杜仲（去皮，酒炒）、木瓜、防风（去芦）、羌活、独活、薏苡仁（各五分），肉桂、甘草（炙，各三分）。上锉一剂。姜、枣煎服。

一论中风，左瘫右痪，手足不能动，舌强，謇于言，与上池饮或地黄饮子兼服，神效。

健步虎潜丸：黄芪（盐水炒，一两五钱），人参（一两），白术（去芦，二两），白茯神（去皮木，三两），当归（酒洗，一两五钱），白芍（盐水炒，二两），生地黄（酒洗，二两），熟地黄（二两），甘枸杞子（一两五钱），五味子（五钱），虎胫骨（酥炙，二两），龟板（酥炙，一两五钱），牛膝（去芦，酒洗，二两），杜仲（姜酒炒，二两），破故纸（盐酒炒，一两半），黄柏（人乳拌盐酒炒，三两），知母（同上制，二两），麦门冬（去心，二两），远志（甘草水泡，去心，一两），石菖蒲（一两），酸枣仁（炒，一两），沉香（五钱），木瓜（一两），薏苡仁（炒，一两），羌活（酒浸，一两），独活（酒洗，一两），防风（酒洗，一两），大附子（童便浸三日，面裹煨，去皮脐，切四片，童便浸煮干，五钱）。上为细末，炼蜜和猪脊髓五条，和为丸，如梧桐子大。每服百丸，空心，盐汤温酒任下。

一论经验之方，滋补之圣药，专治诸虚百损，五劳七伤，形容羸瘦，颜色衰朽，中年阳事不举，精神短少，未至五旬，发须先白，并左瘫右痪，步履艰辛，脚膝酸软，小腹疝气，妇人下元虚冷，久无孕育，服之神效。

斑龙固本丹：人参（去芦，二两），干山药（二两），怀生地黄（二两），熟地黄（酒蒸，二两），天门冬（去心，二两），菟丝子（酒煨，捣饼焙干，四两），山茱萸（酒蒸，去核，二两），巴戟（酒浸去心，二两），甘枸杞子（一两），麦门冬（去心，二两），杜仲（姜炒，二两），五味子（二两），肉苁蓉（酒浸，二两），牛膝（酒洗，去芦，二两），远志（甘草水泡，去心，一两），覆盆子（一两五钱），泽泻（一两），地骨皮（一两五钱），老川椒（一两），白茯苓（去皮，二两），石菖蒲（一两），车前子（一两五钱），大附子（面裹煨，去皮脐，切片童便浸炒，一两），木香（一两），虎胫骨（酥炙，二两），柏子仁（二两）。上为细末，用好酒化五仁斑龙膏为丸，如梧桐子大，每服百丸，空心温酒送下。

一治瘫痪秘方：蛤蚧（一个），麻黄（四两），川乌（二两），草乌（二两），透骨草（四两），艾（一把），川椒（四两），白花蛇（二钱），防风（四两），紫花地丁（一升），大盐（四两），槐枝（一条）。上用水二桶煎，中大缸半埋在地，入水温时，坐上洗。再用水二桶煎渣，候冷时，再入热水，或一日，或一夜，临出时，用水洗顶心数次，再用芥末稀贴患处，纸绢裹，热坑上睡，汗出尽为度，忌早起饮食就卧，甚妙。

一论仙传史国公浸酒良方：史国公染风疾，半体偏枯，手足拘挛，不堪行步，宣医诊治，良剂屡投，治越十载，全无寸效。乞归故里，广访名医，途至奉先驿，获遇异人，陈述病状，蒙授一方，依方浸酒，未服之先，非人扶之不能起，及饮一升，便手能梳头。服二升，手足屈伸有力。服三升，言语舒畅，行步如故。服四升，肢体通缓，百节遂和，举步如飞，其效如神，言之不可尽述。防风（去芦，一两），秦艽（去芦，四两），甘枸杞子（五两），白术（去芦，二两），萆薢（酒炙，二两），羌活（一两），干茄根（饭上蒸熟，八两），牛膝（去芦酒洗，二两），虎胫骨（酥炙，二两），鳖甲（九肋者，炙，一两），当归（三两），油松节（捶碎，二两），晚蚕砂（炒，二两），苍耳子（捶碎，四两），川杜仲（姜酒炒，二两）。一方加花蛇（酒浸，去皮骨，四两，其效如神）。上细锉，用好酒三十五斤，将生绢袋盛药，悬浸于内，封固，过十四日，将坛入锅，悬空着水，煮令坛内滚响，取出，埋入土内三日，去火毒，开坛取酒，不可以面对坛口，恐药力冲伤眼目。每饮一二钟，毋令药性断绝，忌动风之物。凡制此酒，不可煮之太过，久则无效，只可尽一炷香为度。凡左瘫右痪，口眼㖞斜，四肢麻痹，筋骨疼痛，三十种风疾，并四般气无不效也。

仙灵酒：仙灵脾一名淫羊藿，一斤切碎，以生绢袋盛不渗器内，用好酒浸之，厚纸重重封固。春夏三日，秋冬五日，后开坛，随量饮之。常令醺醺，莫得大醉，治一切冷风劳气，补腰膝，强心力，丈夫绝阳不起，女子绝阴无子，老人昏耄健忘，服之最良。兼治偏风，手足不遂，皮肤不仁等症。

一论男妇小儿诸风症，左瘫右痪，半身不遂，口眼歪斜，腰腿疼痛，及手足顽麻，语言謇涩，行步艰难，遍身疮癣，上攻头目，耳内蝉鸣，痰涎不利，皮肤瘙痒，偏正头风，无问新旧，及破伤风，角弓反张，蛇犬咬伤，金刀所伤，出血不止，敷贴立效，痔漏脓血，痛楚难禁，服之顿愈。

千金不换刀圭散（太府刘水山传）：人参、川乌、草乌（二味俱用火，炮去皮脐）、白茯苓（去皮、各一钱五分），两头尖、苍术（米泔洗，各一钱），甘草（炙，一两五钱），僵蚕（炒，三钱五分），真白花蛇（酒浸三日去酒，火炙去皮骨）、石斛（酒洗，各五钱），川芎、白芷、细辛、当归（酒洗）、防风、麻黄、藁本（各二钱五分），全蝎（瓦上焙干）、天麻、何首乌（米泔浸，忌铁器）、荆芥（各二钱五分），上为细末，每服三分或五分，渐加至六七分。临卧酒调下。不饮酒者，茶亦可服。

一论治男妇血气衰败，筋骨寒冷，外感风湿，传于经络，手足麻木，遍身筋骨腰腿疼痛，久则成左瘫右痪，口眼㖞斜，诸中风气，不能步履。

仙传黑虎丹：苍术（米泔浸二宿，去皮，切片）、草乌（洗净去皮，切片）、生姜（洗净研碎）、生葱（连须叶白研，二两）。上四味，和一处，拌匀腌之，春五、夏三、秋七、冬十，每日一番拌匀，候日数足，晒干，入后药：五灵脂、乳香、没药（各一钱二分半），穿山甲（炮，去灰土，五钱），自然铜（火煨，醋淬七次，二钱五分）。上同前药为末，好醋糊为丸，如梧桐子大。每服三十丸，空心热酒送下。间日服尤妙，妇人血海虚冷，肚腹疼痛，临卧，醋汤下，止服二三十丸，不可多服。服后不可饮冷水冷物，但觉麻木为效。孕妇不宜服，一女子鸡爪风，十指搐搦，服之立愈。

一治手足拘挛不伸。

牙皂、木香（各等分）。上锉，水煎，一服立效。

一治中风失音不语，偏风，口眼㖞斜，时吐涎水，四肢麻痹，骨间疼痛，腰膝无力，一切风湿。

豨莶丸：豨莶草，五月五日、六月六日、九月九日采者，取叶洗净晒干，入甑中，层层洒酒，与蜜蒸之，又晒，如此九遍。为末，炼蜜为丸，如梧桐子大。每服五七十丸，温酒送下。

一人年近四旬，忽发潮热口干，喜饮冷水，求医治以凉药，投之罔效，四五日浑身沉重，不能动止，四肢强直，耳聋谵言妄语，眼开，不省人事，六脉浮大无力，此气血脾胃亏损之极。予以十全大补汤去芍药、地黄加熟附子，一服须臾，病者鼾睡痰响，人咸以为服桂、附、参、芪之误，予曰：此药病交攻，不必忧疑，又进一服，过一时许，即能转身动止。次日，连进数剂，则诸病次第而潜瘳矣，此从脉不从症而治之也。

一人因素弱，饮食起居失宜，左半身并手足不遂，汗出神昏，痰涎上壅，一医用参芪大补之剂，汗止而神思渐清，颇能动履，后不守禁，左腿自膝至足，肿胀甚大，重坠如石，痛不能忍，其痰极多，肝脾肾脉洪大而数，重按则软涩，朝用补中益气，加黄柏、知母、麦门、五味，煎送地黄丸；晚用地黄丸料，加黄柏、知母，数剂诸症悉退，但自弛禁，不能全愈耳。

一治瘫痪诸风，高中玄阁老曾服奏效。乳香、没药（三钱），棉花子（六钱），白糖（六钱）。上为细末，黄酒化服，出汗。

一男子体肥善饮，舌本强硬，言语不清，口眼㖞斜，痰气涌盛，肢体不遂。余以脾虚湿热，用六君子加葛根、山栀、神曲而痊。

一人中风痰嗽，因中气虚，饮食数少，忽痰壅气喘，头摇目札，扬手掷足，难以候脉，视其面色黄中见青，此肝木乘脾土，用补中益气汤加白茯苓、半夏水煎。临服，加姜汁同服。

（三）卷二，预防中风

一论中风者，俱有先兆之症，凡人如觉大拇指及次指麻木不仁，或手足少力，或肌肉蠕动者，三年内必有大风之至。经曰：肌肉蠕动，名曰微风。故手大指、次指，手太阴、阳明经，风多着此经也。当预防之，宜朝服六味地黄丸或八味丸，暮服竹沥枳术丸与搜风顺气丸。二药间服，久而久之，诸病可除，何中风之有。是以圣人治未病而不治已病。

一论此方，专化痰清火，顺气除湿，祛眩晕，疗麻木，消酒食，开郁结，养气血，健脾胃，平常可服。

竹沥枳术丸：

白术（去芦，土炒）、苍术（米泔浸，盐水炒，各二两），木香（二钱），枳实（麸炒）、陈皮（去白）、白茯苓（去皮）、半夏（白矾皂角生姜煎水，浸一日，煮干）、南星（制同上）、黄连（姜炒）、条芩（酒炒）、当归（酒洗）、山楂（去子）、白芥子（炒）、白芍（酒炒，各一两），人参（五钱）。上为细末，以神曲六两、姜汁一盏、竹沥一碗煮，糊为丸，如梧桐子大。每服百丸，食远，临卧淡姜汤送下。

一论三十六种风，七十二般气，上热下冷，腰脚疼痛，四肢无力，多睡少食，日渐羸瘦，颜色不完，恶疮下注，口苦无味，憎寒毛悚，积年癥癖气块，丈夫阳气断绝，妇人久无嗣息，久患寒疟，呕吐泻痢，肠中积热，以致胁间痞闷，大便结燥，小便赤涩，肠风痔漏，肢节顽麻，手足瘫痪，步履艰辛，言语謇涩，不问男子、妇人、小儿皆可服。

搜风顺气丸：锦纹大黄（酒浸，九蒸九晒，要黑色，五两为主），火麻仁（微炒，去壳，二两），郁李仁（泡去皮，二两），枳壳（麸炒，二两），山茱萸（酒蒸去核，二两），车前子（炒，二两五钱），槟榔（二两），干山药（酒蒸，二两），怀牛膝（去芦，酒洗，二两），菟丝子（水洗净，酒煨烂捣成饼，焙干，二两），独活（一两）。上为末，蜜丸，如梧桐子大。每服七十余丸，茶酒任下，百无所忌。早晚各一服，觉脏腑微动，以羊肚肺羹补之，久患肠风便血，服之除根，瘫痪语涩，服之平复，酒后能进一服，宿酒尽消，中年以后之人，过用厚味，酒肉多有痰火，且不能远房事，往往致阴虚火动，动则生风，所谓一水不能胜五火也。故以此疏风降火为主，不论年高气弱，雄壮妇人，并皆治之，孕妇勿服。

十六、《丹溪手镜》

卷之中，中风

中风涎壅，口目㖞斜，语言謇涩。热甚生风，血虚有痰。

中府者，面加五色有表证着四肢，脉浮，恶风寒，拘急不仁，先以小续命汤加减，发其表，调以通圣散辛凉之剂。

中藏者，唇吻不收，舌不转而失音，耳聋而眼盲，鼻不闻香臭，便秘，宜三化汤通其滞，调以十全四物。

血虚有痰半身不遂，涎潮昏塞，宜以四物四君子随气虚血虚加二陈汤用之，调以凉剂导痰行气也，或权宜吐之。

中经者内无便溺之阻，外无留结之患，宜大秦艽调之。

手足拳挛，筋脉抽掣，中于风冷者也，脉应弦急，治宜缓风之药。

手足亸曳，四肢瘫缓，中于风热者也，脉应浮缓，治宜凉热消风之剂。

口目㖞斜，乃风贼阳明胃土者也，有寒则急引颊移，有热则筋缓不收，偏于左则左寒而右热，偏于右则右寒而左热也。

小续命汤治表：麻黄、桂枝、芍药、甘草、人参、黄芩、防己、川芎、杏仁各一两，防风半两，附子半两。无汗恶寒加麻黄、杏仁、防风。无汗身热加白虎。无汗身凉加姜附。有汗恶风加桂枝、杏仁、芍药。有汗身热加葛根、黄芩、桂。有汗无热加桂附。

三化汤：朴硝（厚朴是）、大黄、枳实。

大秦艽汤养血荣筋。四物汤、秦艽（三两），独活、羌活、白茯苓（一两），防风、甘草、白芷、白术（一两），石膏（二两），细辛（半两）。

独圣散吐痰潮。瓜蒂（一两炒黄为末），茶末（三钱）。齑汁调下则吐。如风痫加全蝎。有虫加狗油、雄黄、芫花，立吐，后须降火安神。

泻青丸治风热，泻肝安神。川芎、川归、防风、羌活、栀子、龙胆、大黄、蜜丸竹叶汤下。

通圣散：泻青丸去羌活、龙胆，加麻黄、薄荷、荆芥、芍药、芒硝、连翘、白术（半两），桔梗、黄芩、石膏（各一两），甘草（二两），滑石（二两）。姜煎服。

二陈汤加竹沥姜汁治痰。气虚加四君子，血虚加四物汤。

中风有急中不省口角流涎，喉中作声，脉浮缓者，先去其痰，后治风热，又次养血益阳，其证有不同者，皆风热涎潮，随其何藏有虚而袭之。

如肝虚中风脉应左关，面色青，诊在目，左胁偏痛，筋急，头目；如心虚中风脉应左寸，面色赤，诊在舌，不能言，不可转侧，呼怒叫；如脾虚中风脉应右关，面色黄，诊在唇，怠惰不能饮食，嗜卧如醉；如肺虚中风脉应右寸，面色白，诊在鼻，喘逆面肿；如肾虚中风脉应左尺，面色黑，诊在耳，面庞然浮肿，腰脊痛；胃虚中风脉应人迎两关，并浮而大，饮食不下，腹胀，食寒则泄，㖞斜不随；邪中心肺，涎潮逼塞，四肢纵缓以风散涎注于关节，气不能行，故四肢不遂；舌强不能言，风入心脾涎中之，口噤不能言，以风冷客滞心肺，涎塞也；四肢拘挛，以风冷邪气中肝藏，使筋挛也；风柔，以风热中肝藏，使筋缓也。

十七、《类经图翼》

卷十一，针灸要览，诸症灸法要诀，中风

中脏气塞痰上，昏危不省人事：百会、风池、大椎、肩井、间使、曲池、足三里。凡觉手足挛痹，心神昏乱，将有中风之候，不论是风与气，可依次灸此七穴则愈。

合谷、风市、手三里、昆仑、申脉、神阙。凡卒中风者，神阙最佳。罗天益曰：中风服药，只可扶持，要收全功，艾火为良。盖不惟逐散风邪，宣通血脉，其于回阳益气之功，真有莫能尽述者。详见本穴。

偏风半身不遂（左患灸右，右患灸左）：肩髃、百会、肩井、客主人（主口歪）、列缺、手三里、风市、曲池、阳陵泉、环跳、足三里、绝骨、昆仑、申脉。

口眼㖞斜：颊车、地仓、水沟、承浆（偏风口㖞）、听会、合谷。凡口㖞向右者，是左脉中风而缓也，宜灸左㖞陷中二七壮；㖞向左者，是右脉中风而缓也，宜灸右㖞陷中二七壮。艾炷如麦粒可矣。

口噤不开：颊车、承浆、合谷。

喑哑：天突、灵道、阴谷、复溜、丰隆、然谷。

戴眼：神庭、脊骨三椎、五椎，各灸五七壮，齐下火，立效。

瘫痪：肩井、肩髃、曲池、中渚、合谷、阳辅、阳溪、足三里、昆仑。

角弓反张：百会、神门、间使、仆参（七壮）、命门、太冲。

风痹不仁：天井、尺泽、少海、阳辅、中渚、环跳、太冲。

十八、《景岳全书》

（一）卷之十，从集，杂证谟，诸风，论古今中风之辨

夫风邪中人，本皆表证。考之《内经》所载，诸风皆指外邪为言，故并无神魂昏愦，直视僵仆、口眼歪斜、牙关紧急、语言謇涩、失音烦乱、摇头吐沫、痰涎壅盛、半身不遂、瘫痪软弱、筋脉拘挛、抽搐瘛疭、遗尿失禁等说。可见此等证候，原非外感风邪，总由内伤血气也。夫风自外入者，必由浅而深，由渐而甚，自有表证。既有表证，方可治以疏散。而今之所谓中风者则不然，但见有卒倒昏迷、神魂失守之类，无论其有无表邪，有无寒热，及有无筋骨疼痛等证，便皆谓之中风，误亦甚矣。虽《热病篇》有偏枯一证，曰：身偏不用而痛，此以痛痹为言，非今之所谓中风也。《阴阳别论》有曰：三阴三阳发病，为偏枯痿易，四肢不举。此以经病为言，亦非所谓风也。继自越人、仲景，亦皆以外感言风，初未尝以非风言风也。迨至汉末华元化所言五脏之风，则稍与《内经》不同，而始有吐沫、身直、口噤、筋急、舌强不能言、手足不遂等说，然犹不甚相远。再自隋唐以来，则巢氏《病源》、孙氏《千金》等方，以至宋元诸家所列风证，日多日详，而是风非风始混乱莫辨而愈失其真矣！故余悉采其要，列证如前。凡《内经》所不言者，皆不得谓之风证；即或稍有相涉，亦必以四诊相参，必其真有外感实邪，方可以风论治，否则误人不小也。

《难经》曰：伤寒有几，其脉有变否？然，伤寒有五：有中风，有伤寒，有湿温，有热病，有温病。其所苦各不同。详此《难经》之云中风者，本五种伤寒之一。又仲景曰：太阳病，发热汗出，恶风脉缓者，名为中风。由此观之，可见《内经》之凡言中风者，本以外感寒邪为言也。

岂后世以内伤属风等证悉认之为外感中风耶？

仲景《要略》曰：夫风之为病，当半身不遂，或但臂不遂者，此为痹；脉微而数，中风使然。寸口脉浮而紧，紧则为寒，浮则为虚，寒虚相搏，邪在皮肤；浮者血虚，络脉空虚，贼邪不泻，或左或右，邪气反缓，正气即急，正气引邪，㖞僻不遂。邪在于络，肌肤不仁；邪在于经，即重不胜；邪入于腑，即不识人；邪入于脏，舌即难言，口吐涎。观仲景之论中风者如此。其所云半身不遂者，此为痹，乃指痛风之属为言，谓其由于风寒也。再如邪在皮肤，及在络、在经、入腑、入脏者，此谓由浅而深，亦皆以外邪传变为言也。惟㖞僻吐涎二证，在《内经》诸风并无言及，而仲景创言之，故自唐宋以来，则渐有中经、中血脉、中腑、中脏之说。而凡以内伤、偏枯、气脱、卒倒、厥逆等证，悉认为中风，而忘却真风面目矣。

（二）卷之十，从集，杂证谟，诸风，论中风属风

风有真风、类风，不可不辨。凡风寒之中于外者，乃为风邪，如《九宫八风篇》之风占病候，《岁露论》之虚风实风，《金匮真言论》之四时风证，《风论》之脏腑中风，《玉机真脏论》之风痹、风瘅、痹论，《贼风篇》之风邪为痹，《疟论》《岁露论》之疟生于风，《评热病论》之风厥、劳风，《骨空论》之大风，《热病篇》之风痉，《病能论》之酒风，《咳论》之感寒咳嗽，是皆外感风邪之病也。其有不由外感而亦各为风者，如病机所云：诸暴强直，皆属于风；诸风掉眩，皆属于肝之类，是皆属风，而实非外中之风也。何以见之？盖有所中者谓之中，无所中者谓之属。夫既无所中，何谓之属？此以五运之气，各有所主。如诸湿肿满，皆属于脾；诸寒收引，皆属于肾，是皆以所属为言，而风之属于肝者，即此谓也。盖肝为东方之脏，其藏血，其主风，肝病则血病而筋失所养。筋病则掉眩强直之类无所不至，而属风之证百出，此所谓皆属于肝，亦皆属于风也。夫中于风者，即真风也；属于风者，即木邪也。真风者，外感之表证也；属风者，内伤之里证也，即厥逆内夺之属也。夫曰中，曰属，此在《内经》固已显然，各有所谓。即如年辰之属鼠属牛，岂即为牛为鼠乎？而后世不能明辨，遂致方论混传，表里误治。千古之弊，莫此为甚！第在《内经》则原无真中、类中之分，而王安道始有此论，予甚善之。第惜其辨有未尽，故复述之，以详其说。凡欲明此义者，但当于中风、属风、表证、里证四者之间。默而思之，当自见其真矣。

（三）卷之十，从集，杂证谟，诸风，论河间中风说

河间《原病式》曰：凡人风病，多因热甚，而风燥者，为其兼化，以热为其主也。俗云风者，言末而忘其本也。所以中风瘫痪者，非谓肝木之风实甚而卒中之也。亦非外中于风尔。由乎将息失宜而心火暴甚，肾水虚衰，不能制之，则阴虚阳实而热气怫郁，心神昏冒，筋骨不用，而卒倒无所知也。多因喜、怒、思、悲、恐五志有所过极而卒中者，皆为热甚故也。若病微则但僵仆，气血流通，筋脉不挛。缓者发过如故。或热气太甚，郁结壅滞，气血不能宣通，阴气暴绝，则阳气后竭而死。

据河间此论，谓非肝木之风，亦非外中之风，由乎将息失宜，此独得之见，诚然善矣。然皆谓为热甚，则不然也。凡将息失宜，五志过极，本属劳伤证也。而劳伤血气者，岂皆火证？又岂无阳虚病乎？经曰：喜怒伤气，寒暑伤形，暴怒伤阴，暴喜伤阳。夫伤阴者，水亏也。伤阳者，火虚也。以虚作火，鲜不危矣。

又河间曰：其中腑者，面加五色，有表证，脉浮而恶寒，拘急不仁，皆曰中腑也。其治多易。中脏者，唇吻不收，舌不转而失音，鼻不闻香臭，耳聋而眼瞀，大小便闭结，皆曰中脏也。其治多难。大抵中腑者多著四肢，中脏者多滞九窍。若风中腑者，先以加减续命汤，随证发其表；若忽中脏者，则大便多秘涩，宜以三化汤通其滞。表里证已定，别无他证，故以大药和治之。

据此云脉浮恶寒，拘急不仁等证，本皆伤寒之类也。何又名为中腑？唇不收，舌不转，失音耳聋等证，本皆厥夺之类也。何又名为中脏？自中脏中腑之说并列为言，而内伤外感之证，斯无辨而混乱矣。且续命汤、三化汤之属，但可以散风寒，攻实热。若所云将息失宜者，岂尚堪治之以此？

（四）卷之十，从集，杂证谟，诸风，论东垣中风说

东垣《发明》曰：阳之气，以天地之疾风名之。此中风者，非外来风邪，乃本气自病也。凡人年逾四旬，气衰之际，或忧喜忿怒伤其气者，多有此疾，壮岁之时无有也；若肥甚者则间有之，亦是形盛气衰而如此耳。治法当和脏腑，通经络，便是治风也。

据东垣年逾四旬气衰之说，其发明病机，切中病情，诚出诸贤之表者，余深服之。然忧、喜、忿、怒伤气者固有此疾，而酒色劳倦伤阴者尤多此疾。何以言之？盖气生于阳，形成于阴。余尝曰：察阳者，察其衰与不衰。察阴者察其坏与不坏。夫阳衰则气去，故神志昏乱；阴亏则形坏，故肢体废弛，此衰坏之谓也。所以此病多在四旬之外，正以其渐伤渐败，而至此始见其非外感，而总由内伤可知也。今以气脱形坏之病，顾可谓之风热而散之攻之也否乎？

又东垣曰：中血脉则口眼歪，中腑则肢节废，中脏则性命危，三治各不同。中血脉者，外有六经之形证，则从小续命汤加减。中腑者内有便溺之阻格，宜三化汤等通利之。外无六经之形证，内无便溺之阻隔，宜养血通气。大秦艽汤、羌活愈风汤主之。

据东垣、河间之说，若有同者，若有异者。如云中腑中脏，本皆同也。而东垣又云中血脉，则稍异矣。又如续命汤，在河间则以治腑病，东垣则以治血脉；三化汤在河间用以治中脏，而东垣用以治中腑，则又异矣。此或因证施治，各有所宜，姑无论也。再如河间曰：此非肝木之风，亦非外中于风。东垣亦曰：非外来风邪，乃本气自病也。夫皆曰非风，而又皆曰中腑中脏，不知所中者为何物，则分明又指为风矣。夫既曰将息失宜，又曰气衰所致，本皆言其虚也。而治法皆用汗下，则分明又作实邪矣。此等名目混乱，泾渭不分，若曰是，若曰非，而含糊于可否之间，因致后学茫然莫知所宗。正以议论日多，不得其要，反滋千古疑窦，深可慨也！至若续命、三化等汤，恐亦非神衰形坏之人所能堪者。故凡读书稽古之士，宜加精究。勿谓古人之法如此，便可执而混用。

（五）卷之十，从集，杂证谟，诸风，论丹溪中风说

丹溪曰：按《内经》以下，皆谓外中风邪，然地有南北之殊，不可一途而论。惟刘河间作将息失宜，水不制火者极是。由今言之，西北二方，亦有真为风所中者，但极少耳；东南之人，多是湿土生痰，痰生热，热生风耳。

据丹溪引《内经》以下皆谓外中风邪之说，不知《内经》之凡言风者，皆以外感为言，原非后世之所谓中风也。观《难经》五种伤寒之意可知矣。而丹溪之言，岂得内经之本意乎？至若东南之人，只是湿痰生热，热生风，此仍述河间热甚之说，而非风等证。岂皆热病？即云为痰，又岂无寒痰。而何以痰即生热，热即生风也？且非风则已，是风则南北俱有，若云东南寒少，未必杀人则可，而云风少则不可也。非痰则已，是痰亦南北俱有。若水土之外湿，东南虽多；而乳酪之内湿，则西北尤多也。虽痰之为物，本为湿动。然脾健则无，脾弱则有，而脾败则甚。是可见因病所以生痰，非因痰所以生病也。凡治失其本而欲望病愈者，未之有也。

又丹溪曰：半身不遂，大率多痰。在左属死血与瘀血，宜四物汤加桃仁、红花、竹沥、姜汁；在右属痰属气虚，宜二陈汤、四君子汤加竹沥、姜汁。据丹溪此说，若乎近理，故人多信之，而不知其有不然也。夫人身血气，本不相离，焉得以左为血病，右为痰气耶？盖丹溪之意，以为肝属木而位左，肝主血也；肺属金而位右，肺主气也；脾属土而寄位西南，故亦在右，而脾主湿与

痰也。然此以五行方位之序，言其理耳。岂曰西无木，东无金乎？且各经皆有左右，五脏皆有血气。即如胃之大络，乃出于左乳之下，则脾胃之气亦出于左。又岂左非脾，右非肝，左必血病，右必痰气乎？然则何以辨之？此惟《内经》以阴阳分血气，以左右言轻重，则至当也。经曰：左右者，阴阳之道路也。又曰：阴胜则阳病，阳胜则阴病。又曰：女子右为逆，左为从；男子左为逆，右为从。夫阳病者，即气病也。气本乎阳，而阴邪胜之则病也。阴病者，即血病也，血本乎阴，而阳邪胜之则病也。从者病轻，男病宜右，女病宜左也。逆者病重，男病畏左，女病畏右也。以此辨之，而再参以脉色，察其病因，则在气在血，或重或轻，斯得其真矣。若谓左必血病，右必痰气，则未免非痰治痰，非血治血，而诛伐无过，鲜不误矣。

（六）卷之十，从集，杂证谟，诸风，论真中风

观刘宗厚《玉机微义》云：余尝居凉州，其地高阜，四时多风少雨，天气常寒，每见中风或暴死者有之。盖折风燥烈之甚也。时洪武乙亥秋八月，大风起自西北时，甘州城外路死者数人，余亦始悟《经》谓西北之折风伤人，至病暴死之旨不诬，丹溪之言有所本也。吁！医之不明运气、地理、造化、病机之微，而欲行通变之法者，难矣哉！据此一说，是诚风之杀人也。然风气兼温，虽烈未必杀人，惟带寒威则杀人耳。矧以西北地寒，而塞风起于八月，则寒随风至，寒必彻骨。凡暴露之人，虽曰中风，而不知实中阴寒之毒也。此在强者固能支持，弱者焉得不死。然亦以所遇之异，故特纪。若此方是真中风邪，则亦百十年间始或仅遭一二。而此证之不多见者，从可知矣。此外如贼风虚邪之伤人，则岁岁有之，处处有之，是无非外感之病，未闻有因外感而卒然昏愦致死也。矧今人之所谓中风者，或于寂然无风之时，或于食饮严密之处，素无外感而忽然运仆，忽然偏废。此其是风非风，又可知矣。而尽以风治，其能堪哉！

（七）卷之十，从集，杂证谟，诸风，论治中风

凡治风之法，宜察浅深虚实及中经中脏之辨。盖中经者，邪在三阳，其病犹浅；中脏者，邪入三阴，其病则甚。若在浅不治，则渐入于深；在经不治，则渐入于脏，此浅深之谓也。又若正胜邪者，乃可直攻其邪；正不胜邪者，则必先顾其本，此虚实之谓也。倘不知此，则未有不致败者。

大风大寒直中三阴致危者，必用《金匮》续命汤去石膏治之。若风寒在经，而头疼恶寒，拘急身痛者，宜麻黄汤、麻桂饮随证加减主之。甚者亦宜续命汤。若头疼有汗恶风者，宜桂枝汤，或五积散。若风邪在经，热多寒少，而为偏枯疼痛发热者，宜大秦艽汤主之。甚者，愈风汤亦可。

风寒诸病，无非外感证也。如轻浅在肺者，则为伤风。稍深在表里之间者，则为疟疾。留连经络者，则为寒热往来。遍传六经，彻内彻外者，则为伤寒、瘟疫。久留筋骨者，则为风痹、痛风，或为偏风。风热上壅者，则为大头时毒。风湿相搏者，则为大风、疠风。浮在肌肤者，则为斑疹、疮毒。感在岭南者，则为瘴气。凡此者皆外感风寒之病，俱有门类，方论具载各条。舍此之外，但无表证者，均不得指为风也。

十九、《证治心传》

卷一，中风肿胀辨

经云：风气善行而数变，又为百病之长也。亦随人身之盛衰为转移，假如西北地土凛烈，人体刚劲，外风骤入，卒然倒仆，昏不知人，口眼㖞斜，频吐涎沫，有真中、类中之分别，中脏、

中腑、中经、中血脉之殊证，有闭、脱之异。药用开固之法，如用小续命汤开其卫气，以参附、芪附汤固其荣气，他如侯氏黑散、风引汤，皆填窍以息风之治也。迨李东垣谓元气虚弱，骤然卒倒无知；刘河间以风乘火势，火藉风威，其人亦卒然仆倒昏厥；朱丹溪以东南气温多湿，湿生痰，痰生热，热生风，忽然神昏搐搦，口眼歪僻等候现矣。由是观之，三子之言中风，言其因也，名之曰类中风；仲景、《外台》言中风，言其本也，即真中风也。近世类中风多，真中风罕见也。市医不知，一见动摇之状，不辨正虚、痰火之因，辄用散风逐邪之方，枢纽离脱，则命亦随之而倾矣。

至于肿胀一症，因阳气衰败而成，治宜大培元阳，温中扶气，则水自行而肿胀除矣。盖人身之卫气，周护一身之表，犹天包地之义，肌肤之温柔、坚密，皆本乎此。若卫受邪伏于内，阴反居于外，水从阴化则成肤肿，中阳气遏则生填胀，治宜温发阳气，以逐阴邪，是为探本之治也。余恒见庸工每用行水利湿之剂，如五苓、舟车等方，初获小效，久则病加，肿盛胀增，甚至背平脐突，阴僭阳位，为喘为阻，则大命倾矣。余目睹其症已危，心欲拯之，而势难挽也。特将致病之源、理，不惮烦而辨之，以作后进之殷鉴也可。

澜按：古人论中风，论其本也；后世言中风，言其因也。治有开邪、固正之法，息风、涤痰、扶本之方，精审明辨，大法备矣。他如肿胀有虚、实之异，《内经》言之详尽，《金匮》分之明晰，奈何市医不明，妄执治标渗利以误人。先生目睹其害，不惮烦而辨正之，济世利人之苦心，昭然若揭矣。

二十、《医灯续焰》

卷四，中风脉证第三十五

中风浮缓，急实则忌。浮滑中痰，沉迟中气。尸厥沉滑，卒不知人。入脏身冷，入腑身温。

风性空疏，中之于表，浮缓是其宜也（宜千金小续命汤，轻则仲景桂枝汤加减用之）。急强而实，略无柔和，邪气太甚，正气何堪？故忌。若浮而滑，带有物象，非浮缓比，此则中痰之如中风者（宜二陈汤、防风、竹沥、生姜之类。甚则探吐）。若沉而迟，则不在表而在里，亦非中风，名曰中风，七情之所为也（宜和剂四七汤、易简星香汤、苏合香丸之类）。尸厥亦类中风，卒然僵仆，昏不知人。其脉沉滑者，沉为里，滑为邪。邪入于里，与血气相并。邪入正虚，搏入脏腑。入脏则邪干神舍，气陷从阴，故身冷。脏不受邪，仅入于腑，气出从阳，故身温。即《金匮要略》所谓唇口青，身冷，为入脏即死；如身和汗自出，为入腑即愈者是也（宜苏合香丸、仲景备急丸、本事胜金丸、千金返魂汤之类，并万氏灸百会法）。

灸法：灸风池、百会、曲池、合谷、风市、绝骨、环跳、肩髃、三里等穴。皆灸之以凿窍疏风

二十一、《医　贯》

（一）卷之二，主客辨疑，中风论，王安道中风辨

人有卒暴僵仆，或偏枯，或四肢不举，或不知人，或死，或不死者，世以中风呼之，而方书亦以中风治之。余尝考诸《内经》，则曰：风者，百病之始也。又曰：风者，百病之长也。至其变化，乃为他病，无常方。又曰：风者，善行而数变。又曰：风之伤人也，或为寒热，或为热中，或为寒中，或为疠风，或为偏枯，或为风也，其卒暴僵仆，不知人，四肢不举者，并无所论，止

有偏枯一语而已。及观《千金方》，则引岐伯曰：中风大法有四，一曰偏枯，二曰风痱，三曰风懿，四曰风痹。解之者曰：偏枯者，半身不随；风痱者，身无痛，四肢不收；风懿者，奄忽不知人；风痹者，诸痹类风状。《金匮要略》中风篇曰：寸口脉浮而紧，紧则为寒，浮则为虚。寒虚相搏。邪在皮肤。浮者血虚，络脉空虚。贼邪不泻，或左或右；邪气反缓，正气即急，正气引邪，㖞僻不遂。邪在于络，肌肤不仁；邪在于经，即重不胜；邪入于腑，即不识人；邪入于脏，舌即难言，口吐涎沫。由是观之，知卒暴僵仆，不知人，偏枯，四肢不举等证，固为因风而致者矣，故用大小续命、西州续命、排风、八风等诸汤散治之。及近代刘河间李东垣朱彦修三子者出，所论始与昔人异矣。河间曰：中风瘫痪者。非谓肝木之风实甚而卒中之，亦非外中于风，由乎将息失宜，心火暴甚，肾水虚衰，不能制之，则阴虚阳实，而热气怫郁，心神昏冒，筋骨不用，而卒倒无所知也。多因喜怒思悲恐五志有所过极而卒中者，由五志过极，皆为热甚故也。俗云风者，言末而忘其本也。东垣曰：中风者，非外来风邪，乃本气病也。凡人年逾四旬，气衰之际，或因忧喜忿怒伤其气者，多有此疾，壮岁之时无有也。若肥盛则间有之，亦是形盛气衰而如此。彦修曰，西北气寒为风所中，诚有之矣，东南气温而地多湿，有风病者非风也，皆湿土生痰，痰生热，热生风也。三子之论，河间主乎火，东垣主乎气，彦修主于湿，反以风为虚象，而大异于昔人矣。吁！昔人也，三子也，果孰是欤？果孰非欤？以三子为是，昔人为非，则三子未出之前，固有从昔人而治愈者矣。以昔人为是，三子为非，则三子已出之后，亦有从三子而治愈者矣。故不善读其书者，往往致乱。以予观之，昔人三子之论，皆不可偏废，但三子以相类中风之病，视为中风而立论，故使后人狐疑而不能决。殊不知因于风者，真中风也。因于火、因于气、因于湿者，类中风，而非中风也？三子所论者，自是因火、因气、因湿而为暴病暴死之证，与风何相干哉。如《内经》所谓三阴三阳发病为偏枯痿易，四肢不举。亦未尝必因于风而后能也。夫风火气湿之殊，望闻问切之异，岂无所辨乎。辨之为风，则从昔人以治。辨之为火气湿，则从三子以治。如此，庶乎析理明，而用法当矣，惟其以因火、因气、因湿之证，强因风而合论之，所以真伪不分，而名实相紊。若以因火、因气、因湿证分出之，则真中风病彰矣。王氏之论甚妙，但类中风与真中风并论，无轻重缓急之分，亦不能无弊。愚意邪之所凑，其气必虚，内伤者间而有之，当专主虚论，不必兼风。河间、东垣各发前人所未发，至为精妙。但有论无方，后人何所依从？而彦修以阴虚立论，亦发前人所未发，惜乎以气血湿痰为主，而不及真阴，不能无遗弊于后世焉。

东垣云：有中风者，卒然昏愦，不省人事，痰涎壅盛，语言謇涩等证，此非外来风邪，乃本气自病也。凡人年逾四旬，气衰之际。或忧喜忿怒伤其气者，多有此证。壮岁之时无有也，若肥盛者，则间而有之。亦是形盛气衰而如此耳。

观东垣之论，当以气虚为主。纵有风邪，亦是乘虚而袭。经曰：邪之所凑，其气必虚是也。当此之时，岂寻常药饵能通达于上下哉？急以三生饮一两，加人参一两，煎服即苏。夫三生饮乃行经治痰之剂，斩关夺旗之将，每服必用人参两许，驾驱其邪，而补助真气，否则不惟无益，适以取败。观先哲用芪附、参附，其义可见矣。若遗尿手撒，口开鼾睡为不治。然用前药，多有得生者，不可不知。

三生饮方：生南星（一两），生川乌（半两去皮），生附子（半两去皮），木香（二钱）。每用共一两，加人参一两煎。

河间曰：所谓中风瘫痪者，非为肝木之风实甚而卒中之，亦非外中于风。良由将息失宜，心火暴甚，肾水虚衰，不能制之，则阴虚阳实，而热气拂郁，心神昏冒，筋骨不用，而卒倒无知也。亦有因喜怒思悲恐五志有所过极而卒中者。夫五志过极，皆为热甚，俗云风者，言末而忘其本也。

观刘氏之论，则以风为末，而以火为本。世之尊刘氏者，专以为刘氏主火之说。殊不知火之有余，水之不足也。刘氏原以补肾为本，观其地黄饮子之方可见矣。故治中风，又当以真阴虚为本。

河间地黄饮子方：熟地、巴戟（去心）、山茱萸肉、肉苁蓉（酒浸）、附子、石斛、五味子、茯苓、石菖蒲、远志（去心）、官桂、麦门冬（去心），各等分，每服五钱，入薄荷少许，姜枣煎服。注云：舌暗不能言，足废不能行，此谓少阴气厥不至，急当温之，名曰痱证。

但阴虚有二：有阴中之水虚，有阴中之火虚。火虚者，专以河间地黄饮子为主。水虚者，又当以六味地黄为主。果是水虚，则辛热之药，与参芪之品，俱不可加。

河间、东垣专治本而不治风，可为至当不易之论，学者必须以阴虚阳虚为主。自后世医书杂出，而使后学狐疑不决。《丹溪纂要》曰：有气虚，有血虚，有湿痰。左手脉不足，及左半身不遂者，以四物汤补血之剂为主，而加以竹沥姜汁；右手脉不足，及右半身不遂者，以四君子补气之剂，而佐以竹沥、姜汁；如气血两虚，而挟痰盛者，以八物汤为主，而加南星、半夏、竹沥、姜汁之类。丹溪之论，平正通达，宜世之人盛宗之。但持此以治中风，而多不效，或少延而久必毙，何也？盖治气血痰之标，而不治气血痰之本也。人之有是四肢也，如木之有枝干也。人之气血荣养乎四肢也，犹木之浆水，灌溉乎枝叶也。木有枝叶，必有根本，人之气血，岂无根本乎？人有半身不遂而迁延不死者，如木之根本未甚枯，而一边之枝干先萎耳。人有形容肥壮，忽然倒仆，而即毙者，如木之根本已绝，其枝叶虽滋荣，犹枯杨生华，何可久也，忽遇大风而摧折矣。观此则根本之论明矣，然所谓气血之根本者何？盖火为阳气之根，水为阴气之根，而火与水之总根，两肾间动气是也。此五脏六腑之本，十二经之源，呼吸之门，三焦之根，又名守邪之神。经曰：根于中者命曰神机，神去则机息；根于外者名曰气立，气止则化绝。今人纵情嗜欲，以致肾气虚衰，根先绝矣，一或内伤劳役，或六淫七情，少有所触，皆能卒中。此阴虚阳暴绝也，须以参附大剂，峻补其阳，继以地黄丸十补丸之类，填实真阴，又有心火暴甚，肾水虚衰，又兼之五志过极。以致心神昏闷，卒倒无知，其手足牵掣，口眼㖞斜，乃水不能荣筋急而纵也。俗云风者，乃风淫末疾之假象，风自火出也。须以河间地黄饮子，峻补其阴，继以人参麦门冬五味之类，滋其化源，此根阳根阴之至论也。若夫所谓痰者，凡人将死之时，必有痰，何独中风为然，要之痰从何处来？痰者水也，其原出于肾，张仲景曰，气虚痰泛，以肾气丸补而逐之。观此凡治中风者，既以前法治其根本，则痰者不治而自去矣。若初时痰涎壅盛，汤药不入，少用稀涎散之类，使喉咽疏通，能进汤液即止。若欲必尽攻其痰，顷刻立毙矣。戒之！

或问人有半肢风者，必须以左半身属血，右半身属气，岂复有他说乎？曰：未必然。人身劈中分阴阳水火，男子左属水，右属火；女子左属火，右属水。男子半肢风者多患左，女子半肢风者多患右。即此观之，可见以阴虚为主。又有一等人，身半以上俱无恙如平人，身半以下，软弱麻痹，小便或涩或自遗，果属气乎？属血乎？此亦足三阴之虚证也，不可不知。

经曰：胃脉沉鼓涩，胃外鼓大，心脉小坚急，皆得偏枯。男子发左，女子发右。不暗、舌转可治，三十日起。其顺也者，喑三岁起。年不满二十者，三岁死。盖胃与脾为表里，阴阳异位，更实更虚，更逆更从，或从内，或从外。是故胃阳虚，则内从于脾，内从于脾，则脾之阴盛，故胃脉沉鼓涩也。涩为多血少气胃之阳盛，则脾之阴虚，虚则不得与阳主内，反从其胃，越出于部分之外，故胃脉鼓大于臂外也。大为多气少血，心者元阳君主宅之，生血生脉，因元阳不足，阴寒乘之，故心脉小坚急。小者阳不足也，坚急者阴寒之邪也。夫如是心胃脾三脉，凡有其一，即为偏枯者何也？盖心是天真神机开发之本，胃是谷气充大真气之标，标本相得，则胸膈间之膻中气海，所留宗气盈溢，分布四脏三焦，上下中外，无不周遍。若标本相失，则不能致其气于气海，而宗气散矣。故分布不周于经脉，则偏枯；不周于五脏则喑。即此言之，是一条可为后之诸言偏枯者纲领也，未有不因真气不周而病者也。

《乾坤生气》云：凡人有手足渐觉不遂，或臂膊及髀股、指节麻痹不仁，或口眼歪斜，语言謇涩，或胸膈迷闷，吐痰相续，或六脉弦滑而虚软无力，虽未至于倒仆，其中风晕厥之候，可指日而决矣，须预防之。愚谓预防之理，当节饮食，戒七情，远房事，此至要者也。如欲服饵预防，须察其脉证之虚实。如两尺虚衰者，以六味地黄、八味地黄，培补肝肾；如寸关虚弱者，以六君子、十全大补之类，急补脾肺，才有补益；若以搜风顺气，及清气化痰等药，适所以招风取中也，不可不知。

岐伯谓中风大法有四：一曰偏枯，谓半身不遂而痛也，如木之根本未甚枯，而一边枝干先萎者是也。言不变，志不乱，病在分腠之间，巨针取之，益其不足，损其有余，乃可复也。二曰风痱，谓身无疼痛，四肢不收，如瘫痪是也。瘫者，坦也。筋脉弛纵，坦然而不举也。痪者，涣也。血气涣散而无用也。志乱不甚，其言微知，可治；甚则不能言，不可治也。三曰风癔，谓奄然忽不知人也。咽中塞窒，舌强不能言，则是急中风，而其候也，发汗身软者生；若汗不出，身硬唇干者死。视其鼻，人中左右上下白者可治，一黑一赤吐沫者死。四曰风痹，谓诸痹，类风状也。经曰：风寒湿三气，合而成痹。曰痛痹，筋骨掣痛；曰著痹，著而不行；曰行痹，走注疼痛；曰周痹，周身疼痛。又曰：行痹属风，痛痹属寒，著痹属湿。如正气不足之证，只补正气，不必祛邪。如邪气有余，若痹证之类，虽以扶正气为主，不可不少用祛邪之法，如易老天麻丸之类。

易老天麻丸方：天麻六两（酒浸三日，焙干，除风），牛膝六两（酒浸三日，焙干，强筋），玄参六两（枢机管领），杜仲七两（使筋骨相著），萆薢六两（壮筋骨），当归二十两（和养血脉），附子一两（炮过，行诸经中之血），羌活十两（去骨间风），生淮地黄一斤（益真阴）。诸书所载，名曰愈风丹，与此方相合，治诸风肢体麻木、手足不遂等证。但愈风丹无附子，加肉桂三两，淮地黄一斤，其余品数分两俱一般。

（二）附：论口眼㖞斜

《灵枢》言：足阳明之筋，其病颊筋有寒。则急引颊移口，热则筋弛，纵缓不能收，故僻。是左寒右热，则左急而右缓；右寒左热，则右急而左缓。故偏于左者，左寒而右热；偏于右者，右寒而左热也。夫寒不可径用辛热之剂，盖左中寒则逼热于右，右中寒则迫热于左，阳气不得宣行故也。

口之㖞，灸以地仓；目之斜，灸以承泣。苟不效，当灸人迎。夫气虚风入而为偏，上不得出，下不得泄，真气为风邪所陷，故宜灸。经曰：陷下则灸之是也。

惟外中风邪者，方有㖞斜等证。若夫热则生风者，不可谓尽得病于窗隙之风。纵有㖞斜等证，乃假象也，亦不甚。盖火胜则金衰，金衰则木盛，木盛则生风。惟润燥则风自息，不必用前灸法。

《素问》曰：诸风掉眩，支痛，强直，筋缩，为厥阴风木之气。自大寒至小满，风木、君火二气之位。风主动，善行数变。木旺生火，风火属阳。多为兼化，且阳明燥金主于紧敛缩劲。风木为病反见燥金之化，由亢则害、承乃制，谓己极过，则反似胜己之化，故木极似金。况风能胜湿而为燥，风病势甚而成筋缩燥之甚也。此等证候，正所谓风淫所胜，治以清凉者也，不宜用桂附。

或问曰：当此之时，小续命汤可用乎？曰：未必然。小续命汤，此仲景《金匮要略》治冬月直中风寒之的方，即麻黄桂枝汤之变方也。其间随六经之形证逐一加减，未便可按方统用其全方也。如太阳无汗，于本方中倍麻黄、杏仁、防风；如有汗、恶风，于本方中倍桂枝、芍药、杏仁；如阳明无汗身热不恶风，于本方中加石膏、知母、甘草；有汗身热不恶风，于本方中加葛根、桂枝、黄芩；如太阳无汗身凉，于本方中加附子、干姜、甘草；少阴经中有汗无热，于本方中加桂枝、附子、甘草。凡中风无此四证，六经混淆，系于少阳、厥阴，或肢节挛痛，或麻木不仁，每续命八两，加羌活四两、连翘六两。此系六经有余之表证，须从汗解。如有便溺阻隔，宜三化汤，或《局方》麻仁丸通利之。虽然，邪之所凑，其气必虚。世间内伤者多，外感者少，间而有之，此方终不可轻用也。

考补小续命汤：麻黄、人参、黄芩、白芍、防己、桂枝、川芎、防风、甘草、附子、杏仁、石膏、当归。本方无附子、防风、防己。

许学士云：气中者，因七情所伤。经曰：神伤于思虑则肉脱，意伤于忧愁则肢废，魂伤于悲哀则筋挛，魄伤于喜乐则衰槁，志伤于盛怒则腰脊重、难俯仰也。又曰：暴怒伤阴，暴喜伤阳。故忧愁不已，气多厥逆，牙关紧急。若作中风误治，杀人多矣。盖中风者，身温且多痰涎；中气者，身凉而无痰涎，宜苏合香丸灌之即苏。经曰：无故而喑，脉不至者，虽不治自已。谓气暴逆也，气复自愈。

王节斋云：饮食过伤，变为异常急暴之病，人所不识。多有饮食醉饱之后，或感风寒，或著气恼，食填太阴，胃气不行，须臾厥逆，昏迷不省。若误作中风、中气治之立毙。惟以阴阳淡盐汤探吐之，食出即愈。经曰：上部有脉，下部无脉，法当吐，不吐则死。

有一等形体肥胖，平素善饮，忽一日舌本硬强，语言不清，口眼㖞斜，痰气上涌，肢体不遂，此肥人多中，以气盛于外而歉于内也。兼之酒饮湿热之证，须用六君子加煨葛根、山栀、神曲而治之。

有一人久病滞下，忽一日昏仆，目上视，溲注而汗泻，脉无伦。丹溪先生曰：此阴虚阳暴绝也，得之病后而酒且内。急治人参膏，而促灸其气海，顷之手动，又顷之唇动，参膏成，三饮之而苏。后服尽数斤而愈。观此，凡人大病后，及妇人产后，多有此证，不可不知。

按：丹田气海与肾脉相通。人于有生之初，先生命门，胞系在脐。故气海丹田，实为生气之源，十二经之根本也，故灸而效。

有一妇人先胸胁胀痛，后四肢不收，自汗如雨，小便自遗，大便不实，口紧目瞤，饮食颇进。十余日，或以为中脏，甚忧，请薛立斋先生视之，曰：非也。若风既中脏，真气既脱，恶证既见，祸在反掌，焉能延至十日？乃候其色，面目俱赤而或青，诊其脉左三部洪数，惟肝尤甚。乃知胸乳胀痛，肝经血虚，肝气痞塞也；四肢不收，肝经血虚不能养筋也；自汗不止，肝经血热，津液妄泄也；小便自遗，肝经热甚，阴挺失职也；大便不实，肝木炽盛，克脾土也。遂用犀角散四剂，诸证顿愈。又用加味逍遥散调理而安。后因郁怒，前证复作，兼发热呕吐，饮食少思，月经不止。此木盛克土，而脾不能摄血也，用加味归脾为主，佐以逍遥散而愈。后每遇怒，或睡中手足搐搦，复用前药即愈。

唐柳太后病风不能言，脉沉欲脱，群医束手相视。许胤宗曰：是饵阳药无及矣。即以黄芪、防风煮汤数十斛，置床下，气腾腾如雾熏薄之。是夕语，更药之而起。

卢州王守道风噤不能语。王克明令炽炭烧地，上洒以药。置病者于其上，须臾小苏。

以上二法，病至垂绝，汤液不及。亦治法之变者也。

有人平居无疾苦，忽如死人，身不动摇，默默不知人，目闭不能开，口噤不能言；或微知人，恶闻人声，但如眩冒，移时方寤。此由出汗过多，血少，气并于血，阳独上而不下，气壅塞而不行，故身如死。气过血还，阴阳复通，故移时方寤。名曰郁冒，亦名血厥。妇人多有之，宜白薇汤仓公散。

（三）附：厥

阳气衰乏者，阴必凑之，令人五指至膝上皆寒，名曰寒厥，是寒逆于下也，宜六物附子汤主之。阴退则阳进，故阴气衰于下，则阳往凑之，故令人足下热也，热甚则循三阴而上逆，谓之热厥，宜六味地黄丸主之。肝藏血而主怒，怒则火起于肝，载血上行，故令血菀于上，是血气乱于胸中，相搏而厥逆也，谓之搏厥，宜蒲黄汤主之。诸动属阳，故烦劳则扰乎阳，而阳气张大。阳气张大，则劳火亢矣。火炎则水干，故令精绝，是以迁延辟积至于夏月，内外皆热，水益亏而火益亢，孤阳厥逆，如煎如熬，故曰煎厥，宜人参固本丸主之。五尸之气，暴淫于人，乱人阴阳气血，上有绝阳之络，下有破阴之纽，形气相离，不相顺接，故令暴厥如死，名曰尸厥，宜二十四味流气饮、苏合香丸主之。寒痰迷闷，四肢逆冷，名曰痰厥，宜姜附汤主之。胃寒即吐蛔虫，名曰蛔厥，宜乌梅丸加理中汤主之。气为人身之阳，一有拂郁，则阳气不能四达，故令手足厥冷，与中风相似。但中风身温，中气身冷耳。名曰气厥，宜八味顺气散主之。

二十二、《质疑录》

（一）论真中风外有六经之形症

中风证宜从洁古、东垣之论，以中脏、中腑、中血脉为辨证之的。洁古云：中腑多着四肢，中脏多滞九窍。东垣亦云：中腑则肢节废，中脏则性命危，中血脉则口眼㖞斜。而方书所载，混言外有六经之形症，以大小续命汤为主。夫人身脏腑有十二经，手有三阳三阴，足有三阳三阴。中风之有六经形症也，手之六经乎？抑足之六经乎？六经之症，惟伤寒有之。或谓中风六经形症，即是伤寒六经形症，至有引伤寒六经之症，以解中风六经之症。其言为大可嗤也。夫伤寒六经症，只伤足而不伤手，故一日巨阳，则有发热、恶寒、头项痛、腰脊强之症，而中风无有也；二日阳明，则有身热、目痛、鼻干、不得眠之症，而中风无有也；三日少阳，则胁痛、耳聋、口苦、寒热往来而呕之症，而中风无有也。此足三阳之见症也。至传入足三阴，四日有腹满、咽干、自利、不渴、腹痛之症，是足太阴之见症，而中风有之乎？五日有引衣蜷卧、舌干、口燥之症，是足少阴之见症也，而中风有之乎？六日有烦满、囊缩之症，是足厥阴之见症也，而中风有之乎？伤寒六经次第传变，故仲景有麻黄、桂枝、大小承气之法，若中风为猝暴病，一时猝倒昏迷，难分经络，而有脏腑、血脉之别，或中于足之六经，或中于手之六经，非若伤寒之有次第传焉者也。若谓中风六经形症，即是伤寒六经形症，是欲以治伤寒之法治中风，其不至于杀人也几希矣！若论中风，则十二经皆有见症，而不止于六经也。如四肢不收、手足拘挛者，风中足太阴脾也；口眼㖞斜、口噤不开，风中足阳明胃也；痰涎壅塞，声如曳锯，风中手太阴肺也；大便闭结，风中手阳明大肠也；舌喑不语，风中足少阴肾也；目瞀昏迷、不省人事，风中手少阴心与手厥阴包络也；瘛疭强直、角弓反张，风中足厥阴肝与足太阳膀胱也；耳聋、胁痛，风中足少阳胆也。此皆中风之形症，岂可以六经拘之乎？其不同于伤寒之六经也明矣！

（二）论中风半身不遂在左属血在右属气

《内经》但言左右者，阴阳之道路，未尝以人身之气血分左右也。人之气血，周流于一身，气如橐籥，血如波澜，气为血行，血为气配，阴阳相维，循环无端，何尝有左右之分？自丹溪论中风症，半身不遂分左右，谓在左者属血虚，以四物为主，加竹沥、姜汁；在右者属气虚，以四君为主，加竹沥、姜汁。夫以脾肺在右，而右半身不遂者，主乎脾肺之为病；肾肝在左，而左半身不遂者，主乎肾肝之为病则可。若必主乎在右属气，在左属血，岂血仅行于左，而右半身无血；气仅行于右，而左半身无气？是气血在人身，已分离而不相属矣。夫气主呴之，血主濡之；气行则血行，气滞则血滞。血与气原相维，而何有左右之分？世医执此，以分左右气血治中风半身不遂之症，未有能愈人者也。果属血虚，亦当补气，以气有生血之功；果属气虚，亦当养血，以血有和气之力。若血自血，气自气，则阴阳乖格，岂云治病之权衡乎？

第八节　清　　代

总体而言，清代对中风病的认识，倾向于以内虚立论，有人就明确表示应该从中风病的各种内在病变考虑中风的发生发展，而不应该纠缠于“风之一字”。期间王清任别具一格，以气虚立论，创立补阳还五汤，一直到现在还是治疗中风的常用方剂。也有人认为卫气在人体是左右分布的，而中风病的病左不及右、病又不及左的临床表现，正是病在卫分所致，中年以上发病率较高的原因就是卫气渐衰的结果，并认为卫气虚，外风乘虚而入，是形成中风的病机所在。到了晚清，有人把中风病机概括为肝阳化风，气血并逆，直冲犯脑。很接近现代医学对中风病的认识。

一、《医门法律》

（一）卷三，中风门，中风论

喻昌曰：中风一证，动关生死安危，病之大而且重，莫有过于此者。《内经》风、痹、痿、厥四证，各有颛论。独风论中泛及杂风，至论中风，惟曰风中五脏六腑之俞，亦为脏腑之风，各入其门户所中，则为偏风，不过两述其名而已。后论五脏并胃府之风，亦但各述其状而已。赖仲景《金匮》书，表章先圣云：夫风之为病，当半身不遂，或但臂不遂者，此为痹。脉微而数，中风使然。又云：寸口脉浮而紧，紧则为寒，浮则为虚，寒虚相搏，邪在皮肤。浮者血虚，络脉空虚，贼邪不泻，或左或右，邪气反缓，正气即急，正气引邪，㖞僻不遂。邪在于络，肌肤不仁。邪在于经，即重不胜。邪入于府，即不识人。邪入于藏，舌即难言，口流涎沫。又云：寸口脉迟而缓，迟则为寒，缓则为虚，荣缓则为亡血，卫缓即为中风。邪气中经，则身痒而瘾疹。心气不足，邪气入中，则胸满而短气，以及五脏风脉死证，语语金针，大有端绪之可求矣。仲景以后，英贤辈出，方书充栋，何反漫无取裁？坐令中风一证，鲜划一之法，治之百不一效。昌生也晚，敢辞不敏，逐条引伸《内经》仲景圣法为治例，而先立论，以括其要焉。然世咸知仲景为立方之祖，至中风证，仲景之方，首推侯氏黑散为主方，后人罔解其意，谨并明之。夫八风之邪，皆名虚邪，人身经络营卫素盛者，无从入之。入之者，因其虚而袭之耳。《内经》谓以身之虚，而逢天之虚，两虚相感，其气至骨，入则伤五脏。工候禁之，不能伤也。又谓贼风数至，虚邪朝夕，内至五脏骨髓，外伤空窍肌肤。《灵枢》亦谓圣人避邪如避矢石，是则虚邪之来，为害最烈。惟良工知禁之，圣哲知避之矣。然风为阳邪，人身卫外之阳不固，阳邪乘阳，尤为易入。即如偏枯不仁，要皆阳气虚馁，不能充灌所致。又如中风卒倒，其阳虚更审。设非阳虚，其人必轻矫便捷，何得卒倒耶？仲景之谓脉微而数，微者指阳之微也，数者指风之炽也。所出诸脉诸证，字字皆本阳虚为言，然非仲景之言，而《内经》之言也。《内经》谓天明则日月不明，邪害空窍，可见风性善走空窍，阳虚则风居空窍，渐入府藏，此惟离照当空，群邪始得垂散。若胸中之阳不治，风必不出矣。扁鹊谓虢太子尸厥之病，曰：上有绝阳之络，下有破阴之纽，见五络之络于头者，皆为阳络。而邪阻绝于上，其阳之根于阴，阴阳相纽之处，而正复破散于下，故为是病。古人立言之精若此，仲景以后，医脉斩焉中断。后贤之特起者，如刘河间则主火为训，是火召风入，火为本；风为标矣。李东垣则主气为训，是气召风入，气为本，风为标矣。朱丹溪则主痰为训，是痰召风入，痰为本，风为标矣。然一人之身，每多兼三者而有之，曷不曰阳虚邪害空窍为本，而风从外入者，必挟身中素有之邪，或火或气或痰而为标耶？王安道谓审其为风，则从《内经》。审其为火、为气、为痰，则从三子，徒较量于彼此之间，得非无权而执一耶？且从三子，固各有方论可守，从《内经》果何着落耶？中风门中，大小续命汤及六经加减法，虽曰治风，依然后人之法也。《金匮》取古今录验续命汤，治风痱之身无痛而四肢不收者。仲景所重，原不在此。所重维何？则驱风之中，兼填空窍，为第一义也。空窍一实，庶风出而不复入，其病瘳矣。古方中有侯氏黑散，深得此意。仲景取为主方，随制数方，补其未备，后人目睹其方，心炫其指。讵知仲景所为心折者，原有所本，乃遵《内经》久塞其空，是谓良工之语耶。观方下云：服六十日止，药积腹中不下矣。久塞其空，岂不彰明哉？后人以无师之智，蠕乱成法。中风之初，治其表里，风邪非不外出，而重门洞开，出而复入，乃至莫御者，多矣！又谓一气微汗，一旬微利，要亦五十步之走耳。正如筑堤御水，一旬一气，正程功课效之日，岂有姑且开堤泄水，重加板筑之理哉？是以后人委曲偏驳，不似先圣真切精粹。诸家中风方论，真是依样葫芦，不足观矣！非然也，三人行，必有我师。况综列群方，赞其所长，核其所短。俾学者一简勘而心地朗然，坐进此道，用之如钟离丹熟，铜铁皆金，其师资于前贤，岂不大耶？谨论。

中风之脉，各有所兼，兼则益造其偏，然必显呈于脉。盖新风挟旧邪，或外感，或内伤，其脉随之忽变。兼寒则脉浮紧；兼风则脉浮缓；兼热则脉浮数；兼痰则脉浮滑；兼气则脉沉涩；兼火则脉盛大；兼阳虚则脉微，亦大而空；兼阴虚则脉数，亦细如丝；阴阳两虚则微数。或微细；虚滑为头中痛。缓迟为营卫衰。大抵阳浮而数，阴濡而弱。浮滑沉滑，微虚散数，皆为中风。然虚浮迟缓，正气不足，尚可补救。急大数疾，邪不受制，必死无疑。若大数未至急疾，犹得不死。经言风气之病，似七诊而非，故言不死。可见大数为风气必有之脉，亦未可定为死脉耳。

岐伯谓各入其门户所中，则为偏风。仲景谓风之为病，当半身不遂，或但臂不举者此为痹，脉微而数，中风使然。

门户，指入络入经入府入藏言也。《经》言百病之生，必先于皮毛。邪中之则腠理开，开则邪入客于络脉，留而不去，传入于经。留而下去，传入于府。廪于肠胃，此则风之中人以渐而深，其人之门户未至洞开，又不若急虚卒中，入藏之骤也。仲景会其意，故以臂不举为痹，叙于半身不遂之下。谓风从上入，臂先受之，所入犹浅也。世传大拇一指独麻者，三年内定中风，则又其浅者矣。然风之中人，必从荣卫而入。风入荣卫，则荣脉改微，卫脉改数，引脉以见，其人必血舍空虚，而气分热炽。风之繇来，匪朝伊夕也。《内经》言偏枯者不一：曰汗出偏阻；曰阳盛阴不足；曰胃脉内外大小不一；曰心脉小坚急；曰肾水虚。《灵枢》亦叙偏枯于热病篇中，皆不言风。皆不言其本于何邪，岂非以七情饥饱房室，凡能虚其藏气，致荣卫经脉痹而不通者，皆可言邪耶？河间主火立说，即肾水虚阳盛阴不足之一端也。东垣主气立说，即七情郁遏之一端也。丹溪主痰立说，即饮食伤脾之一端也。一病之中，每多兼三者而有之，安在举一以括其他乎？《经》云：不能问其虚，安问其余？偏枯病，阳盛阴不足固有之，而阳气虚衰，痹而不通者尤多，可问其余耶。

中络者，肌肤不仁。中经者，躯壳重着。中府即不识人，中藏即舌难言，口流涎沫。然中府必归胃府，中藏必归心藏也。

中络邪正入卫，犹在经脉之外，故但肌肤不仁。中经则邪入于荣脉之中，内而骨外而肉皆失所养，故躯壳为之重著，然犹在躯壳之间。至入府入藏，则离躯壳而内入，邪中深矣。府邪必归于胃者，胃为六腑之总司也。廪于肠胃，非举大小二肠并重，盖风性善行空窍，水谷入胃，则胃实肠虚，风邪即迸入肠中，少顷水谷入肠，则肠实胃虚。风复迸入胃中，见胃风必奔迫于二肠之间也。风入胃中，胃热必盛，蒸其津液，结为痰涎，壅塞隧道。胃之支脉络心者，才有壅塞，即堵其神气出入之窍，故不识人也。诸藏受邪至盛，必迸入于心而乱其神明，神明无主，则舌纵难言，廉泉开而流涎沫也。

偏枯病，脉之迟缓见于寸口，荣卫之行不逮也。外则身痒而瘾疹，内则胸满而短气，荣脉内外，邪气充斥，去府不远矣。

脉之行度一昼一夜，复朝寸口。荣卫气衰，寸口之脉，迟缓不逮。身痒瘾疹，非但风见于外，由荣卫气弱，自致津凝血滞也。胸满非独风见于内，由荣卫不行，邪混胸中，阻遏正气也。荣卫气衰，邪之入府入藏，孰从禁之？故以寸口脉辨其息数，斯邪入之浅深，可得而谛之耳。昔人云：中府多著四肢。用一多字，明是卜度之辞，乃遂执此语，以当中府见症，何其疏耶？夫四末在躯壳之外，非府也。若谓脾主四肢，脾更属藏而非府矣。大抵风淫末疾，但是风淫于内，毋论中经中府中藏，必四末为之不用，其不专属中府明矣。然则四肢何以不举耶？人身荣卫，正行于躯壳之中者也。风入荣卫，即邪气盛而本气衰，如树枝得风，非摇则折。故知四肢不举者，荣卫之气，短缩不行所致也。

中藏多滞九窍，此亦卜度之辞。五脏开窍于眼耳鼻口舌，固矣。而前后二阴之窍，又属府不属藏，未可并举也。五藏非一齐俱中，但以何窍不利，验何藏受邪差可耳。然诸家舍外候，别无内谛之法。且无画一之方，又何疏耶？盖风中入藏，关系生死安危，辨症既不清，用药自不当，故特引《内经》、《金匮》奥义，详之如左。

风中五脏，后世忽略。诸家方论，无津可问，兹会经意以明其治。《经》曰：肺中于风，多汗恶风时咳，昼差暮甚。诊在眉上其色白，此举其外候也。《金匮》曰：肺中风状，口燥而喘，身运而重。胃虚而肿胀，则并详其内证矣。《经》曰：死肺脉来，如物之浮，如风吹毛，此形其浮散之状也。至《金匮》则曰：肺死藏，浮之虚，按之弱如葱叶，下无根者死。合沉以徵其浮，而藏气之存否？始得焕然无疑矣。大凡仲景表章《内经》，皆自出手眼，以述为作。学者知之，他藏仿此。

风既中肺，则火热随之，耗其津液，抟其呼吸，口燥而喘，势有必至。然未入之先，已伤及荣卫所主之肌肉，水谷所容之胃府。逮风入肺而乱其魄，运用之机尽失，故身运而重，胃虚而肿胀等证，相因互见也。然藏气未绝，犹属可生。若脉见浮之而虚，其藏真欲散可知，加以有浮无沉，按之弱如葱叶，则在上之阳，不下入于阴矣。其下无根，则孤阴且以渐而亡矣。《内经》死阴之属，不过三日而死者，正指此等无根之脉而言也。

《经》曰：肝中于风，多汗恶风善悲，色苍嗌干善怒，时憎女子。诊在目下，其色青。《金匮》曰：肝中风者，头目瞤而胁痛，行常伛，令人嗜甘。肝死藏，浮之弱，按之如索不来，或曲如蛇行者死。

风木之藏，更中于风，风性上摇，必头目瞤动。风耗血液，必筋脉纵急。其死脉浮之弱，按之如按索不来，则浮沉之间，阴阳已见决离。或曲如蛇行，仍是上下不动，惟在中者尽力奔迫，皆藏气垂绝之象也。

《经》曰：心中于风，多汗恶风，焦绝善怒吓，病甚则言不可快。诊在口，其色赤。《金匮》分为二候，其曰：心中风者，翕翕发热，不能食，心中饥，食即呕吐，此外因也。其曰：心伤者，劳倦即头面赤而下重，心中痛，而自烦发热，当脐跳，其脉弦，此内因也。心死藏，浮之实如麻豆，按之益躁疾者死。

心藏中风，分之为二者。其一以外入之风，必从他藏迸至，心不受邪故也。宜随其藏气，兼去其风。其一以七情内伤神明，真阴不守，而心火炎上，头目发赤，藏真既从火上炎，阴之在下者，无阳以举之，则下重。其卫外之阳，不得入通于心，则发热。其受盛之府，藏气不交，郁而内鼓，则当脐跳动。死心脉《内经》形容不一，仲景总会大意，谓心藏垂绝之脉，一举一按，短数而动，浮沉不可息数之状若此。

《经》曰：脾中风状，多汗恶风，身体怠惰，四肢不欲动，色薄微黄，不嗜食。诊在鼻上，其色黄。《金匮》曰：脾中风者，翕翕发热。形如醉人，腹中烦重，皮目瞤瞤而短气，脾死藏，浮之大坚，按之如复杯，洁洁状如摇者死。

风入脾藏，为贼邪。外掣皮目，内乱意识，四肢怠惰，形如醉人，有必至也。加以胸中短气，脾藏之伤，已见一斑，若脉更来去至止不常，浮之益大坚，是为独阳。按之洁洁状如摇，是为独阴。故其动非活动，转非圆转，非藏气之垂绝而何？

《经》曰：肾风之状，多汗恶风，面庞然如肿，脊痛不能正立，其色炲，隐曲不利。诊在肌上，其色黑，《金匮》阙此，肾死藏，浮之坚，按之乱如转丸，益下入尺中者死。

面庞然浮肿者，肾气不能蛰封收藏，浊气上干于面也。脊痛不能正立者，肾间生气不鼓，腰府惫而偻俯，与隐曲不利，同一源也。《金匮》虽见缺文，大要两肾藏精宅神，一身根本。多欲致虚，风最易入，腰曲，脊垂，舌卷，小便不禁，皆其候也。中肾从来兼此四者，本实先拨可知，然肾藏真阳，肾基未坏，真阳可居，必无死脉。若浮之而坚，阳已离于阴位，按之乱如转丸，则真阳搏激而出，不能留矣。若益下入尺中，则真阳先去，所余孤阴，亦乱而下趋。正所谓阳从上脱，阴从下脱也。

风中入藏，最防迸入于心。后世悉用脑、麝，引风入心，尤而效之，莫有知其非者。兹举《金匮》二方，以明其治。

侯氏黑散：治大风四肢烦重，心中恶寒不足者。《外台》用之以治风癫。仲景制方，皆匠心独创，乃于中风证首引此散，岂非深服其长乎！夫立方而但驱风补虚，谁不能之？至于驱之补之之中，行其堵截之法，则非思议可到。方中取用矾石，以固涩诸药，使之留积不散，以渐填其空窍。服之日久，风自以渐而熄。所以初服二十日，不得不用温酒调下，以开其痹著。以后则禁诸热食，惟宜冷食。如此再四十日，则药积腹中不下，而空窍填矣。空窍填，则旧风尽出，新风不受矣。盖矾性得冷即止，得热即行。故嘱云：热食即下矣，冷食自能助药力，抑何用意之微耶？风引汤治大人风引，少小惊痫瘛疭，日数十发，医所不疗。除热方可。见大人中风牵引，少小惊痫瘛疭，正火热生风，五脏亢甚，归迸入心之候。盖惊痫之来，初分五脏，后迸入心，故同治也。巢氏用此治脚气，岂非以石性易于下达，可胜其湿热，不使攻心乎？夫厥阴风木，与少阳相火同居。火发必风生，风生必挟木势侮其脾土。故脾气不行，聚液成痰，流注四末，因成瘫痪。用大黄为君，以荡涤风火热湿之邪矣，随用干姜之止而不行者以补之，用桂枝、甘草以缓其势，用诸石药之涩以堵其路。而石药之中，又取滑石、石膏清金以伐其木，赤白石脂厚土以除其湿，龙骨、牡蛎以收敛其精神魂魄之纷驰，用寒水石以助肾水之阴，俾不为阳亢所劫。更用紫石英以补心神之虚，恐主不安，则十二官皆危也。明此以治入藏之风，游刃有余矣。何后世以为石药过多，舍之不用，而用脑、麝以散其真气，花蛇以增其恶毒。智耶愚耶，而不解矣。

按：《金匮》风引汤，当在侯氏黑散之下。本文有正气引邪，㖞僻不遂等语，故立方即以风引名之。侯氏黑散颛主补虚以熄其风，此方兼主清热火湿以除其风也，集者误次于寸口脉迟而缓之下，则证与方不相涉矣。

风中五脏，其来有自藏气先伤，后乃中之。火热气湿痰虚，六贼勾引深入。一旦卒倒无知，遍身牵引，四末不用，但得不死，亦成瘫痪。何藏先伤，调之使平，不令迸入于心，乃为要也。

五脏各藏一神，不可伤之。《经》谓神伤于思虑，则肉脱；意伤于忧愁，则肢废；魂伤于悲哀，则筋变；魄伤于喜乐，则皮槁；志伤于盛怒，则腰膝难以俯仰。是风虽未入，藏真先已自伤，火热气湿痰虚，迎之内入，多汗恶风等证，因之外出，治之难矣。善治者，乘风未入，审其何藏先伤何邪，彻土绸缪，最为扼要之法也。

中风外证，错见不一。风火相煽，多上高巅。风湿相搏，多流四末。手足麻木，但属气虚。关节肿痹，湿痰凝滞。

偏正头痛，愈风丹。目蠕面肿，胃风汤。风湿，薏苡仁汤、排风汤。麻木，人参补气汤。肿痹，舒筋散。

寒热似疟，解风为宜。风藏痰隧，搜风最当。

解风散；搜风丸。

经络及府，治分浅深。表里之邪，大禁金石。

中络，桂枝汤。中经，小续命汤加减。表里兼治，防风通圣散。祛风，至宝膏。攻里，三化汤、搜风丸。

左瘫右痪，风入筋骨，宜导其邪，缓以图之。

舒筋保安散。

卒中灌药，宜用辛香。开痰行气，调入苏合。

南星汤调苏合丸、顺气散、匀气散、稀涎散。

四肢不举，有虚有实。阳明虚，则宗筋失润，不能束骨而利机关。阳明实，则肉理致密，加以风邪内淫，正气自不周流也。

虚用六君子汤，实用三化汤合承气汤。

口眼㖞斜，邪急正缓。左急治左，右急治右，先散其邪，次补其正。

左急，三圣散。右急，匀气散。

转舌、正舌，方名虽美，少阴脉萦舌本，三年之艾，不言标矣。资寿解语，犹为近之。

转舌膏；正舌散；资寿解语汤。

风初入府，肌肉蠕瞤，手足牵强，面肿能食。胃风宜投。

胃风汤。

风初入藏，发热躁烦，先用泻青，兼解表里。次用愈风，磨入四白。

泻青丸；愈风汤；四白丹。

养血豁痰，枘凿不入，先其所急，不宜并施。

养血，大秦艽汤、当归地黄汤、天麻丸。豁痰，涤痰汤、青州白丸子。热痰，竹沥荆沥汤、贝母栝蒌散。阴虚夹痰，千金地黄汤。

心火内蕴，膻中如燔，凉膈、清心，功见一斑。心血内亏，恍惚不寐，服二丹丸，可以安睡。火盛壮水，勿辞迂缓，水升火降，枯回燥转。

凉膈散；清心散；二丹丸；壮水地黄汤。

真阳上脱，汗多肢冷，气喘痰鸣，此属不治。黑锡三建，引阳回宅；水土重封，虞渊浴日。

黑锡丹；三建二香汤。

肾水泛痰，真阳未脱，治以星附，十中九活。

星附汤。

外风暴发，内风易炽。热溉甘寒，避居密室，毋见可欲，毋进肥鲜，谨调千日，重享天年。

世传中风之人，每遇外风一发，宜进续命汤以御之。殊为不然，风势才定，更用续命汤重引风入，自添蛇足也。惟用甘寒药频频热服，俾内不召风，外无从入之路。且甘寒一可息风，二可补虚，三可久服，何乐不用耶？

律五条：凡风初中经络，不行外散，反从内夺，引邪深入者，医之过也。治中风一如治伤寒，不但邪在三阳引入三阴为犯大禁，即邪在太阳引入阳明、少阳，亦为犯禁也。故风初中络，即不可引之入经，中经即不可引之入府，中府即不可引之入藏。引邪深入，酿患无穷，乃至多死少生，可无戒欤？

凡治中风自汗证，反利其小便者，此医之过也。毋论风中浅深，但见自汗，则津液外出，小便自少。若更利之，使津液下竭，则荣卫之气转衰，无以制风火之势，必增其烦热，而真阴日亡也。况阳明经利其小便，尤为犯禁。少阴经利其小便，必失溲而杀人，可无戒欤？凡治中风病，不明经络府藏，徒执方书，妄用下法者，必至伤人，医之罪也。风中经络，只宜宣之使散，误下则风邪乘虚入府入藏，酿患无穷。若夫中藏之候，多有平素积虚，藏真不守者，下之立亡，不可不慎。惟在胃府一证，内实便秘者，间有可下。然不过解其烦热，非大下也。所谓一气之微汗，一旬之微利，亦因可用始用之。至于子和以下立法，机要以中藏者宜下为言，则指下为定法，胡可训耶。然中藏有缓急二候，中府日久，热势深极，传入藏者，此属可下。而下必使风与热俱去，填其空窍，则风不再生。若开其瘀壅，必反增风势，何以下为哉？其卒虚身中急证，下药入口，其人即不苏矣，可无辨欤！后世以中府之便秘，指为中藏，见其误下，不致损人，益信子和机要之法为可用。设遇真中藏证，下不中病，难可复追矣。

凡治中风四肢不举证，不辨虚实，妄行补泻者，医之过也。四肢不举，皆属脾土，膏粱太过，积热内壅者，为脾土瘀实，宜泻以开其壅。食少体羸，怠惰嗜卧者，为脾土虚衰，宜补以健其运。若不辨而实者补之，虚者泻之，宁不伤人乎？

凡治外中于风，不辨内挟何邪，误执一家方书，冀图弋获，其失必多，医之过也。风邪从外入者，必驱之使从外出。然挟虚者，非补虚则风不出。挟火者，非清热则风不出。挟气者，非开郁则风不出。挟湿者，非导湿则风不出。挟痰者，非豁痰则风不出。河间东垣丹溪，各举一端，以互明其治。后学不知变通，但宗一家为主治，倘一病兼此五者，成方果安在？况不治其所有，反治其所无，宁不伤人乎？

（二）卷三，中风门，中风门方

侯氏黑散：治大风四肢烦重，心中恶寒不足者。《外台》治风癫。方论见前法中，然以菊花为君，亦恐风邪乘虚，迸入心脏故也。菊花四十分，白术十分，细辛、茯苓、牡蛎各三分，桔梗八分，防风十分，人参、矾石、黄芩、当归、干姜、芎藭、桂枝各三分。上十四味，杵为散，酒服方寸匕，日三服，初服二十日，用温酒调服。禁一切鱼肉大蒜，常宜冷食六十日止。即药积在腹中不下也，热食即下矣，冷食自能助药力。

风引汤：除热瘫痫，方论见前法中。盖风者外司厥阴，内属肝木，上隶手经，下隶足经，中见少阳相火。所以风自内发者，由火热而生也。风生必害中土，土主四肢，土病则四末不用，聚液成痰。瘫痪者，以风火挟痰注于四肢故也。观《金匮》此方，可见非退火则风必不熄；非填窍则风复生。风火一炽，则五神无主，故其用药如是之周到也。大黄、干姜、龙骨各四两，桂枝三两，甘草、牡蛎各二两，滑石、石膏、寒水石、赤石脂、白石脂、紫石英各六两。上十二味，杵粗筛，以韦囊盛之。取三指撮，井花水三升煮三沸，温服一升。治大人风引，少小惊痫瘛疭，日数十发，医所不疗。巢氏用此方治脚气。

愈风丹：治诸风证，偏正头痛。防风通圣散、四物汤、黄连解毒汤各一料，加羌活、细辛、甘菊花、天麻、独活、薄荷、何首乌各一两。上为细末，炼蜜丸如弹子大。每服一丸，细嚼茶清下，不拘时服。

按：外风与身中之火热相合，以阳从阳，必上攻于头。然风火盛，荣血必亏，故其药如是也。

胃风汤：治虚风证，能食，手足麻木，牙关急搐，目内蠕瞤，胃风面肿。升麻、白芷各一钱二分，麻黄、葛根各一钱，当归、苍术、甘草炙、柴胡、羌活、藁本、黄柏、草豆蔻、蔓荆子各五分。上水二盏，姜三片，枣一枚，煎一盏，去滓服。

按：风入胃中，何以反能食？盖风生其热，即《内经》瘅成为消中之理也。方中但去其风，不去其热者，以热必随风外解，不必加治耳。

薏苡仁汤：治中风，手足流注疼痛，麻痹不仁，难以屈伸。薏苡仁三钱，当归、芍药各一钱二分，麻黄、官桂各五分，苍术（米泔水浸，锉，炒）一钱五分，甘草八分。上水二盏，生姜七片，煎八分，去渣温服，食前下。自汗减麻黄，有热减官桂。按：此为风湿相搏，关节不利之证，故用药如是也。

排风汤：治风虚冷湿，邪气入脏，狂言妄语，精神错乱及五脏风发等证。防风、白术、当归、芍药、肉桂、杏仁、川芎、白鲜皮、甘草炙各一钱，麻黄、茯苓、独活各三钱。上作二服，每服水二盏，姜三片，煎七分，去渣服。

按：虚风冷湿，虽已入脏，其治法必先宣之使从外散，故用药如是也。

人参补气汤：治手指麻木。人参、黄芪各二钱，升麻、柴胡、芍药、生甘草、炙甘草、五味子各五分。上水一盏，煎至五分，食远临睡时服，渣再煎。

按：诸阳起于指，手指麻木，风已见端。宜亟补其气，以御外入之风，故用此为绸缪计也。

舒筋保安散：治左瘫右痪，筋脉拘挛，身体不遂，脚腿少力，干湿脚气，及湿滞经络，久不能去，宣导诸气。木瓜五两，萆薢、五灵脂、牛膝（酒浸）、续断、白僵蚕（炒）、松节、白芍药、乌药、天麻、威灵仙、黄芪、当归、防风、虎骨酒炙各一两。上用无灰酒一斗，浸上药二七日，紧封扎。日足取药焙干，捣为细末。每服二钱，用浸药酒调下，酒尽，用米汤调下。

按：此治风湿搏结于筋脉之间，凝滞不散，阻遏正气，不得通行，故用药如是也。

解风散：治风成寒热，头目昏眩，肢体疼痛，手足麻痹，上膈壅滞。人参两半，麻黄二两，川芎、独活、细辛、甘草各一两。上为细末，每服五钱，水盏半，生姜五片，薄荷叶少许，煎八分，不拘时服。

按：风成为寒热，乃风入胃中，而酿荣卫之偏胜。第四方胃风汤，正驱胃风使从外解之药。此因风入既久，胃气致虚，故以人参为君，臣以麻黄、川芎，佐以独活、细辛，使以甘草，而和其荣卫，乃可收其外解之功也。若夫久风成为飧泄，则风已入于里，又当用人参为君，桂枝、白术为臣，茯苓、甘草为佐使，而驱其风于内。此表里之权衡，《内经》之旨要也。本方虽用风成寒热四字，漫无着落，今并及之。

搜风顺气丸：治风燥便秘，因致气闭不行，暂时用之，以疏风润燥顺气，殊不可少。本方条下过于夸大，谓久服百病皆除，老者还少，岂理也哉，然又云孕妇勿服，如服药觉脏腑微痛，以羊肚肺羹补之，则其药有偏峻，不可久服，明矣。车前子一两半，白槟榔、火麻仁（微炒去壳）、牛膝（酒浸）、郁李仁（汤泡去皮，另研）、菟丝子（制）、干山药各二两，枳壳麸炒、防风、独活各一两，大黄（半生半熟）五钱。上为末，炼蜜为丸，如梧桐子大，每服二十丸，酒茶米饮任下，空心临卧各一服。去肠风宿滞，并肠风下血。

桂枝汤：治风从外来，入客于络，留而不去，此方主之。桂枝、芍药、甘草、生姜各三钱，大枣二枚，上用水盏半，微火煎八分，温服。须臾啜热稀粥，以助药力。温复令一时许，遍身漐漐微似有汗者益佳。详见《尚论》太阳上篇。

按：此方为中风一证，群方之祖。不但风中入络，即中经、中府、中藏药中，皆当加入本方。以风从外入者，究竟必驱，从外出故也。后人竟用续命汤为加减，此方置之不录，未免得流忘源矣。又况源流俱失者哉！

小续命汤：治中风不省人事，渐觉半身不遂，口眼歪斜，手足战掉，语言謇涩，肢体麻痹，精神昏乱，头目眩晕，痰火并多，筋脉拘急，不能屈伸，骨节烦疼，不得转侧，诸风服之皆验。脚气缓弱，久服得瘥。久病风人，每遇天色阴晦，节候变易，预宜服之，以防喑哑。防风、桂心、黄芩、杏仁（去皮尖炒）、芍药、甘草、川芎、麻黄（去节）、人参各一钱四分，防己二钱、大附子（炮）七分。上为㕮咀，作二帖，每帖水一盏半，姜五片、枣一枚，煎八分服。精神恍惚者，加茯神、远志；骨节烦疼，有热者，去附子倍芍药；无热者，倍官桂、附子；心烦多惊，加犀角；呕逆腹胀，加半夏倍人参；烦躁大便涩，去附子倍芍药、加竹沥；藏寒下利，去防己、黄芩，倍附子，加白术；自汗去麻黄、杏仁，加白术；脚膝弱、加牛膝、石斛；身痛加秦艽；腰痛加桃仁、杜仲（姜汁炒）；失音加杏仁。

按：此方无分经络，不辨虚实寒热，若不细辨加减，难以取效。今并录易老六经加减法为例，用方者师其意焉可矣。

易老六经加减法：麻黄续命汤，治中风无汗恶寒，本方中麻黄、杏仁、防风各加一倍。桂枝续命汤，治中风有汗恶风，本方中桂枝、芍药、杏仁各加一倍，二证皆太阳经中风也。白虎续命汤，治中风有汗，身热不恶寒，本方中加知母、石膏各一钱四分，去附子。葛根续命汤，治中风身热有汗，不恶风，本方中加葛根、桂枝、黄芩各一倍，二证皆阳明经中风也。附子续命汤，治中风无汗身凉，本方中加附子一倍，干姜、甘草各一钱，此证乃太阴经中风也。桂附续命汤，治中风有汗无热，本方中加桂枝、附子、甘草各一倍，此少阴经中风也。羌活连翘续命汤，中风六证混淆，系之于少阳厥阴，或肢节挛痛，或麻木不仁，本方中加羌活、连翘各一钱半。

防风通圣散：治诸风潮搐，手足瘛疭，小儿急惊风，大便结，邪热暴甚，肌肉蠕动，一切风症。防风、川芎、当归、芍药、大黄、芒硝、连翘、薄荷、麻黄、山栀子、石膏、桔梗、黄芩、白术、荆芥、甘草、滑石各五分。上水二盏，姜三片，煎至八分服。涎嗽加半夏生姜制；开结加大黄二钱；破伤风加羌活、全蝎各五分；腰胁痛加芒硝、当归各一钱。

按：此方乃表里通治之轻剂，用川芎、当归、芍药、白术，以和血益脾。所以汗不伤表，下不伤里，可多服也。

祛风至宝膏：治诸风热。防风一两半，白术一两半，芍药二两半，芒硝五钱，石膏一两，滑石三两，当归二两半，黄芩一两，甘草二两，大黄五钱，连翘五钱，川芎二两半，麻黄（不去节）五钱，天麻一两，荆芥五钱，山栀子五钱，熟地黄一两，黄柏五钱，桔梗一两，薄荷五钱，羌活、人参各一两，全蝎、细辛、黄连各五钱，独活一两。为细末，炼蜜丸弹子大。每服一丸，细嚼茶酒任下，临卧服。

按：此方亦表里通治，即前防风通圣散十七味，更加熟地黄益血，人参益气，黄柏、黄连除热，羌活、独活、天麻、全蝎、细辛去风，乃中风门中不可移易之颛方。又非前通套泛用之方比也。

不换金丹：退风散热，治中风口㖞。荆芥穗、僵蚕、天麻、甘草炙各一两，羌活、川芎、白附子、乌头、蝎梢、藿香叶各半两，薄荷叶三两，防风一两。上为末，炼蜜丸弹子大。每服一丸，细嚼茶酒任下，涂㖞处亦可。

按：此方祛风之力颇大，至清火散热，殊未必然。大约风而挟寒，痰气窒闭者宜之。

三化汤：治中风外有六经之形证，先以加减续命汤主之，内有便溺之阻膈，此方主之。厚朴、大黄、枳实、羌活各等分。每服一两，水煎。

按：此乃攻里之峻剂，非坚实之体，不可轻服。盖伤寒证胃热肠枯，不得不用大承气以开其结。然且先之以小承气、调胃承气，恐误用不当，即伤人也。在中风证，多有虚气上逆，关隘阻闭之候，断无用大承气之理。古方取药积腹中不下，以渐填其空窍，俾内风自熄，奈何今人每开窍以出其风，究竟窍空而风愈炽，长此安穷也哉！

摄生饮调苏合丸：治一切卒中，不论中风、中寒、中暑、中湿、中气。及痰厥、饮厥之类，初作皆可用此。先以皂角去皮弦，细辛、生南星、半夏为末，吹入鼻中，俟其喷嚏，即进前药。牙禁者，中指点南星、半夏、细辛末，并乌梅肉频搽自开。天南星圆白者湿纸裹煨、南木香、苍术、细辛、甘草生用、石菖蒲各一钱、半夏百沸汤泡少顷一钱半。上七件，锉散。分二服，水一盏半，生姜七厚片，煎取其半，乘热调苏合香丸半丸灌下。痰盛者，加全蝎二枚炙。

按：此方治卒中，气闭痰迷，不得不用之剂。但正气素虚之人，不能当脑、麝、及辛香摧枯拉朽，随势裁节，而用十之二三可也。其牛黄清心丸与苏合丸异治，热阻关窍，可用牛黄丸开之；寒阻关窍，可用苏合丸开之。其口开、手撒、遗尿等死症，急用人参、附子峻补，间有得生者。若牛黄、苏合之药。入口即毙，此无异以千钧镇一丝也。

乌药顺气散：治风气攻注四肢，骨节疼痛，遍身顽麻。及疗瘫痪，语言謇涩，脚气步履多艰，手足不遂，先宜多服此药以疏气逆，然后随证投以风药。麻黄（去节）、陈皮（去白）、乌药（去木）各二两，白僵蚕（炒，去嘴）、川芎、白芷、甘草（炙）、枳谷（麸炒）、桔梗各一两，干姜炮五钱。上为末，每服三钱，水一盏，姜三片，枣一枚煎。憎寒壮热，头痛，身体倦怠，加葱白三寸煎，并服出汗。或身体不能屈伸，温酒调服。

按：中风证，多挟中气，不但卒中急证为然。凡是中风证皆有之，严用和云：人之元气强壮，荣卫和平，腠理致密，外邪焉能为害。或因七情饮食劳役，致真气先虚，荣卫空疏，邪气乘虚而入，故致此疾。若内因七情而得者，法当调气，不当治风。外因六淫而得者，亦当先调气，后依外感六气治之，此良法也，宜八味顺风散。严氏此说，于理甚当，其用八味顺气散，乃人参，白术、茯苓、甘草、陈皮，六君子汤中用其五，加乌药、青皮、白芷，共八味为剂。较前局方乌药顺气散，不用麻黄、枳、桔、僵蚕等风药，正先治气后治风之妙旨。后人反惜其说有未备，且谓方中不当杂入白芷，吹毛责备。讵知白芷香而不燥，正和荣卫之善药也。和剂合两方，取用干姜、人参、川芎、陈皮、桔梗、厚朴、白芷、甘草、白术、麻黄，更加葛根，治感风头痛，鼻塞声重，尚为合宜，故知论方不可横以己见也。

匀气散：治中风中气，半身不遂，口眼㖞斜，先宜服此。白术二钱，天麻五分，沉香、白芷、青皮、甘草炙各五分，人参五分，乌药一钱半，紫苏、木瓜各三分。上水二盏，姜三片，煎八分服。风气腰痛，亦宜服之。

按：匀气之说甚长。身内之气，有通无壅，外风自不能久居，而易于解散。故知匀气即调气之旨，非有两也。

稀涎散：治风涎不下，喉中作声，状如牵锯，或中湿肿满。半夏大者十四枚，猪牙皂角（炙）一个。上㕮咀，作一服。水二盏，煎一盏，入生姜自然汁少许。服不能咽者，徐徐灌之。

按：此以半夏治痰涎，牙皂治风，比而成方。盖因其无形之风，挟有形之涎，胶结不解，用此二物，俾涎散而风出也。其有涎多难散，又非小吐不可，则用明矾合牙皂等分为末，白汤调服吐之。或用萝卜子合牙皂等分为末，煎服半盏吐之。其风多涎少，人事不昏，则用虾半斤，入酱、葱、姜等料物水煮，先吃虾，次吃汁，后以鹅翎探引吐之。活法在心，无施不当也。

加味六君子汤：治四肢不举，属于脾土虚衰者，须用此颛治其本，不可加入风药。人参、白术、茯苓、甘草、陈橘皮、半夏各一钱，加竹沥半小盏，麦冬三钱。上用水二盏，姜三片，枣二枚，煎六分，温服。口渴去半夏，加葳蕤、石膏。虚甚不热者，加附子。按：中风门中，从不录用此方，所谓治末而忘其本也。夫风淫末疾，四肢不举，乃风淫于内。虚者多，实者少，审其果虚，则以六君子加甘寒药：如竹沥、麦冬之属，允为治虚风之仪式也。

三化汤：见前。

按：《经》谓土太过，则令人四肢不举。此真膏粱之疾，非肝肾经虚之比。其治泻，令气弱，阳虚土平斯愈，而用三化汤及调胃承气汤。然土实之证，十不见一，非审谛无忒，未可尝试也。

三圣散：治中风手足拘挛，口眼㖞斜，脚气行步不正。当归（酒洗炒）、玄胡索（微炒为末）、肉桂（去粗皮）各等分。上为末，每服二钱，空心温酒调下。

按：此方治血虚风入之颛剂也。故取以治口眼㖞斜之左急右缓者，然血药中而加地黄、白芍、秦艽、杜仲、牛膝，风药中而加天麻、防风、羌活、白芷、细辛，或加独活以去肾间风，加萆薢以除下焦热，又在随证酌量矣。

匀气散：见前。取其方以治口眼㖞斜之右急左缓者，然倍用生熟甘草，加苡仁以缓其急，加麦冬、葳蕤、竹沥以熄其风，得效去白芷、苏叶，可常服也。

转舌膏：治中风瘛疭，舌謇不语。用凉膈散，加菖蒲、远志各等分，蜜丸弹子大，朱砂为衣，薄荷汤化下，临卧或食后服。凉膈散，方见后。

按：此乃治心经蕴热之方也。

正舌散：治中风舌本强，难转，语不正。蝎梢（去毒）二七个，茯苓一两。上为细末。每服一钱，食前温酒调服，又擦牙更效。

按：此乃治风涎壅塞之方也。

资寿解语汤：治中风脾缓，舌强不语，半身不遂。防风、附子（炮）、天麻、酸枣仁各一钱，羚羊角（镑）、官桂各八分，羌活、甘草各五分。上水二盏，煎八分，入竹沥二匙，姜汁二滴，食远服。

按：此方乃治风入脾脏，舌强不语之证。至于少阴，脉萦舌本，肾虚风入，舌不能言，吃紧之候，古今从无一方及之。昌每用此方去羌、防，加熟地、何首乌、枸杞子、甘菊花、胡麻仁、天门冬，治之获效。今特识于此方之下，听临病之工酌用焉。后检宣明方有地黄饮子，治肾虚气厥，不至舌下。先得我心，补录。(见后)

胃风汤：见前。治虚风证能食，手足麻木，牙关急搐，目内蠕瞤，胃风面肿。

按：虚风入胃反能食者，乃风入而助其胃之火热，故比平常食加进也。此去瘅成为消中不远，此方但治其风，不治其火热，殊不合《内经》之旨。必于竹沥、麦冬、花粉、葳蕤、石膏、生地、梨汁甘寒药中，加入升麻、葛根、甘草为剂，始克有当。况风既入胃，《内经》述其五变：曰厥巅；曰寒热；曰消中；曰飧泄；曰疠风，随人之寒热，或上或下，变病若此其可畏。奈何不习不察，徒欲检方而治病耶有志于医者，自为深造，无寄后人篱下可矣。

泻青丸：治中风自汗，昏冒发热，不恶寒，不能安卧，此是风热躁烦之故也。当归、川芎、栀子、羌活、大黄、防风、龙胆草各等分。上为末，蜜丸弹子大。每服一丸，竹叶汤化下。

按：此方以泻青为名者，乃泻东方甲乙之义也。风入厥阴，风木之藏，同气相求，其势必盛。所虑者虚而眩晕，热而躁烦，虚也热也，其可以为壮实而轻泻之乎？审果壮实，乃可施此。审属虚热，必以四物汤全方，加人参、竹沥、秦艽、羌活，八味为剂，始合法度也。

愈风汤：初觉风动，服此不致倒仆，此乃治未病之圣药也。又治中风证，内邪已除，外邪已尽，当服此药以行导诸经。久服大风悉去，纵有微邪，只从此药加减治之。然治病之法，不可失于通塞，或一气之微汗，或一旬之通利，如此乃常服之药也，久则清浊自分，荣卫自和矣。羌活、甘草、防风、当归、蔓荆子、川芎、细辛、黄芪、枳壳、人参、麻黄、白芷、甘菊、薄荷、枸杞子、知母、地骨皮、独活、秦艽、黄芩、芍药、苍术、生地黄各四两，肉桂一两。上㕮咀，每服一两，水二盏，生姜三片，空心煎服，临卧煎渣服。空心一服，吞下二丹丸，谓之重剂，临卧三服，吞下四白丹丸，谓之轻剂。假令一气之微汗，用愈风汤三两，加麻黄一两，作四服，加姜空心服。以粥投之，得微汗则住。如一旬之通利，用愈风汤三两，加大黄一两，亦作四剂。如前临卧服，得利为度，此药常服之。不可失四时之辅。春将至大寒后，本方加半夏、人参、柴胡，谓迎而夺少阳之气也。夏将至谷雨后，本方加石膏、黄芩、知母，谓迎而夺阳明之气也。季夏之月，本方加防已、白术、茯苓，谓胜脾之湿也。秋将至大暑后，本方加厚朴、藿香、肉桂，谓迎而夺太阴之气也。冬将至霜降后，本方加附子、官桂、当归，谓胜少阴之气也。此药四时加减，临病酌宜，诚治风证之圣药也。

按：此一方，相传谓是愈风之圣药，后人见其种种敷陈，次第有法，骇以为奇，而深信不疑。及用之治病，百无一愈。盖似是而非，昌不得不为辨之。其云初觉风动，服此不致倒仆，此乃治未病之圣药也。夫觉风势初动，不服端本澄原之药，以固护其荣卫，反服风药，而招风取中。以汉武之虚耗，称为成周之上理，其谁欺乎？又云：内邪已除，外邪已尽，当服此以行导诸经，久服大风悉去。夫既内邪除，外邪尽，广服补益以养其正可也。岂有久服此药之理耶？岂舍内邪外邪，别有大风当去耶？何其自呈缺漏耶。至于一旬通利，以本方一剂，加大黄二钱或可。若夫一气微汗，计本药分七十二剂，每剂已用麻黄四分零，而此四剂中，各加二钱五分，如此重剂，岂微汗之剂耶？方中发汗之药，已复用至十二味矣，必更重加麻黄，始为微汗者何耶？仲景用桂枝汤解表，恐其力轻，故啜热稀粥以继之。用麻黄汤恐其力重，多致亡阳，多方回护，岂有反投热粥之理。后人无识，奉此为第一灵宝，宁知其骄矜自用，欺已欺人也哉！

四白丹：清肺气养魄。中风多昏冒，缘气不清利也。白术、白茯苓、人参、宿砂、香附、甘草、防风、川芎各五钱，白芷一两，白檀香一钱半，知母二钱，羌活、薄荷、独活各二钱半，细辛二钱，麝香、牛黄、龙脑各五分。俱另研，藿香钱半，甜竹叶。上为细末，炼蜜为丸。每两作十丸，临睡嚼一丸，煎愈风汤送下。上清肺气，下强骨髓。

按：此方颇能清肺养魄，方中牛黄可用，而脑麝在所不取，以其耗散真气，治虚风大非所宜。

然本方以四君子汤作主，用之不为大害。今更定牛黄仍用五分，龙脑、麝香各用二分，取其所长，节其所短，庶几可也。其他犯脑麝诸方，一概不录。如牛黄清心丸，四君子，药中甘草加至四倍，其意亦善。仿此为例，脑麝裁酌，用十之二，足可备清心宁神之用。其粤中蜡丸，脑麝原少，且经久蓄，品味和合，用时仍浓煎甘草汤调服为善，方不赘。

大秦艽汤：治中风外无六经之形证，内无便溺之阻隔。知血弱不能养筋，故手足不能运动，舌强不能言语，宜养血而筋自柔。秦艽、石膏各一钱，甘草、川芎、当归、芍药、羌活、独活、防风、黄芩、白芷、生地黄、熟地黄、白术、茯苓各七分，细辛五分，春夏加知母一钱。上水二盏煎，如遇天阴，加姜七片。心下痞，加枳实五分。

按：此方既云养血而筋自柔，何得多用风燥之药？既欲静以养血，何复用风以动之，是其方与言悖矣。偶论三化汤、愈风汤、及大秦艽汤，三方为似是而非，及查三方皆出机要方中云，是通真子所撰，不知其姓名。然则无名下士，煽乱后人见闻，非所谓一盲引众盲耶。业医者，当深入理要，自具只眼可矣。

养血当归地黄汤：当归、地黄、川芎、芍药、藁本、防风、白芷各一钱，细辛五分。上水二盏，煎一盏，通口食前温服。

按：此出类拔萃方中，用血药风药各四味，半润半燥，亦不善于立方者矣。即谓治本不可忘标，四物汤中加风药一味足矣。因以此药遍索诸方，适良方中有六合汤，一方治风虚眩晕，先得我心，用四物各一两，秦艽、羌活各半两。虽用风药二味，其分两则仍一味也，举此为例，方不重赘。

天麻丸：治风因热而生，热盛则动。宜以静胜其燥，是养血也。此药行荣卫，壮筋骨。天麻、牛膝二味用酒同浸三日，焙干用，萆薢、玄参各四两，杜仲（炒去丝）七两，附子炮一两，羌活四两，当归十两，生地黄一斤。一方有独活四两，去肾间风。上为细末，炼蜜丸，梧桐子大。每服五七十丸，空心温酒或白汤下。良久进食，服药半月后，觉塞壅，以七宣丸疏之。

按：此方大意，主治肾热生风。其以天麻入牛膝同制，取其下达。倍用当归、地黄，生其阴血。萆薢、玄参，清下焦之湿热。附子补下焦之真阳，盖惟肾中阳虚，故风得以久据其地也。用羌活之独本者，即真独活，不必更加也。吁嗟！多欲之人，两肾空虚，有如乌风洞，惨惨黯黯，漫无止息。环视风门诸药，有一能胜其病者乎？此方杂在群方内，未易测识，特表而出之。

涤痰汤：治中风痰迷心窍，舌强口不能言。南星（姜煮）二钱，半夏（炮七次）二钱，枳实一钱，白茯苓一钱半，橘红一钱，石菖蒲八分，人参、竹茹各七分，甘草五分。上水二盏，生姜五片，煎八分，食前服。

按：此证最急，此药最缓，未免有两不相当之弊。审其属热，此方调下牛黄清心丸；审其属虚，此方调下二丹丸；庶足以开痰通窍也。

青州白丸子：治男子妇人手足瘫痪，风痰壅盛，呕吐涎沫，及小儿惊风并治。白附子（生用）二两、半夏（水浸去衣，生用）七两、南星（生）二两，川乌（去皮脐）五钱半。上罗为末，生绢袋盛于井花水内，摆出粉。未出者以手揉令出，渣再擂，以尽为度。用瓷盆日中曝夜露，每日一换新水，搅而后澄。春五，夏三，秋七，冬十日。去水晒干如玉片，以糯米粉作稀糊丸，如绿豆大。每服二十丸，生姜汤下无时。如瘫痪，酒下。小儿惊风，薄荷汤下三五丸。

按：此方治风痰之上药也，然药味虽经制过，温性犹存。热痰迷窍，非所宜施。

竹沥汤：治四肢不收，心神恍惚，不知人事，口不能言。竹沥二升，生葛汁二升，生姜汁二合。上三汁和匀，分温三服。

按：人身之积痰积热，常招致外风，结为一家。令人心神恍惚，如邪所凭，实非邪也。消风清热开痰，其神自安，此方可频服也。

贝母栝蒌散：治肥人中风，口眼㖞斜，手足麻木，左右俱作痰治。贝母、栝蒌、南星（炮）、荆芥、防风、羌活、黄柏、黄芩、黄连、白术、陈皮、半夏汤炮七次、薄荷、甘草炙、威灵仙、天花粉各等分。上每服，水二盏，姜三片，煎八分，至夜服。

按：中风证，多挟热痰，而肥人复素有热痰。不论左右，俱作痰治，诚为当矣。但肥人多虚风，瘦人多实火。虚风宜用甘寒一派，如竹沥、人参、麦冬、生地、生葛汁、生梨汁、鲜淡竹叶汁、石膏、栝蒌、葳蕤、胡麻仁等药。此方三黄并用，治瘦人实火，或可治肥人虚风，甚不宜也。至泛论治热痰之药，诸方中又惟此足擅其长，存之以备实火生风生热之选。

《千金》地黄汤：治热风心烦，及脾胃热壅，食不下。生地黄汁、枸杞子汁各五升，真酥、生姜汁各一升，荆沥、竹沥各五升，人参八两，白茯苓六两，天门冬八两，大黄、栀子各四两。上十一味，以后五味为细末，先煎地黄等汁，内末药调服方寸匕，再渐加服，以利为度。

按：此方补虚、清热、润燥、涤痰、除风、开通瘀壅，美善具备，诚足贵也。因养血豁痰，难于两用。姑举此方为例，以听临症酌量。又四肢不举，脾土属虚属实，分途异治。苟其虚实不甚相悬，此方更在所必用。法无穷尽，人存政举，未易言耳。

凉膈散：治心火上盛，膈热有余，目赤头眩，口疮唇裂，吐衄，涎嗽稠黏，二便淋闭，胃热发斑。小儿惊急潮搐，疮疹黑陷。大人诸风瘛疭，手足掣搦，筋挛疼痛。连翘、栀子仁、薄荷、大黄、芒硝、甘草、黄芩。上水二盏，枣一枚，葱一根，煎八分，食远服。

清心散：即凉膈散加黄连。上水盏半，加竹叶十片，煎八分，去渣，入蜜少许温服。头痛加川芎、防风、石膏。

按：中风证，大势风木合君相二火主病，多显膈热之证。古方用凉膈散最多，不但二方已也，如转舌膏，用凉膈散加菖蒲、远志。如活命金丹，用凉膈散加青黛、蓝根。盖风火之势上炎，胸膈正燎原之地，所以清心宁神、转舌活命，凉膈之功居多。不可以宣通肠胃之法，轻訾之也。

地黄饮子《宣明方》：治舌喑不能言，足废不能用，肾虚弱，其气厥，不至舌下。熟地黄、巴戟（去心）、山茱萸、肉苁蓉（酒浸焙）、石斛、附子（炮）、五味子、白茯苓、菖蒲、远志（去骨）、官桂、麦冬各等分。上为末，每服三钱。生姜五片，枣一枚，薄荷七叶，水一盏半，煎八分，服无时。

按：肾气厥，不至舌下，乃藏真之气，不上荣于舌本耳。至其浊阴之气，必横格于喉舌之间，吞咯维艰，昏迷特甚，又非如不言之证，可以缓调。方中所用附、桂、巴、苁，原为驱逐浊阴而设，用方者不可执己见而轻去之也。

《三因》白散子：治肝肾中风，涎潮壅塞不语，呕吐痰沫，头目眩晕。兼治阴症伤寒，六脉沉伏，及霍乱吐泻，小便淋滴不通。大附子（去皮脐生）、滑石（桂府者）各五钱，制半夏七钱半。上为末，每服二钱，水二盏，姜七片，蜜半匙，煎七分，空心冷服。

按：此方甚超，但不明言其所以然。且引兼治阴症伤寒、霍乱吐泻等证为言，转觉泛而不精矣。盖此即上条昌所论浊阴上逆之证，缘肝肾之气，厥逆而上。是以涎即壅塞，舌喑不语，痰沫吐咯难出，头目重眩。故非附子不能驱其浊阴，然浊阴走下窍者也。浊阴既上逆，其下窍必不通，故用滑石之重，引浊阴仍顺走前阴之窍。亦因附子雄入之势，而利导之也。更虑浊阴遇胸中之湿痰，两相留恋，再加半夏以开其痰。庶涎沫与浊阴俱下，方中具有如此之妙义，而不明言以教后人，殊可惜也。

二丹丸：治风邪健忘，养神定志和血，内安心神，外华腠理，得睡。丹参、熟地黄、天门冬（去心）各两半，朱砂、人参、菖蒲、远志各五钱，茯神、麦门冬、甘草各一两。上为细末，炼蜜为丸，桐子大。每服五十丸至一百丸，空心食前服。

按：中风证，心神一虚，百骸无主，风邪扰乱，莫繇驱之使出。此方安神益虚，养血清热息风，服之安睡，功见一斑矣。相传用愈风汤吞下，殊失立方之意。

豨莶丸：治风气肾肝，四肢麻痹，骨痛膝弱，风湿诸疮。上以豨莶草，五月五日、六月六日。

采叶，九蒸九曝。凡蒸用酒蜜洒，晒干为末，蜜丸桐子大。空心酒下百丸。

按：豨者猪也，其畜属亥。乃风木所生之始，故取用其叶以治风。凡肾藏生风之证，服此其效最著。江宁节度使成讷，知益州张咏，两以方药进献至尊，讷以弟研中风伏枕五年，一道人传此方服之愈。咏以掘地得碑，制服千服，髭须乌黑，筋力轻健。见都押衙罗守一中风坠马，失音不语。与药十服，其病立瘥。又和尚智严年七十，或患偏风，口眼㖞斜，时时吐涎，与十服亦便得痊。古今用此获效者最多，然莫知其所以然也。其妙处全在气味之莶劣，与肾中之腥臊，同气相求，故能入肾，而助其驱逐阴风之力也。因治肾风之方，百不得一，特录此丸。合前天麻丸，两发其义也。

黑锡丹：治真元虚惫，阳气不固，阴气逆冲，三焦不和，冷气刺痛，饮食无味，腰背沉重，膀胱久冷，夜多小便。女人血海久冷，赤白带下。及阴证阴毒，四肢厥冷，不省人事，急用枣汤吞一百粒。即便回阳，此药大能升降阴阳，补虚益元，坠痰除湿破癖。沉香、葫芦巴（酒浸炒）、附子（炮）、阳起石（研细水飞）各一两，肉桂半两，破故纸、舶茴香、肉豆蔻（面裹煨）、木香、金铃子（蒸去皮核）各一两，硫黄、黑锡（去滓）各二两。上用铁盏，或铁铫，内如常法。结黑锡硫黄砂，于地上出火毒，研令极细，余药并细末和匀，自朝至暮，以研至黑光色为度，酒糊丸，如梧子大，阴干入布袋内擦令光莹。每四十丸，空心盐姜汤或枣汤下，女人艾枣汤下，急症用百丸。

按：此方用黑锡水之精，硫黄火之精，二味结成灵砂为君，诸香燥纯阳之药为臣，用金铃子苦寒一味为反佐，用黑锡水之精，硫黄火之精，二味结成灵砂为君，诸香燥纯阳之药为臣，用金铃子苦寒一味为反佐，用沉香引入至阴之分为使。凡遇阴火逆冲，真阳暴脱，气喘痰鸣之急症，舍此药再无他法可施。昌每用小囊佩带随身，恐遇急症，不及取药，且欲以吾身元气温养其药，借手效灵，厥功历历可纪。即如小儿布痘，与此药迥不相涉，然每有攻之太过，如用蜈蚣、穿山甲、桑虫之类，其痘虽勃然而起，然头面遍身，肿如瓜匏疮形湿烂难干，乃至真阳上越，气喘痰鸣，儿医撤手骇去。昌投此丸，领其阳气下入阴中，旋以大剂地黄汤峻补其阴，以留恋夫真阳，肌肤之热反清，肿反消，湿烂反干而成厚靥。如此而全活者，不知凡几，因附本方项下，以广用方者之识。

三建二香汤：治男妇中风，六脉俱虚，舌强不语，痰涎壅盛，精神如痴，手足偏废。此等不可攻风，只可补虚。天雄、附子、乌头各二钱，俱去皮脐生用，沉香、木香各一钱，俱水磨汁。上作二服，每服水盏半，姜十片，煎七分，食前服。

按：此方天雄、附子、乌头，同时并用其生者，不加炮制，惟恐缚孟贲之手，莫能展其全力耳。必因其人阴邪暴甚，埋没微阳，故用此纯阳无阴，一门三将，领以二香，直透重围，驱逐极盛之阴，拯救将绝之阳。此等大关，虽有其方，能用者罕。方下妄云治中风六脉俱虚，又云不可攻风，只可补虚。全是梦中说梦，误人最大。当知此证其脉必微而欲绝，不可以虚之一字，漫无著落者言脉，其方更猛悍毒厉。不可以补虚二字，和平无偏者言方，此方书所为以盲引盲耶。

星附散：治中风能言，口不歪而手足亸曳者。制南星、制半夏、茯苓、僵蚕炒、川乌（去皮脐）、人参、黑附子、白附子各八分。上水二盏，煎八分，食远热服，得汗愈。

按：此方乃治虚风寒痰之主药也。风虚则炽，痰寒则壅，阻遏脾中阳气，不得周行，故手足为之亸曳。用此方热服，以助脾中之阳，俾虚风寒痰，不相互结。乃至得汗，则风从外出，痰从下出，分解而病愈矣。凡用附子药，多取温冷服，谓热因寒用也。此用乌头、附子、人参，一派温补，绝无发散之药，向非加以热服，亦胡繇而得汗耶？佩服！佩服！

《古今录验》续命汤：治中风痱，身体不能自收，口不能言，冒昧不知痛处，或拘急不得转侧。 麻黄、桂枝、当归、人参、石膏、干姜、甘草各三两，芎䓖、杏仁四十枚。上九味，以水一斗，煮取四升，温服一升。当小汗，薄复脊，凭几坐，汗出则愈。不汗更服，无所禁，勿当风。

并治但伏不得卧，咳逆上气，面目浮肿。

按：此合后三方，《金匮》取用之意，已发之于本条下。今细玩此方，细详其证，乃知痱即痹之别名也。风入而痹其荣卫，即身体不能自收，口不能言，冒昧不知痛处，或拘急不能转侧也。然荣卫有虚有实，虚者自内伤得之，实者自外感得之。此方则治外感之痹其荣卫者，故以得小汗为贵。然已变越婢之制，而加芎、归养血，人参益气矣。其内伤而致荣卫之痹者，于补气血药中，略加散风药为制，更可知矣。

《千金》三黄汤：治中风手足拘急，百节疼痛，烦热心乱恶寒，经日不欲饮食。麻黄五分，独活四分，细辛二分，黄芪二分，黄芩三分。上五味，以水六升，煮取二升。分温三服，一服小汗，二服大汗。心热加大黄二分。腹满加枳实一枚。气逆加人参三分。悸加牡蛎三分。渴加栝蒌根三分。先有寒，加附子一枚。

按：此方治风入荣卫肢节之间，扰乱既久，证显烦热恶寒不食，邪盛正虚可知。其用麻黄为君者，以麻黄能通阳气而开痹也，故痹非得汗不开。然内虚当虑，须用参芪以佐之。而虚复有寒热之不同，虚热则用黄芩，虚寒则加附子，此仲景所以深取之也。

《近效》白术附子汤：治风虚，头重眩苦极，不知食味。暖肌补中益精气。白术二两，附子（炮去皮脐）一枚半，甘草（炙）一两。上三味锉。每五钱，姜五片，枣一枚，水盏半，煎七分，去滓服。

按：此方治肾气空虚之人，外风入肾，恰似乌洞之中，阴风惨惨，昼夜不息。风挟肾中浊阴之气，厥逆上攻，其头间重眩之苦，至极难耐。兼以胃气亦虚，不知食味。故方中全不用风门药，但用附子暖其水藏，白术、甘草暖其土藏。水土一暖，则浊阴之气，尽趋于下，而头苦重眩，及不知食味之证除矣。试观冬月井中水暖，土中气暖。其阴浊之气，且不能出于地，岂更能加于天乎。制方之义，可谓精矣。此所以用之而获近效耶。

史国公浸酒方：治诸风五痹，左瘫右痪，口眼㖞斜，四肢疼痛。七十二般风，二十四般气，其效不可尽述。当归、虎胫骨（酥油炙）、川羌活、川萆薢、防风各二两，秦艽四两，鳖甲（醋炙）一两，川牛膝（酒浸）、松节、晚蚕沙（炒）各二两，枸杞子五两，干茄根（饭上蒸熟）八两、苍耳子（炒捶碎）四两。上十三味，用无灰酒一大坛，将绢袋盛药，悬于酒内，密封固。候十四日后，开坛取酒，取时不可面对坛口，恐药气冲人面目。每饮一盏，勿令药力断绝。饮尽病痊，将药渣晒为末，米糊丸，梧桐子大。每服八十丸，空心温酒下，忌食动风辛热之物，此药可以常服。

按：治风治痹，药酒方亦不可少，此方平中之奇，功效颇著。后有增入白花蛇一条者，此又以肠胃试其毒，吾所不取。

二、《寓意草》

论杨季蘅风废之证并答门人四问

问曰：半身不遂之病，原有左右之分，岂左右分属之后，病遂一往不返乎？而治之迄无成效者，何也？答曰：风与痰之中人，各随所造，初无定体。病成之后，亦非一往不返也。盖有往有复者，天运、人事、病机，无不皆然。如风者四时八方之气，从鼻而入，乃天之气也；痰者五谷百物之味，从口而入，脾胃之湿所结，乃地之气也。势本相辽，亦尝相兼，全似内伤之与外感，每夹杂而易炫，故风胜者先治其风，痰胜者先治其痰，相等则治风兼治痰，此定法也。《内经》云：风之中人也，先从皮毛而入，次传肌肉，次传筋，次传骨髓。故善治者，先治皮毛，其次治肌肉。由此观之，乃从右而渐入于左也。皮毛者，右肺主之；肌肉者，右胃主之；筋脉者，左肝主之；骨髓者，左肾主之。从外入者转入转深，故治皮毛治肌肉，不使其深入也。又曰：湿之中人也，先从足始，此则自下而之上，无分左右者也。但内风素胜之人，偏与外风相召；内湿素胜之人，偏与外湿相召。内风之人，大块之噫气未动，而身先伤；内湿之人，室中之础磉未润，而体已先重。是以治病必从其类也。从外入者，以渐而驱之于外，从下上者，以渐而驱之于下。若任其一往不返，安贵其为治乎！

又问曰：从外入者，驱而之外；从下上者，驱而之下，骤闻令人爽然，不识古法亦有合欤？答曰：此正古人已试之法，但未挈出，则不知作者之意耳。如治风大小续命汤，方中桂、附、苓、术、麻、防等药，表里庞杂，今人见为难用。不知用附桂者，驱在里之邪也；用苓术者，驱在中之邪也；而用麻防等表药独多者，正欲使内邪从外而出也。至于病久体虚，风入已深，又有一气微汗之法，一旬微利之法，平调半月十日，又微微驱散，古人原有规则也。至于治痰之规则，不见于方书。如在上者，用瓜蒂散、栀豉汤等方；在左者，用龙荟丸；在右者，用滚痰丸，以及虚人用竹沥达痰丸。沉寒锢冷用三建汤之类，全无奥义。岂得心应手之妙，未可传之纸上耶！吾今为子辈传之。盖五味入口，而藏于胃。胃为水谷之海，五脏六腑之总司。人之食饮太过，而结为痰涎者，每随脾之健运，而渗灌于经隧，其间往返之机，如海潮然，脾气行则潮去，脾气止则潮回。所以治沉锢之法，但取辛热，微动寒痰，已后止而不用，恐痰得热而妄行，为害不浅也。不但痰得热而妄行，即脾得热而亦过动不息，如潮之有去无回，其痰病之决裂，可胜道哉！从来服峻补之药者，深夜亦欲得食，皆不知其故，反以能食为庆，曾不思爱惜脾气，令其昼运夜息，乃可有常。况人身之痰，既繇胃以流于经隧，则经隧之痰，亦必返之于胃，然后可从口而上越，从肠而下达，此惟脾气静息之时，其痰可返。故凡有痰症者，早食午食而外，但宜休养。脾气不动，使经隧之痰，得以返之于胃，而从胃之气上下，不从脾之气四达，乃为善也。试观人痰病轻者，夜间安卧，次早即能呕出泄出。痰病重者，昏迷复醒，反能呕出泄出者，岂非未曾得食，脾气静息，而予痰以出路耶？世之喜用热药峻攻者，能知此乎？噫！天下之服辛热，而转能夜食者多矣，肯因俚言而三思否？

三、《侣山堂类辩》

卷上，中风论

夫邪之中于人也，有皮肉筋骨腑脏之浅深，有阴阳寒热燥湿之气化。况风之善行而数变，是以伤于皮毛，则为头痛、发热、咳嗽、鼽涕之轻证；入于血脉，则肌肤不仁，或为疠疡，或为肿痿；邪在肌肉筋骨，则为痛痹，或为拘挛，或为偏枯；邪入于腹，或为飧泄，或为燥结；邪入于腑，即不识人；邪入于脏，舌即难言，口唾痰涎。此邪入之有浅深，而病之有死生轻重也。夫天有六淫之邪，风有六气之化。邪袭于阳，则为热化；中于阴，则为阴寒。湿盛者，则痰涎上壅；燥盛者，则肠胃下结。邪气盛者，则病气形气皆盛；正气虚者，则病气形气皆虚。总属天之风邪，而人身中有寒、热、燥、湿、虚、实之化。是以河间谓中风主于火，丹溪谓主于痰，东垣谓主于气，又曰：中风之病，惟年老者有之。此皆未明阴阳气化之道也。夫㖞僻拘挛，目斜不语，在童稚则为急慢惊风，在少壮则为中风卒暴。予一侄女，年二十余，体甚丰厚，精神强旺，六月盛暑，恒贪风凉，临窗露卧。忽一日头大痛，身热，无汗，口不渴而躁，手足拘急，口眼㖞斜。余诊之，六脉沉细。予曰：邪已入脏，此危证也。次日即不能言，口唾涎，药亦不受，病三日而死。如此之候，年少壮盛者比比，又非独于老人也。经曰：夏伤于暑，冬伤于寒。是夏月止有风暑，而无寒邪，即见阴寒之证，而宜于姜、附之热药者，乃邪中于里阴而不得阳热之化，非天之寒气也（夏月阳气尽发越于外，而里气虚寒）。时下名流，咸以此证为中寒。予微哂之曰：是固知年少之无中风也。若谓少壮之人，血气充实，而不为风邪所中，是亦不应中寒、中暑矣。此习俗之固弊，牢不可破者也。或曰：然则老年之多中风者，何气使然？曰：年老之人，天癸已绝，血气虚衰，腠理不密，故易于受风，且精气竭而痰火盛，是以有因痰、因火、因气之说焉。夫客气邪风，中人多死。若五脏安和，元真通畅，不使形体有衰，病则无由入其腠理。《灵枢经》曰：八风之邪，皆从其虚之乡来，乃能病人。三虚相搏，则为暴病卒死。两实一虚，则为淋露寒热。其有三虚而偏中于邪风，则为击仆偏枯。故圣人避风，如避矢石。是圣人之教化，又何尝有年老少壮之分也！

四、《辨证录》

卷之二，中风门

人有入室向火，一边热而一边寒，遂致左颊出汗，偶尔出户，为贼风所袭，觉右颊拘急，口㖞于右，人以为中风之症也，而余以为非中风也，乃向火而火逼其热，以并于一边耳。若作风治，而中实无风。和其气血，而佐之以解火之味，则火平而㖞斜自正也。方用和血息火汤：

升麻一钱，当归五钱，黄芪三钱，防风三分，秦艽一钱，白芷五分，桂枝三分，天花粉二钱，甘草一钱，麦冬三钱，玄参五钱。水煎服。一剂轻，二剂而㖞斜正矣。

方中以补血补气为先，而佐辅之药多用阳明之味者何居？盖阳明之脉起于鼻，交于頞中，循鼻外入上齿中。是两颊与齿正阳明之部位也。升麻、白芷乃阳明经药也，故用之以引入于齿、颊，而秦艽能开口噤；防风能散风邪；桂枝实表而固营卫，与归、芪、玄、麦同用，自善通经络而活脏腑，使真有风邪亦于何处存活。矧原无大风之犯，不过些小之风乎，自然效应如桴鼓也。

此症亦可用偏解散：当归、炒栀子、生地各三钱，乌药、防风、白芷各三分，半夏一钱，黄芪、茯苓各一钱，白芍五钱，秦艽一钱。水煎服。

人有久痢之后，一旦昏仆，手撒眼瞪，小便自遗，汗大出不止，喉作拽锯之声，人以为中风之症也，而余独以为不然。盖此病乃下多亡阴，阴虚而阳暴绝也。本不可救，然急灸其气海之穴，而阳气得续，亦有生者。虽然阳气回，而不用补气之药，阳气随回而随绝也。方用独参汤：

人参三两，附子三分。煎汤灌之，而人不死矣。

夫气海之穴，前与丹田相通，乃生气之原也，故灸之而阳回。非助之以人参，则气回于无何有之乡，而不能生生于无尽，徒为接续，又何益乎。此人参所以为夺命之药欤。

此症亦可用参术加桂汤：

人参二两，白术二两，肉桂一钱。水煎灌服。

人有两手麻木而面亦麻者，人以为中风将现之症也，谁知乃气虚而不能运化夫血乎？夫头乃六阳之经，而面尤阳之外见也。气旺则阳旺，气衰则阳衰。阳旺则气行夫血，而面乃和。阳衰则气滞于血，而面乃木矣。面既木矣，而阳气之衰可知，何能运动于臂指间，毋怪两手十指尽麻也。治法宜补其气之虚，通其阳之闭方用助阳通气汤：

人参三钱，白术五钱，黄芪五钱，防风五分，当归三钱，葳蕤五钱，广木香三分，附子二分，乌药二钱，麦冬二钱，茯苓三钱，天花粉二钱。水煎服。连服二剂，而手之麻木解矣，再服二剂，而面之麻木亦解矣，更服二剂，不再发。

此方大补其气，气旺而血行，又何麻木之有？

此症亦可用助气解麻汤：

人参三钱，白术、黄芪、麦冬各五钱，当归、荆芥各二钱，乌药八分，附子一分，柴胡八分，半夏一钱。水煎服。

人有身忽猝倒，两目紧闭，昏晕不识人，即子孙亦不相识，人以为中风之危症也，谁知绝非中风，乃心气之乏绝乎。夫身中未有不痰盛者也。痰盛则直走心经，而心气乏绝，则痰涎壅住于膻中而不能开矣。虽膻中为心君之相，痰来侵心，膻中先受，所以障心而使痰之不能入也。然则膻中本卫心以障痰，何反壅痰以害心乎？不知心气既虚，而膻中亦虚矣。膻中既虚，仅可障痰以卫心，力难祛痰以益心也。况痰气过盛，犯心甚急，膻中坚闭夫膜膈，使痰之不入，而心气因之不通，不能上通于人眦，故目紧闭而不识人也。治法急补其君相之火，而佐之祛痰之味。心气一通，目自开而人自识也，方用四君子汤加减用之：

人参一两，白术二两，茯苓三钱，附子一钱，竹沥一合，姜汁一合，菖蒲三分。水煎服。一剂而目开，再剂而人识矣。

此方用参、术以救心气之绝，然非假附子之力，断不能破围而直入，即用附子而不用竹沥、姜汁，则痰涎间隔，恐附子孤军难于斩杀耳；又佐之菖蒲者，借其向导，引附子群药迳达心宫，易施其祛除之力也。

此症用加味三生饮亦神效：

人参、白术各一两，附子、南星、半夏、菖蒲、远志各一钱，生枣仁三钱。水煎服。

人有素性好饮，两臂作痛，服祛风治痰药更加麻木，痰涎愈盛，体软筋弛，腿膝拘痛，口噤语涩，头目晕重，口角流涎，身如虫行，搔起白屑，人以为中风之症已成也，谁知是脾气之不足乎？凡人后天，全藉饮食之补益。若饮食过多，反伤脾气，何能受益。况酒能散人真气，少饮则益，多饮则损，日日贪杯，脏腑之间，无非糟粕之气，欲真气之无伤得乎。故体软筋弛，脾虚不能运也；痰涎加盛，脾虚不能化也；腿膝拘痛，脾虚不能行也；口噤语涩，脾虚气难接也；头目晕重，脾虚气难升也；至于流涎、起屑，一则脾虚而不能摄，一则脾虚而不能润也。以上诸症，总皆脾气亏损之故，方用六君子汤加味治之：

人参五钱，白术一两，甘草一钱，半夏二钱，陈皮五分，附子三分，茯苓三钱。连服十剂而愈。

六君子汤专补脾气之药也，而又兼善治痰，然非加入附子，则不能走经络而通血脉。或疑白术太多，不知白术健脾而更善去湿，多用始能利腰脐而升阳气，则阳不下陷，而脾得建其运化之功也。

此症用参术去湿汤亦妙：

人参、白术各五钱，甘草、半夏、附子各一钱，山药一两，薏仁三钱，砂仁三粒。水煎服。

人有怒后吐痰，胸满作痛，服四物、二陈之汤加芩、连、枳壳之类，杳无一应，更加祛风之味，反致半身不遂，筋渐挛缩，四肢痿软，日晡益甚，内热口干，形体倦怠，人以为风中于腑也，谁知是郁怒未解，肝气未舒所致。本无风症治风，而反为风药所损，损气伤血，以成似中风之病也。治法必须仍解其郁怒，而佐之补气补血之剂，益阴益精之味，庶几可救耳，方用舒怒益阴汤：

熟地一两，当归五钱，茯苓二钱，甘草五分，白芍一两，陈皮五分，麦冬三钱，丹皮三钱，柴胡一钱，白术二钱，人参一钱。水煎服。十剂而筋不挛缩矣，再十剂而四肢不痿软矣。后纯用六味汤大剂煎饮。二月而半身皆遂矣。

此方即逍遥散加味者也。用参、熟、麦、丹于逍遥散中，实有妙义。盖逍遥散为解郁之圣药，郁散而得补，则补始有功，而方中全在用白芍至一两，以平肝气，肝平则木不克土，而土有生气，况又有健脾开胃之品，以辅佐而相成，所以能反败为功也。

此症用加减逍遥散亦验：

柴胡二钱，白芍五钱，白术、当归、生地各三钱，甘草、炒栀子、半夏各一钱，青皮五分。水煎服。

人有怀抱郁结，筋挛骨痛，喉间似有一核，结住不下，服乌药顺气散等药，口眼歪斜，两臂不能伸举，痰涎愈甚，内热晡热，人以为偏枯之渐也，谁知是肝木之不舒乎？夫木最喜水，木郁则耗水矣。水耗而木更难舒，木既不舒，而木中之火又安得而舒乎？自然木来克土，而脾胃两伤，脾热胃燥，内自生风而现风象，正不必外来之风入，始见歪斜之症也。治法自必补脾胃之土矣。然而徒补脾胃之气，而肝来克土，脾胃仍不舒也，必须摅肝以扶脾胃之为得耳。方用舒木生土汤：

白芍五钱，茯苓三钱，山药一钱，生枣仁二钱，远志一钱，甘草五分，白术三钱，熟地五钱，郁金一钱，人参一钱，麦冬二钱，当归二钱，玄参三钱。水煎服。此方心、脾、胃、肺、肝、肾兼治之药也。何以谓之舒木生土汤？不知方中虽是兼治之药，而实为专治肝经也。治心者不耗肝气也；治肾者所以生肝也；治肺者使其不来克肝也。治脾胃者使其不来仇肝也。故用群药无非滋肝以舒木。木舒矣，而脾胃有不得其天者乎。此舒木生土之名，实有微意耳。

此症用疏木饮亦佳。

柴胡、薄荷、甘草、苍术、白芥子各一钱，白芍五钱，茯苓三钱，丹皮、生地各二钱，青皮五分。水煎服。

有人一时猝倒，口吐痰涎，发狂号叫，自坐自起，自立自行，目不识人，身中发斑，数日后变成疮疖者，此谓真正中风。盖其人元气未虚，一时为风邪所中，正气既盛，而邪气又不弱，正与邪相战，两不肯负，于是而痰涎生，于是而狂叫起，心中如焚，坐立不安，行止不定，目不识人。内热既盛，必由内而发于外，故红斑灿烂于皮肤；火毒难消于肌肉，因变为疮，为疖。譬如人家，门户既牢，主伯亚旅又健，突来强盗，劈门而入，两相格斗，因而火攻焚杀，反成焦头烂额之伤矣。治法不必助正，而惟事祛邪，扫荡贼风，而正气已安。方用扫风汤：

荆芥五钱，防风三钱，半夏三钱，陈皮一钱，天花粉一钱五分，茯苓三钱，黄芩二钱，苏叶一钱。水煎服。一剂而狂定，二剂而痰消，三剂而斑化，疮疖亦寻愈矣。此等之症，万人中生一者也。人亦不知是中风真症，吾独表而出之，使人知真中风之如此，而类中风可照症而治之也。

此症用排风饮殊效：

大黄（酒蒸）三钱，丹皮五钱，甘草、防风、天麻、天南星各一钱，玄参一两，柴胡三钱，黄芩、苏叶、荆芥各二钱，当归三钱，水煎服。

人有素多内热，一旦颠仆，目不识人，左手不仁，人以为中风之症，谁知此乃肾水不足以养肝，肝木太燥，木自生风而自仆，非真中风也。若作风治，鲜不立亡；即作气虚治，亦阳旺而阴愈消，非恰中病情之法。必须仍补肾水以生肝木，则木得其养，而左手之不仁可以复愈。方用六味地黄汤加味治之：

熟地一两，山茱萸五钱，山药四钱，茯苓三钱，丹皮三钱，泽泻一钱，白芍一两，当归五钱，白芥子三钱，柴胡一钱。水煎服。一剂而目能识人，四剂而手知痛痒，十剂全愈矣。

夫六味地黄丸，料非治中风之药也，今用之以滋其肾水，又用芍药、当归以平其肝木；柴胡、白芥子以疏通肝气，而消其两胁之痰。水足而木自条达，痰去而气自流通，内热顿除，外体自适，亦何至左手之不遂哉。

此症用润燥丹亦效：

熟地二两，白芍一两，柴胡五分，天花粉三钱。水煎服。

有人身忽自倒，不能言语，口角流涎，右手不仁，肌肤不知痛痒，人以为气虚而中风也。夫气虚则有之，而中风则未也。此病乃心气既虚，不能行气于胃，而胃气又虚，则胃自生热，蒸其津液，结为痰涎，壅塞隧道，不能行气于心，即堵截其神气出入之窍，故神明瞀乱，神明无主，则舌纵难言，廉泉穴开，而口角故流涎沫也。一身能运者，全藉气以行之。今气既大虚，不能行于四肢，则手自不仁。右手者，尤气之所属也。气不能行于肌肤，则痛痒不知矣。此等之症，若作风治，未有不死者。即于补气之中，加入祛风之药，亦止苟延性命，必成半肢之风症矣。故半肢之风，皆错治中风而成之也。治法宜用六君子汤加入附子治之：

人参一两，白术二两，黄芪二两，半夏三钱，茯苓五钱，甘草一钱，附子一钱，陈皮一钱。

水煎服。一剂而出声，二剂而痰涎收。一连十剂，而前症尽愈。夫参、苓、芪、术补气之圣药也，加入附子，则将军有威令，遍达于诸经之内，岂独心胃相通，使痰涎之不壅塞乎，所以奏功之能神也。

此症用释躁汤亦佳：

玄参一两，荆芥三钱，天花粉三钱，甘草一钱，陈皮五分，茯苓三钱，菖蒲、附子各三分。水煎服。

有人无故身倒，肉跳心惊，口不能言，手不能动，足不能行，痰声如鼾，惟双目能动者，人以为因痰而中风也。嗟乎，此痰病而非中风也。天下怪病，多生于痰，而痰病多成于湿，痰湿结而不散，往往有见鬼神而猝倒者。此病之无故身倒，亦其一也。医工不知为痰湿之气，见其倒而即呼为中风，误矣。然则治此病，不治痰而治风，适足以招风而生变；即不治风，而惟治痰，亦不能消痰而弭灾。必须大补其气血，气旺而痰自化，血盛而痰自去也。方用十全大补汤：

人参五钱，黄芪一两，当归五钱，白芍三钱，茯苓五钱，白术五钱，甘草一钱，熟地一两，川芎二钱，肉桂二钱。水煎服。一剂而口能言，二剂而心惊肉跳者止，三剂而鼾声息，十剂而手能动足能行矣。又二十剂而气血重旺，一如无病之人。

此等之症，世人皆以风治，多致偾事。苟不治风，而惟治气血之虚，断不至变生不测者也。或谓补虚，则风自出，用十全大补之汤，而能愈中风者是也。谁知类中风之病，绝无风也，非必补虚而风始出耳。

此症用扶倾汤亦妙：

人参、当归、茯苓各五钱，半夏二钱，附子、破故纸各一钱，黄芪、麦冬各一两，砂仁三粒，白术五钱。水煎服。

有人一时猝倒，痰涎壅塞，汗如雨出，手足懈弛不收，口不能言，囊缩，小便自遗，人以为中风急症，谁知是阴阳两脱乎。此至危之病，刻不可缓，生死在反掌之间也。若作风治，下口立亡，必须用三生饮救之。

人参二两，生附子一枚，生天南星五钱，生半夏三钱。水煎服。一剂而囊缩伸，小便止，再剂而口乃能言矣。始可别用汤剂也。

世人疑三生饮过于猛烈，不知病来甚暴，非此等斩关夺门之药，何能直入脏腑，而追其散失之元阳。故必投于人参数两之中，始可夺命于须臾也，否则斩关而关不能开，夺门而门不得进，惟是关门既开，而前药又不可再用，另用：

人参一两，白术二两，茯苓五钱，当归一两，熟地一两，山茱萸五钱，麦冬一两，半夏三钱。水煎服。方名济急丹。连服二剂，而元气日旺，虚汗不流，手足可以运动，而无瘫痪之忧也。譬如破城而守，内无粮草，则士有饥色，今关门大开，搬输挽运而入者皆糗粮米谷，则仓廪既实，兵马有饱腾之气，贼自望风而飞遁矣。倘仍用附子、南星之属，未免过于酷烈，民已归诚，而犹用虎贲之士，遍城搜粮，其损伤元气，不又多乎。妙在不用附子、南星，而反用当归、熟地、山茱萸、麦冬资阴之品。盖从前斩关夺门之时，未免斩杀太甚，抢劫无遗，脏腑必有焦枯之苦，今一旦得资财接济，真不啻恩膏之赐矣。

此症用救脱饮亦甚效：

人参一两，白术二两，附子一钱，干姜、半夏各三钱，贝母一钱。水煎服。

有人口眼㖞斜，身欲颠仆，腹中鸣如囊裹浆之声，人以为此中风之症，内有水湿之气也，而余以为不然。夫水湿之气，由于脾气之虚也。脾气不能运化乎水，而水乃停积不化，下不能行，必涌而上行矣。于是涌于头而作晕，涌于口眼而为斜。水气既在于上，则头重而足轻，故身欲时时颠仆，有似乎中风，而实非中风也。方用分水止鸣汤：

人参五钱，白术一两，车前子三钱，茯苓一两，肉桂一钱，半夏三钱。水煎服。连服四剂，腹中之鸣止，而口眼亦平复矣。

此等之症，原无风之可祛，故不必祛风，单健其脾土之气，而土胜自能制水，又虞徒消其膀胱之水，恐水冷不化，又补其命门之火以生脾土，则土有先天之气，益足以制其后天之狂澜。大地阳回，而溪涧之水，无非春气熏蒸，则膀胱不寒，尤能雪消冰解，而无阻隔之叹。下河疏通，而上游又何患壅塞，而成泛滥之害哉。或曰口眼㖞斜，实系风症，安在水气而能使之然也。不知水寒则成冰冻，口眼处于头面之间，一边吹寒风而成㖞斜，似乎中风，然而风在外而不在内也。风既在外，不入于腠理之中，何必加祛风之剂哉。

此症亦可用术苓加桂汤：

白术、茯苓各一两，肉桂三钱。水煎服。

有人猝倒之后，致半身不遂，人以为中风而成偏枯也，谁知因治中风而成偏枯乎。夫中风之症，万人中而间生一二者也，岂可因一时猝倒即认作中风而治风乎。此中原无风邪，因气虚而猝倒，大用补气之药，而少佐以消痰之味，焉有成偏枯之症乎。惟其过于祛风，以耗其气，必至右身之不遂，或过用祛风以耗其血，必至左身之不遂矣。夫猝倒之时，本正气之不能主宰也，乃不补气而转虚其气，欲气之周遍于身，何可得乎。天下至误者，谓中风有中经、中络、中脏、中腑之分也。自此言出世，遂信风初中络，不可引之入经；风既中经，不可引之入腑；风既入腑，不可引之入脏。于是诸般风药，杂然乱投，而民生不可救药矣。脏腑经络，未尝有风，而必欲强用风药，成偏枯之症，犹其幸也。盖脏腑既无风症，即是元气未虚之人，尚不禁风药之侵耗，况系羸弱之子，摇摇靡定之身乎。今不致死亡而成偏枯者，亦因其于补正之中，而用祛风之剂，故犹存残喘耳。然则已成偏枯之症，其可再用风药乎。方用全身汤：

人参二两，白术二两，茯苓一两，半夏三钱，附子三分，神曲一钱。水煎服。连服四剂，而手足能举矣，再用四剂，而步履如故，身臂皆轻。

或疑偏枯之病，似非急症可比，何必大用参术？不知猝倒之后，非重用参、术，则元气不能骤复，与其日后而多用补剂，零星而期久效，何若乘其将绝未绝之先，急为多用而救之也。

此症用全身饮亦妙：

人参、黄芪、巴戟天各一两，半夏三钱，附子一片。水煎服。

有人猝倒之后，遍身不通，两手两足不收者，人以为中风而成瘫痪也，不知此乃血虚而气不顺也。夫手得血而能握；足得血而能步。今不能握、不能步者，正坐于血虚耳。然而气血未尝不相兼而行者，使血虚而气顺，则气能生血，而血尚足以供手足之用。今气既不顺，是气与血有反背之失，欲血之荫手足也，何可得乎。故不独手足不收，而且一身尽不通也。夫手足不收者，犹在四隅之疾，而一身不通者，实腹心之患也。此即所谓风痱之症也。名为风痱，实无风也方用四物汤加味治之。

熟地一两，当归一两，白芍五钱，川芎二钱，人参二钱，半夏二钱，黄芪三钱。水煎服。二剂即知痛痒，服十剂即能步履矣。再服十剂全愈。

若作中风治之，则风药必耗烁其血。血干而气益不顺，气既不顺，而血益加虚，必变为废弃之人矣。此症可用滋血通经汤：

当归、熟地各一两，黄芩、麦冬各五钱，北五味子、天花粉、秦艽各一钱。水煎服。

有人猝倒于地，奄忽不知人，人以为中风之重症也。然而非风也，乃气虚而不能接续耳。既无口眼之㖞斜，又无手足之麻木，是全无风象。若作风治，势必引风入室耳。世人谓中风之症，必须填塞空窍，使风之不能入也。今反用风药，以治无风之症，安得不开其腠理哉。腠理即开，玄府大泄，欲风之不入，其可得乎。夫气虚而不能接续，以致猝倒，奄忽而不知人，本是风懿之病，未尝内有风也。世人不察，必欲以中风治之，误矣。方用六君子汤治之：

人参五钱，白术一两，甘草一钱，茯苓三钱，半夏三钱，陈皮一钱。水煎服。一剂而即能知人，二剂全愈。盖不治风而反奏功也。

此症用续气汤亦效：

白术五钱，人参、白芥子、白芍各三钱，甘草一钱，枳壳三分，砂仁一粒。水煎服。

有一时猝倒，状似中风，自汗不止，懒于语言，人亦以为中风也，谁知亦是气虚乎。夫猝倒已似中风，更加自汗，此虚极之症，乃亡阳而非中于风也。亡阳之症，必须参附以回阳，始有生机，倘以为中风而用风药，有立亡而已矣。方用参芪归附汤救之：

人参一两，黄芪二两，附子三钱，当归一两。水煎服。一剂而自汗止，再剂而言语出，四剂而神气复矣。

或曰：猝倒之后，既无五绝之虞，不过自汗多与言语懒耳，似乎可以缓治，何必药品之多如此。不知此症看其似轻而实重，看其似缓而实急。天下初病，易于图功，而久病难于着力。况亡阳之症，元气初脱，有根易于重治，而无根难于再续。故必乘此将亡未亡之时，以大补其气血，实省后日无数之挽回也。苟畏药品之多，因循退缩，坐失机宜，而不敢多用参、芪，迨至日后，百剂而不能见效矣。此症亦可用龟蛎神膏：

人参、黄芪各一两，麦冬五钱，北五味、蜀漆各一钱，肉桂二钱，牡蛎、龟膏各三钱。水煎服。

有人身未猝倒，而右手不仁，言语謇涩，口中流沫，人以为半肢风也。然而非外来有风，乃本气自病，所谓中气之病也。夫气何以曰中，因其似乎中风，而又非中风，故别其名曰中气。其实乃气虚，而非气中，因其气虚，故不中于左，而中于右。盖人身左属血，而右属气也。惟女子则右为血，而左为气。今所言之病，乃男子耳。男子既右手之不仁，非气虚而何。既是气虚，可不急补其气乎。一补气，而右手之不仁，随补而随效也。方用至仁丹：

人参一两，白术一两，黄芪一两，茯苓三钱，半夏三钱，肉桂二钱，薏仁三钱，甘草一钱。水煎服。一服而语言清，再服而涎沫止，十服而不仁者愈矣。

此补气之妙也。或疑既是气虚，补气可矣，何以必多加消痰之药，岂气旺而不能摄水，气盛而不能化水耶？至加肉桂以助火，不更多事乎？不知气虚者，未有不脾胃寒也。脾胃既寒，难以运化，水谷不变精而变痰矣。故气虚者痰盛，痰即欺气之虚而作祟，上迷心而旁及于手足，故身欲仆而手不仁，口吐涎沫耳。乃用参、芪以补气，复用苓术以健土，治湿则痰无可藏之经，更加半夏、薏仁，以逐其已成之痰，则未成痰涎，又安能再化哉。犹恐脾胃久寒，一时难以建功，增入肉桂以补其命门之火，则火自生土，土旺而气自郁蒸，气有根蒂，脏腑无非生气，而经络皮肉，何至有不通之患哉。

此症亦可用固气收涎汤：

人参一两，白茯苓、远志、山药各三钱，半夏二钱，麦冬、炒枣仁、巴戟天各五钱，附子三分。水煎服。

有人身未颠仆，左手半边不仁，语言謇涩，口角流涎，人亦以为半肢风也，然而此非风也，乃血虚之故。血不能养筋脉，有似乎中耳。夫中气病速，而易于奏功；中血病缓，而难于取效。盖中气阳症，中血阴症，阳速而阴迟耳。方用生血起废汤：

葳蕤二两，熟地一两，山茱萸四钱，当归一两，茯苓五钱，白芥子五钱。水煎服。一剂而语言清，十剂而涎沫止，三十剂而不仁者愈矣。愈后前方中加人参（三钱），黄芪（五钱），减当归（五钱）。再服二十剂，一如无病人矣。

或疑葳蕤之药，过于中和，不若用四物汤之流动，虽白芥子能消膜膈之痰，然用至五钱，未免过多，起首口角流涎，自宜多用，至于后来，似可少减，何以始终用至五钱耶？不知血病多痰，消痰始能补血。况中血之病，血虚之极，膜膈之间，无非痰也，非多用白芥子断不能消。白芥子消痰而不耗气，且能助补血之药以生血，故始终之所必需。但其力少薄，不比半夏、贝母之力厚，是以必宜多用，而不可少用也。四物汤虽是补血之圣药，而白芍非中血之宜，川芎亦过于动，故特用葳蕤者，以葳蕤生血，而又能起废，同熟地、当归用之，尤善建功，实胜于四物汤耳。且葳蕤之药，暂用则难于取胜；久用则易于建绩。以之治缓病，实有相宜。况多用至二两，其力更厚，用之为君主之药，又相佐得宜，故始终任之而攸利也。

此症用益阴生血汤亦佳：

熟地一两，茱萸、白术、白芍、麦冬各五钱，人参二钱，白芥子三钱，五味子五分。水煎服。

有人头面肿痛，口渴心烦，一旦猝中，手足抽搐，言语不出，口眼㖞斜，人以为中风也，谁知是中火也。夫火生于木之中，火藉风之力，似乎中火即中风也。人谓不解其风，则火从何而息？嗟乎，中火而祛风，非所以治火也。火所最恶者，水也。祛风以息火，则火之焰少戢而火之根未除；滋水以救火，则火之光自消而火之性尽灭。是祛风以治火，不若滋水以治火也。况中火之症，内实无风，用祛风之药，则毛窍尽开，反足以通火之路。火之路开，而风反得入之矣。火得风之威，风恃火之势，本非中风，欲不变为风症，而不可得矣。治法贵乎补水，而不必用祛风之药也。方用灭火汤：

玄参三两，沙参二两，白芥子三钱，茯苓一两，熟地一两，山茱萸五钱，麦冬五钱，北五味一钱。水煎服。一剂而心烦定，二剂而口渴除，三剂而语言清，四剂而㖞斜正，十剂而手足不牵搐矣。

盖玄参能消浮游之火，况益之熟地、沙参、茱萸、麦冬、五味之类，纯是补水添精之味，自然水足而火衰，何必用风药以搜风哉。倘于补水之中，少加风药，则于补水添精，反多牵制，而不能奏功矣。或曰不用风药是矣，独不可用凉药以解氛乎？不知此火乃虚火而非实火也。实火可用寒凉以直治，而虚火断不可用寒凉以增其怒也。况玄参微寒，未尝不于补中以泻火，何必更用寒凉哉。

此症用二冬二皮汤亦妙：

麦冬、天冬、地骨皮、丹皮各二两。水煎服。

有人一时猝中，手足牵搐，口眼㖞斜，然神思则清，言语如故，人以为阳虚中风也，而熟知不然。夫阳虚猝倒，未有不神昏者也。今猝倒而心中明了，状似阳虚，而非阳虚，此乃阴虚之中耳。夫阴虚非血虚之谓，盖真阴之虚，肾水干枯，不能上滋于心，故痰来侵心，一时迷乱而猝中。及痰气既散，而心之清如故也。作中风治，非其治也，即作中气治，亦非治法。惟有直补其肾中之阴，则精足而肾自交于心，而心之液，自流行于各脏腑，而诸症自痊也。方用填阴汤：

熟地四两，山茱萸二两，北五味三钱，麦冬一两，山药一两，白芥子五钱，破故纸一钱，牛膝三钱，附子一分。水煎服。一剂而牵搐除，再剂而口眼正，一连十剂而平复如常矣。

夫熟地、山茱、山药，实填精之圣药，而麦冬、北五味，又益肺之仙丹。盖单补肾水，恐水不能速生，故又补其肺，使肺金以生肾水，子母相资，更易滋润也。又虑阴不下降，用破故、牛膝下行以安于肾宫，则浊阴不致上干，而真阴自然既济矣。复加附子一分者，以阴药太多，未免过于腻滞，少加附子，以行其真阴之气，非假之以助其火也。水得火之气，则水尤易生，毋怪其奏功之奇矣。

此症用清宁汤亦效：

熟地、麦冬各二两，北五味三钱，芡实、巴戟天、菟丝子各一两。水煎服。

有人平居无恙，只觉手足麻木，尚无口眼㖞斜等症，人以为风中于内，三年后必有晕仆之症矣。劝人预服搜风顺气等药，以防猝中。其论则是，而所用之方非也。手足麻木，乃气之虚，非气之不顺也。即气之不顺，非风之作祟也。人苟中风，其来甚暴，岂待至三年之后而始发哉。然而气虚能使手足麻者，何故？盖气一虚，即不能化痰，痰聚于胸中，而气即不能通于手足也。治法于补气之中而佐以消痰之味，则得之矣。方用释麻汤：

人参一钱，当归三钱，黄芪三钱，茯苓三钱，半夏一钱，白芥子一钱，陈皮一钱，白术三钱，甘草五分，附子一分，柴胡八分。水煎服。一连四剂，而手足自然不麻不木矣。

倘仍然麻木，前方加倍，再服四剂，未有不愈者。盖麻木于手足，此四余之轻病，原不必重治之也。今人因不知症，所以取效之缓，遂疑为重症。于是风药乱投，反致变轻为重矣。苟知是虚而非风，一治虚而风象灭矣，何难之有。

此症用芪附汤亦妙：

人参、茯神各三钱，白术、黄芪各五钱，附子二分。水煎服。

有人遍身麻木，而身又不颠仆，状似中风，然而风则有之，而非中也。此等之病，不可不治风，而又不可直治风也。不治风则风不能出于躯壳之外，直治风则损伤气血，风又欺气血之虚，反客为主而不肯去，必须于补气补血之中，而佐之祛风祛痰之品，则气血不伤，而风又易散也。方用解缚汤：

黄芪一两，当归五钱，人参五钱，附子一钱，白芍五钱，葳蕤一两，白术五钱，熟地五钱，天花粉三钱，秦艽三钱，羌活一钱。水煎服。一连四剂，身知痛痒矣，十剂全愈。

同一麻木之症，何以上条用药之少，而此条用药之多且重耶？盖上条麻木，止在手足，尚无风之入体也，此条麻木，在于遍身，是风乘虚而入腑矣，原不可同日而语也。故上条可以轻治，而此条非重治断难奏效耳。

此症用顺气和血汤亦大佳：

当归三钱，白术五钱，黄芪五钱，人参二钱，附子一片，天麻、南星、羌活、独活各五分，半夏一钱。水煎服。

有人天禀甚厚，又素好烧酒，一时怒气相激，致成口眼㖞斜，有似中风，而未尝身仆，且善饮食，其脉洪大有力，此非风中，乃火盛而肝伤也。此等之症，在西北人甚多，而南人甚少。然而治法，又不可徒泄火而不养肝血也。方用：

酒蒸大黄二钱，柴胡一钱，白芍一两，当归一两，白芥子二钱，炒栀子二钱。水煎服。方名解焚汤。用大黄以泻其火酒之毒；用栀子以泄其肝木之火，用二味祛除，未免过于迅利。复用芍药、当归以大补其肝血，盖血足而火自息也；加柴胡、白芥子以舒其肝叶之气，而消其膜膈之痰，痰消而肝气益舒，肝气舒而风象自去。倘误以为中风也，而妄加入麻黄、羌活等药，愈祛风而愈动其火矣。或不去滋肝，而反去补气，则阳旺而气盛，转来助火，肝中血燥，益足以增添怒气，势必火亢自焚，而成猝中之症矣。

此症亦可用宽气汤：

柴胡、乌药、秦艽、甘草、酒蒸大黄各一钱，白芍一两，茯苓三钱，当归三钱，天麻、防风各三分，天花粉二钱。水煎服。

有人猝中之后，手足流注疼痛，久之则麻痹不仁，难以屈伸，人以为中风之伤，以致风湿相搏，关节不利也，而不知不然。此症实因先有水湿，人不知治元气之衰，而反去祛风利湿，以成似中风之症也。既因虚而成湿，又因湿而致中，不去治元气之虚，尚可治风湿之旺乎。然而风湿既已搏结于一身，但去补气而不去祛风利湿，亦非救误之道也。今用两利汤：

白术五钱，茯苓五钱，薏仁一两，人参一钱，甘草五分，白芍一两，当归一钱，肉桂三分，防风五分，半夏一钱。水煎服。连服四剂而疼痛止，再服十剂而麻痹愈，再服十剂而屈伸尽利矣。

方中补多于攻，用防风以散风，而不用泽泻、猪苓以利水。盖因虚而成风湿，既祛其风，何可复泻其水。况方中白术、薏仁未尝非利水之药也，于补水之中以行其利水之法，则水易流，而无阻滞之虞。水湿既去，而风难独留，故少用防风以表邪，而孤子之风邪，无水艰于作浪，不必多用风药，而风无不除也。

此症用至仁汤亦能收功：

白术、黄芪、白芍、天花粉各三钱，茯苓五钱，车前子一钱，防风五分，甘草五分，肉桂三分，益智仁五分。水煎服。

五、《张氏医通》

卷一，中风门，中风（类中汇入）

石顽曰：中风一门，为杂证开卷首义。其分经络，定腑脏，与伤寒无异，非精达南阳至理，难以语此。如西北为真中风，东南为类中风，又为诸病开一辨别方宜大纲，而伤寒主治，虽无一不具，未尝昭揭其旨也。夫水土之刚柔，非特指中风而言，当知西北为真中风一语，原是因东南水土孱弱，虽有卒倒昏迷，皆是元气疏豁，为虚风所袭，不可峻用祛风猛剂而设。其西北为真中风一语，原是对待东南类中而言，以其风气刚暴，得以直犯无禁，则有卒然倒仆之患，未尝言西北之人，绝无真气之虚而中之者。《内经》明言阳之气，以天地之疾风名之，即此一语，可证风从内发，但以西北资禀刚暴，风火素盛，加以外风猛厉易袭，所以西北中风，较之东南倍剧也。余尝究心斯道，五十年来，历诊西北之人，中风不少，验其喑痱遗尿，讵非下元之惫，而从事地黄饮、三生饮等治乎？歪僻不遂，讵非血脉之废，而从事建中、十全等治乎？东南类中，岂无六经形证见于外，便溺阻隔见于内，即从事续命、三化等治乎？若通圣、愈风，即西北真中，曾未一试也，读古人书，须要究其纲旨，以意逆之，是谓得之；若胶执其语，反成窒碍，岂先哲立言之过欤。

诸病各有经脉腑脏之分，而卒然倒仆，犹须审谛，尝考先哲论中风，首云中血脉则口眼㖞斜，中腑则肢节废，夫肢节废与口眼㖞斜，皆属六经形证，若中腑则有便溺阻隔之患矣，中脏则性命危，此亦不过论其大纲，中脏岂绝无可治，而一概委之不救乎。

石顽曰：中风之脉，皆真气内亏，风邪得以斩关直入。即南方类中卒倒，虽当分属虚属火属痰，总由肾气衰微，不能主持，是以脉不能沉，随虚风鼓激而见浮缓之象。昔人有云：中风之脉，每见沉伏，亦有脉随气奔指下洪盛者。当知中风之人，皆体肥痰盛，外似有余，中实不足，加以房室内贼，遂致卒倒昏迷。其初中之时，周身之气，闭滞不行，故多沉伏；少顷气还微省，则脉随气奔而见洪盛，皆风火痰湿用事也。大都中风之脉，浮小缓弱者生，坚大急疾者危。盖浮缓为中风之本脉，兼紧则多表邪，兼大则多气虚，兼迟则多虚寒，兼数则多虚热，兼滑则多痰湿，皆为可治之脉；惟兼涩者，为脉不应病，多为危兆。以痰证脉涩，为正气虚衰，经络闭滞，难于搜涤也。所以中风之脉，最忌伏涩不调，尤忌坚大急疾，《素问》云，胃脉沉鼓涩，胃外鼓大，心脉小坚急，皆鬲，偏枯，男子发左，女子发右，不喑舌转可治。则知坚急涩伏，皆难治之脉，况见声喑舌机不转，肾气内衰之证乎。

石顽治春榜赵明远，平时六脉微弱，己酉九月，患类中风，经岁不痊，邀石顽诊之。其左手三部弦大而坚，知为肾脏阴伤，壮火食气之候。且人迎斜内向寸，又为三阳经满，溢入阳维之脉，是不能无颠仆不仁之虞。右手三部浮缓，而气口以上微滑，乃顽痰涌塞于膈之象，以清阳之位而为痰气占据，未免侵渍心主，是以神识不清，语言错误也。或者以其神识不清，语言错误，口角常有微涎，目睛恒不易转，以为邪滞经络，而用祛风导痰之药，殊不知此本肾气不能上通于心，心藏虚热生风之证，良非风燥药所宜。或者以其小便清利倍常以为肾虚，而用八味壮火之剂，殊不知此证虽虚，而虚阳伏于肝脏，所以阳事易举，饮食易饥，又非益火消阴药所宜。或者以其向患休息久痢，大便后常有淡红渍沫，而用补中益气，殊不知脾气陷于下焦者，可用升举之法，此阴虚久痢之余疾，有何清气在下可升发乎？若用升、柴升动肝肾虚阳，鼓激膈上痰饮，能保其不为喘胀逆满之患乎？是升举药不宜轻服也，今举河间地黄饮子助其肾，通其心，一举而两得之；

但不能薄滋味，远房室，则药虽应病，终无益于治疗也。惟智者善为调摄，为第一义。

又治御前侍卫金汉光如夫人，中风四肢不能举动，喘鸣肩息，声如拽锯，不能着枕，寝食俱废者半月余，方邀治于石顽。诊其脉，右手寸关数大，按久无力，尺内愈虚。左手关尺弦数，按之渐小，惟寸口数盛。或时昏眩，或时烦乱。询其先前所用诸药，皆二陈、导痰，杂以秦艽、天麻之类；不应，又与牛黄丸，痰涎愈逆，危殆益甚。因疏六君子，或加胆星、竹沥；或加黄连、当归，甫四剂而喘息顿除，再三剂而饮食渐进，稍堪就枕，再四剂而手足运动。十余剂后，屏帏之内，自可徐行矣。因思从前所用之药，未常不合于治，但以痰涎壅盛，不能担当，峻用参、术开提胃气；徒与豁痰，中气转伤，是以不能奏绩耳。

又治汉川令顾莪在夫人，高年气虚痰盛，迩因乃郎翰公远任广西府，以道远抑郁，仲春十四夜，忽然下体堕床，便舌强不语，肢体不遂，以是日曾食湿面。诸医群议消导，消导不应，转增困惫，人事不省，头项肿胀，事在危急，急邀石顽诊之。六脉皆虚濡无力，诸医尚谓大便六七日不通，拟用攻下。余谓之曰；脉无实结，何可妄攻？莪在乔梓，皆言素有脾约，大便常五七日一行，而艰苦异常，乃令先小试糜饮，以流动肠胃之枢机。日进六君子汤，每服用参二钱，煎成炖热，分三次服。四剂后，自能转侧，大便自通，再四剂，手足便利，自能起坐。数日之间，倩人扶掖徐行，因切嘱其左右谨防，毋使步履有失，以其气虚痰盛，不得不防杜将来耳。

又治松陵沈云步先生，解组归林，以素禀多痰，恒有麻木之患，防微杜渐，不无类中之虞，乃谋治于石顽。为疏六君子汤，服之颇验。而性不喜药，入秋以来，渐觉肢体不遂，复邀诊治。脉软滑中有微结之象，仍以前方除去橘皮，加归、芪、巴戟，平调半月而安。然此证首在节慎起居，方能永保贞固，殊非药力可图万全也。

六、《医学真传》

中风

方书俱以中风弁首，谓风为百病之长，善行数变。其中方治最多，有真中风、类中风之区别，而熟知其不然也。风者，厥阴之本气也，在天为风，在地为木，在脏为肝。人身肝血内虚，木不条达。外不充于经络，内不荣于脏腑，则血虚生风，而有中络、中经、中腑、中脏之不同，实皆中风病也。仲师《金匮》论中风历节篇云：风之为病，当半身不遂，或但臂不遂，邪在于络，肌肤不仁，邪在于经，即重不胜。此言风中于络，或中于经，伤有形之经络而为病，中之浅，病之轻者也。若中风历节，则伤肾主之骨、肝主之筋，疼痛如掣。此言风伤有形之筋骨而为病，中之深，病之重者也。虽有浅深轻重之不同，皆不死也。又云：邪入于腑，即不识人，邪入于脏，舌即难言，口吐涎。此不伤有形之筋骨，而伤无形之真气，中腑中脏，皆必死矣。但中脏者，立死，虽延三五日，犹立死也；中腑者，腑与脏表里雌雄相应，或半月，或一月，腑气不外通于经，而内逆于脏，亦死矣。经云：连脏则死，连经则生。不入脏而连经者，所用之药，总宜强筋壮骨，补血补气，如芪、术、熟地、归、芍、参、苓、附、桂等，而祛风消散、清凉豁痰，在所禁也。

七、《顾松园医镜》

症方发明，卷七，中风

中风有真假内外之别，差之毫厘，谬之千里。何者？西北土地高寒，风刚猛，真气空虚之人，猝为所中，如《金匮》云：邪中于络，肌肤不仁。邪方入卫，气不得运，故皮肤不仁。邪中于经，即重不胜。邪入荣脉之中，内骨外肉，皆失所养，故着重不胜。邪中于腑，即不识人。入腑必归于胃，热蒸津液，结为痰涎，胃气壅逆，故不识人。邪中于脏，舌即难言，口吐涎沫。诸脏受邪至盛，必入于心而乱其神明，则舌纵难言，廉泉开而流涎沫矣。中脏者死，中腑者成废人，中经络者可调理而瘳。治法先宜解散风邪。嘉言云：挟虚者，非补虚则风不出；挟痰者，非豁痰则风不出；挟火者，非清热则风不出；挟气者，非开郁则风不出，挟湿者，非导湿则风不出。故风中经络，总宜宣之使散。其药如人参败毒散，九味羌活汤之属，为加减主治。不可误下，使风邪乘虚内入脏腑，酿患无穷。次则即当治本，以补养气血为要。若中脏之症，方书多以宜下为言，夫中脏之候，多有平素积虚，脏真不守者，下之立亡。惟在胃腑一症，内实便秘者，间有可下，然不过微下以解其烦热，岂遂可以下为定法耶！至若风势稍定，即宜禁用风燥之品，避居密室，毋食肥鲜，惟用甘寒药，频频热服，俾内不招风，外无从入之路，且甘寒一可熄风，二可补虚，三可久服，必得谨调千日，庶可重享天年。此论真中风之大纲如此，方治星罗，余可无赘。乃类中风症，治法尚未尽善，不得不为阴之。按仲淳云：东南地方，绝无刚猛之风，而多湿热之气，质多柔脆，往往多热多痰，真阴既亏，内热弥甚，煎熬津液，凝结为痰，壅塞气道，不得通利，热极生风，亦致猝然僵仆。类中风症，或不省人事，或语言謇涩，或口眼歪斜，或半身不遂。其将发也，外必先显内热之候，或口干舌苦，或大便秘涩，小便短赤，此其验也。河间所谓此症良由将息失宜，心火暴甚，肾水虚衰，不能制之。丹溪所谓有气虚，有血虚，有湿痰是也。此即内虚暗风，确系阴阳两虚，而阴虚者为多，与外来风邪迥别。法当清热（二冬、甘菊、白芍、童便），顺气（苏子、橘红、枇杷叶、郁金），开痰（贝母、花粉、栝蒌、竹沥），以救其标，次当治本。阴虚则益血（地、冬、杞、芍、牛膝、枣仁、胡麻、首乌、人乳、鳖甲），阳虚则补气（参、耆、术、茯、鹿茸），气血两虚，则气血兼补，久之自瘳。设误认为真中风，而以风药治之，则燥复伤阴，散复伤气，轻者变重，重者必死。景岳言：真中风，乃自外而入，必先发热恶寒，头疼身痛等症，显然可察。类中风，则由内而病，绝无外症，而忽病如风，皆因酒色劳倦，七情口腹，致伤脏气，阴虚而然。治宜培补真阴，以救根本为主。但阴虚有二，有阴中之水虚，有阴中之火虚。水虚者，壮水之主，六味、左归之属；火虚者，益火之源，地黄引子、八味之属。能求水火而治之，斯可谓良工矣。

搐鼻法，治口噤不开：细辛、皂荚（为末合）。吹鼻取嚏，无嚏者肺绝死。此二味皆辛散之药，能透顶通关醒神，类中忌用，以其走泄真气故也。

乌梅擦牙关方，亦治口噤不开：乌梅肉擦其牙关（牙关酸软，则易开矣）。

改容膏，口眼㖞斜在左，血涂其右，㖞斜在右，血涂其左：鳝血（尾上取之，鳝善穿穴，无足而窜，与蛇同性，故能走经络，疗风邪），冰片、麝香（取其利气而走窍，各少许）。

此二方，真中类中俱可用之。鳝血即红鳝鱼之血。

桂枝汤（见伤寒），风从外来，入客经络，留而不去，此方为中风一症群方之祖，用以治真中风者，以风从外入，必当驱从外出故也。

小续命汤：麻黄、杏仁（仲景治太阳症之伤寒无汗者宜之）、桂枝、芍药（仲景治太阳症之伤风自汗者宜之。凡症见头痛发热恶寒，身疼腰痛脊强者，当分别采用）、人参、甘草（补气，气虚者宜用）、川芎（同芍药补血，血虚者宜用）、防风（风淫末疾，故用之）、防己（温淫腹疾，故用之）、黄芩（阳淫热疾，故用之）各一钱，附子（阴淫寒疾，故用之。盖病不单来，杂揉而至，所以用药兼该之）五分。

此方古人混治中风无分经络，不辨虚实寒热，若不对症加减，反增病剧。按败毒散方中，有参、苓补虚，羌活汤中，有芩、地清热，采治真中风，随症加减甚稳。

顺气开痰饮（自制）治类中风，热痰壅盛者：苏子、橘红、枇杷叶、郁金（顺气）、贝母、花粉、栝蒌霜、茯苓、竹沥（开痰）。若痰滞心包，而致昏冒者，加犀角、羚羊角，调服牛黄、天竺黄。

此方先用顺气开痰，以治其标。盖治痰必以顺气为先，气顺则痰自下降。然又当以清肺为本，肺喜清肃，热则煎熬津液，浓稠成痰，壅塞气道，而升降不利。所以肺有热者，不宜服参，恐反助火伤肺，益致声重痰多，甚至热干津液，无以下滴而通水道，不可不审。

接命丹，治类中风，失音不语（痰火壅塞上窍之故），手足瘫痪（瘫者坦也，筋脉驰纵，坦然而不举也。痪者涣也，血气涣散而不用也。皆属痰火所致），四肢疼痛，动履不便（亦痰火凝滞经络所致），饮食少进诸症（热痰弥漫，胃气不舒也）。又治气血虚弱，痰火上升，虚损之症。

人乳（乳乃血化，补阴甚捷）二杯，梨汁（降火消痰）一杯，隔汤顿滚，五更温服（恐其与食同进，成积滞而发泻也）。痰多加竹沥（性滑流利，走窍逐痰）一杯。此方补阴清火消痰，以人补人，其妙无加。

加味地黄汤，治心火暴甚，肾水虚衰，不能制之，或兼喜怒思悲恐，五志有所过极，则热气拂郁，以致心神昏冒，卒倒无知，或语言謇涩（真阴亏损，津液衰少，舌络无所荣养，故伸缩不能自由），或口眼㖞斜，或手足牵掣（此因水不荣筋，筋急而纵也。俗云风者，乃风淫末疾之假象，风自火出也），或大便燥结（肾主五液，又主二便，虚则不能濡润），或小便疾出难忍，且有余沥（火性急速故也）。

六味地黄汤（补肾壮火）加麦冬犀角（清心解热）：羚羊角、钩藤（平木舒筋）、人乳（补阴益血）、梨汁、竹沥（降火消痰）、人参（随宜加入），宜桑枝（三、四两炒）。煎汤煎药（能通利关节，疗四肢拘挛，故偏风俱宜用之）。此方补肾壮水为主，佐以清心平肝，降火消痰之剂，然金为水母，水虚者，又当兼用生脉散，以滋其化源。

补气养血汤（自制）治类中风，半身不遂，即经所谓偏枯者也（经曰：偏枯，身偏不用而痛，言不变，志不乱，病在分腠之间。又云：虚邪偏客于身半，其入深者，内居荣卫，衰则真气去，邪气独留，发为偏枯。其邪气浅者，脉偏痛。此虽以外感为言，然是症总以痛者为轻），男子发左，（右为逆，左为从），女子发右（左为逆，右为从），不喑舌转可治，三十日起（虽逆于经，未甚于脏也）。其从者，喑三岁起（若男发于右，女发于左，症虽顺而声则喑，是外轻而内重也），年不满二十者，三岁死（气血方刚之年，即见偏枯废疾，此禀赋不足，早凋之兆也）。

人参、黄芪（补气）、地黄、当归、白芍、首乌、胡麻、甘菊（熄风清热）、天冬、麦冬（滋阴清热）、秦艽、牛膝、续断（通调血脉）、虎骨（壮其筋骨）、茯苓、橘红（同梨汁竹沥，降火消痰），加人乳、梨汁、竹沥、桑枝汤煎药。

此方补气滋阴养血为主，而佐以通血脉，壮筋骨，清痰热之剂，或有兼瘀血者，则加消瘀之品。按偏枯一症，皆由气血不调，譬如树木或有一边津液不荫注，而枝叶偏枯，其根本尚属未坏，故但宜如上治法。丹溪以左为死血，右力湿痰，亦为太拘，且不甚验。经言：左右者，阴阳之道路也。气虚则气滞，而血脉不能运动，左右尽可为死血，气虚则气闭而津液不能通流，左右尽可为湿痰。又有分左为血虚，右为气虚。又赵氏谓：男子左属水，女子右属水，凡人半肢风者，男多患左，女多患右，皆由水不能营，治宜补阴壮水为主。愚谓是当仿此法，以推测病情，合宜而治，不可执一。又赵氏谓：有一等平人，身半以上俱无恙如平人，身半以下，软弱麻痹，小便或涩，或自遗，此足三阴之虚症也，不可不知。

集灵膏，益气补血，滋阴壮水，延年益寿：人参（补气，大气周流，无脏不有，故其用无往而不利）、二冬、二地（生地生精，天冬引入所生之处，熟地补精，麦冬引入所补之处）、牛膝（强筋壮骨）、枸杞（填精养营）各半斤。此方补气血益精髓之神剂，虚人皆可服之。

二陈汤治肥人痰涎壅盛而属湿者（痰必清稀，口必不渴），半夏（燥湿）、茯苓（渗湿，湿去则痰无由生）、橘红（理气，气利则痰无留滞）、甘草（补脾，脾旺则土能制湿），可合星香散（南星、木香二味。南星本祛风痰，得牛胆九制，则燥性减，可借用），加竹沥、姜汁。本方加胆星、枳壳，名导痰汤。此燥湿理气化痰之剂，果属湿痰可用，勿混投之。

独参汤，治诸虚气弱，危急之症。又治暴眩仆绝（阴虚则孤阳无附，亦自飞越），喉无痰声（过不在痰），身无邪热（病不因感），此阴虚阳暴绝也，急用大剂灌之。

人参一两至三两。阴虚者可加熟地（人参随熟地，能直入三阴）一、二两，烦躁脉微者，加童便（责其虚而有火），痰多者加竹沥（责其痰随气乱）。加黄芪名参芪汤（气虚自汗可用），加白术名参术汤（脾胃虚弱可用），加附子一、二、三钱，名参附汤。真阳不足，上气喘急，气短头晕（阳欲上脱），汗出肢冷（阳欲外脱），方可暂用，切勿妄投。此方固元益气，单用多用，取其有专力耳。盖有形之阴血，不能速生，无形之阳气，所当急固。阳虚气弱者，固宜用之，血虚阴虚者，亦可暂投，使其一息尚存，庶可以次第而生生矣。加诸药方，因其所宜而施之。

六君子汤，治肥人气虚，卒然昏愦（肥人多类中，以气盛于外，而歉于内也），不省人事（气不摄痰，痰迷心窍也），痰涎壅盛（肥人多湿痰也），舌本硬强，语言不清，口眼㖞斜，肢体不遂等症（皆痰之故也）。人参一钱至一两，白术、茯苓各一、二、三钱，甘草（补中气以化痰。酒家去之）五、七分，橘红（利气以行痰）、半夏（燥湿以制痰）各一、二、三钱，加竹沥（开经络，导痰涎）一杯，姜汁（开痰）数匙，可合星香散。平素善饮酒患此症者，加甘蔗汁（以解酒毒）一杯，如口渴者，本方去姜汁、半夏，加麦冬、石膏（清肺胃之热，此方允为治虚风之仪式），桑枝汤煎药。此益气健脾燥湿化痰之圣剂，若系肺经燥痰，非所宜也。按嘉言云：肥人最多热痰，故口眼㖞斜，手足麻木，不论左右，俱作痰治，诚为当矣。但肥人多虚风，宜用一派甘寒之药（人参、葳蕤、胡麻、甘菊、生地。麦冬、栝蒌、石膏、梨汁、竹沥之属），忌用燥剂，临症宜审。

按：酒客每多类中风者，盖酒为湿热之物，能酿痰涎，痰多则内火易动，当少壮时，血强气雄，不能为害，中年以后，经脉骨肉渐为糟粕之味所渍，谷食渐减，蒸胃腐肠，虽或色泽红华，而中实败坏，一或内伤劳役，或六淫七情，少有所触，皆能卒中。譬如枯杨生华，忽遇大风而摧折矣。故沉湎致虚而中，与房劳致虚而中，均为危症。赵晚林云：酒客类中，宜大补胃气，多加人参以挽之。

四君子汤，治面色萎白（望之而知其气虚矣），言语轻微（闻之而知其气虚矣），四肢无力（问之而知其气虚矣），脉来虚弱者（切之而知其气虚矣）：人参（补五脏之元气），白术（补五脏之母气），茯苓（能致五脏之清气），甘草（能调五脏愆和之气），加橘红，名异功散。此补气之要剂，须随症加减用之。

归脾汤治类中风，心、脾、肝三经俱虚，或怔忡惊悸，眠则易醒（心血不足也），或饮食减少，食则难化（胃气弱，脾阴亏也），或烦恼多怒（肝血少，肝火旺也）：人参、黄芪、白术、甘草（补脾）、茯神、远志、枣仁、元肉（安神）、当归（养血）、木香（快气），肝火旺，加丹皮、黑山栀（泻火）。此补气养血安神，阴阳和平之剂，活法对症加减用之，自臻神效。

加味逍遥散，治类中风多食（风木太过，脾土受克，故求助于食），又治肝经风热，血燥筋挛，肢体不遂，内热晡热，往来寒热诸症：柴胡（肝木气郁，必下克脾土，用柴胡辛以散其束缚，升以举其抑遏）、芍药（味酸而收，能制肝木之太过）、当归（肝伤则血病，用以养血）、茯神（水实则火燥，取其宁心）、白术、甘草（木盛则土衰，用以扶其所不胜）、丹皮、黑山栀（用以泻火）各一钱。此泻肝安脾之治法，当再加人参、橘红，以合异功散补脾，则食自如常矣。若肝经风热血燥等症，去归、术，加滋阴之品，用桑枝煎药。

地黄饮子，治舌喑不能言，足痱不能行：熟地、萸肉、五味（壮水之主）、巴戟天、肉苁蓉、附子、官桂（益火之源）、远志（水火并补）、石菖蒲（芳香能通利关窍）、石斛（强肾，疗脚膝痹弱）、茯苓（肾气厥逆，痰如潮壅。苓则下行伐肾，降水泛之痰。况浊阴既上逆，下窍必不通。苓则引浊阴仍走下窍，亦因桂、附雄入之势，驱浊阴而利以导之者也）、麦冬等分，薄荷减半

（阴火上炎，胸膈正燎原之地，故以二味凉膈清心，又加梨汁、人乳、竹沥，亦热因寒用之法也）引用姜、枣，加人乳、梨汁、竹沥。此方补肾以益火之原。按经曰：内夺而厥，则为喑痱，此肾虚也。内夺者，夺其精也，精夺则气夺而厥。厥者逆也。气逆则乱，故声喑于上，体痱于下，元阳大亏，病本在肾。以肾脉上挟舌本，下走足心也。果系肾中之火衰者，方可议用。然世之火衰成病者，千百难逢一二，故喑痱之症，属肾中之水虚者为多。当用六味加牛膝、杜仲、石斛、龟甲、人乳、梨汁、竹沥之属，大忌辛热。又经曰：痱之为病也，身无痛者，四肢不收，志乱不甚，言微可治，甚则不能言，不可治也。故知喑痱并见，原为危险之症。

十全大补汤，治类中风，气血两虚，不能荣养筋骨，以致遍身疼痛：人参、黄芪、白术、茯苓、甘草（用四君子，加黄芪以补气）、熟地、当归、白芍、川芎（用四物汤以补血，四君、四物即八珍汤也）、肉桂（气虚者多挟寒，寒者热之，故用肉桂。且气药得之可以益卫，血药得之可以调荣），加秦艽（活络舒筋）、续断（通关利节）、杜仲（除腰膝之疼痛，利遍体之机关）、虎骨（治肢体挛痛）、鹿角胶（疗肢体酸疼）。此方治气血俱衰，阴阳并弱之症，诚足贵也。但世人患阴虚者多，类中，亦多由阴衰而致。方中肉桂辛热，川芎辛香上窜，皆能伤阴。此方果属虚寒者，方可投之，否则忌用。若身体疼痛，属经脉不和者，宜调气和血之品，治之自效。若病后肢体酸痛，宜多饮牛乳，补血益阴除热，功效甚捷。

凡大指次指麻木，或不用者，三年内有中风之患，须预防之。节饮食，戒七情，远房事，此至要者也。如肾水虚者，六味、左归，真火衰者，八味、四圣之属。脾虚弱者，归脾、六君之属，才有裨益，若用风药，适所以招风取中也。

中风之脉，迟浮者吉，坚大急疾者凶。

口开心绝，手撒脾绝，眼合肝绝，遗尿肾绝，声如鼾肺绝（五症不全见者，急用大剂独参汤，亦有得生者。若用牛黄、苏合等丸，入口即毙）。吐沫直视，肉脱筋痛，头发劲直，摇头上窜，面赤如妆，汗出如珠，喘而不休，皆属不治。诸中或苏或未苏，忽吐红紫血者，后必不治。

八、《冯氏锦囊秘录》

（一）杂症大小合参卷八，方脉中风合参

人有卒暴僵仆，或偏枯，或四肢不举，或不知人，或死或不死者，世以中风呼之，方书亦以中风治之，考诸《内经》，则曰：风者百症之始也：又曰：风者百病之长也；又曰：风者善行而数变；又曰：风之伤人也，或为寒热，或为热中，或为寒中，或为疠风，或为偏枯，或为风，其卒暴僵仆不知人，四肢不举者，并无所论，止有偏枯一语而已。及观《千金方》则引岐伯曰：中风大法有四，一曰偏枯，二曰风痱，三曰风懿，四曰风痹。偏枯者，半身不遂；风痱者，身无痛，四肢不收；风懿者，奄忽不知人；风痹者，诸痹类风状。《金匮》中风篇曰：寸口脉浮而紧，紧则为寒，浮则为虚，寒虚相搏，邪在皮肤，浮者血虚，络脉空虚，贼邪不泻，或左或右，邪气反缓，正气即急，正气引邪，㖞僻不遂。邪在于络，肌肤不仁；邪在于经，脊重不伸；邪入于腑，则不识人；邪入于脏，舌即难言，口吐涎沫。由是观之，则知卒暴僵仆不知人，偏枯四肢不举等症，固为因风而致者矣，故用续命排风等汤治之。及后刘河间、李东垣、朱彦修三贤者所出之论，始与昔人异矣。河间曰：中风瘫痪者，非肝木之风实甚而卒中之，亦非外中于风，由乎将息失宜，心火暴盛，肾水虚衰，不能制之，则阴虚阳实，而热气拂郁，心神昏冒，筋骨不用，而卒倒无所知也。多因喜怒思悲恐，五志有所过极，而卒中者，由五志过极，皆为热甚故也。俗云风者，言末而忘其本也。东垣云：中风者，非外来风邪，乃本气病也。凡人年逾四旬，气衰之际，或因忧喜忿怒伤其志者，多有此疾，壮岁之时无有也。若肥盛则间有之，亦是形盛气衰而如此。彦修曰：

西北气寒，为风所中，诚有之矣。东南气温，而地多湿，有风病者非风也。皆湿土生痰，痰生热，热生风也。三贤者之论，河间主乎火，东垣主乎气，彦修主乎湿，反以风为虚象，而与昔人所论大异矣，以三氏为是，则三氏未出之前，固有从昔人而治愈者矣。以昔人为是，则三氏已出之后，亦有从三氏而治愈者矣。盖昔人三氏之论，皆不可偏废，但三氏以相类中风之病而立论，故使后人狐疑而莫决，殊不知因于风者，真中风也。因于火，因于气，因于湿者，类中风而非中风也。如《内经》所谓：三阴三阳发病，为偏枯痿易，四肢不举，亦未尝必因于风而后能也。夫风火气湿之殊，望闻问切之间，岂无所辨乎辨之为风，则从昔人以治，辨之为火气湿，则从三氏以治，如此庶乎，晰理明而用治当矣。

中风一症，轻重有三，治各不同。中血脉者，病在半表半里，外无六经之证，内无二便之闭，但见口眼㖞邪，半身作痛，不可过汗，以虚其卫，不可大下，以伤其营，惟当养血顺气，以大秦艽汤及羌活愈风汤和之。中腑者其病在表，多着四肢，故肢节废，脉浮恶风，拘急不仁，外有六经之形证，内无便溺之阻隔，宜疏风汤及小续命汤汗之。中脏者，其病在里，多滞九窍，故唇缓，二便闭，不能言，耳聋鼻塞，目瞀痰涎昏冒，宜三化汤及麻仁丸下之。然凡中血脉中腑之病，切勿用龙麝牛黄，盖麝香入脾治肉，牛黄入肝治筋，龙脑入肾治骨，引风深入骨髓，如油入面，莫之能出，且闭症或宜，脱症深所切忌也。并勿概用大戟、芫花、甘遂，泻大肠大便之药，否则损其阴血，真气愈虚，何能驱邪出外？

中风之风乃内虚暗风，系阴阳两虚，而五脏本气自病，为内夺暴厥也。然阴虚者为更多与外来风邪迥别，急者参芪术附，固本为先，缓者顺气化痰，以救其标。补阳养阴，以固其本。阴甚虚者偏于阴，阳甚虚者偏于阳，阴阳两虚甚者，气血峻补，则虽外有风候之假象，不治自愈，所谓养也风自灭，盖指内起之风，由于阴虚内起之火耳。若用辛温风燥之药，焉能活病？徒速其毙。至于丹溪以瘫痪，分左右，别气血，四君四物为治，皆非至论，盖左半虽血为主，非气以统之则不流，右半虽气为主，非血以丽之则易散，故肝胆居左，其气常行于右，脾肺居右，其气常行于左，往来灌注，是以生生不息也。

中络者，邪方入卫，尚在经络之外，故但肌肤不仁。中经则入荣脉之中，骨肉皆失所养，故身体重着，至中腑、中脏，则离外而内，邪入深矣。中腑必归于胃者，胃为六腑之总司也。中脏必归于心者，心为神明之主也。风入胃中，胃热必盛，蒸其精液，结为痰涎，胃之大络入心。痰涎壅盛，堵其出入之窍，故中腑则不识人也。轻者风入胃中，反倍能食，是风能生热，热能杀谷也。诸脏受邪，迸入于心，则神明无主，故中脏者，舌纵难言，廉泉开而流涎沫也。廉泉穴在舌下窍，通于肾，津液之所出也。

中风之症，有因外感，有因内伤。言风者外感也。言气言火言痰者，内伤也。然外感者亦因内有郁热，腠里疏豁，中气不固，暴风得而中之。内伤者，气上逆而为火，火亢极而生风，风行水动，水涌为痰，故气也火也痰也。其实一源流也。为治之法，外感者，分中血脉、中腑、中脏之异而治之，渐伤而缓者，先用开关利窍，次用固本调元，急则只为取本，毋容次第，盖命在须臾，缓则援生不及也。严用和曰：人之元气强壮，外邪焉能为害？必真气先虚，荣卫空疏，邪能乘虚而入。若内因七情者，法当调气，不当治风，即外因六淫者，亦当先救本气，后依所感六气治之。

肥人多中气，以盛于外而歉于内也。然中气与中风相类，但中风身温有痰涎，多不能治，中气身凉无痰涎，须臾便醒，何也？盖中风中气，一源流也。皆由忿怒所致，人之喜怒思悲恐五志，惟怒为甚，所以为病之参也。少壮之人，气血未虚，真水未竭，适因怒动肝火，火煨于水，不能上升，所以身凉无痰涎，须臾便醒者，水旺足以降火也，名为中气。许学士云：暴怒伤阴，暴喜伤阳，忧愁不已，气多厥逆，往往得中气之症，不可作中风治也。若衰老之人，气血俱虚，真水已竭。适因怒动肝火，火寡于畏，得以上升，所以身温有痰涎，其多不能治者，水竭无以降火也，名为中风。然亦有少壮而中风不治者，男子乃色欲过多，下元水亏，不能制火，女人乃产后经后，去血过多，不能配气，适因忿怒动火，而气无所附，故随火而发越矣。阴也、血也，岂不为阳气之根本乎？《经》曰：肾气内夺，则舌喑足废。治法之大概，以气药治风犹可，以风药治气则不可，以血药治风，以气药治痰均可，以风药治血，以痰药治气，均断不可也。

用药之法，寒因热用，热因寒用，乃正治也。今中风瘫痪之症，本风火阳邪，而用乌附等热药治之何哉？盖中风瘫痪乃湿痰死血，结滞于脏腑经络之间，非乌附等热药，焉能开散流通！此非正治，乃从治也。《经》曰：从少从多，各观其事。则从治之药，只可为引经而已，况风本于热而生，岂可概谓虚寒？用附子取效者，必中寒阴毒之症，及肥白人多湿者，丹溪所谓肥白人多湿，少用乌附行经是也。若中风阳毒之症忌之，但至瘫痪既久，则痰火拂郁。若于辛凉药中而无香热之药为之向导，则将捍格而不能入也。况此时阳症多系假象，盖真火既已上升而为病矣，有何真阳仍存坎宫而不动耶！能此则无是病矣。所以乌附为对症之宜，但必兼滋补，便可制其僭热矣。惟中脏阴寒之症，又宜纯阳，忌用阴药，盖略兼阴药，则阳药便难小效，甚有益令阳亡，诚不思无阴则阳无以化，当此依希之阳，能经阴药所化乎？所以参术芪附等汤，不入地黄当归者此耳。

一凡饮食如常，但失音不语者，名曰哑风，只宜小续命汤，去附子加石膏、菖蒲各一钱。

一凡初中昏倒，宜急掐人中，俟其苏醒，方用痰药，或用吐法。若脱势急迫，不能姑待者，急为补精补神补气，以为性命之需，慎勿降火降痰降气，益促丧生之速，河间、东垣专治本而不治风，可谓至当不易之论，学者必须以阴虚阳虚为主，自后医书杂出，而使后学狐疑不决。丹溪曰：有气虚血虚湿痰，左手脉不足及左半身不遂者，以四物补血，加竹沥、姜汁。右手脉不足，及右半身不遂者，以四君补气，佐以竹沥、姜汁。如气血两虚而挟痰者，以八物汤加南星、半夏、竹沥、姜汁。平正通达宜人盛宗之，但持此以治而多不效，何也？盖治气血痰之标，不治气血痰之本也。况气虚气滞而血脉不能运动者，岂可谓之死血？气血气闭而津液为之凝结者，岂可谓之湿痰？人之四肢，如木之枝干，人之气血，荣养乎四肢，犹木之浆水，灌溉乎枝叶，木有枝叶，必有根本，人之气血，岂无根本乎？人有半身不遂，迁延不死者，如木之根本未甚枯，而一边枝干先萎耳。人有形容肥壮，忽然倒仆而即毙者。如木之根本已绝，其枝叶虽向荣，犹枯杨生华，何可久也？忽遇大风而摧折，观此则根本之论明矣。气血之根本者何？火为阳气之根，水为阴血之根，而火与水之总根，两肾间动气是也。此五脏六腑之本，十二经之源，呼吸之门，三焦之根，又名守邪之神。《经》曰：根于中者，命曰神机，神去则机息；根于外者，名曰气立，气止则化绝。今人纵情嗜欲，肾气虚衰，根先绝矣。一或内伤劳役，六淫七情少触，皆能卒中。此阴虚阳暴绝，即内夺暴厥之症也。须以参附大剂，峻补其阳，继以地黄丸十补丸之类，填实真阴。又有心火暴甚，肾水虚衰，兼之五志过极，以致心神昏闷，卒倒无知，其手足牵掣，口眼㖞邪，乃水不能荣筋，筋急而纵也。俗云：风者，乃风淫末疾之假象，风自之出也。须以河间地黄饮子峻补其阴，继以人参、麦冬、五味子之类，滋其化源，此根阴根阳之至论。若夫所谓痰者何？独中风为然，要知痰从何处来，痰者，水也，其源出于肾，仲景曰：气虚痰泛，以肾气丸补而逐之。观此，凡治中风者，既以前法治其根本，则痰不治而自化矣。惟初时痰涎壅盛，汤药不入，暂用稀涎散之类，使咽喉疏通，能进汤液即止。若欲尽攻其痰，顷刻立毙矣。

偏枯者，本乎精神内耗不足，而气血不能周及也。然不足之中，略有虚实之别，《经》所谓土太过则敦阜，令人四肢不遂，症之实者也，其治当泻不当补。又有脾胃虚弱，水谷之精气不周，气血偏虚，为邪所中，症之虚者也，其治当补不当泻。虚者正气虚，实者邪气实，泻者泻其邪，补者补其正。又名之左瘫右痪者，盖气顺血涩则为瘫疯。瘫疯者，筋脉拘急拳挛也。血顺气虚，则为痪疯，痪疯者，抬动不能也。瘫者，坦也。筋脉弛纵，坦然不举。痪者，涣也。血气散漫，涣然不收。求本以论，总皆气血不足，亦不必以左右分，而以湿痰死血为定论。至于拘挛，则急多而缓少、乃寒多而热少，《经》所谓寒则筋挛是也。其治莫如养血温经，使阳气以和柔之，阴津以灌溉之，如补中汤加附子，六味丸加肉桂，附子行参芪之力，而阳和自转，肉桂通行血脉，而筋节自荣。其瘛疭者，或伸或缩，而动不止，火之象也，本于肝家风热火燥，搏于筋络，则手足为之抽搐，《经》曰：火郁之发，民病瘛疭是也。虽然亦有寒伤荣，血凝而拘急者；有热伤荣，血燥筋枯而拘急者；有寒伤卫，气虚不能摄而弛纵者；有热伤卫，筋软不收而弛纵者，当兼脉候辨之。大概不外乎血虚不能荣筋，而燥气乘之，故其治亦不外乎滋补肝肾，灌溉筋脉，俾水旺火息，风木自平也。然治之即愈则可，若延久治之，则筋脉闭塞，药力难以流通，便成痼疾矣。

舌喑者，中风而舌不转运，舌强不能言是也。经曰：喉咙者，气之所以上下。会厌者，声音之户。舌者，声音之机。唇者，声音之扇。横骨者，神气所布，主发舌者也。然心之本脉，系于舌根；脾之络脉，系于舌傍；肝脉循阴器，络于舌本；少阴之脉，走喉咙，系舌本。是四经之脉，皆上于舌。邪中其经，则痰涎闭其脉道，舌不能转运而为之喑矣。有喉喑者，劳嗽而失音，即喉咙声哑是也。故喉喑者，喉中之声嘶，而舌本自能言。舌喑者，舌本不能言，而喉中之声音如故。中风而舌喑者，舌与喉俱病，而音声不能发于会厌也。然有外感、内伤之因。外感者，风寒火热之邪也。《经》云：风寒客于会厌，则厌不能发，故无音。又曰：诸热暴喑，皆属于火。内伤者，心、肺、肾三经致病，亦多由痰火壅塞上窍，气血两虚，不能上荣，则舌机不转也。有肾虚而气不归源，内夺而胞络内绝，不能上接清阳之气者；有元气不足，肺无所资者；有血衰而心失所养者。盖心为声音之主，肺为声音之户，肾为声音之根。《经》曰：三焦之气，通于喉咙，气弱则不能上通矣。治者能于根本用力，则丹田清阳之气，自能宣扬振作，故古人每以独参汤、地黄饮子取效也。然中风不语之症有六：有失音不语者，有舌强不语者，有神昏不语者，有口噤不语者，有舌纵语涩不语者，有麻舌语謇不语者，可不详欤！

口噤者，足阳明之病，颊车穴主之。盖阳明经络，挟口环唇，循颊车，而诸阳筋脉，皆上于头，三阳之筋，并络颔颊，夹于口。风寒乘虚而客其经，则筋挛急，牙关紧而口噤。又有风热太甚，痰涎滞膈，风喜伤肝，复能燥物，是以筋燥劲迫而口噤。此皆实邪之为病，而中风门之闭症也。若在脱症，则诸阳之气脱去，形骸管束无主，故口开舌纵不收矣。

肾者藏精主下焦地气之生育，故冲任二脉系焉。二脉同肾之大络，起于胞中，其冲脉因称胞络，为十二经脉之海，遂名海焉。冲脉之上行者，渗诸阳，灌诸经，下行者渗三阴，灌诸络而温肌肉，别络结于跗，因肾虚而胞络内络不通于上，则肾脉循喉咙挟舌本，故不能言，二络不通于下，则痱厥也。

中风一症，多由肝阴不足，肾水有亏，虚火上乘，无故卒倒，筋骨无养，偏枯不遂，故滋肾养肝，治本之至要。奈有肝无补法一语，举世尽以伐肝平肝为事，殊不知言不可补者，言肝气也，非肝血也。盖厥阴为风木之脏，喜条达而恶抑郁，故《经》云：木郁达之。夫肝藏血，人卧则血归于肝，是肝之所赖以养者血也，肝血虚则肝火旺，肝火旺，则肝气逆，肝气逆则气实为有余，有余者病气也。殊不知肝气有余，故不可补，补则气滞而不舒，非云血之不可补也。肝血不足则为筋挛，角弓抽搐，为目眩爪枯头痛，为胁肋少腹疼痛疝痛诸症，凡此皆肝血不荣也。故即肝气之有余，实由于肝血之不足，可不补乎！然补肝血又莫如滋肾水，水者木之母也。母旺则子强，是以当滋化源，盖肝血之不足，亦由于肾水之失养也。若谓肝无补法，而以伐肝为事，愈疏而愈虚，病有不可胜言矣。

中风一症。宜从洁古、东垣之论，以中腑、中脏、中血脉为辨证之的。洁古云：中腑多着四肢，中脏多滞九窍。东垣云：中腑则肢节废，中脏则性命危，中血脉则口眼㖞斜。凡脉直行者为经，傍支者为络，经有十二，络有十五，盖更有阳跷过六脏，主持诸表，阴跷通贯五脏，主持诸里，脾络则脏腑阴阳表里上下诸经通贯，名曰大络，故共十五也。但方书所载混言外有六经之形症，以大小续命汤为主。夫人身脏腑有十二经，手有三阳三阴，足有三阳三阴，其中风之有六经形症也。手之六经乎，足之六经乎，六经之症，惟伤寒有之，或谓中风六经形症，即是伤寒六经形症，至有引伤寒六经之症，以解中风六经之症，其言大谬。夫伤寒六经，只伤足而不伤手，故一日巨阳，二日阳明，三日少阳，至传入足三阴经，四日足太阴，五日足少阴，六日足厥阴，以渐传变，由表入里，故仲景有麻黄桂枝大小承气之法。若中风为暴病卒倒，难分经络，惟有脏腑血脉之别。或中于足之六经，或中于手之六经，非若伤寒有次第传经者也。故论中风则十二经皆有见症，而不止于足六经也。

遗尿，系元阳真气亏极，必须大用参术芪附，益志五味，以保元阳脱势，时时服之补接，诚话命之第一关也。盖人之所赖以生者，此阳气也。此气一亏，时时可脱，故服补药亦宜时时接之，不可不慎，不可不知。

东垣之论专以气虚为主，纵有风邪，亦是乘虚而袭，《经》曰：邪之所凑，其气必虚，当此之时，岂寻常药饵能通达上下哉！急以人参、乌附大剂煎服即苏，此诚有通经达络之能，斩关夺旗之力。然每服必用人参两许，补助真气，驾驱其邪，否则不惟无益，适足以取败。观先哲芪附参附等汤，其义可见。若遗尿手撒，口开鼻鼾，虽为不治，然服前药，多有生者。喻嘉言曰：脏为阴，可胜纯阳之药，腑为阳，必加阴药一二味，制其僭热，经络之浅，又当加和荣卫，并宣导之药。刘氏之论，则以风为末，而以火为本，然火之有余，缘木之不足也。刘氏原以补肾为本，观其地黄饮子可见矣。但治中风之症，凡势在危迫之际，当纯以补阳为要，阳者生之本也。阳生而阴自长，盖补阴力缓，恐不及矣。况阳气大虚，虽有假火，若略兼阴药，则阴翳之火骤消，亡阳之势益露，挽回何及！迨至危势渐平，又当兼以填补真阴，其阴虚有二，有阴中之水虚，有阴中之火虚，火虚者专以河间地黄饮子，水虚者当以六味地黄丸，故至当之治法，总以固阳为保生之首重，继以滋补精血为去病之根基，风自火出，火自阴亏，阴血一得，风火自息，不知此而以风燥致毙者多矣。

筋脉束骨，何处无之，脉皆起于手足指端，故十二经皆以手足名之，脉为血之隧道，荣则和柔，亏则不遂，热则弛纵，寒则拘挛，故《准绳》曰：凡风痹偏估，未有不因真气不周而病者，治之不用黄芪为君，人参归芍为臣，防风桂枝勾藤为佐，而徒以乌附羌独，涸荣而耗卫者，未之能愈也。凡精神短少，运用太过，一时接续不来，便有无故卒倒之患。若天真未竭，尺脉有根者，须臾自醒。倘天真已竭，尺脉无根者，则无阳溃散，目开鼾声，遗尿汗涌，脱势具备，难望其有生矣。故平时能于根本用力，善保水火，则气血自然和平，断无是病，既病而未至根本大伤，水火偏绝则调理得当，水火犹可和平，气血何难渐复，倘不知此，正当气血亏极发露之时，元阳走散，依稀之际，见其搐搦治风，见其涎壅治痰，驱逐克削标病从减，正气益伤，重则暴亡，轻则痼疾，故能于水火立命之处看明，气血生长之源参透，则外假之象虽变现百出，亦有主见于胸中，不为所感矣。况玩《灵枢经》曰：虚邪偏客于身半，其入深者，内居荣卫，荣卫疾，则真气去，邪气独留，发为偏枯，其邪气浅者，脉偏痛。又曰：痱之为病也，身无痛者，四肢不收，志乱不甚，其言微知可治，甚则不能言，不可治也。可见必由真气去而邪气独留，及志不乱，言微知为可治，志乱不能言为不可治，则知全以正虚为本，外邪为标者，十之一二，何必拘以中风局中风方，纷纷立论乎！况人受水火之真以成，而后脏腑具备，渐有筋骨形骸，故脏腑之根，系于真水真火，阴阳氤氲，酿成气血，流行脏腑，灌溉百骸，故水火为本，气血为标也。凡真阴真阳亏极，则邪气乘虚，直中于脏，内脏受伤，害人性命，若气血不足，未至根本亏极，则邪不能直达于里，或中腑或中血脉，则形骸受伤，乃有偏枯痿痹。要知真阳亏极。我身之阴寒，可以聚而乘之，非谓必有外寒也。真阴亏极，我身之风火，可以动而乘之，非谓必外有风火也。所谓内起之风，由于内起之火耳！识得标，只取本，乃治法万全之要领，何况当此大虚，顷刻存亡之症，以风火痰气之假象，而失其生人精气神之根本，岂能奏功万一乎？祛风适足以走泄元神，清火无非以消灭阳气，消痰则不足之真阴愈加销烁，理气则丹田之浮泛，益令无根虚阳，变至亡阳，闭症变成脱症（凡中风牙关紧闭，两手握固为闭症，可治。若口开手撒，眼合遗尿，鼾声为脱症，难治）。此皆治标者之罪也。

世以卒然仆倒，昏不知人为中风，以卒死者为中脏，痰涎壅盛者为痰厥，不知总由真气太弱，痰火泛上者十居八九。若虚极而阳暴脱，则尿出而死矣。此时乃无形之神气欲绝，急用参术附子大剂补接，亦有活者。若以风火痰而作有形之疾病为治，妄用他药，便无生理，戒之戒之。

或问人有半肢风者，必须拘以左半身属血，右半身属气乎，曰未必然，人身劈中分阴阳水火，男子左属水，右属火，女子左属火，右属水，男子半肢风者多患左，女子半肢风者多患右，即此观之，可见以阴虚为主。又有身半以上俱无恙如平人，身半以下软弱麻痹，小便或涩或自遗，属气乎，属血乎？此亦足三阴之虚症也。《经》曰：荣虚则不仁，卫虚则不用不仁，皮肤不知痛痒也。不用，手足不为人用也。仅以气血分阴阳，未尝以左右分气血也。要知气血周流无间，岂可以行于右者皆谓之气，行于左者皆谓之血乎？

夫天地之道，春气始于左而终于右，秋气始于右而终于左，夏气始于上而终于下，冬气始于下而终于上。人身亦然，左右上下，靡不周及，故诸阳之经，皆起于手足，而循行于身，风寒客于肌肤，随其虚处而停滞，如手足气血难倒之处，邪易袭矣。气血不足，运行难周，所以有偏枯之名也。《内经》但言左右者，阴阳之道路，未尝以人身之气血分左右也。人之气血，周流一身，气如橐钥，血如波澜，气为血行，血为气配，阴阳相维，循环无端，何尝有左右之分！自丹溪论半身不遂，谓在左属血虚，在右为气虚，由是以左右分属气属血者，从兹始矣。夫以脾肺在右，而右半身不遂者，主乎脾肺之为病。肾肝在左，而左半身不遂者，主乎肾肝之为病则可。若必主乎右气左血以立论，岂血仅行于左而不行于右耶？气仅行于右而不行于左耶，是气血在人身已分离而不相属矣。气行血行，气滞血滞，血气相维，何有左右之分也。若果属血虚，亦当兼以补气，盖气有生血之功，果属气虚，亦当兼以养血，盖血有和气之力。若以血气分治、则愈致阴阳乖格，岂能调和气血，而治偏枯耶？

《经》曰：肝主筋；又曰：诸筋者皆属于节。是以人之曲伸动履皆筋使然。夫筋体坚硬，藉血气滋养，乃得柔和，故少壮之与老年，筋力可见矣。气虚血弱之人，大病后，伤寒汗下后，筋失所养，则发痉，霍乱吐泻，津液暴伤则转筋，其理更可见矣。但肥白人多兼湿痰流滞，黑瘦人多因血液衰涸，故凡有手足渐觉不遂，或臂膊及髀股肢节，大拇次指麻痹不仁，或口眼歪斜，语言謇涩，或胸膈迷闷，吐痰相续，或手足少力，肌肉微掣，或六脉弦滑，而虚软无力，虽未至于倒仆，其中风晕厥之候可指日而待，须预防之，当节饮食，戒七情远房事，此至要者也。其应服药饵，察其两尺虚衰者，以六味八味地黄，切补肝肾，如寸关虚弱者，以六君子、十全大补之类，急补脾肺，才有卫益。若以搜风顺气，及清气化痰等药，适所以招风取中也，若失调理而既中矣。如正气不足之证，只保正气，不必驱邪，此时真阴失守，孤阳飞越，或非桂附，何以追复失散之元阳？其痰涎上涌者，水不归源也。面赤烦渴者，火不归源也。惟桂附能引火归元，一引水火既归，则水能生水，木不生风，而风自息矣。如邪气有余者，痹症之类，虽以扶正气为主，不可不少用祛邪之法，如易老天麻丸之类。至于挛者，有因热而筋膜干缩者，有因寒而筋脉拘急者，有因血虚而勿荣于筋者，有因邪盛而留滞关节者，可不细辨欤！

阴虚有二，阴中水虚，病在精血，阴中火虚，病在神气，盖阳衰则气脱，而神气为之昏乱，阴亏则形坏，而肢体为之废弛，真火为阳之本，真水为阴之根，水火不固，阴阳亡矣。精神内夺，外邪中焉，必根本绝而枝叶枯槁也。

中风小便不利，若非脏腑津液燥槁，即由汗多津液外亡，因所因而治之。小便自利，若不知此，徒加渗利，愈令津液重亡，元阳走泄，为害不浅。若小便疾出不能忍者，乃真气虚极，不能固禁收摄也。脱极则为遗，总四肢百骸，何物不仗气血濡润？何处不仗神气收摄？故真元衰败于中，精神耗散于外，则百骸皆失其主矣。欲动则不遂，正不足也。欲静同自动，风假象也。僵卧如尸者，神气欲脱而未尽也。回阳固本者，保命卫生之学也。养正而邪日除，探本穷源之论也。先攻后补者，从俗好恶之情，未得病情至理也。

中风稍瘥，有多食倍常者，因风木盛则克脾，脾受克求助于食，当泻肝理风以安脾，脾安则食自如常也。虽然亦因脏腑之脂膏耗竭，有阳无阴，所以孤阳用事，如中消者，然虽多食，未必长其精华，然借食尚堪抵其消耗，惟为补养精血，俾脂膏足而自复如常，何必泻肝理风为事哉！

（二）杂症大小合参卷八，论厥类中风

王节斋云：人有饮食醉饱之后，或感风寒，或着气恼，食填太阴，胃气不行，须臾厥逆，昏迷不省，名曰食厥。若误作中风中气，治之立毙，惟以阴阳淡盐汤探吐之，食出即愈。《经》曰：上部有脉，下部无脉，法当吐不吐则死。

有形体肥胖，平素善饮，忽舌本强硬，语言不清，口眼㖞斜，痰气上涌，肢体不遂，此肥人多中气，以盛于外而歉于内，兼之酒饮湿热，症乃成矣。须用六君子，加煨葛根神曲，多用人参以挽之，故元戎曰：酒湿之病，亦能作痹症，口眼㖞斜，半身不遂，舌强不正，浑似中风，当泻湿毒，不可作风病治之而汗也。

卢砥镜曰：《经》云，神伤于思虑则肉脱，意伤于忧愁则肢废，魂伤于悲哀则筋挛，魄伤于喜乐则皮槁，志伤于盛怒则腰脊难以俯仰也。昔有孀妇，十指拳挛，掌重莫举，肌肤疮驳，风药杂进不应，乃以舒郁调气血而愈。

一久病滞下忽昏仆，目上视脉无伦度，注汗大泄，丹溪曰：此阴虚阳暴绝也。得之病后而酒且内，急治人参膏而灸其气海，顷之手动。又顷之唇动、参膏成三饮而苏，服尽数斤而愈。凡人大病后，及妇人产后，多有此症。夫丹田气海，与肾脉相通，人有生之初，先生命门，胞系在脐，故气海、丹田，实为生气之源，十二经之根本，故灸而效。

（三）杂症大小合参卷八，中风脉候吉凶：

凡脉浮弦无力为风，浮滑不清为痰，浮数有力为火，沉弦有力为气，沉实有力为便结，沉涩而数为血凝。凡下元无根，则两肾脉不应，或沉滑微细，若尺浮而无力，肾气不足，尺洪而弦数，肾阴大亏。若痰塞气满，并逆于上，有升无降，则虚弦搏急，一如沸釜，或精气元气一时暴绝，则虚散而欲绝。脉来缓滑或浮滑或滑数，有神者，易治；或弦滑或浮数或洪大者，难治。若两脉绝无，下元已绝，寸关虚豁而空大，真气已散，或举之搏大，按之绝无，孤阳无依者死。

口开手撒遗尿者属气虚，为阳暴绝也，速宜大料参附补救之。如因无血而不能滋养其筋，是以举动则痛者，为筋枯也，不治诸中或未苏或已苏，或初病或久病，忽吐出紫红色者死。

一凡中风口开为心绝，手撒为脾绝，眼合为肝绝，遗尿为肾绝，气喘面黑鼻鼾为肺绝，及吐沫直视，喉如鼾睡，肉脱筋痛，面赤如装，发直摇头上窜，或头面青黑，汗如缀珠，并脉大数无伦者死。

九、《医学心悟》

（一）卷一，论中风

中风之症，有中腑、中脏、中血脉之殊。中腑者，中在表也，即仲景所谓太阳中风，桂枝汤之类是也。外显六经之形证，即如伤寒三阳、三阴传变之证也。其见证既与伤寒同，则其治法亦与伤寒传变无异矣。中脏者，中在里也。如不语，中心；唇缓，中脾；鼻塞，中肺；目瞀，中肝；耳聋，中肾。此乃风邪直入于里，而有闭与脱之分焉。闭者，牙关紧急，两手握固，药宜疏通开

窍，热闭、牛黄丸，冷闭、橘半姜汁汤。其热闭极甚，胸满便结者，或用三化汤以攻之。脱者，口张、心绝，眼合、肝绝，手撒、脾绝，声如鼾、肺绝，遗尿、肾绝。更有发直，摇头，上撺，面赤如妆，汗出如珠，皆为脱绝之证。此际须用理中汤，加参两余，以温补元气。若寒痰阻塞，或用三生饮加人参以灌之，庶救十中之二三。中血脉者，中在半表半里也，如口眼㖞斜，半身不遂之属是也，药宜和解，用大秦艽汤加竹沥、姜汁、钩藤主之，而有气与血之分。气虚者，偏于右，佐以四君子汤。血虚者，偏于左，倍用四物汤。气血俱虚者，左右并病，佐以八珍汤。此治中风之大法也。

（二）卷一，中风不语辨

或问：不语，有心脾肾三经之异；又风寒客于会厌，亦令不语，何以辨之？愚谓心者，君主之官，神明出焉。若心经不语，必昏冒全不知人，或兼直视、摇头等症，盖心不受邪，受邪则殆，此败症也。若胞络受邪，则时昏时醒，或时自喜笑。若脾经不语，则人事明白，或唇缓，口角流涎，语言謇涩。若肾经不语，则腰足痿痹，或耳聋遗尿，以此为辨。至若风寒客于会厌，不过喊风声哑之属，口能收，舌能转，枢机皆利，但不发音耳，可用辛散而安。

（三）卷一，中风类中辨证法

中风者，真中风也。类中风者，似中风而非中风也。然真中有兼类中者，类中有兼真中者，临证最难分别，不可无法以处之。大法中风之证，有中腑、中脏、中血脉之分，前论已详言矣。惟类中与真中，最宜分别，不可不审。真中风者，中于太阳，则与伤寒外感传经相符。若中血脉，必有偏枯㖞斜之证，中脏虽为在里，亦必兼有经络偏枯之证。若类中者，寒则厥冷、呕泻而暴痛也；暑则赤日中行而卒倒也；湿则痰涎壅盛而闭塞也；火则面赤、烦渴、唇燥而便闭也；食则因于过饱，而胸胀满闷也；气则因于盛怒而闭塞无音也；恶则因登冢入庙，冷屋栖迟，而卒然头面青黯也；虚则面色白、鼻息轻微也。见证各殊，与真中之偏枯、㖞斜自是不同。其间或有相同者，乃真中、类中相兼也。症既相兼，必须一一辨明，察其多寡兼并之处，辨其标本缓急之情，审度得宜，用古人经验良方，随手而起矣。

（四）卷三，中风门

中风者，真中风也，有中腑、中脏、中血脉之殊。中腑者，中在表也，外有六经之形证，与伤寒六经传变之证无异也。中太阳，用桂枝汤。中阳明，葛根汤加桂枝。中少阳，小柴胡汤加桂枝。其法悉具伤寒门，兹不赘。中脏者，中在里也，其人眩仆昏冒，不醒人事，或痰声如拽锯，宜分脏腑、寒热而治之。假如其人素挟虚寒，或暴中新寒，则风水相遭，寒冰彻骨，而风为寒风矣；假如其人素有积热，或郁火暴发，则风乘火势，火借风威，而风为热风矣。为热风多见闭症，其证牙关紧急，两手握固，法当疏风开窍，先用搐鼻散吹之，次用牛黄丸灌之。若大便闭结，腹满胀闷，火势极盛者，以三化汤攻之。为寒风，多见脱证，其证手撒、脾绝，眼合、肝绝，口张、心绝，声如鼾、肺绝，遗尿、肾绝，更有两目直视，摇头上窜，发直如妆，汗出如珠，皆脱绝之证，法当温补元气，急用大剂附子理中汤灌之。若痰涎壅盛，以三生饮加人参灌之。间亦有寒痰壅塞，介乎闭脱之间，不便骤补者，用半夏、橘红各一两，浓煎至一杯，以生姜自然汁对冲，频频灌之，其人即苏，然后按其虚而调之。然予自揣生平，用附子理中治愈者甚多，其用牛黄丸治愈者，亦恒有之，惟三化汤一方，并未举用。此必天时、地土、人事之不同。然寒热之剂，屹然并立，古方具在，法不可泥，故两存之，以备参酌。中血脉者，中在经络之中也。其证口眼歪斜，半身不遂是也，大秦艽汤主之。偏在左，倍用四物汤；偏在右，佐以四君子汤。左右俱病，佐以八珍汤，并虎骨胶丸，此治真中之大法也。

（五）卷三，类中风

类中风者，谓火中、虚中、湿中、寒中、暑中、气中、食中、恶中也，共有八种。与真中相类而实不同也。然类中有与真中相兼者，须细察其形证而辨之。凡真中之证，必连经络，多见歪斜偏废之候，与类中之专气致病者，自是不同。然而风乘火势，邪乘虚入。寒风相搏，暑风相炫，饮食招风，种种变证，所在多有，务在详辨精细，果其为真中也，则用前驱风法，果其为类中也，则照本门施治，果其为真中、类中相兼也，则以两门医法合治之，斯无弊耳。兹举类中诸证，详列于下，俾学者触目洞然也。

一曰火中。火之自外来者，名曰贼，实火也。火之自内出者，名曰子，虚火也。中火之证，良由将息失宜，心火暴盛，肾水虚衰，不能制之，故卒然昏倒，不可作实火论。假如怒动肝火，逍遥散。心火郁结，牛黄清心丸。肺火壅遏，贝母栝蒌散。思虑伤脾，加味归脾汤。肾水枯涸，虚火上炎者，六味地黄汤。若肾经阳虚，火不归原者，八味地黄汤，刘河间地黄饮子并主之。此治火中之法也。或问：火中而用桂、附者，何也？答曰：肾阳风越，则丹田虚冷，其痰涎上壅者，水不归原也。面赤烦躁者，火不归原也。惟桂附八味能引火归原，火归水中，则水能生木，木不生风，而风自熄矣。

二曰虚中。凡人体质虚弱，过于作劳，伤损元气，以致痰壅气浮，卒然昏倒，宜用六君子汤主之。中气下陷者，补中益气汤主之。

三曰湿中。湿中者，即痰中也。凡人嗜食肥甘，或醇酒乳酪，则湿从内受。或山岚瘴气，久雨阴晦，或远行涉水，坐卧湿地，则湿从外受。湿生痰，痰生热，热生风，故卒然昏倒无知也。苍白二陈汤主之。

四曰寒中。凡人暴中于寒，卒然口鼻气冷，手足厥冷，或腹痛，下利清谷，或身体强硬，口噤不语，四肢战摇，此寒邪直中于里也。宜用姜附汤，或附子理中汤加桂主之。

五曰暑中。凡人务农于赤日，行旅于长途，暑气逼迫，卒然昏倒，自汗面垢，昏不知人，急用千金消暑丸灌之，其人立苏。

十、《金匮要略心典》

卷上，中风历节病脉证并治第五

“夫风之为病，当半身不遂，或但臂不遂者，此为痹。脉微而数，中风使然”。

风彻于上下，故半身不遂；痹闭于一处，故但臂不遂。以此见风重而痹轻，风动而痹着也。风从虚入，故脉微；风发而成热，故脉数。曰中风使然者，谓痹病亦是风病，但以在阳者则为风，而在阴者则为痹耳。

“寸口脉浮而紧，紧则为寒，浮则为虚。寒虚相搏，邪在皮肤；浮者血虚，络脉空虚；贼邪不泻，或左或右；邪气反缓，正气即急；正气引邪，㖞僻不遂。邪在于络，肌肤不仁；邪在于经，即重不胜；邪入于腑，即不识人；邪入于脏，舌即难言，口吐涎”。

寒虚相搏者，正不足而邪乘之，为风寒初感之诊也。浮为血虚者，气行脉外而血行脉中，脉浮者沉不足，为血虚也。血虚则无以充灌皮肤，而络脉空虚，并无以捍御外气，而贼邪不泻，由是或左或右，随其空处而留着矣。邪气反缓，正气即急者，受邪之处，筋脉不用而缓，无邪之处，正气独治而急。缓者为急者所引，则口目为僻，而肢体不遂，是以左㖞者邪反在右，右㖞者邪反在左。然或左或右，则有邪正缓急之殊，而为表为里，亦有经络脏腑之别。经云：“经脉为里，支而横者为络，络之小者为孙。”是则络浅而经深，络小而经大，故络邪病于肌肤，而经邪病连筋骨，甚而入腑，又甚而入脏，则邪递深矣。盖神藏于脏，而通于腑；腑病则神窒于内，故不识人；诸阴皆连舌本，脏气厥不至舌下，则机息于上，故舌难言而涎自出也。

“侯氏黑散：治大风四肢烦重。心中恶寒不足者。菊花四十分，白术、防风各十分，桔梗八分，黄芩五分，细辛、干姜、人参、茯苓、当归、川芎、牡蛎、矾石、桂枝各三分。上十四味，杵为散，酒服方寸匕，日一服，初服二十日，温酒调服，禁一切鱼肉大蒜，常宜冷食，六十日止，即药积腹中不下也，热食即下矣，冷食自能助药力”。

此方亦孙奇等所附，而去风除热补虚下痰之法具备。以为中风之病，莫不由是数者所致云尔，学者得其意，毋泥其迹可也。

“寸口脉迟而缓，迟则为寒；缓则为虚；营缓则为亡血，卫缓则为中风。邪气中经，则身痒而瘾疹；心气不足，邪气入中，则胸满而短气”。

迟者行之不及，缓者至而无力；不及为寒，而无力为虚也。沉而缓者为营不足，浮而缓者为卫中风，卫在表而营在里也。经不足而风入之，血为风动，则身痒而瘾疹；心不足而风中之，阳用不布，则胸满而短气，经行肌中，而心处胸间也。

十一、《金匮翼》

卷一，中风统论

中风之病，昔人有真类之分，盖以贼风邪气所中者为真，痰火食气所发者为类也。以愚观之，人之为病，有外感之风，亦有内生之风。而天人之气，恒相感召，真邪之动，往往相因。故无论贼风邪气从外来者，必先有肝风为之内应。即痰火食气从内发者，亦必有肝风为之始基。设无肝风，亦只为他病已耳。宁有卒倒、偏枯、歪僻、牵引等症哉。经云：风气通于肝。又云：诸风掉眩，皆属于肝；诸湿肿满，皆属于脾；诸寒收引，皆属于肾。由此观之，则中风之病，其本在肝，犹中湿之属于脾，中寒之属于肾也。虽五脏各有中风之症，然风在他脏，则又显他脏之证矣。岂如今人之所谓中风哉。而其为病，则有脏腑经络浅深之异。口眼歪斜，络病也，其邪浅而易治；手足不遂，身体重痛，经病也，邪差深矣，故多从倒仆后见之；卒中昏厥，语言错乱，腑病也，其邪为尤深矣。大抵倒仆之候，经腑皆能有之。其倒后神清识人者在经，神昏不识人者在腑耳。至于唇缓失音，耳聋目瞀，遗尿声鼾等症，则为中脏，病之最深者也。然其间经病兼腑者有之，脏病连经者有之，腑脏经络齐病者有之，要在临病详察也。至于真邪虚实之故，治法通塞之宜，苟不预为讲求，何以应斯仓卒哉。夫邪气所触者，邪风暴至，真气反陷经络腑脏，卒然不得贯通，不相维系。《内经》所谓：邪风之至，疾如风雨是也。脏邪所发者，脏气内虚，肝风独胜，卒然上攻九窍，旁溢四肢，如火之发，如泉之达，而不可骤止。肝象木而应风，而其气又暴故也。又邪气所触者，风自外来，其气多实。肝病所发者，风从内出，其气多虚。病虚者，气多脱。病实者，气多闭。脱者欲其收，不收则死；闭者欲其通，不通亦死。约言治要，盖有八法，兹用条列于后，神而明之，存乎其人耳。又五脏中风分治之方，余见古方庞杂失旨，不适于用，谨删正五方，并录出以备检用云。

十二、《医学源流论》

卷上，病，中风论

今之患中风、偏痹等病者，百无一愈，十死其九。非其症俱不治，皆医者误之也。凡古圣定病之名，必指其实。各曰中风，则其病属风可知。既为风病，则主病之方，必以治风为本。故仲景侯氏黑散、风引汤、防己地黄汤，及唐人大小续命等方，皆多用风药，而因症增减。盖以风人经络，则内风与外风相煽，以致痰火一时壅塞，惟宜先驱其风，继清痰火，而后调其气血，则经脉可以渐通。今人一见中风等症，即用人参、熟地、附子、肉桂等纯补温热之品，将风火痰气，尽行补住，轻者变重，重者即死。或有元气未伤，而感邪浅者，亦必迁延时日，以成偏枯永废之人。此非医者误之耶？或云邪之所凑，其气必虚，故补正即所以驱邪，此大谬也。惟其正虚而邪凑，由当急驱其邪，以卫其正。若更补其邪气，则正气益不能支矣。即使正气全虚，不能托邪于外，亦宜于驱风药中，少加扶正之品，以助驱邪之力。从未有纯用温补者。譬之盗贼入室，定当先驱盗贼，而后固其墙垣。未有盗贼未去，而先固其墙垣者。或云补药托邪，犹之增家人以御盗也。是，又不然。盖服纯补之药，断无专补正不补邪之理，非若家人之专于御盗贼也，是不但不驱盗，并助盗矣。况治病之法，凡久病属虚，骤病属实。所谓虚者，谓正虚也。所谓实者，谓邪实也。中风乃急暴之症，其为实邪无疑。天下未有行动如常，忽然大虚而昏仆者，岂可不以实邪治之哉？其中或有属阴虚、阳虚，感热、感寒之别，则于治风方中，随所现之症加减之。汉唐诸法俱在，可取而观也。故凡中风之类，苟无中脏之绝症，未有不可治者。余友人患此症者，遵余治法，病一二十年而今无恙者甚多。惟服热补者，无一存者矣。

十三、《慎疾刍言》

中风

中风，北人多属寒，宜散寒，南人多属火，宜清火，而祛风、消痰则南北尽同。古方自仲景侯氏黑散、风引汤而外，则续命汤为主方。续命汤共有数首，不外驱风，其随症加减，皆有精义。从未有纯用温热滋补，不放风寒痰火一毫外出，以致重病必死，轻病则使之不死不生。惟日服人参以破其家而恋其命，最可伤也！又有稍变其说者用地黄饮子，以为得阴阳兼补之法，亦大谬也。此方乃治少阴气厥不至，舌喑足痿，名曰痱症。乃纯虚无邪，有似中风，与风寒痰火之中风正相反，刘河间之书可考也。乃以此方治有邪之中风，其害相等。余每年见中风之症，不下数十人，遵古治法，十愈八九；服温补药者，百无一愈，未甚服补药者，尚可挽回；其不能全愈，或真不治者，不过十之一二耳！奈何一患此症，遂甘心永为废人，旁人亦视为必不起之症，医者亦惟令多服重价之药，使之直得一死而可无遗憾，岂不怪哉！愿天下之中风者，断勿以可愈之身，自投于必死之地也。

十四、《杂病源流犀烛》

卷十二，六淫门，中风源流

中风，风乘虚而为病也。向来惟东垣主虚，而河间则主火，丹溪则主痰，似乎各异，不知惟虚也，故无根之火发焉。惟虚也，故逆上之痰生焉，特东垣举其本。河间、丹溪各举其标耳，未有痰与火之发，不由于虚者也。且即河间主火，而其论曰：中风瘫痪，非外中风邪，亦非肝风独盛，由将息失宜，心火暴盛，肾水虚衰，不能制之，则阴虚阳盛，而热气怫郁，心神昏冒，筋骨不用，卒倒无所知。则其言肾水虚衰，言阴虚阳盛中主乎火，而论火之自发，何尝不以为由于虚乎。丹溪主痰，而其论曰：西北气寒，为风所中，诚有之矣。东南气温多湿，有风病者非风病也，皆湿土生痰，痰生热，热生风也。夫人身之气，根于脾，主于肺，苟脾气充盛，自能健运，内因之湿何自生，外来之湿何自感，痰即不能为患矣。然则痰之壅逆，非由气之虚弱不能健运乎，亦可知曰火曰痰，总由于虚，虚固为中风之根也。惟中风之病由于虚，故腑虚则中腑，脏虚则中脏，血脉虚则中血脉，而其症各别。盖中脏者病在里，多滞九窍，有六经形症。如唇缓、二便闭属于脾，不能言属于心，聋属于肾，鼻塞属于肺，目瞀属于肝。邪之中较深，治宜下之（宜三化汤、麻仁丸），然亦不可过下以损荣血。中腑者病在表，多着四肢，其症半身不遂，手足不随，痰涎壅盛，气喘如雷，然目犹能视，口犹能言，二便不秘，邪之中犹浅，且有六经形症。如头疼，身热，项脊强，属于太阳。目痛，鼻干不得卧，属于阳明。口苦，胁痛，耳聋，寒热，呕吐，属于少阳。腹满，自利，咽干，属于太阴。舌干，口燥，属于少阴。烦满，囊缩，属于厥阴。而又有太阳经症无汗恶寒者（宜麻黄、防风、杏仁、甘草）。或有汗恶风者（宜桂枝、防风、白芍、甘草）。有阳明经症无汗身热不恶寒者（宜白芷、石膏、知母、甘草）。或有汗身热不恶风者（宜桂枝、葛根、黄芩、甘草）。有太阴经症无汗身凉者（宜麻黄、防风、干姜、附子）。有少阴经症有汗不热者（宜麻黄、桂枝、杏仁、防风、附子、甘草）。若无此四经之症，在少阳、厥阴二经，则从二经治之（宜柴胡、黄芩、连翘、羌活、甘草）。然以上种种形症，不独中腑为然，即中脏中血脉者，亦往往有之，当临时参酌为治。惟中腑者必面加五色，脉浮弦而多恶风，大法，必当汗之（宜疏风汤、小续命汤），然亦不可过汗以损卫气。至如中血脉者病在半表半里，其症口眼㖞斜，沉沉欲睡，外无六经症状，内无便溺之危，既不可汗，又不可下，惟以静胜其躁，以养血为主（宜大秦艽汤、养荣汤、羌活愈风汤）。其有痿痹瘫痪顽麻，或因痰而中（宜滚痰丸、三生饮、龙星丹），或因火而中（宜凉膈散、清气宣风散），或因暑而中（宜香茹饮、沈氏中暑汤），或因湿而中（宜行湿流气散、渗湿汤），或因寒而中（宜附子汤、附子麻黄汤），或因虚而中（宜万金汤、宝回春汤），或因气而中（宜木香调气散、顺气匀风散），或因恶而中（宜桃奴丸、调气平胃散），虽所中之因不一，皆为类中风。盖类中者，卒倒偏枯，语言謇涩，痰涎壅盛，皆与中脏腑血脉之真中风相类，但无六经形症为异耳。由中气虚惫，血液因而泣逆，故虚风内煽，至此生病也，治必于补益药中，加治风之品（宜以参、芪为君，归、地佐之，加秦艽、茯神、竹沥、姜汁、梨汁、人乳），最为稳妥。虽然，类中诸症既不可不别于真中风，亦不得混于脱绝之症。脱绝者何？经曰：中开者心绝，手撒者脾绝，眼合者肝绝，遗尿者肾绝，声如鼾者肺绝，皆由虚极而阳脱也。若五症不全现者急用大剂参芪术附进之，或可救十中之一。若误服苏合丸、牛黄丸、至宝丹、活命金丹之类，即不可救。盖古人制此等方药，皆辛香走窜，为斩关夺门之将，原为牙关紧塞、两手握固、中脏之闭症而设，故用牛黄入脾治肉，麝香入肾治骨，冰片入肝治筋，惟邪气深入者，乃能驱出。若施于中腑脱绝之症，反掌杀人矣。夫真中、类中、脱绝，其各有别如此。而士材于真中风，又有分表里分阴阳之说，于中腑又有多兼中脏之说，至为精审。兹试撮其略曰：真中风须分表里，病在表者，照前六经形症治之。在里者，便溺阻隔，须下之（宜三化汤）。若表里俱见，先解表，后攻里。若内外邪已解，而犹语言謇涩，半身不遂，未能骤愈，则以六君子汤为主，加羌活、防风、秦艽、当归、生地、白芍，久久服之，荣卫自和。此即古所称大药加麻黄即一旬之微汗，加大黄即一旬之微利者是也。如望春大寒之后，则加人参、半夏、柴胡、木通，迎而夺少阳之气。望夏谷雨之后，则加石膏、黄芩、知母，迎而夺阳明之气。季夏湿土主令，则加防已、白术、茯苓，生脾土之湿。望秋大暑之后，则加厚朴、藿香、官桂，迎而夺大阴之气。望冬霜降之后，则加桂、附、当归，胜少阴之寒。又曰：治中风须分阴阳，阴中者，或青或白或黑，痰喘，昏乱眩冒，多汗，甚者手足厥冷；阳中者，面赤唇焦，牙关紧闭，上视强直，掉眩烦渴。又曰。中腑者，多兼中脏，如左关脉浮弦，面目青，左胁痛，筋脉拘急，肉瞤，头目眩，手足不收，坐踞不得，此中胆兼中肝也（宜犀角散）。左寸脉浮洪，面赤，汗多恶风，心神颠倒，语言謇，舌强口干，忡悸恍惚，此中包络兼中心也（宜加味牛黄散）。右关脉浮缓，或浮大，面黄，汗多恶风，口㖞语涩，身重，怠惰嗜卧，肌肤不仁，皮内瞤动，腹胀不食，此中胃兼中脾也（宜防风散）。右寸脉浮涩而短，鼻流清涕，面白，多喘，胸中冒闷，短气自汗，声嘶，四肢痿弱，此中大肠兼中肺也（宜五味子汤）。左尺脉浮滑，面目黑，腰脊痛引小腹，不能俯仰，两耳虚鸣，骨节疼痛，足痿善恐，此中膀胱兼中肾也（宜独活散）。士材之分晰施治如此，讵非司命者所当加意哉。总之，治中风大法，猝然昏倒，必先顺气，然后治风（宜苏合丸，用竹沥、姜汁调灌，如口不开，急用吹鼻散吹入，有嚏可治，无则死）。亦须辨明气血之所属，气虚者，右手足必不仁（宜六君子汤加钩藤、姜汁）；血虚者，左手足必不仁（宜八珍汤加竹沥、钩藤、姜汁）。此其要法也。若夫禀赋不齐，七情异起，六气殊伤，又难执一，神明参活可也。

今将中风条款根由方治开列于后。一曰口噤不开，足阳明颔颊之脉急则口噤，肝风乘胃故也，急将皂荚、乳香、黄芪、防风煎汤熏之，然须大作汤液，如蒸如雾乃得力。南星、冰片为细末，擦牙龈。或藜芦，郁金末搐鼻。或明矾一两、飞盐五钱擦牙，更用钱许棉裹安牙尽处。甘草五寸截五段，麻油浸透，火炙，抉口令咬之，约人行十里许，又换一段，从此灌药甚便。二曰口眼歪邪，耳鼻常静，故风不作。口眼常动，故风易生。摇风则血液衰耗，无以养筋，故筋脉拘急，而口目为僻，眦急不能卒视（宜疏风饮），急以桂枝三两，酒煎浓汁，以旧布浸之，右歪拓左，左歪拓右，乳香二两、皂荚一两，烧烟熏之。三曰语言謇涩。经曰：足太阳脉贯舌本，散舌下，病则舌强。又曰：足少阴脉之正者系舌本。又曰：内夺而厥，则为喑痱。可见中风之正，皆由肾脉之气不能上循喉咙，挟舌本，故不能言。脾土不足，痰涎涌盛而謇涩，故亦不能言也（肾不足宜地黄饮子，脾不足宜六君子汤）。至其所兼，有缘风痰者宜涤痰，有缘湿痰者清脾热，有缘迷心窍者清心火，有缘风热者清肝火，有缘虚火上炎者壮水之主，有缘虚寒厥逆者益火之原，各随症兼治之（宜神仙解语丹、涤痰汤、八味丸、加味转舌膏，随所当用而施治）。四曰四肢不举，脉缓大有力者，土太过也（宜平胃散、五苓散）。脉细小无力者。土不及也（宜补中益气汤）。而或为血枯筋急（宜四物汤），或为水旺风淫（宜四物汤加防风、钩藤、秦艽），或为痰多（宜六君子汤加秦艽、天麻、竹沥、姜汁）。五曰身体疼痛。诸阳之经，皆起手足循行于身体，风寒客于肌肤，始痹而痛（宜蠲痹汤），若挟湿热（宜当归拈痛汤）、挟寒（宜铁弹丸）、挟虚皆是（宜十全大补汤）。六曰痰涎壅盛，肥人多中，以气盛于外，而歉于内也。人肥必气急而肺盛，肺金克肝木，故痰盛（宜星香散、二陈汤）。其有挟虚者（宜上二方加参、芪、竹沥），有挟寒者（宜上二方加桂、附、姜汁），有实者（宜木香汤送星香散），有虚者（宜六君子汤送星香散），皆随症酌治。七曰遗尿不禁，皆由脾虚下陷（宜补中益气汤加益智仁），肾虚不能收摄也（宜地黄饮子同生脉散）。八曰小便不利，中风便不利。盖由自汗，则津液外亡，小便自少，清热止汗，小便自行矣（宜凉膈散、当归六黄汤）。九曰善饥善食，风木太过，凌虐中州，脾土受攻，求助于食，法当泻肝安脾，则复其常矣（宜青皮白芍汤）。十曰自汗盗汗。或由于风多者宜桂枝汤，或由于表虚者（宜玉屏风散），或由于阳气虚者（宜芪附汤），皆宜顺时审症。至如盗汗，更宜变通（宜补中益气汤送六味丸，或当归六黄汤作丸）。十一曰神气昏瞀，盖由痰气逆卫，心主被障，故昏不知人，此系中脏而非中腑，闭症而非脱症（煎剂宜六君子汤加南星、木香、菖蒲、远志、竹沥、姜汁，丸剂宜至圣保命丹、加减牛黄清肺心汤）。十二曰左瘫右痪，盖瘫痪及四肢顽麻，骨节酸痛，一切寒湿风气，与肾虚足膝无力，治法皆同（宜史国公酒）。其条款根由方治，各各不同如此。而前人又据经文分列中风四大法，虽不外乎脏腑肢体间症治，然其法亦不可不知。一曰偏枯，即半身不遂，由血气偏虚，邪气留着于所虚之半边，阻隔脉道，故手足枯瘦，骨间疼痛。经言：虚邪客于身半，其入深，内居荣卫，荣卫稍衰，则真气去，邪气独留，发为偏枯是也。而仲景又言：言不变，智不乱，病在分腠之间。则知经之荣卫，乃病所发之由。仲景之分腠，乃病所寄之处也（宜加减润燥汤以治左偏，祛风除湿汤以治右偏）。二曰风痱，身无痛，缓者四肢不举，或一臂不遂，或左瘫右痪，急则一身皆仰，大约言变智乱者居多，若言变甚智、乱甚者难治。而东垣却以痱病为即邪入于里而中脏者，偏枯为即邪在分腠之间而中腑者。然则痱与偏枯，虽是两疾，其实痱即偏枯之邪气深者也（宜换骨丹、疏风顺气元、八宝回春汤）。三曰风懿，亦名瘖，其病亦在脏腑间，由痰水制火，闭塞心窍，故猝然昏倒，舌强不言，喉中窒塞，噫噫有声是也。但此症有汗身软者可治，无汗身直者不易治。前人断为七日死，良然。总之，风痱病有由脾实者，由膏粱过甚之故，故用疏风顺气丸以导之，有由脾虚者，由饮食失节之故，故用八宝回春汤以调之。风懿病有由于热者，则以痰火郁积而然，非清火不可（宜牛黄清心丸）；有由于虚者，则以元弱痰横之故，非化痰不可（宜导痰汤）。皆当分治。四曰风痹。经曰：邪之所凑，其气必虚，留而不去则为痹，卫气不行则为不仁。又曰：风之为病，当半身不遂，或但臂不遂者，此为痹是也，大约皆由汗出风吹，血凝于肤之故，另详诸痹条内，兹不细载。

四大法之外，又有暴仆、暴喑、蒙昧及中风热、中风虚等症，皆中风之流派，而与中风症同而异，异而同者也。暴仆维何？或因虚，或因火，或因痰，忽然仆地，精神恍惚，口噤涎潮，与卒中风相似，惟不搐搦遗尿为异耳，宜审其为虚（宜人参黄芪汤加竹沥、姜汁、为痰（宜省风汤）、为火（宜防风通圣散），而切治之（亦可参用嚏法、吐法、开噤法）。暴喑维何？其人平素肾必虚，又为厉风所伤，故语言謇涩而喑症，其所以与中风语涩异者，以此必足胻枯细缓弱，或耳聋，或腰背相引痛，经所谓肾气内夺，则舌喑足废者是也（宜肾沥汤、地黄饮子、清神解语汤、资寿解语汤）。蒙昧维何？凡风中脏者，其人必昏冒，神情不爽，若有物蒙蔽者，然并有风犯于心，心神不守，致健忘惊悸者（宜牛黄定志丸、四白丹、二参丹、祛风至宝丹）。中风热维何？风因热生，热胜则风动，甚有风毒上攻，头面肿痒，痰涎闭塞，心胸烦热，大小便秘，下注腰，肿痛生疮者不治，亦能致瘫痪（宜透冰丹、天麻丸、防风通圣散）。中风虚维何？人至五六十岁，气血就衰，乃有中风之病，少壮无是也。然肥盛之人，或兼平日嗜欲太过，耗其精血，虽甚少壮，无奈形盛气衰，往往亦成中风，此即经所云中风虚症。言本非中风之时，乃因虚，故亦中风也。法当和气活血，补虚去风为主（宜万金汤、八宝回春汤）。审此求之，中风之为病，宁有或遗也哉。要之，中风之人气必虚，气道必多滞。《直指》曰：治风良剂，小续命为上，排风汤次之，然二药主风不主气，须以人参顺气散、乌药顺气散佐助，气一流行，风疏散矣。据此，可知单用风药为非宜也。然人参顺气散所以补气虚，乌药顺气散所以宣气滞，临时调剂，又不可混用。中风之人又必能食，而其能食有二因：一由肝木盛，木盛克脾土，土受制，求助于食，故多食，泻肝治风则脾安，脾安则食自少，而病可以治；一曰脾气盛，盛则下克肾水，水亏不能制火，故食益多而病益剧，急服安土滋水之药，不必多食，则食自少，而病可以治。此又治中风者两大端，不可不知者也。又有小中，小中者何？其风之中人，不至如脏腑血脉之甚，止及手足者是也。若遇小中症，切不可用正风药深切治之，或至病反引而向里，只须平和之剂调理，虽未必为完人，亦不至有伤性命也。若风病既愈，而根株未能悉拔，隔一二年，或数年，必再发，发则必加重，或至丧命，故平时宜预防之，第一防房劳，暴怒郁结调气血，养精神，又常服药以维持之（宜定风饼子），庶乎可安。故丹溪云：宜常服小续命汤以防喑症。易老亦云：如觉风动，便服愈风汤以免倒仆。盖皆有见乎预防之为要也。若男妇寻常涎潮于心，卒然昏倒，未即为中风者，当即扶入室中正坐，用醋炭熏之，令气冲口鼻，其涎自归经络，即自能省，惟不可用姜汤及滴水入咽，汤水一入，痰涎永系于心，必成痼疾。

（一）脉法

仲景曰：寸口脉浮而紧，紧则为寒，浮则为虚，虚寒相搏。邪在皮肤，络脉空虚，贼邪不泻，或左或右，邪气反缓，正气独急，正气引邪，㖞僻不遂。邪在于络，肌肤不仁。邪在于经，即重不胜。邪入于腑，即不识人。邪入于脏，口即难言，口吐涎沫。又曰：脉浮而大者曰风。又曰：脉浮而数，中风使然。《得效》曰。凡中风之脉，无不大者，非热也，是风脉也。《脉诀》曰：中风口噤浮迟吉，急实大数三魂孤。又曰：中风脉浮，滑兼痰气，其或沉滑，勿以风治，或浮或沉，而微而虚，持危消痰，风未可疏。丹溪曰：中风脉迟浮可治，大数而极者死。《脉经》曰：大而浮迟者吉，急而且疾者凶也。

（二）似中真中论

缪仲淳曰：凡中风，有真假内外。西北地高风烈，虚人猝为所中，中脏死，中腑成废人，中经络可治，必先解散风邪，次再补养气血，此治真中风法，以小续命汤、桂枝、麻黄、附子、羌活、独活、防风、白芷、南星、甘草为本。若江浙闽粤川滇等处，无刚风，多湿热，人皆柔脆，多热多痰，真阴既亏，内热弥甚，煎熬津液，凝结为痰，壅塞气道，热极生风，亦猝然僵仆，类中风症，或不省人，或语言謇涩，或口眼歪斜，或半身不遂。将发，必先内热，口干舌苦，便秘溺赤。河间谓是水不胜火，丹溪谓是湿热相火，中气中痰是也。此即内虚暗风，确系阴阳两虚，而阴虚为多，与外来风邪迥别，法当先清热（二冬、甘菊、白芍、茯苓、花粉），顺气（苏子、橘红、郁金、枇杷叶），开痰（贝母、竹沥、白芥子、栝蒌仁）以救其标，次用治本，益阴（二冬、菊花、生地、白芍、归身、杞子、五味子、牛膝、白胶、人乳、黄柏、白蒺藜），补阳（人参、黄芪、鹿茸、巴戟、大枣）。若气血两虚，则阴阳兼补。

（三）似中问答

缪仲淳曰：或问有似中风，眠不竟夕，易醒，心脉弦而不洪，多怒，肝脉弦而不长，语謇涩，多痰，身重，溲速不能忍，有余沥，大便结，左尺浮洪，食少难化，此何故？答曰：眠不竟夕、易惺，心血不足，故脉弦不洪。东垣云：胃虚者多怒，多怒肝气必不和，故脉弦不长。弦为血少，必自养，药未易瘳。肾脉本沉，浮者肾水不足，肾有火则真阴亏，津液耗，不能养舌络，舌络劲急，故言不利。火性急，故小便大便皆见前症，脉亦反浮洪也。肺喜清肃，恶烦热，热则液枯，无以下滴而通水道，或煎熬成痰，故声重多痰，气道塞也，不可用人参。脾胃，后天元气之本，脾阴亏则不能消，胃气弱则不能纳，饮食少则后天元气无自生，精血愈不足。经曰：脾损调饮食，节起居，适寒温。此至论也，否则脾阴难复。然其要又在戒暴怒，使肝无不平之气，肝和则不贼土矣。命门乃先天真阳所寄，其壮也，一由禀气厚，二由精不妄泄，三由志无所郁，则年虽老而尤壮，否则子后一阳不升，不能熏糟粕，化精微，是火不生土，脾胃益弱，法当降气、和肝、滋肾。降气则阳交于阴，和肝则不贼土，后天元气日长，肾足则真阴生，津液足，舌络荣养，则语言自利矣。且世无不阴虚而中风者，第须拨去一切，使心火不炎，则肾亦不燥，此又治之之本也。

（四）肥人多中风

河间曰：人肥则腠理致密而多郁滞，气血难以通利，故多卒中也。《医鉴》曰：肥人多中风者，以其气盛于外，而歉于内也。肺为气出入之道，人胖者气必急，急则肺邪盛，肺金克木。胆为肝之腑，故痰涎壅盛。治法，先须理气为急。

（五）脏腑血脉之异

易老曰：中腑者，面显五色，有表症，而脉浮，恶风寒，拘急不仁，或中身之前，或中身之后，或中身之侧，皆曰中腑，其病多易治。中脏者，唇吻不收，舌不转而失音，鼻不闻香臭，耳聋而眼瞀，二便秘结，皆曰中脏，其病多难治。大抵中腑多着四肢，中脏多滞九窍。东垣曰：中血脉，则口眼㖞斜，中腑则肢节废，中脏则性命危，三者治各不同。

（六）中风症治

《正传》曰：中血脉而外有六经形症，则从小续命汤加减及疏风汤治之。中腑者，先以加减续命汤随症发其表。如兼中脏，则内有便尿之阻隔，宜三化汤、滋润汤。内无便尿阻隔，外无六经形症，宜养血通气，大秦艽汤、养荣汤。中脏者痰壅昏冒，至宝丹之类，或牛黄定志丸。又曰：风中五脏，舌喑眼瞀，宜排风汤、加减排风汤。但手足不遂，语言謇涩，当从愈风汤以从中道，久服大风悉去。《保生秘要》曰：因腠理不密，风邪乘虚而入，始于中风，或起四肢麻木，或不觉疼而时疼者，皆因受风湿之过耳，其有口眼歪斜。风中经络，左身不遂。死血为瘫，右身不遂。痰湿气弱为痪，而左右瘫痪，为气血两虚也。口㖞语涩，皆因血虚火盛，而心气不润，宜当养心运动。

《纲目》曰：初中倒时，随即苏者，宜治；若不省者，宜掐人中；若痰壅，宜吐，口噤亦宜吐；若口开手撒遗尿者，为阳暴绝，速宜大料参芪补接之。丹溪曰：气虚卒中，浓煎参、芪加竹沥姜汁服。又曰：凡中风，多是老年因怒而成。盖怒火上升，所以昏仆不省，痰涎上壅，治宜豁痰降火。豁痰宜省风汤，降火宜防风通圣散。又曰：风从汗散，故治风多用发汗之药。又曰：续命、排风、越婢，悉能治风，而《千金》多用麻黄，以风邪非大汗不能除也。若自汗更用麻黄，反为大害。鳌按，中风多由气血虚衰，故多自汗者，《千金》用麻黄，或指壮盛人但为风痰所闭者言之，未可概施于虚弱人也。丹溪治风，用续命煮散，以为能复荣卫，却风邪所不可缺，良然，而换骨丹亦可参用。《直指》曰：卒中即用开噤喷嚏法，次用摄生饮煎汤调苏合香元三丸灌下，痰盛者加全蝎。

（七）中风绝症

《得效》曰：口开，心绝也。遗尿，肾绝也。手撒，脾绝也。眼合，肝绝也。鼻鼾，肺绝也。皆不治。五症中见一症尤可治。盖初中则眼合者多，痰上则鼻鼾者多，惟遗尿、口开俱见为恶，以心为五脏主，肾为五脏根也。《纲目》曰：卒中风，若面赤时黑，主阳气上散，肾反克心也；兼遗尿、口开、气喘者，不治。又曰：中五脏之络者，口眼俱闭，可治；如口开、眼合、手撒、鼻鼾、遗尿及大吐大泻、下血吐血，皆死。丹溪曰：肉脱筋痛，发直头摇上窜，面赤如斑，汗缀如珠，吐沫直视者皆不治。又曰：动止筋痛，名曰筋枯，无血滋筋故也，不治；又肝木克脾土，大便洞泄者，亦不治。

（八）偏枯与痿病异

《纲目》曰，偏枯者，手足为邪气阻塞脉道而然。痿病则阳明虚，宗筋纵，带脉不引而然。痱病有言变、志乱之症，痿病则无之。盖痱病发于击仆之暴，痿病发于怠惰之渐，明是两疾也。

（九）瘫痪导引法

《保生秘要》曰：如患右手，以右手指右回头，目左而视，左患亦如之，各运气二十四口。如患左足，坐平凳子上，以左足踏右膝上，左手托脚跟，右手扳脚尖，转头向左，患右亦如之，用力扳之，能除风寒暑湿，远近瘫痪之症无不验。

（十）运功

《保生秘要》曰，三提三咽，返念归元，气积一元，斡旋周天。左边气永不通，于右手行功着意，引在左手，右亦如之，各运五口专气，须百日，候到气脉全。

（十一）偏风导引法

《保生秘要》曰：左偏，于左内关穴掐之九九，擦之九九，次掐五指尖。右亦如之。

（十二）运功

《保生秘要》曰：取效全用周天通关法。

十五、《医林改错》

（一）半身不遂论

半身不遂，病本一体，诸家立论，竟不相同。始而《灵枢经》曰：虚邪偏客于身半，其入深者，内居荣卫，荣卫衰，则真气去，邪气独留，发为偏枯。偏枯者，半身不遂也。《素问》曰：风中五脏六腑之俞，所中则为偏风。张仲景曰：夫风之为病，当令人半身不遂。三书立论，本源皆专主于风。至刘河间出世，见古人方论无功，另出手眼，云：中风者，非肝木之风内动，亦非外中于风，良由将息失宜，内火暴甚，水枯莫制，心神昏昧，卒倒无所知。其论专主于火。李东垣见河间方论矛盾。又另立论曰：中风者，气虚而风邪中之，病在四旬以后，壮盛稀有，肥白气虚者间亦有之。论中有中腑、中脏、中血脉、中经络之分，立法以本气虚外受风邪，是其本也。朱丹溪见东垣方症不符，又分途立论，言西北气寒有中风，东南气湿非真中风，皆因气血先虚，湿生痰，痰生热，热生风也。其论专主于痰，湿痰是其本也。王安道见丹溪论中有东南气湿非真中风一句，便云《灵枢》《素问》、仲景所言是真中风，河间、东垣、丹溪所言是类中风。虞天民言：王安道分真中风、类中风之说，亦未全是，四方病此者，尽因气湿痰火挟风而作，何尝见有真中、类中之分？独张景岳有高人之见，论半身不遂大体属气虚，易中风之名，著非风之论，惟引用《内经》厥逆，并辨论寒热、血虚及十二经之见症，与症不符，其方不效者，可惜先生于此症阅历无多。其余名家所论病因，皆是因风、因火、因气、因痰之论。所立之方，俱系散风、清火、顺气、化痰之方。有云气血虚弱而中风邪者，于散风清火方中，加以补气养血之药；有云阴虚亏损而中风邪者，于滋阴补肾药内，佐以顺气化痰之品。或补多或攻少，或补少而攻多，自谓攻补兼施，于心有得。令人遵用，仍然无效。又不敢议论古人之非，不曰古方不合今病，便云古今元气不同。既云方不合病，元气不同，何得伤寒病，麻黄、承气、陷胸、柴胡，应手取效，何得中风门愈风、导痰、秦艽、三化，屡用无功？总不思古人立方之本，效与不效，原有两途。其方效者，必是亲治其症，屡验之方；其不效者，多半病由议论，方从揣度，以议论揣度，定论立方，如何能明病之本源。因何半身不遂，口眼歪邪；因何语言謇涩，口角流涎；因何大便干燥，小便频数，毫无定见，古今混猜。以一亏损五成元气之病，反用攻发克消之方，安得不错？溯本穷源，非错于医，乃错自著书者之手。嗟乎！此何等事，而竟以意度，想当然乎哉！

（二）半身不遂辨

或曰：半身不遂，古人风火湿痰之论，诸家层次议驳，有证据可凭乎？余曰：即以仲景《伤寒论》中风篇云，中风则令人头疼身痛，发热恶寒，干呕自汗。《金匮要略》论伤风则令人鼻塞喷嚏，咳嗽声重，鼻流清涕。中风本门又云：夫风之为病，当令人半身不遂。今请问何等风，何等中法，令人头疼身痛，发热恶寒，干呕自汗？何等风，何等中法，则令人鼻塞喷嚏，咳嗽声重，鼻流清涕？何等风，何等中法，则令人半身不遂？半身不遂若果是风，风之中人，必由皮肤入经络，亦必有由表入里之症可查。尝治此症，初得时并无发热恶寒，头疼身痛，目痛鼻干，寒热往来之表症。既无表症，则知半身不遂，非风邪所中。再者，众人风火湿痰之论立说更为含混。如果是风火湿痰，无论由外中，由内发，必归经络。经络所藏者，无非气血。气血若为风火湿痰阻滞，必有疼痛之症。有疼痛之症，乃是身痛之痹症，非是半身不遂。半身不遂，无疼痛之症。余平生治之最多，从未见因身痛痹症而得半身不遂者，由此思之，又非风火湿痰所中。

（三）半身不遂本源

或曰：君言半身不遂，亏损元气，是其本源，何以亏至五成方病？愿闻其说。余曰：夫元气藏于气管之内，分布周身，左右各得其半。人行坐动转，全仗元气。若元气足，则有力；元气衰，则无力；元气绝，则死矣。若十分元气，亏二成，剩八成，每半身仍有四成，则无病。若亏五成，剩五成，每半身只剩二成半，此时虽未病半身不遂，已有气亏之症，因不疼不痒，人自不觉。若元气一亏，经络自然空虚，有空虚之隙，难免其气向一边归并，如右半身二成半，归并于左，则右半身无气；左半身二成半，归并于右，则左半身无气，无气则不能动，不能动，名曰半身不遂。不遂者，不遂人用也。如睡时气之归并，人不能知觉，不过是醒则不能翻身，惟睡醒时气之归并，自觉受病之半身，向不病之半身流动，比水流波浪之声尤甚，坐时归并，身必歪倒，行走时归并，半身无气，所以跌仆。人便云因跌仆得半身不遂，殊不知非因跌仆得半身不遂，实因气亏得半身不遂，以致跌仆。

（四）口眼歪斜辨

或曰：半身不遂，既然无风，如何口眼歪斜？余曰：古人立歪斜之名，总是临症不细心审查之故。口眼歪斜，并非歪斜，因受病之半脸无气，无气则半脸缩小，一眼无气力，不能圆睁，小眼角下抽，口半边无气力不能开，嘴角上抽，上下相凑，乍看似歪斜，其实并非左右之歪斜。尝治此症，凡病左半身不遂者，歪斜多半在右；病右半身不遂者，歪斜多半在左。此理令人不解，又无书籍可考。何者？人左半身经络上头面从右行，右半身经络上头面从左行，有左右交互之义。余亦不敢为定论，以待高明细心审查再补。

又曰：口眼歪斜，尽属半脸无气乎？余曰：前论指兼半身不遂而言。若壮盛人，无半身不遂，忽然口眼歪斜，乃受风邪阻滞经络之症。经络为风邪阻滞，气必不上达，气不上达头面，亦能病口眼歪斜，用通经络散风之剂，一药而愈，又非治半身不遂方之所能为也。

（五）辨口角流涎非痰饮

或曰：口角流涎非痰饮乎？余曰：尝治此症，见所流尽是清水，并非稠痰，明明气虚不固津液。不明此理，试看小儿气不足时，流涎者十有八九；高年人气衰时，流涎者十有二三，再以他症互相参看，流涎者属气虚无疑。

（六）辨大便干燥非风火

或曰：患半身不遂，兼大便干燥，古人名曰风燥，言其病有风有火，有是理乎？余曰：若是风火，用散风清火润燥攻下药，大便一行，风散火清，自当不燥。尝见治此症者，误用下药，下后干燥更甚。总不思平素出大恭时，并非大恭顺谷道自流，乃用气力催大恭下行。既得半身不遂之后，无气力使手足动，无气力使舌言，如何有气力到下部催大恭下行。以此推之，非风火也，乃无气力催大恭下行。大恭在大肠，日久不行，自干燥也。

（七）辨小便频数遗尿不禁

或曰：小便频数、遗尿不禁，有火有虚，有分别乎？余曰：有溺时玉茎内疼痛，尿一点一滴而出，兼之色红，乃是火症。若高年人，或虚弱人，尿长而痛，其色清白，乃属气虚。溺孔开张，尿流而不知，名曰遗尿。不禁者，尿欲出而人禁止不溺，尿仍自出。此专指小便自病而言。若半身不遂，兼小便频数，遗尿不禁，绝无玉茎疼痛之苦，此是气虚不固提也。

（八）辨语言謇涩非痰火

或曰：说话不真，古名语言謇涩。前人论舌之本有痰有火，此理想来不错？余曰：非痰火也。舌中原有两管，内通脑气，即气管也，以容气之往来，使舌动转能言。今半身无气，已不能动，舌亦半边无气，亦不能全动，故说话不真。试看小儿气不足不能行走时，高年人气衰时，说话俱不真，是其证也。

（九）记未病以前之形状

或曰：元气既亏之后，未得半身不遂以前，有虚症可查乎？余生平治之最多，知之最悉。每治此症，愈后问及未病以前之形状，有云偶而一阵头晕者，有头无故一阵发沉者，有耳内无故一阵风响者，有耳内无故一阵蝉鸣者，有下眼皮常跳动者，有一只眼渐渐小者，有无故一阵眼睛发直者，有眼前常见旋风者，有常向鼻中攒冷气者，有上嘴唇一阵跳动者，有上下嘴唇相凑发紧者，有睡卧口流涎沫者，有平素聪明忽然无记性者，有忽然说话少头无尾、语无伦次者，有无故一阵气喘者，有一手常战者，有两手常战者，有手无名指每日有一时屈而不伸者，有手大指无故自动者，有胳膊无故发麻者，有腿无故发麻者，有肌肉无故跳动者，有手指甲缝一阵阵出冷气者，有脚指甲缝一阵阵出冷气者，有两腿膝缝出冷气者，有脚孤拐骨一阵发软、向外棱倒者，有腿无故抽筋者，有脚指无故抽筋者，有行走两腿如拌蒜者，有心口一阵气堵者，有心口一阵发空、气不接者，有心口一阵发忙者，有头项无故一阵发直者，有睡卧自觉身子沉者，皆是元气渐亏之症，因不痛不痒，无寒无热，无碍饮食起居，人最易于疏忽。

（十）瘫痿论

或曰：元气归并左右，病半身不遂，有归并上下之症乎？余曰：元气亏五成，下剩五成，周流一身，必见气亏诸态。若忽然归并于上半身，不能行于下，则病两腿瘫痿。奈古人论痿证之源，因足阳明胃经湿热，上蒸于肺，肺热叶焦，皮毛憔悴，发为痿症，概用清凉攻下之方。余论以清凉攻下之药，治湿热腿疼痹症则可，治痿症则不相宜。岂知痹症疼痛日久，能令腿瘫，瘫后仍然腿疼。痿症是忽然两腿不动，始终无疼痛之苦。倘标本不清，虚实混淆，岂不遗祸后人。

（十一）瘫痿论·补阳还五汤

此方治半身不遂，口眼歪斜，语言謇涩，口角流涎，大便干燥，小便频数，遗尿不禁。黄芪（生）四两，归尾二钱，赤芍一钱半，地龙（去土）一钱，川芎一钱，桃仁一钱，红花一钱。水煎服。初得半身不遂，依本方加防风一钱，服四五剂后去之。如患者先有入耳之言，畏惧黄芪，只得迁就人情，用一二两，以后渐加至四两，至微效时，日服两剂，岂不是八两，两剂服五六日，每日仍服一剂。如已病三两个月，前医遵古方用寒凉药过多，加附子四钱。如用散风药过多，加党参四五钱。若未服，则不必加。此法虽良善之方，然病久气太亏，肩膀脱落二三指缝，胳膊曲而搬不直，脚孤拐骨向外倒，哑不能言一字，皆不能愈之症，虽不能愈，常服可保病不加重。若服此方愈后，药不可断，或隔三五日吃一副，或七八日吃一副，不吃恐将来得气厥之症。方内黄芪，不论何处所产，药力总是一样，皆可用。

十六、《文堂集验方》

卷一，中风，总论

凡卒然仆倒，昏不知人，痰涎壅塞，口眼㖞斜，四肢不遂，概名中风。然中风症候，与中气相类，中气乃忿怒忽然昏仆，不可以中风一概治之。中风身温，中气身冷，中风多痰涎，中气无痰涎，中风脉浮应左人迎，中气脉沉应右气口，以气药治风则可，以风药治气则不可。

中风多痰，勿骤以人参补之，恐痰愈盛而气愈塞矣，慎之。阳中者面赤，牙关紧闭，目上视，身强直，手拳掉眩，阴中者面青白，痰喘，手足冷，多汗，更有元气虚。忽然昏仆似乎中风者，手必撒，口必开，与正中风不同，又宜温补药治之。(凡中脏口开心绝，手撒脾绝，眼合肝绝，遗尿肾绝，鼻声如鼾肺绝，五症齐犯，不治之症也。如只见一二症，用重参芪治之，或灸法救之)更有气血偏枯，半身不遂者，如在左者血虚，宜四物汤：熟地黄、当归各三钱，川芎一钱，白芍(酒炒)二钱，水煎服。

如在右者气虚，宜四君子汤：人参一钱，白术（土炒）二钱，茯苓二钱，炙甘草五分。水煎服。

二方中皆可加祛风活络之药，如防风一二钱，桂枝一钱，钩藤三五钱之类。如有痰加竹沥，姜汁，佐之(此二症尚须审视，左或死血，右或湿痰)。若类而推之，则又有中痰、中寒、中暑、中食、中恶等症，分别症治，切勿误施。惟是中风一症最急而暴，历代名贤，各有发明，良法具在，所当深究，第一时卒倒，医药迫不及备，故节取古方之效捷而易办者，谨述于左，庶几对症处方，稍为救急之一助云。

十七、《回生集》

卷之上，内症门，中风不省人事

用柏叶一握，葱白一握，连根捣如泥，无灰酒一大盅，煎一二十沸，去渣温服。

十八、《时方妙用》

卷一，中风

猝倒无知，牙关紧闭，痰涎上壅，危在顷刻是也。李东垣主气虚，刘河间主火盛，朱丹溪主湿盛生痰，三子皆言中风之因，如作文之推原法。薛立斋、赵养葵言真水竭，真火虚，肝郁脾伤及诸虚所致，更推广言之，总非正面文字。其曰风者，主外来之邪风而言也；其曰中者，如矢石之中于人也，此时因风治风，尚恐不及，其他奚论焉？小续命汤为第一，诸说不足凭也。若谓是气虚，火盛，痰多，水竭，火虚，肝郁，脾伤及诸虚所致，为病日久，即未中风之前，以大剂调养，非一两月不效。岂于既中风之际，死生只在顷刻，尚可以一剂回其气虚，平其火势，清其痰源，滋其肾水，温其命火，及疏肝健脾，补养诸虚乎，必无是理也。如牛黄、脑麝及市上驰名丸药，人尚知其劫伤元气，不敢轻投，而数家之书，言似近理，其实伪君子之为害更甚于真小人。念祖为活人计，不敢不得罪前人而直辨其非。

脉喜浮大，浮者，邪尚在腑也；大者，风为阳邪，阳症见阳脉也。若浮大鼓指，恐邪盛正衰，元气欲脱。忌沉小。沉者，邪入脏也；小者，正气衰也。其沉小而气度和缓，来去分明，乃是吉兆。

中经有六经之形证，宜小续命汤。

中脏多滞九窍，故有唇缓，失音，鼻塞，耳聋，目瞀，便秘之症。风自外来，故不外麻、桂；手足抽掣，故兼用归、芎；二便阻隔，故用滑石、硝、黄，宜防风通圣散。

中腑多著四肢，故有半身不遂，手足不随，左瘫右痪之形。

中血脉，外无六经之形症，内无便溺之阻隔，惟口眼㖞斜，或左或右。偏左宜六君子汤，盖左半虽血为主，非气以统之则不流也；偏右宜四物汤，盖右半虽气为主，非血以丽之则易散也。二汤俱加竹沥姜汁以行经络之痰，再加僵蚕、钩藤、天麻、羚羊角以熄风活络；或加附子以固阳，肉桂以通阳，黄芪以胜风。

中风不语，宜资寿解语汤。

舌强不能言，足废不能行，宜地黄饮子。

中风死症，多是风中带寒，其症口开为心绝，手撒为脾绝，眼合为肝绝，遗尿为肾绝，声如鼾睡为肺绝，汗出如油为元气内绝。发直，目上视，面赤如妆，汗缀如珠，法在不治。用药若迟，数刻即死矣，急用三生饮一两，加人参一两。

按：三生饮中，近时附子俱以盐腌过，乌头非四川产者无力。愚用熟附子一两，干姜五钱，炙甘草四钱，一服汗略止，再服眼睛略动，三服加人参三钱，渐有生意，必须半日服三剂。

中风愈后，照刘、朱、李、薛诸法，缓缓调治之。

愚按：开窍以驱风，非是正法。《内经》重在填窍，《金匮》有侯氏黑散、风引汤二方，是补天手段。或猝倒时痰涎如壅，危在顷刻者，三因白散极验。详《三字经》方。

十九、《医学实在易》

（一）卷二，表证条，中风证歌

中风各论杂而繁，大要惟分真与类，贼风邪气中为真，痰火食气类中隧。其人先有此肝风，（《内经》云："风气通于肝"。又云："诸风掉眩，皆属于肝。"真类二端由此致设无肝风，亦只为他病，安有卒倒、偏枯、歪斜、牵引等症哉！）脏腑经络各不同，病浅病深分难易。络病口眼俱㖞斜，在络病轻尚易治。手足不遂病在经，语言错乱从腑议。经腑皆有倒仆形，倒仆之后明所自。在精神清尚识人，在腑神昏如失智。脏病最重中最深，唇缓失音耳聋备，目瞀遗尿鼻声鼾，六证见半死期至。经腑脏病或兼连，临证细认惟会意。更察虚实得大纲，闭证脱证因之异，二证详于八法歌。脱应固兮闭应开，吉凶关头非姑试。八法之说本在泾，平易近人休弃置。

（二）卷二，表证条，治中风八法歌

一曰开关：口噤目张痰涎著，气塞手握难下药，闭症宜开主白矾（散），稀涎散亦得要略。

二曰固脱：若见目合口又开，遗尿自汗脱症作，无论有邪与无邪，脱则宜固参附（汤）嚼。

三曰泄大邪：六经形证应汗条，加减续命（汤）法亦约。内有便溺阻隔之，三化汤攻下非克削，此旨专重泄大邪，内外峻攻两不错。

四曰转大气：若还大气不转旋，顺气匀气二散托。

五曰涤痰涎：中风必见痰阵阵，清心散涤痰汤可进。

六曰除风热：且风多从热化生，风火相煽无余烬，惟有前人竹沥汤，熄风妙在柔而润。

七曰通经隧：风与痰气互相搏，神昏目绝一转瞬，通其窍隧苏合香（丸），至宝丹之功亦奋迅。

八曰灸俞穴：又恐汤丸效太迟，急灸俞穴倍雄峻。阴阳二气不相维，此次阴阳顷刻顺。

按：尤在泾自定八法，余既存其说，而又不能尽顺其意者，谅在泾有知，当亦许余为直友也。一曰开关，尤氏以搐鼻探吐为开，而余则以华佗愈风散追以驷马而为开，祛风至宝丹彻其上下表里而为开也。二曰固脱，尤氏以参附汤加竹沥而为固，而余则以侯氏黑散遵《内经》填窍息风而为固也。三曰泄大邪，尤氏遵刘河间法以续命汤泄其外邪，以三化汤泄其内邪而为泄，而余则用

防风通圣散一方，并力以两泄之也。四曰转大气，尤氏以八味顺气汤、匀气散以涤之，调之未必能转，而余则用生芪一、二两，陈皮、人参、防风各三钱，助其大气，再加天门冬五钱，附子三钱，俾水火之气循环不息以为转也。五曰逐痰涎，尤氏以涤痰汤开壅塞而平水饮之逆行，余则以三因白散治横流，而为北门之坐镇也。六曰除风热，尤氏以竹沥汤滋液以除热，而余则以白虎汤、竹叶石膏汤、黄连阿胶汤直探阳明少阴之本源以除大热也。七曰通经隧，尤氏以苏合香丸，至宝丹集诸香之气以通神，而余则用风引汤炼五色之石以补天也。八曰灸俞穴，以中风卒倒，邪风暴加，真气反陷，表里之气不相通，则阴阳之气不相系，艾灸速于汤药，但尤氏之取穴太多，而余则取穴较少耳。

（三）卷二，表证条，附中风应灸俞穴

（1）灸风中腑手足不遂等症。

百会一穴（在项中央，旋毛中陷，可容豆许）。

曲池（一穴在肘外辅屈曲骨中，以手拱胸取之，横纹头陷中是）。

肩髃二穴（在肩端两骨间，陷者宛宛中，举臂取之）。

风市二穴（在膝外两筋间，平立舒下手着腿当中，指头尽处，陷者宛宛中）。

足三里二穴（在膝眼下三寸，胻外臁两筋间）。

绝骨二穴（在足外踝上三寸动脉中）。

（2）灸风中脏，气寒涎潮，不语昏危者，下火立效。

百会一穴。

大椎一穴（一名百劳，在项后第一椎上陷中）。

风池二穴（在颞颥后，发际陷中）。

曲池二穴。

间使二穴（在掌后三寸，两筋间陷中）。

足三里二穴。

（3）灸风中脉，口眼歪斜。

听会二穴（在耳后陷中，张口得之，动脉应手）。

颊车二穴（在耳下入八分）。

地仓二穴（在侠口旁吻四分近下，有脉微动者是）。

凡歪向右者，为左边脉中风而缓也，宜灸左陷中二七壮；歪向左者，为右边脉中风而缓也，宜灸右陷中二七壮。艾炷大如麦粒，频频灸之，以取尽风气口眼正为度。

（4）灸中风卒厥，危急等证。

神阙用净盐炒干，纳脐中令满，上加厚姜一片盖之，灸百壮至五百壮，愈多愈妙。姜焦则易之。

丹田（脐下三寸）、气海（脐下一寸五分），二穴俱连命门，为生气之海，经脉之本，灸之皆有大效。

凡灸法，炷如苍耳大，必须大实，其艾又须大热，初得风之时，当依此次第灸之，火下即定。《千金翼》云："愈风之法，火灸特有奇妙，针石汤药皆所不及也。"

灸法，头面上炷艾宜小不宜大，手足上乃可粗也。又须自上而下，不可先灸下，后灸上。

若失音者，语言如故，而声音不出，为脏气虚也。虚在脾，用资寿解语汤，以脾之脉，挟喉连舌本也。虚在心，用黄连阿胶汤，以心之别脉，系舌本也。六君子汤倍加麦门冬，入竹沥，再加丹参、远志、石菖蒲之类，兼补诸脏。

舌强不能语，虽语而謇涩不清，风痰之塞闭也。不语者，绝无言语，有神昏而致者，有肾虚

气厥不至舌下者，虚热用接命丹，虚寒用地黄饮子。

口眼歪斜，为足阳明之脉循颊车，手太阳之脉循颈上颊，二经受风，牵引不正，以《外台》独活、竹沥、地黄汁饮之。

偏风，半身不遂是也。和利阴阳，疏瀹经络，治内伤之道也。大药攻邪，针熨取汗，治外感之道也。熨法用天麻、半夏、细辛各二两，绢袋二个，盛药蒸热，互熨患处，汗出则愈。

风缓即瘫痪，近日以左瘫右痪分之，非是。盖脾主肌肉四肢，胃为水谷之海，所以流布水谷之气，周养一身。今风邪袭脾胃之虚，而四肢安得不为之缓废乎？又肝主筋，肾主骨，肝肾伤，而手足亦为缓弱。

风瘙痒者，表虚卫弱，风邪乘之而变热，热即瘙痒，搔之则成疮也。宜用洗方，紫背浮萍半碗，豨莶草一握，蛇床子、防风各五钱，苍耳子一两，煎汤洗数次即愈。

历节风，一身之关节疼痛也。新病宜五积散以散邪，久痛宜补养气血以胜邪，与中血脉之治同。

《内经》无此病名，仲景《金匮》有之，其桂枝、芍药、知母、生姜汤尤效。闽医名“燎火风”，用犀角、羚羊角、独活、牛蒡根、元参、栀子、大黄、升麻之类。

（四）卷五，表证诸方，中风症

小续命汤：通治六经中风，㖞斜不遂，语言謇涩，及刚柔二痉。防风一钱二分，桂枝、麻黄、人参、白芍、川芎、黄芩、防己、杏仁、炙草各八分，附子四分（炮）。加生姜三片，枣二枚，水煎服。

防风通圣散：治中风，伤寒、疮疡，及一切表里俱实之症。酒大黄、芒硝、防风、荆芥、麻黄、栀子、白芍、连翘、川芎、当归、薄荷、白术各五分，桔梗、石膏、黄芩各一钱，甘草二钱，滑石三钱。加葱姜煎，日可两服，夜可一服。

吴鹤皋曰：防风、麻黄，解表药也，风热之在皮肤者，得之由汗而泄。荆芥、薄荷，清上药也，风热之在巅顶者，得之由鼻而泄。大黄、芒硝，通利药也，风热之在肠胃者，得之由后而泄。滑石、栀子，水道药也，风热之在决渎者，得之由溺而泄。风淫于膈，肺胃受邪，石膏、桔梗，清肺胃也。而连翘、黄芩，又所以祛诸经之游火。风之为患，肝木王之，川芎、归、芍，和肝血也。而甘草、白术，所以和胃气而健脾。刘守真氏长于治火，此方之旨，详且悉哉。

驱风至宝丹：治风中经络脏腑，及一切危证。天麻、人参、熟地、羌活、桔梗、石膏、独活、黄芩各一两，薄荷、大黄（酒浸）、芒硝、黄柏、荆芥、麻黄、栀子、细辛、连翘、黄连、全蝎各五钱，川芎三两半，白术一两半，白芍、当归、防风各二两半，甘草二两，滑石三两。上二十六味，共为末，炼蜜丸，弹子大，每服一丸或二丸，细嚼，茶酒任下，临卧服。

侯氏黑散：治大风四肢烦重，心中恶寒不足者（《外台》用治风颠）。菊花四十分，白术、防风各十分，桔梗八分，黄芩五分，细辛、干姜、人参、茯苓、当归、川芎、牡蛎、矾石、桂枝各三分。上十四味，杵为散，酒服方寸匕，日一服。初服二十日，温酒调服，禁一切鱼、肉、大蒜常宜冷食，六十日止，即药积腹中不下也，热食即下矣，冷食自能助药力。方用参、苓、归、芎，补其气血为君；菊花、白术、牡蛎，养其肝、脾、肾为臣，而加防风、桂枝，以行痹着之气；然风以寒为帅，先以细辛、干姜驱其助虐之寒；火乘风而发，又以黄芩、桔梗，疏其怫郁之热；矾石所至，除湿解毒，收涩心气；酒力运行周身为使，庶旧风尽出，新风不受，且必为散。酒服至六十日止，又常冷食，使药积腹中不下，盖邪渐侵心，不恶热而恶寒，其由阴寒可知。若胸中之阳不治，风必不出，故先以药填塞胸中之空窍，壮其中气，而邪不内入，势必外消，此即《内经》所谓：塞其空窍，是为良工之理。若专治其表里，风邪非不外出，而重门洞开，出而复入，势将莫御耳！

地黄饮子：治足痱不能行，舌喑不能言，此少阴气厥不至，名喑痱。肉桂、附子、肉苁蓉、茯苓、熟地、麦冬、五味子、远志、菖蒲、石斛、山萸肉、巴戟肉各五分，薄荷叶二分。水二杯，煎八分服。

诸药皆质重性沉，以镇逆上之火，然火由风发，则无形而行速，故用轻清之薄荷为引导；又微煎数沸，不令诸药尽出重浊之味，俾轻清走于阳分以散风，重浊走于阴分以镇逆，制方煮法之妙如此。

参附汤：见盗汗。

三因白散：治中风不省人事，痰涎如涌，真起死回生之神方也，气喘痰多用之甚效。滑石（研）四钱，半夏三钱，生附子二钱。共研末，生姜四片，白蜜五钱，水一杯半，煎八分，温服。寒化证，脉微或脉脱，四肢逆冷痰盛者，用此方。或脉数，手足温，为热化证，宜风引汤、竹叶石膏汤之类。

白虎汤：见伤寒。

竹叶石膏汤：见火症。

黄连阿胶汤：治少阴病得之二、三日以上心中烦，不得卧者主之。少阴中风，借用此方。黄连四钱，黄芩一钱，芍药二钱，阿胶三钱，鸡子黄二只（打匀，取三分之一）。上五味，以水二杯，先煮三物取一杯，去滓，纳胶烊尽，少冷，纳鸡子黄，搅令相得，温服，日三服。此为少阴热化之证，方中用黄连、黄芩之苦寒以折之，芍药之苦平以降之，又以鸡子黄补离中之气，阿胶补坎中之精，俾气血有情之物，交媾其水火，斯心烦止而得卧矣，此回天手段。

苏合香丸、至宝丹驰名药，肆中发兑方，不必载。

顺气散：人参、白术、茯苓、陈皮、青皮、乌药、白芷各一两，甘草五钱，上㕮咀，每服三钱，水一杯，煎七分温服。

匀气散：白术、乌药、人参、天麻各一钱，沉香、青皮、白芷、木瓜、紫苏、甘草各五分。上锉作一帖，姜三片，水煎服。

涤痰汤：南星（制）、半夏（泡七次）、枳实、茯苓各二钱，橘络一钱五分，石菖蒲、人参各一钱，竹茹七分。加生姜五片，水一杯半，煎八分，食后服。

竹沥汤：治热风心中烦闷、言语謇涩。竹沥、荆沥各五分，生姜汁三合。上三味相和，温服三合，以酒调服良。一方竹沥、荆沥、梨汁各二合，陈酱汁半合，相合，微煎一、二沸，滤清，细细灌入口中，治中风不语，昏沉不识人。一方竹沥五合，人乳汁二合，三年陈酱汁半合，三味相合，分三服治热风，舌强不得语，心神烦闷。一方竹沥五合人乳汁二合姜汁升生三味相合温分三服日夜各一服，刘、朱、李三子发挥之外后人又增二升，生葛汁一升，生姜汁三合，三味相合，温分三服，日夜各一服。刘、朱、李三子发挥之外，后人又增恶中、食中、寒中、暑中四症。

孙男心典按：食中者，过饱食填太阴，上下之气不通而厥，以平胃散加减煎服，或探吐之，或以备急丸灌之。

风引汤：治大人中风牵引，小儿惊风瘛疭，并治癫、狂、痫。大黄二两，干姜三两，龙骨四两，桂枝三两，甘草二两，牡蛎四两，寒水石、赤石脂、白石脂、滑石、紫石英、石膏各六两。上十二味，杵麄筛，以苇囊盛之，取三指撮井花水三升，煮三沸，温服一升（约每服一两半）。

风邪内并，则火热内生，五脏亢甚，迸归入心，故以桂、甘、龙、牡，通阳气，安心肾为君。然厥阴风木，与少阳相火同升，火发必风生，风生必挟木势侮其脾土，故脾气不行，聚液成痰，流注四末，因成瘫痪，故用大黄以荡涤风火湿热之邪为臣，随用干姜之止而不行者以补之，为反佐。又取滑石、石膏清金以伐其木，赤白石脂厚土以除其湿，寒水石以助肾水之阴，紫石英以补心神之虚为使。使大人小儿风引惊痫皆主之。何后世以为石药过多而不用，反用麝、脑以散真气，花蛇以增恶毒耶？

白矾散：治急中风、口闭涎上、欲垂死者。白矾（生）二两，生姜（连皮捣，水二升，煎取一升，二合）一两。上二味，合研，滤分三服，旋旋灌之，须臾吐出痰毒，眼开风退，方可服诸汤散救治。若气衰力弱，不宜吐之。

急救稀涎散：治中风涎潮，口噤，气闭不通。猪牙皂角（肥实不蛀者，去黑皮）四挺，晋矾（光明）一两。上为细末和匀，轻者半钱，重者一钱匕，温水调灌下，不大呕吐，但微微冷汗出一、二升，便得醒，次缓缓调治，大服亦恐过伤人。（孙兆方）

三化汤：河间云，中风外有六经之形证，先以加减续命汤，随证汗之，内有便溺之阻隔，复以三化汤下之。厚朴、枳实、大黄、羌活各等分。上锉如麻豆大，每服三两，水三升，煎至一升半，终日服之，以微利为度。

《经》云："脾胃太过，则令人四肢不举。"又曰："土太过则敦阜。阜，高也；敦，厚也；既厚而又高，则令除去。此真膏粱之疾，非肾经虚之候也。"何以明之，《经》云："三阴三阳，发病为偏枯痿易。"王注云："三阴不足，则发偏枯；三阳有余，则为痿易；易为痿易常用，而痿弱无力也。"其治宜三化汤，泻令气弱，阳衰土平而愈，若脾虚则肢四亦不用也。《经》云："土不及则卑监。卑者，下也；监者，陷也，坑也。""四肢皆禀气于胃，而不得至经，必因于脾，乃得禀也，今脾不能为胃行其津液，四肢不得禀水谷气，日以益衰，脉道不利，筋骨肌肉，皆无气以生，故不用焉。"其治则宜十全散，加减四物，去邪留正也。

华佗愈风散：治妇人产后中风、口噤、手足瘛疭、角弓反张，或产后血晕、不省人事，四肢强直等症。荆芥（微炒为末）每服三钱，豆淋酒调服，或童子小便服之。口噤则抉齿灌下，药下如神。王贶《指迷方》，加当归等分，水煎服。

按：男子中风亦用之。

豆淋酒法：黑豆二升，熬令声绝，酒二升，纳铛中急搅，以绢滤取清汁送药，或专用此汁顿服取汗。

二十、《医　述》

卷六，杂症汇参，中风

（1）经义：风中五脏六腑之俞，亦为脏腑之风；各入其门户所中，则为偏风。三阳三阴发病，为偏枯痿易，四肢不举。汗出偏沮，使人偏枯。偏枯、痿厥，肥贵人，高粱之疾也。内夺而厥，则为喑痱。胃脉沉鼓涩，胃外鼓大，心脉小坚急，皆鬲偏枯。男子发左，女子发右。不喑舌转，可治，三十日起。其从者，喑，三岁起。年不满二十者，三岁死。急虚身中卒至，五脏绝闭，脉道不通，气不往来，譬于堕溺，不可为期（《素问》）。

邪之中于人也，无有常。中于阴，则溜于腑；中于阳，则溜于经。中于面，则下阳明；中于项，则下太阳；中于颊，则下少阳。其中于膺、背、两胁，亦中其经。中于阴者，常从臂胻始，其阴皮薄，其肉淖泽，故俱受于风，独伤其阴。虚邪客于身半，其入深，内居营卫，营卫稍衰，则真气去，邪气独留，发为偏枯，其邪气浅者，脉偏痛。痱之为病，身无痛者，四肢不收，智乱不甚，其言微知，可治；甚则不能言，不可治也。偏枯，身偏不用而痛，言不变，志不乱，病在分腠之间。巨针取之，益其不足，损其有余，乃可复也（《灵枢》）。

（2）哲言：夫风之为病，当半身不遂，但臂不遂者，此为痹。脉微而数，中风使然。寸口脉浮而紧，紧则为寒，浮则为虚，寒虚相搏，邪在皮肤。浮者血虚。络脉空虚，贼邪不泻，或左或右，邪气反缓，正气即急，正气引邪，㖞僻不遂。邪在于络，肌肤不仁；邪在于经，即重不胜；邪入于腑，即不识人；邪入于脏，舌即难言，口吐涎。侯氏黑散，治大风四肢烦重，心中恶寒不足者（《金匮要略》）。

《内经》曰：风者，百病之长也，至其变化，乃为他病。故有偏风、脑风、目风、漏风、首风、肠风、泄风，又有肺风、心风、肝风、脾风、肾风、胃风、劳风等证（《医学正传》）。

风中于人，曰卒中，曰暴仆，曰暴喑，曰蒙昧，曰口眼㖞僻，曰手足瘫痪，曰不省人事，曰言语謇涩，曰痰涎壅盛（《古今医鉴》）。

卒然仆倒者，《经》称为击仆，世称为卒中，乃初中之证也。口眼㖞斜，半身不遂，《经》称为偏枯，世称为瘫痪及腲腿风，乃中倒后之证也。舌强不言，唇吻不收，《经》称为痱病，世称为风懿，亦中倒后之证也（《世医得效方》）。

《宝鉴》云：凡人初觉大指、次指麻木不仁，或不用者，三年内有中风之疾。宜先服愈风汤、天麻丸，此治未病之法也。薛己云：预防之理，当养气血、节饮食、戒七情、远帏幕可也。若服前方，以为预防，适所以招风取中也（《证治准绳》）。

自古论中风者，悉主于外感，而刘、李诸子，则主于内伤。今详此病，盖因先伤于内，而后感于外，相兼成病者也。但有标本轻重不同耳。百病皆有因有证，因则为本，证则为标。古论中风者，言其证也；诸子论中风者，言其因也。岂可以一证歧而为二哉？故古人所论外感风邪者，未必不由本体虚弱，营卫失调之所致；诸子所论火盛、气虚、湿痰者，未必绝无风邪外侵之所作。若无风邪外侵，则因火、因气、因湿，各为他证，岂有暴仆、暴喑、口眼㖞斜、手足不遂、昏不识人之候乎？治法，外感重者，宜先祛外邪，而后补正气；内伤重者，宜先补正气，而后祛外邪。或以风药为君，而补药为佐使；或以补药为君，而风药为佐使。全在活法，量标本轻重而治之（《赤水玄珠》）。

风为阳邪，人身卫外之阳不固，阳邪乘阳，尤为易入。即如偏枯不仁，要皆阳气虚馁，不能充灌所致。又如中风卒倒，其阳虚更审。设非阳虚，其人必轻矫便捷，何得卒倒耶？仲景之谓脉微而数，微者，指阳之微也；数者，指风之炽也。所出诸脉、诸证，字字皆本阳虚为言。然非仲景之言，乃《内经》之言也。《内经》谓：天明则日月不明，邪害空窍。可见风性善走，空窍阳虚，则风居空窍，渐入腑脏，此惟离照当空，群邪始得毕散。若胸中之阳不治，风必不出矣。扁鹊谓虢太子尸厥之病曰：上有绝阳之络，下有破阴之纽。见五络之络于头者，皆为阳络，而邪阻绝于上，其阳之根于阴，阴阳相纽之处，而正复破散于下，故为是病。古人立言之精若此。仲景以后，医脉斩焉中断，后贤之特起者，如河间则主火为训，是火召风入，火为本，风为标矣；东垣则主气为训，是气召风入，气为本，风为标矣；丹溪则主痰为训，是痰召风入，痰为本，风为标矣。然一人之身，每多兼三者而有之，曷不曰阳虚邪害空窍为本，而风从外入者，必挟身中素有之邪，或火、或气、或痰而为标耶？仲景所重在驱风之中，兼填空窍，为第一义也。空窍一实，庶风出而不复入，其病瘳矣。古方有侯氏黑散深得此意，仲景取为主方，后人目睹其方，心炫其指，讵知仲景所为心折者，原有所本，乃遵《内经》久塞其空是良工之语耶？中络，邪止入卫，犹在经脉之外，故但肌肤不仁；中经，则邪入于营脉之中，骨肉皆失所养，故躯壳为之重着，然犹在躯壳之间；至入腑入脏，则离躯壳而内入，邪中深矣。腑邪必归于胃者，胃为六腑之总司也。风入胃中，胃热必盛，蒸其津液，结为痰涎，壅塞隧道，堵其神气出入之窍，故不识人。诸脏受邪至盛，必迸入于心，而乱其神明，神明无主，则舌纵难言，廉泉开而流涎沫也。风邪从外入者，必躯之使从外出。然挟虚者，非补虚则风不出；挟火者，非清热则风不出；挟气者，非开郁则风不出；挟湿者，非导湿则风不出；挟痰者，非豁痰则风不出。河间、东垣、丹溪各举一端，以互明其治，后学不知变通，但宗一家为主治，倘一病兼此五者，成方果安在哉？况不治其所有，反治其所无，岂不伤人乎？治中风，一如治伤寒，不但邪在三阳，引入三阴，为犯大禁，即邪在太阳，引入阳明、少阳，亦为犯禁也。故风初中络，即不可引之入经；中经，即不可引之入腑；中腑，即不可引之入脏。引邪深入，酿患无穷。（喻嘉言）

人有卒暴僵仆，或偏枯，或四肢不举，或不知人，或死，或则不死者，世以中风呼之，方书以中风治之。余考之《内经》，则曰：风之伤人也，或为寒热，或为寒中，或为热中，或为疠风，或为偏枯，或为风痫。其卒暴僵仆、不知人、四肢不举者，并无所论。及观《千金方》，则引岐伯曰：中风大法有四：一曰偏枯，二曰风痱，三曰风懿，四曰风痹。《金匮》中风篇云云。由是观之，知卒暴僵仆、不知人、偏枯、四肢不举等证，固为因风而致者矣，故用大、小续命诸汤散治之。及河间、东垣、丹溪出，所论始与昔人异矣。河间主乎火，东垣主乎气，丹溪主乎湿，反以风为虚象。以予观之，昔人三子之论，皆不可偏废，但三子以相类中风之病，视为真中风而立论，故使后人狐疑耳。殊不知因于风者，真中风也；因于火、气、湿者，类中风也。望、闻、问、切之间，辨之为风，则从昔人以治之；辨之为火、气、湿，则从三子以治之。如此庶乎析理明而用法当矣（《赵氏医贯》）。

中风有三：中腑、中脏、中血脉也。中腑者，中在表也。外有六经之形证，治与伤寒同。中脏者，中在里也。其证眩仆昏迷，痰如曳锯，治分闭、脱二证。闭证，咬牙握手，治当疏通；脱证，手撒脾绝，眼合肝绝，口张心绝，声如鼾肺绝，遗尿肾绝，治当温补。间有寒痰壅塞，介乎闭、脱之间，不便骤补者，用半夏、橘红浓煎，以姜汁对冲，灌之即苏，然后按证调之。中血脉者，中在经络之中，口眼㖞斜，半身不遂，方书虽有左右之分，然总皆血气之虚，计惟补益，不必泥也（程钟龄）。

《机要》云：中腑宜汗，中脏宜下。此腑、脏二字，实是指经、腑言。腑无汗法，入脏亦岂有下法？五脏者，藏精气而不泻，故满而不能实；六腑者，传化物而不藏，故实而不能满。此脏宜补腑宜通之要旨也。考长沙三百九十七法，邪归中土，乃可议下。其少阴急下三条，指转入阳明腑者言，仍是土郁夺之之义。如已脏真失守，而复泻之，是虚虚也。古于汗、下之法，禁例綦严，岂宜如是之倒行逆施乎？观其论中腑曰脉浮恶风寒，则明是中经；论中脏曰大便秘结，则明是中腑。辨明正误，庶于立言之旨有合云（《吴医汇讲》）。

风邪中人，本皆表证，考之《内经》所载诸风，皆指外邪为言，并无神魂昏愦、直视僵仆、口眼㖞斜、牙紧言謇、失音烦乱、摇头吐沫、痰涎壅盛、半身不遂、瘫痪拘挛、抽搐遗尿等说。可见此等证候，原非外感风邪，总由内伤血气也。夫风自外入者，必有表证，方可治以疏散。而今之所谓中风者，但见卒倒昏迷，无论有无表邪，有无寒热，及有无筋骨疼痛等证，便皆谓之中风，误亦甚矣。虽《热病篇》有偏枯一证，曰：身偏不用而痛。此以痛痹为言，非今之所谓中风也。《阴阳别论》曰：三阴三阳发病，为偏枯痿易，四肢不举。此以经病为言，亦非所谓风也。继自越人、仲景，亦皆以外感言风，初未尝以非风言风也。迨至华元化所言五脏之风，稍与《内经》不同，始有吐沫、身直、口噤、筋急、舌强不能言、手足不遂等说。然犹不甚相远。再自隋唐以来，巢氏《病源》，孙氏《千金》，以至宋元诸家，所列风证日多日详，是风非风，始混乱莫辨，而愈失其真矣。风，有真风、类风，不可不辨。凡风寒之中于外者，乃为风邪，如《九宫八风篇》之风占病候，《岁露论》之虚风实风，《金匮真言论》之四时风证，《风论》之脏腑中风，《玉机真脏论》之风痹、风瘅，《痹论》、《贼风篇》之风邪为痹，《疟论》、《岁露论》之疟生于风，《评热病论》之风厥、劳风，《骨空论》之大风，《热病篇》之风痉，《病能论》之酒风，是皆外感风邪之病也。其有不由外感，而亦名为风者，如病机所云诸暴强直，皆属于风：诸风掉眩，皆属于肝之类，是皆属风而实非外中之风也。夫既无所中，何谓之属？此以五运之气，各有所主，如诸湿肿满，皆属于脾；诸寒收引，皆属于肾。是皆以所属为言，而风之属于肝者，即此谓也。盖肝藏血，其主风，肝病则血病而筋失所养，筋病则掉眩强直之类无所不至。夫中风者，真风也；属风者，木邪也。真风者，外感之表证；属风者，内伤之里证，即厥逆内夺之属也。后世不能明辨，遂致方论混传，表里误治，千古之弊，莫此为甚。历代相传治中风之方，皆以续命等汤为主，考其所自，则始于《金匮要略》附方中，然必宋时校正所增，而非仲景本方也。隋唐以来，孙氏

《千金》乃有小续命、大续命、西川续命、排风等汤，后世宗之。夫续命汤以麻黄为君，姜、桂并用，本发散外邪之佳方也；至小续命等汤，则复加黄芩以兼桂、附，虽曰相制，而水火冰炭，道本不同。其他无论，独怪乎河间、东垣、丹溪三子者，既于中风门皆言此病非风矣，而何于本门皆首列小续命汤，而附以加减之法？何前后之言不相应耶？非风一证，即时人所谓中风也。此证多见卒倒昏愦，本皆内伤积损而然，原非外感所致，而古今相传，咸以中风名之，其误甚矣。余欲易去中风二字，拟名类风，又拟名属风，然类风、属风仍与风字相近，故竟以非风名之，庶乎使人易晓。今人之所谓中风者，则以《内经》之厥逆悉指为风，延误至今，未有辨者。虽丹溪云今世所谓风病，大率与痿证混治。此说固亦有之，然何不云误以厥逆为风也？惟徐东皋云痉厥类风，言若近之，殊亦未善。使果风、厥相类，则临是证曰风可也，曰厥亦可也，疑似未决，将从风乎？从厥乎？不知《经》言风自风，厥自厥，风之与厥，一表一里，岂得相类？后人不察《经》义，悉以厥为风而从风治，以风药而散厥证，所散者非元气乎？因致真气愈伤，真阴愈耗，是速其死矣。若知厥非外感，与风无涉，此名之不可不正，而证之不可不辨也。凡非风等证，其为强直掉眩者，皆肝邪风木之化也；其为四肢不用，痰涎壅盛者，皆胃败脾虚之候也。然虽曰东方之实，又岂果肝气之有余耶？正以肝邪之见，本由脾肾之虚。使脾胃不虚，则肝木虽强，必无乘脾之患；使肾水不虚，则肝木得养，又何强直之虞？所谓胃气者，即二十五阳也，非独指阳明为言也；所谓肾水者，即五脏六腑之精也，非独指少阴为言也。然则真阳败者，真脏见；真阴败者，亦真脏见。所谓真脏者，即肝邪也，即无胃气也。此即非风、类风病之大本也。河间曰：此非肝木之风，亦非外中于风。东垣亦曰：此非外来之邪，乃本气自病。夫既皆曰非风，而又皆曰中腑、中脏，不知所中者为何物，则分明又指为风矣。夫曰将息失宜，又曰气衰所致，本皆言其虚也，而治法皆用汗下，则分明又作实邪矣。名目混乱，泾渭不分，曰是曰非，含糊可否，致后学茫然不得其要，反滋千古疑窦，深可慨也！凡非风卒倒等证，无非气脱而然。何也？盖人之死生，全由乎气，气聚则生，气散则死。凡病此者，多以素不知慎，或七情内伤，或酒色过度，先伤五脏之真阴。此致病之本也。再或内外劳伤，复有所触，以损一时之元气；或以年力衰迈，气血将离，则积损为颓。此发病之因也。盖其阴亏于前，而阳损于后，阴陷于下，而阳乏于上，以致阴阳相失，精气不交，所以忽而昏愦，卒然仆倒。此非阳气暴脱之候乎？故其为病，或为汗出者，营卫之气脱也；或为遗尿者，命门之气脱也；或口开不合者，阳明经气之脱也；或口角流涎者，太阴脏气之脱也；或四肢瘫软者，肝脾之气败也；或昏倦无知，言语不出者，神败于心，精败于肾也。凡此皆冲任气脱，形神俱败而然。故必于中年之后，乃有此证。何今人见此，无不指为风痰，而治从消散？不知风痰实邪为病，何遽暴绝若此？且既暴绝如此，尚堪几多消散？人犹不悟，良可哀也！凡治此证，若无痰气阻塞，必须大剂参、附峻补元气，以先其急；随用地黄、当归、枸杞之类，填补真阴，以培其本。盖精即气之根，《经》曰精化为气，舍是他求，无实济矣（张景岳）。

窃怪中风一证，古法相传，皆谓六淫之邪，外风之袭，药投三化、续命、愈风等汤。后人守定此法，岂料指鹿为马？何医学之不明而愚昧如是耶？即有识之士，以类风辨之，以真风目之。然类风者，犹有似于风，真风者，则实指为风，不能舍六淫之外，而又有所谓风也。今中风之证，其果六淫之风乎哉？又谓中风，须分闭、脱两种，闭则有六经之证，脱则有五绝之险。夫脱为五绝之险是矣，而闭兼六经之证，亦不外仲景《伤寒》之所谓中风，脉浮缓，自汗出，而发热也。今中风之证，其果仲景之所谓中风乎哉？盖外风为阳邪，其中人也，必先皮毛而入，决不比阴邪不从阳经而直中三阴之速。设中属外风，则当入《伤寒》一门，何必于伤寒之外而又立中风之条？风邪最轻，从无直中伤人之患，何中风疾发有顷刻垂绝之危？仲景《伤寒》，于中风证脉言之极详，何未闻将中病同发明于伤寒中风之内？以此辨之，则向之所谓风为真风，谓证兼六经者，其何说之辞。况《经》谓虚邪偏客身半，未尝云实；营卫衰则真气去，明是云虚；其言微知可治,甚则不能言，不可治，从根本而验生死。又何尝言及外风与六经之形证耶？明张景岳直辟前人之误，断以非风之名，可谓发千古之未发。奈病家卒不知信，医家卒不知从，旁人卒不知解，有令人读是书而不禁三叹者矣。风自内生，属东方之木气，气动便是火，火动便是风。分而言之，有三者之名，合而言之，则有一无二之别。且风亦不过气之逆、火之炽耳，并非气之外别有火，火之外别有风也。第此火发于肾，虚多而实少；此风根于气，阴亏而阳弱。是以中证之发，大约精血内亏，元气内败者，为此证之旨。亏在阴，则虚火无制；亏在阳，则真气无根。若证之轻者，乃一半精气未败，尚可挽回于万一，苏后必半身不遂，《经》谓偏枯者此也。口眼㖞斜者，筋无血养也；舌喑不能言者，脾肾元亏，不能上达舌本也；口流涎沫者，脾亏不能摄津，肾亏不能藏液也；口噤不开者，阳明之筋虚，火灼而劲急，真气寒而拘挛也。治法：五绝证见，用参附汤、参术汤、大补丸煎之类，以救垂绝；偏中证见，用地黄饮子、八味、生脉汤之类，以扶余生。脾肾大亏，用六君子汤、四君子汤、归脾汤之类，以回中焦之谷气；肝血大亏，用人参养荣汤、归芍地黄汤之类，以生肝木之汁。倘内有燥热，风火相煽，亦令人暴厥。盖火之有余，水之不足；阳之有余，阴之不足。中年之后，始有是证；三旬以前，从无是患；形体丰肥，每遭此祸；质弱清癯，仅见此厄。不亦精血亏、真气衰之明验乎（《会心录》）。

类中风者，乃真阴不守，水衰火盛，风从火出，离其故宫，飞扬飘越，卒然仆倒，其人两肾腰胯及脐下必冰冷如铁。盖别病必他脏先病，穷到肾经，惟中风竟是肾经与命门无形之水火自病。当其发病之际，必有一股虚气，从两肾中间上夹脊，穿昆仑，过泥丸，直到命门。命门为三阴三阳聚处，此气一冲，三阴三阳之气突然而散，遂外不省人事，而在内脏腑之气亦随之而去，手撒、眼合、遗尿、声齁、口开等证，相随而来矣。每验小儿惊证、产后痉证、类中风证，悉属火燥生风。风从内出，非自外来，所谓风淫末疾也。医家不知风从火出，杂用羌、防、辛、芷，劫风燥血，则火得风而转烈，阴被燥而必亡（《己任编》）。

中风之风，乃内虚暗风，系阴阳两虚，五脏本气自病，为内夺暴厥也。与外来风邪迥别。急者，参、芪、术、附固本为先；缓者，顺气化痰以治其标，补阳养阴以固其本。阴虚甚者偏于阴，阳虚甚者偏于阳，阴阳两虚甚者，气血峻补。虽外有风候之假象，不治自愈。中脏阴寒之证，药宜纯阳，忌用阴药。盖略兼阴药，则阳药便难见效，甚有益令阳亡。试思无阴则阳无以化，当此依希之阳，能经阴药之化乎？所以参、术、芪、附等汤，不入地黄、当归者此耳。有少壮中风不治者，男子乃色欲过多，下元水亏，不能制火；女人乃产后、经后，去血过多，不能配气，适因忿怒动火，气无所附，故随火而发越矣。阴也，血也，岂不为阳气之根本乎？《经》曰：肾气内夺，则舌喑足废。大概以气药治风犹可，以风药治气则不可；以血药治风、以气药治痰均可，以风药治血、以痰药治气均不可也（《冯氏锦囊》）。

风为百病之长，证有真中、类中、中经络、血脉、脏腑之分；治有攻风、劫痰、养血、润燥、补气、培元之法。盖真中之病，南少北多。其类中之证，河间立论：因烦劳则五志过极，动火而卒中。东垣立论：因元气不足，则邪凑之。丹溪云：东南气温多湿，由湿生痰，痰生热，热生风。三者皆辩明类中之由也。类者伪也，近代不分真伪，每用祛风豁痰，虚证实治，不啻枘凿之殊矣。今叶氏发明内风，乃身中阳气之变动。肝为风木之脏，因精血衰耗，水不涵木，木少滋荣，故肝阳偏亢，内风时起。治以滋液熄风，濡养营络，补阴潜阳，如虎潜、固本、复脉之类。若阴阳并损，无阴则阳无以化，故以温柔濡润之通补，如地黄饮子、还少丹之类。更有风木过动，中土受戕，不能御其所胜，如不寐不食，卫疏汗泄，饮食变痰，治以六君、玉屏风、茯苓饮、酸枣仁汤之类。或风阳上僭，痰火阻窍，神识不清，则有至宝丹芳香宣窍，或辛凉清上痰火。至于审证，有体纵不收，耳聋目瞀，口开眼合，撒手遗尿，失音鼾睡，此本实先拨，阴阳枢纽不交，与暴脱无异，并非外中之风，乃纯虚证也。故急用大剂参附以回阳，恐纯刚难受，必佐阴药，以挽回万一。若肢体拘挛，半身不遂，口眼㖞斜，舌强言謇，二便不爽，此本体先虚，风阳夹痰火壅塞，以致营卫脉络失和。急则先用开关，继则益气养血，佐以消痰清火，宣通经隧，气充血盈，脉络通利，则病可愈（《临证指南》）。

风自火出，故热则风生。试观天道，每遇伊郁之极，则发大风，必然之理。故中风之证，多生于内热。若血凉水足，风自何生？风不必皆由外感，常从内生，不可不知（《折肱漫录》）。

中风大纲有三：曰气衰，曰火暴，曰痰逆。河间之地黄饮子，为下虚上盛，阴火暴逆而设；东垣之三生饮，为脾肺气衰，痰积于中而设；丹溪之星香、二陈，为形盛气阻，痰盛于外而设。总皆阳虚邪害空窍所致。

肥人多中风者，以其气盛于外而歉于内也。肺为气出入之道，人胖气必急，急则肺气盛，肺金克肝木，胆为肝之腑，故痰涎壅盛，治法先须理气。治风之法，初当顺气，久当活血。若不顺气遽用乌、附，若不活血遽用羌、防，未见其能治也。然顺气则可，破气、泻气则不可（戴复庵）。

中风，大便必然结燥，盖由痰热郁结于中。宜服润肠丸，使大便常润，则风亦易愈。此釜底抽薪之法，屡试验者（汪双泉）。

中风自汗，小便不利，不可利之。既已自汗，则津液外亡，小便自少。若复利之，使营卫枯竭，无以制火，则烦热愈甚。当俟热退汗止，小便自行。中风多食，其因有二：一由肝木盛，木盛则克脾土，脾受敌，故求助于食，当泻肝安脾；一因脾气盛，脾盛则克肾水，水亏不能制火，故食多，宜安土滋水（张洁古）。

中风多养，《经》曰：诸养为虚，血不荣于肌腠故也。当服滋补药以养阴血，血和肌润，痒自不作（薛立斋）。

中风之证，成于跌后者居多。凡中风，不可有呵欠之证，有之多死。(《见闻录》)

凡治外中于风，不辨内挟何邪，误执一家方书，冀图弋获，其失必多，医之过也。凡风初中经络，不行外散，反从内夺，引邪深入者，医之过也。凡治中风，四肢不举，不辨虚实，妄行补泻者，医之过也（《医门法律》）。

(3) 半身不遂：痱，废也，即偏枯之邪气深者也。痱与偏枯是二疾：偏枯，身偏痛，言不变，志不乱，邪在分腠之间，即中腑也；痱病，身无痛，手足不遂，言喑志乱，邪入于里，即中脏也（《医学纲目》）。

偏枯，与痿异。偏枯者，手足脉道为邪气阻塞而然；痿则阳明虚，宗筋纵，带脉不引而然。痱有言变、志乱之证，痿则无之。盖痱发于击仆之暴，痿发于怠惰之渐，是两证也（娄全善）。

《内经》言偏枯者不一，曰汗出偏沮；曰阳盛阴不足；曰胃脉内外大小不一；曰心脉小坚急；曰肾水虚。《灵枢》叙偏枯于《热病篇》中，皆不言风，皆不言其本于何邪，岂非以七情、饥饱、房室，凡能虚其脏气，致营卫经脉痹而不通者，皆可以言邪耶？四肢不举，有虚有实。阳明虚，则宗筋失润，不能束骨而利机关；阳明实，则腠理致密，加以风邪内淫，正气自不周流也（喻嘉言）。

朱丹溪曰：半身不遂，大率多痰，在左属死血与无血，在右属痰与气虚。其说似乎近理，而不知其有不然也。夫人身气血，本不相离，焉有以左为血病右为痰气耶？盖丹溪之意，以为肝属木而位左，肺属金而位右，肺主气也；脾属土而寄位西南，故亦在右而脾主湿与痰也。然此以五行方位之序言其理耳，岂曰西无木，东无金乎？且各经皆有左右，五脏皆有血气，即如胃之大络，乃出于左乳之下，则脾胃之气亦出于左，又岂左非脾，右非肝，左必血病，右必痰气乎（张景岳）。

按：半身不遂，与四肢不举大有分别。四肢不举者，有虚有实；半身不遂，悉作实邪。夫一人之身，岂有半边虚而半边不虚者乎？此证当与口眼㖞斜同看，非外感六淫之邪，即内伤痰火死血（《证因脉治》）。

人之四肢，如木之枝干也；人之气血荣养，如木之浆水灌溉也。人有半身不遂而迁延不死者，如木之根本未坏，而一边之枝干先萎耳；人有形容肥壮，忽然倒仆即毙者，如木之根本已绝，枝叶虽荣，犹枯杨生华，遇风摧折矣（《赵氏医贯》）。

卒仆、偏枯之证，虽有多因，未有不因真气不周而病者，故黄芪为必用之君药，防风为必用之臣药。黄芪，助真气者也；防风，载黄芪，助真气以周于身者也，亦有治风之功焉（戴复庵）。

凡偏枯半身不遂之证，虽属痰滞经络，然其原大抵本于气虚。盖气不运行，故痰因之而滞也。治宜重用参、芪大补为主，以行痰药佐之，久服自效。常见此证服参、芪多者，迟以岁月，必然复旧，否则终身不痊（汪双泉）。

（4）口眼㖞斜：口目㖞斜者，多属胃土，然有筋、脉之分焉。《经》云：足之阳明、手之太阳筋急，则口目为僻眦急，不能卒视，此胃土之筋为㖞斜也。又云：胃足阳明之脉，挟口环唇，所生病者，口㖞唇斜，此胃土之脉为㖞斜也（《证治准绳》）。

口眼㖞斜，有筋病，有脉病，且形骸之病，有拘处必有缓处，有缓处必有拘处，要见病在缓处与拘处，明白不得混也。而筋病在拘处，脉病在缓处，筋病则左以左治，右以右治；脉病则左以右治，右以左治，失之则千里矣。大都脉病之㖞斜，人皆知之，筋病之㖞斜，识者鲜矣（卢不远）。

七窍，惟口目㖞斜，而耳鼻独无此病者，何也？盖动则风生，静则风息，天地之常理也。考之易象，有足相符者，震巽主动，坤艮主静，动者皆属木，静者皆属土。观卦者，视之理也。视者，目之用也。目之上纲则眨，下纲则不眨，故观卦上巽而下坤。颐卦者，养之理也。养者，口之用也。口之下颔则嚼，上颔则不嚼，故颐卦上艮而下震。口目常动，故风生焉；耳鼻常静，故风息焉。当思目虽斜，而目之眶眦未尝斜；口虽㖞，而口之辅车未尝㖞，此经之受病，非窍之受病明矣（《儒门事亲》）。

肝木主风，脾湿为痰，风与痰之中人，原不分于左右，但过损精血，左半先亏，而右半饮食所生之痰，与皮毛所入之风，以渐积于空虚之府，而骤发始觉耳。风脉劲疾，痰脉软滑。惟劲疾，故病则大筋短缩，即舌筋亦短而謇于言；小筋弛长，故从左而㖞于右，从左㖞右，即可知左畔之小筋弛而不张也。若左之筋张，则左㖞矣。凡治一偏之病，法宜从阴引阳，从阳引阴，从左引右，从右引左。盖观树木之偏枯者，将溉其枯者乎？抑溉其未枯者使其荣茂，而因以条畅其枯者乎（喻嘉言）。

（5）口噤：口噤者，足阳明之病也，颊车穴主之。盖阳明经络，挟口环唇，循颊车。而诸阳筋脉，皆上于头，三阳之筋，并络颔颊，夹于口。风寒乘虚而客其经，则筋挛急，牙关紧，因而口噤；又有风热太甚，风喜伤肝，热能燥物，是以筋燥劲迫，因而口噤。此皆实邪为病，中风门之闭证也。若在脱证，即诸阳之气脱去，形骸管束无主，故口开舌纵不收矣（《冯氏锦囊》）。

（6）不语：喑者，不能言也。心脉系舌根，脾脉系舌旁，肝脉络舌本，少阴之脉循喉咙挟舌本。四经之脉，皆上于舌，邪中其经，则痰涎闭其脉道，舌本不能转运而为之喑矣。有喉喑者，劳嗽失音，喉中声嘶，舌本无患也；中风而喑者，舌喉俱病，音声不能发于会厌也。盖心为声音之主，肺为声音之户，肾为声音之根。《经》云：三焦之气，通于喉咙，气弱则不能上通矣。治者能于根本用力，则丹田之气自能振作，故古人每以独参汤、地黄饮子奏效也。然中风不语之证有六：有失音不语者；有舌强不语者；有神昏不语者；有口噤不语者；有舌纵语涩者；有舌麻言謇者；可不详欤（《冯氏锦囊》）。

太阴所谓入中为喑者，阳盛已衰，故为喑也。内夺而厥，则为喑痱，此肾虚也。少阴不至者厥也。夫肾藏精，主下焦，地道冲、任二脉系焉。二脉与少阴肾之大络同出肾，下起于胞中，为十二经脉之海。冲脉之上行者，渗诸阳，灌诸经；下行者，渗诸阳，灌诸络。因肾虚而肾络与胞络内绝，不通于上，则喑；肾脉不上循喉咙挟舌本，则不能言；二络不通于下，则痱厥矣（《证治准绳》)。

凡中暑、中寒、中湿、痰厥、气厥、食厥、热厥、虚晕等证，皆卒倒不语，但中风必有㖞斜、搐搦、偏枯之证为异(《医学入门》)。

(7)痰：凡非风之多痰者，悉由中虚而然。夫痰即水也，其本在肾，其标在脾。在肾以水不归原，水泛为痰也；在脾以饮食不化，土不制水也。强壮之人，任多饮食，则随食随化，未见为痰；不能食者，反能生痰，此脾虚不能化食，而食即化痰也。故凡病虚劳者，其痰必多，病至垂危，其痰益甚，正以脾气愈虚，则食不能化，而水液尽为痰耳。可见病之实痰无几，而痰之宜伐者亦无几。故治痰者，必当温脾强肾以治其本，使根本渐充，则痰将不治而自去矣。俗云：痰在周身，为病莫测。凡瘫痪、瘛疭、半身不遂等证，皆伏痰留滞而然，不去痰滞，病何由愈？余曰：汝知痰之所自乎？凡经络之痰，即津血之所化也，使果营卫调和，则津自津，血自血，何痰之有？惟是元阳亏损，神机耗败，则水中无气，津凝血败，皆化为痰耳。此果痰也，果精血也，岂精血之外而别有所谓痰者耶？若谓痰在经络，非攻不去，则必并精血而尽去之可乎？否则安有独攻其痰，而精血不损者乎？精血复伤，元气愈竭，随去随生，痰必愈甚。此治痰者不能尽，而所尽者惟元气耳(《景岳全书》)。

人参续元气于垂绝，附子返真火于须臾，力可回天。方中益以干姜，所谓霹雳者，形其力之速也。喻子非之，似亦过矣。人之有生，全赖一点真阳，病既急虚暴绝，敢不亟援乎？世之卒中，而以开痰利窍成功者，有几人哉？幸而有此汹涌之痰，元气尚未尽绝，必欲令其与命相依之痰去尽，然后始行补救，则不可得之数也。万无痰去气存之事也。请问果由痰而致中乎？由中而致痰乎？因痰为患而致急虚乎？因急虚命绝而致痰上气尽乎？常见急虚卒中者，二便更迭遗出，然则必将曰中尿矣、中屎矣。是则急虚卒中，及阴寒真中者，非大施温补，无能为也。但患其势急骤，煎烹犹恐不及，术附、姜附、芪附，皆可备急一时。平素阳虚者，即以肉桂、杜仲、故纸继之；阴虚者，即以熟地、当归、枸杞、山萸继之；至于鹿茸、河车、鹿胶、蛤蚧血肉之属，皆可阴阳双补，消息迭进。总以温补大剂，顾其脾肾，自然水到渠成。略有疑畏，则不可与言至德至巧也(《医补》)。

(8)脉候。

寸口脉迟而缓，迟则为寒，缓则为虚。营缓则为亡血，卫缓则为中风(《金匮》)。

非风之脉，迟缓可生，急数弦大者死(张景岳)。

中风之脉，最忌伏涩不调，尤忌坚大急疾。(张路玉)

(9)选案。

唐柳太后病风，脉沉欲脱，汤药无及。以黄芪、防风煮汤数十斛，置床下熏之，得苏。更药而愈(许胤宗)。

王守道风噤不语，以炽炭烧地，洒以药汤，置病者于上，须臾小苏(王克明)。

王用之卒中昏愦，口眼㖞斜，痰涌脉伏。此真气虚而风邪所乘。以三生饮一两，加人参一两，煎服即苏。若遗尿手撒、口开鼾睡，为不治。用前饮亦有得生者，前饮行经络，治寒疾，有斩关夺旗之功。然必用人参驾驭其间，补助真气，否则不为无益，适足取败。观先哲芪附、参附等汤，其义可见(薛立斋)。

徽商汪华泉，忽然昏仆，遗尿手撒，汗出如珠。众皆以绝证既见，决无生理。余曰：手撒脾绝，遗尿肾绝，法在不治，惟大进参附，或冀万一。遂以人参三两，熟附五钱，煎浓灌下，至晚汗减。复煎人参二两，芪、术、附各五钱，是夜服尽，身体能动。再以参附膏加姜汁、竹沥，连进三日，神气渐爽，调养百日而安(《医宗必读》)。

(10)附方。

治中风口噤方：用苏合香丸，或南星、冰片末，或乌梅肉擦牙。皂角、生半夏末，搐鼻。

又用甘草，比中指节数截，油浸火炙，以物斡开牙关，令咬定甘草，可人行十里许时又换一截，灌药极效。

治中风口眼㖞斜方：用酒煮桂，取汁，布浸拓面，左㖞拓右，右㖞拓左。

又法，先烧皂角烟熏之，逐去外邪；次烧乳香熏之，顺其血脉。

又方：用大鳝鱼一条，针刺头上血，右㖞涂左，左㖞涂右，正即洗去。其鳝取血后放之。

二十一、《类证治裁》

（一）卷之一，中风，论治

风为百病之长，故六淫先之，以其善行数变，受之者轻为感冒，重则为伤，最重则为中，然有真中、类中，中血脉经络腑脏之辨。西北高寒风劲，真气虚者，猝为所中，是名真中，经所谓中六腑五脏之俞也。真中者，风邪在表，身痛拘急，宜汗，小续命汤，或疏风散。风邪在经，口眼㖞斜，偏枯疼痛，大秦艽汤，或愈风汤。风邪入里，多滞九窍，唇缓便秘，口不能言，耳聋鼻塞目瞀，痰涎昏冒，宜下，三化汤，或麻仁丸。东南卑湿酿热，真阴亏者，风自内生，虚阳上冒，亦致昏仆，是为类中，实与外风无涉，经所谓阳之气以天地之疾风名之也。类中者，痰多壅塞，捣萝卜子，以温汤和饮吐之。脾虚呕痰者，六君子汤，异功散。肾虚水泛为痰者，六味丸，或八味丸汤服。中气虚者，补中汤。阴虚者，补阴煎。夫以地分真、类，谓真中者西北为剧，类中者东南为多，未可胶柱以谈也。善乎！石顽张氏之说曰：尝诊西北中风者，验其喑痱遗尿，讵非下元之惫，当从事地黄、三生等饮乎？㖞僻不遂，讵非血脉之废，而从事建中、十全等汤乎？东南类中，岂无六经形症见于外，便溺阻隔见于内，当从事续命、三化等汤乎？是真通论矣。其中血脉，则口眼㖞僻。中络，则肌肤不仁。中经，则脊重不伸。中腑，则肢节废，便溺阻。中脏，则舌喑吐沫。《金匮》分析既明，至《千金》引岐伯论中风，大法有四：一偏枯，半身不遂也；二风痱，四肢不收也；三风懿，奄忽不知人，舌强不能言也；四风痹，诸痹类风状也。迄乎河间主火，谓心火暴盛，肾水虚衰。东垣主气，谓猝中乃本气自病。丹溪主痰，谓湿生痰，痰生热，热生风。总之，气虚则火动痰升，其症似风非风，皆辨明类中之由，与真中症异。专宜养气血，兼清痰火，大忌风燥之剂。凡虚风外中，轻则麻痹不仁；羌活愈风汤。重则瘫痪不用。大秦艽汤。其痰火内生，轻则舌强难语；涤痰汤。重则痰壅神昏。至宝丹。既辨其中络、中经、中腑、中脏，及中经络，兼中腑脏，并审其兼虚兼实，兼寒兼热兼痰，而入手先分闭症脱症，如牙关紧闭，两手握固，是为闭症。苏合香丸，三生饮开之。如口开脾绝，手撒心绝，眼合肝绝，遗尿肾绝，鼻鼾肺绝，以及吐沫、直视、摇头，面赤如妆，汗出如珠，皆为脱症。大剂理中汤灌之。兼灸脐下。凡初中，先用通关散吹鼻，有嚏可治，无嚏多死。

（1）口噤：足阳明之经上夹口，风寒乘虚袭入，则挛急口噤，先用乌梅肉、冰片、生南星为末擦牙，其噤可开。宜竹沥、姜汁调苏合香丸灌之，再用巴豆油纸卷皂角末，烧烟熏入鼻中，人事自省。

（2）痰壅：宜吐之，稀涎散加橘红，或姜盐汤灌之。以鹅翎探吐，或三圣散加蝎吐之。后用星香散、二陈汤、涤痰汤、导痰汤。挟虚，加参、芪、竹沥。挟寒，加桂、附、姜汁。脾虚呕痰，六君子汤，异功散。中气虚，理中汤，温胃饮。

（3）口眼㖞僻：因血液衰涸，不能荣润筋脉。《灵枢》云：足阳明筋病，颊筋有寒则急，引颊移口，有热则筋弛，纵缓不胜收，故僻。又云：足阳明、手太阳筋急，则口目为僻。宜润燥以熄风。大秦艽汤、或十全大补汤尤妥。

（4）半身不遂：因气血不至，故痛痒不知。经曰：营虚则不仁，卫虚则不用，营卫俱虚，则不仁且不用。自丹溪以左枯属血虚，用四物汤。右枯属气虚，用四君子汤。气血两虚而挟痰，用二陈汤，加钩藤、竹沥、姜汁。宗其治者多不效，何也？治偏枯，宜从阴引阳，从阳引阴，从右引左，从左引右，使气血灌注，周流不息，莫如养血温经。补中汤少加附子，下七味地黄丸。以附子能行参、芪之力，而阳和自转，肉桂能通血脉，而筋节自荣，挟痰者，八珍、十全等汤加南星、半夏、姜汁。营卫俱虚者，黄芪五物汤，膝骨软，加牛膝、虎骨，节软，加木瓜、当归。

（5）四肢不收：诸阳经皆取于手足，循行身体，如邪气客于肌肤，随其虚处停滞，与气血相搏，故肢不举，脉缓大有力，土太过也，当泻其湿。胃苓汤。脉细小无力，土不足也，当补其气。补中汤。瘦人血枯筋急，木旺风淫者，四物汤加钩藤、秦艽、防风、木瓜。肥人色白多痰者，六君子汤加秦艽、天麻、竹沥、姜汁。

（6）角弓反张：邪入经络，则腰背反折，挛急如角弓状。小续命汤。如先受风，复感寒，无汗恶寒为刚痉；先受风，复感湿，恶风有汗为柔痉。刚痉续命汤去附子，柔痉续命汤去麻黄。

（7）瘛疭：因肝经风火搏于经络，则手足抽搐，或伸或缩，而动不止，由血虚不能荣筋，而燥气乘之，宜滋肝肾，灌输筋脉，使水火熄，则风木自平。大秦艽汤，或十补汤加减。

（8）猝倒无知：凡类中病出于脏，精去则气去，所以眩晕猝倒，气去则神去，所以昏愦无知，阴阳脱离，精气不交，须参附大剂，峻补其阳。继以地黄丸，加杞子、当归，或十补丸，填补真阴。若心火盛，肾水衰，致猝倒神昏，肢掣口㖞，宜地黄饮子去桂、附、巴戟，峻补其阴。继以生脉散，滋其化源。

（9）舌强不语：舌为心、脾、肝、肾四经所系，邪中其经，则痰涎闭其脉道，舌机不掉，因痰迷心窍者，清心火，涤痰汤。因湿痰者，清脾热，六君子汤加枳实、竹茹。因风热者，清肝火，凉膈散加减。肾虚内夺为喑痱，地黄饮子。舌强口角流涎，脾不能摄者，六君子汤加竹沥、姜汁。惊痰堵塞，舌本强硬者，正舌散加薄荷。舌麻语謇者，省风汤加沉香。唇缓舌强者，解语汤。肥人舌本强，作湿痰治，瘦人作心火治，不可纯补，恐堵塞经络中痰火。通用加味转舌膏。外取龟尿少许，点舌神效（置龟于新荷叶上，以猪鬃戳其鼻，尿立出）。有饮食照常，但失音不语者，名曰哑风。宜小续命汤去附子，加石膏、菖蒲。

（10）遗尿：系肾气亏极，用参、芪、术、附、益智、五味。以保元阳之脱。火虚者，地黄饮子。水虚者，六味丸。

（11）眩晕：凡虚阳上巅，得痰升则眩晕，经所谓上虚则眩也，宜培其中气。五福饮或大补元煎，加甘菊炭、牡蛎、白芍、天麻。此猝倒所由来也。

（12）麻木不仁：遍体顽麻，无汗气实。乌药顺气散。十指及面麻木，乃气虚风袭。补中汤去术、归、陈，加白芍、五味子。麻木体软，搔起白屑，乃脾血不荣。补中汤去柴胡，加地黄、白芍、芝麻。

真中风，虽风从外中，亦由内虚召风，其挛急偏枯，口㖞舌强，二便不爽，由风挟痰火壅塞，致营卫脉络失和。先用通关，继则养血顺气，佐以消痰清火，大秦艽汤，或愈风汤。宣通经隧。风闭，用桂枝、羌活。寒凝，用姜、附、桂心。热痞，用栀、芩、石膏。湿滞，用苍、朴、五苓。血瘀，用桃仁、牛膝、气滞，用木香、枳壳、青、陈。痰阻，用星、夏、浮石、牛黄。类中风本非外风，猝仆昏厥，无㖞斜偏废等症，是宜辨也。故叶氏谓内风乃身中阳气变化，肝为风脏，因血液衰耗，水不涵木，肝阳偏亢，内风时起，宜滋阴熄风，濡养营络。以熟地、首乌、杞子、当归、牛膝、胡麻、石斛、五味子、甘菊、牡蛎。补阴潜阳，如虎潜、固本、复脉之类。阴阳并损，无阳则阴无以化，宜温柔濡润。如沙苑子、苁蓉、杞子、人参、阿胶、当归。通补，如地黄饮子、还少丹之类。风木过动，中土受戕，致不寐不食，卫疏汗泄，饮食变痰。如六君子汤、玉屏风散、茯苓饮，酸枣仁汤之类。风阳上升，痰火阻窍，神识不清，至宝丹。芳香宣窍，或辛凉之品，如菊叶、菖蒲、山栀、羚羊角、天麻、丹皮、钩藤。清上痰火。若阴阳失交，真气欲绝，用参附汤回阳，佐以摄阴，如五味、龙骨、牡蛎。此其治也。自士材以类中症，条分火中、虚中、湿中、寒中、暑中、气中、食中、恶中，而《金鉴》因之。火中，即河间所谓瘫痪，多由火盛水衰，心神昏冒，筋骨不用也。心火盛，凉膈散。肾水衰，六味汤。虚中，即东垣所谓猝中昏愦，皆属气虚。烦劳气陷，补中汤。房劳精脱。生脉补精汤。湿中，即丹溪所谓东南湿土生痰，痰热生风，因而昏冒。内中湿者，醇酒厚味，生冷过节，渗湿汤；外中湿者，阴雨雾露，坐卧湿地，除湿汤。寒中，体强口噤。脐腹冷痛，姜附汤；身寒无汗，附子麻黄汤。暑中，面垢晕倒，须分阴阳。得之受暑纳凉，寒外暑内，香薷饮，二香汤；得之赤日长途，中外皆热，昏仆不醒，蒜汁合水灌之，继以辰砂益元散。气实者，苍术白虎汤；气虚者，人参白虎汤。气中，气逆痰潮，牙关紧急，极似中风，但中风身温，中气身冷，中风脉浮，应人迎，中气脉沉，应气口。苏合香丸灌之。俟醒，以八味顺气散加香附。因怒气逆，忽然昏噤，木香调气饮。有痰，星香散。食中，醉饱后或感寒，或恼怒，胃气不行，忽然厥逆，误作中风、中气治，必死。姜盐汤探吐。感寒者，藿香正气散。气滞者，八味顺气散。恶中，飞尸鬼击，卒厥客忤，肢冷口噤，苏合香丸灌之。俟少苏，服调气平胃散。

（二）卷之一，中风，脉候

浮迟者吉，坚大急疾者凶。浮大为风，浮迟为寒，浮滑为痰，浮数有力为火，浮弦有力为气。沉涩而数为血凝，寸关虚滑而大，为真气散。尺脉浮而无力，为肾气不足；尺脉洪弦而数，为肾气大亏。类中风脉，迟缓可生，急数弦大者死；举之搏大，按之绝无，为孤阳无依者死。口开眼闭，手撒遗尿，鼻鼾吐沫直视，昏沉不醒，发直摇头上窜，面赤头重，山根青黑，皆不治。

二十二、《验方新编》

（一）卷十四，中风，中风症

凡中风忽然昏倒，不省人事，须先顺气，然后治风。用竹沥、姜汁调苏合丸。如口噤，撬开灌之，如撬不开，急用牙皂、生半夏、细辛为末，吹入鼻内，有嚏可治，无嚏则死。最要分别闭与脱二证。如牙关紧闭，两手握固，即是闭证，用苏合香丸或三生饮（见后）治之。若口开心绝也，手撒脾绝也，眼合肝绝也，遗尿肾绝也，即是脱证（更有吐沫、直视、肉脱、筋骨痛，发直、摇头，上窜、面赤如血，汗出如珠、皆脱绝之症），宜大剂理中汤灌之，及灸脐下，亦可十中之一。若误服苏合香丸、牛黄、至宝之类，即不可救矣。惟中脏之症，是闭而非脱者，宜苏合香丸、牛黄丸、至宝丹、活命金丹之类。若中腑与中血脉之症，断不宜用。

（二）卷十四，中风，中风诸方

三生饮：治中风牙关紧闭，两手握紧。若口开手撒则不可服。生南星二钱，生川乌（去皮）、生附子（去皮脐）各一钱，木香四分，气虚加人参煎服。如无人参用高丽参，真台党亦可。

稀涎散：治中风昏昏如醉，口开手撒，或口角流涎，顷刻不救，急用此散灌之，得吐即愈。新皂角四条（去皮筋），明矾一两，共为末，每用一钱或一钱多，温水缓缓调灌。毋使大吐，恐过剂伤人。屡效，不可具述。醒后再用药调理，方免后患。

开关散：中风卒急，先用此药开关。皂角二钱，北细辛三分。共研细末，吹少许入鼻中，即醒。如买细辛不及，即皂角一味亦可。

瓷针砭法：用锋利碎瓷片刺少商穴，使出血即解。少商穴在两大指头甲之两旁，与出指甲之处相齐。只离指甲两边各一韭叶宽是也。先从手臂上抹至指间，使血行下方刺。须破竹筷头夹住瓷片，只露瓷锋一分在外，用线扎紧，以两指捏着筷梢，直按穴上，再用竹筷一只，横敲扎线处，使瓷锋刺入，则轻重有准，此为不善制者说法。

柏叶饮：中风不省人事，得病之日即服此，免成废人。侧柏叶一把，葱白连须一把，共捣如泥，用无灰酒一大碗，煎一二十沸去渣，候温灌服，不善饮者分数次服。中风脱证忌服。

又方：中风、中痰皆治。生石膏一两，辰砂五分，各研末和匀，每服三钱，用生蜂蜜调下，立效。中风脱证忌服。

又方：用生姜口嚼碎，不拘多少，向面上天庭等处频擦。又以生姜汁，滴男左女右眼内角，即醒。

（三）卷十四，中风，中风口眼歪斜

用活鳝鱼一条捣烂，左斜敷右、右斜敷左、嘴正即将鳝鱼血洗净、免口又扯斜一边。屡试皆验。

又方：皂角为末，陈米醋调涂口上，左斜敷右，右斜敷左，干则频换，数次必愈。

又方：蓖麻子（去壳）三钱，冰片五分，共捣融，左扯贴右，右扯贴左，以正为止。或照后瘫痪各方治之。

（四）卷十四，中风，中风不语半身不遂

草乌一斤，绿豆半斤，同煮，以豆熟为度，去豆，将草乌刮去皮，切片晒干为末，烧酒对服，虽老年久病亦愈。此人祖传秘方，屡试皆验。

（五）卷十九，急救门，中风

用硼砂、白矾各二钱为末，以靛花煎汤调服。

又方：南星八钱，木香一钱（研末），生姜十片。水煎服。

又方，中风不语，不可即用姜汤灌，先用真麻油一钟灌之，即能哼后，再以姜汤灌之，即愈。

二十三、《杂病广要》

（一）源因总说

中风者，风气中于人也。风是四时之气，分布八方，主长养万物。从其乡来者，人中少死病；不从乡来者，人中多死病。其为病者，藏于皮肤之间，内不得通，外不得泄，其入经脉，行于五脏者，各随脏腑而生病焉（《病源论》）。

男子则气引其风，女子则风随其血，未有不因风而损命。（《圣惠方》）盖风性紧暴，善行数变，其中人也卒，其眩人也晕，激人涎浮，昏人神乱，故推为百病长（《三因方》）。

夫中风者，皆因阴阳不调，脏腑气偏，荣卫失度，气血错乱，喜怒过伤，饮啖无节，恣情嗜欲，致于经道或虚或塞，体虚而腠理不密，风邪之气乘虚而中人也（《管见》、《大全良方》）。

夫人似乎无恙而卒然中风者，岂一朝一夕之故哉？其受病久矣。盖肉必先腐也而后虫生之，土必先溃也而后水决之，木必先枯也而后风摧之。夫物且然，而况于人乎？经曰：邪之所凑，其气必虚。风岂能以自中乎人，亦人之自受乎风耳。使其内气充足，精神完固，则荣卫调和，腠理缄密，虽有风将安入乎？惟其不戒暴怒，不节淫欲，或饥不暇于食，或寒不暇于衣，或嗜酒而好色，或勤劳而忘身，或当风而沐浴，或大汗而行房，或畏热而露卧，或冒雨而奔驰，以致真元耗亡，气血消尽，大经细络，积虚弥年，平时无甚痛苦，而不知荣卫皆空，徒存躯壳。正犹无心之

木，将折未折，无基之墙欲颓未颓，其势已不可支而方且自谓无恙，遂昧而不知戒，一旦为贼风所袭，如剧寇操刃，直入无人之境，势如破竹，不移时而皆溃，则杯酒谈笑之间，举步转移之顷，卒然颠仆，顿为废人，不亦重可骇哉。由是观之，虽由外风之中，实因内气之虚也。然人之一身，表里上下，未必皆虚，惟积虚之处，气多不贯而势有偏重，故一为风所入而肢体于是乎废矣（《丹台玉案》）。

（二）风有内外

人之为病，有外感之风，亦有内生之风。而天人之气，恒相感召；真邪之动，往往相因。故无论贼风邪气从外来者，必先有肝风为之内应；即痰火食气从内发者，亦必有肝风为之始基。设无肝风，亦只为他病已耳，宁有卒倒、偏枯、歪僻，牵引等症哉。夫邪气所触者，邪风暴至，真气反陷，经络腑脏卒然不得贯通，不相维系，《内经》所谓邪风之至疾如风雨是也。脏邪所发者，脏气内虚，肝风独胜，卒然上攻九窍，旁溢四肢，如火之发，如泉之达，而不可骤止。肝象木而应风，而其气又暴故也。又邪气所触者，风自外来，其气多实；肝病所发者，风从内出，其气多虚。病虚者气多脱，病实者气多闭。脱者欲其收，不收则死；闭者欲其通，不通亦死（《金匮翼》）。

按：风犯肝经为多，戴原礼有说，见于后五脏诸证条，宜参阅。

（三）论真中类中

人有卒暴僵仆，或偏枯，或四肢不举，或不知人，或死，或不死者，世以中风呼之，而方书亦以中风治之。余尝考诸《内经》则曰：风者百病之始也。又曰：风者百病之长也，至其变化，乃为他病。无常方。又曰：风者善行而数变。又曰：风之伤人也，或为寒热，或为热中，或为寒中，或为疠风，或为偏枯，或为风也。其卒暴僵仆，不知人，四肢不举者，并无所论，止有偏枯一语而已。及观《千金方》（引岐伯）、《金匮要略·中风篇》，知卒暴僵仆，不知人，偏枯，四肢不举等证，固为因风而致者矣，故用大小续命、西州续命、排风、八风等诸汤散治之。及近代刘河间、李东垣、朱彦修三子者出，所论始与昔人异矣。三子之论，河间主乎火，东垣主乎气，彦修主乎湿，反以风为虚象。殊不知因于风者，真中风也；因于火、因于气、因于湿者，类中风而非中风也。三子所论者，自是因火、因气、因湿，而为暴病暴死之证，与风何相干哉（《医经溯洄集》节录）。

古人论中风者，言其证也；三先生论中风者，言其因也。知乎此，则中风之候可得而详论矣。其所谓真中风邪者，未必不由气体虚弱，荣卫失调，然后感于外邪也。若非体虚所致，则西北二方风寒大盛之地，而中风者比比皆是，何暇为他证哉。其所谓因火、因气、因湿者，亦未必绝无外邪侵侮而作也。若无外邪侵侮，则因气、因火、因湿各自为他证，岂有歪僻、瘫痪、暴仆、暴喑之候乎。经曰：邪之所凑、其气必虚是也。岂可以一中风之证，歧为二途哉（《医学正传》）。

（四）脉候

诊其脉虚弱者亦风也，缓大者亦风也，浮虚者亦风也，滑散者亦风也（《病源论》）。

诊人被风不仁痿蹶，其脉虚者生，坚急疾者死（《脉经》）。

中风之病，口噤筋急，脉迟者生，脉急而数者死（《中藏经》）。

凡人中风，脉无不大者，非热也，是风脉也（《医说》引《医余》）。

风邪中人，六脉多沉伏（按：此丹溪说），亦有脉随气奔指下洪盛者（《证治准绳》）。

凡脉浮弦无力为风，浮滑不清为痰，浮数有力为火，沉弦有力为气，沉实有力为便结，沉涩而数为血凝。凡下元无根，则两肾脉不应，或沉滑微细。若尺浮而无力，肾气不足。尺洪而弦数，肾阴大亏。若痰塞气满，并逆于上，有升无降，则虚弦搏急，一如沸釜。或精神元气一时暴绝，则虚散而欲绝。脉来缓滑，或浮滑，或滑数，有神者易治；或弦滑，或浮数，或洪大者难治。若两尺绝无，下元已绝。寸关虚豁而空大，真气已散。或举之搏大，按之绝无，孤阳无依者死（《锦囊秘录》）。

（五）先兆（宜参灸法）

人有患头目眩，或游或风，口眼瞤动，非痰，乃风之渐也（《魏氏家藏方》）。

中风者，俱有先兆之证。凡人如觉大拇指及次指麻木不仁，或手足不用，或肌肉蠕动者，三年内必有大风之至。经曰：肌肉蠕动，名曰微风。（《保命集》、《汪石山医按》举此证曰：手大指次指，是手太阴阳明经风。酒肉动痰起火，入房伤阴血，水弱火盛，竟枯竭而然耳。更远色戒酒，自得虚无恬憺，而后用十全大补汤年余，间服八味丸，遂复康。是亦预防中风之术也）。

中风者，人本气血两虚，或有形盛气衰，或指节不时麻木，或手足间酸疼，或头眩，眼吊或虚跳，痹于半身或周身，有如虫行，此中风之兆也。人未之觉，不谨调护者多（《诸证辨疑》）。

大凡见眩晕之渐，劳即耳鸣目眩、背膊酸疼，有时腰痛者，此中风之履霜也，此是病之缓也（《医经会元》）。

（六）证状总说

岐伯曰：中风大法有四：一曰偏枯，二曰风痱，三曰风懿，四曰风痹。夫诸急卒病多是风，初得轻微，人所不悟，宜速与续命汤，依腧穴灸之。夫风者百病之长，岐伯所言四者，说其最重也（《千金方》）。

风者百病之长，岐伯所谓大法有四：一曰偏枯，半身不遂；二曰风痱，于身无痛，四肢不收；三曰风懿者，奄忽不知人也；四曰风痹者，诸痹类风状。此特言其大概，而又有卒然而中者（《医方大成》）。

按：此说据《病源论》，风懿彼作风癔。

中风之证，卒然晕倒，昏不知人，或痰涎壅盛，咽喉作声，或口眼㖞斜，手足瘫痪，或半身不遂，或舌强不语。风邪既盛，气必上逆，痰随气上，停留壅塞，昏乱晕倒，皆痰为之也（《证治要诀》）。

其状涎潮昏塞，不省人事，舌强不能言。此等疾证，鲜有不毙者，然亦有轻重。经云：风中藏则性命危。且以简易言之，先察口眼开阖，以别重轻。如眼开口噤，无汗搐搦，涎不作声，六脉迟浮者，易治；若眼闭口开，手足不收，自汗如珠如油，发直吐沫，面赤如妆，鱼口气粗，咽中涎响，似水鸡声，或如拽锯，声如鼾睡，或时长嘘，摇头上窜，喷药闷乱，目瞪直视，头面青黑，六脉急疾大数，脉迟缓，倘有一证，皆不可治也。

按：《妇人良方》曰：当察口眼闭阖以别重轻；涎沫有无以明证治。如眼开口闭，手足不开，涎不作声者，可治。如眼闭口开，声如鼾睡，遗尿者，死。此较之本文更觉明约，盖陈氏说实为辨闭脱者之嚆矢。

若是中之轻者，涎潮昏塞，不省人事，语言謇涩，半身不遂，缓纵亸曳，左瘫右痪，偏枯风懿，痿痹不仁，口眼㖞斜，头痛头眩，如坐舟船之上，角弓反张，摇头马鸣，白虎历节，走注疼痛，虫行瘙痒，恍惚惊悸，为癫为痫，暗风倒地，难可枚举，已上之证皆可施治（《管见大全良方》）。

又有中之轻者，在皮肤之间，言语微謇，眉角牵引，遍身疮癣，状如虫行，目旋耳鸣，又当随证治之（《医方大成》）。

（七）五脏证候

心中风，但得偃卧，不得倾侧，汗出。若唇赤汗流者可治，急灸心俞百壮。若唇或青、或黑、或白、或黄，此是心坏为水，面目亭亭，时悚动者，皆不可复治，五六日而死。肝中风，但踞坐，不得低头。若绕两目连额色微有青，唇青血黄者可治，急灸肝俞百壮。若大青黑，面一黄一白者，是肝已伤，不可复治，数日而死。脾中风，踞而腹满，身通黄，吐咸汁出者可治，急灸脾俞百壮。若手足青者，不可复治。肾中风，踞而腰痛。视胁左右，未有黄色如饼粢大者可治，急灸肾俞百壮。若齿黄赤，鬓发直，头面土色者，不可复治。肺中风，偃卧而胸满短气，冒闷汗出。视目下，鼻上下两边，下行至口，色白可治，急灸肺俞百壮。若色黄，为肺已伤，化为血，不可复治。其人当妄掇空指地，或自拈衣寻缝，如此数日而死（《诸病源候论》）。

心脾俱中风，则舌强不能言也。肝肾俱中风，则手足不遂也（《中藏经》）。

五脏虽皆有风，而犯肝经为多。盖肝主筋属木，风易入之，各从其类。肝受风则筋缓不荣，或缓或急，所以有㖞斜、瘫缓不遂、舌强语涩等证（《证治要诀》）。

（八）脏腑血脉经络之别

中风虽能言，口不㖞斜，而手足亸曳，脉虚浮而数，风中腑也。盖风中脉则口眼㖞斜，风中腑则肢体废，风中脏则性命危。凡风中府，宜汗而解（《本事方》）。

范子默曰：凡觉手足痹，或麻或痛，良久乃已，此将中腑之候。凡觉心中愦乱，神思不怡，或手足麻，此中脏之候（《方氏家藏方》）。

中腑者，面加五色，有表证脉浮而恶寒，拘急不仁，或中身之后，或中身之前，或中身之侧，皆曰中府也，其治多易。中脏者，唇吻不收，舌不转而失音，鼻不闻香臭，耳聋而眼瞀，大小便秘结，皆曰中脏也，其治多难。大抵中腑者多着四肢，中脏者多滞九窍。虽中腑者多兼中脏之证，至于舌强失音，久服大药，能自愈也（《保命集》）。

若以脏腑言之，则又各有形证焉。中脏者多滞九窍，故有唇缓、失音、鼻塞、耳聋、目瞀、便秘之症。中腑者多着四肢，故有半身不遂、手足不随、左瘫右痪之形。又有中血脉者，则外无六经之形症，内无便溺之阻涩，惟口眼歪斜，或左或右而已，而手足动静，起居食息，故无恙也。其或股不能举，口不能言，更无别症，乃中经也。比中脏腑则为轻，比之中血脉犹为重耳。然因其病而药之，则中脏者宜下，中腑者宜汗，中经者宜补血以养筋，中血脉者宜养血以通气，此皆可治之症也。而又有难易于其间，中脏为难，而中腑次之，中经又次之。其或初中于血脉，药之而愈。苟不守禁忌，必复中，而中必在于脏。中一次则虚一次，虚一次则重一次。故中腑虽可治也，由先中血脉与经而后及于府，则难治矣。中脏本难治也，由先中腑而后及于脏，则不治矣。若中腑而兼中脏，与伤寒两感者何异，其又可生耶（《丹台玉案》）。

中风一证，分中血脉、中腑、中脏，始自李东垣。中血脉者，大秦艽汤；中腑者，小续命汤；中脏者，三化汤。然后未见有三化汤。中脏之证，惟《金匮》书中分为四证：曰络、曰经、曰腑、曰脏，其说最为的当，可为后世法。盖口眼㖞斜，肌肤不仁，邪在络也；左右不遂，筋骨不用，邪在腑也；昏不识人，便溺阻隔，邪在腑也，神昏不语，唇缓涎出，邪在脏也。学者细阅诸家之论，自知不谬云尔（《医宗金鉴》）。

其为病则有脏腑经络浅深之异。口眼歪斜，络病也，其邪浅而易治。手足不遂，身体重痛，经病也，邪差深矣，故多从倒仆后见之。卒中昏厥，语言错乱，腑病也，其邪为尤深矣。大抵倒仆之候，经腑皆能有之，其倒后神清识人者在经，神昏不识人者在腑耳。至于唇缓失音、耳聋目瞀、遗尿声鼾等症，则为中脏，病之最深者也。然其间经病兼腑者有之，脏病连经者有之，腑脏经络齐病者有之，要在临病详察也（《金匮翼》）。

（九）闭脱（宜参后固脱方法）

设或口不能言者为心绝，唇吻（此非为则脱）手撒者为脾绝，眼合直视者为肝绝，遗尿面墨者为肾绝，鼾睡自汗者为肺绝，此名脱证。如止牙关紧闭，两手握固，则为闭证。闭证则可以苏合香丸、牛黄、至宝之类灌之。如见脱证，惟宜以大剂理中汤灌之，及灸脐下，虽曰不治，亦可望救十中之一。若误投苏合、牛黄等药，即终难活矣。盖斩关夺门之，原为闭证设也，若施之脱证，如人既入井又下之石矣。世人陷此弊而死者不可胜数。(《医林绳墨》周京曰：凡遇脱症，法在不治，惟大进参附或可冀其万一)。

按：《医学纲目》曰：五脏气绝，速宜大料参、芪煎浓汤灌之，及脐下大艾灸之，亦可转死回生也。《女科准绳》辨闭脱证治，凑合《绳墨》、《纲目》二书，但牛黄、至宝之类，改作三生饮之类却误，《医宗必读》全取《绳墨》。

按卒仆暴厥之证，不论男子妇人，风寒气食痰湿，但要分得闭与脱二证明白（《女科准绳》）。

闭者，邪气闭塞于外，元气犹然在内，但与开关利气则邪自散，故治易。脱者，元气泄于外，邪气混于内，虽与峻补而脏已伤残，故治难。诸证皆然，不独中风也（《证治汇补》）。

（十）冷热虚实

六脉沉伏或指下浮盛二脉，正有阴中阳中之分，正经谓之寒中、热中是也。若脉见沉急，颜青脸白，如懈如怠，此为寒中，治法则有天雄、附子，例三建汤、星附汤之类是也。脉见浮洪而急，颧赤脸赭，如醉如怒，此为热中，治法则有防风、独活，例大小省风汤、紫豆汤之类是也（《续易简方后集》）。

按：《永类钤方》稍同。热中更有牙关紧急，上视，强直，掉眩。

《外台秘要》云：凡初中风，四肢不收，扬手掷足，心神昏愦，眼不识人，言不出口，烦闷恶衣，喷药闷乱，此等疾证多由热起，王叔和云，热积生风是也。（按：此所引当考出血）故先圣用至宝丹、红雪通中散、龙脑芎犀丸、薄荷煎、牛黄清心圆以对之。亦有单饮竹沥及大小竹沥汤、败毒散加防风、荆芥煎服亦效。若不审是热积生风，例以三生饮、三建汤、养正丹投之，则祸不旋踵（《管见良方》）。

中风手足软弱不能举动，外证自汗者，虚中风也。若手足强急，口眼㖞斜，伸缩痛者，实中风也（《寿世保元》）。

（十一）中风中气之别（宜参气病门）

中气与中风相似，所以别者，风中身温，气中身冷（《证治要诀》）。

又有中气与中风相类，语言謇涩，涎潮昏塞，不知人事，牙关紧急，但手足不偏废为异耳（《奇效良方》）。

气中即俗谓之气厥也，脉必沉，若浮则风脉也。中风与类中风，身温且多痰涎；中气，身冷且无痰涎（《丹溪纂要》）。

风中脉浮洪，气中脉沉涩（《医约》）。

中风与中气形同而病异。中风因人元气衰弱，腠理空疏，风邪所袭，卒然中倒，其形身强而热。中气乃七情所伤，气厥而晕，必身寒气冷而无强挛之苦，既苏之后，气逆不已（《原病集》）。

（十二）相类证（更有痰厥、食厥等，见厥及痰涎伤食中）

手足沉重，状若风者，此证其源起于脾胃虚，荣卫不足。胃为水谷之海，脾气磨而消之，水谷之精化为荣卫以养四肢。若起居失节，饮食不时，则致脾胃之气不足，既荣卫之气润养不周，风邪乘虚而干之。盖脾胃主四肢，其脉连舌本而终于唇口，故四肢与唇口俱痹，语言謇涩也。治法宜多用脾胃药，少服去风药，则可取安矣。若久久不治则变为痿疾，经所谓治痿独取阳明是也，阳明者胃之经也（《鸡峰》）。

有无故口眼㖞斜，投以中风药剂不效，盖缘骨虚中受风所致，当于此求之，不可例作寻常中风治之，川乌一味决不可少，宜炮熟用（《证治要诀》）。

有元气素弱，或过于劳役，或伤于嗜欲，而卒然厥仆，状类中风者，手必散，口必开，非大剂参芪用至斤许，岂能回元气于无何有之乡哉。亦有不仆而但舌强语涩，痰壅，口眼㖞斜，肢体不遂者，作中风治必殆（《证治准绳》）。

丹溪治王从一，四十二岁，十指尽麻木并面麻，乃气虚症，补中益气汤加木香、附子各五分，愈（《名医类案》）。

祝橘泉治英国公病左瘫不语，气上壅，医以为中风，用顺气祛风之剂弗效。祝曰：此痰火湿热所致，与之清燥化痰，前后饮竹沥数升，愈（同上）。

（十三）死证

中风之病，鼻下赤黑相兼，吐沫而身直者，七日死也（《中藏经》）。

病风入脉紧数浮沉，有汗出不止，呼吸有声者死，不然则生（同上）。

若摇头直视，心肾脱绝。盖诸阳独留，诸阴悉尽，故直视摇头，心脏绝，真脏病也，鲜有再生（《朱氏集验方》）。

王硕曰：但口开手散，眼合遗尿，声如鼾睡者，并难治疗。若此立说，则五证中凡见一证，遂皆不治，此岂可哉。按经言之，身虚急卒中，至五脏闭绝，脉道不通，气不往来，譬如堕溺不可与期。何则？口开者，心气闭绝也，手撒者，脾气闭绝也，眼合者，肝气闭绝也，遗尿者，肾气闭绝也。鼻鼾者，肺气闭绝也。备此五者，始不可治。若见其一，犹当审余证，详余脉，以施救疗。盖以初中眼合者多，痰上鼻鼾者亦多，惟遗尿、口开二证俱见为恶。心为五脏之君主，肾为一身之根本，诚不可闭绝也（《续易简方后集》）。

诸中，或未苏、或已苏，或初病、，或久病，忽吐出紫红色者死（《证治要诀》）。

（十四）预防法（宜参前先兆条）

宝鉴云：凡人初觉大指次指麻木不仁或不用者，三年内有中风之疾也，宜先服愈风汤、天麻丸各一料，此治未病之法也。

按：此本出《保命集》

薛己云：预防之理，当养气血，节饮食、戒七情、远帏幕可也。若服前方以预防，适所以招风取中也（《证治准绳》）。

若风病既愈而根株未能悉拔，隔一二年或数年必再发，发则必加重，或至丧命。故平时宜预防之，第一防房劳、暴怒、郁结，调气血，养精神；又常服药以维持之，庶乎可安（《沈氏尊生书》）。

（十五）治法概略

按中风之候，当先辨其真中、类中及在经络脏腑之别，更察其阴阳左右，寒热气血之偏虚，湿痰五绝之症据，然后立法施治。其治之大略，不外攻风、逐痰、收气、灸脱、开关、通闭、涌吐、活络、清火、养血、润燥、培元、补气、回阳等法（《医级》）。

昏沉不省人事，口噤不可进药，急以生半夏为末吹入鼻中，或用细辛皂角为末，吹入喉，喷嚏则苏。

按此法本出《易简方》。

此可以验其受病深浅，则知其可治、不可治。若稍得苏省者，八味顺气散，便服治风药，然未遽绝治气药。小续命汤煎熟去滓，调苏合香圆一粒。或五积散加麝香少许，或星香、或醒风汤，加木香一钱。如服前药不效，其人顽涎愈盛，或前证不解，或增困重，宜星附汤或三生饮加全蝎三个，间磨沉香汤下养正丹（《要诀》）。

按：五积散加麝香本出《百一选方》。

（十六）治当调气活血

治疗之法，当推其所自。若内因七情而得之者，法当调气，不当治风。外因六淫而得之者，亦先当调气，然后依所感六气，随证治之，此良法也（《济生方》）。

治之之法，调气为先。经云：善治风者，以气理风。气顺则痰消，徐理其风，庶可收效。先用麻油调苏合香圆，或用姜汁、或用自汤调。如口噤，抉开灌之。稍苏，则进八味顺气散（《要诀》）。

治风之法，初得之即当顺气，及其久也，即当活血，此万古不易之理。久患风疾，四物汤吞活络丹愈者，正是此义。若先不顺气，遽用乌、附，又不活血，徒用防风、天麻、羌活辈，吾未见其能治也（同上《证治准绳》又曰：然顺气之药则可，破气泻气之药则不可）。

此症予历治历效者，良由先为疏通经络、活血调气，然后以补剂收功。惟经络疏通，宿痰磨去，新痰不生，何疾不瘳（《赤水玄珠》）。

（十七）大剂久服

凡中风，用续命、排风、风引、竹沥诸汤，及神精丹、茵芋酒之类，更加以灸，无不愈者。然此疾积习之久，非一日所能攻，皆大剂久而取效。《唐书》载王太后中风，喑默不语，医者蒸黄芪数斛以熏之得差，盖此类也。今人服三五盏便求效，责医也亦速矣。孟子曰：七年之病，三年之艾，久而后知尔（《本事方》）。

二十四、《时病论》

春伤于风大意，中风

中风之病，如矢石之中人，骤然而至也。古人谓类中为多，真中极少，是书专为六气而设，故论真中为亟耳。观夫卒中之病，在春中风为多，在夏中暑为多，在秋中湿为多，在冬中寒为多，是以中风之病，详于春令。盖风之中于人也，忽然昏倒，不省人事，或㖞斜舌强，痰响喉间等证。当其昏倒之时，急以通关散取嚏，有则可治，无则多死；口噤者，用开关散擦牙软之；痰涎壅盛，用诸吐法涌之；此乃急则治标之法。再考诸贤论治，惟《金匮》分为四中，最为确当，堪为后学准绳，一曰中经，一曰中络，一曰中腑，一曰中脏。如左右不遂，筋骨不用，邪在经也，当用顺气搜风法治之；口眼㖞斜，肌肤不仁，邪在络也，当用活血祛风法治之；昏不识人，便溺阻隔，邪在腑也，当用宣窍导痰法，益以百顺丸治之；神昏不语，唇缓涎流，邪在脏也，亦宜此法，佐以牛黄清心丸治之。如口开则心绝，目合则肝绝，手撒则脾绝，鼾睡则肺绝，遗溺则肾绝；又有摇头上窜，汗出如油，脉大无伦，或小如纤，皆不可治。

或问：古人治中风，每有中腑、中脏、中血脉之分，中腑以小续命汤，中脏以三化汤，中血脉以大秦艽汤。今既曰遵《金匮》之四中，然与原文不符合者何？曰：此遵《金鉴》订正之文，谅无有误耳。曰：论中又谓真中极少，类中为多，究竟真类，何以别耶？曰：忽然昏倒，真类皆有之证，然类中者，但无口眼㖞斜，不仁不用等证也。曰：真类既分，不知类中有几？曰：类中之病有八也：一因气虚之体，烦劳过度，清气不升，忽然昏冒为虚中也，治宜补气；一因气实之人，暴怒气逆，忽然昏倒为气中也，治宜顺气；一因七情过极，五志之火内发，卒然昏倒无知为火中也，治宜凉膈；一因过饱感受风寒，或因恼怒气郁食阻，忽然昏厥为食中也，治宜宣消；一因登塚入庙，冷屋栖迟，邪气相侵，卒然妄语，头面青黑，昏不知人为恶中也，治宜辟邪；所有暑中论在卷四，湿中论在卷六，寒中论在卷八。此八者，皆称为类中也。

程曦曰：是书以《金匮》之四中为准绳，而不以《内经》偏枯、风痱、风懿、风痹四者为纲领何？思之良久，恍然有会。盖偏枯者，半身不遂也；风痱者，四肢不举也；风懿者，卒然不语也；风痹者，遍身疼痛也。窃谓偏枯、风痱、风懿，皆属中风，而风痹一病，断断不能混入，恐后学者，以痹为中，所以宗后圣而未宗先圣，职是故耳。

江诚曰：诸书以半身不遂，分出左瘫、右痪，不用、不仁。盖谓瘫者坦也，筋脉弛纵，坦然不收；痪者涣也，气血涣散，筋骨不用。又谓右为不用，左为不仁，其实瘫与不仁，即论中之邪中乎络也；痪与不用，即论中之邪中乎经也。今以此四中括之，真所谓要言不烦矣。

二十五、《医方简义》

卷二，中风

中风之证，古人皆谓外来有余之邪。及刘河间出，以中风瘫痪者。非肝木之风实，亦非外中之风邪。良由将息失宜，心火暴甚，肾水大亏，不能制火，则阴不内守，阳气上浮，热炽怫郁，心神昏冒，筋骨不用而卒倒无知。因平时之情内伤，五志过动，致患中风之症。俗云风者，舍本而言末也。东垣云，中风非风，乃本气病也。凡人年逾四旬，气血衰微之际，或因忧怒伤气，思虑伤脾。多有是症，壮盛时所不病也。或肥人则有之，亦形盛气虚所致也。然贼风乘虚而中者，有三病，中腑者，病在表，多着四肢，故肢节废。中脏者，病在里，多滞九窍，故性命危。中血脉者，病在半表里，多在胃土，故口眼㖞僻。丹溪论曰：诸书谓外中风邪，惟河间作将息失宜，水不济火，极是。若真中风邪，东垣中腑、中脏、中血脉之说甚妥。然有地气之不同，西北气寒，真中者多；东南气温，类中者多。何谓真中？寒伤营血，血愈虚，风愈盛也。何谓类中？湿土生痰，痰生热，热生风耳。更有血虚气虚之辨，血虚，则左手足不仁；气虚，则右手足不仁；气血俱虚，则左右手足俱不仁。此三子之论，异于古人如此。又自王安道出，推刘李非风之论，丹溪湿痰之解。三子皆类中，以古论为真中，各有见解。然皆曰中风非风，而不离风字之名，盖风为百病之长，亦可偕六淫为进退，挟寒即为风寒；挟暑即为暑风；挟湿即为风湿；挟燥即为风燥；挟火即为风火是也；其次因外风以动内风，因内风以召外风。

即三家中风非风之意尔。故治风之法，必由血气之偏胜求之，如气虚者，以补气为主，祛风为佐，气足风自散矣；血虚者以养血为主，疏风为佐，血足风自熄矣；气血俱虚者，以气血兼调，佐以疏风之剂，血气俱足，风必自灭矣；如真中之风，当察其中腑中脏中血脉之由，加以豁痰、宣窍、祛风、逐秽等法，如类中之风，亦宜察其寒暑温凉燥火湿痰之别，不得名为类中，而概以风药投之也。如虚中者，必有暴脱暴绝之类，不暇待药之势，视其身冷脉伏呼吸不相接续者，可急用独参汤与服之。俟其神气稍苏，庶可救药，不然一脱不回，虽有善者，亦无如之何矣。然必先救其急，后治其本，乃可救暴急之病也，虚中必挟外邪，须察邪之轻重而治。正虚邪轻者，扶正为主，逐邪为佐。如邪重而正不甚虚者，祛邪为主，扶正为佐。虽未能活人多多，则临诊时不致乱我方寸，学者宜深辨之。

二十六、《医学摘粹》

杂症要法，表证类，中风

中风之家，其人素有土湿木郁之病，土湿则脾弱，而气不能达四肢，手足或有时顽麻。木郁则肝虚，而血不能荣诸筋，支节或有时枯鞭。一旦猝受风邪，外而皮毛窍闭，内而经藏气郁，其脏腑湿盛者，必至痰壅心肺，故神迷言拙，则痴暗之病作矣。其经络燥盛者，必至火铄血脉，故筋挛支拳，则瘫痪之病成矣。人必本气先伤，而后风邪得以中之。故邪中于络，口眼㖞斜。邪中于经，手足不遂。邪中于腑，语言错乱，即不识人。邪中于脏，舌即难言，口吐涎。如中风之浅者，只口眼㖞邪，以驱风活血汤主之，此散微邪法也。如血分虚，而左半偏枯者，以桂枝归苓汤主之。如气分虚而右半偏枯者，以黄芪姜苓汤主之。如中风身体缓急，口目不正，舌强不言，小续命汤主之。如风邪初中，手足不遂者，以祛风汤主之。如痰涎胶塞，迷惑不清者，以葶苈散主之。此证明明是风，即可以风治之，不可与脱证相提并论。凡一切补益之药，万勿轻施，庶可以治风病矣。

驱风活血汤：竹沥五钱、独活三钱，生地汁五钱，水煎大半杯，温服取微汗。

桂枝归苓汤：桂枝三钱，芍药三钱，甘草二钱，当归三钱，茯苓三钱，川芎二钱，生姜三钱，水煎大半杯。温服。中下寒，加干姜、附子。

黄芪姜苓汤：黄芪三钱，人参三钱，甘草二钱，茯苓三钱，半夏三钱，生姜三钱，杏仁三钱，麻黄三钱。水煎大半杯，温服。中下寒，加干姜、附子。病重者，黄芪、生姜可用一、二两。如中风血枯筋燥，阿胶、首乌之类，亦可暂用，要当适可而止。如大便结燥者，宜用阿胶、苁蓉以滑大肠。如风家，肢节拳缩，宜用熨法。右半用黄芪、茯苓、生姜、附子，左半用首乌、茯苓、桂枝、附子，研末用布包，外以布巾缚住，以火钏温之，汗出即舒矣。

小续命汤：麻黄二钱，防己二钱，防风三钱，芍药二钱，黄芩二钱，甘草二钱，生姜五钱，人参二钱，杏仁二钱，附子二钱，川芎二钱，桂枝二钱。水煎大半杯，温服。如痰火太盛，附子可去。

祛风汤：防风三钱，桑叶三钱，秦艽三钱，天麻三钱，甘草二钱，茯苓三钱，半夏三钱，杏仁三钱，白芍三钱，生姜三钱。水煎大半杯，温服。

葶苈散：葶苈三钱，芥子三钱，甘遂一钱。共研末，每服五分，宿痰即从便下。

二十七、《诊余举隅录》

卷下，中风阴阳虚实证

中风，有偏枯，有风痱，有风懿，有风痹。治法，以气与血为本，外邪为标。乙未夏，柳君籽青自镇江至上海，中途劳乏，汗出遇风，卒中于阴，右偏臂肪无力举持，舌筋亦短而謇于言，前医投以清疏药，不合，杨省臣太守代邀余诊。切其脉，右缓无力，知是肥人气虚，外卫不固，以独活汤、千金附子散、黄芪建中汤等方，出入加减，调治而愈。丁酉春，余客天津，吴桥王检予大令患偏中风，以车速余往诊。右偏面肿，口㖞言謇，手不任待，足不任步，膝胫畏冷入骨，食不甘，寐不安，烦躁尤甚。切其脉，左盛右微，望其苔，右厚左薄，谂是劳倦内伤，风寒外感所致。用黄芪附子建中汤、防风散、桑菊煎出人加减为方，两旬余而愈。此皆阳虚，以阳药效者也，然又有阴虚，当以阴药效者。庚寅春，余至天津，刘稼民观察病中风两日，来延余诊。食不进，语不出，神昏气粗，两目上视，手足右尚能动，左已不举。切其脉，滑大而数，知是阴虚阳盛，本火挟痰火，两相鼓煽所致。治以清火豁痰平肝熄风之剂。明日复诊，神识清，已起坐。仍前方，佐以益阴补气法，月余，饮食如恒，渐能步履，大可望愈。后余以事他适，路隔较远，其家另延他医，专任温燥药，绵延两月，阴气销亡，小便频数，夜更无度。此时急救其逆，征之古方，当用六味丸加五味子，而他医畏用地黄，不敢与服，病竟不起。噫，人之死生有定数，药之宜忌所当知。地黄一味，有生用者，有焙干用者，有以法制熟用者，《本经》主治，实多散血凉血补血之功，故云久服轻身不老，并尊之为药中上品。世俗不察，以生地为滑肠，熟地为泥膈，视如砒毒，亦谬其矣。夫用生地而滑肠，乃胃弱气虚之故，用熟地而泥膈，乃痰多气窒之由，此皆不明虚实使然。古方导赤散，以生地黄与木通同用，泻丙丁之火；琼玉膏、固本丸、集灵膏，以干地黄与人参二冬并用，治血劳喘嗽唾血；六味丸、八味丸、四物汤，均以熟地黄为君，盖熟地能填骨髓，长肌肉，生精血，补五藏内伤不足，与病后胫股酸痛，坐而欲起，䀮䀮如无所见等症，功用非浅小矣。乃后人又泥张石顽之说，谓地黄性禀阴柔。如乡愿然，似是实非，似利实害，虽病至阴虚火旺，五劳七伤，亦不敢用，岂知石顽之说，犹言生地防滑肠，熟地防泥膈，欲人明辨用之，非屏地黄于无用之地也。王好古曰：生地黄治心热，益肾水，其脉洪实者宜之。若脉虚者宜熟地黄，如此明辩其义，则地黄一味，无往不受其益矣。

二十八、《读医随笔》

（一）卷四，证治类，中风有阴虚阳虚两大纲

中风者，人间第一大病也，而《金匮》论之甚简，吾初亦怪仲景之太率略矣。细考其义乃知察脉审证、施治之法，已提纲挈领而无遗也。后世论中风者，分中经、中腑，而口歪眼斜，流涎吐沫，偏枯不遂，四肢拘急，痿软瘫痪，呼吸喘促，统列为中风之证，中脏而不辨其阴阳虚实也。大秦艽汤、排风汤、八风汤、续命汤诸方，统列为治中风之方，而亦不辨其阴阳虚实也。河间以为火，东垣以为气虚，丹溪以为湿热生痰，未有辨别阴虚阳虚者；所立之方，终未有出小续命之范围者也。王节斋始畅发阴虚之论，叶天士始重讲阴虚之治，一洗前人惯用辛燥之习，而又遗阳虚一层矣。后静读《金匮》脉迟而紧，是阳虚之寒证也，其下系以口眼歪斜，四肢拘急，口吐涎沫诸证；脉迟而缓，是阴虚之热证也，其下系以心气不足，胸满短气，缓纵不收之证（黄连泻心汤治心气不足吐血者，义与此同）。前人所称邪盛为真中风者，其所指之证，即皆在阳虚挟寒之条者也；所称正虚为类中风者，其所指之证，即皆在阴虚生燥之条者也。故知阴虚、阳虚为中风两大关键，而真之与类，正无庸琐琐也。何者？二证之本，皆由正气大虚，转运之权无以自主，而猝为时令升降敛散之气所变乱，以失其常度也。阳虚者，遇寒冷之令，其阳气不胜天气之敛抑，故多病于秋冬；阴虚者，遇温热之令，其阴气不胜天气之发越，故多病于春夏。挟寒者，气内结，多现外感之象，世遂以为真中矣；挟温者，气外泄，多现内虚之象，世遂以为类中矣。治之之法，虚有微甚，即药有重轻，不待言也。所尤当辨者，阳虚有阴盛，有阴不盛；阴虚有阳盛，有阳不盛。阴盛者为寒冷，治之以重热，阴不盛为寒燥，治之以温润；阳盛者为燥热，治之以凉润，阳不盛为虚燥，亦治之以温润也。大抵阳虚之治，药取其气，气重在辛；阴虚之治，药取其味，味重在酸。而总须重佐之以活血。何者？阳虚血必凝，非此无以拨其机；阴虚血必滞，非此无以通其道也。或曰：气既虚矣，而复活其血，不速之脱乎？曰：固其气则不脱矣。且活血者正以疏其机关，为气之脱者辟归之之路也。西医谓病此者，脑中有水，或有死血。殊不知水者，阳衰而水凌也，死血者，阴虚而血沸也，皆中气暴乱，激之以至脑也。上古之世，所谓真中，必感异风，猝伤脑气，以致仆倒，稍延即内变五脏而不治矣。其证不数见，故仲景不论也。华佗《中藏经》、

巢氏《病源候论》中有灸法，宜并考之。

（二）卷四，证治类，中风实在上焦虚在下焦

中风者，内燥化风，而复感于邪之所作也。内燥之故，亦致不同，有湿热久菀化为燥痰，壅满胃络，一旦或因劳倦，或因忧郁，或因天时不正，忽然晕倒，昏迷无知，四肢抽掣，呼吸有痰者，此热痰拥入心包，而气闭不通之证也。其证神昏而不醒，肢瘛而不缓，或更兼拘急不便也。病在中焦以上，为肝脾之邪实，治宜开之、降之，涤痰、化血，佐以养阴。有阴虚内涸，无从奉心，心气大溃，筋脉缓弛，一旦不因劳倦，不因忧郁，不因天时不正，卒然仆倒，口目㖞僻，流涎不止，两腮晕红，手足微掣，缓纵不收，偏痿不用，呼吸有声无痰，神识忽明忽昧无定者，此下焦阴津耗竭，无以维气，气散筋枯之所致也。病在下焦肝肾，阴空阳散，大开不合，治宜滋之、敛之，养心、平肝，佐以行气。盖此之所谓中风，即《内经》所谓发为痿厥，是痿、厥合并之病也。观于《内经》论厥，有寒有热，而论痿独曰生于大热也。玩于斯义，亦可知阴阳、虚实、微甚之别矣。夫中风未有不由于阴虚者，但有阴虚而阳气内陷，有阴虚而阳气外散，有专真气内空，有兼痰涎内实。故前证偏于厥多，厥多者，阳气怯而陷，故内攻有力。何者？痰血有以滞之也，其后恒积为内热。后证偏于痿多，痿多者，阳气悍而散，故瘫缓无力，何者？津血不足以维之也，其后或转为内寒。有病而即死者，有病而迁延岁月者，入脏与入络之辨也，又虚脱与实闭之分也。至于其脉，大率左沉弦而右洪缓。何者？阳气内陷而结，阴津内竭而枯也。有两手沉细弦劲者，纯于阳虚也；有沉而洪散，重按指下一片模糊者，纯于阴虚也。又有浮弦细劲者，浮薄而散者，有汗即死，无汗可治。有三部继续不匀，漉漉如珠者，有两关孤硬，而尺浮空者，此皆元气已脱也。有三部洪弦滑实，粗硬如索，冲指而起者，是阴竭而痰涎内实也，身静即死，四肢躁扰，有力如狂，宜大承气加人参、地黄急下之。有浮候弦细，中沉缓滑兼洪，重按始空者，此阳微虚，而内有湿热之痰，中风极善之脉也。又有下焦阳气虚寒，中焦肝胃燥热，寒格其热，上冲于心，其脉浮空，或洪大，而按之弦细呆长也。

夫中风，大病也。前人议论歧出，莫衷一是，故于此三致意焉。东垣言虚，其时有内实者何也？河间言火，其时有无火者何也？丹溪言痰，其时有无痰者何也？惟探其本于津枯血滞，明其机于阳气内陷与阳气外散，辨其证于痰之有无、外感之轻重，究其变于化寒、化热，而大义赅于此矣。

二十九、《医学从众录》

（一）卷一，真中风症

曰真者，所以别乎类也。风者，八方之风邪也。中者，邪之自外入内也。有中经、中腑、中脏、中血脉之分。此数句与《病机》、《机要》、《发明》，大同小异，各有语病。余从《发明》而订正之。中经，外有六经之形症。中腑，内有便溺之阻隔。中脏者，性命危。中血脉者，外无六经之形症，内无便溺之阻隔。先以中经言之。中经者，现出六经形症：太阳头痛、脊强，阳明目痛、鼻干、身热、不得卧，少阳胸满、口苦、胁痛、耳聋、寒热，太阴自利、腹痛或便难，少阴口渴、时厥；厥阴囊缩、遗溺、手足厥逆而面色亦现出五色可诊，此中风之浅也，宜小续命汤加减主之。小续命汤（方见《时方》）

如中风无汗恶寒，依本方麻黄、杏仁、防风各加一倍；宜针至阴出血（穴在足小趾外侧爪甲角刺二分）、针昆仑（穴在足外踝后跟骨，针透太溪）。如中风有汗恶风，依本方桂枝、芍药、杏仁各加一倍；宜针风府（穴在项后入发际一寸，针入三分，禁灸）。

以上二症，皆太阳经中风也。

如中风有汗，身热不恶寒，依本方加石膏、知母各二钱，甘草再加一倍，去附子。

如中风有汗，身热不恶风，依本方加葛根、桂枝，黄芩再加一倍；宜针陷谷（穴在足大指次指外间本节后陷中，针入五分），去阳明之贼，兼刺厉兑（穴在足大趾次指端，去爪甲如韭叶），泻阳明之实。

以上二症，皆阳明经中风也。

如中风无汗身凉，依本方附子加一倍，干姜加二倍，甘草加二倍；宜刺隐白（穴在足大指内侧去爪甲角如韭叶），去太阴之贼。

此太阴经中风也。

如中风有汗无热，依本方桂枝、附子、甘草各加一倍；宜针太溪（穴在足内踝后跟骨上陷中，针透昆仑）。

此少阴经中风也。

如中风六经混淆，系之于少阳、厥阴，或肢节挛痛，或麻木不仁，依本方加羌活、连翘；灸少阳之经绝骨穴（在足外踝上三寸，灸五壮），以引其热；刺厥阴之井大敦穴（在足大指甲聚毛间），以通其经。

此少阳厥阴经中风也。

又以中腑言之，与伤寒腑症略同。内有便溺之阻隔，宜三化汤通之；夹有经症，宜防风通圣散两解之。

又以中脏言之，中脏多滞九窍，有唇缓、失音、耳聋、目瞀、鼻塞、大小便难之症，或卒倒不省人事。有闭脱之别。若口开为心绝，眼合或上视为肝绝，手撒为脾绝，遗尿为肾绝，汗出如油、声如鼾睡为肺绝，及面赤如妆，脉急大，皆虚极阳脱不治之症。唯以三生饮一两，加人参一两，另煎浓汁调入灌之，或可救十中之一。如牙关紧闭，以乌梅浸醋擦其牙。痰塞咽喉，以稀涎散吐之。不省人事，以半夏末吹入鼻中，盖此法为通关所设，而药汁方可灌入，非借此法吐痰以愈病也。

男元犀按：不省人事，有闭症、脱症之辨。二症误认用药，则死生立决。

《内经》云：风为百病之长也，善行而数变。或为寒中，或为热中。如阳脏之人，素有内火，而风邪中之，则风乘火势，火借风威，遂卒倒不省人事，牙关紧闭，两手握固。虽有痰声，非漉漉之声，亦无涌起之势。可用橘皮一两，半夏一两，入生姜汁少许，煎服；或服后探吐之，随以涤痰汤加天麻、丹参、石菖蒲，入竹沥、姜汁以开之。如外热甚，二便闭，可用防风通圣散，及凉膈散加石菖蒲、远志、丹参及三化汤之类，表里两解之。如阴脏之人，素多内寒，而风邪中之，则风水相遭，寒冰彻骨，亦卒倒不省人事，口开手撒，尿出，脐下冰冷，痰声漉漉，如水沸之势。急用三生饮加人参，或用人参二两、附子一两、生半夏三钱，煎一盅，入生姜汁半匙、蜂蜜一蛤蜊壳灌之，亦有得生者。若以胆南星及涤痰驱风等药投之，如入井而下以石也。

二症愈后，语言行动，定不能如常，察其水衰、火衰，以六味丸、八味丸清早服三四钱，下午服六君子汤加麦冬三钱，干桑叶一钱，竹沥二蛤蜊壳，最妙。盖柔润熄风，为治风之秘法也。

又以中血脉言之。中血脉者，外无六经之形症，内无便溺之阻隔，非表非里，邪无定居，或偏于左，或偏于右，口眼㖞斜，半身不遂。治之之法，汗下俱戒，惟润药以滋其燥，静药以养其血，则风自除，宜大秦艽汤主之。或偏于右者，以六君子汤，加竹沥、姜汁以补气行痰祛风；偏于左者，以四物汤加桃仁、红花、竹沥、姜汁、天麻、羚羊角以补血行血，化痰祛风，气血两虚者，以八珍汤或十全大补汤，加钩藤，竹沥、姜汁以峻补之。

口眼㖞斜，以牵正散主之，又以鳝鱼血涂正处，牵之便正。

又偏枯证，如树木枯去一枝，而津液不能周行灌溉，宜六君子汤加竹沥等法治之，久可望愈，或以六味丸、八味丸、入桑寄生、五加皮、牛膝、杜仲，以自制虎骨胶为丸，朝吞五钱，黄酒送下，暮服前汤。可愈十中一二。

（二）卷一，类中风症

火中之说，本于河间。河间举五志过极，动火而卒中。大法以白虎汤、三黄汤沃之，所以治实火也；以逍遥散疏之，所以治郁火也；以通圣、凉膈散双解之，所以治表里之邪火也；以六味汤滋之，所以壮水之主，以制阳光也；以八味丸引之，所谓从治之法，引火归原也；又地黄饮子，治舌喑不能言，足废不能行，神妙无比。

时贤徐灵胎云：此治少阴气厥之方，庸医不察，竟以之治一切中风之症，轻则永无愈期，重则益其病而致死。医者病家，终身不悟也。

孙心典按：舌喑不能言，有上焦为痰火阻塞者，宜转舌膏；有中风脾缓舌强不语者，宜资寿解语汤。惟有少阴脉萦舌本，气厥不至，名曰风痱，宜用地黄饮子温之。喻氏用资寿解语汤去羌、防，加熟地、何首乌、枸杞子、甘菊花、黑脂麻、天门冬治之。资寿解语汤（俱见《时方》）

治中风脾缓，舌强不语，半身不遂。

气虚类中，说本李东垣。东垣以元气不足则邪凑之，令人卒倒僵仆如风状。大法以六君子汤加黄芪、竹沥、姜汁治之，补中益气汤亦治之；卒倒遗尿，元气大虚，必重用白术、人参、黄芪，加益智仁主之。又有恼怒气逆而厥，面青脉大，如中风象，宜景岳解肝煎主之。虚者六君子汤，加乌药、青皮、白芷主之。

湿中之说，本于朱丹溪。丹溪以东南气温多湿，有病风者，非风也，由湿生痰，痰生热，热生风，二陈汤加沙参、苍术、白术、竹沥、姜汁主之，或单用半夏六钱，煎半盅，入生姜汁二滴，风化硝二钱，先治其标，或间服滚痰丸。

亦谓之痰中，可用吐法，后理脾胃，先调经络，以竹沥汤主之。

竹沥汤：竹沥二酒盏，生葛汁一酒盏，生姜汁一汤匙。相合，作两服。

刘、朱、李三子发挥之外，后人又增恶中、食中、寒中、暑中四症。

食中者，过饱食填太阴，上下之气不通而厥，以平胃散加减煎服，或探吐之，或以备急丸灌之。

恶中者，入古庙山林古墓，及见非常怪物，感其异气，遂昏倒不知人事。其脉两手若出两人，乍大乍小，以苏合香丸灌之，或以平胃散加雷丸二钱，雄黄精五分，藿香一二钱，以解秽，或焚降真香、藿香、生芪、川芎、苍术、皂角、红枣，使正气自口鼻入。

寒中者，或暴寒之气直入于内，手足厥冷，腹痛吐泻不止，遂昏倒不知人事，六脉细小，或沉伏，四肢唇口青黯，宜以生葱白一束，安脐中，以火斗熨之，或灸关元三十壮，以四逆汤灌之。

暑中者，夏月感暑气，昏倒不省人事，自汗面垢，吐泻脉虚，以《千金》消暑丸灌之，立苏。

又有长途赤日，卒倒不省人事，以热土取来围脐上，以热尿注之，即苏，或以生蒜捣水灌之。

续论真中风类中风攻痰之误：凡人将死之顷，阳气欲脱，必有痰声漉漉，是一身之津血，将渐化为痰而死也。时医于此症，开手即以胆南星、石菖蒲直攻其痰，是直攻其津血，而速之死也。

《医学真传》曰：《本经》只有南星，并无胆星。南星色白味辛，禀金气而驱风豁痰，功同半夏。今人以牛胆制为胆星，味苦性冷。（庸医皆曰：丸制者佳，不知愈制愈失其性，为祸更烈。）中风痰涎上涌，多属三焦火衰，土崩水泛，斯时助正散邪，壮火驱寒，尤恐不济，服之以苦冷之胆星，加之以清凉之竹沥，必至生阳灭绝而死。

孙心典按：竹沥为中风必用之药，取其柔润以熄风，轻清以活络。而驱行经络之痰，在所后也。荆沥、生葛汁，亦是此义。

三十、《医学衷中参西录》

（一）中风方

搜风汤，治中风：防风六钱，真辽人参（另炖同服，贫者可用野台参七钱代之，高丽参不宜用）四钱，清半夏三钱，生石膏八钱，僵蚕二钱，柿霜饼（冲服）五钱，麝香（药汁送服）一分。

中风之证，多因五脏大虚，或秉赋素虚，或劳力劳神过度，风自经络袭人，直透膜原而达脏腑，令脏腑各失其职。或猝然昏倒，或言语謇涩，或溲便不利，或溲便不觉，或兼肢体痿废偏枯，此乃至险之证。中之轻者，犹可迟延岁月，中之重者，治不如法，危在翘足间也。故重用防风引以麝香深入脏腑以搜风。犹恐元气虚弱，不能运化药力以逐风外出，故用人参以大补元气，扶正即以胜邪也。用石膏者，因风蕴脏腑多生内热，人参补气助阳分亦能生热，石膏质重气轻性复微寒，其重也能深入脏腑，其轻也能外达皮毛，其寒也能祛脏腑之热，而即解人参之热也。用僵蚕者，徐灵胎谓邪之中人，有气无形，穿经入络，愈久愈深，以气类相反之药投之，则拒而不入，必得与之同类者和入诸药使为向导，则药至病所，而邪与药相从，药性渐发，邪或从毛孔出，从二便出，不能复留，此从治之法也。僵蚕因风而僵，与风为同类，故善引祛风之药至于病所成功也。用半夏、柿霜者，诚以此证皆痰涎壅滞，有半夏以降之，柿霜以润之，而痰涎自息也。

此证有表不解，而寖生内热者。宜急用发汗药，解其表，而兼清其内热。又兼有内风煽动者，可与后内中风治法汇通参观，于治外感之中兼有熄内风之药，方为完善。

中风之证，有偏寒者，有偏热者，有不觉寒热者。拙拟此方治中风之无甚寒热者也。若偏热者，宜《金匮》风引汤加减（干姜、桂枝宜减半）。若偏寒者，愚别有经验治法。曾治一媪，年五十许，于仲冬忽然中风昏倒，呼之不应，其胸中似有痰涎壅滞，大碍呼吸。诊其脉，微细欲无，且迟缓。知其素有寒饮，陡然风寒袭入，与寒饮凝结为恙也。急用胡椒三钱捣碎，煎两三沸，取浓汁多半茶杯灌之，呼吸顿觉顺利。继用干姜六钱，桂枝尖、当归各三钱，连服三剂，可作呻吟，肢体渐能运动，而左手足仍不能动。又将干姜减半，加生黄芪五钱，乳香、没药各三钱，连服十余剂，言语行动遂复其常。

若其人元气不虚，而偶为邪风所中，可去人参，加蜈蚣一条、全蝎一钱。若其证甚实，而闭塞太甚者，或二便不通，或脉象郁涩，可加生大黄数钱，内通外散，仿防风通圣散之意可也。徐灵胎曾治一人，平素多痰，手足麻木，忽昏厥遗尿，口噤手拳，痰声如锯。医者进参、附、熟地等药，煎成未服。诊其脉，洪大有力，面赤气粗。此乃痰火充实，诸窍皆闭，服参、附立危。遂以小续命汤去桂、附，加生军一钱为末，假称他药纳之，恐旁人之疑骇也。三剂而有声，五剂而能言。然后以养血消痰之药调之，一月后，步履如初。此案与愚所治之案对观，则凉热之间昭然矣。又遗尿者多属虚，而此案中之遗尿则为实，是知审证者，不可拘于一端也。然真中风证极少，类中风者极多，中风证百人之中真中风不过一、二人。审证不确即凶危立见，此又不可不慎也。

逐风汤，治中风抽掣及破伤后受风抽掣者：生箭芪六钱，当归四钱，羌活二钱，独活二钱，全蝎二钱，全蜈蚣（大者）两条。

蜈蚣最善搜风，贯串经络脏腑无所不至，调安神经又具特长（因其节节有脑是以善理神经）。而其性甚和平，从未有服之觉瞑眩者。曾治一媪，年六旬。其腿为狗咬破受风，周身抽掣。延一老医调治，服药十余日，抽掣愈甚。所用之药，每剂中皆有全蝎数钱，佐以祛风、活血、助气之药，仿佛此汤而独未用蜈蚣。遂为拟此汤，服一剂而抽掣即止。又服一剂，永不反复。又治一人，年三十余，陡然口眼歪斜，其受病之边，目不能瞬。俾用蜈蚣二条为末，防风五钱，煎汤送服，三次全愈。审斯则蜈蚣逐风之力，原迥异于他药也。且其功效，不但治风也，愚于疮痈初起甚剧者，恒加蜈蚣于托药之中，莫不随手奏效。虽《神农本草经》谓有坠胎之弊，而中风抽掣，服他药不效者，原不妨用。《内经》所谓“有故无殒，亦无殒也”。况此汤中，又有黄芪、当归以保摄气血，则用分毫何损哉。

镇肝熄风汤，治内中风证（亦名类中风，即西人所谓脑充血证），其脉弦长有力（即西医所谓血压过高），或上盛下虚，头目时常眩晕，或脑中时常作疼发热，或目胀耳鸣，或心中烦热，或时常噫气，或肢体渐觉不利，或口眼渐形歪斜，或面色如醉，甚或眩晕，至于颠仆，昏不知人，移时始醒，或醒后不能复原，精神短少，或肢体痿废，或成偏枯。怀牛膝一两，生赭石（轧细）一两，生龙骨（捣碎）五钱，生牡蛎（捣碎）五钱，生龟板（捣碎）五钱，生杭芍五钱，玄参五钱，天冬五钱，川楝子（捣碎）二钱，生麦芽二钱，茵陈二钱，甘草钱半。

心中热甚者，加生石膏一两。痰多者，加胆星二钱。尺脉重按虚者，加熟地黄八钱，净萸肉五钱。大便不实者，去龟板、赭石，加赤石脂（喻嘉言谓石脂可代赭石）一两。

风名内中，言风自内生，非风自外来也。《内经》谓“诸风掉眩皆属于肝”。盖肝为木脏，木火炽盛，亦自有风。此因肝木失和，风自肝起。又加以肺气不降，肾气不摄，冲气、胃气又复上逆，于斯，脏腑之气化皆上升太过，而血之上注于脑者，亦因之太过，致充塞其血管而累及神经。其甚者，致令神经失其所司，至昏厥不省人事。西医名为脑充血证，诚由剖解实验而得也。是以方中重用牛膝以引血下行，此为治标之主药。而复深究病之本源，用龙骨、牡蛎、龟板、芍药以镇熄肝风，赭石以降胃、降冲，玄参、天冬以清肺气，肺中清肃之气下行，自能镇制肝木。至其脉之两尺虚者，当系肾脏真阴虚损，不能与真阳相维系。其真阳脱而上奔，并挟气血以上冲脑部，故又加熟地、萸肉以补肾敛肾。从前所拟之方，原止此数味。后因用此方效者固多，间有初次将药服下转觉气血上攻而病加剧者，于斯加生麦芽、茵陈、川楝子即无斯弊。盖肝为将军之官，其性刚果，若但用药强制，或转激发其反动之力。茵陈为青蒿之嫩者，得初春少阳生发之气，与肝木同气相求，泻肝热兼舒肝郁，实能将顺肝木之性。麦芽为谷之萌芽，生用之亦善将顺肝木之性使不抑郁。川楝子善引肝气下达，又能折其反动之力。方中加此三味，而后用此方者，自无他虞也。心中热甚者，当有外感，伏气化热，故加石膏。有痰者，恐痰阻气化之升降，故加胆星也。

按：内中风之证，曾见于《内经》。而《内经》初不名为内中风，亦不名为脑充血，而实名之为煎厥、大厥、薄厥。今试译《内经》之文以明之。《内经》脉解篇曰：“肝气当治而未得，故善怒，善怒者名曰煎厥。”盖肝为将军之官，不治则易怒，因怒生热，煎耗肝血，遂致肝中所寄之相火，掀然暴发，挟气血而上冲脑部，以致昏厥。此非因肝风内动，而遂为内中风之由来乎？

又：《内经》调经论曰：“血之与气，并走于上，此为大厥，厥则暴死。气反则生，气不反则死。”盖血不自升，必随气而上升，上升之极，必至脑中充血。至所谓气反则生，气不反则死者，盖气反而下行，血即随之下行，故其人可生。若其气上行不反，血必随之充而益充，不至血管破裂不止，犹能望其复苏乎！读此节经文，内中风之理明，脑充血之理亦明矣。

又：《内经》生气通天论曰：“阳气者大怒则形绝，血宛（即郁字）于上，使人薄厥。”观此节经文，不待诠解，即知其为肝风内动，以致脑充血也。其曰薄厥者，言其脑中所宛之血，激薄其脑部，以至于昏厥也。细思三节经文，不但知内中风，即西医所谓脑充血，且更可悟得此证治法，于经文之中，不难自拟对证之方，而用之必效也。

特是证名内中风，所以别外受之风也。乃自唐宋以来，不论风之外生内生，浑名曰中风。夫外受之风为真中风，内生之风为类中风，其病因悬殊，治法自难从同。若辨证不清，本系内中风，而亦以祛风之药发表之，其脏腑之血，必益随发表之药上升，则脑中充血必益甚，或至于血管破裂，不可救药。此关未透，诚唐宋医学家一大障碍也。迨至宋末刘河间出，悟得风非皆由外中，遂创为五志过极动火，而猝中之论，此诚由《内经》“诸风掉眩皆属于肝”句悟出。盖肝属木，中藏相火，木盛火炽，即能生风也。大法以白虎汤、三黄汤沃之，所以治实火也。以逍遥散疏之，所以治郁火也（逍遥散中柴胡能引血上行最为忌用，是以镇肝熄风汤中止用茵陈、生麦芽诸药疏肝）。以通圣散（方中防风亦不宜用）、凉膈散双解之，所以治表里之邪火也。以六味汤滋之，所以壮水之主，以制阳光也。以八味丸引之，所谓从治之法，引火归源也（虽曰引火归源，而桂、附终不宜用）。细审河间所用之方，虽不能丝丝入扣，然胜于但知治中风不知分内外者远矣。且其谓有实热者，宜治以白虎汤，尤为精确之论。愚治此证多次，其昏仆之后，能自苏醒者多，不能苏醒者少。其于苏醒之后，三、四日间，现白虎汤证者，恒十居六七。因知此证，多先有中风基础，伏藏于内，后因外感而激发，是以从前医家，统名为中风。不知内风之动，虽由于外感之激发，然非激发于外感之风，实激发于外感之因风生热，内外两热相并，遂致内风暴动。此时但宜治外感之热，不可再散外感之风，此所以河间独借用白虎汤，以泻外感之实热，而于麻、桂诸药概无所用。盖发表之药，皆能助血上行，是以不用，此诚河间之特识也。吾友张山雷（江苏嘉定人），著有《中风斠诠》一书，发明内中风之证，甚为精详。书中亦独有取于河间，可与拙论参观矣。

后至元李东垣、朱丹溪出，对于内中风一证，于河间之外，又创为主气、主湿之说。东垣谓人之元气不足，则邪凑之，令人猝倒僵仆，如风状。夫人身之血，原随气流行，气之上升者过多，可使脑部充血，排挤脑髓神经。至于昏厥，前所引《内经》三节文中已言之详矣。若气之上升者过少，又可使脑部贫血，无以养其脑髓神经，亦可至于昏厥。是以《内经》又谓："上气不足，脑为之不满，耳为之苦鸣，头为之倾，目为之眩。"观《内经》如此云云，其剧者，亦可至于昏厥，且其谓脑为之不满，实即指脑中贫血而言也。由斯而论，东垣之论内中风，由于气虚邪凑，原于脑充血者之中风无关，而实为脑贫血者之中风，开其治法也。是则河间之主火，为脑充血，东垣之主气，为脑贫血，一实一虚，迥不同也。至于丹溪则谓东南气温多湿，有病风者，非风也，由湿生痰，痰生热，热生风，此方书论中风者所谓丹溪主湿之说也。然其证原是痰厥，与脑充血、脑贫血皆无涉。即使二证当昏厥之时，间有挟痰者，乃二证之兼证，非二证之本病也。又按：其所谓因热生风之见解，似与河间主火之意相同，而实则迥异。盖河间所论之火生于燥，故所用之药，注重润燥滋阴。丹溪所论之热生于湿，其所用之药，注重去湿利痰。夫湿非不可以生热，然因湿生热，而动肝风者甚少矣（肝风之动多因有燥热）。是则二子之说，仍以河间为长也。

又按：此证自唐宋以来，浑名之曰中风。治之者，亦不分其为内中外中，而概以风药发之，诚为治斯证者之误点。至清中叶王勋臣出。对于此证，专以气虚立论。谓人之元气，全体原十分，有时损去五分，所余五分，虽不能充体，犹可支持全身。而气虚者经络必虚，有时气从经络虚处透过，并于一边，彼无气之边，即成偏枯。爰立补阳还五汤，方中重用黄芪四两，以峻补气分，此即东垣主气之说也。然王氏书中，未言脉象何如。若遇脉之虚而无力者，用其方原可见效。若其脉象实而有力，其人脑中多患充血，而复用黄芪之温而升补者，以助其血愈上行，必至凶危立见，此固不可不慎也。前者邑中某人，右手废不能动，足仍能行。其孙出门，遇一在津业医者甫归，言此证甚属易治，遂延之诊视。所立病案言脉象洪实，已成痪证无疑。其方仿王氏补阳还五汤，有黄芪八钱。服药之后，须臾昏厥不醒矣。夫病本无性命之忧，而误服黄芪八钱，竟至如此，可不慎哉。

刘铁珊将军丁卯来津后，其脑中常觉发热，时或眩晕，心中烦躁不宁，脉象弦长有力，左右皆然，知系脑充血证。盖其愤激填胸，焦思积虑者已久，是以有斯证也。为其脑中觉热，俾用绿豆实于囊中作枕，为外治之法。又治以镇肝熄风汤，于方中加地黄一两，连服数剂，脑中已不觉热。遂去川楝子，又将生地黄改用六钱，服过旬日，脉象和平，心中亦不烦躁，遂将药停服。又：天津铃铛阁街，于氏所娶新妇，过门旬余，忽然头疼。医者疑其受风，投以发表之剂，其疼陡剧，号呼不止。延愚为之诊视。其脉弦硬而长，左部尤甚。知其肝胆之火上冲过甚也。遂投以镇肝熄风汤，加龙胆草三钱，以泻其肝胆之火。一剂病愈强半，又服两剂，头已不疼，而脉象仍然有力。遂去龙胆草，加生地黄六钱，又服数剂，脉象如常，遂将药停服。

加味补血汤，治身形软弱，肢体渐觉不遂，或头重目眩，或神昏健忘，或觉脑际紧缩作疼。甚或昏仆移时苏醒致成偏枯，或全身痿废，脉象迟弱，内中风证之偏虚寒者（肝过盛生风，肝虚极亦可生风），此即西人所谓脑贫血病也，久服此汤当愈。生箭芪一两，当归五钱，龙眼肉五钱，真鹿角胶（另炖同服）三钱，丹参三钱，明乳香三钱，明没药三钱，甘松二钱。

服之觉热者，酌加天花粉、天冬各数钱。觉发闷者，加生鸡内金钱半或二钱。服数剂后，若不甚见效，可用所煎药汤送服麝香二厘，或真冰片半分亦可。若服后仍无甚效，可用药汤，送制好马钱子二分。

脑充血者，其脑中之血过多，固能伤其脑髓神经。脑贫血者其脑中之血过少，又无以养其脑髓神经。是以究其终极，皆可使神经失其所司也。古方有补血汤，其方黄芪、当归同用，而黄芪之分量，竟四倍于当归，诚以阴阳互为之根，人之气壮旺者，其血分自易充长。况人之脑髓神经，虽赖血以养之，尤赖胸中大气上升以斡旋之。是以《内经》谓“上气不足，脑为之不满，耳为之苦鸣，头为之倾，目为之眩。”所谓上气者，即胸中大气上升于脑中者也。因上气不足，血之随气而注于脑者必少，而脑为之不满，其脑中贫血可知。且因上气不足，不能斡旋其神经，血之注于脑者少，无以养其神经，于是而耳鸣、头倾、目眩，其人可忽至昏仆可知。由此知因脑部贫血以成内中风证者，原当峻补其胸中大气，俾大气充足，自能助血上升，且能斡旋其脑部，使不至耳鸣、头倾、目眩也。是以此方不以当归为主药，而以黄芪为主药也。用龙眼肉者，因其味甘色赤，多含津液，最能助当归以生血也。用鹿角胶者，因鹿之角原生于头顶督脉之上，督脉为脑髓之来源，故鹿角胶之性善补脑髓。凡脑中血虚者，其脑髓亦必虚，用之以补脑髓，实可与补血之药相助为理也。用丹参、乳香、没药者，因气血虚者，其经络多瘀滞，此于偏枯痿废亦颇有关系，加此通气活血之品，以化其经络之瘀滞，则偏枯痿废者自易愈也。用甘松者，为其能助心房运动有力，以多输血于脑，且又为调养神经之要品，能引诸药至脑以调养其神经也。用麝香、梅片者，取其香能通窍以开闭也。用制过马钱子者，取其能眴动脑髓神经使之灵活也。

按：甘松即西药中之缬草，其气香，味微酸。《本经》谓其治暴热、火疮、赤气、疥瘙、疽痔、马鞍、热气。《别录》谓其治痈肿、浮肿、结热、风痹、不足、产后痛。《甄权》谓其治毒风，㿏痹，破多年凝血，能化脓为水，产后诸病，止腹痛、余疹、烦渴。大明谓其除血气心腹痛、破癥结、催生、落胞、血晕、鼻血、吐血、赤白带下、眼障膜、丹毒、排脓、补痿。西人则以为兴奋之品，善治心脏麻痹、霍乱转筋。东人又以为镇静神经之特效药，用治癫狂、痫痉诸病。盖为其气香，故善兴奋心脏，使不至于麻痹，而其馨香透窍之力，亦自能开痹通瘀也。为其味酸，故能保安神经，使不至于妄行，而酸化软坚之力，又自能化多年之癥结，使尽消融也。至于其能补痿，能治霍乱转筋者，即心脏不麻痹，神经不妄行之功效外著者也。孰谓中西医理不相贯通哉。

邻村龙潭庄高姓叟，年过六旬，渐觉两腿乏力，浸至时欲眩仆，神昏健忘。恐成痿废，求为诊治。其脉微弱无力。为制此方服之，连进十剂，两腿较前有力，健忘亦见愈，而仍有眩晕之时。再诊其脉，虽有起色，而仍不任重按。遂于方中加野台参、天门冬各五钱，威灵仙一钱，连服二十余剂始愈。用威灵仙者，欲其运化参、芪之补力，使之灵活也。

门人张甲丹曾治一人，年三十余。于季冬负重贸易，日行百余里，歇息时，又屡坐寒地。后觉腿疼，不能行步，浸至卧床不能动转，周身筋骨似皆痿废，服诸药皆不效。张××治以加味补血汤，将方中乳香、没药皆改用六钱，又加净萸肉一两。数剂后，腿即不疼。又服十余剂，遂全愈。按：加味补血汤，原治内中风之气血两亏者，而略为变通，即治腿疼如此效验，可谓善用成方者矣。

（二）论脑充血之原因及治法

脑充血病之说倡自西人，而浅见者流恒讥中医不知此病，其人盖生平未见《内经》者也。尝读《内经》至《调经论》，有谓“血之与气，并走于上，则为大厥，厥则暴死，气反则生，不反则死”云云，非即西人所谓脑充血之证乎？所有异者，西人但言充血，《内经》则谓血之与气并走于上。盖血必随气上升，此为一定之理。而西人论病皆得之剖解之余，是以但见血充脑中，而不知辅以理想以深究病源，故但名为脑充血也。至《内经》所谓“气反则生，不反则死”者，盖谓此证幸有转机，其气上行之极，复反而下行，脑中所充之血应亦随之下行，故其人可生；若其气上行不反，升而愈升，血亦随之充而愈充，脑中血管可至破裂，所以其人死也。又《内经·厥论篇》谓“巨阳之厥则肿首，头重不能行，发为眴（眩也）仆”、“阳明之厥，面赤而热，妄言妄见”。“少阳之厥则暴聋颊肿而热”，诸现象皆脑充血证也。推之秦越人治虢太子尸厥，谓“上有绝阳之络，下有破阴之纽”者，亦脑充血证也。特是古人立言简括，恒但详究病源，而不细论治法。然既洞悉致病之由，即自拟治法不难也。愚生平所治此证甚多，其治愈者，大抵皆脑充血之轻者，不至血管破裂也。今略举数案于下，以备治斯证者之参考。

在奉天曾治一人，年近五旬，因处境不顺，兼劳碌，渐觉头疼，日浸加剧，服药无效，遂入西人医院。治旬日，头疼不减，转添目疼。又越数日，两目生翳，视物不明。来院求为诊治。其脉左部洪长有力，自言脑疼彻目，目疼彻脑，且时觉眩晕，难堪之情莫可名状。脉证合参，知系肝胆之火挟气血上冲脑部，脑中血管因受冲激而膨胀，故作疼；目系连脑，脑中血管膨胀不已，故目疼，生翳且眩晕也。因晓之曰：“此脑充血证也。深考此证之原因，脑疼为目疼之根；而肝胆之火挟气血上冲，又为脑疼之根。欲治此证，当清火、平肝、引血下行，头疼愈而目疼、生翳及眩晕自不难调治矣。”遂为疏方，用怀牛膝一两，生杭芍、生尤骨、生牡蛎、生赭石各六钱，玄参、川楝子各四钱，龙胆草三钱，甘草二钱，磨取铁锈浓水煎药。服一剂，觉头目之疼顿减，眩晕已无。即方略为加减，又服两剂，头疼目疼全愈，视物亦较真。其目翳原系外障，须兼外治之法，为制磨翳药水一瓶，日点眼上五六次，徐徐将翳尽消。

在沧州治一人，六十四岁，因事心甚懊侬，于旬日前即觉头疼，不以为意。一日晨起，忽仆于地，状若昏厥，移时苏醒，左手足遂不能动，且觉头疼甚剧。医者投以清火通络之剂，兼法王勋臣补阳还五汤之义，加生黄芪数钱，服后更觉脑中疼如锥刺，难忍须臾。求为诊视，其脉左部弦长，右部洪长，皆重按甚实。询其心中，恒觉发热。其家人谓其素性嗜酒，近因心中懊侬，益以烧酒浇愁，饥时恒以酒代饭。愚曰，此证乃脑充血之剧者，其左脉之弦长，懊侬所生之热也。右脉之洪长，积酒所生之热也。二热相并，挟脏腑气血上冲脑部。脑部中之血管若因其冲激过甚而破裂，其人即昏厥不复醒，今幸昏厥片时苏醒，其脑中血管当不至破裂。或其管中之血隔血管渗出，或其血管少有罅隙，出血少许而复自止。其所出之血著于司知觉之神经，则神昏；著于司运动之神经，则痿废。此证左半身偏枯，当系脑中血管所出之血伤其司右边运动之神经也。医者不知致病之由，竟投以治气虚偏枯之药，而此证此脉岂能受黄芪之升补乎？此所以服药后而头疼益剧也。遂为疏方，亦约略如前。为其右脉亦洪实，因于方中加生石膏一两，亦用铁锈水煎药。服两剂，头疼全愈，脉已和平，左手足已能自动。遂改用当归、赭石、生杭芍、玄参、天冬各五钱，生黄芪、乳香、没药各三钱，红花一钱，连服数剂，即扶杖能行矣。方中用红花者，欲以化脑中之瘀血也。为此时脉已和平，头已不疼，可受黄芪之温补，故方中少用三钱，以补助其正气，即借以助归、芍、乳、没以流通血脉，更可调玄参、天冬之寒凉，俾药性凉热适均，而可多服也。上所录二案，用药大略相同，而皆以牛膝为主药者，诚以牛膝善引上部之血下行，为治脑充血证无上之妙品，此愚屡经试验而知，故敢贡诸医界。而用治此证，尤以怀牛膝为最佳。

（三）论脑充血证可预防及其证误名中风之由（附：建瓴汤）

脑充血证即《内经》之所谓厥证，亦即后世之误称中风证，前论已详辩之矣。而论此证者谓其猝发于一旦，似难为之预防。不知凡病之来皆预有朕兆，至脑充血证，其朕兆之发现实较他证为尤显著。且有在数月之前，或数年之前，而其朕兆即发露者。今试将其发现之朕兆详列于下：

（1）其脉必弦硬而长，或寸盛尺虚，或大于常脉数倍，而毫无缓和之意。

（2）其头目时常眩晕，或觉脑中昏愦，多健忘，或常觉疼，或耳聋目胀。

（3）胃中时觉有气上冲，阻塞饮食不能下行，或有气起自下焦，上行作呃逆。

（4）心中常觉烦躁不宁，或心中时发热，或睡梦中神魂飘荡。

（5）或舌胀、言语不利，或口眼歪斜，或半身似有麻木不遂，或行动脚踏不稳、时欲眩仆，或自觉头重足轻，脚底如踏棉絮。

上所列之证，偶有一二发现，再参以脉象之呈露，即可断为脑充血之朕兆也。愚十余年来治愈此证颇多，曾酌定建瓴汤一方，服后能使脑中之血如建瓴之水下行，脑充血之证自愈。爰将其方详列于下，以备医界采用。

建瓴汤：生怀山药一两，怀牛膝一两，生赭石（轧细）八钱，生龙骨（捣细）六钱，生牡蛎（捣细）六钱，生怀地黄六钱，生杭芍四钱，柏子仁四钱。磨取铁锈浓水以之煎药。

方中赭石必一面点点有凸，一面点点有凹，生轧细用之方效。若大便不实者去赭石，加建莲子（去心）三钱。若畏凉者，以熟地易生地。

在津曾治迟××之母，年七旬有四，时觉头目眩晕，脑中作疼，心中烦躁，恒觉发热，两臂觉撑胀不舒，脉象弦硬而大，知系为脑充血之朕兆，治以建瓴汤。连服数剂，诸病皆愈，惟脉象虽不若从前之大，而仍然弦硬。因苦于吃药，遂停服。后月余，病骤反复。又用建瓴汤加减，连服数剂，诸病又愈。脉象仍未和平，又将药停服。后月余，病又反复，亦仍用建瓴汤加减，连服三十余剂，脉象和平如常，遂停药勿服，病亦不再反复矣。

天津王姓叟，年过五旬，因头疼、口眼歪斜，求治于西人医院，西人以表测其脉，言其脉搏之力已达百六十毫米汞柱，断为脑充血证，服其药多日无效，继求治于愚。其脉象弦硬而大，知其果系脑部充血，治以建瓴汤，将赭石改用一两，连服十余剂，觉头部清爽，口眼之歪斜亦愈，惟脉象仍未复常。复至西人医院以表测脉，西医谓较前低二十余毫米汞柱，然仍非无病之脉也。后晤面向愚述之，劝其仍须多多服药，必服至脉象平和，方可停服。彼觉病愈，不以介意。后四阅月未尝服药。继因有事出门，劳碌数旬，甫归后又连次劳累，一旦忽眩仆于地而亡。观此二案，知用此方以治脑充血者，必服至脉象平和，毫无弦硬之意，而后始可停止也。

友人朱钵文，未尝业医而实精于医。尝告愚曰："脑充血证，宜于引血下行药中加破血之药以治之。"愚闻斯言，恍有悟会。如目疾其疼连脑者，多系脑部充血所致，至眼科家恒用大黄以泻其热，其脑与目即不疼，此无他，服大黄后脑充血之病即愈故也。夫大黄非降血兼能破血最有力之药乎？由斯知凡脑充血证其身体脉象壮实者，初服建瓴汤一两剂时，可酌加大黄数钱。其身形脉象不甚壮实者，若桃仁、丹参诸药，亦可酌加于建瓴汤中也。

天津于氏少妇，头疼过剧，且心下发闷作疼，兼有行经过多症，以建瓴汤加减治愈。

至唐宋以来名此证为中风者，亦非无因。尝征以平素临症实验，知脑充血证恒因病根已伏于内，继又风束外表，内生燥热，遂以激动其病根，而猝发于一旦。是以愚临此证，见有夹杂外感之热者，恒于建瓴汤中加生石膏一两；或两三日后见有阳明大热、脉象洪实者，又恒治以白虎汤或白虎加人参汤，以清外感之热，而后治其脑充血证。此愚生平之阅历所得，而非为唐宋以来之医家讳过也。然究之此等证，谓其为中风兼脑充血则可，若但名为中风仍不可也。迨至刘河间出，谓此证非外袭之风，乃内生之风，实因五志过极，动火而猝中。大法以白虎汤、三黄汤沃之，所以治实火也；以逍遥散疏之，所以治郁火也；以通圣散、凉膈散双解之，所以治表里之邪火也，以六味汤滋之，所以壮水之源以制阳光也；以八味丸引之，所谓从治之法，引火归原也；又用地黄饮子治舌喑不能言，足废不能行。此等议论，似高于从前误认脑充血为中风者一筹。盖脑充血证之起点，多由于肝气肝火妄动。肝属木能生风，名之为内中风，亦颇近理。然因未悟《内经》所谓血之与气并走于上之旨，是以所用之方，未能丝丝入扣，与病证吻合也。至其所载方中有防风、柴胡、桂、附诸品，尤为此证之禁药。

《金匮》有风引汤除热瘫痫。夫瘫既以热名，明其病因热而得也。其证原似脑充血也。方用石药六味，多系寒凉之品，虽有干姜、桂枝之辛热，而与大黄、石膏、寒水石、滑石并用，药性混合，仍以凉论（细按之桂枝干姜究不宜用）。且诸石性皆下沉，大黄性尤下降，原能引逆上之血使之下行。又有龙骨、牡蛎与紫石英同用，善敛冲气，与桂枝同用，善平肝气。肝冲之气不上干，则血之上充者自能徐徐下降也。且其方虽名风引，而未尝用祛风之药，其不以热瘫痫为中风明矣。特后世不明方中之意，多将其方误解耳。拙拟之建瓴汤，重用赭石、龙骨、牡蛎，且有加石膏之时，实窃师风引汤之义也（风引汤方下之文甚简，似非仲景笔墨，故方书多有疑此系后世加入者，故方中之药品不纯）。

（四）论脑贫血痿废治法（附：干颓汤、补脑振痿汤）

肢体痿废，而其病因实由于脑部贫血也。按生理之实验，人之全体运动皆脑髓神经司之，虽西人之说，而洵可确信。是以西人对于痿废之证皆责之于脑部。而实有脑部充血与脑部贫血之殊。盖脑髓神经原借血为濡润者也，而所需之血多少，尤以适宜为贵。彼脑充血者，血之注于脑者过多，力能排挤其脑髓神经，俾失所司。至脑贫血者，血之注于脑者过少，无以养其脑髓神经，其脑髓神经亦恒至失其所司。至于脑中之所以贫血，不可专责诸血也，愚尝读《内经》而悟其理矣。

《内经》谓："上气不足，脑为之不满，耳为之苦鸣，头为之倾，目为之眩。"夫脑不满者，血少也。因脑不满而贫血，则耳鸣、头目倾眩即连带而来，其剧者能使肢体痿废不言可知。是西人脑贫血可致痿废之说原与《内经》相符也。然西医论痿废之由，知因脑中贫血，而《内经》更推脑中贫血之由，知因上气不足。夫上气者何？胸中大气也（亦名宗气）。其气能主宰全身，斡旋脑部，流通血脉。彼脑充血者，因肝胃气逆，挟血上冲，原于此气无关，至脑贫血者，实因胸中大气虚损，不能助血上升也。是以欲治此证者，当以补气之药为主，以养血之药为辅，而以通活经络之药为使也。爰本此义拟方于下。

干颓汤，治肢体痿废，或偏枯，脉象极微细无力者：生箭芪五两，当归一两，甘枸杞果一两，净杭萸肉一两，生滴乳香三钱，生明没药三钱，真鹿角胶（捣碎）六钱。先将黄芪煎十余沸，去渣。再将当归、枸杞、萸肉、乳香、没药入汤同煎十余沸，去渣。入鹿角胶末融化取汤两大盅，分两次温饮下。

方中之义，重用黄芪以升补胸中大气，且能助气上升，上达脑中，而血液亦即可随气上注。惟其副作用能外透肌表，具有宣散之性，去渣重煎，则其宣散之性减，专于补气升气矣。当归为生血之主药，与黄芪并用，古名补血汤，因气旺血自易生，而黄芪得当归之濡润，又不至燥热也。萸肉性善补肝，枸杞性善补肾，肝肾充足，元气必然壮旺，元气者胸中大气之根也。且肝肾充足则自脊上达之督脉必然流通，督脉者又脑髓神经之根也。且二药皆汁浆稠润，又善赞助当归生血也。用乳香、没药者，因二药善开血痹，血痹开则痿废者久瘀之经络自流通矣。用鹿角胶者，诚以脑既贫血，其脑髓亦必空虚，鹿角其所熬之胶善补脑髓，脑髓足则脑中贫血之病自易愈也。此方服数十剂后身体渐渐强壮，而痿废仍不愈者，可继服后方。

补脑振痿汤，治肢体痿废偏枯，脉象极微细无力，服药久不愈者：生箭芪二两，当归八钱，龙眼肉八钱，杭萸肉五钱，胡桃肉五钱，䗪虫（大者）三枚，地龙（去净土）三钱，生乳香三钱，生没药三钱，鹿角胶六钱，制马钱子末三分。共药十一味，将前九味煎汤两盅半，去渣，将鹿角胶入汤内融化，分两次送服制马钱子末一分五厘。

此方于前方之药独少枸杞，因胡桃肉可代枸杞补肾，且有强健筋骨之效也。又尝阅《沪滨医报》，谓脑中血管及神经之断者，地龙能续之。愚则谓必辅以䗪虫，方有此效。盖蚯蚓（即地龙）善引，虫善接（断之能自接），二药并用能将血管神经之断者引而接之，是以方中又加此二味也。加制马钱子者，以其能动神经使灵活也。此方与前方若服之觉热者，皆可酌加天花粉、天冬各数钱。

天津于××，年过四旬，自觉呼吸不顺，胸中满闷，言语动作皆渐觉不利，头目昏沉，时作眩晕。延医治疗，投以开胸理气之品，则四肢遽然痿废。再延他医，改用补剂而仍兼用开气之品，服后痿废加剧，言语竟不能发声。愚诊视其脉象沉微，右部尤不任循按，知其胸中大气及中焦脾胃之气皆虚陷也。于斯投以拙拟升陷汤加白术、当归各三钱。服两剂，诸病似皆稍愈，而脉象仍如旧。因将芪、术、当归、知母各加倍，升麻改用钱半，又加党参、天冬各六钱，连服三剂，口可出声而仍不能言，肢体稍能运动而不能步履，脉象较前有起色似堪循按。因但将黄芪加重至四两，又加天花粉八钱，先用水六大盅将黄芪煎透，去渣，再入他药，煎取清汤两大盅，分两次服下，又连服三剂，勉强可作言语，然恒不成句，人扶之可以移步。遂改用干颓汤，惟黄芪仍用四两，服过十剂，脉搏又较前有力；步履虽仍需人，而起卧可自如矣；言语亦稍能达意，其说不真之句，间可执笔写出，从前之头目昏沉眩晕者，至斯亦见轻。俾继服补脑振痿汤，嘱其若服之顺利，可多多服之，当有脱然全愈之一日也。

按：此证其胸满闷之时，正因其呼吸不顺也。其呼吸之所以不顺，因胸中大气及中焦脾胃之气皆虚而下陷也。医者竟投以开破之药，是以病遽加重。至再延他医，所用之药补多开少，而又加重者，因气分当虚极之时，补气之药难为功，破气之药易生弊也。愚向治大气下陷证，病人恒自觉满闷，其实非满闷，实短气也，临证者细细考究，庶无差误。

（五）论治偏枯者不可轻用补阳还五汤

今之治偏枯者多主气虚之说，而习用《医林改错》补阳还五汤。然此方用之有效有不效，更间有服之即偾事者，其故何也？盖人之肢体运动原脑髓神经为之中枢，而脑髓神经所以能司运动者，实赖脑中血管为之濡润，胸中大气为之斡旋。乃有时脑中血管充血过度，甚或至于破裂，即可累及脑髓神经，而脑髓神经遂失其司运动之常职；又或有胸中大气虚损过甚，更或至于下陷，不能斡旋脑髓神经，而脑髓神经亦恒失其司运动之常职。此二者，一虚一实，同为偏枯之证，而其病因实判若天渊。设或药有误投，必至凶危立见。是以临此证者，原当细审其脉，且细询其未病之先状况何如。若其脉细弱无力，或时觉呼吸短气，病发之后并无心热头疼诸证，投以补阳还五汤，恒见效。即不效，亦必不至有何弊病。若其脉洪大有力，或弦硬有力，更预有头疼眩晕之病，至病发之时，更觉头疼眩晕益甚，或兼觉心中发热者，此必上升之血过多，致脑中血管充血过甚，隔管壁泌出血液，或管壁少有罅漏流出若干血液，若其所出之血液，黏滞左边司运动之神经，其右半身即偏枯，若黏滞右边司运动之神经，其左半身即偏枯。此时若投以拙拟建瓴汤，一二剂后头疼眩晕即愈。继续服之，更加以化瘀活络之品，肢体亦可渐愈。若不知如此治法，惟确信王勋臣补阳还五之说，于方中重用黄芪，其上升之血益多，脑中血管必将至破裂不止也，可不慎哉！如以愚言为不然，而前车之鉴固有医案可征也。

邑某君，年过六旬，患偏枯原不甚剧。欲延城中某医治之，不遇。适有在津之老医初归，造门自荐。服其药后，即昏不知人，迟延半日而卒。后其家人持方质愚，系仿补阳还五汤，重用黄芪八钱。知其必系脑部充血过度以致偏枯也，不然服此等药何以偾事哉？又尝治直隶王某，其口眼略有歪斜，左半身微有不利，时作头疼，间或眩晕，其脉象洪实，右部尤甚，知其系脑部充血。问其心中，时觉发热。治以建瓴汤，连服二十余剂全愈。王××愈后甚喜，而转念忽有所悲，因告愚曰："五舍弟从前亦患此证，医者投以参芪之剂，竟至不起。向以为病本不治，非用药有所错误，今观先生所用之方，乃知前方固大谬也。"统观两案及王某之言，则治偏枯者不可轻用补阳还五汤，不愈昭然哉！而当时之遇此证者，又或以为中风而以羌活、防风诸药发之，亦能助其血益上行，其弊与误用参芪者同也。盖此证虽有因兼受外感而得者，然必其外感之热传入阳明，而后激动病根而猝发，是以虽挟有外感，亦不可投以发表之药也。

第五章　祖国医学对中风病的认识

第一节　对中风病病因病机的历史大讨论

一、《内经》论中风内伤外因兼论

《内经》对中风病没有专篇和系统的描写，综其有关论述，对中风病的命名不同，如偏枯、偏风、中风、仆击、巅疾、煎厥、薄厥、大厥、瘖痱等；所论病因、病机也不同。宋以前医家，谈及《内经》所言中风，其概念也较广。如宋·严用和说："中风……岐伯所谓大法有四，一曰偏枯，二曰风痱，三曰风懿，四曰风痹，言最重也。"从现代医学分析，上四者包括了中枢性瘫痪和周围性瘫痪（风痹）。因此，多数医家认为《内经》论中风是内伤外因兼论。

二、张仲景论中风以外风为因

至汉·张仲景著《伤寒杂病论》则明确论中风是以外风为因，故有中络、中经、中腑、中脏的分证。隋·巢元方《诸病源候论》则明言外风为因，如在风病诸候文中直言："中风者，风气中于人也。"临证分为心中风、肝中风、脾中风、肾中风、肺中风等，但从其列述的症状分析，则并非是现代所说中风的病证。所述治法与今之中风也不相近，但与《素问·风论》五脏中风相类。我们认为此所谓中风，是一种急性发病的脏腑病，从描述症状分析很近似心房颤动、心力衰竭、急性胃炎、胆绞痛等。

三、宋元以来对中风病因出现争鸣

宋元以来，对中风的病因病机出现了争鸣。刘河间提出："中风瘫痪者，非谓肝木之风实甚而卒中之，亦非外中于风，由于将息失宜，心火暴甚，肾水虚衰，不能制之，则阴虚阳实而热气怫郁，心神昏冒，筋骨不用，而卒倒无所知也。多因喜怒思悲恐五志有所过极，而卒中者。由五志过极，皆为热甚故也。俗云风者，言末而忘其本也。"这种认识，后世称为"主火论"。

李东垣为主气虚为患，他说："中风者，非外来风邪，乃本气病也。凡人年愈四旬，气衰之际，或因忧喜愤怒、伤其气者，多有此疾。壮岁之时无有也。若肥盛则有之，亦是形盛气衰而如此。"

朱丹溪则主痰为患，他说："西北气寒，为风所中，诚有之矣；东南气温，而地多湿，有风病者，非风也，皆湿土生痰，痰生热，热生风也。"三家所论，病因虽异，"非风"的观点都是一致的。他们还指出了辛温疏散之剂的弊端，拟法立方，促进了中风病的理论与临床研究。

四、宋元以后非风学说占主导位置

此后，“非外风说”占主导地位，且不断深化。至明代张景岳倡“中风非风之论”，认为该病发生“皆内伤积损颓败而然，原非外感风寒所致”，是以虚损为病因之本。王安道立真中、类中之目，受到《医学正传》虞抟之疑。他说：“古人论中风者，言其证也，三先生（河间、东垣、丹溪）论中风者，言其因也。……岂可以一中风之证，歧为二途哉。”认为中风本可以有不同病因或标本缓急，分为真中、类中是不当的。《医宗必读》李中梓结合临床之中风闭证、脱症。他说：“凡中风……最要分别闭与脱二证明白：如牙关紧闭，两手握固，即是闭证”，“若口开心绝，手撒脾绝，眼合肝绝，遗尿肾绝，声如鼾肺绝，即是脱证（更有吐沫、直视、内脱、筋骨痛、发直、摇头、上窜、面赤如妆、汗出如珠，皆脱绝之证）”。为临床辨证提供具体分型。

清代王清任倡“气虚”为本。他说中风病“又非风、火、湿、痰所中”。提出“亏损元气，是其本源”。他作为一个临床医家还论述到小儿半身不遂，“多半由伤寒、瘟疫、疱疹、吐泻等症，病后元气渐亏，面色青白，渐渐手足不动，甚至手足筋挛，周身如泥塑，皆是气不达于四肢，古人以风治，是于此阅历无多”。小儿因急性传染病或感染性疾病，损伤神经系统出现偏瘫、单瘫、癫痫样发作等是符合临床实践的。

五、近代以肝阳上亢、肝风内动、气血冲逆于上立论

近代中西汇通学派则结合现代医学，提出了中风为脑病，如脑溢血、脑充血、脑缺血等。正是《内经》所论的巅疾、煎厥、薄厥、大厥等病，其病在于肝阳上亢、肝风内动、气血冲逆于上，治疗宜潜阳镇逆、平肝息风、滋补肝肾等。以上这些是对中风病病因病机的历史上的大讨论，为中风病的理论与临床研究奠定了基础，提供了极为丰富的宝贵资料。

第二节　中风病的辨证与分类

自《内经》以来，对中风病候的辨证与分类，因其概念、病因病机的不同，则分证、立法迥异。现择其具有代表性的辨证分型，辨病分症分述于下，供临床参考。

一、辨病分证

据《备急千金要方》载，岐伯把中风分为四类。

(1) 偏枯：半身不遂、口眼歪斜，肌肉偏而不用且痛，言不变，智不乱，病在分腠之间。

(2) 风痱：身无疼痛，四肢不收，智乱不甚，言微有智，甚则不能言。

(3) 风懿：奄忽不知人事，痰涎上迷心窍，咽中窒塞，舌强不语，牙关不开，手足拘挛，肢体不用，气不升降，病在脏腑。

(4) 风痹：脉浮而缓，筋骨痿弱，肢体麻痹不仁。

另外《素问·脉解论》所说的瘖痱，其症状为：舌瘖不能语，足废不为用。此因肾虚而致。肾脉挟舌本，故不能言而为瘖，肾脉循阴肌内廉，斜入腘中，循行骨内廉及内踝后，入足下，肾气不通，故废而为痱。

清代以来，很多医家研究《内经》时，提出近世所谓中风，即《内经》所言煎厥、薄厥、大

厥、仆击、巅疾之病。因病发卒然，昏仆不省人事，故称为“仆击”；因有眩晕、头胀、失明、失聪、项强等头脑部病状，故称为“巅疾”。中风多因肾阴不足、肝阳鸱张，下虚上实，气血冲逆，故称之为“厥”，厥即气血逆乱上冲之意。因于阴液不足，阳亢耗阴，肝风内动，出现神昏、失明、失聪、偏瘫等症者，称为“煎厥”；因于大怒而致发病者为“薄厥”；卒然发病、证候危重者称为“大厥”；虽命名不同，根据其病因病机和证候，都属于现代急性脑血管病范畴。

二、病位辨证

首见于《金匮要略》，至今仍被沿用。这种辨证方法，是根据“外风”中人的浅深部位和相应证候确定的。一般而言，据有无神智障碍分为中经络与中脏腑；又依据症状轻重、缓急而为经与络，腑与脏。

（1）中络：口歪，肌肤或手足、偏身麻木，时发时止。一般病程较短、症状较轻。

（2）中经：偏身麻木或无力，或不利，语言謇涩。症状较重，影响生活自理及工作能力。

（3）中腑：嗜睡、口歪、失语、偏瘫。症状严重，可丧失生活及工作能力。

（4）中脏：神昏、项强、鼻鼾、气促，失语、偏瘫、二便失禁，甚则抽搐、痉厥。病情急重危险可危及生命。

三、病机辨证

1. 根据中风病的阴阳、气血的病理变化进行辨证 主要是对轻重型的中风病加以深入分析，以确定治疗原则和方法。

《证治准绳》提出中风要分阴阳两类，即所谓阴中、阳中。

（1）阴中：阳微阴盛，阴寒内布，痰湿之浊蒙敝清窍，经脉闭塞，阳失宣化。症见：面色苍白晦暗，不省人事，痰声漉漉，喘满不畅，昏眩目花，口歪，半身不遂，手足逆冷，皮肤湿冷。

（2）阳中：风火相煽，阳亢化火，阴虚阳盛。症见：面赤身热，烦躁不安，牙关紧闭，两目上视，肢体强直，时发抽搐。

2. 对中风中脏腑证中，根据正气存亡，与邪气盛衰而分闭证与脱证两类

（1）闭证：因邪气盛，郁闭于内，多属热证、实证。症见牙关紧闭，口噤不语，两手握固，肢体强直，筋肉拘急，二便秘结。若喉中拽锯，鼻鼾气粗，则为气火升浮、痰塞隧道之闭证。还可见到面赤、唇赤。闭证脉多洪数弦劲，搏指不挠，舌赤苔厚。

（2）脱证：元气衰微，下元无根，真气欲脱之虚证。症见气息微弱或气促而短，面白唇淡，目合口开，手不握固或有痰声而音低声微，二便自遗，舌淡或晦暗无华，其脉多微细欲绝或浮大无根，若并见自汗、头汗，肢冷脉伏，则是阴阳俱亡之危候。

张山雷氏认为鉴别闭与脱证要注意脉之有力无力，面之有华无华；声之粗悍细微，舌苔之黄腻白润与清浊厚薄，再结合症状则更为确凿。

张景岳在《景岳全书》对中风气脱之证论述精详，兹择录于下，供参考。

“凡非风卒倒等证，无非气脱而然。何也？盖人之生死，全由乎气：气聚则生，气散则死。凡病此者，多以素不能慎，或七情内伤，或酒色过度，先伤五脏之真阴，此致病之本也。再或内外劳伤，复有所触，以损一时之元气；或以年力衰迈，气血将离，则积损为颓，此发病之因也。盖其阴亏于前，而阳损于后，阴陷于下，而阳泛于上，以致阴阳相失，精气不交，所以忽而昏愦，卒然仆倒，此非阳气暴脱之候乎？故其为病而忽而为汗出者，荣卫之气脱也；或为遗尿者，命门之气脱也；或口开不合者，阳明经气之脱也；或口角流涎者，太阳脏气之脱也，或四肢瘫软者，肝脾之气败也；或昏倦无知，语言不出者，神败于心，精败于肾也。凡此皆冲任气脱，形神俱败而然”。

四、病因辨证

（1）辨痰：痰属水饮之类。其本在肾、在脾，其标在肺。在肾，则因于水不归源，水泛为饮，化痰；在脾，则因于脾不健运，聚湿为痰。中风病，肥胖人多病，是饮食不节，过食厚腻，则食饮不化，水湿内泛为痰。中风病中见有痰涎壅盛，痰鸣漉漉，喉中梗阻，多是痰热上壅，或气火夹痰上升之证，病在肺、在喉。此虽属标症，却是危急之候，急当治之，否则气道阻塞，非常危险。也有因风痰阻滞经脉，造成肢体麻木，常固定于局部，久久不愈。但无疼痛、肿胀，此与瘀血、热壅之症不同。

（2）辨火（热）：肝阳上亢，肝气鸱张或五志郁结不解，或恣食肥厚，内伤积滞，均可化热、化火，形成风火相煽之证。中风化热、化火，症多见有面赤、唇赤、神昏、谵妄、躁扰不安、身热、苔厚色黄舌赤、脉弦滑洪数，若兼风化则见抽搐、瘛疭、角弓反张等症。

（3）辨寒：因于寒邪诱发，或本脏气虚寒，阳气不足，则症见手足不温，面白舌淡，偏身疼痛或肢节疼痛不利，腹痛下利，小便清长，夜尿频数。脉多沉细或紧。

瘛疭一证，亦有寒热之别。一般而言，寒则反折筋急。是因寒性收引，筋脉拘急，多在肢体局部出现。因于火热，则血燥筋枯而急，或风火相煽，筋脉挛急，多为全身性瘛疭、痉厥。

（4）辨气：因于气者，多有激怒、过喜、性急之诱因，致使气机逆乱、气血相并，冲逆于上；骤然昏仆，不省人事。治疗及时，则可缓解、苏醒，所谓气复返则生。

气机逆乱，多可夹痰、夹火，或为痰壅气塞，气息粗大，胸膈膨胀，躁扰不宁，咽喉梗塞的急症。

（5）预后判断：中风病病机转化复杂、多变，其预后因正邪关系，病变顺逆加以分析。

中经络者，及早治疗，未能入腑、入脏，是不再传变，一般不危及生命，若渐发语言不利，咳呛失音，是入腑之征，再见神昏、失语，则病势逆传，预后不佳。

中脏腑者，若神昏不醒，鼾声如雷，痰涎日渐壅盛，二便失禁则为神窍蒙蔽，痰热郁闭为病势逆传、预后险恶。若神志渐复，目光清亮，言语渐清，则神气渐复，邪气渐退，预后较好。

总之，中脏腑者，以神识作为判断预后主证，中经络者，以言语、咳呛为其主证，是观察病势顺逆发展的标志。

肢体功能的恢复，又需根据兼证多少有无、正气盛衰程度、病位浅深综合分析。一般而言，兼证少或无者，则病机单纯，较易恢复。并见消渴、胸痹、痰湿、瘀血，则恢复较差，每多后遗症状。正气尚健，气血旺盛，则恢复较好。气血虚少，肝肾亏损的恢复较差，中络则预后佳，中经次之，中腑、中脏则预后更为不佳。

中风诸症的缓解和消除，每于年龄关系至要。《素问·阴阳应象大论》所谓：“年四十，而阴气自半起居衰矣；年五十，体重、耳目不聪明矣；年六十，阴痿，气大衰，九窍不利，下虚上实，涕泣俱出矣。”正气不足，不病已衰大病骤至，康复当然会受到影响了。

第三节 脑卒中的中医针灸治疗发展概况

对于脑卒中的中医治疗，历代医家积累了许多宝贵经验，对其治则的学术争鸣更是仁者见仁，智者见智。纵观其治疗概况，大体分为以下几个阶段。

一、源于《内经》，莫衷一是

研读《内经》，不难看出，中风论述，少而杂乱，无有专论。涉及中风，大抵《九宫八风》、《刺节真邪》、《生气通天》、《热病》、《调经论》、《通评虚实论》六篇。病名繁杂，冠以“偏枯、风痱、身偏不用、仆击、大厥、薄厥”等名。

病机认识，以“正气稍衰，邪气独留，发为偏枯”立论；某些篇章，尽管有“血之与气并走于上”，“血菀于上”之论，但论述简单，无法确立其专指中风而言，故后世医家多有“昏瞀猝仆”病类之疑，莫衷一是。

病机不清，治则难明，治法难效。故《内经》治则则以“巨针取之，益其不足，损其有余”，“先取其阳，后取其阴，浮而取之”云云。

二、误于《金匮要略》，迷至唐宋

其后《金匮要略》，独取《内经》“营卫稍衰，虚风之贼伤人”之错误病机，首列中风专论。对其病因、脉证论述较详，并有中经、中腑、中脏概念，但均从外感立论。且将痫、狂并入中风论述，足见认识不清。

其首次以成方侯氏黑散为方治疗中风，分析该方，则以补益气血、祛风化痰为治则。于是“内虚邪中”病机，一直弥流。

唐宋医家，不乏英才，但对中风无不以“脉络空虚，外邪入侵”立论，治则仍囿于“补益气血，祛风散邪”。

值得一提者，晋·葛洪，《肘后方》中首列“救卒中恶死方”，云“令爪其病人人中，取醒”，实为指针人中穴抢救卒中昏迷之首方。《千金方》中记载，以艾灸天窗、百会；《圣济惑》中载以艾灸本神、曲鬓、曲差、神庭等，这些用头部腧穴来治疗中风的记载，为后世头针治疗中风奠定了基础。然而他们对于中风的病因病机及治则仍甚为不解。

这一时期，许多医家对于中风的症候及发展阶段、中风发生的诸多有关因素等方面，都做了较为详细的观察和记述，这些都为后世研究中风提供了极有价值的史料。

三、悟于金元，内因始萌

随着认识的深化，金元时代医家对中风病机的认识出现了重大转折，一扫“内虚邪中”之病机，倡人体“脏腑气血阴阳失调”之内因学说，成为病机学上的分水岭。

大家辈出，学术争鸣，最具代表者当推金元四大家。内因立论，各有不同，河间倡“心火暴盛”之说；东垣持“木气自病”之论，丹溪立“温痰生热”之理。

王履则首次将中风归为类中风，明确指出“中风者，非外来风邪，乃本气病也，凡人年逾四旬气衰之际或因忧喜忿怒伤其气者，多有此疾，壮岁之时无有也，苦肥盛则间有之”。无疑对于病因学说是一大贡献。

然细观治疗，着实之举甚少。河间虽以将息失宜、心火暴盛立论，则又曰“中风既为热盛，治之者或用乌附等类热药，欲令热气开通经络，使气血宣行而无壅滞”，则又未脱古人专治寒风之窠臼。东垣以木气自病立论，但治法仍用法古保命窠旧说，分三纲论治，用续命羌活愈风三化汤等外感风寒之套药。

由是观之，金元时代，内因始萌，其于后世，昭示正轨，然治法与病机貌合神离，使病机挂于凿空，故百无一验。

在针灸治疗方面，较有代表的是张元素和王国瑞。

张元素提出了“中风宜接经”的治则，即针刺十二井穴，沟通十二经脉气血，使气血阴阳正常交接流注。在方法上分从阳引阴，从阴引阳二个方面，并对取穴顺序做了严格地规定。

从阳引阴是治疗阴证的方法，从足太阳膀胱经至阴始→涌泉→中冲→关冲→足窍阴→大敦→少商→商阳→厉兑→隐白→少冲→少泽。

从阴引阳是治疗阳证的方法，从手太阴肺少商始→肝之大敦，只是将厉兑移至关冲之后。

王国瑞在治疗中风出现的半身不遂时，首次提出了“先于无病手足针宜补不宜泻，次针其有病足手，宜泻不宜补”，成为《内经》巨刺法在治疗中风中的具体应用，对后世影响较大。二位先贤的思维均从整体气血阴阳失调立论，比起大部分人的具体守刺法要深刻得多。

四、昭于明清，仍留弊端

明清以降，贤辈纷出，许多医家都对中风进行了专论。张景岳专列《非风》篇，对中风病机做了较深刻地分析，倡内伤颓败说，治以培补为法；薛立斋以内因立论而立真水竭、真火虚之论，遂以六味、八味地黄丸为治疗要方；王肯堂亦十分重视饮食习惯和营养成分与中风的发病关系，指出了“久食膏粱厚味，肥甘之品，损伤心脾”更是可贵；叶天士结合诸家之说，根据自己的临床经验，进一步阐明“精血衰耗，水不涵木，木少滋荣，故肝阳偏亢”导致“内风旋动”，则立滋补肝肾、平肝潜阳之治则，直至今天，仍为治疗中风的一大流派；沈金鳌则明确提出“肥人多中风”，对于预防中风有重要意义。

王清任指出：“气虚血瘀”是中风的发病机理，遂以补阳还五汤治疗，益气活血化瘀对后世影响更大，成为活血化瘀流派之滥觞。

更为可贵的是张锡纯“以两兔用铁锥伤其脑”的实地试验，悟及《素问》中血气并走于上则为大厥，厥则暴死之病，即所谓中风猝仆，不知人事之病，益信西医血冲脑气筋之说，由此提出了中风“皆由木火内动，肝风上扬以致血气并走于上，冲击前后脑气筋而为昏不知人，倾跌猝倒，肢体不用诸证”的内风血冲脑气筋说，立上实下虚之论，治以镇摄培补为大法。至此病位在脑，昭若云汉，炳若日星。

尤在泾结合前人的论述，强调按病期、分阶段进行辨证论治，即开关、固脱、泄大邪、转大气、逐瘫痪、除热气、通窍髓、灸俞穴，诚为难能可贵。

近人张山雷对前人的工作做了一次大的总结，对后世影响颇大，其提出八法许多现在仍用于临床，即开闭、固脱、潜镇肝阳、开泄痰涎、顺气降逆、培养心液肝阴、滋填肾阴、通经宣络。

针灸治疗中风，形成思想体系，较有影响者为朱权和杨继洲。

朱权对中风的治疗分初中风和后遗症期论治。初中风，急以三棱针，刺手指十二井穴；后遗症期，以灸为法。口眼歪斜，灸听会、颊车、地仓，左病灸右，右病灸左；或以笔管插入耳中，周以面固，左病灸右，右病灸左。手足麻痹，半身不遂，曲池、肩髃、足三里等，左病灸右，右病灸左。

杨继洲则按中风先兆、卒中、后遗症期分治。中风先兆，急灸三里、绝骨四处，后以生葱、薄荷、桃柳叶四味汤淋洗；卒中治疗同朱权之法；后遗症期分阳证、阴证论治。阳证中风不语，手足瘫痪，合谷、肩髃、手三里、百会、肩井、风市、环跳、足三里、委中、阳陵泉，先针无病手足，后针有病手足；中风半身不遂，手足拘挛，穴同上，但先泻健侧，后补患侧，实为王国瑞思想的发展。

总之，明清时代，医家对中风的内因认识已有发展，并且已经能够分期辨证论治；尤其晚清时代，由于西医的传入，中风的病位在脑已明确无疑。这都使中风的研究有了长足的发展。

五、昌于现代，方法荟萃

（一）现代中医临床

1. 辨证论治方面的研究 依据症状、舌象、脉象等的观察资料，按照中医理论进行辨证分析，据证立法，依法组方遣药，其目的是为了探求本病辨证论治的规律，以提高治疗效果。

（1）有人对中风进行辨证论治，把中风病分为五类证候：①阴虚阳亢、肝阳生风类，此类中又可分为肝风上扰、肝风夹痰、肝风抽掣、肝风犯胃四个证型。分别以平肝息风、潜阳降逆、清火滋阴法；豁痰化浊法；疏理胃气、滋阴培土法。②血虚生风类，治宜养肝息风、补气补血。③阳虚痰湿生风类，治以补气扶阳、豁痰祛湿、行血息风。④气虚血滞生风类，治以壮阳补气、行血化瘀。⑤阴阳两虚类，治宜平肝息风同时补虚防脱。

（2）北京某院对中风120例，属急性缺血性脑血管病，进行了临床疗效观察，其方法按辨证论治采用口服汤药治疗，全部患者未用任何西医治疗。中经络分为三个主要证候：①风痰上扰、痰热腑实证，治用化痰通腑法，以瓜蒌、胆南星、生大黄、芒硝等药；②气虚血瘀证，治用益气活血法，以黄芪、太子参、丹参、赤芍、鸡血藤等药；③阴虚风动证，治用育阴息风法，以生地、玄参、麦冬、珍珠母、生牡蛎等。获得了87.5%的总有效率。

（3）有人对中经络分为三个证型：①中气不足证，用补阳还五汤；②阴虚阳亢型，用天麻钩藤饮；③痰火闭阻证，用涤痰汤。对中脏腑分闭脱证：闭证用醒脑静（安宫牛黄注射液）合羚角钩藤汤；脱证用生脉散或参附汤加减。

辨证论治是治疗中风的主要方法，由于治疗受医师的思维模式及临证经验的支配，因此，各家辨证分型及用药各有特点。但总而言之，论其病因病机，多从风、火、瘀、痰、气、血立论，论其病位，主要在肝，而与心脾肾密切相关；论其证候属本虚标实，而急性期侧重在标实，常以痰热、腑实、瘀血的症状表现突出；至恢复期以后侧重于本虚，又常以气虚为多见，属气虚血瘀证较多。治疗方面，应重视辨证分析。恢复期的功能锻炼与瘫痪肢体恢复的好坏密切相关，故此时还宜采取综合治疗措施。

对中风的中脏腑分型一般分为闭证、脱证，治疗脱证有采用独参汤或参附汤者；闭证有用醒脑静及羚羊粉冲服者。

2. 活血化瘀治则的临床研究 活血化瘀方法自清·王清任用补阳还五汤治疗中风以来，一直受到人们的重视，至今成为中风治疗的一大流派。

缺血性中风属中医“瘀血证”的范围，因此，治疗时以活血化瘀法为主。如有人将补阳还五汤做成针剂，采用静脉滴注，治疗各期的缺血性中风。

应用单味活血化瘀药治疗该病的专题报告较多，如上海用丹参，北京用川芎，哈尔滨用卫矛、川芎、红花，四川用川芎有效成分阿魏酸钠，或制成片剂，或制成注射剂肌内注射或静脉滴注，都取得了一定的疗效。

也有人对中风进行血瘀证的分型和分期治疗，如理气活血用于早期气滞血瘀，血压较高的患者，方用血府逐瘀汤；通腑活血用于早期有瘀血兼有腑实患者，方用桃仁承气汤；益气活血用于急性期气虚血瘀患者，方用补阳还五汤；固本活血用于后期气血瘀滞兼有阴虚血虚患者，方用得生汤加味。

活血化瘀法的研究在20世纪80年代取得了重大的进展。许多学者及单位都进行了大量的筛选单味药的工作，并且将活血化瘀药进行了分级，这些对于活血化瘀法治疗中风都提供了科学的资料。大多数临床学家认为，活血药应与行气、益气药配合应用，对于中风血瘀治疗更好。

3. 成方类 有些医家根据自己的临床经验，对于中风病不论何期，都以一个固定的方剂，只在很小范围做以对症加味。

赵金铎氏主张以桑、钩温胆汤治疗中风，认为温胆汤以化痰浊、清湿热而不伤正，加钩藤平息肝风而不燥，桑寄生滋补肝肾而不腻，扶助正气而不碍邪。该方组成不偏不倚，谨守中风病机，轻重缓急，标本兼顾，无论是中风先兆、中风发作、复中风、中风后遗症均可运用。

日本东北大学医学系神经内科，用黄连解毒汤治疗中风3周后的稳定期患者，有效率达70%以上。他们通过实验，经放射自显影检测，发现黄连解毒汤能增加整个脑的平均血流量，而与记忆有密切关系的海马部位尤为明显。后经超声波诊断仪检查，脑梗死面积明显缩小。

（二）针灸临床方法

1. 十四经系统取穴

（1）毫针治疗：以毫针在经典的十四经系统有关穴位上施术来治疗中风是最普遍的临床方法，其选穴规律大致有以下几个方面。

1）辨证选穴：按照中医理论辨证论治，如肝肾阴虚证，取太溪、肝俞、肾俞等；气滞血瘀证，取膻中、膈俞、血海、曲地、三阴交等；在中脏腑的急性期，则把其分为闭证和脱证，闭证则针人中、合谷、太冲、十二井穴；脱证针关元、人中、足三里，加灸神阙。总之，选穴随各人经验而异，但选穴都是按辨证而选的。

2）按症选穴：这是根据症状而选用局部穴位来达到治疗目的。如上肢瘫痪选极泉、肩髃、曲池、手三里、外关、合谷；下肢瘫痪选环跳、阳陵泉、足三里、委中、绝骨、三阴交、太冲等；语音不清取廉泉等，意在疏导局部经气，使气血流畅，促进肢体及其他功能恢复。

3）独取阳明：这种选穴方法，治疗中风恢复期成为一个重要的流派。“独取阳明”本是《内经》治疗痿证的大法，由于中风恢复期及后遗证期类似痿证，故人们以其亦做为治疗中风偏瘫的大法，该法不论何证，均取上下肢的阳明经穴来治疗中风偏瘫。

4）按病分期论治选穴：这种针刺方法，是以疾病的发展阶段为治疗依据而选穴。急性期以开窍启闭、回阳救逆等为急救大法，多选用头面部穴位及井穴；恢复期多以手足阳经为主，重在促进肢体功能的恢复；后遗症期除针刺治疗外，多主张用按摩、功能锻炼等综合康复疗法。也有人将半年之内定为早期，认为此阶段病机为阻在脑，主张针刺健侧肢体的穴位；半年～1年定为中期，认为此期气郁经，针刺双侧肢体腧穴；1～3年为后期，病机为寒拘脉，施针于患侧当温补。

5）巨刺法：在治疗中风的取穴方法中，巨刺是较为重要的一个方面。通常包括：①泻健侧法，偏瘫在一般情况下，患侧属虚，健侧属实。据“虚则补之，实则泻之”只针健侧，达到泻实以补虚之效。②泻健侧补患侧：先取健侧腧穴，施泻法，再取患侧腧穴用补法。③补健侧泻患侧：该法用于中风初期，认为患侧属邪实，健侧属相对正虚，故先针健侧用补法，后针患侧用泻法。④巨刺三法。第一步单取健侧经穴，施泻法。待患肢稍能活动即进行第二步，取健侧经穴为主，用泻法；患侧经穴为辅，用补法。当患肢活动情况明显改善时则进入第三步，即以患侧经穴为主，施补法，健侧经穴为辅，用泻法。

6）平衡疗法：在治疗中风偏瘫的方法中，有一种疗法着重于调节平衡，协调阴阳来治疗偏瘫。对于偏瘫肢体分内外阴阳，上肢屈曲不能有效地外展属于阳缓而阴急，故采用补阳经泻阴经的方法。对于下肢出现的足内翻亦采用补阳经泻阴经的方法，使之恢复阴阳的平衡。当然平衡疗法是一个很大的法则。许多方法都可归之，巨刺某些方面也属平衡疗法。这里仅述应用较有特点的平衡针刺疗法。

总之，目前毫针治疗中风仍为针灸临床的主要手段。因为，毫针在应用过程中，安全、可靠、方便、效验，而且便于各种手法的施术运用。

（2）灸法：灸法的温通作用、回阳救逆作用被应用于中风的治疗。在中脏腑的脱证中，常运用灸神阙、关元、气海来抢救。在恢复期及后遗症期，有灸天窗、百会、承灵、曲鬓者，也有灸顶颞前斜线者；有人则灸患侧肢体腧穴，也有人灸健侧腧穴；有人主张对于肢体拘挛疼痛者当灸患处。灸法古代应用较广，现代临床治疗中风较少单独应用，常结合针刺法（即温针）应用。

（3）拔罐：拔罐具有独特的作用，一般常在偏瘫肢体的穴位上先点刺出血，再拔罐可使瘀血得以排出，达到活血化瘀、疏通经络的作用。另外，也有人用走罐法，在偏瘫肢体的经络线上进行拔罐，或在背部膀胱经上有关的腧穴上拔罐，以疏通经络，促进偏瘫肢体的恢复。也有先针刺，再拔罐的治疗方法。

（4）电针：电针是在毫针的基础上发展起来的，它通过针体对机体导入不同性质的电流，以达到治疗疾病的目的。其处方配穴与毫针疗法相同。在中风的治疗中，一般用于恢复期及后遗症期的肢体运动功能及感觉的恢复治疗。

电针运用主要在于选择刺激参数。对于肢体拘挛一般选用密波；对于弛缓性瘫痪多选用疏波、断续波。一般电刺激30min，每日1次，10次为1个疗程，疗程间应休息2～3d，以免产生“针刺耐受”。

（5）刺血疗法：常在中风急性期以开窍启闭，用三棱针点刺十二井穴；在恢复期及后遗症期放血旨在祛瘀生新、促进气血运行。

对脑出血偏瘫患者，常取太阳、曲泽、阳交。对缺血性偏瘫常用太阳、曲泽、委中、中渚、解溪等。有人仅用合谷、少冲放血治疗中风偏瘫，收到较好效果。对于面瘫常用颧髎、地仓、颊车点刺出血，对伴有高血压者，太冲放血。治疗一般每日1次或隔日1次，2～3次为1个疗程。出血量多者，可每周1次。出血量以数滴或3～5ml为宜。也有穴位放血达15～30ml者。

（6）穴位注射：近年来，穴位注射广泛应用于临床，在治疗中风方面，主要用于恢复期及后遗症期。穴位选择同毫针，常选用风池、曲池、外关、手三里、合谷、足三里、阳陵泉、承山、风市、悬钟、解溪等患侧的腧穴。药液种类非常多，如丹参注射液、当归注射液、维生素B_{12}、硫酸镁、胞二磷胆碱、肌生注射液，5% γ-氨酪酸、三磷腺苷、烟酰胺、防风注射液、人参注射液等。一般隔日1次，10～15d为1个疗程。

（7）激光针灸：激光针疗法是用微细的激光束来刺激穴位代替传统的手法针刺的一种新疗法，临床常用的是氦氖激光。利用它的热效应、压强作用、光效应、电磁场等刺激经络穴位，以达到偏瘫肢体的气血流行，功能恢复。

（8）滚针治疗：用滚针在有关经络线上进行施术，具有刺络祛瘀、疏通经络的作用。常选用上肢三阳经、下肢三阳经、头部胆经等部位，滚30～50遍，每日1次。

（9）粗针治疗：粗针又称巨针，系不锈钢丝制成，针长2～3寸，直径0.5～2mm不等。根据患者病情及体质不同选用不同型号的针治疗中风，取穴以手足三阳经及任、督二脉穴位为主，手足之阴经穴为辅，针感要求有上传或下传，或向四周放散。

（10）穴位埋线：治疗中风偏瘫，有报道取手足三里、阳陵泉、承山、三阴交，每次选1～3穴，埋羊肠线，1个月1次，15次为1个疗程，获一定的疗效。

（11）微波针灸：用微波刺激穴位治疗中风也有报道。在有关经脉经穴上的针柄接通微波天线，调好电压为15～25V，治疗15～20min。

（12）静电针灸：运用静电治疗仪治疗中风，据报道其疗效优于手法治疗，尤其对肌力的改善具有显著疗效。

2. 头针　取头部穴位针灸治疗中风，在我国古代已有文字记载。但形成独立的头针疗法体系，用于治疗脑源性疾病，且进行大量临床观察，则是20世纪70年代以后的事。当时，山西焦顺发氏、陕西方云鹏氏、上海汤颂延氏等都分别应用头针进行中风偏瘫和其他病症的治疗，取得了一定的疗效，并形成了各不相同的头针穴名体系。至今，临床应用较广的是焦氏的头针体系。它对头针穴名采用“头针刺激区”，操作以快速捻转为原则。除此之外，也还有采用“头针穴名标准化方案”和传统经穴这两种穴名体系来说明中风治疗效果的。

焦氏头针治疗中风常用运动区、足运感区、感觉区等，尤以患肢对侧的运动区为主，操作要求快速进针、快速推针、快速捻转和快速出针。捻转频率200～400次/min，连续2～3min，每隔5～10min再次捻针。另外，有人用电针刺激来代替手法捻转。

有些临床工作者主张采用“头针穴名标准化方案”的14条标准疗线，来进行处方配穴。治疗中风常选用顶颞前斜线和顶中线，配用顶旁1线、顶旁2线等。

另外，采用传统经穴来进行头针治疗中风的常用穴位有：①上星、百会、承光、五处、通天、络却，患肢对侧或双侧头穴，斜刺0.2～0.4寸深，捻转1min，留针30min；②神庭至百会、头临泣至承灵（患肢对侧），两组交替使用，5寸毫针透刺；③百会至曲鬓连线，用1.5～2寸毫针3支，进行三段接力刺。

于顺致氏通过多年研究，提出了治疗中风引起的偏瘫及感觉障碍等变化的针刺部位：从百会前至神庭；两侧至曲鬓的菱形区内效果较好。

关于头针取穴的疗效特异性，目前很难做出确切的评价。焦氏头针，特别是取运动区为主的处方，并不是唯一的最佳方案。有人用百会透曲鬓的方法与其做了比较，并无显著性差异。而且有研究表明，取患肢对侧和同侧穴位并无显著性差异。只是顶区、颞区穴位的作用优于枕区（如天柱透玉枕）。

关于最佳治疗时机，普遍认为发病半月以内为最佳。治疗次数，每日1次，7～10次为1个疗程。就治疗效果而言，动脉硬化性脑梗死所致的偏瘫要比脑栓塞和脑出血所致者疗效好。

总之，头针治疗中风偏瘫的疗效已基本肯定。问题在于取得近期疗效以后，如何巩固远期疗效并防止复发，目前尚无大样本的病例远期疗效追踪报道。另外，头针疗法的穴名体系尚不统一，给普及推广带来一定的困难。这些都是需要进一步完善的。

3. 眼针 近年来，眼针治疗中风的报道日益增多。临床取穴，主要选取双侧上、下焦区。对伴有高血压者，可配以肝区；失语者，配以心区；二便失禁者，配以肾区。治疗施术时不用提插、捻转手法，通过取穴顺序的不同而分补泻，顺眼针经区分布顺序者为补，反之为泻。眼针治疗中风的有效率据报道为82.5%～97.5%。其中以彭静山的治疗效果最佳。

4. 舌针 运用舌针治疗中风的报道也时有所见。舌针是以舌体的穴位为施术部位，进行有关疾病的治疗。在中风的治疗中，该法主要改善舌体的运动，促进语言功能的恢复。取穴各家不同。有人主要选取神根穴、双佐泉、双液旁、双支脉穴；有人则从舌系带开始，每旁开0.5cm为1穴，共取六个穴位；也有人以舌根、支脉、增音为主穴，适当配合翳风、风府、扁桃穴等；应用较普遍的是舌系带即左金津、右玉液的点刺放血术。

5. 耳针 许多临床观察提示，耳针疗法对中风有着一定的疗效，但目前仍很少单一使用耳针治疗。耳针治疗亦如其他针刺方法一样，宜在病情稳定后的恢复期应用，治疗时间以早期为好，对脑出血所致之后遗症，一般预后较差，对痉挛性瘫痪，疗效亦欠佳。

选穴方法，大致有以下几个方面。

（1）皮质下、脑点、肝、三焦、加瘫痪部位的相应穴。失语加心、脾；吞咽困难时加口、耳迷根、咽喉。

（2）可先取患侧或对侧瘫肢的相应区，再选用脾、胃、肝穴，并按麻痹肌群，依人体的循经取穴法进行。如肩部肌群用三焦、肺穴（因为经典的三焦经、肺经皆循行在肩部）。股四头肌麻痹，配用胃穴等（胃经循行部位）。

（3）刺激方法可用毫针直刺；或用耳针透刺、埋针；或用药粒贴敷按压，或电针、超声波刺激。

6. 鼻针　鼻针治疗中风也有报道。鼻针疗法的穴位，一般都是按人体器官名称命名，因此穴名就反映了它可治疗相应器官的疾病。在中风治疗时常选用头（脑）面穴、心穴、肝、肾、上肢、跨股、膝胫、足趾等穴。

7. 腕踝针　腕踝针疗法是针刺腕部和踝部以治疗人体相应部位疾病的一种针刺方法。它是在经络学说和神经学说的启发下，创立的一种新疗法。近年来也用于中风半身不遂的治疗。常选用的进针点为上5、下4。

8. 神经刺激疗法　是针刺与疾病有关的神经干，以达治疗疾病的一种方法，这种方法在针灸临床成为一个流派，并普遍为西医工作者所接受、运用。

古人由于受当时科学技术发展的限制，在发现经络、腧穴的漫长过程中并无神经系统这个概念，但许多神经功能与现象都被归纳于经络系统。迄今为止，大量的研究表明：经络系统虽不等于神经系统，但两者有密切的关系。有的学者认为：将近90%的针感点，都有神经束和神经末梢分布。而且，临床表明：针刺对神经系统疾病有独特的疗法。

在中风临床人们常选择布有神经干的穴位进行治疗。针刺时要求患者产生触电样感觉为度。常用的方法：①刺激臂丛神经，治疗上肢不遂，针刺相当于扶突穴部位；②刺激坐骨神经，改善下肢功能，部位相当于环跳穴处；③刺激胫神经，针刺相当于委中穴部位、三阴交部位；④刺激正中神经，针相当于内关穴处等。据报道，该法治疗中风疗效极为显著。

9. 综合疗法　对于中风恢复期，一般提倡综合治疗，如气功、按摩、功能锻炼、药敷等同针刺综合运用，以从不同角度来促进肢体功能的康复。

10. 固定针法　指一些医家根据自己的临床经验，针对中风病而创立的一套固定穴位和针刺方法，运用时采用的穴位不随患者而变化，只在很小范围内进行对症加减穴位，甚至不做任何加减。

（1）十二透穴针法：高丹枫根据北京名医“金针王乐亭”的经验，在治疗中风病时，采用十二个固定穴位进行透针治疗。即肩髃透极泉，腋缝透胛缝，曲池透少海，外关透内关，阳池透大陵，合谷透劳宫，环跳透风市，阳关透曲泉，阳陵透阴陵，绝骨透三阴交，昆仑透太蹊，太冲透涌泉。这种针法，深刺、贯透两经，针可直达病所，且又扩大了刺激范围，起到了疏通经络，协调阴阳的作用，促进肢体功能的康复。

（2）上、下两穴相配方：白求恩医科大学第三临床学院用少穴不留针法治疗脑卒中偏瘫，只取患侧天鼎、环跳两穴，有效率达98%。他们认为：前人治中风瘫证取穴甚多，有针十数穴或数十穴者，皆用百会、风府、风池、阳陵、曲池、丰隆之类，非治热即治痰。该法治疗中风瘫独不用风穴，少取穴，不留针，择天鼎为手阳明之穴，上可治面目咽颈，下可通肩背肘腕，故用治上肢不遂。环跳为足少阳、太阳之会，上治胁肋腰髋，下可通胫、膝、踝，故可治下肢不遂。

（3）天柱、完骨方：北京市鼓楼中医院针灸科曾用针刺天柱、完骨穴治疗中风，取得较好效果。他们采用此法乃秉《灵枢·五乱篇》“气乱于头，则为逆厥，头重眩仆……气在于头者取之天柱……”和《针灸大成》“天柱挟项谷发际……主足不任身体……”，“完骨，耳后入发际四分，主足痿夫履不收……”之论，认为中风病缘于气血逆乱，以致风痰瘀血阻滞经脉发病，故取天柱、完骨为主穴，获得疗效。

（4）手足十二针：荆亨泰氏在治疗中风时，固定运用合谷、太冲、外关、曲池、三阴交、足三里，共用双侧十二穴，操作时按传统的补泻手法，遵“实则泻之，虚则补之”的原则。

（5）按时选经取穴法：梁式贞氏等根据子午流注纳甲法选经取穴，治疗中风后遗症，以脑血栓形成效果最佳。

(6) 扶突、人迎方：美国的冯蕴琦氏，以扶突、人迎穴为主方，针刺取得针感后用电针治疗，他认为该方对于中风先兆有很好的治疗作用，可以有效地预防中风。

(7) 颞三针：靳瑞氏等采用颞三针治疗中风后遗症，并与传统体针做了对比，认为颞三针治疗中风后遗症优于传统体针。颞三针定位及刺激法：在偏瘫对侧颞部，耳尖直上入发际2寸处为第一针，以此为中点，水平向前、后各移1寸处，分别为第二针、第三针。选用30号1.5～2寸不锈钢毫针，常规消毒后，针尖向下与头呈15°～20°慢慢捻转刺入，深度为1.5～2寸。先行捻转、后行提插手法。

(8) 哑门、风池方：李定明氏等运用针刺哑门、风池的方法，在脑出血的急性期及恢复期均取得良好疗效。他们认为，急性期运用哑门、风池二穴无任何危险性，而且对于中风的主症及并发症均有明显疗效。

(9) 四郄穴方：殷克敬氏等运用阴郄、郄门、水泉、梁丘治疗脑血栓形成急性期，获得了84%的有效率。并且在四个郄穴的运用方面，按辨证结果决定针刺的先后顺序。

(10) 活血化瘀针刺法：焦新民等按照气滞血瘀是脑血栓形成的主要机理，而选用心包、脾两经的内关、阴陵泉、三阴交治疗中风，亦获得了一定的疗效。

(11) 醒脑开窍针法：具体内容及方法在其他章节详述。

第六章　醒脑开窍针刺法的理论

第一节　醒脑开窍针刺法的创立

一、再论中医学中的“神”

（一）神的概念

神是指人体精神活动、思维意识、感知闻嗅、躯体运动等功能活动的能力，也是脏腑功能盛衰、气血津液盈亏的外露征象。因此，它是人体整个生命活动的主宰。

神之本义，正如《周易·系辞》中所云：“变化不测之谓神。”神这一概念引用到医学理论，则又赋予了多种含义，用以解释人体生命活动的复杂功能及与自然界的密切联系。神有广义和狭义之分，广义的神，泛指自然界物质变化的功能，在人体生命科学中即指人体生命的一切功能活动的能力，以及通过各种功能活动而产生的有形物质的外部征象。狭义的神，专指人的精神意识活动，归纳起来，主要有以下三类。

1. 神系指自然界物质运动变化的本能和规律　《素问·天元纪大论》云：“神，在天为风，在地为木；在天为热，在地为火；在天为湿，在地为土；在天为燥，在地为金；在天为寒，在地为水。故在天为气，在地成形，形气相感，而化生万物矣。”《素问·阴阳应象大论》云：“阴阳者，天地之道也，万物之纲纪，变化之父母，生杀之本始，神明之府也。”风、热、温、燥、寒是五种自然气候，属无形之气；木、火、土、金、水是自然界的五种物质元素，属有形之物。无形之气和有形之物相互通融交感，则万物由此化生。古人把这种莫测的变化称之为“神”。又如《荀子·天论》云：“万物各得其和以生，各得其养以成，不见其事而见其功，夫是之谓神。”《淮南子·秦训篇》亦云：“莫见其所养而物长；其杀物也，莫见其所丧而物亡，此之谓神明。”这些均与《内经》中所述之神的涵义是一致的。一方面，《素问·天元纪大论》中提出“阴阳不测谓之神”，另一方面，却又在《素问·移精变气论》中提出“理色脉而通神明，合之金木水火土、四时、八风、六合，不离其常”，这说明物质世界的复杂运动变化和规律，都是神所支配的。

2. 神系指主宰人体生命活动的能力　《素问·五常政大论》云：“根于中者，命日神机，神去则机息。”《素问·六微旨大论》云：“出入废，则神机化灭；升降息，则气立孤危。”很明显，这里把人体的生命活动称为神机，而神则是主宰人体生命活动的动力性物质。在中医临床医学中诸如人体形象、面色、眼光、言语、反应、动作及姿态等都是神的外现。人体的生、长、存、亡又无不依赖于人体之神的功能作用。可以说在人体整个生命活动的全部过程中，一切精神意识、思维活动及各个组织器官的功能活动，无一不是神在发挥其作用，如目之所以能视，耳之所以能闻，鼻之所以能嗅，口之所以能言，体之所以能动等，均属神的功能活动的表现形式。神气充足，则脏腑的机能旺盛而协调，精神活动强健，言语洪亮，听视清晰，嗅觉灵敏，行动敏捷，生命也就有了活力。相反，如果神气不充，则脏腑机能紊乱而失调，组织器官衰弱而不用，耳不聪，目不明，精神错乱，反应迟钝，体动不利，假使神气荡然无存，生命随即告终。故《素问·移精变气论》云："得神者昌，失神者亡。"值得注意的是五脏所藏之神：神、魄、魂、意、志虽然属于思维意识和精神活动的范畴，但这种功能活动又与人体的四肢、肌肉、骨骼的运动发生着紧密的联系。《素问·宣明五气》中说"五脏所藏，心藏神、肺藏魄、肝藏魂、脾藏意、肾藏志，是谓五脏所藏。"五脏所藏之神称为五脏神。五脏神总为一体，分而不同，各有其生理功能而又相互为用，相互制约，在病理上，如果神有所伤，故然要出现各种精神意识活动方面的改变，如惊恐不安、脏气竭绝，甚至昏厥猝倒，神迷不治，同时，神被伤又会影响到人体各种功能活动，《灵枢·本神》云："神伤则……破䐃脱肉"，"意伤则……四肢不举"，"魂伤则……当人阴缩而挛筋，两胁骨不举"，"魄伤则……皮革焦"，"志伤则……腰脊不可以俯仰屈伸"，明确指出神伤不仅可直接产生神志方面的变化，而且也可以直接影响各种器官、肢体、筋肉的功能，一言以蔽之，机体表现于外的"形征"及功能活动都由神所主宰。

3. 神系指人的精神、意识、思维活动 神是人体各部功能活动的最高主宰，因此，精神活动的各个方面，无处不在显示着神的作用。人体的精神、意识、思维活动，包括了两个方面的内容：一是神志活动，诸如意、志、思、虑、智等，《灵枢·本神》云："所以任物者谓之心，心有所忆谓之意，意之所存谓之志，因志而存变谓之思，因思而远慕谓之虑，因虑而处物谓之智。"在生理上，神的功能正常，则精神振奋、神志清楚、思维敏锐、反应灵活、记忆清晰，在病理上，则出现精神、意识、思维的异常，临床可见失眠、多梦、谵妄、健忘、愚昧乏识、反应迟钝，甚或神魂颠倒、精神恍惚、意识模糊或丧失而见昏迷、晕厥、不省人事等，正如经文所说："神伤则恐惧自失"，"意伤则悗乱"，"魂伤则狂妄不精"，"魄伤则狂，狂者意不存人"，"志伤则喜忘其前言"；二是五志或七情的变化，前者为喜、怒、思、忧、恐，后者为喜、怒、忧、思、悲、恐、惊，后世医家把悲和惊分别隶属于忧和恐（《中医学概论》21 页，南京中医学院，人民卫生出版社，1958 年）。情志是人的精神意识对外界事物的情绪反应，人们喜怒哀乐、愁思恐骇的情志变化，是精神活动的重要组成部分和功能体现，而精神活动又是整个生命活动的重要方面，因此，五志的功能活动和七情的变化与其他功能活动一样，必然受到神的调节和控制。祖国医学认为，情动于外而神舍于内，情志的变化依赖于神的运握，两者在生理上互相寄托，互相为用，神气有余，内舍职守，则哀愁喜怒因事而至，随时而消；在病理上又互为因果，互相累及，情伤是病变的基因，神伤则是病变的归宿，当情志伤郁，化邪内淫，舍及神空时，则神离其位，揆度失灵，运筹无度，从而出现哭笑无常，恐惧悲哀，忧思气结或骂詈叫嚎，伤人毁物，正如《素问·调经论》所云："神有余则喜不休，神不足则悲。"

由于心神、肝魂、肺魄、脾意、肾志皆属于人体神的一部分，而神又主司五脏功能活动的平衡协调，所以神通过调节五脏功能而调节情志，《灵枢·本脏》说："志意者，所以御精神，收魂魄，适寒温，和喜怒者也……志意和则精神专直，魂魄不散，悔怒不起，五脏不受邪矣。"即指出了神与情志的关系。"情"与"志"，在祖国医学的词汇中每多并称，寓于一理，实则两者又有其不同之处。"情"往往流露于外表，而"志"则潜蛰于体内，五志为正常的精神活动，而外情则多为致病的基因。诸如内志忧伤则外情抑郁，内志喜乐则表情兴奋，两者密切相关，内外协调，情应其志，志能度情。

在少数情况下，神亦被用来指巧妙、高明和正气，前者如《灵枢·邪气脏腑病形》所云："知一则为工，知二则为神，知三则神且明矣。"《难经·六十一难》云："经言，望而知之谓之神，闻而知之谓之圣……。"后者如《灵枢·小针解》所说："神客者，正邪共会也，神者正气也，客者邪气也。"

然而，神虽有广义狭义之分，两者又不可截然分开，一般而言，狭义之神蕴育在广义之神中，而广义之神，又必须通过狭义之神来体现。总之，中医理论中的“神”主要是指人体生命活动的能力，它主宰着包括精神意识思维活动在内的人体一切生命运动及变化，同时也是脏腑气血盛衰显露于外的征象。

（二）神的生成

神生于先天之精，随父母之精的结合而蕴育。《灵枢·本神》中“故生之来谓之精，两精相搏谓之神”的精辟论述，即从根本上揭示了神产生于原始生命物质。随神而来的魂、魄、意、志、思、虑、智，也无不都产生于父母之精，故生之后人的形体类似父母，就连神情、气质也受先天影响。然神之所生，虽源于先天，禀于父母，但又必须赖后天脾胃所化生的水谷精微的长养，五脏六腑精气之充实，方能保持神的昌明旺盛。《灵枢·平人绝谷》云：“神者，水谷之精气也。”《素问·生气通天论》也指出：“精气者，精则养神。”即是说明神的长养，必须依赖于后天水谷之精气的不断补充。《灵枢·本神》云：“肝藏血，血舍魂……脾藏营，营舍意……心藏脉，脉舍神……肺藏气，气舍魄……肾藏精，精舍志。”由于神、魂、魄、意、志分别由五脏所藏，故神的昌明还必须依靠于五脏功能的旺盛，《素问·阴阳应象大论》说：“人有五脏化五气，以生喜、怒、悲、忧、恐。”肝在志为怒，心在志为喜，脾在志为思，肺在志为忧，肾在志为恐，这些神志的活动各依附于不同的脏腑，脏腑精气充实，则神气充沛其活动正常；脏腑精气空虚，就会出现易怒、健忘、悲伤、恐惧，甚至精神失常等一系列症候。此外，神的生成还有赖于气血的充实，两者关系极为密切。《脾胃论·省言箴》认为：“气乃神之祖……气者精神之根蒂也。”《灵枢·平人绝谷篇》指出“血脉和利，精神乃居”，即说明气血也是神志活动的物质基础之一。

综上所述，神由先天之精化生而来，赖后天水谷之精的营养，舍于五脏，集藏于脑海，布行于气血，依附于身形，从而主持人的生命活动。

（三）神的功能

神不仅主持人体精神意识思维活动，又为身形之主，而脏腑的功能活动，气血的运行，形体的运动也无不受到神的控制，在神的统一调节下进行着规律性活动。神的作用既向内，又向外，“具众理而应万事”，协调脏腑，调整形神，通关窍，泽肌肤。神具有独特而复杂的功能。

1. 神对阴阳变化的调节　形体的动与静；精神的兴奋与抑制；情绪的喜与怒，哀与乐，爱与恶；个性的刚与柔，静与躁；气体交换的呼与吸；身体动作的出与入，屈与伸，进与退……所以能对立统一而处于相时稳定状态，正是因为神的作用，神平秘阴阳的结果。《鬼谷子》曰：“神为之长，心为之舍，德为之入，养神之所归诸道。道者，天地之始，一其纪也，物之所造，天之所生，包宏无形，化气先天地而成……五气得养，务在舍神，此之谓化。化有五气者，志也、思也、神也、德也。神其一长也静。和者养气，养气得其和，四者不衰，四边威势，无不存而舍之，是谓神化归于身。”说明神调节矛盾双方，养和五气，维持一身的集中统一，平秘身之阴阳。由此可见，在正常生理情况下，身体没有动而不止、静而不动的；没有只呼不吸、只吸不呼的；也没有只纳不泄、只泄不纳的。身体总是处在阴阳变化之中，对方的双方得到适当的调节，调节的枢机是神。

2. 神对形体的协调平衡　神指精神活动，形体活动的枢机；形体是构成身体的各部组织。神与形体的关系是：形生神，有形体而后生精神；神御形，精神支配形体，是形体各部组织活动、感觉的中心，形体的任何运动，都是在神的作用下平衡协调。故晋·嵇康曰：“精神之于形骸，犹国之有君也。神躁于中而形丧于外，犹君昏于上，国乱于下也。”（见《嵇中散集》卷三·养生主）说明形神相互为用，但神起主导作用，神调节形体的功能作用，保持形体自身的协调与稳定。

3. 神对内脏的协调平衡 以全身来说，形体与精神各是一个方面；以内脏说来，五脏实体与五脏所藏之神又是各居一方。矛盾双方的对立统一是身体稳定的关键。形神的协调与平衡是神的作用；而五脏实体与五脏所藏之神的协调平衡同样也是神的作用，是人体神作用于五脏神的结果，故《黄庭中景经》说神“下和六腑绍五宫”，认为：神有调和脏腑功能的作用。神调于心，则心神内羁，帷幄有度，神识清爽，表情欣喜，语言清晰；神离职守，则君昏臣败，精神错乱，表情呆板，语无伦次。神调于肺，则肺魄不散，助君得力，悲愁易解，嗅觉灵敏；魄离肺体，则金侮君体，善悲易哭，甚或妄闻嗅异。神调于肝，则魂舍其内，气机畅通，逢怒而解，遇气而消，视物清晰；魂不附体，则易怒不解，决断不力，歧视妄见。神调于脾，则意藏于脾，四肢强劲，思维敏锐；脾意不藏，则四肢不举，思维迟钝。神调于肾，则肾志坚毅，志意坚忍，耐惊无恐，记忆犹新，听力健敏，二便如常；肾志脆弱，善惊易恐，记忆力减退，耳聋耳鸣，甚则二便失禁，两耳妄闻等。由于神的作用，五脏之间，相互为用，相互制约，协调一致，保持相对稳定状态。从临床治疗学的观点来看，促进神对五脏的协调平衡是防治五脏疾病的方向。

（四）脑主神明、脑藏神

1. 脑的内部结构 脑为身体的特殊器官，现在知道，颅内有两个半球，左右对称，独立起作用而控制精神和意识思维活动，并调节和主宰着人体一切机能活动。脑由一百六十亿个神经细胞结合而成，每个神经细胞都与邻近的神经细胞相联系，形成复杂的系统。祖国医学研究人脑最早，以抽象而朴素的认识观点对脑的内部结构进行了形象的描述，认为脑内有九宫。五代时内丹家（即今气功家）烟萝子曾著图说明其内部结构，即“眉间入三分为双丹田，入骨际三分为台阙，左青房，右紫户。眉间却入一寸为明堂，却入二寸为洞房，却入三寸为丹田，亦名泥丸宫，却入四寸曰流珠宫，却入五寸为玉帝宫，明堂上一寸曰天庭宫，洞房上一寸曰极真宫，丹田上一寸曰丹玄宫，流珠上一寸曰太皇宫。九宫各有神居之”（《内镜》头面脏腑形色观）。将现代解剖学关于颅内有两个脑半球，左右对称，包括延脑、桥脑、中脑、小脑、间脑、脑室、大脑皮质等内部结构进行了形象的描述。

泥丸乃一身之祖窍，诸阳之会，万神汇集之都。《修真十书》说泥丸为天脑，曰：“天脑者，一身之宗，百神之会，道合太玄，故曰：泥丸。”泥丸为脑之中心，是全身精神意识活动的枢纽。故陈泥丸说：“是以头有九宫，上应九天，中间一宫谓之泥丸。又曰黄庭，又名昆仑，又名天谷。其名颇多，乃元神所住之宫，其空如谷，而神居之，故谓之谷神，神存则生，神去则死。日则接于物，夜则接于梦，神不能安其居也。”（《指玄篇》之四·修仙辨惑论）说明泥丸为脑之中心，脑的核心，在人体生命活动中有极为重要的地位。

脑与髓合称脑髓。《灵枢·海论》说：“脑为髓之海，其输上在于其盖，下在风府。”指出脑与髓相连，合为一体，分而称脑称髓。脑髓以脑为主，髓为次，故明·李梴曰：“脑者，髓之海，诸髓皆属于脑，故上至脑，下至骨骶，皆精髓升降之道也。”（《医部全录》卷一百二十三）清·王清任也说：“精质之清者，化而为髓，由脊骨上行入脑，名曰脑髓，盛脑髓者，名曰髓海。”（《医林改错》）髓不仅连脑养神，还与五脏六腑、四肢百骸相通，为脑与全身各部连结的要约。

2. 脑与全身各部的关系 脑与全身各部有密切联系。五官为眼耳鼻口，在头面部，是脑的外窍。脑赖五官的作用而视物、听声、嗅气、辨味。《医林改错》曰：“两耳通脑，所听之声归于脑……两目即脑汁所生，两目细如线，长于脑，所见之物归于脑……鼻通于脑，所闻香臭归于脑。”清代王惠源也说：“耳目口鼻之所导入，最近于脑，必以脑先受其象而觉之，而寄之，而存之。”认为五官是脑的感觉器官，为脑所生所主，而有味觉、听觉、视觉、嗅觉等，对保持身体的稳定与平衡有一定的作用。

脑与躯干、四肢、内脏的联系，从组织结构上讲，是脑“散动觉之气”，通过脊髓而达到的。

《内经》曰："脑散动觉之气，厥用在筋，第脑距身远，不及引筋以达百肢，复得颈节膂髓，连脑为一，因遍及焉。脑之皮分内外层，内柔而外坚，既以保存身气，又以肇始诸筋，筋自脑出者六偶，独一偶逾颈至胸，下垂胃口之前，余悉存顶内，导气于五官，或令之动，或令之觉。又从膂脊出筋十三偶，各有细络旁分，无肤不及。其以皮肤接处，稍变似肤，始缘以引气入肤，充满周身，无弗达矣。筋之体，瓤其里，皮其表，类于脑，以脑与周身联系之要约。"说明脑与全身相连，联系的结构是筋，以脑为中心而达皮肤、四肢，乃至全身各部。从气血运行上看，脑是通过经络而联系全身四肢百骸的。经络是人体气血运行的通路，五脏六腑之气血，曾循经络而上荣于脑，并在脑的作用下，通过心灌注全身。人体内十二经脉手三阳经、足三阳经循行头面，其中手阳明、手少阳、手太阳经脉从手走头，终在头脑；足阳明、足少阳、足太阳经脉从头脑走足，起在头脑。另外，任督二脉也运行头面，而手足三阴经又通过其经别而上抵头面，可以说十二经脉之气血都与脑有关，运行、灌注、荣养都与脑有联系。从功能作用上讲，内在脏腑，外在肢节，均在脑的作用下进行正常生理活动，在脑的支配下互相协调。脑髓充盈，身体则轻劲有力，思维正常，能胜任体力和脑力的各种劳动；反之，脑髓不足，身体则见头晕眼花，耳鸣心悸，颈酸无力，精神振作，运动受限，骨萎肌缩，甚则昏迷谵妄。正如《灵枢·海论》所述："脑为髓之海……髓海有余则轻劲多力，自过其度；髓海不足，则脑转耳鸣，胫酸眩冒，目无所见，懈怠安卧。"

由于脑与全身组织结构相联系，并与人体功能作用有关，因此，全身形成了以脑为核心，内脏四肢皮肉为次的整体。脑总摄全身，全身各部之精华亦荣脑神，所谓"脑为髓之海，凡太阳经入络于脑，故五谷之精津，和合而为骨者，内渗于骨孔，补益于脑髓"。

3. 脑主神明、脑藏神 现代医学随着人体解剖学和生理学的研究进展，已经充分证实脑所控制的神经系统在调节机体内所有生理过程中，起着很重大的作用，不但保证了机体内部各器官之间的协调，并且亦保证了整个机体与外界环境之间的统一，同时，由于感受器的功能，使脑获得了外界环境及机体内部的各种情况。脑主宰着人体的一切思维、意识、语言、知觉，支配人体的一切内在和外在的功能活动。

由于在古代的中国，人们对于脑的认识是建立在质朴的、抽象的并按照比类取象的天人合一的认识论上，因此对脑这样一个极为重要器官的认识没有达到精细的程度，但是，正由于祖国医学理论体系是建立在人体生理、病理反应的外征上，在客观上已认定人体内有一司控精神、意识、思维、情感及协调脏腑功能和肢体运动的物质系统，加之后来古代医家也常常在凌迟处死犯人或解剖尸体时了解脑的解剖及脑的生理，因而将这一司控系统与脑紧密联系起来。通过对古代经典文献的研究发现，我们认为在祖国医学理论中已认识到神明由脑所主宰，由脑所藏，即脑主神明、脑藏神，主要体现在以下几个方面。

脑是机体全部精神意识思维活动的物质基础，是精神作用的控制系统，是精神意识活动的枢纽。《素问·脉要精微论》曰："头者，精明之府。"精明之府的含义，《类经》认为："五脏六腑之精气，皆上升于头，以成七窍之用，故为精明之府。"说明头脑主神明，为精神、意识、思维、聪明之府。明代李时珍明确指出："脑为元神之府。"明代金正希在《本草备要》中也认为："人之记性皆在脑中。"清代汪切庵还举例证明之，他说："人每记忆往事，必闭目上瞪而思索之。"态度最为鲜明的莫过于清代的王清任了，他在《医林改错》中专门叙述了脑的功能，在"脑髓说"中，开宗明义第一句就说："灵机记性不在心在脑。"他对过去医家的认识进行了纠正，他说道："不但医书论病，言灵机发于心，即儒家谈道德，言性理，亦未有不言灵机在心者。因创始之人，不知心在胸中所办何事。"王清任在这里明确提出，将脑主灵机的功能误认为心，是因为始创心主神明的人，当时还不完全了解位于胸腔的心究竟是干什么的。心既不能生灵机，也不能贮记性，只是一个输送气血的器官，他说："气之出入，由心所过，心乃气出入之道路，何能生灵机，贮记性？”他认为，盛脑髓的髓海，才具有生灵机、贮记性的功能，例如：“小儿无记性者，脑髓未满；高年无记性者，脑髓渐空。”而人之所以能够视、听、嗅，也是因为五官通于脑；两耳通于脑，脑气与耳相接，故能听；目系长于脑，连于眼，所见之物由此传入脑，故能视；两鼻通于脑，故闻香臭。他还特别强调指出：“脑髓中一时无气，不但无灵机，必死一时，一刻无气，必死一刻。”为了证实这一论点，特别举了痫证发作的例子，他说：“抽时正是活人死脑袋，岂不是灵机在脑之证据乎！”由此说明，脑为精神、意识、思维、聪明之府。

脑为诸阳之会。头为诸阳之会，十二经之阳会聚于头，五脏六腑之清阳也汇聚于头脑，《灵枢·邪气脏腑病形》云：“十二经脉，三百六十五络，其血气皆上于面而走空窍。其精阳气上走于目而为睛；其别气走于耳而为听；其宗气上出于鼻而为臭；其浊气出于胃，走唇舌而为味。”故唐·孙思邈曰：“头者，身之元首，人神之所法，气口精明，三百六十五络，皆上归于头。头者，诸阳之会也。”（《备急千金要方》）清·张石顽在《张氏医通》中也说：“头者，天之象，阳之分也。六腑清阳之气，五脏精华之血，皆朝会于高巅。”说明头脑为阳气之所聚，故一身清窍在上。智慧技巧、认识思维、分析决断、情绪情感、感觉联想等精神活动都是脑的生理功能。

脑为诸神之聚，脑藏神。脑主神明，是机体行为、情性的物质基础；神、魂、魄、意、志，为脑的生理功能；喜、怒、哀、乐、爱、恶及忧、思、悲、恐、惊等是脑受到各种刺激反应于外的表现。昔谓之曰：“（神）在头，曰：泥丸君。总众神也，照生识神，人之魂也。司命处心，纳心源也；无英居左，制三魂也；白元居右，拘七魄也；昭诸百节，生百神也。所以周身神不空也。元气入鼻，灌泥丸也。所以神明，形固安也。运动住止，关其心也。所以谓生有由然也。子内观之，历历分也。”（《内观经》）可见，五脏神上归于脑，脑是元首，为诸神之所聚。晋·魏华存对此多见论述，曰：“泥丸百节皆有神”，“一面之神宗泥丸，泥丸九真皆有房，方圆一寸处此中”，“但思一部寿无穷”，“非名别住处此中”，说明脑藏神，主精神意识思维活动。后世在此基础上又有发挥，而有“脑为一身之祖窍，万神汇集之都”，“一身之宗，百神之会”的论述。

脑为身之元首。头脑为一身精华之所在，协调内在脏腑功能，联系全身各部，稳定自身，拒邪于外，安神于内，故《元气论》说：“脑实则神全，神全则气全，气全则形全，形全则百关调于内，邪消于外。”（《云笈七签》）说明脑实神全，脑神作用于全身，内外上下，前后左右，稳定协调。

综上所述，说明脑司控一切精神意识思维活动及脏腑功能和肢体运动，人体精神意识藏之于脑，从脑发出，以认识世界，维持人体与自然、社会的相对稳定状态，和调情绪，促进形体和精神健康。时至今日，我们应当明确地指出：脑主神明、脑藏神。

医学的发展总是建立在这样两个基础上，一是随着人们对这一领域认识的更新和发展而发展，二是医学作为一门实用科学的临床治疗的客观需求。两千多年来的祖国医学的发展过程始终经历着萌芽、初始、发展、成熟、完善的过程，祖国医学的发展与完善既是古代医家的任务，也是当代医家的任务，同样也属于未来。因此我们认为每一时代的医家在祖国医学发展的长河中都负有不可推卸的责任，对于祖国医学中传统认识因限于历史条件而存在的不足，以及伴随着整个生命科学的革命和不断创新的科研成果对传统认识的某些不足环节的冲击，不认识不行，认识而不审慎修善也不行，这是时代的责任。祖国医学对于神的认识即体现了这样一个发展过程，尽管神的内涵十分复杂，涉及面很广，既涉及中医理论的各个角落，也涉及临床各科的医疗实践，但这是医学发展的需求。

实际上，通过对古代经典文献的深入分析，我们不难发现，祖国医学在一方面论述神与脑的关系，另一方面论及心藏神这一概念的同时，未曾直接述及心主神明这一概念，而所谓“心主神明”、“心藏神”的传统认识，皆源于《灵枢·邪客》“心者，五脏六腑之大主也，精神之所舍也”，《素问·灵兰秘典论》“心者，君主之官，神明出焉”，《素问·宣明五气》“心藏神”。这些是《内经》中关于心与神关系的经典语句，所谓“大主”乃指心脏功能之重要地位，而“精神之所舍也”、“神明出焉”与“心藏神”同义。实际上，《灵枢·本神》在论及神的分类时指出：“肝藏血，血舍魂……脾藏营，营舍意……心藏脉，脉舍神……肺藏气，气舍魄，肾藏精，精舍志。”可见，皆未涉及神由心所主，而“心藏神”是与“心主身之血脉”（《素问·痿论》）紧密相联的，即是通过“心藏脉，脉舍神”而达到的，也就是说，心脏由于主持全身气血的运行，而气血又与神的生成和功能活动的关系极为密切，故心脏是通过调整气血运行而达到调神的作用，而心的一些变化自然要对神产生影响，甚至是极为重要的影响，这一点与现代研究关于“脑心藕联”的学说是一致的。在临床上，一般说来，心脏本身的病变，不影响精神、神志、肢体运动的变化，只有在心所主的血大量丢失或异常时（如失血性休克）才出现神的变化，可见，心脏所藏之神，实为血脉之神，从前述神的分类原文中可以看出，血、脉、营、气、精皆为人体精微，皆藏舍人体神的一部分，故有肝魂、脾意、心神、肺魄、肾志之分类。

综上所述，过去“将脑的功能从属于五脏，特别是心”（《中医学基础》全国高等医药院校中医专业用教材），是由于限于当时历史条件而限制了对脑的结构和机能的充分认识，而谓之“心主神明”、“心藏神”以便于解释人体的一切机能活动都由神所司控，而这种神又是一具体的物质器官所化生。而今天，我们已经认识到，神实由脑所主宰，由脑所藏。

4. 脑与心的关系 脑是整体的元首，而心是在脑作用下具体行其生理功能的内脏之一，所谓心藏神，是藏心脏自身之神，即血脉之神，为五脏神之一，并非指精神意识思维活动，以临床所见，心病如未损及脑，一般不见神明损伤之征。而脑的损伤，却可见精神异常，狂叫奔跑，思维破裂，谵语昏迷及肢体功能障碍等。

人身总括而为一个大系统。但系统之中又有系统，脑为全身这个大系统的中心，心仅是大系统中的一个局部系统，或谓之曰小系统，而心神仅是这个小系统的中心，两者是有区别的。清·林佩琴曰：“夫人之神宅于心，心之精依于肾。而脑为元神之腑，精髓之海，实记性所凭也。”说明脑神与心神不同。“头为身之元首”，总摄众神，也包括心神在内。

值得强调的是，血是神志活动的主要物质基础，而血为心所主，因此，心血的充盈与否，与神的活动关系最为密切，故心脏在调节和影响脑所主宰的神的功能活动方面，较之其他脏器，具有更为重要的地位和作用。

二、再论中医辨病与辨证观

（一）证候、症状与疾病

作为医学，总是要研究疾病的发生发展规律以指导临床实践的，中医对病、证、症的认识构成了中医疾病认识的三要素，因此，明确定义病、证、症的内涵和外延，对于探讨“辨病”与“辨证”的关系极为重要。

“证”（证候）概念形成已有漫长的历史，但由于中国古典文学有“多义”、“通假”的特点，加以各医家理解的不一致，长期以来“证”这一术语的使用极不规范，在不同的场合“证”还代表“症状”（如近代大多数中医书籍所述的“主证”），或疾病（如“痹证”、“淋证”、“痫症”等），甚至作为疾病预后的用语（如“顺证”、“逆证”等），从而造成了病、证、症三者概念的混乱，最新的研究结果对三者的概念进行了较为完整的科学的界定。

证候概念：证候是疾病发生和演变过程中某阶段本质的反映。它以某些相关的脉症，不同程度地揭示病因、病机、病位、病性、病势等，为论治提供依据。

疾病概念：疾病是在病因作用和正虚邪凑的条件下，体内出现的具有一定发展规律的邪正交争，阴阳失调的全部演变过程，具体表现在若干特定的症状和各阶段相应的证候。

症状概念：症状是患者自觉感到的异常变化及医者通过四诊等诊察手段获得的形体上的异常特征，是疾病和证候的表现。

在中医诊断学上，三者之间有着有机的联系，假如把疾病看作是中医诊断模式的经线，证候便是这一模式的纬线，而症状则是构成这些经、纬线无数的点。

（二）辨证观

1. 传统辨证观 从中医理论发展的历史进程看，辨证概念并不是偶然产生的，也不是某一代人单独的认识成果，它实际上标志着我国往昔医学工作者和疾病作斗争的长期实践和创造性的思维劳动。在成书最早的《五十二病方》时代，书中记载了内、外、妇、儿、五官等科的103个“病”名，而无“证”的记述，但已孕育着证候的胚芽。在《内经》时代，书中在诊断学上虽然仍沿用“病”的概念，但已开始向证候诊断的方向过渡，如《素问·至真要大论》云：“治诸胜复，寒者热之，热者寒之，温者清之……。”即较好地体现了辨证论治的思想。汉代张仲景在《内经》的基础上更有所发展，明确地提出“观其脉证，知犯何逆，随证治之”的证候理论与辨证论治精神。随着辨证理论的发展，证候作为一个特有的诊断学概念已逐步定形，同时，在伤寒六经辨证之后，后世又发展了各种辨证方法，如经络辨证、脏腑辨证、病因辨证、痰浊食瘀辨证、气血津液辨证、八纲辨证、卫气营血辨证、三焦辨证等，极大地丰富了中医辨证理论，在临床实践中指导着中医治疗的实施。

辨证论治，是中医临床学的特点，是中医认识疾病的基本原则。辨证是根据四诊所收集的病情资料，从症状和体征入手，通过分析、综合，辨别其属于何“证”，并以此作为治疗的依据。论治又称施治，就是根据所辨出的“证”，拟定治疗原则和方法，施以相应的方药、针灸、按摩、汤浴等的治疗。辨证是施治的前提和依据；施治是治疗疾病的原则和方法。如果同一疾病出现不同的“证”，治疗也就不同。例如，同是痢疾，有属湿热或虚寒等不同的“证”，治疗时就不可能运用同一治法，这就称为同病异治。如果不同的疾病，出现相同的证，治疗也就可以相同。例如，脱肛、子宫下垂等，是不同的病，由于都是中气下陷证，就可采用同一方法进行治疗，这就称为异病同治。由此可见，中医运用辨证施治规律，不在于病的异同，而在于“证”的区别，相同的证，有相同的治法；不同的证，有不同的治法。这种针对疾病发展过程中不同质的矛盾用不同的方法去解决的指导思想，是辨证施治的精髓，也是中医学的特点所在。

2. 辨证观问题思考 辨证论治是中医学的基本特点之一，中医临床治疗的关键被认为在于辨“证”。但是，近年来在中医现代化（包括中西医结合）的理论和临床研究中，传统“证”概念的实际运用遇到了困难。首先是证候概念的完善和规范，包括三个方面的内容，证候概念的规范、证候命名的规范、证候诊断标准的规范。由于存在上述问题，故中医中竟有十个人辨证，因思考的角度，辨证方法的差异，对同一疾病症、证的主次程度认识的不同而带来十个不同辨证结论，严重干扰了对疾病的正确认识，即使辨证结论一致，但辨证命名也可五花八门，如脾气不足、脾不健运、脾失健运、脾运失健、中州不运、中气不足等，莫衷一是，使辨证结论捉摸不定，从而使辨证的意义大打折扣。其次是辨证并不是中医指导治疗的唯一指征，辨证只是部分地揭示了疾病的本质，前文已经谈到，证是机体在疾病发展过程中的某一阶段的病理概括，只有把处于不同阶段的病与“证”相结合，才能更深刻地把握疾病某一阶段的病理变化的本质，从而给予有效的治疗。再次是辨证的微观化问题。近年来，随着中医实践的不断发展，许多疾病的发生发展，并不表现出典型的“证”。“证”的症状有时全部显露，有时则部分显露而不易分辨，或尚处于潜伏状态，到一定阶段才显现出来，于是便产生了所谓“无证可辨”现象，使得中医治疗无从下手，而此时患者体内的变化已经存在。因此，涉及“宏观辨证”与“微观辨证”问题。

辨证论治是中医的精华，精华的原因在于认识疾病时多一个揭示疾病本质的手段和方法。而并不是认识疾病的唯一指征和全部，我们之所以详尽分析中医辨证理论，关键在于我们在临床实践中，特别是对中风病的认识过程中，注意了“辨病”与“辨证”的相结合。

（三）辨病观

1. 传统辨病观 由于中医学发展历史性的原因，中医对疾病的命名约四分之三是以主症命名，如咳嗽、泄泻、水肿病等，其仅仅反映疾病过程中的主要矛盾或主要现象，未能反映出疾病的本质，不能为临床治疗提供依据，这便是中医历来重辨“证”而不重辨病的主要原因。故有人产生一种误解，似乎中医只讲辨证，不讲辨病。其实不然，早在殷商甲骨文里即有疾首、疾身、蛊、疟等病的记载，在《山海经》中亦有瘿、瘕、痔等病的记述，《内经》对疾病辨识的阐述，更是屡见不鲜，如《素问·评热病论》中说：“有病温者，汗出辄复热，而脉躁疾不为汗衰，狂言不能食，病名为何？岐伯对曰：病名阴阳交。”而且晋、隋、唐已在多种疾病的辨识与诊断上走在世界前列，明、清亦出现不少只论述一二种病的专书，如《白喉治法忌表抉微》、《痘疹心法》、《鼠疫全书》三类。此外，临床各科，尤其是骨伤、眼、耳、鼻、喉等小科辨病的水平亦不断提高。但不容否认的事实是，在总体上，辨病的理论发展是极为缓慢的，特别是金元之后，随着辨证理论的日益发展，辨病的意识日渐淡薄，对照之下，中医辨病就像一个后天失养的体弱儿。但值得注意的是，中医学的发展是从识病起步，且辨病的历史有着久远的渊源。

辨病是基于这样一个原则，即有这样的病，便有这样的证，因而要求对患者表现的各种症状，逐一进行查对，看看有没有这种或那种疾病的特征，最后把那些类似的疾病一一排除掉，而得出“病”的诊断结论，在得出结论之后，对该病今后病机的演变已有一个梗概，以指导临床治疗。

2. 辨病观的新认识 对疾病进行科学的划分和规定是中医辨病发展的前提。西医采用现代先进的科学手段，从对人体实质形态功能的分析着眼进行研究，其侧重于引起疾病的实质病因和疾病对机体内在的实体形态功能改变，而中医学由于历史条件的限制，对疾病的认识只能依据人体的外在症状、体征。前者便于对疾病进行深入细致地分析研究，但随着新的科学手段的引入，会不断发现一些新的病理变化，这样，疾病的种类会以相当快的速度增加下去，越来越难于把握，且与治疗明显脱节，而后者易于把握，且与治疗方法吻合较好，即确定了疾病种属，相应对病（症）治疗便随之确定了，但由于对疾病规定较粗糙、含糊，而不便于对疾病的深入认识。对疾病的辨析是趋于越来越精细、越来越明确的，而从分析与综合的角度来看，却是可能有的疾病种属越少越容易把握。因此，我们主张结合中西医在疾病划分和规定上的优势，从有利于研究和治疗两个角度出发，制订中医病种，以提高中医辨病水平，这是一个十分复杂而艰巨的工作，目前有不少同步进行中医辨病研究的专家耕耘于此，我们认为在中医辨病研究上，至少可以从那些中西医都重叠的疾病开始，而中风病便是众多这类疾病中的一个。

辨病与辨证都是认识疾病的方法，从某种意义上说，辨病对中医学的发展跟上时代的步伐更为重要。任何一种疾病内部都存在多种矛盾，疾病的发生发展是由多方面规律决定的，矛盾的多样性决定了疾病的复杂性。影响病症的因素虽多，但不外乎两类，一类是普遍性矛盾、一般规律，亦即疾病的共性因素；一类是特殊性矛盾、特殊规律，亦即疾病的个性因素。中医的病名反映了疾病的普遍矛盾，它决定了这种疾病必然出现的局部病理变化和由此产生的典型症状，在辨病基础上的“辨病论治”可称为特效疗法或局部疗法，它主要解决病症的一般矛盾，是直接针对病源、病灶的疗法，或者说是直接针对同一疾病在不同病理阶段却普遍存在的病理变化和典型症状，即疾病的本质由于它能直接作用于病变部位，所以虽不强调精细辨证与整体调节，而获效仍甚迅速。由于辨病抓住了疾病的共性和本质，因此辨病理论受到中医学家高度重视。从中医历史看，专方专药的临床运用即是基于辨病这一基础。专方专药的治法早已体现在《内经》和《五十二病方》中，到唐·孙思邈则以其《千金方》等巨著建树了这一独特治法体系，其后唐·王焘的《外台秘要》、宋·王怀隐的《太平圣惠方》、明·朱棣的《普济方》及近代的各地验方集都基本属于专方专药治法体系，例如，鹅不食草治鼻炎，老鹳草祛风治麻木等，其长处首先在于它是针对病症的普遍规律，只要是该病就用该方，因此具有广泛的应用价值，其次专方专药一般具有组方简便廉验的特点，有规律可循，便于学习和使用。另外，在中医现代化研究中，中医急症的研究异军突起，占有越来越重要的地位。中医中药针灸以其独特的理论和治疗手段，不仅在慢性病中有所作为，同样在危急重症的抢救治疗中应当发挥其特殊作用，当然中药剂型的改革是需要解决的问题，而更为重要的一方面则是抓住急症的本质，采用固定配方的方法，既然诊断是这种病，则无论何种证型都必须具备这个病的特征，即共性，因此，采用专方治疗，如“排石汤”治疗胆石症、“柴胡注射液”治疗高热、“速效救心丸”治疗心绞痛，都取得良好急救作用，而这些皆立足于辨病，可见辨病观不是可有可无，而是关系到中医对病是否能达到深刻认识而提高临床疗效的大问题，当然辨病与辨证有机的结合则意义更为重大。

（四）辨病与辨证相结合

临床诊疗工作中必须处理好辨病与辨证的关系，既要辨证，又要辨病，辨病又为更精确的辨证服务。有曰：“治病难，难在识病。”此语毫不夸张，正好说明辨识疾病的重要性。朱肱在《南阳活人书》中说：“因名识病，因病识证，如暗得明，胸中晓然，无复疑虑而处病不差矣。”如果说“辨证”既包括四诊检查所得，又包括致病机理、病位所在、邪正消长、演变趋势，全面而又具体判断疾病在这个阶段的特殊性质和主要矛盾的话，那么“辨病”的目的在于把握不同疾病各自不同的发展变化规律，进行准确的预测，并把相应于不同治疗方法的疾病区别开来，而得出“病”的诊断结论。在得出结论之后，对该病今后病机的演变已有一个梗概，在这个基础上进一步辨证，便能预料顺逆吉凶；而更重要的是，经过辨病之后，使辨证更为精确，认识到同一证候在不同疾病中的个性差异及不同证候在同一疾病中的共同点，从而使治疗措施、立法、选方、用药（穴）更为贴切，以达到提高疗效、少走弯路之目的。例如，便血与痔疮都可出现胃肠积热的共同证候，若再通过辨病，确认患者患的是痔疮，那么在内服清热解毒、凉血止血治法的同时结合枯痔或结扎等外治法，疗效则更理想；又如麻疹病与其他温病同样具有卫气营血各阶段证候的演变过程，但确认麻疹之后，针对麻毒致病特点，卫、气、营、血阶段的治疗，始终把握“透疹”这一宗旨遣方用药，必然事半功倍。倘若临床时不辨病，只辨证，医者胸中无全局观念，则辨证也将是漫无边际，顺逆吉凶，难以预测，特别是对疾病有效专方专药（穴）也无法选用。如“见肝之病，知肝传脾，当先实脾”的整体治疗观，也无法发挥其指导作用。

当然，也不能只讲辨病，而不讲辨证。《温病条辨》说：“是书着眼之处，全在于认证无差……不求识证之真而妄议药之可否，不可与言医也。”由于病处在相对“静态”，而证处于相对的“动态”之中，只有通过辨证，才能抓住疾病某阶段的主要矛盾，论治才有依据。徐灵胎说得精当：“病之总者为之病，而一病有数证。”不难看出，“病”与“证”是总体与局部、共性与个性、纲与目的关系，而在此基础上的辨证施治主要是针对疾病的特殊矛盾、个性因素；而辨病施治则针对疾病的一般矛盾、共性因素。它们都是侧重于一个角度、一个方面，通过一种途径来治疗的，所以虽然都能获效，但作用却有限。两者如果结合使用，就可以同时针对两方面的规律和矛盾，双管齐下，增强疗效。

辨病与辨证是能结合的。张仲景的《伤寒杂病论》就是光辉的典范，他曾用“辨××病脉证治”为篇之名，示人先辨病，再辨证，然后论治。如《辨太阳病脉证并治篇》首辨“太阳之为病，脉浮，头项强痛而恶寒”的太阳病，继之再辨太阳病中风证、伤寒证……这不仅创立了理法方药融为一体的辨证论治，而且确立了辨病与辨证相结合的辨证方法，使后世对疾病的认识能有较全面的整体观念。两者的结合可以根据不同的病种特点采取不同的方式。有些病种可以采取辨证组方加专方专药（穴），这类病的分型通常比较复杂，致病因素多而不清，比如像胃痛、眩晕、咳嗽、心悸等；有些病种可以采取辨病专方专药（穴）随证加减的形式，这类病的共性较明显，证型较单纯且致病因素与机理相对恒定，如腰腿痛、噎嗝、臌胀、癫痫、偏头痛、中风等。针对已经确诊的西医病名，两种方法的结合更有广泛的使用价值。通常可以用专方专药（穴）针对西医病理，配合辨证施治解决整体病理反应及其表现出的症状体征。现代药研已发现许多诸如降压、升压、降血糖、升血糖、扩张冠状动脉、消尿蛋白、降脂等作用的中草药及腧穴，用这些药物、穴位组成的专方配合辨证施治既能针对病，又能针对证，具有较好的疗效。

总之，辨证施治中经常含有对症治疗、局部治疗、针对性疗法的意义；专方专药专穴的随证加减也体现了辨证施治的因素，两者是不可分割的统一体，故曰：辨证必须与辨病相结合。

三、中风病病因病机新论

历代医家对中风病的认识经历了一个长期过程，是逐渐深刻，日臻完善的。早在两千多年前的《内经》即有论述，唐宋以前多以外因立论，主张“内虚邪中”；金元时期主以内因说，力倡“火、虚、痰”致病；明清时期则进一步认识为“元气亏损”、“肝阳化风”而成，近代医家认识到该病发生主要在于肝阳化风、气血并逆，直冲犯脑。这种对中风病因病机由浅入深、由表及里的认识，对后世临床实践有很大的指导意义。

具体内容详见第六章第二节一、(三) 内容。

四、醒脑开窍针刺法的诞生

（一）针刺法则的确立

通过对中风病因病机的深刻分析，很显然，形成中风病的总病机是“窍闭神匿，神不导气”，因此，无论何种证型的中风，其病因病机发展都最终要通过这一总病机，方可形成中风病。可见，“窍闭神匿、神不导气”是中风这一疾病的根本病理基础和关键环节，那么，从辨病论治的角度看，切断这一关键环节，是治疗中风病的关键，故我们确立“醒神（脑）开窍”这一首要治则；同时，我在认识中风病因病机发展过程中充分注意到，虽然其起病突然，发病迅速，但其病理基础的形成则决非一朝一夕之变故，而是长期起居失宜、情志不调、饮食不节、劳逸无度而造成下焦肝肾亏虚，阴阳失调，在此基础上，故或有积损正衰，或有阴虚阳亢，并进一步发展至窍闭神匿、神不导气而成中风，因此，从辨证论治的观点出发，我们又十分注重肝肾亏损这一最常见、最重要的证型基础，从而同时确立“滋补肝肾”这一治则；另外，通过对中风病临床症状的分析，虽然中风病之半身不遂并非外邪同时而直接侵袭半侧肢体而为，但脑窍闭塞或昏仆或瘫痪后，患侧肢体功能活动受限，必然导致气血运行不畅，经络阻滞，因此，为了加快患者复苏和肢体功能恢复，也应当同时确立疏通经络的治则。由上所述，根据辨病论治与辨证论治相结合的原则，我们确立了中风病的治疗法则，即“醒脑开窍、滋补肝肾为主，疏通经络为辅”。

（二）针刺腧穴的选择

传统治疗中风多宗散风活络之法，明显受外风致病说及治痿独取阳明的理论影响，选穴时以阳经穴为主，特别是多气多血之阳明经，选用肩髃、曲池、合谷、环跳、绝骨、解溪、足三里等，而我们在取穴配方上，根据新的针刺治疗法则及中风病病情重、并发症多、病程长、病位深的特点，选择有开窍启闭作用的腧穴，以及以阴经穴为主、阳经穴为辅，改变了过去常规取穴，选用内关、人中、三阴交为主穴，极泉、尺泽、委中等为副穴的配方，并随证加减。

（三）针刺手法的确定

“虚则补之，实则泻之”是中医治疗大法，也是针刺手法的基本原则。由于针刺治疗的特殊性，同一选穴配方的进针方向、深度及施术手法的不同，其针刺效应也有差异。历代医家在漫长的临床实践中，不断总结创立了很多古典的针刺手法及对穴位深浅、方向的具体要求，大多数至今仍为针灸临症所沿用，但是，应当看到，由于历史条件的限制和各种因素的影响，有些内容还不尽完善。我们通过对中风病之特点、所选腧穴的特异性的分析和临床实践的不断探索，对这一针刺治疗方法的穴位，在进针方向、针刺深度和施术手法等方面做了重大创新，使之操作严格规范，有量学相应指标，临床可重复性极强，这样有补有泻，补泻兼施，可收标本兼顾而明显提高临床疗效。

这种以“醒脑开窍、滋补肝肾为主，疏通经络为辅”的治疗法则，具有科学的针刺配方和手法量学操作，主要用以治疗中风病的针刺大法，简称“醒脑开窍针刺法”，就这样诞生了，它是1972年由石学敏教授首先提出和创立的，经过20多年从临床实践到基础实验，多层次、多方位、多角度的验证，完善发展而成为一整套科学的、系统的、规范的治疗中风病为主的针刺方法。

值得强调的是，醒脑包括醒神、调神的含义。而“醒脑开窍”即是“醒神开窍”，之所以不以“醒神开窍”名之，主要是因为“神”由脑所主、由脑所藏，命名为“醒脑开窍”，即在“醒神”的基础上增加了定位的含义，又避免了传统认为“心主神明”而带来的干扰，故谓之“醒脑开窍针刺法”。

第二节　醒脑开窍针刺法的理论内涵

一、论窍闭神匿中风总病机的确立

石学敏院士根据自己多年来的临床实践，提出中风病的总病机为“窍闭神匿”这是一大创新，乃继承发扬中医基础理论，并结合现代医学理论为依据的综合。窍闭指脑窍闭塞，为神之大府受罹，风夹火、痰、瘀血，上扰神窍（脑），致脑络阻遏，窍闭神匿，神不导气，发为中风。关于“窍闭神匿”总病机的确立，主要从下列三个方面进行阐述。

（一）建立在祖国医学对中风病的认识和临床实践基础上

《内经》根据不同的症状表现和发病的不同阶段，在半身不遂和脑卒中昏迷期间，均有许多不同的载述，在中风病因的认识上，既重视外风，又强调内在病因在发病中的重要性，特别是在中风病的病变部位上，根据《素问·调经论》“血之与气并走于上，则为大厥，厥则暴死，气复返则生，不返则死”，及《素问·玉机真藏论》所云“忽忽眩冒而癫疾”也可以看出，头脑是中风病变的主要部位。

自《内经》以后，后世医家通过不断的临床实践，对中风病的认识有了新的发展并不断完善起来，唐宋以前多以外因立论，主张“内虚邪中”；金元时期主以内因说，力倡“火、虚、痰”致病；明清时期则进一步认识为“元气亏损”、“肝阳化风”而成，近代医家认识到该病发生主要在于肝阳化风、气血并逆，直冲犯脑，刘复在《素问·痿论释难》中直接指出：“风属病机，中风之本在神经。”这对中风病病因病机由浅入深、由表及里的认识，对后世临床实践有很大的指导意义。

（二）建立在《内经》对神的认识及现代医学解剖、生理知识的基础上

《灵枢·经脉》云：“人始生，先成精，精成而脑髓生。”《灵枢·海论》谓：“脑为水之海，髓海有余，则轻劲多力，自过其度”，又有“两精相搏谓之神”（《灵枢·本神》），可见神之源于精，从生理上主宰人体生命活动，同时《灵枢·本神》又指出：“神伤则恐惧自失，破䐃脱肉”，“意伤则悗乱，四肢不举”，“魂伤则狂妄不精，不精则不正，当人阴缩而挛筋”。从而在病理上阐述了神受损不仅表现为精神、意识的障碍，也包括了各种器官、筋骨、肌肉、肢体功能的障碍，因此“醒脑开窍”不仅适用于神志昏迷之中风患者，而且对于脑之神受损后所表现的肢体功障碍也有效。实际上，《灵枢·本神》开宗明义，即指出“凡刺之法，必先本于神”，即是强调必须全面了解患者的精神状态，才根据具体情况拟定法则，施以针刺治疗，显然，针刺疗法，以治神为首要。

现代医学之解剖学和生理学成就，充分证实“神”与大脑的联系，脑主宰着人体的一切思维、意识、语言、知觉，支配人体的一切外在功能活动。

（三）建立在中风病辩病与辨证相结合之认识观上

现代医家认为，中风之发生主要因素在于平素气血亏虚，与心、肝、肾三脏阴阳失调，加之忧思恼怒，或饮酒饱食，或房事劳累，或外部侵袭等诱因，以致气血运行受阻，肌肤筋脉失于濡养；或阴亏于下，肝阳暴涨，阳化风动，血随气逆，夹痰夹火，横窜经隧，蒙蔽清窍而致，归纳起来，主要体现在以下几个方面。

（1）积损正衰，年老体衰，肝肾阴虚，肝阳偏亢；或思虑烦恼过度，气血亏损，真气耗散，复因将息失宜，致使阴亏于下，肝阳鸱张，阳化风动，气血上逆，上蒙元神，突发该病。

（2）饮食不节，嗜酒肥甘，饥饱失宜，或形盛气弱，中气方虚，脾失健运，聚湿生痰，痰郁化热，阻滞经络，蒙蔽清窍；或肝阳素旺，横逆犯脾，脾运失司，内生痰浊；或肝火内炽，炼液成痰，以致肝风夹杂痰火，横窜经络，蒙蔽清窍，突然昏仆，歪僻不遂。

（3）情志所伤，五志过极，心火暴盛，或素体阴虚，水不涵木，复因情志所伤，肝阳暴动，引动心火，风火相煽，气血上逆，心神昏冒，遂至卒倒无知。

（4）气虚邪中，气血不足，脉络空虚，风邪乘虚入中经络，气血痹阻，肌肉经脉失于濡养；或形盛气衰，痰湿素盛，外风引动痰湿，闭阻经络，而致歪僻不遂。

众所周知，中风病是以卒然昏仆，不省人事，伴有口眼歪斜，半身不遂，语言不利，或不经昏仆而仅以歪僻不遂为主症的一种疾病，之所以发生中风而不是其他疾病则必然存在形成这一疾病的关键病理基础，从认识和辨别疾病的目的出发，这一最终病理机转是直接引发中风病这一系列症状的关键所在，反过来，则必然是无论何种病因其发生发展都最终要引动这一最终病理机转，我们称之为总病机，而引发中风病。在此基础上，通过对上述目前最权威教科书关于中风病因病机认识的深刻分析，我们发现这四条病因病机的最终部分分别为：气血上逆，上蒙元神；阻滞经络，蒙蔽清窍；气血上逆，心神昏冒；外风引动痰湿，闭阻经络。

前文已经述及，神由脑所主宰，脑主神明，而第三条中所谓“心神昏冒”，则实际上是指脑所主宰的神昏冒不明，正如《素问·玉机真藏》所云：“忽忽眩冒而颠疾也。”至于“气血上逆”，《素问·调经论》有云：“血之与气，并起于上，则为大厥，厥则暴死，气复返则生，不返则死。”即指出了气血上逆是上逆颠顶之意。另外，从中风病机认识的发展看，中风一病的发生发展不是外风所致，其临床表现亦非外风传变过程中由表及里的阶段证候，临床治疗也鲜有用驱风散表之

剂而奏效者，可见外风致病的特点在中风病形成过程中从始到终都未能得以体现，但外风作为一种诱因，对中风病病理过程的运转施加着一定的影响，故第四条病因病机中谓之“外风引动”；至于痰湿闭阻经络，则当有疼痛，乃系痹症，而中风的半身不遂者，无疼痛之症，可见痰湿闭阻经络并不是形成中风病的最终病理机转，结合古代医家对中风病病变部位的认识，如“血菀于上，使人薄厥”（《素问·调经论》），显然，中风病的病变部位在头脑，因此，我们认为“痰湿闭阻经络”，当进一步发展为“痰湿闭阻脑部经络”而致清窍不利，神明受扰而发中风。综上分析结果，通过在辨病辨证基础上对中风病病因病机的深刻认识，我们认为形成中风病的关键病机，最终都要造成清窍蒙闭，脑神逆乱，应当指出的是，当代针灸医家王乐亭提出了中风病神昏窍闭的病机认识，但其主要针对中风卒中期出现神志昏迷的患者，而我们提出“窍闭神匿”是形成各种不同类型、不同时期中风病的总病机。值得进一步说明的是，部分患者仅单纯表现为半身不遂，而无突然昏仆、不省人事的症状，拟或是中风后期，其神志已清，缘何仍以“窍闭神匿”的总病机概括之？实际上在理论篇第二部分内容中即对神的生理与病理进行了详尽的分析与论述，明确指出神伤不仅可直接产生神志方面的变化，而且也可以直接影响各种器官、肢体及筋肉的功能活动，可见，神志昏迷的中风与神志不昏迷的中风都可由脑神清窍的蒙闭导致神不导气使然，只是存在轻重程度的不同罢了。为了便于这一总病机的理解，我们将神的生理与病理图如见图6-1所示。

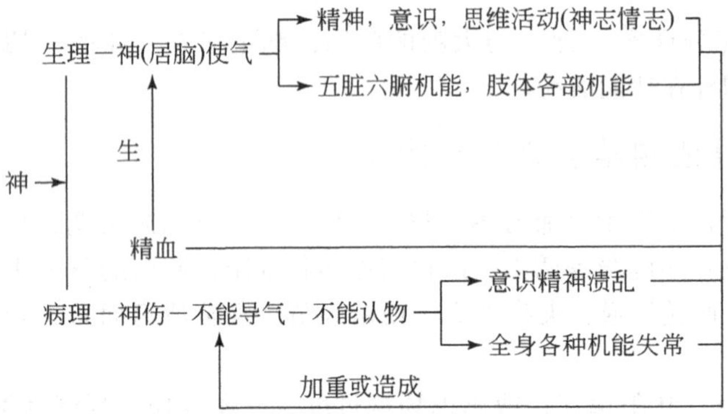

图6-1　神的生理与病理示意图

根据以上的论述，可以充分地认为中风病的病因病机是患者平素存在下焦肝、肾诸脏阴阳失调，又受到外界各种诱因的影响，以致积损正衰，气血运行不畅，夹痰浊上阻清窍；或精血不足，阴虚阳亢，阳化风动，血随气逆，夹痰夹火，横窜经隧，上蒙清窍；或外伤跌仆，气血逆乱，上冲巅顶，闭阻清窍，窍闭神匿，则神志愦乱，突然昏仆，不省人事；神不使（导）气，则筋肉、肢体活动不利，故现歪僻不遂，日久气血涣散，筋肉失濡，故肢体痿软废用，经脉偏盛偏衰，故挛急僵硬。中风病因病机图示如见图6-2所示。

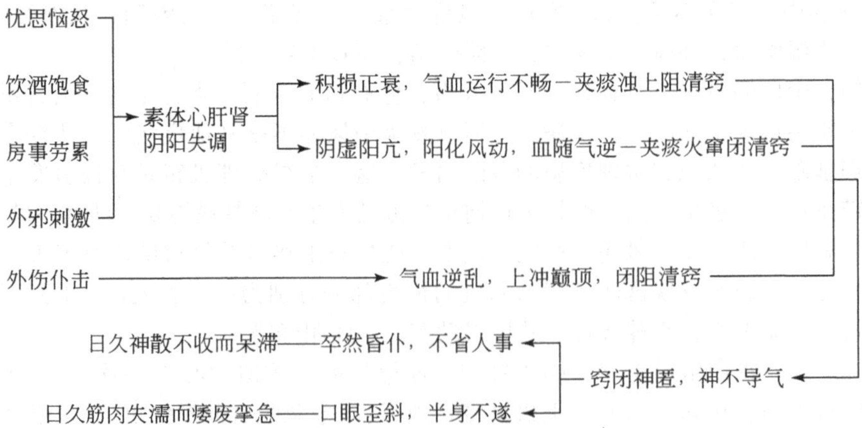

图6-2　中风病因病机示意图

二、论醒脑开窍针刺法处方之内涵

“醒脑开窍”法治疗中风，是从1972年由石学敏院士首先提出和创立的。该法以传统中医理论为基础，结合现代医学有关理论，加之临床实践三者的综合而形成，它经过了设想、实验、成熟、完善的漫长过程，是全科同仁经过十七年纵深研究共同努力的结晶。“醒脑开窍”作为一种治疗大法，是中医学中常用术语之一，泛指治疗神昏谵语、昏厥不知人事的重要治疗原则，但在治疗中风病中，无论昏迷与否，都可运用“醒脑开窍”法治之，这与我们对神的理解，以及神之所主的更新认识有关，而“醒脑”包括醒神、调神的双重含义，醒神调神为“使”，开窍启闭为“用”，下面想从几个方面对“醒脑开窍”法加以论证。

（一）醒脑开窍针刺法的几个特点

1. 在病因病机上的继承与发展　上至岐黄，下至明清，两千多年对中风病的病因病机认识上历经沧桑，胶着“风”之一字上，莫衷一是。从“虚邪偏中”到仲景之“外中于风”，至金元的“虚风内法”，河间主火，丹溪主痰，东垣主气，各有卓见。然有相类中风之谈，如中气、中暑、中寒、中恶、食厥、痰厥，其暴病暴死，另当别论，不得强与中风相引。气、火、痰纵为本，然风为标，正如喻嘉言所云：“人之一生身，每多兼三者而有之，曷不曰阳虚邪害空窍为本，而风从外入者，必挟身中素有之邪，或火或气或痰而为标耶。”明清乃至近代之肝肾阴虚，肝阳上亢，肝风内动，夹气、血、痰、火上冲之中风辨证，成为“内风妄动”内因论之内核，而外风仅为诱因而已。我们遵循中风发病的内因说并认识到“证是上实，而上实由于下虚”再结合对脑与神的更新认识，提出“窍闭神匿”为中风病的总病机，窍闭乃脑窍闭塞神之大府受罹，其病机在于阳化风动，血随气逆，冲脑达巅，或夹痰、火、血、气，上扰清窍，窍闭神匿，神不导气发为中风。而日久气不帅血，筋肉失濡，故肢体痿软为用或筋脉挛急僵硬（中风后遗症），手足麻木，胫膝酸软，眩冒昏花，乃中风之渐也。这均责之脑窍闭塞对神的失导，神伤不能使气，致意识精神溃乱，全身各种机能活动失常。针对关键性病机“窍闭神匿”而制定以“醒脑开窍、滋补肝肾”为主，“疏通经络”为辅的治疗法则。

2. 在选穴与配方上的继承与发展　“凡刺之真，先治神”，“凡刺之法必先本于神”，这也是我们治疗中风病针刺配方的宗旨，配方中的主穴内关、人中即为醒脑调神之要穴，在主治功能上强调“开窍启闭调神”，以改善元神之府大脑之生理功能。中风病从历代文献所载，多责之于肝肾，肾主骨生髓通于脑开窍于耳的生理，反应肾与脑密切相关而肾又与肝同源，肝开窍于目，目系，耳窍入脑络，加之脾为后天生化之源，故取三阴交为主穴，结合“上实由于下虚”的理论运用补法达滋补肝肾、补精填髓之目的。以上三个主穴的组合体现了“醒脑开窍”针刺法治则中“为主”的基调。该法在选穴、配方的另一个特别是以取阴经穴为主、阳经穴为辅，改变了历代沿用的以取阳经穴为主、阴经穴为辅的治疗方法。历代治疗中风多宗散风活络之法，常循阳明多气多血之经取之，以物阳明主一身之宗筋及治痿独取阳明的理论。而选用肩髃、曲池、合谷、环跳、足三里、绝骨、解溪等，这一治法仍载于现代中医教科书中，并为医家广泛采用，俗称常规取穴，我们言之为传统取穴。而醒脑开窍针法的主、副穴中，内关、人中、三阴交、极泉、曲泽、委中等是以阴经穴为主，而副穴主要达到疏通经络之目的。

总之，该配方选穴合理、精练，有主有次紧扣治则，成为醒脑开窍法的精髓部分。该法中的配穴如手指握固取合谷；语言謇涩点刺金津、玉液；吞咽困难取风池、翳风等也是在醒神调神的前提下实施的。

3. 在针刺方向、深度、施针手法及其量学要求的继承与发展　“虚则补之，实则泻之”，是祖国医学辨证论治之大法，即“损其有余，益其不足”，针刺治疗亦宗其理。由于针刺疗法的特殊性，同一选穴配方，进针方向、深度，施行手法及其手法量学的不同，其效果也有差异。如《素问·宝命全形论》云：“刺虚者须其实，刺实者须其虚。”《素问·刺要论》云：“病有沉浮，刺有深浅，各至其理，无过其道……深浅不得，反为大贼。”所以醒脑开窍针刺法对其配方组穴从进针方向、深度及所要采用的手法，通过实验确定做了相应规定，并且从手法量学上提出所要达到的指标，如人中向鼻中隔方向斜刺0.5寸施雀啄手法，使患者眼球湿润或流泪为其量学标准；内关直刺0.5～1寸予捻转提插相结合的泻法，施术1min，针感向指尖放射；三阴交沿胫骨后缘斜刺1～1.5寸，针体与皮肤呈45°采用提插补法使下肢抽动3次为度；极泉、尺泽、委中等也有其具体针刺部位、方向、深度、取穴时患者体位及量学标准的规定，这样使该法的操作趋于科学化、规范化及实用化，这种规范操作临床可重复性极强，也是提高临床疗效的关键。根据我们对进修临床医生实地考察，没有半年以上的临床实际操作，是很难达到该法规范操作水平的，这一发展与创新，无疑也成为醒脑开窍针刺法的重要组成部分。

（二）醒脑开窍针刺处方之内涵

（1）人中：人中穴作为醒脑开窍法之主穴，从历代文献所录，它为醒神急救之要穴。人中正居督脉，督脉为阳脉之海，主一身之阳，它与脑及其他脏腑有着密切联系。《难经·二十八难》曰：“督脉者，起于下极之输，并于脊里，上至风府，入属于脑。”《素问·骨空论》曰：“督脉者……与太阳起于目内眦，上额交巅上，入络脑，还出别下项……侠脊抵腰中，入循膂络肾……其少腹直上者，贯脐中央，上贯心。”另外冲、任、督三脉起于胞中，一源而三歧。可见督脉与足太阳经、冲任二脉及心肾经等在经络上有广泛的联系，其中尤以膀胱经更为密切。督脉不仅别络太阳，而且有一部分与太阳经并行，在膀胱经上有各脏腑精气输注之所，即脏腑背俞穴。体内各脏腑通过该经背部的脏腑俞而受督脉的支配，由此可知督脉几乎与所有脏腑经络均有直接或间接的联系。日本学者石井陶自从胚胎发生学，指出任督二脉共同构成人体的“经络中枢”、“脏腑中枢”，认为督脉是由神经系统及皮肤的外胚叶所构成。现代神经生理研究证明，针刺身体（可能是剧烈的痛刺激）能直接兴奋上行激活系统，解除脑细胞的抑制状态（特别对于那些处于间生状态的神经细胞），并特异性地增加颈总动脉的血流，纠正血液动力学紊乱，改善脑循环。所以采用雀啄法以泻人中可开窍启闭，醒元神，调脏腑。

（2）内关：内关穴作为醒脑开窍之主穴，在于它具有宁心安神之效。内关为心包经之络，又通阴维，系八脉交会穴之一，经典认为心主神明，实际上指心脏功能对元神具有重要影响，与脑之关系密切而已。它主要通过心主血脉这一功能实现的。正如《灵枢·本神》篇之“心藏神，脉舍神”；《灵枢·营卫生会》篇之“血者，神气也”所云。现代医学认为，人体是以脑死亡而告终，心跳呼吸停止之后，仍能记录脑细胞电位变化，直到这一电位变化消失，这才是人体生命结束的指征。但心肺功能的良莠，又直接影响代谢最旺盛的脑组织，脑本身几乎无能量储备，它的氧耗及能量供给，完全依靠血液循环的补充，如果血供一旦减少或停止，则会引起脑功能及实质的损害，如肺脑综合征、心脑综合征。相反脑功能的损害又损害心肺功能（呼吸、循环、血管调节中枢均在脑）。急性脑血管循环障碍造成呼吸、循环衰竭正说明这一问题。故两者在生理上相互维系，在病理上相互影响，实践证明在治疗中风病的同时，改善患者左右心肺量的报道及我科的实验中已得到证实。内关穴是在调整心脏功能的同时，起着增加脑血氧供求需要，体现了心包经代心行令，主一身之血脉，达宁心调血安神之目的。

（3）三阴交：三阴交作为醒脑开窍主穴，在于补三阴，益脑髓，调气血，安神志。脑髓是脑功能的物质和结构基础，它由先天之精所化生，又赖后天之水谷精微濡养。即“先成精，精成而脑髓生”，“五谷之津液，和合而成膏者，内渗于空骨，外益于脑髓”之意。水谷精微之代谢与诸脏有关，然肝脾肾尤为突出。盖中风病常与该三脏之阴阳失调有关，故针补三阴交会之所，对于肝脾肾三脏均有调节作用，三脏功能得调，脑髓化生有源。

(4) 组方的论述，从以上对主穴的分析，加之副穴极泉、尺泽、委中等司疏通经络。运用醒脑开窍法治疗中风从立法、处方、治则是相互吻合的，人中为君，内关、三阴交为臣，极泉、尺泽、委中等为佐使，体现“以醒脑开窍、滋补肝肾为主，疏通经络为辅”的治疗原则，所以调元神，使之明达；顺阴阳，使之平衡；理气血，使之冲和；通经脉、穴道，使之遏制，虚实有别，兼而顾之。

（三）小结

本节论述了醒脑开窍针刺法的几个特点，并对处方之主穴进行了相应剖析。从中风病的总病机“窍闭神匿”，兼之我们对脑与神的认识深化，特别突出脑与神的密切关系。所以当脑窍闭塞、神不导气，临床中风以神志障碍及肢体不用为主证时，故取“醒脑开窍”四字，为治疗中风病的大法。

第三节　醒脑开窍针刺法对祖国医学理论的贡献

“醒脑开窍”针刺法是石学敏院士1972年设立的治疗中风病的大法。历经四十余年的临床与基础研究，已经形成以“醒脑开窍”针刺法为主的中风病综合诊疗体系。该体系充分得到业内专家的肯定，被国家中医药管理局列为重点科研成果推广项目之一。国内外数十家医疗机构广泛应用，为中风病患者创造了更优越的治疗方案。认真总结、深入探讨石学敏院士设立“醒脑开窍”针刺法的理论内涵，为中医针灸临床研究工作的开展奠定良好的理论基础。

一、醒脑开窍针刺法的设立，还中医诊断学的全貌

(1) 中医院校和中医临床均强调中医的“辨证施治”，辨证施治确实是中医宝库中的奇葩，很多疾病在辨证施治的指导下获得良好的疗效。因此，近年来现代医学也提出“个体化医疗”的观点来修整自身的医学理论。但是，单纯的“辨证施治”也存在其临床中的缺陷。临床重复性差；不利于总结；不利于传授；非常不利于中医针灸临床研究。

(2) 中医证与症的不同。中医的证是指证侯群，中医的症是指症状。因此，中医诊断学应该是辨病与辨证相结合的整体诊疗观。

(3) 中医诊断学是否仅以“辨证施治”理论。医圣张仲景在《伤寒论》太阳经证篇中共设立了16个处方，8个处方治疗太阳中风（表虚）；8个处方治疗太阳伤寒（表实）。张仲景抓住太阳中风（表虚）证发热、恶寒、有汗的主症设立了“桂枝汤”为主方，8个治疗表虚的处方均是在“桂枝汤”基础上衍生而来。同样抓住太阳伤寒（表实）证发热、恶寒、无汗的主症设立了“麻黄汤”为主方，8个治疗表实的处方均是在“麻黄汤”基础上衍生而来。充分体现了辨病与辨证相结合的整体诊疗观，因此，张仲景应该是中医诊断学的范例。

(4) 中风病是病因、病机非常复杂的一种疾病。痰浊、肝风、瘀血等病理因素均可导致中风病的发生。但是，无论什么病因，无论什么体质均出现共同的临床症侯即歪僻不遂。石学敏院士认为既然有共同的病症表现，必定存在共同的病理机转。经过多年的临床经验及深厚的理论基础归纳出中风病的基本病机为瘀血、肝风、痰浊等病理因素蒙蔽脑窍，导致“窍闭神匿、神不导气”发为中风。

二、清楚阐述中医“神”的概念

(1) 中医的“神”有狭义和广义之分，狭义之“神”，仅指思维、意识、精神状态、认知能力等；广义之“神”，则泛指一切生命活动的外在表现，同时，广义之“神”，也主宰一切生命活动的正常运转。

(2) 石学敏院士确定的中风病基本病机“窍闭神匿、神不导气”中之“神”，即为广义之“神”，因此，中风病无论有无神志障碍均可视为“窍闭神匿、神不导气”。

(3) 中风病病机中“神”的定位。明·李时珍曰：“脑为元神之府。”元者，气始也。说明：古人已经认识到脑与神的关系密切。中风病从现代医学角度已经确定为：脑神经细胞迟发性坏死所造成的病症。因此，中风病病机中之“神”是“元神”、“脑神”。石学敏院士在治疗中风病的主要治法中直接定位为“醒脑开窍”。

三、对中风病传统针刺治疗原则的修正

中风病传统针刺治疗原则是急性期“平肝潜阳、镇肝息风”；稳定期及后遗症为“疏通经络”。取穴方面多沿用“风取三阳”、“治痿独取阳明”的理论，以取阳经穴为主。通过大量的临床对比研究和基础实验证实：传统针刺法治疗中风病确实对稳定病情，改善肢体功能有一定的疗效。但是，在改善脑循环、保护脑细胞、改变脑功能等方面作用则不明显。石学敏院士设立的“醒脑开窍”针刺法则以阴经穴为主，以督脉穴为主，以“醒脑开窍、滋补肝肾”为主，“疏通经络”为辅。

四、对醒脑开窍针刺法配伍腧穴的操作进行量学规范

(1) 古人针灸的量化指标。古医籍中记载了很多针灸的量化指标和手法规范。例如，“针三呼”、“灸五壮”、“拇指向前为补，拇指向后为泻”等。充分说明古人对针灸治疗的量化指标和手法规范是非常重视的。因为古今文化的差异及历史进程中古典医籍的遗失，针灸操作的量化指标及手法规范后世没能完整地继承。

(2) 石学敏院士将“醒脑开窍”针刺法配伍腧穴操作进行量学规范。为此，开展了大量临床研究和基础实验逐一确定了腧穴位置、进针深度、针刺方向、施术手法、施术时间、针刺效应及针刺最佳间隔时间等，使“醒脑开窍”针刺法日趋规范化、剂量化、科学化。

第七章　针刺手法量学的提出与醒脑开窍针刺法

第一节　《内经》中针灸“量”概念的萌芽

针灸作为物理刺激疗法，必然要涉及治疗剂量的问题。对此早在《黄帝内经》中就已有诸多方面的论述。尽管在“量”的描述方面还很模糊。甚至有些论述非常费解和不可思议，但却反映了手法量学的思想，体现了处于萌芽状态的量学观。本节就《内经》有关针灸“量学”方面的论述加以阐述和归纳。

一、针刺深度

针刺的深度是针刺手法操作的重要环节之一，对针刺手法的治疗剂量有一定影响。一般而言，针深则刺激量较大，针浅则刺激量较小。关于针刺的深浅，《内经》从病情的轻重、病位的深浅、疾病的性质、经脉浅深、患者的体质及发病的季节等多方面进行了论述。

（一）病情轻重

《内经》中，根据病情的轻重对针刺的深浅进行了规定，如《灵枢·四时气》篇云：“故春取经、血脉、分肉之间，甚者深刺之，间者浅刺之。”《灵枢·本输》篇亦云：“春取络脉诸荥大经分肉之间，甚者深取之，间者浅取之。”《灵枢·卫气失常》篇又云：“病间者浅之，甚者深之。”可见，《内经》认为病情有轻重之异，刺当有浅深之别。

（二）病位深浅

《内经》根据病位的深浅，规定了针刺深浅的原则。如《素问·刺要论》篇云：“病有浮沉，刺有浅深，各至其理，无过其道……浅深不得，反为大贼。”而后此篇对疾病的部位和针刺的深浅进行了具体的阐述：“病有在毫毛腠理者，有在皮肤者，有在肌肉者，有在脉者，有在筋者，有在骨者，有在髓者。是故刺毫毛腠理无伤皮广……刺骨无伤髓……刺肉无伤脉……刺脉无伤筋……刺筋无伤骨……骨无伤髓……。”《素问·长刺节论》篇又就具体疾病举例予以说明，如“病在肌肤，肌肤尽痛，名曰肌痹，伤于寒湿。刺大分，小分，多发针而深之……病在骨，骨重不可举，骨髓酸痛，寒气至，名曰骨痹。深者刺无伤脉肉为故”。以上论述说明，病位浅者宜浅刺，病位深在者宜深刺。

（三）疾病性质

《内经》根据疾病的阴阳虚实属性之不同，规定了针刺的深浅。如《灵枢·终始》篇所云：“一方实，深取之……一方虚，浅刺之……脉实者，深刺之，以泄其气；脉虚者浅刺之，使精气无得出，以养其脉。”该篇又云，“病痛者，阴也，痛以手按之不得者，阴也，深刺之。……痒者，阳也，浅刺之。”可见，疾病属实，属阴则深刺，属虚属阳则浅刺。

（四）经脉浅深

《内经》根据经、脉的深浅，对针刺的浅深进行了论述。如《灵枢·阴阳清浊》篇云："清者注阴，浊者注阳……清者其气滑，浊者其气涩……故刺阴者，深而留之；刺阳者，浅而疾之。"这里所说的"阴"和"阳"即指阴经和阳经。《灵枢·卫气行》篇又云："在于三阳，必候其气在于阳而刺之；病在三阴，必候其气在阴分而刺之。"《灵枢·经水》篇又对手足三阴三阳经的针刺深度做了具体的论述，如"足阳明刺深六分……足太阳深五分……足少阳深四分……足太阴深三分……足少阴深二分……足厥阴深一分……手之阴阳，其受气之道近，其气之来疾，其刺深者，皆无过二分"。此段叙述似与《灵枢·阴阳清浊》篇所云和现代的认识相矛盾。可能与《内经》非出自一人之手，学术观点不同有关。

（五）体质强弱

《内经》中还就体质的强弱与针刺深浅的关系进行了论述。如《灵枢·逆顺肥瘦》篇云，"年质壮大，血气充盈，肤革坚固，因加以邪，刺此者，深而留之……广肩腋，项目薄，厚皮而黑色，唇临临然，其血黑以浊，其气涩以迟……刺此者，深而留之，多益其数也。……瘦人者，皮薄色少，肉廉廉然，薄唇轻言，其血清气滑，易脱于气，易损于血，刺此者，浅而疾之。……刺常人奈何……视其黑白，各为调之，其端正敦厚者，其血气和调，刺此者，无失常数也。……刺壮士真骨……此人重则气涩血浊，刺此者，深而留之，多益其数；劲则气滑血清，刺此者，浅而疾之。……婴儿者，其肉脆，血少气弱，刺此者，以毫针，浅刺而疾发针……"。《灵枢·终始》篇又云："刺肥人者，以秋冬之齐，刺瘦人者以春夏之齐。"说明针刺深浅应根据患者体质。肥壮者深刺，瘦弱者浅刺，婴儿浅刺。《灵枢·终结》篇亦有类似的论述，如"气悍则针小而入浅，气涩则针大而入深，深则欲留，浅则欲疾。以此观之，刺布衣者，深而留之；刺大人者，微而徐之。此皆因气剽悍滑利也"。

（六）季节变化

天人相应是《内经》学术理论的一个主导思想。它体现在疾病的发生发展、诊断治疗及预防预后的各个方面，针刺的深度亦不例外。如《灵枢·终始》篇云："春气在毛，夏气在皮肤，秋气在分肉，冬气在筋骨。刺此病者，各以其时为齐。"说明，应根据时令的变化、气之所在，来酌定针刺的深度。在此原则指导下，《灵枢·四时气》篇又规定了较具体的深浅和部位，如"四时之气，各有所在，灸刺之道，得气穴为定。故春取经、血脉、分肉之间……夏取盛经、孙络，取分间，绝皮肤；秋取经腧……冬取井荥，必深以留之"。另外，《素问·水热穴论》篇亦有相同的论述，并从五行和阴阳之气盛衰的角度阐述了其道理。

综上所述，关于针刺深度的选择，《内经》的论述是比较全面的。但究其原文，其论述还是比较模糊的。文中并未涉及针刺具体的深度，也就是说对针刺的深度并未做定量的规定，而只是从多角度做了许多原则性的提示，这对后世针刺手法的发展具有一定的影响。

二、留针时间

留针是针刺手法操作的另一环节，它可使针刺的刺激得以持续。因此，对针刺治疗剂量产生一定影响。关于留针，《内经》从病程长短、病证虚实寒热及患者体质等方面进行了论述。

（一）病久者宜留针

《灵枢·终始》篇云："久病者，邪气入深。刺此者，深内而久留之。"

（二）正虚可留针

《灵枢·口问》篇云："下气不足，则乃为痿厥心悗，补足外踝下，留之。"《素问·调经论》篇云："血有余，则泻其盛经出其血；不足则视其虚经，内针其脉中，久留而视。"

（三）寒则留之

《灵枢·经脉》篇论及十二经脉病候的治则时均提到"热则疾之，寒则留之"。《灵枢·官能》篇亦云："大寒在外，留而补之。"

（四）体质强壮者可留针

《灵枢·根结》篇云："刺布衣者深而留之。"《灵枢·逆顺肥瘦》篇多处论及"壮士"及"年质壮大"之人，以其"气涩血浊"故刺此者，深而留之，多益其数。

留针时间的长短是影响维持针刺刺激量的一个重要因素。关于此，《内经》中并无明确的论述，而多用"留之、留久之"等做了较笼统的规定。尽管《灵枢·经水》篇以呼吸次数规定了十二经脉留针时间，但其最长"留十呼"，最短"不过一呼"。如该篇云："足阳明刺深六分，留十呼……足厥阴深一分，留二呼。手之阴阳……其留皆不过一呼。"若按脉搏每分钟跳动 72 次，并结合《素问·平人气象论》篇"人一呼脉再动，一吸脉亦再动"计算 1min 呼吸次数在 18 次左右。这就是说"经水"篇所云的时间最长半分多钟，最短 1/18min（约 7. 5s）。这里的呼吸次数，似可理解为进行手法操作的时间而非留针时间。

三、针刺间隔时间及疗程

两次针刺之间间隔多长时间及总的针刺次数（疗程）反映了刺激频度和蓄积量，是针刺手法量学的一个重要方面。《内经》中有许多篇章针对病程长短、不同病情及体质对此进行了论述。

（一）病程长短

《灵枢·寿夭刚柔》篇在论述寒邪所致形病及情志过极所致气病的治疗时云："病九日者，三刺而已；病一月者，十刺而已，多少远近，以此衰之。"说明病程短者，针刺蓄积次数少，即疗程短。反之，则针刺蓄积次数多，即疗程长。且针刺的次数按病程日数的 1/3 来计算。又如《灵枢·胀论》对于卫气运行失常所致的"脉胀"和"肤胀"的治疗，根据病程远近提出"三里而泻，近者一下，远者三下，无问虚实，工在疾泻"。即病新近者，泻足三里 1 次；病久远者，泻足三里 3 次。《灵枢·终始》篇在论及寒热厥病的治疗时云："久病者，邪气入深。刺此病者，深内而久留之，间日而复刺之。"意即对患寒热厥病日久者，采用隔日蓄积针刺 1 次的方法。

（二）各种病证

《内经》中有多篇论及各种病证的针刺次数及间隔时间，如《素问·缪刺论》篇云："邪客于五藏之间，其病者，脉引而痛，时来时止，视其病，缪刺之于手足爪甲上，视其脉，出其血，间日一刺，一刺不已，五刺已。"意为邪客于五脏之络脉，当缪刺各经井穴，隔日一次，并且蓄积治疗 5 次。《素问·长刺节论》篇在述及风邪所致的寒热病的治疗时云："病风且寒且热，三日一刺，百日而已。"又《灵枢·寿夭刚柔》篇根据治疗的难易对外邪所致的形病和情志内伤所致的脏病分别规定了不同的针刺蓄积次数。"形先病而未入藏者，刺之半其日；藏先病而形乃应者，刺之倍其日。此外内难易之应也"。即形病未累及藏者，病易治，针刺的次数为病程天数的一半；

藏病而后应于外形者，病难治，针刺的次数为病程天数的两倍。

（三）体质差异

不同的体质对其针刺的次数和间隔的时间也有一定影响。如《灵枢·逆顺肥瘦》篇云："婴儿者，其肉脆，血少气弱。刺此者以毫针，浅刺而疾发针，日再可也。"该篇还对"壮士真骨"等体质强壮之人的治疗提出"深而留之，多益其数"即增加累积针刺的次数。

四、艾灸壮数

艾灸是针灸疗法的主要内容之一。关于艾灸的"量"，在《内经》中主要以直接灸的基本单位"壮"加以描述的。如《素问·骨空论》云："灸寒热之法，先灸项大椎，以年为壮数。次灸橛骨，以年为壮。"意为灸治寒热病，当以患者的年龄为壮数灸治大椎穴和尾闾穴。《灵枢·癫狂》篇在论述狂病新发的治疗时，指出"灸骨骶二十壮"。尽管灸法的治疗剂量亦涉及多方面的内容，如艾炷的大小、疾病的虚实、灸疗的疗程等，但其壮数无疑是反映其直接灸法治疗量的一个重要内容，体现了一定的量学观，至今仍为灸法临床广为采用。

本节从针刺深度、留针时间、针刺次数和间隔时间及艾灸壮数等多方面对《内经》处于萌芽时期的针灸手法量学观进行了分析和归纳。虽然其有关针灸量学的论述很笼统，有些与临床实际不太符合，或有待于进一步验证，但是，它所提出的一些原则，对后世针刺手法量学概念的提出和针灸手法及剂量的规范化发展产生了重要影响并奠定了基础。

第二节　传统针刺补泻手法的分类概述

针刺治疗效应的取得，除取决于机体的机能状态、辨证是否准确、穴位的特性等因素外，在得气基础上应用的针刺补泻手法起着非常重要的作用。历代医家都非常重视针刺的手法，并在实践中不断发展和创新，从而形成了多种多样的针刺手法。尽管各种补泻手法都是历代医家临床经验的结晶，是行之有效的。然而，由于各种针刺补泻手法几乎均无规范化的量学规定，令后学者难以正确掌握，补泻在于疑似之间，从而限制了针刺手法不断发展。本节以捻转和提插手法为主，结合手法的量学要求，对常用的传统针刺补泻手法加以剖析和阐述。

一、捻转补泻法

捻转补泻法是以针的捻转方法的不同来区分补泻的针刺补泻手法。关于此法，《内经》中论述比较简单。据《灵枢·官能》记载，泻法用"切而转之"，补法为"微旋而徐推之"。至《标幽赋》始将捻转分左右而为补泻，即"迎夺右而泻凉，随济左而补暖"。左转是指捻针时大指向前，示指向后转，为补法；右转是指捻针时示指向前，大指向后转，为泻法。亦即大指向前为补，大指向后为泻，此为后世捻转补泻法的重要概念。仔细分析此定义就会产生许多疑问，左右转而分补泻的根据是否科学暂且不论，在操作时医生用不同的手持针及医患的相对体位等均会改变"左右"转的真实差异，而使左转和右转的区分失去实际意义。可见，以左右捻转方法的不同是不能正确地区分捻转补泻手法的。

近些年来，有人以捻转手法刺激量的大小而分补泻的。即捻转幅度小，用力轻，操作时间短者为补法；而捻转幅度大，用力重，操作时间长者为泻法。尽管对这种观点尚有异议，但这无疑是对捻转补泻手法的发展，使之具有了初步的量学观。但是，捻转角度大小、用力轻重和时间长短如何规定？其界限是什么？这些参数仍有待于予以科学的规范，否则还是不易正确地进行捻转补泻法的操作。

二、提插补泻法

提插二字，《内经》中没有明确提出，但在《灵枢·官能》篇中有“泻必用员……伸而迎之；补必用方……微旋而徐推之”的论述。这里所说的“伸”就是提的意思，“推”就是插的意思。在《难经·七十八难》中有进一步的阐述：“得气，因推而内之，是谓补；动而伸之，是谓泻。”至明·李梴《医学入门》则明确提出：“凡提插，急提慢按如冰冷，泻也；慢提紧按火烧身，补也。”即反复重插轻提为补法、反复轻插重提为泻法，此为传统提插补泻的定义。但轻重是一个相对的概念，不同的人在轻重的把握上可能是不同的。因此在实际应用时就很难恰当地区分轻重提插。也就是说如何规定轻重，其量学的标准是什么，这是正确应用提插补泻的前提。尽管近人在前人的基础上又采用不同的提插幅度、频率和持续时间长短对提插补泻法加以规范，但仍未能对该手法操作的量学参数予以科学的规定。

三、迎随补泻法

迎随意指逆顺，《灵枢·九针十二原》篇云：“逆而夺之，恶得无虚？追而济之，恶得无实？迎而随之，以意和之，针道毕矣。”《灵枢·终始》篇亦云：“泻者迎之，补者随之，知迎知随，气可令和。”故传统的迎随补泻法应理解为泻实用逆其经气的方法，补虚则用顺其经气的方法。正如《难经·七十二难》所解释的那样，“所谓迎随者，知荣卫之流行，经脉之往来，随其逆顺而取之，故曰迎随”。尽管在此基础上派生出多种迎随补泻法，如子母迎随法、深浅迎随法、转针迎随等，但较为广泛应用的乃是杨继洲的针芒迎随补泻法。按《针灸大成·三衢杨氏补泻》的记述为：“得气以针头逆其经络之所来，动而伸之，即是迎；以针头顺其经脉之所往，推而内之，即是随。”这是以针刺得气后，针尖逆经行提法称“迎”，针尖顺经行按法称“随”。近人又将此手法简化为以进针时针尖逆顺经脉循行的方向分补泻，即顺着经脉循行方向刺入者为补，而逆着经脉循行方向刺入者为泻。目前，临床应用的迎随补泻法多指此法。当然，这种操作方法较前简化和易于操作，但由于缺乏有关的量学参数，使该针法的操作难以规范和多流于形式，如以同样的角度顺逆经脉刺入叫“随”、“迎”？平刺还是斜刺？这个问题不明确就很难真正做到“迎”或“随”，更谈不上夺其邪气和济其脉气了。

四、徐疾补泻法

徐疾补泻法是以进针、出针过程的快慢而区分补泻作用的针法。《灵枢·九针十二原》云：“徐而疾则实，疾而徐则虚。”《灵枢·小针解》解释为“徐而疾则实者，言徐内而疾出也；疾而徐则虚者，言疾内而徐出也”。操作时，先于浅部得气，将针缓慢地向内推入到一定深度，退针时，疾速提至皮下。此种徐进疾退手法，意思是引导阳气由浅入深，由表及里，故是补法；在用泻法时，进针要快，一次就进到应刺的深度候气，待气至后，引气往外，出针时要慢慢地分层而退，主要是使邪气随针引导由深出浅，由里达表，所以能起泻的作用。同样，传统的徐疾补泻操作也没有具体的量学规定，如果针刺的作用确与针在体内进退的徐疾有关，那么多慢为徐，多快为疾，这些都尚缺乏明确的规定。

五、呼吸补泻法

呼吸补泻法是配合患者的呼吸而进行手法操作的一种针刺补泻方法。关于其手法的操作在《素问·离合真邪论》篇就有详细的描述："吸则内针，无令气忤；静以久留，无令邪布；吸则转针，以得气为故；候呼引针，呼尽乃去，大气皆出，故命曰泻"，"呼尽内针，静以久留，以气至为故……候吸引针，气不得出，各在其处，推阖其门，令神气存，大气留止，故命曰补"。即当患者吸气时进针、捻针、呼气时退针，为泻法；反之，当呼气时进针、捻针，吸气时退针，为补法。另外，按《内经》原文的论述，针刺的全过程还与留针和出针时的开阖等方法相结合。

六、开阖补泻法

开阖补泻法是一种以出针后是否摇大或闭合针眼而分补泻的针刺手法。关于此法的操作在《内经》中有较详尽的描述，如《灵枢·官能》篇云："泻必……摇大其孔，气出乃疾，补必……气下而疾出之，推其皮，盖其外门，其气乃存。"《素问·刺志论》亦云："入实者，左手开针空也；入虚者，左手闭针空也。"就是说在出针后速按针孔为补；出针时摇大针孔，不加按压为泻。但在临床应用时，还应进一步明确按压针孔应持续多长时间方可使"其气乃存"，针孔摇大到什么程度才能起到泻的作用。

七、平补平泻法

在得气基础上，均匀地提插、捻转而不分补泻的一种针刺方法。《素问·五乱》篇中称此方法为"导气法"，即"徐入徐出，谓之导气，补泻无形，谓之同精"。此法适用于气机逆乱之证，故曰"是非有余不足也，乱气之相逆也"。《灵枢·邪客》篇云："辅针导气，邪得淫泆，其气得居。"说明此针法具有双向作用，既可外泄邪气，也可导引正气。因此该针法不但可用于实证，又可用于虚证，当然亦可以用于虚实兼夹证。又因该针法操作比较简单，容易掌握，所以，目前被广泛应用于临床各种病证的治疗中。关于此手法，同样缺乏规范化的量学参数，如捻转角度、提插的幅度及手法持续时间的范围，其最佳的量学参数是多大等。

以上逐一论述了常用的单式针刺补泻手法，临床上各种手法可以相互配合应用。此外，几种单式手法组合可以形成多种复式手法，如烧山火、透天凉、子午捣臼等。从对各针法的论述可以看出尽管前人将各种手法操作叙述得很详尽，但要做到准确掌握各种补泻手法并真正起到补泻作用绝非容易的事。问题在于：①古人对各种补、泻手法的规定是否科学？②各种手法的操作均无严格的规范。正因为此，使得针刺手法或流于形式，或故弄玄虚，或被弃之不用。从而严重阻碍了刺法这门学科的发展。因此开展针刺补泻手法及其规范化的科学研究，不仅是该学科自身发展的需要，同时亦是针刺工作者义不容辞的责任。

第三节　近代针刺手法的研究概述

针刺手法是针刺疗法取得疗效的关键环节之一。因此，针刺手法问题历来受到医家的普遍重视。几十年来，人们就针刺手法开展了大量的临床和基础实验研究，应用多种客观的、可定量的效应指标来反映不同针刺手法的效应差异、作用规律及机制，以揭示针刺手法的实质。概括地讲，研究的主要内容涉及传统补泻手法的研究、不同术式手法的比较研究及强弱刺激手法的研究。本节就上述三方面的研究进展进行概述。

一、传统补泻手法的研究

传统补泻手法一直作为针刺手法研究的主要内容。多年来，许多研究者从体温、血管运动、微循环、红外线热像图析、血液成分、电生理等多角度对传统补泻手法的效应规律进行了研究。

（一）补泻手法对体温的影响

传统补泻手法效应的研究最早是从观察其对温度的影响开始的，而且，研究多集中于烧山火、透天凉手法。在此之前，裴斌、李志明、管正斋等观察了烧山火、透天凉手法产生针下热感和针下凉感的效应，取得了一些阳性结果，但患者针下热感与凉感的产生与语言诱导有一定关系。20世纪60年代后，人们开始应用体温的变化来观察针刺补泻手法的不同效应。陆瘦燕等在1963年开始就烧山火和透天凉手法对37例不同疾患的患者的体温影响进行了观察。共进行了136人次手法的操作，其中烧山火82人次，有58人次体温上升，透天凉54人次，有32人次体温下降。其后，靳瑞、杨纪曾、吕兴斋、吉楠、吴秀锦等也先后报道了烧山火、透天凉手法对体温的影响。结果表明，烧山火和透天凉手法可使皮肤温度有不同程度的升高和降低。观察方法有的将补法和泻法进行组间对照，有的则自身对照，即在同一被试者身上先补后泻，或左补右泻。针刺后皮肤温度升降的幅度各异，可能与每个操作者手法的差异有关。史正修等还观察了烧山火、透天凉手法对家兔肛温影响，结果细针施烧山火手法可使肛温平均上升0.7℃，透天凉手法可使肛温平均下降0.6℃。而粗针施烧山火、透天凉手法则家兔肛温升降没有规律。上述研究，有些研究结果皮温变化幅度过小，未超过体温的自然波动范围（0.9℃），似难说明问题。但有一些被试者皮温变化达1℃以上，则不能不说是手法的作用。郑魁山等通过同体对照观察（先用热补手法，隔日行凉泻手法），对41例（健康人21例；患者20例）受试者，针刺一侧合谷穴，观察双侧商阳和同侧少商穴皮肤温度的变化。结果表明：同侧商阳穴皮温，热补组先稍下降而后升高，凉泻组迅速下降然后逐步回升。41例中热补组升高1℃以上者36例（87.7%），最高者达4.9℃；凉泻组下降1℃以上者36例（87.7%），下降最多达5℃。对侧商阳穴，热补组升高1℃以上者33例（80%），最高达5.3℃；凉泻组下降1℃以上者35例（85%），下降最多达5.5℃。同侧少商穴的波动变化，双侧商阳穴的变化基本一致。经统计学处理，针刺前与针刺后15～30min皮温有非常显著性差异（$P<0.01$）。双侧商阳穴皮温升降结果基本一致，这一现象说明针刺手法对体温的影响不仅有局部作用，而且对整体体温有调整作用。吉楠也曾发现，一侧穴位施以烧山火，对侧穴位即使不针刺，或只平补平泻，也可见皮温升高；同样一侧穴位施以透天凉，则对侧穴位即使不针刺，或平补平泻，也见皮温下降。除了烧山火、透天凉手法外，林蕙兰等应用迎随、徐疾及开合相结合的泻法针刺47例肝胆实热证患者行间和（或）阳陵泉穴（112穴次），观察了穴位皮温的变化。结果表明，94穴次（83.9%）的穴温下降（0.2～3.4℃）。行针2～5min后产生凉感者共90穴次，其中体穴温下降者80穴次，占71.4%。张令铮的研究未见到烧山火使皮温升高，透天凉使皮温下降的规律性变化。而发现无论何种手法，原来皮温高者针刺后有降低趋势，原温度低者，针后有升高趋势。罗庆道等也仅看到针刺可以引起循经皮温变化，而未看到皮温升降与补泻手法有关。

（二）补泻手法对血管运动的影响

补泻手法引起的凉热针感和体温的变化，提示这些现象的产生可能同血管的舒、缩功能的变化有关。1963 年有人利用肢容积示波描记法证实，施烧山火手法，可在针下出现热感的同时，肢体容积曲线上升，说明肢体末梢血管呈舒张反应；而透天凉则相反，即引起肢体容积曲线下降，说明肢体末梢血管收缩。这种变化不仅出现在复合穴位上，而且在健康人及患者的特定单穴上也可表现出来。在同一受试者身上，若转换补泻手法，肢体容积曲线的变化更显示其特征性。即在先施烧山火手法，出现肢体容积曲线上升（说明血管舒张）的基础上，转而采用透天凉手法，可使肢体容积曲线下降至原水平以下，说明血管由舒张转为收缩。反之，在施透天凉手法出现肢体容积曲线下降的基础上，转为烧山火手法时，则容积曲线可上升至原水平以上。司徒铃利用反射式光电血管容积描记器，观察用不同补泻手法针刺足三里穴（433 穴次）时，同经梁丘穴和下巨虚穴局部血管容积脉波变化。结果表明，补法引起血管容积脉波增大者达 68.1%，缩小或不变者为 50.6%，两者差异显著。郑魁山等也观察到在合谷穴行热补手法时，对侧无名指血管容积波多数表现上升，而凉泻手法多数表现为下降。但机体的机能状态对针刺效应有一定影响。即机体的机能状态不同，对相同的刺激可以产生不同的反应。何智明等还观察了应用提插补泻手法针刺足三里，对同侧梁丘穴和下巨虚穴血管容积脉搏波的影响。结果：补法组 203/297 例次血管容积脉搏波幅增高（68.4%），94/297 例次降低（31.6%）。泻法组 81/160 例次血管容积脉搏波幅降低（50.6%），79/160 例次增高（49.4%），两组之间差异非常显著（$P<0.01$），此外，中国中医科学院广安门医院针灸科侯氏等的研究也得到了相同的结果。还有人应用微循环显微镜直观观察了徐疾补泻针法左侧外关穴对人体甲皱微循环的影响。结果发现补法时毛细血管管径有增大的趋势，但与针前比较无显著差异（$P>0.05$）；针刺泻法则比针前明显减小，不针刺组无明显变化。针刺补法和泻法对甲皱毛细血管径的影响有显著差异（$P<0.01$）。但对血流速度的影响，补泻手法间无明显差异（$P>0.05$）。王家瑞等观察了提插捻转手法对甲皱微循环的影响。结果表明，提插补法偏重于使输入枝扩张。提插泻法，偏重于收缩输出枝；捻转补法使输出枝扩张，捻转泻法可使输入枝收缩；提插复合捻转泻法使输入枝、输出枝均收缩，而补法均使血流速度增快，而泻法使血流速度减慢，但捻转泻法针后 20min，可使血流速度增快。针刺补泻手法对血管运动功能的影响，不仅反映在末梢血管舒缩功能的改变，还可以表现为大动脉紧张度的变化。如董氏观察了应用补泻手法针刺足三里穴对大动脉紧张度的影响。针刺足三里穴，在施提插捻转补法时，无论是健康人或患者，大多出现脉搏传布速度的减慢，反映血管紧张度下降。当手法由补转泻时，大多出现脉搏速度的加快，反映血管紧张度的增高。范军铭等应用针刺徐疾补泻法观察了对 13 例健康人脉象图的影响。结果表明：补法组针刺后主波幅升高，至 25min 时升高最明显，与针前比较有显著性差异（$P<0.05$）；至 30min 后波幅开始下降。泻法组针刺后，主波幅下降，至 25min 时与针前比较有显著性差异（$P<0.05$），30min 时下降最为明显（$P<0.001$）。

（三）补泻手法对血液成分及某些生化物质的影响

沈阳市中医研究所经络研究室分别应用烧山火、透天凉和平补平泻的手法，观察了针刺对嗜酸细胞数和白细胞（吞噬细胞指数）的影响。结果表明：烧山火组与平补平泻组针后嗜酸粒细胞数都明显低于针前（$P<0.01\sim0.001$）；透天凉组则相反，针后嗜酸粒细胞数明显增加（$P<0.05$）。对于白细胞的吞噬能力，透天凉组有明显增强（$P<0.01$），而烧山火组平补平泻组虽有增强趋势，但经统计学处理，与针前无显著差异。陆瘦燕等还观察了烧山火和透天凉及平针手法对 24 例关节炎等慢性疾病患者血糖及枸橼酸、尿中肾上腺素、去甲肾上腺素及总 17-羟类固醇含量的影响，并同时观察了患者的口温变化，以探讨烧山火透天凉手法对体温影响的机制。结果表明，烧山火手法可使血糖及血浆枸橼酸含量明显增加，同时体温显著上升，平均升高 0.5℃；透天凉手法则使血糖及血浆枸橼酸含量在针刺后半小时显著降低，同时体温亦有所降低，平均降低 0.3℃。平针手法对血糖、血浆枸橼酸及温度影响未见规律性变化。三种针刺手法组肾上腺素，去

甲肾上腺素及总17-羟类固醇含量均有增多趋势、但三种手法之间无显著性差异。吴氏等补泻百会穴观察阳虚患者血浆cAMP、cGMP含量的变化，发现无论补法或泻法，多数可使明显增高的cGMP显著下降（$P<0.05$）而趋于正常值；cAMP仅呈现轻微的变化（$P>0.05$），补法组似以下降为主，泻法组则以升高为主，cAMP/cGMP也发生相应的改变而趋于正常。可见，针刺补泻效应与机体所处的机能状态密切相关。再如，有人对30例乳癌根治术后接受化疗的虚证患者施以徐疾补泻手法，发现补法组和泻法组的白细胞总数变动均不显著，而对照组自化疗第一周即显著减少。说明补法泻法均能明显地改善造血功能，防止白细胞减少，何金森在针刺治疗甲状腺功能亢进的临床研究中观察到，对阴虚火旺、气阴两虚的患者，分别采用提插泻法和补法，可使两组患者的基础代谢率（BMP）、血浆cAMP含量、尿17-羟类固醇排出量得到调整。针刺补法和泻法不仅可降低BMR，改善临床症状，而且可促进甲状腺机能恢复正常，血清T_4、T_3含量下降，血浆cAMP，尿17-羟类固醇和自主神经平衡参数趋向正常。

（四）针刺补泻手法对电生理的影响

有研究者观察到，针刺时皮肤电位可见明显变化，起针后逐渐恢复到针前水平。电位的变化与针刺手法有关，烧山火手法所引起的电位即时变化以下降为主，透天凉手法则以电位上升为主。上海市高血压研究所用自动搏记法记录涌泉、足三里两穴间的电位差，发现泻法较补法产生的电位差要快而大。何智明等应用提插补泻法观察了对38例脾胃病患者胃电图的影响。结果表明：提插补泻手法对体表胃电频率的影响未见明显差异（$P>0.05$）；而对体表胃电波幅的影响则有显著差异（$P<0.05$），补法组以波幅增高为主，泻法组以波幅降低为主。董承统报道用补法针刺足三里，多引起心率减慢，而泻法多引起心率加快。

（五）针刺补泻手法红外线图像研究

陈克彦等应用红外线成像技术观察了补针法和泻针法针刺合谷穴对手部热像图影响。结果表明：补针组40幅热像图有34幅变亮或有亮有暗（85%）；泻针组40幅热像图有26幅变暗（65%）；空白对照无变化者32幅（80%），三者之间有非常显著的差异。曹仁方等在患者肢体浅表部位，取内关、外关为主，应用烧山火，透天凉手法导出红外线显示有关经络“气”的内容，通过红外线热像仪观察了“气”的动态活动。结果显示：施透天凉手法可出现较基础亮度低的阴暗条束图像，条束状阴影延伸的方向与针下凉感传导方向一致。当主观凉感消失后，在红外线图像上，阴暗的条束图像尚能保持一段时间，然后逐渐消失，消失时向着传导的方向逐渐缩短；施烧山火手法则出现条束图像亮度较高，并沿着热感传导方向延伸。在主观热感消失之后，红外线图像同样能保持一段时间。反映出不同的补泻手法可产生不同亮度的红外线图像，图像呈现的束状带与凉热感方向完全一致，这可能是针下之气的动态活动的反应。

综上所述，可以看出补泻手法所产生的效应是不同的，往往是相反的，这说明补泻手法的作用是客观存在的。但还应看到补泻作用的特异性是相对的，因为补泻手法效应的取得主要取决于机体的机能状态，因此其作用不是一成不变的。

二、不同术式手法的比较研究

针刺的手法有多种多样的术式，如捻转术式、提插术式等。各种术式手法应用的原则是什么？不同术式手法产生的效应有何区别？其不同效应产生的机理是什么？这些均是针刺手法实质研究的重要课题。许多研究者对此进行实验研究，研究内容多集中于捻转和提插这两种毫针最基本的术式。

李伯宁采用平补平泻法对捻转和提插术式进行了对比研究，从皮温、皮肤痛阈、白细胞计数，心肌单向动作电位等五个方面观察比较了这两种术式的反应。实验对象除心肌单向动作电位应用家兔外，其余均为健康青壮年。取穴根据不同的专题而定，但同一专题内，两种术式均需选用同一穴位。研究结果表明：①捻转、提插两种术式均有明显的降温作用，其特点为先降后小升、再降，表现出一种波浪式曲线。在全组（18 例）受试者中，未发现有升温反应者。因此作者认为，此两种术式的平补平泻操作法在扶阳升温方面较退热镇静作用差故阳虚患者当慎用。②捻转术痛阈提高的范围较提插术宽广，表明捻转术镇痛效应高于提插术。③两种术式均能引起 T 淋巴细胞明显增加，表明两者均有较好的增强免疫功能的作用。④血常规处于正常状态时，两种术式对血常规的影响均不明显，表明针刺对机体正常的状态没有干扰作用。这也反映了针刺具有保持机体内环境平衡的作用，是针刺调整作用的另一形式的反应。⑤对家兔心肌单向动作电位的影响，在复极时程上提插术表现为缩短；捻转术在其复极至 10%、90% 的时程上表现增加。提示两者对心率的影响是有差别的。因此，作者建议对快速性的心律失常应首先捻转术，而对慢速心律失常应用提插。

王家瑞等应用微循环显微镜观察了应用捻转补法和提插补法、捻转泻法和提插泻法及捻转提插补泻法针刺 11 例中风患者中诸穴（患侧）对同侧微循环血流的影响，并与 12 名正常人进行对照。同时观察了中诸穴皮温的变化。结果表明：①提插补法偏重于使输入枝扩张（$P<0.01$），而捻转补法则使输出枝扩张（$P<0.05$）；提插泻法偏于使输出枝收缩（$P<0.02$），提插加捻转泻法则使输入、输出枝均收缩（$P<0.02$；$P<0.01$），平针法未见毛细血管口径有明显改变。②对穴位皮温的影响，提插补法升高皮温的作用较捻转补法明显（$P<0.01$），而提插泻法与捻转泻法对温度的影响则无明显差异。

王氏采用雀啄手法、捻转手法及单针法（不做手法）针刺人中穴，动态观察了 60 例脑梗死患者脑电地形图病灶侧各导联 δ、θ、α_1、α_2 功率及主频（f）的变化。结果表明：雀啄法可使各导联 δ 功率（颞后导联除外）、θ 功率（颞前、颞中、颞后导联除外）明显降低（$P<0.05\sim0.01$），顶、枕导联的 α_1、和 α_2 功率明显增强（$P<0.05\sim0.01$）。除中央区、顶区外、各导联主频（f）均有不同程度的升高（$P<0.05\sim0.01$）。上述改变一般在针后半小时之内比较明显，其作用多持续近一小时。捻转组 Fp、P 及 O 导联的 δ 功率，F_m、C 导联的 θ 频率针刺后降低（$P<0.05$），顶区 α_l 功率、枕区 α_2 功率、颞区及颞前区主频（f）针刺后明显增加（$P<0.05$），其效应的持续多在 10min，最长不过 20min。单针组脑电地形图未见明显改变。提示应用雀啄手法针刺人中，可以明显改善脑梗死患者神经细胞的功能异常，从而改善脑功能。我们曾用捻转手法、提插手法针刺足三里对肌电图的改变进行了观察，发现行提插手法时电位改变比捻转手法明显，同时提插手法较捻转手法的“得气”感强，而且酸、麻、胀等“得气”感与穴位的电位变化是同步出现、同步增强的。因此，我们认为不同手法所引起的不同生物电变化是其产生不同效应的内在机制之一。董泉声等用双对铂丝电极同时引导股后侧皮神经和内侧腓肠肌神经的电位，取上述皮、肌神经分布区域内属于“阳经”的合阳、承筋、承山穴，属于“阴经”的阴谷、膝关穴及承筋内侧 1cm 处的非经外穴点，观察了捻转、提插、刮针、弹针、七星针叩刺和指针对前述神经电位的影响。结果表明，由各种针刺手法诱发冲动综合组成的电位同形，确随术式而互不相同，各具特征。赵晏等采用在猫的脊神经背根分为神经纤维细束的方法，记录单位型关节深部感受器的传入发放冲动，对比观察了单纯捻转、单纯提插及提插并捻转三种基本针刺手法对 19 个感受器的作用。结果表明：三种手法每次运针所引发的感受器放电平均数分别为 1.83 个、4.60 个和 6.98 个。后两者手法之间无明显差异，但后两者手法均显著高于前者。提示针刺手法和传入信息量之间有着明显的相互关系。上述研究表明，不同术式的针刺手法确有不同的效应产生，这与不同术式的手法的刺激量和传入的信息量密切相关。针刺信息是通过穴位下的感受器而传入的。那么针刺信息传入的

途径是什么？如果是神经式的针刺手法所刺激的传入神经纤维种类是否相同？对此一些研究者进行了较为深入的研究。如董新民等分别运用提插、捻转、摇、刮、弹、叩和指按等手法刺激家兔的“合阳”或“承筋”穴，以股后侧皮神经为标本，采用直流电阳极阻滞和冲动碰撞两种方法，分析针刺术式与针刺诱发冲动传入纤维类别的关系。结果表明：针刺可以兴奋皮神经中 A_a、β、δ 和C四类纤维，但随术式不同而各有差异。上述针法均可兴奋 A_a、p、δ 纤维，主要区别在于C纤维是否参与针刺信息的传入。捻转、叩针、指针手法通常均可以引起C类纤维活动；提插和弹针的部分机会使C类纤维产生诱发冲动，摇针和刮针手法，C类纤维不参与或仅偶尔参与针刺信息传导。董泉声等用上述同样的研究方法，观察分析了提插、捻转、摇、刮、弹、叩及指针等不同术式的针刺手法与内侧腓肠肌神经诱发冲动传入纤维类别的关系。结果亦表明，针刺诱发冲动传入纤维类别随针刺手法的不同而互有差异。捻转和指针通常均引起Ⅰ、Ⅱ、Ⅲ、Ⅳ 4类纤维兴奋，提插和摇针可同时兴奋4类纤维的机会约占实验次数的1/2，刮针、弹针和叩针时仅有Ⅰ、Ⅱ、Ⅲ类纤维参与针刺信息传导。并认为较弱的针感主要由Ⅲ类纤维兴奋所引起，较强的针感可能和Ⅳ类纤维活动的关系更为密切。

三、轻重刺激手法的研究

尽管在轻重刺激与补泻关系的认识上，针灸界目前尚有分歧，但针灸作为一种刺激疗法，其针刺刺激量的大小肯定存在着不同的作用机制和效应差异。因此，轻重刺激手法的研究亦是针刺手法实质研究的重要方面。所以许多研究者抛开补泻不谈，对轻重刺激手法进行了一系列的实验研究，取得了一定的进展。

刘天成早在1963年就采用代表网状内皮系统功能的血清刚果红清除率观察了轻重刺激对白细胞吞噬功能的影响，发现轻刺激针法可以促进其吞噬功能，重刺激则抑制其吞噬功能。上海第二医学院在制备有巴氏胃瘘的狗身上发现，针刺“足三里”穴，对原来胃机能低下者，轻刺激针刺可使之兴奋，表现为胃收缩时波幅、频率增加，酸度上升；对原来胃机能亢进者，轻刺激无效，而重刺激才可抑制。提示针刺的效应既随针刺刺激量而异，同时也与机体的机能状态有关。聂卉等分别采用头皮针快速捻转刺激法（230～250转/min）、慢速捻转刺激法（60转/min）和留针不捻转方法，对60例脑梗死患者针刺前后上、下肢肌力和痛阈的变化进行了对比观察。结果表明：针刺前后肌力的提高，快速捻转针法明显优于慢捻转针法及留针法，慢捻针法明显优于留针法。针刺前后痛阈的提高，快捻转针法明显优于慢捻转针法，慢捻转针法与留针法无明显差异。因此认为不同的刺激量可产生不同的效应，以快捻转针法改善肌力和提高痛阈的作用最为明显。于致顺等观察用轻、重捻转手法，留针不捻转手法针刺家兔“足三里”对小肠运动的影响，并与假设针刺组、肾上腺组做对照。结果表明：重捻转手法（200次/min；持续5min）引起小肠运动减弱（$P<0.01$），轻捻转和留针不捻转引起小肠运动增强为主（$P<0.01$）。作者认为足三里对小肠运动的影响，轻捻转针法与留针不捻转手法有“补”的作用；重捻有“泻”的作用。王樟连等应用弱、中、强三种刺激强度针刺内关、足三里穴观察了不同强度刺激手法对心气虚患者左心搏血量的影响。结果表明：弱刺激组左心搏血量未见明显增加（$P>0.05$），强刺激组明显增加，而中等刺激组左心搏血量增加最明显（$P<0.01$）。另外，作者还观察了中度刺激间歇动留针5min、15min和30min对左心搏血量的影响，发现间歇动留针5min组，左心搏血量明显增加（$P<0.05$），15min、30min组增加更为明显（$P<0.001$）。因此认为，以间歇动留针15～30min维持针刺刺激量为宜。李嘉等用脉冲电刺激正常大鼠的“足三里”、“曲池”、“丰隆”，观察对血压的影响。结果表明，以300μA的脉冲电刺激，可引起降压反应，与对照组相比有显著性差异（$P<0.05$；$P<0.01$）；但若以高强度600μA的电脉冲分别刺激上述穴位，原有的降压反应被明显减弱或反转为

升压。上述研究表明，不同强度的刺激的确可产生不同的效应，也就是说，针刺刺激量的大小是针刺效应产生的重要因素。随着这方面研究的不断深入，必将促进针刺手法向定量化、规范化发展。

四、针刺浅深度的研究

（一）针刺深浅的形态基础研究

1. 针感的产生依托于一定的形态结构 “针刺之要，气至而有效”。得气是针灸取效的基础，临床上得气有多种表现形式，如患者有酸、麻、胀、痛、重等自觉反应，或有热、凉、痒、蚁行感等感觉，或者呈现沿着一定方向和部位传导和扩散；有些出现循经性肌肤跳动、震颤，有时针刺腧穴周围出现红斑、皮疹、白线等体征；同时，医者的刺手可体会到针下沉紧、涩滞或针体颤动等反应。

对于某一腧穴，只有针刺到一定深度才能得气，过深或过浅均不能获得较强的得气感。有研究比较了头部、躯干、上肢、下肢等部位的得气深度，结果也显示胖人得气深度较瘦人深，且头部的得气深度比躯干、上肢、下肢得气深度浅。同时也发现有神经质与过敏体质的患者得气深度较一般者为浅；重病患者如中风后遗症或癌症其得气深度较一般患者为深。由此，这也验证了古代对针刺深浅的一些论述，肌肉丰厚处针感体会部位较深，如腰臀部，肌肉浅薄处则较浅，如头面部。有研究探讨过人体胸部诸穴的得气深度，发现不同性别、不同体型、同一性别不同体型平均的其深度的差别均有统计学意义，并且发现得气深度大部分均在肌肉层，因此认为得气与肌电活动、肌肉收缩有很大关系。也有研究发现：刺激神经多引起麻感，刺激血管多引起痛感，刺激骨膜多引起酸感，刺激肌肉多引起酸胀感，而医者手下的感觉可能是梭内肌肉的收缩或结缔组织缠绕产生的。穴位的解剖学研究发现，腧穴是效应器与感受器明显集中的部位，血管、神经支、游离末梢三者与腧穴所在部位为主的感受器，共同构成针感的形态学基础。目前认为，腧穴的形态结构与神经关系最为密切，针刺腧穴不仅能够引起神经系统本身的良性调节，也参与到其他各组织的调节反应过程中，如神经-血管调节，神经-肌肉调节，神经-体液调节等，从而使病变所导致的失衡的功能状态得以调整、恢复。

同一穴位，刺入不同深度，可产生不同的针刺感应。如上天柱穴：向鼻尖处作75°的内斜刺，针刺深度达0.1～0.5寸时，针感局限于后枕部，方向与颈神经后支内侧皮支行走方向一致；深达0.6～1.0寸时，针感由后枕达头顶、前额，方向与枕大神经的走行相符；深达1.1～1.3寸时，针感分布于后枕、头顶至眼球、眼区，方向与颈后神经丛、椎动脉丛、椎静脉丛关系密切。经临床64只突眼的上天柱针刺观察，说明了针刺深度达1.1～1.3寸时效果最好。风池穴：向鼻尖平耳垂水平略斜向下刺，针刺深度达0.1～0.5寸时，针感在局部，与颈3神经后支走行方向一致；深达0.6～1.0寸时，针感分布于耳后、头顶，与枕小神经或枕大神经分支的外侧支的关系密切；深达1.1～1.5寸时，针感与枕下三角外侧、颈后神经丛、椎动脉丛、椎静脉丛关系密切，可达颞区及眶外方。

2. 腧穴的解剖结构决定针刺的安全深度 针刺的安全性自古以来就很受重视，因为临床上总会出现一些因为针刺不当而引起医疗事故，有些后果相当严重，甚至死亡，这在古今都有不少相关的记载。古人通过大量的临床实践，详细总结了许多与针刺安全有关的情况，列出了许多禁刺、深刺的部位、穴位，描述了一些危险学位的针刺操作方法（包括针刺的角度、进针的深度等）形成了针刺禁忌，在《黄帝内经》中已有“刺禁论”一章节专门论述禁针的问题，明确指出五脏、血脉、脑户、脊间中髓、眼区、关节中禁刺，否则会发生危险。

与针刺安全性有关的诸多因素当中，深度是其中的一个最常见、最重要的方面。由于科学技术水平和历史条件的限制，由于古代针具的粗糙和消毒条件等，使得一些穴位被列为禁刺或浅刺。随着科技的进步、现代医学的飞速发展，特别是将解剖学和影像学用于穴位的解剖结构研究，人们对针刺深度与安全性的认识不断地深入，使得现代的针刺深度普遍比古代深，而且一些禁忌也被打破。这无疑对提高针刺疗效有重要意义，因为，对于一些穴位治疗某些特定的病症必须要针刺到一定深度才能发挥较好的疗效。

穴位解剖与针刺安全深度的基础研究为现代针灸临床的安全性提供更为客观的科学依据，不仅推动了针灸学的发展，也从很大程度降低了医疗事故发生率，保护了患者的利益。根据现代解剖知识可知：禁针、慎针腧穴，其深层多为重要神经、血管及重要脏器所在之处，如哑门穴、风府穴深部为延髓，针刺时必须严格掌握针刺的角度和深度；极泉穴深部有动脉；巨阙穴下有肝脏；眼周睛明穴、球后穴有眼球或血管丰富。一般来说，肌肉丰厚部如四肢可深刺、直刺，有的地方可深刺2~3寸；反之，肌肉浅薄处，内有重要脏器及大血管，则宜浅刺、斜刺，如胸背部腧穴宜浅刺，以免伤及心、肺，出现危险。所以，腧穴针刺安全深度有相应的形态结构基础，以不刺及其内部的“危险”脏器组织结构为准。与针刺安全性密切相关的穴多在头颈、胸背、腰腹部，针刺安全深度的解剖学研究常集中在这些部位的常用穴。

（二）针刺深浅与脑功能之间关系的研究

现代影像技术，特别是将脑功能磁共振成像的运用，将针刺与中枢神经系统的研究结合起来，得以从一个全新的角度了解针刺对脑产生怎样的影响，以及不同深浅针刺对机体的调节作用。

采用fMRI发现，经穴皮部挑治法（挑刺表皮与真皮之间）刺激胃经伏兔穴或足三里穴与深刺（刺进肌层）均可在同一脑区（颞叶海马旁回）产生功能变化和相应的变化过程。这说明了同一穴位无论浅刺还是深刺存在相同的主治作用，可以主治某些相同的病症。阳陵泉穴皮部浅刺和常规针刺，对左右不同脑区的激活概率和激活强度均无显著性差异，但在双侧额叶、顶叶、颞叶等脑区激活点数的分布有一定差异，皮部浅刺较多；皮部浅刺在双侧额叶、顶叶、颞叶有着相对较多的激活点分布，其相对高强度的刺激分布在双侧顶叶、基底核区、左侧枕叶、小脑、右侧岛叶等区域；而常规针刺的激活点多在右侧扣带回和小脑分布较多，其激活点数虽少于皮部浅刺，但其作用则相对集中，多表现在对双侧扣带回、左侧额叶、右侧枕叶、小脑的激活。在内关穴区皮部刺激和常规刺激在脑区的指向基本一致，都能够相对集中激活枕叶和小脑，但是常规针刺还能够相对集中激活双侧颞叶；颞叶与听觉、视觉、记忆等功能高度相关，并参加情感调节。外关穴皮部浅刺和常规针刺都能不同程度地激活脑部功能区，常规针刺对右侧小脑的激活强度强于皮部浅刺，初步表明该外关穴常规针刺能够在视觉、平衡及认知障碍方面发挥较为突出的作用。运用fMRI技术研究不同层次针刺支沟穴对于不同脑区的激活，结果表明，该穴位皮部针刺和常规针刺对各脑区的激活没有差异，但有趋势表明，深刺支沟穴相对集中地激活对侧脑区，其激活点和强度都相对集中，其激活的脑区相对集中在与运动、学习记忆、情感活动和视觉听觉等有关的脑区；而支沟穴皮部浅刺，激活范围相对较大，激活点分散在左右两侧脑区，激活强度也不如常规针刺。外关穴配伍内关穴皮部浅刺和常规针刺均能激活双侧脑功能区，对不同脑区的激活概率和激活点数无明显差别，皮部浅刺相对集中激活左侧额叶、枕叶，常规针刺相对集中激活左侧颞叶的趋势，常规针刺对于右侧顶叶的激活强度明显高于皮部浅刺。外关穴配伍支沟穴对左右不同脑区都有不同程度的激活，无显著差异，但倾向不同，皮部浅刺相对集中激活额叶，常规针刺相对集中激活枕叶、小脑和基底核区。

以上研究表明，浅刺与深刺不仅对机体产生某些相同的治疗作用，而且也有一定的差异，各自都有其特异的治疗作用；同一穴位，与其他不同的穴位配伍，无论深刺还是浅刺，能够产生另外整合后的效应。

有研究者采用fMRI技术与针刺足三里穴和下巨虚观察其在大脑皮质特定功能区的分布位置，分为针刺深度为1寸组（得气）和针刺深度为0.4寸组（不得气），每组又分为提插刺激状态和非提插刺激状态。结果显示，得气时两穴位的脑功能活动区定位无明显差别，主要位于双侧扣带回、岛叶、大脑外侧沟上壁及中央后回等部位。不得气状态下，两穴位的脑功能活动区定位亦无明显差别，主要位于左侧中央后回。同一穴位在得气和不得气两种状态下，脑功能活动区定位差别明显。

（三）不同针刺深度与神经传导的研究

经络与神经之间的密切联系已是众所周知，在一些情况下，得气是依靠神经刺激来实现的。如醒脑开窍针刺法中几个辅穴的针刺，都需要刺激神经干，已达到疏通经络的目的。穴位的深刺与浅刺对神经的传导功能可能具有不同的影响。内关穴的深刺和浅刺对感觉神经传导影响可能不具有差异性；深刺对运动神经的作用强度较浅刺明显。分析原因，则可能是深浅刺时兴奋的运动纤维数量不同，深刺更多地兴奋了阈值较高的运动轴突，而浅刺所引起的同步性放电神经元的数量较少。认为这可能是某些疾病（如颈腰椎疾病）采用深刺治疗可能效果更好的原因。

（四）不同针刺深度与血管功能的研究

在中医理论当中，经脉对于营血的运行起到重要的作用，许多的穴位都是经脉汇聚之所，针刺深浅的不同，所发挥的调节功能可能也不同。利用彩色多普勒超声观察胫前动脉在足三里针刺前和针刺得气3min后收缩期峰值、平均血流速度和血管内径，结果显示，深刺足三里得气3 min后与针刺前相关指标有显著性差异（$P<0.05$）；浅刺足三里运针3 min后与针刺前相关指标均无显著性差异（$P>0.05$）。

第四节　针刺手法量学概念的形成

针刺治病的过程就是在明辨虚实、确定选穴的基础上运用各种手法予以补泻的过程，以达到补虚泻实调整阴阳的治疗目的。由于各种针刺手法从性质上讲，均属于机械性刺激，所以无论是补法还是泻法都涉及一个刺激量即治疗剂量的问题。各种补泻手法在操作时采用多大的“剂量”，这是历代未能搞清的问题。医家们或据师承之法，或凭有限的经验来确定针刺的量，从而往往带有片面性和盲目性。有鉴于此当代针灸学家石学敏教授率先提出了手法量学的理论。所谓针刺手法量学就是研究和确定针刺最佳治疗剂量的学问。从而使针刺治疗由定性的补泻上升到定量的水平。

近些年来，我们在手法量学方面进行了大量的基础研究和临床观察，尤其是对捻转补泻的定义进行了创新，对其手法的操作进行了规范和量化现就捻转补泻手法的定义操作介绍如下。

一、捻转补泻手法的概念

从古到今，关于捻转补泻法论述颇多。如《难经·七十八难》所云：“男外女内。”《标幽赋》所云：“迎夺右而泻凉，随济左而补暖。”《针灸大成》：“左转从子触外乃主阳，右转从午触内行主阴。”迄止近代，关于捻转补泻法的定义有二：一是“大指向前为补，大指向后为泻”。二是捻转幅度小，用力轻为补；反之捻转幅度大，用力重为泻。这是迄今比较具体的捻转补泻操作手法，在临床上应用较广。但在具体施行手法操作时，仍有许多迷惑之处。如“大指向前为补，大指向后为泻”，究竟医生和患者成什么体位，医生用左手持针？右手持针？还是两手同时持针。故单纯规定大指前后捻转的方向而不限定其他条件是不够的。另外，根据捻转幅度的大小及用力轻重而分补泻，亦缺乏具体的量学概念，致使操作者处于随意或茫然状态。为此，我们经过长期的临床观察、理论探索和实验研究，对捻转补泻手法予以新的定义和量学操作规范。

（一）捻转补泻手法第一定义

十二经脉以任督二脉为中心，两手拇指开始捻转时作用力切线的方向为标准，医者采用面向患者的体位，规定作用力的方向向心者为补，离心者为泻。即左侧捻转的方向为顺时针（相对患者而言），右侧捻转方向为逆时针为补。具体操作为捻转时加作用力，倒转时自然退回，一捻一转连续不断。至于捻转泻法与补法正相反，其作用力起始的方向左右两侧均为离心，即左侧为逆时针，右侧为顺时针。

（二）捻转补泻手法第二定义

根据实验观察，我们规定小幅度（$<90°$）、高频率捻转（>120 转/min）为补；反之，大幅度（$>180°$）、低频率捻转（50～60 转/min）为泻。

二、捻转补泻手法量学的四大要素

临床施行捻转补泻手法操作持续多长时间，一次治疗后需多长时间予以下一次蓄积治疗。这些问题从古至今尚未阐明。针灸学作为一门自然科学随着其发展应有明确的、科学的量学观，亦即应从定性的认识上升到定量的认识。根据临床观察和动物实验证明，捻转补泻手法量学主要有以下四大要素。

（一）作用力的方向是决定补和泻的重要因素之一

前以阐明，不再赘述。

（二）捻转的补泻与作用力的大小有直接关系

在施行补法时，术者手指轻轻的捻转，然后自然退回，形成一个有节奏的捻转频率，以达到徐徐地激发经气的作用。如临床上对缺血性的头痛或眩晕，针风池穴以采取补法时，从脑血流仪上可反映出脑血管缺血状态得到逐渐改善，其临床症状随之解除，这是激发经气的过程。在施行捻转泻法时，术者手指、腕及全臂协调用力，其作用力较大，能迅速激发经气，以达到气至病所的目的。如胆结石患者，当取阳陵泉和日月时，可迅速促使胆囊收缩，加强 Oddi 括约肌松弛，以达到排石作用。

（三）施行捻转补泻手法所持续时间的最佳参数

在手法中施术所持续的时间与治疗效果有着至关重要的意义，亦是手法量学中的核心。究竟施术多长时间为最佳治疗参数，在古典医籍中如《甲乙经》只提到某穴在施行手法时所留一呼一吸或两呼两吸，按照这种量学规定是远远达不到治疗作用的。我们认为：捻转补泻手法最佳施术参数，每个穴位的操作时间为 1～3min，如无脉症取太渊、人迎穴均施手法 1min，为改善脑供血所取风池等穴，以施术 3min 为最佳治疗参数。因此，只有找出或确定每一个证或病的最佳治疗参数，才能使针灸的临床研究提高一步，如果在临床上只限于进针后一捻一转是达不到治疗目的的。

（四）施行捻转补泻手法后治疗作用持续时间最佳参数

临床上嘱患者每日针灸1次或隔日1次或每周2次，往往缺乏科学依据。我们经过十年临床观察，每次针刺治疗后都有它一定的持续的治疗作用，其持续时间又因病种而异，这对研究针刺治疗有效作用的蓄积时间有着重要的意义，亦是针刺治疗效果的规律性。如针刺人迎穴治疗脑血管疾病（中风），1次治疗所持续的最佳治疗作用时间是6h。在针刺过程中发现，针刺后20min，其脑血流图改变最明显，持续到6h后，供血开始衰减，为此应6h蓄积1次针刺治疗。在研究针刺治疗“支气管哮喘”时，当施行捻转补法1～3min后，肺内哮鸣音逐渐消失，患者症状缓解，最佳有效治疗时间可达3～4h，此后继续针刺治疗。才能达到有效蓄积作用。

临床上应根据以上四个要素来决定“剂量”。当然，机体接受刺激的强度存在较大的个体差异，但不能因此而认为针刺手法的刺激量是不能确定的。人虽各不相同，但如同各项生理参数的正常值一样，各有一定限度，超过则患者不能忍受；不及则起不到治疗作用。因此除上述四大要素外，临床上还应根据患者的体质、肥瘦等因素对手法量学进行适当的调整。另外，针刺的深度实际上是决定针刺刺激量的一个重要参数，临床应予以重视。这里由于主要讲的是在针刺一定深度后进行捻转补泻的手法量学，故未讲针刺的深度。手法量学的研究工作十分艰巨，其影响的因素很多。因此，研究工作只能逐步进行，但前景是十分光明的。可以设想，如果我们的针刺手法能够具有科学的量的规范，那将不仅是手法研究的一大突破，亦是针灸治疗学的重大突破。

第五节　醒脑开窍针刺法的量学规定

醒脑开窍针刺法是主要应用于中风病治疗的一种更为有效的疗法。经过近20年的临床实践和实验研究，该针法在理论与应用方面日臻完善，特别是科学的、规范的手法量学是该针法的主要特点之一。该针法主要应用捻转、提插和雀啄手法。捻转手法采用了捻转补泻手法第一定义和第二定义的操作，提插手法、雀啄手法采用了传统的操作方法。所有手法操作均对最佳的刺激量和患者出现气至病所的客观反应进行了规范和量学的规定，现列举如下。

一、主穴的量学规定

内关穴：采用捻转（第一定义）和提插相结合的泻法。针深1.0～1.5寸，得气后施捻转提插泻法，即左右手分别持患者左侧和右侧的针柄，左手拇指、示指呈顺时针捻转（此时拇指所施作用力的方向为离心），右手拇指、示指呈逆时针方向捻转（此时拇指所施作用力的方向为离心），并配合提插泻法。捻转的角度>180°，频率为50～60转/min。手法持续操作1～3min。

人中穴：用雀啄手法。向鼻中隔方向斜刺0.3～0.5寸，将针向一个方向捻转360°，采用雀啄手法，以患者眼球湿润或流泪为针刺达到量学要求的效应指标。

三阴交穴：采用提插补法。针沿与胫骨后缘皮肤呈45°方向斜向后刺入，深1～1.5寸，行重插轻提之补法，以患者下肢连续抽动3次为达到手法量学要求。

二、辅穴的量学规定

极泉穴：直刺进针 1～1.5 寸，用提插泻法，以上肢抽动 3 次为度。

尺泽穴：曲肘内角 120°，针法同极泉穴。

委中穴：患者仰卧位直腿抬高取穴，深 1～1.5 寸，用提插泻法，以下肢抽动 3 次为度。

三、配穴的量学规定

吞咽障碍：风池针向结喉，进针 2～2.5 寸，采用小幅度（<90°）、高频率（>120 转/min）的捻转补法 1～3min。翳风、完骨的操作同风池穴。

手指握固：合谷穴针向三间穴，进针 1～1.5 寸，采用提插泻法，以示指抽动为度。

以上介绍的醒脑开窍针刺法操作的具体量学要求。关于蓄积治疗次数为 1 日 2 次，10 次为 1 个疗程，一般需要治疗 3～4 个疗程。

第八章　现代医学有关脑卒中认识的理论基础

第一节　脑的血液循环

理解脑和血管之间的关系才能正确处理脑血管病。熟悉脑血管走行及其支配区域是临床工作的基础，脑血管和脑的病理生理的全局把握是治疗决策复杂病例的根基。

脑血管是动脉、毛细血管、静脉组成的一个连续管道。近端连接并接受颈部的动脉甚至心脏的血流，远端连接着颈部的静脉，血液回流至心脏。脑血液循环系统的特点：分为前循环系统和后循环系统；成对的颈内动脉和椎动脉在脑底相互衔接组成动脉环；静脉系多不与同名动脉伴行，所收集的静脉血先进入静脉窦再汇入颈内静脉，各级静脉都没有瓣膜。

一、脑动脉系统

脑动脉系统是由前循环颈内动脉和后循环椎基底动脉两个系统组成。颈内动脉和椎动脉从颅底入颅，入颅后颈内动脉仍然分别为左右两侧进行；而椎动脉行于脑桥下缘处，左右汇合成一条基底动脉，因此，常合称为椎-基底动脉系统。两个系统在进行过程中常发出许多分支，分别供应脑部特定区域的血流。

颈内动脉系统供应眼、基底核、下丘脑大部，大脑额、顶叶及颞叶等大脑半球前3/5部分的血液。椎-基底动脉系供应脑后部的2/5，包括颞叶后部、整个枕叶、丘脑大部和中脑、桥脑、延髓、小脑、内耳及脊髓上部。

（一）颈内动脉系统

颈总动脉约在第四颈椎处，相当于甲状软骨上缘处，分叉成为颈内动脉和颈外动脉。前者起始处略膨大，称为颈动脉窦。

颈内动脉直径为6mm左右，从颈总动脉分出后垂直上升到颅底，继而穿过颞骨岩部经颈动脉管进入颅内。在颈动脉管内走行约1cm长，出管后颈内动脉在两层硬脑膜间进入颅内；该处恰位于三叉神经半月节之下，并发出小支供应半月节。然后，颈内动脉急转上行，沿蝶鞍的后外方进入海绵窦。在海绵窦内，它先向前再向上行至前床突内侧，继而急转向后形成海绵窦弯曲的上部。此弯曲称为颈内动脉虹吸部。

颈内动脉由前床突内侧穿出硬脑膜，在动眼神经上方和视神经下方走行于蛛网膜下腔。在此水平，颈内动脉开始连续发出临床上很重要的分支。通常依次分出眼动脉、后交通动脉、脉络膜前动脉、大脑前动脉与大脑中动脉。

1. 眼动脉　由颈内动脉的“颈动脉虹吸弯”处分出。随眼神经一起经视神经孔入眶，在眶内分出许多分支供应眼内容物并与颈外动脉分支吻合。其最重要的分支是视网膜中央动脉。

2. 后交通动脉　在蝶鞍上方自颈内动脉后掠部分发出，水平地向后并稍偏内行进，连于基底动脉的终末支-大脑后动脉。后交通动脉管径的变异很大，常一侧动脉较另一侧小得多。偶尔二侧都细如线，在颈动脉和椎-基底动脉系之间形成一个纤细的链环。此外后交通动脉发育不良亦多见。有的一侧缺如，双侧发育不全者少见。

后交通动脉在接近脑的一侧发出丰富的穿支（中央支）。前组供应丘脑下部和丘脑腹侧，视束前1/3部分及内囊后肢。后组穿入大脑脚间窝供应丘脑底部核团（Luys体）。这些旁正中（神经节）动脉相互间无吻合；因此任何一支动脉的闭塞都会产生其供应区的梗塞。

当后交通动脉有足够大的管径时，它可在颈动脉和椎-基底动脉系之间起平衡压力的管道作用，在正常情况下两者的血液并不混合。然而，若一方压力减低时，血液就可从另一方得到补偿。

3. 脉络膜前动脉　脉络膜前动脉通常起自颈内动脉恰在后交通动脉起始部的上方，有时也可起于后交通动脉或大脑中动脉。它横过视束下方并沿其内侧面向后走行，到外侧膝状体前部水平，然后转向外侧并分为大量小支，其中许多分支进入侧脑室颞角，分布于脉络丛，为其提供大量的血液。脉络膜前、后动脉的吻合使颈动脉系与椎-基底动脉系相连接，每一侧的脉络膜前动脉又和左右颈内动脉互相连结。

脉络膜前动脉供应内囊后肢的一部分，包括听放射和视放射。它还供应苍白球并发出细支到视束和外侧膝状体。与后交通动脉的神经节支和大脑前、中动脉的穿支相似，脉络膜前动脉穿支也是终末动脉，穿入脑内形成毛细血管网。

虽然脉络膜前动脉闭塞可引起对侧偏盲，偏瘫和偏身痛觉减退，但这一动脉发生闭塞者少见，且有时并无症状。

4. 大脑前动脉　是颈内动脉在靠近外侧裂处发出的一个分支；在水平位它向前内方向运行，跨越视神经和额叶前穿质。许多无名称而又极重要的神经节支在前穿质处穿入脑内。但其中较大的一支称纹状体内侧动脉（即Heubner回返动脉），它起自大脑前动脉（恰位于前交通动脉的近侧或远侧），在分出数支到眶面皮质后；于前穿质上方向外回返，然后下降进入前穿质，供应尾状核的前部和基底核附近部分及内囊前肢。

两侧大脑前动脉并行绕胼胝体膝部然后走行在胼胝体上方。在前交通动脉远端的两大脑前动脉间，在不同的间距上出现一些小吻合支，沿胼胝体至其压部行程中，这些吻合支逐渐变得更细小。它们与大脑后动脉的末支在胼胝体压部相吻合，形成颈动脉和椎-基底动脉系间的另一处连结。

于发出HEUBNER回返动脉稍远处，大脑前动脉发出额极动脉和胼缘动脉，前者供应额叶前分的内侧面，后者在扣带沟内行走达旁中央小叶。因而，扣带回的下方由大脑前动脉，上方由胼缘支将其边界勾画出来。胼缘动脉的分支于额叶内侧面的脑沟内上升，池后翻越半球上缘到其外侧面，与来自外侧裂在半球外侧面上升的大脑中动脉的终末支随意地吻合。所有这些有名称的大动脉分支及其再分支于脑表面相互吻合，形成广泛的浅表血管网。实际上，这些表面血管，穿通动脉，功能上是作为动脉的终末支进入脑内的。

5. 前交通动脉　两侧大脑前动脉于脑底视交叉上方抵达中线，通过前交通动脉相互连结。前交通动脉可以是单根、双根、三根，或缺如。它是两侧颈动脉循环间极为重要的吻合，与两侧后交通动脉和基底动脉一道，构成多边形的Willis环。

6. 大脑中动脉　颈内动脉发出大脑前动脉后，即延续成为大脑中动脉。它向外转行进入侧裂内，埋于脑叶间，其上方为额叶底面，下方为颞叶上表面。大脑中动脉发出许多旁中央支或神经节支进入前穿质，供应壳核、尾状核头、苍白球及内囊的膝部和后肢。这些穿通的终末动脉中最重要的是豆纹动脉。曾一度被称为人脑出血动脉。它们在进入神经节的行程中，行程长而相对无分支。它与表面上动脉不同，相互之间无吻合。

大脑中动脉上侧裂内脑岛外侧面分为一系列分支，走行在额、顶和颞叶表面的脑沟中，它们是额升动脉、颞前动脉、颞后动脉、顶后动脉和角回动脉。这些动脉又很快发出一系列分支，在大脑表面再分支且相互吻合形成血管网。从这个血管网发出终动脉穿支供养大脑。大脑中动脉主干的分支情况随人而异。除此之外，各分支确切行程的变异也很大。然而，所有这些分支动脉的供应区相当恒定。

颞前动脉恰于豆纹动脉起始部的远侧分出，供应颞极。额升动脉或眶额动脉是大脑中动脉最大和最复杂的分支，其分支于脑沟深处向前外走行，然后上升至额叶凸面，最终在半球上缘与胼缘动脉分支相吻合。颞后动脉供应颞叶的上外分。顶后动脉经外侧裂向外后上行，在多数人中，它发出一较大的分支即角回动脉，供应顶叶的外侧面和颞叶的上分。这些动脉的终末部分与大脑前、后动脉的分支相吻合。

大脑中动脉的供应区远较大脑前动脉或大脑后动脉的供应区大，运送大脑半球所需血量的80%。它供应脑岛，额叶眶面的一部分，额下回和额中回，大脑外侧面中央前、后回的部分，顶上和顶下小叶，颞上回和颞中回及部分顶叶。因而，由大脑中动脉或其某一分支闭塞所产生的临床综合征变异很大，它取决于闭塞的是那些分支和吻合通道是否开放。该动脉是脑卒中的好发部位。

（二）椎–基底动脉系统

通常椎动脉是锁骨下动脉的第一分支，它起始于颈根部，沿颈椎横突骨管内上行抵颅底，经枕骨大孔进入颅腔。在颅内两侧椎动脉彼此合成基底动脉。在后供血方面，锁骨下动脉、椎动脉和基底动脉是作为一个整体起作用的，这一系统运行的血液是脑内重要的血供，因为它供应脑干，而所有上行和下行传导束、大多数脑神经及维持意识和内环境稳定的中枢都集中在脑干。

1. 椎动脉

（1）颅外行程：有1%的左侧椎动脉于颈总动脉和左锁骨下动脉之间直接从主动脉弓发出。椎动脉几乎总是一侧较另一侧稍粗大，但当一侧细小时，另一侧很可能是不寻常的粗大，因此，后循环的供血量仍维持恒定。

椎动脉自锁骨下动脉发出后，于前斜角肌内侧经颈根部上升，行一短程即进入颈椎横突的一个孔，通常为第六颈椎横突孔。

椎动脉行于由第六至第一颈椎相邻横突和韧带形成的骨隧道中。在每一平面椎动脉发出细支供应颈神经、椎体及其关节，并发出的肌支经椎间孔穿出供应颈后肌群。其他椎动脉分支与颈神经一道进入椎管，供应脊髓，其中特别重要的是一大而较恒定的分支，通常在第五颈椎水平进入椎管，与脊髓前动脉相吻合，它是侧支循环的一个来源。

椎动脉自第一颈椎横突孔穿出后，绕寰椎后弓行走于椎动脉沟内，经枕骨大孔入颅。在枕下三角内，形成一个相似于颈内动脉虹吸的动脉袢，并与颈外动脉的枕支随意吻合。

（2）颅内行程：两侧椎动脉经枕骨大孔穿入硬脑膜进入颅内后，沿延髓腹外侧面上升，并发出许多无名的穿支。在桥脑和延髓的结合部汇合成一条基底动脉。椎动脉于刚穿破硬脑膜后，发出非常重要的脊前支，该支于延髓下部急转向下并折向中线，在第二颈椎至第三颈椎平面与对侧脊前支汇合成为单一的脊髓前动脉，并在脊髓前正中裂内下行，直至脊髓圆椎。

2. 基底动脉 于延髓与桥脑结合处形成，沿桥脑腹侧行走，终于桥脑和中脑的连接部，形成两支大脑后动脉，大脑后动脉可以看作椎–基底动脉系统的终末支。

3. 椎–基底动脉系统的分支

（1）小脑下后动脉：起自椎动脉，约于椎动脉汇合成基底动脉处下方1cm处发出，是椎动脉最大的而变异最多的分支。每一小脑下后动脉绕延髓外侧面向下行走至枕骨大孔平面，而后成袢向后上行供应部分小脑。

另外，它还供应延髓的一楔形区域及小脑半球表面的一部分。

（2）小脑下前动脉：发自基底动脉下段，行向背外侧，在外展神经、面神经和听神经的腹侧行走，并分出小支。它供应被盖外侧部、脑干中段、小脑中脚下部、小脑下脚、绒球和邻近的小脑半球。

（3）小脑上动脉：起自基底动脉的上段，从动眼神经根下方行向背外侧，于小脑上面分为内、外侧两个终末支。它供应脑干上部的背外侧部分、小脑上脚、第四脑室底的核群、部分齿状核、部分小脑半球上部皮层，以及中脑和桥脑的某些部分。

供应小脑的三支动脉——小脑下后、小脑下前和小脑上动脉于小脑半球表面随意吻合。

（4）内听动脉：有80%以上来自小脑下前动脉，余下大多数直接起自基底动脉。它有两个终末支，即耳蜗支和前庭支，每支与颈动脉循环都有非常纤细的吻合。特别有意义的是内耳、半规管、球囊、椭圆囊和耳蜗的动脉供应。

（5）中脑动脉：从基底动脉分为大脑后动脉的分叉处至后交通动脉的接合点之间的一段动脉，认为是一特殊动脉。根据胚胎学和血流动力学，这段动脉与大脑后动脉的其余部分不同，故某些人称为中脑动脉。胚胎期，发自基底动脉头端的两个分支构成中脑动脉，而大脑后动脉则起自颈内动脉，在成人期即使它已成为后交通动脉，但仍保持此名称，中脑动脉在形成大脑后动脉前发出一些穿支。

（6）大脑后动脉：大多数人的两侧大脑后动脉均为基底动脉的终末支，但有5%～30%的人，其中一侧可源自颈内动脉。大脑后动脉于动眼神经上方作为中脑动脉的延续，以曲线形式向后在中脑外侧行走，行程紧邻小脑幕锐利的游离缘。大脑后动脉发出后不久，即与后交通动脉吻合完成Willis环。它们行至大脑半球颞叶的内、下分，然后沿颞叶和枕叶的内侧面终止于枕极。极小的周围分支供应大脑脚、内侧膝状体、上丘和下丘。

二、脑静脉系统

脑静脉不与脑动脉伴行，其位置、数目均不太恒定，它在颅内形成丰富的静脉网。颅内静脉无静脉瓣，因此脑静脉血液循环中的回流、逆流通畅。此外，脑静脉管壁较薄、腔大，缺乏弹性，并有硬脑膜窦的特殊结构。

脑静脉分为浅静脉和深静脉，浅静脉主要收集大脑半球的皮质和髓质的静脉血；深静脉主要收集大脑深部髓质、间脑、基底神经节、内囊和脑室脉络丛等处的静脉血。由浅静脉、深静脉引流的静脉血首先注入硬膜窦，再汇流至颈内静脉，最终回至心脏。在浅静脉、深静脉之间有广泛的吻合支，以保证静脉的充分引流。脑静脉没有典型的防止血流回流的瓣膜，仅有类似瓣膜的装置，如在静脉开口处和硬膜窦内具有隔膜及小梁结构，它们可以防止颅内静脉引流过速。

（一）脑的浅静脉

大脑浅静脉是由大脑皮质和皮质下髓质的毛细血管汇集成小静脉，小静脉在软膜内吻合成网，并进而汇成较大的静脉。它分为3组，即大脑上静脉、大脑中静脉和大脑下静脉。

1. 大脑上静脉 主要分布在大脑半球外侧面，每侧有7～10条，收集半球外侧面上部和内侧面上部（胼胝体以上）的静脉血，向上注入上矢状窦。其中走行于中央沟内的一条静脉，主要引流中央回区域的静脉血，称为中央静脉。该静脉损伤或结扎，将造成对侧偏瘫。

2. 大脑中静脉 它与同名动脉伴行，起始于大脑外侧裂，斜向前下达大脑底面，它收集外侧裂附近的静脉血，注入蝶顶窦和海绵窦。此静脉与大脑上静脉、下静脉有较多的吻合，因而使大脑中静脉与上矢状窦及横窦相沟通。

3. 大脑下静脉 位于大脑半球外侧面下半和底面，有2~3条，它主要收集颞叶大部和枕叶外侧面及下面的静脉血，向后注入横窦。大脑上静脉、中静脉、下静脉之间相互吻合，使静脉回流更完善。其中有大脑上静脉、中静脉间的上吻合静脉（又称 Trolard 吻合静脉）和大脑中静脉、下静脉间的下吻合静脉（又称 Labbe 吻合静脉）等。小脑浅静脉：可分为小脑上静脉和小脑下静脉两组，小脑上静脉的血流入大脑大静脉和直窦及横窦和岩上窦。小脑下静脉的血液流至岩下窦、横窦和枕窦。

（二）脑的深静脉

脑的深静脉位于脑深部的静脉，主要收集大脑半球深部髓质、基底神经节、间脑及脑室脉络丛等处的静脉血。主要的深静脉如下。

1. 大脑大静脉 又称 Galen 大脑大静脉。它位于胼胝体压部的后下方或松果体的后方，由左大脑内静脉、右大脑内静脉汇合而成。此静脉粗短，通常不超过1cm，其壁薄。在大脑镰和小脑幕相连结处的前端与下矢状窦汇合续为直窦。它是脑内深静脉最终汇流处，因而它的损伤将造成严重的后果。

2. 大脑内静脉 也称 Galen 大脑小静脉。位于第三脑室顶的上方，由隔静脉和丘脑纹状体静脉在室间孔的后上缘处汇合而成。左大脑内静脉、右大脑内静脉自前向后并行至第三脑室后方合并成一条大脑大静脉。该静脉主要收集豆状核、尾状核、胼胝体、侧脑室和第三脑室脉络丛及丘脑等处的血液。

3. 丘脑纹状体静脉 位于尾状核及丘脑之间的终沟内，左右各一条，是由分布于脑室壁、纹状体和丘脑等处的静脉汇合而成。它自后向前行至室间孔后缘与隔静脉相连。主要收集丘脑、胼胝体、穹隆、纹状体、侧脑室前角的血液。

4. 隔静脉 位于透明隔两侧、侧脑室前角的内侧壁上，由前向后走行。主要收集透明隔、胼胝体嘴部和额叶深部的血液。

5. 基底静脉 位于视丘下部，是比较粗大、行程曲折而长的静脉，其腹侧段位于脑底面，背外侧段绕大脑脚行于环池，再向上转至脑干与间脑交界的背方汇入大脑大静脉。收集垂体、基底核、前穿质、后穿质、灰结节、乳头体、岛叶、海马钩回及大脑脚的血液。

三、动静脉吻合或侧支循环

虽然颈内动脉系统与椎-基底动脉系统是两个独立的供血系统，但彼此还存在广泛的侧枝支循环，其中最重要的是脑底动脉环（Willis 环）。两侧大脑前动脉有一短的前交通动脉互相联系。后交通动脉连接两侧颈内动脉和大脑后动脉，在脑底围绕视交叉、灰结节及乳头体共同形成脑底动脉环，这样大脑前动脉、中动脉、后动脉互相联系，颈内动脉系统和椎-基底动脉系统通联，实现脑循环的前、后、左、右联网、互通。正常情况下，Willis 环的各动脉内血流方向一定，相互间并不混合，只是在某动脉近端血流受阻，环内各动脉间出现压力差时，脑底动脉环才发挥其侧支循环作用。另外，侧支循环开放的有效性还决定于主血管闭塞的速度，从狭窄发展至闭塞越慢，侧支循环代偿功能就越完全，甚至完全代偿而无临床症状。

1. 颅外吻合 充足的侧支血管有助于减轻因颅外动脉病变所产生的神经功能缺失。颅外吻合包括：①眶内颈内、颈外动脉；②颈外动脉与椎动脉；③锁骨下动脉和椎动脉分支；④颈外动脉与锁骨下动脉。

2. 颅内吻合

（1）Willis 环：位于脑底面的一个血管网，由成对的大脑前动脉、颈内动脉、大脑后动脉、后交通动脉及单一的前交通动脉共向组成的多边形的环。Willis 环是脑循环的“基本环”，但是动脉环的个体差异很大，诸如颅内动脉的先天发育不良或缺如（颈内动脉、大脑前动脉、大脑后动脉、椎动脉等）；所谓正常构型仅见于 50% 左右。Willis 环主干血管的粗细和血流量及主干血管之间所成角度的差异，有可能对临床造成影响。

（2）软脑膜的吻合：大脑前动脉、中动脉、后动脉在大脑表面分支、再分支，形成一弥漫的软脑膜动脉网。这些相互间的吻合使得血液能正常地在大脑前动脉、中动脉、后动脉流域之间相互流通。有时来自脑膜前动脉、中动脉的吻合也很显著，它提供颈外动脉潜在的供血来源和对软脑膜动脉网的侧支供应。与之相反，从软脑膜动脉发出的无数穿支供应大脑半球的灰质和白质，但这些穿支直至分为毛细血管终止前，相互间几乎没有吻合。另一方面，相邻的毛细血管间都互有连结，但若某一穿支闭塞，它们所形成的网并不能有效地作为侧支供应的来源。

第二节　颅脑解剖及病理生理

一、颅脑解剖及生理基础

（一）头皮

1. 头皮的解剖　头皮是被覆在头颅穹隆部的软组织，按位置可分为额顶枕部和颞部。

（1）额顶枕部：范围界限前至眶上缘，后至枕外粗隆和上项线，侧方至颞上线。该范围内头皮有 5 层结构。自外向里依次如下所述。

1）皮肤：厚且致密，内含汗腺、皮脂腺、淋巴、血管、毛囊及头发。

2）皮下组织：为众多致密结缔组织分隔的小叶，其间充以脂肪、血管和神经，位于皮下和帽状腱膜之间。

3）帽状腱膜：为白色坚韧的膜状结构。它前连额肌，后连枕肌，侧方与颞浅筋膜融合，可认为是颅顶肌的一部分。该层与皮肤由纤维束紧密连接，与骨膜连接疏松。

4）腱膜下层：为薄层疏松结缔组织，其间有许多导血管与颅内静脉窦相通，是颅内感染和静脉窦栓塞的途径之一。

5）骨膜：贴附于颅骨表面，在颅缝处贴附紧密，其余部位贴附疏松，故骨膜下血肿可被局限。

（2）颞部：该部的上界为颞上线，下界为颧弓上缘。它分为 6 层：皮肤、皮下组织、颞浅筋膜、颞深筋膜、颞肌和骨膜。在颞浅筋膜、颞深筋膜之间，颞肌与颞深筋膜之间，都充有脂肪。骨膜与颞骨结合紧密，不易分开。

2. 头皮的血管、神经、淋巴

（1）血管：头皮的血液供应丰富。动脉、静脉伴行，动脉之间、静脉之间都有多个吻合支。若头皮创伤破裂，则出血凶猛。供应头皮的血管来自颈内动脉、颈外动脉系统。有额动脉、眶上动脉、颞浅动脉、耳后动脉及枕动脉。与动脉伴行的静脉，其血液都回流至颅内静脉窦，仅有枕部和颞部的静脉血，部分回流至颈外静脉。头皮的静脉借导血管与板障静脉、静脉窦相交通。正常情况下，板障静脉和导血管内的血流很不活跃，当颅压增高时，颅内静脉血可经导血管流向颅外，因而可在长期颅压增高的患者出现板障静脉和导血管扩张现象。

（2）神经：除面神经分布于额肌、枕肌和耳周围肌外，颅顶部头皮的神经都是感觉神经。额部皮肤主要是三叉神经第一支眼神经的眶上神经和滑车上神经分布。颞部皮肤主要由三叉神经第三支下颌神经的耳颞神经分布。耳郭后面的皮肤由颈丛的分支耳大神经分布。枕部皮肤由第二颈神经的枕大神经和颈丛的枕小神经分布。

（3）淋巴：颅顶没有淋巴结，因此头部浅淋巴管均注入头颈交界处的淋巴结。如额、颞、顶部的淋巴注入颌下淋巴结和耳前的淋巴结，颅顶后半部的淋巴注入耳后淋巴结，枕部的淋巴注入枕淋巴结。经上述各淋巴结最后注入颈浅淋巴结和颈深淋巴结。

（二）颅骨

通常将组成脑颅腔的骨骼称为颅骨。颅骨是由额骨、枕骨、蝶骨、筛骨各一块和顶骨、颞骨各一对相互连结而成。颅骨借枕外粗隆—上项线—乳突根部—颞下线—眶上缘的连线分为颅盖和颅底。

1. 颅盖部

（1）颅盖骨：是由内骨板、外骨板和两者间的骨松质（或板障）构成。颅骨厚度不均匀，在额、顶结节处最厚，颞、枕鳞部最薄。在内骨板、外骨板的表面有骨膜被覆，内骨膜亦是硬脑膜的外层。在颅骨的穹隆部，内骨膜与颅骨内板结合不紧密，因而颅顶骨折时易形成硬膜外血肿。在颅底部，内骨膜与颅骨内板结合紧密，故颅底骨折时硬脑膜易撕裂，产生脑脊液漏。颅骨板障内的板障静脉有：额静脉、枕静脉、颞前静脉和颞后静脉 4 对，它们之间借分支吻合成网，并有导血管与颅内静脉、外静脉相通。

（2）颅盖外面：在外骨板表面可见锯齿状的骨缝（在内骨板表面呈直线状）。在顶骨与额骨间为冠状缝，两顶骨之间为矢状缝，顶骨与枕骨之间为人字缝，颞骨与额顶枕骨之间为鳞状缝。在额骨前面居两眉弓之间的颅骨中空部分是额窦。

（3）颅盖内面：由于脑回、蛛网膜颗粒、静脉窦和脑膜血管的压迫，使颅盖内面凹凸不平。在正中线有矢状窦的压迹，称矢状窦沟。在两面有呈树枝状的压迹，为硬脑膜中动脉、静脉的压迹。硬脑膜中动脉经棘孔进中颅窝，在颞部分成前后两支。前支粗大向上方走行，后支较小并走向后上方。前支在顶骨前下角处（相当于颅外翼点处）多走行于骨性管中。若颞骨骨折往往撕断前支造成硬膜外血肿。

2. 颅底部

（1）颅底的内面：蝶骨嵴和岩骨嵴将颅底分为前、中、后窝。

1）颅前窝：由额骨的眶板、筛板、蝶骨体前部和蝶骨小翼构成，容纳脑的额叶。窝中央凹下，在正中的纵形骨峙为鸡冠，两侧为多孔的筛板，嗅丝自筛孔入颅。蝶骨体前部平坦，蝶骨小翼尖端可到翼点（额、颞、顶骨的交汇点）。额骨的眶板薄且不平，构成筛板外侧颅前窝的底，也是额窦和筛小房的顶及眶顶，是颅底骨折的好发部位。

2）颅中窝：形似蝴蝶，有一个正中部和两个外侧部。正中部为不规则状的蝶骨体，骨体中空为蝶窦，体的上面称蝶鞍，鞍中央凹陷为垂体窝，容纳脑垂体。鞍前有横行的视交叉沟，其两侧为视神经孔，视神经由此入眶。蝶鞍两侧是海绵窦，窦内有动眼神经、滑车神经、外展神经、三叉神经的第一支和颈内动脉通过。当颅底骨折伤及颈内动脉出现颈内动脉海绵窦瘘时，表现为海绵窦综合征。蝶骨体也是骨折易发部位。外侧部低凹，前方为蝶骨小翼，后方为岩骨上缘，由蝶骨大翼、颞骨岩部和鳞部构成颅中窝的底，容纳脑的颞叶。在大翼、小翼之间为眶上裂，有动眼神经、滑车神经、外展神经和三叉神经眼支经此入眶。眶上裂骨折时，将出现眶上裂综合征。在大翼的根部，从前向后有圆孔、卵圆孔和棘孔，依次为三叉神经第二支、第三支和硬脑膜中动脉通过之处。岩骨尖与蝶骨体围成破裂孔，有颈内动脉、岩浅大神经、交感神经丛和静脉丛通过。破裂孔的外侧，岩骨上面有三叉神经半月节压迹，半月神经节在其前方。在半月节压迹的外侧有弓状隆起，下隐内耳的上半规管，隆起外侧为薄层骨板（鼓室盖），下有中耳鼓室。若岩骨骨折伤及内耳迷路，出现眩晕和平衡障碍。伤及鼓室盖并伴脑膜撕裂，则出现脑脊液耳漏，可经耳咽管出现鼻漏。

3）颅后窝：前界为岩骨嵴，后界为枕横沟。由颞骨岩部和枕骨组成，窝底最低，其两侧容纳小脑半球。窝中央为枕骨大孔，其前方为平坦的斜坡，承托延髓和脑桥。舌下神经管位于枕大孔前外侧缘，舌下神经经此出颅。颅后窝后壁的十字隆起中点为枕内隆凸，其两侧有枕横沟，并向前下续为乙状沟，为横窦和乙状窦的压迹。乙状窦外侧壁即是乳突小房的内侧壁。乙状沟的末端接颈静脉孔，颈内静脉和舌咽神经、迷走神经、副神经由此通过。若颅底骨折损伤颈静脉孔，出现颈静脉孔综合征。

（2）颅底的外面：前部被面颅遮盖，后部的中央为枕骨大孔。孔的前外侧有枕骨髁，孔的后方为枕外嵴，其上为枕外粗隆。粗隆两侧是上项线（与枕横沟相对应）。颅底外面有多个孔，即颅底孔洞的外口。在茎突的后方有一小孔，为面神经通过的茎乳孔。

（三）脑膜

脑表面有三层被膜，由外向内依次是硬脑膜、蛛网膜和软脑膜。

1. 硬脑膜 由两层坚韧致密的胶原纤维构成，缺乏弹性，在两层之间有薄层网状组织，有血管和神经从其中通过。其外层附于颅骨内表面，称为骨膜层，内层则称脑膜层。在成人，硬脑膜与颅顶骨附着疏松，易于分离，故形成一潜在的腔隙（硬膜外腔），在颅底部硬脑膜与颅骨外膜相连续，不易分离。当颅底骨折时硬脑膜随之撕裂。在颅骨的骨缝和骨嵴处，硬脑膜与颅骨贴附牢固。

（1）硬脑膜突起：硬脑膜内层伸入颅腔至脑裂中形成突起，它们是大脑镰、小脑幕、小脑镰及鞍隔等。

1）大脑镰：呈镰刀状，在矢状位由颅顶向下伸至两大脑半球之间。其前端窄，连于筛骨的鸡冠；后端宽，连于小脑幕顶。上缘附着在颅顶内面的矢状沟，内隐上矢状窦；下缘游离与胼胝体相邻，游离缘内隐有下矢状窦。

2）小脑幕：呈半月状横位于小脑与大脑枕叶和部分颞叶之间。其后缘附着于枕骨的横沟，外侧缘附着在蝶骨的后床突和颞骨岩部（内隐岩上窦），内侧缘游离构成小脑幕切迹。并与鞍背围成小脑幕孔，有中脑神经和动眼神经通过，是脑疝好发部位之一。幕孔的游离缘上方，是颞叶内侧的海马钩和海马回，游离缘下方是小脑上蚓部和小脑前叶。幕孔与脑干之间为脑池，前方是脚间池，后方是四叠体池，两侧是环池。上述脑池是小脑幕下脑脊液流向幕上的必经之路。基底动脉在幕孔处分出大脑后动脉和小脑上动脉，分别走行于小脑幕上下。由于小脑幕切迹附近结构较多，倘若出现小脑幕切迹疝，邻近结构受压迫，可呈现相应的症状和体征。大脑镰的后端附在小脑幕上形成幕顶。内隐有直窦。

3）小脑镰：后部附着于枕内嵴（内隐枕窦），前缘游离，呈镰刀状，部分地分割小脑两半球。向上连于小脑幕，下接枕骨大孔边缘。

4）鞍隔：为环状皱襞，中央有一孔，漏斗从此通过。其前方附着于鞍结节和前床突，后方附着在鞍背和后床突，两侧附着在小脑幕游离缘，构成垂体窝的顶。

（2）硬膜窦（静脉窦）：硬膜窦是由硬脑膜的骨膜层和脑膜层在特定部位相互分离而形成的腔隙，在腔隙内面衬有内皮细胞。硬膜窦中充以静脉血并与静脉相续，故称静脉窦。因其壁厚不易塌陷，当损伤时则出血凶猛。

1）上矢状窦：位于颅顶中线偏右，居大脑镰的上缘。前起盲孔，后至窦汇，内腔自前向后逐渐增宽。主要接受大脑背外侧面上部和部分内侧面的静脉血。上矢状窦两侧壁上有许多静脉陷窝，蛛网膜绒毛（或蛛网膜颗粒）伸入其中。脑脊液通过上述绒毛的再吸收作用而进入静脉窦。因此，上矢状窦是脑皮层静脉和脑脊液回流的必经之路。

2）下矢状窦：位于大脑镰下部的游离缘，在小脑幕的前缘处与大脑大静脉汇合，共同延为直窦。

3）直窦：位于大脑镰和小脑幕的汇合处，直行向后，在枕内隆凸附近与上矢状窦汇合成为窦汇，并向两侧延伸为横窦。

4）横窦和乙状窦：横窦位于枕骨横沟处，即小脑幕的后外侧缘，向前行至岩枕裂处转向下成为乙状窦。乙状窦位于颞骨的乙状沟内。

5）窦汇：为上矢状窦、下矢状窦、直窦和左、右横窦的会合处。实际上以上各窦完全会合在窦汇者少见（仅占22%），如上矢状窦大多注入右侧横窦（占30%），直窦偏左而人左横窦（占18%）等。若上矢状窦分支时，则右支常比左支宽大，右横窦也较左横窦宽大。在临床处理窦损伤时，注意窦间的关系和引流方向。

6）枕窦：位于小脑镰内，自枕内隆凸沿枕内嵴向下，至枕骨大孔边缘时分为左支、右支，在枕骨大孔后缘形成环窦。

7）海绵窦：位于蝶骨体两侧，是不规则状的静脉窦。海绵窦左右由垂体前、后、下方的海绵间前窦、海绵间后窦和海绵间下窦相连通。海绵窦前部接受眼静脉和沿蝶骨小翼后缘走行的蝶顶窦的静脉血。海绵窦的后缘借岩上窦和岩下窦与横窦、乙状窦相连。海绵窦借卵圆孔等处的导血管与翼静脉丛相交通，借眼静脉与内眦静脉相交通。海绵窦内又有颈内动脉、动眼神经、外展神经、滑车神经和眼神经通过。

（3）硬脑膜的血管：主要来自上颌动脉发出的脑膜中动脉，是营养硬脑膜的重要血管。它从颅底的棘孔入颅中窝，沿颞骨内面的脑膜中动脉沟走行。该动脉在颞骨和蝶骨大翼相接处（翼点）分成前支、后支。较大的前支沿蝶骨大翼向上，行至蝶骨嵴的外端时穿入骨深部，在形成的骨管中走行1～3cm，在脑膜上走行的路径恰相当于大脑中央前回的位置。后支则向后上走行，路径相当于颞叶和顶叶。在颅骨骨折时，脑膜中动脉前支的损伤机会较多，可迅速形成硬脑膜外血肿。硬脑膜的血管中，尚有来自筛前动脉的脑膜前动脉，咽升动脉的脑膜后动脉和椎动脉及枕动脉的脑膜支。

2. 蛛网膜 薄而透明，缺乏血管和神经。蛛网膜与硬脑膜之间是硬脑膜下腔，与软脑膜之间是蛛网膜下腔。在蛛网膜下腔内有蛛网膜小梁，腔内充满脑脊液。在脑表面的凹陷处，蛛网膜下腔扩大，称为脑池。按脑池所在部位分为：小脑延髓池（也称枕大池）、桥脑池、环池、四叠体池、脚间池、终板池、视交叉池、大脑大静脉池和外侧裂池等。

3. 软脑膜 薄且透明，紧贴在脑的表面，并且伸入到脑的沟裂中。脑的血管在软脑膜内分支呈网，并进入脑实质浅层，软脑膜也随血管进至脑实质一段。由软脑膜形成的皱襞突入脑室内，形成脉络丛，分泌脑脊液。

（四）脑

脑由大脑、间脑、脑干和小脑组成。脑干包括中脑、脑桥和延髓。延髓是脊髓的延续，在腹侧面它与脑桥间有桥延沟相分隔，脑桥上端与中脑大脑脚相接。脊髓的中央管开放成为延髓、脑桥和小脑间的共同室腔（第四脑室）。中脑的导水管下通第四脑室、上通间脑的第三脑室。导水管的背侧为四叠体的上丘和下丘，腹侧为中脑的被盖和大脑脚。自室间孔到视交叉前部的连线，为间脑和大脑的分界线，自后连合到乳头体后缘的连线为中脑和间脑的分界线。大脑向前、向上、向后扩展，并覆盖间脑、中脑和小脑的一部分。大脑两半球内的室腔为侧脑室，它借室间孔与第三脑室相通。

1. 大脑　包括左、右两半球及连接两半球的中间部分，即第三脑室前端的终板。大脑半球被覆灰质，称大脑皮质，其深方为白质，称为髓质。髓质内的灰质核团为基底神经节。在大脑两半球间由巨束纤维—胼胝体相连。

（1）大脑半球各脑叶：大脑半球表面凹凸不平，布满深浅不同的沟，称脑沟，沟间的隆凸部分称脑回。

1）额叶：位于中央沟以前。在中央沟和中央前沟之间为中央前回。在其前方有额上沟和额下沟，被两沟相间的是额上回、额中回和额下回。额下回的后部，由外侧裂的升支和水平支分为眶部、三角部和盖部。额叶前端为额极。额叶底面有眶沟界出的直回和眶回，其最内方的深沟为嗅束沟，容纳嗅束和嗅球。嗅束向后分成内侧和外侧嗅纹，其分叉界出的三角区称为嗅三角。也称为前穿质，前部脑底动脉环的许多穿支血管由此入脑。在额叶的内侧面，中央前、后回延续的部分，称为旁中央小叶。

2）顶叶：位于中央沟之后，顶枕裂与枕前切迹连线之前。在中央沟和中央后沟之间为中央后回。横行的顶间沟将顶叶部分为顶上小叶和顶下小叶。顶下小叶又包括缘上回和角回。

3）颞叶：位于外侧裂下方，由颞上、中、下三条沟分其为颞上回、颞中回和颞下回。隐在外侧裂内的是颞横回。颞叶的侧面和底面，在颞下沟和侧副裂间为梭状回，侧副裂与海马裂之间为海马回，围绕海马裂前端的钩状部分称为海马钩回。

4）枕叶：位于顶枕裂和枕前切迹连线之后。在内侧面，距状裂和顶枕裂之间为楔叶，与侧副裂后部之间为舌回。

5）岛叶：位于外侧裂的深方，其表面的斜行中央沟分其为长回和短回。

（2）大脑皮质功能定位：大脑皮质为中枢神经系统的最高级中枢，各皮质的功能复杂，不仅与躯体的各种感觉和运动有关，也与语言、文字等密切相关。根据大脑皮质的细胞成分、排列、构筑等特点，将皮质分为若干区。现在按 Brodmann 提出的机能区定位简述如下。

1）皮质运动区：位于中央前回（4 区），是支配对侧躯体随意运动的中枢。它主要接受来自对侧骨骼肌、肌腱和关节的本体感觉冲动，以感受身体的位置、姿势和运动感觉，并发出纤维，即锥体束控制对侧骨骼肌的随意运动。若一侧中央前回损伤，可造成对侧肢体瘫痪、肌张力增高、腱反射亢进，并出现病理反射。

2）皮质运动前区：位于中央前回之前（6 区），为锥体外系皮质区。它发出纤维至丘脑、基底神经节、红核、黑质等。与联合运动和姿势动作协调有关，也具有自主神经皮质中枢的部分功能。该区损伤可以引起性格的改变和精神症状。

3）皮质眼球运动区：位于额叶的 8 区和枕叶 19 区，为眼球运动同向凝视中枢，管理两眼球同时向对侧注视。该区受损出现双眼向患侧凝视。若受刺激，则双眼向健侧凝视。

4）皮质一般感觉区：位于中央后回（1、2、3 区），接受身体对侧的痛、温、触和本体感觉冲动，并形成相应的感觉。顶上小叶（5、7 区）为精细触觉和实体觉的皮质区。在皮质感觉区损伤后的初期，对侧身体各种感觉都消失，而痛觉在以后可以恢复，精细触觉难以恢复。旁中央小叶后部接受对侧足、趾的感觉；旁中央小叶前部支配膀胱和肛门括约肌的运动和对侧小腿以下骨骼肌的运动。

5）额叶联合区：为额叶前部的 9、10、11 区，与智力和精神活动有密切关系。该区病损可出现智力、性格和精神等方面的改变。

6）视觉皮质区：在枕叶的距状裂上、下唇与楔叶、舌回的相邻区（17 区）。每一侧的上述区域皮质都接受来自两眼对侧视野的视觉冲动，并形成视觉。当一侧视皮质损伤时，出现两眼对侧视野偏盲。

7）听觉皮质区：位于颞横回中部（41、42 区），又称 Heschl 氏回。每侧皮质均接受来自双耳的听觉冲动产生听觉，当一侧听觉皮质损伤时，只出现听力减退。

8）嗅觉皮质区：位于嗅区、钩回和海马回的前部（25、28、34 和 35 区的大部分）。每侧皮质均接受双侧嗅神经传入的冲动，当一侧皮质损害时，不产生嗅觉障碍。

9）内脏皮质区：该区定位不太集中，主要分布在扣带回前部、颞叶前部、眶回后部、岛叶、海马及海马钩回等区域。该区病损时出现胃肠、血压、心率和呼吸等功能的紊乱。

10）语言运用中枢：由于人类的社会实践，产生了语言文字（即第二信号系统）和使用工具等特殊的功能活动，这些活动在一侧皮层上也有较集中的代表区（优势半球），也称为语言运用中枢。它们分别是：①运动语言中枢，位于额下回后部（44、45 区，又称 Broca 区）。该区损伤后，患者虽然能发音，但不能组成语言，称为运动性失语。②听觉语言中枢，位于颞上回 42、22 区皮质，该区具有能够听到声音并将声音理解成语言的一系列过程的功能。此中枢损伤后，只能听到声音，却不能理解，不能正确地与别人对话，称此现象为命名性失语，也称感觉性失语。③视觉语言中枢，位于顶下小叶的角回，即 39 区。该区具有理解看到的符号和文字意义的功能。若此区损伤后，患者虽然有视觉，但不能理解所视对象的意义，称为失读症。一般尚伴有计算功能的障碍。④运用中枢，位于顶下小叶的缘上回，即 40 区。此区主管精细的协调功能，受损后患者丧失使用工具的能力。⑤书写中枢，位于额中回后部 8、6 区，即中央前回手区的前方。此区损伤后，虽然手的一般动作无障碍，然而患者不能进行书写、绘画等精细动作，也称失写症。

（3）大脑半球内白质：大脑半球内的白质为有髓纤维所组成，也称为髓质。它分为三类。

1）连合系：即两侧大脑半球之间或两侧的其他结构之间的纤维束。主要的有 3 个连合纤维：①胼胝体，为连接两半球新皮质的纤维，它自前向后依次称为嘴部、膝部、体部和压部。嘴部为前下方的窄短部分，与终板相连；膝部为连接两侧额叶的纤维，又称为前钳；体部（也称干部）为连接两侧的额、颞、顶、枕各叶的纤维；压部为连接两枕叶的纤维，又称后钳。在胼胝体的体部腹面，有透明隔、穹隆与之相连。②前连合，位于胼胝体嘴的后方，由连接两侧嗅球及海马回的纤维组成，也连接两侧杏仁核。③海马连合，为穹隆部的交叉纤维，连接两侧海马结构。

2）固有连合系：固有连合系为大脑半球同侧各部皮质之间互相联合的纤维。如相邻脑回间的弓状维，额极和颞极间的钩束，额叶、颞叶、顶叶、枕叶间的上纵束和半球底面连接枕极、颞极的下纵束。还有连结胼胝体与额叶前部及海马回的扣带束等。

3）投射系：投射系是指大脑皮质、基底神经节、间脑、脑干、脊髓等结构之间的连接纤维，如内囊的纤维、视放射的纤维等；

（4）大脑半球深部结构：大脑半球深部的重要结构有基底神经节、间脑、内囊，在此仅叙述基底神经节和内囊。

1）基底神经节：基底神经节是大脑皮质下的一组神经细胞核团，它包括纹状体、杏仁核和屏状核（带状核）。纹状体又包括尾状核、豆状核两部分，而豆状核是由苍白球和壳核组成。根据种系发生又把尾状核和壳核称为新纹状体，称苍白球为旧纹状体。具体为：①尾状核，位于侧脑室的外缘。自前向后分为头、体、尾三部分。头部膨大，突入侧脑室前角并成为前角的下外侧壁。尾状核头的腹面邻接前穿质，外侧借内囊与豆状核分开，下部则与壳核相连。尾状核体部较细，位于侧脑室底的外侧，借终纹与丘脑相隔，沿丘脑的背外侧缘延伸形成侧脑室体部的基底。在丘脑后端外侧，尾状核更细，称为尾部，深入颞叶，组成侧脑室下角的上壁，并向前终于尾状核头的下外侧，杏仁核簇的后方。②豆状核，位于岛叶的深方，呈楔形，底凸向外侧，顶端指向内侧。它的前方与尾状核头相连，其余部分借内囊与丘脑相隔。豆状核的外侧，借薄层的外囊纤维与屏状核相隔。屏状核外侧的白质称为最外囊，再向外为岛叶皮质。豆状核由内髓板、外髓板分成三部。外侧部称壳核，其余为外侧苍白球和内侧苍白球。纹状体是丘脑锥体外系重要结构之一，是运动合中枢的一部分。它主要接受大脑皮质、丘脑、丘脑核和黑质的传入冲动，并与红核、网状结构等形成广泛的联系，以维持肌张力和肌肉活动的协调。

2）内囊：内囊位于豆状核、尾状核和丘脑之间，大脑皮质与下级中枢之间联系的重要神经束的必经之路，形似宽厚的白质纤维带。在大脑半球水平断面上，内囊呈横置的“V”形，尖端朝内。内囊可分三部，额部称前肢，介于豆状核和尾状核之间；枕部称后肢，介于丘脑和豆状核之间；两部的汇合区为膝部。在前主要有额桥束及额叶丘脑纤维，膝部为皮质脑干束所过，后肢由前向后依次为皮质脊髓束、枕颞桥束、丘脑皮质束、听辐射和视放射纤维所通过。由于内囊各种传导纤维密集排列，则内囊区的损伤常引起上传导束、下传导束的损伤，产生对侧偏瘫，偏身感觉障碍和对侧同向性偏盲。

（5）嗅脑和边缘系统

1）嗅脑：位于脑的底面，包括嗅球、嗅束和梨状质。梨状皮质分为外侧嗅回（前梨状区）和内嗅区（海马钩回和海马回前部），前者为一级嗅皮质，与嗅觉感知有关；后者为二级嗅皮质，与嗅冲动和其他冲动的整合功能有关。

2）边缘系统：边缘系统由皮质结构和皮质下结构两部分组成。皮质结构包括海马结构（海马和齿状回）、边缘叶（扣带回、海马回和海马钩回）、脑岛和额叶眶后部等。皮质下结构包括杏仁核、隔核、视前区、丘脑上部、丘脑下部、丘脑前核及背内侧核、中脑被盖部等。边缘系统不是一个独立的解剖学和功能性实体，它是管理着学习经验、整合新近与既往经验，同时，为启动和调节种种行为和情感反应的复杂神经环路中重要的一部分。边缘系统的结构和联系较为复杂，而且对结构与各种行为功能之间的相互精确关系尚不十分了解。从功能上看，它主要与内脏功能调节、情绪行为反应和记忆有关。例如，动物实验表明，刺激杏仁核、隔区、海马时，出现伴有内脏活动和内分泌活动改变的复杂的行为变化，表现出恐惧、激怒、嘶叫等攻击状态。切除杏仁核区，动物变得温驯伴性欲过度。刺激杏仁核和扣带回前部，出现流涎、吞咽、肠蠕动增强、泌尿、排便及血管功能的改变等。海马与近期记忆有关。在双侧海马结构及海马旁回受损伤之后将丧失记忆。双侧颞叶内面手术切除的患者，出现顽固的健忘症（术前的事情完全忘记），记新事物的能力减弱，短时记忆也很差。而损伤双侧海马和海马至乳头体、丘脑核的联系，只引起短时记忆的丧失，而远时记忆有所保留。颞叶最前部切除，不影响记忆。海马结构与嗅觉功能无关，海马只是间接地接受内嗅区的纤维。轻微刺激海马可引起局部癫痫发作。在其发作时将伴有精神运动性效应，如嗅、视、听、触和其他幻觉。

2. 间脑　位于中脑之上，尾状核和内囊的内侧。间脑一般被分成丘脑、丘脑上部、丘脑下部、丘脑底部和丘脑后部五个部分。两侧丘脑和丘脑下部相互接合，中间夹一矢状腔隙称第三脑室。第三脑室经其两侧的室间孔与侧脑室相通，向下通过中脑导水管第三脑室与第四脑室相通。

（1）丘脑：丘脑是间脑中最大的卵圆形灰质核团，位于第三脑室的两侧，左丘脑、右丘脑借灰质团块（称中间块）相连。丘脑前端尖圆隆凸称为丘脑前结节，后端钝圆宽厚称丘脑枕，其后下方为丘脑后部，有两个隆起，称内膝状体、外膝状体。

丘脑背面覆盖一薄层纤维，称带状层。丘脑被丫形的白质板（称内髓板）分隔成前侧、内侧和外侧三大核群。在内髓板中有板内核群，在丘脑内侧核内侧有薄层灰质，称中线核。在丘脑外侧核群的外侧，有薄层灰质称丘脑网状核。在丘脑外侧核群与丘脑网状核之间的白质板，称丘脑外髓板。丘脑的核团及其纤维联系如下所述。

1）丘脑前核：位于丘脑前结节的深方，它接受发自乳头体的乳头丘脑束，发出纤维投射至扣带回。一般认为此核与嗅觉和内脏调节有关。

2）丘脑内侧核：接受丘脑其他核的纤维，发出纤维投射到额叶前部皮质。

3）丘脑外侧核：又分为较小的背侧部和较大的腹侧部。背侧部接受丘脑其他核团纤维，发出纤维至顶皮质。腹侧部与脊髓、脑干及小脑有广泛联系，为感觉传导通路第三级神经元所在地，它们发出的纤维组成丘脑皮质束投射至大脑皮质运动区、运动前区和感觉区，参与皮质对肌肉运动的调节。丘脑外侧核腹侧部，自前向后又分为腹前核、腹外侧核和腹后核。腹后核又分为腹后内侧核和腹后外侧核。腹前核接受苍白球纤维，发出纤维至纹状体。腹外侧核接受结合臂的纤维，发出纤维至运动中枢。腹后内侧核接受三叉丘系纤维，发出纤维至大脑皮质。腹后外侧核接受脊髓丘脑束和内侧丘系的纤维，发出纤维至大脑皮质。另外，在丘脑内的中线核群、板内核群及网状核群均接受丘脑各核团和纹状体等结构的纤维。从功能上看，它们是脑干网状结构上端的延续，属于网状结构的非特异投射系统。

（2）丘脑上部：位于第三脑室顶部周围。它包括左右韁三角、韁连合及后方的松果体。起于嗅觉中枢的丘脑髓纹止于韁三角的灰质，白灰质发出纤维到脑干的内脏运动核。故丘脑上部与嗅觉内脏反射有关。

（3）丘脑下部：丘脑下部借丘脑下部沟与丘脑分界，内侧面是第三脑室侧壁的下部。丘脑下部包括视交叉、终板、灰结节、漏斗、垂体及乳头体。丘脑下部的体积很小，但它却控制着机体多种重要功能活动，成为内脏活动、内分泌与精神行为之间维持平衡的中枢。其特点有二：一是神经细胞不多，但联系复杂而广泛，有些神经元不仅接受神经冲动，也接受血液和脑脊液中各种理化信息；二是除了一般神经元外，还含有内分泌神经元，它具有普通神经元的特点，又具有内分泌细胞合成激素的功能，其轴突传导神经冲动同时又输送和释放激素，经血液循环送到靶器官。所以下丘脑既是神经中枢又是内分泌器官，可视下丘脑是神经系统控制内分泌系统的枢纽。在这里构成了完整的神经体液调节功能，以维持体内环境、外环境的稳定和统一。

丘脑下部的主要功能如下所述。

1）水代谢：在视交叉上方第三脑室底部，自上而下分布有室旁核和视上核。这两个核团的胞体分泌激素（如抗利尿激素、血管加压素），其激素沿轴突输送到垂体后叶贮存，当丘脑下部受损伤，特别是伤及上述两核团时，出现尿崩症。室旁核还有一部分轴突，止于漏斗垂体门静脉，通过门静脉系统到达垂体前叶，影响前叶的功能。

2）体温调节：丘脑下部的前部，有散热中枢，丘脑下部的后外侧部，有产热、保温中枢。当丘脑下部体温调节中枢受到损害时，患者可以出现中枢性高热达 41～42℃，也可出现低体温或体温随环境温度而易变。

3）糖代谢：丘脑下部-垂体前叶与糖代谢有关，尤其是室旁核损伤可造成持久的糖代谢紊乱，抗胰岛素性糖尿。

4）脂肪代谢：丘脑下部内侧损害可出现肥胖，结节部病变可造成肥胖性生殖不能症。丘脑下部的损伤还可以引起失眠症、性早熟及胃肠道出血和溃疡。在丘脑下部尚有小的神经分泌细胞呈分散分布，到目前，已经从下丘脑提取出十多种肽激素，它们由小细胞产生，经轴突组成的结节漏斗束运送至正中隆起，然后由门静脉系统转至垂体前叶的靶细胞，对靶细胞的激素分泌起促进或抑制作用。例如，促黄体生成激素、促甲状腺释放激素和生长抑制激素等，统称为促垂体激素。

（4）丘脑底部：它是中脑被盖与背侧丘脑的过渡区，其中有丘脑底核和 Forel 氏区。接受苍白球和皮层运动区的纤维，发出纤维到红核、黑质及中脑的被盖。此部位损伤，出现对侧肢体不自主运动。

（5）丘脑后部：位于丘脑后外侧的下方，包括内侧膝状体、外侧膝状体和丘脑枕。内侧膝状体接受外侧丘系的听觉纤维，发出纤维组成听辐射，投射至颞叶皮质听区。外侧膝状体接受视束的纤维，发出纤维称视辐射，投射到枕叶皮质。丘脑枕的深方为枕核，它接受内侧膝状体、外侧膝状体核发出的纤维，发出纤维至顶下小叶、枕叶和颞叶后部的皮质。

3. 脑干　包括延髓、脑桥及中脑。延髓尾端在枕骨大孔处与脊髓接续，中脑头端与间脑相接。延髓和脑桥恰卧于颅底的斜坡上。

（1）脑干外部形态

1）脑干腹侧面：在延髓的正中裂处，有左右交叉的纤维，称锥体交叉，是延髓和脊髓的分界。正中裂的两侧有纵行的隆起，为皮质脊髓束（或锥体束）所构成的锥体。其外侧有卵圆形的下橄榄体，舌下神经从其前方的橄榄前沟出脑。在下橄榄体的背侧，自上而下依次有舌咽神经、迷走神经和副神经出（入）脑。脑桥的下端以桥延沟与延髓分界，上端与中脑的大脑脚相接。宽阔的横行隆起构成脑桥的基底部。在基底部正中的纵行浅沟为基底动脉压迹，称为基底沟。基底部的横行纤维向左右集中，构成伸向小脑的脑桥臂（小脑中脚）。在脑桥基底向脑桥臂的移行处，有粗大的三叉神经根丝出（入）脑。在桥延沟，自内向外两侧有外展神经、面神经和位听神经出（入）脑。位听神经恰居小脑、脑桥、延髓三角处。中脑有锥体束纤维组成的一对大脑脚，其内侧面有浅的动眼神经沟，动眼神经从此出脑。两大脑脚之间的深窝为脚间窝，窝底深方有许多小血管并穿进脑内，称该处脑质为后穿质。

2）脑干的背面：延髓可分为上、下两段。下段称为闭合部，其室腔为脊髓中央管的延续，正中沟的两侧为薄束结节和楔束结节，其中分别隐有薄束核与楔束核。延髓上段称为开敞部，脊髓的中央管扩展成第四脑室底的下半部，薄束结节、楔束结节撇向外侧方。脑桥的背面构成第四脑室底的上半部。在第四脑室底具有横行的髓纹，是延髓和脑桥的分界标志。中脑的背部称为顶盖，由上下两对小丘组成，分别称为上丘和下丘，合称四叠体。在左右小丘间的纵沟上端容纳松果体。上丘是皮质下视觉反射中枢，通过上丘臂与外侧膝状体相连接；下丘是听觉通路上的重要中枢，通过下丘臂与内侧膝状体相连接。在下丘的下方，有发自中脑的滑车神经出脑。它在前髓帆内行左右交叉，再绕行大脑脚侧方至腹面。中脑顶盖的深方为被盖部，其中有纵贯中脑被盖的中脑导水管，此管与间脑的第三脑室和脑桥、延髓背方的第四脑室相贯通。

（2）第四脑室：第四脑室为菱形的室腔，宽而浅，位于脑桥、延髓脑之间。它下接脊髓中央管，上接中脑导水管。脑室向两侧扩展，成为第四脑室外侧隐窝。第四脑室顶朝向小脑，由前髓帆和后髓帆以锐角会合而成顶隐窝。第四脑室底称菱形窝，由脑桥和延髓开敞部的背面构成。自两侧的外侧隐窝行向中线的髓纹，将菱形窝分为上、下两部，即脑桥部和延髓部。上部的侧壁是小脑小脚（结合臂），下部的侧壁是小脑下脚（绳状体）、楔束结节和薄束结节。铺在室底的灰质与脊髓中央管和中脑导水管周围的中央灰质相连续，其下隐有重要的神经核团。在菱形窝的上角、下角之间有正中沟，将窝底分为左、右对称的两半，每半又有界沟分为内、外两区。在正中沟与界沟之间又称内侧隆起。在髓纹以上（脑桥部），内侧隆起有圆形的小丘，由其深方的外展神经核与绕外展神经核的面神经膝所形成，称面神经丘。在界沟的上端，于深方隐有蓝斑核。在髓纹以下（延髓开敞部），内侧隆起被起自界沟的两条浅沟分为两个小的三角区，其中内上方是舌下神经三角，下隐舌下神经核，外下方是迷走神经三角或灰翼，深方隐有迷走神经背核。在灰翼和第四脑室边缘之间呈一窄带，称最后区，此区含有丰富的血管、神经胶质及少量神经细胞。在髓纹上、下的整个界沟外侧区呈一大三角区，总称为前庭区，其深方为前庭神经核。在前庭区的外侧有听结节、内有蜗神经后核。第四脑室的下角似笔尖，称为写翮，其两侧的边界为后髓帆与延髓的附着线，称为第四脑室带，两侧脑室带的交点称为闩。后髓帆逐渐菲薄，续于第四脑室脉络组织。第四脑室脉络组织为室顶的膜壁，外覆丰富血管的软脑膜，内衬一层室管膜上皮，该结构突入脑室腔内，构成第四脑室脉络丛，产生脑脊液。第四脑室菱形窝下角有一正中孔，左右外侧隐窝开口形成外侧孔。脑脊液通过上述三个孔与周围的蛛网膜下腔相交通。

（3）脑干内部结构：脑干内部结构包括两部分，一是分散存在的若干灰质核团，一是分布于灰质间的白质纤维。在灰质核团中与脑神经相关的称脑神经核团，自神经核发出运动纤维的核团称为脑神经运动核；接受脑神经感觉纤维终止的核团称脑神经感觉核。在灰质核团中尚有一些与脊髓、小脑、间脑、纹状体等有关的传导通路上的中继核团，如薄束核、楔束核、黑质、红核等结构。脑干的白质，多位于脑干各部中缝两侧和周边，其中在脑干中继的传导束，交叉越边至对侧再上行。脑干内网状结构分布广阔，有许多重要的生命中枢位于其中。

（4）脑干网状结构：脑干网状结构是指脑干内除边界明显的灰质和白质以外的细胞体和纤维相互混杂分布的部分。其中细胞大小不一，散在分布，神经纤维交错穿行于其间。网状结构接受外周的终支和侧支，又发出上行、下行的纤维，直接和间接地与中枢神经系统各部保持密切联系，实现着复杂的生理功能。

1）脑干网状结构的核群及纤维联系：脑干网状结构的核群主要分布在脑干的被盖。目前多数学者认为它分布在脑干背外侧1/3区和腹内侧2/3区和中缝区。在网状结构内，神经元的大小及其发出的轴突长短、粗细都有很大差异，大多数神经轴突的侧支和树突的分支多而分散，相互重叠的范围较大。因此网状结构内不仅神经传导速度有快慢之差，而且一个神经元可接受4000个以上神经元的传入冲动，它发出的轴突又可影响25 000个其他的神经元。

2）网状结构的传入传出纤维：脑干网状结构传入纤维主要来自脊髓。起于脊髓后角细胞的脊髓网状束，经脊髓的前外侧索进入脑干，止于同侧的脑干网状核；Ⅸ、Ⅹ对脑神经有少量感觉纤维进入脑干网状核；孤束核、三叉神经脊束核、前庭神经核和蜗神经核的二级感觉纤维的侧支进入脑干网状结构；小脑（尤其顶核）发出纤维进入延髓网状结构内侧2/3区；下区脑外侧区、苍白球的纤维止于中脑网状结构；广泛的新皮质区，尤其是感觉运动皮质发出的皮质网状纤维与皮质脊髓束同行，止于脑桥尾侧网状核及首侧网状核的尾侧部，也止于延髓的巨细胞网状核区，尚有少量皮质网状纤维止于中脑网状结构的外侧区。传出纤维包括下行纤维和上行纤维两种。下行投射的纤维有起于延髓和脑桥网状结构内侧2/3区的大型细胞、小型细胞。其中，脑桥网状脊髓束主要起自脑桥首侧网状核的尾侧部及尾侧网状核，其纤维止于被盖部的内侧区，在脊髓前索内下行，称网状脊髓内侧束。在延髓，起于巨细胞网状核的纤维交叉或不交叉经脑干被盖部下行于脊髓前外侧索内，称为网状脊髓外侧束。上述的网状脊髓内（外）侧束纤维不直接止于脊髓前角运动神经元，内侧束主要止于脊髓灰质第Ⅷ层及其邻近区；外侧束止于灰质第Ⅶ层及其邻区。而不交叉的延髓网状脊髓束纤维，其起点有定位排列关系，即投至颈髓的神经元在背侧部，投至胸腰段的则集中在腹例。网状结构发出长的上行纤维，其胞体集中在延髓和延髓上段及脑桥下段内侧2/3区域。上行纤维中，部分是交叉越边上行。外侧1/3区发出短纤维。中脑红核周围的网状结构亦有纤维发出并上行。网状上行纤维的终止及中继后的冲动如何投到大脑皮质各区，目前尚不清楚。自脑桥和延髓网状结构发出的上行纤维，大多行于被盖中央束内，止于丘脑非特异性核；中脑网状结构的纤维，经背侧纵束，乳头脚和前脑内侧纵束等上行，止于下丘脑。脑干网状结构除上下行投射纤维外，尚有终支侧支进入脑干的一些运动核团和感觉性中继核（薄楔束核）及红核、黑质、顶盖和小脑等部位。

中缝核是中脑灰质与脊髓联系的一个重要的”中继站”，有来自脊髓、小脑、大脑皮质等处的纤维中止于中缝核；中缝核的传出纤维上行并分布广泛。其中包括中脑的中央灰质、下丘脑诸核团，丘脑核群、部分杏仁核、海马结构、隔区、新纹状体和大脑皮质。传出的纤维少量进入脊髓，并进到蓝斑和小脑。脑干网状结构内，尚含有许多与神经递质有关的核团。在延髓和脑桥下段的内侧2/3区及中脑的楔形区和黑质，含有胆碱能神经元，这些神经元发出背、腹两条上行路径。其中被盖侧区核团发出的纤维，进入顶盖与丘脑的非胆碱能神经元相联系，腹侧路径的纤维（发自中脑被盖腹侧区核团及黑质）进入丘脑底部、丘脑下部、视前区和苍白球等处。胆碱能的网状上行纤维是组成网状上行激活系的重要部分。在延髓、脑桥的被盖部，含有去甲肾上腺素能神经元。起自延髓下段腹侧部的纤维，向下投至脊髓前角和侧角，向上经被盖中央束和前脑内侧束投至丘脑、杏仁核和边缘叶等处。蓝斑是去甲肾上腺素能神经元中最大的核，它发出的纤维，除少部分进入网状结构、中缝核外，大部分与中枢神经系统各部有关。它参与了许多行为、生理和内分泌功能。多巴胺神经元主要位于中脑。在黑质的致密部最为密集，少量分布在被盖腹侧及中脑网状结构腹侧部。它们发出纤维到纹状体、嗅结节、杏仁核及额叶皮质。

5-羟色胺能神经元胞体主要集中在中缝核区。自中缝大核及中缝苍白核发出纤维，下行止于脊髓灰质的第1、E和v层。上行纤维发自脑桥和中脑的中缝核，经被盖中央束和前脑内侧束达下丘脑和前脑结构（杏仁核、新纹状体、隔核、海马和大脑皮质等），也有纤维投射至下丘、网状结构和蓝斑。中缝背核发出纤维到蓝斑。5-羟色胺能神经元的广泛投射影响许多脑区的功能，如诱发慢波睡眠、调节体温和镇痛等。

3）脑干网状结构的功能：脑干网状结构复杂，纤维联系广泛，因此它的生理功能也极为重要。归纳起来，网状结构的主要功能有四类：①对躯体运动的作用。在脑干网状结构中，存在一个抑制区和一个易化区。抑制区位于延髓网状结构腹内侧区，通过对脊髓的下行性影响，抑制脊髓牵张反射，抑制大脑皮质引起的躯体运动行为。其效应为双侧性；以同侧为主，称为伸肌抑制区。易化区位于抑制区的背外侧，分布在延髓、脑桥和中脑的网状结构内，向上可至丘脑底部、下丘脑及板内核群。其对脊髓的效应是双侧性的，引起伸肌的易化，称伸肌易化区。抑制区和易化区在正常情况下协调作用，使肌紧张处于平衡状态。②对自主神经和内分泌功能的作用。在自主神经功能方面，主要表现在呼吸功能和心血管活动功能上。在延髓网状结构腹内侧区，相当于巨细胞网状核区内有吸气中枢；在其背外侧及头侧，相当于小细胞网状核区内有呼气中枢。吸气中枢和呼气中枢在位置上有重叠，其上界可到面神经核水平，下界至闩的下方。两中枢在维持正常的呼吸节律上起重要作用。在脑桥中下部网状结构的外侧部有长吸中枢，该中枢发放冲动使延髓吸气中枢的活动加强。在脑桥上端和中脑下端网状结构的背外侧部有呼吸调整中枢，它可以调节长吸中枢的活动，使之成为正常呼吸节律。一船认为，当迷走神经正常时，延髓呼吸中枢主要由迷走神经传入冲动进行调节，当迷走神经损伤后，呼吸调整中枢对维持正常的呼吸节律十分重要。延髓网状结构的呼吸中枢受到破坏，则呼吸停止；脑桥和中脑的呼吸中枢损伤，则出现呼吸节律紊乱。在心血管功能的调节上，延髓网状结构内有心加速中枢和血管收缩中枢，它们分布在第四脑室底下凹附近的网状结构内。心抑制中枢是延髓深方的迷走神经运动背核；在第四脑室底，闩的两侧和最后区的网状结构中，有血管舒张中枢。以上几个中枢的协调活动，对维持心血管的正常活动是必不可少的。在网状结构中还有一些其他内脏调节中枢，如支配咽喉肌的疑核，调节唾液分泌的上涎核、下涎核，延髓网状结构外侧部的呕吐中枢及最后区附近的呕吐反射的触发中枢等。延髓的网状结构还参与调节延髓的副交感功能。脑干网状结构对内分泌活动的影响，是通过网状结构中胆碱能神经元和单胺能神经元发出的纤维上行到丘脑及其核团，并直接或间接地对下丘脑某些细胞发生影响，从而影响释放因子和抑制因子的合成、运输和释放，进一步影响垂体前叶的活动。同样，垂体后叶功能也受影响。脑干网状结构还可以通过胸交感神经和颈上神经节作用于松果体。③网状结构对感觉冲动在中枢传导的影响。感觉冲动在中枢的传导是通过两条路径来实现的，即特异传导系统和非特异传导系统。特异传导系统是指那些专门的传导束，它将感受器受刺激后发放的神经冲动，通过一定的传导路径迅速地传至大脑皮质的特定部位，形成相应的意识感觉，并激发大脑皮质发出神经冲动。例如，视、听、嗅觉，四肢躯干的深浅感觉和头面部的痛、温、触觉等。在非特异传导系统，各级感觉传导第二级神经元通过脑干时，发出侧支与脑干网状结构的神经元发生突触联系，经网状结构内的神经元中继后，其上行纤维抵达丘脑内侧部分的核群，经此再将冲动弥散性地投到大脑皮质的广泛区域，引起非特异性的感觉。非特异系统在维持和改变大脑兴奋性，使之保持清醒状态具有重要作用。另外，网状结构对传入中枢的感觉信息有修改、加强或抑制等多方面的影响。例如，刺激中脑网状结构，可增加视网膜神经元放电的频率，刺激网状结构可抑制薄束核、楔束核及三叉神经脊束核的传导过程，针麻管理研究证明针刺某些穴位时，脑干网状结构发出抑制性冲动，影响痛觉冲动的传入等。④脑干网状结构对睡眠、觉醒和意识的影响。脑干网状结构内存在着网状上行激活系统和网状上行抑制系统，前者的正常活动可维持大脑皮质的觉醒状态。它的部位在延髓、脑桥和中脑网状结构的内侧区，其中中脑和间脑的尾侧区是上行激活系统的关键部位。中脑和间脑尾侧损伤的患者，出现昏睡和昏迷。脑干上段损伤的患者，出现睡眠过度，称无动缄默症（akinetic mutism）或睁眼昏迷（coma vigil），表现为 EEG 慢波，不活动不说话，眼活动正常。脑桥下 1/3 和延髓病损的患者不一定出现昏迷现象。例如，幕下肿瘤造成枕大孔疝的患者，在停止呼吸之前仍保持着清醒的意识。上行激活系统的正常活动，需要外界各种传入冲动的支持，其中三叉神经、蜗神经、视神经的传入冲动最重要。网状上行抑制系统主要分布在脑干的下段。它通过脑干上段向大脑皮质的传入，发挥抑制性影响。

4. 小脑

（1）小脑的位置和外形：小脑位于颅后窝内，其上面借小脑幕与大脑的枕叶相隔。小脑借上、中、下三对脚与脑干相连。上脚（结合臂）与中脑被盖相连，中脚（脑桥臂）与脑桥的基底部相连，下脚（绳状体）与延髓相连。小脑在脑干菱形窝的背方，与菱形窝之间的空间为第四脑室。

小脑可分为蚓部和半球部。蚓部的下面凹陷，前缘的凹陷称小脑前切迹，与脑干相适应；后缘凹陷称小脑后切迹，内容硬脑膜的小脑镰。蚓部从前向后分别为蚓小结、蚓垂和蚓锥。蚓部的两侧为小脑半球，每侧小脑半球又可分为中间部（旁蚓部）和外侧部。半球下面有一对绒球，其后方有小脑扁桃体。扁桃体邻近枕骨大孔，当颅内压增高时，可造成小脑扁桃体疝。

根据小脑的发生、功能和纤维联系，小脑被分为几个部分。根据小脑的后外侧裂，可将小脑分为绒球小结叶和小脑体两大部分，小脑体又以原裂分为前叶和后叶。按发生的先后，可将小脑分为古小脑、旧小脑和新小脑三部。古小脑即绒球小结叶，接受前庭来的纤维，又称前庭小脑。旧小脑包括前叶的蚓部和后叶的蚓锥体和蚓垂，可能也包括旁绒球，主要接受来自脊髓的纤维，故又称脊髓小脑。新小脑则占小脑其余的大部分，它主要接受大脑皮质的投射，也称为脑桥小脑。上述的前庭小脑、脊髓小脑和脑桥小脑之分，也与其传出纤维相对应，即它们的最主要传出纤维分别直接或间接地作用于前庭核、脊髓和大脑皮质。

（2）小脑的内部结构：小脑表面为一层灰质，叫小脑皮质，其下为大量纤维组成的白质，叫小脑髓质。在髓质内有灰质核团，称为小脑中央核。小脑皮质由神经元胞体和树突组成。由表及里分为分子层、梨状细胞层和颗粒层。在小脑皮质内的细胞成分有 5 种，即粒细胞、高尔基（Golgi）细胞、外星形细胞、篮状细胞及蒲肯野细胞。有两种传入纤维，即攀缘纤维及苔藓纤维。此外，小脑皮质内还有蓝斑的去甲肾上腺素能纤维，中缝核的 5-羟色胺能纤维等。小脑髓质主要由进出小脑的纤维组成，即小脑的上、中、下三对脚及小脑皮质与小脑中央核之间的联合纤维。小脑上脚包括的传入纤维有脊髓小脑前束、红核脊髓束、顶盖小脑束、三叉中脑核小脑束；传出的纤维包括小脑丘脑纤维和小脑红核纤维。小脑中脚包括脑桥小脑束。小脑下脚包括的传入纤维有脊髓小脑前束及吻侧束的一部分、红核小脑束、顶盖小脑束、三叉中脑核小脑束；传出的纤维有小脑丘脑纤维和小脑红核纤维的一部分。小脑的中央核有顶核、齿状核、栓状核及球状核，分别分布在两半球的髓质深方。顶核靠最内侧位于第四脑室顶的中线附近；齿状核最大，位于髓质中间近于蚓体处；栓状核位于齿状核内；球状核位于顶核和栓状核之间。顶核接受蚓部皮质的纤维，球状核和栓状核接受小脑半球中间部皮质的纤维，齿状核接受小脑半球外侧部皮质的纤维。齿状核在人类最发达，与小脑半球的发展进化有关。顶核和球状核的传出纤维主要投射到前庭核和延髓网状结构，球状核、栓状核和齿状核的后内侧部发出纤维到红核的大细胞部及中脑、脑桥的被盖，齿状核的前内侧部发出纤维至红核的小细胞和丘脑。

（3）小脑的功能：小脑接受与运动有关的大量感觉信息和大脑皮质有关运动中枢的信息，其传出纤维直接和间接地影响脊髓、脑干及大脑皮质的功能，因此小脑在中枢神经系统中是调节运动的重要中枢。它的主要功能表现在三个方面，即维持身体平衡、维持（调节）肌肉的张力和维持肌肉间运动的协调（共济运动）。绒球小结叶和后叶蚓部损伤，出现平衡障碍，或伴有眼震。前叶蚓部损伤，出现肌张力协调障碍，表现为共济失调性步态和躯干的共济失调。新小脑的功能是调节精细的随意运动，即共济运动的维持和调节有赖于新小脑功能的完好。在小脑半球内，其中间部主要与控制姿势反射有关，其外侧部则主要与随意运动有关。当一侧小脑外侧部或半球出现疾患时，表现为同侧肢体的共济失调，指鼻试验阳性，辨距不良，甚至与语言运动有关的肌肉出现共济失调。表现为爆发性语言，声音拖长而慢，同侧肌力减退，腱反射低下，伴有粗大的水平眼震。倘若损伤累及小脑核，则运动障碍较严重并持久，但是损伤小脑皮质，只要损伤范围不大，则可能无症状。这一般解释为身体各部在小脑皮质有双重代表区，起到了一定的代偿作用。应该指出，近年来实验研究表明，小脑的传入传出纤维及身体各部在小脑定位是比较复杂的，因而小脑各部位的功能及损伤后出现的症状也难以孤立地截然分开。

（五）脑神经

脑神经共有12对，常用罗马字母表示。它们是：（Ⅰ）嗅神经、（Ⅱ）视神经、（Ⅲ）动眼神经、（Ⅳ）滑车神经、（Ⅴ）三叉神经、（Ⅵ）展神经、（Ⅶ）面神经、（Ⅷ）前庭蜗神经或位听神经、（Ⅸ）舌咽神经、（Ⅹ）迷走神经、（Ⅺ）副神经、（Ⅻ）舌下神经。

12对脑神经按其所含神经纤维可分三类：感觉神经（Ⅰ、Ⅱ）、运动神经（Ⅲ、Ⅳ、Ⅵ、Ⅺ、Ⅻ）和混合神经（Ⅴ、Ⅶ、Ⅸ、Ⅹ）。其中Ⅰ、Ⅱ分别与端脑和间脑相连，其余均同脑干相连，Ⅺ尚有来源于上颈髓的纤维。

（1）嗅神经与嗅觉传导通路：起于鼻腔嗅黏膜中的双极嗅细胞，其周围突伸向黏膜表面，呈细毛状，而中枢突组成无髓的嗅丝，即嗅神经，从鼻腔向上穿过筛骨的筛孔，止于嗅球的腹侧面。

嗅觉的传导路径：嗅觉冲动沿嗅神经传至嗅球，嗅球中的蓬头细胞和僧帽细胞发出轴突组成嗅束，嗅束将嗅觉冲动传至脑的其他部分，它包括前嗅核、嗅结节、杏仁核簇、梨状皮质、隔核和下丘脑。嗅束行于额叶底面眶部的嗅沟内，向后逐渐变扁，进入嗅三角。

（2）视神经与视觉传导通路：由视网膜节细胞的轴突组成视神经。视神经穿过颅骨的视神经孔入颅后，和对侧来的纤维合在一起成为视交叉（鼻侧纤维交叉，颞侧纤维不交叉），交叉后的纤维组成视束，其终末止于丘脑枕部的外侧膝状体、顶盖前区（丘脑到四叠体顶盖之间的转变区）。视神经按其与颅骨的关系可分为三段，自眼球到视神经孔为眼眶段，位于骨性管中的部分为视神经管内段，自视神经管内口至视交叉为颅内段。视神经的颅外部分与脑一样，其表面包裹三层薄膜，最外层的脑膜向前同眼球的巩膜相延续，在视神经孔周围与颅底的骨膜相接合。视神经穿出视神经孔内口处，其表面被硬脑膜皱褶所覆盖，被覆盖的视神经长度为1～2mm。视神经的余部没有硬脑膜包被。在视神经的蛛网膜和软膜之间，亦有蛛网膜下腔，其中充以脑脊液并与交叉池相通。

视觉的传导路径是由三级神经元组成的。即视网膜的双极细胞，视网膜的节细胞及外侧膝状体核。外侧膝状体细胞发出的轴突组成膝距束，以扇形（称视放射）并有一定次序地走向大脑枕叶距状裂附近的皮质。视网膜内感受器发出的冲动，在枕叶皮层内被整合而形成视觉。视觉传导路径中各级纤维的排列与视网膜有明确的定位关系。在视神经内，视网膜上象限发出的纤维位于视神经横断面的上半部；视网膜下象限发出的纤维位于横断面的下半部；其他左右及中央各部以此类推。在视交叉部，两个视神经颞侧的纤维不交叉，而鼻侧的纤维发生了交叉，则每侧视束包括两眼同半侧视网膜发出的纤维。在外侧膝状体，视网膜黄斑处发出的纤维中止于其中央和上部，视网膜上象限发出的纤维止于外侧膝状体腹内侧部，下象限的纤维止于外侧膝状体的腹外侧部。

自外侧膝状体发出的纤维，经过内囊的豆状核后部形成视放射。视放射纤维中，来自外侧膝状体内侧部的纤维走在背侧，最后投射到距状裂的上唇（楔叶），来自外侧膝状体外侧部的纤维走行在腹侧最后投射到距状裂的下唇（舌回）。外侧膝状体中央部代表黄斑的纤维占视放射中间的大部止于距状皮质后1/3，向前依次为视网膜周围部代表区。在枕叶皮质中与视觉有关的是17、18、19区。17区皮质功能主要属于视知觉的，其中黄斑代表区是专门感受视觉的细节，即感知视线范围内光强度的变化、物体的运动位置、一般形状和色泽。19区则涉及更复杂的组合、整合和相关、定向及演算，并对再现有重要意义。顶叶后部的皮质在这些功能中与之有密切联系。

由于以上视觉纤维定位排列，在视觉通路上的损害将出现相应的视野缺损。

（3）动眼神经：动眼神经属于运动性神经，其运动纤维分别起自中脑上丘水平的动眼神经核和动眼神经副核。动眼神经自大脑脚内面的动眼神经沟出脑，向前穿过海绵窦的侧壁，在此处动眼神经分为上下两支穿过眶上裂入眶，在总腱环内位于视神经外侧。动眼神经的上支较短，支配提上睑肌和上直肌；下支较长，支配内直肌、下直肌和下斜肌。在外直肌和视神经之间有睫状神经节，发自动眼神经副核的副交感节前纤维在睫状神经节内形成突触，睫状神经节的细胞发出节后纤维，分布至瞳孔括约肌和睫状肌，分别控制瞳孔的收缩和晶体的调节。

（4）滑车神经：滑车神经属于运动神经，其纤维发自中脑下丘水平的滑车神经核。纤维自核发出后，绕导水管到脑于的背面，左右交叉后在前髓帆系带的两侧穿出，绕过大脑脚向前，穿海绵窦侧壁，经眶上裂入眶，支配上斜肌。

（5）三叉神经：三叉神经在脑干表面位于脑桥中部的腹外侧面，由大的感觉根和小的运动根组成。三叉神经的感觉纤维发自半月神经节内的假单极细胞，其中枢突聚成三叉神经感觉根，自颞骨岩部向后内方走行入脑桥，终止于脑干内三叉神经感觉主核和三叉神经脊束核；其周缘突形成三个干支：眼神经、上颌神经和下颌神经，分布到头部的皮肤和黏膜；司痛觉、温度觉和触觉的传导。眼神经是三叉神经中最小的一支，起于三叉神经节前内侧部，向前进入海绵窦的外侧壁。在眶上裂的后方，它分成三支：泪腺神经、额神经和鼻睫神经，经眶上裂入眶。分布到筛房、蝶窦和额窦黏膜、泪腺、结膜、角膜（鼻睫支）、眼睑的皮肤、眼旁颞区、前额皮肤及鼻的黏膜和皮肤等。眼神经在头部向后的分布区可延伸到通过颅顶的两耳郭尖间连线为止。眼神经在海绵窦内接受来自颈动脉丛的交感神经纤维，经泪腺神经将交感纤维带往泪腺。眼神经在海绵窦内尚发出一小的感觉支（感觉纤维）幕神经到小脑幕。上颌神经自半月神经节前中部发出，穿海绵窦侧壁的下部，经卵圆孔出颅至翼腭窝，在窝内发出小支连于蝶腭神经节。上颌神经穿过眶下裂入眶，改名为眶下神经行于眶下管中，最后出眶下孔到达面部。上颌神经在近半月神经节处发出脑膜支，伴脑膜中动脉的前支至颅中窝的硬脑膜。上颌神经司颅中窝硬膜、上颌窦与蝶窦黏膜、鼻中隔黏膜、鼻甲、硬腭及咽鼓管开口、上颌牙和齿龈、眼下方和鼻下方的皮肤、口腔前庭和黏膜、上唇和前颞区的皮肤等处的感觉。下颌神经是最大的三叉神经分支，自半月神经节前外侧部发出，经卵圆孔出颅。下颌神经发出棘孔神经和翼内肌神经，棘孔神经伴硬脑膜中动脉经棘孔入颅，分布在硬脑膜司痛觉，分布到乳突小房的黏膜司感觉。下颌神经在颅外的感觉纤维终末支分布至舌前2/3的黏膜，下颌齿及齿龈，面颊的黏膜、面下部、颏部和耳颞部的皮肤。三叉神经运动根较细，其纤维发自脑桥个部的三叉神经运动核，在脑干表面运动根位于感觉根的内侧稍前方，走行于半月神经节的下方，在卵圆孔处与三叉神经的下颌支合并，一起穿过卵圆孔出颅。下颌神经中的运动支分布到咀嚼肌、翼内肌和翼外肌、鼓膜张肌、腭帆张肌、下颌舌骨肌及三腹肌前腹，支配上述肌肉的运动。三叉神经中脑核发出周缘突随运动根一起分布至咀嚼肌、齿及齿根，接受牵张感受器和压力感受器的冲动，经中脑核发出的中枢突传至三叉神经感觉主核。三叉神经感觉纤维在脑干内有一部分组成了三叉神经脊髓束，止于三叉神经脊束核。该核较长，上自三叉神经入脑处，下至脊髓节3、4颈节。来自面部皮肤的感觉，特别是传导痛、温觉的纤维是按着面部机能区有序地终止于核内的。面区以上为中心，从前向后分成5个带，它们的感觉纤维在核内终止的顺序则是5、4、3、2、1自上而下依次排列，因此，在中枢性损伤（三叉神经脊髓束核损伤或三叉丘脑束损伤）时，由于损伤阶段的不同，在面部呈现"洋葱皮"型感觉缺失现象。

（6）外展神经：外展神经是运动神经，其纤维发自脑桥的展神经核。神经根自桥延沟出脑，向前行于蝶骨的鞍背外侧，经蝶岩韧带的下方穿入海绵窦，经眶上裂内侧入眶，支配眼的外直肌。

（7）面神经：面神经属混合性神经，由感觉根和运动根组成。在脑干表面，面神经位于脑桥下方小脑下脚与橄榄之间的隐窝处。面神经的运动根居内例，感觉根（中间神经）居中间，外侧为位听神经。面神经的运动纤维发自脑桥被盖部的面神经核，面神经经内耳孔进入颞骨岩部，走行在面神经管中，自茎乳孔出颅，进入腮腺实质内，并在此分成颞支、颧支、颊支、下颌缘支和颈支，分别支配面部的表情肌、颊肌、头皮和外耳的肌肉、颈阔肌、二腹肌后腹、茎突舌骨肌及蹬肌。感觉根又称中间神经，它包括的纤维有3个来源：起自膝状神经节细胞的周缘支，通过鼓索及舌神经，分布于舌前2/3的味蕾，司味觉，其中枢突止于孤束核；起自膝状神经节的周缘支，通过面神经与面部的深感觉有关，中枢突亦止于孤束核；起自脑桥泌涎核的纤维，通过鼓索及舌神经到下颌神经节，下颌神经节发出的节后纤维支配颌下腺及舌下腺。面神经的颅内段，在岩骨内行程较长，当颞骨岩部发生骨折时，面神经干易受损。

（8）位听神经与听觉传导束：位听神经属于特殊的感觉神经，由耳蜗神经和前庭神经两部分组成，在脑干表面，它位于面神经的外侧。经内耳门出颅。其中耳蜗神经传导听觉，它的纤维发自耳蜗螺旋神经节的双极细胞，其周缘突止于戈蒂螺旋器，中枢突止于脑干的耳蜗背核和耳蜗腹核。前庭神经传导位置觉（平衡觉），其纤维发自内耳道中的前庭神经节之双极细胞，周缘突行向半规管、椭圆囊及球囊，中枢突入脑干，止于前庭上核、前庭内侧核、前庭外侧核及前庭下核（脊核），也有纤维止于小脑绒球小结叶。

自耳蜗背核和腹核发出的纤维，组成同侧和对侧的外侧丘系到达丘脑的内侧膝状体，内侧膝状体的神经元发出的轴突组成听放射，投射到大脑颞横回皮质，形成听觉。自前庭诸核发出纤维组成内侧纵束，向上与眼肌运动神经核发生联系。前庭外侧核还发出前庭脊髓束，止于脊髓的前角细胞，使脊髓的运动神经元受前庭反射的控制。当内耳半规管中的壶腹嵴受到刺激或前庭神经受刺激时，通过上述传导路径常可反射性地改变眼外肌活动，出现眼球震颤及颈部和四肢的肌紧张。另外，在延髓部前庭神经与植物性中枢发生联系，当前庭神经受刺激时往往引起植物性功能反应，表现为眩晕、恶心等。在颅脑损伤时，倘若位听神经完全受损，则除听觉丧失外，前庭功能亦丧失，无眼震和眩晕。若听神经部分性损伤，则产生听觉障碍（听觉减低或过敏），同时伴有前庭神经受刺激而造成的眼球震颤和眩晕。

（9）舌咽神经：舌咽神经属于混合性神经，在脑干表面位于延髓后侧沟上端，自颈静脉孔出颅。它包含的运动性纤维有：发自脑干疑核的纤维，支配茎突咽肌；发自下涎核的副交感节前纤维，在耳神经节交换神经元后，其节后纤维分布至腮腺，控制腮腺的分泌。感觉纤维的细胞体位于岩神经节内，其中枢突进入脑干的孤束核，周缘突分布于舌后1/3味蕾，司味觉。另一部分周缘突司一般感觉，分布于咽部、舌后1/3、扁桃体、咽鼓管、鼓室等处的黏膜。

（10）迷走神经：迷走神经属于混合性神经，在脑表面位于延髓后沟的上部，自颈静脉孔出颅。它包含的运动纤维分别发自迷走神经运动背核和疑核，前者发出的纤维分布到迷走神经丛的自主神经节，支配胸腹部内脏。后者发出的纤维止于咽部和喉部的横纹肌。迷走神经包含的感觉性纤维有：起自颈静脉神经节细胞的纤维，其中枢突止于三叉神经脊髓束核，周缘突分布到外耳的皮肤；发自结状神经节的细胞的纤维，其中枢突止于孤束核的迷走后部（也称孤束旁核），周缘突分布到咽、喉、气管、食管及胸腹腔内脏的上皮层；起自结状神经节细胞的纤维，中枢突止于孤束核，周缘突止于会厌和舌后1/3味蕾。迷走神经的根丝和舌咽神经的根丝在延髓处不易分清楚，因为它们在下橄榄核背侧的延髓后外侧沟中排成一直行，直至出颈静脉孔时两者才分开，通过各自的硬脑膜裂隙穿出。颈静脉神经节和结状神经节均为迷走神经干上的膨大部分，它位于颈静脉孔内或恰在其下方。迷走神经受损时，主要造成软腭和咽喉肌的麻痹，产生吞咽困难、声音嘶哑、说话不清、有鼻音等现象，有时还有心动过速的表现。

（11）副神经：副神经属于运动性神经，由延髓根和脊髓根两部分组成。在脑干表面位于延髓后沟，舌咽和迷走神经的下方。副神经主干支经颈静脉孔出颅。延髓根来自延髓的迷走神经运动背核和疑核，这两部分的轴突一起形成副神经的延髓支，它们出脑后立即离开副神经主干，其中发自迷走神经背核的纤维加入迷走神经，组成副交感节前纤维分布至内脏；发自疑核的纤维同样与迷走神经一起分布到喉的横纹肌，支配其运动。副神经的脊髓根起自脊髓上第六颈节前角的副神经核，它们集成三或四个小根，出脊髓后在齿状韧带的后方上行并连合成脊髓根，在椎动脉的后方经枕骨大孔入颅后窝，暂时与延髓根连接，自颈静脉孔出颅。出颅后行向后外侧越过环椎横突，降入颈部支配胸锁乳突肌和斜方肌的运动。副神经受损伤后，胸锁乳突肌、斜方肌麻痹，造成头颈不能旋转和不能耸肩。由于舌咽神经、迷走神经及副神经均经颈静脉孔出颅，所以在颅底颈静脉孔处骨折时，可同时损伤这三个神经，产生斜颈、吞咽困难、失音、同侧舌后部味觉丧失等症状。

（12）舌下神经：舌下神经属运动性神经，其纤维由延髓的舌下神经核发出，在下橄榄核的内侧向腹外侧走行，于脑表面的锥体和橄榄体之间的延髓前侧沟出脑。然后通过舌下神经管到颅外，在迷走神经外侧于颈内动脉、颈内静脉间下行，沿舌骨舌肌外侧入舌，支配舌的内在肌、外在肌的运动。舌下神经损伤造成同侧舌肌的瘫痪和萎缩，当伸舌时舌尖偏向患侧。

（六）神经系统主要传导束

在神经传导路中，把神经冲动传向大脑皮质的传导束称为感觉传导束（又称上行传导束）；把大脑皮质的冲动传向脑干、脊髓运动核团的传导束称为运动传导束（又称下行传导束）。

1. 感觉传导束 临床上通常将感觉分为三大类：①特殊感觉，如视觉、听觉、嗅觉。我们已经在以前的章节叙述过。②一般感觉，其中分为浅感觉（如痛觉、温度觉和触觉）和深感觉（肌、腱、关节感觉和精细触觉）。③复合感觉（即皮层感觉），是由大脑皮质内感觉分析器的高级分析和综合功能所产生的，包括关节位置觉和实体觉等。感觉传导束由三级神经元组成，一级神经元胞体位于中枢神经系统以外的脑、脊髓神经节内；二级神经元位于脊髓或脑干内，其轴突全部或部分地交叉越边；三级神经元位于丘脑，其轴突上行投射到大脑皮质的各感觉区，引起意识感觉。此外感觉信息也通过上行传导路径至脑干和小脑，以调节肌肉张力和运动协调等。

（1）薄束和楔束：此二束纤维传导意识性本体感觉（深感觉）和精细触觉。第一级神经元是脊神经节细胞，其周缘突分布至肌、腱、骨膜、关节的本体感受器和皮肤的精细触觉感受器，中枢突经后根进入脊髓，在后索中上行，组成薄束和楔束。薄束位于后索内侧，传导来自下胸节、腰节和骶节后根传来的冲动；楔束位于薄束的外侧，传导来自上胸节、颈节后根所传来的冲动。薄束和楔束分别止于延髓的薄束核与楔束核。第二级神经元是薄束核和楔束核，它们发出的二级纤维随即于延髓下段中央管腹侧交叉越边，称为丘系交叉，并立即折向上行组成内侧丘系，向上经脑桥、中脑，终于丘脑腹后外侧核。第三级神经元是丘脑腹后外侧核，它发出三级纤维，经内囊后角，最后终于大脑皮质中央前回、后回躯体感觉区。由于后索内的上行纤维呈分层定位排列，因而薄束核和楔束核亦有相应的定位关系，它们的定位排列依次自内向外为骶、腰、胸、颈。后索病变的特征为同侧精细触觉和意识性深感觉减退或消失，而痛觉、温觉保存，发生感觉性共济失调。患者倘若闭目，就不知道关节的位置和运动方向，两点辨别觉和振动觉亦减退或消失，从而导致随意运动的不协调和不准确。

（2）脊髓丘脑束：此束传导躯干和四肢的痛、温、触、压等浅感觉。脊髓丘脑束的第一级神经元是脊神经节细胞，其周缘突经脊神经分布至皮肤的黏膜等处的痛、温、触压觉感受器；中枢突经后根进入脊髓，上行1～2节止于后角细胞。第二级神经元即后角细胞，发出的二级纤维经中央管前方白质前连合交叉越至对侧的外侧索，上行形成脊髓丘脑束。此束散在于对侧的前索和外侧索内，故传统上又将其分为脊髓丘脑侧束和脊髓丘脑前束。脊髓丘脑束经过脑干，在延髓锥体交叉水平位于内侧丘系外侧，到脑桥中段以上时与内侧丘系汇合，经中脑到丘脑，止于丘脑腹后外侧核。脊髓丘脑束亦可发出侧支，与一些伴行的短纤维一起，止于脑干网状结构神经元，形成脊髓网状丘脑通路系统，最后止于丘脑板内核群，传导较弥散、缺乏定位的痛觉。第三级神经元即丘脑腹后外侧核，它发出三级纤维，经内囊后肢的后1/3至大脑皮质中央后回的四肢、躯干一般感觉区。脊髓丘脑束的纤维亦呈分层定位排列，即传导能部信息的纤维位于最外侧，传导颈部信息的纤维位于最内侧，自外向内依次是骶、腰、胸、颈。这种定位顺序在鉴别髓内外病变上具有重要的意义，当髓内病变时，痛、温感觉障碍自病变节段逐渐向身体下部发展，当髓外病变时，则随着病变自外向内进展，痛、温感觉障碍将从身体下部向上部发展。另外，一侧的脊髓丘脑束损伤或手术切断时，将产生对侧痛觉、温觉障碍，出现障碍的节段水平较受损的相应平面低1～2个髓节，且痛觉障碍只限于体壁的浅部和深部。

（3）头面部痛觉、温觉、触觉传导束：半月神经节细胞为第一级神经元，其周缘突经三叉神经各支至头面部皮肤感受器，中枢突组成三叉神经根入脑桥，发出分支上下行，上行支止于三叉神经感觉主核（传导触觉冲动），下行支组成三叉神经脊髓束，止于三叉神经脊髓束核（传导痛、温觉冲动）。第二级神经元即感觉主核和脊髓束核，它们发出二级纤维交叉至对侧上行，组成三叉丘系，经脑干各部止于丘脑腹侧后内核。丘脑腹侧后内核发出第三级纤维，经内囊投射至中央后回头面部感觉区。

2. 运动传导束 包括锥体系和锥体外系两大部分。

（1）锥体系：锥体系是支配骨骼肌随意运动的神经传导通路，它由两级神经元组成。第一级神经元胞体位于大脑皮质运动区，第二级神经元胞体位于脑干和脊髓。锥体系包括两个传导束，即皮质脊髓束和皮质脑干束。

1）皮质脊髓束：起于大脑皮质中央前回的颈、躯干和四肢运动区的巨型锥体细胞，其纤维向下经内囊后肢、中脑的大脑脚、脑桥基底至延髓聚成锥体，其中大部分纤维交叉至对侧，称为锥体交叉。交叉后的纤维在脊髓侧索下行，称为皮质脊髓侧束。该束下行至脊髓最下部，在下行过程中其纤维陆续止于灰质，直接或中继后与前角运动神经元形成突触联系。由前角运动神经元发出纤维，出前根经脊神经分布至颈、躯干和四肢的骨骼肌。皮质脊髓束在延髓部不交叉的纤维向下行，在脊髓内又分两个路径：走在前正中裂两侧的称为皮质脊髓前束，走行于外侧索前部的称为前外侧皮质脊髓束。皮质脊髓前束在下降过程中陆续经白质前连合越边，止于对侧灰质，与前角运动神经元发生突触联系。此束仅下行至颈髓和上胸髓，参与颈肌和上肢肌的支配。前外侧皮质脊髓束的纤维细小，在下行中陆续止于同侧灰质，与前角运动神经元发生突触联系，参与支配四肢近端的肌肉。

2）皮质脑干束：该束起自中央前回头区、面区和中央后回皮质，纤维下行经内囊膝部，大脑脚底和脑桥基部降入延髓。下降途中，分出小束进入脑干的被盖部，止于同侧或对侧的支配横纹肌的颅神经运动核及感觉中继核。皮质脑干束向颅神经运动核的投射大多为双侧的。例如，支配眼肌、咀嚼肌、面上部表情肌、咽、喉及软腭的运动核，都接受双侧的纤维；而支配面下部表情肌的运动神经元（面神经核的外侧群）和支配颏舌肌的运动核，只接受对侧的纤维。支配斜方肌和胸锁乳突肌的副神经核，接受同侧皮质脊髓束的控制。当一侧皮质脑干束损伤时，受双侧控制的肌肉仅有轻度的肌力减弱，无明显症状。而受单侧支配的肌肉则出现瘫痪，如伸舌时舌尖偏向麻痹侧，笑时口角偏向患侧，不能示齿、鼓腮等动作。若双侧皮质脑干束损伤，则控制咀嚼肌吞咽、语言和呼吸的肌肉麻痹，临床称为假性球麻痹。皮质脑干束中，发自中央前回、后回的一些细纤维，可止于薄束核和楔束核；发自额叶、顶叶皮质的纤维，可止于三叉神经感觉核和孤束核。以上皮质脑干束至感觉中继核的纤维，一般是穿内侧丘系或网状结构，对有关核实现兴奋或抑制作用。锥体系的损伤可造成随意运动的障碍（或瘫痪），临床上通常将这些障碍分为上运动神经元性和下运动神经元性两大类。上运动神经元指那些组成皮质脊髓束和皮质脑干束的大脑皮质的锥体细胞和它的轴突，下运动神经元指脊髓前角运动细胞及其分布于横纹肌的轴突。以肢体瘫痪为例，上运动神经元损伤时，出现全肌群性的完整的动作障碍，肌肉张力增高，腱反射亢进，病理反射（Babinski 征）阳性，无皮肤营养障碍，无肌萎缩（除废用性外）和电气变性反应；下运动神经元损伤时，出现个别肌肉或肌群瘫痪为主，肌肉张力降低，肌萎缩明显（早期即出现），腱反射减退或消失，病理反射阴性，常有皮质营养障碍和电气变性反应。脑神经运动核所支配的肌肉瘫痪，亦有上运动神经元、下运动神经元之分。习惯上脑神经的上运动神经元瘫痪又称为中枢性或核上性瘫痪，下运动神经元瘫痪亦称为周围性或核性或核下性瘫痪。上运动神经元、下运动神经元损伤造成肌肉瘫痪的特点与上述的肢体瘫痪的特点相似。在锥体系，不同部位、不同阶段的损伤所造成的障碍是不同的，这里不赘述。

（2）锥体外系：锥体外系指锥体系以外与运动有关的通路，它包括大脑皮质到脊髓的许多结构。现将其中的纹状体系和小脑系分述如下。纹状体系是锥体外系的主要下行通路。大脑皮质的躯体运动区、躯体感觉区和扣带回都发出纤维，止于尾状核和壳核；丘脑和脑干网状结构也发出纤维至尾状核和壳核。尾状核和壳核又把冲动传至苍白球，苍白球发出的纤维经底丘脑核、红核、黑质和脑干网状结构的中继，再经网状脊髓束、顶盖脊髓束、前庭脊髓束和红核脊髓束等止于前角细胞中的 γ 运动神经元（锥体束纤维止于运动神经元）。小脑系则是大脑皮质额、枕、颞各叶发出纤维至脑桥基底部，止于脑桥核。脑桥核发出纤维止于小脑皮质。小脑皮质又发出纤维至齿状核。齿状核发出的纤维组成结合臂，一部分纤维经交叉后止于红核。由红核发出的红核脊髓束止于前角细胞。再一部分纤维上行至丘脑的腹外侧核后部，此核发出纤维到大脑皮层中央前回运动区，构成对大脑皮质的反馈抑制。另外，在纹状体系，尚存在对皮层的反馈通路，如苍白球发出纤维到丘脑腹外侧核的前下部，此核又发出纤维至大脑皮质。锥体外系的功能主要是调节肌张力、肌肉的协调运动和平衡，维持体态姿势和粗大的随意运动。锥体外系的这种功能，是为配合锥体系的活动而使肌肉做好完成运动的准备，从而保证锥体系完成精确的理想的随意运动。由于锥体外系同丘脑和丘脑下部亦有纤维联系，锥体外系也参与表情（如哭、笑）的心理反射。在人类的一些熟练的、刻板的自动运动（如行走时摆臂等）中亦有锥体外系的参与。在正常情况下，锥体外系的功能似乎在表面上不易得到反映，但是当纹状体病变后，就会出现运动障碍。例如，由于黑质损害，纹状体内多巴胺不足，多巴胺与乙酰胆碱平衡失调，苍白球呈释放现象，故产生少动、强直、静止性震颤和姿势不平衡等症状，称为震颤麻痹（Parkinson 征）。而尾状核、壳核病变，则产生肌张力减低-运动增多综合征，又称舞蹈病。

二、脑卒中临床病理生理学基础

脑与其他器官一样，为了维持正常的功能，必须从血液供应中获得其代谢所需要的氧气和营养物质，运走二氧化碳和代谢产物。脑是高级神经中枢，血供十分丰富，虽然脑的重量只占体重的2%～3%，但供应脑的血流量约占全身血流量的1/5。脑主要利用的营养物质是葡萄糖。人脑组织利用了全身耗氧量的20%～25%、葡萄糖的75%。脑组织的氧、葡萄糖和糖原几乎没有储备能力，完全阻断血流 6s 内神经元代谢就会受到影响，10～15s 意识丧失，2min 脑电活动停止，几分钟内能量代谢和离子平衡出现紊乱，持续15min以上，脑细胞就发生不可逆损伤。所以，脑血流供应正常是脑结构完整和功能正常的首要条件。

（一）脑血流量

正常情况下，每分钟约有750ml血液通过脑。成年人平均脑血流量为55ml/（100g·min）。脑血流分布并不均匀，还会随体位、活动、年龄而变化。局部脑血流量、脑代谢率与脑的功能活动密切相关。正确测定脑组织各部分的局部脑血流量，对于了解各部分的功能活动和病理变化有重要意义。

脑动脉血流量最主要的影响因素是血管口径，其次是平均动脉压和颅内压，再次是血黏度。平均动脉压主要决定于心脏功能和体循环血压，血管口径主要决定于神经、体液调节下血管壁本身的舒张收缩功能。

脑动脉有一定的自我调节机制，当平均动脉压在60～160mmHg范围内变化时，脑动脉可以通过改变舒张或收缩以改变血管口径来代偿，使脑血流量保持不变，这种作用称为脑血流的自动调节功能。慢性高血压患者，由于血管壁硬化，舒缩功能差，自动调节的上下限都高于正常人。

正常脑循环还能在血氧分压和二氧化碳分压明显变化时，通过血管舒适调节，维持血流量不变，有人将之称为脑血管运动调节。

脑血管径大小受动脉内二氧化碳分压（$PaCO_2$）和动脉血的酸碱度的影响，动脉口径的变化，自然影响到脑血流量，此属于化学性调节反应。但这种自动调节的实现，限于颅内压在正常或升高不超过动脉舒张压，脑灌注压保持在4～5.3kPa（30～40mmHg）以上，动脉内$PaCO_2$在4～6.6kPa（30～50mmHg）的状态才发挥作用。这时，脑血流量可以由血管自动调节反应维持相对稳定。$PaCO_2$上升，PHa降低，脑血管扩张，脑血流量增加，CO_2下降，PHa增高，脑血管收缩，脑血流量减少。$PaCO_2$上升或下降0.2kPa（2mmHg），脑血流量增减10%。这在一定程度上起到调节颅内压的作用。$PaCO_2$与动脉血氧分压（PaO）及血氧饱和度（SaO_2）相关。血液pH由正常的7.40降低至7.35以下，脑血管自动调节功能即丧失。全身性血管加压反应也参与脑血流的调节。此系通过自主神经系统作用。颅内压严重增高达到与动脉舒张压相等时脑灌注压为0，脑血流停止循环，发生脑死亡及全脑梗死。说明颅内压增高时，如果临床救治过晚，则任何治疗措施均不能奏效。

（二）缺血半暗带

缺血半暗带（ischemic penumbra，IP）的概念是Astrup等在1977年首先明确提出的。他们阻断狒狒大脑中动脉形成局灶性脑梗死，测定新皮层的局部脑血流（regional cerebral blood flow，rCBF）、细胞外K^+和H^+活性及诱发电位，发现当rCBF降低至15 ml/（100 g·min）时体感诱发电位（SEP）消失，但细胞外K^+活性无改变，当rCBF降低至6 ml（100 g·min）时，K^+活性突然增高；同时他们还观察到SEP消失后若及时增加rCBF至缺血水平以上，SEP可再度出现。由此提出IP的概念，即神经元在这种状态下电活动中止，功能丧失，但结构保持完整，能存活一段时间，如果脑血流增加足够量，可以恢复功能活动。1981年Astrup等将IP的概念又进一步具体定义为：围绕着梗死中心的缺血性脑组织，其电活动中止，但保持正常的离子平衡和结构上的完整。如果再适当增加rCBF，至少在急性阶段突触传递能完全恢复，亦即IP内缺血脑组织的功能是可以恢复的。Hossmann将缺血半暗带重新定义为血流供应受限制而能量代谢保存的区域。BaronL采用PET技术研究发现，在最终发生梗死的区域内能够检测到缺血但仍可存活的组织。并提出缺血半暗带实用性定义即功能损害、有梗死风险的缺血区域，但也有可能恢复正常。如果没有挽救这个区域而逐步变成梗死核心，随着时间的推移有扩大梗死体积的风险。Sharp等又进一步拓展了IP

的内涵，提出了多分子半暗带的概念，指出在梗死中心区与正常脑组织之间，不同时间内，多种基因在选择性神经元死亡带、变性蛋白带、低氧带和扩散性抑制带的表达不同。

1. 影像学标志

（1）磁共振影像学：挽救可逆性损伤是脑缺血治疗的核心，而确定半暗带则成为关键。近年来 MRI 逐渐成为判定 IP 的主要手段，磁共振弥散加权成像（diffusion weighted imaging，DWI）显示不可逆转的梗死核心区，灌注加权成像（perfusion weighted imaging，PWI）显示脑缺血低灌注区 PWI/DWI 不匹配代表 IP。这也是目前临床上最常用的判定 IP 的方法。但有研究发现这种描述并不准确，因为早期 DWI 弥散异常区域内仍有一部分可以存活的脑组织也有研究指出这种方法并不能准确评价 IP 范围，因为 DWI 异常区域不仅包括不可逆损伤还包括部分可逆损伤，导致高估梗死灶核心，而 PWI 异常区域包括良性血流减少区，会导致高估 IP。因此学者提出急性脑缺血的新模式：梗死灶核心区、DWI 异常区、PWI 异常区、良性血流灌注减低区，IP 为 PMI/DWI 不匹配区减去良性灌注减低区，加上最初部分 DWI 异常区，提示 PWI/DWI 不匹配区实际上还包括良性灌注减低区，并不是全部为 IP，而 DWI 异常区内仍有少量 IP。尽管提出了新模型，目前技术尚不能明确区分 DWI 异常的 IP 部分及 PWI 异常的良性灌注减低区。DWI 通过表观弥散系数（apparent diffusion coefficient，ADC）值定量测量急性缺血缺氧时细胞外水分子的运动受限程度。急性脑梗死从梗死核心到周围 ADC 值逐渐升高 ADC 值较对侧明显减低（相对 ADC 值为 40% ~60%）的区域为不可逆性梗死灶而 ADC 值较对侧轻度下降（相对 ADC 值为 75% ~90%）的区域为可逆性的 IP。最近，有研究指出 PWI 异常范围与最终梗死灶范围显著相关。PWI 参数主要包括脑血容量（cerebral blood volume，CBV）、脑血流量（cerebral blood flow，CBF）、平均通过时间（mean transit time，MTT）。研究发现缺血脑组织 CBF 下降至 37%、CBF 下降至 47% 为 IP，CBF 下降至 12%、CBV 下降至 19% 为梗死灶核心。磁共振 pH 成像技术，可无创地检测组织结构及代谢物，急性脑缺血的 DWI 异常区域与严重酸中毒密切相关，在缺氧环境下细胞代谢紊乱，产生大量乳酸，这些过量乳酸进一步破坏体液的缓冲能力，从而降低原有 pH，因此脑缺血区细胞 pH 下降。PWI-pH 加权成像不匹配代表良性血流减低区。DWI-pH 加权成像不匹配代表 IP 区，pH 成像与 PWI 和 DWI 结合可能有助于准确评价 IP，但尚有待于临床研究的进一步证实。国内最近的一项研究提出磁共振波谱分析（magnetic resonance spectroscopy，MRS）的氢质子波谱序列点分解频谱分析法（point resolved spectroscopy sequence，PRESS）序列脉冲扫描技术与 DWI 联合应用在显示早期脑 IP 上更具优势。

（2）CT 灌注影像学：脑灌注 CT（perfusion CT，PCT）是 1991 年由 Miles 等首先提出的概念，半定量测定脑组织的血流灌注量，有效反映脑组织血流灌注量的变化，从而获得脑组织功能方面的信息。PCT 同样可以提供脑血流灌注信息的影像学检查方式，具有扫描迅速的优点。可迅速获得脑灌注情况，了解梗死核心及缺血半暗带体积，快速定量评价梗死程度和预测临床转归，从而制订治疗策略。研究发现，PCT 能在超早期发现脑缺血的部位和病变范围，可在出现症状后立即显示异常病灶，从影像学角度证实缺血半暗带，并能真正反映脑缺血的范围。

2. 治疗

（1）溶栓治疗：在脑缺血发作后，一定时间内可以通过治疗减轻脑损伤的程度，促进功能恢复，改善长期预后结局，这个允许的时间称为治疗时间窗。时间窗的长短与缺血半暗带的损伤和治疗方法有关。随机对照试验及 meta 分析证明有效时间窗内重组型纤溶酶原激活物（rt-PA）溶栓是有效的治疗方法。但是，由于 rt-PA 溶栓治疗严格的时间窗使得绝大多数患者失去了最佳治疗机会，能否将有限的治疗时间窗扩大，使更多的患者获益是急性期治疗面临的主要的挑战。

针对缺血半暗带的损伤节点寻找关键的治疗靶点和有效的治疗药物可以延长治疗时间窗。最新的研究热点主要有：①通过抑制血小板活化因子（platelet activating factor，PAF）受体来抑制

PAF 活化引起的血栓形成和炎症反应；②通过抑制环氧化酶（cyclooxygenase，COX）和血栓烷合酶（thromboxane synthase，TXS）来抑制血栓烷 A_2（thromboxane A_2，TXA_2）生成；③通过抑制谷氨酸受体（glutamate receptors，GluR）和激活钠钙交换器（sodium calcium exchanger，NCX）抑制细胞内 Ca^{2+}超载；④抗氧化剂清除脑缺血半暗带自由基；⑤联合用药。

（2）最新的延长时间窗的创新药物

1）PAF 受体拮抗剂：银杏内酯 B 为天然的 PAF 受体拮抗剂是从银杏叶中提取的一种萜内酯，能通过血脑屏障，动物实验结果表明脑缺血再灌注 0h、5h、1h、2h 后均可以显著减少脑水肿与梗死面积，增加脑血流，改善神经功能评分，最佳治疗时间窗可以持续到缺血后 4h。目前银杏叶提取物金纳多已经进入临床用于治疗急性脑梗死。PAF 受体拮抗剂比合成药物毒性小，不良反应少，且有较长的时间窗。

2）TXA_2 为靶点的药物：阿司匹林可以抑制 COX 的活性，减少 TXA_2 的生成，达到抑制血小板聚集，形成血栓的作用。在脑缺血后经腹腔注射给予阿司匹林 1 次，其有效治疗时间窗可延长到 2h，或在缺血前 30 min 给药有效。临床上主要应用的 TXS 抑制剂是奥扎格雷，其治疗时间窗少于 1h，需要与其他药物如肝素氯沙坦等合用，近年来 TXS 抑制剂的研发进展并不快，其较窄的治疗时间窗和出血的不良反应限制了其在临床上的应用。

3）抑制细胞内钙超载的药物：厚朴酚减弱谷氨酸介导的 Ca^{2+}内流和神经元肿胀而起到神经保护作用，在 4h 内减小梗死体积、改善神经功能。

4）抑制氧化应激的药物：依达拉奉是一种自由基清除剂，容易通过血脑屏障，可以抑制脑细胞的过氧化作用，有效地提高大鼠局灶性脑缺血时脑组织中超氧化物歧化酶 SOD 的活力，降低丙二醛 MDA 的水平，并且有效抑制 caspase-3 表达，对抗神经细胞凋亡。临床数据表明在缺血后 72h 内给药能显著地减少患者脑梗死体积，而且在给药后 3 个月内都有神经保护作用，但依达拉奉治疗时间窗较窄，需要在卒中发作后立即给药。

5）药物联合应用：主要为神经保护药和组织纤溶酶原激活物（tissueplasminogen activator，t-PA）的联合应用，因为 t-PA 在临床上单独使用具有时间窗窄出血不良反应概率高及神经毒性等不良反应。神经保护剂可以保护溶栓治疗造成的再灌注损伤。

（3）丁苯酞：丁苯酞是目前国内唯一通过调控细胞凋亡表达而减少缺血半暗带的一种新药。其主用作用靶点为血管内皮，具有稳定神经血管单元、促进血管生成、增加灌注血管数、减少梗死体积、改善神经功能缺损的作用。另有文献表明，丁基苯酞通过影响花生四烯酸代谢，选择性抑制花生四烯酸及其代谢产物介导的多种病理生理过程，可以解除微血管痉挛，抑制血小板聚集，抑制 TXA_2 的合成，清除自由基，对抗迟发性损伤中的炎性反应。

（三）脑水肿

脑水肿是不同的因素，如物理的、化学的、生物性的，影响于脑组织，引起脑组织内水分异常增多的一种病理状态，使脑的体积增大，重量也增加。水分聚积于脑间质内称为细胞外水肿，聚积于细胞内包括胶质细胞或神经细胞内称为细胞内水肿，两者常同时存在。脑水肿属于继发性病理过程，全身系统性疾病如严重心血管疾病、呼吸系统疾病、肝病、休克、中毒、传染性疾病、代谢性疾病、肾衰竭等，使机体内环境发生改变，引起脑组织缺血、缺氧、脑的微循环与脑细胞代谢障碍，都可能引起脑水肿，所以它是具有普遍性意义的问题。脑部疾病如颅脑损伤、颅内占位病变、炎症、脑血管病、脑寄生虫病、脑先天性疾病等，经常继发脑水肿。继发性脑水肿，往往关系到颅内疾病的过程及预后，更具有重要的意义。脑水肿的病因多种多样，不同原因产生的脑水肿，由于发生机理不同，脑水肿的类型有所差异，有的引起全脑水肿，如全身系统性疾病、中毒等所致的脑水肿多属于此类，脑水肿呈弥漫性，而脑挫裂伤、脑瘤、炎症等继发的脑水肿，常见于病灶的周围邻近区域，脑水肿为局限性的。脑水肿使颅内压增高，颅内压增高又可转而加重脑水肿，发展至一定程度，即可使脑组织发生功能与结构上的损害，如果不能及时诊断和处理，脑水肿加重，或由局限性发展为弥漫性，将对脑产生严重危害，形成不可逆性的继发性病理改变，发生脑死亡。这种结局，是脑组织普遍性受损害及脑疝继发脑干严重损害所致。预防与治疗脑水肿需要针对病因做处理，同时采用脱水与改善脑循环和代谢的治疗。防治宜早，才能取得好的效果。

1. 病因 脑水肿的病因很多，这里列举的病因，以神经系统疾病为主，也提到其他相关的因素，使病因分析能作全面考虑。

（1）颅脑损伤：各类颅脑损伤，直接或间接地造成脑挫伤、裂伤都能引起脑水肿，并发颅内血肿，使局部脑组织受压也可引起脑水肿。颅骨凹陷骨折、对脑组织产生压迫，或者骨折片刺入脑组织直接致伤，在受累的部位可出现脑水肿。爆震伤时，气浪剧烈冲击胸部，或胸部直接受到挤压伤，顿时使上腔静脉压急剧升高，压力向颅内传布冲击脑组织，造成脑组织内毛细血管广泛弥漫性的散在点状出血，毛细血管通透性增加，常发生弥漫性脑水肿。脑的弥漫性轴索性损伤，更可继发严重弥漫性脑水肿。

（2）颅内占位病变：脑瘤使周围脑组织受压或阻碍脑静脉回流，静脉压升高、颅内淤血，脑脊液循环及吸收障碍，以及肿瘤生物毒性作用等，可使脑瘤周围的脑组织受影响，血脑屏障受损害或破坏，血管壁通透性增加，遂产生局限性脑水肿。脑的原发性恶性肿瘤时所并发的脑水肿尤其显著，肺癌、绒癌等脑转移，无论是单发或多发性，在病灶的周围都有严重脑水肿。

（3）颅内炎症：脑炎、脑膜炎、脑室炎、脑脓肿及败血症所致之颅内弥漫性炎症，往往继发不同程度的脑水肿，此与致病微生物的毒性及累及的范围有关。CT 脑扫描普遍用于诊断以来，发现一些过去应用的诊断方法所不能发现的炎性小病灶，如小脓肿或小的炎性肉芽肿，在小病灶的周围，水肿非常显著。

（4）脑血管病：颈内动脉或脑动脉血栓形成或栓塞，脑脂肪栓塞，使动脉血流减少或中断，使该动脉供血区发生急性脑供血不足与脑梗死，同时继发局限性或广泛性的脑水肿。脑动脉瘤、脑动静脉畸形破裂出血、蛛网膜下腔出血、脑内出血，同时发生脑血管痉挛，均继发脑水肿。

（5）脑缺氧：癫痫连续状态、胸部创伤、不同原因所致的呼吸困难或窒息、心搏骤停，长时间低血压、休克、高原性缺氧、一氧化碳中毒及其他肺源性脑病，使脑处于缺氧状态伴随脑水肿。

（6）外源性或内源性中毒：铅中毒或其他原因引起之全身性中毒，常并发弥漫性脑水肿。

（7）脑代谢障碍：各种原因，全身性的或局限性的脑代谢障碍，引起脑水肿。

（8）脑的放射性损害：此包括电磁的损伤作用如微波、红外线、射线、γ 射线、ρ 射线、快中子等。脑瘤放疗或接受其他射线过程，可引起轻度或较重的脑水肿。常见于对放射线敏感的患者，或因放疗的剂量差错，照射剂量过大，发生放射性脑水肿，严重者形成放射性脑病。

2. 分类 1904 年病理学家根据肉眼观察的脑水肿大体标本的特点，将脑水肿分为脑水肿与脑肿胀两类，前者为细胞外水肿，脑切面湿润且质软，后者为细胞内水肿，脑切面干而实。但在临床多数情况都是两者混合存在，或最初表现为脑水肿，而脑肿胀相继发生。作者等对于外伤性脑水肿的实验研究发现，在落体致伤的大鼠闭合性脑损伤后 30min，已出现毛细血管周围间隙扩大，出现细胞外水肿。在电镜下观察，神经细胞也有水肿的早期征象。临床上在脑挫裂伤手术处理时，可能突然见到急性脑血管充血，大脑由手术区膨出，有时在手术中，出现低血压，应用升压药时，也可能发生脑膨出的现象，被认为是脑水肿所致。实质上引起这类脑水肿的原因是脑血管扩张或脑血流灌注一时性增多，并非真正的脑水肿。

目前在国际上，脑水肿分为血管源性、细胞性（细胞毒性）、渗透压性及脑积水性四类。而过去 Latzo（1966 年），仅分血管源性与细胞毒性两类。尚有在四型分类中，提出缺血性脑水肿

（兼有细胞内水肿、细胞外水肿）而省去渗透压性脑水肿。

（1）血管源性脑水肿：血管源性脑水肿主要因血脑屏障受损、破坏，致毛细血管通透性增加，水分渗出增多，积存于血管周围及细胞间隙所致。此时，由于一些蛋白物质随水分经血管壁通透到细胞外液中，使细胞外液渗透压升高，水分由血管壁渗出增多，致使脑水肿继续发展。脑损伤所致之外伤性脑水肿早期主要为血管源性脑水肿。

（2）细胞性脑水肿：过去称这类脑水肿为细胞毒性脑水肿（cytotoic cerebral edema）。近年来，国外学者提出应用细胞性脑水肿的名词，表明这类脑水肿是因为细胞肿胀，是由于细胞能量缺少，而非细胞中毒作用，较之过去应用的细胞毒性脑水肿，含义较为确切和恰当。

细胞性脑水肿是不同致病因素，使脑细胞内环境、外环境改变，脑组织缺氧，影响神经细胞代谢，细胞膜系统功能障碍，线粒体三磷腺苷（ATP）生成减少，神经细胞膜的 Na^+-K^+-ATP 酶、Ca^{2+}-Mg^{2+}-ATP 酶等活性降低，使神经细胞内、外的 Na^+、K^+、Ca^{2+}交换障碍。Na^+由细胞外向细胞内转移，而 K^+由细胞内向细胞外流动，出现细胞内高钠、细胞间隙液中高钾的反常现象，神经细胞 Ca^{2+}通道也受到影响，发生钙超载，这些因素均可导致细胞内水肿，出现神经细胞肿胀，髓鞘内液体积蓄。此类水肿时，血脑屏障可不受影响，血管周围间隙及细胞外间隙无明显扩大，细胞内水肿液不含蛋白，Na^+、Cl^-水平增高。细胞性水肿常见于中毒、重度低温、脑缺血与缺氧等。

（3）渗透压性脑水肿：渗透压性脑水肿是由于细胞内液、细胞外液及血液中电解质与渗透压改变引起的细胞内水肿。正常情况下，细胞内、外电解质和渗透压保持平衡和稳定状态。这种适合于正常生理的条件，受下丘脑与垂体的功能调节和制约。垂体前叶分泌肾上腺皮质激素（ACTH），有促进醛固酮分泌，转而使血钠升高、血浆渗透压增高的作用，而细胞内液渗透压相对较低，细胞内水分流向细胞外。垂体后叶则释放抗利尿激素（ADH），可致水潴留、血容量增加、血液稀释、血浆渗透压降低，水分则由细胞外转向细胞内，使神经细胞内水分增加。正常时，两方面互相制约和协同，在病理状态下，如脑损伤影响于丘脑下部–垂体轴的功能，ACTH 分泌减少，ADH 释放加多，则血液渗透压降低，引起渗压性脑水肿。

（4）脑积水性脑水肿：脑积水性脑水肿又称间质性脑水肿（interstitial cerebral edema），常见于梗阻性脑积水。不同病因引起梗阻性脑积水，使脑室系统扩大，尤以侧脑室扩大为甚，致使脑室内压力显著高于脑组织内的压力。产生脑室内–脑组织内压力梯度，这种压力梯度的显著差别，使脑室内液体可以透过脑室室管膜到脑室周围脑组织中，形成脑室周围白质脑水肿。

3. 发病机理 脑水肿的发生机理十分复杂，相关的因素很多。血脑屏障、微循环障碍，脑缺血与脑缺氧，脑内自由基增加，血栓素 A_2（TA_2）及前列环素（PG_{12}）的变化，神经递质与神经败类的变化，神经细胞钙超载等，均影响脑水肿的发生与发展。现将主要影响因素归纳如下。

（1）血脑屏障功能障碍：血脑屏障是脑内的一种特殊结构，它对脑起着屏障与保护作用。血脑屏障实际上包括 3 种屏障：血脑屏障、血脑脊液屏障及脑脊液脑屏障。以血脑屏障对脑水肿的关系最大。血脑屏障为脑的毛细血管腔与脑实质之间的屏障，由脑毛细血管内皮细胞、基膜及星形细胞的血管板层构成。毛细血管内皮细胞上含有紧密连接（tight junction），吞噬小泡很少，故具有选择性地通透某些物质的功能。紧密连接开放则毛细血管壁通透性增加。因此脑与血液间的物质交换必须通过这一层血脑屏障。血脑脊液屏障主要是脉络丛上皮和内皮细胞之间的闭锁小带。脑脊液与脑实质之间也存在屏障，由脑室的室管膜上皮和覆盖脑表面的软膜胶质膜组成。水能自由地通过血脑屏障和血脑脊液屏障，电解质通过血脑屏障及血脑脊液屏障的能力与它们的脂溶性关系很大，脂溶性物质易通过，但葡萄糖也能通过。脑损伤、脑瘤、炎症等时，血脑屏障受损，功能障碍，甚至血脑屏障局部地被破坏，使血浆大分子物质能够由血管腔内通透到脑细胞间隙，因此认为血脑屏障的功能与结构损害是血管源性脑水肿的病理基础。

（2）脑微循环障碍：脑的血流量与微循环正常与否，对维持脑的正常生理运转有极重要的关系。脑的血流量受全身血压的影响，随脑动脉、脑静脉的压力差变化而异。脑血管本身尚有内在的及中枢调节功能，使脑血流量在一定范围内保持稳定。颅脑损伤、脑瘤、炎症等病变时，脑血管可发生痉挛或麻痹，微循环功能障碍，其静脉压增高，脑充血，脑缺氧，导致发生脑代谢紊乱、脑水肿。所以脑微循环障碍在脑水肿的发生过程中，是一个重要因素。

（3）脑细胞代谢障碍：脑内神经细胞是构成神经系统的结构和功能单位，包括胞体和突起两部分。细胞体内为细胞核与细胞质，细胞质内含尼氏体、滑面内质网、线粒体、溶酶体与多泡小体等。细胞膜由内、外蛋白质分子层和脂质双分子层组成，脑膜向突起延伸为轴膜。部分胞膜下有膜下致密层，为一层电子密度较大的物质。脑细胞细微结构维持着脑细胞的正常代谢与功能。脑细胞代谢中，葡萄糖代谢是主要的方面。正常是以有氧方式进行，葡萄糖经氧化分解为二氧化碳和水，并释放出能量，以 ATP 储存。线粒体产生足够的 ATP 是维持细胞膜正常通透性、离子泵运转和脑的生理功能所必需。脑缺氧时，细胞代谢中葡萄糖的代谢变为无氧代谢方式，分解为乳酸、丙酮酸等，也释出能量。但由于 ATP 减少，仅为正常有氧代谢时的 5%，致使细胞本身及细胞膜的功能受损，“钠泵”、“钙泵”等离子泵运转失常。不能将细胞内多余 Na^+排出，Cl^-由胞外进入胞内与 Na^+结合为氯化钠，使细胞内渗透压增高。水乃由细胞外进入细胞内，以维持细胞内、外渗透压平衡，形成细胞内水肿。而细胞内酸性产物又使细胞膜通透性增加，加重细胞内水肿。

（4）自由基：脑组织内存在自由基。氧自由基是一类具有高度化学活性的含氧基团，主要有超氧阴离子 O_2^- 和氢氧自由基 OH^-。脑损伤时，自由基在脑内大量增加，脑出血、脑缺血再灌时，自由基也大量增加。自由基使细胞膜系统损害，血脑屏障损害，引起脑水肿。

（5）神经细胞钙超载：近年来，一些研究提示神经细胞膜钙通道的改变，神经细胞内钙超载是引起脑水肿的先行重要因素。正常时，神经细胞内存在少量钙，Ca^{2+}浓度为 $10^{-7}\sim10^{-8}$M，而细胞外液中 Ca^{2+}浓度为 $10^{-2}\sim10^{-3}$M。钙是维持神经细胞正常功能的重要元素，在中枢神经细胞信息传递、神经递质的合成与释放和神经细胞轴浆运转、血脑屏障的功能等方面都具有极重要的作用。如果缺少钙，神经细胞功能不能正常运转。细胞膜钙通道异常开放，则细胞外 Ca^{2+}进入细胞内，发生神经细胞内钙超载，产生损害作用。钙超载的不利影响很广：可以激活 ATP 酶、蛋白酶、磷脂酶，使 ATP、细胞蛋白质、脂质分解代谢增加，损害细胞骨架系统和膜系统；影响神经细胞内的快反应基因如 *C-FOS*、*C-mye* 等的表达与调控，影响细胞 DNA，使细胞严重损害；还可使脑血管痉挛和脑毛细血管通透性发生改变。因此钙通道开放与神经细胞钙超载已被视为引起脑水肿的关键环节之一。研究和应用 Ca^{2+}通道阻断剂来预防和治疗脑水肿是当前的一个发展动向。

（6）颅内静脉压升高：颅内压增高致脑静脉回流受阻，使颅内静脉压升高，脑动静脉之间的压差减小，脑血流量降低，因而使脑组织缺氧，加重脑水肿。这方面与脑水肿的发生机理无直接影响而属于使脑水肿加重的继发因素。但在脑水肿与颅内压增高的发展过程中，不可忽视。

（7）其他：前列腺素、神经递质、神经肽类、激素等方面均在某些环节参与脑水肿的发生与发展过程。

4. 病理 脑水肿分为局限性与全脑性，这与病灶及脑水肿的发展过程相关，而在病理上，并无本质上的不同。但不同类型脑水肿的形态学有一定的差异。早期或晚期脑水肿，在病理上有程度轻重的不同。

（1）肉眼观察：大体标本与手术中所见，硬脑膜紧张度增加，脑部张力增高。切开硬脑膜后，脑表面静脉淤血。软脑膜充血，脑组织呈黄白色，脑组织膨隆，脑回增宽变平。脑沟浅或不显。以细胞外水肿为主者，脑组织较软，较湿润，而细胞内水肿为主者，脑组织较实韧。在大体标本上，可判断为局限性或全脑性水肿。局限性水肿，一侧大脑半球水肿较重，同侧侧脑室受压，三脑室向对侧移位，同侧可见颞叶钩回疝、小脑扁桃体疝。

（2）光镜检查：细胞外水肿表现为：①血管周围和细胞周围间隙扩大，有时在血管周围间隙可见絮状物，为水肿液中蛋白物质凝固、染色所致。②星形细胞肿胀，变形，少支胶质细胞肿胀、增殖。③稍后，则可出现神经轴索解离、退变、弯曲、呈念珠状，最后破碎。④早期见髓鞘肿胀，以后变细、碎裂。⑤神经细胞可以有肿胀及缺血性改变，细胞核固缩，细胞间境界不清，有时可见格子细胞。⑥白质在早期呈稀疏海绵状，晚期萎缩。放射性脑水肿时，神经细胞细胞质内空泡增多，内皮细胞肿胀，胶质细胞自基膜分离，血脑屏障损害。

（3）电镜检查：脑毛细血管周围间隙明显扩大，星形细胞及其突起肿胀，胶质细胞内质网肿大，线粒体改变，脑核、脑膜破坏，髓鞘排列紊乱。晚期，神经细胞出现水肿、退变。

5. 临床表现 脑水肿是颅内疾病和全身性系统疾病引起的继发性病理过程，同时脑水肿常引起或加剧颅内压增高，所以临床表现往往与原发病变的症状重叠，并使其加重。

（1）脑损害症状：局限性脑水肿多发生在局部脑挫裂伤灶或脑瘤等占位病变及血管病的周围。较轻微的脑水肿，一般不致增加脑损害症状；较重的脑水肿，可以使原有症状恶化。常见症状为癫痫与瘫痪症状加重，或因水肿范围扩大，波及语言运动中枢引起运动性失语。脑损伤后，如症状逐渐恶化，应多考虑脑水肿所致。如症状急剧恶化，常因继发颅内血肿，可使原有症状加重，经治疗数日后，脑水肿消退，症状又逐渐减轻。弥漫性脑水肿，可因局限性脑水肿未能控制，继续扩展为全脑性，或一开始即为弥漫性脑水肿，如弥漫性轴索损伤。

（2）颅内压增高症状：脑水肿使脑体积增大，增加颅内容物的总体积，引起颅内压增高或加剧颅内压增高的症状。表现为头痛、呕吐加重，躁动不安，嗜睡甚至昏迷。眼底检查有视盘水肿。早期出现生命体征变化，脉搏与呼吸减慢，血压升高的代偿症状，如脑水肿与颅内压高继续恶化则导致发生脑疝。

（3）其他症状：脑水肿影响到额叶、颞叶、丘脑前部，可以引起精神障碍，严重者神志不清、昏迷。颅内压增高也可引起精神症状。有时体温中等增高，脑水肿累及丘脑下部，可引起相应的丘脑下部损害症状。脑水肿的发生过程，从动物实验表明，伤后30min，已有脑水肿的病理改变，但症状往往在6h以后才出现，2～3d达到高峰，经治疗后，1周以后逐渐消退，但也有迁延时间较长的。脑水肿消散通过三个途径：①脑组织内水分通过室管膜进入脑室，这也是脑室引流治疗脑水肿的根据，这种方式，每日约可廓清水肿液80～90ml。②通过血脑屏障回到血管内，这是由于胶质细胞摄取水肿液中蛋白物质后，小分子及水可以通透血管。③组织液渗透压降低，细胞代谢，细胞内外离子平衡恢复正常，水肿减轻。

6. 诊断 脑水肿的诊断可以从几方面得到提示。

（1）根据疾病的临床表现与过程：脑水肿多是继发于原发疾病，如在短时间内，临床症状显著加重，应考虑存在局限性脑水肿，如果患者迅速出现严重的颅内压增高症状、昏迷，多为广泛性或全脑水肿。应用脱水治疗，如出现利尿效果，且病情亦随之改善，也表明存在脑水肿。颅脑损伤时，分析临床表现特点有助于诊断脑挫裂伤、脑水肿与颅内血肿、脑挫裂伤，脑水肿患者，伤后病情发展与加重的过程，多是渐进性，脉搏多数偏快、血压稍高或有波动。而颅内血肿，在伤后多有中间清醒或好转期，然后意识障碍又急剧加重。生命体征在脑受压时表现为两慢一高，即呼吸慢、脉搏慢、血压高。

（2）颅内压监护：颅内压监护可以显示和记录颅内压的动态变化，如颅内压升高，从颅内压曲线结合临床过程分析，可以提示脑水肿的发展与消退。

（3）CT或MRI脑扫描：CT或MRI脑扫描是直接提示脑水肿的最可靠的诊断方法。CT图像所显示的征象，在病灶周围或白质区域，不同范围的低密度区，MRI在T_1与T_2加权图像，水肿区为高信号，较之CT脑扫描的结果更为确切。

7. 治疗 脑水肿的治疗原则是解除病因及采用综合性的脑水肿治疗。两方面相辅相成。当脑水肿发展至脑疝危象时，应紧急采取脱水治疗，解除呼吸道梗阻，防止缺氧，使症状迅速改善，为病因治疗创造条件，否则难免丧失救治时机。

（1）改善脑缺氧是防治脑水肿的重要措施：凡脑水肿患者，无论昏迷与否，只要有呼吸道梗阻时，首先要使呼吸道保持通畅，需要时尽早作气管内插管或气管切开，并随时观察患者呼吸情况。如出现低血氧与高碳酸血症时，需采用辅助呼吸，控制性通气。临床常见颅脑伤患者持续昏迷，当即进行气管切开，充分给氧，解除脑缺氧后，病情明显好转。如不及时解除缺氧，其治疗也很难发挥作用。

（2）解除病因：及时解除病因，是治疗脑水肿的根本。脑挫裂伤、浸渍、坏死、液化的脑组织及蛛网膜下腔积血，清除颅内血肿，摘除刺入脑内的骨片与整复凹陷骨折，解除对脑组织的刺激和压迫；脑瘤切除；非外伤性脑内血肿清除等。将病因清除后，脑水肿也逐渐自然消退。病灶不除，水肿难消。

（3）脑水肿与颅内压增高的治疗

1）脱水治疗：根据病情，选用脱水药物。目前以静脉滴注20%甘露醇、呋塞米最常用，可辅以浓缩血清白蛋白，脱水降压奏效快。甘露醇中加入氨茶碱、维生素C可以提高疗效。脱水药6～8h/次。进行脱水疗法时，限制水入量，每日控制在1500ml以内，并控制钠盐补给。

2）梗阻性脑积水导致脑积水性脑水肿，行侧脑室持续引流，减少脑脊液量，达到减压和清除脑水肿的目的。

3）对脑细胞损害，应用激素，如地塞米松、ACTH等。关于大剂量应用激素的问题，尚缺乏统一的意见。自由基清除剂如超氧化物歧化酶（SOD）、维生素E、维生素C、甘露醇、辅酶Q、硒制剂，有一定治疗作用。

4）为促进脑血流灌注，改善微循环，减低血脑屏障通透性，可应用Ca^{2+}通道拮抗剂，如尼莫地平。近年来，尼莫地平已广泛用于蛛网膜下腔出血，也倡用于治疗重型脑损伤，对血管痉挛、脑水肿都有良好作用。用量30mg静脉滴注每日1次，必要时2次；口服剂量，30mg，每日2～3次，同时密切注意血压变化。山莨菪碱注射液对改善微循环、治疗脑水肿有良好效果。

5）脑损伤时常出现血流变学异常，红细胞膜ATP酶活性减低，血液黏稠度增高，影响于微循环，也是导致脑水肿因素之一，治疗上采用等容血液稀释疗法有效。

6）实验提示，脑损伤时，脑及血浆中心房肽（ANP）减少，于侧脑室内注射ANP，有缓解脑水肿的作用。机理为降低血脑屏障通透性，阻抑Na^+入脑细胞，减轻神经细胞钙超载，但由于ANF的药源问题，尚未投入临床使用。

（4）促进和改善脑代谢的功能：不少药物具有改善脑代谢功能的作用。尼莫地平作为Ca^{2+}阻断剂，有保护细胞膜，阻抑Ca^{2+}进入细胞内的作用。胞二磷胆碱是卵磷脂在脑内生物合成过程中的重要辅酶，而卵磷脂是神经细胞膜的重要组成成分。应用胞二磷胆碱可促进卵磷脂生成。有防治脑水肿、脑肿胀的效果，促进患者清醒，用量250～500mg静脉滴注，每日1次。脑活素（cerebrolysin）是多种氨基酸和低分子肽混合物的水溶液能通过血脑屏障进入神经细胞，促进蛋白质合成并影响呼吸链。增强抗缺氧能力，用量10～30ml加入生理盐水静脉滴注，或肌内注射。其他如吡拉西坦、吡硫醇、阿米三嗪/洛巴新等有促进细胞氧化还原作用，增加细胞能量，增加血氧含量，可以加速脑细胞功能的修复。ATP细胞色素C、辅酶A可酌用。

（四）颅内压增高

颅内压增高是神经外科临床工作中常遇到的一个重要问题。尤其是中型与重型颅脑损伤、脑出血，经常伴有急性颅内压增高、脑瘤等颅内占位性病变，早或晚都会引起不同程度的颅内压增高症状，急性脑缺血性疾病引起大面积脑梗死，以及有些全身系统性疾病、传染病、中毒、代谢性疾病，心搏骤停、急性呼吸道梗阻、脑缺血、脑缺氧等，同样也并发颅内压增高。颅内压增高的发展结果，使脑血液循环障碍，静脉回流受阻，颅内淤血，产生脑受压、脑移位，严重者发生脑疝，患者常由于继发性脑干损伤致死。如能及时诊断和解决引起颅内压增高的病因，采取有针对性地措施，缓解颅内压力，可使其转危为安。本节对颅内压增高的病因、病理生理和发展过程等方面简要介绍，以便及时正确处理颅内压增高。

1. 病因　神经外科中，引起颅内压增高常见的疾病如下所述。

（1）颅脑损伤：颅脑损伤引起颅内血肿、脑挫裂伤伴有的脑水肿是最常见原因。蛛网膜下腔出血伴脑血管痉挛、脑梗死、脑脊液循环不畅，致外伤性脑积水也引起颅内压增高。

（2）颅内肿瘤：颅内肿瘤常伴有颅内压增高，一般肿瘤体积越大，颅内压增高也越明显，但肿瘤的部位、性质和生长速度也有很大的影响。脑室或中线部位的肿瘤，虽然体积不大，但容易堵塞室间孔、中脑导水管和第四脑室等脑脊液循环通路，产生梗阻性脑积水，颅内压增高症状可早期出现且较显著。位于颅前窝和颅中窝底部，良性肿瘤如脑膜瘤生长较缓慢，局部水肿轻微，瘤体较大，颅内压增高症状并不严重，恶性胶质瘤或脑转移瘤，由于肿瘤生长迅速，或因肿瘤周围伴有较严重的脑水肿，所以多伴有较明显的颅内压增高，甚至容易发生颅内压增高的危象。

（3）颅内感染：脑脓肿、化脓性与病毒性脑膜炎多伴有颅内压增高，结核性脑膜炎晚期，因颅底部炎性粘连，使脑脊液循环通路受阻，引起梗阻性脑积水，以致出现颅内压增高。

（4）脑血管疾病：多种原因引起的脑出血都常有明显的颅内压增高。蛛网膜下腔出血后，颈内动脉血栓形成和脑血栓，脑软化区周围水肿，也可产生颅内压增高。

（5）脑寄生虫病：脑猪囊虫病可引起弥散性脑水肿，单个或数个囊虫在脑室系统内阻塞室间孔、导水管或第四脑室，产生梗阻性脑积水，是引起颅内压增高的原因。

（6）颅脑先天性疾病：多种病因可引起颅内压增高，如婴幼儿先天性脑积水、颅底凹陷和先天性小脑扁桃体下疝畸形、狭颅症等。

（7）其他：如良性颅内压增高、颅内静脉窦（上矢状窦或横窦）血栓形成等。

2. 发病机理　在临床中，各种病因引起颅内压增高的机理。

（1）颅内容物体积或量增加

1）脑体积增加：最常见的原因是脑水肿、脑挫裂伤、颅内血肿、颅内肿瘤、脑脓肿、脑血管疾病、脑寄生虫等。主要是由于颅内容积不能适应颅内容物体积的增加，代偿失常，致颅内压增高。

2）颅内血容量增加：多种因素可使脑血管扩张，脑血容量急剧增加，如呼吸道梗阻或呼吸中枢衰竭引起的二氧化碳蓄积或碳酸血症，丘脑下部、鞍区或脑干部位手术，使自主神经中枢或血管运动中枢受刺激等，均可产生颅内压增高。

3）脑脊液量增加：见于脑脊液吸收障碍，脑脊液循环受阻，与脑脊液分泌过多。

（2）颅腔容积缩小，改变了容积与压力关系。

1）大片凹陷骨折使颅腔变窄。

2）狭颅症，颅缝早闭，颅腔容积狭小，不适应脑的发育增长。

3. 病理生理　颅内压是指颅内容物对颅腔壁产生的压力，以脑脊液压力为代表。颅内维持正常的压力是脑的功能运转所必需，颅内压过高，或颅内压过低都属于病理状态，对脑产生不利影响。

（1）正常颅内压：成人平卧时，腰椎穿刺检测脑脊液压力为0.7～2.0kPa（5～15mmHg，70～180mmH_2O），儿童为0.5～1.0kPa（4～7.5mmHg，50～100mmH_2O）。正常颅内压水平的上界，成人为2kPa（15mmHg），儿童为1.0kPa（7.5mmHg），超过此条界线，即为颅内压增高。

（2）颅内压的调节：成人颅腔容积为400～1500ml，颅腔内容物主要有脑组织、脑脊液与血液3种成分。脑组织体积为1150～1350cm：占80%以上，脑脊液总量约150ml，占10%左右，血液量占2%～11%，变动较大。颅腔的容积基本上恒定，颅腔内容物总的体积也是基本保持稳定。若脑、脑脊液、血液三者中，有一种的体积增大或增加，其他两种内容物的量则相应减少（Monroe-Kellie 原理），实现颅内压在一定限度之内，保持正常的平衡状态。当某种原因引起颅腔内容物的体积与量发生变化，有所增大时，机体通过自动调节以适应已发生的变化。

（3）容积与压力关系和容积代偿：了解颅内压调节时，首先要了解容积压力关系。Langfitt 于1966年，以猴为实验动物进行颅腔容积与压力关系的实验。在幕上硬脑膜外放置一个小橡皮囊，每小时向囊内注水1ml，在注入5ml之前颅内压无明显升高，以后每增加1ml，颅内压升高幅度显著增高，最后，再增加1ml，可使颅内压增高9.3kPa（70mmHg）。这一实验结果，取得了容积/压力关系的曲线。压力骤增的转折点即临界点，达到这一临界点之前，颅内对容积增加尚有代偿力，这种代偿力表现在脑脊液被挤压至脊髓蛛网膜下腔，脑部血液减少与脑组织受挤压向压力低处移位，达到机体可以承受的病理平衡。但超过临界点即失代偿，这时，颅内容积微少的增加，可使颅内压剧增，加重脑移位与脑癌，发生中枢衰竭危象。容积/压力关系有很重大的实际意义。临床屡见颅内压增高已有脑受压的患者，由于呼吸不畅、躁动、咳嗽、大便时用力，搬动患者头时头颈屈曲，可使患者突然昏迷甚至呼吸停止。这是容积/压力关系的具体表现。此时，采取迅速脱水、脑室穿刺放液，改善呼吸，使患者镇静等措施，将压力降至临界点以下，即能脱离危境。容积/压力关系，亦即颅内容体积与压力的关系。例如，上述容积压力关系中，颅内容每增加1ml，压力只上升0～2mmHg代表容积压力反应（volume pressure response，VPR）正常回缩性。压力容积关系可从颅内的顺应性（compliance）与回缩性（弹回率 elastance）预测。顺应性代表颅腔的代偿空间即承受颅内容物增加的潜在能力。以公式代表：C 顺应性 = dv（容积变化）/dpc（力上升单位数），C 值大，顺应性即代偿力好，反之，C 值小则顺应性即代偿力差。回缩性是顺应性的倒数，回缩性值大，代偿性差。此外，尚可用压力容积指数（pressure volume inde，PVI）计算颅内的顺应性。颅脑损伤和颅内占位病变的患者，手术前后进行颅内压连续监测中，可检查颅内的顺应性与回缩性，以了解颅内压代偿情况。

（4）脑脊液动力学变化与颅内压调节：脑脊液主要由脉络丛生成，每分钟产生0.3～0.5ml，每日为400～500ml，颅腔与椎管内蛛网膜下腔内脑脊液总量为100～160ml，保持正常的生成、循环与吸收。脑脊液的分泌、循环、吸收障碍与变化，可以影响颅内压的变动。脑脊液在颅内容积代偿中的作用的机理是，当颅内压增高时，脑脊液回吸收量增加，可达到每分钟2ml，而颅内压增高对脑脊液生成的速度影响小，这样脑脊液吸收量增加，可以起一定的缓解颅内压增高的作用。另一方面是，颅内压增高时，脑室脑蛛网膜下腔与脑池内的部分脑脊液可以受挤压流入脊髓蛛网膜下腔，使颅内容物总体积减少，有利于颅内压降低。

（5）脑血流与颅内压的关系及其调节作用：正常脑血流量为每分钟50～55ml/100g 脑组织。脑血流量受颅内压的影响。颅内压增高时，脑血流量将减少，而脑静脉系统的血液受挤压而排出增多，脑的血流量减少，由此，颅内压可以有所降低。脑血流量与脑动脉灌注压（CPP）成正比，与脑血管阻力（CVR）成反比。血管阻力来自紧张度，颅内压增高对血管的外加压力。

脑血流量＝脑灌注压/脑血管阻力。

当颅内压增高时，脑血流量的变化如下：脑血流量＝平均体动脉压－平均颅内压/脑血管阻力。

4. 临床表现 颅内压增高分轻度、中度、重度三级。临床过程分为代偿期、早期、高峰期与晚期（衰竭期）。各期中有不同的临床表现，也有共同性的症状。

（1）头痛、恶心、呕吐：是颅内压增高的主要症状。很多患者有这一症状。头痛的特点，多位于前额及颞部，为持续性头痛并有阵发性加剧，常常在早上头痛更重，间歇期可以正常。头痛是由于颅内压增高使脑膜血管和神经受刺激与牵扯所致。头痛的部位与特性和颅内原发病变的部位与性质有关。中线部位脑瘤，早期发生梗阻性脑积水。因此，头痛出现也早，而且伴有强迫头位。恶心与呕吐常伴随头痛而发生，呕吐多为喷射性，呕吐之后，头痛也随之有所缓解。呕吐是因为迷走神经中枢及神经受激惹引起。

（2）视盘水肿与视力减退：颅内压力增高，传导至硬脑膜与视神经管相邻之处，使视神经受压，眼底静脉回流受阻，而引起视盘水肿。这是颅内压增高的客观征象，严重时发生眼底出血。颅内压增高持续时间长，引起视神经继发性萎缩，视盘淡白，边缘不清，视力减退，甚至可导致失明，通常都影响两侧。幼儿甚少见发生视盘水肿。

（3）精神与意识障碍及其他症状：颅内压增高可引起头晕、复视（外展神经麻痹），一过性黑矇、猝倒、意识模糊、精神不安或淡漠，可发生癫痫。重度颅内压增高时，可出现昏迷。婴幼儿与儿童常见头皮静脉怒张或有前囟膨隆，骨缝分离。

（4）生命体征变化：中度与重度急性颅内压增高时，常引起呼吸、脉搏、血压方面的改变，即出现Cushing综合征，即呼吸、脉搏减慢，而血压升高。长时间的颅内压增高，还可引起心脏改变。急性颅内压增高时，很少出现颅骨改变，慢性颅内压增高，可见板障静脉压迹增多、蝶鞍扩大、前床突与鞍背骨质脱钙等征象，婴幼儿可见骨缝分离。

5. 诊断　颅内压增高，一方面应着眼于病因诊断，另一方面可依临床症状结合视盘水肿。可谨慎地做腰椎穿刺测压。梗阻性脑积水的患者，有时做侧脑室穿刺引流，同时测压。尚可采取颅内压监护，观察颅内压增高的动态变化。

6. 治疗　颅内压增高的治疗，可以参照脑水肿的治疗。着眼于病因之根本治疗，同时采用脱水、脑室引流术、脑室分流术、开颅减压术等措施，结合患者具体情况。尚可兼用对症性的缓解头痛、恶心、呕吐的药物治疗。

第三节　脑卒中定位诊断基础

脑是全身血液供应最丰富的脏器之一，人脑的重量平均为1300～1500g，仅占全身总重量的2%，但脑部血液供应却占全身总供血量的20%。成人脑细胞每分钟需要500～600ml的氧、75～100mg的葡萄糖，才能维持脑细胞正常的功能活动。这些氧及能量完全依赖血液的供应。

脑细胞对于血液供应的依赖性最强，脑细胞几乎没有营养及能量的贮备，哪怕是很短暂的缺血也会产生比较明显的临床表现。因此，脑血管疾病中神经系统的定位诊断是非常重要的。直接关系到疾病性质的判断、损伤的程度、发展的趋势和预后的估计。

下面先介绍以下与脑血管病有关的神经系统检查。

一、高级神经活动检查

高级神经活动包括了意识状态、精神状态和语言能力三部分。高级神经活动的检查对脑血管疾病的诊断、疾病程度的判定是十分重要的。

意识状态：通过询问患者的姓名、年龄、职业、发病的时间、地点、发病的经过、家庭成员及日程生活状况等，注意患者意识是否完全清晰。如果意识不清，需进一步作出意识障碍的类型和程度的判断。

精神状态：从家属提供的病史，结合与患者询问病史时交谈、提问等接触过程，观察其精神状态和智能有无异常。

语言能力：注意有无构语障碍，失语等现象。

（一）意识障碍

意识障碍（consciousness disturbance）是指由于不同程度的脑功能损害，引起患者对自己意愿的表达，和对内外环境刺激的感知、应答与联系产生不同程度、不同形式的改变。广义的意识障碍应包括高级神经活动中的意识状态和精神状态。意识障碍一般分为意识清晰程度降低、意识内容的变化和醒状昏迷三大类。

1. 意识清晰程度降低的改变 意识清晰程度降低的改变即是意识纵向的变化。根据意识清晰程度分为以下几个阶段。

（1）嗜睡：患者经常处于病理性睡眠状态，但能被疼痛、强光、声音、语言、推搡等轻刺激所唤醒，醒后能张口、咀嚼和吞咽，也能回答简单的提问，但应答反应较迟钝，如注意力、定向力、记忆力和判断力都较差。停止刺激后不久，往往又再次入睡。脑电图表现为：一般以弥漫性 θ 波为基本节律，杂以少量 δ 波。

（2）昏睡：患者绝大部分时间处于病理性熟睡状态，强烈的刺激、反复地大声呼唤和用力推搡才能被短暂唤醒，醒后答话含混不清或答非所问，停止刺激后，迅速入睡，常伴有大小便失禁。通常角膜反射、瞳孔对光反射迟钝，防御反射、病理反射出现。脑电图表现为：以弥漫性 θ 波杂以高波幅 δ 节律。

（3）昏迷：患者对语言、声音等轻刺激无反应，对强烈疼痛刺激可能有逃避反应或无反应，呼吸、血压及心率等生命指征有异常变化；瞳孔对光反射及角膜反射迟钝或消失；全身肌肉弛缓；大小便失禁；病理征消失。脑电图表现为：以弥漫性高波幅 δ 节律，但随昏迷程度的逐渐加重，波幅也逐渐下降至平坦化。昏迷是一种严重的意识障碍，昏迷程度进一步划分又可分为三个阶段。

1）浅昏迷：对外界强刺激仅有表情反应及防御反射，无主动运动。该阶段说明大脑保护性抑制仅扩散到皮层及皮层下，而脑干尚未被抑制。因此，具备以下四个特点。

A. 呼吸、心搏、血压如常。未因皮层抑制而产生变化。

B. 吞咽功能存在。给予少量流质刺激咽部，患者可出现吞咽动作。

C. 生理反射正常。

D. 无病理反射引出。

以上所述不包括神经系统定位损害的改变，仅就皮层抑制而言。

2）中度昏迷：对外界强刺激基本无反应。此阶段说明大脑保护性抑制已扩散到脑干和部分脊髓。也具备以下四个特点。

A. 呼吸、心搏、血压因皮层抑制的扩散而发生改变。

B. 吞咽困难。食物刺激或无吞咽动作的产生，或引起咳呛。

C. 各种生理反射均减弱。

D. 可引出病理反射。

3）深昏迷：对外界任何刺激均无反应，一切生理反射、防御反射均消失。有明显的心血管、呼吸系统功能障碍。此阶段说明皮层抑制已扩散到全部中枢神经系统。

2. 意识混浊 是在意识程度变化的基础上并有异常体验和异常行为而出现各种精神症状。表现为注意力减低或混浊；语言散漫、杂乱无章；抽象思维丧失、计算障碍；动作迟缓或无目的运动过多；严重者可伴幻觉、妄想、错乱等。脑电图表现：弥漫性慢波。

（1）朦胧状态：是一种轻意识混浊阶段。一般在嗜睡的基础上，意识野狭窄和意识内容改变，引致定向和判断力障碍，思维和语言缓慢、不连贯，可能有短暂的冲动行为。在恢复清醒后，对此常不能记忆。

（2）意识错乱：属于器质性精神障碍范畴，主要是知觉的缺乏。外表似乎清醒，却定向力及记忆力严重障碍，思维散乱、语言杂乱，对外界刺激反应迟钝，完成复杂的智力作业显著减弱，往往有幻觉和对周围环境及处境认识的曲解，似乎处于梦幻状态。故表现为茫然、困惑、无目的运动增多或无动状态。常伴有心动过速、多汗、多涎等自主神经症状及焦虑、兴奋不安、震颤。常可向谵妄或昏睡进展。

（3）谵妄：是最严重的意识混浊阶段，常可发展为昏迷。记忆、定向、判断等认知能力严重障碍，有显著的幻觉、错觉等精神症状，以致对周围事物无法联络，常有完全不可理解的兴奋大叫、冲动行为等。

3. 特殊类型的意识障碍

（1）去大脑皮质综合征与去大脑强直综合征：前者又称为醒状昏迷、失外套综合征，是大脑皮质弥漫性损害或大脑白质严重弥漫损害使脑干网状结构上行激活系统与大脑皮质的联系阻断，引起无自发语言和自发动作，对外界各种刺激不能产生意识的反应。患者仅能无意识地睁眼、闭眼、眼球浮动及无意识的吞咽动作。瞳孔对光反射和角膜反射存在，四肢肌张力增高，吸吮反射、强握反射、强直性颈反射及双侧病理反射出现。大小便失禁。去大脑强直综合征的临床表现与去大脑皮质综合征相似，但后者表现为前臂屈曲、内收，腕、手屈曲，下肢伸性强直；前者表现为四肢伸性强直。

（2）缄默无动症：患者有睡眠-觉醒周期，能睁眼和有追物动作，而貌似清醒状。但缄默不能言语，全身肌肉弛缓不能活动，大小便失禁，对外界刺激缺乏有意识的反应，但对强刺激可能有逃避反应。

（3）闭锁综合征：桥脑基底部损害，故引起四肢及桥脑以下脑神经全部瘫痪，不能言语和无自发动作。但脑干被盖部上行网状结构系统未受累，故意识保持清醒，患者能用睁眼睑、闭眼睑或眼球向各方运动向周围人示意。

（二）言语障碍检查

言语是人类特有的、极其复杂的高级神经活动功能，凡与言语解剖结构有关的部位损伤，均可引起不同形式、不同程度的言语障碍。广义的言语障碍包括：失语、构音障碍、构音失用及其他四类，前两种最为常见。

1. 失语症　失语不仅仅指讲话障碍引起的不能口语交流，而是指语言的障碍。语言包括听、读、写、讲四项内容。因此失语是对读、写、听的理解及讲话四个因素的综合性障碍，引致患者对语言的形成、表达、理解、书写等功能的障碍。

失语的分类十分复杂和混乱，所以选择临床常见的几个失语症介绍如下。

（1）运动性失语症：主侧半球额下回后部（Broca 区）受侵时可发生言语表达障碍，而对语言理解相对保存，故又称 Broca 失语、表达性失语、非流利性失语。运动性失语主要是语言组合能力的下降。由于书写中枢位于额中回后部，故运动性失语常伴失写症。轻症患者常表现为语言用词不当或语言仅由名词和动词组成，而缺乏冠词、虚词、连结词，构成所谓“电报式语言”；中度患者，常只能说日常熟悉的几个单字、单词或短句，如“好”、“吃”等；重症患者则完全不能用言语或书写表达其内在语言。朗诵困难而能顺利阅读。

（2）感觉性失语：额上回后部（Wernicke 区）受损时，可发生语言理解差，而自发语言流利，又名 Wernicke 失语、听觉性失语，属流利性失语范畴。感觉性失语主要是语言理解能力的下降。轻症能听懂简单语句，因此能准确完成“举手”、“张口”等简单指令，但不能完成“用左手指右眼”、“张口同时闭眼”等稍复杂的指令。重症则完全不能听懂别人的语言，往往答非所问。朗读、阅读、命名都有一定的困难。

（3）命名性失语：患者丧失称呼人名或物件的能力，数字叙述困难，患者复述或朗读较好，书写接近正常。多见于主侧半球颞中回和颞下回受损。

（4）混合失语：多见于主侧半球大脑中动脉起始部梗死，引致 Broca 区和 Wernicke 区同时受损害者。言语的表达和理解全部障碍。

（5）传导性失语：累及颞叶 Wernicke 区下方经角回达 Broca 区的弓状束或主侧半球缘上回皮质下均可引起传导性失语，主要表现为自发言语尚流利，但有错语；文字和语言理解良好，而复述能力特别差。

（6）失读症与失写症

1）纯粹性失读症：不能理解所见到的文字，发生严重阅读困难，也不能朗读；但能自发书写、抄写和听写。常见于主侧半球的距状裂和胼胝体压部病变，故又称枕叶失语症，单纯字盲。但亦可见于顶叶角回病变。

2）纯粹失写症：能理解言语和书写内容，但丧失书写能力，常可伴发运动性失语，称失语性失写。病变位于主侧半球颞中回后方的 8 区与 9 区。

3）失读-失写症：阅读的理解力完全丧失，也不能书写和阅读。常见于主侧半球大脑中动脉分支角回动脉梗死，或主侧半球顶叶角回受损。

2. 言语性失用 不能用言语主动、随意地完成别人发出的指令，主要表现为无法纠正的构音错误，主动性和反应性语言相对正常。常见于 Broca 区局限性病变。

3. 构音障碍 广义的构音障碍（articulation disorders）包括由于神经-肌肉，双侧一级或二级运动神经元损害引起的咽、喉、舌、唇等构音肌群麻痹，不仅发生构音障碍，且往往并发音困难，以及小脑损害引致的构音肌群协调运动障碍，临床表现为口语表达障碍、发音不清，因此又称为构语-发音障碍（dysarthropneumophonia，dysarthrophonia）。临床可分为：麻痹性构音障碍（paralytic dysarthria），即狭义的构音障碍；发音困难（dysphonia）；出语困难（dyslalia）；构音失用（apraxic dysarthria）。造成构音障碍的常见病因如下所述。

（1）假性延髓麻痹（pseudobulbar palsy）：运动中枢发出的一级运动神经元双侧损害，引起的构音肌群两侧核上性麻痹，造成构音障碍，并常同时发生发音困难、吞咽困难。无舌肌萎缩和舌肌纤维震颤等。

（2）延髓麻痹（bulbar palsy）：延髓损害所引起的运动系统二级神经元双侧损害时，可造成核性麻痹，临床表现为构音-发音障碍，吞咽困难，舌肌萎缩和舌肌纤维震颤等。

（3）共济失调性构音障碍（ataxic dysarthria）：小脑损害引起的构音障碍是，说话缓慢，呈分节性（吟诗状语言）或呈爆发性（爆发性语言）、语音单调或语音强度不平均。常见于脊髓小脑变性、多发性硬化等疾病。

（4）运动减少性（hypokinetic）或运动增多性（hyperkinetic）构音障碍：如帕金森病和帕金森综合征、肌张力障碍、肝豆状核变性、舞蹈-手足徐动症、口舌运动障碍等由于震颤、舞蹈等不自主运动及肌张力增高或肌张力减低，引起的讲话口齿不清、音调紊乱、节律慢或急促，并常有断缀。

（5）肌肉病变：重症肌无力全身型或延髓型常因唇、舌、软腭等构语肌肉无力，出现连续说话后发音不清，充分休息后可好转为特征的构音-发音障碍；先天性肌强直或肌营养不良性肌强直，可能出现发音障碍。

（6）混合性构音障碍：如多发性硬化、肝豆状核变性等疾病，可由共济失调、肌痉挛或肌强直，以及运动增多等多种因素构成混合型构语障碍。

二、脑神经检查

脑神经分布如图 8-1、图 8-2 所示。

（一）嗅神经 I

嗅神经司嗅觉，为单纯性感觉神经纤维的传入神经。

1. 解剖生理　嗅神经起于鼻腔上部鼻黏膜的双极嗅细胞（第一级神经元），其中枢支集成约 20 个小支（称嗅丝），穿过筛板和硬脑膜，止于嗅球。嗅球位于额叶底部。在此交换神经元（第二级神经元）后，发出的纤维经嗅束、外侧嗅纹止于嗅中枢，即颞叶的沟回、海马回的前部分和杏仁核。经内侧嗅纹和中间嗅纹发出的纤维分别终止于胼胝体下回及前穿质，与嗅觉反射联络有关。

2. 检查方法　令患者闭眼，用手指压闭一侧鼻孔，要求其分别嗅出散发特殊气味的物质（如樟脑、酒、香皂等），测试完一侧，稍隔片刻再测试另一侧。

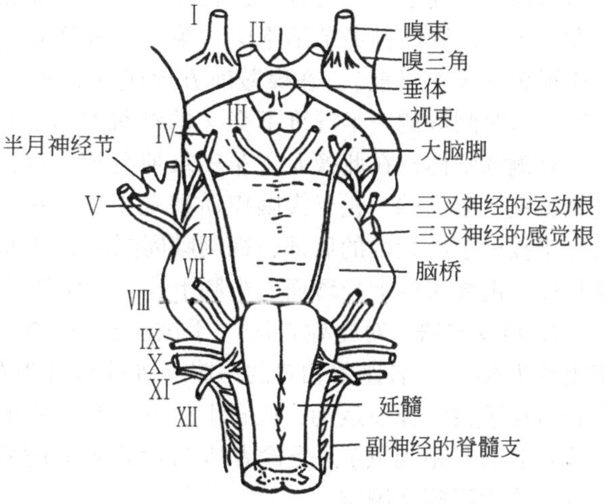

图 8-1　脑底各脑神经的穿出部位

Ⅰ嗅神经；Ⅱ视神经；Ⅲ动眼神经；Ⅳ滑车神经；Ⅴ三叉神经；Ⅵ外展神经；Ⅶ面神经；Ⅷ听位神经；Ⅸ舌咽神经；Ⅹ迷走神经；Ⅺ副神经；Ⅻ舌下神经

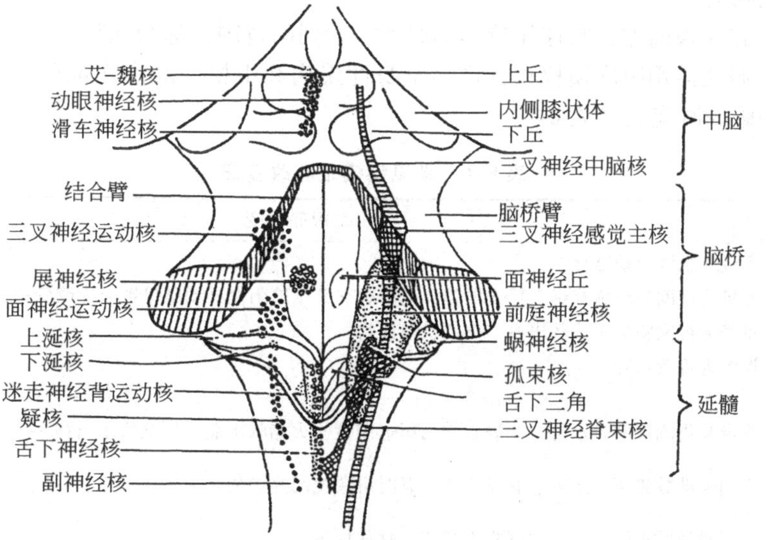

图 8-2　脑干内部的脑神经核

3. 临床意义　一侧嗅觉丧失，提示同侧嗅球、嗅索或嗅丝的损害，颅底骨折引致筛板破裂是最常见的原因。蝶骨小翼或蝶鞍区肿瘤可在早期引起双侧嗅觉丧失，颅底的慢性蛛网膜炎、肿瘤等也常可引起嗅觉障碍。鼻腔病变如感冒、萎缩性鼻炎、鼻息肉等也可引起两侧嗅觉减退或丧失。幻嗅往往是颞叶海马回的病变，最多见于颞叶性癫痫。

（二）视神经Ⅱ

视神经司视觉，为单纯性感觉神经纤维的传入神经。

1. 解剖生理 视觉感受器位于视网膜的圆柱细胞和圆锥细胞（第一级神经元）。前者在视网膜周边部，与周边部视野有关，后者集中于黄斑之中央窝，与中央部视野（视敏度）有关。视神经发源于视网膜的神经节细胞层（第二级神经元），聚于球后，形成视盘。经视神经孔进入颅腔，组成视束（视交叉前），在蝶鞍前方形成视交叉。视交叉部位的视神经纤维鼻侧一半纤维交叉至对侧，与对侧颞侧一半纤维不交叉的纤维结合，向后从新组成视束（视交叉后），绕行大脑脚，止于外侧膝状体，在此换元（第三级神经元）后，发出的纤维经内囊后肢的后部形成视辐射，绕过侧脑室下角前端，止于大脑皮质视觉中枢——枕叶距状裂两侧楔回和舌回（即纹状区）。黄斑的纤维投射于纹状区的后部，视网膜周围部的纤维投射于纹状区的前部。光反射的径路不经外侧膝状体，由视束经上丘臂而入中脑上丘，与两侧动眼神经联系。

2. 检查方法 对比检查法（手试法）。检查者视野应正常。让受检者背光与医生相对而坐，相距约为65cm，各遮盖相对的一眼（如受检者为左眼，检查者为右眼），被检单眼注视对方瞳孔，检查者用手指作伸屈运动，应自上、下、颞、鼻侧的周边向中央慢慢移动（注意该手置于受检者及检查者间等距离处），受检者应与检查者同时看到指动，如受检者视野明显缩小，则为异常，应进一步用视野计测定。

视觉的检查包括：视力、视野、眼底三个部分。

（1）视力：可用远视力表、近视力表及色盲表分别检查受检者的远视力、近视力及色觉。对视力减退较严重者，可令受检者数检查者所示于指数。视力减退或消失者，若能排除眼球病变，则常可能为视神经病变所致，如视神经萎缩、球后视神经炎等。色盲多为先天疾患，但视神经病变也可发生色觉减退。

（2）视野：在注视前方，眼球保持不动时所能看到的范围，称为视野。

（3）眼底：眼底需用眼底镜检查，许多全身性疾病和中枢神经疾病都可以引起眼底的改变。参看常见疾病的眼底改变表（表8-1）。

表8-1 常见疾病眼底改变表

疾病	眼底改变
高血压动脉硬化	Ⅰ级为视网膜动脉痉挛； Ⅱ级为视网膜动脉变细，反光增强，动静脉交叉压迫阳性，动脉呈银丝样改变； Ⅲ级为视网膜呈火焰状出血，棉絮状渗出物； Ⅳ级为视盘水肿
慢性肾炎	视盘及周围视网膜水肿，动静脉交叉压迫阳性，火焰状出血，棉絮状渗出物
妊娠毒血症	视网膜动脉痉挛、水肿、有渗出物，有时可致视网膜剥离
糖尿病	视网膜静脉扩张迂曲，视网膜点状或片状深层出血
白血病	视盘边界不清，视网膜色淡，有灰白色或淡黄色絮状渗出物及出血斑，血管怒张或弯曲
颅内肿瘤	视盘边界不清，静脉扩张迂曲，常伴有放射状出血；后期视盘苍白

3. 临床意义 常见的视野缺损见图示（图 8-3）。

（三）动眼神经Ⅲ、滑车神经Ⅳ和外展神经Ⅵ

这三组脑神经都是支配眼外肌肉运动的神经，由内侧纵束与各眼球运动神经核间互相联系。动眼神经支配上直肌、下直肌、内直肌、提上睑肌、瞳孔括约肌和睫状肌；滑车神经和外展神经分别支配上斜肌和外直肌（图 8-4，图 8-5）。

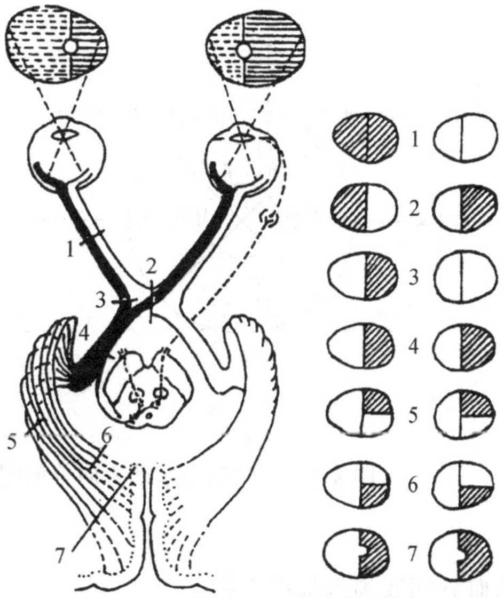

图 8-3 视神经的路径及路径中不同部位损害引起的视野缺损图

1. 单眼全盲（视神经）；2. 双眼颞侧偏盲（视交叉中部）；3. 一侧鼻侧盲（单侧视交叉部）；4. 同向偏盲（视束）；5. 右上象限盲（视辐射的下部）；6. 右下象限盲（视辐射上部）；7. 右同向偏盲（视辐射全部）

1. 解剖生理

（1）动眼神经：为混合神经，既有支配眼球活动的运动神经纤维，也有负责瞳孔调节的副交感神经纤维。起自中脑上丘平面的动眼神经核，它由许多细胞群组成，依次排列成行，其纤维向腹侧发射，经过红核，由中脑脚间窝两侧，从大脑脚底侧穿出，在大脑后动脉和小脑上动脉之间穿过后，与大脑后动脉平行，向前经过蝶鞍两侧海绵窦之侧壁，由眶上裂进入眼眶，分别支配提上睑肌、上直肌、内直肌、下直肌和瞳孔括约肌、睫状肌。其运动神经纤维来自中脑动眼神经核，副交感神经纤维来自中脑动眼神经旁核。

（2）滑车神经：为单纯性运动神经纤维。其起自中脑上丘平面动眼神经核下端的滑车神经核，其纤维走向中脑背侧顶盖，在顶盖与前髓帆交界处交叉后，在四叠体下缘穿出，发出纤维向前绕过小脑上脚和大脑脚达腹面，穿过海绵窦外侧壁，与动眼神经偕行，经眶上裂进入眼眶，支配上斜肌。

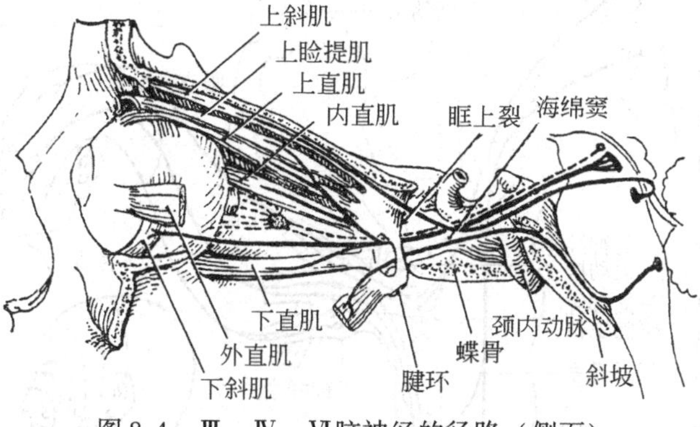

图 8-4 Ⅲ、Ⅳ、Ⅵ脑神经的径路（侧面）

（3）外展神经：为单纯性运动神经纤维。起自桥脑中部背面中线两侧之外展神经核，其纤维于桥脑腹侧面桥脑-延髓沟内，面神经的内侧穿出，紧贴桥脑底部向前上方伸展，越过颞骨岩尖部及鞍旁海绵窦之外侧壁，在颅底经过较长的行程后，由眶上裂进入眼眶，支配外直肌。

2. 检查方法 先观察有无上眼睑下垂和眼裂变窄，令受检者向上看时，注意上眼睑是否能上提。其次让受检者平视远方，观察其眼球位置，有无斜视。检查眼肌运动功能时受检者头部保持不动，令其两眼注视前方约一尺处检查者的手指，并随之做上、下、左、右各方向和旋转运动，眼肌瘫痪时眼球向某个方向的运动受限。最后观察并对比两侧瞳孔的大小和形状（正常成人在一般自然光线下为 3 ~ 4mm，对称、圆形）；用手电分别照射双侧瞳孔（如照左瞳孔时，遮盖右眼），瞳孔迅速缩小，除去手电光后瞳孔恢复开大，称对光反应。令受检者平视远方，突然注视近物时，双眼内集同时瞳孔缩小，称调节辐辏反应。

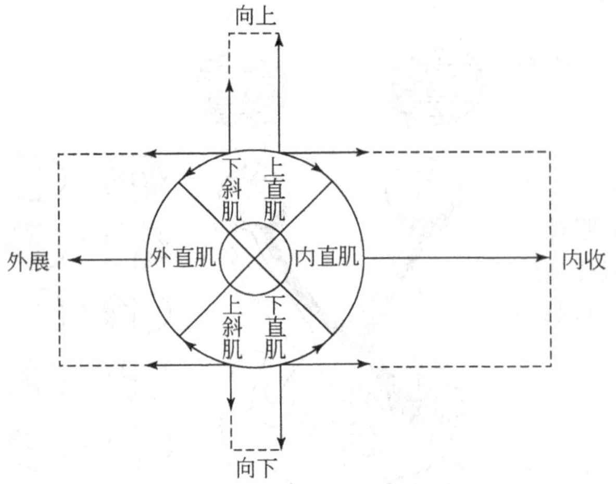

图 8-5 各眼肌的运动方向分解图

3. 临床意义 一侧动眼神经麻痹时，出现同侧上眼睑下垂，眼球转向外下方，有外斜视和复视，患眼不能向上和向内运动，向下运动也受限；同侧瞳孔扩大，对光反应迟钝或消失，调节和聚合反应消失。一侧滑车神经麻痹时，出现同侧眼球向下运动减弱。一侧外展神经麻痹时，同侧眼球不能外展，出现内斜视和复视。完全性一侧眼外肌麻痹（眼球固定）见于颅脑外伤、海绵窦炎、眶尖综合征、颅底动脉瘤、糖尿病并脑神经损害、结核性脑膜炎等。应与霍纳（Hornor）综合征区别，后者为颈交感神经损需所致，临床表现为患侧轻度眼睑下垂，眼裂变窄，瞳孔缩小，眼球内陷，常伴有同侧面部少汗或无汗，多见于一侧脑干、小脑的血管病或颈胸部新生物。

（四）三叉神经Ⅴ

三叉神经是以感觉神经为主的混合神经，既有负责面部感觉的感觉神经纤维；又有支配咀嚼肌活动的运动神经纤维。其感觉神经纤维分三支：第一支（眼支）分布于额部、上眼睑、鼻前外侧皮肤及眼球、角膜等部；第二支（上颌支）分布于下眼睑、上颌、面颊内侧和上唇的皮肤和上齿、上齿槽、软腭黏膜；第三支（下颌支）分布于下齿、面颊外侧、外耳道和下颌部。运动纤维支配咀嚼肌群。

1. 解剖生理 三叉神经触觉、痛觉、温度觉纤维发源于三叉神经核半月节。该神经节与脊髓后根神经节相当，位于颞骨岩尖三叉神经压迹处，颈内动脉外侧，海绵窦的后面。半月神经节的单极神经细胞的周围支随眼支、上颌支、下颌支分布于头皮前部和颜面部皮肤及眼、鼻、口腔内黏膜（包括角膜及舌）；中枢支进入桥脑后，触觉纤维终止于感觉主核，痛觉、温度觉纤维循三叉神经脊束下降，终止于三叉神经脊束核，然后分别由感觉主核及脊束核的二级神经元发出纤维交叉到对侧组成三叉丘系上行，与脊髓丘脑束一起止于丘脑外侧核群中的腹后内侧核，从丘脑发出的纤维经内囊后肢最后终止于大脑皮质中央后回感觉中枢的下 1/3 部。三叉神经核群自高颈段至中脑，是脑神经中神经核最长、神经纤维最粗的一支。其核下神经纤维进出脑的位置在桥脑腹侧面正中基底动脉沟两旁（图 8-6）。

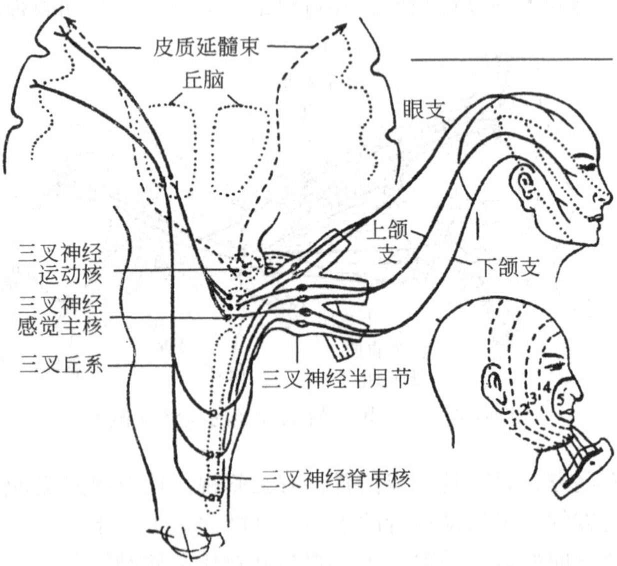

图 8-6 三叉神经

右方示三叉神经的周围性和节段性支配

（1）第一支眼支（眼神经）：从半月神经节发出通过海绵窦外侧壁，在颈内动脉外侧，动眼神经、滑车神经下方，经眶上裂进入眼眶。在海绵窦内眼神经又分为泪神经、额神经和鼻睫神经。

1）泪神经：沿眶外侧壁前行，分布于泪腺、结膜及上眼睑。

额神经：在眶顶骨膜下前行，又分为眶上神经和滑车上神经。前者经眶上孔或眶上切迹分布于额顶部头皮、上眼睑和额窦，后者分布于眼球、内眦部、鼻根和额中部皮肤。

2）鼻睫神经：分布于眼球、内眦部、部分鼻黏膜、筛小房、额窦和下鼻部皮肤。

（2）第二支上颌支（上颌神经）：经卵圆孔出颅腔，至翼腭窝，穿过眶下裂入眶内，沿眶底部向前，经眶下管穿眶下孔到达面部，分布于上颌骨、上唇、颊部、硬腭、上颌窦和鼻黏膜，上颌神经又分为上齿槽神经和腭神经。

上齿槽神经：在翼腭窝处发出，分布于上颌、牙齿和牙龈。

腭神经：自翼腭窝处发出，穿经腭大孔，分布于软腭及硬腭的黏膜。

（3）第三支下颌支（下颌神经）：含有运动神经纤维和感觉神经纤维。经卵圆孔出颅腔，其感觉纤维又分为耳颞神经、下齿槽神经和舌神经。

耳颞神经：穿过腮腺至耳前，分布于耳前及颞部皮肤。

下齿槽神经：通过下颌孔入下颌管，分支至于下颌、牙齿和牙龈，终支穿出颏孔，分布于颏部皮肤、下颌骨、下唇、颊部黏膜。

舌神经：在下齿槽神经的前方，分布于舌前2/3的黏膜，司一般感觉。其运动支分布于咀嚼肌、颞肌、翼状内肌、翼状外肌和张鼓膜肌。

2. 检查方法　用针、棉花及冷（约10℃）或热（约45℃）水分别测试面部皮肤的痛觉、触觉及温度觉。观察受检者的嚼肌和颞肌有无萎缩，然后用手触按受检者的颞肌和咀嚼肌，让受检者做咀嚼动作，比较两侧肌力。一侧三叉神经损伤时，同侧面部皮肤感觉障碍和该侧咀嚼肌萎缩、肌力减弱；再令受检者张口时，下颌偏向患侧。

3. 临床意义　在三叉神经有刺激性病变时，可有受损分布区剧烈疼痛，称三叉神经痛。三叉神经损害可产生同侧面部浅感觉障碍和角膜反射消失；咀嚼肌无力，张口时下颌偏向病侧。常见于海绵窦病变、颅底或桥脑-小脑角肿瘤和桥脑病变等。

（五）面神经Ⅶ

面神经是以运动神经为主的混合神经。既有支配面部表情肌的运动神经纤维，又有负责舌前2/3味觉的感觉神经纤维，还有主管泪腺和唾液腺分泌的副交感神经纤维。

1. 解剖生理　面神经运动核位于桥脑尾端被盖腹外侧，先向后近中线绕过外展神经核（内膝），再向前下行，于桥脑下缘，桥脑延髓沟内，邻近听神经穿出。再穿越蛛网膜下腔，在听神经上方进入耳孔，经面神经管下行，转弯处（外膝）横过膝状神经节，最后出茎乳孔，支配除咀嚼肌和提上睑肌以外的面肌及耳部肌、枕肌、颈阔肌、镫骨肌等。面神经运动核的上1/3支配额肌、皱眉肌、眼轮匝肌等运动的神经元，接受双侧大脑皮质的支配。核的下2/3支配颊肌、口轮匝肌、笑肌等运动的神经元，接受对侧大脑皮质的支配。味觉纤维起于面神经管内膝状神经节的神经元。周围支沿面神经径路下行，在面神经管内，离开面神经向前方，形成鼓索，汇合于舌神经之中，终止于舌前2/3的味蕾。中枢支形成面神经的中间支进入桥脑，与舌咽神经之味觉纤维一起，终止于孤束核。从孤束核发出的纤维至丘脑，最后终止于大脑中央后回的下部。从桥脑上的涎核发出的副交感神经纤维经中间神经、舌神经，至颌下神经节，节后纤维支配舌下腺和颌下腺的分泌，泪腺分泌纤维取道岩浅大神经（图 8-7）。

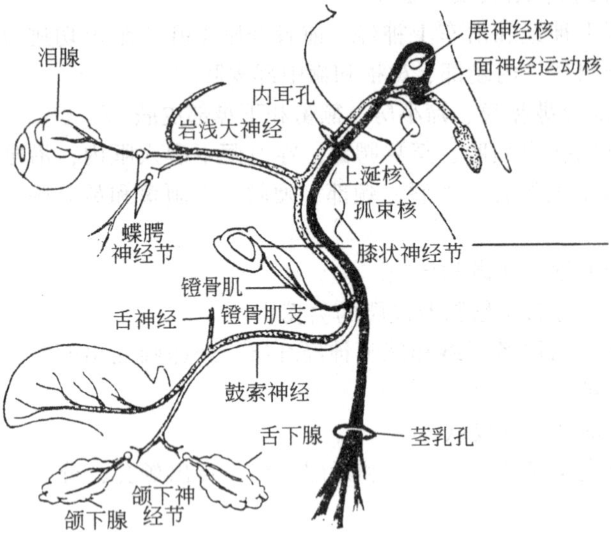

图 8-7　面神经

2. 检查方法

（1）运动检查：让受检者做蹙额、皱眉、闭眼、示齿、鼓腮、吹口哨等动作，观察额纹、眼裂、鼻唇沟及口角两侧是否对称。如面神经麻痹可引起同侧面肌麻痹，不能完成上述动作。

（2）味觉检查：嘱受检者伸舌，检查者用棉棒蘸 10% 蔗糖水、15% 盐水、10% 枸橼酸或醋及 1% 奎宁（或苦木素）溶液分别涂于一侧舌前 2/3 处。让受检者写出所感受到的味道或以伸指（如甜味以食指、酸味以食指、苦味以中指、咸味以无名指）表示，每试一次后均需漱口后，再试下一次，两侧分别试验、对比。如面神经麻痹则同侧舌前 2/3 味觉丧失。

（3）角膜反射：令受检者平视前方以细束棉花分别快速轻触两侧眼球的角膜外缘，正常反应为迅速双侧闭目动作。角膜反射的传入神经是三叉神经，传出神经为面神经，两者之一受损，均可引起同侧角膜反射减弱或消失。

3. 临床意义　面肌麻痹有中枢型和周围型两种。

（1）中枢型面瘫：是面神经核以上部分，如皮质–桥脑束、大脑皮质运动区等损害所引起的面瘫。面神经运动核的上 1/3 受两侧大脑皮质运动区的支配，该部分发出的运动神经纤维支配眼轮匝肌以上的面部表情肌，面神经运动核的下 2/3 支受对侧大脑皮质运动区的支配，其发出的运动神经纤维支配眼轮匝肌以下的面部表情肌。所以，中枢性（核上性）如大脑皮质运动区、皮质–脑干束、内囊、桥脑上部、中脑等部位受损时，临床表现为病变的对侧眼裂以下部面表情肌麻痹，如鼻唇沟变浅；示齿时口角歪向对侧；不能吹口哨及鼓腮。而闭目、蹙额、皱眉等动作常受损较轻或无障碍；常见于脑血管病、脑炎等。

（2）周围型面瘫：面神经核（核型）或面神经（核下型）受损害时，则引起病变同侧整个面部表情肌麻痹。病变的同侧眼裂闭合不全；不能蹙额、皱眉；示齿、鼓腮、吹口哨等动作困难或功能丧失；鼻唇沟变浅；口角向健侧偏斜。周围性面神经麻痹多见于面神经炎，亦可见于中耳炎、带状疱疹、颅底脑膜炎、听神经纤维瘤、脊髓灰质炎、特发性急性炎症性脱髓鞘性神经根神经炎、面部外伤或手术后等。

（六）听神经Ⅷ

听神经由司听觉的耳蜗神经和司平衡的前庭神经组成。

1. 解剖生理

（1）听觉传导路径：耳蜗神经起于内耳螺旋神经节的双节细胞，周围支止于内耳的螺旋器（Corti）；中枢支进入内听道，组成耳蜗神经，在桥脑尾端终止于绳状体背侧及腹侧的窝神经前后核。由此核发出的纤维在桥脑的同侧和对侧上行，组成外侧丘系，终止于四叠体的下丘及内侧膝状体，再由内侧膝状体发出纤维经内囊、豆状核下部形成听辐射，终止于颞横回的皮质听觉中枢（图 8-8）。

听觉传导途径如图 8-9 所示。

（2）平衡传导路径：前庭神经起于内耳深部的前庭神经节，周围支止于内耳上、外、后三个半规管的壶腹、球囊和椭圆囊；中枢支组成前庭神经，与耳蜗神经并行经内耳孔进入颅腔，在经桥脑尾端进入桥脑后，终止于桥脑及延髓内的各前庭核（内侧核、外侧核、上核及脊髓核）。由内侧核、上核及脊髓核发出的神经纤维组成两侧的内侧纵束，向上止于动眼神经、滑车神经、外展神经核。向下止于副神经核和上部颈髓前柱，以完成头、眼的共济运动。由前庭神经前核和外侧核发出的神经纤维组成前庭脊髓束，止于脊髓前角细胞。从前庭神经内侧核、外侧核发出前庭小脑纤维进入绳状体，投射到小脑绒球小节叶；同时又发出去往大脑的神经纤维，投射到听中枢区附近——颞叶，所以，前庭神经可以反射性地影响躯干和眼球的活动，并通过小脑和大脑的调节，完成复杂的平衡反射（图 8-10）。

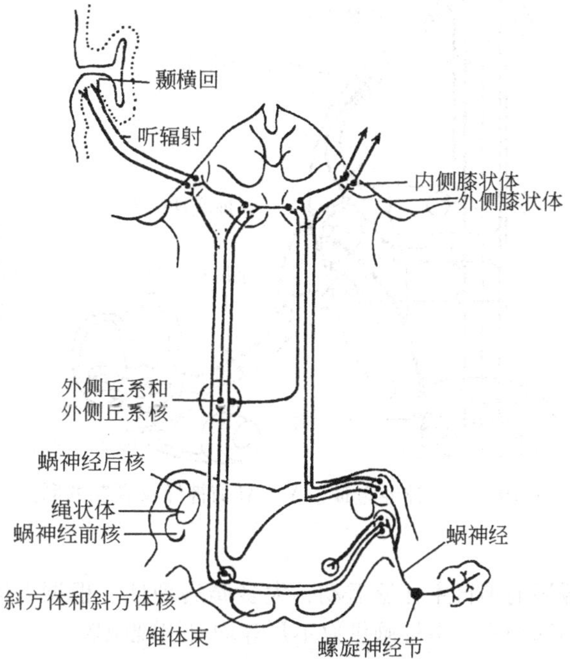

图 8-8　耳蜗神经的中枢路径

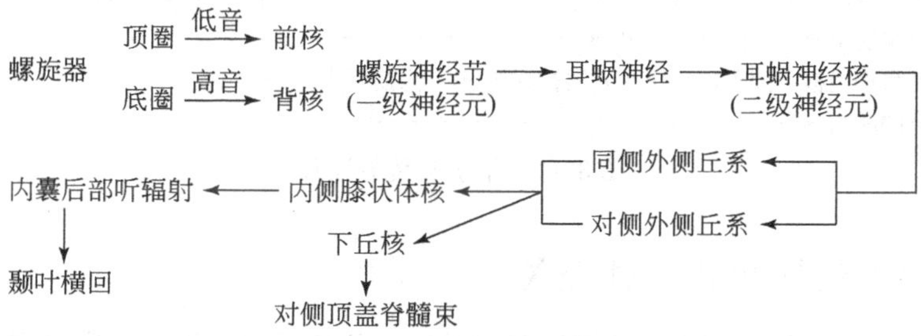

图 8-9　听觉传导途径

平衡觉传导路径如图 8-11 所示。

2. 检查方法　简便的测听方法是让受检者听表声、耳语或音叉检查。在静室内，令受检者闭眼，塞住一耳，检查者站在其背后，将表置于受检者另一耳的侧方，由远逐渐向耳移近，记录受检者开始听到声音时的距离，并与另一侧或正常人的听力作对比。音叉检查主要用于区别传导性耳聋与神经性耳聋。骨气导比较（Rinne）试验是将振动的 C_{128}Hz 或 C_{256}Hz 音叉柄放置于受检者一侧乳突部（骨导），在受检者听不到振动音响后，迅速将音叉移置于该侧耳前（气导），如尚能听到音响，表示气导大于骨导或 Rinne 试验阳性，见于正常或神经性耳聋，但中耳病变（传导性耳聋）则为阴性（即骨导大于气导）。正中骨导（Weber）试验是将振动的音叉柄端置于受检者额正中部，正常时两侧听音相等，神经性耳聋感健侧的声音较强；传导性耳聋感患侧声音较强。电测听记录图，纵坐标轴为音波强度（dB），横坐标为周波强度（Hz），传导性耳聋以低频音降为主；神经性耳聋以高频音下降为主；混合性耳聋则低频、高频均受损。

前庭功能损害可出现眩晕、呕吐及眼球震颤。让患者两足尖和足跟并拢直立，两臂向前平伸，

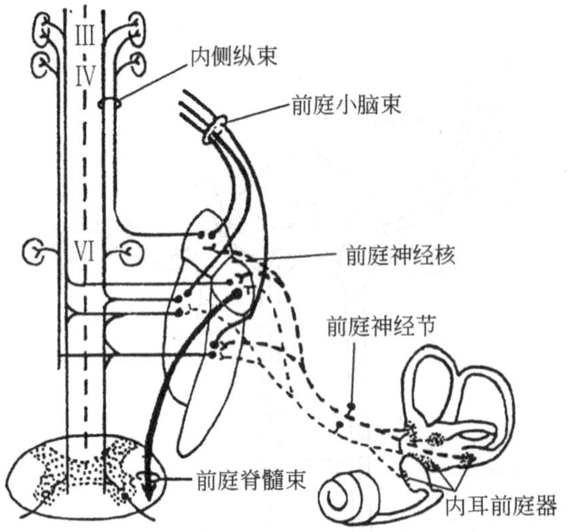

图 8-10　前庭神经与Ⅲ、Ⅳ、Ⅵ脑神经及脊髓的联系

先后观察患者睁眼及闭眼时能否站稳。前庭神经或小脑功能受损时，患者睁眼站立时，摇摆不稳，闭眼后轻度加重。常用的前庭功能试验有外耳道变温试验和转椅旋转试验。

3. 临床意义　听力减退或丧失（耳聋）有两类：①传导性耳聋，系声音传导装置发生病变，如鼓膜、听骨病变等；②神经性耳聋，系听神经或内耳螺旋器损害所致，可见于老年人、外伤、药物中毒（如链霉素、卡那霉素等氨基苷类抗生素）等。

前庭神经损害常见于梅尼埃（Meniere）综合征、椎基底动脉梗死、听神经瘤等。

眼球震颤（nystagmus），分跳动性与摆动性两种，后者是眼球向两个相反方向等速度往返运动，大多见于弱视等视觉性眼震和先天性眼震；前者为向一个方向快速，而向另一个方向缓慢的不自主往返运动，大多属病理性。根据方向又分为水平、垂直、旋转及混合几种。前庭、小脑损害，慢性脑供血不足等均可出现眼震。

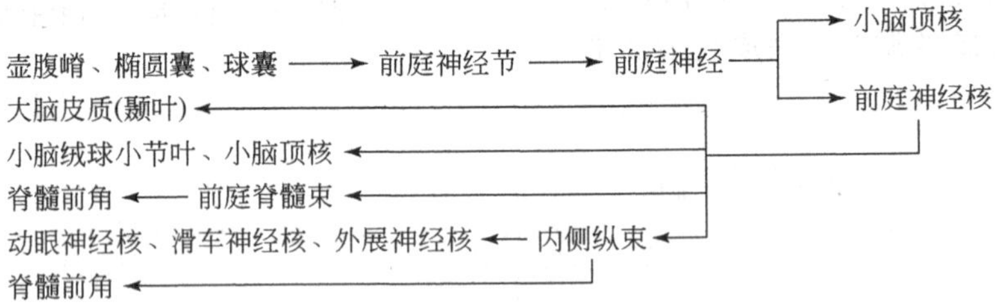

图 8-11　平衡觉传导路径

（七）舌咽神经Ⅸ和迷走神经Ⅹ

舌咽神经和迷走神经彼此邻近，有共同的起始核，往往同时受损，临床可同时检查。

1. 解剖生理

（1）舌咽神经：感觉纤维发源于上神经节和岩（下）神经节，其周围支分布于：舌后1/3的味蕾，传导味觉；咽部、软腭、舌后1/3、扁桃体、两侧腭弓、耳咽管及鼓室，接受黏膜感觉；颈动脉窦和颈动脉球（即窦神经），参与呼吸、脉搏、血压的调节反射。其中枢支终止于延髓的孤束核。运动纤维起自疑核，分布于茎突咽肌，支配咽穹隆的提举运动。副交感纤维起自下涎核，经鼓室神经、岩浅神经，终止于耳神经节，结喉纤维支配腮腺分泌（图8-12）。

（2）迷走神经：感觉纤维起于颈静脉神经节，周围支分布于外耳道及耳郭凹面的一部分皮肤（耳支），中枢支终止于三叉神经脊束核；内脏感觉纤维起源于结状神经节，分布于胸腹腔内诸脏器，中枢支终止于孤束核。运动纤维起自疑核的纤维分布于软腭、咽及喉部诸肌，起自迷走神经背运动核的纤维分布于胸腹腔内诸脏器，完成胸腹腔内脏器的副交感功能（图8-13）。

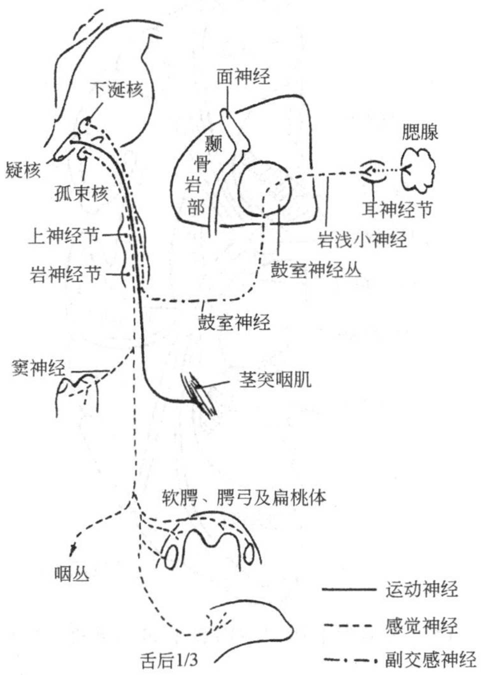

图 8-12　舌咽神经

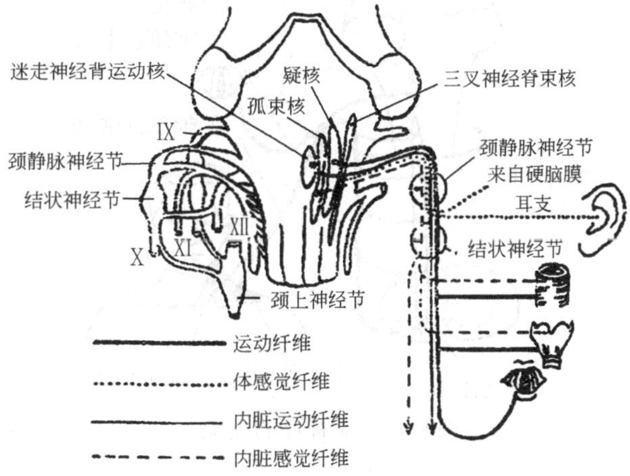

图 8-13　迷走神经

2. 检查方法　注意发音是否嘶哑，有无饮水呛咳、吞咽困难。

（1）运动检查：让患者张口，观察腭垂是否居中，两侧软腭高度是否一致。然后让受检者发“啊----”音，看两侧软腭上提是否对称。

（2）咽反射检查：用压舌板轻触受检者的咽后壁，迅速出现恶心动作，视为咽反射正常。

（3）舌后2/3味觉检查：方法同面神经中味觉检查。

3. 临床意义　疑核是受双侧大脑皮质支配的脑神经运动核，因此，一侧延髓以上的病变，损及单侧皮质延髓束时，往往不发生疑核病变的临床体征。如一侧舌咽、迷走神经及其神经核的损害时，常表现为饮水时呛咳，发音嘶哑，病侧软腭上提差，腭垂偏向健侧，病侧咽反射减弱或消失，且伴有舌肌萎缩，称之为真性球麻痹（延髓麻痹），多见于脑干炎、运动神经元疾病、脊髓灰质炎或鼻咽癌转移等。两侧核上损害时，也可出现上述症状，伴下颌反射亢进，强迫性哭笑，精神活动迟钝，而无舌肌萎缩，称假性球麻痹，多见于脑血管病、脑炎等。

（八）副神经Ⅺ

1. 解剖生理　副神经分延髓支和脊髓支。脊髓支起于颈髓第1～5节前柱外侧群细胞，经枕骨大孔进入脑内，与发自疑核的延髓支结合，再穿过颈静脉孔离开脑腔。脊髓支分布于胸锁乳突肌及斜方肌上部。延髓支返回至迷走神经，构成喉返神经，支配声带。胸锁乳突肌的功能为使头转向对侧，斜方肌上部支配耸肩动作（图8-14、图8-15）。

2. 检查方法　主要观察有无胸锁乳突肌、斜方肌的萎缩，斜颈及垂肩。然后让患者做耸肩（斜方肌）、转头（胸锁乳突肌）动作，同时给予一定阻力，判断两侧肌力是否对称。一侧副神经损害可出现患侧肩下垂，胸锁乳突肌及斜方肌萎缩，病侧耸肩、转头的对抗力减弱。多见于脊髓空洞症、颈椎骨折等。

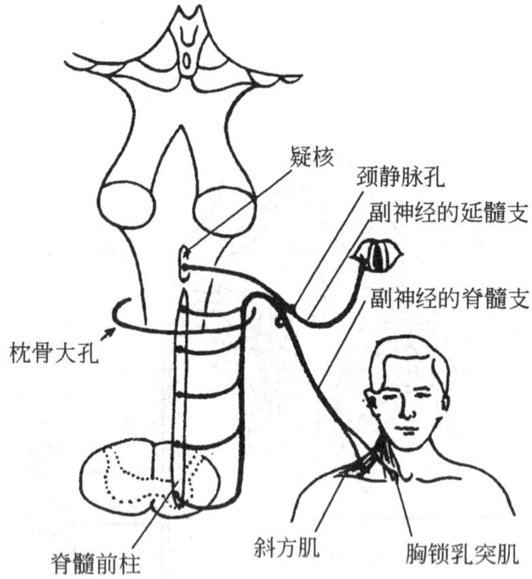

图 8-14　副神经的支配

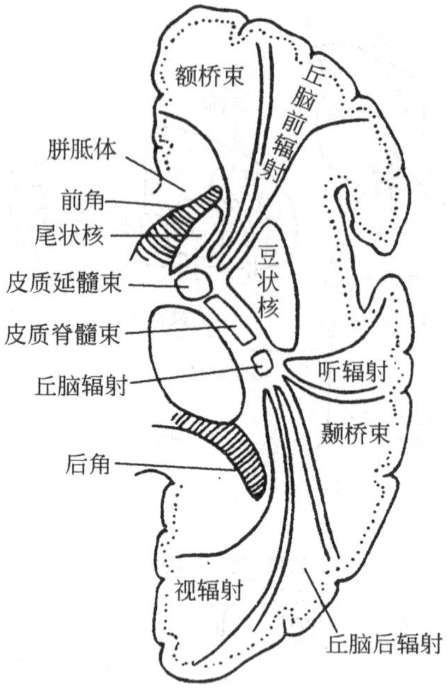

图 8-15　大脑水平切面示内囊平面的重要纤维径路

（九）舌下神经Ⅻ

1. 解剖生理　发源于延髓背侧部近中线的舌下神经核，其神经根从延髓椎体外侧的前外侧沟穿出，经舌下神经管到脑外，支配舌肌运动。舌向外伸展主要是颏舌肌的作用；舌向内缩回主要是舌骨肌的作用。舌下神经只接受对侧皮质延髓束的支配。

2. 检查方法　检查时让受检者伸舌，一侧舌下神经及其核性麻痹时，伸舌偏向病灶侧且伴有舌肌萎缩和舌肌纤维震颤，常见于颈髓外伤、肿瘤、延髓空洞、延髓出血或软化、脑外伤、脑肿瘤和脑血管病等。双侧舌下神经或其核麻痹时，舌体不能伸出、双侧舌肌萎缩、发音、咀嚼及吞咽障碍，多见于运动神经元疾病等引起的延髓麻痹；假性延髓麻痹也可见到舌肌麻痹引致舌肌不能运动，但无舌肌萎缩。核上性损害时，伸舌偏向病灶对侧。

三、运动系统检查

本节运动一词是指骨骼肌运动。大脑皮质运动区虽然是随意运动的中枢，但精确而协调的复杂运动必须有锥体外系统和小脑系统的参与。所以，所有运动都是在接受了感觉冲动以后所产生的反应，通过深感觉功能的动态感知使动作能够准确执行。

神经运动系统由以下四个部分组成：下运动神经元，即周围神经；上运动神经元，即中枢神经，又称为锥体束、锥体外系统、小脑系统。也可分为锥体系统，包括上运动神经元、下运动神经元，主司随意运动；锥外系统和小脑系统，共同负责协调运动和平衡运动。

1. 解剖生理

（1）上运动神经元：起自大脑额叶中央前回运动区第五层的巨锥体细胞，又称贝茨（Betz）细胞。及其发出去往脑神经运动核和脊髓前角运动细胞的纤维。即其轴突形成皮质脊髓束和皮质脑干束（合称锥体束），经辐射冠后，分别通过内囊后肢及膝部下行。皮质脑干束再经大脑脚底中3/5、桥脑的基底部、延髓的锥体，在锥体交叉处大部分神经纤维交叉到对侧脊髓侧索，形成皮质脊髓束（或称锥体侧束）下行，终止于脊髓前角。小部分纤维在锥体交叉处不交叉，直接下行，形成皮质脊髓前束（或称锥体前束），在各平面陆续交叉止于脊髓前角。极少数始终不交叉的锥体束纤维陆续止于同侧脊髓前角（图 8-16）。

皮质脑干束在脑干各个脑神经运动核平面上交叉至对侧，终止于各个脑神经运动核。除面神经核下部和舌下神经核仅接受对侧大脑皮质的支配外，其他脑神经运动核均接受双侧大脑皮质的支配。

锥体束与躯干虽然是以对侧支配关系为主，但不管是脑神经运动核，还是肢体随意运动功能，仍然有一部分锥体束支配同侧。在那些习惯上不分左右，总是同时进行运动的肌肉，均有较多的同侧支配，如眼肌（Ⅲ、Ⅳ、Ⅵ）、咀嚼肌（Ⅴ）、咽喉声带（Ⅸ、Ⅹ）、额肌（Ⅶ）、颈肌（Ⅺ）、躯干肌等。因此，一侧锥体束的中断，不引起这些肌肉的瘫痪，只引起对侧上下肢的瘫痪，且远端较重，因为远端比近端的同侧支配少；脑神经方面只引起对侧舌肌和面肌下部的瘫痪。

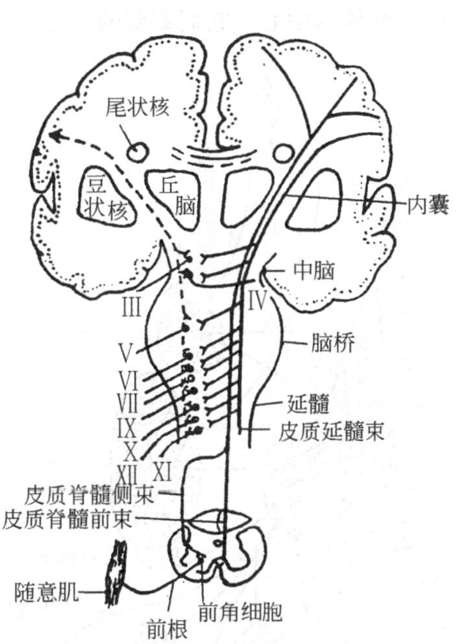

图 8-16 上运动神经元、下运动神经元及脑干脑神经运动核

示接受双侧皮质支配的情况，面神经核下部和舌下神经核仅受对侧皮质支配，图中“O”示该两核

皮质运动区即 Brodmann 第 4 区，位于中央沟的前壁及一部分中央前回，在大脑半球内侧面上旁中央小叶的前半亦属于第 4 区。身体各部分在第 4 区皮质上的代表区，与人体方向相反，即头部在下面，下肢在上面。下肢所占的区域较小，上肢尤其是手和手指的区域特别大。下肢的区域一部分在大脑半球的外侧面，一部分在内侧面的旁中央小叶。肛门及膀胱括约肌的代表区域亦在旁中央小叶。代表区的大小与运动精细和复杂程度有关。

（2）下运动神经元：指脊髓前角细胞、脑神经运动核及其发出去往周围效应器的纤维。即其发出的神经轴突，它是接受锥体束、锥体外系统和小脑系统各方面来的冲动的最后共同通路。下运动神经元将各方面来的冲动组合起来，经前根、周围神经传递至运动终板，引起肌肉收缩。每个前角细胞支配 50～200 个肌纤维。每个运动神经元和它们所支配的一组同一组化类型（Ⅰ型或Ⅱ型）的肌纤维，称为一个运功单位，它是执行运动功能的基本单元，而锥体束、锥体外系统和小脑系统是控制、平衡和协调肌肉活动的中枢神经结构（图 8–16）。

前根在椎间神经节后与后根结合形成前支和后支，前支共形成五个神经丛：颈丛（C_1～C_4）、臂丛（C_5～T_1）、腰丛（L_1～L_4）、骶丛（L_5～S_4）和尾丛（S_5～C_0）。由于各肌肉总是获得几个根的支配，而非来自一个根，因此肌肉的运动神经支配也有节段型（根型）和周围型神经支配的区别。

（3）锥体外系统：广义的锥体外系统包括纹状体系统及前庭小脑系统，共同调节上下运动神经元的运动功能。前者是指纹状体、红核、黑质、丘脑底核，总称为基底核，其有关的主要皮质部分是运动前区，即第 6 区。纹状体包括尾状核及豆状核，后者又分为壳核及苍白球。尾状核和壳核组织结构相同，含小细胞及中等大的多极神经细胞，发生学上属纹状体较新部分，故两者合称新纹状体。苍白球分内外两节，含较多的有髓纤维，呈苍白色，神经细胞为大的梭形细胞，其轴突形成纹状体主要的输出纤维，苍白球发生学上为纹状体古老部分，故称旧纹状体或苍白体。

如以纹状体为中心，它们重要的神经纤维连系如下所述（图8-17）。

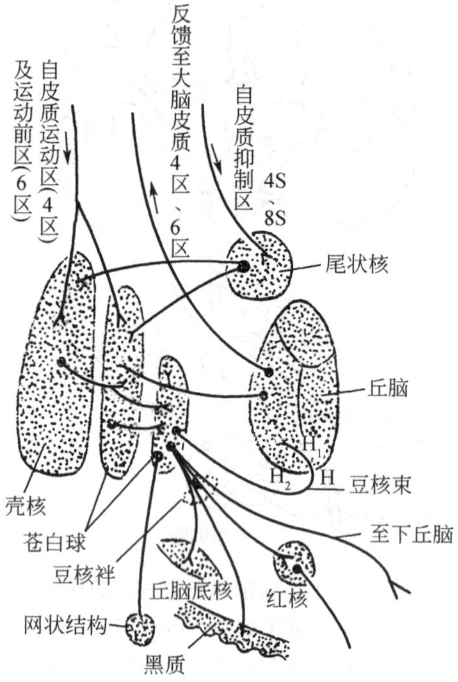

图8-17　纹状体的纤维连系图

从黑质等反馈至苍白球的纤维及丘脑束从略

1）纹状体内部交通的纤维：包括壳核至苍白球，从苍白球外侧部至内侧部，从尾状核至豆状核者。

2）纹状体输入的纤维：①从皮质运动区（4区）和运动前区（6区）至豆状核及从皮质抑制区（4S、8S区）至尾状核的纤维；②从丘脑反馈至苍白球的纤维；③从红核、黑质、丘脑底核反馈至苍白球的纤维，其中黑质纹状体束以抑制性多巴胺为神经递质，病变时出现震颤麻痹；④从脑干缝核到达纹状体的纤维传递抑制性神经递质5-羟色胺至纹状体。

3）纹状体输出的纤维：从苍白球发出豆核袢（ansa lenticularis）及豆核束至丘脑，此两束与齿状核-红核-丘脑束（来自齿状核及红核）联合形成丘脑束后进入丘脑核，经丘脑皮质束最终投射至运动区（4区）及运动前区（6区）的皮质。纹状体及小脑共同通过此丘脑皮质束调节下行的锥体系与锥体外系的运动功能。豆核袢尚有纤维至丘脑下部、红核、黑质、丘脑底核、桥脑延髓的网状结构，其中纹状体黑质束的主要神经递质为抑制性γ-氨基丁酸（GABA），有些为兴奋性P物质。

纹状体没有纤维直接到脊髓，它是通过网状脊髓束、红核脊髓束影响脊髓前角细胞的运动功能。丘脑底核、黑质也有纤维至红核，再作用于脊髓。

纹状体是古老的高级运动中枢，在低级脊髓动物（鱼类、两栖类、爬行动物、鸟类），由于大脑皮质还没有或是很原始，锥体束还不存在，纹状体及丘脑即为最高级的运动中枢和感觉中枢，在哺乳类由于皮质的发育、锥体束的形成，主要的运动功能随着种族的进化逐渐让位于反质运动区，但纹状体并不停止其功能，只是受制于皮质运动区，其功能为维持及调节身体的姿势和保障动作时必需的肌张力，并担负那些半自动性的刻板的及反射性的运动，如走路时两臂摇摆等联带动作、表情运动、防御反应、饮食动作等。大脑皮质4S、8S等抑制区的抑制性冲动经尾状核、壳核、苍白球、丘脑，到达运动区，此路一断即引起释放症状如舞蹈症、手足徐动症等不自主运动。确切的定位是比较困难的，因疾病时受侵犯的区域常比较广泛，动物实验也难于取得与人类临床相同的症状。一般而言，苍白球、黑质病变常产生肌张力增高及运动减少，并可出现静止性震颤（如帕金森综合征），新纹状体即尾状核、壳核病变常出现舞蹈症、手足徐动症、扭转痉挛等。

（4）小脑系统：小脑位于颅后窝，在桥脑及延髓背侧，其间为第四脑室，藉上小脑脚、中小脑脚、下小脑脚与中脑、脑桥、延髓发生联系。上方为小脑幕，下方为小脑延髓池。小脑中线部分为蚓部，两边各有小脑半球，但彼此间并无明显界限。小脑表面有许多狭长的回，又有许多较深的沟将其划为许多小叶。

1）小脑的内部结构：小脑表面是灰质，里面是白质，白质呈树枝状分叉。灰质从外向内分为分子层、浦肯野细胞层（Purkinje）及颗粒细胞层。白质中由外侧向中线有四对神经核，即齿状核、栓状核、球状核、顶核。输入小脑的纤维称苔状纤维，均终止于颗粒细胞层，皮质内联系为颗粒细胞将冲动传输至分子层的篮状细胞，再由篮状细胞传递至浦肯野细胞。由小脑发出的冲动均起自浦肯野细胞，终止于白质中的齿状核等神经核，再从齿状核等发出纤维，离开小脑，经小脑上脚（结合臂）终止于对侧的中脑红核。

2）小脑的传入和传出径路：蚓部是小脑种族发生史上的古老部分。小脑半球的发育与大脑皮质的发育有关。大脑皮质是通过额桥束、额桥束及取道小脑中脚（脑桥臂）的脑桥小脑束（即皮质脑桥小脑径路）支配对侧小脑的。从脊髓输入的本体感觉（深感觉）分别经脊髓小脑后束、小脑下脚（绳状体）及脊髓小脑前束、小脑仁脚（结合臂）终止于小脑蚓部，因而小脑得以调节骨骼肌的张力与协同功能。前庭觉经前庭神经直接输入，也经前庭核、前庭小脑束输入至小脑的绒球小结叶及双侧的顶核。小脑输出的冲动是由齿状核等神经核发出，经小脑上脚终止于对侧中脑的红核，再由红核脊髓束交叉至本侧的脊髓前角细胞（即小脑红核脊髓径路），故小脑半球与身体是同侧关系。小脑发出的冲动还经对侧红核、丘脑、皮质径路向对侧大脑皮质第 4 区、6 区反馈。小脑从绒球小结叶发出纤维至顶核，再经顶核延髓束将冲动传递至前庭外侧核，再通过前庭脊髓束支配脊髓的平衡反射（图 8-18）。

2. 检查方法

（1）肌力检查：嘱被检者双侧上下肢分别做各关节的伸屈运动，注意观察各肌肉收缩力量；然后检查者给予一定阻力，以测其肌力是否正常。肌力记录可分六度：0 度为肌肉完全不能收缩；Ⅰ度为肌肉虽能收缩而不能使患肢关节活动；Ⅱ度为肢体能在床面上移动，但不能抗地心引力；Ⅲ度为肢体能抬离床面，但不能抵抗阻力；Ⅳ度能抵抗部分阻力；Ⅴ度为正常肌力。

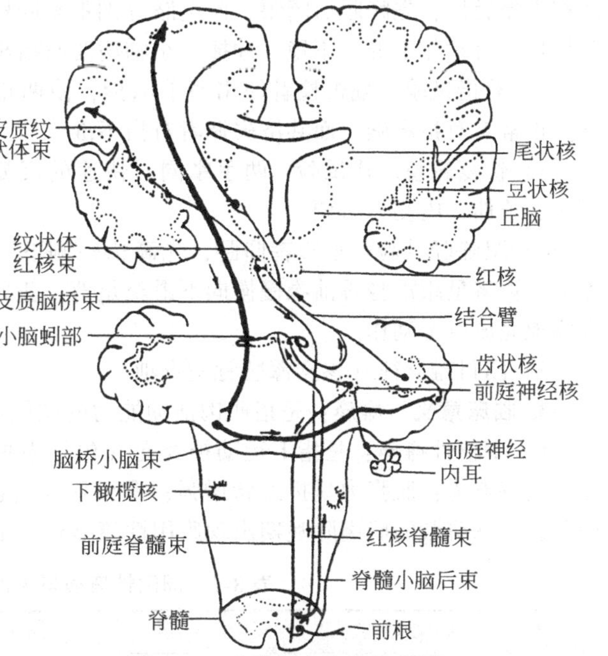

图 8-18　小脑传入和传出纤维

（2）肌张力检查：嘱被检者全身处于静止松弛状态。检查者分别握摸肌肉，注意比较坚实度，以了解其静止性肌张力；再令被检者全身放松。检查者分别对其四肢各关节做被动伸屈运动，以感知其阻力是正常、增强或减弱。

1）减弱：被动运动时感知阻力减弱或消失，关节活动范围增大，即肌张力减弱或消失。

2）增强：被动运动时感知阻力增大，关节活动范围缩小。锥体束损害产生的肌张力增高。在关节被动伸屈时，初觉其阻力增强明显，而以后很快下降，称折刀状肌张力增强，又称痉挛性肌张力增强。锥体外系损害引起的肌张力增强在关节伸屈时阻力均匀性增强，称齿轮状（或铅管状）肌张力增强，又称僵直性肌张力增强。

（3）不自主运动检查：是指不能被意志控制的随意肌产生的不自主、无目的的动作。应注意观察有无痉挛、震颤、舞蹈、手足徐动及扭转痉挛或肌纤维、肌束震颤。

1）痉挛或抽搐：为阵发性急剧地肌肉收缩，可分为受累肌肉做节律性收缩的阵挛性和受累肌肉做持续性收缩的强直性抽搐两种；前者可见于小儿惊厥或癫痫的阵挛期；后者见于癫痫的强直期。手足抽搦症时，有手、足部肌肉的强直性痉挛。破伤风时出现腹、胸、咽肌强直及痉挛并以牙关紧闭和角弓反张为特征。

2）震颤：为两组拮抗肌群交替收缩所产生的不自主、节律性或无节律的抖动。如帕金森病时，为节律性较粗大震颤，于静止时加强，活动时减弱，称静止性震颤。小脑病变时于主动运动出现，动作终末尤加强的无规律、振幅大的震颤，称动作性震颤或意向性震颤。处于某种姿势时出现的节律性、快速震颤，称姿位性震颤，可见于甲状腺功能亢进、持发性震颤、肝性脑病、肺性脑病等，前两者的震颤幅度较细小；后两者幅度较大，称扑翼性震颤。

3）舞蹈与手足徐动：舞蹈动作为肢体不规则、无节律、无定型、快速、粗大的无目的的运动。常表现为挤眉弄眼，扭嘴努鼻，转颈摇头，耸肩抬臂，伸指握拳，扭臂足蹈；手足徐动表现为指、趾的缓慢扭曲样运动；如两者合并存在，称舞蹈样手足徐动。

4）畸形性肌张力障碍（肌张力不全）：以躯干为中轴，肢体向一侧扭曲运动。

（4）共济运动检查：正常运动除有锥体系支配外尚需锥体外系、小脑、前庭器官、深部感觉及视神经共同参与，才能使运动平衡协调。如协调运动功能有障碍，称共济失调。主要检查法如下所述。

1）指鼻试验：被检者一侧上肢前臂外旋、伸直，随即令其以手指尖准确地轻触自己的鼻尖，动作先慢后快，先睁眼后闭眼，两上肢分别重复同样动作，观察动作是否稳准。共济失调的患者，手指指鼻时动作不准、不稳、冲撞。小脑病变时指鼻试验出现意向性震颤。

2）对指试验：嘱被检者伸出两手示指，使两指尖由远而近相碰，先睁眼后闭眼分别进行测试。正常人对指准确。而共济失调者对指不准。

3）快复轮替动作试验：两手掌同时快速的反复旋前、旋后动作，共济失调患者的动作快慢不一、笨拙、内侧不协调。

4）跟膝胫试验：被检者仰卧，先高抬一侧下肢，然后令其将足跟准确地放在对侧下肢的膝盖上，再将足跟沿胫骨前缘慢慢向下滑至足背。正常人能准确完成。共济失调者，则不能稳定而准确地完成以上动作。

5）闭目难立征（参阅深感觉检查项）。

3. 临床意义 瘫痪：是指肌肉活动能力的减低或丧失。

1）中枢性瘫痪：是指上运动神经元（包括中央前回、皮质脑干束和皮质脊髓束径路）的病变。其特点为：肌张力呈折刀状增强；深反射亢进；病理反射阳性，如下肢 Babinski 征及其等位征阳性；麻痹肢的肌肉除晚期出现废用性萎缩外，早期一般无明显肌萎缩（表 8-2）。

表 8-2 周围性瘫痪与中枢性瘫痪的鉴别特点

临床体征	中枢性	周围性
肌张力	增强	减弱或消失
肌萎缩	早期无	有
腱反射	增强或亢进	减弱或消失
病理反射	有	无
肌电图	常无；可见单个自发运动单位	神经源性改变

临床常见的中枢性瘫痪有以下四种类型。

A. 单瘫：指单一肢体瘫痪。中枢性单瘫常可为一侧上肢瘫痪，提示对侧前中央回有局限性破坏性病变；而周围性单瘫常为一侧下肢瘫痪，多见于脊髓灰质炎或周围神经损伤。

B. 偏瘫：一侧上下肢瘫痪称偏瘫，大多并有同侧面肌及舌肌瘫痪，病变主要在对侧内囊或中央回至内囊的运动径。脑血管病中是最为多见的症状之一。

C. 交叉性瘫痪：一侧脑神经瘫痪与对侧上下肢瘫痪，病变在脑神经侧的脑干局限性病变。

D. 截瘫及四肢瘫：脊髓颈膨大（$C_5 \sim T_2$段）损害时可产生四肢同时瘫痪称四肢瘫；损害在腰膨大（$L_1 \sim S_2$段）及胸段（$T_3 \sim T_{12}$）则上肢正常，双下肢瘫痪称截瘫。

2）周围性瘫痪：是指下运动神经元病变，在脊髓为前角细胞及其周围神经，在脑干为司运动的各脑神经核及其脑神经。前者的特点为：肌张力减低；深反射减弱或消失；不出现病理反射；

肌肉病理性萎缩较显著；肌电图提示神经源性改变。

3）共济失调：主要见于小脑病变。

A. 小脑蚓部损害：主要表现为躯干和双下肢的共济失调。双下肢肌张力减低，站立不稳，蹒跚步态；两上肢肌张力可减弱，但共济失调不明显。

B. 小脑半球损害：病变同侧肢体发生小脑功能障碍，如指鼻试验、对指试验、跟膝胫试验不稳、不准；步态不稳，易向病侧歪斜或倾倒。

C. 弥漫性小脑损害：说话口齿不清，可呈吟诗样或爆发性语言，多有眼球震颤；四肢及躯干均发生小脑功能障碍。

四、感觉系统检查

感觉是作用于各器官的各种形式的刺激在人脑中的直接反映。特殊感觉（视、听、嗅、味等）将于脑神经一节中叙述，此处讨论的只是一般感觉，包括：浅感觉（来自皮肤和黏膜）、深感觉（来自肌腱、肌肉、骨膜和关节）、复合感觉（皮质感觉）。

1. 解剖生理

（1）痛觉和温度觉：第一级神经元在脊髓后根节，突起做“T”形分叉，周围支至于皮肤和黏膜的痛觉感受器，中枢支经后根进入脊髓，先在背外侧上升2～3个脊髓阶段，然后终止于脊髓后角感觉细胞。该处的第二级神经元发出的纤维，经前连合交叉至对侧侧索，组成脊髓丘脑侧束（痛觉纤维在温度觉纤维的前方）上行，至丘脑进行换元，第三级神经元发出的纤维经内囊后肢，终止于大脑中央后回的皮质感觉区（图8-17）。

（2）触觉：第一级神经元在脊髓后根节，周围支至于皮肤的触觉感受器，中枢支经后根进入脊髓后索一部分（传导识别性触觉者）即在后索上升与深感觉径路相同，其余（传导一般性轻触觉）终止于脊髓后角感觉细胞，由此处第二级神经元发出的纤维经前连合交叉至对侧前索，组成脊髓丘脑前束，上行终止于丘脑外侧核，由此处第三级神经元发出的纤维经内囊后肢、丘脑辐射终止于大脑顶叶皮质感觉区（图8-19）。

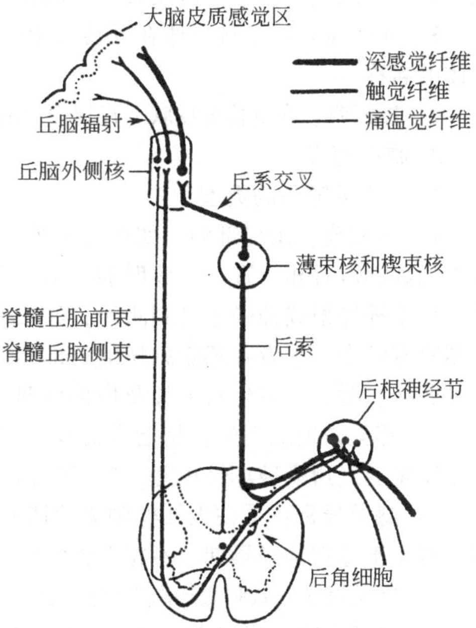

图8-19　各种感觉的传导径路

（3）深感觉：第一级神经元在脊髓后根神经节内，周围支分布于肌肉、关节、肌腱，中枢支经后根进入脊髓后索，其升支上升组成薄束和楔束；薄束在后索内侧，传导下部躯干及下肢的深感觉；楔束在后索的外侧，传导上部躯干及上肢的深感觉。两者分别终止于延髓的薄束核和楔束核，由此处的第二级神经元发出的纤维交叉到对侧组成内侧丘系上行，终止于丘脑外侧核，在此处的第三级神经元发出的纤维经过内囊后肢，终止于大脑皮质中央后回（图8-17）。

2. 检查方法　感觉检查是患者主观意识极强的一种检查。检查时患者意识必须清楚，详细向患者介绍检查的方法与步骤，争取被检者与医生充分地合作。检查时，检查部位应充分暴露，让被检者闭目禁忌使用暗示性提问。

（1）浅感觉：浅感觉分为触觉、痛觉和温度觉。分别用棉絮，针尖，冷（5～10℃）、热（40～

50℃）水的试管测试皮肤。

（2）深感觉

1）震动觉：用震动的 C_{128}Hz 音叉柄放置在患者检查部位的骨隆起处皮肤上，询问患者其有无震动感，并记录持续时间，患者两侧同部位对比。

2）位置觉：检查者用手指夹持收监者的手指或足趾的两侧，做较轻的指趾屈伸运动，令被检者说出运动的方向。闭目难立征（Romberg）也是检查深感觉障碍的一种方法。让患者两足并拢直立，两臂向前平伸，先睁眼，后闭眼，睁眼时无明显不稳，闭眼时高度不稳，并常易倾倒，此为闭目难立征阳性。

（3）复合感觉（皮层感觉）：复合感觉是通过深浅感觉传导径路传导至大脑皮质感觉分析中枢，经过大脑皮质综合分析而产生的复杂感觉。因此，在深浅感觉均正常的情况下检查符合感觉才有意义。

1）皮肤定位觉：被检者闭目，检查者用笔杆或竹签轻触皮肤，让受检者用手指指出被触部位。

2）两点辨别觉：用分规仪两脚分开到一定的距离，同时轻触受检者皮肤，由小至大逐渐增加分规仪两脚间距离，直到受检者感觉到两点为止，此距离与正常人同部位或受检者两侧同部位比较，了解两点辨别觉障碍及其障碍的程度。

3）实体觉：放某种物体在受检者手中，请其仔细摸后辨认物体的大小、形状、质地，并说出物体的名称。

4）图形觉：在受检者皮肤上轻划简单的图形（如圆形、方形、三角形等），另其凭感觉进行辨认。

3. 临床意义

（1）感觉障碍的类型

1）自发痛：①局部痛。如单支末梢神经受损，可在该神经分布区感到疼痛，其疼痛部位与神经干的解剖位置相一致。②放射痛。不仅受刺激的局部疼痛，也能放射到该神经所支配的其他区域，见于神经根或神经干受刺激时，如腰椎间盘脱出时，可产生坐骨神经痛。③牵涉痛。某一内脏器官有病变，患者除感觉患病的局部疼痛外，尚可感到远离该器官的某部体表或深部组织疼痛。如肝胆疾病时，可发生右上腹及肩部疼痛。

2）感觉减退或消失：是指在意识清晰情况下，受检者对刺激不能感知或感知力减低。这是由于感觉神经遭受破坏性损害，使感受器冲动全部或部分不能传导至感觉中枢所致。

3）感觉异常：系在无外界刺激的情况下，主观感触到酸、麻木、针刺、蚁行或寒凉、烧灼感等。常见于感觉神经早期、不完全损害时。

4）感觉过敏：微刺激却出现强烈反应，是由于感觉神经受到刺激性损害所致，常见于病变早期。

5）感觉分离：指痛觉、温觉消失而触觉存在，可见于脊髓空洞症、脊髓内肿瘤等。

（2）感觉障碍的定位诊断

1）末梢型：感觉障碍区在上肢呈手套状，在下肢呈袜状，通常为各种感觉均减退或消失，一般为多支周围神经末梢同时受损所致，常见于多发性神经炎（病）。

2）神经根型：感觉障碍区呈节段型或带状，即在躯干呈横轴走向，在四肢呈纵轴走向，与神经根的节段分布一致。见于椎管肿瘤、椎间盘脱出、颈椎病和神经根炎等。

3）脊髓横贯型：躯干某平面以下各种感觉消失并常伴有四肢瘫或截瘫者，见于脊髓外伤、急性脊髓炎等。

4）内囊型：内囊的后肢是来自对侧头、面、躯干和上下肢感觉纤维的径路，故内囊后肢损害时，可有对侧半身感觉障碍，常伴有偏瘫及（或）同向偏盲。多见于脑出血、脑梗死等疾病。

5）脑干型：延髓与脑桥下部的一侧肿瘤及血管病变可产生同侧的面部感觉消失及对侧躯干和上下肢感觉消失，称为交叉性偏身感觉障碍。

6）皮质型：一侧皮质中央后回局限性病变，可出现对侧单肢感觉消失；一侧皮质广泛病变时，可出现对侧半身感觉减退。

五、反射系统检查

反射是最简单和最基本的神经系统活动，它通过反射弧来完成，反射弧包括：感受器、传入神经元、中枢神经、传出神经元及效应器。生理反射分为浅反射和深反射。浅反射的感受器在皮肤、黏膜等表浅组织；深反射包括腱反射和骨膜反射，深反射的感受器在肌腱骨膜等深部的组织，在反射弧的任何部位有病变时可使相应的生理反射减弱或消失。

（一）浅反射

（1）角膜反射、咽反射：参阅脑神经检查。

（2）腹壁反射：患者仰卧，用钝尖物迅速由外向内分别轻划其两侧季肋部（上腹壁）、脐孔水平由（中腹壁）和髂部（下腹壁）腹壁皮肤，可见同侧腹肌收缩。$T_7 \sim T_8$；$T_9 \sim T_{10}$；$T_{11} \sim T_{12}$节段病变分别使上腹壁、中腹壁、下腹壁反射减弱或消失。某一水平的腹壁反射消失见于相应的周围神经和脊髓损害。必须注意：老年人、肥胖者、腹壁松弛的经产妇及高度腹水等明显腹胀时，也常不易引出此反射。

（3）提睾反射：用钝尖物由下向上轻划男性受检者大腿内侧皮肤，同侧的提睾肌迅速收缩使睾丸上提，其反射弧在$L_1 \sim L_2$节。提睾反射消失见于锥体束损害、相应的周围神经或脊髓损害。在老年人及有腹股沟疝、阴囊水肿、精索静脉曲张、睾丸炎、附睾炎的患者亦可使反射减弱或消失。

（二）深反射

（1）肱二头肌反射：让受检者将前臂屈曲90°，并稍旋后，检查者以左手托住其肘部，左拇指置肱二头肌腱上，右手用叩诊锤叩打自己的左拇指，正常反应为前臂作屈曲运动。肱二头肌反射的反射弧中枢在$C_5 \sim C_6$节段。

（2）肱三头肌反射：让受检者的上臂稍外展，检查者用左手托住受检者腕部或肘部，用叩诊锤叩打尺骨鹰嘴上方1.5～2cm处（三头肌附着处），正常反应为前臂伸展运动。肱三头肌的反射中枢在颈髓第7～8节段。

（3）桡骨膜反射：嘱受检者肘关节半屈曲，前臂略外旋，以叩诊锤叩击桡骨茎突，正常反应为前臂旋前及肘曲，此反射弧中枢在$C_5 \sim T_1$节。

（4）膝反射：受检者取坐位时小腿自然垂下或仰卧位时检查者用左手轻托受检者腘窝部，使髋关节、膝关节屈曲120°，以叩诊锤叩击髌骨下方股四头肌肌腱。正常反应为小腿伸展运动。此反射的反射弧中枢在$L_2 \sim L_4$节段。受检者精神紧张时往往不易叩出，可在叩击四头肌肌腱同时，令受检者双手手指相扣，并向相反方向用力拉；或背诵诗、歌，以分散其注意力，易于引出此反射。

（5）踝反射（跟反射）嘱受检者仰卧位，膝半屈，下肢轻度外展及外旋，检查者用左手将受检者足稍背屈；或让受检者跪于椅上，膝关节和踝关节呈直角屈曲，检查者用手轻托其足底使跟腱稍向前方牵引，然后用叩诊锤叩打跟腱，正常反应为腓肠肌收缩，足向跖面屈曲。此反射的反射弧中枢在$S_1 \sim S_2$节段。

深反射由初级的脊髓反射弧完成，受锥体束控制，当脊髓反射弧某一环节受损时，则相应的深反射减弱或消失，见于周围神经疾患、脊髓灰质炎等。锥体束病变时，由于解除了对脊髓反射弧的抑制，深反射亢进。

腱反射极度亢进时可出现阵挛，阵挛是在牵伸某一肌腱后产生的一连串有节律的舒缩运动。

包括：①髌阵挛。受检者仰卧，下肢伸展，检查者用示指及拇指持髌骨上端，并用力向下快速连续推动数次后，维持一定向下推动力。若髌骨出现有节律性上下颤动，称为髌阵挛。②踝阵挛。受检者仰卧位，检查者左手托受检者腘窝部，使其髋关节、膝关节稍屈曲，右手紧贴其足跖前端，迅速用力推向背屈，并保持一定的推力。如出现踝关节节律性伸屈运动，称为踝阵挛。

（三）病理反射

在锥体束病变时，可出现一些正常人所不能见到的反射，称为病理反射。

1. 巴宾斯基（Babinski）征 用钝尖物在受检者足跖由足跟开始沿足底外侧向前轻划，至跗跖关节部位再转向踇趾侧。正常反应为引起踇趾及其他四趾均跖屈，称为正常跖反射；如表现踇趾背屈，其余四趾跖屈或呈扇形展开，则为 Babinski 征阳性，提示有锥体束损害。锥体束尚未发育完善的不足一岁半的小儿和昏迷、脑膜炎患者也可出现此征。

2. 巴宾斯基（Babinski）等位征

（1）奥本海姆（Oppenheim）征：检查者用拇示两指沿被检者的胫骨前侧用力由上向下加压推动。

（2）戈登（Gordon）征：用手挤压排肠肌。

（3）夏道克（Chaddock）征：用钝尖物划足背外侧。

（4）贡达（Gonda）征：将足外侧二趾紧压向下，数秒钟后，突然放松。

（5）舍费尔（Schaffer）征：用力压迫跟腱。

3. 罗索里摩（Rossolimo）征 检查者用手指将被检者各趾尖跖面向足背方向迅速拨弹或以叩诊锤叩击足跖，如其足趾端出现末节跖屈动作为阳性。

上述各试验是刺激不同部位，而引起与 Babinski 征反应相同者为阳性，临床意义与 Babinski 征相同，均属锥体束征。

4. 霍夫曼（Hoffmann）征 检查者以左手托住受检者前臂近腕关节处，右手示指和中指夹住患者的中指，并稍向前上方提拉，再用拇指指甲急速弹刮其中指的指甲；或检查者用中指急速弹其中指掌面，如有拇指屈曲内收及其余手指末节有屈曲动作时，为阳性反应。前者称 Hoffmann 征，后者称 Tromner 征，均为上肢锥体束征，但也可见于正常青少年。

六、脑膜刺激征检查

本征是脑膜病变或其附近的病变波及脑膜时引起脊神经根张力改变，使相应的肌群痉挛，所出现的防御反应，这种现象临床概称脑膜刺激征。

（1）颈强直：受检者仰卧，下肢伸直，检查者用手轻托其枕部并被动前屈其颈，如受检者下颏不能贴近前胸，且感颈后疼痛，检查者感到其颈项有抵抗时，提示有颈强直。

（2）克匿格（Kernig）征：受检者仰卧，一腿伸展，检查者将其另一腿的髋关节、膝关节都屈成直角，然后逐渐将膝关节被动伸直，如小腿与大腿夹角伸至135°以下，感到有阻力或此患者诉疼痛者为阳性。

（3）布鲁津斯基（Brudzinski）征：分为颈征、下肢征、耻骨征及颊征四征。受检者仰卧，两下肢自然伸直，检查者托其后项并被动向前屈颈，若膝关节与髋关节有反射性屈曲者为颈征阳性；受检者一腿伸展，检查者将其另一侧髋关节、膝关节屈曲成直角，然后逐渐将膝关节被动伸直，如对侧髋关节及膝关节发生屈曲者为下肢征阳性；检查者用双手强烈压迫受检者耻骨联合，如两下肢被动屈曲为耻骨征阳性；强烈压迫受检者双颊部，如出现肘关节急速屈曲运动者为颊征阳性。一般颊征与耻骨征用于婴幼儿。

上述征象在脑膜炎时最为明显，蛛网膜下腔出血时也可出现。颈强直也可见于颈部疾病，必须注意鉴别。

七、步态检查

令受检者睁眼或闭眼分别沿一定方向向前直走，并突然转弯；再反方向回走，观察其有无下列异常步态。

(1) 偏瘫步态：偏瘫患者因患侧下肢挛缩呈强迫性伸展位，膝关节、踝关节屈曲受限，故行走时患侧下肢以髋关节为轴心将腿部向外侧提起，似划半圈样移步前进，又称环状运动(circumduction)或“镰刀割草步态”。

(2) 痉挛性步态：见于截瘫患者，较重患者双下肢强直伸展，常并有马蹄内翻足，必须使用双侧扶杖才能行走，身躯在双杖间做摆动样向前移动，称“钟摆步态”。较轻患者，因开步时足底着地，引起反射性挛缩增强，步行似跳跃状，称“雀跃步态”。脑性瘫痪双下肢强直伸展和向内交叉，形似剪刀，称“剪刀步态”。

(3) 共济失调步态：小脑性共济失调患者行走时两足基底增阔，跨步大，摇摆不稳，称“醉汉步态”；感觉性共济失调则双眼注视地面，举足高、开步大，闭目时加重、易倾倒。

(4) 慌张步态：见于帕金森综合征患者。由于肌僵直及姿位障碍，躯干前倾、小步、快行，两上肢自然摆动消失，颇似慌张急行。

(5) 跨阈步态：主要见于腓总神经麻痹引起足下垂的患者，为避免足尖拖地绊倒，举足过高行走。

(6) 摇摆步态：主要见于假性肥大型肌营养不良，因骨盆带肌肉无力，在行走时臀部左右摆动，又称“鸭步步态”。

八、瞳孔检查

脑卒中（即脑血管病）病灶损坏的部位在脑，通过瞳孔的变化可以了解脑卒中灶的部位、面积、范围及破坏程度。临床医生检查瞳孔，主要是检查它的大小、形状、边缘是否整齐、双侧瞳孔是否对称及对光反射是否良好。

对光反射包括直接对光反射和间接对光反射。直接对光反射是医生用手电筒照射瞳孔时，被照射的瞳孔立即收缩；间接对光反射是用手电筒照射瞳孔时，另一侧的瞳孔也同时收缩。

与脑卒中有关的瞳孔变化主要如下所述。

(1) 瞳孔缩小：可见于桥脑出血或脑室出血，有时双侧瞳孔可缩小到如针尖大小，此时表明病情危重。

(2) 瞳孔散大：生命垂危时及颅内压增高明显时，可见瞳孔比正常时增大；脑疝时往往开始先一侧扩大，继之双侧瞳孔均散大；患者死亡后，双侧瞳孔多处于散大状态，且无对光反射。

(3) 瞳孔不等大动眼神经麻痹为同侧瞳孔散大；大脑半球的前脑有病灶，患者的对侧瞳孔散大；一侧瞳孔缩小伴眼裂小、眼球下陷及面部少汗或无汗、潮红为 Horner 综合征，提示脑卒中灶在丘脑下部、脑干网状结构等处。

对光反射是判断昏迷程度的重要指标。昏迷程度越深，对光反射越弱；随着病情的好转，脑干功能的逐渐恢复，对光反射也会逐渐恢复。

第九章　脑血管病影像学基础

第一节　CT 和 MRI 在脑血管病的诊断应用

一、CT 和 MRI 基本原理

（一）CT 成像基本原理和检查技术

CT 是用 X 线束对人体检查部位一定厚度的层面进行扫描，由探测器接收透过该层面的 X 线，转变为可见光后，由光电转换器转变为电信号，再经模拟/数字转换器转为数字信号，输入计算机处理，从而得到该层面的各个单位容积的 X 线吸收值即 CT 值，并排列成数字矩阵，再将矩阵内的数值通过数/模转换，用黑白不同的灰度等级在荧光屏上显示出来，即构成 CT 图像。

在脑血管病中主要应用的 CT 技术为平扫、增强扫描和 CT 脑血管造影（computed tomography angiography，CTA）检查。平扫又称为普通扫描，是指不用对比剂增强或造影的扫描。扫描方位多采用横断面；增强扫描是指血管内注入对比剂后再行扫描的方法，目的是提高病变组织与正常组织间的密度差，进而能够显示平扫显示不清或未显示的病变；CTA 是指在血管内注入对比剂后，选择特定的时间点，扫描全脑，之后利用图像后处理技术显示脑血管及其分支，该技术对于显示血管变异、血管病变及病变与脑血管的关系有重要意义。

（二）MRI 成像的基本原理和检查技术

MRI 是通过对静磁场中的人体施加某种特定频率的射频脉冲，使人体组织中的氢质子受到激励而发生磁共振显像，当终止射频脉冲后，质子在弛豫过程中感应出 MR 信号，经过对 MR 信号的接收、空间编码和图像重建等处理过程，即产生 MR 图像。

在脑血管病中主要用到的 MRI 技术为平扫、增强扫描和 MR 脑血管造影检查（magnetic resonance angiography，MRA）。与 CT 类似，不使用或使用对比剂而进行的扫描分别为平扫和增强扫描，不同的是，MRI 可以进行多参数成像，主要包括 T_1WI、T_2WI 等，反映不同组织间弛豫时间的差别，从而提示组织的物质特征；MRI 也可以多方位的成像，常规包括轴位、冠状位、矢状位，有利于解剖结构和病变的显示；MRA 使用特殊的脑血管成像技术，可以使用或不使用对比剂。

二、脑血管病的 CT、MRI 检查

脑血管病是脑部血管源性病变。临床上将急性脑血管病分为缺血性、出血性和混合性。脑血

管病的早期诊断和正确治疗对患者的预后具有重要意义。医学影像学的发展，尤其是 CT、MRI 的应用对急性脑血管病的早期诊断发挥了重要的作用。

（一）脑梗死

从病理上来说，脑梗死分为缺血性脑梗死、腔隙性脑梗死、出血性脑梗死。根据病期的不同，可分为超急性期脑梗死（发病 6h 之内）、急性期脑梗死（发病 6～72h）、亚急性期脑梗死（发病 72h～10d）、慢性期脑梗死（发病第 11d 以后）。

1. 缺血性脑梗死（ischemic cerebral infarction）

（1）CT 平扫检查：与梗死的类型和病期密切相关。在发病 24h 内，多数病变 CT 平扫通常无明显异常，或仅表现为局部或广泛性脑沟变浅。24h 后多有阳性发现，可见到低密度梗死灶，边界清楚，一般不伴有或伴有轻度占位征象。梗死灶的部位和形态与闭塞的动脉有关，可以呈条带状、楔形、扇形或三角形（图 9-1）。在梗死后 2～14d 内，是脑水肿发生的高峰期，此时可以出现不同程度的脑水肿和明显的占位效应，如局灶性或广泛脑组织水肿，相应脑室系统受压，中线结构移位，梗死范围较大时甚至可形成脑疝。梗死后 2～3 周，病灶内密度不均匀，病变边缘较前模糊，称之为“模糊效应”。梗死 4 周后，病变密度明显减低，逐渐接近脑脊液，表现为囊腔及软化灶表现，之后由于脑质大量丧失，可以出现局限性或普遍性脑萎缩，表现为脑沟、脑池增宽，脑室扩大，由于病变周围瘢痕组织的牵拉，可以出现局部组织或中线结构向患侧移位，称之为“负占位效应”。

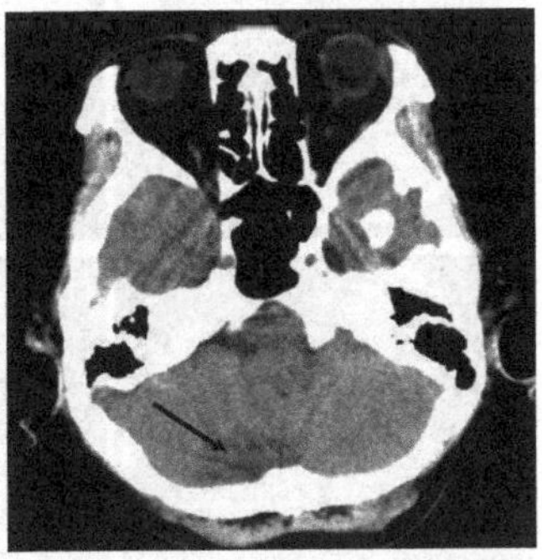

图 9-1 脑梗死急性期 CT 表现

增强 CT 检查对于脑梗死的鉴别诊断有一定价值。超急性期脑梗死无明显强化。梗死后 3～7d 病灶内可出现相应的强化改变；2～3 周时，强化达到峰值，可表现为斑片状、线状或脑回状强化。

（2）MRI 表现：血管闭塞后 1～2h 后，MRI 即可出现阳性改变，其中 DWI 对早期及超早期脑梗死更为敏感。因此 DWI 在超急性脑梗死的早期诊断上发挥了重要的作用。梗死区表现为 T_1WI 低信号，T_2WI 高信号，此时 DWI 由于病灶内水分子运动受限形成细胞毒性水肿而显示为高或超高信号，伴有 ADC 值降低（图 9-2）。随着病变发展，DWI 上病变信号逐步降低，ADC 值逐渐升高，4 周后，病变表现为长 T_1 长 T_2 信号，信号强度接近脑脊液，此时 DWI 呈低信号，ADC 值明显升高。病变周围可以见到斑片状 T_2 稍高信号，为胶质增生所致。MR 增强检查时病变的强化方式与 CT 增强类似，主要用于鉴别梗死和其他病变的鉴别。

（3）CTA 或 MRA 表现：梗死面积较小时，在血管成像时一般不易发现异常。发生大面积梗死时，常常可见到罪犯血管的狭窄甚至闭塞，远端分支减少或闭塞。

2. 出血性脑梗死（hemorrhagic cerebral infarction） 脑梗死后由于缺血区血管再通，在梗死区内有血液溢出，这种现象即为出血性脑梗死，或称之为梗死后出血。

出血性脑梗死可见于脑血栓形成或脑栓塞后，但后者更多见。病理发现脑梗死后出血的发生率为 18%～42%。梗死后发生出血的机制推测可能与闭塞血管的再通、梗死区的再灌注及梗死区边缘血管损伤有关。

（1）CT 表现：平扫表现为低密度梗死区内或边缘出现不均匀高密度出血灶。出血灶常为不均匀、不规则的小斑片或斑点状高密度影；少数病例出血量可较大，但多为小出血灶融合而成，密度多不均匀、形态亦多不规则。出血性脑梗死一般不需作 CT 增强检查。

（2）MRI 表现：虽然出血性脑梗死的出血灶也是经历了氧合血红蛋白（HBO_2）⟶ 去氧血

红蛋白（DHb）⟶ 正铁血红蛋白（MHb）⟶ 含铁血黄素的演变过程。但一般梗死后出血不同于一般脑血肿，急性出血信号强度在 T_2WI 不如一般脑血肿那样低。这是因为梗死区的出血位于缺血和缺氧的环境下，很快发生红细胞的溶解而转至正铁血红蛋白期。MRI 检查依据出血时间而有相应的改变。MR 典型表现为长 T_1 长 T_2 梗死区内出现短 T_1 信号，病变内的出血信号与脑出血一样，随时间变化 MR 信号发生改变（参照脑出血）。出血 3d 内特别是超急性期，信号改变不明显；在急性期，T_2WI 上的低信号不如一般脑血肿那样低。梗死灶发生出血后 3～60d T_1WI 为低信号的梗死区内或其边缘有不均匀 T_1WI 高信号（图 9-3）。

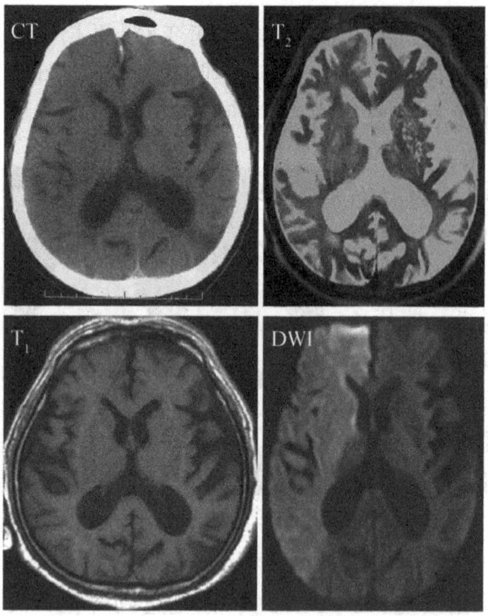

图 9-2　超急性早期大面积脑梗死

该病例发病 2h，CT 未发现异常；MRI T_1WI、T_2WI 亦未发现异常；MRDWI 显示右侧大脑半球大面积脑梗死

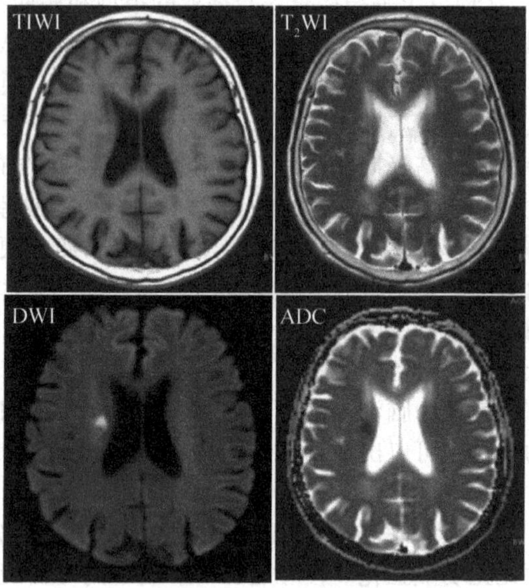

图 9-3　脑梗死急性期 MR 表现

3. 腔隙性脑梗死（lacunar infarction）　是指发生于脑深部小的脑穿支动脉阻塞所引起的梗死，好发于豆状核、桥脑、丘脑、尾状核、内囊及半卵圆中心。梗死灶的直径一般为 5～15mm。导致穿支动脉阻塞的主要病因为管壁的脂肪透明变性和动脉粥样硬化，较少见的病因还有微小栓塞等。腔隙性脑梗死的病灶可单发或多发，呈类圆形或斑点状，坏死组织被清除后形成小囊腔，较小的腔隙灶可因瘢痕的形成而消失。

（1）CT 表现：典型者表现为直径 5～15mm 类圆形低密度灶，但多数直径在 5～10mm。因各阶段病理改变不同，CT 表现亦各异。超急性及急性期多难以检出，以后随着坏死和水肿发展，逐渐表现为类圆形或小条状低密度灶，边界不清；在 CT 上呈明显低密度改变多见于发病后第 3d～2 周。发病后 2～3 周，因病变的“模糊效应”，腔隙灶的密度可略升高，边界常不清晰。于梗死 3～4周后，形成囊性脑软化灶时，病灶边界显示越来越清晰，呈现为脑脊液密度的低密度灶。位于脑干和小脑的腔隙性脑梗死灶，因受后颅凹骨伪影的干扰，CT 发现困难。腔隙性脑梗死于亚急性期可表现为环状或斑点状强化，但一般不需作 CT 增强检查。

（2）MRI 表现：对腔隙性脑梗死的显示，MRI 优于 CT，尤其天幕下的病灶更明显。在超急性期、急性期，常规 MRI 可能为阴性，一般要血管源性水肿出现后，常规 MRI 才有阳性发现，为斑点状的 T_1WI 低信号、T_2WI 高信号。

MR 平扫示 DWI 呈显著高信号，ADC 值降低，病变周围水肿较轻。慢性期时病灶呈长 T_1 长 T_2 信号，周围可见稍长 T_2 信号，即胶质增生。强化多见于梗死后 4～7d（图 9-4）。

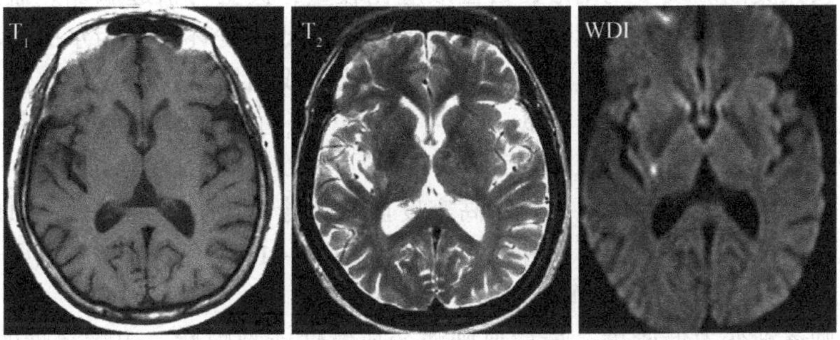

图 9-4 基底核-丘脑区急性期腔隙性脑梗死 MRI 表现

（二）脑出血

脑出血（cerebral hemorrhage）是指脑实质内的出血，又称脑溢血、出血性脑卒中。根据出血原因可以分为创伤性和非创伤性，前者包括各种外伤，后者为原发性或自发性脑出血，以高血压脑出血最为常见，其他包括动脉瘤、脑血管畸形、脑血管炎、血液疾病和脑肿瘤所引起的出血。高血压脑出血多为动脉性出血，其病理基础主要是脑动脉硬化。基底核是高血压脑出血最常见的部位，其次还可见于丘脑、脑干和小脑。出血后形成血肿并对周围脑组织形成压迫。CT 是脑出血的首选检查方法。脑出血的病理生理演变过程是动态发展的，不同的出血期龄影像学表现各异。根据脑出血的时间，可分为超急性期、急性期、亚急性期和慢性期。一般 CT 或 MR 平扫可以发现病变部位，无需强化。

其中以高血压性脑出血最为常见，其病理基础主要是脑动脉硬化。高血压性脑出血多为动脉性出血，80% 发生于大脑半球，约 20% 发生于小脑和脑干；好发于基底核，其次为丘脑、脑桥和小脑。出血后形成血肿并对周围脑组织形成压迫。

超急性期（出血 6h 之内）：溢出的血液初呈含有全血细胞的液体状，随后红细胞凝聚成血块，随着血肿内能源的耗竭，血凝块继续收缩，血肿周围可见水肿。

急性期（7～72h）：血块内红细胞发生明显脱水和变形，但红细胞膜仍保持完整，红细胞内的去氧血红蛋白逐渐增多，血肿周围的水肿趋于明显。

亚急性期（4d～2 周）：血肿内去氧血红蛋白逐渐转变成高（正）铁血红蛋白，因血肿的中心缺氧重于周边，故正铁血红蛋白的转变是从血肿的周边向血肿的中心逐渐发展。从出血 1 周后开始，血肿的去氧血红蛋白已完全氧化成高铁血红蛋白。血肿周边变形的红细胞开始溶解并向血肿中心扩展，溶解的红细胞内的高铁血红蛋白释放到细胞外，血肿周围的水肿开始减退并逐渐消失。此期内血肿的周边发生炎性修复反应，新生的缺乏血脑屏障的毛细血管构成血肿壁。

慢性期（15d 开始，15～30d 为慢性早期，30d 以上为慢性晚期）：在慢性早期，血肿周围的水肿逐渐减轻，周边呈现胶质增生，血肿外围的血肿壁内含有吞噬含铁血黄素的巨噬细胞。在慢性晚期，含有巨噬细胞的血肿壁的纤维样基质将血肿逐渐清除，慢性血肿最终变为由含铁血黄素衬边的裂隙样残腔；小的囊腔可被胶原瘢痕组织取代。沉积在残腔周围的含有含铁血黄素的巨噬细胞，在成人可存在数年，而在婴幼儿可逐渐消失。

1. CT 表现 脑内血肿的 CT 表现主要为血肿本身的影像，周围脑质变化和占位表现，病期不同，表现亦异。

超急性期及急性期血肿，为脑内密度均匀一致的高密度灶（CT 值为 50～90HU），这是因为血红蛋白对 X 线的吸收高于脑实质之故。出血量少时，常呈圆形或卵圆形，占位效应比较轻；出血量多时，常呈较大类圆形或不规则形，占位效应比较重，甚至可引起脑疝。血肿可破入脑室或蛛网膜下腔，在相应部位可见高密度影。血肿周围可出现低密度环影，为水肿带所致。占位表现取决于出血量的多少，可造成脑池、脑沟、脑室受压及中线结构移位等表现。值得注意的是一些疾病，如贫血患者，尤其是当血红蛋白低于 80～100g/L 时，血肿可与周围结构呈等密度，此时应结合其他征象予以鉴别。

亚急性期，血肿密度逐渐降低。表现为高密度血肿边缘模糊、密度降低，血肿高密度影向心性缩小，周围低等密度区逐渐扩大，血肿 CT 值每天以 1.4～1.5HU 的速度逐渐下降。当血肿呈等密度时，CT 平扫仅能依靠占位表现作出判断。

慢性期，血肿逐渐变为低密度，最后血肿演变成囊性或裂隙状、边缘清晰的低密度软化灶，约 20% 的小出血灶可逐渐吸收、消失。

血肿的 CT 增强检查：超急性和急性期血肿多无强化现象，一般在出血后 7～9d 增强方可见血肿周围低密度影内缘完整或不完整的高密度环影，与血肿之间有低密度或等密度相隔，一般在出血后 4～6 周最为明显，可持续 2～6 个月。对于血肿周围环状强化的机制，多数学者认为早期是由于血肿周围脑组织坏死、血脑屏障破坏所致，后期与不成熟的肉芽组织有关。当血肿为等密度，又有占位表现时，增强检查对于正确诊断具有意义。

2. MRI 表现　MR 诊断脑出血的原理与 CT 不同，MR 的成像主要取决于组织内质子质量及其在磁场中运动情况，因此，在脑出血时影响成像的基础不再仅仅是血红蛋白本身，而更重要的是其内所含铁的性状。脑出血后其血肿内的血红蛋白及其所含铁的性状随时间延长而发生一系列变化，其过程大致为：$HBO_2 \longrightarrow DHb \longrightarrow MHb \longrightarrow$ 含铁血黄素。因此，MRI 所揭示的脑出血的信号变化是建立在细胞、分子水平之上（图 9-5，图 9-6）。

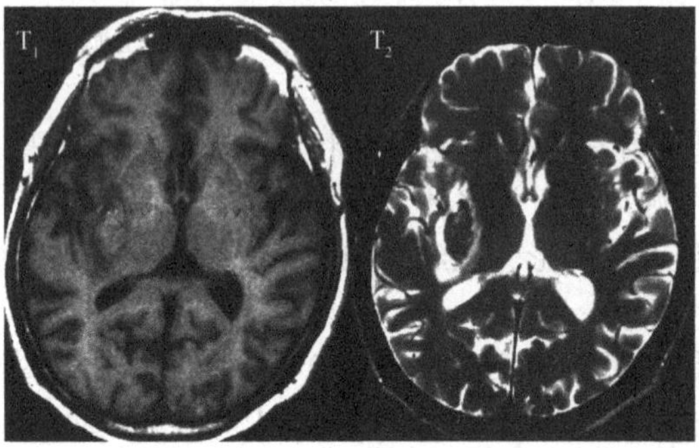

图 9-5　右基底核急性期脑出血 MRI 表现

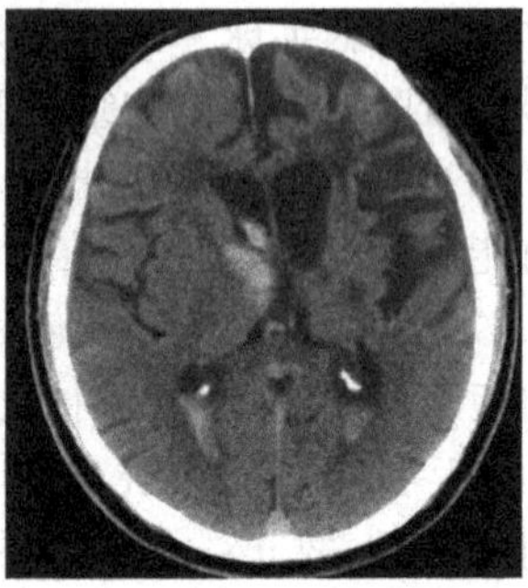

图 9-6　右侧丘脑出血并破入脑室

（1）超急性期：血肿内红细胞完整，内含氧合血红蛋白，氧合血红蛋白不影响 T_1 和 T_2 弛豫时间，此期 MR 信号主要和血肿内的蛋白质含量有关，血肿近似低蛋白溶液。于 T_1WI 血肿可以呈现为低信号、略高信号或等信号，T_2WI 呈高信号。

（2）急性期：红细胞内氧合血红蛋白逐渐转变成去氧血红蛋白。此时，血肿的 T_1 弛豫时间不受影响，却能导致血肿的 T_2 弛豫时间明显缩短，并随 T_2 权重的增加变的更加明显。因此，急性期血肿典型的 MRI 表现是 T_2WI 低信号、T_1WI 等或略高信号；血肿周围可出现长 T_1、长 T_2 水肿带。

（3）亚急性期：由于红细胞内高铁血红蛋白的缘故，引起 T_1 弛豫时间缩短，在 T_1WI 呈高信号，这种信号改变是从血肿的周边逐渐向中心延伸，直至血肿完全呈高信号。红细胞内的高铁血红蛋白对 T_2 弛豫时间不产生影响，因此血肿于 T_2WI 仍呈低信号。进入亚急性晚期，血肿边缘的红细胞首先发生溶解，并逐渐向血肿中心延伸，释放到细胞外的高铁血红蛋白具有缩短 T_1 弛豫时间和延长 T_2 弛豫时间的作用，故亚急性晚期血肿在 T_1WI 和 T_2WI 上均表现为高信号。在亚急性期，血肿周围依然可见长 T_1、长 T_2 水肿信号，在亚急性晚期水肿开始消退（图 9-7）。

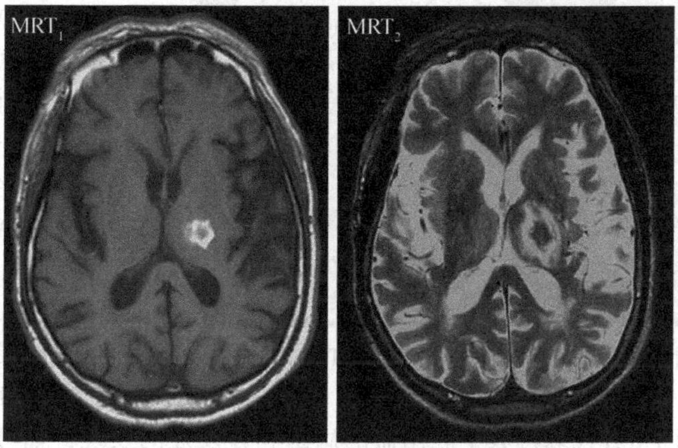

图 9-7　左丘脑亚急性血肿 MRI 表现

（4）慢性期：慢性早期血肿的 MR 信号在 T_1WI 依然呈高信号，在 T_2WI 上呈现高信号血肿外围绕以低信号环。于 T_2WI 血肿周缘低信号环的出现标志血肿进入慢性期。低信号环是由于血肿壁内沉着的含铁血黄素引起磁化率差异，使 T_2 弛豫时间明显缩短所致，T_1 弛豫时间不受影响故呈等信号。此期血肿周围脑水肿已经消退。随着时间的推移，血肿出现囊变液化，呈现 T_1WI 低信号、T_2WI 高信号。当慢性血肿内的液体被吸收后，仅留下一个含铁血黄素衬边的裂隙状残腔，在 T_1WI 为低信号、T_2WI 为明显低信号。

在少数情况下，血肿的转归并不如此典型，并且 MRI 的信号改变也和多种影响因素有关，如血肿的大小和部位、脉冲序列、磁场强度等。

（三）蛛网膜下腔出血

蛛网膜下腔出血（Subarachnoid Hemorrhage，SAH）是指颅内血管破裂，血液进入蛛网膜下腔，分为外伤性和非外伤性（自发性）。

自发性蛛网膜下腔出血占急性脑血管病的 10% 左右，仅低于脑出血和脑梗死。常见原因为动脉瘤、动静脉畸形、高血压动脉硬化所致血管破裂引起；其他少见原因如血液病、颅内肿瘤、烟雾病、抗凝治疗后等。CT 和 MRI 对于蛛网膜下腔出血的正确诊断发挥了非常重要的作用。

1. CT 表现　平扫典型表现为蛛网膜下腔呈现高密度，可位于脑沟或（和）脑池，出血量多时形成蛛网膜下腔铸型。出血密度的高低与出血的量、时间、血细胞压积及被脑脊液稀释的程度有关。一般在出血一周之内表现为脑沟或（和）脑池高密度，大多数于一周后呈等密度，之后红细胞被从脑脊液中清除，密度逐渐趋于正常。出血量大时，高密度期有所延长。如伴有严重贫血时，急性蛛网膜下腔出血可呈现等密度，此时 CT 检查只能借助于脑沟、脑池的消失作出诊断。对于沿大脑镰和小脑幕分布的蛛网膜下腔出血，需要与正常的大脑镰和小脑幕鉴别。沿大脑镰和小脑幕分布的蛛网膜下腔出血一般常进入邻近的脑沟，使局部脑沟呈高密度；在 CT 检查时变换窗宽和窗位观察对鉴别硬膜与出血亦有所帮助（图 9-8）。

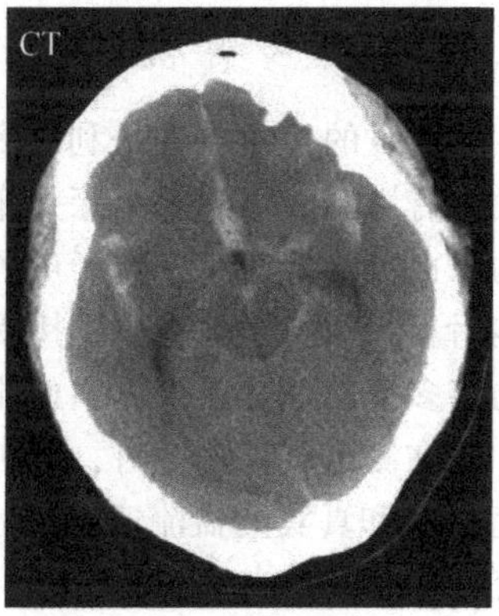

图 9-8　急性期蛛网膜下腔出血 CT 表现

2. MRI 表现 蛛网膜下腔出血由于血液被脑脊液稀释、脑脊液中的磷脂酶使红细胞很快溶解、脑脊液氧分压及 pH 较高以至去氧血红蛋白形成减少，不足以引起 T_1WI、T_2WI 信号的异常。所以一般认为在急性期蛛网膜下腔出血，MRI 效果差而不及 CT，在疑似急性蛛网膜下腔出血，应首选 CT 检查。亚急性及慢性早期蛛网膜下腔出血，在 T_1WI、T_2WI 上均呈现高信号而明显优于 CT，这可能是由于红细胞迅速溶解、去氧血红蛋白很快氧化成高铁血红蛋白（图 9-9）。

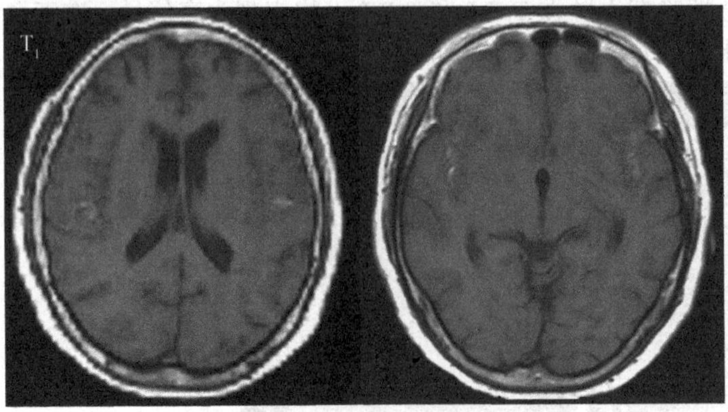

图 9-9　亚急性蛛网膜下腔出血 MRI 表现（T_1WI）

CT 和 MRI 检查除可明确蛛网膜下腔出血外，还有助于查找蛛网膜下腔出血的病因和并发症的发现，如可以发现动脉瘤、血管畸形、脑积水和脑梗死等。

第二节　脑血管病超声基础

一、经颅多普勒超声在脑血管疾病诊断及预后中的应用

经颅多普勒超声（trans cranial Doppler Ultrasound，TCD）是利用颅骨薄弱部位为检查声窗，应用多普勒效应研究颅内外血流动力学信息的一种无创性超声检测技术。其中颞窗、枕窗和眼窗是目前公认的三个检查声窗。TCD 的应用经历了以下的阶段：最初用于监测蛛网膜下腔出血后脑动脉痉挛，到 20 世纪 80 年代已得到充分肯定的诊断脑供血动脉狭窄、判断侧支循环建立和判断急性颅内压增高，脑循环停止，至 20 世纪 90 年代兴起的术中脑血流监测、脑动脉自动调节功能评估和脑血流微栓子监测等，近年来，随着人们对卵圆孔未闭（PFO）与偏头痛、不明原因脑卒中认识的提高，TCD 在诊断 PFO 方面的价值再次引起临床医生的浓厚兴趣。TCD 的应用领域不断拓宽，近年发现，TCD 可以增强急性脑梗死溶栓治疗的效果，标记着 TCD 从诊断领域走向了治疗领域。

（一）多普勒原理

TCD 的基本原理是利用多普勒效应，多普勒效应是一种物理效应，即相对运动的物体对波的频率有影响。用同一个探头作为超声波的发射器和接收器，超声波遇到快速流动的动脉血液时，动脉血流的流动就相当于声源和声波接收器之间的相对运动。超声波遇到动脉血中流动着的红细胞后反射回来，被接收器接受，引起接受频率和发射频率之间的差值称为多普勒频移。TCD 可自动将多普勒频移受换算出血流的速度。

在测定血流速度时，超声波在组织中的传播速度和发射频率是固定不变的。所检测出的血流速度 V 和真实的血流速度 $|V|$ 之间存在这样一个的关系：$V = |V| \cos\theta$。式中的 θ 是超声束与血流方向之间的夹角。从式中可以得出，超声束与血流方向之间的夹角越小，其结果越接近真实血流速度。在进行脑血管检测时，我们无法估计超声束与血管走向之间的夹角。但由于脑底血管与超声窗口的解剖位置相对恒定，这样就有了一个便于测量真实血流速度的解剖学基础，即超声窗

口对超声束入射部位的限制决定了只能以小角度检测颅内血管的血流速度。因此，可以略去这一角度形成的误差，即认为超声束与血管走向之间的夹角为零。

（二）检查技术

应用2MHz 发射频率的脉冲多普勒探头，检测颅内各主要动脉包括双侧眼动脉（OA）、颈内动脉颅内段（ICA）、大脑前动脉（ACA）、大脑中动脉（MCA）、大脑后动脉（PCA）、前交通动脉（ACOA）、后交通动脉（PCOA）、小脑后下动脉（PICA）及椎动脉（VA）、基底动脉（BA）。而最主要的是选择有利于超声穿透的部位作为超声窗。

1. 颞窗 颧弓之上，耳屏和眶外缘之间，取样深度 45 ~ 70 mm，可探测 MCA、ACA、PCA、ACOA 及 PCOA。

2. 眼窗 探头置于闭合的眼睑上，声束对准眶上裂，取样深度 45 ~ 65 mm，可探测 OA、ICA。

3. 枕窗 屈颈下颌抵胸，探头置于颈项中线，声束对准枕大孔区，取样深度 45 ~ 65 mm，可探测 VA、BA 及 PICA。一但获得多普勒信号，根据所需探测的血管适当调节声束角度和取样探度，以获得最佳多普勒信号。

4. 常用观察血流动态参数 包括：①采样深度；②收缩期最大流速（V_p）；③舒张末期最大流速（V_d）；④平均流速（V_m）；⑤阻力指数（RI）；⑥脉动指数（PI）。

（三）超声波检查适宜人群

（1）有脑血管病的高危因素：高血压、糖尿病、高血脂、高同型半胱氨酸血症等。

（2）可能与脑血管病有关的症状：头痛、头晕、眩晕、晕厥、一侧肢体麻木、无力等。

（3）明确的缺血性脑血管病。

（4）大动脉炎、烟雾病、放疗所致大动脉狭窄等。

（四）TCD 在脑血管疾病诊断及预后中的应用与进展

1. 颅内脑动脉血管狭窄或闭塞的诊断、侧支循环建立

（1）颅内脑动脉血管狭窄的诊断：颅内脑动脉狭窄是缺血性脑卒中的最主要原因，TCD 对诊断颅内外血管狭窄的敏感性及特异性比较高，主要是根据血流速度、频谱形态、血流声频及阶段性血流改变等特征综合分析。目前国际上关于颅内动脉狭窄的诊断标准及狭窄程度的诊断标准都不统一。

研究发现，TCD 对诊断颈内动脉（ICA）敏感性、特异性、准确性分别为 81.8%、100%、79.0%；对大脑中动脉（MCA）的敏感性、特异性、准确性分别为 92.7%、97.6% 和 87.8%，对椎-基底动脉诊断准确率为 54.87%。但 TCD 诊断血管狭窄或闭塞时存在一定的局限性（部分可避免），如判断血管狭窄时存在假阴性及假阳性率。假阴性见于血管狭窄率低、颅骨骨化程度高、部分血管走行复杂或存在变异，但联合压迫试验可协助判断是否为病理性狭窄或闭塞可降低假阴性率。假阳性见于血管痉挛和代偿性高流速，但若结合血流频谱、搏动指数、血流方向，并比较相邻和两侧的血流速度综合分析，同时采用不同的检测深度，跟踪血管全程，获得更多的血流信息可降低假阳性率。

发生于脑的两条主要动脉所在区域交界处的脑梗死被称作分水岭脑梗死，常在较大动脉的供血交界区域发生，此病不同于脑梗死，及时诊断和治疗则病死率极低，预后良好。TCD 对分水岭脑梗死患者的血管狭窄和血流异常能够做出初步筛查，从而反映梗死灶的供血情况。

（2）颅内动脉闭塞的诊断：大脑中动脉急性闭塞是指心脏栓子或颈动脉狭窄斑块脱落造成的

动脉-动脉栓子突然堵塞大脑中动脉主干，通常发病急、症状重，常出现大面积脑梗死。TCD 可以检测到大脑前动脉和大脑后动脉血流信号，血流速度代偿性增快，大脑中动脉信号缺失。

2. 颅外动脉狭窄或闭塞的诊断、侧支循环建立情况 颈内动脉病变的诊断包括病变部位、程度、范围、侧支循环情况。每一段病变 TCD 的表现不完全相同。如颈内动脉颅外段严重狭窄或闭塞，TCD 检查可见同侧大脑前动脉、大脑中动脉、颈内动脉终末端血流速度减慢，搏动指数降低，压颈试验证实同侧大脑中动脉部分或全部血供来源于对侧颈内动脉，大脑后动脉、椎-基底动脉血流速度增快，眼动脉和滑车上动脉血流反向。

3. TCD 对烟雾病的诊断 烟雾病是以双侧颈内动脉末端及大脑前、中动脉起始段慢性进行性狭窄或闭塞为特征，并继发引起特征性的颅底异常血管网形成的脑血管疾病。早期烟雾病的表现不典型，有的患儿仅表现为头痛、哭闹时肢体无力等非特异性表现，数字减影血管造影（digital subtraction angiography，DSA）、CT 和磁共振成像（magnetic resonance imaging，MRI）血管成像是目前诊断烟雾病的常用方法，而 TCD 检查具有操作简便、无创伤、检查费用低及可重复性好等特点。

张亚志等通过45 例经 MSCTA 确诊的烟雾病患者，均采用TCD 进行诊断，根据TCD 表现将患者分为Ⅰ 期、Ⅱ期、Ⅲ期、Ⅳ期，Ⅱ期患者大脑中动脉的 MFV 明显升高，而Ⅲ、Ⅳ期则明显降低，并且Ⅰ ~ Ⅳ期的 PI 也逐步降低。Ⅰ ~ Ⅳ期大脑后动脉的 MFV 逐步增快，而 PI 则逐步下降，提示大脑后动脉向前循环代偿，主要由于烟雾病累及大脑前循环，而大脑后动脉是颅内的重要代偿血管，大脑前动脉、中动脉、后动脉通过皮质支末梢间形成侧支循环。

烟雾病好发于青年脑梗死患者。结合患者不同 DSA 分期，TCD 亦有不同改变，主要表现为颅内动脉狭窄或闭塞，侧支代偿。日本学者 Takase 等观察了 17 例烟雾病患者（34 个半球）颅底动脉的 TCD 改变，根据 TCD 从 ICA 末端一直到 MCA 远端检测到血流速度的不同，将检测到的 TCD 信号分为高-高型、高-低型和低-低型，发现高-高型颅底血流信号是 DSA 的Ⅰ ~ Ⅱ期的 TCD 改变，高-低型则是Ⅲ期左右的 TCD 改变，该期也是确诊的烟雾病患者中比例最大的，低-低型是Ⅳ ~ Ⅵ期的 TCD 改变。因此，当 TCD 检查发现颅内双侧或多侧血管狭窄或闭塞，探查不到大动脉主干，但检测到多条频谱紊乱的血流信号时，需高度怀疑烟雾病可能，TCD 有助于该类患者的筛查及早期诊断。

4. TCD 对大动脉炎、动静脉畸形的诊断 TCD 对大动脉炎、动静脉畸形能提供部分提示性诊断。大动脉炎 TCD 表现为颅内外动脉呈广泛低搏动指数频谱，收缩期和舒张期血流速度差小，达峰时间延迟峰圆钝或收缩峰短小，血流速度减慢或正常，且颅内血流搏动指数降低越明显，血管反应性受损越严重，出现缺血症状的可能性也越大，进而可筛选大动脉炎卒中高危患者。

脑动静脉畸形 TCD 特征表现为血流和直接压力的改变，在接近畸形血管团的供血动脉中，测到特征性的高流速低搏动指数频谱。同时，在离畸形血管团稍远处可测到受影响血管相对高流速低搏动指数的频谱改变。

5. TCD 在诊断锁骨下动脉盗血综合征（SSS）中的应用 该综合征是指一侧锁骨下动脉或无名动脉在椎动脉的近心端显著狭窄或闭塞，因虹吸作用引起同侧椎动脉血流逆流入锁骨下动脉，对侧椎动脉血流也部分被盗取，经患侧椎动脉进入锁骨下动脉，从而引起椎-基底动脉供血不足症状。常在活动患侧上肢时出现发作性头晕、视物模糊、复视、共济失调、构音障碍、吞咽困难、晕厥等脑干、枕叶、小脑缺血的表现。一些 SSS 患者没有明显的后循环缺血的症状，常在进行血管检查时无意中发现。SSS 患者典型的体征为患侧桡动脉脉搏减弱；患侧上臂血压通常低于健侧 20mmHg 以上；在患者的锁骨上窝可闻及血管杂音。

由于部分 SSS 患者呈良性预后，且大多数仅表现为颅内外大动脉血流动力学的变化，并无脑梗死的发生，所以该类患者颅脑 CT、mRI 等检查常无异常发现。而 TCD 可以根据椎动脉及基底动脉的血流频谱的特征性改变发现盗血并初步判断盗血途径，从而进一步提示锁骨下动脉是否存在狭窄及狭窄程度如何。对于SSS的诊断，TCD已经成为了一项必不可少的检查手段。当锁骨下动脉存在狭窄时，其远端的血流情况如何、对椎动脉的血流造成怎样的影响、侧支血管是否参与代偿，这些信息均可以通过TCD检查来得到。

TCD对血流方向的改变非常敏感。一侧锁骨下动脉狭窄到一定程度，导致锁骨下动脉或与Wills环动脉内压力平衡破坏，就会发生盗血现象。根据VA盗血程度，可分为三期，初期椎动脉收缩期有切迹，中期椎动脉收缩期反向、舒张期正向，三期VA血流完全反向。可疑患者行束臂试验，试验前后血流无变化为阴性，阳性可提高诊断符合率。

6. 诊断椎-基底动脉供血不足（VBI）　经颅多普勒超声（TCD）能观察椎-基底动脉系统的血流动力学变化，具有无创、安全、方便及动态了解椎-基底动脉血流动力学情况的特点，因此可以作为椎-基底动脉供血不足诊断的一种重要检测手段。椎-基底动脉供血不足的TCD表现主要是椎动脉和（或）基底动脉血流速度降低（收缩期血流速度低于正常范围以下），也可为椎动脉和（或）基底动脉血流速度增高，表现为血管痉挛，导致供血减少。如果椎-基底动脉供血不足是由于脑动脉硬化引起，则TCD检测时除椎动脉和（或）基底动脉出现低流速外，还可出现动脉硬化的多普勒频谱特征：包括收缩峰圆钝，$S_2>S_1$，峰时延迟，PI、RI、S/D比值增高等。如果椎-基底动脉供血不足是由于椎动脉和（或）基底动脉狭窄引起的，则TCD检测时会出现狭窄的多普勒频谱，即狭窄血管收缩期高流速，频谱紊乱，伴湍流或涡流及尖锐杂音。

7. 监测动脉源性微栓子信号　Spencer等在颈动脉内膜切除术脑血流监测过程中发现，血流中通过的血小板或血栓碎片等固体颗粒可被TCD检测到，并将其称作为微栓子信号。1995年*Stroke*发表了关于微栓子信号诊断标准的专家共识：出现于血流频谱，短时程（<300 ms），信号强度比背景信号强3 dB，呈单方向，具有尖锐的“鸟鸣”或“哨音”。TCD微栓子信号监测为缺血性脑血管病的栓塞机制提供了客观依据。研究资料表明，检测到微栓子信号提示患者为再发卒中的高危人群。

8. 诊断脑血管痉挛　脑血管痉挛（CVS）是指颈内动脉或椎-基底动脉系统的动脉硬化斑块造成血管腔狭窄，出现血流涡流，当涡流加速时会对血管壁产生刺激，诱发脑血管持续性收缩，引起迟发性缺血性神经损伤，严重者可引起死亡。原因有脑外伤、介入诊断与治疗、SAH等。反复床旁检查TCD可以在临床症状出现之前判断是否发生大血管痉挛、痉挛程度、发展过程等。脑血管痉挛是蛛网膜下腔出血常见而且危险的并发症，TCD检查蛛网膜下腔出血后脑血管痉挛的特异性高达97%～100%，比脑血管造影检查和临床神经功能障碍出现要早几小时或几天。脑血管痉挛时，血管过度收缩，导致脑血管的口径变小，脑灌注血流一定时，血管口径越小，血流速度越快，其TCD表现为弥漫的脑血管血流速度增高，无节段性血流速度异常，血流频谱波形尖锐，可出现湍流频谱，这也是区别于血管狭窄的TCD表现。TCD对脑血管痉挛的诊断有很好的特异性，但是敏感性较差。出现假阴性的原因主要有：远端小血管痉挛、颈动脉虹吸部的重度狭窄、慢性高血压病和颅内压的持续增高等。

值得注意的是，在TCD检查中，由于MCA的侧支循环较少，MCA的血流速度对于CVS的诊断最为可靠，因此一般对MCA进行检查；另外，大脑前动脉侧支血流较为丰富，而大脑后动脉对痉挛不敏感，因此不能作为脑血管痉挛的诊断指标。

9. 诊断偏头痛　偏头痛目前的发病机制尚不十分清楚，有学者认为偏头痛是原发性血管疾病，脑血管的舒缩功能异常是其主要原因。TCD对偏头痛发作期和缓解期的脑血流情况进行监测，发现有先兆的偏头痛在发作期的血流速度要比缓解期的血流速度明显减低，但搏动指数升高。刘桂宝对100例偏头痛发作间期进行研究，发现偏头痛患者颅内动脉的平均血流速度均显著增高，12%的双侧同名颅内动脉的平均血流速度显著不对称，提示偏头痛在发作间期存在持续性脑血管痉挛。但由于偏头痛患者的发作时限不同、脑血管的舒缩程度不同，且影响血流速度因素较多，导致TCD在偏头痛方面的研究结果差异较大，尚不能达成共识。

10. 诊断脑血管畸形 脑动静脉畸形（AVM）属于颅内血管畸形中常见的一种疾病。通过TCD可以了解供血动脉的血流速度及血流方向，以及血流类型，尤其是在AVM治疗前后效果评价和治疗当中的监测方面具有重要的意义。脑动静脉畸形（AVM）多为先天发育异常，其体现在TCD显像上的典型改变为：血流速度增快，搏动指数降低，频谱形态紊乱，响亮粗糙的血管杂音，对CO_2反应性降低。张晓征等在170例AVM患者栓塞治疗前后，均做TCD监测和DSA检查，发现TCD显示畸形供血动脉与DSA显示结果总符合率为93%。TCD显示畸形供血动脉为高流速低阻力特征，血流速度越快，PI降低越明显。

颈内动脉海绵窦瘘（carotid cavernous fistula，CCF）是指ICA海绵窦段的血管壁或其分支血管发生破裂，与颈动脉窦发生的异常交通。典型的TCD改变为：瘘口近端的ICA流速增快，搏动指数降低，近瘘口处频谱紊乱明显，可闻及杂音（机械样、鸥鸣样、水泡样），瘘口远端流速减慢。在栓塞术中用4MHz或8MHz探头在内眦处监测静脉血流信号可辅助判断瘘口是否完全堵塞。

11. 术中监测和超声辅助溶栓 利用TCD可进行术中监测和超声辅助溶栓。研究发现，颈动脉内膜剥脱术、颈动脉血管成形术与支架植入术、冠状动脉旁路搭桥术、经皮冠状动脉腔内成形术在手术过程中容易造成栓子脱落、脑灌注压升高或降低，从而增大了脑卒中再发等术后并发症的风险，利用TCD进行术中监测，可以及时发现脱落的MES及脑灌注压的改变，为临床医师应在术中及时采取措施提供帮助，从而降低发生术后并发症的概率。

Baizabal-Carvallo等分别在发病后1 d、发病后3～6d、发病后7～10 d利用TCD-TIBI评分体系评估病变血管血流动力学状况，并将TCD结果与临床预后和3个月功能预后相联系，结果显示在接受静脉溶栓后10 d内，有2/3患者出现了病变血管血流动力学波动，其中18%患者TIBI评分降低≥1分，而在TIBI评分下降的患者中，50%出现了临床症状的恶化。同时发现，发病后1d实现完全再通（TIBI评分5分）与出院时、3个月良好功能预后不相关，反而发病后7～10 d TCD显示完全再通预示着预后良好。此结果与2010年一项评估74例脑卒中患者发病1周后MR DWI变化的研究所提示的结果相一致，其研究结果显示在发病后1周进行MRI检查，52.7%患者会出现新的梗死病灶，70.2%会出现梗死体积扩大，提示脑卒中病程后期血流动力学改变的确存在。

TCD在急性脑梗死溶栓治疗中的应用包括可以发现急性脑梗死患者动脉闭塞、溶栓后的血管再通及增强溶栓效果，后者使TCD从诊断走向了治疗领域，是目前研究的热点。其助溶原理为足够波幅的超声遇到流动的液体，可部分溶解气体形成小泡，这些小泡潜进血栓，使得纤维蛋白网产生均衡的“孔洞”，增强重组组织型纤溶酶原激活剂的渗透作用，其中低超声波形成微超束，扇动血液靠近血栓部位，促使溶栓剂充分混合，增强溶栓剂渗透血栓内部纤维蛋白网，稍高超声波直接促进溶栓剂与纤维蛋白网结合，纤维交联键衰减，进一步促进溶栓剂的结合。

12. 评估卒中预后

（1）MCA血流速度的升高与脑缺血事件密切相关。研究发现升高的收缩期峰值流速（V_s>140cm/s）是脑缺血事件再发的独立预测因子。另一项研究使用平均流速（V_m）预测脑卒中再发的风险，结果发现V_m>120cm/s有更多的临床事件再发。因此TCD提供的早期预后指标可用于识别那些更可能从康复治疗中获益的患者。TCD在预测缺血性卒中是否发生出血性转换方面也可能是有用的。脑卒中6h内TCD诊断MC近段闭塞对出血性转换的阳性预测值为72%，优于计算机断层扫描成像。

（2）监测脑出血、颅内压及评价预后：与缺血性脑卒中相比，TCD对脑出血的贡献相对进展较慢。TCD在颅内压升高及脑灌注压降低时具有特征性的频谱改变，很早即被用于脑出血患者急性期的监测，用来观察颅内压和脑灌注压的变化，其典型频谱改变为舒张末期血流速度（EDV）

降低，搏动指数增加，后者被证明与颅内压力呈线性或指数相关，可以反映脑出血后颅内压情况。尽管CT和MRI可以很好地诊断和监测血肿进展情况，但是TCD具有上述检查所不能比拟的优势：连续监测和可床旁操作，已经广泛用于重症患者的床旁监测及观察治疗反应。受TCD自身参数的限制，无法了解血肿的具体形态，故不能用于脑出血的诊断，而CT又无法进行实时监测和床旁操作，因此经颅双功能超声（TDS）技术逐渐被临床广泛应用。研究显示，经颅二维超声检测能够发现出血并测量出血面积，与CT测量值具有良好的相关性，虽然受技术条件的限制，仅限于急性期应用，且不能代替CT诊断脑出血，但仍可用于床旁观察病情变化及治疗效果，具有一定的临床应用价值。

13. 诊断脑死亡 脑死亡时，脑的血液循环停止。TCD可以检测脑血流速度，因此可以作为脑死亡诊断手段之一。在我国脑死亡判定标准草案中将TCD作为脑死亡三项确认试验之一。在脑死亡时，通常前循环选择大脑中动脉、后循环选择基底动脉作为目标血管，将震荡波、钉子波、血流信号消失作为脑死亡的诊断的频谱标准。Lovrenci-Huzjan等在这方面做了较深入研究，他们选择了44例由于神经外伤（19例）、大量蛛网膜下腔出血（11例）、高血压病脑出血（12例）、缺血性脑卒中（1例）、大量蛛网膜下腔出血伴有脑实质出血（1例）而导致临床宣布脑死亡的患者，分别用TCD、CT血管成像、脑闪烁显像监测患者在4年治疗期间脑死亡的情况，发现TCD在65%的患者中可以确定脑死亡。而另一项荟萃分析则显示了TCD在诊断脑死亡方面有更好的优势，其发现脑死亡敏感性为89%，特异性为99%，且钉子波、反向血流和收缩期针尖样波的出现与脑血流停止有较好的一致性。

14. 诊断筛查卵圆孔未闭 卵圆孔是左右心房的先天通道，一般在出生后即闭合。卵圆孔未闭（PFO）患者体循环和肺循环交通，以及经肺循环的代谢物质可以不经过肺，直接进入体循环。研究发现，不明原因脑卒中、先兆偏头痛患者均为卵圆孔未闭之高发人群，卵圆孔未闭合并房间隔动脉瘤亦与脑卒中的高复发率有关；手术闭合卵圆孔可减少先兆偏头痛患者的发作频率。因而，筛查诊断卵圆孔未闭具有一定临床意义，对其检查方法主要是经食管超声（TEE）和TCD。经食管超声被视为检查卵圆孔未闭的金标准，它可以发现除了卵圆孔未闭之外的病损，如房间隔动脉瘤。由于，经食管超声检查的操作过程比较痛苦，故目前TCD已普遍作为筛查卵圆孔未闭的方法。

综上所述，TCD可较直接地了解脑动脉血流动力学情况，并有无创性、可重复性、简单易行等优点，在脑血管疾病诊断中有一定临床价值。与CT、MRI及DSA等相互补充，成为影像诊断的重要佐证，是脑血管疾病诊断的重要手段之一，对脑血管病的研究开拓了广阔前景。近年来，TCD技术的发展水平在不同地区、医院、操作者之间均存在着明显的差异。同时，目前尚缺乏对正常和异常频谱形态统一判定标准和命名，尚未建立各参数统一的正常值，各血流速度参数的临床意义和应用价值也尚未完全明确，TCD流速的正常值只能作为一个相对的参考值，要作出诊断必须结合临床资料。相信随着应用领域的拓宽和TCD仪功能的发展，如自动栓子检测、脑组织三维空间超声成像技术的建立，其临床应用和研究价值将会得到越来越多的肯定和重视。

二、颈部动脉超声检查（CDFI）

颈部动脉超声检查和TCD是密不可分的一对检查手段，具有血管影像和血流动力学分析的功能，可以获得颅内外血管病变的诊断信息，两者结合，对颈部动脉病变检查的准确率可明显提高。通过二维、彩色血流、脉冲波多普勒和能量多普勒血流影像等综合分析，可以判断动脉血管管径、内种膜厚度、斑块特征，是否有管腔狭窄、狭窄程度、血流速度、阻力指数、波动指数等的变化。

（一）颈部动脉粥样硬化斑块形成

动脉粥样硬化斑块形成：IMT 厚度超过 1.5mm 时，可诊断为斑块形成。斑块形成多发生在颈总动脉分叉处，其次为颈内动脉起始段，颈外动脉起始段相对少见。斑块形态多不规则，向管腔内凸出，可以呈局限性或弥漫性分布。斑块呈低回声或等回声者为软斑；斑块纤维化、钙化致回声增强，或斑块浅层为线状强回声伴后方声影（纤维帽）称为硬斑。

（二）颈部动脉狭窄及狭窄程度判断

1. 彩色多普勒表现 轻度狭窄可无明显的湍流，中度狭窄或重度狭窄表现为血流束明显变细且在狭窄处和狭窄后呈现色彩镶嵌的血流信号，完全闭塞者闭塞段内无血流信号，闭塞段近端血流流速减低，并且会出现逆流或涡流。由于颈总动脉与颈内动脉颅外段常无血管分支，一旦发生严重病变，往往导致整条动脉闭塞，而一般不表现为局限性闭塞。另外，颈总动脉闭塞或重度狭窄，可引起同侧颈外动脉血液部分或全心动周期逆流入颈内动脉。

2. 频谱多普勒表现 颈动脉轻度狭窄时，频带轻度增宽，峰值流速无明显变化或轻微加快。中度以上狭窄表现为频谱充填，峰值流速与舒张末期流速加快。狭窄远端的血流频谱低平，表现为峰值流速减低，加速时间延长。严重狭窄时，其近端血流阻力增大。闭塞段管腔内不能引出多普勒频谱。当颈内动脉闭塞或严重狭窄时，同侧颈总动脉频谱呈现颈外动脉血流化（高阻型），舒张期仅有少量血流信号或没有血流信号，甚至出现反向波，对侧颈动脉流速可代偿性升高。

3. 颈动脉狭窄程度的判断

（1）颈内动脉颅外段狭窄程度的判断：超声所确定的狭窄程度应进行以下分级正常（无狭窄）<50%、狭窄 50%～69%、狭窄≥70% 狭窄至接近闭塞、接近闭塞、完全闭塞。超声诊断颈内动脉狭窄的主要指标是颈内动脉 PSV 及灰阶和（或）彩色多普勒显示的管腔形态改变，且三种指标确定的管腔狭窄度基本一致，当技术或临床原因影响颈内动脉 PSV 的诊断准确性时（如多水平狭窄、对侧颈内动脉严重狭窄、灰阶或彩色多普勒显示的管腔形态改变与颈内动脉 PSV 所确定的狭窄度不一致、颈总动脉流速升高、高循环状态或低心排血量等情况），可采用颈内动脉与颈总动脉 PSV 比值和颈内动脉舒张末期流速来辅助诊断。

（2）颈总动脉狭窄程度的判断：颈总动脉位置表浅，管壁回声清晰，可较好地在灰阶超声或彩色血流显像下测量管腔内径或面积。故一般情况下，可采用形态学指标判断颈总动脉的狭窄程度，颈总动脉狭窄较严重时，狭窄远端的颈内动脉、颈外动脉压力减低，导致对侧动脉血流部分或全心动周期逆流入患侧颈外动脉并为患侧颈内动脉供血，颈总动脉狭窄处流速与狭窄程度不呈正比。

（3）颈外动脉狭窄程度的判断：颈外动脉狭窄多位于起始部，其发病率较颈内动脉狭窄低，对人体的影响较小，有学者报道≥50% 的颈外动脉狭窄的诊断标准为：狭窄处峰值流速≥150cm/s，其与颈总动脉的峰值流速之比≥2。

（三）颈动脉闭塞

颈动脉闭塞，好发于颈总动脉分叉处和颈内动脉起始段，上述部位病变约占颅内颅外颈动脉闭塞性病变的 80%，颈内动脉颅外段一般无血管分支，一旦发生病变，随着病程的进展，可以使整条颈内动脉闭塞。该病病理变化主要是动脉内膜类脂质的沉积，逐渐出现内膜增厚、钙化、血栓形成，致使管腔狭窄、闭塞。

颈动脉闭塞的超声特征如下所述。

（1）灰阶超声显示闭塞段管腔内充满低或中等回声，动脉管壁无搏动，闭塞段远端血管内径减小。

（2）闭塞段彩色/能量多普勒均显示管腔内无血流信号，管腔内不能引出多普勒频谱，其近端未闭塞处血流为涡流。

（3）如为颈内动脉闭塞，颈总动脉血流呈颈外动脉化表现，阻力增高。如为颈外动脉闭塞，颈总动脉血流频谱变化不大。如为颈总动脉闭塞，颈外动脉血流可反向力颈内动脉供血，出现颈内动脉、颈外动脉血流方向相反的表现。

根据以上征象，可诊断为颈动脉闭塞。当动脉前壁斑块严重钙化、极重度狭窄或仪器使用不当时，可将动脉狭窄甚至正常颈动脉误认为闭塞。确定预动脉狭窄还是闭塞对患者治疗方式的选择具有重要的临床意义。注意以下方面有助于两者的鉴别：调节仪器至显示低速血流力最敏感的状态；改变扫查部位或扫查方向，以避开斑块的影响，确定管腔内是否有血流信号；在受累段远端检测是否有血流信号；低频探头穿透力强，检测范围大，对低速血流更为敏感，必要时可用低频探头确定管腔是否闭塞。

（四）大动脉炎

多发性大动脉炎是一种主要累及主动脉及其主要分支的慢性特异性炎症，导致管腔节段性狭窄甚至闭塞，并可继发血栓形成，其病因不明。临床表现复杂，故命名众多，如主动脉弓综合征、无脉症、特发性动脉炎、大动脉炎等，而我国常称之为多发性大动脉炎。

该病早期为动脉周围炎及动脉外膜炎，以后向血管的中层及内膜发展。后期全层血管壁遭受破坏，动脉壁的病变以纤维化为主。其临床表现早期可有乏力、消瘦、低热、食欲减退、关节和（或）肌肉酸痛、多汗等非特异性症状，临床易误诊，后期发生动脉狭窄引起相应的动脉供血不足，按受累血管部位不同可分为四型：头臂型，胸、腹主动脉型，肾动脉型，混合型。

声像图表现如下所述。

（1）该病主要发生于主动脉及其主要分支，病变最多见于主动脉弓及其主要分支的起始处或近段，如左锁骨下动脉、左颈总动脉及无名动脉，其次为胸、腹主动脉及及其分支起始处或近段，如肾动脉、肠系膜动脉及腹腔动脉等。偶见髂动脉、股动脉受累。

（2）受累动脉声像图表现与病变程度相关，轻度病变者受累动脉外膜和（或）中层增厚，内膜仍清晰可见，重度病变者累及全层动脉壁致使动脉壁三层结构消失。这与动脉粥样硬化的表现完全不同。

（3）动脉壁增厚可分为弥漫性与局限性两种，病变处与非病变处分界清晰。增厚的动脉壁呈均匀低或中强回声、纵切面可见前后壁均匀性增厚，横切面表现为管壁环形增厚。

（4）病变处常常无明显钙化，似有的年龄较大者可合并钙化斑块。

（5）病变严重者管腔内可继发血栓形成而导致闭塞。

（6）该病受累动脉主要以狭窄或闭塞为主，偶可并发动脉扩张、动脉瘤等。

临床篇

第十章 急性缺血性脑卒中的评估和诊断流程

脑卒中可按照病理、病因学和临床特征进行不同的分类。按照病理学可将脑卒中分为以下几种亚型：脑梗死、原发性颅内出血、蛛网膜下腔出血。根据英国牛津郡社区卒中计划分类，脑卒中可以分为四个临床亚型：全前循环综合征（TACS）、部分前循环综合征（PACS）、后循环综合征（POCS）、腔隙综合征（LACS），这项实用的分类有助于诊疗，适用于不容易获得实验室和其他检查者。缺血性脑卒中的病因学分类有时也被称作 TOAST 分类，这项分类要求进行专科检查，其提示预后的作用优于其他分类方法。脑卒中的诊断要判断是否有全脑症状和局灶性神经功能的缺失，是前循环系统病变，还是后循环系统，是缺血性的，还是出血性的。对于缺血性脑卒中，还要进行病因诊断，是大血管性的，还是心源性的，还是其他原因，这对于确定治疗方案、及时启动二级预防治疗至关重要。

第一节 脑卒中的定位诊断和病因诊断

一、脑卒中的定位诊断

脑血管由于解剖上的先天性差异很大，病灶的范围、大小不等及血管病变时间的快慢不一等因素，虽是同一部位的脑血管疾病，其临床症状也不尽相同，这里仅就一些有共性的症状进行简单归纳。

1. 前循环脑卒中

（1）大脑前动脉近端梗死：对侧偏瘫（下肢显著）、下肢皮层性感觉障碍、中枢性面瘫、舌肌瘫。

（2）大脑前动脉的 Heubner 回返动脉梗死：对侧偏瘫（上肢近瑞显著）、中枢性面瘫、舌肌瘫、明显肌强直、不自主运动。

（3）大脑前动脉前交通分支部以后的梗死：对侧下肢远端瘫痪及皮层性感觉障碍。

（4）颈内动脉或大脑中动脉完全性梗死：对侧偏瘫（上肢显著）、中枢性面瘫、舌肌瘫、意识障碍，前驱症状有一过性视力障碍。

（5）大脑中动脉深穿支梗死：对侧偏瘫（上肢显著）、感觉障碍、中枢性面瘫、舌肌瘫、轻度意识障碍。

（6）大脑中动脉的角回支梗死（Gerstmann 综合征）：不认识自己的手指名称、不辨左右、不能计算、不能写字，但语言表达正常。

2. 后循环脑卒中

（1）大脑后动脉到内囊后肢的分支梗死：对侧偏瘫、偏身感觉障碍、中枢性面瘫、舌肌瘫。如在优势半球而无失语者，为对侧前脉络膜动脉梗死。

（2）大脑后动脉皮层支梗死：在优势半球时，失读、视觉失认、记忆力障碍，双侧障碍时有皮层性失明。

（3）大脑后动脉的丘脑膝状体动脉梗死：又称丘脑综合征或 Dejerine–Roussy 综合征。对侧偏身感觉（深感觉显著）障碍、丘脑性痛、感觉过敏或感觉过度、不自主运动、感觉性共济失调、半身水肿及面部表情障碍。

（4）大脑后动脉和丘脑穿通支或旁中央动脉梗死有以下几种表现。

1）Claude 综合征：同侧动眼神经麻痹，眼球外斜，上睑下垂，眼球向内、上、下等方向运动不能，瞳孔扩大及光感消失，对侧小脑性共济失调。

2）Weber 综合征（大脑脚综合征）：同侧动眼神经麻痹，眼球外斜，上睑下垂，眼球向内、上、下等方向运动不能，瞳孔扩大及光感消失，对侧偏瘫、中枢性面瘫、舌肌瘫。

3）Benedict 综合征（中脑被盖综合征）：同侧动眼神经麻痹，眼球外斜，上睑下垂，眼球向内、上、下等方向运动不能，瞳孔扩大及光感消失，对侧舞蹈样不自主运动及深感觉障碍。

（5）基底动脉上部的旁中央支梗死：同侧小脑性共济失调、核间性眼球麻痹、肌阵挛样症状，对侧偏瘫、中枢性面瘫、舌肌瘫、触觉和深感觉障碍。

（6）小脑上动脉梗死：同侧小脑性共济失调、Horner 综合征；向病灶侧注视麻痹；对侧痛温觉障碍、听力障碍下肢触觉和深感觉障碍；有时伴眩晕、恶心、呕吐及眼球震颤。如果伴有对侧半身痛、偏瘫者又称为 Raymond–Cestan 综合征。

（7）基底动脉中央部的旁中央支梗死：同侧小脑性共济失调；对侧偏瘫、中枢性面瘫、触觉及深感觉障碍。

（8）基底动脉的短旋动脉梗死：病灶侧小脑性共济失调、咬肌麻痹、面部感觉障碍、Horner 综合征、向病灶侧注视麻痹及对侧分离性感觉障碍。

（9）基底动脉及深动脉的旁中央支或短旋动脉梗死：又称 Millard–Gubler 综合证、桥脑腹外侧综合征、外展神经面神经交叉性偏瘫。同侧外展神经麻痹、周围性面瘫，对侧中枢性舌下神经和轻偏瘫。

（10）基底动脉的旁中央支梗死：又称 Foville 综合征、桥脑内侧综合征。同侧面神经麻痹，向病灶侧的水平凝视麻痹和对侧偏瘫。

（11）基底动脉的旁中央支梗死：又称 Brisaud 综合征。同侧面肌痉挛及对侧偏瘫。

（12）基底动脉的小脑前下动脉梗死：又称 Gasperine 综合征。同侧周围性面神经麻痹和感觉障碍、听力障碍、向病灶侧注视麻痹；对侧的分离性感觉障碍。同时还可以伴有小脑性共济失调、Horner 综合征、眩晕、恶心、呕吐及眼球震颤等。

（13）椎–基底动脉或分支梗死：又称 Jackson 综合征。同侧舌肌萎缩、麻痹、发音吞咽困难，转颈困难，对侧偏瘫（上肢重、无面瘫）。

（14）椎–基底动脉或分支梗死：又称 Dejerine 综合征。同侧舌肌萎缩、麻痹；对侧偏瘫（上肢重、无面瘫），对侧上半身深浅感觉障碍。

（15）椎动脉梗死：又称延髓背外侧综合征、Wallenberg 综合征。以往认为是小脑后下动脉血栓形成，后经尸检证明病变不在小脑后下动脉，而可能是椎动脉。起病迅速、眩晕、呕吐，但神志清楚、发音吞咽困难、眼球震颤，同侧小脑性共济失调、面部麻木、Horner 综合征、咽反射消失、味觉减退、半身麻木；对侧痛温觉减退。

（16）椎动脉或其分支梗死：又称 Avellis 综合征。同侧咽反射消失，对侧肢体痛温觉减退，吞咽因难，发音嘶哑。

（17）椎–基底动脉或其分支梗死：又称 Schmidt 综合征。同侧咽反射消失、吞咽困难、发音嘶哑、下颏指向病灶对侧，转颈困难及对侧偏瘫。

（18）椎–基底动脉主干完全性梗死：眩晕、恶心、呕吐起病，继之昏迷，四肢轻瘫，延髓麻痹，同向注视、瞳孔变化，血压、体温升高等，可很快死亡。如梗死不完全，症状表现程度不似如此严重。

二、急性缺血性脑卒中病因诊断

对急性缺血性脑卒中患者进行病因分型有助于判断预后、指导治疗和选择二级预防措施。

（一）TOAST分类标准

TOAST病因分型，是Adams等在应用类肝素（Org10172）治疗急性缺血性脑卒中的多中心临床试验中制订的分型方法，根据临床特点及影像学、实验室检查，将缺血性脑卒中分为5个类型，各类型的病因不同。具体分类标准如下。

1. 大动脉粥样硬化性脑卒中（LAA） 又分为原位血栓形成、穿支动脉闭塞、动脉栓塞和低灌注四个亚型，约占17.3%。这一类型患者通过颈动脉超声波检查发现颈动脉闭塞或狭窄（狭窄≥动脉横断面的50%）。血管造影或MRA显示颈动脉、大脑前动脉、大脑中动脉、大脑后动脉、椎-基底动脉狭窄程度≥50%。其发生是由于动脉粥样硬化所致。患者如出现以下表现，对诊断LAA有重要价值：①病史中曾出现多次短暂性脑缺血发作（TIA），多为同一动脉供血区内的多次发作；②出现失语、忽视、运动功能受损等皮层损害症状或有小脑、脑干受损症状；③颈动脉听诊有杂音、脉搏减弱、两侧血压不对称等；④颅脑CT或MRI检查可发现有大脑皮质或小脑损害，或皮质下、脑干病灶直径>1.5 cm，可能为潜在的大动脉粥样硬化所致的缺血性脑卒中；⑤彩色超声波、经颅多普勒超声（TCD）、MRA或数字减影血管造影（DSA）检查可发现相关的颅内动脉或颅外动脉及其分支狭窄程度>50%，或有闭塞；⑥应排除心源性栓塞所致的脑卒中。

2. 心源性脑栓塞（CE） 这一类型是指包括多种可以产生心源性栓子的心脏疾病所引起的脑栓塞，约占9.3%：①临床表现及影像学表现与LAA相似；②病史中有多次及多个脑血管供应区的TIA或脑卒中及其他部位栓塞（肠道、四肢）；③有引起心源性栓子的原因，至少存在一种心源性疾病。

3. 小动脉闭塞性脑卒中或腔隙性脑卒中（SAA） 约占30.9%，患者临床及影像学表现具有以下3项标准之一即可确诊：①有典型的腔隙性梗死的临床表现，影像学检查有与临床症状相对应的脑卒中病灶的最大直径<1.5 cm；②临床上有非典型的腔隙梗死的症状，但影像学上未发现有相对应的病灶；③临床上具有非典型的腔隙性梗死的表现，而影像学检查后发现与临床症状相符的<1.5 cm的病灶。一般无皮层损害证据。糖尿病及高血压病史支持诊断。脑干或大脑半球皮层下的病灶。

4. 其他原因所致的缺血性脑卒中（SOE） 这类临床上较为少见，约占0.2%，如感染性、免疫性、非免疫血管病、高凝状态、血液病、遗传性血管病及吸毒等所致急性脑梗死。这类患者应具备临床、CT或MRI检查显示急性缺血性脑卒中病灶及病灶的大小和位置。血液病所致者可进行血液学检查，并应排除大动脉病变、小动脉病变及心源性所致的脑卒中。

5. 不明原因的缺血性脑卒中（SUE） 不明原因的缺血性脑卒中约占42.3%，这一类型患者经多方检查未能发现其病因；存在两种或两种以上可能的原因；检查未完善已致不能确定原因。

以上5个病因分类中，LAA、CE及SAA是临床上常见的类型，应引起高度重视；SOE在临床上比较少见，故在病因分类中应根据患者的具体情况进行个体化的检查。

TOAST亚型分类标准在早期临床应用中其可信度是比较低的，仅达到50%～70%。由于影像学检查技术的不断发展，如CT、MRI、弥散加权成像（DWI）等的应用，使早期缺血性脑卒中亚型分类与最后亚型分类的符合率明显提高。如早期应用TCD检查可使缺血性脑卒中早期TOAST分类的可信度由48%升高到60%，早期应用DWI可使早期TOAST分类诊断的符合率提高到80%，如与MRA联合应用，可使其符合率提高到94%。这种联合检查对LAA、SAA有特别重要的价值，可使LAA、SAA早期诊断符合率由56%和35%分别提高到89%及100%。

多种机制造成的缺血性脑卒中、临床症状与检查结果有矛盾的情形，TOAST分类全部归类到原因未明的脑卒中，这现象在研究上会造成严重的偏移。

（二）SSS-TOAST

2005年美国哈佛医学院的Hakan Ag等提出TOAST为基础新的缺血性脑卒中分型，简称SSS-TOAST，其中SSS的简称是基于停止脑卒中研究。SSS-TOAST维持5个分型（将动脉弓性脑栓塞及心源性脑栓塞合并归成一类），希望能改进原始TOAST的缺点，主要是提升学者间对缺血性脑卒中分类判断的一致性，将弥散加权成像及灌注成像、CTA/MRA、经胸及经食管超声心动图等现代医疗检查项目纳入TOAST分类中，也希望能减少原因未明脑卒中的比例。SSS-TOAST更改小动脉闭塞的定义为病灶<2cm，位于颅底或脑干的穿支动脉。穿支动脉源头的载体动脉没有发现其他病理变化，如局部动脉粥样硬化、动脉夹层、血管炎或血管痉挛等，对于原因未明的脑卒中分成2个细分型，无确定病因和难分类病因。无确定病因又分成3类，隐源性脑栓塞、其他隐源性和未完善评估。隐源性脑栓塞的定义为血管造影发现在一条看起来正常的脑血管内被血凝块断然阻塞或有影像证据显示一条先前完全阻塞的血管又再通或又在发生时间上非常相近的急性多发性脑梗死，而其相应血管没有发现异常。

优点为：根据过去流行病学研究的证据决定可能病因的强度；针对多重机制造成的缺血性脑卒中推测最可能的机制；因为医学诊断学的进步，加入更新诊断标准；缺点为：依赖高科技影像学诊断工具；分型依赖计算机辅助操作，对于不熟悉计算机操作的人，增加了难度；新增加的表现型缺血性脑卒中分型过于复杂（共96种）；分型证据来源于他人的研究。

（三）韩国改良-TOAST

随着影像学技术的不断发展，学者们发现部分腔隙性梗死患者的近端动脉有明显的狭窄或动脉粥样硬化斑块，这些梗死往往不是由于穿支动脉病变引起，而是由近端动脉的栓子脱落形成的微栓塞造成。因此，这一类患者应属于大血管病变。为此，2007年韩国学者对TOAST分型进行了改良即韩国改良TOAST分型。

韩国改良TOAST提出一些新的观念：①早期对于脑卒中的定义是局部神经学持续超过24h，对于症状持续小于24h者，视为TIA。若症状不超过24h，但是CT/MRI影像上显示有相对应的梗死，韩国改良-TOAST定义其为脑卒中。②提出动脉粥样硬化血栓形成的概念，认为动脉粥样硬化血栓形成不一定需要狭窄>50%才能成立，但必须存在系统性动脉粥样硬化的证据。为了避免这样分型的局限性，将动脉粥样硬化狭窄>50%作为动脉粥样硬化血栓形成的一个亚型。③小动脉病变中，抛弃了腔隙综合征的临床表现，也弱化了梗死灶直径的定义。④动脉粥样硬化斑块（厚度>4mm）造成的脑卒中，在原始TOAST分型并未明确定义其分类，在SSS-TOAST分型将其与心源性栓塞归于同一类，在韩国改良-TOAST分型将其归类于动脉粥样硬化血栓形成。

优点：①不考虑患者临床表现，且对梗死灶类型和大小的要求也不严格，各研究者的一致性明显提高。②由于明确了穿支动脉区梗死灶（不论大小）可以由大动脉粥样硬化引起，减少了患者被归类到不明原因中的比例。缺点：①因未考虑小血管病的影像学改变，可能会增加了动脉粥样硬化血栓形成的比例，而减少了小血管病的比例，或者忽视了两者共存的情形。②相对于SSS-TOAST，心源性脑栓塞的定义作者并未做修订，和原始TOAST一样，可能会有不合时宜的情形。③未权衡不同信息的证据强度。

（四）CISS（中国缺血性脑卒中亚型）

CISS 分型中，大动脉粥样硬化型（LAA）包括主动脉弓和颅内/颅外大动脉粥样硬化。

1. 主动脉粥样硬化型　诊断标准：①急性多发梗死病灶，特别是累及双侧前循环和（或）前后循环同时受累；②没有与之相对应的颅内或颅外大动脉粥样硬化性病变（易损斑块或狭窄≥50%）的证据；③没有心源性脑卒中（CS）潜在病因的证据；④没有可以引起急性多发梗死灶的其他病因如血管炎、凝血异常及肿瘤性栓塞的证据；⑤存在潜在病因的主动脉弓动脉粥样硬化证据［经高分 MRI/MRA 和（或）经食管超声证实的主动脉弓斑块≥4mm 和（或）表面有血栓］。

2. 颅内外大动脉粥样硬化型　诊断标准：①无论何种类型梗死灶（除外了穿支动脉区孤立梗死灶），有相应颅内或颅外大动脉粥样硬化证据（易损斑块或狭窄≥50%）。②对于穿 2 支动脉区孤立梗死灶类型，以下情形也归到此类：其载体动脉有粥样硬化斑块（HR-MRI）或任何程度的粥样硬化性狭窄（TCD、MRA、CTA 或 DSA）；③需排除心源性脑卒中；④排除其他可能的病因。

3. 心源性脑卒中（CS）　诊断标准：①急性多发梗死灶，特别是累及双侧前循环或前后循环共存的在时间上很接近的包括皮层在内的梗死灶；②无相应颅内外大动脉粥样硬化证据；③不存在能引起急性多发梗死灶的其他原因，如血管炎、凝血系统疾病、肿瘤性栓塞等；④有心源性脑卒中证据；⑤如果排除了主动脉弓粥样硬化，为肯定的心源性，如果不能排除，则考虑为可能的心源性。心源性脑卒中的潜在病因包括：二尖瓣狭窄，心脏瓣膜置换，既往 4 周内的心肌梗死，左心室附壁血栓，左心室室壁瘤，任何有记录的永久性或阵发性心房颤动或心房扑动、伴有或不伴有超声自发显影或左心房栓子，病窦综合征，扩张性心肌病，射血分数<35%，心内膜炎，心内肿物，伴有原位血栓的卵圆孔未闭（PFO），在脑梗死发生之前伴有肺栓塞或深静脉血栓形成的卵圆孔未闭（PFO）。

4. 穿支动脉疾病（PAD）　由于穿支动脉口粥样硬化或小动脉纤维玻璃样变所导致的急性穿支动脉区孤立梗死灶称为穿支动脉疾病。诊断标准：①与临床症状相吻合的发生在穿支动脉区的急性孤立梗死灶，不考虑梗死灶大小；②载体动脉无粥样硬化斑块（HR-MRI）或任何程度狭窄（TCD、MRA、CTA 或 DSA；③同侧近端颅内或颅外动脉有易损斑块或>50% 的狭窄，孤立穿支动脉急性梗死灶归类到不明原因（多病因）；④有心源性栓塞证据的孤立穿支动脉区梗死灶归类到不明原因（多病因）；⑤排除了其他病因。

5. 其他病因（OE）　存在其他特殊疾病（如血管相关性疾病、感染性疾病、遗传性疾病、血液系统疾病、血管炎等）的证据，这些疾病与该次脑卒中相关，且可通过血液学检查、脑脊液（CSF）检查及血管影像学检查证实，同时排除了大动脉粥样硬化或心源性脑卒中的可能性。

6. 病因不确定（UE）　未发现能解释该次缺血性脑卒中的病因。多病因：发现两种以上病因，但难以确定哪一种与该脑卒中有关无确定病因；未发现确定的病因，或有可疑病因但证据不够强，除非再做更深入的检查。检查欠缺：常规血管影像或心脏检查都未能完成，难以确定病因。

在 CISS 分型体系中，进一步对颅内外大动脉粥样硬化所致缺血性脑卒中的潜在发病机制进行了分类，定义如下：载体动脉（斑块或血栓）阻塞穿支动脉、动脉-动脉栓塞、低灌注/栓子清除下降及混合机制。

（1）载体动脉（斑块或血栓）阻塞穿支动脉：穿支动脉分布区的急性孤立梗死灶，载体动脉存在斑块或任何程度狭窄的证据。例如，发生在基底核区的急性孤立梗死灶，在同侧 MCA 分布区不存在其他急性梗死病灶；或者在脑桥发生的急性孤立梗死灶，而在基底动脉供血区内不存在其他急性梗死病灶。该急性孤立梗死灶推断是由载体动脉的斑块突出后堵塞了穿支动脉的血流所致。

（2）动脉-动脉栓塞：影像学上显示在粥样硬化的颅内外大动脉分布区内的皮层小的梗死灶或单发的区域性梗死灶。在该病变血管分布区内不存在与之相关的分水岭区梗死。如果病灶为多发，或者虽为单一梗死病灶但在TCD上发现微栓子信号，则该诊断可以明确。但是，即使皮层梗死病灶为单发或者虽有流域性梗死但TCD未发现微栓子信号也可以诊断动脉-动脉栓塞。

（3）低灌注/栓子清除下降：此类机制的梗死病灶仅位于分水岭区。在病变血管分布区内没有急性皮层梗死灶或区域性梗死灶。与临床症状相对应的颅内或颅外血管狭窄程度通常>70%，伴有或不伴有低灌注或侧支代偿不好的证据。

（4）混合机制：上述2种或2种以上机制同时存在。

CISS不仅有病因诊断，还有发病机制诊断。在病因诊断中将主动脉弓粥样硬化归类到

大动脉粥样硬化，使其更加符合真正的病理改变。在病因诊断中提出了穿支动脉疾病，将粥样病变正式引入到穿支动脉的病因诊断中。将大动脉粥样硬化性梗死的发病机制区分为能够用现代影像技术识别的载体动脉斑块或血栓堵塞穿支、动脉-动脉栓塞或低灌注/栓子清除下降及混合型。上述改良不仅使脑卒中分型更加符合临床实践，也能通过分型加深对卒中病理生理机制的理解。

第二节　脑卒中风险评估

对于脑卒中高危人群进行脑卒中风险评估，积极开展一级预防；对于TIA或脑卒中患者，在积极治疗的同时尽早进行脑卒中风险评估，针对危险因素及时进行二级预防，对于减少脑卒中的发生或复发具有积极意义。

中国脑卒中风险筛查评估，针对40岁以上人群，依据以下8项危险因素进行评估（每项1分）：①高血压病史（≥140/90mmHg）或正在服用降压药；②心房颤动和（或）心瓣膜病等心脏病；③吸烟；④血脂异常；⑤糖尿病；⑥很少进行体育活动；⑦明显超重或肥胖（BMI>126 kg/m^2）；⑧有脑卒中家族史。评估≥3分或既往有脑卒中/短暂性脑缺血发作（TIA）病史者为脑卒中高危人群。依据个体危险程度不同，选择性进行相关实验室和影像学检查，并对其进行生活方式指导、适宜性相关技术干预和定期随访。该筛查方法已在全国各医院广泛应用。

Framingham研究是第一个试图对人群10年内发生中风风险进行评估的研究，研究发现高血压是脑卒中最主要的危险因素，降压治疗可有效降低脑卒中的发生率。建立了10年脑卒中概率模型该模型为识别高危人群、及早采取干预和治疗措施提供了参考依据。但其纳入的年龄偏大，只适合中老年使用，忽略了对年龄小于5岁人群的研究，适用范围较小。

加利福尼亚评分（California risk score，CRS）可对TIA患者发生脑卒中的可能性做出初步预测。年龄>60岁、糖尿病、症状持续时间>10min、肢体无力、言语困难，是TIA患者短期内发生脑卒中的独立危险因子。每个危险因素各记1分。但由于该研究未纳入血压、血脂等因素，临床参考意义较小。随着对TIA患者发生脑卒中风险研究的深入，该预测方法逐渐被取代。

The stroke prognosis instrument Ⅰ（SPI-Ⅰ）预测TIA或无症状中风患者2年内的中风复发或死亡情况。内容包括：年龄>65岁（3分），糖尿病（3分），高血压病（2分），冠心病（1分），既往中风或TIA病史（2分）。0～2分属低危，3～6分为中危，7～11分为高危。

The stroke prognosis instrument Ⅱ（SPI-Ⅱ）预测脑梗死或TIA患者2年内的中风复发或死亡情况，与SPI-Ⅰ相比，SPI-Ⅱ对风险组的预测性更强，可以应用于研究设计和患者咨询中。内容：年龄>70岁(2分)，糖尿病（3分），高血压病（1分），冠心病（1分），既往无症状中风病史（not TIA）（2分），既往中风史（3分），心力衰竭（3分）。0～3分为低危，4～7分为中危，8～15分为高危。

ABCD评分预测7d内TIA患者发生脑卒中的风险，小于或等于4，其脑卒中风险有限；评分

5~6分脑卒中风险明显增加，多需住院观察，以便发生脑卒中及时溶栓。内容：A 年龄≥60 岁（1 分），B 血压［收缩压>140mmHg 和（或）舒张压≥90mmHg，1 分］，C 临床症状（单侧无力，2 分；言语障碍不伴无力，1 分），D 症状持续时间（大于或等于 60min，2 分；10~59min，1 分）。

ABCD2 在 ABCD 评分量表基础上加糖尿病 1 分。0~3 分低危组；4~5 分中危组；6~7 分高危组。预测 2d 内 TIA 患者发生脑卒中的风险，较 ABCD 更具有预测价值，应用最为广泛。高危患者需要立即进行评估以采取最恰当的预防措施。近期 Yang 等的研究认为 ABCD2 评分>4 分是预测 TIA 和小卒中患者远期（平均 10.7 个月）预后（包括复发和死亡）的独立危险因素。该评分的局限性在于其应用可能仅限于预测 TIA 患者的脑卒中复发，且不能提示复发事件的发生机制。

ABCD3 在 ABCD2 评分基础上增加了“病前 7 d 内对 TIA 进行过治疗和至少出现过 1 次 TIA”两个因素（2 分）。但研究者发现 ABCD3 评分和 ABCD2 评分预测脑卒中近期（7 d 和 90 d）复发风险的辨别价值相近，由于尚未进行效度检验还不能推广使用。

ABCD3-Ⅰ score 在 ABCD3 评分基础上加入了颈动脉狭窄≥50% 和 DWI 上新发病灶两个评分项目，每项赋值 2 分，总分 0~13 分。0~3 分低危组、4~7 分中危组、8~13 分高危组。研究者认为 ABCD3-Ⅰ评分改善了 TIA 患者 90d 脑卒中复发风险评估的分层。

Essen 卒中风险评分（ESRS）内容包括年龄：65~75 岁（1 分），>75 岁（2 分）；高血压病（1 分）；糖尿病（1 分）；心肌梗死史（1 分）；其他心血管疾病（1 分）；外周动脉疾病（1 分）；吸烟（1 分）；既往脑梗死或 TIA 病史（1 分）；0~2 分为低危，3~6 分为中危，7~9 分属高危。是基于非心源性缺血性脑卒中患者的 2 年内脑卒中复发风险预测工具。评分越高，中风复发和心血管事件发生风险越高，是评估中风患者再发风险的理想工具，识别危险高。评分≥3 分者的患者复发风险是<3 分患者的一倍。

CHADS2 评分和 CHA2DS2-VASc 评分用于预测非瓣膜性心房颤动患者的脑卒中风险，前者内容包括充血性心力衰竭、高血压病、年龄≥75 岁、糖尿病各记 1 分，既往中风或 TIA 病史为 2 分。该系统提高了预测的准确性，但可能会低估处于高度危险状况患者的危险度，对年龄在 65~74 岁的心房颤动患者缺乏系统的卒中风险评估。CHA2DS2-VASc 评分在 CHADS2 评分基础上增加了对血管疾病、性别（女）、年龄（65~74 岁）三项危险因素，提高了对非瓣膜性心房颤动患者血栓事件预测的准确性。内容有：充血性心力衰竭/左心室功能紊乱（1 分），高血压（1 分），年龄≥75 岁（2 分），糖尿病（1 分），既往脑卒中、血栓栓塞或 TIA 病史（2 分），血管病（1 分），年龄 65~74 岁（1 分），女性（1 分），总分 0~9 分，评分≥2 分的患者推荐口服抗凝剂预防脑卒中复发。

第三节　急性缺血性脑卒中的评估和诊断

急性缺血性脑卒中的治疗时间窗狭窄，缺血性脑卒中的及时评价和诊断极为重要。脑卒中的评估和诊断包括：病史和体征、影像学检查、实验室检查、疾病诊断和病因分型等。

（一）病史和体征

（1）病史采集：询问症状出现的时间最为重要。其他包括神经症状发生及进展特征、心脑血管病危险因素、用药史、药物滥用、偏头痛、痫性发作、感染、创伤及妊娠史等。

（2）一般体格检查与神经系统体检：评估气道、呼吸和循环功能后，立即进行一般体格检查和神经系统体检。

（3）可用脑卒中量表评估病情严重程度。常用量表有：①中国脑卒中患者临床神经功能缺损程度评分量表（1995）。②美国国立卫生院脑卒中量表（National Institutes of health Stroke Scale, NIHSS），是目前国际上最常用量表。③斯堪的那维亚脑卒中量表（Scandinavian Stroke Scale, SSS）。

（二）脑病变与血管病变检查

1. 脑病变检查

（1）平扫CT：急诊平扫CT可准确识别绝大多数颅内出血，并帮助鉴别非血管性病变（如脑肿瘤），是疑似脑卒中患者首选的影像学检查方法。

（2）多模式CT：灌注CT可区别可逆性与不可逆性缺血，因此可识别缺血半暗带。但其在指导急性脑梗死治疗方面的作用尚未肯定。

（3）标准MRI：标准MRI（T_1加权、T_2加权及质子相）在识别急性小梗死灶及后颅窝梗死方面明显优于平扫CT。可识别亚临床梗死灶，无电离辐射，不需碘造影剂。但有费用较高、检查时间长及患者本身的禁忌证（如有心脏起搏器、金属植入物或幽闭恐怖症）等局限。

（4）多模式MRI：包括弥散加权成像（DWI）、灌注加权成像（PWI）、水抑制成像（FLAIR）和梯度回波（GRE）等。DWI在症状出现数分钟内就可发现缺血灶并可早期确定大小、部位与时间，对早期发现小梗死灶较标准MRI更敏感。PWI可显示脑血流动力学状态。弥散-灌注不匹配（PWI显示低灌注区而无与其相应大小的弥散异常）提示可能存在缺血半暗带。然而，目前常规用于选择溶栓患者的证据尚不充分。梯度回波序列可发现CT不能显示的无症状性微出血，但对溶栓或抗栓治疗的意义尚不明确。

2. 血管病变检查 颅内、外血管病变检查有助于了解脑卒中的发病机制及病因，指导选择治疗方案。常用检查包括颈动脉超声、经颅多普勒（TCD）、磁共振血管成像（MRA）、CT血管成像（CTA）和数字减影血管造影（DSA）等。

颈动脉超声对发现颅外颈部血管病变，特别是狭窄和斑块很有帮助；TCD可检查颅内血流、微栓子及监测治疗效果，但其受操作技术水平和骨窗影响较大。

MRA和CTA可提供有关血管闭塞或狭窄的信息。以DSA为参考标准，MRA发现椎动脉及颅外动脉狭窄的敏感度和特异度为70%～100%。MRA可显示颅内大血管近端闭塞或狭窄，但对远端或分支显示不清。DSA的准确性最高，仍是当前血管病变检查的金标准，但主要缺点是有创性和有一定风险。

（三）实验室及影像检查选择

对疑似脑卒中患者应进行常规实验室检查，以便排除类脑卒中或其他病因。

所有患者都应做的检查：①平扫脑CT或MRI；②血糖、血脂、肝肾功能和电解质；③心电图和心肌缺血标志物；④全血计数，包括血小板计数；⑤凝血酶原时间（PT）、国际标准化比率（INR）。部分患者必要时可选择的检查：①毒理学筛查；②血液乙醇水平；③妊娠试验；④动脉血气分析（若怀疑缺氧）；⑤腰椎穿刺（怀疑蛛网膜下腔出血而CT未显示或怀疑脑卒中继发于感染性疾病）；⑥脑电图（怀疑痫性发作）。

（四）诊断

急性缺血性脑卒中的诊断可根据：①急性起病；②局灶性神经功能缺损，少数为全面神经功能缺损；③症状和体征持续数小时以上（溶栓可参照适应证选择患者）；④脑CT或MRI排除脑出血和其他病变；⑤脑CT或MRI有责任梗死病灶。

第四节　脑卒中的临床分类与诊断要点

一、脑血管疾病分类（1995）

（一）短暂性脑缺血发作（435）

（1）颈动脉系统。

（2）椎-基底动脉系统。

（二）脑卒中

1. 蛛网膜下腔出血（430）

（1）动脉瘤破裂引起：①先天性动脉瘤。②动脉硬化性动脉瘤。③感染性动脉瘤。

（2）血管畸形。

（3）颅内异常血管网症。

（4）其他。

（5）原因未明。

2. 脑出血（431）　①高血压性脑出血。②脑血管畸形或动脉瘤出血。③继发于梗塞的出血。④肿瘤性出血。⑤血液病源性出血。⑥淀粉样脑血管病出血。⑦动脉炎性出血。⑧药物性出血。⑨其他。

3. 脑梗塞

（1）动脉粥样硬化性血栓性脑梗塞。

（2）动脉源性（434.1）：①心源性。②动脉源性。③脂肪性。④其他。

（3）腔隙性梗塞。

（4）颅内异常血管网症。

（5）出血性梗塞。

（6）无症状性梗塞。

（7）其他。

（8）原因未明。

（三）椎-基底动脉供血不足

略。

（四）脑血管性痴呆

略。

（五）高血压性脑病（437.2）

略。

（六）颅内动脉瘤（437.3）

（1）先天性动脉瘤。

（2）动脉硬化性动脉瘤。

(3) 感染性动脉瘤。
(4) 外伤性动脉瘤。
(5) 其他。

(七) 颅内血管畸形

①脑动静脉畸形。②海绵状血管瘤。③静脉血管畸形。④毛细血管扩张症。⑤脑-面血管瘤病。⑥Galen 静脉瘤。⑦硬脑膜动静脉瘘。⑧其他。

(八) 脑动脉炎

①感染性动脉炎。②大动脉炎（主动脉弓综合征）。③系统性红斑狼疮。④结节性多动脉炎。⑤颞动脉炎。⑥闭塞性血栓性脉管炎。⑦其他。

(九) 其他动脉疾病

①脑动脉盗血综合征。②颅内异常血管网症（437.5）。③动脉肌纤维发育不良。④淀粉样血管病。⑤夹层动脉瘤。⑥其他。

(十) 颅内静脉、静脉窦血栓形成

①海绵窦血栓形成。②上矢状窦血栓形成。③侧窦（横窦、乙状窦）血栓形成。④直窦血栓形成。⑤其他。

(十一) 颅外段动、静脉疾病

①颈动脉、椎动脉狭窄或闭塞。②颈动脉扭曲。③颈动脉、椎动脉动脉瘤。④其他。

说明如下：

(1) 本分类参照《脑血管疾病分类草案（1986 年）》、《脑血管疾病分类（中山医科大学第一医院建议稿，1993 年）》、《脑血管疾病分类大纲（上海医科大学华山医院建议稿，1993 年）》和全国第四次脑血管病会议（成都）代表讨论意见，由王新德教授执笔整理完成。1996 年 6 月中华神经外科学会全体委员讨论补充，并经全国脑血管病防治办公室组织部分脑血管病防治研究领导组专家讨论，提出修改意见。最后综合成此《脑血管疾病分类（1995 年）》。

(2) 按病程发展又可分为短暂性脑缺血发作、可逆性缺血性神经功能缺失（发病后 3 周内症状消失）、进行性卒中和完全性卒中。本分类仅列入短暂性脑缺血发作，其他未列入。

(3) 括号内数字指的是民办卫生组织第十版《国际疾病分类》的编号。

(4) 增加“无症状性梗塞”，以适应影像学检查日益广泛应用的需要。

(5) 分类中去除了“脑供血不足”和“脑动脉硬化症”（440）。

(6) 国内提出的“混合性卒中”，尚需进一步的研究，故暂不列入此次分类。

二、中国各类脑血管疾病诊断要点

(中华神经科学会，中华神经外科学会)

(一) 短暂性脑缺血发作（TIA）

(1) 为短暂的、可逆的、局部的脑血液循环障碍，可反复发作，少者 1 ~ 2 次，多至数十次，多与动脉粥样硬化有关，也可以是脑梗塞的前驱症状。

（2）可表现为颈内动脉系统和（或）椎–基底动脉系统的症状和体征。

（3）每次发作持续时间通常在数分钟至1小时左右，症状和体征应该在24小时以内完全消失。

（二）脑卒中

1. 蛛网膜下腔出血　主要是指动脉瘤、脑血管畸形或颅内异常血管网症等出血引起。

（1）发病急骤。

（2）常伴剧烈头痛、呕吐。

（3）一般意识清楚或有意识障碍，可伴有精神症状。

（4）多有脑膜刺激征，少数可伴有脑神经及轻偏瘫等局灶体征。

（5）腰穿脑脊液呈血性。

（6）CT应作为首选检查。

（7）全脑血管造影可帮助明确病因。

2. 脑出血　好发部位为壳核、丘脑、尾状核头部、中脑、桥脑、小脑、皮质下白质即脑叶、脑室及其他。主要是高血压性脑出血，也包括其他病因的非外伤性脑内出血。高血压性脑出血的诊断要点如下。

（1）常于体力活动或情绪激动时发病。

（2）发作时常有反复呕吐、头痛和血压升高。

（3）病情进展迅速，常出现意识障碍、偏瘫和其他神经系统局灶症状。

（4）多有高血压病史。

（5）CT应作为首选检查。

（6）腰穿脑脊液多含血和压力增高（其中20%左右可不含血）。

3. 脑梗塞

（1）动脉粥样硬化性血栓性脑梗塞

1）常于安静状态下发病。

2）大多数发病时无明显头痛和呕吐。

3）发病较缓慢，多逐渐进展或呈阶段性进行，多与脑动脉粥样硬化有关，也可见于动脉炎、血液病等。

4）一般发病后1～2天内意识清楚或轻度障碍。

5）有颈内动脉系统和（或）椎–基底动脉系统症状和体征。

6）应作CT或MR I检查。

7）腰穿脑脊液一般不应含血。

（2）脑栓塞

1）多为急骤发病。

2）多数无前驱症状。

3）一般意识清楚或有短暂性意识障碍。

4）有颈动脉系统和（或）椎–基底动脉系统的症状和体征。

5）腰穿脑脊液一般不含血，若有红细胞可考虑出血性脑梗塞。

6）栓子的来源可为心源性或非心源性，也可同时伴有其他脏器、皮肤、黏膜等栓塞症状。

（3）腔隙性梗塞

1）发病多由于高血压动脉硬化引起，呈急性或亚急性起病。

2）多无意识障碍。

3）应进行CT或MRI检查，以明确诊断。

4）临床表现都不严重，较常见的为纯感觉性卒中、纯运动性轻偏瘫、共济失调性轻偏瘫，构音不全、手笨拙综合征或感觉运动性卒中等。

5）腰穿脑脊液无红细胞。

（4）无症状性梗塞：为无任何脑及视网膜症状的血管疾病，仅为影像学所证实，可视具体情况决定是否作为临床诊断。

（三）脑血管性痴呆

（1）符合第四版《精神病诊断和统计手册》中痴呆诊断标准。

（2）急性或亚急性发病的神经系统症状和体征。

（3）既往和近期有卒中发作史。

（4）病程波动，呈阶梯样进展。

（5）常合并高血压、糖尿病、心脏病、高脂血症等。

（6）Hachinski 缺血量表记分≥7 分。

（7）CT 及 MRI 证实脑内多灶性皮层或皮层下缺血性改变。

（四）高血压脑病

有高血压病史，发病时常有明显的血压升高，特别是舒张压，常伴有头痛、呕吐、意识障碍、抽搐、视乳头水肿等症状和体征。

三、《中国急性缺血性脑卒中诊治指南（2010）》诊断标准节选

（1）急性起病。

（2）局灶性神经功能缺损，少数为全面神经功能缺损。

（3）症状和体征持续数小时以上（溶栓可参照适应证选择患者）。

（4）脑 CT 或 MRI 排除脑出血和其他病变。

（5）脑 CT 或 MRI 有责任梗死病灶。

四、中风病中医诊断标准

参照国家中医药管理局脑病急症科研协作组起草制定的“《中风病诊断疗效评定标准》（试行，1995 年）”。

（1）主症：偏瘫，神识昏蒙，言语謇涩或不语，偏身感觉异常，口舌歪斜。

（2）次症：头痛，眩晕，瞳神变化，饮水发呛，目偏不瞬，共济失调。

（3）起病方式：急性起病，发病前多有诱因，常有先兆症状。

（4）发病年龄：多在 40 岁以上。

具备 2 个主症以上，或 1 个主症、2 个次症，结合起病、诱因、先兆症状、年龄即可确诊；不具备上述条件，结合影像检查结果亦可确诊。

第五节　脑卒中的现代医学治疗研究进展

本节按缺血性和出血性两大类中风分述如下。

一、缺血性中风

缺血性中风的发病率远高于出血性中风。缺血性中风急性期治疗方法一直为临床工作者探讨的主要课题之一，现就其目前治疗方法及研究概况简述如下。

（一）改善脑血循环

1. 溶栓 溶栓治疗是目前最重要的恢复血流的措施，急性脑卒中的静脉溶栓治疗目前已被广泛接受。重组组织型纤溶酶原激活剂（rt-PA）和尿激酶（UK）是我国目前使用的主要溶栓药，有效抢救半暗带组织的时间窗为4.5h内或6h内。而静脉rt-PA治疗是唯一经美国FDA批准用于急性缺血性脑卒中的内科治疗方法，有效时间窗为3h。欧洲批准的溶栓有效时间窗为3~4.5h。由于出血发生率过高，链激酶的临床试验被迫提前中止，因此不应使用这种药物。降纤酶治疗尚需进一步研究。

（1）静脉溶栓

1）rt-PA：1995年，由美国国立神经疾病与卒中研究所组织开展的NINDS试验是溶栓治疗的里程碑，它证实急性缺血性中风3h内rt-PA溶栓的疗效。同年，ECASS（European Cooperative Acute Stroke Study）结果发表，6h内rt-PA（1.1 mg/kg）静脉溶栓未获得阳性结果。欧洲在批准rt-PA上市后开展了上市后疗效和安全性观察，启动SITS-MOST（Safe Implementation of Thrombolysis in Stroke-Monitoring Study），发现rt-PA上市后治疗的疗效与安全性与临床试验的结果接近。多个对rt-PA溶栓治疗的系统分析认为溶栓疗效与脑卒中类型无关，对心源性、大动脉性或腔隙性梗死均有效。但有效时间窗未有突破。对来自ATLANTIS、ECASS和NINDS等6个试验的2775例患者的Meta分析，不仅证明溶栓安全、有效，而且时间窗可能延长，4.5 h内溶栓仍然有效。出血并不与治疗时间有关，而是与治疗药物及患者年龄有关。老年人溶栓者的死亡率并不比未溶栓者高，故80岁以上者也不应失去溶栓机会。2008年，ECASS-3试验结果证明了起病后3~4.5 h，rt-PA溶栓能使患者获得显著的、中等度的疗效，增加30%的预后良好的机会，与3 h内溶栓治疗相比，出血率相当，不良事件和病死率亦相当。至此，溶栓时间窗的时限由3h扩大到4.5h用了13年。

除了临床研究和系统评价外，学者们也一直致力于有效时间窗的理论基础研究，特别是分子影像学技术的应用。Tanne D的研究提示检测患者血脑屏障的完整性结合MRI对于决策溶栓时间窗具有重要意义。动物试验研究表明，缺血性中风后脑出血可能与脑部微血管基膜损伤有关，其中金属蛋白酶-2（MMP-2）起重要作用。低剂量rt-PA（2.5~7.5 mg/kg）可以减轻抑制MMP-2活动，恢复血脑屏障（BBB）完整性，从而减轻脑梗死；大剂量rt-PA（10 mg/kg）则可增强MMP-2活性，使BBB破坏更加严重，加重脑梗死。

水分子在中心梗死区的活动非常有限，但它在缺血半暗带却相对活跃。目前，人们正在努力建立能够从潜在可逆性缺血中区分不可逆性梗死或预示溶栓治疗后出血性并发症高危风险的多参数MRI标准。最近，一项静脉应用溶栓药去氨普酶（desmoteplase）的Ⅱ期试验显示，使用MRI选择发病后3~9 h存在弥散-灌注不匹配区的患者进行治疗能够获得潜在的治疗益处。然而，目前尚无充足的证据推荐这种策略作为一种常规手段选择早期治疗患者。

2）尿激酶：我国九五攻关课题“急性缺血性脑卒中6h内的尿激酶静脉溶栓治疗”分为两个阶段。第1阶段开放试验初步证实国产尿激酶的安全性，确定了尿激酶使用剂量为100万~150万IU。第2阶段为多中心随机、双盲、安慰剂对照试验，将465例发病6h内的急性缺血性脑卒中患者随机分为3组，静脉给予尿激酶组（150万U组155例，100万U组162例）和安慰剂组

(148 例)。结果显示6h内采用尿激酶溶栓相对安全、有效。

3)降纤酶(defibrase):2000年国内发表的多中心、随机、双盲、安慰剂对照试验($n=2244$)显示,国产降纤酶可改善神经功能,降低脑卒中复发率,发病6h内效果更佳,但纤维蛋白原降至13g/L以下时增加了出血倾向。2005年发表的中国多中心降纤酶治疗急性脑梗死随机双盲对照试验纳入1053例发病12h内的患者。结果显示治疗组3个月结局优于对照组,3个月病死率较对照组轻度增高。治疗组颅外出血显著高于对照组,颅内出血无明显增加。巴曲酶:国内已应用多年,积累了一定临床经验。一项多中心、随机、双盲、安慰剂平行对照研究提示巴曲酶治疗急性脑梗死有效,不良反应轻,但应注意出血倾向。另一项随机、双盲、安慰剂对照研究比较了6h内使用巴曲酶或尿激酶的疗效,显示两组残疾率差异无统计学意义。安克洛酶(ancrod):安克洛酶是国外研究最多的降纤制剂,目前已有6个随机对照试验纳入2404例患者,但结果尚不一致。初步研究表明,安克洛酶治疗能改善脑卒中的转归,血浆纤维蛋白原水平<100 mg/dl的患者治疗效果最好。随后的一项研究发现,接受该治疗的患者具有良好的风险/效益比。但仍需要对其进一步研究。

(2)动脉溶栓:动脉溶栓使溶栓药物直接到达血栓局部,理论上血管再通率应高于静脉溶栓,且出血风险降低。然而其益处可能被溶栓启动时间的延迟所抵消。一项小样本随机多中心试验比较了急性缺血性脑卒中发病后6 h内动脉和静脉尿激酶溶栓治疗的效果。符合纳入标准的患者被随机分配接受静脉($n=14$)或动脉($n=13$)尿激酶治疗(90万U)。这项研究由于7例(26%)患者死亡而提前中止:静脉组4例,动脉组3例。尽管动脉治疗组患者显示出更好和更早的改善,但主要和次要转归指标并无显著差异。

目前有关椎-基底动脉脑梗死溶栓治疗的时间窗、安全性与有效性只有少量小样本研究。尚无经颈动脉注射溶栓药物治疗缺血性脑卒中有效性及安全性的可靠研究证据。

2. 抗血小板聚集 中国急性脑卒中试验和国际脑卒中试验研究了脑卒中后48h内口服阿司匹林的疗效,结果显示,阿司匹林能显著降低随访期末的病死率或残疾率,减少复发,仅轻度增加症状性颅内出血的风险。合并2项试验数据后发现,阿司匹林具有轻微但有统计学意义的益处。其主要作用似乎是预防复发性事件。一个预试验提示轻型脑梗死或TIA患者早期联用氯吡格雷与阿司匹林是安全的,可能减少血管事件但差异无统计学意义。美国AHA和美国神经病学学会的联合指南不推荐在溶栓治疗后24 h内应用阿司匹林作为辅助治疗。对于急性缺血性脑卒中的治疗而言,不应以阿司匹林替代其他早期干预措施,特别是静脉rt-PA溶栓。中国急性缺血性脑卒中诊治指南2010版声明,对于不符合溶栓适应证且无禁忌证的缺血性脑卒中患者应在发病后尽早给予口服阿司匹林150~300 mg/d;溶栓治疗者,阿司匹林等抗血小板药物应在溶栓24h后开始使用;对不能耐受阿司匹林者,可考虑选用氯吡格雷等抗血小板治疗。

以75 mg/d开始,氯吡格雷治疗需要大约5 d才能达到最大程度的血小板抑制。这种延迟作用提出了急性脑卒中患者早期治疗效果的问题。300 mg氯吡格雷负荷剂量能够迅速抑制血小板聚集。虽然联合使用氯吡格雷和阿司匹林已用于ACS患者的治疗,但该方案尚未在急性缺血性脑卒中患者中进行过研究。也没有在急性缺血性脑卒中患者中联合应用其他抗血小板药的资料。

3. 抗凝 急性期抗凝治疗虽已应用50多年,但一直存在争议。在最佳药物、给药途径、起始负荷剂量、所需的抗凝强度及治疗疗程方面均存在分歧。Cochrane系统评价纳入24个RCT共23 748例患者,药物包括普通肝素、低分子肝素、类肝素、口服抗凝剂和凝血酶抑制剂。其Meta分析显示:抗凝药治疗不能降低随访期末病死率;随访期末的残疾率亦无明显下降;抗凝治疗能降低缺血性脑卒中的复发率、降低肺栓塞和深静脉血栓形成发生率,但被症状性颅内出血增加所抵消。目前,在静脉rt-PA治疗后最初24 h内禁用抗凝药或抗血小板药。

4. 扩血管疗法 最初的认识是栓子或血栓堵塞了血管内腔,血流完全或不完全的被阻滞,应用扩张脑血管药物，可能会使被阻塞的血管扩张而实现部分血流通过，或者可使栓子向更细部移动而使梗死区缩小；更重要的是想通过扩张脑血管而增加脑循环血量，促进侧支循环，增加对缺血区的代偿性供血。因此该疗法曾经是治疗缺血性中风病的首选措施，临床上曾用烟酸、二氧化碳吸入法等扩张脑血管方法试图奏效。

但近年来进一步的研究对其提出了质疑。人们发现，当脑缺血后，缺血区血管由于酸性代谢产物等堆积，已处于麻痹状态，极度扩张。扩张脑血管药物仅对正常脑组织的血管起扩张作用，而缺血区血管对之无反应，这样反而使缺血区的血液流向正常脑区，本身血流供应更加减少，形成所谓“颅内盗血现象”，而且对梗死灶周围组织形成“过度灌注”，加重细胞水肿。因此使用扩张血管药物治疗急性脑梗死，实际上即使无危险性亦是无效的。目前已有足够的证据否定急性期使用扩张血管药物。

5. 扩容、血液稀释疗法　急性缺血性脑卒中的血液稀释：在缺血性脑卒中的治疗中，扩容、血液稀释疗法是一传统疗法。已知急性缺血性脑卒中患者存在能够增高全血黏度的各种异常，包括白细胞激活、红细胞聚集和红细胞变形性减弱等。另外，已证实存在纤维蛋白原水平升高，后者也会增高血浆黏度。基于这些理论，已对血液稀释疗法进行过研究。目的是改善脑血流量，使软脑膜侧支循环供血的可能存活的脑组织得到高灌注，从而恢复缺血半暗带的灌注。扩容是通过增加体循环量，以升高脑灌注压来增加缺血组织的血液供应，由于脑缺血后自动调节功能受损，因此增加灌注压对脑循环血量会有一定的改善。对患者进行血管内扩容和血液稀释的研究开始于20世纪60年代。最初的报道来自于无对照的非随机研究，其结果令人振奋，提示血管内扩容有临床益处。但不久便发现了它的缺点，特别值得说明的是：①受损血管在增加灌注压时，可能产生出血性梗死的危险；②在缺血组织增加灌注量可能加重脑水肿；③局部脑血流量测定表明，局部缺血区有时被充血区所环绕。充血灶最有可能在最初数天阻塞的动脉再通后出现。缺血区周围血流量增加的现象相当于手术时所见的“红静脉”，并贯穿缺血区，其原因在于受抑制的低代谢细胞对突然相对超过代谢需要的血液不能立即利用，故产生了“过度灌注综合征”（luxury perfusion syndrome）。而在此时，若人为增加灌注量，对缺血区及周围正常组织细胞都会产生水肿性损害。

近来，利用正电子发射断层摄影（PET）证明，急性期脑缺血破坏了脑血流量与代谢间的正常密切关系，在最初24～48h内，脑血流量减少较耗氧量相对大，提示存在真正的缺血状态（灌注不良）。72h后，代谢的抑制相对地较脑血流量降低更甚。导致灌注量超过抑制了的代谢需要量（过度灌注）。且证明了一侧大脑半球的急性梗死可引起对侧半球血流量与代谢的弥漫性抑制，以梗死病灶区最明显。大脑半球梗死也可导致对侧小脑半球脑代谢和脑血流量的抑制（神经通路联系的阻断似为可能的原因）。

Cochrane系统评价（纳入18项RCT）显示，脑卒中后早期血液稀释疗法有降低肺栓塞和下肢深静脉血栓形成的趋势，但对近期或远期病死率及功能结局均无显著影响。

因为缺血性中风急性期病理过程是复杂的，并不是简单的、一成不变的灌流量不足，而是血流量与代谢间的协调障碍，故简单地增加灌注压是不合适的。至于在缺血的48h内是否可进行这种疗法还有待进一步探讨。

稀释疗法是通过降低血细胞比容减低血黏度，改善脑血流的一种方法。稀血疗法根据放血量与补充胶体液量比例不同，可分为等溶、低溶与高溶三种。增加灌流量也是一种稀释疗法，因此，两者不能截然分开，只是侧重点有别，故一并论述。

血液稀释疗法前景亦不乐观，国外曾有两个中心用静脉放血和等量右旋糖酐40交换，使血细胞比容降至33%，但未获积极结果。北欧应用同法治疗183例，发现病死率稍高于190例对照组，也未发现个别病例获益。

世界卫生组织（WHO）指出：在某些人群中，血细胞比容增加可使缺血性脑卒中的危险增加。但血细胞比容增高只是缺血性中风的危险因素之一，因此，应用该法，应认真考虑患者具体情况而定。中国急性缺血性脑卒中诊治指南声明，对一般缺血性脑卒中患者，不推荐扩容；对于低血压或脑血流低灌注所致的急性脑梗死如分水岭梗死可考虑扩容治疗，但应注意可能加重脑水肿、心力衰竭等并发症。此类患者不推荐使用扩血管治疗。美国 AHA 和美国神经病学学会的联合指南也不推荐伴有或不伴有静脉切开放血的血液稀释和血容量扩充用于急性缺血性脑卒中患者的治疗。使用血液稀释的唯一可能的例外是对于伴有严重红细胞增多症的脑卒中患者。

6. 保护脑代谢

理论上，针对急性缺血或再灌注后细胞损伤的药物（神经保护剂）可保护脑细胞，提高对缺血缺氧的耐受性。主要神经保护剂的临床研究情况如下。

钙拮抗剂、兴奋性氨基酸拮抗剂、神经节苷脂和 NXY-059 等在动物实验中的疗效都未得到临床试验证实。关于镁剂的一项 RCT 研究显示硫酸镁组死亡人数或残疾率较对照组无明显降低。另一项脑卒中后早期使用镁剂的试验（FAST-MAG）正在进行。

依达拉奉是一种抗氧化剂和自由基清除剂，国内外多个随机双盲安慰剂对照试验提示依达拉奉能改善急性脑梗死的功能结局并安全；胞磷胆碱是一种细胞膜稳定剂，几项随机双盲安慰剂对照试验对其在脑卒中急性期的疗效进行了评价，单个试验都显示差异无统计学意义，但 Meta 分析（4 个试验共 1372 例患者）提示：脑卒中后 24h 内口服胞磷胆碱的患者 3 个月全面功能恢复的可能性显著高于安慰剂组，安全性与安慰剂组相似。脑蛋白水解物（cerebrolysin）是一种有神经营养和神经保护作用的药物，国外随机双盲安慰剂对照试验提示其安全并改善预后。吡拉西坦的临床试验结果不一致，目前尚无最后结论。

（二）其他疗法

1. 丁基苯酞 是近年国内开发的Ⅰ类新药。几项评价急性脑梗死患者口服丁基苯酞的多中心随机、双盲、安慰剂对照试验显示：丁基苯酞治疗组神经功能缺损和生活能力评分均较安慰剂对照组显著改善，安全性好。

2. 人尿激肽原酶（尤瑞克林） 是近年国内开发的另一个Ⅰ类新药。评价急性脑梗死患者静脉使用人尿激肽原酶的多中心随机、双盲、安慰剂对照试验显示：尤瑞克林治疗组的功能结局较安慰剂组明显改善并安全。

3. 高压氧和亚低温 其疗效和安全性还需开展高质量的 RCT 证实。

（三）外科治疗

1. 颈内动脉和椎-基底动脉内膜剥离术 颈内动脉内膜剥离术是在进行手术的动脉支配区域内，旨在单纯预防脑缺血而进行的一项预防性手术。列出其适应证的目录是有必要的，但这点却很难做到。

急性缺血性脑卒中患者外科手术治疗效果的相关资料寥寥无几。大多数紧急手术是在颈动脉内膜切除术后发生急性脑卒中的情况下进行的。由于认为手术风险较高，因此在其他急性缺血性脑卒中情况下通常不会进行紧急 CEA 治疗。血流的突然恢复可能会加速脑水肿的发展或导致出血性转化，尤其是大面积梗死。然而，有些外科医生报道的颈内动脉严重狭窄或闭塞患者 24 h 内实施紧急手术的治疗效果令人鼓舞。对于无症状的患者施行颈内动脉内膜剥离术的问题，在没有充分保证的条件下是难以做出决定的。所以 WHO 提议：对于无症状的患者，目前不推荐颈内动脉内膜剥离术。

对于椎-基底动脉近端或远端狭窄的患者，尚没有充足的资料来支持外科手术疗法的应用，即使有持续性椎动脉症状的患者也是如此。因为所报道术后的发病率和死亡率资料高得难以使人接受。

2. 颅外–颅内动脉吻合术　自 1967 年采用该项治疗方法以来，陆续发表了许多有关的报道。目前已完成一项国际性多中心随机研究。对所试验患者的特征进行分析之后，其结果是：颅外/颅内动脉吻合术不能预防中风的发生。紧急颅外–颅内动脉旁路术治疗不能改善急性缺血性脑卒中的转归，并且与颅内出血风险增高有关。紧急外科手术治疗椎–基底循环急性缺血性脑卒中的经验极其有限。

由于以下四种原因，WHO 不再推荐该手术作为中风的防治方法：①术后能摆脱中风的幸存者比非手术组人数少；②与完全可比的对照组相比较，所有试验组都没有受益于该手术；③正电子发射断层扫描研究（PET），对于放射学损害相似的患者与脑循环受到损害的确有血液动力学证据的患者进行了比较，没有肯定有哪组受益于该手术；④该手术协作组的这些阴性结论，与目前已经发表的有对照人群的患者试验组结果是一致的。

3. 导管插入侧脑室–脑室引流　对于急性小脑梗死产生了肿胀及内脑积水的病例，可紧急用导管插入侧脑室，行脑室引流，或去除坏死组织，小脑水肿最后可自行消退。

总之，目前缺血性脑卒中主要采用内科治疗，手术治疗比例尚少。因为任何外科手术所引起的发病率和死亡率，都不可避免地产生立即恶化的预后。因此对于手术应持极其慎重的态度。

（四）一般支持疗法和急性并发症的治疗

1. 呼吸道、通气支持和吸氧　呼吸道、通气支持和吸氧急性脑缺血时，保持充足的组织氧合很重要。其目的是防止缺氧和脑损伤的潜在加重。最常见的缺氧原因是部分呼吸道阻塞、通气不足、吸入性肺炎和肺不张。若口咽部运动功能受损和保护性反射丧失，意识水平下降或存在脑干功能障碍，患者气道受损的风险增高。需要气管插管者的预后通常很差。肺炎是脑卒中最主要的并发症之一，也是脑血管事件后的一种重要死因。重症患者最容易发生肺炎，预防早期误吸和保护气道可能是减少这种并发症的一种措施。如果气道存在危险，就应放置气管插管。急性脑卒中患者应监测脉搏氧饱和度，如果脉搏氧饱和度测定或血气分析显示缺氧，就应吸氧。高压氧治疗脑卒中的研究结果相互矛盾或表明这种干预措施不能改善转归，目前，没有证据支持在急性缺血性脑卒中患者的治疗中常规应用高压氧。

2. 体温　急性缺血性脑卒中时的体温升高（发热）与神经功能转归不良有关，发热可能继发于脑卒中的病因，也可能是并发症，如肺炎的表现。降低急剧升高的体温有可能改善脑卒中患者的预后。在实验性和局灶性缺氧性脑损伤模型中，已证实低温具有神经保护作用，但临床研究结果相互矛盾，在对现有资料的一项系统评价中，Correia 等未能发现物理降温能改善脑卒中后转归的证据。

3. 心脏监护和治疗　心脏病患者缺血性脑卒中的风险很高，心肌缺血和心律失常也是急性脑血管病的潜在并发症，继发于脑卒中的 ECG 改变包括 ST 段压低、QT 间期延长、T 波倒置和明显的 U 波。也可能会发现心肌损伤造成的血清心肌酶谱水平增高。脑卒中时最常见的心律失常是 AF，既可能是脑卒中的病因，也可能是脑卒中的合并症，所以急性缺血脑卒中患者至少在最初 24 h 内应进行心脏监护，任何严重的心律失常都应接受治疗。

4. 高血压　脑卒中后最初数小时内经常会检测到血压升高。脑卒中后高血压或低血压均与转归不良有关。血压每升高 10 mmHg 到>180 mmHg 时，神经功能恶化风险增高 40%，转归不良风险增高 23%。血压升高可继发于脑血管事件的应激、膀胱充盈、恶心、疼痛、既往高血压、对缺氧的生理反应或是对颅内压增高的反应。Vemmos 等发现，在大多数缺血性脑卒中亚型患者中，血压升高都与高血压病史或神经功能缺损的严重程度有关。他们还发现，死亡与入院时血压呈“U”

形关系，入院时的血压水平增高和降低都与早期和晚期病死率增高有关。他们还将脑损伤和脑水肿导致的死亡与初始高血压水平联系在一起。Castillo 等报道了类似的结果。也有研究发现基线平均动脉压水平增高与脑卒中后转归不良无独立相关性。然而，脑卒中后最初数日内的平均动脉压升高对转归有不良影响。

降低血压可以减轻脑水肿、降低梗死的出血性转化风险、防止进一步血管损伤及预防早期复发性脑卒中，积极降压治疗却有可能通过降低脑缺血区灌注压导致神经功能恶化。关于急性脑卒中情况下高血压的管理还存在争议。研究提示，需要立即治疗的收缩压水平为>180 mmHg。收缩压>185 mmHg 或舒张压>110 mmHg 是静脉 rt-PA 溶栓治疗的禁忌证。迅速和急剧降压可能有害。需要治疗时，应谨慎降低血压，合理的目标是在第 1 日内使血压下降 15% ~25% 。

5. 低血压 急性缺血性脑卒中患者的持续性低血压很少见，但其与转归不良风险增高有关。应寻找低血压的原因，可能的原因包括主动脉夹层分离、血容量不足、失血及继发于心肌缺血或心律失常的心输血量减少。脑卒中患者可出现血容量减少。在脑卒中后最初数小时内，纠正血容量不足和优化心输血量是重中之重。治疗方法包括应用生理盐水补充血容量和纠正心律失常，必要时应用多巴胺升压治疗。

6. 高血糖 约 1/3 的脑卒中患者在入院时可检测到血糖升高。大多数患者的血糖水平中度升高。临床研究证实，高血糖与缺血性脑卒中的转归不良有关，包括接受溶栓药治疗的患者。糖尿病病史也与脑卒中后转归不良有关。高血糖可能与梗死的出血性转化风险增高有关，也可影响血脑屏障和脑水肿的发展。非糖尿病患者脑卒中后的血糖升高可能是一种应激反应，是脑卒中更严重的一种标志，因此高血糖的处理是缺血性脑卒中患者急性期治疗的一个重要组成部分。有待解决的问题是脑卒中相关性高血糖的处理对改善脑卒中后转归的有效性及最初 24h 内应达到的血糖浓度。血糖水平>200 mg/dl（11. 1 mmol/L）的患者应开始治疗。一些研究分析了强化胰岛素方案治疗各种疾病重症患者的效果，发现积极治疗高血糖能减少死亡和重要并发症的发生，包括感染和肾衰竭。

二、出血性中风

出血性中风的治疗，一直也有争论，但不像缺血性中风治疗那样矛盾甚多。归纳起来大概有以下几个方面。

（一）止血问题

脑出血或蛛网膜下腔出血都是脑血管破裂所造成。因此，人们认为止血疗法无疑带有针对性意义，曾一度用于出血性中风的急性处理。

近年来，许多临床报告用止血药疗效不显著，甚至用与不用对疗效均无影响。大多数学者认为，出血后，由于血肿的压迫及人体的自凝机制，出血会很快停止。况且出血只有几分钟，其后的临床变化取决于脑水肿而非出血，因此，用止血药无意义。美国脑血管病专家 Toole 也认为："出血一旦开始，内科治疗不能制止；治疗的目的在于保持病人生存，并尽可能安静以冀出血自发停止。"

但也有少数人认为：临床上使用止血药物，疗效不佳，并不能说明止血疗法对治疗该病没有意义，且认为对意识清醒患者有安慰剂作用。

总之，目前对于止血疗法基本上持否定意见。

（二）稳定血压

出血性中风大多是高血压患者，由于血压的升高和血压的波动幅度太大，超出血管本身的承受能力而导致血管破裂出血。出血后，由于机体对急性颅内高压的反射，会通过血压增高以保证脑组织能得到应有的血液供应，固此血压可能进一步增高，此时血压过高会加重脑水肿，另一方面不利于止血。降压是必要的，但如果降低过度会影响脑的灌注，而使脑组织缺血、缺氧，且如果出现血压“反跳”会再发出血，故此时应把血压控制在适当的范围。一般认为应稳定在20～21/12～13kPa（150～160/90～100mmHg），当然还应参考患者平时的基础血压及年龄等具体情况而定。

脑出血或蛛网膜下腔出血发生后，对于持续性高血压需用胃肠道外的方法给予降压药；反之，如认为高血压系颅内压增高引起，应首先降颅压。

急性期，绝对卧床，保持安静2～4周是必要的，它可预防因某些过度用力和情绪激动而出现的颅内压和血压升高。

（三）控制脑水肿、降低颅内压

1. 脱水剂的应用　由于出血性中风发病急骤，大多数出现不同程度的脑水肿、颅内高压症，直至意识障碍。因此从20世纪60年代以来，脱水剂一直被临床医师用于控制脑水肿，降低颅内压，直至目前仍大量用于临床。

几十年来，脱水剂的研究主要在于筛选合适的药物及掌握应用指征及用量。目前主要应用的脱水剂是甘露醇。注射后2～3h作用达高峰，其作用可持久地维持6h左右。由于它不进入细胞内，只分布于细胞外，一般认为，脱水后水肿的“反跳现象”很轻。

2. 激素的应用　肾上腺糖皮质激素在20世纪60年代就用于脑出血的抗水肿治疗。根据目前的研究结果，认为皮质激素有以下几个方面的作用：①减少脑脊液的生成，从而有利于脑水肿的消散；②减少毛细血管的通透性，保护血脑屏障，改善毛细血管神经胶质细胞离子交换，减轻脑水肿的发生和发展；③通过抑制丘脑下垂体后叶分泌抗利尿激素，影响肾小球的吸收，增加肾血流量和肾小球滤过率等机制，产生利尿作用；④增加脑细胞的稳定性。尚具有非特异性抗氧化作用，防止脑细胞磷脂游离基反应，提高脑细胞抗水肿能力，并增加对出血刺激的耐受性，保护脑细胞。

但持怀疑态度者认为：脑出血患者多数由高血压、动脉粥样硬化所引起，并有出血存在，使用激素不利于局部破裂血管的修复，加上脑出血常合并感染、消化道出血等情况，这些都是用激素治疗不利的情况。

3. 利尿剂　目前，在治疗颅内高压症时，常常配合利尿剂以加强脱水剂的作用，且可作为甘露醇的替代剂以减轻甘露醇的不良反应。

综上所述，脑水肿、颅内高压在出血性中风患者中普遍存在，因为脑水肿常导致不良后果，多数学者主张及时运用脱水剂及激素。

（四）细胞活化剂

理论上讲，细胞色素C与辅酶A均为细胞呼吸激活剂，对组织氧化、还原有催化作用，在细胞呼吸过程中起着重要作用，但临床上使用效果一般。

（五）外科治疗

1. 脑内血肿　对于幕上性血肿，有关施行外科手术的适应证还没有统一的定论。普遍一致认为：对于伴有半球移位和幕疝形成的脑叶内大血肿患者应该紧急施行开颅手术，以便清除血肿。对于半球无移位的深部中心型血肿的治疗，目前仍没有确切的结论。多数作者认为，对于这种血肿最好是保守治疗。位于优势半球中心的大血肿患者，其任何内科或外科疗法都不能改善临床后果。

近年来，关于小脑血肿的治疗意见已有改变。对于有脑干压迫体征和昏迷的急性患者，则需要紧急外科手术治疗，在这些患者中，其最终的良好结局不多见。由于 CT 的应用，其渐进性小脑血肿并不罕见。对于这些患者，随着逐渐恶化之后，可能还存在着一个早期的暴发性发作。在没有脑积水或脑干受压的情况下，应用保守疗法可以很好地治疗这些患者。可是当有脑积水时，通常主张进行外科手术清除血肿，以解除压迫体征和促进健康。

目前，关于脑干血肿的治疗仍是可选择的，或是保守治疗或是外科手术治疗。许多研究已经证实：随着开颅手术或趋实体性破出，其患者的临床情况可有明显的恢复。但是，通过保守疗法能否也会产生与外科手术治疗相同的结果，还有待于进一步研究。

2. 蛛网膜下腔出血 有 5% ~10% 的中风为蛛网膜下腔出血（SAH）。其两个主要原因是动脉瘤和动静脉畸形。

（1）动脉瘤性 SAH 患者手术及时机选择：一致认为，颅内动脉瘤性 SAH 患者的外科手术，其危险性与患者当时的病情密切相关。为此，世界卫生组织推荐了一个对 SAH 进行分类的方法，以确定是否手术。

由于外科技术、麻醉和患者管理方面的改善，在Ⅰ、Ⅱ和Ⅲ级患者中（尤其是Ⅲ级），其外科手术死亡率与自然死亡率相比较，已有明显下降。在Ⅴ级患者中，关于外科手术改善的证据，不能令人满意，因为这型患者很少进行外科手术（表 10-1）。

表 10-1 对颅内动脉瘤患者按照手术的危险性而定的分类法

类别（等级）	标准
Ⅰ	没有症状或轻微头痛，轻度颈强直
Ⅱ	中度到重度头痛；颈强直；除了颅神经麻痹外，没有神经学障碍
Ⅲ	嗜睡，精神错乱或轻度局灶性神经机能障碍
Ⅳ	昏迷；中度到重度半身瘫痪；早期可疑有去脑强直，自主神经失调
Ⅴ	深昏迷；去脑强直；垂死的表现

假如确定了 SAH 的动脉瘤位置和出血情况，就产生了选择手术的时机问题。SAH 后的早期，对于Ⅵ级或Ⅴ级患者不应该进行外科手术，但有颅内血肿危及生命时除外，在这种情况下，经谨慎的钻锥破洞清除凝血块，可以改善患者的病情，可以保证患者的病情稳定而允许以后进行外科手术。可是，单有一个颅内血肿是不需要立即清除的。因为改变颅内压可以诱发动脉瘤的进一步破裂。假如颅内血肿没有危及生命，而且病情出现好转，最好把单纯的血肿留下来。中度体积的血肿存在，可以促进在外科手术时了解动脉瘤的情况，并可以使全部手术过程容易完成。对于Ⅴ级患者都不宜进行外科手术，除非血肿危及生命时。只有在经过慎重考虑之后，才在第 1 周后进行外科手术。对于 60 岁以上的Ⅴ级患者，大概最好是保守治疗而不施行外科手术。

对于Ⅰ级或Ⅱ级患者，推迟手术是没有理由的，因为这种患者若有复发出血的话，其病情会越来越坏。对于病情稳定超过 48h 的Ⅰ级患者，或体征有改善的Ⅱ级患者，一旦安排就绪，即应马上进行手术。对于Ⅲ级患者，如有非常明显的颈部强直、脑脊液中有大量的血细胞或 CT 扫描观察到大量出血时，都应该推迟手术。因为，这些患者与其他患者相比，容易发生手术后的广泛性血管痉挛。

以前，应用颈内动脉结扎法，该法有许多缺点和不便，现已应用或正在研究的其他技术包括：①在颅骨切开术时，进行探索性注射，即通过一个特殊装置注射短而硬的毛发，特别是在治疗非常大的动脉瘤时；②通过一根细的铜制针施行动脉瘤内缝术；③通过注射铁屑使得动脉瘤的管腔闭合，再由一块磁体来保持位置；④血管气球堵塞；⑤趋实体性剪断血管。但是，所有这些方法，没有一项能得到公认，而且对于巨大的动脉瘤施行持久性闭塞是不可靠的。目前，临床上推行的是血管内弹簧圈栓塞及显微外科手术夹闭等方法。

（2）动静脉畸形所致SAH的外科治疗：目前，尽管还没有结论性资料证明，动静脉畸形所致SAH的外科手术治疗的死亡率，要比自然再出血的死亡率低，但已有几项大规模的试验提示了这个结果。当然，这并不意味着动静脉畸形所致SAH表现之后，施行动静脉畸形完全切除术是最良好的治疗方法。相反，在动静脉畸形附近的重要血管，广泛的供血动脉由重要动脉（如大脑中动脉）直接进入动静脉畸形之中，手术有一定的危险性，甚至伴有公认的死亡率。值得提出的是，仔细的血管造影可以证实，幕下病变者，其动静脉畸形可以完全是脑外的，而且在显微镜下细心解剖是可以切除的。

一般说来，对于无症状的动静脉畸形，或是偶尔发作惊厥症状的患者，不施行外科手术是明智的，通过抗惊厥药物的治疗足以控制症状的发作。另外，对于SAH患者，也应考虑到他们出现的外科特征性情况，如果需要手术，应充分给予麻醉，并细心地操作。

最近，人们已采用趋实体技术的热凝固术，或是通过冷冻外科使损害部分的管腔闭合之后，再施行手术切除。

总之，是否手术取决于病变的部位、大小和供应畸形的血管。病变位于非优势侧大脑半球的额叶或颞叶区域者是外科的最好对象。

以上对现代医学治疗中风进行了回顾和分析，不难看出，尽管取得了一定的成绩，但在治疗方面至今仍未获得突破性进展。缺血性中风的治疗疑问更多。许多治疗都带有经验性、试验性，因此中风的治疗方法仍需进行探寻。

中风患者并发症是死亡的重要原因之一，因而，在治疗中风时重视并发症的预防和治疗亦不可等闲视之，在此并发症的处理不作论述，将在另篇专题论述。另外，缺血性中风的某些治疗方法，也可用于出血性中风的急性期和稳定期；缺血性中风出现颅内高压症亦可参照出血性中风的降颅压方法，这些方法，读者可相互参照，文中不作重复赘述。

三、脑卒中血管内介入治疗

随着医学的不断发展，数字减影血管造影（DSA）也逐渐成为诊断缺血性脑血管病的新型手段，其对人体无创伤，能够精确检测出脑血管动脉狭窄处。DSA采用导管未介入材料，碘水为对比剂，将对比剂注入目标血管中，随着血液的循环，对比剂流动于目标血管中，然后通过计算机就可以获得血管各个时期的DSA图像。根据DSA图像可以清晰地观察到脑血管的形态，依据血液在血管内的流动力学可以获取血管的狭窄部位，提供全面的精确的脑血管解剖信息，因此DSA是诊断颅内外血管狭窄的金标准，其具有高诊断准确性，为后期介入治疗提供了指导作用。

介入治疗技术具有微创性、可重复性、定位准确、疗效高、见效快、并发症少、多种技术联合应用简便易行等优点。随着血管内导管技术的发展，将介入技术应用于脑血管病的预防和治疗成为临床研究的一个热点。目前已经开展的介入技术包括经导管选择性动脉内溶栓术、颈动脉狭窄血管成形和支架置入术、静脉血栓血管内溶栓术、颅内外动脉瘤弹簧圈填塞术等。这些介入手术由于创伤小、不需全身麻醉、并发症少等优点而成为治疗脑动脉狭窄等疾病的一个新选择。其中，颈动脉狭窄动脉成形和支架置入术的有效性和安全性已经为大样本多中心随机双盲对照研究所证实（循证医学Ⅰ级证据）。Sapphire的研究结果表明，在手术高危人群，动脉支架置入术与内膜剥脱术短期（30日）降低死亡率和缺血性心脑血管事件发生率的作用相当；而远期（一年）效果优于内膜剥脱术。

1. 治疗途径

（1）经动脉内途径：可供选择的穿刺动脉有双侧的股动脉、桡动脉和颈动脉。

（2）经静脉内途径：穿刺部位可选择双侧的股静脉、锁骨下静脉和颈静脉。

（3）局部直接穿刺：常根据病灶的局部，选择最近的距离穿刺。如颌面部、咽部血管瘤的直接穿刺，以及开颅术中对海绵窦区的大型海绵状血管瘤的瘤体内直接穿刺栓塞。

2. 诊断和治疗的内容

脑和脊髓的血管病大致可分为两大类：即出血性血管病和闭塞性血管病。该分类决定了介入血管内治疗的目的，即对出血性病灶进行封堵、栓塞，对闭塞性病变做溶栓、疏通和血管成形。

3. 应用材料简介

（1）基础类：主要用于非超选择的、较为粗大的血管内。有不同种类的导管鞘。穿刺针、三通、造影管、导引导管、加压输液装置、普通导丝和“Y”形阀等各种型号的接头。

（2）微导管系列：适合于超选择治疗的应用。包括漂浮导管、微导丝和由微导丝辅助的各种品牌的微导管。

（3）血管内支架

1）自膨式支架：主要用于较大血管，如颈动脉、锁骨下动脉和脑静脉窦等部位，常用的有Wallstent、Precise、Protégé 等支架。解脱时依靠特殊编织结构自动膨胀而达到支撑状态。

2）管状支架：用于颅内下动脉、颈内动脉颅底段、椎动脉等。其原理是将微金属管经激光雕刻后，预装在微球囊表面。释放时将预装球囊按照需要压力充盈，同时支架膨起支撑血管，稳定后泄掉球囊并将其撤出。

由于解剖关系，颈内动脉或椎动脉在通过颅底的过程中，走行迂曲，尤其在颈内动脉的虹吸部成角小于90°，或患者合并有严重的动脉硬化，使得输送微支架会变得非常困难。鉴于目前尚无专用的颅内支架，推荐使用 ARTHOS pico 和 Biodivysio PC 等小支架，最小直径为 2 mm，该支架的特点为预装直径细，可通过 5F 的导引导管。支架较软，属低压球扩式管状支架，膨胀压力为 607.8 ~ 810.4kPa（6 ~ 8atm）。比较目前所有的冠状动脉支架，这两种支架是最容易进入颅内动脉，行血管内成形术成功率最高的支架（1atm = 101.3kPa）。

3）覆膜支架：在支架外有外包膜的 Wallgraft 覆膜支架，常用于颈段血管以下较为粗大的动脉瘤和假性动脉瘤的载瘤动脉成形和动脉瘤孤立治疗。

4）微自膨式支架：由 Boston 公司推出的专用于颅内宽径动脉瘤辅助栓塞的微自膨式支架。

（4）扩张球囊：可用于不同直径血管的、起扩张动脉或静脉作用的不可脱式球囊，直径 2 ~ 6mm 不等。常用于颅内小动脉狭窄扩张时，推荐 Boston 公司的 MAVERICK 系列扩张球囊，符合较柔软、低压扩张的特点，而用于颅外较粗大的颈动脉或椎动脉狭窄扩张时，应用 Boston 和 Cordis 的外周扩张球囊都有很好的临床效果。

（5）栓塞材料

1）液态栓塞剂：液态胶（α-氰基丙烯酸正丁酯，NBCA）。

2）固态栓塞剂：颗粒栓塞剂（聚乙烯醇）、明胶海绵。

3）螺旋圈：纤毛合金圈、液冲螺旋圈、电解微螺旋圈、水解螺旋圈，以及有生物涂层膜覆盖的微螺旋圈等。

4）可脱球囊：乳胶球囊、硅胶球囊。

（6）其他辅助材料：血管内支架成形中的保护装置，如 Filter Wire，Angioguard，Spider，电解熔断器（power set）；动脉穿刺点的封堵或微缝合装置（angio-seal，perclose）。

（7）常用导管材料的长度/直径计量单位：一般采用法制标准“French gauge”，简称为 F. 1F =

0.33mm（0.013 英寸）。

（8）常用压力单位：1bar≈1atm≈14.5psi；1psi≈0.07bar≈0.07atm；1kPa=102mmH_2O；1atm=101.3kPa。

4. 脑动静脉畸形的介入栓塞治疗　脑动静脉畸形（AVM）是在胚胎三四周时，脑血管发育过程受到阻碍，动静脉之间直接交通而形成的先天性疾病。主要临床表现为出血、癫痫、头痛、进行性肢体功能障碍，与其病理结构和血液动力学变化密切相关。AVM 主要包括供血动脉、畸形血管团和引流静脉三部分，其血液动力学改变为：①低动脉流入压；②高静脉流出压；③血液分布异常；④盗流现象；⑤正常脑灌注不足；⑥正常脑血管自动调节功能受损。

AVM 的治疗主要有三种方式：介入栓塞治疗、手术切除和放射治疗。介入栓塞可完全治愈 1～2支供血的 AVM，对于多支供血、复杂的 AVM，手术前行栓塞治疗尽可能多地闭塞瘘口和供血动脉，可缩小病灶，减少血流，可降低外科手术的风险性，减少术中出血和术后并发症的发生。

目前，多数学者认为液体栓塞剂是栓塞治疗 AVM 的首选治疗材料，Onyx 胶是最新型液体栓塞材料，具有非黏附性、弥散好、组织渗透能力强、栓塞效果好、再通机会少的优点。应用 Onyx 胶栓塞 AVM 时，首先应造影了解 AVM 供血动脉多少、深度、管径大小和供血方式，然后选择单一、粗大、终末型供血的供血动脉进行栓塞。术中微导管应尽量插入畸形血管团内，缓慢注射，使 Onyx 胶在畸形血管团内均匀弥散，只栓塞畸形血管团而保留供血动脉，同时密切观察 Onyx 胶有无反流，当出现反流时快速撤出微导管。经导引导管造影观察栓塞效果，栓塞满意则拔管结束手术。

5. 介入治疗短暂性脑缺血发作　脑血管造影是诊断血管狭窄性 TIA 的金标准，对于一些严重的或频繁发作的 TIA，应积极进行脑血管造影检查，以便早期发现脑血管狭窄，对存在介入指征的患者可进一步行血管成形术治疗。

血管成形术的适应证为：①血管造影显示血管狭窄>70%；②临床症状与血栓造影显示的病变部位一致；③药物治疗失败；④具有多种疾病的共同致残率，如伴有不稳定心绞痛；⑤颈动脉内膜切除术后再狭窄者；⑥长段狭窄。

血管成形术疗效：文献报道，血管成形术后平均随访 31.3 个月，扩张过的血管供血区年脑卒中发病率为 3.8%。全脑卒中年发生率为 5.75%，而显著狭窄的脑动脉，单纯用药物治疗，其供血区年脑卒中的发生率，前循环为 13%，后循环为 26%。

6. 介入治疗蛛网膜下腔出血　蛛网膜下腔出血（SAH）是指血液流入蛛网膜下腔的一种临床综合征，包括外伤性和自发性两种。外伤引起者称外伤性 SAH，自发性 SAH 又可分为继发性和原发性两种。临床上一般指的都是原发性 SAH，自发性 SAH 常见的原因是颅内动脉瘤破裂、脑血管畸形、烟雾病、血管硬化等，其中颅内动脉瘤破裂占 50%～70%。

蛛网膜下腔出血表现为突起剧烈头痛、呕吐，并可出现意识障碍及肢体活动障碍等。

脑血管造影明确 SAH 的病因，发现动脉瘤者可同时进行介入栓塞治疗或为下一步的治疗奠定基础：目前，手术夹闭仍是颅内动脉瘤的首选治疗方法，但创伤大，手术风险高，部分患者会遗留永久性神经功能障碍或认知障碍，且许多患者全身状况差或动脉瘤体积过大、位置深在不适宜手术，存在手术禁忌。介入栓塞治疗颅内动脉瘤，主要是利用填充物的占位使动脉瘤腔闭塞，并保留载瘤动脉的通畅达到解剖治愈，可达到外科手术夹闭同样的效果，且其创伤小、安全可靠、术后恢复快、成功率高，同时有效预防手术后的脑血管栓塞缺血等特点，已成为国内许多大型医疗机构治疗动脉瘤的首选方案，其中微弹簧圈栓塞术是最常用的治疗方法。

微弹簧圈栓塞术是利用金属微弹簧圈的柔软性、可复性，使其在动脉瘤内盘曲、填塞瘤腔，弹簧圈周围产生血栓，增加瘤腔闭塞效果，并保持载瘤动脉通畅，达到解剖治愈。微弹簧圈栓塞治疗要求尽可能致密填塞动脉瘤腔，疏松填塞者，在瘤腔的血流直接受力侧，可造成动脉瘤再开放。宽颈或巨大动脉瘤，栓塞效果往往不满意，术前完整评价动脉瘤的形态、大小、瘤/颈比及与周围血管的关系，有助于栓塞方案的选择，提高闭塞率。瘤颈>4mm、瘤/颈比<2 应视为瘤腔栓塞术的相对禁忌证，此类动脉瘤宜采用支架结合微弹簧圈栓塞，但同时增加了手术难度和费用。

自发性蛛网膜下腔出血做 DSA 和介入治疗的时间选择目前尚未统一，多数学者主张越早越好，主要是避免再出血加重病情危及生命。SAH 后再出血任何时间都可能发生，一般认为初次出血后 2 周内的再出血率约为 20%，颅内动脉瘤初次出血以后 24h 内再出血率最高，为 41%，以后每日下降，至第 14d 降至 19%，因此栓塞治疗应越早越好。早期开颅手术与出血有着一样的风险，而血管内栓塞治疗则在防止再出血的同时几乎不增加任何风险。如患者一般状态允许，出血后当天至 3d 内对动脉瘤进行干预治疗较为理想。

介入栓塞治疗最常见的并发症是与操作过程有关的脑血管痉挛、脑梗死。其原因多为：手术中动脉硬化，导管、导丝反复刺激致血管痉挛。动脉瘤内有血栓，可脱性弹簧圈在瘤内盘绕后解脱时，可致弹簧圈转动或变位造成瘤内血栓脱落逸出动脉瘤栓塞正常血管。另一严重并发症是动脉瘤破裂，因此要求术前充分了解动脉瘤的个数、瘤体的大小及瘤颈的宽窄，动脉瘤的形状及方向。选择合适的导丝，术中操作轻柔，避免导丝忽上忽下，用力过猛，减少并发症。术前尼莫通化，术中滴注尼莫地平，常可预防脑血管痉挛。

7. 机械性取栓术 机械装置取栓（mechanical embolectomy device）治疗方法作为缺血性脑卒中治疗的一种选择受到了越来越多的关注，尤其在美国 FDA 批准支持 Merci 取栓器用于急性缺血性脑卒中患者后。近年来，机械取栓方法主要有：血管内取栓、吸栓、机械碎栓、血栓截留及最新的支架样取栓。目前上市的取栓装置主要有三种。现就机械装置取栓治疗急性缺血性脑卒中做一介绍（图 10-1、图 10-2）。

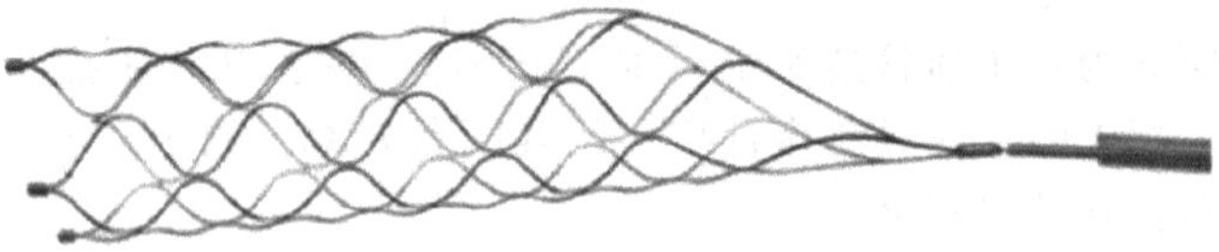

图 10-1 机械取栓装置 Solitaire AB

（1）适应证：适用于机械取栓方法的患者必须满足下列条件。包括：①有急性脑栓塞症状，美国国立卫生研究院卒中量表评分（National Institutes of Health StrokeScale，NIHSS）得分 ≥ 8，CT 排除颅内出血。②发病后 3 ~ 8 h 时间窗内，或 0 ~ 3 h 时间窗内而有静脉内 rt-PA 禁忌证者。③脑血管造影后，在可治疗的血管内有阻塞。可治疗的血管包括颅内椎动脉、基底动脉、颅内颈动脉（intracranial carotid artery，ICA）、ICA 分叉（ICA-T）、大脑中动脉（middle cerebralartery，MCA）、MCA 第一段（M1）、MCA 第二段（M2）。

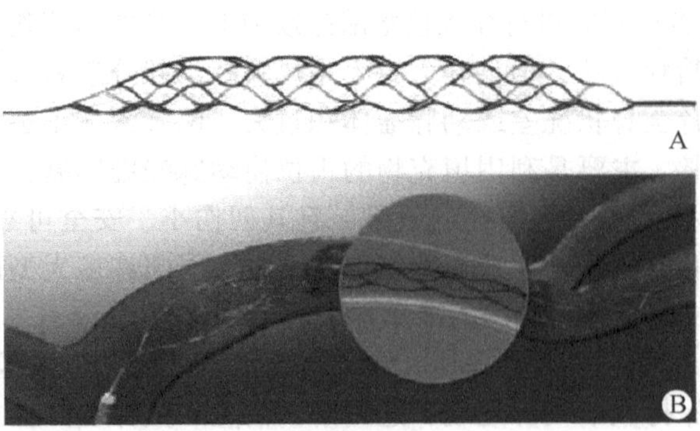

图 10-2 机械取栓装置 TREVO（A）及取栓过程（B）

（2）禁忌证：①严重肝肾功能疾患；②血糖<2. 8 mmol/L；③已知有出血素质或凝血因子缺陷患者；④APTT>2 倍正常值，血小板计数<30 ×10^6/L；⑤有对比剂过敏史；⑥不可控制的高血压：收缩压持续>185 mm Hg 或舒张压持续>110 mm Hg；⑦CT 扫描显示有明显占位效应；⑧靶血管近端狭窄>50%。

（3）优势

1）显著提高血管再通率，改善预后 MERCI。成功的血管再通与良好的预后

（90d，mRS ≤ 2）密切相关。不少学者认为，血管再通完全可以作为一项替代终点指标。Katz 对 33 项共 1049 例患者做回顾分析表明，血管再通使最终良好的临床转归的概率增加了 4.5 倍。

2）降低脑出血转化的发生率。由于机械取栓过程中没有或较少使用溶栓药物，从而避免或大大减少了因溶栓药物而引起的脑出血。另外机械取栓并未增加脑出血的发生率。

3）缩短了再通过程，从而为可逆的缺血脑组织争取了更多的时间。机械取栓装置能够使得血栓块迅速取出，一般不超过 1 h。González 等研究中取栓时间平均为 50 min，Asakura 等对 104 例患者治疗过程中，51% 在 30 min 内获得部分或完全再通。而药物溶栓获得再通整个过程则不少于 1 h。

4）延长了治疗时间窗，从而能够使得更多患者受益。尽管静脉溶栓和动脉溶栓已经显示能够改善患者的临床结果，但由于严格的时间窗及一些禁忌证的限制，即使在欧美发达国家，也只有不到 5% 的脑卒中患者能够得到溶栓治疗。机械取栓治疗使得这一时间窗延长到 8 h，而且不少学者认为只要磁共振显示存在较大的缺血半暗带，就应尽量进行治疗。鉴于以上几点优势，众多学者认为对于不适合静脉内 rt-PA 溶栓或作为溶栓失败的急性缺血性卒中患者，机械取栓有效、安全。Chopko 等在 2000 年就报道了用圈套样取栓器从大脑中动脉取栓病例。Imai 等也报道了用篮网状取栓器及 PDs 成功取栓的病例。Saver 认为，无论从技术上，还是从临床效果上看，Merci 取栓器都非常可靠。

（4）效果：机械取栓的主要目标是快速而安全的恢复血管再通，从而挽救缺血的脑组织，改善患者的临床转归。在发达国家，对不适合 rt-PA 静脉溶栓和发病超过 3 h 或溶栓失败的患者，机械取栓作为一种治疗方法已取得了较为令人满意的效果。

在 MERCI 试验组 2005 年公布的结果中，整个试验中共有 151 例患者符合条件入选，获得完全再通和部分再通率为 46%（69/151），在单纯使用 Merci 取栓器的患者中则获得了 48%（68/141）的再通率。这一结果显著高于急性脑血栓栓塞 Prolyse（prolyse in acute cerebral thromboembolism Ⅱ，PROACT Ⅱ）试验中的对照组（只给予肝素治疗，血管再通率为 18%，$P<0.01$）。在再通患者中有 46% 取得良好的预后，而在没有再通的患者当中只有 10%（$P<0.01$）。症状性脑出血（intracranialhemorrhage，ICH）发生率为 7.8%（11/141），与 PROACT Ⅱ（10%）及 IMS（6.3%）试验组的结果相当。90 d 总病死率为 44%，再通与未再通患者分别为 31.8% 和 54.2%，明显高于之前的其他急性脑卒中试验结果，但试验组认为这与入选此试验患者的病情严重程度有密切关系。在 Multi-MERCI PART Ⅰ 试验结果中，111 例患者中有 30 例（27%）在取栓之前已经使用了静脉内 rt-PA 溶栓治疗，单独使用取栓装置获得血管再通率为 54%（60/111），再辅以动脉内 rt-PA 溶栓治疗再通率则达到 77%。ICH 发生率为 9.0%（10/111）。这也表明，在静脉 rt-PA 溶栓后进行机械取栓同样是安全的，而且再通率要比 MERCI 试验高。

（5）存在的问题：尽管机械取栓的效果已得到众多学者的肯定，但仍然存在较多的问题，以及需进一步研究论证的问题。首先，由于受到专业人员及设备条件的限制，目前也只能在较大医疗中心得以开展。其次，相对于静脉、动脉及动静脉联合溶栓的患者，机械取栓的患者也面临着较高的额外并发症的风险，诸如穿孔、夹层分离、再栓塞、腹股沟出血及装置折断等操作相关的并发症。此外，在以往试验中，机械取栓面临着较高的病死率，因此有学者质疑其可靠性，而且认为与其他溶栓方法相比较，血管再通率并没有真正增加。当然，这与试验组的患者病情严重程度有密切关系，但安全性问题需进一步试验分析。

8. 血管内成形术和支架植入术治疗症状性颅内动脉狭窄　病例选择频发短暂性脑缺血发作（TIA）患者，因局灶性脑或视网膜造成短暂性神经功能缺损，一般发病时间<1h，并具有神经定位体征；脑梗死急性发作后≥15d；灌注成像（PWI）伪彩图显示低灌注缺血部位与全脑血管造影检查责任狭窄血管供血区域一致；血管狭窄率达 50% ~95%。排除以下情况：大脑中动脉 M1 段

穿支动脉丰富；颅内动脉狭窄段明显成角且<110°；动脉血管重度狭窄达99%及心肾功能障碍、消化系统溃疡和血管炎性反应活动期。

9. 动脉溶栓 动脉溶栓是指通过微导管技术直接将溶栓药物注射于血栓内部，溶解血栓，以达到血管再通的治疗方法。由于局部用药浓度较高，因此，可以增加再通率、减少用药量，并减少对全身的影响。动脉溶栓的随机多中心对照研究（包括PROACTⅠ、PROACTⅡ和MELT研究），为针对发病6h内的大脑中动脉闭塞患者，采用尿激酶原或尿激酶的动脉溶栓研究。结果表明，动脉溶栓可以增加血管再通率，改善患者预后。虽增加颅内出血的风险，但不增加病死率。Lee等对大血管闭塞动脉溶栓的Meta分析结果发现，动脉溶栓组与对照组比较，有效率（mRS 0～2分）为43%和28%，良好恢复率（mRS 0～1分）为31%和18%，血管再通率为65%和18%，颅内出血率为9%和2%，病死率为21%和24%。以上研究虽显示动脉溶栓的有效性和安全性。但选择的药物为尿激酶及尿激酶原，对照多为肝素或普通治疗，未与rt-PA静脉溶栓对照研究。而尿激酶及尿激酶原未获美国食品与药物管理局批准已较少应用，虽然很多研究中心开展了rt-PA的动脉溶栓，但缺乏多中心对照研究。因此rt-PA动脉溶栓也未通过美国食品与药物管理局认证，美国《2013急性脑卒中诊疗指南》推荐：动脉溶栓可以用于仔细选择的患者，这些患者有大脑中动脉闭塞引起的严重脑卒中，病程<6h，某些方面不适于静脉rt-PA治疗（Ⅰ级推荐，B级证据）。如同静脉溶栓那样，动脉溶栓从症状出现到再灌注的时间越短，临床结局越好。因此，应当尽量减少用药前的时间延迟（Ⅰ级推荐，B级证据）。

动静脉联合溶栓结合了静脉溶栓的快速和动脉溶栓的直接，是一项合理的设计。很多研究证实了动静脉联合溶栓的可行性、安全性和有效性。其方法既包括先静脉后动脉的联合（bridging）技术，也包括先动脉后静脉的反转联合（reversed bridging）技术，其血管再通率都远优于任何单一的溶栓方法。IMS Ⅰ研究结果显示，动静脉联合溶栓疗效优于NINDS研究的未溶栓对照组，但在预后、颅内出血和病死率方面与NINDS静脉溶栓组比较无显著差异。IMS Ⅱ研究显示，在动脉内注射药物过程中增加了超声辅助的环节，结果发现再通率（60%）更高，在有效率及病死率方面优于NINDS溶栓组和动静脉联合溶栓的研究为进一步的静脉溶栓联合血管内机械取栓治疗打下了基础。

10. 神经介入常见并发症 第一，血栓形成。研究数据中有患者出现血栓形成并发症，血栓形成属于神经介入治疗中特别常见的并发症。导致这一疾病出现的原因主要有两种：其一为引导导管滴注不通畅；其二为微导管滴注不通畅。一旦患者出现血栓形成并发症，相关人员应立即对其进行接触性溶解，处理方法为通过微导管将60万单位尿激酶注入患者体内；第二，脑血管痉挛。神经介入治疗过程中，脑血管痉挛这一并发症之所以出现最主要的原因是由于介入材料对血管壁形成了机械刺激造成的，经研究其诱病因素为导管刺激血管壁引发的。所以医务人员在进行神经介入治疗时，理应尽可能地减少导丝对于颈内脉颅内段的刺激。脑血管痉挛的处理措施为首先让患者安静下来，同时采取相关措施使患者血压下降，血管扩张，再使用引导导管将罂粟碱等解痉挛药物输入到患者体内。由于脑血管痉挛一般都是暂时性的，因此当患者出现脑血管痉挛并发症时，我们通常应暂停神经介入治疗；第三，微导管到位失败。研究数据中1位患者出现了微导管到位失败并发症，其出现原因是患者血管迂曲、细长。为了降低这一并发症的发生概率，医务人员在进行神经介入治疗前理应对患者的血管走向进行详细且准确的评估，同时做出有效的处理。选择更为恰当的引导导管也是降低微导管到位失败这一并发症出现的解决方法之一；第四，弹簧圈移位。研究数据中有2位患者出现弹簧圈移位的并发症。弹簧圈移位也是神经介入治疗中出现较多的一种并发症。或许是因为栓塞过程中弹簧圈的长短及位置不合适才导致这一并发症的出现的。针对移位的弹簧圈，我们理应将其用导管取出来。对于那些解旋后过长的弹簧圈，我们通常应该采取的措施为把弹簧圈残端送到患者的颈外端处，同时再进行抗凝治疗。在进行神经介入治疗研究的过程中，我们总结了这样一点：为避免神经介入治疗过程中由于反复推拉所导致的弹簧圈移位情况的出现，相关医务人员理应加强经验积累，同时还应该尽量选择那些比较合适的弹簧圈。为降低神经介入并发症发生概率，医务操作人员理应熟练掌握神经介入治疗的操作技术，严格遵守神经介入治疗的操作规程，同时还应正确了解手术适应症。针对手术中出现的常见并发症进行及时且有效的处理。

11. 神经介入并发症的预防　其主要应做到以下几点：①清洗各血管开口部，避开病变血管，以缩短操作时间；②确保脑血管造影的完整性；③造影时正确使用生理盐水及肝素化，避免造成血栓形成；④整个操作过程需轻柔，避免损失血管。血管造影检查在脑血管疾病的临床诊断和介入治疗中起着重要的应用价值，能够为脑血管疾病的诊断提供重要依据，并辅助完成患者的介入治疗，值得在临床中进行推广。

四、脑卒中的康复

使中风患者得到康复是医学和社会的需要。中风的后遗症表现为神经机能障碍，识别障碍和行为障碍。这些障碍能够导致很大程度的身体致残和社会问题。康复的目的在于，参与和促进功能损害的恢复。反复训练和练习有助于致残者较好地运用个人能力的技能，增强日常生活活动的能力。但是，由于系统的康复疗法比较昂贵，所以选择康复疗法对于集中康复具有极端的重要性。这种选择是根据下述三组患者多种功能恢复的预后而定的：①不需要康复疗法就能够自发地恢复健康的患者；②只有通过集中康复治疗才能满意恢复的患者；③不管采用哪种类型的康复疗法，其功能都不容易恢复的患者。目前认为，康复疗法适用于上述第二组患者。对于康复疗法所选择的患者和所用的方法也必须考虑到禁忌证，如严重的全身性疾病（失代偿性心功能不全、心绞痛、急性肾功能不全、风湿病的活动期等）和严重的智力障碍。

康复疗法的基本原则是：①仔细地选择患者；②早期开始；③全身进行；④分阶段进行；⑤包括各种类型的专门康复治疗和各种功能障碍的恢复方法。

早期进行康复（如被动的肢体沽动）特别重要。鼓励患者早期活动对于预防血栓栓塞和肺功脉并发症是很重要的。

关于康复疗法的持续时间问题，在各位权威之间没有取得一致的意见。一般说来，功能的逐步恢复期，可以持续 3 个月 ~2 年。经验表明：麻痹肢体的运动功能和散步能力进一步改善的可能性，在 6 个月之后逐渐减少；而说话、家务和工作的技能则明显改善；步态平稳（当中风后发生共济失调时）可持续达到 2 年。因而，仔细监护患者的进步，是决定是否停止康复治疗的最可靠的判断指标。

康复疗法是针对固定的缺陷和遗留的功能损害，所进行的广泛性治疗措施。对于运动性障碍康复疗法包括：运动疗法（即体操疗法、训练散步）、生物反馈和神经及肌肉系统的电刺激。关于减轻痉挛状态的治疗方法包括：肌肉松弛法、与穴位按摩和自体训练相协同的选择性体操疗法、冷冻疗法、热疗法、确定位置疗法、乙醇普鲁卡因阻滞痉挛肌肉区及针刺疗法。麻痹肢体关节痛的治疗包括：热疗法，按摩和缓解疼痛的电击疗法。

心理疗法在康复疗法中是重要的。因为中风患者可出现各种各样的行为障碍。淡漠、抑郁症、对治疗漠不关心或反对治疗、早期的神经机能病等都需要进行治疗。

第十一章　醒脑开窍针刺法组方及临床规范

第一节　醒脑开窍针刺法组方及操作

醒脑开窍针刺法之所以有效的重要原因之一，是其有严格的组方原则，尤其在操作上有着特殊的规定。临床上应用中主穴是最为重要的，起到醒神开窍、通调元神的主要功效，也是醒脑开窍针刺法区别于传统针刺法的核心之一，临床上将醒脑开窍针刺法主穴分为两个组方，分别用于脑卒中的不同临床阶段。下面分别作以介绍。

在长期大量的脑卒中临床工作中，我们发现如果每日针刺内关、人中穴时间过久，随着病情的好转，患者意识、运动及感觉功能的恢复，有些患者因为疼痛而拒绝再继续针刺内关、人中穴，同时如果针刺次数过多，上述两穴的局部皮肤、肌肉组织增生，局部变红变硬，更加重针刺时的疼痛，也影响施针。于是石学敏教授又提出醒脑开窍的第二组主穴，主要作为主穴之方Ⅰ的替换穴位使用。

因此，醒脑开窍针刺法规定：脑卒中发生后任何时期（包括：中风先兆、中经络、中脏腑、急性期、恢复期和后遗症），只要没有系统地接受正规醒脑开窍针刺治疗的患者，开始治疗的前3d均必须使用醒脑开窍针刺法主穴之方Ⅰ。主穴之方Ⅰ的醒神开窍、通调元神的作用比主穴之方Ⅱ作用强，3d以后如果患者意识障碍尚未解除，主穴之方Ⅰ应该继续应用；如果意识障碍解除，但主动运动尚未出现，则主穴之方Ⅰ和主穴之方Ⅱ可以交替使用；如果意识障碍解除，主动运动出现，仅是力量不足或精细动作差，可以用主穴之方Ⅱ代替主穴之方Ⅰ。比较而言，主穴之方Ⅱ更多用于中风的恢复期、后遗症期及非器质性的心悸、疼痛、遗尿、阳痿及遗精等证。

一、醒脑开窍针刺法主穴之方Ⅰ

（一）腧穴组成

（1）双侧内关（PC6手厥阴心包经）。

（2）人中（Du26，督脉）。

（3）患侧三阴交（SP6，足太阴脾经）。

（二）规范操作

1. 先刺双侧内关　内关位于腕横纹中点直上2寸，两筋间，直刺0.5～1.0寸，采用提插捻转结合的泻法。内关穴捻转法，采用作用力方向的捻转泻法，即左侧逆时针捻转用力，自然退回；右侧顺时针捻转用力，自然退回。配合提插，双侧同时操作，施手法1min（图11-1）。

2. 继刺人中　人中位于鼻唇沟上1/3处，向鼻中隔方向斜刺0.3～0.5寸，采用雀啄手法（泻法）。针体刺入穴位后，将针体向一个方向捻转 360°，使肌纤维缠绕在针体上，再施雀啄手法，以流泪或眼球湿润为度（图 11-2）。

3. 再刺三阴交　三阴交位于内踝直上 3 寸，沿胫骨内侧缘与皮肤呈 45°斜刺，进针 0.5～1.0 寸，针尖深部刺到原三阴交穴的位置上，采用提插补法，即快进慢退，或者可以形容为重按轻提。针感到足趾，下肢出现不能自控的抽动，以患肢抽动 3 次为度。三阴交仅刺患侧，不刺健侧（图 11-3）。

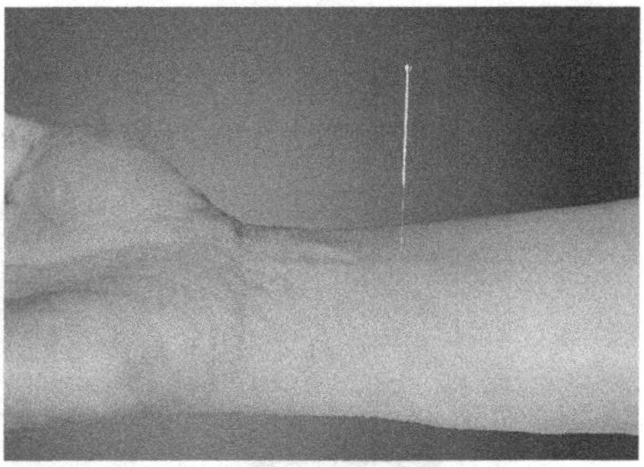

图 11-1　内关

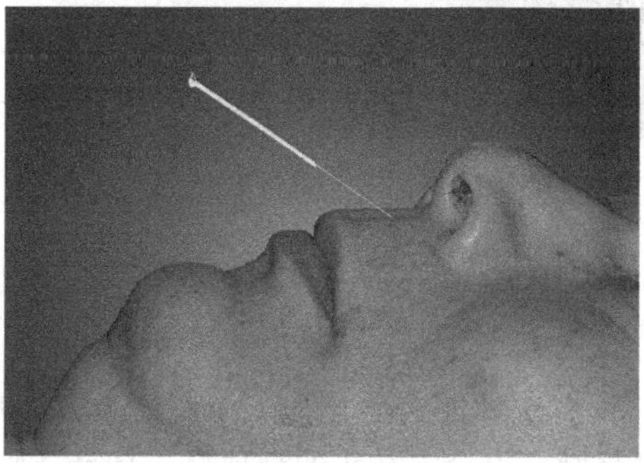

图 11-2　人中

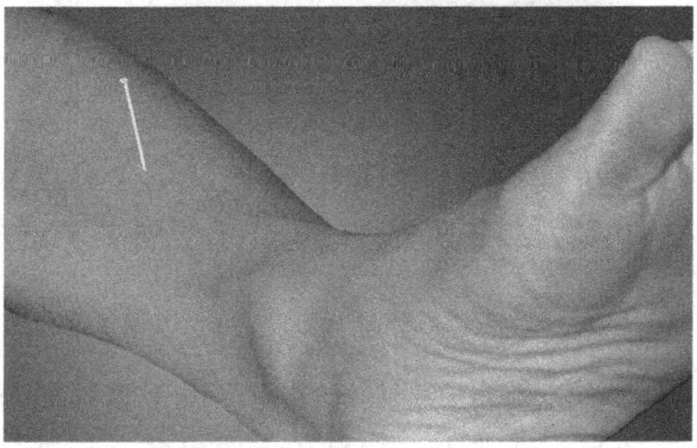

图 11-3　三阴交

（三）方义

1. 内关　内关为八脉交会穴之一，通于阴维，属厥阴心包经之络穴，有养心安神、疏通气血之功。

2. 人中　人中为督脉、手足阴阳之合穴，督脉起于胞中，上行入脑达巅，故泻人中可调督脉，开窍启闭以健脑宁神。

3. 三阴交　三阴交系足太阴脾、足厥阴肝、足少阴肾经之交会，该穴有补肾滋阴生髓的功能。髓主精，精生髓，脑为髓海，髓海有余与脑有益。

二、醒脑开窍针刺法主穴之方Ⅱ

（一）腧穴组成

（1）印堂（EX-HN3，经外奇穴）。

（2）上星（Du23，督脉）。

（3）百会（Du20，督脉）。

（4）双侧内关（PC6，手厥阴心包经）。

（5）患侧三阴交（SP6，足太阴脾经）。

（二）规范操作

1. 先刺印堂　刺入皮下后使针直立，采用轻雀啄手法（泻法），以流泪或眼球湿润为度（图

11-4）。

2. 继刺上星 选3寸毫针沿皮平刺透向百会，施用小幅度，高频率，捻转补法，即捻转幅度小于90°；捻转频率为120～160转/min，行手法1min（图11-5）。

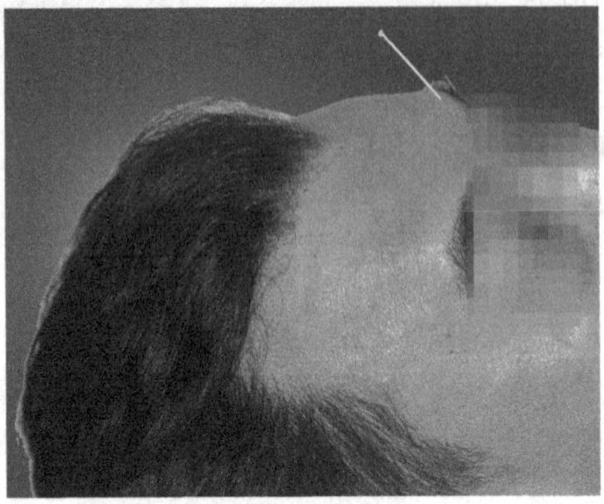
图11-4 印堂

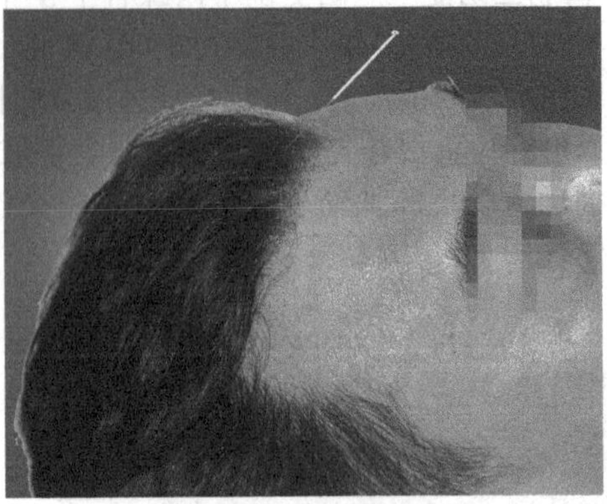
图11-5 上星透百会

3. 内关穴、三阴交穴 操作手法同主穴之方Ⅰ。

（三）方义

印堂为经外奇穴，属于头面，位于督脉循行线上，具有醒神清窍之功能。中医认为人头形圆象天，上星穴居头上，如星在天而得名，与百会穴同属督脉，百会穴在头的巅顶部，是足三阳经、肝经、督脉等多经之交会部位。督脉循行入脑，上巅与肝经相会，且督脉与任脉相接与冲脉同出一源，故针上星透百会可调阴阳、平肝息风、填精补髓、益气养血、醒神开窍。

三、醒脑开窍针刺法辅穴

（一）腧穴组成

（1）患肢极泉（HT1，手少阴心经）。
（2）患肢尺泽（Lu5，手太阴肺经）。
（3）患肢委中（BL54，足太阳膀胱经）。

（二）规范操作

1. 极泉 部分古籍记载极泉穴为禁针穴，究其原由有以下几点。

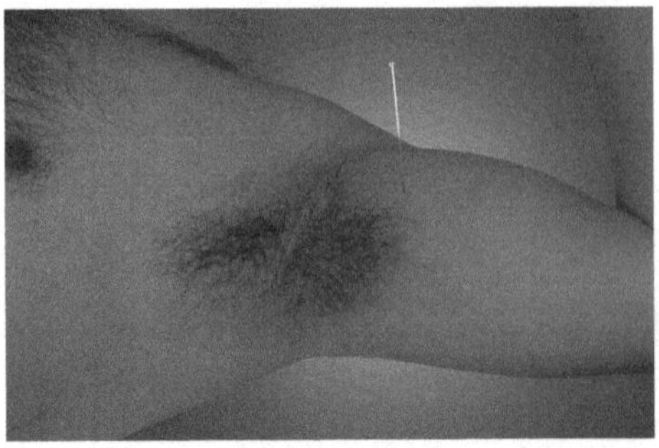
图11-6 极泉

（1）极泉穴部位腋毛茂密，不易消毒。

（2）极泉穴部位汗腺丰盛，细菌容易滋生。

（3）极泉穴部位组织疏松，对穴位部位中的血管缺少压迫，容易出现皮下血肿。

根据极泉穴的解剖特点，醒脑开窍针刺法将其延经下移1～2寸，避开腋毛，在肌肉丰厚的位置取穴。直刺1～1.5寸，施用提插泻法，以上肢抽动3次为度（图11-6）。

2. 尺泽 取法应屈肘为内角120°，术者用手托住患肢腕关节，直刺进针0.5～0.8寸，用提插泻法，针感从肘关节传到手指或手动外旋，以手外旋抽动3次为度（图11-7）。

3. 委中 取仰卧位抬起患肢取穴，术者用左手握住患肢踝关节，以术者肘部顶住患肢膝关节，刺入穴位后，针尖向外15°，进针1～1.5寸，用提插泻法，以下肢抽动3次为度（图11-8）。

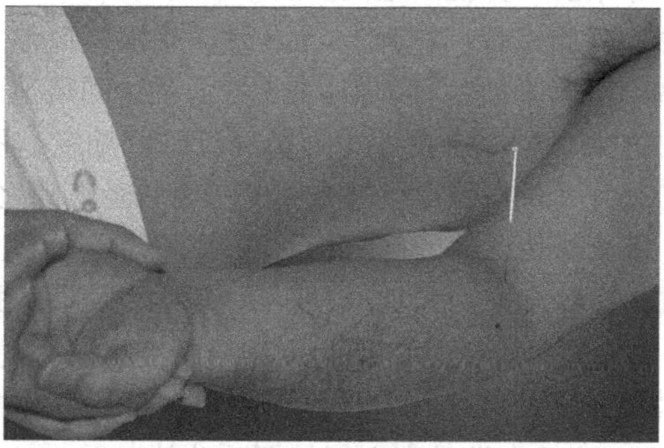

图11-7　尺泽

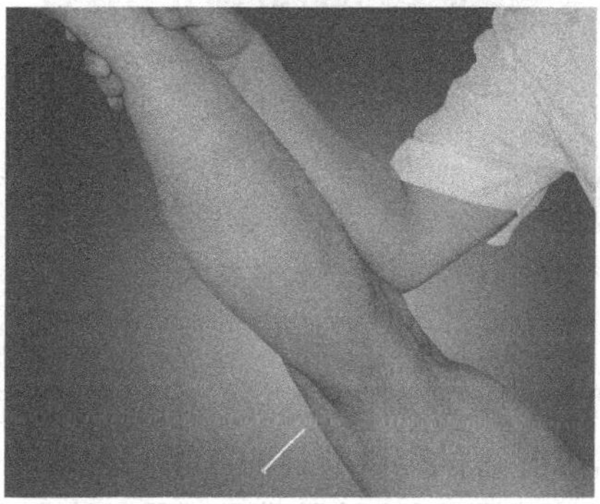

图11-8　委中

（三）方义

正如前文所述。我们认为脑卒中的关键性病理改变在于中风所致的“窍闭神匿”。内关、人中、上星、百会、极泉、尺泽、委中等穴可开窍醒神通络，补三阴交既可生髓醒脑，又可滋水息风，补泻兼施，则收到标本兼顾、相得益彰之效。

醒脑开窍针刺法穴位腧穴组成的精华在于主穴和辅穴的配伍。

主穴之方Ⅰ、方Ⅱ，侧重于醒脑开窍、滋补肝肾，通过调元神、利脑窍、补肝肾、充脑髓，达到以神导气、以气通经的功效。

辅穴则侧重于疏通经脉，调和气血，通过经络通畅、气血顺调，达到气行血和、神安窍利，以利于萎废功能的康复。

所以，醒脑开窍针刺法的主穴方Ⅰ、方Ⅱ和辅穴适用于脑卒中的各个阶段，也适合用于脑卒中的各种证型。

从安全性角度上，除人中穴在出血性脑卒中早期（24h之内）应视其血压水平慎重选用外，（因为，针刺人中可以短时间的提高血压30～40mmHg）其他腧穴安全实验均为良性导向。

四、醒脑开窍针刺法配穴

配穴是根据脑卒中的不同临床表现或合并症、并发症针对性的选穴，醒脑开窍针刺法的配穴体现了祖国医学辨证施治的传统原则，是个性化治疗的具体应用。

（一）改善椎-基底动脉供血

椎-基底动脉系统是颅脑供血的一部分，负责颅内1/3的血供，与颈内动脉系统有丰富的吻合支，是脑卒中患者侧支循环建立的重要组成部分。

1. 腧穴组成

（1）双侧风池（GB20，足少阳胆经）。

（2）双侧完骨（GB12，足少阳胆经）。

（3）双侧天柱（BL10，足太阳膀胱经）。

2. 规范操作

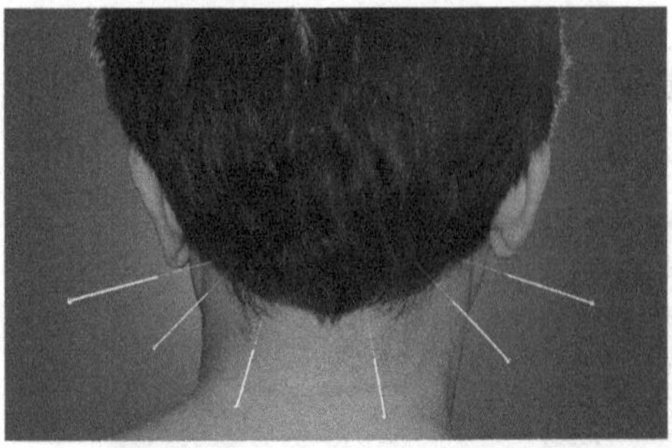

图 11-9 风池、完骨、天柱

（1）双侧风池：向对侧眼角直刺 1～1.5 寸，施用小幅度，高频率捻转补法，即捻转幅度小于 90°；捻转频率为 120～160 转/min，行手法 1min。要求双手操作同时捻转，留针 20～30min（图 11-9）。

（2）双侧完骨：直刺 1～1.5 寸，手法同风池。

（3）双侧天柱：直刺 1～1.5 寸，手法同风池。

3. 方义 风池、完骨均为胆经近脑的腧穴，胆为中正之官，主决断，胆之经气升则十一经脉经气随之而升。风池、完骨既是近脑的腧穴，又可率十一经气血上升濡脑养髓，髓海充实则元神安使。天柱为足太阳膀胱经近脑的腧穴，太阳为阳中之最，阳气者柔则养筋，精则养神。天柱穴即为太阳膀胱经出入脑的部位，具有非常显著的健脑养神的作用。大量的临床实验证实：风池、完骨、天柱规范手法操作有非常显著地改善椎-基底动脉供血不足的作用，对颅内血液动力学具有良好的调整功效。

（二）吞咽障碍

吞咽障碍是脑卒中最多见的并发症之一，吞咽障碍既包括双侧皮质延髓束损伤后，上运动神经元性的假性延髓麻痹；也包含脑干延髓梗死，疑核本身功能减退后，下运动神经元性的缺血性延髓麻痹，现在统称为吞咽障碍。吞咽障碍至今为止仍然是现代医学无法积极治疗的疑难病症，消极的支持疗法，不能保证患者的生活质量。往往因为感染、营养等多种原因，导致患者死亡。但是，醒脑开窍针刺法及其配穴的应用有非常理想的治疗效果。

1. 腧穴组成

（1）双侧风池（GB20，足少阳胆经）。

（2）双侧完骨（GB12，足少阳胆经）。

（3）双侧翳风（TE17，手少阳三焦经）。

（4）咽后壁点刺。

2. 规范操作

风池、完骨、翳风三穴均向喉结方向斜刺，进针 2～2.5 寸。施用小幅度，高频率捻转补法，即捻转幅度小于 90°；捻转频率为 120～160 转/min，行手法 1min。要求双手操作同时捻转，留针 20～30min（图 11-10）。

令患者张口，用压舌板将舌体压下，使咽后壁充分暴露，以 3 寸粗针或圆利针在患者咽后壁两侧点刺 8～10 点（图 11-11）。

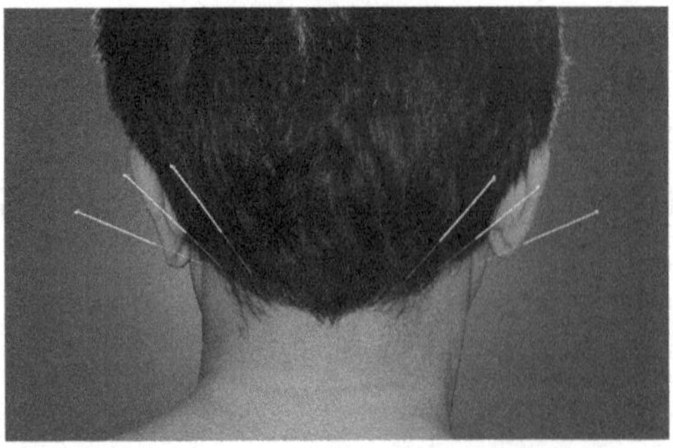

图 11-10 风池、完骨、翳风

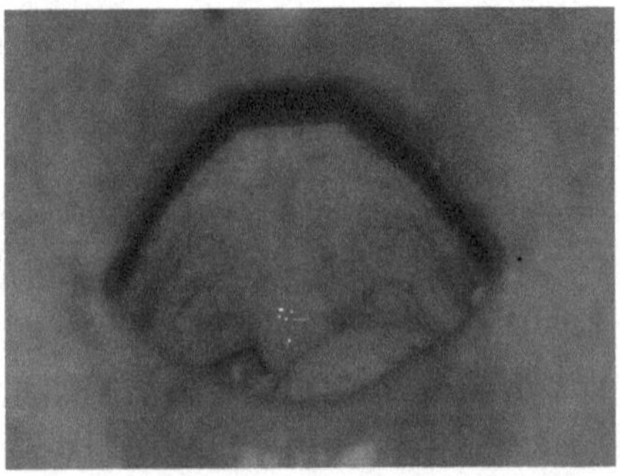

图 11-11 咽后壁点刺

3. 方义 风池、完骨、翳风三穴均为近脑腧穴，除具备前文风池、完骨、天柱的濡脑养髓作用外，三穴共为少阳、中枢之脉，具有通利枢纽之功。所以，风池、完骨、翳风共奏养脑髓、通脑窍、利机关之效。

咽后壁点刺为局部刺激，有很好地提高咽后壁神经反应的作用。

（三）手指握固或手指功能障碍

脑卒中后遗症的患者多由于上肢屈肌张力增高出现手指握固，严重影响患者的生活自理。脑卒中肢体功能康复，手指功能则是非常重要的。因此，改善脑卒中患者的手指运动功能是康复疗法中非常重要的环节之一。

1. 腧穴组成

（1）患侧合谷（LI4，手阳明大肠经）。

（2）患侧上八邪（EX-UE9，经外奇穴）。

2. 规范操作

（1）合谷：向三间穴方向（既第二指掌关节基底部）透刺，进针1～1.5寸，施用提插泻法，以握固的手指自然伸展或示指不自主抽动3次为度；再取1.5寸毫针1支，仍在合谷穴位置针刺向第一指掌关节基底部透刺，进针1～1.5寸，施用提插泻法，以拇指不自主抽动3次为度，合谷穴两针均留针30min以上（图11-12）。

（2）上八邪：分别在2～3、3～4、4～5指掌关节上1寸，向指掌关节基底部斜刺，进针1～1.5寸，施用提插泻法，以各手指分别不自主抽动3次为度，留针30min以上（图11-13）。

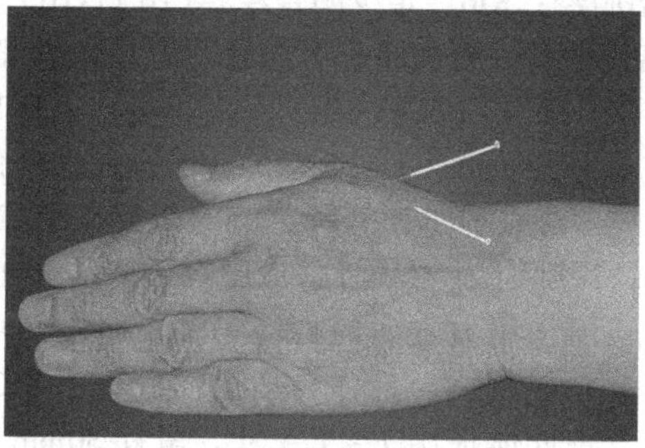

图11-12 合谷

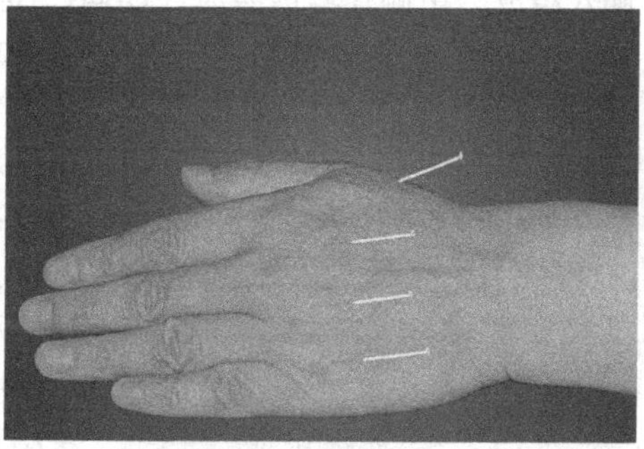

图11-13 上八邪

3. 方义 合谷和上八邪均属于局部选穴，有明显的疏理经筋、缓解拘挛的作用；较长时间留针，起到手指矫形的功效。

（四）语言謇涩或舌强不语

语言是人类生命活动中的重要交流工具，脑卒中患者的语言恢复亦是康复治疗中的重要环节之一。语言恢复除了语言矫正和训练之外，针刺治疗也起到重要作用。尤其是语言謇涩或舌强不语，以下的腧穴可收奏效。

1. 腧穴组成

（1）上廉泉（RN23，任脉）。

（2）金津、玉液点刺放血（EX-HN12、EX-HN13，经外奇穴）。

2. 规范操作

（1）上廉泉：位于任脉走行线上，舌骨上缘至下颌之间1/2处，向舌根部斜刺，进针2寸，施用提插泻法，以舌根部麻胀感为度（图11-14）。

（2）金津玉液：用舌钳或无菌巾将患者舌体拉起，在舌下可见两支静脉，用三棱针点刺舌下静脉，以出血1～3ml为度（图11-15）。

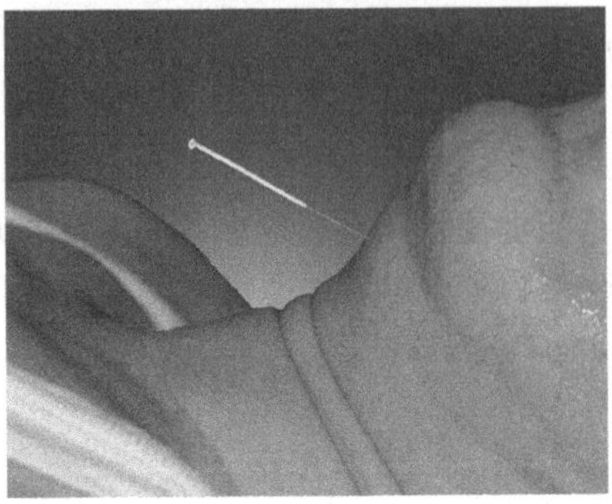
图11-14 上廉泉

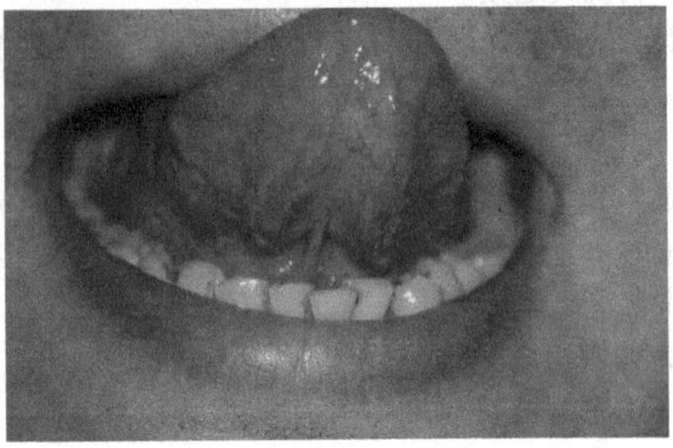
图11-15 金津玉液放血

3. 方义 上廉泉、金津玉液亦属于局部取穴，有刺激舌体、疏调经脉、改善舌肌血液循环的重要作用，语言謇涩和舌强不语的患者治疗即刻，就可改变语音状态，效果显著。

（五）足内翻

足内翻也是脑卒中后遗症中多见的并发症之一，由于足内翻将严重地影响脑卒中患者的下肢运动。

1. 腧穴组成 患侧丘墟透照海（GB40，足少阳胆经；KI6，足少阴肾经）（图11-16）。

2. 规范操作 首先将患者内翻的患足强迫摆放成正常的生理位，患肢用砂袋固定；或者术者以手将其固定。在患足处于生理位状态下自丘墟穴进针向照海部位透刺，透刺过程应该缓慢前进，从踝关节的诸骨骨缝隙间逐渐透过，进针深度为2～2.5寸，以照海穴部位看到针尖蠕动即可，施用作用力方向的捻转泻法，即左侧逆时针；右侧顺时针捻转用力，针体自然退回，行手法30s，手法结束后，将针体提出1～1.5寸，留针30min。注意：在进针和施术的过程中，术者应控制患者下肢，避免出现患侧下肢出现三屈反射，将针体夹弯，甚至出现折针或断针。

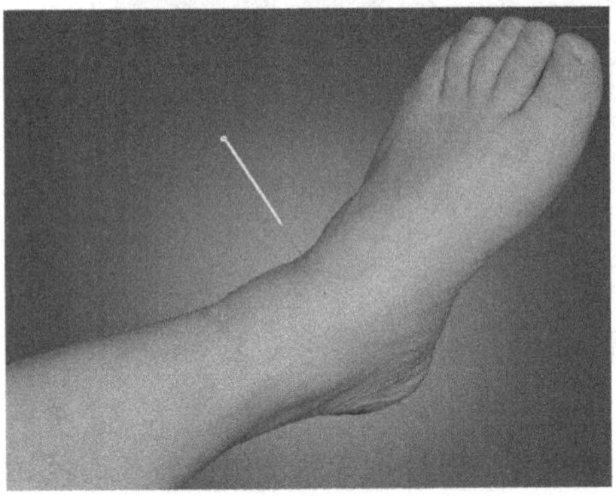
图11-16 丘墟透照海

3. 方义 丘墟透照海亦属于局部取穴，祖国医学认为足内翻的发生：是足踝部经筋失利，阴阳失和，阳缓阴急所致。一针两穴，一阳一阴，疏理经筋，平衡阴阳，就是此组腧穴的主要功效。

（六）症状性癫痫

症状性癫痫又是一个脑卒中多发的并发症之一，尤其是额、顶、颞区皮层梗塞，并发症状性癫痫的机遇相当高。症状性癫痫多发生于恢复期或后遗症，脑卒中患病1个月后或更长时间，3个月、半年后发作癫痫最为多见，发病早期发生癫痫的反而少见。针刺治疗症状性癫痫有较好的控制症状；减少或停止抗癫痫药物的应用的作用。

1. 腧穴组成

（1）双侧大陵（PC7，手厥阴心包经）。

（2）鸠尾（RN15，任脉）。

2. 规范操作

（1）双侧大陵：位于内侧腕横纹中央，于皮肤呈75°，稍向掌心斜刺，进针0.3～0.5寸，施用作用力方向的捻转泻法，即左侧逆时针；右侧顺时针捻转用力，针体自然退回，行手法1min，留针30min（图11-17）。

（2）鸠尾：位于腹部正中线上、剑突下。施术前必须认真触诊，患者是否存在剑突下肝大。如果肝大，鸠尾穴应避免使用。施术时令患者双手抱头，将胸廓提起，吸气时进针，直刺1寸，施用捻转平补平泻30s，不留针（图11-18）。

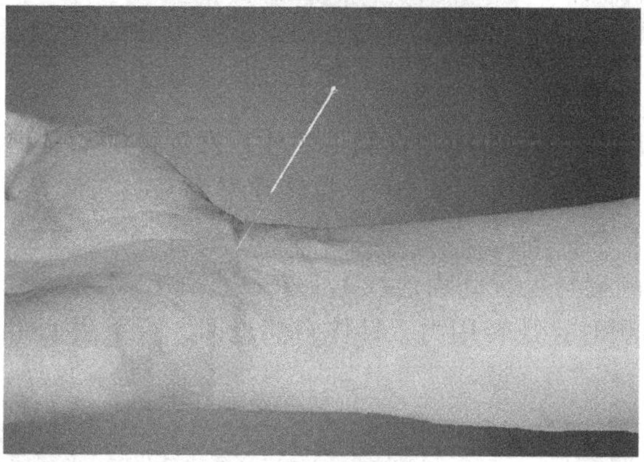

图11-17　大陵

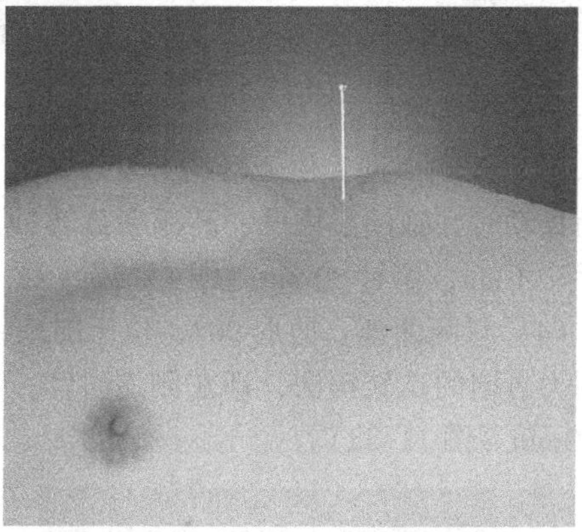

图11-18　鸠尾

3. 方义　大陵心包经之原穴，具有调心神、安心志的功效；鸠尾为任脉腧穴，任脉者血之海，针刺鸠尾可调气血，养心神；两穴配伍可以共奏安神益志、镇痉缓拘的作用。

（七）高血压

高血压是脑卒中最多见的合并症之一，持续的超高血压，直接影响脑卒中的疾病转归，也是脑卒中再次发病的重要危险因素之一。有效地调整和控制血压是治疗和预防脑卒中的重要手段之一。

1. 腧穴组成

（1）双侧风池（GB20，足少阳胆经）。

（2）双侧头维（ST8，足阳明胃经）。

（3）双侧人迎（ST9，足阳明胃经）。

（4）双侧曲池（LI11，手阳明大肠经）。

（5）双侧合谷（LI4，手阳明大肠经）。

（6）双侧太冲（LR3，足厥阴肝经）。

（7）双侧三阴交（SP6，足太阴脾经）。

2. 规范操作

（1）双侧风池：向对侧眼角直刺，进针1～1.5寸，施用小幅度、高频率捻转补法，即捻转幅度小于90°；捻转频率为120～160转/min，行手法1min，留针30min（图11-19）。

（2）双侧头维：向后斜刺，进针0.5寸，施用作用力方向的捻转泻法，即左侧逆时针；右侧顺时针捻转用力，针体自然退回，行手法1min，留针30min（图11-20）。

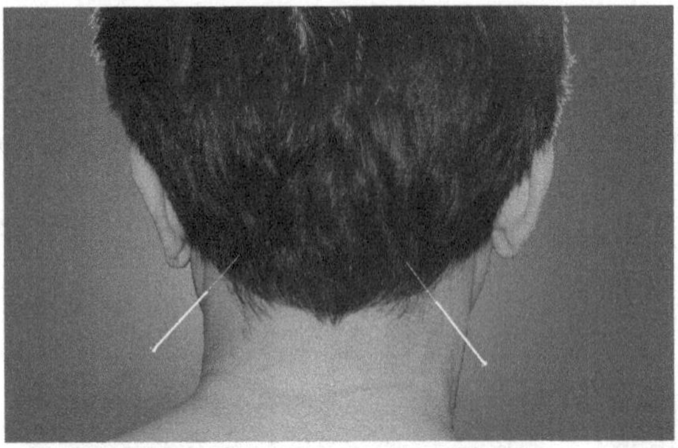

图 11-19　风池

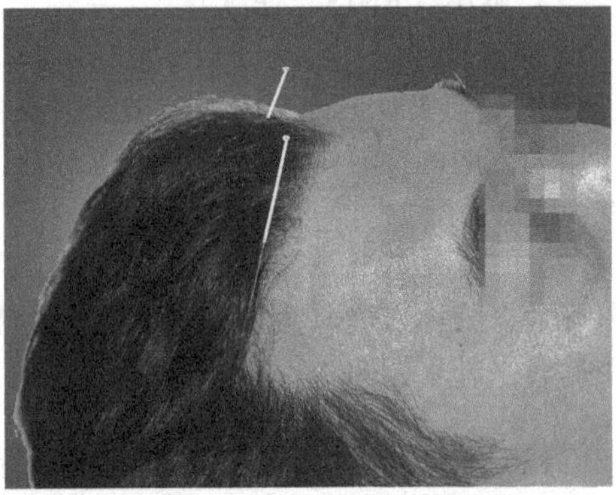

图 11-20　头维

（3）双侧人迎：位于喉结旁开 1.5 寸，胸锁乳突肌前缘，直刺 1.5 寸，视针体随动脉搏动节律而晃动时，施用小幅度、高频率捻转补法，即捻转幅度小于 90°；捻转频率为 120～160 转/min，行手法 1min，留针 30min（图 11-21）。

（4）双侧曲池：曲肘 90°，位于肘横纹桡侧端与尺骨鹰嘴连线 1/2 处，直刺 1～1.5 寸，施用作用力方向的捻转泻法，即左侧逆时针；右侧顺时针捻转用力，针体自然退回，行手法 1min，留针 30min（图 11-22）。

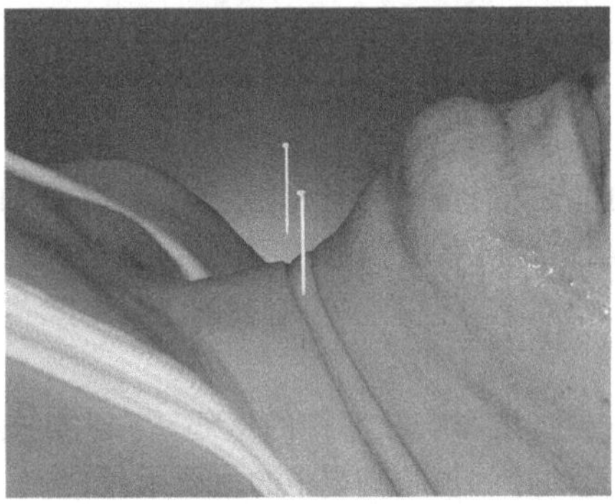

图 11-21　人迎

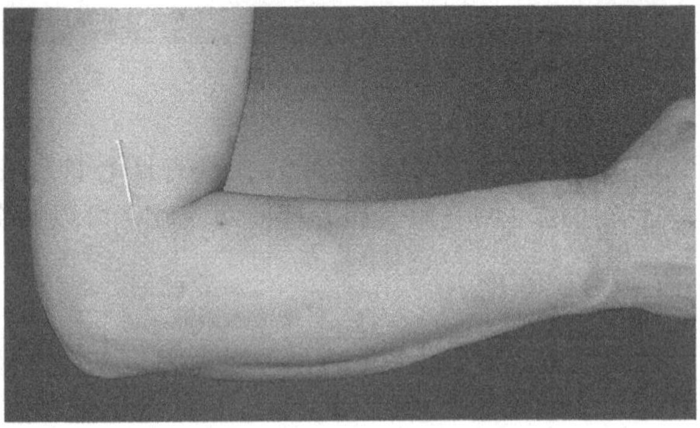

图 11-22　曲池

（5）双侧合谷、太冲：分别直刺 0.8～1 寸，施用作用力方向的捻转泻法，即左侧逆时针；右侧顺时针捻转用力，针体自然退回，行手法 1min，留针 30min（图 11-23，图 11-24）。

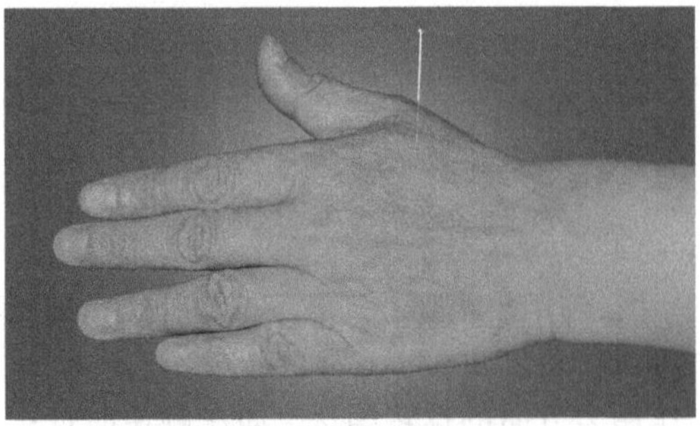

图 11-23　合谷

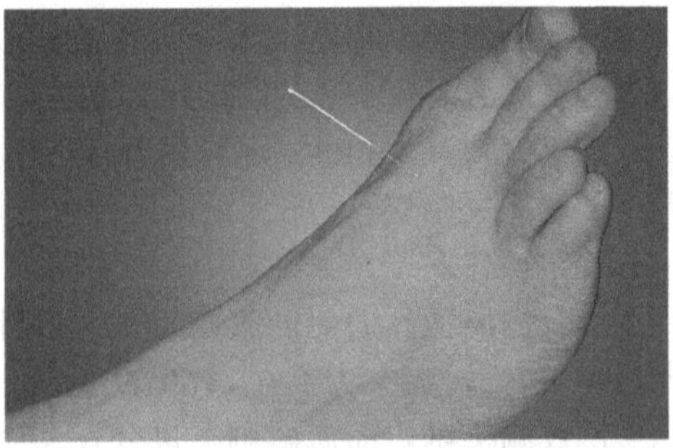

图 11-24　太冲

（6）双侧三阴交：位于内踝直上 3 寸，胫骨内侧缘与跟腱之间取穴，直刺 1～1.5 寸，施用作用力方向的捻转补法，即左侧顺时针；右侧逆时针捻转用力，针体自然退回，行手法 1min，留针

30min（图 11-25）。

3. 方义

（1）风池、头维：高血压在祖国医学中归属于眩晕范畴，风池、头维均能清头醒目，治疗眩晕的要穴。

（2）人迎：阳明经之动脉，多气多血之乡，具有调和气血之功。解剖学认为人迎穴下恰为颈动脉窦所在，颈动脉窦为人体的压力感受器，是人体血压调整重要部位。临床实践证明：针刺人迎确实对血压有良好的调节作用，高血压可以降低，低血压可以升高。

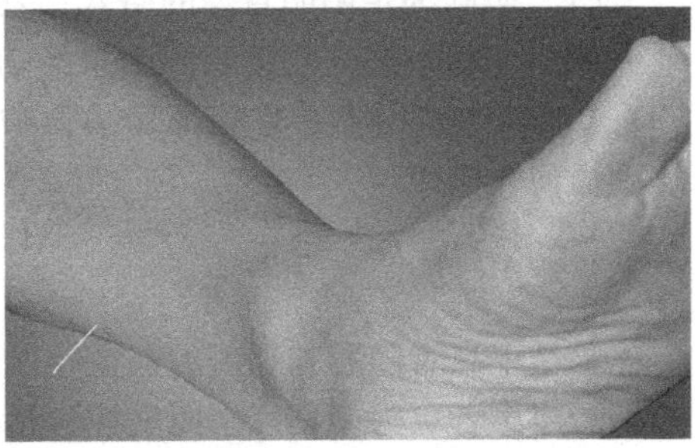

图 11-25　三阴交

（3）曲池：手阳明大肠经之合穴，有泻热潜阳、利气通下的作用。

（4）合谷、太冲：合谷为手阳明大肠经原穴，为阳中之阳，主气在上；太冲为足厥阴肝经的原穴，为阴中之阴，主血在下。两穴合用，具有平衡阴阳、调和气血、沟通上下的作用。临床上不仅用于高血压有很好的疗效，在很多病症中合谷、太冲都是最佳的配穴。

（5）三阴交：系足太阴脾、足厥阴肝、足少阴肾经之交会，该穴有补肾滋阴的功能。在高血压治疗配伍中其主要起到滋阴潜阳的作用。

（八）便秘

由于脑卒中后排便体位改变和饮食结构、胃肠功能的紊乱，便秘也是脑卒中后的多见的并发症。尤其在脑卒中急性期内，由于便秘引起腹压的增高，进而影响血压及脑压的调整。祖国医学也认为：在急性病证之时，通腑气是治疗的关键。

1. 腧穴组成

（1）双侧丰隆（ST40，足阳明胃经）（图 11-26）。

（2）左侧水道、归来（ST28、ST29，足阳明胃经）。

（3）左外水道、外归来（自定腧穴）。

2. 规范操作

（1）双侧丰隆：直刺 1.5～2 寸，施用作用力方向的捻转泻法，即左侧逆时针；右侧顺时针捻转用力，针体自然退回，行手法 1min，留针 30min。

（2）左侧水道、归来和外水道、外归来：左侧外水道、外归来分别位于水道、归来旁开 2 寸。4 穴均直刺，进针 2.5～3 寸，施用大幅度、低频率捻转泻法，即捻转幅度大于 180°；捻转频率为 40～60 转/min，行手法 1min，留针 30min。注意：此些穴虽属捻转泻法，但用力应轻柔，避免腹膜纤维缠绕于针体，造成牵拉，形成机械性腹膜炎（图 11-27）。

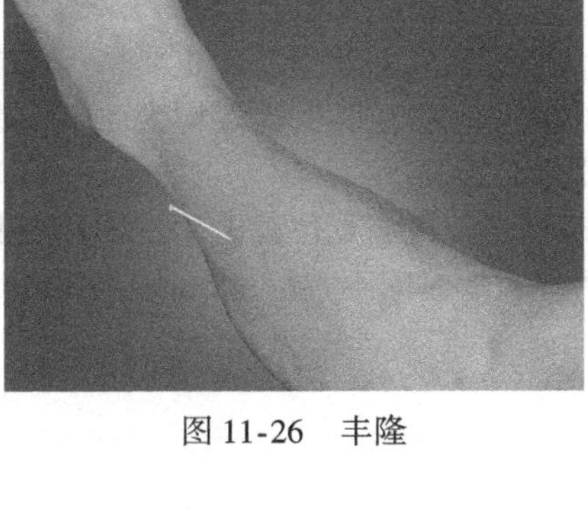

图 11-26　丰隆

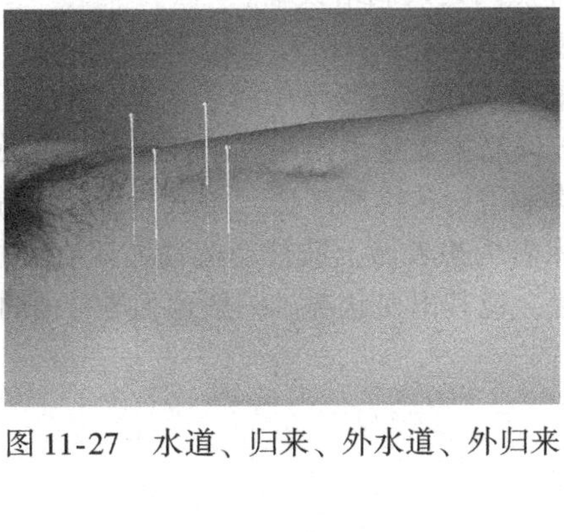

图 11-27　水道、归来、外水道、外归来

3. 方义

（1）丰隆为足阳明胃经的络穴，具有豁痰下气、宽肠通腹的功效。

（2）水道、归来均为足阳明胃经的腹部腧穴；均有宽肠通腹的作用。加上自定穴外水道、外归来，四穴共同分布于左腹部降结肠和乙状结肠附近，可以直接刺激肠道感受器，增强肠蠕动，达到通便的作用。

（九）小便失控

脑卒中患者随着脑功能的退变，或部分小便控制中枢（旁中央小叶）的损害，常出现小便失控，老年患者更为多见。小便失控包括小便失禁和尿潴留两类，也是脑卒中治疗中比较难以解决问题。

1. 腧穴组成

（1）关元（RN4，任脉）（图 11-28）。

（2）中极（RN3，任脉）。

（3）曲骨（RN2，任脉）。

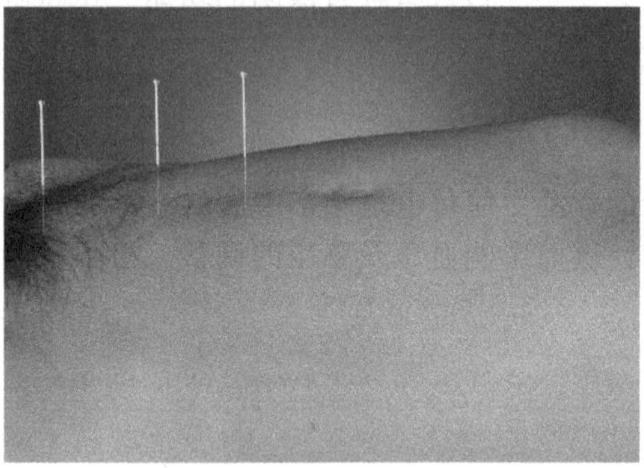

图 11-28　关元、中极、曲骨

2. 规范操作

（1）关元、中极：直刺 1.5 ~ 2 寸，施用呼吸补法，行手法 1min，针后加温针灸。以 1.5cm 长度艾条插入针柄，点燃至燃尽。注意：温针灸时在针体与皮肤接壤处应该放置隔热垫，防止患者皮肤烫伤。

（2）曲骨：直刺 1 ~ 1.5 寸，施用捻转平补平泻，行手法 1min。留针 20 ~ 30min。

3. 方义　关元属任脉穴，为人体强壮穴之一，对人体各脏器功能均有良好的调节作用；中极膀胱之募穴，具有疏理膀胱、通调水道的功效；曲骨任脉穴，位于膀胱之门户，也是通利膀胱的重要腧穴。

（十）肩周炎

脑卒中早期瘫痪的肢体没能及时地进行被动锻炼，就会发生多种骨关节、软组织病变。肩周炎就是脑卒中患者最多见的软组织病变之一。

1. 腧穴组成

（1）肩髃（LI15，足阳明大肠经）、肩髎（SJ14，手少阳三焦经）、肩贞、肩中俞、肩外俞（SI9、SI15、SI14，手太阳小肠经）。

（2）痛点阿是穴刺络拔罐。

2. 规范操作

（1）肩周炎在祖国医学中属于经筋发病，因此，所列腧穴并非重要，主要采用的是肩部经筋围刺。肩部经筋主要是手阳明大肠经经筋、手太阳小肠经经筋。以上腧穴均为此阳经经筋走行位置，针刺均采用捻转提插泻法，每穴行手法 1min（图 11-29）。

（2）术者为患者做上肢被动运动，认真寻找肩部痛点。在痛点位置上用三棱针点刺 3 ~ 5 点，加用闪火罐，视其出血状况。一般出血 5 ~ 10ml 即可。拔罐时间不宜超过 5min（图 11-30）。

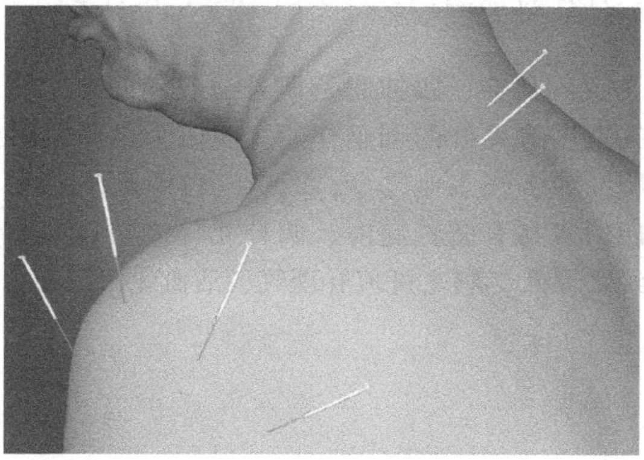

图 11-29　肩髃、肩髎、肩贞、肩中俞、肩外俞

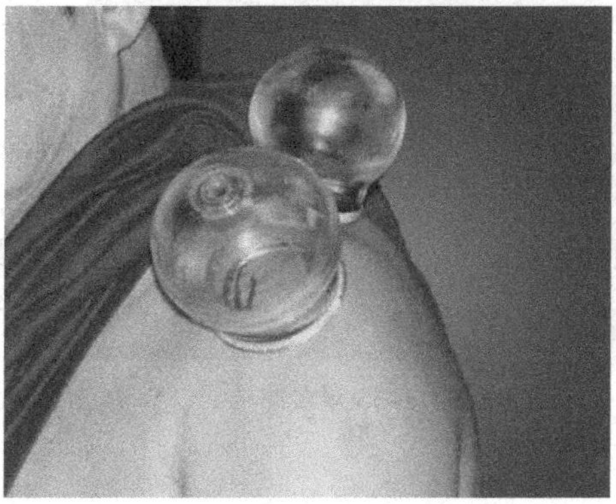

图 11-30　痛点刺络拔罐

3. 方义

（1）肩髃、肩髎、肩贞、肩中俞、肩外俞均为肩周腧穴，属于经筋刺法，具有良好的疏理经筋、活络止痛的作用。

（2）痛点阿是穴刺络拔罐是治疗疼痛的有效手段，具有活络驱邪、通经止痛的功效。

（十一）血管性痴呆

血管性痴呆也是脑卒中后比较容易发生的合并症之一，现代医学对其治疗也是非常困难，由于认知功能的衰退，严重影响患者的生活质量，也给社会和家庭带来巨大的负担。

1. 腧穴组成

（1）百会（DU20，督脉）。

（2）四神聪（EX-HN1，经外奇穴）。

（3）四白（ST2，足阳明胃经）。

（4）太冲（LR3，足厥阴肝经）。

2. 规范操作

（1）百会、四神聪均向后斜刺，进针 0.3～0.5 寸，施用捻转平补平泻，行手法 1min，留针 20～30min（图 11-31）。

（2）四白直刺，进针 0.8～1 寸，施用施用小幅度、高频率捻转补法，即捻转幅度小于 90°；捻转频率为 120～160 转/min，行手法 1min，留针 20～30min（图 11-32）。

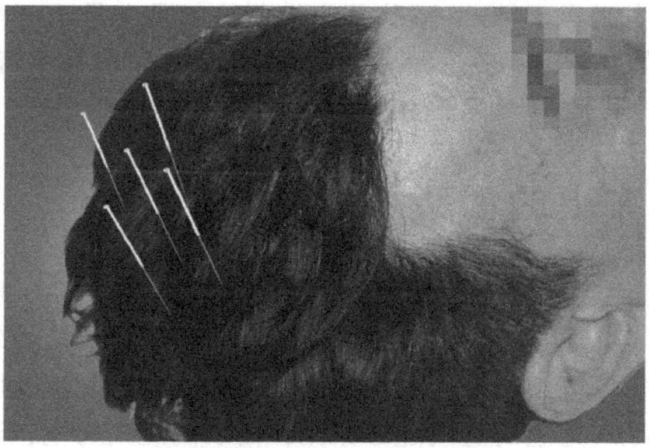

图 11-31　百会、四神聪

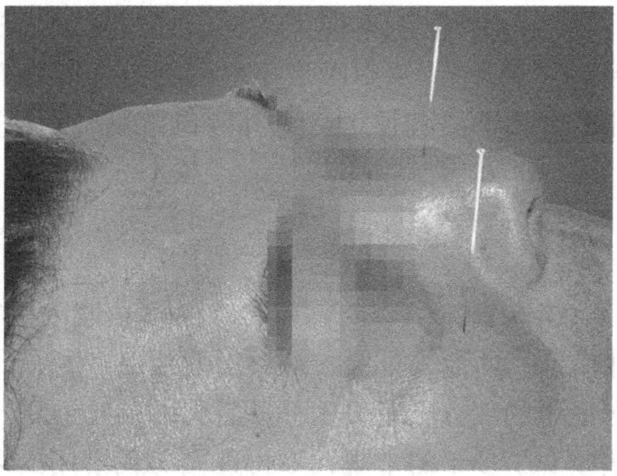

图 11-32　四白

（3）太冲直刺，进针 0.8～1 寸，施用作用力方向的捻转泻法，即左侧逆时针；右侧顺时针捻

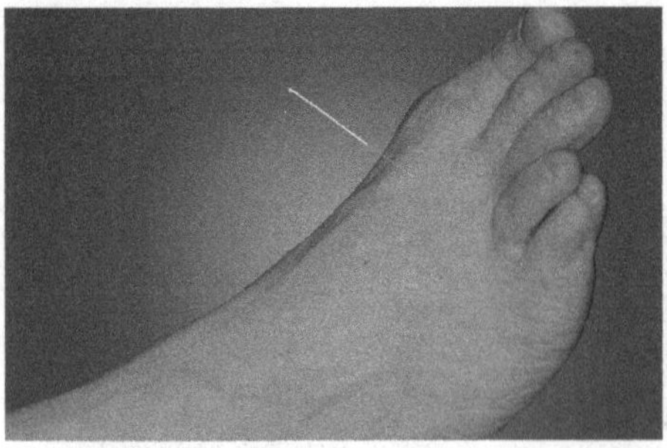
图 11-33　太冲

转用力，针体自然退回，行手法 1min，留针 20～30min（图 11-33）。

3. 方义　百会、四神聪是调神、醒神的要穴，对大脑皮质兴奋度有良好的调整作用。四白为足阳明胃经之穴，阳明经为多气多血之乡，四白穴位于眶下孔深入络于脑，四白穴具有濡养髓海、调补元神之功。太冲为足厥阴肝经之原穴，刺之可疏肝理气、活血化瘀。

第二节　醒脑开窍针刺法的处方特点

一、开创了中风病因、病机及治则的第三阶段

中医治疗中风的发展经历了数千年，有文字记载就已有两千余年，但对中风的病因、病机及治则上大体经历了两个阶段。

第一阶段以唐宋以前的“外风”学说为主。《内经·灵枢》认为中风的病因主要是真气不足而邪气独留。《金匮要略》亦认为是经络空虚、风邪乘虚入中。尽管将中风又细分为中经络、中脏腑等不同的类型，但治则上还是以疏风祛邪、扶助正气为主。

第二阶段以唐宋以后的“内风”学说为主。这在中风的病因学说上可以说是一大转折。不论是刘河间的“心火暴甚”、或是李东垣的“正气自虚”，还是朱丹溪的“湿痰生热”，最终都是引动了“内风”，正如清·叶天士总结的“精血衰耗，水不涵木……肝阳偏亢，内风时起”。治则上当然是滋液息风、补阴潜阳为主。

尽管到了晚清和近代，有些医家如张伯龙、张山雷、张寿甫等也提出过中风的发病与肝阳化风、气血并逆、直冲犯脑有关，但限于当时的历史条件，均未能完整、系统地进行描述。

我们总结了前人的经验，结合现代医学知识，经过了长期大量的临床观察后认为，“主不明，则十二官危”，中风病之所以出现神志、肢体运动、感觉等障碍的主要病理机转是窍闭神匿、神不导气。《灵枢·本神第八》云：“凡刺之法，先必本于神。”醒脑开窍针刺法就是立足于“醒神”、“调神”。从中医治疗中风历史发展来看，如果说“风”、“痰”学说是第一二阶段的主流，那么立足于“醒神”、“调神”的醒脑开窍针刺法则开创了中医治疗中风的第三阶段。

二、选穴配方上的创新

因《素问·痿论》篇有“治痿独取阳明”之说，故针灸治疗中风偏瘫历来以阳经穴为主，譬如肩髃、曲池、外关、环跳、足三里、解溪、昆仑等穴。我们认为，所谓“独取阳明”，是指对痿证中的部分患者采用补益后天的治疗原则，而非单取阳明经而言。据此，醒脑开窍针刺法大胆地改变了多年的常规，不再遵循历代沿用的以阳经穴为主的选穴配方原则，而以阴经穴为主，选用了内关、人中、三阴交、极泉、尺泽、委中等穴。

三、针刺操作上手法量学的特殊要求

众所周知，针刺手法是针灸治疗学中重要的组成部分，与临床效果直接相关。

所谓针刺手法应该包括进针方向、进针深度、具体手法种类的选择、施手法的时间、留针时间的长短等诸多内容。其中的任一内容操作不合理都会影响针刺的治疗效果。尤其值得提出的是关于手法“量学”的概念，醒脑开窍针刺法治疗中风病除了注意治疗大法、选穴配方外，还对针刺操作上的手法量学提出了其特殊的要求和规定，从而达到了醒脑开窍针刺法的可操作性、可重复性及其科学性。有其科学的规范，这也是醒脑开窍针刺的特点之一。

四、主方的规范化加减运用

醒脑开窍针刺法组方应包括三部分内容：①针法主方。②特定的手法量学操作要求。③主方的规范化加减运用。

针对中风病出现的各种不同的病症，醒脑开窍针刺法均有其严格的规范化的配方加减。这些加减配方是经过多年临床实践的总结，除了选穴严格外，也有手法量学的特殊规定。按此配方治疗，效果则佳，反之疗效则差。如手指曲伸障碍加患侧合谷，语言不利加金津、玉液点刺放血等。

第三节　醒脑开窍针刺法治疗脑卒中的临床规范

一、中风先兆的辨证治疗

（一）诊断与辨证

综合古今临床医家的经验，结合现代医学的若干理化检查指标，1986 年制定了全国中风诊断和疗效标准。

1. 诊断　凡年龄在 40 岁以上，具备主要指标中一项、次要指标三项以上、或主要和次要指标各两项以上者，可确诊为中风先兆（排除鉴别诊断中的疾病，CT 无梗死或出血表现）。

（1）主要指标：近期内出现一过性下列症状，并有反复发作的趋势，或下列症状持续超过 24h，但在三周内恢复者。

1）偏身肢体麻木，感觉障碍或偏身汗出。

2）肢体无力、瘫痪、口渴。

3）眩晕、头痛。

4）视觉异常、偏盲或单眼全盲。

5）舌强语謇，吞咽困难。

6）坠地发作（drop attack）。

（2）次要指标

1）血流变学三项以上指标异常。

2）高血压病史。

3）糖尿病史。

4）心脏病史。

在诊断中应除外下列疾病：颈椎病、内耳性眩晕、偏头痛、局灶性癫痫、癔病、慢性硬膜下血肿、青光眼、脑梗死或脑出血及大动脉炎。

2. 辨证 该病临床表现常见四种类型。

（1）肝阳上亢型

1）病因病机：年过四旬，肾阴不足，所愿不遂，肝气不舒，恼怒气急，肝气冲逆，下虚上实，肝风内动，发为本病。

2）证候特征：烦躁易怒，面赤口苦，眩晕头胀，耳鸣肢麻，舌强阵作，舌赤苔黄，脉弦数或弦硬。多有高血压、动脉硬化病史。

（2）肝肾阴虚型

1）病因病机：早婚多育、房室不节、肝肾亏损、水不涵木、虚风时动，而为该病。

2）证候特征：体衰神疲，头昏目花，健忘多寐，动作困顿，表情淡漠，腰腿软弱或昏仆，甚则尿便失控，言语不清，舌暗苔少，脉多弦细无力。多有脑动脉硬化或脑萎缩、糖尿病病史。

上述两型常合并出现而呈阴虚阳亢类型。

（3）气虚血瘀型

1）病因病机：素体不足，烦劳过度，或因过怒过喜，气血逆乱，或内损外伤，经脉不畅，气血郁阻，血脉闭塞而为该病。

2）证候特征：时发肢体麻木，肢痛膝痛游走不定。或胸闷、短气、胸痛频发，或偏头痛，时有失明。舌多暗或有瘀斑。脉多结代或沉迟，多有动悸性心病、风湿性心脏病或外伤史。

（4）痰湿阻络型

1）病因病机：嗜食脂腻，饮酒吸烟，体胖腹厚，痰湿内生，气痰上阻，脑窍时闭，则为该病。

2）证候特征：体胖肢重，嗜睡多卧，头沉肢麻，时发语謇及手足失用。舌胖齿痕，苔腻而滑，脉沉滑或弦而少力。多有高脂、高黏、高凝、高聚血症或糖尿病史。

上述四型也可兼而见之，临床表现为时发时止，或时轻时重，成为虚实夹杂、本虚标实之证。其病机特点是内风时动而时息，神窍时蒙而未闭。虽病因不同，其病机转归是一致的。

（二）治疗

1. 原则 醒脑开窍，息风防闭。

2. 方法 醒脑开窍法。

主穴：内关、人中、印堂、上星透百会、风池。

副穴：上肢麻木无力者，加极泉、尺泽，下肢麻木无力者，加委中、三阴交。

加减：阴虚阳亢者，加复溜（补）、太冲（泻）；气虚血瘀者，加气海（补）；痰湿阻络者，加丰隆（泻）；肝肾亏损者，加太溪。

操作：内关：直刺1～1.5寸，捻转提插泻法1min，针感直达指端。

人中：向鼻中隔下斜刺0.5寸，用雀啄泻法，以眼球湿润为度。

印堂：雀啄手法直刺1min。

风池：刺向对侧鼻孔方向，入1寸，施小幅度，高频率捻转补法1min。

极泉、尺泽、委中：提插泻法，使肢体抽动1次，针感达肢端为度。

三阴交：提插补法，使下肢抽动1次。

疗程：针刺每日1次，10～12d为1个疗程，连续2个疗程。

注意事项：患者治疗期间应以休息治疗为主，并节房事、忌烟酒、保持情绪稳定。

二、中风急性期的辨证治疗

（一）诊断与辨证

1. 诊断

（1）中医诊断

参照国家中医药管理局脑病急症科研协作组起草制定的“《中风病诊断疗效评定标准》（试行，1995 年）”。

1）主症：偏瘫，神识昏蒙，言语謇涩或不语，偏身感觉异常，口舌歪斜。

2）次症：头痛，眩晕，瞳神变化，饮水发呛，目偏不瞬，共济失调。

3）起病方式：急性起病，发病前多有诱因，常有先兆症状。

4）发病年龄：多在 40 岁以上。

具备 2 个主症以上，或 1 个主症、2 个次症，结合起病、诱因、先兆症状、年龄即可确诊；不具备上述条件，结合影像检查结果亦可确诊。

（2）西医诊断：按 1995 年中华医学会第四次修订的《各类脑血管疾病诊断要点》，结合 CT 结果进行诊断。或者参考《中国急性缺血性脑卒中诊治指南 2010》中的诊断标准进行诊断。

2. 辨证 中风病急性期辨证，首先应辨明病之深浅、轻重。临床上常按有无神识昏瞀而概分为中经络和中脏腑。中经络者无神昏见症，病较轻浅；中脏腑者必有神昏见证，病较深重。由中经络转为中脏腑者病情为逆，预后多差。反之病情为顺，预后多好。

中经络：以半身不遂、口舌歪斜、舌强言謇或不语、偏身麻木为主症，而无神识昏蒙。

中脏腑：以半身不遂、口舌歪斜、舌强言謇或不语，偏身麻木，神昏不醒，神识恍惚或迷蒙为主症。

现将中风急性期常见证型分述如下。

（1）中经络

1）肝阳暴亢，风火上扰。

病因病机：该证多由忧思郁闷，情志不舒，肝气郁结化火，耗血伤阴，肝失所养，肝阳上亢；或暴怒愤忿，肝阳亢张，过极化火，风阳内动，气血逆乱，并走于上，致窍闭神匿，发为中风。

证候特征：半身不遂，口舌歪斜，舌强语謇或不语，偏身麻木，眩晕头痛，面红目赤，口苦咽干，心烦易怒，便干尿赤，舌质红或红绛，舌苔薄黄，脉弦有力。

2）痰热腑实，风痰上扰。

病因病机：肝阳亢盛，或素体热盛，加之平素饮食不节，嗜酒过度，致中焦运化失司，气机升降失常，湿聚成痰，痰郁从阳化热，浊阴不降则为腑实，阳化风动夹痰上扰，蒙闭清窍，发为中风。

证候特征：半身不遂，口舌歪斜，舌强言謇或不语，偏身麻木，腹胀便干便秘，头晕目眩，咯痰或痰多，舌质暗红，苔黄或黄腻，脉弦滑或偏瘫侧弦滑而大。

3）阴虚风动。

病因病机：酒色房劳过度，或久病失养，耗伤真阴，致肝肾阴亏，水不涵木，肝阳上亢。复因五志过极、饮食劳倦等诱因所加，使风自内生，风阳上扰神明，窍闭神匿，而为该证。

证候特点：半身不遂，口舌歪斜，舌强言謇或不语，偏身麻木，烦躁失眠，眩晕耳鸣，五心烦热，舌质红绛或暗红，少苔或无苔、脉细弦或弦细数。

（2）中脏腑

1）闭证。

病因病机：肝阳暴亢，阳升风动，血随气逆而并走于上，蒙闭清窍，或素体阳盛，风火相煽，痰热内闭清窍；或素体阳虚，痰湿偏盛，内风夹痰湿阴邪闭阻清窍，致窍闭神匿，神不导气。

证候特征：猝然昏仆，不省人事，头痛项强，喉中痰鸣，口噤不开，两手握固，二便闭塞，肢体强痉。或见有面赤身热，气粗口臭，躁扰不宁，舌苔黄腻，脉弦滑而数；或见有面白唇暗，静卧不烦，四肢不温，痰涎壅盛，舌苔白腻，脉象沉滑或缓。

2）脱证。

病因病机：素体阳虚气弱，瘀血，痰浊上犯清窍，致窍闭神匿，元神散乱，正气虚脱。

证候特征：猝然昏仆，不省人事，目合口张，鼻鼾息微，手撒尿遗，四肢逆冷，脉细弱或沉伏。若见冷汗如油，面赤如妆，脉微欲绝或浮大无根，则为真阳外越之危象。

（二）治疗

1. 原则 以“醒脑开窍”为主，辅以滋补肝肾、疏通经络、回阳固脱。

2. 方法 主穴：内关、人中、三阴交。

副穴：极泉、尺泽、委中。

加减：肝阳上亢者加太冲穴。风痰上扰者加丰隆、风池穴，肝肾阴虚者加太溪穴。吞咽困难者加风池、完骨、翳风穴。手指握固不能屈伸者加合谷穴。言语謇涩或失语者加金津、玉液穴或上廉泉穴。脱证者加灸神阙、气海、关元穴，其中呼吸衰竭者可加刺气舍穴。

疗程：2 周为 1 个疗程，一般治疗 3 个疗程。

（三）注意事项

（1）对中风急性期，出现高热，神昏，合并肺脑综合征、心脑综合征、胃脑综合征（上消化道出血）者，要立即采取综合疗法进行抢救，不可延误。

（2）中风患者思维、意识、语言、运动、感觉均受到不同程度的损害，故临床除正确诊断和治疗外，细致的观察护理工作也是十分重要的。

1）中经络护理：此期的重点为协助患者解决偏瘫后带来的运动障碍和功能锻炼，具体做法如下所述。

保护皮肤，预防褥疮：一般每两个小时为患者翻身 1 次，并用红花酒按摩局部，每日 1 次为患者擦洗，保持皮肤干燥，必要时对长期受压部位加气圈、棉垫。

加强功能锻炼，预防关节畸形：对于一个瘫痪患者，被动的功能锻炼，不但可改善全身机能状态，并可使瘫痪肢体加速运动功能的恢复，因此，要求护理人员一方面鼓励患者主动活动，同时，每日对患者瘫痪肢体的关节和肌肉进行按摩，活动先从小关节开始，手足指、腕、踝、肘、膝依次进行，幅度由小到大，每个关节运动不少于 200 次。

饮食护理：饮食是人们营养的来源，合理的配膳对于疾病的治疗及健康的恢复有着密切关系。中风患者饮食护理主要注意两个方面：第一，根据舌苔变化；黄腻苔患者常为肺胃有热，宜清淡饮食；白腻苔患者常为脾胃虚寒湿，宜温而易消化的食品；淡白舌，多为久病体弱气血两虚，宜以高营养易消化食物为主；干裂舌是病情加重的表现，饮食以高能流质，且要密切观察患者的生命指征，不能进食者，加静脉高能营养液的输入。第二，根据病情，凡伴咳嗽痰多患者，均少予油腻之食，以防脾失运化，聚湿生痰。大便秘结者，多予富有纤维的蔬菜水果。高血压、肝火旺的患者，忌予肥甘厚味辛热之物，以防蕴热生风，加重病情。

精神护理：中风患者往往随精神情志变化而好转或加重，故护理人员要注意患者的精神波动，说明情绪波动与病情的关系，鼓励患者以坚强的意志和乐观精神配合治疗，早日康复。

大便的护理：中风患者因卧床或进食较少，肠蠕动减慢，多发便秘；而许多患者均因排便时用力过猛而再次发作脑出血，故大便护理尤为重要。护理人员应鼓励患者多饮水，多吃水果，必要时可予腹部热敷、按摩，在患者有便意而排出困难时，可用开塞露，低压灌肠，以保持大便通畅。

2）中脏腑护理：中脏腑者多为神志昏迷，二便失禁，常伴有胃脑综合征、肺脑综合征、心脑综合征，此型护理的重点是密切观察病情变化，及时做好对症处理，具体要求如下所述。

设专护，重症记录：密切观察患者的瞳孔、体温、脉搏、呼吸、血压的变化情况，根据病情0.5～4h记录1次，出现病情变化立即报告医生予以抢救。

保持呼吸道畅通，预防肺感染：中脏腑患者处于昏迷状态，其咳嗽和舌咽反射均减弱或消失，所以气管内的分泌物、残留的呕吐物极易吸入气管造成肺感染，而肺感染是昏迷患者死亡的重要原因之一，所以保持呼吸道畅通十分重要。具体要求是：定时更换体位，并保持患者头侧向一边，以免口中唾液、浓痰吸入气管。必要时按放气导，以防止舌体后缩堵塞呼吸道，在改变体位时，要给患者拍背以助排痰。定时吸痰，清除呼吸道分泌物。紧急时刻行气管切开术，坚持口腔护理，每日用多贝尔氏液或银花水洗口腔3～5次，如口腔黏膜破溃可以用锡类散外敷。

预防尿路感染：中脏腑患者因小便潴留或失禁，泌尿系感染机会较多。包括：①尿潴留的护理，先采用少腹部冷、热交替法，以刺激膀胱收缩排尿，无效时可行少腹部按摩加压，以手掌在患者下腹部轻轻按摩，然后在膀胱底部逐渐向下移动加压，反复进行，直到排出小便。加压时切忌用力过猛，以防膀胱破裂，如仍无效，施以无菌导尿术。②尿失禁护理，男性患者用尿壶按时接尿，女性患者用成人尿不湿定时检查更换，以防止尿路感染。

及时降温：中脏腑急性期往往出现中枢性高热，及时降温，使基础代谢率降低，增加脑组织对缺氧的耐受力，对减轻脑水肿有重要意义，因此对高热患者要采用冰帽，酒精浴等方法，但要注意降温不得低于34～35℃，低于33℃，可出现复热困难，易发生心房颤动、心律失常。

三、中风稳定期的辨证治疗

中风稳定期是指急性期过后至6个月内的一段时期。在稳定期，患者中脏腑所致的神昏不省症状已经消除，而以半身不遂、口舌歪斜、舌强言謇或不语、肢体麻木等中经络症状为主证。相对来讲，此期跨越的治疗时间较长，而且多为向后遗症期发展的过渡时期，并且自行恢复的可能性已很小。因此，此期的治疗对提高疗效、减轻或避免后遗症的发生较为关键。

（一）诊断与辨证

1. 诊断 中、西医的诊断标准基本同急性期，只是稳定期的病程为发病两周至半年。

2. 辨证 稳定期患者主要表现为急性期过后的中经络症状。其病机特点多与急性期相似，即窍闭神匿。但已无中脏腑所致的神志异常，特别是经过急性期的治疗，其窍闭渐开，病情已经轻缓。临床常见的辨证分型主要有以下三种。

（1）气虚血瘀

1）病因病机：该证多因年迈体弱、元气已虚，复因中风瘀闭脑窍，致正气益虚。气虚不为血帅，血行不畅、瘀阻脉络而为此证。

2）征候特征：半身不遂，偏身麻木，口眼歪斜，言语謇涩，面色㿠白，气短乏力，口流涎，食欲不振，心悸自汗，小便频数或遗尿不禁，舌质暗淡，或唇舌瘀斑，脉沉细或细涩。

（2）阴虚阳亢

1）病因病机：多因素体肝肾阴虚，水不涵木，肝阳上亢，风阳上扰清窍。经急性期治疗后，虽脑窍渐开，但阴虚阳亢，风阳上扰清窍犹存，故见该证。

2）证候特征：半身不遂，偏身麻木，口眼歪斜，言语謇涩或失语，眩晕耳鸣，烦躁易怒，面

红目赤，腰膝酸软，舌红少苔，或无苔，脉弦细数，

(3) 风痰瘀血痹阻脉络

1) 病因病机：中风发病，多由风、痰、瘀血蒙蔽脑窍、痹阻经脉所致。如痰热腑实，风痰上扰，肝风内动，风火上扰，血之与气并走于上等致窍闭神匿。急性期过后，风、痰、瘀血痹阻脉络则为上述病理过程在恢复期的主要病机特点。

2) 证候特征：半身不遂，偏身麻木，口眼歪斜，舌强言謇，头晕目眩，舌质暗淡，舌苔薄白或白腻，脉弦滑。

(二) 治疗

1. 原则 原则仍以醒脑开窍、滋补肝肾为主，以疏通经络为辅。

2. 方法

主穴：内关、人中、三阴交。

副穴：极泉、尺泽、委中。

加减：气虚血瘀者，加刺气海或关元，或针后加灸，阴虚阳亢者，加刺太冲、太溪；痰瘀阻痹脉络者，加刺丰隆、血海；头晕目眩、耳鸣者，加风池、完骨、天柱；足内翻者，加丘墟透照海。其他随症加减方法参见急性期治疗。

四、中风后遗症期的辨证治疗

患脑卒中半年之后，遗有肢体或语言、视、听等功能缺损的一般列为后遗症期。在祖国医学文献中常描述为“肢体痿废”、“久瘫”、“偏枯”、“左瘫右痪”、“瘖” 等。

(一) 诊断与辨证

1. 诊断 中、西医的诊断标准基本同急性期，只是稳定期的病程为半年以后。

2. 辨证 临床常有如下三种类型。

(1) 清窍郁闭型

1) 病因病机：饮食肥甘、痰湿内盛，或肝郁气滞，瘀血内停。内风虽息，清窍未通，故患有该症。

2) 证候特征：眩晕时作，视物不清，眼睑下垂或斜视、偏盲，耳鸣、耳聋，舌强、舌短，言语不清，时发呛咳。舌多晦暗，脉多弦数。

(2) 筋脉失养型

1) 病因病机：风寒诱发，经络时疏或经脉拘急，或神气不行、气血郁阻，经络不畅，络脉不通，日久筋脉失养，则为该症。

2) 证候特征：偏头痛，颈项强痛，身痛或肩手痛肿，动则加重。肢体不利、举步艰难，久瘫不愈，足内翻、手拘挛，甚则肌肉萎缩，关节畸形。舌多淡红、脉多沉缓。

(3) 精髓亏乏型

1) 病因病机：素体阴虚精少，肝肾不足，内风虽平，内损难复，神气衰亡，精髓益耗、筋骨失濡、脑髓失充而为该症。

2) 证候特征：头昏昏然，健忘、善笑，步履艰难，动作迟顿，吞咽不利，小便失禁，大便不爽或数日一行，甚则寤寐不分，言语不伦，意志恍乱，生活失常，性情乖僻。舌多瘦嫩，脉多细数。

上述类型，虽内风平息，但精亏液耗、窍闭不畅、神气不行而致窍蒙、肢废、神衰之证。

（二）治疗

1. 原则　醒脑开窍，辅以通经活络（二型），或补益脑髓（三型）。

2. 方法

主穴：内关、人中、三阴交。

副穴：风池、上星透百会、印堂。

加减：清窍郁闭型，失语点刺金津、玉液；吞咽困难配翳风、上廉泉；口角歪斜配面部足阳明经筋排刺；眼外斜配上睛明、攒竹；耳鸣、耳聋配耳门、听宫、听会；眼睑下垂配阳白。

筋脉失养型：上肢拘急配曲池、外关；手握固不伸配合谷透劳宫；握力欠佳配八邪；腕下垂加刺阳池；足内翻加刺阳陵泉、丘墟；下肢肌肉萎缩配足阳明经排刺。

操作：主穴刺法同前；风池刺向结喉，1.5～2寸，施以小幅、高频捻转3min，印堂针向鼻根，透刺1寸，施以雀啄泻法至眼球湿润。上星透百会沿皮下刺1.5～2寸，施以小幅、高频捻转3min。翳风刺入2～2.5寸，捻转补法施术1～3min；上廉泉，刺入1.5～2寸，使针感达舌根部；金津、玉液，医生用手以消毒纱布或棉垫固定患者舌体，拉出并上翻，用三棱针刺入并快速转动针体，刺后令患者闭唇缩舌，吸吮则出血较多；曲池、拱手取之、刺1.5寸，使针感达手指，外关、刺1寸，使针感达手部；阳池，刺入5分，施捻转平补平泻1min；阳陵泉刺入1.5～2寸，使针感达足趾，施捻转提插补法1min；丘墟透照海，刺入2～2.5寸，针尖不透于皮外，但可触及，施捻转手法平补平泻1min；合谷透劳宫，刺入2～2.5寸，施捻转泻法1min，针感达于全手，一般针后手指即可张开。下肢足阳明经筋排刺，一般从足三里下1～2寸处起，间隔1寸，刺入1支，深1～1.5寸，排刺4～6支；面部足阳明经排刺，从颊车至地仓，间隔1寸许，可刺3～4支，深5～7分。

疗程：门诊患者每日1次，住院患者，每日上午、下午各1次；连续治疗，2个月为1个疗程。

第四节　醒脑开窍针刺法治疗脑卒中并发症的临床规范

一、中风病吞咽障碍的治疗

吞咽障碍是神经系统疾病中常见的合并症。脑卒中后吞咽障碍的发生率较高，是脑卒中常见的并发症之一，可引起吸入性肺感染、营养不良、脱水、食管破裂、呼吸道阻塞等各种并发症，这些均导致患者死亡率明显增高和生活质量下降，并直接影响患者的独立生活自理能力和卒中的康复。据统计，在美国65岁以上的老年人中，每年约有200万人因新发脑卒中而存在神经功能障碍，其中有40%～50%的人存在不同程度的吞咽障碍。

脑卒中后吞咽障碍的发病率根据脑卒中发病后评价的时间、诊断方法及标准的不同而不同。Hinds等通过临床吞咽功能评价发现脑卒中后3d内吞咽障碍的发病率为67%；Wade发现7d内发病率为43%。有人在伦敦南部调查的1259名患者中，急性脑卒中3个月内吞咽障碍的发生率为44.7%。Paciaroni等调查了406例急性脑卒中患者，用标准的临床检测方法评估患者的吞咽功能，发现发病后3个月内吞咽障碍的发生率为34.7%，其中在出血性脑卒中和大脑中动脉梗死中的发生更为频繁。改良吞钡试验（MBS）显示脑卒中后5d内吞咽障碍的发病率为65%，7d内的发病率为80%。Hamdy等对28例单侧大脑半球卒中患者在发病后1周、1个月、3个月时分别进行MBS。结果发现，吞咽障碍发生率最初为71%，1个月和3个月时分别为46%和41%。Mann等在进行的一项脑卒中的临床前瞻性研究中发现，吞咽功能障碍在脑卒中后的患者中是普遍存在的，其发病率为51%～64%（临床吞咽功能评价，发病0～16d；改良吞钡试验，发病0～47d）；脑卒中6个月后其发病率为50%（临床吞咽功能评价），其中发生误吸者占25%（改良吞钡试验）。

（一）病因病机

脑卒中导致吞咽障碍的机制尚未完全阐明，一般根据损伤部位可分为以下几种。

1. 吞咽皮质损伤 吞咽皮质中枢损伤通常导致吞咽启动时的犹豫表现或不能，某些部位的皮质损伤导致咽肌收缩力减弱或低位食管括约肌异常。

2. 皮质下行投射损伤 皮质延髓束参与主动吞咽的触发，并对延髓吞咽中枢有易化作用。损伤后导致咽阶段延长，严重时导致主动吞咽启动不能，但反射性吞咽尚存在。同时损伤抑制性神经元环路，使延髓中枢失去高位抑制，出现环咽肌反射性过高，表现为放松不能。皮质、皮质下一个水平损伤产生轻微吞咽障碍，吞咽功能相对保存。两个水平损伤则导致脑干吞咽中枢达到阈下兴奋的水平降低，产生严重吞咽障碍，误吸危险性增加。

3. 延髓吞咽中枢损伤 延髓吞咽中枢病变主要导致咽阶段延长，与皮质中枢导致的咽吞咽启动困难相对应。双侧延髓吞咽中枢损伤可导致吞咽反射消失。单侧延髓吞咽中枢损伤应该仅损伤一侧咽喉肌，吞咽障碍不太严重，大多数患者病后2个月即可恢复经口进食。但临床上急性单侧延髓脑卒中患者往往出现双侧咽肌麻痹，咽阶段延长，吞咽障碍较重，持续时间也较长。其原因可能是两侧脑干吞咽中枢作为一个整体共同起作用，当一侧中枢的一部分因梗死损伤后，与对侧中枢联系中断，就足以导致整个中枢功能障碍。

（二）临床表现

正常的吞咽过程分为三期，即口腔期、咽期和食管期，脑卒中后吞咽障碍主要表现为口腔期和咽期障碍。吞咽功能主要靠舌将食物运送至吞咽部位，产生舌压使食物进入咽部。脑卒中后异常吞咽过程主要表现为双唇不完全闭合、面颊肌张力降低、舌各方向活动范围缩小、吞咽反射延迟或不能启动，其中吞咽启动延迟、吞咽时间延长、喉头上抬不良发生频率最高。

1. 口腔期障碍 吞咽功能的损害程度取决于神经肌肉病变的类型和严重度。舌感觉丧失、舌肌瘫痪和唇或面肌功能障碍可引起唾液积聚、流涎，还可有构音障碍。舌不能与硬腭形成封闭腔，食物从口角流出。舌前2/3运动异常可导致食物的抬举、塑形和推进障碍，舌来回作无效运动，食物滞留在口腔一侧或溢出而不能送到口腔后部，表现为反复试图吞咽动作，咽吞咽启动延迟或困难或分次吞咽。口腔控制食物的能力降低则可导致食物提前进入咽部，甚至进入（吸入）喉和气管而发生误吸。口腔期吞咽障碍一般影响流质吞咽或纤维较多的食物，如牛肉的吞咽。半流质和黏稠性食物较易控制，对口腔期患者较适合。

2. 咽期障碍 软腭不能正常接触咽后壁或咽上括约肌收缩力减弱致咽部食物滞留，会发生鼻反流。舌后部力量减弱使舌将食团推入下咽部的力量大大降低，咽阶段延长。咽喉部感觉异常，或咽肌运动紊乱和（或）收缩力减弱，则吞咽反射延迟或缺乏。咽括约肌麻痹可导致咽部食物滞留，一侧括约肌力弱则食物滞留于该侧，患者往往做反复吞咽动作以清除滞留食物。同时，咽括约肌力弱导致相应部位食团运动减慢，咽阶段延长。咽吞咽时喉关闭不良会出现进食时咳嗽、气哽和发音困难等。咽期吞咽障碍的患者进流质食物更困难，半流质食物较易控制。

误吸（aspiration）是指食物或液体在声带水平以下进入气管，它可发生在吞咽前、吞咽中或吞咽后，是吞咽障碍最重要的并发症。渗漏（penetration）是指食物或液体进入声带水平以上的喉部。静息性误吸（silent aspiration）是指食物或液体进入声带水平以下的气道而不出现咳嗽或任何外部体征。据统计，经改良吞钡试验证实有误吸的患者中，不出现咳嗽者高达68%，这类患者发生肺感染、脱水和死亡的危险性明显增加。因此，凡出现口咽分泌物增加、咳嗽和（或）清嗓增多、喉部发出咕噜声、呼吸短促、发热、支气管炎和肺感染等气管吸入的间接征象应怀疑静息性误吸。

患者在进食过程中发生呛咳、声音变化、咽部不适感、食物残留感及食后咳嗽，痰中混有食物等都是吞咽障碍的常见症状。对于食欲不振、进食时间延长、疲劳感、体重下降或近期有肺部感染的患者，应注意确诊有无吞咽障碍的问题。

（三）临床诊断

至今吞咽障碍尚无统一的诊断标准。其中Mann等对于吞咽障碍制订了依据改良吞钡试验（modified barium swallow，MBS）的诊断标准，即正常：未发现吞咽异常。轻度：食团控制轻度延迟，吞咽启动或传送轻度延迟，导致少许食团停滞，无喉渗漏。中度：食团控制中度延迟，吞咽启动或传送中度延迟，导致口腔和（或）咽部食团停滞，轻度喉渗漏，或者仅有少量液体误吸。重度：食团控制严重延迟，吞咽启动和食团传送严重延迟；明显的（>食团量的10%）渗漏和（或）误吸一次，或者是连续的误吸。完全性吞咽障碍：对食物刺激无反应，几项试验中均无吞咽反射的顺序启动。国内对MBS的诊断标准进行了计分，10分为正常，7~9分为轻度，2~3分为中度，0分为重度。但MBS不能用于床边评定。而也有学者认为下列表现之一可诊断为吞咽障碍。

（1）从杯中饮10ml以上的一满口水有吞咽问题。

（2）不能吞咽50ml水，或2次大口吞水过程中出现1次以上呛咳。

（3）不能用吸管喝完200ml水。

（4）患者自诉有吞咽困难。

但这些条件主观因素影响较大，临床上诊断仍然存在一定困难。

由于科学研究的需要，我们也曾提出假性延髓麻痹吞咽障碍的临床诊断标准。

（1）吞咽障碍，构音障碍，语言障碍。

（2）软腭、咽喉肌、舌肌运动双侧性困难，但无舌肌萎缩及束颤。

（3）咽反射存在或亢进，吸吮反射及下颌反射阳性。

（4）多有双侧中风病史，常伴强哭强笑等情志障碍表现。

根据大量的临床病例观察，上述诊断标准基本适用于临床。

但应注意与进行性延髓麻痹（后组颅神经综合性双侧下运动元脱髓壳病变，唇舌咽麻痹）相鉴别。进行性延髓麻痹也可出现吞咽困难、饮水发呛、语音嘶哑，但起病缓慢，进行性发展，逐渐形成舌肌萎缩、肌束颤动、咽反射减弱或消失。

鉴别诊断的意义在于两者虽同属中医学中“瘖痱”、“类噎嗝”，醒脑开窍法亦皆有疗效，但其预后不完全一样，根据我们临床体会，两者相对而言，假性延髓麻痹吞咽障碍的治疗效果更佳。

（四）吞咽障碍中医病名的研讨

多年来，关于吞咽障碍的中医病名很多，也很混乱，各抒己见，其说不一。

祖国医学中虽无吞咽障碍之称，但古籍中的一些记载与之极为相似。如《灵枢·忧恚无言》篇：“咽喉者，水谷之道；喉咙者，气之所以上下者也；会厌者，声音之户也；口唇者，声音之扇也，舌者，声音之机也；悬雍垂者，声音之关也，颃颡者，分气之所泄也；横骨者，神气所使主发舌者也。”说明口舌咽喉部与饮食、发音、言语有密切关系，且三阴之经脉多循行至此。

临床有肝血肾精亏耗，经脉失于濡养而瘖而类噎者；有肝郁气滞、木旺克土加之元阳不足，釜底无薪致脾失健运，痰湿内蕴，闭阻颃颡而瘖而类噎者；也有肾亏于下、阳亢于上，水不涵木，肝风内动而瘖而类噎者。

《素问·脉解》篇云：“所为入中为瘖者，阳盛之衰，故为瘖也，内夺而厥，则为瘖痱，此肾虚也，少阴不至，厥也。”所谓“搏阴则为瘖”，即内伤劳损致肾虚，肾虚导致“瘖”，可见肾虚是致“瘖”的一主要原因，这同我们在临床上瘖痱多见于肾虚的中老年人也相符。

以往曾有人将吞咽障碍归类于“喉痹”，我们觉得似有不妥。《素问·阴阳别论》篇是这样描述的：“一阴一阳结，谓之喉痹。”这里系指邪气结于厥阴、少阳二经之喉痹病，即临床上所见因风寒、风热之外邪侵袭造成的咽喉肿痛、吞咽不顺、声音低哑、阵咳声重等好似咽喉闭塞的症状。这与现代医学中的吞咽障碍从病因病理及临床表现上是截然不同的，不能混为一谈。

从症状上分析，吞咽障碍与《诸病源候论》叙述五噎中的“忧噎”、“思噎”及《肘后方》五膈中的“忧膈”、“恚膈”相近。所谓“忧膈”、“恚膈”是指恚怒伤肝、忧思困脾造成的。

吞咽困难即吞咽时梗噎不顺、似噎又似膈而隔阻不通的症状。这些患者多有不同程度的情感异常。虽似“噎膈”又不同于叶天士所云“食管窄隘使然”之噎嗝，所以我们以“类噎嗝”冠之。

综上所述，我们认为吞咽障碍应归属于祖国医学中“瘖痱”、“类噎嗝”。

（五）针刺治疗方法

1. 治则 调神导气，滋补三阴，通关利窍。

2. 处方

（1）假性延髓麻痹致吞咽障碍处方

1）内关（双侧）、人中、风池（双侧）、完骨（双侧）、翳风（双侧）、三阴交（双侧）。

2）金津、玉液点刺放血。

3）咽后壁点刺。

（2）真性延髓麻痹致吞咽障碍处方：内关（双侧）、人中、风池（双侧）、完骨（双侧）、翳风（双侧）、三阴交（双侧）、天突。

3. 操作 内关、人中穴刺法按规范化醒脑开窍针法操作，详见第1章。风池穴、完骨穴、翳风穴针向喉结，震颤徐入2.0～2.5寸，施小幅度高频率捻转补法，即针柄转动90°，转速120～160次/min，如加凤凰展翅手法，感应更强效果更佳，施手法1～3min，以咽喉麻胀为宜。翳风穴疼痛敏感者，可隔日1次或每周2次。

三阴交直刺进针1.0～1.5寸，行提插补法1min。金津、玉液位于舌底，患者张口伸舌后，术者迅速用舌钳或消毒餐纸将舌体提起，暴露舌底部。用三棱针点刺金津、玉液，以出血2ml以上为宜，出血量少于2ml者效果差。

咽后壁点刺法：患者张口，用压舌板压住舌体，清楚暴露咽后壁，分别用3寸以上长针点刺双侧咽后壁。

天突穴刺法：令患者取仰卧位，将低平的枕头置于项背部，使胸部抬高，头向后倾，天突穴暴露，取0.30mm×100mm芒针，沿胸骨柄后缓慢向下进针3寸，呼吸泻法不留针。

4. 疗程 首次治疗必须先刺内关、人中穴，以后每2～3d针1次；风池、完骨、三阴交穴每日2次，15d为1个疗程。每疗程相隔3～5d。金津玉液点刺放血及咽后壁点刺均每日1次，15d为1个疗程。

（六）醒法对吞咽障碍的疗效

根据全国针灸临床研究中心 325 例吞咽障碍患者的临床观察，经上述方法治疗了 3 个疗程后，临床治愈率 68.92%，总有效率达 98.05%。尤其在治疗的第一个疗程中，患者吞咽障碍均有不同程度的缓解，带鼻饲管的患者一般经过第一个疗程治疗后即可取下，食水均由口入，咽喉间分泌物明显减少，而发音、构音障碍的解决，相对需要时间较长。该观察还提示无论出血性或缺血性中风出现的吞咽障碍，对该针法的临床疗效无明显影响。

（七）实验室研究

1. 对血液流变学的影响　血液流变性正常是保证微循环灌注的必要条件，是组织血流量的决定因素之一。血液流变性异常可引起脑组织灌注不足、缺血及代谢障碍，为中风及吞咽障碍的重要因素之 ，实验结果表明，醒脑开窍针法对脑中风性吞咽障碍患者血液流变学障碍有显著的改善作用。

1）降低血液的黏滞性：经针刺后，患者的全血黏度和血浆黏度，这两项反映血液黏滞性的指标均得到明显改变，表明血液的黏滞性显著降低，血流阻力减少。

2）改善血液的凝聚性：血液流变学中，低切下（$100s^{-1}$）的全血黏度、红细胞电泳及红细胞沉降率反映红细胞聚集性；血小板电泳与其聚集率反映血小板凝聚性，经针刺治疗后，此病患者的这些指标均有显著的改善，表明血液凝聚性明显降低。特别是血小板的凝聚性下降，对血栓形成后引起的吞咽障碍防治更具有重要意义。由于红细胞和血小板表面负电荷减少是凝聚性增高的主要因素，血液凝聚性的改善，说明针刺有使红细胞和血小板表面负电荷增多或消除对其表面负电荷有不利影响因素的作用。

3）改善血液的浓稠性：血细胞压积是反映血液浓稠性的主要指标，它是影响全血黏度的决定性因素之一。红细胞比积增大可使血液呈高黏滞状态，这与脑血管阻塞密切相关。血细胞比容增加是脑中风的危险因素，特别与缺血性梗塞的发作及范围有关。经针刺后，可以使吞咽障碍患者的血细胞比容明显改善（$P<0.01$），说明血液浓稠性明显降低，血液流动性增加，脑供血得以改善。

综上所述，醒法能显著改善中风性吞咽障碍患者的血流变性能，改变其“瘀闭脑络”的病理状态，增加病变部位的血氧供应，从而使临床症状和体征得以改善或恢复。

2. 对末梢微循环的影响　微循环是循环系统的基本结构之一，是组织细胞进行物质交换的场所。人体是一有机的整体，根据全息律原理，通过观察局部微循环可在一定程度上间接地反映全身的微循环状况。

我们曾系统地对随机抽样的 24 例吞咽障碍进行了针刺前后的比较观察。针刺前该组患者有严重的微循环障碍表现，毛细血管管径纤细，微血管数目减少，畸形增多，长度缩短，血流瘀滞，出现渗出、血色紫暗、视野模糊等，直接影响组织细胞的血氧供应和物质、能量的正常代谢。这些改变与中医的“气滞血瘀”、“痰浊内盛”和“风痰阻络、经气不利”的认识基本一致。

经醒法治疗后，我们再观察患者的甲皱及球结膜微循环，发现除长度与顶宽变化不明显外，其他指标均有显著改善，达到视野清晰，血色变红，畸形减少，数目增多，流速加快，流态线粒化，出血渗出减轻，改善程度与治疗前比较具有显著性意义。

这表明醒法能显著性改善脑中风之吞咽障碍患者的微循环状态。这对增加脑部血流量、改善受损脑组织的缺氧缺血状态，促进神经功能的恢复具有重要意义。关于其作用机理还不十分清楚，推测可能是使神经–体液调节系统发生良性变化。

3. 对颅底动脉血流的影响

1）吞咽障碍患者颅底动脉血流趋势：通过经颅超声多普勒对吞咽障碍患者的颅底动脉血流观察发现，大多患者为快速性血流与慢速性血流量混合型，即一支或多支动脉血流速度加快而伴随其他部分动脉血流速度减慢。多次中风发作后颅内血供主要靠颈内系统代偿供血来完成，但因其动脉硬化，血管弹性及管径，以及血管内壁的斑块而形成超常速血流，甚至造成某支、某部位的涡流。而椎-基底系统代偿能力较差，往往仍处于供血不足状态。颈内系统的代偿虽然有其一定的积极作用，但也有引起再灌注损伤，自由基紊乱，局部血管内压增高等弊病。

2）醒法对颅底动脉血流有良性调整作用：实验观察证明，醒法治疗吞咽障碍后快速性血流的动脉流速相应减慢，而慢速性血流的动脉流速有所提高，频谱形态多有改善，涡流现象有所减轻或消失。换言之，可使颅底动脉血流异常程度减轻，供血程度趋于正常。

这提示该针法对颅脑供血需求有良性的调整作用，该作用可能是通过神经-体液调节系统实现的。

4. 对脑血流量的影响 脑血流图（REG）可以测定头部搏动性血流供应情况，是反映脑血流量和脑血管状态的一种生物物理学方法。我们曾系统地对随机抽样的 25 例吞咽障碍进行了针刺前后的比较观察。针前患者 REG 各指标明显异常，表现为上升时间延长，流入角减少，波幅偏低，流入容积速度减慢，波形异常，重搏波隐失，提示脑血管阻力增大，紧张度增高，弹性减退，脑血流量严重不足。经醒脑开窍针法针刺治疗 1～3min 后，各指标显著改善（$P<0.05$ 或 $P<0.01$）且针刺效应能持续相当一段时间。

这提示该针法能显著改善脑动脉的弹性，使其紧张度下降，阻力减小，血管扩张。从而增加脑血流量，加强脑供血，改善病灶周围的脑神经细胞营养，促进脑组织的修复。同时说明针刺施术的时间有其固有的规律，对针刺疗效有着重要影响。该作用可能是通过神经-体液调节系统实现的。

二、中风病舌强失语的治疗

失语症是指正常的获得语言后因某种原因使大脑语言区及相关区域受到损伤，因此而产生的后天性语言机能障碍。可因多种疾病引起，尤其是脑卒中。有关脑卒中患者出现言语障碍的比例，国外文献报道，急性脑血管意外的患者中，入院时至少有 1/3 的患者有言语障碍。国内文献报道不一，有报道脑卒中后言语障碍发生率达到 43%，有的报道高达 70%～75%。总之，失语症是脑卒中患者常见后遗症之一。失语症影响了患者与他人的交流能力，从而影响了患者的家庭生活、社会生活和职业能力。

我国早在 19 世纪 40 年代，著名的神经病学家许英魁教授就已将 Head 创立的失语检查法引入国内。50 年代国内已有汉语失读症的报道。但真正系统地、较深入地开展汉语失语症、失读症、失写症的研究，是从 80 年代开始的。虽然时间不长，一方面国外关于失语的研究成果可以借鉴，且近代神经影像技术的应用，使汉语失语症的研究可以在较高的水平上起步。随着各种现代技术的显著进步，对失语症进行了更加深入的研究，得出了许多新观点，进一步指导了失语症治疗，并为其他认知功能研究提供了线索。

（一）失语症的临床分类

1. 外侧裂周失语综合征 外侧裂周失语综合征包括三种失语。Broca 失语、Wernicke 失语和传导性失语。其共同特征是病灶位于外侧裂周围，都有复述困难。

（1）Broca 失语

1）表现：以口语表达障碍最突出。轻型者仅口语略不正常，偶漏字；重者见电报式语言、明显地缺语法词。口语理解障碍比表达障碍轻，患者表现为不能掌握连续、多个信息；对有语法结构词句理解困难；复述不正常；命名困难，但可接受语音提示，此为该型的特点；朗读困难；书写不正常。

2）机制：按病灶分小 Broca 失语和大 Broca 失语。前者病灶小，障碍恢复较快。后者语言障碍持续，提示病变不仅累及 Broca 区，还包括岛叶且问深部扩展达基底核和内囊。

（2）Wernicke 失语

1）表现：为流利型失语。语量正常或过多，但由于听理解障碍严重，常答非所问，为空话。对语法和实质词的理解均困难。有命名困难，不接受语音提示；朗读困难；书写障碍以听写严重受损为特点，抄写时并非照字描画，但很快写出后却不认识。

2）机制：引起典型 Werncke 失语的病灶部位在优势半球颞上回后部，即 Wernicke 区。有些学者提出的 Wernicke 区范围不同，但均以颞上回后部为中心，此区通常称为听联合皮质。

（3）传导性失语

1）表现：传导性失语是以口语为流利型、听理解障碍不严重，而复述不成比例地受损为特点。命名、阅读和书写均有不同程度障碍。

2）机制：文献报道病灶部位有两个。一为优势侧弓状纤维，即起于后颞叶经上纵纤维至额叶运动联合区的白质中。一为主要包括缘上回皮质，而非限于白质。

2. 分水岭区失语综合征

（1）经皮质运动性失语

1）表现：非流利型失语口语，突出特点为自发性扩展言语发生明显障碍，因启动发音困难而口吃。患者一般能理解日常谈话内容。复述好。命名障碍为表达性命名不能，给以语音提示命名明显进步。阅读障碍主要为有朗读困难，阅读理解相对好一些。书写障碍主要表现为自写姓名和抄写较好而听写和自发书写常表现严重障碍。额叶功能差，如手连续动作和节拍运动常有缺陷。

2）机制：病变部位在优势半球额叶 Broca 区的前部或上部，也可累及优势半球额下回中部或前部；额中回中后部或额上回。

（2）经皮质感觉性失语

1）表现：口语表达为流利型失语口语，强制性模仿言语为突出特点，系列言语好，有完成现象。口语理解严重障碍，对常用名词的理解、动作动词的理解可部分保留，对语法词的理解甚困难。复述好。命名障碍严重，不接受语音提示和选词提示。严重失读，不能理解阅读内容。书写障碍为听写和自发书写困难。

2）机制：病变部位累及优势半球后部、顶、颞、或颞顶分水岭区；或后颞顶结合区。

（3）经皮质混合性失语

1）表现：突出特点为复述好和系列言语好，其他语言功能均严重障碍或完全丧失，类似完全性失语。

2）机制：病灶部位为优势半球分水岭区大片病灶，致传统言语区被孤立及不伴言语区孤立的经皮质混合性失语。

3. 完全性失语

1）表现：口语表达及理解均有严重障碍。复述和命名完全不能，阅读和书写完全不能或几乎完全不能。

2）机制：优势侧外侧裂周语言带区几乎全部受累。

4. 命名性失语

1）表现：主要以命名不能、找词困难为特征。口语表达为流利型失语口语，此型失语自发谈话特点是：患者忘了名称，常以描述物品性质和用途代替名称；发音和语调正常。阅读和书写可正常，也可有障碍。

2）机制：优势大脑病变时普遍存在的表现之一。

5. 皮质下失语综合征

按病变部位，常把皮质下失语综合征分为丘脑性失语和基底核性失语（底节性失语）两类。

（1）丘脑性失语

1）表现：谈话低声调，音量小，但发音尚清晰。个别见表情淡漠。因找词困难而语量少，能简单回答问题及简短叙述病史；患者复述正常或轻度障碍。有较明显的命名障碍，以错语命名，常为词义性错语。有听力解障碍，对简单语句理解好，对比较语句理解差。阅读障碍主要表现为理解损害。有书写障碍。

2）机制：可能由丘脑性出血引起，其失语原因可能是神志障碍或血肿及水肿累及皮质语言区所致。

（2）基底核性失语（基底核区包括壳核、尾状核、苍白球，常常同时累及内囊）。

1）表现：口语表达为自发谈话，病变靠前时为非流利型失语，靠后时为流利型失语。复述相对好。有明显的列名性命名障碍。对较复杂的口令理解有困难。阅读障碍为理解障碍为主，有明显的自主写障碍。

2）机制：皮质-纹状体-苍白球-丘脑-皮质环路上出现损害。

（二）针灸治疗

本节重点讨论运动性失语。

舌体失去柔和及运动功能障碍通常为吞咽障碍的主要特征之一，中医称之为“舌强”，也是中风病常见的症状。其病机为清窍被蒙，神明散乱，机关不利故出现舌强不语，舌体收缩，不能伸舌，也不能上卷舌体等症状。由于舌体的运动功能障碍，直接影响患者的咀嚼、舌咽及发声，成为中风患者的一种疑难病症。

醒法成功地解决了舌强这一难证，临床上取得了比较满意的效果，具体取穴与治疗方法如下。

（1）内关、人中、三阴交、风池、翳风、完骨穴，仍按前文介绍的治疗常规进行。

（2）内大迎穴。该穴位于下颌内前1cm下颌骨内缘。针刺时用2.0～2.5寸30号毫针向舌根方向直刺1.5～2.0寸，针感达到咽喉舌根部胀、麻为宜，如向舌尖放射效果更佳。取双侧穴，施以小幅度高频率捻转补法，施术1～3min，每日1次，15d为1个疗程，一般1～3个疗程即可见效。

（3）金津、玉液点刺放血。患者张口伸舌后，术者迅速用舌钳或消毒餐纸将舌体提起，暴露舌底部。用三棱针点刺金津、玉液，以出血1～3ml以上为宜，出血量少于1ml者效果差。每日1次，15d为1个疗程。对于促使舌体运动功能的恢复有明显疗效。

（4）舌面点刺。患者张口，术者用毫针快速点刺舌面十余下，以微见细小出血点为宜。每日1次。

三、中风病挛痿的治疗

脑卒中后肢体瘫痪在急性期多数是弛缓性瘫痪，随着病程的延续，渐渐出现痉挛，达到高峰后，痉挛又慢慢降低，逐步出现分离运动、随意运动，这是Brunnstrom提出的中枢性运动障碍恢复的典型过程。在临床中，多数患者痉挛阶段时间长，恢复十分缓慢。脑卒中后偏瘫肢体发生痉挛主要是由于大脑皮质等高级中枢对脊髓运动神经元的调控作用减弱或丧失，导致脊髓中枢处于抑制释放状态引起肌张力过度增加而形成的。其表现为肌张力升高、肌肉僵硬、抽搐性痉挛等。中医称之为中风后即挛又痿。据统计痉挛作为脑卒中的常见并发症，其发病率约为65%，且在脑卒中较严重的患者中发病率明显高于该值。由于肌张力增高或痉挛，导致上肢肘关节屈曲，手挛痿，下肢膝关节僵硬或强直，甚至畸形，踝关节下垂外翻，不仅严重影响患者肢体运动功能的康复和生存质量，同时严重影响了其社会交往及精神心理状态。一直以来，对偏瘫侧肢体肌张力增高或痉挛状态的治疗，是神经科和康复科医师所面临的一个棘手的问题，治疗手段主要为康复训练，药物、手术和电刺激的治疗方法也有所应用等。醒脑开窍针刺法配合三阴经推拿治疗中风后痉挛性瘫痪取得了较好的疗效。

（一）痉挛程度的评价

常用的痉挛程度评定有Ashworth量表和改良的Ashworth量表。

Ashworth量表是Ashworth于1964年提出的。评定时，检查者徒手牵拉痉肌进行全关节活动范围内的被动运动，根据感觉到的阻力及其变化情况，把痉挛成0～4共5个级别。1987年，Bohannon和Smith总结了他们使用Ashworth量表的经验，发现：被称为Ashworth“1”级的人数太多，应该进步加以区分，所以他们在原量表的基础上增加了“1+”级，并对各级重新描述，形成了修订的Ashworth（MAS）。上肢优于下肢，对于下肢不同肌群，信度有很大差异，各报道也不太一致，但总的来说都不高。而相关系数小于0.55，检查者间的可信度过低，则说明该方法不适于使用。或培训有待于加强。一般认为KaPPa值0.41～0.6为中度有效，小于0.40则无效。主要区别在“0”级和“1”级，以及“1”级或“1+”级和“2”级之间，可能的解释是：不同检查者臂力不同，臂力大者被动活动踝关节时范围较大，活动终末的阻力就比较大，所以“0”级和“1”级不易区分，且PROM增大，中点位置不易确定，“1”级、“1+”级和“2”级就难以划分，这些都造成踝关节评定时的可信度降低。

（二）针灸治疗

取穴与治疗方法如下所述。

（1）内关、人中、三阴交、极泉、尺泽穴，按醒脑开窍针法的规范化要求取穴治疗。

（2）上肢痉挛性瘫痪：肩髃、合谷、上八邪（均患侧）；下肢痉挛性瘫痪：阳陵泉、丘墟透照海（均患侧）。

患侧合谷穴及上八邪穴。合谷穴于第二掌骨桡侧中点取穴后，先向后溪针刺，以提插泻法待患手四指由拘挛转为弛缓后，再向拇指、示指以提插泻法针刺，以手指抽动为度，然后向三间穴方向进针1寸，留针。八邪穴上1寸为上八邪，针刺进针0.5～1.0寸，针尖指向指缝，行提插补法，以与针刺穴位相邻的两指抽动为度。肩髃，向下斜刺1.5～2寸，提插补法，使针感缓慢下传，同时缓慢外展上肢，使痉挛的上肢变软，施手法1min；阳陵泉，沿皮肤呈45°向下斜刺2～2.5寸，使针感缓慢传导到足小趾处；丘墟透照海，先使患足被动尽量摆正，直刺入2～2.5寸使针尖达到照海穴皮下，然后将针撤回1.5寸。

每日1次，每次行针20min，30d为1个疗程，一般1～2个疗程即可见效。

祖国医学认为中风后挛萎的病机为窍闭神匿，神不导气，经络痹阻，气血不能濡养经脉所致。故取内关、人中等意在调神治本；肩髃、合谷、上八邪、阳陵泉、丘墟透照海，意在疏通经络、行气活血，以利关节治标。

对中风后遗症的康复治疗，旨在把机体的功能损失限制到最小程度。痉挛性瘫痪的患者一般病程较长，病久体虚，除了上述针法外，还应注意手指的功能锻炼，这样效果更好。

四、中风后肩手综合征的治疗

肩手综合征（shoulder - hand syndrome，SHS），又称脑卒中后反射性交感神经营养不良综合征，是中风后偏瘫患者常见的并发症之一，常发生在发病后 1 ~3 个月。以受累肢体疼痛、肿胀、活动受限、血管收缩性不稳定和皮肤改变及斑状骨密度减低为特征。

（一）临床分期

根据其临床表现，可分3 期：Ⅰ期表现为肩、手部有疼痛、触痛，手部肿胀、色泽改变，X 线片示骨密度正常，此期尚可逆；Ⅱ期表现为肩、手部疼痛减轻，手部肿胀和色泽改变减轻，开始出现早期营养不良表现，如肌肉萎缩、血管痉挛、出汗增多及X线片示骨质疏松；Ⅲ期表现为肩、手部疼痛及肿胀完全消失，主要出现软组织严重营养不良性改变，如肌肉萎缩明显、关节活动受限、挛缩（冻结肩及爪形手）及 X 线片示严重骨质疏松，此期已经不可逆。肩手综合征如未及时治疗，后期手功能会丧失。

（二）取穴与治疗方法

取穴：人迎、内关、尺泽、肩三针、阳池、合谷、太冲。

操作：人迎穴，避开颈总动脉，直刺 0.3 ~0.8 寸，提插寻找针感，以使之向前胸放射为佳；内关直刺0.5 ~1 寸，用捻转泻法；尺泽穴直刺0.8 ~1.2 寸，施捻转提插泻法；肩三针直刺0.8 ~1.2 寸，施捻转提插泻法；阳池斜刺0.3 ~0.5 寸，施捻转提插补法；合谷、太冲均直刺0.5 ~0.8 寸，捻转泻法。

每日 1 次，每次行针 20min，30d 为 1 个疗程。

五、脑卒中后抑郁症的治疗

脑卒中后抑郁症（PSD）为脑卒中最常见的并发症之一，是脑卒中后最常见的情感障碍。脑卒中后抑郁症不仅可以影响患者肢体功能和语言功能的恢复、降低生活质量，还可以增加患者的残疾率和死亡率。是以持续的情绪低落、兴趣减退为核心的心理障碍。脑卒中后抑郁是一种慢性复发性疾病。研究表明，在进行初次评估存在抑郁的患者中，一年后仍有 13% ~52% 的患者存在抑郁症状；初次评估无抑郁的患者，也有 15% 在一年中出现抑郁症状。

取穴：内关、人中、百会、四神聪、印堂、风池（双）、神门（双）、合谷（双）、太冲（双）。

操作：先刺双侧内关，直刺 0.5 ~1.0 寸，采用提插捻转结合的泻法，施手法 1min；继刺人中，向鼻中隔方向斜刺0.3 ~0.5 寸，采用雀啄手法（泻法），以患者眼球湿润或流泪为度；百会、四神聪、神门直刺0.1 ~0.2 寸，捻转补法；印堂平刺 0.3 ~0.5 寸，捻转补法；风池直刺 1 ~1.5 寸，捻转补法；合谷、太冲均直刺0.5 ~0.8 寸，均用捻转泻法。

六、血管性认知障碍的治疗

血管性认知功能障碍（vascular cognitive impairment，VCI）是由脑血管病危险因素（如高血压、心脏病、糖尿病和高血脂等）、显性（如脑梗死和脑出血等）或非显性的脑血管病（如白质疏松和慢性脑缺血等）引起的从轻度认知障碍到痴呆的一大类综合征。目前普遍认为 VCI 包括：

非痴呆血管性认知功能损害（vascular cognitive impairmentno dementia，VCIND）、血管性痴呆、伴有血管因素的混合性痴呆。脑血管病的危险因素、梗死部位、患者自身的特征、遗传因素与 VCI 的发生有着密切的关系。

取穴：水沟、内关、三阴交、风池、完骨、天柱、百会、四神聪。

操作：先刺双侧内关，直刺 0.5 ~ 1.0 寸，采用提插捻转结合的泻法，施手法 1min；继刺人中，向鼻中隔方向斜刺 0.3 ~ 0.5 寸，采用雀啄手法（泻法），以患者眼球湿润或流泪为度；三阴交直刺 0.5 ~ 0.8 寸，捻转补法；风池、完骨、天柱直刺 1 ~ 1.5 寸，捻转补法；百会、四神聪直刺 0.1 ~ 0.2 寸，捻转补法。

七、脑卒中后睡眠障碍的治疗

脑卒中后睡眠障碍是严重且常见的脑卒中并发症之一，严重的睡眠障碍不仅影响患者的日常生活质量、心理健康及神经功能康复，而且还会增加脑卒中复发的危险性。

睡眠障碍的表现形式多样，主要有：过度睡眠、入睡困难、总睡眠时间减少、昼夜颠倒、睡眠呼吸障碍、夜间入睡后伴有精神症状。其中脑出血引起的睡眠障碍多表现为过度睡眠，脑梗死者则呈失眠状态。

取穴：神门、内关、四神聪、合谷、太冲。

操作：神门、四神聪直刺 0.1 ~ 0.2 寸，捻转补法；内关、合谷直刺 0.5 ~ 0.8 寸，捻转补法；太冲直刺 0.2 ~ 0.5 寸，捻转泻法。

八、中风后共济障碍的治疗

处方：醒脑开窍主方加风府或哑门、颈椎夹脊穴。

操作：风府、哑门两穴每次仅选其一，令患者坐位俯首（低头），以 2.5 ~ 3 寸针，针向喉结。针体进入皮下后，以震颤手法逐渐进针，每次进针深度不得超过 0.5mm，至患者出现全身抖动立即出针，不留针，严禁针体捻转。每周仅针 1 ~ 2 次即可；颈椎夹脊穴直刺 0.3 ~ 0.5 寸，捻转补法。

九、中风后症状性癫痫的治疗

取穴：醒脑开窍主穴加大陵、鸠尾。

操作：取双侧大陵，于皮肤呈 75°，稍向掌心斜刺 0.3 ~ 0.5 寸，施作用力方向的捻转泻法，即左侧逆时针，右侧顺时针捻转用力，针体自然退回，行手法 1min，留针 30min。鸠尾施术前必须认真触诊，患者是否存在剑突下肝大。如果肝大，鸠尾穴应避免使用。施术时令患者双手抱头，将胸廓提起，吸气时进针，直刺 1 寸，施用捻转平补平泻 30s，不留针。

第十二章　醒脑开窍针刺法治疗脑卒中的临床研究

第一节　醒脑开窍针刺法方穴的治疗研究概况

一般讲,一个穴位可以对全身的不同器官系统起到不同程度的影响。下面就近年来醒脑开窍针刺法组方中与治疗中风有关的穴位研究作一梗概介绍。

一、醒脑开窍针刺法方穴对循环系统的影响

(一) 调整冠状动脉循环

醒脑开窍针刺法的主穴中大多对冠状动脉有良性的调整作用。以内关穴为例,研究证实内关穴能够:延长左心室射血时间,使心绞痛患者的心肌收缩力增强,心排血量增加,前负荷降低,左心室顺应性改善,降低左心室舒张期终末压;改善冠心病患者心电图 ST 段和 T 波异常;增加冠状动脉流量和血氧供给,促进侧支循环建立,降低心肌耗氧量,减缓心肌代谢过程。

(二) 调整心率

一般讲,针刺对心率的影响主要表现在心率快的可使之减慢,慢的可使之加快,但在一般情况下,以减慢为主要倾向。仍以内关为例,本穴对异常的窦性心律具有双向调整作用。而另有人报道,针刺内关穴,对窦性心动过速、过缓、不齐及正常窦性心率,女性主要呈现降率作用,男性则明显地显示双向作用,即心率快者可使之减慢,心率慢者则使之加快。另有报道,针刺对心率的影响,内关穴与足三里穴有显著性差异($P<0.001$)。

我们观察针刺对病窦综合征(以下简称病窦)的影响,用特定的针刺疗法治疗病窦综合征患者 30 例,其中男 12 例,女 18 例;年龄 26 ~ 28 岁,平均年龄 55.6 岁;病程 1 ~ 15 年,平均病程 6.87 年;病因诊断:冠心病 14 例,心肌炎 4 例,心肌病 2 例,原因不明者 10 例。缓慢型病窦 21 例,快慢交替型病窦 9 例。治则:益气温阳、调神复脉为主,活血通络、化痰宣痹为辅;穴方:①内关、郄门、人中、足三里。②内关、膻中、三阴交。③心俞、膈俞、肾俞。缓慢型病窦用①、③组穴;快慢交替型病窦用②、③组穴;手法要点:用捻转提插补法或平补平泻为主,徐徐得气,弱或中等强度针感,各穴得气后持续施术 1min,留针 15 ~ 20min;每日治疗 2 次,上午用①或②组方,下午用③组穴。两周 1 个疗程,治疗 5 个疗程后观察疗效。包括临床症(征)状、心律(率)、阿托品试验,窦房结电生理、Holter 监测和无创功能检测在内的全面观察,还进行了一年后的随防,结果发现:①30 例病窦经针刺治疗后,痊愈 6 例(20%),显效 13 例(43.34%),有效 7 例(23.33%),无效 4 例(13.33%),愈显率达 63.34%,总有效率为 86.67%。经统计学处

理，不同病因组间疗效无明显差异，针前心率较高者（>1 次/min）疗效优于心率较低者（<50 次/min）。②心率变化，针后 30、60minHR 分别为（56.72±5.10）次/min、（54.51±4.73）次/min，较针前（50.60±4.90）次/min 明显增加（$P<0.05$）。针刺治疗 5 个疗程后 HR 为（59.6 7±7.94）次/min，较治疗前显著增加（$P<0.01$）。统计表明，HR 从一周开始逐渐增快并逐趋稳定。治疗后，活动后 HR 为（68.74±7.83）次/min，较针前（57.89±5.70）次/min 明显增加（$P<0.01$）。③针刺治疗后，该组病例的窦性心动过缓、窦性停搏、窦房阻滞和快慢心律及其他伴发的心律失常均有不同程度的改善。④阿托品试验变化，治疗后其心率峰值为（91.10±8.70）次/min，较治疗前（87.45±9.34）次/min 显著提高（$P<0.01$）。21 例缓慢型病窦中，治疗后该试验转阴率为 57.89 %，试验中心率上升快，峰值出现早，出现的异常心律也明显减少。⑤治疗后，缓慢型病窦患者 24h 总心搏和平均心率明显增加（$P<0.01$）平均基础心率提高（10.56±1.70）次/min。快慢交替型病窦患者 24h 心搏和平均心率治疗前后无明显改善，但反映窦性心动过缓的最低心率显著增加（$P<0.01$ ~ 0.05），而反映快速性心律失常的最高心率则明显下降（$P<0.01$）。⑥窦房结电生理 SNRT，当次针后（2250±318）ms（$\bar{x}\pm s$，下同），较治疗前（2491±424）ms 无明显缩短（$P>0.05$），而治疗后（1822±285）ms 则较治疗前显著缩短（$P<0.01$）。CSNRT，当次针后为（685±240）ms，较治疗前（894±272）ms 有所改善（$P<0.05$），而治疗后（615±219）ms 则较治疗前明显缩短（$P<0.01$）。SACT，当次针后 5 例改善，治疗后有 8 例改善，部分病例因窦律不齐而无法测定。所得均值分别为治疗前（164±24）ms，当次针后（156±27）ms，治疗后（144±20）ms，改善无统计学意义。

（三）调整血压

据报道针刺合谷、内关、三阴交和太冲四穴治疗高血压有效率比针刺曲池、尺泽、曲泉、阳陵泉等穴降压效果好。针刺内关可降低实验性高血压，升高实验性低血压，其效应在很大程度上取决于原有机体的功能状态。内关穴可降低高血压患者和早期脑血管硬化患者的脑血管紧张性，改善动脉弹性，提高搏动性血液供应强度。人中、内关、合谷穴均对失血性休克有明显的升压效应。合谷穴可降低静脉压，尤以对心脏病患者作用最为显著。

（四）调整脑血流

针刺内关等穴可改善脑循环的研究早有报道。我院曾用经颅超声多普勒（TCD）技术对醒脑开窍针刺法治疗中风病的颅内动脉血流进行了临床观察及实验研究，结果发现："醒法"的穴位对颅内动脉血流有双向调整作用，可使流速减慢的动脉血流加快，也可使流速加快的动脉血流减慢。可使管径狭窄的血管扩张，也可使扩张的血管收缩以达到颅内动脉血流的平衡。针双侧的风池、完骨、天柱穴可较好地改善椎-基底动脉的供血，调整双侧椎动脉并使之达到平衡。这种对脑血管的调整作用被认为可能是通过神经-体液系统调节大血管、感受器及小血管的 β 感受器等作用，从而完成对血管舒缩、血液黏稠度、血管的通透性、血液灌注量等多系统调整而实现的。

二、醒脑开窍针刺法方穴对神经系统的影响

有人以运动时值、视时值和视-运动反应的反应时为指标，对数十名健康人和患者进行了针刺对中枢神经系统功能影响的研究。重刺激合谷、三阴交等穴时多引起运动从属时值增大，即大脑皮质运动区内发展抑制过程，但在健康人抑制过程发展较慢较弱；给患者轻刺激时，半数在大脑皮质引起兴奋过程，半数引起抑制过程；健康人只有少数人引起抑制过程。同时还发现对于剧

痛、失眠及消化系统疾病的患者，针刺引起的抑制过程深度较深，其他病例较轻，显然与大脑皮质的机能障碍程度有关。另有实验证明，针内关、合谷等穴后，凡原来脑电图节律的波辐较低者，呈现 α 节律及波幅增强；反之则使其节律减弱。还有许多报道指出，针刺健康人的内关、合谷穴，可见脑电图的节律增强，慢波增加，波幅增大（大脑皮质的抑制过程增强）。针刺印堂、合谷等穴，5～10min 后脑电图即呈现弥漫性变化，表现为振幅的改变及生物电位的正常化。

有人在健康人身上做了另一实验，当示指发生疲劳以后，针刺合谷穴，大多数受试者迅速出现示指收缩曲线明显增大，部分受试者并主诉针刺时示指的活动有轻松愉快的感觉。针刺能改善疲劳，说明有利于促进脑细胞功能的恢复。另外，针刺合谷等穴，可使患者的肌电幅度升高（$P<0.05$），从针后 5min 开始，并持续 30min。

在动物实验中，针刺人中、内关穴后，出现大白鼠的脑皮质氧分压增加；缺氧状态下，与对照组相比存活时间延长（$P<0.05$）。

三、醒脑开窍针刺法方穴对泌尿系统的影响

脑中风急性期常需解决的一个问题是颅压高。醒脑开窍针刺法组方中三阴交穴在输尿管瘘犬身上的实验值得重视。在该犬身上潜伏期和达到最大值的时间缩短，利尿过程加长。这一点对于消除中风急性期时的脑水肿是有利的。

第二节　醒脑开窍针刺法治疗脑卒中临床研究

在醒脑开窍针刺法创立的早期，我们采用公认的疗效标准进行了醒法针刺治疗中风病的初步研究，观察醒法治疗脑卒中后不同病期患者的疗效，并应用血液流变学、微循环等试图探讨其应用机理。随着治疗病例的积累，我们对住院病例进行了回顾性分析、总结。循证医学引入我国后，先后开展了单中心随机对照研究和大样本量随机对照研究，并对醒脑开窍针刺法治疗中风的疗效和安全性进行了系统评价。

一、醒脑开窍针刺法治疗脑卒中不同病期的临床观察

（一）中风先兆

我们曾用随机抽样方法观察了 30 例中风先兆经“醒法”治疗的临床效果，临床治愈率 61%，总有效率 96.7%；而对照组的临床治愈率 34%，总有效率 95.6%，经统计学处理，两组治疗效果有显著性差异（$P<0.05$）。

同时观察了这些患者的血液流变学的改变，结果表明，“醒脑开窍针法”能明显地改善中风先兆患者血液的浓、黏、凝、聚状态。虽然传统对照组也可改善某些血流变指标，但无统计学意义（$P>0.05$）。

（二）中风急性期

我们以缺血性中风急性期患者为研究对象，应采用“醒脑开窍”针法治疗，并与传统针刺法进行对照，采用全国统一的诊断标准（见前）和国际公认的疗效评定标准，对该针法治疗中风的临床疗效进行了临床观察，并从血液流变学角度探讨了该针法治疗中风的机理。

1. 资料及方法

（1）该组患者病例均为发病2周以内的脑梗死急性期患者，其中男23人，女17人；平均年龄，男59.3岁，女58岁；病程最短0.5h，最长14d，平均6.4d。伴有高血压患者29例，慢性冠状动脉供血不足者11例，陈旧性心肌梗死者2例。按患者入院先后顺序将患者分为醒法治疗组和传统针法对照组。

（2）治疗方法：醒法取穴及操作（参考第十一章）。

传统针刺法取穴及操作：取肩髃、肩髎、曲池、外关、手三里、合谷、足三里、阳陵泉等阳经穴位，施捻转提插平补平泻手法。

（3）疗效标准：在针刺治疗前及治疗45d后，分别进行神经功能缺损程度评分以判定疗效和血液流变性指标的检测。

疗效评定：疗效评定标准参照全国第二次脑血管病学术会议制定的临床疗效评定标准并稍做适当修订，主要根据神经功能缺损程度改善的积分和患者总的生活能力状态两方面评定。

1）计分方法：根据意识、水平凝视功能、面瘫、语言、上肢肩关节肌力、手肌力、下肢肌力及步行能力8方面进行评分，最高45分，最低0分。

2）患者总的生活能力状态（评定时的病残程度）如下所述。

0级：生活自理，或恢复部分工作。

1级：基本独立生活，小部分需人帮助。

2级：部分生活活动可自理，大部分需人帮助。

3级：可站立走步，但需人随时照料。

4级：卧床、能坐，各项生活需人照顾。

5级：卧床、有部分意识活动，可喂食。

6级：植物状态。

3）疗效标准如下所述。

基本治愈：病残程度为0级。

显效：功能缺损评分减少21分以上，且病残程度在1～2级。若入院分数低于21分，则积分减少10分以上为显效。

有效：功能缺损评分减少8分以上。

无效：功能缺损评分减少或增加不足8分。

恶化：功能缺损评分增加9分以上。

2. 研究结果与分析

（1）“醒脑开窍”法治疗前后：患者血液流变学各项指标（全血黏度、血浆黏度、血细胞比容及血小板聚集率），除纤维蛋白原浓度外，均有明显改善，治疗前后各项指标均有显著性和极显著性差异（$P<0.01\sim0.05$）。

（2）传统针刺组治疗前后：患者低切下的全血黏度改善，有显著性差异（$P<0.05$）。高切下的全血黏度和血浆黏度也有一定的改善趋势，但无统计学意义。其他指标无明显变化。可见，醒法对急性期患者血液流变性的改善作用明显优于传统针刺组。

（3）两针刺组疗效比较：由表12-1可知，醒脑组患者基本治愈及显效人数明显多于传统组，醒脑治愈率、显效率和总有效率分别为30%、40%及100%。而传统组分别为10%、25%及90%。将基本治愈人数及显效人数放在一起作为显效率，进行两组率的差别的统计学处理，$\chi^2=4.92>3.84$（5%的χ^2是限值），$P<0.05$，两组显效率有显著性差异。以上结果表明醒法和传统针法均为治疗中风的有效方法，但以前者疗效更佳。

表 12-1 醒法和传统法治疗的疗效比较

分组	总例数	基本治愈（%）	显效（%）	有效（%）	无效（%）	X^2 检验
醒脑组	20	6（30）	8（40）	6（30）	0	$P<0.05$
传统组	20	2（10）	5（25）	11（55）	2（10）	$P<0.05$

上述研究结果表明：醒法对缺血性中风急性期患者血液流变性各项指标（除纤维蛋白原外）均具有明显的改善作用（$P<0.01\sim0.05$），且优于传统针刺组。传统针刺组治疗前后低切变率下的全血黏度亦有一定改善（$P<0.05$），但不如醒脑组明显，其余指标未见明显改善。

醒法对急性期患者血流变的影响归纳有以下几方面。

1）改善血液的凝聚性低切变率下的全血黏度：血沉方程 K 值、红细胞电泳是反映红细胞聚集性的指标；血小板电泳及最大聚集率是反映血小板凝聚性的指标。以上指标的改善，说明血液凝聚性改善。这对于防止血栓形成具有重要意义，特别是血小板聚集功能的改善。由于血小板功能改变在血栓形成机制中具有重要作用，是血栓形成的首要条件，所以许多学者将血小板凝聚功能改变作为缺血性中风发病的独立因素加以研究。多数学者认为，血小板功能亢进应视为发病原因之一，关于血液聚集性改善的机制可能与针刺使红细胞和血小板表面的负性电荷增加或消除了对其负性电荷有不良影响的因素有关。

2）改善了血液的黏滞性：全血黏度和血浆黏度反应了血液的黏滞性降低，血液流动的阻力减少，这对血流量的增加有重要意义。尤其是高切变率下的全血黏度降低对于微循环血流中“轴流现象”、“Σ效应”和临界毛细血管半径的决定性因素。这些现象和效应是微循环正常的重要条件，临界毛细血管半径直接影响组织灌注量。所以，红细胞变形性增加，使得微循环状态得以改善。

3）改善了血液的浓稠性：血细胞比容是反映血液浓稠性的主要指标，对血液的黏滞性和聚集性产生重要影响。因此，血液浓稠性的降低在某种程度上反应血液的流变状态改善。需要说明一点，为了叙述的方便，将针刺对血液流变性的影响分为聚集性、黏滞性和浓稠性三个方面。实际上三者之间互相影响，相辅相承，共同形成了血液流变学诸因素的复杂性和多元性。

由上述可见，醒法对急性期患者血液的凝聚性、黏滞性和浓稠性均有改善作用。我们认为，血液流变性的改善是针刺治疗缺血性中风的机理之一。

关于醒法治疗急性期患者的疗效，临床研究结果表明，醒脑组显效率（包括基本治愈）70%，明显高于传统组（35%），具有显著性差异（$\chi^2=4.92$，$P<0.05$）。但两组总有效率无明显差异。说明两种针刺方法均为治疗中风病的有效疗法；而以醒法更为有效。

（三）急性脑梗死超早期

我们对 2004 年 9 月～2005 年 10 月急性期入院的脑梗死患者进行了分层随机对照研究，旨在观察超早期介入规范的手法量学针刺法——“醒脑开窍”针刺法，对急性脑梗死超早期患者神经功能缺损及临床疗效的影响。

1. 资料和方法

（1）180 例急性脑梗死患者均系 2004 年 9 月～2005 年 10 月住院患者，依据患者病程、入院顺序编号，利用随机数字表，将同一病程患者编入相应组别（末位单数为“醒”针刺+西药常规组；双数为常规西药组），并调整两组例数达到样本例数一致。

根据发病后入院治疗时间，分别将发病后 6h 内（≤6h 针刺+常规西医组，简称“≤6h 针刺组”）、6h 以上（7h～3d 针刺+常规西医组，简称“7h～3d 针刺组”）和 3d 以上（3+～7d 针刺+常规西医组，简称“3+～7d 针刺组”）进行分组治疗，并设立同期西药常规针刺组（简称“常规组”)，每组 30 人。

(2) 纳入、排除标准：根据课题的研究设计，研究对象需满足如下标准：符合 1986 年全国中医内科学会制定的《脑卒中中医诊断、疗效评定标准》诊断为急性脑缺血诊断标准；并 CT/MRI 确诊；病程 7d 以内；年龄 18 ~ 85 岁的患者；填写知情同意书。

如果研究对象符合诊断的纳入标准，但是存在如下情况之一者，将从研究对象中排除。包括：①脑缺血伴脑出血者；②伴颅内出血、颅内占位性病变者；③脑卒中复发遗留有肢体功能、语言等后遗症者；④伴有严重多脏器衰竭者；⑤不能完成基本疗程，依从性不好者（不能坚持治疗）；⑥针刺穴位有感染者；⑦肌力≥Ⅲ级者；⑧发生与针刺相关的不良事件（死亡病例），应终止治疗，并详细记录。

(3) 治疗方法：常规组西医常规治疗。包括内科综合支持治疗：①降压，依据血压升高程度，患者整体情况和基础血压，酌情处理。②控制血糖，降糖，超过 11.1mmol/L 时，即刻给予胰岛素，并监控变化。③感染、上消化道出血等，抗炎止血治疗。抗脑水肿、降颅压，20% 甘露醇 125 ~ 250ml，6 ~ 8 h 一次，使用 3 ~ 7d；或甘油果糖（肾功能不全者选用）：250 ~ 500ml，1 次/日，静脉滴注。改善脑血循环，神经保护剂，共治疗 21d。

针刺组：在西医常规治疗的基础上介入“醒脑开窍”针刺法。“醒脑开窍”针刺取穴和针刺方法同前。采用华佗牌针灸毫针，针长 0.5 ~ 3 寸，28 ~ 30 号。每日 2 次，治疗 10d，休息 1d，共 21d。根据不同穴位采用相应的处理方法。

(4) 结局指标：临床神经功能缺损评估，根据脑卒中患者临床神经功能缺损程度评分标准（1986 年全国第二次脑血管学术会议通过)，对该研究对象进行神经功能缺损程度评分。

疗效评定，参照 1995 年全国第四届脑血管病学术会议通过的“脑卒中患者临床神经功能缺损程度评分标准”，对研究对象的临床神经功能恢复疗效进行评定。

日常生活能力，根据生活能力 Barthel ADL 指数（MBI）进行评定。

安全性评价（不良反应）。

2. 结果　常规组和针刺组的一般情况如性别、年龄、既往史、伴发症、病程、病情轻重程度等均一致。中医临床证型分布情况也具有可比性。

经过 7d 治疗后，各组神经功能缺损评分均有不同程度降低，其中以超早期针刺介入组（≤6h 针刺组）改变最明显；且与常规组比较，有明显差异（$P<0.01$）。其余两个针刺组虽亦有不同程度降低，但分别与常规组比较，无明显差异（$P>0.05$）。经治疗后 14d、21d，≤6h、7h ~ 3d、3+ ~ 7d 针刺组神经功能缺损评分分别与常规组比较，均有明显差异。针刺组神经功能缺损改变优于常规组，尤其以第≤6h 组效果最佳，3+ ~ 7d 组次之。表明超早期介入针刺治疗，在改善患者神经功能方面有明显优势（图 12-1）。

动态观察不同时段针刺组治疗前后神经功能缺损的变化，表明三个不同时段针刺介入，均可使患者神经功能缺损有不同程度改善，但无统计学差异（$F=0.877$，$P=0.42$）。常规组患者神经功能缺损亦有不同程度改变，但改变分值较针刺组低。

患者经 7d 治疗后，临床有效率以≤6h 针刺组最高（66.67%，19 例），3+ ~ 7d 常规组最低（13.33%，4 例）；≤6h、7h ~ 3d、3+ ~ 7d 三个针刺组分别高于三个常规组，且均有统计学差异（$P<0.05$，$P<0.01$，$P<0.01$）。显示针刺组临床疗效有明显优势（表 12-2）。

针刺后 14d 各组临床疗效显示出相同的疗效趋势。针刺组临床疗效优于常规组效果；有效率以≤6h 针刺组最高（90.00%，2 例），3+ ~ 7d 常规组有效率最低（33.33%，10 例）；三个针刺组有效率分别高于三个常规组，且均有统计学差异（$P<0.01$）（表 12-3）。

经过 21d 治疗，临床结果显示，≤6h 针刺组具有临床疗效显著、神经功能改善明显、恶化率低的优势（表 12-4）。

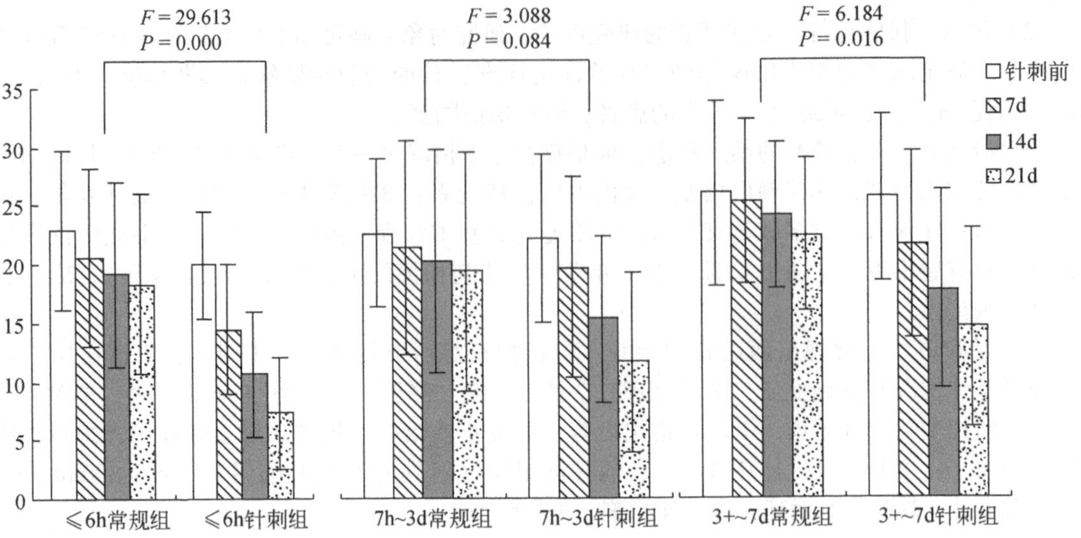

图 12-1　针刺组和对照组不同时间点神经功能评分改善趋势比较

三个针刺组经治疗后，临床疗效以≤6h 针刺组最佳。显示出超早期介入针刺治疗的优势。

表 12-2　针刺后 7d 各组临床疗效情况

分组	N	基本恢复、显效进步、进步	稍进步	无效	恶化	秩和分析结果
	例	例	例	例	例	
≤6h 常规组	30	2	8	14	6	$\chi^2=8.418$
≤6h 针刺组	30	1	18	10	1	$P=0.038$
7h～3d 常规组	30	1	5	18	6	$\chi^2=9.29$
7h～3d 针刺组	30	5	11	13	1	$P=0.026$
3+～7d 常规组	30	1	3	21	5	$\chi^2=5.373$
3+～7d 针刺组	30	2	8	19	1	$P=0.146$

表 12-3　针刺后 14d 各组临床疗效情况

分组	N	基本恢复、显效进步	进步	稍进步	无效	恶化	秩和分析结果
	例	例	例	例	例	例	
≤6h 常规组	30	2	6	9	7	6	$\chi^2=5.8492$
≤6h 针刺组	30	2	11	14	3	0	$P=0.0156$
7h～3d 常规组	30	1	0	11	12	6	$\chi^2=11.528$
7h～3d 针刺组	30	3	7	12	6	1	$P=0.0007$
3+～7d 常规组	30	2	1	7	14	6	$\chi^2=6.9436$
3+～7d 针刺组	30	3	6	10	10	1	$P=0.0084$

表 12-4 治疗后 21d 临床疗效

分组	N	基本恢复	显效进步	进步	稍进步	无效	恶化	秩和分析结果
	例	例	例	例	例	例	例	
≤6h 常规组	30	2	3	4	10	5	6	$\chi^2=14.741$
≤6h 针刺组	30	3	11	11	4	1	0	$P=0.0001$
7h～3d 常规组	30	2	4	0	9	9	6	$\chi^2=14.262$
7h～3d 针刺组	30	4	9	10	5	1	1	$P=0.0002$
3+～7d 常规组	30	1	1	5	8	8	7	$\chi^2=14.235$
3+～7d 针刺组	30	1	3	17	7	1	1	$P=0.0002$

经临床动态观察，各针刺组无明显不良反应。相关性分析显示，针刺疗效与既往史、伴发病积分、发病次数等无明显相关性，但病情轻重、病程、针刺介入时间与疗效有一定相关性。

以上研究说明，“醒脑开窍”针刺法可用于急性脑梗死超早期的治疗，并能明显改善患者功能活动，提高疗效；同时可降低恶化率，控制病情发展。针刺介入早，见效明显。

（四）中风后恢复早期

为了系统观察该方法对不同时期中风患者的疗效，我们于 1986 年 3～11 月对收治的 50 例稳定期（发病 3 周～3 个月）中风患者进行了有关临床观察性研究。诊断标准定义采用世界卫生组织 MONI-CA 方案的统一标准，包括脑出血、蛛网膜下腔出血、脑血栓形成、脑栓塞，不包括一过性脑缺血发作和慢性脑血管病。

1. 资料及方法

（1）所有患者病程均在 3 周～3 个月范围。其中男 33 例，女 17 例，其中脑梗塞 27 例，脑出血 23 例，发病年龄 50～70 岁占多数（39 例），病程最短为 21d、最长者 89d，平均 43.5d，合并吞咽障碍者 18 例。

（2）治疗方法

1）治疗原则：醒脑开窍为主，疏通经络、滋补肝肾为辅。

2）取穴：内关、人中、三阴交（主穴）；极泉、尺泽、委中、风池、完骨、天柱（副穴）；吞咽困难、失语加翳风、上星、上廉泉；指趾运动受限加合谷、太冲（配穴）。分为两组，上午、下午各针刺 1 次。

（3）观测指标：进行治疗前后血液流变学、甲皱微循环及体外血栓形成的检测，组间进行比较。

2. 结果

（1）疗效评定标准：采用全国 22 个省市自治区 1983 年统一制定、1986 年正式通过的标准，采用计分方法，在严格评定入院基本分的情况下，突出增加分的多少作为疗效评定依据。

（2）疗效分析：平均治疗 58d，基本治愈 21 例（42%），显效 12 例（24%），好转 13 例（26%），无效及死亡 4 例（8%），总有效率为 92%。经统计分析表明，疗效与病程、发作次数、年龄及中经络与中脏腑无明显关系。

（3）实验观察与结果

1）治疗前后血液流变学变化：治疗前各测定值与我院正常值比较，全血黏度（除 $2s^{-1}$），血浆黏度、血沉、血细胞比容均增高，其中高切变率下全血黏度有显著差异（$P<0.01\sim0.05$）；治疗后全血黏度在各切变率下均有改善，其中以在低切变率下的改善最为明显，高切变率下的改善有显著意义，血浆黏度、血细胞比容明显改善，血沉下降，有非常显著及显著意义（$P<0.01$；$P<0.05$），见表 12-5。

表 12-5 治疗前后血液流变学检测指标对比（$\bar{x}\pm s$，下同）

观察时间	例数	全血黏度（cP）						血浆黏度（Cp）	血沉（mm/h）	血细胞比容（%）
		$2s^{-1}$	$4s^{-1}$	$10s^{-1}$	$20s^{-1}$	$40s^{-1}$	$100s^{-1}$			
正常值	100	10.57±0.18	8.46±0.17	6.51±0.14	5.62±0.11	5.13±0.09	4.56±0.06	1.45±0.01	28.76±1.87	38.24±0.65
治疗前	50	10.36±0.38	8.66±0.31	6.53±0.23	5.82±0.18	5.36±0.16	4.89±0.13	1.51±0.4	30.78±2.00	39.03±0.81
治疗后	50	8.72±0.34	7.43±0.30	5.89±0.19	5.35±0.18	4.98±0.14	4.57±0.10	1.38±0.03	25.16±1.99	36.56±0.58

2）治疗后甲皱微循环变化：治疗前微循环微血管视野清晰者 10 例，模糊者 27 例，治疗后分别为 26.11 例，经卡方检验（$\chi^2=13.84$），有统计学意义（$P<0.01$）；治疗前血色鲜红者 4 例，紫暗者 33 例，治疗后分别为 17.20 例，经卡方检验，有统计学意义（$\chi^2=11.24$；$P<0.01$）；治疗前血液流态正常或接近正常者 0 例，缓慢者 37 例，治疗后分别为 25、12 例，经卡方检验，有统计学意义（$\chi^2=37.26$；$P<0.01$）；治疗前微血管数目减少，畸形增多，长度缩短，治疗后除长度变化不明显外，每个视野的微血管数明显增多，每 50 条管袢的畸形数明显减少，有统计学意义（$P<0.05$；$P<0.01$），见表 12-6。

表 12-6 治疗前后微血管长度、数目、畸形数对比

观察时间	例数	畸形数目（每 50 条管袢）	血管数目（每个视野）	管袢长度（μm）
治疗前	37	40.48±1.03	7.90±0.32	214.76±10.42
治疗后	37	36.99±1.69	8.96±0.26	228.20±4.81

3）治疗前后体外血栓形成测定比较：治疗前体外血栓长度、湿重、干重的平均值明显高于翁维良所报道之正常值，有非常显著的差异（$P<0.01$），治疗后长度缩短，湿重、干重减轻，均有显著意义（$P<0.05$，$P<0.01$），见表 12-7。

表 12-7 治疗前后体外血栓测定值比较

观察时间	例数	长度（mm）	湿重（mg）	干重（mg）
治疗前	30	76.63±10.10	126.94±15.61	51.28±7.66
治疗后	30	52.37± 7.96	89.24±12.46	34.21±5.89

3. 讨论 醒法所选穴位以阴经穴为主、阳经穴为辅，与传统的以阳经为主，阴经为辅的方法有所不同；在主治功能上以“开窍启闭”改善元神之府大脑的功能为主，以疏通肢体经络之气为辅。该法中人中为督脉要穴，泻之可调督脉，开窍启闭以醒脑宁神，内关乃心包之络穴，有宁心安神、疏通气血之功，三阴交系肝、脾、肾三经之交会，有补肾滋阴、生髓益脑的功能，风池、完骨、天柱能外发清阳之气，以强脑利咽、通络开窍，加上极泉、尺泽、委中之疏通经络，共奏醒神、通络、滋阴之功效。该方法治疗 50 例患者，基本治愈率为 42%，总有效率为 92%，其中病程的长短、发病的次数、年龄的大小，对疗效均无明显影响，说明此方法对于上述各组患者都

是有效的。

中风患者血液具有浓稠性、黏滞性，聚集性，进入稳定期后的中风患者病程迁延日久，功能活动受限，气血运行更为不畅。该组病例治疗前血液流变性明显异常（除全血黏度 $2s^{-1}$ 外），治疗后全血黏度、血浆黏度、血沉、血细胞比容均有明显改善，针刺通过降低红细胞的聚集性，提高其变形能力，改善了血液黏度。该组治疗前血脂明显异常，治疗后胆固醇虽降低不显，但高密度脂蛋白及其与胆固醇比值明显增高，提示醒法可提高高密度脂蛋白。中风患者存在微循环障碍而甲皱微循环可以间接了解脑部的微循环状况。该组病例治疗前微血管视野大都模糊不清，血色紫暗，微血管数目减少，畸形增多，长度缩短，血流缓慢，治疗后多有明显改善，使病情随着微循环障碍的减轻相应得到改善，提示醒脑开窍针刺法可能是使体液和神经系统发生变化，增加血管通透性，降低紧张度，增加血流量，从而改善了微循环障碍。稳定期患者偏瘫日久，气血阻滞而呈高凝、高聚之病理状态，故体外血栓各值明显高于正常，与中医认为该期患者以气滞血瘀为主要病机的观点是一致的，治疗后体外血栓各值明显改善，说明醒法可以降低血小板的高聚集能力，改善血液凝固性，促进血液循环，从而取得疗效。

（五）脑卒中恢复后期（三个月至半年）

1. 资料与方法

（1）随机抽样住院患者46人：男性23人，女性23人；发病年龄：40岁以下3人，40～49岁6人，50～59岁22人，60～69岁14人，70岁以上1人。患脑梗死者33例，脑出血者13例。

（2）诊断标准：符合中、西诊断标准。患者均经颅脑CT诊断。

（3）治疗方法：采用醒脑开窍为主的治疗原则。以内关、人中、三阴交为主穴。极泉、尺泽、委中、风池、印堂、上星透百会为副穴。并随症加减穴位。治疗将穴位分为两组，每日针刺两次。上午以肢体穴位为主。下午以头部穴位为主。

2. 结果

（1）46例患者平均治疗60d，总有效率78.2%。其中有效25例，占54%；显效3例，占6.5%；痊愈8例，占17%；无效10例，占21.8%。同时经统计学处理：发病年龄，时间及疾病性质从疗效分布上均无任何意义。从而肯定了针刺在上述条件下均有治疗作用。

（2）实验观察：为了进一步证实针刺在中风后遗症期的作用，以便更深一步探讨作用机理，我们选择了血流变和血脂含量作为检验指标。

治疗前20名患者血液流变学及血脂等各项指标均处于高值，说明中风后遗症期患者的血液呈高黏度、聚集、凝集状态，使脑组织血流缓慢，产生微循环障碍，最终导致脑组织供血减少。

治疗后全血黏度从低切变率到高切变率均有明显的降低。从统计学角度观察：分别具有显著意义（$P<0.05$）和非常显著意义（$P<0.01$），血浆黏度、血细胞比容和血小板聚集率具有更明显的下降，具有非常显著意义（$P<0.001$）。血沉、红细胞电泳时间改变下降也具有显著意义的改变（$P<0.05$），血小板电泳时间下降也具有非常显著意义（$P<0.01$）。

治疗前患者血液流变学及血脂均处高值，因而说明中风后遗症期患者的脑组织血流缓慢黏度升高，侧支循环建立困难，微循环障碍，血液黏、聚、凝性增高，脑组织处于缺血状态，因此临床症状得不到改善。

治疗后，血液黏度、血浆黏度、血细胞比容均有下降，从此改变了血液的高黏度状态，血小板聚集率、血小板和红细胞电泳时间下降表明了红细胞及血小板的聚合力及凝滞性均有下降，说明针刺改善了血液的高黏、高聚、高凝状态，使血流加快，血管收缩力增强，增加脑组织供血量。在改善了脑组织功能的同时也改善了临床症状。

动物实验表明：针刺内关、人中、风池诸穴可以提高动物在缺血条件下的生存能力。提示了对动物和人的脑等重要脏器可能具有某种调整血氧供求关系的作用。而在中风发病3个月以上，脑组织细胞处于萎缩坏死状态下。经过针刺治疗后，仍然有良好的疗效，说明除上述作用以外，针刺具有促进脑组织的代偿功能的恢复作用。

二、醒脑开窍针刺法治疗脑卒中回顾性分析研究

（一）醒脑开窍针刺法治疗脑卒中750例分析研究

采用回顾性调查分析方法，对天津中医药大学第一附属医院2001年的中风住院病历进行采集整理，依据“脑卒中患者神经功能缺损程度评分标准”进行严重程度、病残程度及疗效等级的划分，分别从轻、中、重三种程度进行中风及中风合并症的疗效对比，并对针刺治疗中风从病程和疗程方面做了疗效观察。比较观察高血压、冠心病、糖尿病合并与否的差异，血压高与不高、有无脑心卒中、血糖高与不高的差异，并对两种差异进行相应比较。另外，从病位的左、右、双侧方面及中经络和中脏腑两证进行临床体征和实验室指标的对比分析。

共收集750例中风病例均系有完整资料的住院患者，其中脑梗死病例495例，脑出血病例218例，混合性中风37例；其中男性466例，女性284例，男女比例为1.64∶1；平均年龄为64.5±1.67岁；第一次发病患者537例，第二次发病175例，3次以上发病者38例；急性期患者534例，恢复期患者170例，后遗症期患者46例；病变部位在脑叶者171例，基底核、丘脑部位459例，脑干部位5例，小脑部位15例，其他部位50例；无合并症者134例，合并有冠心病者74例，合并高血压者224例，合并糖尿病2型者26例，两种以上合并症者292例；平均住院天数为(29.84±7.46) d。

结果显示如下内容。

（1）醒脑开窍针法治疗不同程度的中风及中风合并症疗效不同。轻型中风的有效率为97%，中型中风的有效率为98.0%，重型中风的有效率为89.2%。醒脑开窍针法治疗中风合并高血压、冠心病、糖尿病的有效率也随严重程度的加重而降低。其治疗中风合并高血压的有效率为97.7%，治疗中风合并冠心病的有效率为96.7%，治疗中风合并糖尿病的有效率为98.2%。

（2）醒脑开窍针法治疗不同病程的中风，急性期疗效好于恢复期，恢复期好于后遗症期。在第一疗程中，临床治愈率最高，随着疗程的增加，临床治愈率逐渐下降，而显著进步率、进步率逐渐提高，不同疗程的疗效与严重程度有密切关系。

（3）中风患者无论是否合并高血压、冠心病，与住院时血压水平正常与否、脑心卒中发生与否，都对患者的病情和针刺疗效无明显影响，但住院时其他情况的影响不完全一致。

另外，糖尿病不直接影响中风患者的严重程度和针刺疗效，但血糖正常与否却直接影响到中风的病情和预后。

（4）病位侧对中风病情和针刺疗效的影响，从总体水平来看，左侧中风患者病情较重，右侧次之，双侧较轻；针刺疗效是双侧最好，右侧次之，左侧较差。

（5）醒脑开窍针法治疗中风中经络型的疗效好于中脏腑型。中经络证在发病危险因素、年龄、病位、病灶性质、病位侧、临床体征与实验室检查、症状评分、严重程度、病残程度、针刺疗效上与中脏腑证有明显差异。

以上结果提示：针刺治疗不同程度的中风及中风合并症的疗效随程度的加重而降低，且病程越短，疗效越好，病情越轻，需要临床治愈的时间越短。高血压、冠心病、糖尿病是中风发生的危险因素，但中风是否合并三者对患者的病情程度和针刺疗效无明显影响。

血压水平是否异常与脑心卒中是否发生对患者的病情程度和针刺疗效也无明显影响，推测可

能与醒脑开窍针法对高血压和冠心病具有治疗作用有关。血糖水平的高低明显影响患者的病情程度和针刺疗效，因此醒脑开窍针法需要从降血糖方面进行探索补充。不同病位侧、不同证型在临床资料上进一步证实了中风病情的复杂性。中风病情的复杂性提示醒脑开窍针法在临床中应灵活变动，合理使用。

（二）“醒脑开窍”针刺法治疗脑卒中住院患者9005例临床分析

1. 临床资料

（1）一般资料：本研究回顾性分析中风病住院患者9005例，其中男6029例、女2976例；年龄最小者19岁，最大者87岁；脑出血3077例，脑梗死5928例；首次发病者6765例，两次以上发病者2240例；病程最短者2h，最长者2年；合并假球麻痹者521例。

（2）诊断标准：参照《中药新药治疗中风病的临床研究指导原则》的诊断标准：①主症，偏瘫，神识昏蒙，言语謇涩或不语，偏身感觉异常，口舌歪斜。②次症，头痛，眩晕，瞳神变化，饮水发呛，目偏不瞬，共济失调。急性起病，发病前多有诱因，常有先兆症状。发病年龄多在40岁以上。具备2个主症以上，或1个主症2个次症，结合起病、诱因、先兆症状、年龄即可确诊，不具备上述条件，结合影像学检查亦可确诊。

（3）疗效标准：参照国际公认的改良爱丁堡+斯堪的那维亚疗效评定标准（脑卒中患者临床神经功能缺损程度评分标准）。

2. 治疗方法 以醒脑开窍针刺法治疗。

（1）选穴

1）主穴：内关（手厥阴心包经）、人中（督脉）、三阴交（足太阴脾经）。

2）辅穴：极泉（手少阴心经）、委中（足太阳膀胱经）；尺泽（手太阴肺经）。

3）配穴：吞咽障碍加风池、翳风、完骨；手指握固加合谷；语言不利加上廉泉、金津、玉液放血；足内翻加丘墟透照海。

（2）操作方法：先刺双侧内关，直刺0.5～1寸，采用捻转提插结合泻法，施手法1min；继刺人中，向鼻中隔方向斜刺0.3～0.5寸，用重雀啄法，至眼球湿润或流泪为度；再刺三阴交，沿胫骨内侧缘与皮肤呈45°斜刺，进针1～1.5寸，用提插补法，使患侧下肢抽动3次为度。极泉，原穴沿经下移1寸，避开腋毛，直刺1～1.5寸，用提插泻法，以患侧上肢抽动3次为度；尺泽，屈肘成120°，直刺1寸，用提插泻法，使患者前臂、手指抽动3次为度；委中，仰卧直腿抬高取穴，直刺0.5～1寸，施提插泻法，使患侧下肢抽动3次为度。风池、完骨、翳风均针向结喉，进针2～2.5寸采用小幅度高频率捻转补法，每穴施手法1min；合谷针向三间穴，进针1～1.5寸，采用提插泻法，使患者第二手指抽动或五指自然伸展为度；上廉泉针向舌根1.5～2寸，用提插泻法；金津、玉液用三棱针点刺放血，出血1～2ml。丘墟透向照海穴1.5～2寸，局部酸胀为度。

（3）中风病其他并发症的治疗

1）便秘：针外水道、外归来、丰隆。

2）呼吸衰竭：针刺双侧气舍。

3）尿失禁、尿潴留：针中极、曲骨、关元、三阴交。局部施灸、按摩或热敷。

4）共济失调：针风府、哑门、颈椎夹脊穴。

5）复视：针风池、天柱、晴明、球后。

6）癫痫：针人中、大陵、鸠尾、内关、风池。

7）肩周炎：针肩髃、肩髎、肩内陵、肩贞、肩中俞、肩外俞，痛点刺络拔罐。

8）血管性痴呆：针内关、人中、百会、四神聪、风池、四白、合谷、三阴交、太冲。

9）睡眠倒错：针上星、百会、四神聪、三阴交、神门。

3. 结果 醒脑开窍针刺法治疗各期脑卒中均有效，对脑出血、脑梗死、假球麻痹的治疗同样有效，且总有效率均高达98%以上。

我们还对部分中风急性期患者的实验室指标进行了观察。结果显示，出凝血及纤溶系统指标如出凝血时间、凝血酶原时间、纤维蛋白原，以及免疫系统指标如补体 C_3、淋巴细胞转换率等，针刺治疗前后均未出现明显差异（$P>0.05$）。

三、中医综合疗法治疗脑梗死恢复期疗效评价研究——队列研究

在国家十一五科技支撑计划的资助下，我们整合以往研究成果，综合针灸、中药、推拿三种治疗手段，形成切合临床实际的缺血性中风恢复期中医综合治疗方案，和现代康复疗法进行头碰头的研究，确定中医综合方案治疗缺血性中风恢复期的疗效、疗效影响因素、安全性和经济性。

（一）资料与方法

1. 设计和伦理 采用前瞻性队列研究方式，患者来源为天津中医药大学第一附属医院针灸部和河南省安阳市人民医院神经内科康复中心，自2007年11月10日开始连续入组的缺血性中风患者各151例。所有病例均签署知情同意书。本课题设计方案经天津中医药大学第一附属医院伦理委员会审议批准，并在世界卫生组织临床研究一级注册平台——中国临床研究注册中心注册（http：//www. chictr. org，注册号：ChiCTR-TNRC-00000035）。

2. 诊断标准 西医诊断标准依据1995年中华医学会第四次全国脑血管病学术会议第三次修订的标准中“各类脑血管病诊断要点”，并经过CT/MRI检查，符合动脉粥样硬化性脑血栓形成者。中医诊断标准依据中华人民共和国中医药行业标准《中医病证诊断疗效标准·中风病诊断》（ZY/T001. 1～001. 9～94）进行诊断。

3. 治疗方案 在神经内科常规治疗基础上，对中风恢复期的患者进行中医综合（“醒脑开窍”针刺法和丹芪偏瘫胶囊和推拿疗法）或现代康复治疗。治疗期限均为4周，随访6个月。入组后详细记录基线资料，并分别在治疗2周末、4周末及随访3个月、6个月时对相关疗效指标进行评定。

4. 评价指标 主要结局指标：脑血管病复发率和死亡率及血管病复发率和全因死亡率；患者日常生活能力的评定选择修订的Barthel指数。

次要结局指标：采用简式Fugl-Meyer运动功能量表对缺血性中风恢复期患者进行运动功能疗效评价；采用NIHSS神经功能评分量表对缺血性中风患者进行神经功能缺损进行评定；采用改良Ashworth量表对痉挛程度进行评定。

安全性评价：治疗前后记录实验室理化检查，并在研究过程中详细记录出现的任何不适和不良反应。

卫生经济学评价：收集患者住院期间总费用，以随访期末日常生活能力（MBI）为疗效指标进行评价。

5. 统计分析 复发率和死亡率等采用卡方检验或Fisher精确概率法进行两组间比较。Barthel指数等量表指标应用重复测量的方差分析方法做出分析，并使用Greenhouse-Geisser的校正结果。统计软件采用SPSS13.0，$P<0.05$为有统计学差异。

经济学分析，计算住院期间的直接费用，进行成本-效果分析。结局指标拟分别采用修订的Barthel指数评价日常生活能力。首先对住院费用进行频数分布分析，总费用比较及构成分析采用

非参数检验，卫生经济学评价方法计算成本、效益，增量成本，增量效益，增量成本效果比。进而根据各指标试验数据的分布特点，应用蒙特卡罗模拟，两种方案相对于另一种方案的可接受曲线，并进行敏感性分析，分析各类成本对于比较结果的影响程度。统计软件为 Spss for Windows 16.0 和软件 Treeage 2011。

（二）结果

1. 主要结局指标　死亡率和复发率：全因死亡率和血管事件复发率，两组患者 6 个月内累计血管事件复发率和全因死亡率比较，无统计学差异（中医组/康复组，复发例数：10/15；死亡例数：3/1）。脑血管病复发率和死亡率：两组患者随访 6 个月脑血管病复发率为 6.04% 和 8.61%（RR=0.70，95% 可信区间：0.309，1.592），死亡率为 0.67% 和 0.66%（RR=1.01，95% 可信区间：0.064，16.054）无显著差异，疗效接近。

中医组 MBI 改善程度不亚于康复组，中医组随访期末 MBI 均值较治疗前提高 37.70 分，康复组提高 34.73 分，中医组较康复组提高 3.98 分，同时发现中医组患者在上下楼梯、水平步行、移动、如厕方面具有优势。见图 12-2。

2. 次要结局指标　中医组在随访 6 个月时对患者 Fugl-Meyer 运动功能量表评分的改善优于康复组（$P<0.05$）。分层分析显示，中医组对下肢 Fugl-Meyer 量表评分的改善在随访 3 个月、6 个月时优于康复组（$P<0.05$）。在 4 周末、随访期（3 个月，6 个月）两种疗法对患者 NIHSS 量表评分比较均有显著性差异（$P<0.05$），中医组对神经功能的改善程度优于康复组，其 NIHSS 评分降低幅度大于康复组。见表 12-8 至表 12-9。对肘关节痉挛程度的缓解，两种疗法疗效相近（$P>0.05$）。对患者下肢痉挛程度的缓解，中医组在 4 周末有统计学差异（$P<0.05$），中医组优于康复组。随访期末对复发率有影响的因素为糖尿病病史，对死亡率有影响的因素为冠心病史、糖尿病史。病程对随访期末死亡、复发事件无显著性影响，对其他各疗效指标均有显著性影响。

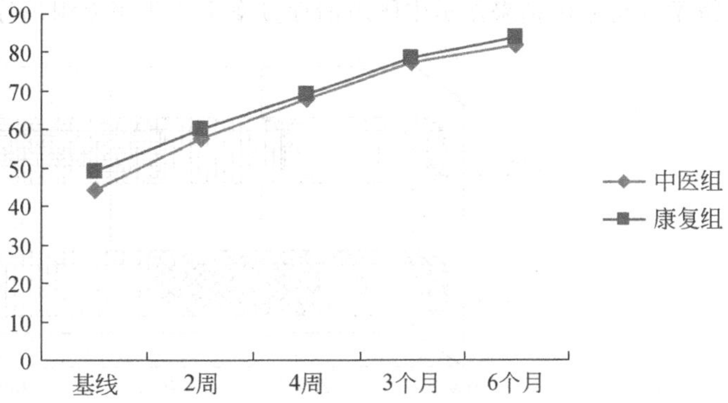

图 12-2　两组患者 MBI 评分趋势图

表 12-8　两组患者简化 Fugl-Meyer 运动功能量表评分比较（$\bar{x}\pm s$）

时点	中医组（n=127）	康复组（n=128）
基线	33.81±21.68	44.68±26.57
2 周	45.15±24.29	54.99±26.92
4 周	54.55±26.21	62.95±28.16
3 个月	63.91±26.33	69.91±25.60
6 个月	71.00±25.34	75.33±23.84

表 12-9　两组患者 NIHSS 评级各时间点校正后均值比较（$\bar{x}$）

时间点	中医组（n=127）	康复组（n=128）	均值差（中-康）	P 值	95% 可信区间
入组 4 周	-3.399	-2.992	-0.407	0.052	
随访 3 月	2.928	4.021	-1.093	0.001	(-1.727，-0.459)
随访 6 月	2.406	3.270	-0.864	0.002	(-1.417，-0.311)

3. 安全性　中医组 149 例，康复组 151 例参与安全性评价。中医组中，安全性为 1 级的有 147 例，4 级的有 2 例，安全率为 98.66%；康复组中，安全性为 1 级的有 145 例，3 级的有 1 例，4 级的有 5 例，安全率为 96.03%，两组总的安全率为 97.30%。两种治疗方法均安全可靠，中医组安全率略高于康复组（98.66% 和 96.03%），差别无统计学意义。

4. 经济学评价　中医组的治疗费用略低于康复组，但差别并无统计学意义。中医组平均住院日低于康复组（P=0.026），针对日常生活能力（MBI）、运动功能（Fugle-Meyer）和神经功能评分（NIHSS），中医组患者每改善 1 分的平均费用均低于康复组。应用 Treeage pro 2011 进行卫生经济学评价分析结果显示中医组治疗方案不亚于康复组治疗方案（图 12-3）。

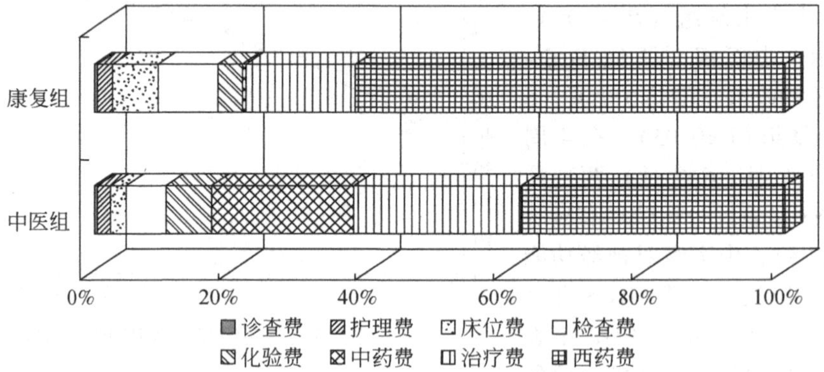

图 12-3　中医组和康复组住院费用构成分析

针对日常生活能力而言，随访 6 个月时，中医组每提高 1 分的费用为 450.4 元，康复组为 595.1 元，中医组每提高 1 分的费用明显低于康复组（图 12-4，图 12-5）。

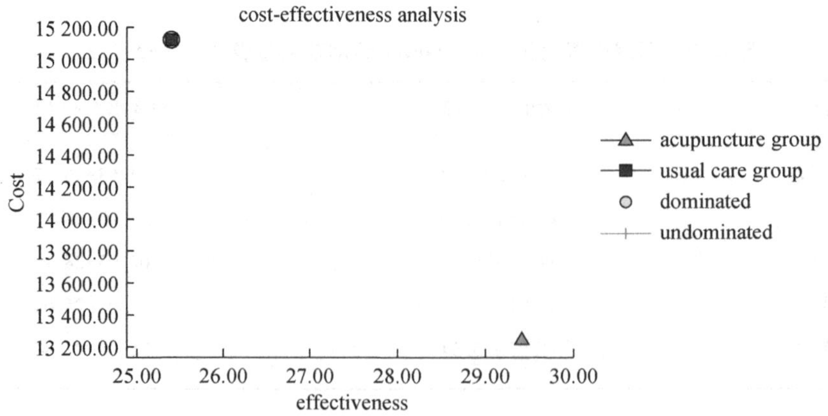

图 12-4　针对日常生活能力提高成本效果分析

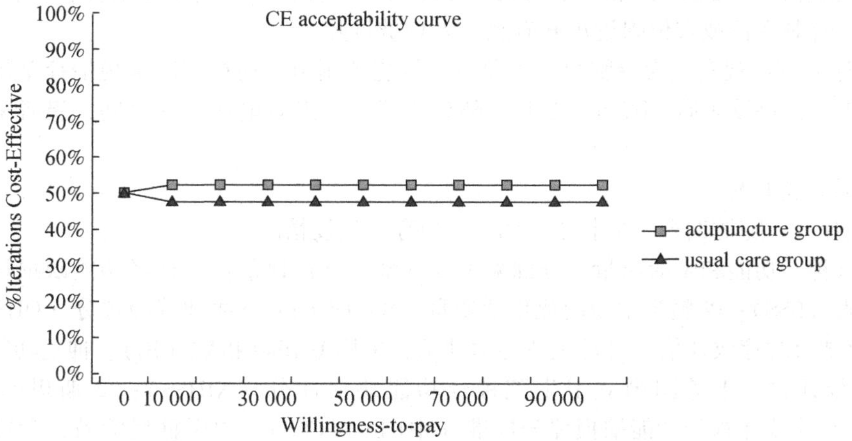

图 12-5 针对日常生活能力提高可接受曲线分析

敏感性分析：敏感性分析结果提示，中医组的卫生经济学效果受西药费、治疗费和中药费浮动影响最大，而康复组的卫生经济学效果受检查费浮动影响最大。

（三）结论

（1）形成了缺血性中风恢复期中医综合治疗新的标准化方案。

（2）两组的治疗效果从随访期末运动功能、神经功能缺损评分改善分析，差别有统计学意义，中医组优于康复组。从随访期末脑血管病复发率、死亡率及日常生活能力角度分析，有一定差别，但未达到统计学意义。

（3）从安全角度分析，两种治疗方法均安全可靠。

（4）从经济学角度分析，中医组的治疗费用略低于康复组，但差别并无统计学意义，中医组住院天数明显低于康复组。应用 Treeage pro 2011 进行卫生经济学评价分析结果显示中医组治疗方案不劣于康复组治疗方案。

四、针灸治疗缺血性脑血管病的研究——多中心随机对照研究

该研究为天津市重中之重科研项目，以醒脑开窍针刺法为主要干预手段，进行多中心、盲法（评估者）、随机对照临床研究，对针刺治疗脑梗死临床各期（急性期、恢复期、后遗症期）进行有效性和安全性评价，为醒脑开窍针刺治疗各期（急性期、恢复期、后遗症期）脑梗死提供证据依据。

（一）资料与方法

（1）采用多中心、盲法（评估者）、随机对照设计，在四家三级甲等医院进行病例观察研究。根据前期研究基础计算样本量，加脱失率 15%，两组共 587 例。按照中心进行随机，按 1∶1 比例将患者随机分为醒脑组和常规组。应用 SAS8.0 软件产生随机序列，密封不透光的信封保存，天津中医药大学伦理委员会批准试验方案，患者签署知情同意书。

（2）西医诊断标准：根据中华医学会第二次全国脑血管病学术会议（1995）“各类脑血管疾病诊断要点”，全部病例均经头颅 CT/MRI 确诊。中医辨证按国家中医药管理局脑病急症协作组

(1996) 制定的标准。凡患侧上肢、下肢肌力在Ⅳ级以上者、有严重并发症者、不能坚持治疗者、难以随访者、针刺穴位或穴位附近皮肤有感染者均被排除。

(3) 治疗方案：观察组为醒脑组，对照组为传统针刺组，均在西医常规治疗基础上予以针刺治疗。每日1次，持续4周。随访6个月，随访方式：与患者电话预约时间，患者来医院或去患者家里。

(4) 疗效评价指标

1) 远期疗效：随访期末（6个月）死亡、生存、复发情况。

随访期末神经功能和生活质量，分别采用以下量表进行评估：①神经功能缺损评估采用斯堪的纳维亚量表（SSS)；②脑卒中专门化生活质量（SS-QOL)；③牛津残障评分（OHS)。

2) 治疗结束时疗效评估：日常生活能力评估，采用 Barthel 指数（BI)。神经功能缺损，采用三种量表进行评估：①美国国立卫生院神经功能缺损评分（NIHSS)；②斯堪的纳维亚量表（SSS)；③脑卒中临床神经功能缺损评分标准（中国）（CSS)。中医证候疗效，参照国家中医药管理局中医脑病协作组《中风病中医诊断、疗效判定标准》。

3) 不良反应、不良事件发生情况。

(5) 统计分析：全部统计分析均委托没有参加临床方案实施的单位——中国人民武装警察部队医学院数据处理中心完成。采用SPSS11.5统计分析软件，病死率、神经功能缺损评分、BI和证候疗效评价采用重复测量资料的方差分析和卡方检验，以 $P<0.05$ 为差异有统计学意义；无效率：评分分值前、后差值为正值为有效，为零和负值则为无效，即包括无变化和恶化。

（二）结果

共收治587例中风患者，包括急性期、恢复期、后遗症期。其中急性期180例，恢复期234例，后遗症期180例。两组患者在性别、年龄、病程和发病次数、认知功能（MMSE）等方面无差异（$P>0.05$)。患者依从性好，全部完成6个月随访，无失访脱落患者。

1. 远期疗效 两组患者随访6个月时病死率无明显区别（醒脑组3例，对照组4例)；复发率醒脑组低于对照组（醒脑组10例、对照组54例，$P<0.05$)。

醒脑开窍针刺组在改善患者神经功能（SSS)、提高生活质量（SS-QOL)、降低残疾程度（OHS）方面优于对照组。分别见表12-10～表12-12。

表12-10 随访期末两组急性期患者 SSS 比较（$\bar{x}\pm s$）

分组	入组时	入组6个月
急性期		
醒脑组	32.19±9.01	50.55±5.59*
常规组	32.56±9.86	43.89±8.96
恢复期		
醒脑组	32.19±8.18	49.74±7.31*
常规组	32.31±10.41	44.03±9.19
后遗症期		
醒脑组	36.62±7.36	48.24±6.51*
常规组	35.66±8.51	43.74±7.32

*与常规组比较 $P<0.05$。

表 12-11　随访期末两组患者 SS-QOL 比较（$\bar{x}$±s）

分组	急性期	恢复期	后遗症期
醒脑组	170.71±38.64	167.63±47.70	170.71±38.64
常规组	148.52±35.92	144.60±50.24	148.52±35.92

表 12-12　两组患者随访期末 OHS 分级比较（例）

组别	0	1	2	3	4	5	6
急性期							
醒脑组	6	28	25	19	10	0	0
对照组	1	10	19	16	35	6	1
恢复期							
醒脑组	4	37	29	27	17	2	1
对照组	2	18	22	31	36	8	1
后遗症期							
醒脑组	1	23	22	24	13	0	0
对照组	0	7	13	29	32	2	2

2. 近期疗效　治疗 4 周后，醒脑组患者神经功能评分明显改善（NIHSS，SSS，CSS），日常生活能力（BI）提高，且优于常规对照组。分别见表 12-13 ~ 表 12-15。

表 12-13　两组治疗前后 NIHSS 比较（$\bar{x}$±s）

组别		急性期	恢复期	后遗症期
醒脑组	前	8.87±3.33	8.69±3.16	7.19±3.02
	后	3.76±2.62	3.97±2.88	4.30±3.95
对照组	前	8.84±3.84	8.54±4.11	7.44±3.69
	后	5.82±3.66	5.88±3.69	5.30±2.72

$P<0.01$

表 12-14　两组治疗前后 SSS 比较（$\bar{x}$±s）

组别	急性期	恢复期	后遗症期
醒脑组	32.19±9.01	32.20±8.18	36.62±7.36
	46.43±6.93	45.60±8.07	45.28±7.06
对照组	32.56±9.86	32.30±10.41	35.66±8.51
	40.43±9.32	40.11±9.45	41.16±7.56

表 12-15　两组治疗前后 CSS 比较（$\bar{x}$±s）

组别		急性期	恢复期	后遗症期
醒脑组	前	19.54±6.25	18.12±7.19	16.53±4.91
	后	9.30±5.51	9.84±5.68	9.95±5.41
对照组	前	18.87±6.57	18.41±7.79	17.08±5.99
	后	13.49±6.70	14.07±6.93	12.88±5.52

3. 安全性评价 治疗结束时，两组均未发生严重不良事件。不良反应（出血、血肿、晕针、疼痛、血压升高）的发生率无明显区别。提示两种针刺法是安全的。

（三）讨论

该研究从循证医学角度，认为“醒脑开窍”针刺适用于治疗脑梗死各期，是一种安全有效的治疗方法。为产生“醒脑开窍”针刺治疗脑梗死证据提供了科学依据，为“醒脑开窍”针刺治疗脑梗死的疗效评价起到了示范作用，将进一步促进“醒脑开窍”针刺治疗脑梗死的推广应用。

五、中风后偏瘫针刺优化治疗方案的临床疗效评价研究

该研究采用循证医学的方法，进行多中心、大规模、前瞻性、分层随机对照研究，通过对针灸、康复、针灸与康复结合三种方案治疗中风后偏瘫疗效的比较，明确了中风后偏瘫软瘫期、硬瘫期不同时期的诊疗方案，对穴位的选择，治疗时间及针刺的深浅、频度、刺激量大小等针刺手法规定了量学标准，获得了针灸治疗中风后偏瘫的临床证据，形成了规范化、适于在各级医院推广的诊疗方案和临床路径。此外该研究对该方案做出成本-效果的卫生经济学评价和安全性评价，为把针灸作为治疗中风病主要干预手段提供安全、可靠的循证医学依据。

研究结果提示内容如下。

1. 综合疗效分析 经统计，治疗后28d，醒脑开窍针刺优化方案组与醒脑开窍针刺优化方案+康复组的总显效率、总有效率明显高于单纯康复组（$P<0.05$）。

治疗后6个月，醒脑开窍针刺优化方案组与醒脑开窍针刺优化方案+康复组的总显效率明显高于康复组（$P<0.05$），但在总有效率方面三组没有明显差异，而在基本痊愈率方面醒脑开窍针刺优化方案+康复组优于康复组（$P<0.05$）。

说明醒脑开窍针刺优化方案组与醒脑开窍针刺优化方案+康复组的疗效优于康复组，且具有远期疗效。

2. 临床神经功能缺损程度评分 从临床神经功能缺损程度历时性变化结果可以看出如下内容。

首次治疗后即刻：醒脑开窍针刺优化方案+康复组与康复组临床神经功能缺损程度比较具有显著性差异（$P<0.05$），醒脑开窍针刺优化方案+康复组轻度例数明显高于康复组，而中度、重度例数明显低于康复组。

治疗后7d、28d、6个月：三组治疗方案对临床神经功能缺损程度均有明显改善，但醒脑开窍针刺优化方案组、醒脑开窍针刺优化方案+康复组与康复组的临床神经功能缺损程度比较具有显著性差异（$P<0.05$），醒脑开窍针刺优化方案+康复组、醒脑开窍针刺优化方案组轻度例数明显高于康复组，而中度、重度例数明显低于康复组。

此外治疗后14d：醒脑开窍针刺优化方案组与醒脑开窍针刺优化方案+康复组与康复组临床神经功能缺损程度比较具有显著性差异（$P<0.05$），醒脑开窍针刺优化方案+康复组轻度例数明显高于康复组，而中度、重度例数明显低于康复组。

醒脑开窍针刺优化方案组与醒脑开窍针刺优化方案+康复组对临床神经功能缺损程度的改善优于康复组，而且这种优势在治疗的早期尤为明显，且具有远期效应。

3. 日常生活活动能力 三组治疗后对患者日常生活能力较治疗前均有明显改善，但从治疗后7d~6个月，针刺组与针刺+康复组提高患者日常生活能力的程度较单纯康复组明显（$P<0.05$）。

4. 日常综合生活能力 功能综合评定量表结果提示：三组治疗后对患者日常综合生活能力较治疗前均有明显改善，但从治疗后7d~6个月，针刺组与针刺+康复组对患者日常综合生活能力较

单纯康复组具有明显改善（$P<0.05$）。

5. 生活能力状态分析　结果提示：从治疗后7d～6个月，针刺+康复组、针刺组与康复组在生活能力状态分级上具有显著性差异（$P<0.05$），其中治疗后28d，针刺+康复组、针刺组0～3级病例数百分比高于康复组，说明针刺、针刺+康复组治疗对中风后偏瘫患者的生活能力状态改善优于康复组，而且在治疗早、中期（7d、14d）及随访期（6个月）这种优势仍然存在。

6. Fugl-Meyer运动功能评分　三组治疗后患者Fugl-Meyer运动功能总分较治疗前均有明显提高，说明三种治疗方法对中风患者的运动功能均有改善作用，但从治疗后7d～6个月，针刺组与针刺+康复组对患者运动功能的改善较单纯康复组明显（$P<0.05$）。其中，治疗后14d、28d、6个月针刺组与针刺+康复组对中风偏瘫患者的上肢Fugl-Meyer运动功能的改善程度优于单纯康复组（$P<0.05$）。而从治疗后7d～6个月针刺组和针刺+康复组对中风偏瘫患者的下肢Fugl-Meyer运动功能的改善程度优于单纯康复组（$P<0.05$）。

Fugl-Meyer运动障碍程度历时性变化结果提示：从治疗后14d到治疗后6个月针刺+康复组、针刺组与康复组相比运动障碍程度具有显著性差异（$P<0.05$），针刺+康复组、针刺组的轻度、中度运动障碍例数较康复组增多；此外治疗后7d，针刺组与康复组相比运动障碍程度具有显著性差异（$P<0.05$），康复组严重运动障碍病例百分比高于针刺组。说明针刺组与针刺+康复组对患者运动功能的改善与单纯康复组相比，具有明显优势。

7. 改良Ashworth评价分析　针刺、康复及针刺+康复方法均可改善肢体功能及缓解肌张力增高，三种治疗方法中，针刺组及针刺+康复组改善患者上肢痉挛状态优势明显，与康复组相比有显著性差异（$P<0.05$）；针刺+康复组对踝关节痉挛改善明显，此外除治疗后14d，针刺+康复组总有效率优于针刺组及康复组（$P<0.05$）外，三组对其余各时段下肢膝痉挛状态改善无明显差异。

8. 基于中风痉挛性瘫痪患者报告的临床结局评价分析　治疗后28d仅肢体无力一项针刺+康复组与康复组相比较例数减少，有显著性差异，其余各项三组无明显差异。另外治疗后28d患者满意度评价提示：针刺组和针刺+康复组的患者认为治疗起效时间和其预期相比认为"很快"、"较快"的例数多于单纯康复组（$P<0.05$）。

治疗后6个月患者满意度评价提示：针刺组和针刺+康复组的患者认为治疗起效时间和其预期相比认为很快、较快的例数多于单纯康复组（$P<0.05$）。

9. 日常交流能力　三组治疗后7d～6个月对中风患者的日常交流能力均有明显改善（$P<0.05$），但三组之间无明显差异，治疗后6个月针刺组对中风患者的日常交流能力的改善优于其他两组（$P<0.05$）。

中风患者日常交流能力分级历时性变化评定结果提示：治疗后14d、28d、6个月A组与B组、C组交流水平分级具有明显差异（$P<0.05$），针刺+康复组对中风患者交流水平的改善优于针刺组和康复组。

10. 起效、显效、痊愈时间分析　针刺组和针刺+康复组起效快，明显优于单纯康复组（$P<0.05$）；针刺组和针刺+康复组显效时间较单纯康复组明显缩短（$P<0.05$）。

11. 安全性评价　针刺与康复治疗方案的安全性评价为1～2级，此两种方法均安全可靠，无毒副作用；该研究出现1例严重不良事件，但此事件与患者原有的冠心病、陈旧性心肌梗死病史有关，而与针灸治疗无任何关系。

12. 卫生经济学评价

（1）在治疗后1～14d，最佳的经济学方案依次为针刺组、针刺加康复组、康复组。

（2）在治疗后15～28d，最佳的经济学方案依次为针刺组、针刺加康复组、康复组。

（3）在治疗后29d～6个月，最佳的经济学方案依次为针刺组、康复组、针刺加康复组。

该研究通过多中心、大样本、前瞻性、随机对照研究对针灸治疗中风后偏瘫的治疗方案进行疗效评价研究。按照临床实际情况，根据中风后偏瘫不同时期（软瘫期和硬瘫期）的特点，分别明确了中风后偏瘫不同时期的治疗方案，对穴位的选择、治疗时间及针刺的深浅、频度、刺激量大小等针刺手法规定了量学标准，获得了可靠的针灸治疗中风后偏瘫的临床证据，形成了规范化、适于在"三甲"医院及二级和社区卫生服务中心推广的诊疗方案的临床诊疗方案和临床路径；同时对针刺治疗中风后偏瘫成本-效果的卫生经济学评价，提出经济、有效的治疗方案；此外对针刺治疗中风后偏瘫的安全性进行评价，保证了操作的安全性，有利于成果的推广应用。

六、基于醒脑开窍针刺治疗脑梗死急性期多中心 RCT 试验的经穴特异性研究

该研究属于国家"973"计划项目课题"经穴特异性效应及其关键影响因素研究——基于醒脑开窍针刺治疗脑梗死的研究"的临床研究部分。采用醒脑开窍针刺法取穴治疗与其所选经穴旁点（非经非穴）治疗进行对照，进行多中心、单盲、随机对照的临床研究，对比研究醒脑开窍组方与非经非穴治疗在脑梗死患者神经功能缺损、远期生活质量等近远期疗效的差异，揭示经穴组方的特异性效应，同时为临床针刺规范化治疗提供依据。

（一）资料与方法

1. 研究患者来源 于2007年7月~2008年12月间天津四家医院的门诊及住院患者。所有入组患者均经严格的筛查，符合诊断、纳入、排除标准，并同意签署知情同意书。参考教材《医学统计学》计算样本量，按310例计算。

2. 诊断、纳入、排除标准 西医诊断标准参考《各类脑血管疾病诊断要点》中动脉粥样硬化性血栓性脑梗死的诊断标准。

纳入标准：①符合脑梗死的诊断标准，且为基底核梗死，CT/MRI检查排除颅内出血；②首次发病；③75岁≥年龄≥40岁；④病理阶段的判定标准：急性期至发病后2周内；⑤发病后，生命体征稳定；⑥经神经功能缺损评分（CSS）量表筛查，评分在7分以上；且患侧上肢、下肢肌力在4级以下。

排除标准：①严重意识障碍者；②心房颤动病史或者合并有严重心血管、肝、肾和造血系统等原发性疾病者；③严重并发症，如心力衰竭、肾衰竭、癌症等，以及其他对患者生存质量的影响超过中风的疾病或状态；④有精神病史、痴呆病史，存在认知功能障碍或感觉性失语，不能表述意见者；⑤患有类风湿关节炎、截肢、先天性残疾等导致肢体活动障碍者；⑥不能完成基本疗程，依从性可能不好者；⑦患侧肌力在Ⅳ级以上者。

3. 治疗方法 醒脑开窍针刺组：在基础治疗的同时，施醒脑开窍针刺法，持续4周；非经非穴针刺组：在基础治疗同时，在醒脑开窍针法取穴的所属经脉旁非经非穴点针刺，持续4周。

4. 疗效评价指标

（1）治疗结束时的神经功能评估：采用美国国立卫生院神经功能缺损评分（NIHSS）和脑卒中患者临床神经功能缺损程度评分标准（Chinese stroke scale，CSS）。日常生活能力，采用Barthel指数。

（2）远期疗效评估：随访期末（6个月）死亡，生存，复发情况。牛津残障量表（OHS）和脑卒中生活质量量表（SS-QOL）。

随访方式：与患者电话预约时间，患者来医院，或去患者家里。

5. 安全性观察项目及方法

（1）血常规、尿常规、便常规、肝肾功能、心电图治疗前后各检查一次。

（2）可能发生的不良反应，应记录处理经过及结果。

6. 统计分析

全部统计分析均由第三方完成，采用 SPSS13.0 统计分析软件分析。所有的统计检验均采用双侧检验，$P \leq 0.05$ 将被认为所检验的差别有统计学意义。

（1）资料描述：计数资料采用构成比描述，计量资料采用 $\bar{x} \pm s$ 描述。

（2）基线数据比较：计数资料采用 χ^2 检验，正态分布计量资料采用 t 检验；非正态分布的计量资料采用非参数检验。

（3）疗效比较：两组计量资料比较采用 t 检验，自身前后对比采用配对 t 检验；符合方差分析类型数据采用双因素方差分析；等级资料比较采用 Ridit 分析。

（4）安全性评价：统计不良事件的发生率，并描述具体表现、程度和干预措施等。

（二）结果

试验期间共 310 例中风急性期患者入选本试验，其中醒脑开窍组（A 组）155 例，非经非穴组（B 组）155 例。截止试验结束 23 例患者脱落（醒脑组 11 例，非经非穴组 12 例）。两组患者在性别构成、年龄分布、病程和简易智力测定评分四个方面基线资料有可比性。

1. 近期疗效评估

（1）CSS 量表评估结果：治疗前两组患者 CSS 量表评分严重程度分级无统计学差异（$P>0.05$），治疗 4 周后两组患者 CSS 评分均发生好转，无重度评估结果出现，但两组治疗后 CSS 评分结果在严重程度分布上（$P<0.01$）有明显差别，表明两组患者经治疗 CSS 定性评分结果均有明显改善，但醒脑开窍组效果明显优于非经非穴组。见表 12-16。

表 12-16　醒脑开窍组（A 组）和非经非穴组（B 组）CSS 定性评估结果

	治疗前（例）			治疗 4 周后（例）		
	轻	中	重	重	轻	中
醒脑开窍组	55	86	3	0	123	21
非经非穴组	63	79	1	0	91	52
Ridit 统计量	$u=1.122$，$P=0.262$			$u=4.229$，$P=0.000$		

治疗前 CSS 量表评分定性结果显示，两组间比较无统计学差异（$t=1.214$，$P=0.226$）。

双因素方差分析方法结果显示，两组患者组内治疗前后差异均有统计学意义，治疗 4 周后两组间比较结果显示醒脑开窍组结果 CSS 评分水平改变高于非经非穴组，且差异有统计学意义，且两组改变量比较结果显示，醒脑开窍组的改变高于非经非穴组，见表 12-17，图 12-6。

以上结果表明两种治疗方法均能改善脑梗死患者急性期的 CSS 评分，但醒脑开窍组改善水平明显优于非经非穴组。

表 12-17　醒脑开窍组（A 组）和非经非穴组（B 组）定量 CSS 评分结果（$\bar{x} \pm s$）

	治疗前	治疗 4 周后	改变量
醒脑开窍组	18.50±6.32	9.40±4.51▲	9.10±4.69
非经非穴组	17.88±6.05	13.09±5.80▲#	4.80±3.71#

▲与本组治疗前比较，$P<0.01$；#与醒脑开窍组治疗 4 周后比较，$P<0.05$。

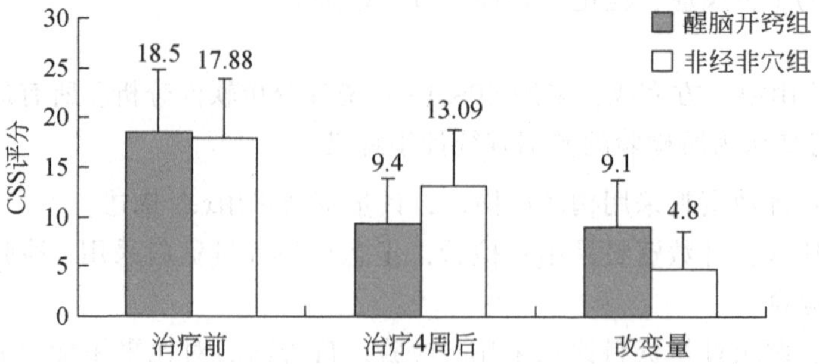

图 12-6 醒脑开窍组（A 组）和非经非穴组（B 组）定量 CSS 评分结果

（2）NIHSS 评分结果：治疗前两组之间 NIHSS 评分无统计学差异（$t=0.034$，$P=0.973$），提示入组时两组 NIHSS 资料基线水平一致有可比性。双因素方差分析方法结果显示两组不同时间的三次评分均有显著性差别，同一时间两组间评分也存在高度统计学差异，醒脑开窍组对 NIHSS 评分的改善程度优于非经非穴组。见表 12-18，图 12-7。

表 12-18 醒脑开窍组（A 组）和非经非穴组（B 组）NIHSS 定量评分结果（$\bar{x}\pm s$）

	治疗前	治疗后 2 周	治疗后 4 周	改变量
醒脑开窍组	9.19±3.954	7.03±3.201▲	4.15±2.032▲	5.04±3.29
非经非穴组	9.20±3.823	8.13±3.634▲#	6.35±3.131▲#	2.86±2.28#

▲与本组治疗前比较，$P<0.01$；#与同一时间醒脑开窍组比较，$P<0.01$。

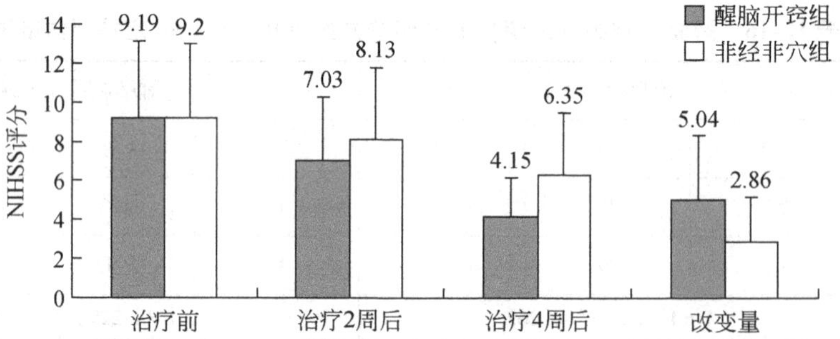

图 12-7 醒脑开窍组（A 组）和非经非穴组（B 组）NIHSS 定量评分结果

（3）BI 指数评分结果：提示入组时两组 BI 评分资料基线水平一致，具有可比性，两组治疗前后两次评分比较有显著性差别，但治疗后 BI 评分醒脑开窍组和非经非穴组差异有高度统计学意义。对治疗前后的改变量进行统计，结果显示醒脑开窍组的改变高于非经非穴组。以上结果表明，醒脑开窍针刺组对于患者 BI 评分的影响优于非经非穴组。见表 12-19，图 12-8。

表 12-19 醒脑开窍组（A 组）和非经非穴组（B 组）BI 评分结果（$\bar{x}\pm s$）

	治疗前	治疗后 4 周	改变量
醒脑开窍组	46.40±22.57	70.25±20.37▲	23.85±19.09
非经非穴组	42.03±18.30	57.43±19.61▲#	15.40±10.18#

▲与本组治疗前比较，$P<0.01$；#与治疗后 4 周醒脑开窍组比较，$P<0.01$。

2. 远期疗效评估

（1）随访期末（6 个月）生存和复发情况：该研究进行了远期疗效的观察，随访时间为 6 个月。醒脑开窍组 144 例，非经非穴组 143 例，完成 6 个月随访，醒脑组有 1 例死亡，病死率为 0.69%（1/144），非经非穴组有 2 例死亡，病死率为 1.40%（2/143），两者差异没有显著性（$\chi^2=0.344$，$P=0.558$）。醒脑开窍组复发率为 4.17%（6/144），非经非穴组复发率为 23.78%（34/143），两者差异有高度统计学意义（$\chi^2=23.002$，$P=0.000$）。研究结果提示与非经非穴相比，醒脑开窍针刺治疗能够降低急性脑梗死患者的复发率。

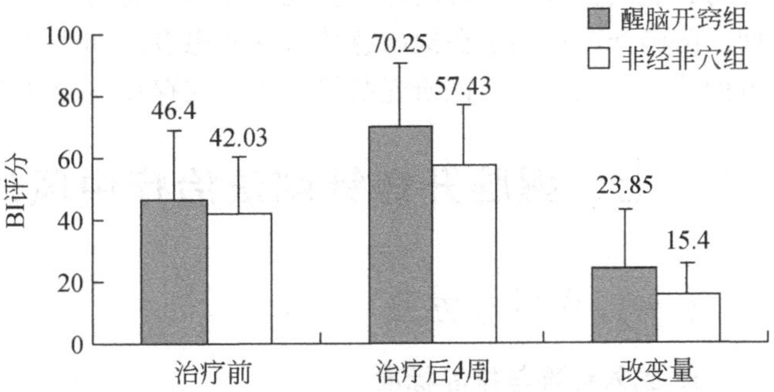

图 12-8　醒脑开窍组（A 组）和非经非穴组（B 组）BI 评分结果

表 12-20　醒脑开窍组（A 组）和非经非穴组（B 组）健康状况分级比较

健康状况分级	醒脑开窍组（例）	非经非穴组（例）
1	48	66
2	67	58
3	26	13
4	3	6

（2）随访期末生活质量评估（SS-QOL）：随访期末（SS-QOL）总分，醒脑开窍组与非经非穴组分别为 166.63±45.70 与 143.60±50.24，醒脑开窍组的生活质量明显高于非经非穴组（$t=3.576$，$P=0.000$）。患者感觉健康状况有差别（$u=2.259$，$P=0.024$），醒脑开窍针刺组患者感觉健康状况明显优于非经非穴组。见表 12-20。

（3）随访期末功能恢复情况：采用 OHS 牛津残障评分，结果显示两组 OHS 评分结果比较，级别分布有明显统计学差异（$\chi^2=10.201$，$P=0.001$），其中醒脑开窍组等级明显低于非经非穴组的等级（$U=4.159$，$P=0.000$）。表明治疗后 6 个月，醒脑开窍组的残障水平低于非经非穴组。见表 12-21。

3. 安全性评价

（1）不良反应与不良事件：整个试验过程中两组均无严重不良事件及不良反应发生，共有 18 例患者出现轻度不良反应，不良反应发生率为 5.8%。其中 1 例晕针，4 例针刺后出血，1 例血压升高，12 例针刺后疼痛，所有患者经及时处理，不良反应均恢复正常。17 例患者的不良反应肯定与针灸有关，1 例血压升高患者可能与针灸有关，由于患者本身患有高血压病，因此也可能与疾病本身有关。

表 12-21　醒脑开窍组（A 组）和非经非穴组（B 组）OHS 评分结果

OHS 分级	醒脑开窍组（例）	非经非穴组（例）
0	7	2
1	48	28
2	54	45
3	22	46
4	10	17
5	2	3
6	1	2

注：χ^2结果计算时合并了 0、1 两级，合并 2～6 级。

（2）安全性分析：治疗前后对两组患者进行了血常规、肝肾功能、心电图检查，结果显示两组患者各指标治疗前后比较均无明显差异（$P>0.05$），安全级别评估结果显示两组均无 3 级以上的安全级别，表明两种治疗手段均是安全的。

（三）讨论

醒脑开窍组方治疗脑梗死急性期的疗效优于非经非穴，主要表现在：一近期疗效方面，醒脑开窍针刺法在改善患者的神经功能，提高患者的日常生活能力方面优于非经非穴；二远期疗效方面，醒脑开窍针刺法在提高急性脑梗死患者远期生活质量，降低伤残程度和复发率，改善预后等方面优于非经非穴。该研究结果表明经穴存在特异性效应。

七、醒脑开窍针刺法治疗中风的疗效和安全性系统评价

（一）资料与方法

1. 纳入标准与排除标准

（1）研究类型：随机与半随机对照试验。

（2）研究对象：任何年龄、性别不限的中风患者。中风的定义符合 WHO 或全国脑血管病学术会议诊断标准，并经 CT/MRI 证实。

（3）干预措施：治疗组采用醒脑开窍针刺或加基础治疗或加其他方法，对照组不采用醒脑开窍针刺法，采用传统针刺法或加基础或基础治疗或其他治疗方法。

（4）测量指标：随访期末（≥3 个月）和（或）治疗结束时。包括：①病死率；②残疾率；③不良反应；④疗效（疗效的定义参见纳入研究的特点）；⑤神经功能缺损评分。

（5）排除干预措施中除醒脑开窍针刺法又使用其他针刺或治疗方法而对照组不使用该方法的临床试验。

2. 检索策略 以 xingnao kaiqiao needling method、consciousness restoration resuscitation、brain-activating and orifice - opening acupuncture、sharpening mind and inducing consciousness；stroke、apoplexy、cerebrovascular accident、醒脑开窍针刺、中风（脑卒中、脑血管意外、脑梗死、脑出血）为检索词检索了 Cochrane Central of Controlled Trials、ACP Journal club（1991～2006 年）、Cochrane Central Register of Controlled Trials（1st quarter 2006）、Cochrane Database of Systematic Review（1996～2006 年）、PubMed（1950～2006 年）、CNKI（1994～2006 年）、CBM（1964～2006 年）。

3. 质量评价标准 按照 Cochrane 系统评价员手册（4.2.6 版）所表述的质量评价标准评价纳入研究的质量。包括随机方法，分配隐藏，盲法，减员偏倚。

此外，分析纳入研究各组之间人数、男女构成、疾病严重程度等是否基本平衡，各种基线数据是否相似以判断是否存在选择性偏倚和机遇影响的大小。

4. 资料提取和质量评价 用统一的资料提取（质量评价）表格由两位研究者独立对每一篇符合纳入标准的文献进行评价并交叉核对，两名研究者意见一致，对有分歧的研究通过讨论意见达成一致。

5. 资料分析 采用 Cochrane 系统评价软件 RevMan4.2.6 进行 Meta 分析。首先对纳入研究进行临床异质性和方法学异质性分析，按照临床同质性和方法学同质性对各研究进行亚组分析，然后分析亚组内的统计学异质性。采用χ^2检验分析统计学异质性，显著性水平设定为 $P=0.10$，即 $P<0.10$ 时研究结果间存在异质性；同时采用 I^2 对异质性进行定量评估，$I^2\leqslant25\%$ 时其异质性小，$>25\%\sim\leqslant50\%$ 存在中等程度异质性，$I^2>50\%$ 时，研究结果间的异质性较大；无统计学异质性研究结果之间的合并分析采用固定效应模型，反之，有统计学异质性研究结果之间的合并分析采用随机效应模型。疗效效应量同时采用区间估计和假设检验，计数资料采用 RR，计量资料采用 WMD，区间估计均采用 95% CI；假设检验采用 u 检验，用 Z 和 P 表示，显著性水平设定为 0.05，即 $P<0.05$ 时表示不同疗法的疗效差异有统计学意义，假设检验结果在森林图中列出。采用漏斗图分析可能的发表偏倚。亚组中存在低质量研究时进行敏感性分析。

（二）结果

1. 检索结果 截止到2006年11月22日，共检索到文章232篇。通过阅读题目和摘要，筛出61个提到“随机”的研究，再通过阅读全文，排除36个研究；最后纳入25个研究，所有纳入研究都以中文发表；未检索到符合纳入标准的英文研究。各研究纳入患者数从60～1160例不等，共计4377例。所有研究的基本设计为醒脑开窍针刺法，或加常规治疗或其他方法与传统针刺法或加常规治疗或与常规治疗或其他方法进行比较。

2. 纳入研究的质量评价 随机方法：11个纳入研究提及具体的随机分配方法，1个纳入研究分配隐藏充分，3个纳入研究对评估者实施盲法，1个研究因疼痛剔除1例。综合分析1个研究质量等级为A级，其他研究均有选择性偏倚、测量性偏倚的高度可能性，质量等级均为C级。

3. Meta 分析结果

（1）随访期末（≥3月）或治疗结束时病死率：结果见图12-9。

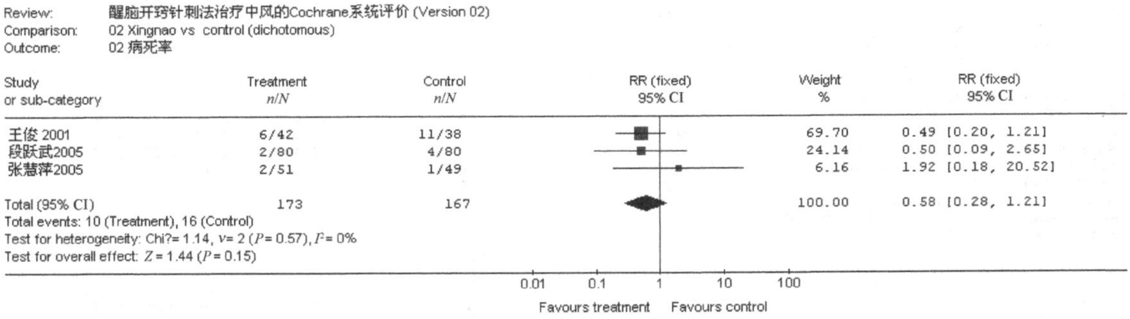

图12-9 醒脑开窍针刺治疗中风病死率Meta分析

3个研究报告了治疗结束时的死亡人数，其中1个研究随访半年。提示醒脑开窍针刺法有降低病死率的趋势（RR=0.58，95% CI：0.28，1.21）。

（2）随访期末（≥3月）病死、残疾率：1个研究报告了随访6个月的病死、残疾率，分别是RR=1.92，95% CI（0.18，20.52）；RR=0.82，95% CI（0.30，2.28），其RR的95% CI横线与等效线相交，两组差异无统计学意义。

（3）严重的不良反应：1个研究报告针刺组29例感到疼痛或惧怕，经解释和减轻手法强度都能完成治疗；1个研究报告治疗组疼痛2例，并因此退出1例。未报告其他不良反应及严重不良反应。

（4）治疗结束时或随访期末（≥3个月）疗效（痊显率）：结果见图12-10。

7个研究比较了醒脑开窍针刺与传统针刺的疗效，4个研究比较了醒脑开窍针刺与西药的疗效，1个研究比较醒脑开窍针刺加吞咽训练与吞咽训练对中风后吞咽困难的疗效，1个研究比较醒脑开窍针刺加语言康复与语言康复对中风后语言障碍的疗效，以上的结果表明醒脑开窍针刺疗效均优于对照组。

9个研究比较了醒脑开窍针刺加常规治疗与常规治疗的疗效，异质性检验$P=0.0001$，$I^2=74.4\%$，不具同质性，选用随机效应模型，合并效应量RR=1.49，95% CI（1.25，1.77），$Z=4.41$，$P<0.00001$，有统计学意义。分析异质性原因，可能与纳入低质量研究有关。进行敏感性分析：试去掉森林图中偏离多数研究RR连线较远的2个研究后异质性检验$P=0.10$，$I^2=43.5\%$，说明剩余7项研究具有同质性，结果见图12-10。合并效应量RR=1.27，95% CI（1.19，1.36），$Z=7.41$，$P<0.00001$，具有统计学意义。敏感性分析结果一致，说明常规治疗加醒脑开窍针刺治疗中风的疗效优于对照组结果可靠。

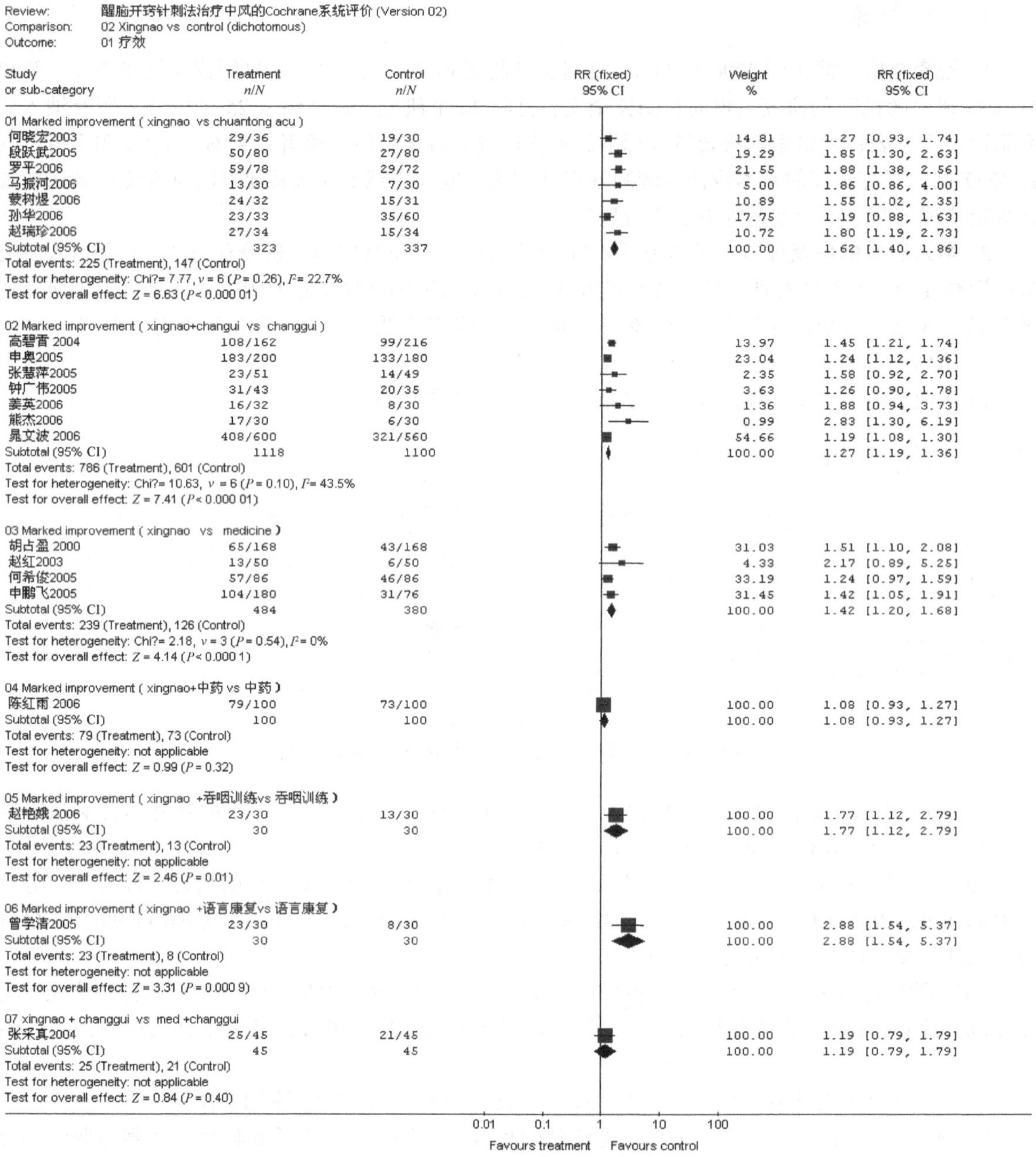

图 12-10　醒脑开窍针刺治疗中风疗效（痊显率）Meta 分析

1 个研究比较了醒脑开窍针刺加中药与中药治疗中风的疗效，1 个研究比较了醒脑开窍针刺加常规与西药加常规治疗的疗效，差异均无统计学意义。

（5）治疗结束时神经功能缺损评分变化：结果见图 12-11。

4 个研究比较了醒脑开窍针刺加常规与常规治疗中风后神经功能缺损评分变化，异质性检验 $P=0.08$，$I^2=55.7\%$，不具同质性。选用随机效应模型，合并效应量 RR = 5.63，95% CI（2.91，8.35），$Z=4.06$，$P<0.0001$，有统计学意义。异质性原因可能与纳入低质量研究有关，试去掉森林图中偏离多数研究 RR 连线较远的 1 个研究后异质性检验 $P=0.26$，$I^2=26.2\%$，具有同质性，结果见图 12-11。合并效应量 WMD = 4.79，95% CI（2.95，6.62），$Z=5.12$，$P<0.00001$，具有

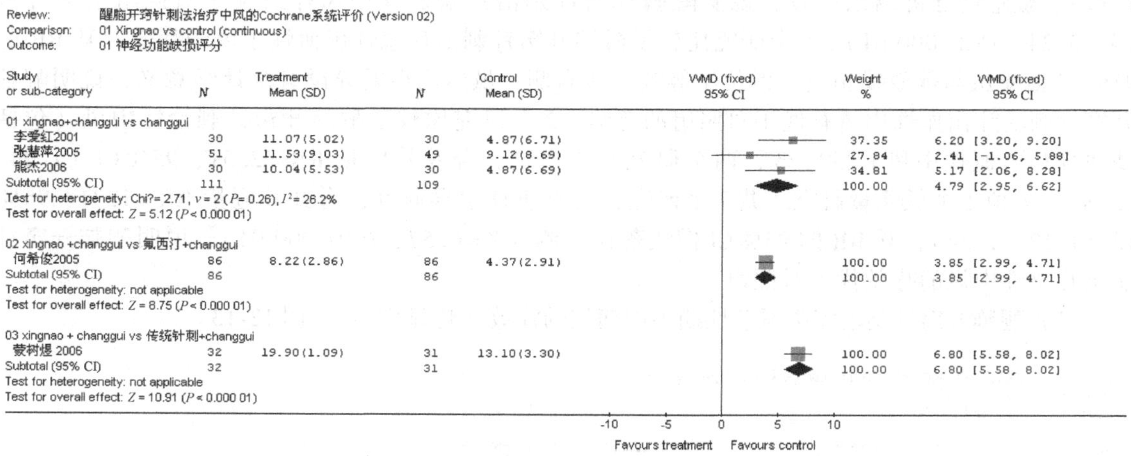

图 12-11 醒脑开窍针刺治疗中风神经功能缺损评分的 Meta 分析

统计学意义。敏感性分析结果一致，说明醒脑开窍针刺加常规治疗改善中风患者神经功能缺损评分优于对照组结果可靠。1 个研究比较了醒脑开窍针刺加常规与西药加常规治疗中风后神经功能缺损评分变化，1 个研究比较了醒脑开窍针刺加常规与传统针刺加常规的变化，结果表明醒脑开窍针刺加常规治疗中风改善神经功能缺损评分均优于对照组。

（6）醒脑开窍针刺治疗中风急性期的疗效（痊显率）：见图 12-12。

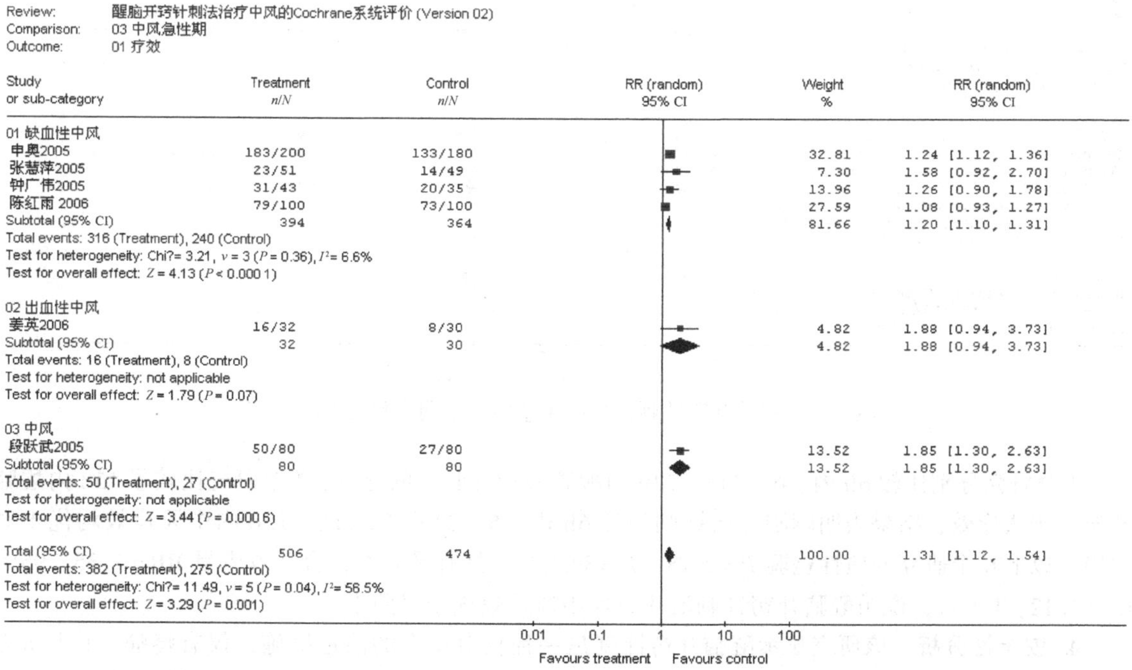

图 12-12 醒脑开窍针刺治疗中风急性期疗效（痊显率）Meta 分析

6 个研究比较了醒脑开窍针刺治疗急性缺血性中风的疗效，异质性检验 $P=0.03$，$I^2=78.2\%$，不具同质性，合并效应量 RR=1.35，95% CI（1.07，1.71），$Z=2.54$，$P=0.01$，有统计学意义。异质性原因可能与干预、对照措施有差别有关。进行敏感性分析，试去掉图中偏离多数研究 RR 连线较远的 2 个研究后，具有同质性，合并效应量 RR=1.20，95% CI（1.10，

1.31)，敏感性分析结果一致，说明醒脑开窍针刺治疗缺血性中风疗效优于对照组结果可靠(Z=5.24，P<0.000 01)。1个研究比较了醒脑开窍针刺治疗急性出血性中风的疗效，其RR的95% CI横线虽与等效线相交，但位于等效竖线右侧，虽然两组差异没有统计学意义，说明醒脑开窍针刺治疗出血性中风有优于对照组的趋势。2个研究比较了醒脑开窍针刺治疗中风（包括缺血性和出血性中风）的疗效，两个研究有异质性，合并效应量RR=2.51，95% CI（1.24，5.08)，去掉1个低质量研究。共7个研究，具有统计学异质性，合并效应量RR=1.31，95% CI（1.12，1.54)，其RR的95% CI横线落在右侧（Z=6.57，P<0.000 01)，说明醒脑开窍针刺治疗急性中风的疗效优于对照组。

（7）醒脑开窍针刺治疗中风急性期不同病程的疗效（痊显率）：见图12-13。

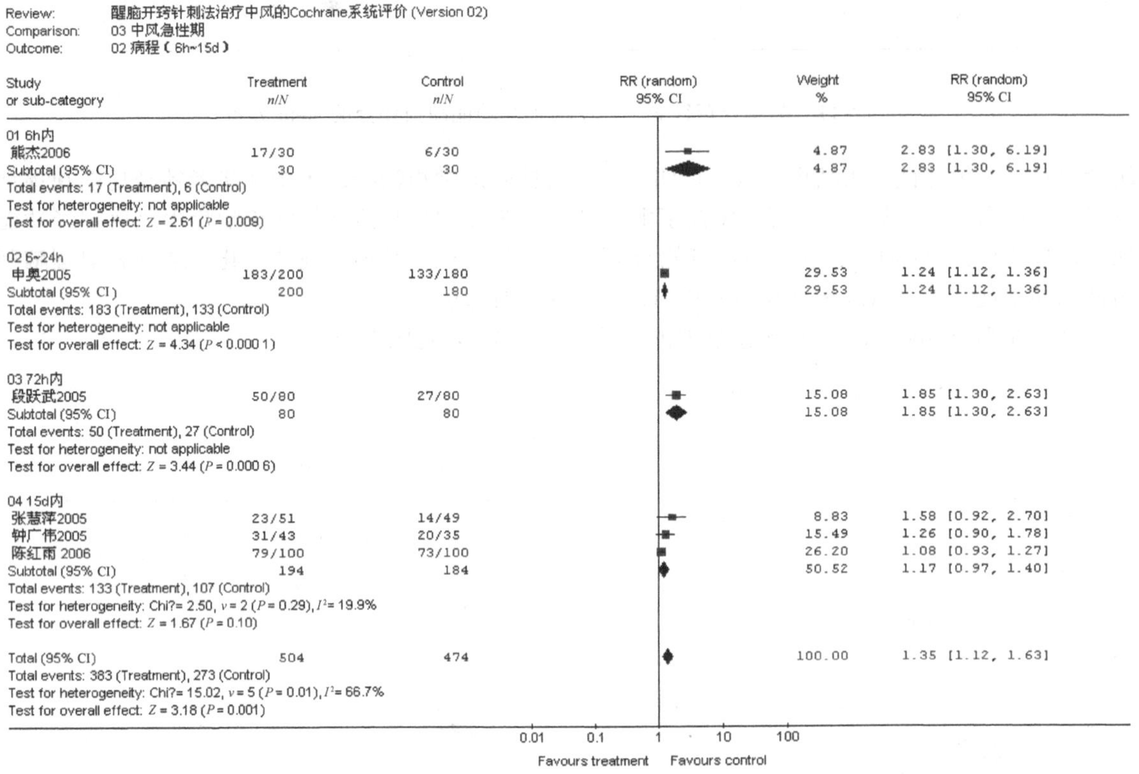

图12-13 醒脑开窍针刺治疗中风急性期不同病程的Meta分析

3个研究分别比较6h内、6～24h、72h内醒脑开窍针刺法的疗效，3个研究比较了15d内醒脑开窍针刺法疗效，结果表明醒脑开窍针刺治疗6h内、6～24h、72h内、15d内中风疗效均优于对照组。以上6个研究异质性检验P=0.18，I^2=34.8%，具有异质性，合并效应量RR=1.35，95% CI（1.12，1.63)，说明醒脑开窍针刺治疗急性中风疗效优于对照组。

4. 安全性分析 该研究显示醒脑开窍针刺是一种相对安全的治疗措施，仅有疼痛。1个研究报告128例中有12例皮下血肿，这与针刺手法不当有关，施术者操作时应注意。未报告其他不良反应及严重不良反应。

综上所述，醒脑开窍针刺是一种相对安全的治疗措施，在降低中风病死或残疾率方面显示有效的趋势，由于纳入研究数量少，使论证强度受到影响。醒脑开窍针刺在改善神经功能缺损评分、治疗中风，尤其急性缺血性中风疗效均优于对照组。由于纳入研究存在选择性偏倚和测量性偏倚的高度可能性，势必影响结果的强度，期待将来高质量的随机盲法对照试验提供高质量的证据。

第三节　醒脑开窍针刺法治疗脑卒中并发症、合并症的临床研究

一、醒脑开窍法对中风后吞咽障碍的疗效

（一）针刺改善脑卒中后吞咽障碍患者吞咽功能及血氧饱和度水平的临床研究

1. 资料与方法

（1）一般资料：随机抽样 120 例患者。以随机分组设计方法，随机分为针刺组和康复组，每组各 60 例。其中男 71 例，女 49 例。

（2）治疗方法：针刺组接受针刺治疗，康复组接受康复训练。

针刺处方：内关、人中、三阴交、风池、完骨、天柱。操作方法同前述。

吞咽动作训练包络使用冰冻棉签蘸少许水，轻轻刺激软腭、舌根及咽后壁，患者接受寒冷刺激后即可自动进行吞咽动作，3 次/d。舌肌、咀嚼肌训练、吞咽空气练习和摄食训练，当患者有一定的吞咽能力后，进行摄食练习先从半流质易吞咽的食物开始（稍稠的果汁、米粥、半固体食物、软食）。

（3）评估方法：饮水试验采用日本洼田俊夫饮水实验标准，血氧饱和度测验采用力康 PC-60 脉冲血氧定量仪测定血氧饱和度，探极放置在“健侧”手示指上，记录基线值，连续测定饮水实验期间和此后 2min 的血氧饱和度，记录最大值和最小值，间隔 1min，重复 2 次，以基线值和最小血氧饱和度值之差计算血氧饱和度降低值。在入院 24h 和经过治疗出院时各测定 1 次。

2. 结果与分析

（1）两组治疗前后血氧饱和度测定情况，见表 12-22。

表 12-22　两组治疗前后血氧饱和度测定情况（$\bar{x}\pm s$）

组别	n	治疗前	治疗后
针刺组	60	83. 1±4. 97	95. 9±3. 86
康复组	60	83. 7±4. 64	90. 3±5. 02

显示两组患者经过治疗后血氧饱和度都得到了改善，针刺组的效果优于康复组。

（2）两组治疗 28d 后饮水实验前后的血氧饱和度测定（表 12-23）。

表 12-23　两组治疗 28d 后饮水实验前后血氧饱和度测定情况（$\bar{x}\pm s$）

组别	n	饮水前	饮水后
针刺组	60	96. 1±4. 32	94. 8±4. 01
康复组	60	90. 8±4. 85	88. 9±3. 97

结果表明两组患者治疗后饮水实验前后血氧饱和度均得到改善，针刺组效果优于康复组。

3. 讨论　血氧饱和度测定是一种无创的床边吞咽评估方法。一般以血氧饱和度下降 2% 作为误吸的预测标准。误吸可致反射性的支气管收缩，使血氧饱和度下降，通气血流比例失调，从而

使血氧饱和度下降故利用床旁血氧饱和度测定可反映脑卒中患者的吞咽功能。研究结果显示，针刺治疗脑卒中后吞咽障碍有显著疗效，可以改善患者的吞咽功能和升高血氧饱和度，能够明显减少误吸而降低疾病危险性，是提高这类患者的康复率、改善吞咽功能的疗效确切、操作简单、安全无不良反应的治疗方法。

（二）针刺对脑卒中后慢性吞咽障碍咽期作用观察

资料与方法

（1）一般资料：随机收集病例199例，其中延髓麻痹55例，假性延髓麻痹144例。完成181例，脱落18例。分为针刺组66例，对照组66例，假针刺组67例。

（2）治疗方法

1）内科基础治疗：参考《中国脑血管病防治指南》（试行版），针对基础内科病如高血压、冠心病、糖尿病等，以及呼吸系统感染、泌尿系统感染、肠炎等并发症，给予相应的内科常规处理。

2）针刺组取穴：主穴包括风池、完骨、翳风、上廉泉、人迎。配穴：舌体运动障碍加内大迎；唇闭合不全、咀嚼运动受限加太阳、下关、地仓、颊车；咽反射迟钝或消失点刺咽后壁6次。基础针刺：印堂、四白、三阴交；肢体运动障碍者，上肢加极泉、尺泽、曲池、外关、合谷，下肢加委中、阳陵泉、太冲。

操作规范为风池：向喉结方向直刺1.5寸；完骨：向喉结方向直刺1.0寸；翳风：向喉结方向直刺2.5寸；上廉泉：向喉结方向直刺0.8寸；人迎：向喉结方向直刺1.0寸。进针后，以小幅度（<90°）、高频率（>120转/min）捻转手法行针1min后，用SDZ-Ⅱ型电子针疗仪电针夹连接双侧风池、人迎，选断续波，频率15～20Hz，电流强度5mA，或以患者能耐受为度，刺激时间30min；其余穴位常规进针，提插捻转得气后留针30min。

对照组采用康复训练配合穴位经皮电刺激。康复训练包括舌肌训练、咽部冷刺激法及呼吸训练。穴位经皮电刺激：风池、人迎进行穴位经皮电刺激，其SDZ-Ⅱ型电子针疗仪导线连接、输出电流的波形、频率、强度，治疗时间、疗程均与针刺组一致。

假针刺组：康复训练配合穴位假针刺。康复训练与对照组相同；假针刺组针刺取穴同针刺组，主穴应用假针刺针具，配穴及基础针刺使用正常针具，行针手法与时间，SDZ-Ⅱ型电子针疗仪导线连接、输出电流的波形、频率、强度、治疗时间、疗程均与针刺组一致。

（3）评价方法：采用MBS方法，它是目前广泛用于吞咽功能的生理学研究及吞咽障碍的临床评价，是辨明吞咽中渗透与误吸的最确切方法，也是目前诊断吞咽困难的金标准。包括唇闭合，食团形成，口通过时间，喉抬高及会厌闭合，会厌谷残留，咽通过时间等11项。总分为0～100分。吞咽功能正常时总分为0分；吞咽不能时为100分。MBS分为时间和位移两类指标，其中会厌闭合是位移指标之一，正常为0分，异常为12分。

（三）结果与分析

3组治疗前后会厌闭合情况比较（MBS计分），见表12-24。

表12-24　3组治疗前后会厌闭合情况比较（MBS计分）

组别	n		0分（正常）	12分（异常）
针刺组	56（3）	治疗前	32（57.14）	24（42.86）
		治疗后	41（73.21）	15（26.79）

续表

组别	n		0分（正常）	12分（异常）
对照组	60（0）	治疗前	39（65.00）	21（35.00）
		治疗后	30（50.00）	29（48.33）
假针组	56（6）	治疗前	31（55.36）	25（44.64）
		治疗后	31（55.36）	25（44.64）

各组治疗前会厌闭合无显著差异（$P>0.05$），具有可比性。治疗后针刺组优于对照组和假针刺组 $P=0.009\,6$、$P=0.047\,2$），对照组和假针刺组无明显差异。说明针刺治疗可以有效改善患者会厌闭合能力。

（四）讨论

结果表明针刺风池、上廉泉、完骨、人迎等穴治疗吞咽困难可以提高咽反射起始和喉上抬的幅度，从而使喉上抬提到充分高度，使会厌闭合（喉闭合）更加完全，因此减少了吞咽中和吞咽后由于喉结构关闭问题引发的误吸危险因素，可以防止钡剂进入喉口。吞咽过程非常短暂，一般持续时间少于2.5s，但是其过程非常复杂，可以分为口准备、咽和下咽三期。针刺作用于整个过程，通过改变吞咽时间和吞咽时各器官的位置来影响吞咽功能。

二、醒脑开窍针刺法治疗中风后失语的临床研究

失语是中风后常见并发症，我们进行了小样本量的随机对照研究，观察针刺配合语言训练治疗首发早期缺血性中风失语症的临床疗效，并探讨其机理。

1. 资料和方法

（1）一般资料：纳入58例首发早期（病程不超过2周）、年龄<75岁的缺血性中风失语症患者。将患者随机分为治疗组（针刺配合语言训练）和对照组（语言训练）。

（2）纳入标准：主要病灶部位为左侧大脑半球（MCA区）额颞叶或基底核。按Benson失语症分类符合运动性失语（Broca失语）或皮质下失语综合征（基底核性失语）者。神经系症状不再发展48h后，GAS评分在8分以上者。发病前无视力和听力障碍，无其他脑病，母语为普通话或青岛话；未进行过语言治疗者。

（3）治疗方法：治疗组（针刺配合语言训练）应用醒脑开窍针刺法和Schuell氏刺激法，对照组单独应用Schuell氏刺激法进行语言训练。两组均为每日治疗1次（30min），30d为1个疗程。

（4）疗效指标：《汉语标准失语症检查表》（CRRCAE），在疗程前后以各作一次语言检测评价；治疗组在疗程前采用经颅多普勒（TCD）进行针刺前后（即刻）脑血流检测；疗程前后进行事件相关电位（P_{300}）检测。并且将脑血流检测与语言检测结果进行相关、回归分析。

（5）统计分析：采用SPSS10.0软件进行两组数据间比较 t 检验，$P<0.05$ 为差别有显著性意义。观察脑缺血再灌流后BDNFmRNA表达及时程变化。

2. 结果　根据语言检测评价两组各项语言功能（听、复述、说、出声读、阅读）得分均有不同程度提高，治疗组各项语言功能（除书写外）得分及疗效方面，均优于对照组（$P<0.05$），见表12-25和图12-14。

表 12-25 两组治疗后五项言语功能得分提高率比较（$\bar{x}\pm s$）

组别	例数	听（%）	复述（%）	说（%）	出声读（%）	阅读（%）
治疗组	30	18.2±8.9	32.6±18.8	44.9±23.8	32.2±17.4	21.8±7.8
对照组	28	10.3±5.9	21.9±17.4	30.7±19.5	21.6±15.7	15.9±9.2

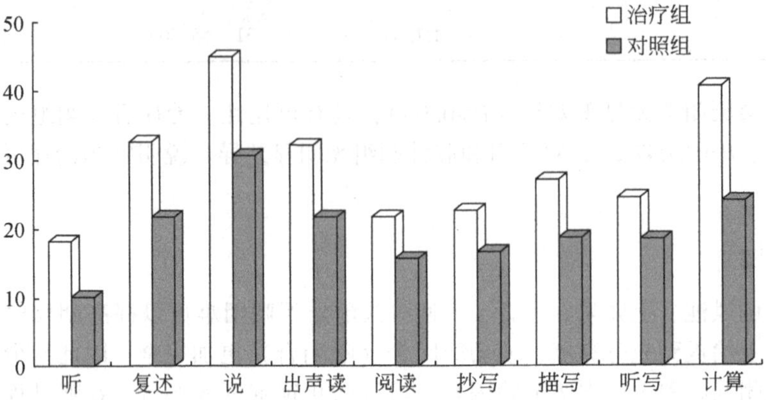

图 12-14 两组疗程后各项得分提高率比较（%）

疗程前后事件相关电位（P_{300}）的潜伏期明显缩短（$P<0.01$）；波幅未见显著改变。相关性分析结果表明，说话得分提高率与左侧大脑中动脉血流改善相关分析（$r=0.815$，$P<0.01$）。言语功能与左侧大脑血流的总体改善具有稳定和良好的依存关系。见图 12-15 ~ 图 12-17。

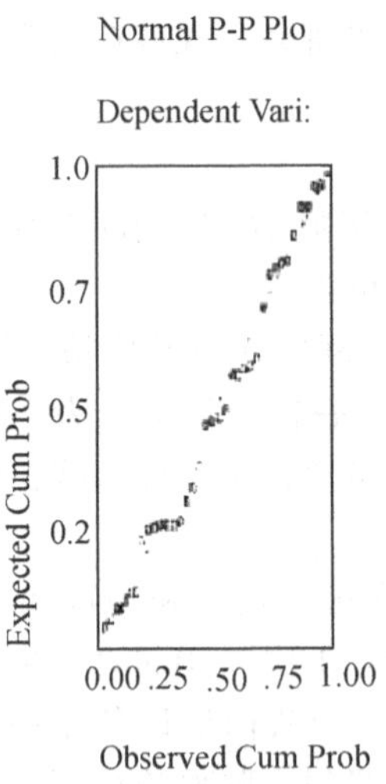

图 12-15

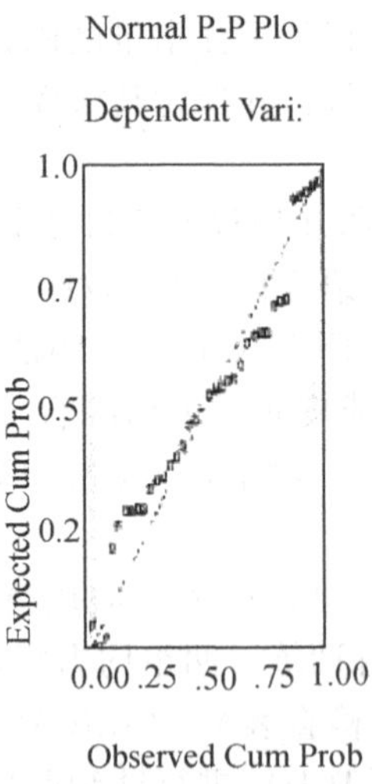

图 12-16

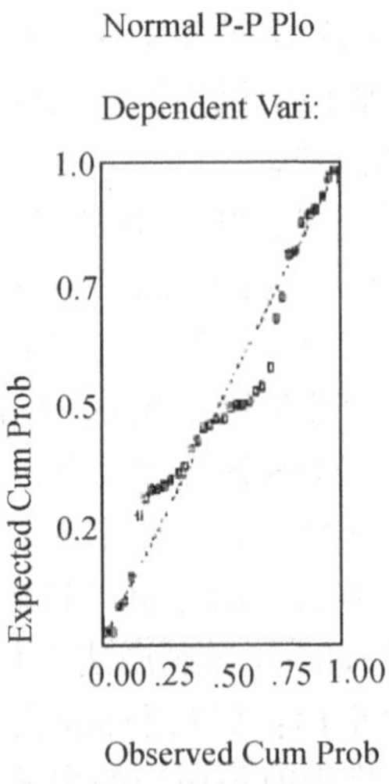

图 12-17

3. 结论 针刺配合语言训练治疗早期缺血性中风失语症，在五项言语功能改善和临床疗效方面，均明显优于对照组（单纯语言训练）。针刺（即刻）对该组患者左侧脑血流有一定的改善作用。其平均血流速度（Vm）的改善与疗程后语言功能得分的提高率呈高度正相关，可作为临床评价和预测针刺治疗缺血性中风失语症的疗效指标之一；也是临床治疗机理之一。治疗组患者在疗程后事件相关电位（P_{300}）的潜伏期明显缩短。可能是临床治疗机理之一。

三、醒脑开窍法治疗中风后手挛痿32例疗效观察

1. 临床资料

（1）一般资料：32例均为我院特需针灸科2011年10月至2012年12月的住院患者，均经头颅CT或颅脑MIR确诊为脑血管病，其中脑出血11例、脑梗死21例。其中男22例、女10例，年龄最小者44岁、最大者73岁，平均年龄（56.21±12.64）岁，病程为（27.54±11.21）d。

（2）入选标准：①符合1995年中华医学会制定的脑血管病诊断标准，均经头颅CT或颅脑MRI确诊为脑血管病并伴有偏瘫；②临床表现为手拘挛、指关节僵直，呈痉挛性，肌张力增高，屈曲受限，被动屈曲时疼痛剧烈；③手部肌肉萎缩不明显者；④排除有严重并发症、有精神障碍而不能配合康复治疗的患者；⑤排除其他肌张力异常的锥体外系疾病。

2. 方法

（1）针刺治疗：选醒脑开窍方配患侧合谷、上八邪穴。用0.25mm×40mm毫针先直刺双侧内关，进针0.5～1寸，施捻转提插泻法，施术1min；人中穴，向鼻中隔方向斜刺0.3～0.5寸，施雀啄泻法（泻法），以眼球湿润或流泪为度；合谷先向后溪针刺，以提插泻法待患者四指由拘挛转为松弛状态后，再向拇、示指方向针刺，用提插泻法以手指抽动为度，然后向三间方向进针1寸，留针。八邪穴上1寸为上八邪，向指缝方向进针0.5～1寸，余穴按醒脑开窍针刺法的规范化要求操作。每日1次，每次留针20min，治疗40d。

（2）统计学处理：数据应用SPSS13.0软件进行统计分析，计量资料以均数±标准差（$\bar{\chi}\pm s$）表示，治疗前后均数比较采用配对t检验。

3. 疗效观察

（1）疗效评定及标准：治疗前后均采用改良Ash-Worth量表分级评测手部肌张力的改善情况，疗效判定标准为显效，治疗后肌张力恢复正常或降低2级以上；有效，治疗后肌张力降低1级；无效，治疗前后肌张力无改善。采用改良的Fugl-Meyer（FMA）手功能评分评测治疗前后手功能，总分为14分。积分<5分为严重运动障碍；6～9分为中度运动障碍；10～13分为轻度运动障碍。

（2）结果

1）治疗后手部肌张力疗效：该组32例，显效11例占34.4%，有效18例占56.3%，无效3例占9.4%，有效率90.6%，结果表明醒脑开窍针刺法可改善患者手部肌张力。

2）治疗前后手功能FMA评分比较：FMA量表评分，评分越高，手的功能越好。治疗前FMA评分（5.62±2.31）分，治疗后FMA评分（12.35±3.79）分，治疗后FMA评分明显增高，结果说明醒脑开窍针刺法可改善患者手部功能。

4. 讨论　手挛萎是中风后遗症的主要症状之一，严重影响患者肢体功能的恢复和生活质量。针灸已经成为治疗中风后肢体功能障碍最主要的方法之一。石学敏院士认为手挛萎的主要病机是窍闭神匿，神不导气，经络痹阻，气血不能濡养经脉所导致的。属阳缓而阴急，阳虚阴盛之证。因而取穴时以督脉为主，配患侧阴经、阳经之穴，以醒脑开窍、泻阴补阳、疏通经络。醒脑开窍针刺法中，取内关、人中穴，其意在调神治本。针刺合谷透三间、上八邪其意在疏通经络、行气活血，以通利腕指关节而治标。诸穴配合，治疗中风后手挛萎可获量效。

第十三章 “活血散风、疏肝健脾”针刺法治疗高血压病的理论和临床研究

高血压是心脑血管疾病最重要的危险因素，其并发症如脑卒中、心脏病及肾脏病等严重危害人类的健康，且致死率、致残率高。我国居民高血压患病率持续增长，估计现患高血压2亿人。每10个成人中就有2人是高血压。心脑血管病死亡居我国居民死亡原因首位，已成为威胁我国居民健康的重大疾病。心脑血管病的发生和死亡一半以上与高血压有关，控制高血压是防治心脑血管病的关键，也是心脑血管病二级预防的关键，可明显降低致死性和非致死性心脑血管事件的发生，显著降低脑卒中复发和死亡危险。石学敏院士早在20世纪70年代，在醒脑开窍针刺法治疗脑卒中的研究同时，即针对高血压进行了全新的探索，首创以“活血散风，疏肝健脾”为治疗原则，以人迎为主穴，具有明确手法量学标准的针刺治疗高血压的成熟模式，把治疗重心前移，对于脑卒中的一二级预防具有重大意义。近十年，设立独立的针灸治疗高血压门诊，引领针灸团队，开展了大量的针灸降压临床研究，取得了初步成效。

第一节 “活血散风、疏肝健脾”针刺法治疗高血压病的理论基础

一、历代古典医籍对高血压病的认识

高血压或高血压病是现代医学名词，在中医古籍中并无此病名，是一种以血压升高为主要临床表现而病因尚未明确的独立疾病。该病属于中医学“头痛”、“眩晕”等范畴，并与“心悸”、“胸痹”、“中风”等有一定关系。

（一）历代医家对眩晕的认识

《素问·至真要大论》曰：“诸风掉眩，皆属于肝”、“厥阴之胜，耳鸣，头眩”。《素问·风论》据其病因而有“脑风”、“首风”之名。《灵枢·卫气》认为：“上虚则眩。”《灵枢·口问》认为：“上气不足，脑为之不满，耳为之苦鸣，头为之苦倾，目为之眩。”《灵枢·海论》认为：“髓海不足，则脑转耳鸣。”《类证治裁·眩晕》曰：“由肝胆乃风木之脏……震眩不定。”指出因虚致眩而眩晕与肝脏关系密切。

汉·张仲景对该病的认识有所发展，提出治疗眩晕从痰、从饮立论，为后世无痰不作眩的论述提供了理论依据，开创了因痰致眩及其治疗的先河。《伤寒论·辨少阳病脉证并治》曰：“少阳之为病，口苦咽干目眩也。”《金匮要略·痰饮咳嗽病脉证并治》曰：“心下有支饮，其人苦冒眩，泽泻汤主之”，“假令瘦人脐下有悸，吐涎沫而癫眩，此水也，五苓散主之”。

唐·孙思邈《备急千金要方·风眩》首次提出“风眩”的病名及定义：“夫风眩之病，起于

心气不定，胸上蓄实，故有高风面热之所为也。痰热相感而动风，风心相乱则闷瞀，故谓之风眩。”并提出风、热、痰致眩的观点。

金元以后，对眩晕之病从概念、病因病理及治法方药等各个方面都有所发展，其学说观点颇不一致，如以刘河间为代表，主张眩晕应从风火立论，“所谓风气甚而头目眩晕者，由风木旺，必是金衰而不能制木，而木复生火，风火皆属阳，多为兼化，阳主乎动，两动相搏，则为之旋转”。以朱丹溪为代表，力倡无痰不作眩，提出湿痰与火痰的不同治法。在《丹溪心法·头眩》中说：“头眩，痰挟气虚并火，治痰为主，挟补气药及降火药。无痰则不作眩，痰因火动，又有湿痰者。”以张景岳为代表，主张无虚不作眩，“眩之一证，虚者居其八九，而兼火兼痰者不过十中之一二耳”。

明·虞抟的《医学正传》提出了“血瘀致眩”的论点，颇有现实意义，这是对跌仆外伤致眩的认识。明代医家张三锡之《医学准绳六要·头眩》提出了湿痰、痰火、阴虚、阳虚、气虚、血虚、亡血、风热、风寒等眩晕证型的治法与方药。虽以论痰为主，但其中大多数的理、法、方、药一直有效地指导着临床。

叶天士认为：“肝为风木之脏，因有相火内寄，体阴用阳。其性刚，主动主升，全赖肾水以涵之，血液以濡之，肺金清肃下降之令以平之，中官敦阜之气以培之。则刚劲之质，得柔和之体，遂其条达畅茂之性，何病之有？”这说明肝与其余四脏相互资生，其余四脏功能失调皆可致肝失所养而发病。由此可见高血压的病位虽重在肝肾，但与其他三脏亦有密切联系。

（二）历代医家对头痛的认识

《素问·五脏生成》篇曰：“是以头痛巅疾，下虚上实，过在足少阴、巨阳，甚则入肾。”认为肾阴亏虚可导致头痛、眩晕。汉代《伤寒论》遵《内经》六经头痛之名，但提及的只有太阳病、少阳病、阳明病、厥阴病头痛。金元时期《东垣十书》明确将头痛分为外感与内伤，《丹溪心法》认为头痛多属于“痰”与“火”。明代《普济方》认为：“气血俱虚，风邪伤于阳经，人于脑中，则令人头痛。”明·王肯堂《证治准绳》曰“医书多分为头痛、头风为二门，然一病也，但有新久去留之分耳。浅而近者名头痛……深而远者为头风，其痛作止不常，愈后遇触复发也……”正如明·徐春甫《古今医统大全·头痛大法分内外之因》总结说：“头痛自内而致者，气血痰饮，五脏气郁之病，东垣论气虚、血虚、痰厥头痛之类是也。”该病早期有头痛、头晕或头胀、耳鸣、心悸、失眠等，后期除上述症状外，还可累及心、脑、肾等脏器。根据其临床所表现的症状体征基本上可归属于中医学的“眩晕”、“头痛”范畴。

总体来说，高血压病的病机可归结于五脏气血阴阳失衡，脏腑间协调平衡关系破坏，在功能失调的基础上继发邪气产生，导致“风、火、痰、瘀、虚”的复杂病理变化。其病位在肝，同脾肾关系密切。病情多虚实夹杂，早期以实证或本虚标实为主，晚期以虚证为主。初期多表现为肝阳上亢或伴肝肾阴虚的证候，肝阳化火、化风，则表现为肝火肝风的证候。肝气犯脾，脾虚停湿或湿蕴化热，则表现为痰湿、痰热的证候。病及血脉，瘀滞不行便夹杂血瘀的证候。

二、活血散风、平肝降逆针刺法的确立

石学敏院士对中医“气海”，以及“无虚不作眩”、“无痰不作眩”、“无风不作眩”等理论进行了深刻的探索后，提出高血压病的主要病机为“气海失司”，遂确立了“活血散风、疏肝健脾”的针刺降压方法，取穴治疗以人迎为主穴，配以合谷、太冲、曲池、足三里，具有明确规范的手法量学标准和量效关系。作为临床治疗高血压病确有疗效的人迎穴，既是气海输注于

前之所在、气海所出之门户，又是头气街与胸气街的连接处，具有调和营卫之气、使血脉通利、气血正常运行的功能。合谷、太冲分别为手阳明、足厥阴之原穴，而原穴是调整人体气化功能的要穴；合谷属多气多血之阳明经穴，偏于补气、活血；太冲属少气多血之厥阴经穴，偏于补血、调血。两者相合又为四关穴，是一组阴阳经相配，上下配穴，可气血同调、阴阳同调、脏腑同调的针灸配穴。

以天津中医药大学大学第一附属医院为代表的医者们运用此法进行了一系列的针刺治疗原发性高血压病的研究，发现此疗法可在保护靶器官的基础上，整体调节血压节律，有效地控制24h血压，促进血压达标，提高患者生活质量，减免合并症的发生。

三、“活血散风、疏肝健脾”针刺法理论内涵

中国古代并无高血压之名，后人根据其临床表现，将其归于“头痛”、“眩晕”等病的范畴，病变脏腑主要责之于“肝”、“脾”。石学敏院士根据中医学的重要学术理论“气海学说”，首次提出了高血压病的病机为“气海失司”，其治疗原则为“活血散风、疏肝健脾”，并在此基础上确立了针灸处方及操作。

“四海理论”是针灸学体系的核心内容之一，“气海”则是“四海”理论的主要内容，是中医针灸学重要的经典思想之一。“气海理论”认为：血液在脉管中运行不息，流布于全身，环周不休，自成体系，而气、血、脉则构成了其最基本的物质结构和基础。气包括元气、宗气、营气、卫气。其中，元气指先天之气，是人体生命活动的原动力。宗气是由水谷之气与自然界清气相结合而积聚于胸中的气，属后天之气，其所聚之处称为“气海”，《灵枢·邪客》云：“宗气积于胸中，出于喉咙，以贯心脉，而行呼吸。”说明宗气可以贯注于心脉之中，促进心脏推动血液运行，形成血压。另外，宗气作为后天生成之气，可以资助先天之元气。营气者，泌其津液，注之于脉，化以为血，乃阴精之气，为宗气之所统。卫气者，阳精之气也，亦为宗气之所统。营气行于脉中，卫气行于脉外，如《灵枢·动输》云：“营卫之行也，上下相贯，如环之无端。”两者皆为宗气所统，宗气聚于胸中而为气海。《灵枢·海论》言：“膻中，为气之海”，又曰：“膻中，胸中也，肺之所居，诸气者，皆属于肺，是为真气，亦曰宗气”及“此宗气者，当与卫气并称，以见三焦上中下皆此气而为之统宗也”。可以看出，气海理论囊括了人体卫气血脉等重要体系，与现代医学中血压的形成、维持及调节高度吻合，所以说气海理论是中医学认识、分析及治疗高血压病的根本理论基础。

高血压形成的病理过程中“气”无疑是处于主导地位，其在内外等诸种因素的影响下，表现为过度亢奋，从而导致气血平衡的失调；“血”虽处于较为被动的地位，但其质与量的变化却影响到其能否随时适应于“气”的变动，使气血间的动态平衡处于“冲和”状态。因此，单纯调气虽能缓和一时的冲逆，血压也能下降，症状也可改善，但极易复发。因此，在调气的治疗基础上，兼顾理血，如活血、行气、化瘀等法则，临床实验研究证实，活血化瘀治疗确能改善血液流变性、黏稠度、凝滞度等质的问题；而随着血液质的改变，高血压患者脏腑组织血流供求不平衡的量的问题也可随之得到改善。从某种意义上说，高血压病的论治中，调气重在治标，而理血则是意图治本，即《素问·至真要大论》所谓“谨守病机，各司其属……疏其气血，令其调达，而致和平”。因此针灸这组处方气血兼顾，标本同治，使机体自身调节功能正常化，通过多层次、多环节、多靶点的综合调理，平秘阴阳，使高血压病患者的降压疗效得到维持。

第二节　高血压病的针灸辨证治疗

一、高血压病的中医诊断与辨证

高血压病中医病名为“风眩”，可归属于“眩晕”、“头痛”、“中风”等范畴。根据相关的高血压病国际和地方诊断标准，中医诊断依据为：慢性起病逐渐加重，或急性起病，或反复发作。可见有头晕目眩，视物旋转，轻者闭目即止，重者如坐车船，甚则仆倒，或见头痛，可伴恶心呕吐，眼球震颤，耳聋耳鸣，汗出，面色苍白等。高血压病的病因以内伤为主，包括情志失调、饮食不节、久病过劳及先天禀赋不足。临床经四诊合参可辨证分型如下。

（1）肝阳上亢证：头晕目眩，急躁易怒，面易潮红，胸胁苦满，口苦，舌质红，苔黄，脉弦有力。此型常见于中老年原发性高血压者。

（2）肝风内动证：血压骤然升高，兼见头晕目眩，头胀痛，肢体搐搦及麻木，甚则口眼歪斜，舌强言謇，半身偏枯或牙关紧闭，两手握固，人事不醒，舌红苔白干，脉弦有力。此型常见于原发性高血压合并高血压脑病、急性脑卒中者。

（3）痰湿中阻证：血压升高，或血脂升高，头痛昏蒙，动则加剧，形体肥胖，身倦乏力，浮肿，胸脘满闷，呕恶痰涎，嗜睡，苔白腻，或舌胖大有齿痕，脉滑或弦滑。此型多见于高血压合并形体肥胖、血脂异常综合征者。

（4）瘀血阻滞证：头痛经久不愈，其痛如刺，入夜尤甚，固定不移，或头部有外伤史，舌紫或有瘀斑、瘀点，苔薄白，脉沉细或细涩。

（5）肝气郁结证：血压升高，兼见头晕，头胀痛，心悸心烦，胸胁胀痛，善叹息，舌淡红苔白，脉弦。此型常见于精神紧张，工作压力大所致原发性高血压者。

（6）阴虚阳亢证：头晕欲仆，头重脚轻，目花视糊，腰膝酸软，甚则梦遗泄精，舌质红，脉弦细无力。

（7）肝肾阴虚证：血压升高，或血糖升高，头晕眼花，耳鸣，惊悸，盗汗，心烦，失眠，潮热，咽干，腰膝酸软，夜尿多，或梦遗，唇舌红，少苔或无苔，脉沉弦细数。此型常见于中老年原发性高血压，或合并糖尿病者。

（8）阴阳两虚证：血压升高，兼见头晕目眩、五心烦热、烘热汗出等阴虚内热现象，或汗出后背部畏冷等阳虚证候，舌红少苔或白苔，脉沉细。此型多见于男女围绝经期或老年期高血压者。

二、高血压病的针刺处方及方义

1. 处方与操作

主方：人迎、曲池、合谷、足三里、太冲。

辨证选穴具体内容如下。

肝阳上亢证治法：平肝潜阳。配穴：涌泉、阳陵泉、足临泣。

肝风内动证治法：镇肝息风。配穴：风池、百会、太阳、内关。

痰湿中阻证治法：健脾化痰，降逆止痛。配穴：丰隆、中脘、阴陵泉、天枢。

瘀血阻滞证治法：活血通窍止痛。配穴：血海、膈俞、三阴交。

肝气郁结证治法：疏肝解郁。配穴：膻中、期门、公孙、内关。

阴虚阳亢证治法：育阴潜阳，滋水涵木。配穴：太溪、行间。

肝肾阴虚证治法：滋养肝肾。配穴：肝俞、肾俞、太溪。

阴阳两虚证治法：调补阴阳。配穴：关元、气海、命门。

2. 操作规范

人迎穴：垂直进针，缓缓刺入0.5～1.0寸（同身寸，下同），见针体随动脉搏动而摆动，施以小幅度（<90°）、高频率（>120r/min）捻转补法1min，留针30min。

合谷、太冲穴：垂直进针0.8～1.0寸，施以捻转泻法，即医者采用面向患者的体位，以任脉为中心，拇指捻转作用力为离心方向，捻转1min，留针30min。

曲池、足三里：垂直进针1.0寸，施以捻转补法，即医者采用面向患者的体位，以任脉为中心，拇指捻转作用力为向心方向，捻转1min，留针30min。

3. 取穴依据

（1）人迎穴的取穴依据：人迎穴，最早载于《灵枢·本输》，是足阳明胃经经穴，为“足阳明少阳之会”，是“气海”所出之门户，与肾、脾、肝、心、三焦、胆、小肠、冲脉、任脉、阴跷脉等经脉相通，是调节气海“营运之输”。正如《灵枢·海论》篇：“膻中者，为气之海，其输上在于柱骨之上下，前在于人迎”，及“气海，运营之输一在颃颡之后……一在颃颡之前，谓足阳明之人迎也”。因此，人迎穴是“气海”之门户，通过针刺人迎穴可以调畅气海，从而调节血压。人迎穴所在的足阳明胃经之脉“其直者从缺盆下乳内廉，下挟脐，入气街中；其支者，起于胃口，下循腹里，下至气街中而合……”。不但人迎位于拥有气街的足阳明胃经之中，为气海之门户，同样作为头气街与胸气街的连接处，同样具有着使气血在脉内脉外自如运行，使营卫之气相会相通，共同发挥调气海、和气血的功能。此外，人迎为足阳明胃经之穴位，为经脉所发之处，阳明经为多气多血之经，《针灸聚英》云：“足阳明多气多血……五脏六腑之海，其脉大，血多气盛。”故人迎穴可使血压下降。同时针刺具有双向良性调节作用，以达到阴平阳秘、气血调和、血压稳定之目的。从现代医学角度看，人迎穴深层的颈动脉窦是压力感受器。当刺激感受器时，兴奋传导到延髓心血管中枢，此时兴奋心迷走中枢、抑制心交感中枢来降低心率，同时抑制交感缩血管中枢使血管舒张，来降低外周阻力。心率和外周阻力的降低最终使偏高的血压下降到正常。

（2）合谷、太冲穴的取穴依据：合谷、太冲名为“四关”，分别为手阳明、足厥阴之原穴，原穴是本经脏腑原气经过和留止的部位，与三焦有密切关系。原气起源于肾间动气，是人体生命活动的原动力，通过三焦运行于脏腑，是十二经脉的根本，故原穴是调整人体气化功能的要穴。合谷属多气多血之阳明经穴，偏于补气、泻气、活血；太冲属少气多血之厥阴经穴，偏于补血、调血。合谷、太冲两穴相配堪称经典配穴，两穴一阴（太冲）一阳（合谷），一气（合谷）一血（太冲），一脏一腑，一升一降，是一组具有阴阳经相配、上下配穴、气血同调、阴阳同调、脏腑同调的针灸配方。人迎为主穴，配以合谷、太冲穴，施以不同的补泻手法，有宽胸理气、平肝息风、活血化瘀、调和气血阴阳平衡之功。有学者从解剖结构探讨“四关”穴的治病机制，认为两穴区内有丰富的神经末梢、神经束或神经丛、小血管等。两穴区的关节在生理上均承担着繁复、精细的功能活动，因而该部位在大脑皮质的机能投射区域也比其他部位广泛，神经元数量相应较多。因此，选取合谷、太冲两穴配伍治疗高血压病符合针灸局部取穴、循经取穴、辨证取穴的选穴原则。

（3）曲池、足三里穴的取穴依据：曲池、足三里穴归属于阳明经，为多气多血之经，有调和气血之功。曲池为手阳明大肠经合穴，“合主逆气而泄”，能治气逆诸证，针刺曲池能摄纳阳明气血，使气血调和，与太冲相配，一阴一阳，共奏调气降逆、平肝潜阳、柔肝息风之功。足三里为足阳明胃经之合穴，具有补中气、健脾胃、调和气血的作用。中焦清升浊降，则气、血、水各归其正，水充木涵而无生风化火、成痰成疾之患，如此才能截断脏损气伤之变。从解剖位置来看，足三里穴正位于一些大血管干或分支上，针刺该穴必影响这些血管。有学者认为足三里穴的调控机制与穴位的组织结构密切相关。足三里穴区微血管分支及淋巴管分支十分丰富，针灸刺激可使穴区微血管灌注量增加，神经及淋巴管的血液运行改善、功能增强，神经末梢兴奋性提高，从而达到血压调节的目的。

综上所述，太冲、合谷、曲池、足三里，四穴配伍，两阴两阳，两气两血，两脏两腑，再与人迎合用，共奏活血散风、疏肝健脾、疏肝健脾之功效，且符合古人“天、人、地三才”配穴法，取穴精妙，叹为观止。

第三节 “活血散风、疏肝健脾”针刺法治疗高血压病的临床研究

一、“活血散风、疏肝健脾”针刺法治疗高血压病的个案观察

刘新明等采用“活血散风、疏肝健脾”针刺降压法，治疗难治性高血压 1 例，该患者高血压病史近 10 年，血压最高达 180/100mmHg，现服安博诺 150mg/12.5mg、每日 1 次，硝苯地平 30mg、每日 1 次。血压控制在（140～150）/(85～95）mmHg。取穴：人迎、曲池、合谷、足三里、太冲。操作：人迎穴，直刺 0.5～1 寸，见针体随动脉搏动而摆动，施用石氏捻转补法第二定义 1min，治疗前后口服药无调整。经过 60 次的治疗，患者的平均收缩压、平均舒张压，日间及夜间的平均收缩压、舒张压，日间及夜间的收缩压负荷和舒张压负荷都有不同程度的改善。血压的昼夜节律由非杓型转为杓型。

唐慎思等观察“活血散风、疏肝健脾”针刺降压法治疗原发性高血压 1 例，对比发现患者的血压昼夜节律由治疗前的非杓型转变成了正常的杓型血压，对异常的血压昼夜节律有纠正作用。该患者高血压病史 10 年，平时口服左氨氯地平（5mg，1 次/d）控制血压，24h 动态血压监测检查结果显示患者 24h 平均血压 133/70mmHg，日间平均血压 134/70mmHg，夜间平均血压 129/68mmHg，收缩压及舒张压的昼夜节律分别为 3.8% 和 2.8%。遂在目前服药的基础上进行针灸治疗，治疗取人迎为主穴，辅以曲池、合谷、足三里，采用“活血散风、疏肝健脾”针刺规范操作。每次治疗留针 30min，1 次/d，连续治疗 30 次后，再次行动态血压监测结果显示：24h 平均血压为 128/69mmHg，日间平均血压 132/71mmHg，夜间平均血压 112/58mmHg，收缩压昼夜节律为 15.6%，舒张压昼夜节律为 18.2%。患者平均血压水平较治疗前有所降低，收缩压及舒张压昼夜节律均>10%，血压形态恢复为杓型血压。

刘丽伟等观察了 1 例原发性高血压病伴耳鸣，该患者高血压病史近 2 年，先天性高脂血症病史，最高血压可达 160/100mmHg，平素维持在 120/80mmHg，血压增高时未见明显临床症状，1 年前开始口服缬沙坦 80mg、每日 1 次。就诊时查血脂：三酰甘油 3.11mmol/L，总胆固醇 6.93mmol/L。3 年前间断出现右侧耳鸣，为蝉鸣音。选穴及操作采用石学敏院士对高血压病的“活血散风、疏肝健脾”规范治疗方法。高脂血症：取太冲、三阴交、足三里、曲池，以上穴均使用醒脑开窍手法第二要义，行补法，至穴位处有酸胀感为度，每日行针 1 次，留针 30min。耳鸣：采用耳门、听宫、听会、风市，捻转进针 1.2 寸左右，施用捻转补法第一要义，直至耳部感酸胀直达耳深部为度，每日针刺 1 次，行针 30min，14d 为 1 个疗程。治疗半月后患者明显感觉右侧耳鸣频率减少、音调降低，总体耳鸣减轻。治疗 2 个月余时，针时血压趋于平稳，低于 140/90mmHg，将缬沙坦改成 1 片 80mg 隔日 1 次。24h 动态血压监测示：血压昼夜节律不规则，夜间血压偏高情况好

转，整体血压呈勺型。血脂情况：2011 年 1 月 10 号复查血脂 1.6mmol/L、总胆固醇 5.7mmol/L，高密度脂蛋白及低密度脂蛋白未见明显变化。可见，三酰甘油、总胆固醇值呈下降趋势。

申鹏飞采用该针刺降压法治疗围绝经期高血压 1 例，既往该患者发现血压波动变化已 15 个月余，服用卡托普利、硝苯地平，每日各 1 片。近期因家里事务繁忙而出现血压波动明显，诉下午血压升高明显，在 150/95mmHg 左右。神清，面容憔悴，语言流利，夜寐多梦，月经 2 个月 1 次，色黑有块，纳可，二便尚可，舌紫暗，有瘀斑，脉弦涩。24h 动态血压检测显示白昼血压平均值 149/95mmHg、夜间 130/80mmHg，昼夜血压节律消失。治以活血散风、疏肝健脾。针刺取穴：针刺人迎、合谷、太冲、曲池、足三里、三阴交。人迎、合谷、太冲、曲池、足三里采用“活血散风、疏肝健脾”规范操作，三阴交穴直刺 1.0～1.5 寸，留针 30min，30min 后测量血压，每日 1 次。患者继续服用自备药物。治疗 2d 后，患者的治疗后即刻血压能降到 130/85mmHg 左右；10d 后血压稳定，维持在 110～120/75～80mmHg 水平，面色渐荣润，失眠症状好转。随访 3 个月，患者头晕、耳鸣症状未再复发，精神状态良好。偶因情绪激动、气候变化而出现血压波动。24h 动态血压检测显示：昼夜血压平均值均正常，白昼血压平均值 135/80mmHg，夜间 125/75mmHg，昼夜血压节律正常。

康华等观察“活血散风、疏肝健脾”针刺法治疗中度原发性高血压病 1 例的临床疗效，高血压病程 40 年，最高为 175/100mmHg，血压增高时有轻微眩晕症状，现口服缬沙坦 1 片 80mg，日 1 次，平素血压维持在 150/95mmHg。取双侧人迎、曲池、合谷、足三里、太冲，采用“活血散风、疏肝健脾”针刺法规范操作，留针 30min，进行共计 12 周 60 次的针刺治疗。并分别于治疗前、针刺 30 次后、针刺 60 次后及治疗结束后 1 个月、2 个月、3 个月进行 24h 动态血压监测以了解 24h 的血压情况。针刺后即可血压在前 5 周都无明显变化，自第 6 周开始有明显下降趋势，维持至第 8 周，之后稍有上升，但仍较针刺治疗前低，随后血压一直较平稳并维持至治疗结束。尤以舒张压为著，心率下降也很明显。收缩压前四周递进式降低很明显，第 5～8 周变化不突出，经过这段平台期后，继续下降。可见针刺的即刻降压效应还是很显著的。因此在中医理论的指导下，通过辨证施治，针刺体现了良好的降压效果并且无药物长期服用而产生的拮抗和肝肾损害等不良反应。

张丽丽等应用“活血散风、疏肝健脾”针刺法治疗中度原发性高血压 1 例，此患者男，59 岁，高血压病程 1 年，既往血压水平 2 级，服用氯沙坦钾 50mg、每日 1 次，服药情况下血压维持在 120/80mmHg，心脏彩超示：左心室后壁舒张末期厚度 9.7mm，左心室后壁收缩末期厚度 13.4mm。患者卧位安静休息 5min 测量血压，针刺取穴：人迎、合谷、曲池、足三里，人迎穴采用小幅度高频率捻转手法 1min，其他穴位操作同前所述，留针 30min。起针 5min 后平卧位测量血压，每 10 次针刺为 1 个疗程，共治疗 6 个疗程。结果发现，针刺即刻疗效主要表现为减慢心率，治疗前后心率下降均值为 6 次/min。治疗前、治疗 30 次、治疗 60 次各做 1 次 24h 动态血压监测，其中晨间血压降低，收缩压分别为 130mmHg、125mmHg 和 125mmHg，舒张压分别为 103mmHg、91mmHg 和 84mmHg。血压昼夜节律由非勺型转为勺型。针刺 15 次后，停止服用降压药物。

一例不能忍受降压药物不良反应的高血压患者，采用针刺降压治疗取得了满意疗效。12 周内接受了 60 次的针刺治疗，其整体状况得到改善，血压降低，降压药物的不良反应消失。针刺和药物具有协调作用，当药物停止时，针刺仍有一定的降压作用，针刺降压尤其适用于不能忍受降压药物不良反应的患者。

刘某，男，56 岁，身高 165cm，体重 75kg。患者高血压病程 5 年，平素血压水平 160/85mmHg。2012 年 6 月患者开始服用厄贝沙坦 150mg 和苯磺酸左旋氨氯地平 2.5mg，1 次/d，服用药物后面红、产生头晕、心悸、便秘、性功能障碍等不适。

治疗：2012 年 9 月 24 日开始第一次针刺治疗，每日 1 次，5～6 次/周，共 12 周。取穴：人迎、曲池、合谷、足三里；操作手法同"活血散风调和肝脾"针刺降压法。治疗 6 周时日间收缩压负荷从 85% 降到 12%，日间舒张压负荷从 95% 降低到 32%，夜间收缩压负荷从 100% 降低到 50%，夜间舒张压负荷从 100% 降低到 30%。患者在针刺 3 周时血压明显下降，4～7 周有所升高，但最终缓慢下降到 130/80mmHg。第 10 周时，患者停止服用降压药。治疗期间患者血压波动考虑与气温变化有关。对该患者进行了 6 个月的随访，患者血压平稳，一直维持在 130～140/80～88mmHg，仅情绪波动、失眠等情况下偶有血压升高出现，生活质量较前提高（图 13-1）。

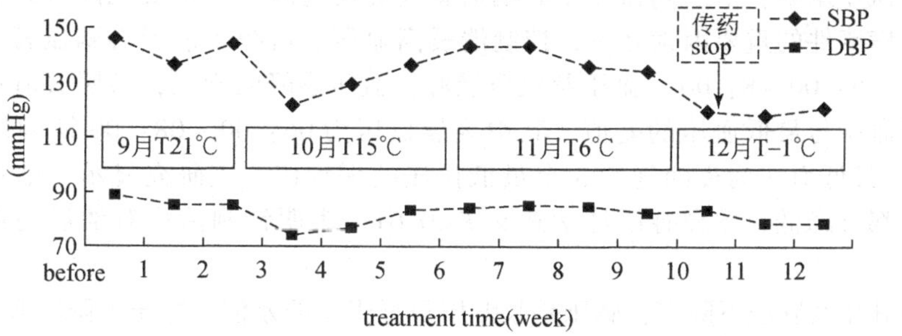

图 13-1　患者血压变化趋势

二、针灸治疗原发性高血压临床研究

（一）针刺治疗亚急性原发性高血压病的临床观察

患者 60 例均为天津中医药大学第一附属医院针灸科病房及急症科患者，血压≥180/120mmHg，但尚未出现因此次血压升高而出现的靶器官损害。均经本院或者外院诊断为原发性高血压病。以舌下含服硝苯地平 10mg 作为对照观察针刺降压的效果。两组患者在男女比例、平均年龄、病程等方面比较，无显著差别，说明基线一致，具有可比性。

结果显示针刺组于治疗后 3min 血压开始下降，在针刺后 15min 患者血压下降到较为理想水平，并一直持续到针刺后 4h，此后血压成略上升趋势，直至针刺后 6h，第二次针刺前，血压仍显著低于针刺前水平。对照组服药后 15min，患者血压开始下降，成缓慢下降趋势，于服药后 2h 血压开始回升，在服药后 6h 达到服药前水平。

（二）针灸治疗高血压的临床观察

一般资料：50 例患者均为 2006～2007 年天津中医药大学第一附属医院针灸科住院或门诊患者。所有病例均符合《中国高血压防治指南》的高血压病诊断标准，在未服用抗高血压药物的情况下，收缩压≥140mmHg 和（或）舒张压≥90mmHg。50 例中男 32 例、女 18 例，平均年龄（54.51±6.92）岁。合并脑卒中 46 例，占 92%（出血性脑卒中：9 例，缺血性脑卒中：31 例，混合性脑卒中：6 例），合并冠状动脉粥样硬化性心脏病：38 例，占 76%。

（1）24h 动态血压观测：要求所有患者生活作息节律一致，均于治疗前、治疗后 4 周采用无创型携带式动态血压监测仪进行监测，连续纪录 24h。计算机软件自动剔除无效数据（所测数据应 80% 以上有效）。通过计算机分析系统获得 24h、日间、夜间的平均舒张压、收缩压及血压负荷。结果显示，针刺 4 周后，患者 24h 平均收缩压、舒张压，日间平均收缩压、舒张压，夜间平均收缩压、舒张压于治疗前比较均有显著性降低（$P<0.05$），收缩压、舒张压负荷也有显著降低（$P<0.05$），使患者日间、夜间的血压均得到有效控制，有利于靶器官的保护。

（2）血压变异性观测：越来越多的临床研究证实，血压变异性升高与靶器官损害密切相关，所以最有效的降压治疗应该既要降低24h平均血压水平，又要减少血压变异性。采用国际公认的经典方法，以24h动态血压检测到的血压标准差作为长时血压变异性指标，包括24h收缩压、舒张压标准差，日间收缩压、舒张压标准差，夜间收缩压、舒张压标准差。结果显示，针刺可明显降低高血压病患者各时段收缩压和舒张压的标准差，与治疗前相比有显著性差异，证明该方法能有效地防止靶器官的损害，达到降压治疗目的。

（3）晨间血压水平：清晨高血压是心脑血管疾病发生的一个重要危险因素，被认为是诱发恶性心脑血管病事件的重要因素之一，控制清晨高血压，可减少清晨心脑血管事件的发生。测量患者清晨段（6：00～8：00）血压及血压晨峰。血压晨峰的确定，参照Kari的研究，以收缩压计算的凌晨血压与最低血压的差值。其中凌晨血压为06：00～08：00期间的平均血压（包括4个记录），最低血压为夜间连续3个最低血压的平均值。该研究显示，治疗后清晨段血压及血压晨峰值都有降低，差异有统计学意义 $P<0.01$，表明针刺治疗对清晨高血压具有较好的控制作用。

（4）动态脉压及脉压下降率：脉压是收缩压与舒张压的差值。脉压下降率等于脉压除以收缩压。脉压反映血液流动的波动性，脉压的变化反映了血管硬度的改变，脉压下降率由非线性弹性腔理论推导而得，它不仅考虑了血管的固有顺应性，而且考虑了血管的动态顺应性。研究结果显示，治疗后患者脉压值明显下降，脉压下降率值明显升高（$P<0.05$），表明针刺治疗对原发性高血压患者脉压及脉压下降率具有较好的控制作用。

（5）血压昼夜节律：血压昼夜节律是指血压的昼夜变化规律。正常人24h血压曲线呈“双峰一谷”的“杓型”，这种血压昼夜节律变化对适应机体的活动及保护心脑血管正常结构与功能起着重要作用。（日间血压均值-夜间血压均值）/日间血压均值×100%，当此值≥10%时，为正常昼夜节律的杓型血压；当此值≤10%时，为非正常昼夜节律的非杓型血压。结果显示，针刺可以很好地改善高血压患者昼夜变化节律，使其恢复正常杓型节律。

（6）谷峰比和平滑指数：以治疗前的结果为基值，校正各种因素后，计算针刺后6h内各时段（每2h为一时段）平均血压下降的最大值，作为峰效应，下次针刺前2h的血压下降值为谷效应，计算谷峰比，用T/Ps代表收缩压谷峰比，用T/Pd代表舒张压谷峰比。

平稳指数（平滑指数）是指治疗后较治疗前平均每小时的血压变化值除以标准差，主要反映24h血压下降是否平稳一致，该值越高，说明24h降压越平稳。以SSI表示24h收缩压的平稳指数，DSI表示24h舒张压的平稳指数。

谷峰比和平滑指数作为新的平稳降压指标，能反映治疗后血压变化的平稳程度。美国食品及药品管理局曾发布指南规定谷峰比比值不应<0.5，该研究显示针刺后收缩压和舒张压的谷峰比分别为（0.84±0.09）、（0.81±0.07）说明该疗法既能很好地控制24h血压，又能保持血压的昼夜节律。平滑指数越高，药物24h降压效果越大越均衡。这是评价降压药物是否持续平稳降压的一个新的、重复性更好的指标。该研究显示针刺后，收缩压和舒张压的降压平稳指数分别为（7.94±1.13）、（8.06±1.22），说明该疗法能使血压较为平稳的下降。

（三）针刺治疗外籍高血压患者降压疗效观察

由于社会经济的发展和人们生活方式的改变，高血压患病率呈持续增长趋势，并已成为世界重要的公共卫生问题之一。高血压的重要并发症脑卒中、心血管疾病及肾脏疾病，致死致残率高，带来了沉重的经济和社会负担。以人迎穴为主针刺治疗高血压病是石学敏院士的重要临证经验之一，我院针灸特需病房收住的外籍患者中合并有高血压者，予以针灸治疗，取得了较好的短期降压效果。

1. 资料和方法　所有病例76例均来自于天津中医药大学第一附属医院特需针灸病房2008年10月～2010年10月的外籍住院患者。均符合《1999年WHO/ISH高血压治疗指南》中的诊断和分级标准；排除继发性高血压患者，伴有严重的心、肝、肾功能障碍者，伴中重度糖尿病者，伴恶性肿瘤、精神病患者。其中男性40例，女性36例。年龄46～73岁，平均（58.6±8.22）岁；病程最短2个月，最长31年，平均（9.6±8.22）年，76例中有高血压家族史者49例，合并心脑血管病者43例。降压药物使用情况：未用药者14例，服用一种降压药物26例、两种降压药物者19例、三种及以上降压药物者17例。未曾用药的14例患者仅使用针刺治疗。曾用药者，继续给予原降压药物，根据治疗后血压情况，决定是否予以减免药物。

（1）针刺治疗

1）取穴：人迎，合谷，太冲，曲池，足三里。

2）操作：人迎穴，患者取平卧位，充分暴露颈部，以手扪及动脉搏动处，穴位常规消毒后，垂直进针，缓缓刺入1～1.5寸，见针体随动脉搏动而摆动，施以小幅度（<90°）、高频率（>120转/min）捻转补法1min，留针20min。合谷、太冲穴：垂直进针0.8～1寸，施以捻转泻法，即医者采用面向患者的体位，以任脉为中心，拇指捻转作用力为离心方向，捻转1min，留针20min。曲池、足三里：垂直进针1寸，施以小幅度（<90°）、高频率（>120转/min）捻转补法1min，留针20min。

3）疗程：每日2次，每次30min，治疗3个月。

（2）疗效观察指标：偶测血压指标收缩压（SBP）、舒张压（DBP）、脉压（PP=SBP-DBP）；24h动态血压监测指标；血压达标率的前后比较和停减药率的观察。

（3）采用SPSS13.0软件进行统计学处理，计量资料前后比较采用t检验，计数资料采用χ^2检验，所有计量资料均以均数±标准差表示。

2. 结果　治疗时间平均（68.37±48.79）日，在治疗过程中18例停药，42例减药，减停药效果维持到出院，出院后未进一步随访。76例患者针刺治疗前血压达标率为51.31%。针刺治疗后血压达标率为96.05%（$P<0.01$），表明针刺可以有效促进高血压患者血压值的达标。

治疗后收缩压水平与治疗前相比差异有统计学意义（$P<0.01$），治疗后较之治疗前收缩压血压水平下降12.77±11.51，舒张压水平治疗前后差异有统计学意义（$P<0.01$），治疗后较之治疗前舒张压血压水平下降6.13±8.87。表明针刺治疗可以有效降低收缩压和舒张压水平。

患者24h平均收缩压、舒张压，日间平均收缩压、舒张压，夜间平均收缩压、舒张压，以及日间、夜间血压负荷值，治疗后与治疗前比较均有显著性降低（$P<0.05$），表明针刺可以有效降低高血压患者的24h、日间、夜间平均血压水平，降低患者的日夜的血压负荷水平，使患者日间、夜间的血压均得到有效控制，减少靶器官损害。

（四）针刺治疗轻度原发性高血压的临床研究

本节介绍“活血散风，疏肝健脾”针刺法对轻度高血压患者动态血压均值、血压负荷值、血压变异性、血压昼夜节律等的疗效观察。

1. 资料与方法

（1）临床资料：采用自身前后对照试验，纳入符合1级高血压（轻度）诊断标准的患者共40例，其中男26例，女14例；年龄20～50岁，平均年龄（31±10.2）岁；病程最短2个月，最长4年，平均（1.6±1.9）年。其中剔除、脱失4例，共36例患者完成了整个研究过程。

（2）干预方法：对纳入研究的受试对象先采用西药治疗（口服硝苯地平控释片，一次30mg，每日1次），后采用“活血散风，疏肝健脾”针刺法治疗（每日治疗2次，每次留针30min），疗程各4周，两治疗阶段之间间隔2周药物洗脱期（图13-2）。

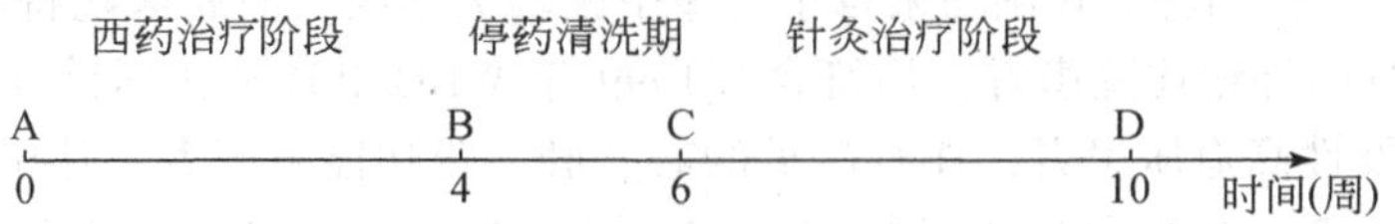

图 13-2　研究方案示意图

（3）检测方法：观察并记录患者两阶段治疗前后24h动态血压监测结果（动态血压均值、血压负荷值、血压变异性、血压昼夜节律）、高血压患者主观量表评分情况（包括眩晕、头痛等主症及各中医证型兼证，以患者主观感受，分无、轻、中、重四个程度），进行对照分析以评价针灸治疗疗效。

2. 结果及分析

（1）动态血压均值及血压负荷值的比较（表13-1，表13-2）。

表 13-1　动态血压均值及血压负荷值（$\bar{x}\pm s$）

		24h（mmHg）	日间（mmHg）	夜间（mmHg）	血压负荷值（%）
A	SBP	142.43±20.33	149.51±22.36	130.16±14.32	40.56±8.47
	DBP	94.34±9.46	97.53±10.84	90.12±9.57	43.14±8.93
B	SBP	131.57±7.13*	135.35±8.32*	122.13±13.71*	16.59±3.68*
	DBP	90.75±9.43*	92.74±10.36*	86.59±7.36*	18.13±4.71*
C	SBP	142.51±21.16	149.83±22.45	131.83±15.02	41.74±8.69
	DBP	95.15±10.13	97.92±11.31	90.17±13.73	43.13±8.76
D	SBP	131.63±17.02☆	135.73±17.63☆	122.64±13.11☆	15.69±3.63☆
	DBP	90.51±9.53☆	92.45±10.13☆	86.69±7.45☆	17.79±4.69☆

注：*与A比较（$P<0.05$），☆与C比较（$P<0.05$）。

A、B、C、D分别表示西药治疗前、西药治疗后、针灸治疗前、针灸治疗后（如图13-2），SBP、DBP分别表示收缩压、舒张压。

表 13-2　两阶段治疗前后血压均值及血压负荷值改变差值的 *t* 检验统计表（$\bar{x}\pm s$）

		24h（mmHg）	日间（mmHg）	夜间（mmHg）	血压负荷值（%）
A-B	SBP	12.13±17.61	14.19±21.62	8.61±13.77	24.69±5.36
	DBP	4.35±9.03	5.63±10.01	4.12±8.79	15.41±4.91
C-D	SBP	12.14±17.36	14.15±21.32	8.63±13.67	24.53±5.31
	DBP	8.36±9.13	5.67±9.79	3.69±8.63	15.43±4.71

注：A-B表示西药治疗前-西药治疗后，即西药治疗前后的数据差值，C-D表示针灸治疗前-针灸治疗后，即针灸治疗前后的数据差值。

（2）血压变异性比较（表13-3，表13-4）。

表 13-3　血压变异性（$\bar{x}\pm s$，mmHg）

		24h	日间	夜间
A	SBP	15.23±5.12	17.31±5.36	11.46±4.30
	DBP	12.31±3.76	15.42±3.39	9.19±3.71

续表

		24h	日间	夜间
B	SBP	11.57±4.13*	13.30±5.32*	8.13±3.17*
	DBP	8.75±3.43*	9.74±3.36*	5.69±1.76*
C	SBP	15.39±5.16	18.13±5.45	11.43±4.12
	DBP	12.15±4.11	16.12±3.31	9.17±3.73
D	SBP	10.63±4.02☆	13.70±5.13☆	8.14±3.13☆
	DBP	8.51±3.37☆	8.54±4.17☆	5.63±1.52☆

*与A比较（$P<0.05$），☆与C比较（$P<0.05$）。

表13-4　血压昼夜节律统计表（N,%）

	A	B	C	D
构型血压	11（30.6）	22（61.1）	12（33.3）	24（66.7）
其他类型	25（69.4）	14（38.9）	24（66.7）	12（33.3）

此次试验针灸治疗阶段显效率69.4%，有效率22.2%，总有效率91.7%；针灸治疗对动态血压均值、血压负荷值、血压变异性、血压昼夜节律改善有显著作用（$P<0.05$）；针灸治疗阶段对患者主观症状的改善明显优于西药治疗阶段（$P<0.05$）。提示“活血散风、疏肝健脾”针刺法降压法对轻度原发性高血压具有良好的疗效，能够有效地促进血压达标并降低血压负荷值及血压变异性，调节血压昼夜节律向构型血压趋势转变，同时提高患者生活质量。

3. 讨论　在该试验结束后，一些认为疗效满意且条件允许的受试者，曾断续于门诊接受针灸治疗，结果发现在后续的针灸治疗过程中血压继续下降或维持在正常水平，且经过相应辨证加减取穴后效果更好，尤其是主观症状的改善。部分患者还反映，原先口服西药过程中偶可出现血压过低的现象，但针灸治疗却能使血压维持在一个正常水平，推测前者可能因服药间期过短致血药浓度过高所致，后者则可能因为针灸双向良性调节的作用。该试验结果表明，针灸治疗对患者主观症状的改善明显优于西药治疗，查阅了相关文献，推测该试验中针灸对于头痛、眩晕、失眠、心悸、口苦、食少、便秘等主观症状的改善主要是通过针灸对于自主神经系统的调节作用。

（五）针刺治疗轻中度原发性高血压的临床研究

1. 资料及方法

（1）一般资料：在天津中医药大学第一附属医院高血压门诊完成60次针灸治疗的轻中度EH患者，该临床试验将患者分为人迎组及太冲组，根据计算机随机分组结果，对已完成60次针灸治疗的44例患者数据进行分析，其中人迎组18例、太冲组26例。

（2）治疗方法

1）基础治疗：参照《中国高血压防治指南》（高血压联盟（中国）和中华医学会心血管病学会，2010）采用个体化治疗。

2）针刺治疗：取穴及操作如前述。

（3）疗效判断标准

1）血压昼夜节律：根据ABPM监测结果将血压节律分为构型及非构型两种。构型：昼夜差值百分比≥10%～19%；非构型：昼夜差值百分比<10%。

2）晨间血压水平：早晨6：00～8：00这一时段测得血压数值的平均值。

3）夜间平均收缩压（nSBP）及夜间平均舒张压（nDBP）。

2. 结果及分析

（1）人迎组治疗30次、60次后与治疗前比较（表13-5）。

表13-5 人迎组治疗30次、60次后与治疗前比较（$\bar{x}\pm s$，mmHg）

时段	夜间平均收缩压	夜间平均舒张压	晨间收缩压水平	晨间舒张压水平
治疗前	128.00±16.31	86.22±11.97	134.00±15.12△	90.17±11.33
治疗30次后	117.38±11.1*	78.11±10.49*	126.69±12.43	85.28±7.69
治疗60次后	123.62±14.40△	81.44±11.13△	127.35±15.90△	84.39±9.23△

注：本组数据符合正态分布，采用配对t检验；*治疗30次后与治疗前有统计学意义；△治疗60次后与治疗前有统计学意义。

（2）太冲组治疗30次、60次后与治疗前比较（表13-6）。

表13-6 太冲组治疗30次、60次后与治疗前比较（$\bar{x}\pm s$，mmHg）

时段	夜间平均收缩压	夜间平均舒张压	晨间收缩压水平	晨间舒张压水平
治疗前	125.61±13.39	80.12±10.09	133.50±13.80	85.55±12.92
治疗30次后	121.65±12.13	76.85±9.80	128.57±13.19	84.85±11.36
治疗60次后	121.19±10.44	77.11±11.13	129.28±10.79	83.67±10.39

注：本组数据符合正态分布，采用配对t检验。

（3）针刺前后收缩压节律构型率变化趋势。治疗30次与治疗60次后收缩压的构型血压检出率均较治疗前升高，并随着治疗次数的增长呈现持续上升趋势，而太冲组的这种趋势较人迎组更加明显（图13-3）。

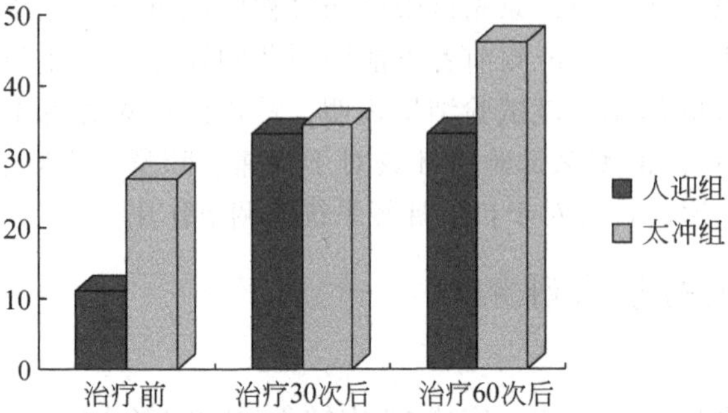

图13-3 针刺前后收缩压节律构型率变化趋势

3. 讨论 昼夜节律是生物界中存在的一种普遍的生物钟节律，血压随着昼夜的交替呈现规律性的变化，呈现双峰一谷、昼高夜低的构型曲线。血压昼夜节律的形成与维持是一个与多种因素相关的复杂的过程，目前研究认为血压昼夜节律形成的机制主要与神经、体液因素、基因调控及不良生活习惯相关。

通过联合用药及改变服药方式、时间，能够在有效控制血压的情况下纠正血压昼夜节律异常，对预防、避免靶器官损害的发生具有重要的临床意义。同时，中医针灸也可以有效地控制血压，并对血压昼夜节律变异有着积极地调整作用。

人迎组和太冲组均可以一定程度上降低夜间平均血压及晨间血压水平，而人迎组的这种调节作用在治疗30次时最为明显，太冲组则呈现一种小幅度下降趋势，但是两组间疗效比较无统计学意义。对于治疗后构型血压比例的改善方面，针刺治疗后人迎组与太冲组构型血压检出比例均较治疗前升高，并且随着治疗次数的增长呈现持续上升趋势；太冲组对收缩压节律的改善更为明显，而人迎组更倾向于舒张压。但两组间治疗后构型率的比较无统计学意义。

该研究结果多为阴性结果，但是不可否认的是，针刺治疗有利于夜间平均血压及血压水平的下降，有利于促进异常血压昼夜节律向正常方向转变，实现血压平稳下降，对保护靶器官具有积极的作用。

（六）针刺治疗重度原发性高血压的临床研究

1. 资料与方法

（1）临床资料：采取自身前后对照研究，纳入年龄在45～65岁，符合重度或高危、极高危高血压诊断标准的住院或门诊患者50例，其中男32例、女18例，平均年龄（54.51±6.92）岁。

（2）针刺方法：“活血散风，疏肝健脾”针刺法，取穴操作如前述。

（3）检测指标：24h动态血压观测、血压昼夜节律、谷峰比、平稳指数（平滑指数）。

疗效判断标准：参照美国第5次高血压合同委员会标准判定。显效：治疗后收缩压下降至≤140mmHg或较治疗前下降≥30mmHg。有效：治疗后收缩压下降至141～159mmHg（由高血压重度降至轻度）或较治疗前下降≥20～30mmHg。无效：未达到以上标准者。

2. 结果及分析

（1）治疗90天后血压疗效评定：50例中显效14例，占28%；有效28例，占56%；无效8例，占16%；总有效率为84%。

（2）治疗前后24h动态血压变化的比较（表13-7）。

表13-7 治疗前后24h动态血压变化的比较（$\bar{x}\pm s$，mmHg）

	治疗前		治疗后	
	收缩压	舒张压	收缩压	舒张压
24h	150.39±21.24	103.56±14.78	137.36±17.03*	89.74±10.59*
日间	161.44±25.62	108.97±18.23	140.52±19.22*	94.56±12.76*
夜间	147.21±17.33	95.55±17.02	123.63±14.76*	78.46±9.85*
血压负荷（%）	52.51±19.83	47.96±15.64	27.47±12.64*	26.38±11.21*

*与治疗前比较 $P<0.05$。

结果显示，针刺4周后，患者24h平均收缩压、舒张压，日间平均收缩压、舒张压，夜间平均收缩压、舒张压于治疗前比较均有显著性降低（$P<0.05$），收缩压、舒张压负荷也有显著降低（$P<0.05$），患者日间、夜间的血压均得到有效控制，有利于靶器官的保护。

（3）治疗前后血压昼夜节律的比较（表13-8）。

表13-8 治疗前后血压昼夜节律的比较（例数）

	杓型	非杓型
治疗前	19（38%）	31（62%）
治疗后	42（84%）*	8（16%）*

*与治疗前比较 $P<0.05$。

结果显示，针刺可以很好的改善高血压患者昼夜变化节律，使其恢复正常杓型节律。

（4）治疗后降压谷/峰及平稳指数比较（表13-9）。

表13-9 治疗后降压谷/峰及平稳指数比较（$\bar{x}\pm s$）

	收缩压谷/峰比	舒张压谷/峰比	收缩压平稳指数	舒张压平稳指数
数值	0.84±0.09	0.81±0.07	1.27±0.36	1.13±0.32

美国食品药品监督管理局曾发布指南规定谷峰比比值不应<0.5，该研究显示针刺后收缩压和舒张压的谷峰比分别为（0.84±0.09）、（0.81±0.07）说明该疗法既能很好地控制24h血压，又能保持血压的昼夜节律。

该研究显示针刺后，收缩压和舒张压的降压平稳指数分别为（1.27±0.36）、（1.13±0.32）均大于1，说明该疗法能使血压较为平稳的下降。

3. 讨论 对高血压患者进行24h动态血压监测可指导针刺与用药，对高血压的最佳控制有重要意义。根据24h动态血压监测结果对高血压患者降血压时，注意药物的起效时间、半衰期、峰值时间，以使药物的最佳作用时间与血压峰值时间相匹配，以达降压最佳效果。同样，根据患者24h动态血压监测予以针刺，使针刺治疗高血压病的起效时间、峰值时间、持续时间与患者血压相匹配，以达到最佳疗效，纠正患者血压的节律改变，减少对患者靶器官的损害，取得满意的谷/峰比值和平滑指数。并通过针刺达到减药、停药的目标，减少药物对机体的不良反应，从而做到真正的绿色疗法。

本课题采用人迎穴等为主穴治疗重度原发性高血压，通过自身前后对照，观察24h动态血压变化，患者停减药情况，经统计学分析，结果表明：针灸能够平稳地降低患者血压，使患者24h平均收缩压、舒张压；日间平均收缩压、舒张压；夜间平均收缩压、舒张压；收缩压负荷、舒张压负荷显著降低，改善高血压患者昼夜变化节律，使其恢复正常杓型节律，患者日间、夜间的血压均得到有效控制，并能得到满意的谷峰比值、平滑指数，有利于靶器官的保护。

（七）针刺治疗难治性高血压病的临床疗效观察

目前各种降压药物仍然是治疗高血压的主流，但部分患者，即使使用了包括利尿剂在内的3种及以上的降压药，血压仍不能降至理想水平。针对这部分难治性高血压病患者，针刺人迎穴为主的选穴处方对是否有效，我们也进行了观察研究。

1. 一般资料和方法 116例患者均为天津中医药大学第一附属医院针灸特需病房和门诊患者，高血压病病史5～10年，年龄50～65岁，男74例，女42例。所有病例均符合《中国高血压病防治指南》中的难治性高血压病诊断标准，均签署知情同意书。

根据2005年世界卫生组织（WHO）/国际高血压学会（ISH）制定的高血压诊断和分类标准、根据《中国高血压防病指南》中难治性高血压的诊断标准，即在应用改善生活方式和包括利尿剂在内的合理搭配足量的至少3种抗高血压药治疗的措施，仍不能将收缩压和舒张压控制在目标水平者。目标血压为：普通人群血压<140/90mmHg；单纯收缩期高血压的老年人在降压处理后，收缩压<160mmHg；糖尿病患者或是有肾功能损害（血肌酐>133μmol/L，或尿蛋白>300mg/24h）患者血压≤130/80mmHg。

116例研究对象均来自天津中医药大学第一附属医院针灸特需病房及门诊，均符合难治性高血压的诊断标准。入组后进行规范的以“人迎穴”为主的处方的针刺治疗，治疗疗程为90d，治疗前后分别进行24h动态血压监测，评价其24h动态血压变化、24h平均脉压及心率、昼夜节律逆转率的变化进行比较分析，并检查血常规、电解质、肝肾功能和血脂以监测其安全性。采用德国生产的MOBIL-O-GRAPH型号动态血压分析仪无创型携带式动态血压监测仪进行监测，符合美国医疗仪器发展协会标准。要求所有患者生活作息节律一致，均于治疗前、治疗后采用无创型携带式动态血压监测仪进行监测，连续记录24h。

针具：选用苏州医疗用品厂生产的“华佗牌”一次性无菌不锈钢毫针，长1.5寸，直径0.25mm。

药物治疗维持不变。针刺治疗取穴及操作同上。治疗时间：每日针刺2次，每次30min，30d为一个疗程，持续90d。

采用 SPSS16.0 统计学软件对数据进行描述性统计分析。该研究所有计量资料，用 $\bar{x}\pm s$ 表示，治疗前后比较采用配对 t 检验。

2. 结果　116 例患者均没有出现明显不良反应，患者能够耐受，均完成实验，没有病例因为严重不良反应而中断治疗。

（1）动态血压情况（表 13-10）。

表 13-10　治疗前后 24h 动态血压变化的比较（$\bar{x}\pm s$，mmHg）

	治疗前		治疗后	
	收缩压	舒张压	收缩压	舒张压
24h	167.43±18.98	97.47±13.28	135.68±17.37*	83.41±9.82*
白昼	179.31±20.59	105.07±13.16	129.63±15.17*	86.65±10.52*
夜间	154.17±15.03	95.73±8.32	121.83±8.76*	80.74±7.86*

*与治疗前比较 $P<0.05$。

（2）动态脉压及心率情况（表 13-11）。

表 13-11　治疗前后脉压及心率比较（$\bar{x}\pm s$）

	24h 平均脉压（mmHg）	心率（次/min）
治疗前	62.20±6.43	88.75±9.47
治疗后	45.20±3.70*	67.52±7.04*

*与治疗前比较 $P<0.05$。

（3）昼夜节律逆转率情况。

116 例难治性高血压患者中有 79 例患者平均收缩压、舒张压下降达到 10% 以上，归为昼夜节律逆转组；37 例患者平均收缩压、舒张压下降未达到 10% 以上，归为昼夜节律未逆转组。逆转率为 68.1%。结果显示，针刺可以很好地改善难治性高血压患者昼夜变化节律，使其恢复正常构型节律。

3. 讨论　难治性高血压是一种以体循环动脉压持续升高为特点而原因尚未明确的临床综合征，临床上可表现为头晕、头胀、失眠、健忘、耳鸣、乏力、多梦易醒、易激动等症状，其危害不仅仅是血压升高本身，更重要的是其引起的合并症及靶器官损害。本课题采用针刺人迎穴为主的组方治疗难治性高血压，通过自身前后对照，观察 24h 动态血压变化，经统计学分析，得出针灸能够平稳地降低患者血压，使患者 24h 平均收缩压、舒张压；日间平均收缩压、舒张压；夜间平均收缩压、舒张压；收缩压负荷、舒张压负荷显著降低，改善高血压患者昼夜变化节律，使其恢复正常构型节律，患者日间、夜间的血压均得到有效控制，有利于靶器官的保护。针刺治疗难治性高血压病应用安全，值得临床进一步推广。

（八）针刺治疗亚急性高血压的临床研究

本节介绍“活血散风、疏肝健脾”针刺法治疗亚急性原发性高血压的疗效。

1. 资料及方法　60 例患者均均经天津中医药大学第一附属医院或者外院诊断为原发性高血压病，血压均≥180/120mmHg。随机分为针刺组和对照组。针刺组 30 例，男 17 例，女 13 例；平均年龄（50.60±8.85）岁；平均病程（4.73±1.28）年。对照组 30 例，男 16 例，女 14 例；平均年龄（51.13±6.31）岁；平均病程（4.67±1.24）年。两组患者在男女比例、平均年龄、病程等方面比较，差异无显著性，具有可比性（$P>0.05$）。

治疗组针刺治疗："活血散风、疏肝健脾"针刺法，取穴操作如前述。对照组药物治疗：1 次舌下含服硝苯地平 10mg，即刻。分别于治疗前，治疗后 3min、15min、30min、60min、2h、4h、6h 测量患者血压，观察比较一次针刺后血压的下降趋势。

2. 结果及分析

(1) 两组治疗前及治疗后各时段收缩压数值变化比较（表 13-12）。

针刺组针刺后 3min ~ 6h 7 个时段收缩压均值与治疗前比较均有明显下降（$P<0.05$ 或 $P<0.01$），对照组服药后 15min ~ 4h 5 个时段收缩压均值与治疗前比较亦有明显下降（$P<0.05$）。组间比较针刺组疗效明显优于对照组（$P<0.05$）。

表 13-12　两组治疗前及治疗后各时段收缩压数值变化比较（$\bar{x}\pm s$）

时段	例数（例）	针刺组（mmHg）	对照组（mmHg）
针刺前	30	209.37±13.18	204.87±19.12
针后 3min	30	190.13±15.03	199.30±15.38
针后 15min	30	145.35±10.33	191.49±13.47
针后 30min	30	147.51±11.47	188.32±14.30
针后 60min	30	144.32±10.38	174.92±14.34
针后 2h	30	145.17±12.80	163.86±14.23
针后 4h	30	143.42±13.19	185.33±14.39
针后 6h	30	168.24±15.52	198.73±15.64

(2) 两组治疗前及治疗后各时段舒张压变化比较（表 13-13）。

针刺后 3min ~ 6h 7 个时段针刺组舒张压均值均能有明显下降（$P<0.05$ 或 $P<0.01$），对照组服药后 15min ~ 4h 5 个时段舒张压均值亦有明显下降（$P<0.05$）。组间比较，针刺组疗效明显优于对照组（$P<0.05$）。

表 13-13　两组治疗前及治疗后各时段舒张压变化比较（$\bar{x}\pm s$）

时段	例数（例）	针刺组（mmHg）	对照组（mmHg）
针刺前	30	121.93±10.21	124.77±10.10
针后 3min	30	103.8±9.11	119.53±10.06
针后 15min	30	94.25±7.03	104.07±9.93
针后 30min	30	92.81±8.14	108.71±10.30
针后 60min	30	90.75±8.08	98.56±9.14
针后 2h	30	91.29±7.12	93.36±8.50
针后 4h	30	88.30±6.09	105.36±10.84
针后 6h	30	93.02±5.52	128.85±11.04

3. 讨论　该研究结果显示，两组患者治疗前后收缩压及舒张压水平无统计学差异，针刺组于治疗后 3min 血压开始下降，在针刺后 15min 患者血压下降到较为理想水平，并一直持续到针刺后 4h，此后血压呈略上升趋势，直至针刺后 6h，第 2 次针刺前，血压仍显著低于针刺前水平对照组服药后 15min，患者血压开始下降，呈缓慢下降趋势，于服药后 2h 血压开始回升，在服药后 6h 达到服药前水平。证实了针刺组治疗该病具有效果迅捷、稳定、持续时间长等特点。

（九）针刺治疗肝阳上亢型高血压病的临床研究

本节重点介绍了以人迎为主穴的“活血散风，疏肝健脾”针刺法对肝阳上亢型高血压患者的血压有良好长期平稳降压的效果，且可以明显改善患者肝阳上亢型主症症状，提高生活质量。

1. 资料及方法　该研究的受试对象来源于2012年11月～2013年3月天津中医药大学第一附属医院高血压门诊患者，总病例40例，其中男24例，女16例，平均年龄（47±8）岁，高血压病程（5.4±1.9）年，1级高血压36例，2级高血压4例。其中脱失4例，共36例患者完成了整个研究过程。于治疗前、治疗过程进行至30d及治疗90d完成实验后进行24h动态血压监测，观察、对比分析其结果。

西药的服用参照《中国高血压防治指南》（高血压联盟（中国）和中华医学会心血管病学会，2010）采用个体化治疗。针灸治疗采用“活血散风、疏肝健脾”针刺法，取穴操作如前述。

2. 结果　针刺后，肝阳上亢型的症状表现明显减轻，中医症状积分由治疗前的11.84±6.23降低为8.89±4.93，根据尼莫地平法，显效率为16.7%，有效率为77.8%。

针刺肝阳上亢型高血压病治疗前中后24h动态血压监测疗效分析（表13-14）。

表13-14　治疗前中后血压比较（$n=36$，mmHg）

例数	治疗前	治疗30d	治疗90d
24h平均收缩压	135.69±9.39	129.36±9.28▲	128.08±9.22▲
24h平均舒张压	87.69±8.93	83.94±8.78★	83.25±8.18★
日间平均收缩压	137.64±9.68	132.25±9.26▲	131，50±8.64▲
日间平均舒张压	89.03±9.18	86.17±8.52★	84.94±8.11★
夜间平均收缩压	126.14±11.65	117.89±12.17▲	118.03±10.26▲
夜间平均舒张压	81.72±9.18	75.19±10.34★	75.16±9.33★

▲★与治疗前比较，$P<0.01$。

24h动态血压监测分析结果可知，24h平均血压、日间平均血压、夜间平均血压均有所下降，且24h平均收缩压、日间及夜间平均收缩压、日间平均舒张压可达正常范围内。其中，夜间平均收缩压在治疗90d后的结果，较治疗30d时的结果略有升高，虽经统计学分析无显著性差异（$P>0.05$），但其原因值得我们深思。

3. 讨论　经3个月治疗，从24h动态血压监测结果分析中可以看出该组40例患者，24h平均血压、日间平均血压、夜间平均血压均有所下降，且24h平均收缩压、日间及夜间平均收缩压、日间平均舒张压可达正常范围内。由此可看出，以人迎为主穴的“活血散风，疏肝健脾”针刺法对肝阳上亢型高血压患者的血压有良好长期平稳降压的效果，且可以明显改善患者肝阳上亢型主症症状，提高生活质量。

（十）针刺降压影响因素研究

1. 资料及方法　40例病例来自2009年2月～2011年9月天津中医药大学第一附属医院特需针灸五病区住院患者，其中男性26例，女性14例；年龄45岁～80岁（61.55岁±10.12岁）；病程最短1个月，最长40年，平均（12.08±9.91）年。采用活血散风针刺法，取穴及操作同前。每日针刺2次，连续针刺4周。取晨8时血压为观察值。患者平卧位静息5min以上，使用自动电子血压计进行测量，测2次取平均值。取针刺治疗前5d血压的均数与治疗结束前5d血压的均数进行疗效比较。分别将性别、年龄、高血压家族史和体重指数作为单变量，比较其疗效差异。

2. 结果及分析

（1）针刺治疗收缩压、舒张压的疗效。

结果显示：针刺治疗后收缩压、舒张压均比治疗前降低（$P<0.01$）；且针刺治疗收缩压的疗效优于舒张压（表13-15）。

表13-15 治疗前后收缩压、舒张压值比较（$\bar{x}\pm s$，mmHg）

项目	治疗前	治疗后	差值	t 值	P	变异系数
收缩压	140.95±15.42	128.96±13.12	11.10±11.63	6.523	0.000	8.0%
舒张压	85.50±11.09	81.47±7.44	4.15±8.75	3.0001	0.005	4.9%

（2）获得性因素对针刺降压的疗效影响。

1）疗效的性别差异比较（表13-16）。

以男女性别为不同分组，进行两组的治疗前后收缩压、舒张压差值比较，结果表明，男女性别对于针刺降压疗效的影响无统计学意义（$P>0.05$）。

表13-16 性别差异 t 检验（$\bar{x}\pm s$）

性别	n	收缩压		舒张压	
		差值（mmHg）	P	差值（mmHg）	P
男性	26	10.57±12.30	0.808	4.40±9.92	0.703
女性	14	11.99±8.77		3.68±6.33	

2）疗效的家族史差异比较（表13-17）。

以有无家族史为不同分组，进行两组的治疗前后收缩压、舒张压差值比较，结果表明，有无家族史对于针刺降压疗效有一定影响（$P<0.05$），无家族史者降压疗效优于有家族史者。

表13-17 家族史差异 t 检验（$\bar{x}\pm s$）

家族史	n	收缩压（mmHg）		舒张压（mmHg）	
		均值	P	均值	P
有	18	5.96±5.00	0.02	-0.45±3.71	0.04
无	22	15.24±12.96		7.92±9.90	

3）疗效的BMI指数、病程、年龄分析（表13-18）。

针刺降压疗效与BMI指数呈负相关关系，表明BMI指数越小，降压效果越理想；针刺降压疗效与年龄、病程未发现相关关系。

表13-18 BMI指数、病程、年龄差异的Logistic回归分析

项目	收缩压		舒张压	
	t 值	P	t 值	P
BMI	-4.196	0.000	-2.975	0.05
病程	-0.840	0.406	-1.119	0.27
年龄	0.841	0.406	-0.082	0.935

3. 讨论 作为临床治疗高血压病确有疗效的人迎穴，是气海所出之门户、头气街与胸气街的连接处，正如《灵枢·海论》："膻中者，为气之海，其输上在于柱骨之上下，前在于人迎。"该穴具有调和营卫之气，使血脉通利，正常运行的功能。此外，人迎的解剖部位恰在颈动脉窦附近，针刺人迎可刺激颈部压力感受器和化学感受器，以调节自主神经功能和心脑血管的舒缩，从而调节血压。故人迎有调整机体阴阳、疏通气血的功能，以达到阴平阳秘、气血调和、血压稳定之目的。曲池穴为手阳明大肠经之合穴，有泻热潜阳、利气通下的作用；合谷穴为手阳明大肠经原穴，为阳中之阳，主气在上；太冲穴是足厥阴肝经之原穴，为阴中之阴，主血在下，是脏腑元气经过和留止的部位，有疏肝理气、平肝潜阳、定眩降压之功效，合谷配太冲具有平衡阴阳、调和气血、沟通上下的作用；足三里为足阳明胃经之合穴，有扶正培元、通经活络之效，且助人迎穴以达活血散风、疏肝健脾、平肝降逆之功。

该研究结果表明针刺可有效控制血压，且获得性因素对疗效有一定的影响。

第十四章　现代医学对脑卒中的诊断与治疗原则

第一节　缺血性脑卒中的诊断及治疗原则

一、短暂性脑缺血发作（TIA）

近年来，随着临床研究的深入和神经影像学技术的进步，人们对短暂性脑缺血发作（TIA）的认识发生了深刻的变化，彻底摈弃了 TIA 症状持续时间短于 24h 的传统标准，更加注重 TIA 的病理生理学改变，在 TIA 的神经影像学、认知障碍、缺血耐受、自然预后、治疗理念、健康教育等方面有了一些新的认识。

传统的短暂性脑缺血发作的定义是因突发的局部脑缺血引起的神经系统症状或体征，持续时间不超过 24h，症状消退后患者一切恢复正常，临床症状可以多次发作，但每次症状基本雷同，且没有颅内压增高表现，它是由于颅内某一动脉血流量减少使相应脑组织或视网膜缺血而引起的。通常脑组织并不会由此发生永久性脑损害（如脑梗死），在组织形态学上并无异常改变。

这种以症状持续时间长短来定义 TIA 的做法基于 20 世纪 50 年代，1958 年 Fisher 在提出 TIA 概念的时候指出 TIA 可以持续数小时，但是经典的症状多数只有几秒或 5～10min，1964 年 Acheson 和 Hutchinson 提出了用症状最大持续 1h 来区分 TIA 和脑梗死，同年 Marshall 在研究中发现 75% 的 TIA 患者持续时间小于 1h，但是他建议用 24h 来界定两者。1975 年美国国立卫生研究院（NIH）疾病分类正式采用 24h 为界限的 TIA 诊断标准。从当时的没有发达的影像学手段和对缺血病理生理理解不透的情况下看，提出 24h 的时间界限是有一定的临床操作性和可行性的，且沿用至今。因为当时诊断技术限制，人们不可能判定 TIA 患者脑实质是否存在病损。随着 1981 年 Astrup 提出了"缺血半暗带"理论和近期溶栓治疗的突飞猛进，人们发现在新的情况下仍旧沿用老的 TIA 概念可能给临床实践带来不小的困惑。起病到接受治疗的时间对急性脑缺血患者来说十分重要，几分钟的差别可能影响治疗的效果。对于发病 3h 内的脑缺血患者是将其视做 TIA，还是对其进行积极的溶栓治疗？如果是对一个单纯的 TIA 患者进行了溶栓治疗，如何面对可能出现的出血风险？所以临床上迫切需要解决这一问题。

时至今日，伴随现代神经影像诊断技术的飞速发展，特别是磁共振成像（MRI）广泛应用，有关 TIA 的认识才有了很大的进展，过去经典的 TIA 定义显得有些不够全面了。磁共振弥散加权成像（diffusion-weighted imaging，DWI）能迅速检测到缺血数分钟后细胞内外水分子的转移，在急性脑缺血早期缺血部位的细胞内水肿，在 DWI 上呈现高信号，其检测发现时间远远早于常规 CT 和 MRI。磁共振灌注加权成像（perfusion-weighted imaging，PWI）也是新近的一种功能 MRI 成像技术，能在超早期提供十分有用的信息。PWI 有缺血损害而 DWI 无改变的患者不一定进展为梗死。所以 DWI 与 PWI 的联合对 TIA 的鉴别意义十分重大。Winbeek 等采用 DWI 成像技术，对 60 名 TIA 患者和 37 名脑梗死患者进行了分析，发现在发病 6h 内，DWI 能成功区分 TIA 与脑梗死。

Ovbiagele 等研究发现，采用组织水平的 TIA 概念结合 DWI 与 PWI 显像对 TIA 和脑梗死患者的诊断进行重新评估发现，在传统概念的 TIA 诊断患者中进行了 DWI 显像后有 44% 被认为已经存在了脑梗死，总体来讲 DWI 与 PWI 显像后 TIA 的诊断减少了 33%。而脑梗死的诊断增加了 7%。Crisostomo 等研究发现 DWI 异常的 TIA 患者与 DWI 正常的相比，其临床症状大于 1h 的可能增加了 9. 6 倍，其存在运动障碍的可能增加了 16 倍，出现失语症状的可能要增加 25 倍。可见 DWI 对鉴别 TIA 患者的脑部是否损害有着重要意义。

Kimura 再一次重新研究了 TIA 症状的持续时间，发现大多数 TIA 症状只持续 2 ~ 15min，他们提出 TIA 发作可以根据发作时间 1h 为界，将其分为长时间和短时间的 TIA 两大类，那些大于 1h 发作的患者，更可能存在心源性栓塞和动脉系统疾病的可能。2003 年有人提出是否应该像心绞痛与心肌梗死的诊断标准那样，需要对 TIA 的诊断进行重新的定义，从单纯的临床发作时间的界定进一步发展到组织水平的定义。

基于上述研究的结果，美国斯坦福大学的 Albers 教授提出了 TIA 的新定义：TIA 是短时间发作的神经功能障碍，由局灶性脑或视网膜的缺血所致，临床症状持续时间一般不超过 1h，并且没有急性梗死的证据。如果临床症状持续存在，并有与之相符的特征性的影像学改变，则诊断为脑梗死。

新的概念与老的相比，以是否存在组织学改变为依据，鼓励使用神经影像学来判断脑损伤，有利于进行对急性脑缺血的早期干预和评估。虽然目前这一新的概念还没有被充分接受，但是我们相信这一新概念的提出可能会对急性脑血管疾病的诊断和治疗产生革命性的作用。

TIA 与缺血性卒中具有相同的病理生理学基础，也是缺血性脑卒中的直接危险因素。从 TIA 发作到发展成缺血性脑卒中是一个连续渐变的过程。TIA 患者是否会发生缺血性脑卒中取决于两个因素。

（1）局部脑血流（rCBF）降低的程度［rCBF<10ml/（100gmin）］。

（2）低灌注持续的时间（至少 15min）：对大血管慢性闭塞患者，TIA 反复发作可产生脑保护作用，因可能使血管远端建立侧支循环，此外，TIA 还可使脑组织产生缺血耐受。Moncayo 等对 2490 例前循环发生缺血性脑卒中的患者进行分析发现，脑卒中前无 TIA 的患者临床症状较重，预后较差，而有 TIA 史的患者临床症状较轻，预后相对较好。

TIA 后缺血性脑卒中的发病率已有较多研究。1987 年 Keith 等通过调查得出 TIA 后 5d 内缺血性脑卒中的发病率为 5%。而最近的研究表明：TIA 后 48h 内的缺血性脑卒中发病率也为 5%。北加利福尼亚地区的统计数据显示，TIA 后 3 个月内缺血性脑卒中的发病率为 10. 5%，加上再发 TIA、心血管事件和死亡病例，其总的发生率为 25. 1%。Hill 等对 2285 例 TIA 患者的随访调查显示，TIA 发作后 1 个月内缺血性脑卒中的发病率为 6. 7%，3 个月内为 9. 5%，1 年内为 14. 5%。另外，对脑卒中患者的调查也显示，TIA 对缺血性脑卒中有重要影响。对北曼哈顿区的脑卒中研究显示，在首发缺血性脑卒中患者中，8. 7% 的患者以前有过 TIA 发作。哈佛大学的研究结果显示，50% 的缺血性脑卒中患者有 TIA 史。与缺血性脑卒中的其他危险因素相比，在无瓣膜疾病的情况下 TIA 导致缺血性脑卒中的相对危险度是其他因素的 5 倍，在有瓣膜疾病的情况下，其相对危险度是其他因素的 18 倍。以上的研究结果表明，对 TIA 做出早期诊断并及时治疗具有重要的临床意义，可减少或延缓缺血性脑卒中的发生。

除导致缺血性脑卒中外，新的研究指出 TIA 也是出血性脑卒中的危险信号。Hill 等发现，约 1% 的 TIA 患者在随访过程中发生脑出血。而脑出血幸存者的缺血性脑卒中或 TIA 的年发病率为 3%，与再发出血的发病率基本相等。TIA 后发生脑出血的机制目前尚不清楚，可能的机制包括如下内容。

（1）TIA 患者常有高血压和脑动脉硬化，在此基础上小动脉痉挛，导致小动脉玻璃样变而进一步发展形成动脉瘤。

（2）脑部静区的小出血灶因局部循环障碍、水肿而出现 TIA 症状，在此病理基础上尤其是血压升高时易致动脉粥样硬化性小动脉破裂、渗血而引起脑出血。

（3）与应用抗血小板药、扩张血管药和抗凝药有关，老年人尤其是长期伴有高血压和脑动脉硬化的患者，其血管壁弹性和脆性差，不适当用药易导致血管破裂出血。

（一）病因病机

1. 病因与发病机制 目前对 TIA 病因和发病机制还存在许多分歧和争论。但多数认为是由多种因素所致的局部脑血液循环障碍。主要原因有以下内容。

（1）微栓子栓塞：颈内动脉颅外段或椎动脉粥样硬化斑脱落，或心脏、主动脉弓脱落的微栓子阻塞微小动脉，引起脑缺血表现，当栓子溶解时被阻塞的微动脉再通，或侧支循环的代偿作用使症状缓解、消失。

（2）动脉壁狭窄、动脉痉挛：颈内动脉或椎–基底动脉先天性变异及动脉硬化性狭窄时，可使脑血流缓慢导致脑供血不足，此情况更常见于有明显增生性颈椎患者，当急剧转颈造成椎动脉扭曲，或椎体增生刺激颈交感干致椎–基底动脉系统痉挛，可引起椎–基底动脉系统 TIA。高血压患者血管应急功能增高，当过度疲劳、精神紧张或情绪激动时也可引起脑血管痉挛，产生脑局部缺血、缺氧。

（3）脑血流动力学改变：脑动脉狭窄或闭塞时，侧支循环的血流受全身血压的影响很大，急剧的血压下降或心搏出量减少时可产生 TIA。此外，血液成分异常，如红细胞增多症、血小板增多症、高血脂症均可使血液黏稠度增高，导致脑动脉血流受阻或缓慢，引发 TIA。

2. 常见危险因素 发生 TIA 的原因很多，诸如高血压、高血脂症、动脉粥样硬化、糖尿病、心脏病等都是最主要和最常见的原因。而过度用脑、情绪激动、寒冷、劳累则可促其发生。

（1）高血压：高血压是缺血性脑卒中最主要的危险因素。收缩压>160mmHg 或（和）舒张压>95mmHg 患者，其脑卒中相对危险度为 4。

（2）糖尿病：糖尿病是引起动脉粥样硬化的重要因素，使高血压、肥胖和血脂异常的发生率增加，其相对危险度为 1.8～3.0，再发危险度达 5.6。

（3）吸烟和饮酒：吸烟可使缺血性脑卒中的危险度增加 2 倍，并呈明显的剂量–反应关系。流行病学资料显示，不管是中度吸烟还是重度吸烟（25 支/d）者，不论年龄大小，只要戒烟 2～4 年，即可使脑卒中的危险度迅速下降，戒烟 5 年后，脑卒中的发生率与普通人群相似。适量饮酒（乙醇 60g/天）可以预防缺血性脑卒中，而大量饮酒则会增加脑卒中的危险度。

（4）不良生活方式：如缺乏运动和高脂高胆固醇饮食可以增加脑卒中的危险度。

（二）临床表现

据统计 90% 的 TIA 发生在颈内动脉供血区域，7% 在椎–基底动脉供血区域，3% 两者共有。

1. 颈内动脉系统 TIA 的临床表现

（1）偏瘫或偏身感觉障碍。

（2）讲话困难或理解困难。

（3）意识模糊。

（4）同侧眼一过性视物模糊或失明（一过性黑矇）。

（5）同侧血管性头痛。

2. 椎–基底动脉系统 TIA 的临床表现 因受累血管不同所表现的症状、体征不同。

（1）脊髓上段、脑干下段缺血（脊髓前动脉、椎动脉供血）。

1）双腿或四肢无力（跌倒发作）。

2）头部伸缩或旋转引发的肢体力弱及眩晕。

3）共济失调。

4）构音困难、吞咽困难。

5）单或双肢体麻木。

6）枕部头痛。

（2）迷路和耳蜗缺血（内听动脉供血）

1）眩晕、恶心、呕吐。

2）耳鸣。

3）突发耳聋。

（3）桥脑和中脑缺血（基底动脉供血）

1）枕部头痛。

2）头晕和（或）晕厥。

3）意识模糊或昏迷。

4）复视。

5）单或双侧肢体无力或麻木。

（4）大脑半球、枕叶、颞顶区缺血（大脑后动脉供血）

1）视野缺损。

2）皮质盲。

3）遗忘。

3. TIA 发作频度及持续时间长短 TIA 发作频度不等，最少一生 1 次，最多可以 10～20 余次/d。

TIA 持续时间的长短：遗憾的是所有的定义都规定了最长持续时间，却没有规定最短持续时间。专家认为一般最短持续时间为 15s～3min，黑矇最短应持续 15s；而手部运动功能丧失和麻木短持续时间为 30s。

4. 短暂性全面遗忘（transient globle amnesia，TGA）

1）病因：短暂性全面遗忘为 TIA 的一种特殊表现，大脑后动脉颞支或椎-基底动脉供血障碍，影响到一侧颞叶、海马、穹隆、乳头体等与记忆有关的结构，导致短暂记忆丧失。

2）临床表现；患者表现为突然发生的短暂的全面性记忆缺损，包括远记忆与近记忆。持续时间不超过 24h，一般为数分钟～10 余分钟。发作过程中患者无阳性体征，且行为、智力、空间联系、语言、阅读、书写均正常。患者对自己的记忆障碍有自知力，对遗忘常表现出焦虑、不安。部分患者反复发作，而遗留有永久性记忆缺损。其中 7%～30% 发展为脑梗死。诊断应与复杂部分性癫痫发作相鉴别。

（三）临床诊断

1. 临床特点

（1）年龄、性别：TIA 好发于老年人，男性多于女性。

（2）TIA 的临床特征：①发病突然；②局灶性脑或视网膜功能障碍的症状；③持续时间短暂，一般 10～15min，多在 1h 内，最长不超过 24h；④恢复完全，不遗留神经功缺损体征；⑤多有反复发作的病史。

（3）TIA 的症状：是多种多样的，取决于受累血管的分布。

1）颈内动脉系统的 TIA：多表现为单眼（同侧）或大脑半球症状。视觉症状表现为一过性黑矇、雾视、视野中有黑点、或有时眼前有阴影摇晃光线减少。大脑半球症状多为一侧面部或肢体的无力或麻木，可以出现言语困难（失语）和认知及行为功能的改变。

2）椎-基底动脉系统的 TIA：通常表现为眩晕、头晕、构音障碍、跌倒发作、共济失调、异常的眼球运动、复视、交叉性运动或感觉障碍、偏盲或双侧视力丧失。注意临床孤立的眩晕、头晕或恶心很少是 TIA 引起。椎-基底动脉缺血的患者可能有短暂的眩晕发作，但需同时伴有其他神经系统症状或体征，较少出现晕厥、头痛、尿便失禁、嗜睡、记忆缺失或癫痫等症状。

2. 辅助检查 辅助检查的目的在于确定或排除可能需要特殊治疗的 TIA 的病因，并寻找可改善的危险因素及判断预后。

（1）头颅 CT 和 MRI：头颅 CT 有助于排除与 TIA 类似表现的颅内病变。头颅 MRI 的阳性率更高，但是临床并不主张常规应用 MRI 进行筛查。

（2）超声检查

1）颈动脉超声检查：应作为 TIA 患者的一个基本检查手段，常可显示动脉硬化斑块。但其对轻中度动脉狭窄的临床价值较低，也无法辨别严重的狭窄和完全颈动脉阻塞。

2）经颅彩色多普勒超声：是发现颅内大血管狭窄的有力手段。能发现严重的颅内血管狭窄、判断侧支循环情况、进行栓子监测、在血管造影前评估脑血液循环的状况。

3）经食管超声心动图（TEE）：与传统的经胸骨心脏超声相比，提高了心房、心房壁、房间隔和升主动脉的可视性，可发现房间隔的异常（房间隔的动脉瘤、未闭的卵圆孔、房间隔缺损）、心房附壁血栓、二尖瓣赘生物及主动脉弓动脉粥样硬化等多种心源性栓子来源。

（3）脑血管造影

1）选择性动脉导管脑血管造影（数字减影血管造影，DSA）：是评估颅内外动脉血管病变最准确的诊断手段（金标准）。但脑血管造影价格较昂贵，且有一定的风险，其严重并发症的发生率为 0.5% ~1.0%。

2）计算机成像血管造影（CTA）和磁共振显像血管造影（MRA）：是无创性血管成像新技术，但是不如 DSA 提供的血管情况详尽，且可导致对动脉狭窄程度的判断过度。

（4）其他检查：对小于 50 岁的人群或未发现明确原因的 TIA 患者或是少见部位出现静脉血栓、有家族性血栓史的 TIA 患者应做血栓前状态的特殊检查。如发现血红蛋白、血细胞比容、血小板计数、凝血酶原时间或部分凝血酶原时间等常规检查异常，须进一步检查其他的凝血指标。

临床上没有 TIA 的常规、标准化评估顺序和固定的辅助诊断检查项目，常需因人而异，如一位老年有高血压的男性患者，有多次的单眼黑矇发作，应尽快检查颈动脉；而若是个年轻女性患者，有自发性流产史、静脉血栓史、多灶性的 TIA 就应该检查抗卵磷脂抗体等。

（四）鉴别诊断

（1）脑梗死：处于发作期的 TIA 与急性脑梗死无法鉴别。只要神经功能缺损的症状、体征持续存在，就不能诊断为 TIA。

（2）部分发作性癫痫

1）症状性癫痫表现为局部肢体的麻木感或抽动（皮层刺激症状），而 TIA 为肢体无力或感觉缺失。

2）脑电图可见皮层异常电活动（痫性放电）。

3）抗癫痫药治疗有效。

（3）晕厥：短暂的意识丧失，一般仅持续数秒钟。无神经系统定位体征。

（4）偏头痛：以肢体运动障碍为先兆的先兆性偏头痛及家族性偏瘫性偏头痛在头痛发作前表现有短暂的（一般 5 ~60min）偏瘫，同时可有偏身感觉障碍和（或）语言障碍。但偏头痛患者年龄、先兆后有剧烈的头痛，头痛性质符和偏头痛的诊断标准，且多有阳性家族史，尤其家族性偏瘫患者有明确的家族史。

（五）治疗原则

1. 病因治疗　积极治疗高血压；纠正血流动力学异常，包括低血压；治疗心脏病（冠心病、心律失常、心力衰竭和瓣膜病）、糖尿病、高脂血症；脑供血动脉狭窄的治疗；戒烟、禁止过度饮酒等。

2. 抗血小板治疗　使用抗血小板制剂能预防动脉粥样硬化所致的血栓性短暂性脑缺血发作（TIA）进一步发展为脑卒中常用的药物如下所述。

（1）阿司匹林：环氧化酶抑制剂开始300mg/d，2周后改为80mg/d。阿司匹林常有胃肠道刺激、出血。服用阿司匹林过程中仍有发作或因消化道不良反应不能耐受治疗者，改为抵克力得或氯吡格雷，有严重溃疡病和出血倾向者忌用。

（2）盐酸噻氯匹定（抵克力得）：一般用于对阿司匹林不能耐受或“阿司匹林无效”时，其能阻止二磷腺苷（ADP）凝聚血小板，每日剂量为250mg。腹泻是抵克力得最常见的不良反应，发生率为12.5%。另一个常见的不良反应为可逆性中性粒细胞减少，常于90d内发生严重的中性粒细胞减少，故应每2周进行全血细胞检查，筛查不良反应。由于大多数不良反应发生在3个月内，若治疗早期能够耐受，通常可持续服用。

（3）氯吡格雷：与噻氯匹定的化学构造类似，抑制ADP凝聚血小板，每日剂量为75mg，不良反应较噻氯匹定少，安全性强于阿司匹林，常见不良反应为腹泻和皮疹。对阿司匹林不能耐受的患者，可选用氯吡格雷；对于“阿司匹林无效”者，也可能有作用。

（4）阿司匹林与潘生丁（环核苷磷酸二酯酶抑制剂）联合应用：可明显地降低脑卒中危险度，与单独阿司匹林应用相比，可减少23.1%；与单独潘生丁应用相比，可减少24.7%。阿司匹林与缓释潘生丁联合制剂（aggrenox），取代阿司匹林单独使用是安全、有效的。

治疗时，首选阿司匹林，阿司匹林对血小板的作用取决于药物的吸收率。抵克力得或氯吡格雷抑制血小板凝聚的作用需数天后才能达到全效，除非加量用药。

3. 抗凝治疗　TIA抗凝治疗的适应证如下所述。

（1）怀疑心源性栓子引起的TIA。

（2）既往大血管狭窄，症状频繁发作或症状持续时间超过平均时间（前组血管超过14min，后组血管超过8min）。

4. 不同类型TIA的治疗

（1）大动脉低血流量：特征为刻板性、反复性、短暂性（数分钟），强烈提示颈内动脉系统严重狭窄，治疗应去除病因，改善脑血流量。

（2）栓塞性：动脉-动脉栓塞：特征为较少刻板性、稀疏性、发作常>1h，心源性栓塞：对于TIA伴心房颤动者，建议长期口服抗凝药（A级推荐），INR的推荐目标是2.5（范围2.0～3.0）。口服抗凝药，对其他高危心源性栓塞患者预防脑卒中也有效。对于口服抗凝药禁忌的患者选用阿司匹林。

5. 手术治疗

（1）颅外颈动脉疾病：颈动脉分叉处动脉粥样硬化性狭窄是TIA和脑卒中的常见原因。对狭窄度70%～99%是适合手术治疗的病例，即在过去2年内有过TIA或轻微脑卒中，不管其对抗血小板药的反应如何，均可选用颈动脉内膜切除术。对狭窄度50%～69%，且近期有过TIA或轻微脑卒中的患者，虽行内膜切除术和内科治疗都能降低脑卒中发病率，应考虑行颈动脉内膜切除术。颈动脉内膜切除术对狭窄<50%、近期有过脑缺血症状的患者无效。建议对这些患者采用抗血小

板治疗。

(2) 椎-基底动脉疾病：对于椎-基底动脉显著狭窄，经内科治疗后循环供血区仍有缺血症状的患者，外科手术或血管内治疗可能有效。椎动脉起始段显著狭窄者，可行椎动脉-颈总动脉吻合或行血管成形术和支架置入术。对椎动脉远端显著狭窄者，可行动脉内膜切除术，搭桥术或血管内治疗。对椎动脉中段固定的狭窄或有局部性阻塞的缺血症状者，手术重建或减压能有效减轻症状。

(六) 预后或转归

一般文献报告认为TIA患者中2%～62%发生脑梗死，回顾性研究发现9%～74%的TIA患者发展为脑梗死，总体上看约1/3发展成脑梗死。TIA发生后的6周内是脑梗死最易发生的时期。

统计资料显示，病后1个月内发展为脑梗死者为4%～8%；病后1年内发展为脑梗死者为12%～13%；病后3年内发展为脑梗死者为25%；病后5年内发展为脑梗死者为24%～29%。另有统计资料显示，病后24h内发展为脑梗死者为15%；病后1个月内发展为脑梗死者为36%；病后1年内发展为脑梗死者为50%。以上差别的存在可能与检测手段不同有关，CT、MRI的应用大大增加了脑梗死的检出率。

TIA的5年生存率：文献报告的差异极大，从<25%到>95%不等。影响TIA患者预后的因素是多方面的，如年龄、病因、伴随疾病（高血压、糖尿病、心脏病等）及是否积极予以治疗等均可影响预后。

(七) 预防

TIA的预防主要体现在其危险因素的控制、管理及干预。

1. 控制高血压 高血压是最常见，可治疗性的危险因素，降低收缩压和舒张压均可降低脑卒中的发生。将收缩期高血压老年患者的收缩压降至140mmHg以下，可使脑卒中危险度下降42%，但总的死亡率无明显下降。因此，最好使用每日给药1次具有24h降压作用的药物，使血压降至140/90mmHg以下。

2. 控制糖尿病 糖尿病是公认的脑卒中危险因素。积极治疗糖尿病，控制血糖于正常水平，可以显著减少其微血管并发症，如视网膜病、肾病和神经病变的危险度。最近的一项研究表现，积极治疗2型糖尿病患者的高血压，可使脑卒中的危险度降低44%。糖尿病患者应控制饮食，口服降糖药或应用胰岛素，使血糖控制在6.99mmol/L以下。这对于预防缺血性脑卒中及复发至关重要。

3. 治疗心脏病 正确管理冠心病的心率失常，充血性的心力衰竭和瓣膜性心脏病可减少脑卒中的危险性。TIA和脑卒中患者常常合并冠心病，针对这一人群，预防性措施中还应进行降低冠状动脉或其他部位动脉粥样硬化血栓形成的治疗。除应用抗血栓药物外，对有冠心病和胆固醇升高的患者，还可长期服用他汀类药物以预防冠心病的发作。最近，冠心病研究显示，他汀类药物不仅可以治疗冠心病，而且还有预防脑卒中的作用，即使没有冠心病的脑卒中患者，应用他汀类药物，也会降低脑卒中的再发及心肌梗死和其他的心血管疾病的危险。

4. 不良生活方式的干预 吸烟、过量饮酒和缺乏体力活动，均与脑卒中的的危险增加有关。纠正这些不良行为可降低TIA危险度，这也可能是减少了其他脑卒中危险因素，如高血压、糖尿病、高胆固醇血症和冠心病所致。适量体育运动对脑卒中有预防作用。运动方式可以采用快走、散步、骑自行车或有氧运动。运动量因人而异，但每周至少运动3～4次，每次30～60min，饮食结构调整也很重要，多食鱼类、绿茶和牛奶对脑卒中有预防作用。

5. 降脂 降脂治疗可降低既往已有过TIA或脑卒中史患者的危险度。他汀类药物治疗对脑卒中发病率影响的资料主要来自冠心病的一级和二级预防试验。试验表明：他汀类可明显降低冠心病患者和胆固醇正常或轻度增高患者的脑卒中危险度。使颈动脉斑块消退。尽管他汀类药物尚未在脑卒中或 TIA 患者中进行过试验，但其在脑血管病患者中的临床试验已在进行之中，有心血管病危险因素和胆固醇高于5.18mmol/L 的 TIA 患者，应进行全面的血脂分析，并很可能从降胆固醇疗法包括他汀类药物的应用中受益。

二、脑　梗　死

脑梗死是指由于脑某一部位的血管阻塞从而导致该区域因血液循环障碍，缺血、缺氧引起的脑组织坏死。血管壁病变、血液成分和血流动力学改变是引起脑梗死的主要原因。包括脑血栓形成和脑栓塞。脑血栓形成是指颅内供应脑部的动脉血管壁发生病理改变，使血管管壁狭窄，最终完全闭塞，引起相应供血部位的脑组织发生缺血性坏死。脑栓塞是指颅外的固体、液体或气体栓子随血流进入颅内，使某一血管闭塞，导致供血区缺血、坏死。脑梗死发病率为 110/10 万人口，占全部脑卒中的 60% ~80%。疑诊脑梗死的患者就诊后，根据其发病的时间、临床表现及头颅 CT、MR 的检查，做尽早的诊断，综合全身状态，实施个体化治疗。在超急性期和急性期能给予及时准确、适当、针对性合理的治疗措施尤为重要。

（一）病因病机

脑梗死的病因主要有以下几个方面。

1. 血管的异常　血管的异常主要是血管壁的损伤。长期持续的高血压是最大的原因。机械性压力过高对血管壁造成损伤，血管壁的破损处胶原纤维暴露，血管活性物质释放，纤维蛋白原堆积，血小板聚集，红细胞、白细胞堆积，加之高血脂，故形成血栓。

2. 血液学异常

（1）血小板功能亢进。

（2）血液黏稠度增高，其中包括血细胞比容增高和纤维蛋白原增高两个方面。

（3）血液成分异常，其中包括真红细胞增多症、血小板增多症、血液高凝状态等。

3. 血液动力学的异常

（1）血压过高或过低，尤其是低血压，易造成脑灌注量不足。

（2）血流量减少，如入量不足、长期不能进食、饮水量减少等可造成血流量减少，脑供血不足。

（3）心搏出量减少。

（4）盗血综合征，如锁骨下动脉盗血综合征为最常见。

（5）机械性血管刺激或激惹引起血管反应，造成血液动力学异常。最常见的是颈椎病，颈部突然扭转激惹椎动脉，出现椎-基底动脉供血不足。

4. 其次病因　其次有脑动脉炎、颈部动脉的直接外伤、先天性动脉狭窄畸形，以及胶原系统疾病如红斑狼疮。

5. 心源性病因　引起脑栓塞的病因最常见的是风湿性心脏病合并心房颤动附壁血栓脱落和急性或亚急性细菌性心内膜炎、心肌梗死、先天性心脏病、空气栓塞、脂肪栓塞及癌性栓塞等。

脑梗死的发病机理主要是血管闭塞造成脑组织缺血，首先出现脑细胞生物电活动停止，以及神经元的功能丧失，随着缺血时间的逐渐延长，将发生一系列不可逆性变化，导致细胞死亡。

（二）临床表现

（1）多数起病突然或渐进发病，部分病例在发病前可有 TIA 的发作。

（2）病情多在几小时或几天内达到高峰，部分患者可呈渐进性加重或波动。

（3）会出现局灶性神经功能缺损的症状和体征，如偏瘫、偏身感觉障碍、失语、口角下垂、共济失调、血压升高等，部分可有头痛、头晕、恶心呕吐甚至昏迷等全脑症状。

由于脑梗死发病急骤、预后不良的特点，这就要求在急性期，尤其是超早期（3～6h 内）迅速准确诊断分型，对指导临床治疗、评估预后有重要价值。牛津郡社区卒中研究分型（OCSP）不依赖影像学结果，常规 CT、MRI 尚未能发现病灶时就可根据临床表现迅速分型，并提示闭塞血管和梗死灶的大小和部位，现将其临床分型标准叙述如下。

1. 完全前循环梗死 即完全大脑中动脉综合征的表现，意识障碍、失语、失算、空间定向力障碍；同向偏盲；对侧面、上肢与下肢较严重的运动和（或）感觉障碍。多为大脑中动脉近段主干，少数为颈内动脉虹吸段闭塞引起的大片脑梗死。

2. 部分前循环梗死 有以上症状中的两个，或只有高级神经活动障碍，或感觉运动缺损较完全前循环梗死局限。提示是大脑中动脉远段主干、各级分支或及分支闭塞引起的中、小梗死。

3. 后循环梗死 其表现为各种不同程度的椎-基动脉综合征：为同侧脑神经瘫痪及对侧感觉运动障碍；双侧感觉运动障碍；双眼协同活动及小脑功能障碍，无长束征或视野缺损等。为椎-基动脉及分支闭塞引起的大小不等的脑干、小脑梗死。

4. 腔隙性梗死 其表现为纯运动性轻偏瘫、纯感觉性脑卒中、共济失调性轻偏瘫、手笨拙-构音不良综合征等。大多是基底核或脑桥小穿通支病变引起的小腔隙灶。

（三）临床诊断

脑梗死临床诊断主要根据起病特征、血压水平、进展状态、神经功能定位指征、血液及血流动力学分析等，但是，在科技水平高度发展今天，一切临床表现只能作为诊断参考，唯一诊断的依据应该是 CT、MRI，尤其是 MRI，在脑梗死急性超早期仍有一定的诊断价值。更为确切的诊断则是：数字减影血管造影（DSA）、计算机成像血管造影（CTA）和磁共振显像血管造影（MRA）。

（四）鉴别诊断

（1）TIA：脑梗死与 TIA 均属于缺血性脑卒中，起病特征等临床表现比较近似，临床上应该以神经功能定位指征持续时间、遗留症状等进行鉴别。但是，根本的鉴别还是依靠 CT、MRI。

（2）出血性脑卒中：出血性脑卒中多在运动中发病，大多数有明显的诱因，如情绪激动、突发用力、血压波动等；同时，出血性脑卒中病情进展比较迅速。无论出血量的多少，CT 是出血性脑卒中的最好鉴别手段。

（3）其他疾病：脑炎、药物中毒、乙醇中毒、高血压脑病、代谢性疾病和电解质紊乱造成的脑病等都容易与脑梗死的诊断相混淆，但是，只要详细询问病史；仔细进行血液分析；认真进行神经系统查体；加之 CT、MRI 的应用，鉴别并不困难。脑梗死神经系统局灶性定位指征一般非常明显和持久，其他疾病则不然。

（五）治疗原则

脑梗死的治疗原则就是阻断发病机理中的某一环节、改善某一方面的不足，包括整体治疗、根据病因分类治疗和特殊治疗（溶栓、抗血小板凝聚、抗凝、降纤、扩血管药物、神经保护剂、中医中药针灸等）。

1. 整体治疗

（1）患者卧床有助于脑灌注，以防止血压波动，加重病情。

（2）头置冰袋或冰帽，以降低头部温度。

（3）保持呼吸道通畅，间断低流量吸氧。

（4）维持血糖在一定范围，血糖高时，予以降糖治疗，同时严防低血糖的出现。

（5）控制体温在正常水平，38.5℃以上应给予物理和药物降温。

（6）饮食水咳呛者给予鼻饲，以维持机体营养需要和避免吸入性肺炎。

（7）保持二便通畅，小便潴留者，予以导尿，大便最好每日1次，但不可超过3日，超过3日者，可肛注开塞露或灌肠，严防机械性肠梗阻。

（8）定时翻身，防生褥疮。

（9）出现精神症状或烦躁者，务必镇静治疗。

2. 内科综合治疗

（1）血压的调控：许多脑梗死患者在发病早期，其血压都有不同程度的升高。脑梗死早期的高血压处理取决于血压升高的程度及患者的整体情况和基础血压来定。如收缩压在180～220mmHg或舒张压在110～120mmHg，也可不必急于降血压治疗，但应严密观察血压变化；如>220/120mmHg，则应给予缓慢降压治疗，并严格观察血压变化，尤其严防血压降得过低。出现梗死后出血，应使收缩压<180mmHg或舒张压<105mmHg。在溶栓治疗前后须严防高血压的出现，以防止发生继发性出血。脑梗死进入恢复期后，均按高血压病的常规治疗要求，口服病前所用的降压药物，使血压缓慢平稳下降，一般使血压控制在正常范围以内或可耐受的水平，以防脑梗死再次复发。

（2）降颅压治疗：提示可能存在颅内压增高的情况下，采用降颅压措施，如意识障碍或肢体症状逐渐加重、大面积脑梗死、影像学提示中线移位等。但降颅压治疗必须根据颅内压增高的程度和心肾功能状况选用脱水剂的种类和剂量。甘露醇是最常使用的脱水剂，其渗透压约为血浆的4倍，用药后血浆渗透压明显增高，使脑组织的水分迅速进入血液中，经肾脏排出。可8h 1次或6h 1次，颅内压明显增高或有脑疝出现时，可加大剂量，快速静脉注射，使用时间也可延长。呋塞米一般用20～40mg静脉注射，6～8h 1次，与甘露醇交替使用可减轻两者的不良反应。甘油果糖也是高渗脱水剂，其渗透压约相当于血浆的7倍，但起作用的时间较慢，持续时间较长，每日1～2次，脱水作用温和，一般无反跳现象，肾功能不全者可考虑使用。另外还可应用七叶皂苷钠，有抗炎、消除肿胀的作用。皮质类固醇激素虽可减轻脑水肿，但易引起感染、血糖波动、诱发应激性溃疡，故不主张使用。大量白蛋白可佐治脱水，但价格昂贵，可酌情使用。如病情未能有效控制，持续发展，可施行外科手术，行去骨瓣减压术。

（3）溶栓治疗：在脑梗死早期，病变中心部位已经是不可逆的损伤，但是及时恢复血流和改善组织代谢就可以抢救梗死周围仅有功能改变的半暗带组织，避免形成坏死。因此，血管再通复流是最合理的治疗方法。现在，美国FDA及欧洲国家已批准临床使用的重组组织型纤溶酶原激活物（rt PA），应用静脉溶栓疗法，不仅显著减少了患者死亡及严重残疾的危险性，而且还大大改善了生存者的生活质量。在我国，有实验表明，在发病6h以内，采用尿激酶静脉溶栓治疗是比较安全、有效的。但应严格把握适应证和禁忌证。应用尿激酶100万～150万U溶于生理盐水100～200ml，持续静脉滴注30min。重组组织型纤溶酶原激活物（rt PA）为0.9mg/kg（最大剂量90mg），先静脉注射10%（1min），其余剂量连续静脉滴注，60min滴完。在溶栓治疗时应注意将患者收到监护室或卒中单元进行监测，患者出现严重的头痛、急性血压增高、恶心或呕吐，应立即停用溶栓药物，紧急进行头颅CT检查。溶栓治疗的同时，还应密切监测血压，及时降压治疗。溶栓治疗后24h一般不用抗凝、抗血小板药，24h后无禁忌证者可用阿司匹林300mg/d，共10d，以后改为维持量50～150mg/d。中国脑血管病防治指南建议对经过严格选择的发病3h以内的急性缺血性脑卒中患者应积极采用静脉溶栓治疗，首选rt PA，无条件采用rt PA时，可用尿激酶替代。

对发病6h以内的急性缺血性脑卒中患者，在有经验和有条件的单位，可以考虑进行动脉内溶栓治疗研究。基底动脉血栓形成的溶栓治疗时间窗和适应证可以适当放宽。超过时间窗溶栓多不会增加治疗效果，且会增加再灌注损伤和出血并发症，不宜溶栓，恢复期患者应禁用溶栓治疗。

（4）降纤治疗：脑梗死患者急性期时，血浆中纤维蛋白原增高，蛇毒制剂可以显著降低血浆纤维蛋白原水平，还有增加纤溶活性及抑制血栓形成作用。目前临床应用最多的是巴曲酶和降纤酶。应用时应注意出血倾向。指南建议脑梗死早期（特别是12h以内）可选用降纤治疗；高纤维蛋白原症患者更应积极降纤治疗。

（5）抗凝治疗：抗凝治疗的目的主要是防止脑梗死的早期复发、血栓的延长及防止堵塞远端的小血管继发血栓形成，促进侧支循环。目前应用低分子肝素较为安全，对凝血因子抑制作用强，减少了出血倾向。但国外一些研究机构评价不一，经循证医学处理后没有显著性差异。中国脑血管病防治指南中指出临床上对心房颤动、频繁发作的TIA或椎-基底动脉TIA患者可考虑选用抗凝治疗。建议一般急性脑梗死患者不推荐常规立即使用抗凝剂，使用溶栓治疗的患者，一般不推荐在24h内使用抗凝剂。如无出血倾向、严重肝肾疾病、血压>180/100mmhg等禁忌证时，下列情况可考虑选择性使用抗凝剂：心源性梗死患者；缺血性脑卒中伴有蛋白C缺乏、蛋白S缺乏、活性蛋白C抵抗等易栓症患者；症状性颅外夹层动脉瘤患者；颅内外动脉狭窄患者。卧床的脑梗死患者可使用低剂量肝素或相应剂量的LMWH预防深静脉血栓形成和肺栓塞。

（6）抗血小板制剂：北美洲及加拿大经过近50年的研究，最终确认阿司匹林可以预防缺血性脑卒中的发生，早期使用对于降低死亡率和伤残率有一定效果。中国脑血管病防治指南推荐剂量阿司匹林150～300mg/d，4周后改为预防用量50～150mg/d。但同时指南也指出虽然缺血性脑卒中早期使用阿司匹林对于降低死亡率和残疾率有一定效果，症状性脑出血无显著增加，但是与溶栓药物同时使用可增加出血的危险。建议溶栓的患者应在溶栓24h后使用阿司匹林，或阿司匹林与潘生丁缓释剂的复合制剂。多数无禁忌证的不溶栓患者应在脑卒中后尽早开始使用阿司匹林。

（7）扩溶治疗：对于脑灌注量低所致的急性脑梗死可酌情考虑扩溶治疗，但应注意可能加重脑水肿、心力衰竭等并发症。

（8）脑神经保护剂：虽然已经进行了大量实验和临床研究，但目前仍缺乏强有力的大样本临床观察资料。中国脑血管病防治指南指出亚低温可能是有前途的治疗方法，高压氧亦可使用。

（9）中药治疗：经过临床实验研究如丹参、灯盏花、葛根素、银杏叶制剂等可以降低血小板聚集、改善脑血流、降低血黏滞度等作用。但亦缺乏强有力的大样本临床观察资料。其他一些药物目前尚有争议，故不再赘述。

脑梗死属中医学“中风”的范畴，临床根据病情轻重缓急的差别，常将中风分为中经络和中脏腑两大类。中经络，一般无神志改变而病轻；中脏腑，常有神志不清而病重。中脏腑根据正邪情况有闭证和脱证的区别。闭证以邪实内闭为主，属实证，急宜祛邪。阳闭者治宜清肝息风、辛凉开窍，可先灌服局方至宝丹或安宫牛黄丸以辛凉透窍；并用羚羊角汤加减以清肝息风、育阴潜阳。阴闭者治宜豁痰息风、辛温开窍，急用苏合香丸温开水化开灌服，并用涤痰汤煎服。脱证以阳气欲脱为主，属虚证，急宜扶正，治宜益气固脱，立即用参附汤合生脉散灌服。中经络属络脉空虚、风邪入中者，治宜祛风养血通络，方用大秦艽汤加减；属肝肾阴虚、风阳上扰者，治宜滋阴潜阳、息风通络，方用镇肝熄风汤加减。对于中风后遗留半身不遂者，用补阳还五汤加减以补气活血通络；语言不利者，用解语丹以祛风除痰、宣窍通络；口眼歪斜者，用牵正散加减以祛风除痰通络。

（10）针灸治疗：针灸治疗脑梗死以醒脑开窍针法为主。中经络的治疗原则为醒脑开窍、滋补肝肾、疏通经络，以手厥阴经、督脉及足太阴经穴为主，主穴取内关、水沟、三阴交、极泉、尺泽、委中。肝阳暴亢者，加太冲、太溪；风痰阻络者，加丰隆、合谷；痰热腑实者，加曲池、内庭、丰隆；气虚血瘀者，加足三里、气海；阴虚风动者，加太溪、风池。中脏腑的治疗原则为醒脑开窍、启闭固脱，以手厥阴经及督脉穴为主，主穴取内关、水沟。闭证加十二井穴、太冲、合谷；脱证加关元、气海、神阙。具体手法操作及量学要求等详细内容见前述“醒脑开窍针法”章。

3. 外科手术治疗　如病情未能有效控制，持续发展，造成大脑半球大面积梗死，中线移位，或脑疝形成时，可施行外科手术，行去骨瓣减压术。

第二节　脑出血的诊断和治疗原则

脑出血是指非外伤性脑实质内的出血。虽然脑出血可来源于脑内动脉、静脉或毛细血管的破裂、坏死，但以动脉出血最为多见。发病率每年为60～80/10万人口，脑出血在我国占急性脑血管病的30%左右。急性期病死率为30%～40%，是急性脑血管病中病死率最高的。在脑出血中，大脑半球出血约占80%，脑干和小脑出血约占20%。脑CT扫描是诊断脑出血最有效、最迅速的手段。脑出血的治疗主要是对有指征者及时清除血肿、积极降低颅内压、保护血肿周围的脑组织及脑组织周围血液循环，改善脑代谢。

（一）病因病机

虽然，高血压是脑出血的最常见的和主要病因，但其具体的发病原因至今仍众说纷纭。一般认为，单纯的血压升高或脑血管病变，不足以引起血液外溢。脑出血的发病是在原有高血压病和脑血管病变的基础上，血压进一步骤升所致。其发病原理可能与下列因素有关。

（1）高血压使脑小动脉中形成微动脉瘤。这种微动脉瘤多见于50岁以上的患者，主要分布于基底神经节及桥脑。大脑白质和小脑中亦有发生。

（2）高血压引起的脑小动脉痉挛可能造成其远端脑组织缺氧、坏死，发生点状出血和脑水肿。

（3）脑动脉的外膜和中层在结构上远较其他器官的动脉为薄弱，可能是脑出血比其他内脏出血多见的一个原因。

（4）高血压可加重、加速或引发脑小动脉玻璃样变或纤维坏死。这一病变使脑动脉管壁中发育最完善的内膜大为削弱。

（5）另外，脑内静脉循环障碍和静脉破裂也与脑出血的发病有关。

高血压性脑出血症状的产生主要由于脑组织局部出血，血肿形成所引起的脑水肿，脑组织受压、推移、软化、坏死等。高血压性脑出血在大脑基底核处最常发生，约占脑出血的2/3。出血常侵入内囊、丘脑，可破入侧脑室而使血液充满脑室系统和蛛网膜下腔。基底核的壳核出血较多见，约占44%，丘脑出血约占13%，桥脑出血约占9%，小脑出血约占9%，其他出血约占25%。若桥脑或小脑出血，则可直接破入蛛网膜下腔或第四脑室。在最新出血的病例中，受出血破坏的脑组织呈现不规则的腔，充满冻状液化血液。腔的周围为软化带，由于出血水肿造成局部静脉引流受碍而致软化带有较多斑点状出血。出血侧大脑半球水肿肿胀明显，可致该侧脑室明显变形及向对侧推移。周围组织水肿消失，斑点状出血消退，囊腔内血块溶解消失使囊腔缩小，囊腔内血块溶解时含微黄色水样液体。以后软化坏死和斑点状出血受大量吞噬细胞清除，星状胶质细胞肥大、增生和产生胶质纤维，构成平整的囊腔壁。

（二）临床表现

（1）多在动态下急性起病，病情发展迅速，多数患者可以询问到发病的诱因，如情绪的波动、突发的用力、体位的急剧变更、过度的劳累、饮食、生活规律的突然变更等。

（2）血压波动，在发病早期明显高于平时的基础血压。

（3）突然出现局灶性神经功能缺损症状，常伴有头痛、呕吐，可伴有血压增高、意识障碍和脑膜刺激征。

（三）临床诊断

一般性诊断：诊断标准以1995年中华医学会第四次全国脑血管病学术会议修订的《各类脑血管病诊断要点》为依据。

1. 根据临床发病特点进行诊断

2. 辅助检查血液检查

（1）可有白细胞增高，血糖升高等。

（2）影像学检查

1）颅脑CT扫描：是诊断脑出血安全有效的方法，能显示脑出血的部位、出血量、占位效应、是否破入脑室或蛛网膜下腔及周围脑组织受损的情况。

2）颅脑MRI检查：对急性期脑出血的诊断CT优于MRI，但MRI能更加准确地显示血肿演变的过程，对某些脑出血患者的病因探讨会有帮助。

3）脑血管造影（DSA）：非高血压性脑出血或临床怀疑有血管异常时，应进行脑血管造影检查。

（3）腰穿检查：在没有条件或不能进行CT检查时，腰穿检查可协助诊断脑出血，但在脑疝早期，腰穿应慎重。

（4）出血量的估计：出血量=0.5×最大面积长轴×短轴×层面数。

3. 各部位出血的临床诊断要点

（1）壳核出血：最常见，常波及内囊。主要症状为三偏症状（偏瘫、偏身感觉障碍、对侧偏盲，优势半球出血常出现失语）、避视患侧肢体症，还可出现失用、记忆力和计算力障碍、意识障碍。

（2）丘脑出血：患肢深浅感觉障碍、运动障碍、失语、丘脑性痴呆、眼球向内下方凝视。

（3）脑干出血：桥脑多见，中脑少见，延髓罕见。主要症状为突然头痛、呕吐、眩晕、复视交叉性瘫痪或偏瘫、四肢瘫痪。另外，还会有意识障碍、针尖样瞳孔、呼吸障碍，可合并高热、大汗、应激性溃疡等，多迅速死亡。

（4）小脑出血：常有突发的眩晕、呕吐、后头部疼痛、眼颤、肢体共济失调、肌张力降低、颅脑CT显示小脑半球高密度影及脑干、四脑室受压。

（5）脑叶出血：可因出血部位的不同出现头痛、偏瘫、失语、精神障碍、癫痫、失明及黄斑回避现象。

（6）脑室出血：头痛、呕吐、常迅速进入昏迷状态。临床查体有双侧瞳孔缩小、四肢张力增高、病理反射阳性去大脑强直、脑膜刺激征阳性。同时合并上消化道出血、中枢性高热、大汗、急性肺水肿、血糖升高等。

（四）鉴别诊断

颅脑CT及MRI的应用已经为明确诊断提供了很大的帮助，使脑出血的诊断获得突破性进展而彻底改观。但仍需与脑梗死、蛛网膜下腔出血、高血压脑病、脑脓肿、急性脑炎、脑膜炎、颅内占位性病变相鉴别。

（五）治疗原则

1. 内科治疗

（1）一般治疗：包括绝对卧床，保持呼吸道通畅，吸氧，预防感染。对昏迷或有吞咽障碍者应予以鼻饲，烦躁不安的可使用镇静剂。同时应密切注意观察病情，对昏迷的患者进行监护。

（2）控制血压：我们应视患者的年龄、有无高颅压、出血原因等情况进行血压的调控。一般应遵循以下原则：首先不要急于降血压。应先降颅压后，再根据血压的情况决定是否进行降血压治疗。其次在血压≥200/110mmHg 时，在降颅压的同时可慎重平稳降血压治疗，收缩压在 170mmHg 或舒张压在 100mmHg 时暂时可不必使用降压药，此时应严密观察血压情况。另外，血压过低者应升压治疗，以保持脑灌注压。

（3）降颅压治疗：可使用 20% 甘露醇 250ml 静脉滴注，每日 2 次。或甘油果糖 250ml 静脉滴注，同时注意检测肾功能，尿量、血钾等。也可酌情选用呋塞米、白蛋白，使用脱水药要注意水及电解质平衡。急性期短期应用肾上腺皮质激素有助于减轻脑水肿。但对高血压、动脉粥样硬化、糖尿病、溃疡病有不利作用，故使用应审慎，更不可长期使用。一般可用地塞米松 5mg 肌内注射或静脉注射，每日 3～4 次，在 1～2 周内逐渐减量至停止。或用氢化可的松每日 100～200mg，静脉滴注。

（4）物理降温治疗：又称亚低温治疗，是一种治疗脑出血的辅助方法。在脑出血初期对保护脑组织、降低脑细胞耗氧很有帮助，且越早用越好。

（5）抗菌药物治疗：脑出血初期除非有并发感染，一般不需要应用抗菌药物。如果昏迷时间较长，虽已重视护理但仍难免有部分患者并发肺部、泌尿系统感染，应及时发现并尽可能查明致病菌以利于抗菌药物的正确选用。

目前，止血药物一般已经停止使用，如果患者存在凝血功能障碍，可应用，但时间不超过一周。但也有人认为止血药对点状出血、渗血，特别是合并消化道出血时，止血药和凝血药的应用可能发挥一定的作用。

2. 手术治疗 脑出血患者哪些需要手术治疗、手术时机等问题尚无定论。手术的目的主要是清除血肿、挽救患者的生命。其次，是尽可能早期减少血肿对周围脑组织的压迫，降低致残率。目前，国内普遍采用的手术方法主要有去骨瓣减压术、小骨窗开颅血肿清除术、钻孔穿刺血肿碎吸术、内镜血肿清除术、微创血肿清除术和脑室穿刺引流术等。如有以下情况时，不宜或不应进行手术治疗。

（1）高龄而有心脏或其他内脏疾患。

（2）血压过高而没有得到有效控制。

（3）生命指征很不稳定，如深度昏迷，瞳孔散大，血压、呼吸、脉搏不规则等。

（4）出血部位位于内囊深处、丘脑、脑干者至于血肿较小，生命指征稳定者，往往不需要手术。

3. 其他对症治疗 患者躁动不安时，注意有无小便潴留、床垫不适、疼痛。可酌用小剂量镇静止痛药，如苯巴比妥 0.03g 每日 3 次；或地西泮 2.5～5mg 每日 3 次。兴奋激动或有抽搐发作时，可给地西泮 10mg 肌内注射或静脉注射，必要时可重复。禁用吗啡、哌替啶等抑制呼吸中枢的药物。对中枢性高热应予退热药和物理降温。

4. 恢复期的治疗

（1）改善脑循环的治疗：脑血管的舒缩主要是靠脑部血流压力和体液调节。一般的血管扩张药不一定能扩张血管。如能及时而适当地扩张脑血管可能促进侧支循环，改善脑部的血液供应。近年来多采用长春西汀 20～30mg，加入适量盐水或葡萄糖液中静脉滴注。也可以使用具有轻度扩血管作用的药物，如灯盏花、丹参酮等药物。

改善脑循环的药物，应根据患者的血压、心功能等整体情况加以调整。

（2）改善脑代谢的治疗：一般认为，早期的改善脑代谢药物治疗对于脑出血的恢复有帮助作用。目前，大量使用的脑蛋白水解物、脑活素、小牛血去蛋白提取物可能对脑细胞的再生及提高脑细胞活性有一定的帮助。但是国外的一些著作认为，目前唯一对脑出血恢复期有帮助作用的是胞磷胆碱，每日使用不低于1g的胞磷胆碱对改善脑细胞代谢、促进脑细胞蛋白质再生或许有一些帮助。

（3）康复治疗：康复医学收集各种有助于功能恢复、功能调整、功能改善及功能辅助的方法即康复疗法，加以有目的、有计划地选择采用。

1）主动锻炼：指由患者积极主动进行或参与的治疗，是直接的功能锻炼，在康复疗法中是最基本的最积极的，因而也是最重要的疗法。包括医疗体育、作业疗法、气功疗法、生物反馈训练、语言治疗。

2）被动治疗：各种理疗、针灸、按摩、牵引等方法有的能对某些机体功能起调节或增强的作用，有的能消炎、消肿、止痛，以利机体功能的恢复，故在康复医疗中有广泛地应用。

第三节　蛛网膜下腔出血的诊断与治疗原则

蛛网膜下腔出血（subarachnoid hemorrhage，SAH）是指颅内血管破裂，血液进入蛛网膜下腔，是出血性脑血管病的一种，它占脑卒中的13%～15%，占出血性脑卒中的20%。SAH可发生于各年龄组，但多见于中青年人，5%～20%有阳性家族史。每年发病率为5～20/10万人，死亡率为33%。它分两类，一类外伤性，一类自发性（非外伤性）。自发性又分为原发性及继发性，由于脑表面或脑底部的血管破裂，血液直接流入蛛网膜下腔称为原发性蛛网膜下腔出血；继发性是指脑出血穿破脑组织或进入脑室流入蛛网膜下腔所致。原发性SAH病因较多，但最多见的是脑底囊性动脉瘤破裂，其次是非动脉瘤性中脑周围出血，其他为少见病因如动脉夹层分离、脑动静脉畸形、脑膜动静脉瘘及脊髓周围血管性病变等，也可见于高血压性动脉硬化、动脉炎、血液病、抗凝治疗并发症、结缔组织病。还有一些目前手段还不能查明的原因。外伤性SAH（TSAH）除颅脑外伤外常合并硬膜下血肿、脑挫裂伤及颅内血肿，且外伤性SAH的血液常积于脑凸面的浅沟内，并在骨折或脑挫裂伤周边。依据其临床症状当属中医“头痛”、“脑卒中”等范畴，主要由风、火、痰三大病因引起，其病理为诸邪侵袭或内伤不足，皆令头部诸阳不得舒展致使阴阳气血逆乱而成病。

（一）病因病机

引起蛛网膜下腔出血的原因很多，现将较常见原因简述如下。

（1）颅内动脉瘤及动静脉畸形，两者合计占全数病例的57%左右。

（2）高血压、动脉硬化引起的动脉破裂。

（3）血液病，如白血病、血友病、恶性贫血、再生障碍性贫血、血小板减少性紫癜、红细胞增多症、镰状细胞贫血等。

（4）颅内肿瘤。

（5）血管性过敏反应。

（6）脑炎及脑膜炎。

（7）抗凝、降纤、抗血小板聚集治疗的并发症。

（8）颅内血管病的并发症。

（9）妊娠的并发症。

（10）脊髓病变。

（11）其他原因，如中暑、维生素 C 缺乏，某些药物如激素等也可以引发蛛网膜下腔出血。

血液进入蛛网膜下腔，整个或部分脑表面呈紫红色。在脑沟、脑池内形成血球沉积。部分红细胞进入蛛网膜下腔，使其堵塞，引起脑脊液的吸收减慢，最后形成交通性脑积水。

（二）临床表现

根据上海华山医院神经科统计，80% 的发病年龄为 30～69 岁，但任何年龄均可发病。其临床表现的特点如下所述。

（1）骤然起病，多无先兆。

（2）1/3 的患者在特殊活动中发病，如举重、弯腰、激烈运动、情绪波动、用力排便、性交、剧烈咳嗽等。

（3）剧烈头痛、头昏、呕吐等脑膜刺激征。

（三）临床诊断

1. 临床特点

（1）病史与诱因：有反复头痛史，发病急，有或无诱发因素，多在情绪激动或用力情况下急骤发病。

（2）临床症状：剧烈头痛常为首发症状，持续不能缓解或进行性加重，常伴有恶心、呕吐，意识清楚或伴有不同程度的意识障碍，可伴有精神症状，如躁动、谵妄、幻觉等。少数出现癫痫样发作，早期（两周内）尤其当时最常见，可以局限性、全身性或持续性发作。

（3）体征：脑膜刺激征明显，是其主要体征，眼底可见玻璃膜下出血，7%～35% 有视盘水肿，视网膜下出血及玻璃体下出血是诊断 SAH 有特征性的体征。局灶性神经功能缺损，如视神经、动眼神经、滑车神经、外展神经损害，也可出现失语、偏瘫、偏身感觉障碍、截瘫等。

2. 主要并发症

（1）心脏受损症状，SAH 患者头 24～48h 是心脏合并症的最危险时期，ECG 异常率为 60%～94%，主要表现为心律失常与心肌缺血。

（2）高血压，原因是多方面的，出血后的应激反应、膀胱充盈、头痛烦躁、隐性高血压及机体本身对脑缺氧和颅高压的生理反应。

（3）上消化道出血（应激性溃疡），上消化道出血为 12.2%，出血量视病情而异，轻者胃液潜血阳性，重则排黑便，呕吐咖啡样物甚至呕吐鲜血。

（4）高血糖，短期内血糖升高是 SAH 的常见并发症之一，SAH 并发血糖升高可作为评价预后不良的指标之一。所以，SAH 患者应监测血糖，以免发生人为高血糖及防止酮症酸中毒，从而减轻脑功能损害与提高 SAH 患者的生存率。

（5）低血压低钠血症，SAH 出现血钠过低及血容量减低与血浆中心钠素（ANP）和脑钠素（BNP）含量增高，引起外周血管舒张和血容量不足有关。

（6）神经源性肺水肿是一种少见危险的并发症，是致死致残的主要原因，常见于病情严重者。表现为病情突然加重，呼吸困难，两肺底湿啰音伴血性泡沫样痰。

（7）再次出血：治疗病情稳定好转的情况下，再次发生剧烈头痛，恶心呕吐，意识障碍加重，原有局灶症状和体征重新出现，5～11d 为高峰。

（8）脑血管痉挛（全脑缺血），通常发生在出血后 1～2 周内，因脑血管痉挛致缺血性脑梗死引起，腰穿和CT检查无再出血表现。表现为病情稳定好转的情况下出现神经系统定位体征和意识障碍。

（9）急性脑积水，有两种情况，一是急性非交通性脑积水，主要由于脑室内积血致脑室扩大所致，一周内发生。临床表现为剧烈头痛、呕吐、意识障碍、脑膜刺激征等，复查CT可诊断。再有正常颅压脑积水，出现在晚期，表现为精神障碍、步态异常和尿失禁等。

3. 辅助检查

（1）头颅CT：SAH的患者在有条件的地方提倡首选CT检查，它既安全可靠又无创伤且对SAH的病因诊断亦有一定的定位和定性价值。CT显示蛛网膜下腔内高密度影即可以确诊。另外，如遇当天CT检查为阴性时，又疑SAH应做腰穿明确。

（2）腰穿：不仅在无CT检查条件下不失为一项简便准确的重要检查，而且在临床高度怀疑SAH而CT检查阴性时仍然是一项确诊的最佳方法。由于脑脊液（CSF）中红细胞（RBC）的充分溶解及胆红素和氧合血红蛋白的形成需要一定的时间，所以，腰穿的时间至少要发病后6h，最好12h后。均匀血性脑脊液是蛛网膜下腔出血的特征性表现。为了区别副损伤，在初次腰穿部位调高一个椎间隙再穿刺获取CSF，若此次CSF外观无色透明第一次即为副损伤。如仍不可靠，应立即将含血CSF离心，取上清液用分光光度法测定，清亮为副损伤，黄变为SAH。

（3）MRI：由于设备复杂价格昂贵检查费用高及早期不易发现出血，所以一般不作首选。但SAH急性期MRI若采用液体衰减反转恢复（Flair）技术与CT一样可靠。而且在SAH出血数日后CT检查阴性时便显示出MRI的优越性了。

（4）数字减影血管造影（DSA）：一般认为DSA是检测SAH动脉瘤及血管畸形的金标准。但由于DSA有创、费时及血管造影的视野限制渐失去优势。有被CTA及MRA取代的趋势。

（5）CT血管造影（CTA）、MR血管造影（MRA）：CTA、MRA是一种无创性脑血管显影方法，由于安全毋需插入导管不具微创性，而且也不具动脉瘤在DSA操作过程中再次破裂的危险性，有作为动脉瘤性SAH病因查找的首选趋势。

（6）经颅多普勒（TCD）：TCD对SAH部分病因及脑血管痉挛（CVS）诊断提供一定的依据。TCD变化在出血后4～12d达高峰，监测SAH后的CVS的发生、发展和转归有利于及时有效的治疗。TCD价廉无创，不失为诊断CVS的一种良好的检查方法。

（7）短潜伏期体感诱发电位（SLSEP）：其绝对值延长是SAH临床恶化的先兆，手术前后有一侧或双侧延长，临床可发生不同程度的脑实质体征（如偏瘫等），这与SAH的血管痉挛期一致；其绝对值恢复时，临床病情也随之好转。所以该参量在SAH时是脑部缺血的敏感指标之一。术前和术后1d、2d、3d、5d和2周的一系列随诊，观察N13′-N20峰间潜伏期（IPL）是否延长可以协助判断2个月时的疗效。此外，还可以作为协助治疗安排。当SAH临床病情属Hunt和Hess分级Ⅲ级时，N13′-N20IPL延长，则应延期手术。并且是临床静脉滴注尼莫地平的适应证。

（8）实验室检查：血常规、出凝血时间、肝功能、肾功能及免疫学检查均有助于SAH病因的查找。

4. 诊断要点 根据SAH的四大表现剧烈头痛、恶心呕吐，脑膜刺激征，血性脑脊液或头CT显示侧裂及脑池高密度影即可诊断。如老年人头痛或脑膜刺激征不明显时要注意有无玻璃体出血或局灶神经系统体征，一定要行头颅CT扫描。遇有头颅CT阴性或不能确定，临床又高度怀疑SAH者须行腰穿。

5. 临床分级标准 为便于选择治疗对象，较正确地预测后果，统一效果的评价，进行颅内动脉瘤（AN）的分级是十分必要的。最早的颅内动脉瘤分级方案是1956年Botterell提出，适合于破裂的有急性SAH的颅内动脉瘤（AN）者，1968年Hunt、Hess对其方案做了改进，可适于各种破裂或未破裂的颅内AN；1984年Yasargil提出进一步细分，认为应把有无神经功能障碍分开分级，分为 a、b 两组，以便于测定手术后的病残率。

（1）Yasargil 的分级标准如下所述

0 级 a：未破裂 AN，无神经功能障碍。

0 级 b：未破裂 AN，但有神经功能障碍，如动眼神经麻痹、进行性轻偏瘫。

1 级 a：蛛网膜下腔出血，无神经功能障碍。

1 级 b：蛛网膜下腔出血，清醒定向力正常，无脑膜刺激征，但有长期明显的神经功能障碍；如轻偏瘫、轻截瘫、失语、视野缺损，但无脑神经麻痹。

2 级 a：蛛网膜下腔出血，清醒、头痛，有脑膜刺激征。

2 级 b：蛛网膜下腔出血，清醒、头痛，有脑膜刺激征，但有明显神经功能障碍。

3 级 a：蛛网膜下腔出血后，有嗜睡、意识模糊，失定向力，但无神经功能障碍。

3 级 b：蛛网膜下腔出血后，有嗜睡、意识模糊，失定向力，但有明显神经功能障碍。

4 级：蛛网膜下腔出血后出现浅昏迷，对痛刺激有反应，瞳孔对光反应存在，但可有肢体伸肌增强性姿势，有或无单侧性体征。因对预后的估计意义不大，本级不在分组。

5 级：蛛网膜下腔出血后出现深昏迷，对痛刺激无反应，瞳孔对光反应消失，伸性姿势，生命体征呈衰退表现。

（2）1988 年格拉斯哥昏迷评分（GSC）和世界神经外科联盟（WFNS）制定的分级也广泛应用于临床（表 14-1）。

表 14-1　格拉斯哥昏迷评分（GSC）和（WFNS）分级

分级	GSC	运动障碍
1	15	无
2	14～13	无
3	14～13	有局灶症状
4	12～7	有或无
5	6～3	有或无

（四）鉴别诊断

（1）偏头痛或紧张性头痛：有 10% 的 SAH 患者剧烈头痛是唯一症状，此时 SAH 与良性突发头痛诊断十分困难，行头颅 CT 扫描或行腰穿是有价值的。CT 提示蛛网膜下腔高密度影，腰穿血性脑脊液既为 SAH。

（2）脑出血（CH）：虽与 SAH 症状类似，起病急、有头痛、恶心呕吐，脑膜刺激症；可是 CH 一般早期即有偏瘫体征，而且 CSF 含血量较 SAH 要少，为洗肉水样；而 SAH 为血性，但要与继发性 SAH 鉴别，头颅 CT 可以鉴别。

（3）晕厥：SAH 有意识丧失、摔倒、颅脑损伤者常误诊为晕厥所致脑外伤。尤其 SAH 出血量少，无体征者更不要轻易做单纯性晕厥的诊断，需做 CT 扫描。

（4）高血压危象：患有高血压的 SAH 患者易误诊为原发性高血压危象，要注意检查有无脑膜刺激征，要行头颅 CT 以资鉴别。CT 提示蛛网膜下腔高密度影即为 SAH。

（5）心血管病：要详细询问病史是起病于头痛还是胸部症状，要结合有无视网膜出血、颈强和局灶神经系体征。而且 SAH 引发的心电改变常为一过性，持续时间相对较短，随原发病好转，心电图亦好转。必要时可行头 CT 检查。

（6）脑膜炎、脑炎：可根据感染史、发热、头颅 CT 以炎症为特征，脑脊液（CSF）以炎性细胞为主而与 SAH 的血性 CSF 鉴别。

（五）治疗原则

1. 内科治疗

（1）一般性治疗：首先须头高脚低绝对卧床 3～4 周，保持安静，有条件应进行心电图、血压、呼吸、颅压的监护。勤翻身、肢体被动活动、气垫床等措施预防褥疮、肺不张和深静脉血栓形成等并发症。昏迷患者要记出入量，予鼻饲予高纤维、高能量饮食，尿潴留应留置尿管并预防尿路感染。给予支持疗法，保持气道通畅，预防并发症，维持稳定的呼吸、循环系统功能。注意出入量的平衡，及时纠正水、电解质平衡紊乱。

（2）降颅压：颅内压增高是致 SAH 死亡的主要原因之一，用甘露醇降颅压是首要之策，一般用 20% 甘露醇 125～250ml，3～4 次/d，使用时间要根据颅内压而定，一般 7～10d。要注意甘露醇引发的急性肾衰竭与水电解质紊乱。有条件最好采用颅压监测，也可以穿插使用甘油果糖、呋塞米及七叶皂苷钠和人体白蛋白等。

（3）对症治疗：烦躁者予镇静剂如舒乐安定 1～2mg 或氯硝安定 1～2mg、奋乃静 4～8mg、思诺思 5～10mg 等口服；严重者可肌内注射地西泮 10mg、鲁米那 0.1～0.2mg 或冬眠合剂 25～50mg 等，但老年并有脏器衰竭征象时应权衡利弊后慎重使用；也可肛门注射水合氯醛 30～50ml 等。头痛者予镇痛药，可用异丙嗪（每次 25mg）、颅痛定 60mg、每日 3 次，地西泮（安定，每次 5～10mg）、普威每日 1 次或每 12h 一次、可待因（每次 15～30mg）、苯巴比妥（每次 50～100mg）等，必要时临时用阿法罗定（安那度尔，每次 10～20mg）肌内注射或皮下注射。对药物止痛无效而头痛难忍又无局灶性体征者，可适当腰穿放出脑脊液，每次 6～10ml，腰穿前 30min 先用甘露醇脱水，但仍需高度警惕，严防脑疝发生。注意慎用阿司匹林等可能影响凝血功能的非甾体类消炎镇痛药或吗啡、哌替啶等可能影响呼吸功能的药物。癫痫发作时可使用抗痫药物如卡马西平、丙戊酸钠、地西泮等。

（4）再出血预防治疗：再出血是 SAH 三大严重并发症之一，再次出血的死亡率约是首次出血的 2 倍。因此预防再出血是 SAH 关键性治疗之一。重点是预防，包括卧床，调控血压，抗纤溶药，颅内动脉瘤结扎，动脉瘤血管内填塞及颈动脉结扎。

1）调控血压：祛除疼痛等病因后，若平均动脉压>125mmHg 或收缩压>180mmHg、舒张压>100mmHg 时，可在血压监测下使用短效降压药物，降压宜缓慢，不能过速、过低，一般维持于 150/90mmHg 为宜。如复方降压片 1～2 片，每日 2～3 次；利血平：每次 0.5～1mg，肌内注射；或每次 0.1～0.25mg 口服，每日 3 次；卡托普利（巯甲丙脯酸、开博通）：每次 25～50mg，口服，每日 3 次；甲基多巴：每次 250mg，每日 3 次；尼莫地平：每次 30～60mg，每日 2～3 次；尼卡地平：每次 20m，每日 3 次；硝苯地平（心痛定）：每次 5～10mg，口服或舌下含化，每日 3 次。

2）抗纤溶药物：6-氨基己酸，初次剂量 4～6g 溶于 100ml 生理盐水或 5% 葡萄糖中静脉滴注（15～30min）后维持静脉注射 1g/h，12～24g/d，使用 2～3 周或至手术前；另也可第 1 日 48g，加入 5% 葡萄糖注射液 1000ml 内静脉滴注，维持 24h；第 2 日起每日 24g，如法静脉滴注，连用 7～10d 后改口服（每次 2～3g，每日 3～4 次），逐渐减量，共用 3 周。氨甲环酸（止血环酸）：每次 6g，每日 2 次，静脉滴注。对羧基苄胺：每次 1g，静脉滴注，6～8h 1 次，连用 2～3 周。但抗纤溶剂减少再出血的效果被同样增加的继发性全脑缺血的结果相抵消，而蛛网膜下腔积血较多时就不宜使用抗纤溶剂，因有增加缺血性脑卒中的危险性。但目前临床抗纤溶药仍然是预防 SAH 后早期再出血的有效方法，再结合尼莫地平及延迟性手术，当前不失是一种治疗策略。

（5）解除脑血管痉挛：目前治疗脑血管痉挛（CVS）性脑缺血的常用方法是3H疗法即扩容、升压和血液稀释，以及在临床出现症状后24h内进行经皮血管成型术（PTA）用于动脉瘤性SAH后CVS是安全有效的。近年研究发现严格控制出入量，防止低血容量的发生，能减少CVS的发生，预防性的扩容并无预期的疗效。

1）维持正常血压和血容量：血压高者予以降压治疗；血压偏低者应祛除诱因如减停脱水和降压药物，予胶体溶液（白蛋白、血浆等）扩容升压；生脉注射液（参脉注射液）50～100ml溶于生理盐水或葡萄糖液250ml中静脉滴注。

2）钙拮抗剂用于预防或治疗继发性脑血管痉挛、脑缺血，尼莫地平使用最为广泛，30～60mg，口服，1次/4h，持续3周。或尼莫同1～2mg/h连续泵入或稀释后静脉滴注10～14d，静脉滴注结束后再使用口服剂1周。静脉滴注开始2h剂量可减半，视无不良反应（血压下降、过敏）时再加大剂量。

3）罂粟碱（每次60mg）与氨茶碱（每次0.125g）溶于生理盐水或葡萄糖液250ml中静脉滴注，每日1次。

4）腰穿放CSF或CSF置换术：在早期（起病后1～3d）行脑脊液置换可能利于预防脑血管痉挛，减轻后遗症状。剧烈头痛、烦躁等严重脑膜刺激症的患者，可考虑酌情选用，适当放CSF或CSF置换治疗。注意有诱发颅内感染、再出血及脑疝的危险。

（6）防治脑积水：SAH患者可以发生急性、亚急性、慢性或交通性4种脑积水。

1）药物治疗：轻度的急、慢性脑积水都应先行药物治疗，予醋氮酰胺等药物减少CSF分泌，酌情选用甘露醇、呋塞米等。

2）腰穿CSF外引流术：若24h内患者出现瞳孔对光反应迟钝，两眼向下偏斜便预示有急性严重脑积水，应早期做脑室引流。此法亦适用于有意识障碍或老年患者心、肺、肾等脏器功能障碍，不能耐受开颅手术者。脑室大量积血的急性脑积水常临床状况差，如不治疗90%的患者预后不好，单脑室外引流并无太大帮助，若联合应用脑内纤维蛋白溶解药结果可得到改善。CSF外引流术可与CSF置换术联合应用。

3）CSF分流术：慢性脑积水多经内科治疗可逆转，若经上述两种方法治疗效果不佳，CT或MRI两侧脑室明显扩大，要及时行脑室–心房或脑室–腹腔分流术，以防加重脑损害。

2. 外科治疗

（1）血管内介入治疗：介入治疗无需开颅和全身麻醉，对循环影响小，近年来已经广泛应用于颅内动脉瘤治疗。术前须控制血压，使用尼莫地平预防血管痉挛，行DSA检查确定动脉瘤部位及大小形态，选择栓塞材料行瘤体栓塞或者瘤动脉的闭塞术。颅内动静脉（AVM）有适用证者也可以采用介入治疗闭塞病变动脉。

（2）外科手术：需要综合考虑动脉瘤的复杂性、手术难易程度、患者的临床情况的分级等以决定手术时机。动脉瘤性SAH倾向于早期手术（3d内）夹闭动脉瘤；对AVM反复出血者，年轻患者、病变范围局限和曾有出血史的患者首选显微手术。目前认为由脑动脉瘤和动静脉畸形所致的SAH，一旦诊断确立，应争取手术治疗，以避免再发。手术对象的选择：①对轻度头痛、颈强直或头痛剧烈，但无定位体征者，应早期手术。②对神志模糊、烦躁不安、有局灶体征或浅昏迷伴偏瘫、去大脑强直者，因多有明显脑水肿或血管痉挛，先保守治疗，待病情好转后，择期手术。若颅内有血肿，病情进行性恶化，应尽快手术减压。③对深昏迷，有去大脑强直，生命体征不稳定者，因病情危重，不宜手术。

（3）立体定向放射治疗（γ–刀切除）：主要用于小型AVM及栓塞或手术治疗后残余病灶的治疗。

第四节　脑卒中常见并发症、合并症的诊断及治疗原则

一、脑卒中后吞咽障碍

脑卒中后吞咽障碍的发生率较高，是脑卒中常见的并发症之一，可引起吸入性肺感染、营养不良、脱水、食管破裂、气道阻塞等各种并发症，这些均导致患者死亡率明显增高和生活质量下降，并直接影响患者的独立生活自理能力和脑卒中的康复。据统计，在美国65岁以上的老年人中，每年约有200万人因新发脑卒中而存在神经功能障碍，其中有40%～50%的人存在不同程度的吞咽障碍。

脑卒中后吞咽障碍的发病率根据脑卒中发病后评价的时间、诊断方法及标准的不同而不同。Hinds等通过临床吞咽功能评价发现脑卒中后3d内吞咽障碍的发病率为67%；Wade发现7d内发病率为43%。有人在伦敦南部调查的1259名患者中，急性脑卒中3个月内吞咽障碍的发生率为44.7%。Paciaroni等调查了406例急性脑卒中患者，用标准的临床检测方法评估患者的吞咽功能，发现发病后3个月内吞咽障碍的发生率为34.7%，其中在出血性脑卒中和大脑中动脉梗死中的发生更为频繁。改良吞钡试验（MBS）显示脑卒中后5d内吞咽障碍的发病率为65%，7d内的发病率为80%。Hamdy等对28例单侧大脑半球脑卒中患者在发病后1周、1个月、3个月时分别进行MBS。结果发现，吞咽障碍发生率最初为71%，1个月和3个月时分别为46%和41%。Mann等进行的一项脑卒中的临床前瞻性研究中发现，吞咽功能障碍在脑卒中后的患者中是普遍存在的，其发病率为51%～64%（临床吞咽功能评价，发病0～16d；改良吞钡试验，发病0～47d）；脑卒中6个月后其发病率为50%（临床吞咽功能评价），其中发生误吸者占25%（改良吞钡试验）。

临床上多数脑卒中后吞咽障碍的患者恢复得非常快，Gordon报道在发病后14d之内有86%自愈，认为许多患者的吞咽障碍是暂时的。Smithard调查发现，脑卒中后吞咽障碍的发病率在脑卒中发病24h内为51%，脑卒中发病7d为27%，至脑卒中发病1个月时下降至17%，发病6个月后为11%。可见，大多数患者在1个月内自愈，因此，这个阶段不能较为客观地反映各种干预手段对吞咽功能的影响。该研究中我们严格控制了入选病例的病程，所选病例均为发病1个月以后的患者，避免了急性期（30d内）因患者自愈对结果评价的影响。

国内对其流行病学的研究较少，李红玲等应用日本洼田饮水试验对连续入住神经内科和康复科的100例脑卒中患者，在病情稳定后进行评价（病程3d～5个月）。结果100例脑卒中患者吞咽障碍的发生率为33%，且多见于脑梗死；病变部位以脑干、小脑、丘脑和多发性病灶多见。

吞咽障碍是脑卒中预后不良的预测因素。有研究发现，吞咽功能的异常是影响脑卒中及其他神经系统疾病患者长期存活的决定因素，对于神经系统疾病的预后较其他功能指标（如ADL、痴呆水平等）更为重要。Smithard等通过统计分析发现，吞咽功能障碍是脑卒中患者肺部感染和死亡率增加的独立预测指标，此类患者兼有营养不良的危险。Barer发现，吞咽障碍脑卒中患者的死亡率是吞咽功能正常但脑卒中程度相似组的3倍。有人报告，无吞咽障碍的脑卒中患者，起病6个月内仅10%死亡，而有吞咽障碍者33%死亡，且存活者生活质量也较差。总之，吞咽障碍一方面严重影响了患者的摄入量；另一方面又极易造成误吸而致反复肺感染，而肺感染是脑卒中病死率增高的主要原因之一。可见，吞咽障碍的恢复程度直接影响了脑卒中患者的预后。然而大部分患者及医生往往将治疗的重点放在肢体功能的恢复上，忽视了吞咽障碍

的治疗。所以对脑卒中后吞咽障碍进行早期诊断及有效的干预措施，显然是降低脑卒中死亡率、改善结局的重要环节。

（一）病因病机

脑卒中导致吞咽障碍的机制尚未完全阐明。一般认为，脑干或双侧皮质脑干束受损时出现吞咽障碍是毫不意外的，但临床上的确也常见一侧大脑半球脑卒中会导致吞咽障碍。综合文献报道，约40%的单侧大脑半球脑卒中患者可出现吞咽障碍。

1. 吞咽皮质损伤　吞咽皮质中枢损伤通常导致吞咽启动时的犹豫表现或不能，某些部位的皮质损伤导致咽肌收缩力减弱或低位食管括约肌异常。研究表明，双侧半球吞咽中枢代表区不对称，存在“优势”吞咽半球，损伤优势中枢即不能维持正常吞咽，出现吞咽障碍。采用新的检查技术经颅磁刺激（transcrinal magenetic stimulation，TMS）和功能磁共振成像研究显示，人的双侧大脑半球都参与了吞咽控制，但并不对称，有点类似语言中枢，以一侧大脑半球为主，与利手有关。还有一种观点认为：正常吞咽不需要双侧皮质吞咽中枢支配脑干，而主要取决于支配脑干吞咽中枢的皮质咽神经元的数量。Aviv 等发现，左侧而不是右侧半球脑卒中导致吞咽行为改变。但 Robbins 等的研究显示，右半球而不是左半球损伤显著影响咽阶段。Hamdy亦认为右侧大脑半球脑卒中导致吞咽障碍较常见。单侧损伤中央前回最下部和额下回后部可导致严重吞咽障碍，但没有口、舌失用，言语损伤和局部麻痹。运动联合皮质对于选择适当吞咽运动很关键，损伤后吞咽运动计划受损，而无力量减弱。一侧岛盖损伤导致岛盖综合征，出现单侧腭肌、咽肌麻痹和吞咽不能。无论是哪个部位损伤，往往表现为吞咽反射延迟、咽蠕动减弱和舌控制能力下降，但损伤部位不能预测吞咽损伤类型。

PET 研究发现，人的吞咽主要与双侧大脑半球的感觉运动皮质、岛叶和小脑有关，但不对称，岛叶以右侧为主，小脑则以左侧明显，这可解释单侧大脑半球脑卒中导致吞咽障碍的部分原因。

2. 皮质下行投射损伤　皮质延髓束参与主动吞咽的触发，并对延髓吞咽中枢有易化作用。损伤后导致咽阶段延长，严重时导致主动吞咽启动不能，但反射性吞咽尚存在。同时损伤抑制性神经元环路，使延髓中枢失去高位抑制，出现环咽肌反射性过高，表现为放松不能。皮质、皮质下一个水平损伤产生轻微吞咽障碍，吞咽功能相对保存。两个水平损伤则导致脑干吞咽中枢达到阈下兴奋的水平降低，产生严重吞咽障碍，误吸危险性增加。

3. 延髓吞咽中枢损伤　延髓吞咽中枢病变主要导致咽阶段延长，与皮质中枢导致的咽吞咽启动困难相对应。双侧延髓吞咽中枢损伤可导致吞咽反射消失。单侧延髓吞咽中枢损伤应该仅损伤一侧咽喉肌，吞咽障碍不太严重，大多数患者病后2个月即可恢复经口进食。但临床上急性单侧延髓脑卒中患者往往出现双侧咽肌麻痹，咽阶段延长，吞咽障碍较重，持续时间也较长。其原因可能是两侧脑干吞咽中枢作为一个整体共同起作用，当一侧中枢的一部分因梗死损伤后，与对侧中枢联系中断，就足以导致整个中枢功能障碍。

（二）临床表现

正常的吞咽过程分为三期，即口腔期、咽期和食管期，脑卒中后吞咽障碍主要表现为口腔期和咽期障碍。吞咽功能主要靠舌将食物运送至吞咽部位，产生舌压使食物进入咽部。脑卒中后异常吞咽过程主要表现为双唇不完全闭合、面颊肌张力降低、舌各方向活动范围缩小、吞咽反射延迟或不能启动，其中吞咽启动延迟、吞咽时间延长、喉头上抬不良发生频率最高。

1. 口腔期障碍　吞咽功能的损害程度取决于神经肌肉病变的类型和严重度。舌感觉丧失、舌肌瘫痪和唇或面肌功能障碍可引起唾液积聚、流涎，还可有构音障碍。舌不能与硬腭形成封闭腔，食物从口角流出。舌前2/3运动异常可导致食物的抬举、塑形和推进障碍，舌来回做无效运动，食物滞留在口腔一侧或溢出而不能送到口腔后部，表现为反复试图吞咽动作，咽吞咽启动延迟或困难或分次吞咽。口腔控制食物的能力降低则可导致食物提前进入咽部，甚至进入（吸入）喉和气管而发生误吸。口腔期吞咽障碍一般影响流质吞咽，或纤维较多的食物，如牛肉的吞咽。半流质和黏稠性食物较易控制，对口腔期患者较适合。

2. 咽期障碍 软腭不能正常接触咽后壁或咽上括约肌收缩力减弱致咽部食物滞留，会发生鼻反流。舌后部力量减弱使舌将食团推入下咽部的力量大大降低，咽阶段延长。咽喉部感觉异常，或咽肌运动紊乱和（或）收缩力减弱，则吞咽反射延迟或缺乏。咽括约肌麻痹可导致咽部食物滞留，一侧括约肌力弱则食物滞留于该侧，患者往往做反复吞咽动作以清除滞留食物。同时，咽括约肌力弱导致相应部位食团运动减慢，咽阶段延长。咽吞咽时喉关闭不良会出现进食时咳嗽、气哽和发音困难等。咽期吞咽障碍的患者进流质食物更困难，半流质食物较易控制。

误吸（aspiration）是指食物或液体在声带水平以下进入气管，它可发生在吞咽前、吞咽中或吞咽后，是吞咽障碍最重要的并发症。渗漏（penetration）是指食物或液体进入声带水平以上的喉部。静息性误吸（silent aspiration）是指食物或液体进入声带水平以下的气道而不出现咳嗽或任何外部体征。据统计，经改良吞钡试验证实有误吸的患者中，不出现咳嗽者高达68%，这类患者发生肺感染、脱水和死亡的危险性明显增加。因此，凡出现口咽分泌物增加、咳嗽和（或）清嗓增多、喉部发出咕噜声、呼吸短促、发热、支气管炎和肺感染等气管吸入的间接征象应怀疑静息性误吸。

患者在进食过程中发生呛咳、声音变化、咽部不适感、食物残留感及食后咳嗽，痰中混有食物等都是吞咽障碍的常见症状。对于食欲不振、进食时间延长、疲劳感、体重下降或近期有肺部感染的患者，应注意确诊有无吞咽障碍的问题。

（三）临床诊断

1. 诊断标准

（1）病历筛查：对于每一位入院的脑卒中患者，均应进行吞咽困难的筛查，以发现脑卒中或其他原因导致的吞咽障碍。如存在吞咽障碍，可进一步全面评估，通常是进行放射学检查，以利于及早确诊，及时治疗，减少吞咽障碍引起的各种并发症，减少死亡率及相关费用，缩短住院时间。临床筛查是指由临床医生或语言治疗师在床旁根据脑卒中患者的症状和体征判断是否存在吞咽障碍及其程度的方法，并预测吞咽障碍的并发症和预后，所以可靠的临床筛查非常重要。筛查的项目主要包括以下内容。

1）详细询问与吞咽有关的病史：如有无吞咽障碍的主诉、体重下降和肺感染等。

2）一般体检：包括姿势控制和运动、呼吸情况、认知功能、交流能力和服药情况等。

3）咽部形态结构检查：唇、齿、骨、黏膜和肌肉情况，反射和肌张力，语言协调能力，唾液控制等。

4）喉功能评定：屏气检查、闭气后发声检查和有无声带麻痹等。

5）吞咽临床评定：进行不给食物和给予不同食物（不同质和量）的吞咽测试。

以上述资料为基础形成了各种临床筛查方法。目前临床上使用的吞咽功能的筛选方法有多种，其中在国外较为流行的有 Daniels 制订的吞咽障碍临床筛选系统、Burke 吞咽障碍筛选试验（BDST）、Hinds 限时试验、Smithard 床边吞咽功能评价（BSA）、Ellul 标准吞咽功能评价（SSA）及 Logemann 制订的28条筛选试验等。这些筛选试验多为各种临床预测指标与饮水试验的结合。不同方法采用不同的饮水量和饮水次数，但机制都是相同的。多数试验的有效性是通过与 MBS 相比较而得出的，以上各筛选方法的敏感性均在70%以上，特异性为52%～75%（BDST 的特异性为27%）。它们普遍存在敏感性较高、特异性偏低的问题，导致鉴别吞咽障碍的可能性高，但也将大量无吞咽障碍的患者包括在内。一个高质量的筛查试验必须是高敏感性的，不能漏筛任何有吞咽障碍的患者；同时又必须是高特异性的，以减少假阳性的出现。目前为止，各种筛选试验对吞咽障碍的预测值（尤其是阳性预测值）均低于MBS，所以，目前仍需进一步提纯和改善筛查方法的准确性，寻找脑卒中后吞咽障碍更好的、统一的早期检测工具。

（2）临床诊断标准：国外已经报告的评估方法很多，但至今还没有统一的吞咽障碍诊断标准。最近学者认为下列表现之一可诊断为吞咽障碍。

1）从杯中饮10ml以上的一满口水有吞咽问题。

2）不能吞咽50ml水，或2次大口吞水过程中出现1次以上呛咳。

3）不能用吸管喝完200ml水。

4）患者自诉有吞咽困难。但这些条件主观因素影响较大，临床上诊断仍然存在一定困难。

Mann等参照Logemann、Ott及Linden的研究，制订了吞咽障碍的临床诊断标准。首先对吞咽障碍患者进行以下检查。

1）病史，主要是患者发病前后的吞咽情况。

2）口感觉运动检查，评价相关吞咽功能、声音及言语情况。

3）对患者吞咽唾液（干咽）的观察，接着观察5ml、20ml水和一种较浓液体（如果条件允许）的吞咽情况。根据以上检查内容制订如下诊断标准，正常：未发现吞咽异常。可能：吞咽的任何一个或一个以上阶段（口准备、口、咽和喉各阶段）的功能出现延迟、紊乱和（或）减弱，阻碍了食团的控制和传送，认为吞咽障碍和误吸的危险性轻度增加。很可能：吞咽的几个阶段的功能出现延迟、紊乱和（或）减弱，吞咽障碍和误吸的危险性中度增加。肯定：吞咽的几个阶段的功能出现延迟、紊乱和（或）减弱，吞咽障碍和误吸的危险性显著增加（可能观察到呼吸窘迫、咳嗽、气哽、面色改变、音质嘶哑或喉中有咕噜声，或者有口或咽的传送时间延迟）。

（3）MBS诊断标准：改良吞钡试验（modified barium swallow，MBS）被认为是诊断吞咽障碍的金指标，它通过应用定量的液体、糊状液体、固态的对比钡剂，采用正位和侧位图像，实际观察口、口咽、喉咽、食管的活动；观察钡剂滞留的程度，精确定位钡剂聚集的部位；观察误吸是否发生、误吸的时间和严重程度、误吸的机制；发现吞咽反应延迟或缺乏，咽收缩减弱（预示高度误吸危险）等来研究吞咽的口、咽阶段的病理生理状况。同时测量一些参数如食团通过时间、吞咽反射的延迟时间、吞咽时间的延长等，并对静息性误吸有较高使用价值。因此MBS是目前公认的诊断吞咽障碍的金标准。

Mann等制订了MBS对于吞咽障碍的诊断标准，正常：未发现吞咽异常。轻度：食团控制轻度延迟，吞咽启动或传送轻度延迟，导致少许食团停滞，无喉渗漏。中度：食团控制中度延迟，吞咽启动或传送中度延迟，导致口腔和（或）咽部食团停滞，轻度喉渗漏，或者仅有少量液体误吸。重度：食团控制严重延迟，吞咽启动和食团传送严重延迟；明显的（>食团量的10%）渗漏和（或）误吸一次，或者是连续的误吸。完全性吞咽障碍：对食物刺激无反应，几项试验中均无吞咽反射的顺序启动。国内对MBS的诊断标准进行了计分，10分为正常，9～7分为轻度，3～2分为中度，0分为重度。

2. 疗效评定方法　根据世界卫生组织“国际残损、残疾和残障分类”（international classification of impairments，disabilitiesand handicaps，ICIDH）对疾病的结果或残疾状态的表述，医学界对脑卒中病的疗效评价分为残损、残疾和残障3个水平。因此，对脑卒中后吞咽障碍的评定也应在3个不同的水平上进行。

1）残损的评定：主要指吞咽功能的评价，如吞咽功能的床旁评定及仪器评定等。

2）残疾的评定：即把人作为整体的个体功能评定，如Barthel指数（BI）、ADL指数、独立功能评定（FIM）等残疾指数量表。

3）残障的评定：评定个体在社会生活环境中的独立生活能力，体现了吞咽功能障碍在社会水平上的影响，如SWAL-QOL。

（1）床旁评定

1）洼田饮水试验：日本学者洼田氏提出的饮水试验是经典的床边评估方法，让患者按习惯自己喝下30ml温开水，观察所需时间及呛咳等情况，据此将吞咽功能分为5级：Ⅰ级为5s内30ml温水能顺利地一次咽下；Ⅱ级为5～10s内分两次以上不呛地咽下；Ⅲ级为5～10s内能一次咽下但有呛咳；Ⅳ级为5～10s内分成两次以上咽下，有呛咳；Ⅴ级为屡屡呛咳，10s内全量咽下困难。洼田饮水试验能够准确地发现口腔期的异常问题，但是该检查根据患者主观感觉，与临床和实验室检查及结果不一致的地方很多；要求患者意识清楚并能够按照要求完成实验。

2）Smithard床边吞咽功能评价（BSA）：由于Smithard对吞咽功能的各项内容进行了计分量化，因此，BSA既是一个筛查方法，又是一个疗效评定量表。

3）Ellul标准吞咽功能评价（SSA）：由于SSA的各项内容亦进行了计分量化，因此，SSA既是一个筛查方法，又是一个疗效评定量表。

4）日本学者才藤制定的量表：1999年日本学者才藤在厚生科学研究事业的授助下，建议把症状和康复治疗的手段相结合将吞咽障碍分为7级。该评价法各级之间界限明确，可操作性强，即使经验不足的人也能较快的准确完成评价；同时把吞咽障碍的症状和临床治疗措施结合起来，对各级吞咽障碍患者提出了不同的治疗原则，适合于脑卒中吞咽障碍的各期评价，对临床治疗有明确的指导价值。

（2）仪器评定：各种仪器能使临床医生更全面、详细地了解吞咽生理和病理机制，从而更客观地评价各种治疗策略的价值。根据使用仪器的不同，分为X线评估、内镜评估、超声检测、压力计法和电生理评测等。

1）改良吞钡试验（MBS）：对于极为迅速的生理过程的病理学研究最好用一种能够捕获到整个过程中所有异常成分的动态检查。吞咽即是有一系列肌收缩导致通道形成、瓣膜闭合和开放，并考虑到食团到达食管上端前的安全性和有效性的快速复杂动作。目前多数学者公认MBS是评价吞咽功能的金标准，它能够直观地显示吞咽局部的解剖结构及钡剂通过这些结构时的移动情况；吞咽后如果有误吸或钡剂滞留的发生，MBS可以进一步评价滞留钡剂的量及滞留或误吸的发生机制。Han等通过吞钡试验，详细观察了患者双唇闭合、食团形成、口腔钡剂残留量、经口时间、咽反射启动时间、喉上提、会厌闭合、鼻渗漏、会厌谷钡剂残留量、梨状窝钡剂残留量、咽后壁有无钡剂残留、经咽时间等情况，首次拟订了上述11项指标的量化标准。

改良吞钡试验是目前最有临床价值的动态检查技巧，可以评价吞咽动作的整个过程（包括口、咽、食管上端），其中对咽腔阶段的评价意义最大，尤其可轻易看到咽的运动性和协调性；可以评价舌和咽之间、食管上括约肌和咽之间的运动协调性；可以看到咽隐窝和梨状隐窝的食物残留情况；可以使吞咽功能障碍和误吸的程度联系起来；可以计算钡剂在口和咽的停留时间；有大量的MBS临床应用的相关研究文献。这些优点都是其他评价标准所无法比拟的。其缺点在于有电离辐射，因此研究时时间必须尽量的短。此外，观察到的吞咽功能并不与进食时所发生的完全一样；同时，研究期间可能有发生误吸的危险。

2）内镜评估：内镜评估方法较多，根据具体工具的不同可分为电视内镜吞咽功能评估（video endoscopic swallowing study，VESS）、鼻内镜伴感觉测试的纤维内镜吞咽功能评估（fiberoptic endoscopic evaluation of swallowing with sensory testing，FEESST）等。

电视内镜吞咽功能评估是纤维鼻喉镜联合电视设备和技术形成的技术方法，其效价较为客观，缺点是只能提供吞咽和误吸的间接信息，不能从整体上评价环咽肌和食管的功能。FEESST是将纤维内镜吞咽评估法与咽喉部喉感觉辨别检查联合应用的一种评价吞咽感觉和运动成分的方法，是一种可靠的检查误吸的方法。它能够检测吞咽过程中的误吸或咽部的食物滞留情况，评测误吸异常情况的敏感率为88%，与MBS的一致性达90%，认为FEES在评价吞咽障碍方面是一种有用的和有价值的工具。但与MBS相比较缺点较多，由于评测时咽部的反射性挛缩阻塞了管腔，不能观测食物的基本运动情况；同时对咽期的检测仍不够全面；不能评测口期和食管期的变化及舌和咽之间的运动协调性；仅在吞咽前后进行暂时的肉眼观测；有侵入性。因此，只有在某些情况下，MBS不可行时，FEES可作为替代。

3）超声图像检测法：超声图像检测法（ultrasonography，US）可以即刻显示口和咽运动方式之间的关系，是描述吞咽过程中口腔期的最为有用的工具。缺点在于喉的结构使气道的影像变得模糊不清，难以鉴别各种组织结构之间的界限，不能直接检测咽期的变化及误吸的情况。同时，由于超声图像检测法在吞咽功能中的研究资料有限及专业技术的原因，其在临床上还没有获得广泛的应用。

4）压力计法（manometry）：压力计法是将压力计导管经鼻放入咽部，同时记录口咽、喉入口、咽食管中段和颈部食管的压力。压力计法的缺点在于由于喉头的运动及患者的不适感，该法不能准确有效地记录所测参数；同时不能诊断可见的损害。压力X线摄影术（manofluorography）是压力计与VF联合应用的评定方法。压力导管在记录压力的同时，同步拍摄吞咽视频信号，可确定食团的运动和压力改变的时间、空间关系，克服单用压力计的缺点，并能发现吞咽障碍的功能基础。

5）电生理评测：吞咽障碍的电生理评测，如颏下肌电图（SM-EMG）和喉部运动检测，是指吞咽时记录喉结构运动曲线和颏下肌群肌电图的方法。两个曲线同步比较，计算出喉运动和口肌群收缩运动的时间关系，可定量评定吞咽障碍。其他还包括咽肌电图、环咽肌电图、吞咽限度的测量、咳嗽评估和血氧饱和度定量法等。

各方法侧重面不同，预测值和敏感性也不同，目前仍需继续致力于吞咽障碍的研究，以找出更为科学的疗效评定量表。有证据表明，标准的临床评定有助于提高鉴别吞咽障碍性质的敏感性和特异性，但是，静息性误吸最可靠的鉴别手段仍需要仪器评定，如MBS、FEESST。一般来说，全面的床旁评定和MBS对于脑卒中后吞咽功能的客观评价均是必需的。

（3）生活质量评定：在人口老龄化、疾病本身和药物干预的影响下，患者的生理、心理和社会功能状态都会发生变化，传统的生物医学指标已不能适应这种情况。越来越多的临床医学专家认识到过去沿用的有关疾病防治措施的有效性评价指标如患病率、发病率、生存率、死亡率及有关疗效评价的痊愈、显效、好转、无效等指标存在一定的局限性。现行的医学疗效评价多以生物学指标为主，如临床症状、体征、病理学检查、实验室指标等。这些疗效指标仅仅局限于生物学方面评价，忽视了心理学、社会学、经济学等方面的影响，难以对患者的生活质量进行全面评价。生活质量是在1947年WHO推荐的健康新概念的基础上提出的，它包含生物医学和社会、心理、精神等因素的多维概念，能够全面地反映人体的健康状况。生活质量的测量多由被测者自己评价，能够较确切地反映实际的生活质量，全面客观地体现患者的亲身感受。因此，现行的疗效评价体系尚须进一步完善，而生活质量的研究为其“完善”提供了思路。目前许多的临床专业发展了各自领域的疾病特异性的结局测量工具——生活质量量表。

吞咽障碍影响的是人类最基本的社会生物学的功能（进食和饮水的能力），它直接导致患者的生活质量下降。同时吞咽障碍产生许多的心理问题，如焦虑、羞耻、窘迫、恐惧及自尊心下降等。研究显示，33%的吞咽障碍患者存在着抑郁状态，如此高比率的精神障碍问题在临床上多被忽视，以致患者的生活质量严重下降。目前对于吞咽障碍生理机制的研究取得了广泛的、显著的进展，包括组织结构和食团运动的持续时间、食物滞留情况及渗漏-误吸等方面。但由于基于患者角度的生活质量评价很少，且多采用生理指标，或用一些间接的指标（如再入院率、吸入性肺感染的发生率等）反映生活质量问题，导致上述进展的价值还不能被全面的了解。

生活质量测评个体（或患者）的主观感觉，临床上属于软指标，评定比较困难。为此，McHorney等根据现代多元统计分析原理借助心理测试的方法学，设计了一个标准的、口咽性吞咽障碍特异性的健康结局测量工具——吞咽障碍特异性生活质量量表（SWAL-QOL），以便在临床医师得出的结论和患者的自我感受之间尽量取得一致，其最终的目的在于客观地评价不同的治疗模式如何影响吞咽的生理功能和患者存在吞咽障碍时的自我感受。其内容包括心理压力、进食持续时间、进食的愿望、食物的选择、症状的出现情况、恐惧心理、精神健康、社会功能、疲劳及睡眠10个生活质量方面。它涉及吞咽障碍患者健康结局的多个方面，能够敏感地区分有无口咽性吞咽障碍及临床确诊的吞咽障碍的严重程度，具有良好的信度（reliability）、效度（validity）和反应度（responsiveness），使生活质量测量的结果定量化、客观化，在研究中易于操作，使得不同地区的研究结果能够相互比较。SWAL-QOL的应用将利于在临床研究和实践中更客观地评价各种治疗手段的有效性。

（4）中医药疗效评价体系：目前在中医药治疗脑卒中后吞咽障碍的疗效评定方面尚缺乏相关的中医疗效评价量表，临床多采用自拟的以患者的症状改善情况为依据的评价标准。总结以往的中医临床研究文献发现，其疗效标准多以治疗后饮食无呛咳为痊愈；偶有饮食呛咳为有效；症状无改善或恶化为无效。不难看出目前的疗效评价方法主观因素影响较大，易受人为因素的干扰，导致中医药的疗效得不到全面客观评价，难以为整个医学界接受，这直接阻碍了中医学的发展。因此，应借鉴临床流行病学和循证医学的原理、方法及研究成果，统一脑卒中后吞咽障碍的中医药疗效评定标准，从残损、残疾、残障3个水平，建立能体现中医药特色、同时被国际认可的中医药疗效评价体系，才能较为科学、全面地定量评价中医药尤其是针刺治疗脑卒中后吞咽障碍的作用。

（四）鉴别诊断

脑卒中后吞咽障碍主要是与进行性延髓麻痹鉴别诊断，前者发病突然；后者发病缓慢，大多由几个月逐渐形成，是完全性下运动神经元脱髓鞘病变，所以，其下运动神经元瘫痪特点非常明显，如舌肌萎缩、舌肌纤维震颤、咽反射消失或减弱等。而脑卒中后吞咽障碍，虽然以双侧皮质脑干束损伤的痉挛性延髓麻痹为主，但也包含脑干血管病、延髓梗死后的疑核本身的缺血性麻痹。由于疑核缺血性麻痹，起病急骤，又是以缺血性功能低下为主，因此，其下运动神经元瘫痪的特点表现并不明显，比如舌肌萎缩、舌肌纤维震颤仅在极少数患者晚期见到。但是，咽反射的减弱或消失临床中并不少见。所以，通过疾病的发病过程、CT、MRI的影像资料、咽反射检查等临床资料。运动神经元病变的吞咽障碍和脑卒中后吞咽障碍不难鉴别。脑卒中后吞咽障碍和肌病、贲门痉挛等疾病的鉴别诊断非常容易，本节不再赘述。

（五）治疗原则

吞咽障碍的治疗原则主要是减少误吸，改善吞咽功能和机体的营养状况。首先是积极治疗原发病、对症支持疗法、咽喉部肌肉训练和良好护理。采用的方法除静脉高营养外，还有药物治疗、康复训练、心理治疗、胃管鼻饲、经皮内镜胃造瘘术等。

1. 药物治疗 Perez等对脑卒中后2周内持续性吞咽障碍的住院患者进行了双盲对比试验，发现口服硝苯地平缓释片的患者吞咽时间缩短、吞咽激发速度快，提示该药对脑卒中后吞咽功能障碍有一定的保护作用。Arai等发现肾素血管紧张素转化酶抑制剂（ACEI）能够预防脑卒中后吞咽障碍患者继发吸入性肺感染。目前药物治疗效果不确切，尚待进一步观察评定。

2. 康复训练 早期系统化的康复训练，能有效地减少营养不良及吸入性肺感染，使患者的心理状态及吞咽机能得到最大程度的恢复，提高其生存能力。吞咽功能康复训练配合阶段性摄食疗法是目前国外较为流行的治疗方案，但至今报告的各种吞咽训练疗法都还没有证实最后的疗效。Logeman 将治疗策略分为以下三类。

（1）间接训练（indirect techniques）：患者不进食，通过吞咽相关动作的训练提高与吞咽有关的神经肌肉的控制能力；以达到改善吞咽相关肌群的协调性、减少流涎、诱发吞咽反射、防止误吸的作用。间接方法有多种，如经皮电刺激（transcutaneous electrical stimulation，TES）、屏气发声运动（pushing-exercise）、喉内收训练（声带闭合训练）、生物反馈法、冷刺激及各种吞咽相关肌群的训练，如唇舌肌训练、咽收缩练习和喉上提训练等。

（2）直接训练（direct techniques）：直接做吞咽动作，改善吞咽的病理生理状况。直接训练（包括阶段性摄食疗法）包括进食体位、食团入口位置、食团性质（大小、结构、黏性、温度和味道等）和进食环境等。分阶段饮食通常分为鼻饲饮食、适量果冻豆腐脑、适量烂米糊蛋羹肉松菜汤、适量烂米糊蛋羹肉松烂菜叶及普通饮食五个阶段，这需要根据患者的具体情况进行个体化的饮食调整。根据吞咽障碍的程度和阶段，本着先易后难的原则来选择食物形态。容易吞咽的食物特征是密度均一、有适当黏性、不易松散、通过咽和食管时容易变形且不在黏膜上残留。菜泥、果泥、浓汤等黏稠性的食物较为安全，能满意地刺激触觉、压觉和唾液分泌。对患者进行摄食训练时应对一口量、喂养手法、进餐环境和器具等方面进行指导。

（3）功能代偿性训练（compensatory techniques）：改变食物的途径和方向及通过特定的吞咽方法来减轻吞咽障碍的症状；其目的在于使残存的机能获得新的行为模式。Larsen 首先论述了代偿技能，后来 Logemann 将其进一步发展，通过内镜及放射学的方法观察了吞咽的动态过程，对代偿的生理进行了研究。代偿性训练通常是通过改变食物通过的渠道和特定吞咽方法使吞咽变得安全。

体位策略包括转头法、下颌下降姿势及头倾斜向健侧等。转头法是将头转向咽肌麻痹一侧，使食物绕过喉前侧，经咽肌正常的一侧通过食管上括约肌进入食管。下颌下降姿势（chin-down）能扩大会厌谷的空间，并使会厌向后移位，处于更加保护气道的位置。头倾斜向健侧可在食团通过口腔和咽部时提供重力支持。上述策略的联合应用可起到累积效应。特定的吞咽方法包括声门上吞咽、超声门上吞咽、Mendelsohn 法及用力吞咽等。声门上吞咽，也叫自主气道保护法，其方法是让患者深吸气后屏气，再做吞咽动作，吞咽后立即咳嗽，该技术适用于咽反射延迟或降低、声门闭合迟缓而发生吞咽前或吞咽时误吸的患者。超声门上吞咽，患者紧紧地屏气，然后用力吞咽，这一吞咽技术有助于闭合喉前庭入口，增加舌根后缩的力量，清除会厌谷内存留的食物。Mendelsohn 法，吞咽时，让舌根与咽后壁接触时间延长数秒，以使喉上提，该技术增加了舌的驱动力，加之喉的上提，增加了环咽肌开放的时间和程度，用于喉上提及环咽肌开放障碍的患者。用力吞咽有利于舌根的回缩及舌压的产生。

3. 心理治疗 脑卒中后吞咽障碍常并存不同程度的精神症状，患者经常产生紧张、悲观、厌食甚至拒食心理，易激怒或抑郁，失去生存信心，所以有必要调整患者心态，在康复护理时营造轻松、愉快、整洁的进食环境。Jacobsson 等对 15 例脑卒中后吞咽障碍患者进行摄食指导、就餐监护并辅以心理治疗后，其中 6 例能安全进食，4 例去除鼻饲管，发现患者很愿意与护理人员共享进食体验，患者增强了解决进食困难的信心。

4. 鼻饲饮食 对脑卒中后不能经口进食的患者首先选择鼻饲饮食。Nakajon 等对比观察鼻饲饮食组和经口进食组脑卒中后吞咽障碍患者的肺感染发生率，发现鼻饲组肺感染发生率低。Wojner 和 Alexandrov 对脑卒中后吞咽障碍的患者进行了独立危险因素分析，发现饮水时有水泡声、舌下神经损害、神经缺陷评分低和口唇不能完全闭合为鼻饲饮食的适应证。但是，长期鼻饲的弊端及合并症很常见，仅腹痛、腹泻就高达 10% ~20%；往往继发吸入性肺感染，给患者的生活带来极大的痛苦。

5. 外科手术 当鼻饲饮食不能解决患者脱水、营养不良、误吸等并发症时则需要借助外科手段。经皮内镜胃造瘘术（percutaneous endoscopic gastrotomy，PEG）操作简便，病情危重者也能耐受。在内镜引导下，新型胃造瘘管可延伸到幽门远端达十二指肠，既可以经肠管饲又保留了胃肠减压功能，减少了鼻窦炎和与放置鼻饲管有关的并发症，尤其是吸入性肺感染的发生率。James 等对脑卒中后吞咽障碍的126 例行经皮内镜胃造瘘术的患者进行了平均31 个月的随访，发现PEG 营养方法安全，患者能够耐受，适于长期喂养，主张脑卒中2 周内行 PEG，同时鉴于脑卒中后期吞咽功能仍有所恢复，提出了术后长期随访评估的重要性。在欧美发达国家已经将 PEG 作为有吞咽障碍的脑卒中患者的主要管饲方法。PEG 并发症少，但何时开始还有争议，一般认为，短期内不能恢复经口进食者，插鼻胃管2 周后应改为 PEG。由于 PEG 本身有较高的食管反流和吸入性肺感染的危险，抵消了其改善患者营养、脱水状况的优点，但这种方法和鼻饲饮食一样，能够延长脑卒中患者吞咽障碍康复治疗的时间窗。

到目前为止，西医学对脑卒中后吞咽障碍没有针对性的、有效的治疗方法。西医所采用的药物治疗疗效不确切；静脉营养支持、胃管鼻饲、PEG 等疗法，长期使用不但使患者产生营养失调、腹胀便秘等不良反应，而且使引起吞咽功能的上运动神经元及会厌肌、咽缩肌等神经肌肉组织废用性萎缩，不利于吞咽功能的重建；康复训练和心理治疗有待系统化、标准化。日本的才藤荣一曾综述慢性期吞咽障碍的治疗和预后，康复训练的有效率仅为20%。因此，深入研究改善脑卒中后吞咽障碍的有效干预手段在临床上显得至关重要。

二、脑心综合征

因急性脑病累及脑干和丘脑下部自主神经系统中枢所引起的心脏损伤，称为脑心综合征，也称脑心卒中。

自 Byer 报道了脑心综合征后，关于急性脑血管病（acute cerebrovascular disease，ACVD）引起心肌梗死、心律失常及心电图变化的报告相继发表。关于心电图（electrocardiogram，ECG）异常发生率的报道不尽一致，脑梗死患者有60%～88%出现 ECG 异常，脑出血 ECG 异常出现率为73.2%～95.0%，蛛网膜下腔出血（subarachnoid hemorrhage，SAH）则为66.7%～100%。25%～50%的 ACVD 患者合并心肌梗死、冠状动脉供血不足、心律不齐、心力衰竭等改变，其病死率在50%左右。Serrano 等报道急性脑出血患者，经 72h 动态心电图观察，发生异常心电图改变者占69.2%，其中有心律失常者为73.0%，同时证实右半球血肿易导致频繁发作的室上性心律失常，而严重室性心律失常及猝死则与左半球血肿关系密切。因此在临床治疗脑卒中的同时，应注意连续的动态心电监护，及时治疗。

（一）病因病机

1. 脑对心脏的直接调控发生紊乱 急性脑血管意外影响丘脑下部自主神经中枢使交感神经兴奋，并通过交感-肾上腺系统加速儿茶酚胺的合成，过多的儿茶酚胺引起冠状小动脉痉挛可导致心肌梗死。此外急性脑病时，由于颅内压增高，颅内血肿压迫神经中枢引起双侧交感神经节发出激动的张力与强度不同，各部心肌失去同步性能而引起 T 波宽而深的倒置。近年来的研究证实，脑对心脏活动的支配存在着明确的神经传导途径，比如大脑额叶、颞叶、岛叶、下丘脑对心脏的支配具有定位性与区域性。另外脑干副交感核、下丘脑视旁核与含儿茶酚胺的神经元之间存在着环行通路，此环行通路在调节心脏活动中起着重要作用，当脑部发生病变时，对心脏的控制和调节就会发生紊乱，易出现继发性心脏损伤。Oppenheimer 等刺激鼠岛叶皮质，观察到心律失常及血压反应，而刺激周围的躯体感觉皮质区未见心律失常及血压反应，揭示岛叶可能存在控制心脏活动的中枢，并且左右侧岛叶对心脏活动的控制不同。Eckardt 等观察了与岛叶皮质相关联的脑卒中患者，发现 QT 间期延长是导致其发生心律失常及猝死的一个重要危险因素。而且李长清的研究也提示岛叶皮质及皮质下联系纤维损害（特别是右侧岛叶损害）是影响心脏自主神经活性的主要因素，说明了岛叶在脑心综合征发病中的作用。

2. 神经体液调节紊乱　急性脑部病变时，机体处于应激状态，交感神经活动占优势，导致体内儿茶酚胺（catecholamine，CA）类递质释放增多，其中去甲肾上腺素（noradrenaline，NE）分泌增加，可引起心肌营养不良性坏死。Kikumoto 等证实 SAH 患者血浆中促肾上腺皮质激素分泌增加，而且心功能Ⅲ级、Ⅳ级的患者血浆中的促肾上腺皮质激素较心功能Ⅰ级、Ⅱ级的患者显著升高，促肾上腺皮质激素的释放增多反映了 SAH 病变的严重程度。

3. 迷走神经功能障碍及非缺血性病生理机制　Lane 等发现右半球脑卒中患者易出现室上性心律失常，其机制为：窦房结由右侧自主神经控制，由于神经功能的“一侧优势”规律，右侧延髓、下丘脑和大脑半球的兴奋或抑制对心率的影响大于左侧。因此右半球脑卒中使副交感神经系统对心脏的调节发生紊乱。Naver 等的研究表明：右侧脑卒中后 HRV 降低，而且右侧脑卒中者其猝死的危险性比左侧更大，由于 HRV 可明显反映副交感神经作用机制，所以右侧脑卒中所致 HRV 降低可能是迷走神经功能障碍所致。此外 Hemsen 等发现在脑干，延髓，下丘脑、垂体、穹隆下器官，脊髓等中枢心血管调节区域有内皮素（endothelin，ET）受体和 ETmRNA 存在，表明中枢神经系统自身合成的内皮素参与了心血管活动的调节。Sakamoto 等的尸检资料表明：脑卒中影响心脏并非通过缺血机制，SAH 导致患者出现广泛的灶性心肌纤维坏死，而血管结构与分布正常。因此，在基因水平上，探讨脑对心脏的直接调控机制及脑心综合征的病生理机制，将是今后研究的热点。

（二）临床表现

1. 心电图异常　急性脑血管病及其他颅内病变引发的各种异常心电图特征归纳如下。

（1）心肌缺血改变：发生率约在 50%，表现为 ST 段下降，T 波低平、倒置、尖立增大，脑性 T 波即巨大的倒置的 T 波（10mm 以上），此在 SAH 多见，此外显著的 U 波或 TU 融合是脑卒中特征性改变，早期出现，发生率占 30%，且 U 波的出现与消失与低钾血症无关；Q-T 间期延长，显著的 Q-T 延长可导致 TDP。明显的 U 波与 Q–T 间期延长说明心室复极时间的延长，均提示心肌缺血性改变。

（2）各种心律失常：发生率约为 1/3，可有窦性心动过速、心动过缓、房性期前收缩、心房颤动、心房扑动、阵发性心动过速、室性期前收缩、心室颤动等。

（3）各种传导障碍：如房室传导阻滞、室内传导阻滞、结性心律等。

（4）心功能不全：左心室功能下降为主。

（5）心电图异常出现与持续时间：关于 ECG 异常的出现与持续时间并不统一。一般认为脑源性 ECG 异常在发病后 1 周之内发生，急性脑血管病发生后数小时到 1 周可出现 ECG 异常或心肌酶谱异常，持续时间不等，91.0% 的患者在起病后 1 周内发生。因此 ECG 的改变主要发生在脑部病变的急性期，且与病变的严重程度密切相关，常随脑部病变的改善而改善。

2. 假性心肌梗死与真性心肌梗死的出现

（1）假性心肌梗死：假性心肌梗死指 ACVD 可引起心肌缺血、梗死或心内膜下心肌梗死的心电图改变，一般在 1 周内出现，而病理学检查心脏与冠状动脉正常。其心电图特征为：ST 段抬高或下降，<2mm，T 波高大，在Ⅱ、Ⅲ、AVF 导联常出现 T 波倒置，明显的 U 波或 TU 融合，一般无病理性 Q 波，持续时间不确定。心肌酶谱也出现变化，但无真性心肌梗死酶谱特殊的演变规律。假性心肌梗死随着应激状态的缓解及药物的及时使用，可以得到改善。

（2）真性心肌梗死：急性脑卒中也可引发真性心肌梗死。根据心电图特征性改变及心肌酶谱的演变规律可鉴别之。无论是假性还是真性心肌梗死均对心肌造成一定程度的损伤，必须按照真性心肌梗死的治疗处理原则，对症治疗。

（3）心肌酶及某些介质的释放增加：急性脑卒中可引起心肌酶谱发生改变，以肌酸激酶（creatine kinase，CK）及其同工酶（CK-MB）升高最为常见，提示心肌损伤。其他如乳酸脱氢酶（lactate dehydrogenase，LDH）及其α-羟丁酸脱氢酶（α-hydroxybuturate dehydrogenase，α-HBDH）也可升高。一般在发病1周内出现酶等变化，到10～15d逐渐下降，与急性心肌梗死心肌酶的变化规律不同，其升高幅度虽不太高，但持续时间较长。有人通过放射免疫测定方法发现，脑心综合征患者血清CK-MB和肌红蛋白均升高。闵氏等发现脑梗死患者急性期血浆ET-1含量与病情程度有关，中～重度患者血浆ET-1含量明显高于轻度患者；而中～重度患者血浆心钠素（ANP）含量亦高于轻度患者，脑梗死患者急性期血浆ET-1含量和ANP含量间的关系呈正相关。表明ET与ANP在ACVD及脑心综合征发病中起重要作用。应氏等的研究也得到了相似的结论，认为ET升高是脑-心综合征发病机制的重要因素之一。以上说明急性脑卒中可引起体内某些心肌酶及介质的释放，这些均可作为心肌受损的标志物。

（4）心率变异性降低：心率变异性（heart rate variability，HRV）是反映心脏自主神经活动性变化的常用定量指标。Negruszk等使用频域法进行了脑卒中患者发病后24h的HRV及心律失常发病率的研究。他们发现与无脑卒中的高血压患者相比，脑卒中患者更易出现室上性、室性心动过速，并伴有HRV降低。李长清等观察了急性大脑半球梗死患者24h的HRV变化，发现岛叶梗死组与非岛叶梗死组等相比，其HRV降低，说明岛叶病变患者存在心脏迷走神经活性降低，心脏交感神经活性增强。Giubile等通过HRV功率频谱分析法，也发现缺血性脑卒中时自主神经对心脏的支配以交感神经支配为主，脑卒中后心律失常的出现可能与交感神经支配的程度有关。此外，傅氏等发现不同部位急性脑卒中患者心率变异性不同。右大脑半球梗死的HRV降低较左侧明显，脑干出血患者的HRV与死亡患者的HRV无明显差异，提示急性脑卒中患者HRV明显降低，其可能是急性脑卒中患者发生心脏性猝死的主要因素之一。

（三）临床诊断

目前脑心综合征尚无明确诊断，据文献调研及临床实践，我们拟定诊断标准如下。

（1）急性脑病：均经颅脑CT或MRI扫描证实，具有脑病的临床表现与体征。

（2）心电图异常：呈心肌缺血、假性心肌梗死、各种心律失常等特征样改变。

（3）心肌酶谱出现阳性改变：但无急性心肌梗死的演变规律。

（四）治疗原则

（1）积极治疗原发病，监护、保护心脏功能：对于急性脑卒中，首先积极治疗原发病，病情危重者要监测ECG 24～72h，对于心律紊乱患者要更长时间的监护。对于高颅压造成的心肌损伤者，在预防心力衰竭的前提下，脱水、降颅压仍是救治的关键。

（2）药物治疗：根据心律失常的不同类型，对症采用不同的治疗药物。如频发室性期前收缩选用利多卡因等可取得一定疗效。有人使用比索洛尔（商品名Concor）发现其能减少脑出血大鼠室性期前收缩的发生，尤其能预防阵发性室性心动过速。对假性心肌梗死或合并急性心肌梗死者要对症治疗。当心功能不全时，可适当使用强心药，目的是增加心脏排血量，从而增加脑血流量，改善半暗带。还有人使用葛根素治疗脑梗死患者的无症状心肌缺血，取得了很好的效果。

三、抑郁症与焦虑症

脑卒中后抑郁症（post-stroke depression，PSD）是发生在脑卒中后的一种包括多种精神症状和躯体症状的复杂的情感障碍性疾病，是脑卒中的常见并发症之一，临床主要表现为情感、思维反应、生活能力等方面的障碍，其发病高峰在卒中后3～6个月，并且在脑卒中后2年内保持较高的发病率；文献报道脑卒中后抑郁的发生率为20%～60%。脑卒中后焦虑症是发生在脑卒中后的一种以焦虑情绪为主的神经症，其发生率为3%～11%。脑卒中后抑郁症和脑卒中后焦虑症不仅加重患者的精神痛苦，增加疾病治疗的复杂性，而且直接影响患者的生活质量和神经功能康复。因此，在疾病康复的自始至终，脑卒中后抑郁症和焦虑症是一个值得注意的问题。

（一）病因病机

现代医学认为脑卒中后抑郁症和焦虑症的病因病机涉及多个方面，是生物、心理和社会因素共同作用的结果。脑卒中后抑郁症一方面是脑血管病直接作用的结果，因中枢神经系统损伤后，尤其额叶、颞叶和边缘系统的运动区域损伤，使其下行通路的神经递质如五羟色胺和去甲肾上腺素等一种或数种神经递质出现了神经生化上的失衡或功能缺陷，导致传递功能受损，从而引起抑郁症状，即“原发性内源性机制”；另一方，患者对脑卒中后神经功能的缺损产生悲观、失望反应及社会支持不良也是刺激患者抑郁的主要原因，即“反应性机制”；此外患者的性别、年龄、职业、婚姻家庭、负性生活事件、心理干预、病程及遗传因素与脑卒中后抑郁症的发生也有一定的相关性。

脑卒中后焦虑症主要源于对脑卒中后神经功能缺损的恢复及对家庭和社会的顾虑及负担等，以“反应性机制”为主，其存在与抑郁显著相关，一般随着病情的稳定和好转，焦虑情绪可以缓解。

（二）临床表现

（1）脑卒中后抑郁症以情绪低落为主，可以从闷闷不乐到悲痛欲绝，甚至发生木僵或自杀念头和自杀行为，可兼有思维迟钝、语言动作减少、焦虑、睡眠障碍及不配合治疗等抑郁症状；以精神运动性迟滞和淡漠为其临床特征。

（2）脑卒中后焦虑症以焦虑情绪为主，主要表现为对职业、家庭生活等的忧虑，担心将来成为家庭和社会的包袱，考虑今后的衣食住行及子女对待自己的态度等为主要临床特点。

（三）临床诊断

（1）抑郁症发生在脑卒中后；汉密尔顿抑郁量表（HAMD）（24项）评分大于20分；具有血管性危险因素（高血压、高血糖、高血脂），合并影像学改变。

（2）焦虑症状出现在脑卒中后；汉密尔顿焦虑量表（HAMA）评分大于14分；具有血管性危险因素（高血压、高血糖、高血脂），合并影像学改变。

（四）鉴别诊断

（1）阿尔茨海默病（alzheimer disease，AD）：是一组病因未明的原发性退行性脑变性疾病，多起病于老年期，潜隐起病，缓慢不可逆的进展（两年或更长），以全面性智能损害为主，无突然的脑卒中样发作，疾病早期无局灶性神经系统损害的体征，且无临床或特殊检查提示智能损害是由其他躯体或脑的疾病所致，日常生活和社会功能明显受损。

（2）血管性痴呆（vascular disease，VD）：是脑血管病后出现的一种精神障碍，认知缺陷分布不均，某些认知功能受损明显，另一些相对保存，如记忆明显受损，而判断、推理及信息处理等可只受轻微损害，自知力可保持良好；人格相对完整，但有些患者的人格改变明显，如自我中心、偏执、缺乏控制力、淡漠或易激惹；且有局灶性脑损伤的证据或脑血管病的证据；日常生活和社会功能明显受损。

（五）治疗原则

1. 心理治疗 对于神志清楚的患者心理治疗尤为重要。情绪变化是人的心理反应，而心理是脑的机能，心理的发生和发展也是以脑的发育为基础的。脑血管病后，由于生理的、社会的、经济的多种因素，神志清醒患者（包括原有意识障碍经治疗恢复者）可出现一系列复杂的心理变化，如烦躁焦虑、担心、恐惧、抑郁、绝望等不稳定情绪。一般会经历五个阶段：震惊期、否认期、抑郁期、对抗独立期和适应期。脑卒中患者在不同时期存在不同的心理状态，表现为不同程度的精神障碍，临床医生或心理治疗师及时了解患者的病情和心理变化状况，针对不同时期不同的心理状态，做好耐心细致的解释、开导、安慰工作，并进行系统的心理治疗，稳定患者情绪，避免激动，消除其紧张、恐惧等复杂的负性心理，使之树立战胜疾病的信心，静心休养，配合治疗和护理。

2. 西药治疗 脑卒中后抑郁症的药物治疗首选五羟色胺再摄取抑制剂（SSRIs），属第二代新型抗抑郁药，对抑郁兼焦虑、强迫及多食者首选药物为氟西汀（百优解），20mg 晨起顿服或与食物同服；如果抑郁伴有焦虑、激越症状者可用盐酸帕罗西汀（赛乐特），20mg 晨起顿服或与食物同服；用药疗程至少 4～6 周。其次为第一代经典抗抑郁药，即三环类抗抑郁药（TCA），首选药物为多塞平，因其对器质性抑郁状态、反应性抑郁症、焦虑症及慢性疼痛均有作用，开始 25～75mg 分 2～3 次口服，有效剂量为每日 100～300mg，维持剂量为每日 50～150mg。其他如阿米替林开始 25mg，每日 2 次，逐渐加量至每日 150～250mg 分服，维持剂量为每日 50～100mg。

脑卒中后焦虑症主要选用苯二氮䓬类抗焦虑药，如阿普唑仑（佳静安定）、咪哒唑仑（多美康）、劳拉西泮（罗拉）等对各种原因引起的焦虑状态伴或不伴有睡眠障碍者均有抗焦虑及镇静作用，根据患者对此类药物的敏感程度不同酌情用量，但此类药物均不宜长期服用，待焦虑症状缓解后，即可逐渐减量至停用。

3. 中药治疗 脑卒中后抑郁症和焦虑症属中医学郁证的范畴，中医药在治疗郁证方面有明显的优势，针对不同的证型确定相应的治疗法则，运用不同的方药加减，如肝气郁结型治以疏肝理气解郁之法，方用逍遥散、疏肝解郁汤或柴胡疏肝散加减；心脾两虚型治以健脾养心、益气补血之法，方用归脾汤或天王补心丹加减；阴虚火旺型治以滋阴清热、镇心安神，方用滋水清肝饮加减；忧郁伤神型治以益气安神，方用甘麦大枣汤加减。常用药物如柴胡、郁金、白芍、香附、延胡索、栀子、豆豉、党参、茯苓、白术、柏子仁、酸枣仁、石菖蒲、远志、合欢花、茯神、小麦、大枣、甘草、龙骨、牡蛎等。

4. 针灸治疗 针灸治疗脑卒中后并发的抑郁症和焦虑症等精神障碍具有独特的优势，治疗以调神理气、疏肝解郁为原则，临床上选用督脉、手足厥阴经和手少阴经腧穴为主，主穴取人中、内关、印堂、百会、风府、肝俞、太冲；肝气郁结者加曲泉、膻中、期门，气郁化火者加行间、侠溪、外关，痰气郁结者加丰隆、阴陵泉、天突、廉泉，心神惑乱者加通里、心俞、三阴交、太溪，心脾两虚者加心俞、脾俞、足三里、三阴交，肝肾亏虚者加三阴交、太溪、、肾俞。或在百会、印堂穴加电针刺激均可取得良好的临床疗效。耳针法可选神门、心、交感、肝、脾，毫针刺，或用王不留行籽贴压。

（六）护理

（1）重视对脑卒中患者的精神情绪变化的监控，提高对抑郁及焦虑状态的认识。

（2）注重患者的心理护理，除积极治疗原发病、康复和处理危险因素外，家庭成员、临床医生和责任护士均可对患者进行心理治疗，针对患者不同情况，尽量消除存在的顾虑，增强战胜疾病的信心。

四、上消化道出血

脑血管病并发上消化道出血属于神经源性急性应激性胃肠黏膜病变，又称应激性溃疡或Cushing溃疡，是中枢神经系统受到严重损害而发生的胃肠道并发症，是脑血管病后较常见的严重并发症之一，是一种预后不良的征兆。在临床上，常继发于脑血管病急性期，多在发病后数小时或数天出现，也有不少患者在发病同时就出现，以呕吐咖啡样胃内容物或呕血和（或）便血为其临床特征，严重者可发生失血性休克。流行病学研究表明：出血性脑卒中并发上消化道出血的发生率为19.04%～48.28%，缺血性脑卒中并发上消化道出血的发生率为4.9%～13.7%，两者的总病死率为48.1%。男性多于女性，且随着年龄增长上消化道出血发生率增加，70岁以上的脑血管病患者易发。病情越危重，意识障碍程度越深，上消化道出血的发生率越高，病死率可达48.1%～88.0%。

（一）病因病机

急性脑血管病并发上消化道出血的病因涉及多方面，多数学者认为脑血管病导致的中枢神经系统损伤，尤其丘脑、下丘脑、脑干病变是引起应激性溃疡的主要因素，直接损害下丘脑（颅内病变波及下丘脑前区自主神经中枢到脑干迷走神经核）或间接刺激下丘脑或脑干自主神经（如高颅压影响下丘脑或脑干，轻者使血流量减少，重者形成脑疝直接挤压），致使自主神经功能调节紊乱，其结果使食管、胃、十二指肠和小肠黏膜血管渗透性的变化和急性营养障碍、弥散性渗血、黏膜糜烂或形成溃疡出血，故消化道出血的发生决定于患者脑卒中的类型和脑损伤程度及部位。此外，外源性机械性损伤、糖皮质激素的应用及病前长期应用阿司匹林、非皮质醇类抗炎药物与该病的发生密切相关；而且经常饮酒可增加急性脑血管病并发上消化道出血的危险性。

有关应激性溃疡的发病机制尚不明确，目前学术界公认的病理机制与以下几方面有关：原发性胃酸-胃蛋白酶增高，胃、十二直肠黏膜血流量减少，胃黏液-碳酸氢盐屏障功能降低，胃黏膜前列腺素含量变化引起胃、十二指肠黏膜出血性糜烂、点状出血和急性溃疡可能是其病理基础。即在中枢神经受损后，使得胃、十二指肠黏膜完整的攻击因子和保护因子之间的平衡破坏，最终导致黏膜发生病变，形成应激性溃疡。

（二）临床表现

急性上消化道出血的主要临床表现是呕血和黑便，由于大量失血可以引起一系列全身性症状。出血量在60ml以上时则可出现柏油便。同时，由于上消化道出血，还可以引发顽固性呃逆。

（1）呕血：一般而论，幽门以上的出血往往发生呕血，呕血的形状主要取决于出血量和其出血在胃内停留的时间：如果出血量少或血液在胃内停留时间较长，由于胃酸的作用，呕吐物呈咖啡样棕黑色，反之，则可呈鲜红和暗红色。

（2）黑便：上消化道出血粪便的颜色，主要决定于出血量及其在肠道停留的时间，其次与出血位置的高低有关。一般情况上消化道出血时，血中血红蛋白的铁与肠内硫化物合成为硫化铁，大便呈柏油样黑色；但出血量大，出血位置较低，肠蠕动过快，则出现暗红色甚至鲜红色的血便。

（三）临床诊断

以下情况可考虑有上消化道出血的可能。

（1）急性脑血管病出现呃逆、呕吐、呕血或从鼻饲导管内可抽取出咖啡色液体。

（2）柏油样大便或棕黑色大便。

（3）体格检查发现腹部膨隆，叩诊呈鼓音，肠鸣音减弱或消失。

（4）严重者血压下降，皮肤湿冷，尿少等周围循环衰竭；或血红蛋白下降，血浆尿素氮增高，甚至有各重要脏器功能衰竭。

实验室检查以呕吐物或鼻饲导管抽取液或粪便潜血试验阳性确诊；内镜检查可发现食管、胃及十二指肠有多发性、浅表性的糜烂、溃疡，其他处黏膜可呈现充血表现，溃疡面可以有出血或覆有暗红色的斑块。

（四）鉴别诊断

（1）高颅压所致呕吐：脑血管病急性期颅内压增高时可出现呕吐，但呕吐呈喷射性，呕吐物多为胃内容物；同时伴有头痛、视盘水肿等高颅压的特征。

（2）慢性胃炎：患者既往有慢性胃炎病史，临床有慢性上腹部不适或疼痛，在脑血管病急性期可能症状出现或加重，但一般于饮食不适或受寒后出现腹胀、腹部不适或疼痛，甚或呕吐，但实验室检查呕吐物或粪便隐血试验阴性。

（3）胃神经症：该病可有上腹部不适、恶心呕吐，但常伴有明显的全身神经症症状，情绪波动与发病有密切关系。内镜检查未发现明显异常。

（4）呃逆：仅为西医学的一个症状，可出现在多种疾病中。单纯性呃逆常由于迷走神经兴奋、膈肌痉挛引起。

（五）治疗原则

1. 控制胃液pH 为了防止胃的消化和保护胃黏膜，可使pH降至7.0，使胃蛋白酶失去活性。临床常选用H_2受体阻滞剂或质子泵抑制剂。西咪替丁0.2g口服或静脉缓慢注射给药，每日3次；或西咪替丁1g加入0.9%生理盐水100ml中静脉滴注，每日1次。奥美拉唑20～40mg口服、静脉缓慢注射或加入0.9%生理盐水100ml中静脉滴注，每日1次。

2. 收缩胃内血管 收缩胃内血管以达到减少血流量，抑制胃酸分泌，降低胃蛋白酶活性的目的。用去甲肾上腺素2～4mg加入0.9%生理盐水50～100ml（4℃）中口服；对于出血量多、意识障碍或吞咽困难的患者可下鼻饲导管，经鼻饲导管用冰生理盐水500～1000ml（4℃）冲洗后，再用去甲肾上腺素2～4mg加入0.9%生理盐水50～100ml（4℃）中，鼻饲导管内注入。

3. 止血剂 凝血酶1000～2000U加入0.9%生理盐水50～100ml（37℃）中口服或鼻饲导管内注入。亦可用血凝酶1kU肌内注射或静脉注射。

4. 中药治疗 云南白药（0.5～1.5g）、或三七粉（1.5g）、或大黄炒炭研粉（4～6g）加温开水50～60ml混匀调成糊状，口服或经鼻饲导管内注入，每日2～3次，均可取得一定疗效。亦可用白及5～15g或槐花10～15g，水煎取汁分服，每日1剂。

5. 内镜下止血 上述多种方法治疗无效情况下，仍有顽固性大量出血，可在胃镜下进行对病灶喷洒止血药（去甲肾上腺素）、机械止血、高频电刺激照射凝固止血或注射硬化剂。

6. 手术治疗　对于胃镜下止血仍无效致过多过久地大量出血危及生命时，或胃肠急性穿孔者，可考虑手术止血。

7. 防治休克　如有循环衰竭表现，应补充血容量；严重失血者可静脉输新鲜血或成分输血。

（六）预防与护理

（1）急性脑血管病均有发生消化道出血的可能，应采取相应的预防措施。控制颅内压、防止感染和休克、减轻应激反应，阻断恶性循环是预防应激性溃疡出血的关键。应用自主神经阻断剂，减少来自丘脑下部的冲动；降低颅内压，预防脑水肿及脑疝形成，减轻对下丘脑和脑干的损害。

（2）慎用导致溃疡的口服药，可用西咪替丁每日 800～1000mg 分服，减少胃酸分泌达到预防目的。

（3）早期给予留置鼻饲导管，既可补充营养又可监测胃液的变化，使胃液 pH 保持在 6～7。

（4）早期予以合理的营养支持，大量呕血者禁食，轻症可给牛奶或米汁，可适当增加混合奶等；对长期出血或禁食者，应输血或静脉滴注白蛋白、冻干血浆和复方氨基酸等以维持机体代谢平衡。

（5）定时测血压、心率、呼吸以观察有无休克；定时测 Hb、RBC，必要时输血。

总之，及时预防，精心护理，正确监测，不仅可以降低上消化道出血的发生率、病死率，也为提高患者日后生活质量打下良好基础。

五、肺　　炎

肺炎是肺实质的急性炎症。肺炎病因以感染最常见，感染引起的肺炎其病原体包括细菌、病毒、支原体、寄生虫等各种生物性致病因子。非感染性肺炎临床以吸入性肺炎最为常见。脑卒中患者多伴有不同程度的意识障碍、吞咽困难，由此极易引起误吸，而误吸是脑卒中合并肺炎的主要原因。另外，患脑卒中后长期卧床，加之脑卒中患者多数年事已高，机体免疫功能的减退，都是脑卒中合并肺炎的危险因素。约 5.6% 脑卒中患者合并肺炎，肺炎的发生增加了脑卒中的危险性和难治性。急性期肺感染也是脑卒中早期死亡的主要因素之一。

（一）病因病机

肺炎可由多种病原体引起，但以细菌常见，成人占 80% 左右。正常人具有防御功能，可阻止病原体进入呼吸道引起发病。呼吸道的气流动力学、支气管和黏膜纤毛屏障和咳嗽反射、肺泡的巨噬细胞，通过以上的三种方式发挥防御作用。当机体抵抗力降低时，呼吸系统的生理防御功能低下，黏附于上呼吸道上皮细胞的大量或多种致病菌可侵入肺组织而引起肺炎。

脑卒中患者合并吸入性肺炎非常常见，由于误吸、吞咽障碍、胃管刺激咽部引起呕吐，呕吐物反流入气道等胃内容物吸入后，由于胃酸的刺激，产生急性肺部炎症。

脑卒中患者多为高龄，急性期需要绝对卧床，卧床后患者抵抗力和呼吸道气流动力学能力下降，都是脑卒中后肺炎发生的重要原因。不仅是脑卒中，中老年卧床患者的肺炎发生率也是相当高的。因此，脑卒中并发肺炎则是造成脑卒中死亡的重要因素之一。

（二）临床表现

（1）细菌性肺炎：发病急剧，有寒战、高热、咳嗽、吐脓性或血性痰，严重者出现休克症状。肺部有实变体征和湿啰音。

（2）病毒性肺炎：该病的临床表现一般较轻，起病缓慢，有头痛、乏力、发热、咳嗽并咯少量黏液痰。

（3）吸入性肺炎：有吸入诱因史，迅速发病，多于1～3h后出现症状。

（三）临床诊断

1. 细菌性肺炎

（1）临床上有呼吸道急性炎性症状或体征。

（2）血液白细胞计数及中性粒细胞均增高。X线表现可见大片状阴影。

（3）痰培养可确定病原体。

2. 病毒性肺炎

（1）该病的临床表现一般较轻，起病缓慢。

（2）血液白细胞计数正常或稍高，X线肺部呈斑点状、片状或密度均匀的阴影。

（3）必要时可做病毒培养以确诊。

3. 吸入性肺炎

（1）有吸入诱因史，迅速发病，多于1～3h后出现症状。

（2）常于进食后有痉挛性咳嗽、气急，神志障碍者可于进食后1～2h突然发生呼吸困难，迅速出现发绀和低血压，咳出浆液性泡沫状痰，可带血。

（3）两肺闻及湿啰音，可伴有痰鸣音，严重者可出现呼吸窘迫综合征，或合并急性肺水肿。

（4）胸部X线于吸入后1～2h可见两肺散在不规则片状模糊阴影。

（四）鉴别诊断

1. 中枢性高热 脑卒中后高热，伴意识障碍，或呼吸衰竭、循环衰竭而无上述肺炎的症状、体征、胸部X线表现，血常规正常或应激性增高；同时，解热药对中枢性高热基本无效，只能借助物理降温退热。

2. 急性左心衰竭 咳嗽、气喘、呼吸困难，一般表现端坐呼吸，咯粉红色泡沫样痰，两肺可闻弥漫水泡音；体温正常，血常规正常或应激性增高。

（五）治疗原则

（1）吸氧。

（2）人工气道机械通气。

（3）合理应用抗生素。

（4）查痰培养与药敏。

六、肺 水 肿

肺脏的正常解剖和生理机制保证了肺间质水分恒定和肺泡处于理想的湿润状态，以利于肺完成各种功能。由于某些原因引起肺血管外液体量过度增多，甚至渗入肺泡而形成病理状态，即肺水肿。急性肺水肿、神经源性肺水肿均可见于脑卒中急性期患者，尤其常见于脑出血和重症蛛网膜下腔出血，成为中风病死亡的主要原因之一。

（一）病因病机

1. 肺微血管静水压力升高性肺水肿 临床常见于心肌梗死、高血压和主动脉硬化等疾患引起的左心衰竭，二尖瓣狭窄及肺静脉闭塞性疾病引起肺静脉压升高时，引起肺微血管静水压升高。

同时扩张已关闭的毛细血管床，造成通透系数增加。以上两种因素引起的液体滤过量超过淋巴系统清除能力时，产生肺水肿。

2. 微血管和肺泡壁通透性增加性肺水肿 中风患者，特别是中风急性期和危重患者，多合并不同程度的肺部感染。弥漫性肺部感染损害了毛细血管内皮和肺泡上皮，增加微血管的通透性引起大量的水液渗出引发肺水肿。

3. 血浆胶体渗透压降低性肺水肿 中风患者由于合并肺、肾功能损害，或长期入量不足，均可引起低蛋白血症，血浆胶体渗透压降低，同时，伴有微血管静水压力升高时，可诱发肺水肿。

4. 神经源肺水肿 常见于中枢神经系统疾病，但没有明显左心衰竭的患者。肾上腺素能介质大量释放，导致末梢血管收缩，升高血压，将血液转移到循环中，同时发生左心室顺应性降低。两者均造成左心房压升高而诱发肺水肿。

发生肺水肿时，肺表面苍白，含水量增高，尸检切面有大量液体渗出，显微镜下观察，可将其分为间质期，肺泡壁期和肺泡期。

间质期是肺水肿的最早表现，液体局限在肺泡外血管和传导气道周围的疏松结缔组织中，支气管、血管周围腔隙和叶间隔淋巴管扩张，液体进一步潴留而转入肺泡壁期。液体蓄积在厚的肺泡毛细血管膜一侧，肺泡壁进行性增厚而发展为肺泡期。

不同程度的肺水肿，其病理生理改变对肺泡的顺应性弥散，通气/血流比值及呼吸类型影响也不同。其中间质期最轻，肺泡期最重。

（二）临床表现

突然出现呼吸困难、端坐呼吸、咳嗽伴咯粉红色泡沫样痰，两肺可闻弥漫水泡音。

（三）临床诊断

1. 急性肺水肿

（1）有引起急性心功能不全的心脏病基础。

（2）突然出现严重呼吸困难、端坐呼吸。

（3）咳嗽伴有大量粉红色泡沫样痰。

（4）两肺对称性布满湿啰音和哮鸣音。

（5）X 线检查见支气管和血管影增粗，可有 KerleyB 线，肺泡水肿时有双侧肺门附近之雾状阴影改变。

2. 神经源性肺水肿

（1）通常无心肺基础病变。

（2）中枢神经系统发生病变后，很快出现肺水肿。

（3）偶可见到一过性的肺动脉压、肺动脉楔压升高，但大多数为正常值。

（4）水肿液中的蛋白和胶质渗透压均呈高值。

3. 老年人脑出血并发肺水肿

（1）肺水肿症状不典型，凡老年人脑出血出现呼吸节律改变，口鼻腔有泡沫状血性或黏液分泌物者，应考虑肺水肿发生。

（2）多伴有其他系统并发症，如消化道出血、肾衰竭、心肌缺血改变等。

（3）多发生于脑出血急性期，大多于发病后三天内出现肺水肿。

（4）发展快，持续时间短，病死率高。

（四）鉴别诊断

鉴别诊断如表 14-2 所示。

表 14-2　肺水肿临床鉴别诊断

项目	心源性肺水肿	非心源性肺水肿
病史	有心脏病史	无心脏病史但有其他基础疾患病史
体征	有心脏病体征	无心脏异常体征
X 线表现	自肺门周围蝴蝶状浸润肺上野血管影增深	肺门不大，两肺周围弥漫性小斑片状阴影
水肿液性质	蛋白含量低	蛋白含量高
水肿液体渗透压 血浆胶体渗透压	<60%	>75%
肺毛细血管楔压	>1. 3kPa	<3kPa
肺动脉舒张压 毛细血管楔压	<0. 6kPa	>0. 6kPa

（五）治疗原则

（1）积极治疗中风病

（2）氧疗 75% ~90% 乙醇湿化氧气经面罩吸氧。

（3）药物治疗

1）利尿剂：呋塞米 40 ~100mg 皮下或静脉注射，血容量不足者慎用。

2）吗啡：5 ~10mg 皮下或静脉注射，禁用于休克、呼吸抑制和慢性阻塞性肺病患者。

3）扩血管药：颅内出血者慎用。

4）氨茶碱：0. 25g 静脉注射，注意注射速度，预防对心脏的不利影响。

5）其他：β_2受体激动剂、肾上腺皮质激素等药物疗效尚有待于进一步研究。

（4）减少肺循环血量　患者坐位双腿下垂或四肢交替束缚止血带，每 20min 轮换放松一肢体 5min。休克、贫血及颅内出血者禁用。

（5）机械通气。

七、急性肾衰竭

急性肾衰竭（ARF）是指由多种原因造成的肾功能在短时间（数小时或数天）迅速减退，出现急性少尿或无尿，导致水潴留、氮质血症、电解质和酸碱平衡紊乱等急性尿毒症综合征，是中风病常见合并症之一。由于中风患者多为老年人，大部分合并有高血压病、糖尿病等极易引起肾脏损害的病症。加之中风病累及下丘脑或脑干而引起肾脏缺血，肾细胞损害均可导致急性肾衰竭。另外，治疗过程中某些药物的应用，如甘露醇，也是导致急性肾衰竭的原因之一。急性肾衰竭可以加重脑血管病，甚至直接促使患者死亡。

（一）病因病机

从病因角度主要有以下两个方面造成急性肾衰竭。

1. 肾脏血流灌注不足（肾缺血）　肾脏血流灌注不足是引起急性肾衰竭的常见原因，各种肾前性因素持续发展均可导致。如严重创伤、烧伤、手术、严重的感染等各种原因导致严重细胞外液不足，血循环功能不全，血管内溶血、肌红蛋白尿等造成肾血流量减少，尤其是肾皮质的血流量减少，导致肾小球滤过率（GFR）明显下降。

2. 肾脏毒性物质损害　肾脏具有高血流量、浓缩尿液和排泄代谢产物的作用。因此各种外源性和内源性毒物常常把肾小管细胞作为靶器官，对其造成不同程度损害，导致急性肾衰竭。

（1）外源性肾毒性物质：包括肾毒性药物，如氨基糖苷类药物、各种 X 线造影剂、含氟麻醉药、西咪替丁、化疗药物和非类固醇类抗炎药物；有机溶剂，如甲苯、甲醇、四氯化碳等；重金属类，如汞、金、银、铜等；其他生物毒素，如蛇毒、蜂毒、青鱼胆、斑蝥、毒蜘蛛等，这些外源性毒物经肾小球滤过、浓缩，引起肾小管上皮细胞损伤，或进入细胞内与细胞成分（主要性酶系统）结合而损伤细胞。

（2）内源性毒性物质：包括肌红蛋白、血红蛋白、尿酸和钙等。各种原因引起的横纹肌溶解，释放出肌红蛋白，肌红蛋白及其代谢产物对肾小管具有直接毒性作用，影响肾小管的转运。肌红蛋白尚可形成管型，导致肾小管阻塞。各种原因引起的急性血管内溶血，产生大量肌红蛋白及红细胞破坏产物，血红蛋白在肾小管形成管型，阻塞肾小管，红细胞破坏产物使肾血管收缩。血尿酸水平突然显著增高，尿酸在集合管内沉积，导致内源性阻塞性肾病。另外，高钙血症、高草酸血症等均可导致急性肾小管坏死，引起急性肾衰竭。

从病机角度又有以下三个方面。

1. 肾血流动力学改变　肾血流动力学改变在急性肾衰竭早期起主要作用，且常常是始动因素。由于肾神经、肾组织内肾素-血管紧张素、肾内前列腺素等各种作用，肾血流灌注量减少，肾小球滤过率急剧下降，持续的肾血管收缩使肾血流减少。其发生机制可能是各种原因引起有效血容量减少，导致肾缺血，刺激球旁细胞分泌肾素增多，通过血管紧张素Ⅱ的作用，导致入球小动脉收缩和痉挛，使肾小球毛细血管内血流减少，有效滤过压减低及肾小球内皮细胞肿胀，滤过膜通透性降低，以致肾小球滤过率明显下降，当肾血流减少至正常的 1/3 时，甚至滤过停止，引起少尿或无尿。

2. 再灌注性肾损伤　肾组织在急性缺血、缺氧后恢复血供，肾血流再通时，可见细胞损伤继续加重。再灌注使细胞内 ATP 大量分解，生成次黄嘌呤。细胞内钙超载促使黄嘌呤脱氢酶转变为黄嘌呤氧化酶，后者使次黄嘌呤生成黄嘌呤及尿酸，同时产生大量的超氧阴离子；肾缺血时，催化还原型辅酶Ⅱ浓度增高，血流再灌注后与氧反应产生的 O_2，再转化为 H_2O_2 和 OH^-。这些氧自由基使肾小管上皮细胞内膜发生脂质过氧化，导致细胞功能障碍，甚至死亡。

3. 肾小管损害　肾小管损伤导致了肾小管上皮细胞坏死，基膜断裂，使肾小管内液反流扩散到肾间质，引起肾间质水肿，肾小静脉压力升高，压迫肾单位，加重肾缺血，使肾小球滤过率降低，此即反漏学说。肾小管损伤后，肾小管上皮细胞变性、坏死并脱落入肾小管腔内，与刷毛缘的纤毛形成了囊泡状物，蛋白质形成了管型，堵塞了肾小管腔，使肾小管腔内压力增加。致肾小球滤过率减少，造成少尿，此即肾小管阻塞学说。

肾脏的主要病理改变为肾脏肿大、苍白、重量增加，切面皮质苍白，髓质呈暗红色。光镜检查见肾小管上皮细胞变性脱落和坏死，管腔内充满脱落的小管上皮细胞、管型和渗出物。肾毒性物质引起者，肾小管病变主要分布在近曲小管，肾小管基膜表面完整或缺陷，肾间质水肿等。肾缺血所致者，小叶间动脉末梢部分最早受累且程度严重，间质水肿充血和炎性细胞浸润。血栓性微血管病引起急性肾衰竭，可见肾脏微血管有血小板和纤维蛋白源等透明物质沉积，阻塞微血管腔，受损的血管壁常有灶性坏死及炎症，肾小球可有轻度系膜细胞增殖及缺血性改变，甚至出现肾小球硬化，个别病历可出现双侧广泛肾皮质的肾小球和肾小管坏死。

（二）临床表现

急骤发生少尿或无尿、水肿、心悸、贫血等临床危急重症；迅速出现氮质血症的各种临床体征；并且迅速进入多脏器衰竭。

（三）临床诊断

（1）急骤发生少尿（少于400ml），部分患者可无少尿表现，严重者可发生无尿（少于100ml）。

（2）急骤发生和与日俱增的氮质血症。

（3）水、电解质紊乱和酸碱平衡失调。

（4）继发心血管、消化、神经、血液等多系统病变。

（5）尿常规检查：尿蛋白（+）～（++），尿沉渣中可见肾小管上皮细胞、上皮细胞管型、颗粒管型及不同程度的白细胞、白细胞管型、红细胞管型。尿比重低而固定多在1.015以下。

（四）鉴别诊断

1. 肾前性少尿 常有血容量不足或心力衰竭的病史。其氮质血症程度一般不严重，扩容后尿量增多，尿素氮和肌酐恢复正常。尿沉渣无异常改变，尿比重常大于1.020。对无尿标本者，可做中心静脉压测定。急性肾衰竭者一般正常或偏高；而肾前性少尿者偏低。对于难鉴别者，可小心试予补液，如果血容量不足已纠正，血压恢复正常而尿量仍少，氮质血症无改善，则支持急性肾衰竭的诊断。

2. 肾后性急性肾衰竭 其发生是由于长期梗阻造成的不可逆性肾损害。其特点是突然完全性无尿或间歇性无尿或有肾绞痛病史，泌尿系B超和尿路X线检查可明确诊断。常见于泌尿系结石、盆腔肿物等疾病。

（五）治疗原则

（1）减少或停止甘露醇的使用，并避免应用一切对肾脏功能有损害的药物。

（2）严格控制补液量，保持24h出入量平衡。

（3）维持电解质、酸碱平衡。

（4）利尿：呋塞米40～100mg肌内注射，每日2～4次。

（5）血液透析或腹膜透析治疗。

八、血压的调控

脑血管病（出血性和缺血性）患者大多伴血压异常，尤其是高血压，由于其发病机制及相关因素比较复杂，又是发生在脑血管病以后，在处理方面难以有一个统一的方案，必须进行个体化治疗，才能达到较理想的血压水平，以利于脑血管病的总体治疗。

1. 高血压 未发生心、脑、肾损害的高血压患者其目标血压值是120/80mmHg，但由于其发病机制及相关因素不同，故无统一规范的药物，个体差异较大。发生脑血管病后的血压增高更应具体问题具体分析，既要有效和持久地降低血压，又不能影响重要器官的血流量，同时依据不同的脑血管病类型对血压的要求亦有所不同，具体如下。

（1）短暂脑缺血发作（TIA）：此类患者由于脑保护机制的作用，机体会以增高血压的方式来增加脑血流量，因而血压一般不会太高，多不需要降压治疗。但在TIA完全控制后，应积极治疗原有的高血压病。

（2）脑梗死

1）早期脑梗死：许多患者发病早期，血压均有不同程度的升高，仍与脑保护机制有关。如血压在180～220/110～120mmHg时，应严密监测血压，不必急于降压；若超过220/120mmHg时，则应在监测血压的情况下缓慢降压治疗，以单品种、小剂量使用降压药物为原则，效果不佳时，可两种或两种以上药物联用，并逐渐加大剂量，以防降压过度。

2）溶栓治疗前后：在确定患者具备溶栓治疗指征时，若收缩压大于180mmHg或舒张压大于105mmHg，应及时快速降压，以防发生继发性出血。可使用静脉制剂如硝普钠，1～3μg/（kg·min），使用输液泵控制进液速度并监测血压，其能迅速、平稳、及时地使血压降至所需水平。

3）出血性脑梗死：多见于大面积脑梗死、脑栓塞及溶栓治疗后，此时应将血压控制在180/105mmHg以内。若单品种、小剂量不能有效控制时，可两种或两种以上药物联用，并加大剂量。

4）脑梗死恢复期：若血压仍偏高，应口服发病前所用的降压药物，或根据具体情况重新调整药物，使血压平稳下降并控制在正常范围或可耐受的水平。

（3）脑出血：此类患者因发病后颅压急性增高，反射性地引起血压的增高，；反之，血压的持续增高又能增加再出血的概率，故应根据血压增高的程度，进行不同的处理。

1）出血急性期：脑出血急性期，治疗方面会使用一些脱水剂及利尿剂，此类药物均有一定程度的降压作用，若血压在170～200/100～110mmHg时，可先不使用降压药物，严密监测血压的情况下观察脱水剂的降压作用，若血压持续升高，收缩压大于200mmHg或舒张压大于110mmHg以上者，可先使用单品种、小剂量降压药物，不能有效控制时，可两种或两种以上药物联用，并加大剂量。慎用扩血管药物，以利尿剂及ACEI类为主，使血压降至或略高于发病前水平，也可维持在180/105mmHg左右为宜。

2）脑出血恢复期：若血压仍偏高，应积极治疗高血压病，口服发病前所用的降压药物，或根据具体情况重新调整药物，使血压平稳下降并控制在正常范围或可耐受的水平。

3）蛛网膜下腔出血：发病后的血压增高在一定程度上是一种代偿性现象，不应过多干预；若血压明显高于发病前，临床症状明显时，可将血压降至正常水平。脱水降颅压治疗可抑制反射性高血压；药物首选尼莫地平口服或静脉滴注，即可降压又能解除脑血管痉挛。

2. 低血压 是指收缩压低于90mmHg，舒张压低于60mmHg，低血压可能是一时性的，也可能是长期的。其危害是造成人体各器官的供血不足，特别是引起脑组织的缺血性损害极为突出，容易发生缺血性脑卒中、心绞痛、心肌梗死等。脑血管后低血压多与使用某些药物（如降压药、镇静剂、脱水剂等），应激性消化道出血、消耗、入量不足有关。处理方面应首先祛除诱因，如在不影响治疗情况下适时减少药物用量，补充有效血容量，积极治疗各种并发症，增加营养等，若血压仍处于低水平，则考虑使用升压药物如生脉注射液、参脉注射液、多巴胺等。

九、血糖升高

半数以上的急性脑血管病患者的血糖均增高，有资料显示：脑血管病急性期严重程度随血糖升高而加重，预后亦较差，与非血糖升高的对照组之间比较，差异具有显著性。说明高血糖可见于各种类型的急性脑血管病，且其预后均较血糖正常者差。

其中脑梗死时通常在2周，发生高血糖达36.4%，多为大动脉闭塞。3周内降至正常水平。急性脑梗死合并血糖升高时，尤其血糖≥12.43mmol/L，提示脑组织损害范围较广，病情严重，是急性期预后不良的指标之一。另外脑梗死时血糖升高对病情的治疗及预后有非常重要的影响，血糖>13.9mmol/L时即诱发脑水肿，有导致意识障碍加重的可能。脑梗死时血糖增高导致呼吸系统感染、尿路感染及肾损害等并发症的发生率也明显增高，使病情加重。且血糖均>16.7mmol/L时有较高的死亡率。同时，既往血糖控制不良会加重脑梗死后神经功能损伤程度。

脑出血系指非外伤性脑实质内出血，是发病率和病死率很高的疾病。超过半数以上脑出血病例在急性期可伴有血糖升高，且症状严重患者的血糖增高几乎占4/5，说明血糖增高与病情的轻重程度有密切关系。另外血糖升高与出血直径大小存在正相关。脑出血后血糖越高则病死率越高。

蛛网膜下腔出血（SHA）患者一般有25%左右的患者血糖增高，在血糖升高的患者中出现各种并发症的比例都比血糖不高的患者高，尤其是发生上消化道出血、肺炎、电解质紊乱和肾衰竭的比例及死亡率均升高。

综上所述，在急性脑血管病中，血糖水平可作为评估病变程度、梗死或出血范围和预后的主要指标。

（一）病因病机

发生高血糖的主要原因有原发糖尿病，机体应激性反应，胰岛素抵抗及医源性因素。以下分而叙述。

1. 糖尿病 糖尿病为缺血性脑卒中的独立危险因素，糖尿病合并脑血管病是非糖尿病的4～10倍，其中88%为脑梗死。文献报道有3.6%～6.2%的糖尿病患者发生缺血性脑卒中。据国内统计糖尿病容易发生脑梗死，发病率为19.8%～44.9%。其较高的发病率和致残率严重影响患者的生活质量。有资料统计糖尿病伴有脑血管病的病死率糖尿病组的病死率为15%～20%；而正常血糖组病死率为3%～4%。糖尿病伴有脑血管病出现消化道出血、肺部感染、心律失常和肾衰竭的比率均显著高于正常血糖组。糖尿病伴脑梗死患者半年内复发次数增多，复发2次和3次的比例增多，提示复发时间较非糖尿病患者早，具有更大的危害性，且与非糖尿病患者比较，两者复发次数存在显著差异，可以看出糖尿病患者的脑血管病复发率高，支持糖尿病是缺血性脑卒中复发的重要的独立的危险因素之一的观点。国外报道早期血糖升高是患者存活率、自理能力下降的独立危险因素。无糖尿病史的急性脑梗死患者发病时应激性血糖升高，其梗死程度比有糖尿病史者更严重。

有文献报道，当糖尿病患者空腹血糖>7.8mmol/L，能促进动脉粥样硬化的发生，对脑血管既有大中型动脉也有小动脉的损害，并且是一个广泛的损害过程。糖尿病患者不仅是有大、中、小动脉粥样硬化，而且在微血管有基膜增厚的改变，基膜糖类沉积，脂肪样和透明变性，微血管内皮细胞功能失调。另外糖尿病患者存在弥漫性血管病变及高黏症，在发生脑梗死应激时，明显升高的血糖引起梗死局部脱水使血液黏稠度更显著，从而影响梗死区侧支循环，扩大了梗死病灶。有些患者本身有糖尿病，由于症状不明显，但不能忽视其已经存在的病理基础，在急性脑血管病后对其血糖的监控至关重要。

2. 应激性血糖升高 应激是指机体在受到各种强烈因素（即应激原）刺激时所出现的以交感神经兴奋和垂体-肾上腺皮质分泌增多为主的一系列神经内分泌反应及由此而引起的各种机能和代谢的改变。应激是重症疾病预后的影响因素之一。急性脑血管疾病应激性高血糖是指非糖尿病患者在急性脑血管病后出现短期高血糖现象。应激是脑梗死的不利因素，而且对估测预后具有意义。国内研究发现应激性高血糖水平与病灶大小、分部有关，病灶大小与血糖水平呈正相关，提示病灶总体积越大，应激反应越重，而且近中线部位的脑梗死患者应激反应重于远离中线部位，其排序为：脑干>丘脑>底节>脑叶。故梗塞死灶多、直径大（>4cm）的患者更应重视血糖的监测。

大病灶脑组织坏死、水肿、受压、占位效应、中线结构移位越明显，从而对下丘脑-垂体-靶腺轴刺激越强，导致与血糖有关激素分泌越多等。病灶越靠近中线血糖升高越明显，因为脑干网状结构内存在着交感神经纤维，当脑干病变时，直接刺激交感神经，引起交感-肾上腺系统功能亢进，儿茶酚胺、皮质醇等与血糖有关的激素分泌增加，导致血糖明显升高；丘脑病变易累及下丘脑，从而刺激下丘脑-垂体-靶腺轴，引起血糖明显增高，而远离中线部位的脑叶、底节病变时，脑干及丘脑部位呈间接受压，影响相对较小。

3. 胰岛素抵抗　靶组织细胞对胰岛素的敏感性降低而称之为胰岛素抵抗，是指胰岛素促进葡萄糖的摄取和利用受损，致使正常剂量的胰岛素产生低于正常生物效应的一种异常状态。胰岛素抵抗可引起一系列代谢紊乱，如高血糖、高胰岛素血症、高血压、高三酰甘油、高极低密度脂蛋白、高密度脂蛋白降低及凝血和纤溶系统异常，这些代谢异常是脑卒中的危险因素。

高胰岛素血症刺激血管平滑肌增生并干扰脂代谢使脑血管壁受损，促进纤溶酶原活化抑制剂（PAI）的产生致血液呈高凝状态，进而影响脑血流动力学，增强交感神经系统活性，促进肾小管对钠重吸收而诱发高血压等。脑梗死急性期的应激性高血糖和代偿性高胰岛素血症，是机体在病理状态下保持组织细胞免受进一步损伤的重要机制。另外在胰岛素抵抗病理状态时，可致血管平滑肌细胞增生及脂代谢紊乱，并可促进纤溶酶原激活物抑制剂的产生及增强交感神经系统的活性，促进肾小管对钠的重吸收，因这诸多因素均易致脑血管受损，脑血液动力学紊乱及脑血管痉挛、狭窄、缺血、缺氧、血栓形成，脑梗死的发生。

4. 医源性血糖升高　医源性血糖升高是由于在治疗脑急性脑血管病时，不适当的应用高渗糖及糖皮质激素及甘露醇，而出现的血糖升高。

总之，急性脑血管病时无论是原有的糖尿病，或胰岛素抵抗还是医源性或应激性的血糖升高，在血糖升高后都会加重脑血管病的病情。

（二）临床表现

除急性脑血管病的原有症状外根据病因的不同还伴有不同的症状，如是医源性和应激性的血糖增高可仅伴有空腹或餐后的血糖升高。如果患者本身有糖尿病，则伴有不同程度的多饮、多尿、口干等症状。如是胰岛素抵抗则伴有除高血糖外的高胰岛素血症、高血压、高三酰甘油、高极低密度脂蛋白、高密度脂蛋白降及凝血和纤溶系统异常等一系列症状。

（三）临床诊断

脑血管病急性期时血糖升高的标准一般都参照糖尿病的诊断血糖标准，一般空腹血糖超过6. 11mmol/L，餐后血糖超过7. 77mmol/L。就应引起注意，在血糖水平达到糖尿病的诊断标准时，即任意血糖≥11. 1mmol/L或空腹血糖（FPG）≥7. 0mmol/L就应进行适当的对症治疗。相关研究发现，高血糖影响脑血管病的预后，血糖每增加5. 56mmol/L，复原机会减少24%，出血性脑梗死的机会也会增加“因此临床强调脑梗死发病24小时内避免静脉滴注葡萄糖液体或右旋糖酐注射液，尽快控制高血糖，早期干预十分必要”需要注意的是要在血糖检测下应用胰岛素降血糖，以避免低血糖发生。资料显示，血糖<7. 0mmol/L和血糖在7. 0～11. 1mmo/L时脑梗死病情以轻型、中型多，而重型少；但血糖>11. 1mmol/L时，以重型多。

（四）鉴别诊断

（1）与原发性糖尿病鉴别：首先了解患者病史是否患有糖尿病，然后根据患者的血糖进行判断。值得注意的是患脑血管病后如何鉴别患者的血糖高是应激性还是原发性糖尿病除了利用病史，还可以观察发病后6h以内或发病后血糖仍高，或发病后6h后血糖高达正常值2倍，即12mmol/L以上或酮体阳性，糖化血红蛋白升高者均为原发性糖尿病可能性大。血糖高于7mmol/L可致长期慢性损害，高于14mmol/L以上可引起急性损害，即引起代谢紊乱，应给予紧急处理。

（2）与低血糖鉴别：应注意的是老年人突发意识障碍，肢体瘫痪及精神症状时常首先考虑急性脑血管病忽视神经低血糖症状而延误治疗，导致严重后果。低血糖一般以血浆葡萄糖浓度低于2. 8mmol/L作为诊断标准，临床以交感神经兴奋及高级神经功能丧失为主要症状，低血糖时，大脑皮质首先受抑制，继而皮质下中枢、脑干相继受累，表现为：头晕，反应迟钝、行为怪异、痉挛、锥体束征阳性、癫痫、昏迷等。低血糖偏瘫临床上以右侧的发生率较高，发作持续时间通常比 TIA 长；有时伴有神志改变和失语。甚至有的病例出现再次发作。脑细胞没有糖原储存，又不能利用循环中的游离脂肪酸作为能量来源，脑组织所需要的能量几乎完全来源于血糖，故脑组织对低血糖及其敏感。低血糖症状与血糖下降的程度、速度、持续时间有关。快速中度的血糖下降表现为交感神经兴奋症状而无神经低糖表现，反之，血糖下降缓慢，则以脑功能障碍症状为主。通常血糖低于 2.8mmol/L 时出现神经精神症状，血糖降至 1.68mmol/L 时出现交感神经过度兴奋、多汗、震颤、头痛、烦躁继而嗜睡，血糖低于 0.56mmol/L 时进入深昏迷，瞳孔散大，持续时间长会造成不可逆损伤。低血糖引起应激性脑损害，反射性兴奋交感神经，导致脑血管痉挛，表现出与短暂性脑缺血发作相似的某种神经功能的突然缺失，也可能与某些神经元选择性地对低血糖具有较明显的易感性，低血糖时交感神经兴奋致脑血管痉挛，可造成脑各部供血不均衡，即血糖正常时狭窄血管供血区尚可能得到足够能量维持其功能。

（五）治疗原则

治疗上除了均予极化液、胞磷胆碱、阿司匹林等保护脑细胞、抗自由基、抗血小板凝聚，建议加用胰岛素治疗不超过 3 周，血糖控制在 4 ~ 7mmol/L。

胰岛素的应用：虽然发生脑卒中的糖尿病患者多为 2 型，但脑梗死急性期使用胰岛素是必要的，因为胰岛素除能迅速有效地降低血糖且剂量容易掌握外，还可改善脑缺血性损害。胰岛素还对脑及脊髓缺血后损伤有保护作用，研究发现胰岛素可改善组织代谢、促进蛋白合成、增加细胞外 GABA、直接抑制谷氨酸等的释放，通过一系列环节减轻兴奋性递质对脑神经的损害，从而达到保护脑组织、缩小脑梗死面积作用。近年来对血糖的调控存在不同看法，有研究显示危重急症患者用胰岛素将血糖控制在 4.4 ~ 6.1mmol/L 能有效降低死亡率，说明胰岛素对机体代谢机制有较大影响，其机制尚需进一步阐明。对有血糖增高的脑梗死患者，早期避免应用高渗葡萄糖制剂并给予适量的胰岛素治疗。最近用低剂量胰岛素治疗急性脑梗死使血糖维持在正常偏低水平，能促进神经功能的改善，故即使血糖升高是暂时的，也应给予胰岛素治疗。

另外脑梗死后血糖升高可根据需要使用不同的降糖药物。在急性期，多数口服降糖药会增加体内酸性代谢产物，有加重酸中毒的可能，但二甲双胍可在降低血糖的同时，有效地降低纤溶酶原激活物阻滞剂-1，促使内生溶栓发挥作用，从而发挥治疗脑梗死的作用。

对于胰岛素抵抗的治疗，目前多利用有以下几类药物。

（1）二肽基肽酶-Ⅳ阻滞剂可抑制二肽基肽酶-Ⅳ的活性，提高循环血中葡糖依赖性胰岛促分泌素多肽及胰高血糖素相似性缩胺酸，使用二肽基肽酶-Ⅳ阻滞剂，可提高肝内及周围组织对胰岛素的敏感性，改善胰岛素抵抗。

（2）非选择性 11β 羟基类固醇脱氢酶-1 阻滞剂甘珀酸可降低 2 型糖尿患者肝细胞内皮质醇浓度，从而提高肝内胰岛素敏感性及肝内脂代谢，对高胰岛素血症具有治疗作用，但临床对此类药物的使用中要求应用能够降低脂肪组织中皮质醇浓度及提高周围组织葡萄糖应用的选择性 11β 羟基类固醇脱氢酶-1，因此，此类药物的使用尚待进一步研究。

（3）胰岛素抵抗除表现为周围组织的葡萄糖利用受损外，还表现为肌蛋白降解加速，机体抗氧化作用受损及广泛细胞坏死，亦有证据显示胰岛素抵抗还可引起肌细胞（包括心肌细胞）的氧化损伤。

（4）血小板源性生长因子是一种强有力的血管平滑肌细胞增殖诱导剂，有预防高胰岛素血症的患者引起的动脉硬化。

中医药治疗：由于中医在中风的病机上有各种的认识，在治疗上也有相对的各种方法，目前研究显示中风病急性期血糖升高中医病因病机主要与痰浊有关。中风病急性期由于气血阴阳失调而致肺、脾、肾及三焦等脏腑气化功能失常，水液代谢障碍以致水津停滞而成痰，痰随气升降流行，内而脏腑，外至筋骨皮肉，泛滥横溢无处不至。既可因病生痰又可因痰生病，互为因果，恶性循环。从而可形成各种复杂的病理变化。中风病急性期患者按其症状、舌象、脉象进行辨证分析，并对其中血糖升高的患者进行证候分布研究。中风病急性期血糖升高中医证候多分布在风痰瘀血、痰热腑实、痰热蒙蔽心神证。通过运用中药治疗、中药注射剂、中药复方、针灸及中西医结合对中风后血糖升高进行治疗。中药一般以川芎嗪、黄芪、刺五加及滋养肾阴和化痰除湿的药物为主，其中对脑梗死多基于气阴两虚、瘀痰阻络的基本病机，运用益气养阴、活血通络为主要治疗方法，中药注射剂多以葛根素注射液、灯盏花素、刺五加注射液、银杏达莫注射液、路路通注射液、生脉注射液穴位注射等进行治疗也取得了不错疗效。

总之，在治疗上应进行常规查血糖，不能盲目应用葡萄糖，否则是不适宜的，特别不宜用高渗糖及糖皮质激素来减轻脑水肿，并注意甘露醇的应用，防止高渗性昏迷的发生。当患者血糖超过 11.1mmol/L 时，应立即给予胰岛素治疗，将血糖控制在 8.3mmol/L 以下。开始使用胰岛素时应 1～2h 监测血糖 1 次。当血糖控制之后通常需给予胰岛素维持。急性脑卒中患者很少发生低血糖，血糖太低也会加重病情，此时可用 10%～20% 的葡萄糖口服或注射纠正。

急性脑卒中患者应常规检测血糖，有血糖增高者应进行监测。急性脑卒中患者有血糖增高时应使用胰岛素将血糖控制在正常范围以下。急性脑卒中患者有低血糖时应及时纠正。经过及时的降低血糖会减少脑血管病的伤害，有利于患者的恢复。

单元篇

第十五章　建设具有中国特色的卒中单元

脑血管病又称脑卒中,其以高发病率、高死亡率、高致残率严重危害人类的健康。WHO 统计,脑血管病是全球人类死亡的第二大疾病原因和主要致残原因，到 2030 年，全球脑血管病死亡率将继续呈上升趋势，由于人口老龄化，脑卒中患病率逐年递增，且有向低龄化发展的趋势。

我国脑血管病发病率和死亡率高于国际平均水平，也是因脑血管病而死亡人数最多的国家，中国第三次死因回顾抽样调查显示，目前脑血管病已成为我国城市和农村人口的第一位死亡和致残原因，导致我国人群寿命平均缩短 12 年。

发达国家通过积极控制脑血管病的危险因素，合理利用脑卒中医疗资源，提高医疗服务质量，脑卒中发病率和住院病死率显著降低。卒中单元（stroke unit，SU）是治疗脑血管病的的成功经验。在国外已实践了近 50 年，它强调脑血管疾病治疗的标准化和多学科医疗，把患者的功能预后及患者和家属的满意度作为重要的临床目标，体现了对患者的人文关怀，极大地改善了脑血管疾病的医疗状况。卒中单元在降低死亡率、合并症发生率及提高脑卒中后生活质量等方面具有显著的优势，且能明显减少住院时间和医疗费用，在国际上日益得以应用。

卒中单元是一种住院脑卒中患者的医疗管理新模式，即把传统治疗脑卒中的每一种独立存在的办法（如药物治疗、功能康复、语言障碍矫治、心理咨询、健康教育、营养等，都作为不可或缺的因素），重新组合成一种和谐、紧密、综合、全方位的治疗系统，是对传统概念的冲击，它意味着治疗脑卒中最有效的方法并非一种药物和一种手段，而是一种全新的脑卒中管理模式。

我国属于发展中国家，医疗卫生健康体系具有不同于国际的模式，中医药在防治脑血管病中发挥了重要作用。尤其是在脑卒中恢复期和后遗症阶段，传统医学手段在脑卒中康复医疗中起主要作用。即使是从事现代医学工作的专家学者，对此也无可非议。因此，完成组建具有中国特色的卒中单元，使更多的脑卒中患者得到最佳的治疗；取得最好的疗效，是我国医务工作者的重要职责。

第一节　我院卒中单元的建设历程

天津中医药大学第一附属医院针灸部创建 40 余年，形成了以“醒脑开窍”针刺法为特点的中风病治疗体系，针灸治疗脑卒中的临床及应用基础研究已达世界领先水平，且拥有世界上最大的针灸治疗脑卒中的临床及研究基地。如何提高针灸临床服务能力，改变针灸临床服务模式，让脑卒中患者早日康复，提高生存质量，减少复发率，石学敏院士依据传统中医理论，整合多年的临床研究和现代药理研究成果，采用国际公认的诊疗标准，针对脑卒中病的病因病机特点，吸收现代医学卒中单元的理念，于 20 世纪 90 年代建立起以“醒脑开窍”针刺法为核心，集丹芪偏瘫胶囊、康复训练、饮食疗法、心理康复、健康教育等疗法为一体的、规范的中风病综合治疗体系——石氏中风单元疗法，被国家中管局列为十大重点推广项目之一。经过十余年的发展，目前以建设成为以中医药针灸为特色的、融合了脑外科、神经介入、神经科急重症监护（SICU）、神经影像、康复、营养学、流行病学的、立体的、多学科合作的脑血管病管理框架模式，并且把健康重心往前提，对患者提供贯穿疾病预防、超早期急性期治疗、后期功能康复的自始至终的服务平台。石氏脑卒中单元疗法，是对国际“卒中单元”概念的完善和贡献。因此，我们说“石氏脑卒中单元”是具备中国特色的卒中单元。

1. 创建理论、临床观察 1972 年，开始了针刺治疗脑血管病的临床研究，创立了治疗脑血管病的“醒脑开窍”针刺法，观察了部分稳定期、后遗症的脑卒中患者，临床疗效显著，1981 年取得了初步成果，得到了当时天津市神经科医学专家的认可。

2. 发展学科、建设基地 1985 年以后，我院送出大批青年中医、针灸专业医生进修神经内科、急救医学、三衰病房管理。武装了现代医学理论基础，提高了脑卒中危、急、重症患者的抢救处理能力，随后组建了急症和 CCU 病房，开始建成脑血管病从急性期到后遗症期不同阶段综合治疗体系的雏形。

3. 技术腾飞、配套完善 1990 年，医院扩建，针灸部病床扩建到 600 张，门诊开设 29 间诊室。引进一批现代医学优势学科的精英，开设了脑外科、介入中心、心身中心、康复中心等相关科室。研制了十余种治疗脑血管病及并发症、合并症的中药制剂。以“醒脑开窍”针刺法为主的，完整的脑血管病综合诊疗体系（即卒中单元）基本形成。

4. 推广普及、基础研究 1995 年以后，醒脑开窍针刺法、手法量学研究、石氏卒中单元疗法先后被国家中医药管理局列为重大科研成果推广项目。并建立了针灸研究所，设有多学科的研究工作，为针灸和药物治疗及康复找出科学依据。作为全国针灸临床研究中心，至今为止，国内已经发展了 42 个分中心，具有中国特色的卒中单元已经在国内进行推广应用。

第二节 具有中国特色的卒中单元的基本架构

卒中单元基本是急性抢救监测和早期综合治疗、康复相结合的模式。我院的卒中单元是由多学科共同组成。其中包括：急症部、针灸部、脑外科、介入中心、心身中心、康复科、康复训练厅、放射科、CT 室、MRI 室、功能检查科、检验科、护理部、营养科等。因此，跨学科的交叉性合作是十分必要的。

中国特色的卒中单元主要由如下要素构成（图 15-1）。

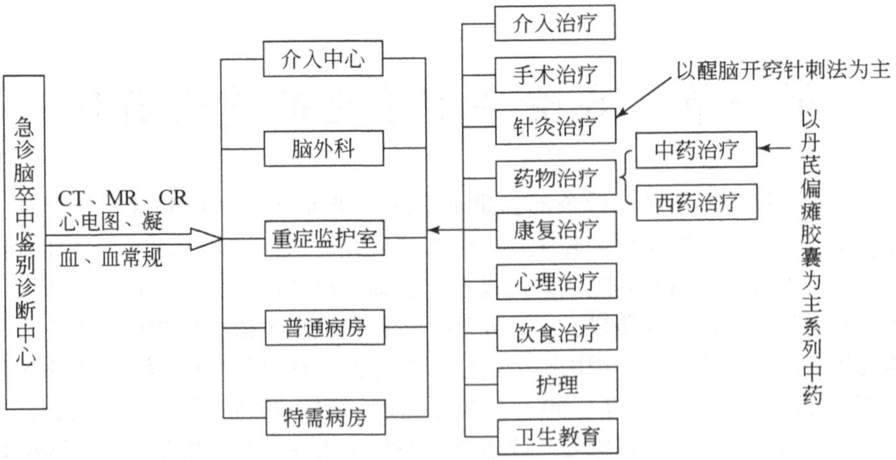

图 15-1 中国特色的卒中单元的结构组成

卒中单元要求在接诊、诊断、治疗、康复、预后各方面做到及时、合理、确切、规范，涉及医护技各部门、多科室的密切配合与协作。尤其是在脑卒中急性期得到及时、合理的救治，为脑卒中全面的治疗康复打下良好的基础。

一、保障脑卒中急救的绿色通道

急性脑卒中应得到急诊和专科医生的重视，在治疗时间窗内得到准确诊断、有效治疗和严密监测，是提高生存率，减少后遗症的关键因素。通过影像学检查，迅速区分脑卒中的类型，缺血性脑卒中争取在超急性期（即发病3～6h内）进行溶栓或降纤治疗；出血性脑卒中尽早决定手术或保守治疗方案。因此，保障脑卒中急救绿色通道是治疗脑卒中的关键。这其中包括经验丰富的脑卒中急症临床医生、CT、MR室、检验中心、功能检查科、介入中心、脑外科、重症监护室、普通病房等多方面的配合。要求接诊医生能在最短的时间内做出正确的诊断，将患者按病情需要迅速分流，对于脑卒中有溶栓指征者立即转介入中心治疗；有手术指征的转脑外科治疗；病情危重的转重症监护室；病情相对稳定者进入普通病房，给予醒脑开窍法针刺治疗为主的综合治疗，使患者的治疗形成良性连锁效应，安全过渡到恢复期。

二、脑卒中危、急、重症的全面检测

重症监护室的建立，实现了脑卒中病危、急、重症的心脑系统监测及第一时间救治。监护室配备了心电监护仪、正压呼吸机、氧饱和度检测、低温设备、无创心电、血压、24h心率趋势图、除颤器等循环及呼吸功能监测仪器和设备。同时，与中心实验部共同完成患者血气、出凝血机制、电解质、生物酶、免疫功能、肾功能、肝功能等生理、生化指标的全面检测。根据临床体征和检测指标随时变更治疗方案，使患者早期得到最有效、多学科交叉及多手段综合治疗，这是我们自己特色的卒中单元模式之一。

三、第一时间介入针灸治疗是我们卒中单元的特色

我们的卒中单元特色在于，以醒脑开窍针刺法为主体，大量的安全实验证明，醒脑开窍针刺法对脑卒中急性期有良好的正向调节作用。同时，大量基础实验也说明，醒脑开窍针刺法对改善脑组织血液动力学；调节急性期钙离子通道；清除自由基；抑制再灌注损伤；调整基因表达；阻止脑细胞凋亡等具有多方面的良性作用。因此，第一时间介入针灸治疗，对降低死亡率，减少致残率，缩短脑卒中患者的康复时间起到置关重要的作用。针刺治疗脑卒中、现代医学对脑卒中的诊断和治疗原则，在其他章节已经由详细论述，不再重复。

第三节　以丹芪偏瘫胶囊为代表的系列中药

一、丹芪偏瘫胶囊的药物组成及功效

我们经过三十余年的临床实践，已研制出了丹芪偏瘫胶囊、醒脑治瘫胶囊、化瘀通脉注射液、化瘀通脉汤剂、扶正合剂、益肾养肝口服液、脑血栓丸、中风丸、针洗1号、健脑带、健身带等

针对脑卒中病及合并症、并发症治疗和保健系列。使中药治疗在卒中单元内趋向规范化、科学化。丹芪偏瘫胶囊 2001 年经国家食品药品监督管理局批准，获得新药证书及批准文号（国药准字 Z20010105）。由于其他制剂处于院内使用阶段，尚未成为商品药，无法推广，此节仅以丹芪偏瘫胶囊为例。

（一）丹芪偏瘫胶囊的药物组成及功效

（1）处方：黄芪、丹参、川芎、水蛭、人工牛黄、羚羊角、全蝎、石菖蒲等。采用韩国技术制造的动态提取设备，充分提取有效成分。

（2）功能：益气活血，豁痰息风。

（3）主治：气虚血瘀型缺血性脑卒中病恢复期。症见半身不遂，口舌歪斜，舌强言謇或不语，偏身麻木，面色㿠白，气短乏力或眩晕耳鸣，舌质暗淡或暗红，苔薄白或白腻，脉沉细或弦细、弦滑。

（4）方解：该方在补气活血、化瘀通络基础上，配伍息风解痉及豁痰开窍之品，针对该病"虚"、"瘀"、"风"、"痰" 致病的特点，标本并重。临床所见，该病多见于中老年患者，表现正气不足，肝肾阴亏。一方面气血不足，气虚血运不畅，气血瘀滞，脉络痹阻；另一方面肝肾阴亏，肝阳偏亢，而见眩晕耳鸣；阳化风动，夹痰走窜经络，脉络不畅，遂致瘀血，风痰闭塞脑窍，而致半身不遂，偏身麻木；气虚血瘀、痰瘀阻络，舌本失养，故言语謇涩或不语；风痰阻于头面经络则经遂不利，筋肉失养，故见口舌歪斜，甚则面部肌肉抽动。面色㿠白，气短乏力，舌质暗淡或暗红，苔薄白或白腻，脉沉细或弦细，系气虚血瘀、肝风内动、痰湿阻络之象。综上所述，该方证系由于气虚血瘀、风痰闭塞脑窍所致，治当补气活血、豁痰息风。

处方中，黄芪，气味甘，微温，入肺、脾经，重用黄芪，补气通络，祛瘀而不伤正，如《别录》所谓"逐五脏间恶血"。生用而非制用之意在于，取其力专性走，周行全身，以助推动诸药之力，为君药；川芎等，性味辛散，活血行瘀，擅长祛风，可行血中之气，祛血中之风，并引诸药上行头目，张元素称川芎"上行头目，下行血海，能疏肝经之风"；水蛭等，破血逐瘀，重在祛瘀活血，与君药黄芪相配，起到补气活血、逐瘀通络的作用，为臣药；人工牛黄、羚羊角、全蝎，入肝经，同属平肝息风药，长于息风止痉，三药合用，平肝息风、通络止痛，用于改善口舌歪斜之症；石菖蒲等，化浊祛湿，重在开窍，与牛黄合用，更具清热豁痰之功；上述药物，息风豁痰并用，共为佐药。

全方十四味，配伍严谨，谨守病机，攻补兼施，共奏益气活血、息风豁痰之功。

该品种目前与市场常用品种相比较，其特点在于传统益气活血法的基础上，针对老年患者正气不足，夹风、夹痰、夹瘀之病的特点，加用豁痰息风之品，标本并治，且重病重剂，更加贴近临床，优于单独活血化瘀，或补气活血，或息风止痉等类中成药，充分体现祖国医学辨证论治理论体系的精髓，临床疗效显著。

（二）药物特点主要有六方面

（1）安全性，不影响健康人与急性中风患者的凝血功能指标（凝血酶原时间、活化部分凝血活酶时间、纤维蛋白原、血小板聚集、D–二聚体）、全血细胞计数，血液流变学指标，生化全项指标（血糖，肌酐，谷丙转氨酶，谷草转氨酶，C–反应蛋白）和心电图。

（2）减少脑梗死面积：该药可以有效降低脑梗死面积，改善实验动物行为障碍。

（3）保护及修复受损脑细胞：该药增加中风患者脑血流量，促进神经再生。

（4）有效恢复肢体功能：该药对改善中风患者运动障碍效果明显优于安慰剂。

（5）改善中风患者平衡障碍、语言障碍、视觉障碍及偏盲等方面具有优势，明显优于安慰剂。

（6）可用于后循环缺血性脑梗死和严重的中风。

二、主要药效学实验及药理作用研究

丹芪偏瘫胶囊的主要药效、药理实验均由天津市药物研究院完成，包括全部实验、统计学处理和实验结论。共完成8项药效药理实验研究。

（1）丹芪偏瘫浸膏对大鼠大脑中动脉阻塞所致脑梗死的预防作用。

（2）丹芪偏瘫浸膏对大鼠大脑中动脉阻塞所致脑梗死的治疗作用。

（3）丹芪偏瘫浸膏对沙土鼠实验性脑缺血的影响。

（4）丹芪偏瘫浸膏静脉注射及十二指肠给药对麻醉犬颈内动脉血流量、脑血管阻力、血压及心率的影响。

（5）丹芪偏瘫浸膏对血瘀大鼠血液流变学的影响。

（6）丹芪偏瘫浸膏对大鼠实验性血栓形成的影响。

（7）丹芪偏瘫浸膏对大鼠血小板聚集的影响。

（8）丹芪偏瘫浸膏对小鼠凝血时间的影响。

（一）丹芪偏瘫胶囊药效学及药理作用实验的基本材料

1. 药物 丹芪偏瘫浸膏：由黄芪、赤芍、川芎等组成。每克浸膏相当于2.8g生药。批号940103，由天津中医药大学第一附属医院提供。

尼莫地平：市售。

盐酸罂粟碱：市售。

复方丹参片：市售。每片含0.678g生药。

盐酸川芎嗪注射液：市售。

阿司匹林：市售，实验时用1%的CMC配成混悬液供大鼠灌胃用。

腺嘌呤核苷二磷酸二钠盐（ADP）：用生理盐水配成500g/ml溶液置冰箱备用。

花生四烯酸钠溶液（AA）：市售，用1N Na_2CO_3溶液配成33mM的钠盐溶液，置冰箱备用。

胶原溶液：取家兔主动脉壁，按湿重100mg加1ml生理盐水磨成匀浆，以3000转/min，离心20min，取上清液置冰箱备用。

2. 动物 沙土鼠：体重40～60g，雌雄兼用。购自北京首都医学院。

杂种狗：体重10～14kg，雌雄兼用。

大鼠：Wistar种，雌雄兼用，体重根据试验需要而定。

小鼠：昆明种，体重18～22g，雌雄兼用。

以上动物由天津药物研究院动物房提供，合格证号：津实动设施准第001号。

（二）丹芪偏瘫胶囊药效学及药理作用实验的实验结果

（1）丹芪偏瘫浸膏按分别以6、3、1.5g/kg预防给药，连续10d。高、中剂量组使阻断大鼠大脑中动脉所致脑梗死有明显疗效。脑梗死组织百分比分别减少了46.7%（$P<0.01$）、39.1%（$P<0.05$），明显改善其行为障碍。与阳性对照药物尼莫地平有类似的预防作用。

（2）丹芪偏瘫浸膏按6、3、1.5g/kg治疗给药，连续10d。高剂量组对阻断大鼠大脑中动脉所致脑梗死有明显的治疗作用，脑梗死组织百分比分别减少了46.7%（$P<0.01$）、39.1%（$P<0.05$）、17.5%（$P>0.05$）、48%（$P<0.01$），和行为改善的结果一致。与阳性对照药物尼莫地平

有类似的预防作用。

（3）丹芪偏瘫浸膏按10、5、2.5g/kg多次灌胃给药，高、中剂量组明显改善沙土鼠实验性脑缺血的行为得分、改善沙土鼠缺血侧大脑半球钠含量的升高和钾含量的降低。经统计学处理 $P<0.01$，与阳性对照药物尼莫地平亦有类似作用。

（4）丹芪偏瘫浸膏按250、125、62.5mg/kg静脉注射给药，在1～3min时，明显增加麻醉犬颈内动脉血流量，明显降低脑血管阻力（$P<0.01$，$P<0.05$）；对血压和心率无明显影响（$P>0.05$）。十二指肠给予丹芪偏瘫浸膏，对上述四项指标均无明显影响。与阳性对照药物罂粟碱亦有类似作用。

（5）丹芪偏瘫浸膏按6、3、1.5g/kg多次胃灌注给药，明显降低血瘀模型大鼠的全血黏度、血浆比黏度、血沉和血细胞比容。并随剂量增加，作用增强（$P<0.001$，$P<0.01$）。在降低低切速下的全血黏度与阳性对照药物复方丹参片有类似作用；在降低中、高切速下的全血黏度、血浆比黏度、血细胞压积和血沉方面优于阳性对照药物复方丹参片的作用。

（6）丹芪偏瘫浸膏按6、3、1.5g/kg多次胃灌注给药，高、中剂量组明显延长大鼠实验性血栓形成时间（$P<0.01$，$P<0.05$）丹芪偏瘫浸膏按3g/kg多次胃灌注给药时，与阳性对照药物复方丹参（生药）有类似作用；丹芪偏瘫浸膏按6g/kg多次胃灌注给药时，优于阳性对照药物复方丹参（生药）的作用。

（7）丹芪偏瘫浸膏按6、3、1.5g/kg多次胃灌注给药，高、中剂量组明显抑制由ADP、AA、胶原诱导的大鼠血小板聚集（$P<0.01$，$P<0.05$），与阳性对照药阿司匹林对ADP诱导的血小板聚集作用与高剂量组作用类似，对另外两种诱导剂的作用优于丹芪偏瘫浸膏。

（8）丹芪偏瘫浸膏按11、5.5、2.75g/kg多次胃灌注给药，高、中剂量组明显延长小鼠的凝血时间（$P<0.01$，$P<0.05$）。与阳性对照药物盐酸川芎嗪亦有类似作用。

（三）丹芪偏瘫胶囊药效学及药理作用实验的结论

（1）丹芪偏瘫胶囊的高、中剂量给药对颈内动脉系脑卒中有良好的预防作用，与阳性对照药尼莫地平有类似作用。

（2）丹芪偏瘫胶囊通过改善脑血流、延长血栓形成、减少颈内动脉系梗死脑组织，改变血液动力学，达到治疗颈内动脉系缺血性脑卒中的作用，阳性对照药物罂粟碱、复方丹参、阿司匹林均有类似的治疗作用。

（3）丹芪偏瘫胶囊通过改善急性脑缺血脑内钙含量的升高和钾含量的降低状态，达到保护脑组织的作用。阳性对照药尼莫地平有类似作用。

（4）丹芪偏瘫胶囊药效学及药理作用实验所见各项实验参数的良性改善与实验动物的行为改善结果相同，说明丹芪偏瘫胶囊应该具备改善临床症状的功效。

第四节　丹芪偏瘫胶囊国内外研究进展

中成药制剂丹芪偏瘫胶囊为我国正式批准的国家Ⅵ类新药，广泛应用于脑卒中的治疗，由9种植物药物（黄芪、丹参、赤芍、川芎、当归、桃仁、红花、远志、石菖蒲）和5种动物药物（羚羊角、全蝎、水蛭、土鳖虫、人工牛黄）组成，已先后在7个国家获得认证，称之为Neuroaid（MLC601），并且针对丹芪偏瘫胶囊的安全性和治疗中风的疗效开展了独立的临床研究，相关文献已发表在国际专业期刊。

一、国内相关研究

唐氏从2001年1月~2003年1月纳入脑血栓患者78例，随机分为丹芪偏瘫胶囊治疗组42例，口服，2粒/次，3次/d，曲克卢丁对照组36例，2片/次，3次/d。4周为1个疗程，60d后统计疗效。结果显示，治疗组基本治愈20例，显效进步14例，进步6例，无效2例，总有效率95.2%，对照组基本治愈17例，显效进步6例，进步6例，无效7例，总有效率为80.5%。丹芪偏瘫胶囊疗效明显优于对照组。

李氏等将120例急性期脑出血患者随机分为治疗组、对照组各60例，对照组在西医治疗基础上仅配合醒脑开窍针刺法，1次/d，14d为1个疗程，2个疗程后观察疗效。治疗组在对照组基础上再给予丹芪偏瘫胶囊，前3d每次2粒，3次/d，3d以后改为每次4粒，3次/d。服用4周后观察疗效。结果表明，治疗组不论在有效率（$P<0.05$）、颅内血肿吸收情况（$P<0.01$）、神经功能缺损恢复情况（$P<0.01$），都明显优于对照组。

盛坤等纳入130例从2006年3月~2007年9月住院的中风后遗症患者，使用丹芪偏瘫胶囊配合醒脑开窍针刺法治疗，同时予以降血脂、控制血压等常规疗法，疗程为2个月。基本治愈38例，显著进步59例，进步29例，无效4例，总有效率96. 92%。治疗结束时，神经功能缺损程度积分明显低于用药前（$P<0.05$）。提示丹芪偏瘫胶囊治疗中风后遗症，作用显著，疗效确切。

克里斯多佛·陈等对中国2个未发表的丹芪偏瘫胶囊与另一种传统中药步长脑心通胶囊作对比的随机、双盲临床试验进行二次分析，评估丹芪偏瘫胶囊治疗急性脑缺血卒中患者的疗效与安全性。结果发表于*Stroke*。605例患者被随机分到丹芪偏瘫胶囊组（丹芪组）与步长脑心通组（对照组），疗程为1个月。纳入标准为急性脑缺血卒中患者，病程为10d~6个月；符合中西医脑卒中诊断标准；且脑卒中偏瘫评分≥10分。以综合功能评分测评表明，丹芪组患者的功能恢复情况优于对照组，有显著统计学差异［RR=2.4；95% CI（1.28，4.51）；$P=0.007$］。两组的耐受性均良好。认为需要更大样本量的双盲随机对照试验进一步证实丹芪偏瘫胶囊的疗效和安全性。

二、国外研究进展

（一）安全性研究

新加坡从2004年12月~2006年5月，共开展了3个试验，观察丹芪偏瘫胶囊或是联合阿司匹林对健康人和中风患者的血液流变学指标和生化全项指标的即刻效应和长期效应，证明丹芪偏瘫胶囊的安全性。试验1纳入32位健康志愿者，每隔6h口服双倍剂量的丹芪偏瘫胶囊（8粒）；试验2是将22位健康志愿者随机分成两组，一组每隔6h口服300 mg阿司匹林，另一组每隔6h同时服用300mg阿司匹林和双倍剂量的丹芪偏瘫胶囊。上述2个试验的受试者均在基线、2h后、8h后监测凝血功能指标（凝血酶原时间、活化部分凝血活酶时间、纤维蛋白原、血小板聚集、D-二聚体）。试验3纳入10例发病1周内的急性缺血性脑卒中患者，每次口服4粒丹芪偏瘫胶囊，3次/d，疗程为1个月。分别于基线时、1周后、4周后监测患者的凝血功能指标、血细胞分析（全血计数）和生化全项（血糖、肌酐、谷丙转氨酶、谷草转氨酶、C-反应蛋白）。结果显示，服用阿司匹林的志愿者，其血小板聚集出现了意料之内的改变，而单独服用丹芪偏瘫胶囊，对健康志愿者和中风患者的凝血功能指标、血细胞分析和生化全项无明显影响，证明了服用丹芪偏瘫胶囊的安全性。

新加坡一项随机、安慰剂对照组的临床试验的亚组分析报告表明，急性中风患者服用丹芪偏瘫胶囊3个月是安全的。共纳入114例患者，脱失13例，最后纳入分析的有丹芪偏瘫胶囊治疗组52例和安慰剂组49例。监测患者基线时和随访第3个月的实验室检查（生化全项、血细胞分析和心电图），对严重不良反应也进行了分析。结果治疗组与安慰剂组比较，随访第3个月，无论统计数据上还是临床资料都表明，患者的生化全项、血细胞分析和心电图无明显差异。实验室检查表明，基线时与随访第3个月比较，绝对与相对变量无论在统计数据上还是临床资料上都无明显差异。严重的不良反应很相似，并且这些不良反应也是中风患者常发生的。

（二）临床研究

新加坡另一项报道，纳入10例病程为1周～6个月的脑缺血卒中患者，观察丹芪偏瘫胶囊在中风恢复中的疗效。患者在常规中风治疗基础上，口服丹芪偏瘫胶囊，4粒/次，3次/d，疗程为2～3个月。治疗过程中，1例患者出现腹泻，减量后逐渐加至全量，腹泻消失。随访中所有患者的神经缺损症状，包括运动、平衡、语言与视觉都有改善。8例患者的上下肢肌力增强，行走能力提高，其中6例肢体运动能力完全恢复。3例患者的平衡能力完全恢复，5例患者的偏盲和复视完全恢复，4例患者的语言表达能力（包括表达性失语与命名性失语）明显提高，2例患者3个月后语言表达能力完全恢复。

按照临床实践指南，新加坡开展了一项随机、双盲、安慰剂对照Ⅱ期试验，运用康复学指标来评估丹芪偏瘫胶囊对于缺血性脑卒中患者肢体运动功能恢复的疗效。研究对象为40例病程1个月内的缺血性脑卒中患者。患者随机分配为治疗组和安慰剂组，治疗组口服丹芪偏瘫胶囊，每次4粒，3次/d，疗程为4周。服药初始、4周、8周时分别进行Fugl-Meyer评分（FMA）、美国国立卫生研究院卒中量表（NIHSS）评分、功能独立性评分（FIM）。结果显示，两组的评分都没有统计学意义。但是，随着治疗的持续，4周后治疗组FMA评分呈现积极进步的趋势。亚组分析表明，丹芪偏瘫胶囊对后循环系统脑梗死和严重中风的患者的疗效趋势更好。认为还需要更大样本量的以严重中风患者为核心的多中心试验，来更好地评估丹芪偏瘫胶囊在中风患者康复中的作用。

伊朗的一项随机、双盲、安慰剂对照临床试验进一步评估传统中药制剂丹芪偏瘫胶囊在改善缺血性中风患者的肢体运动功能方面的安全性和疗效。研究对象为发病3个月内的150例轻、中度缺血性脑卒中患者。随机分为丹芪偏瘫胶囊试验组（$n=100$）和安慰剂对照组（$n=50$），所有患者均给予常规中风治疗方案，试验组口服丹芪偏瘫胶囊，每次4粒，3次/d，3个月为1个疗程。结果显示，试验组与对照组在性别、年龄、发病时间、危险因素方面差异无统计学意义（$P>0.05$）。试验组的Fugl-Meyer运动功能评分改变明显优于安慰剂对照组（$P<0.001$）。试验组患者对丹芪偏瘫胶囊的耐受性较好，不良反应轻微而短暂。认为对于病情为中、重度的脑缺血患者，在改善肢体运动功能方面，丹芪偏瘫胶囊比安慰剂疗效更好，并且在脑缺血常规医药治疗基础上服用是安全的。

临床上，患者因枕叶梗死而导致的同侧偏盲自然恢复率低。目前国际上常用吡拉西坦改善同侧偏盲患者的视野缺损。伊朗一项随机对照研究，比较丹芪偏瘫胶囊和吡拉西坦对脑卒中后同侧偏盲患者的视野缺损的效果，两组患者年龄和性别无差别。患者分别服用丹芪偏瘫胶囊或吡拉西坦。经过3个月的治疗，结果其视野缺损与治疗前比，都有明显改善（$P<0.001$）；服用丹芪偏瘫胶囊后患者的左右视野缺损相对减少分别为45.7%和45%，服用吡拉西坦后的左右视野缺损相对减少分别为30.3%和32.7%。结果表明，在改善同侧偏盲患者视野缺损上，丹芪偏瘫胶囊的效果要优于吡拉西坦。

中风后受损脑组织血流量的增加是中风康复进程中的重要指标。伊朗的另一项随机、双盲、安慰剂对照试验，评估了丹芪偏瘫胶囊对大脑中动脉梗死患者脑血流速度的影响。研究对象为发病1周内的80例患者。随机分为丹芪偏瘫胶囊组和安慰剂对照组，口服用药，4粒/次，3次/d，疗程为3个月。经颅多普勒监测大脑中动脉的血流速度，在基线和3个月时进行日常生活能力（barthel index，BI）评分。结果显示，丹芪偏瘫胶囊组大脑中动脉血流速度的平均变化明显高于对照组（$P=0.009$），治疗组患者mRS评分、BI评分的平均变化也优于对照组。这是首篇研究丹芪偏瘫胶囊对中风患者脑血流量影响的报道，认为脑血流的增加可能与其促进微循环有关。而这对中枢神经系统的神经再生意义重大，丹芪偏瘫胶囊对大脑血流量的改变可能与其促进中风患者功能恢复有关。同时提示，丹芪偏瘫胶囊可能对缺血后的神经再生有一定影响。

中国、东南亚和中东地区先后有文献报道了丹芪偏瘫胶囊（MLC601）对中风患者有益，尤其对中风后并发症的疗效更显著。但还未按照药品临床试验管理规范（GCP）来进行过严格评定。为证明丹芪偏瘫胶囊在减轻急性中等程度脑梗死患者的神经缺损、改善其功能恢复方面优于安慰剂这一假说，新加坡、菲律宾、泰国和法国注册了一项多中心、随机、双盲、安慰剂对照研究（Chinese Medicine neuroaid efficacy on stroke recovery，CHIMES）。急性脑缺血性中风发病在48h内、NIHSS评分为6～14分的患者，随机分为丹芪偏瘫胶囊试验组与安慰剂对照组，口服4粒/次，3次/d，疗程为3个月。采用区组随机分配方案，中心网络随机系统管理。样本量为1100例。主要指标是治疗3个月时的功能独立性-mRS评分，其他指标是治疗3个月时NIHSS。比较两组患者基线和治疗10d时，基线和治疗3个月时的NIHSS差值；基线和10d，基线和3个月时NIHSS亚组分析；10d、1个月、3个月时的mRS量表；3个月的BI指数；10d和3个月的MMSE。安全性观测包括：全血细胞计数、肝肾功能及心电图检查。

Christopher L. H. Chen等分析了MLC601与安慰剂治疗发病72h内的急性中度神经功能缺损的脑梗死患者的疗效差异。方法：将1100名NIHSS评分入组时6～14分、发病72h内的急性脑梗死患者随机分配到MLC601组（$n=550$）和安慰剂组（$n=549$），疗程为3个月。主要观察结局指标为mRS评分改变，次要观察结局指标为mRS评分二分法、NIHSS评分改善、NIHSS总评分和运动评分差异、BI指数差异、精神状态评估小测验差异。根据患者年龄、性别、初次服药的时间间隔、基线NIHSS评分、皮质信号状态和抗血小板应用情况进行亚组分析。结果：mRS评分改变分析校正的OR值为1.09（95% CI，0.86～1.32）。次要结局指标两组间无统计学差异。亚组分析表明主要结局指标间无统计学异质性。然而，在发病48h后接受治疗，亚组分析显示了有利的趋势。两组间不良反应相似。作者提示未来试验可以考虑延长发病48h后接受治疗患者的疗程和随访时间，来进一步评估MLC601的疗效。

2013年12月，Christopher L. H. Chen等报道了CHIMES研究中MLC601对发病3个月内的中风患者的早期血管事件的干预作用。采用Post hoc方法分析数据。早期血管事件定义为3个月内的复发性中风、急性冠脉综合征、血管性死亡等。结果：随访3个月，MLC601组的早期血管事件的发生率显著低于安慰剂组（发生事件数为16（2.9%）/31（5.6%）；risk difference = −2.7%；95% CI，−5.1% ～ −0.4%；$P=0.025$，且未见非血管性死亡发生率的增多。Kaplan-Meier生存分析表明中风后第1个月，两组间的血管性事件危险差异有统计学意义。（Log $P=0.024$；HR，0.51；95% CI，0.28～0.93）。结论：MLC601能够降低CHIMES研究中患者的早期血管事件的发生率。机制有待探讨。

2014年7月，Jose C. Navarro等对CHIMES研究中菲律宾脑梗死患者的疗效。治疗组患者239例，与安慰剂组患者236例，并且分析了与CHIMES中其他国家患者的基线特征和院前延误情况。疗效观察主要指标为3个月后的mRS评分改变，次要结局为mRS二分法、NIHSS评分和BI指数改变。结果显示，纳入的菲律宾患者相对更年轻（$P=0.003$）、女性居多，神经功能缺损更重（$P<0.001$），院前延误更久（$P=0.016$）。mRS改变分析显示结果有利于MLC601（校正OR 1.41，

95% CI，1.01～1.96），次要结局显示 mRS 二分法 0～1 分，NIHSS 评分和 BI 指数均改善，表明 MLC601 疗效更好。作者分析这可能也与纳入的菲律宾患者的中风程度偏重有关。

2013 年 Fahad Javaid Siddiqui 等就 MLC601 促进中风后恢复的疗效和安全性进行了系统评价。方法：计算机检索 Pubmed 和 Cochrane 循证医学图书馆数据库中评估 MLC601 治疗中风患者疗效的临床试验类文献。主要结局指标为功能性独立，采用 BI 指数或者中风评分系统诊断临床疗效条目 8 来评定。次要结局指标为观察功能独立性评分改善，运动恢复，视野缺损减少和脑血流增加情况。共纳入 6 篇研究，结果显示，与安慰剂比较，MLC601 能改善非急性稳定期中风患者的功能独立性和促进运动功能恢复，且相对安全。

（三）机理探讨

法国一项实验证实，丹芪偏瘫胶囊Ⅱ（MLC901）能提高缺血动物模型的生存率，减少缺血对大脑的损害，并能显著减轻动物模型的肢体运动功能缺损。体外培养大脑皮质神经元进行兴奋毒性模型试验，结果发现，MLC601 和 MLC901 能阻止神经元死亡。此外还发现，MLC601 和 MLC901 能诱导啮齿类动物和人类细胞的神经再生，促进细胞增殖和神经突增生，推动复杂稠密的轴突与树突系统的发展。这些研究成果为以后治疗不同阶段的中风开拓了新的思路。

人类一直致力于研究新的治疗脑卒中方法来帮助患者提高生活质量，享受健康生活。丹芪偏瘫胶囊是中国工程院院士石学敏教授研制的新药，已广泛应用于中国临床，取得可喜疗效，并在国际上多个国家注册。对丹芪偏瘫胶囊的疗效研究国内主要是上市前研究，上市后再评价研究较少。国际上开展了一系列安全性和疗效研究，从健康志愿者到急性中风患者和慢性中风患者，服用丹芪偏瘫胶囊均证明了其安全性，不良反应轻微。疗效研究从小样本量病例观察到随机安慰剂对照研究，再至多个国家合作的、大样本量的、多中心、中央随机、双盲安慰剂对照研究，均显示出丹芪偏瘫胶囊对中风病的疗效价值，同时国外也开展了临床机制研究，体外、体内试验发现，丹芪偏瘫胶囊可以阻止神经元死亡，促进神经再生，提高中风患者大脑中动脉血液流速，增加血流量。从这种严谨的研究模式可得到启发，也希望有更多中成药为中风患者康复发挥疗效。

第十六章　脑卒中的中西医康复治疗

康复(rehabilitation)，其原意是恢复人原来的权利、资格、地位、尊严，恢复原来的良好状态，重新获得能力等。康复医学主要指心身功能、职业能力、社会生活能力的恢复。康复对脑卒中整体治疗的效果和重要性已被国际公认。据世界卫生组织1989年发表的资料，脑卒中患者经康复后，第一年末约60%可达到日常生活活动自理，20%需要一定帮助，15%更多的帮助，仅5%需要全部帮助；且30%在工作年龄的患者，在病后1年末可恢复工作。医学和社会有义务让脑卒中患者得到康复，以便回归社会。康复的目的在于：参与和促进功能损害的恢复。脑卒中的后遗症表现为神经机能障碍，认知障碍和行为障碍等，这些障碍能够导致很大程度的身体致残和社会问题。康复治疗中反复训练和训练有助于致残者较好地运用个人能力的技能，增强日常生活活动的能力，减轻家庭和社会压力。康复疗法是针对固定的缺陷和遗留的功能损害，所进行的广泛性，科学性的康复治疗措施。

我院从20世纪90年代开始派人前往日本学习康复医疗，以充实我院的脑卒中单元疗法。我院的康复疗法特色，是在石学敏院士亲自指导下建立的中西医优势互补、临床卓有成效的康复疗法。我国急性脑卒中的康复近些年虽然取得了很大的进步，特别是通过“九五”、“十五”、“十一五”、“973”等国家级康复科研工作的开展，越来越多的神经科医生意识到康复的重要性。但同国外发达国家相比，差距还很大。集中在以下几方面：①对急性脑卒中康复重要性的认识不足；②脑卒中的康复整体水平低；③对于整体功能的康复没有得到足够的重视。急性期渡过，患者生命体征稳定，而相应的合并症、并发症随即出现，有时，因为一些的合并症、并发症严重影响患者的康复。我们在临床中，从早期发病就注重肢体功能的改善，采用中西医结合手段，实施适度的康复训练和功能锻炼及综合治疗，取得了显著的效果，临床对732例患者进行临床观察，总有效率达97.4%。

第一节　脑卒中康复的基本条件

一、康复前的准备工作

（一）康复评定

康复评定是康复治疗的基础。如同临床医学的诊断过程，但又异于此。康复评定是客观、准确地判定患者功能障碍的性质、部位、范围、程度，确定尚存的代偿能力情况，估计功能障碍的发展、转归及预后，制订康复计划及目标，判定康复效果，决定患者去向的过程。

康复评定的内容包括以下几个方面。

（1）一般状态评定：如患者全身状态、年龄、病变部位、合并症、既往史、主要脏器的机能状态等。

（2）躯体功能评定：如关节活动功能评定、肌力评定、肌张力评定、肌容量评定、步态分析、神经电生理评定、感觉与知觉功能评定、协调与平衡功能评定、日常生活活动能力的评定、上下肢穿戴假肢或矫形器的能力评定等。

（3）精神心理功能评定：如患者个性评定、情绪评定、残疾后心理状态评定（焦虑状态、抑郁症、无欲状态等）、疼痛评定、失用症和失认症的评定、痴呆评定、人格评定等。

（4）语言功能评定：如失语症评定、构音障碍评定、吞咽功能评定、听力测定和发音功能的仪器评定等。

（5）社会功能评定：如社会生活能力评定、生活质量评定及就业能力的医学评定等。

（6）丧失功能的自然恢复情况：进行预测。

（二）确定康复目标

所谓康复目标是指通过以运动疗法为主的结合，达到防治并发症，减少后遗症，调整心理状态，促进功能恢复，充分发挥残余功能以争取自理、回归社会。

根据病情制订个体化的目标，分为近期、中期、出院及远期目标。近期目标：是康复治疗初步阶段应达到的目标；中期目标：是康复治疗过程中，分阶段应达到的目的；出院目标：是患者治疗结束时应达到的目标；远期目标也就是最终目标：是患者出院后回归家庭和社会后所能达到的水平。

康复目标由一个康复小组召开康复治疗会议制订。一般是由康复医师主持，护理、理疗、运动疗法、作业疗法、语言康复、心理治疗及社会康复等部门的人员参与，根据患者个体的功能障碍、能力障碍、社会不利的具体情况制订康复目标，把目标分解给各个具体执行部门，安排好每日的康复程序，根据程序进行各种治疗及机能训练。

目标制订后应该根据患者情况随时进行修正，因为最初制订目标和实际达到的目标是有距离的，因此，必须 2～4 周进行 1 次康复评价，评价是否达到目标，如果没有达到，要分析其原因，变更目标，修正训练内容。治疗结束时再次召开康复评价会议，对康复疗效进行总结并为下阶段治疗或出院后康复去向提出意见。

二、脑卒中的功能障碍评定

脑卒中后常有的功能障碍：偏瘫、双侧瘫、言语障碍、认知功能障碍与情感障碍等，应选用国际通用量表进行评定。

脑卒中后的功能障碍有 3 个层次：残损（impairement），有生理、解剖结构和运动功能缺失或异常；残疾（disability），有个体能力受到限制、缺失或不能正常完成某项任务；残障（handicap），个体已不能充分参加社交活动，即人的基本权利活动受到影响。残损是疾病致残的第一步，残损处理得好可不发展为残疾或残障，因此，应该受到足够的重视。

三、脑卒中的康复原则

（一）康复应尽早进行

缺血性脑卒中患者只要神智清楚，生命体征平稳，病情不再发展，48h 后即可进行初期的康复训练，康复量由小到大，循序渐进。多数脑出血的康复训练在发病后 10～14d 开始进行。

（二）调动患者积极性

康复训练实质是“学习、锻炼、再锻炼、再学习”的过程，需要患者了解康复的目的和意义，以便积极投入训练。在急性期，康复运动主要是抑制异常的原始反射活动，重建正常运动模式，其次才是加强较弱肌肉力量的训练。

（三）康复训练与治疗并进

脑卒中的特点是“障碍与疾病共存”，采取个体化的方案，循序渐进。除运动康复外，尚应注意言语、认知、心理、职业与社会等多方面的康复。现已证实一些药物，如溴隐亭等对肢体运动和言语功能的恢复作用明显；巴氯芬对抑制痉挛状态有效，由小剂量开始，选择应用。可乐定、哌唑嗪、苯妥英钠、地西泮定、苯巴比妥、氟哌啶醇对急性期的运动会产生不利影响，故应少用或不用。

（四）强调康复训练是持续的过程

严密观察脑卒中患者有无抑郁、焦虑，它们会严重地影响康复训练进行和功效。应该重视社区及家庭康复的重要性。

第二节　脑卒中的肢体康复

在石学敏院士卒中单元理论指导下，临床疗效方面与国外某些康复手段相比是超前的。石学敏院士创立的醒脑开窍针刺法，治疗脑卒中各期效果显著，配合推拿、药物熏蒸、拔罐、康复训练等措施，对脑卒中患者肢体功能康复有显著的疗效，明显减少了后遗症的发生。

将脑卒中肢体康复大致分为 3 个（急性期、恢复期、后遗症期）阶段，尽可能将西医康复技巧和中医治疗技术相结合，形成一套完整的标准化、科学化、规范化地中西医结合康复疗法，以展示现代中国脑卒中康复的技术水平。

一、脑卒中急性期的康复训练

早期开展康复治疗对患者肢体功能的恢复意义重大，在脑卒中急性期的第 1 日就应对患者的肢体关节进行保护，并且保持良好的体位，尽量减少关节的损伤。当患者的生命体征（血压、呼吸、心率、体温等）稳定，偏瘫、失语等神经系统症状不再发展后 48h 即开始动态康复治疗。运动受限的关节如果不能得到正确地活动，两周即可形成致密结缔组织，严重影响功能的恢复。早期康复治疗，可以预防或控制继发性障碍的发生和发展。脑卒中患者的功能和能力障碍按其发生的原因分为两大类。一类为原发性障碍，即脑卒中直接引起的、病后出现的障碍，如偏瘫、失认、感觉障碍等，又称第一次障碍。另一类为继发性障碍（也称二次障碍），因为病后未对脑卒中所引起的原发性基本功能障碍采取科学合理的康复措施而造成的并发症，故又称为废用综合征。表现为四肢废用性肌萎缩、关节挛缩畸形、肩手综合征、骨质疏松、直立性低血压等。而如果病后急于求成，不科学地过度运动，造成肩部疼痛、下肢疼痛、异位骨化等并发症，这些症状常称为误用综合征，是由于错误地使用瘫痪肢体所造成的，也属于继发性障碍。一旦发生继发性障碍，患者功能的恢复将更加困难，导致残疾率增高。正确的早期康复治疗可以将继发性障碍的发生率降低到最低限度。

早期康复治疗可以使改善功能的训练尽早进行，使患者的功能恢复达到最佳效果。因此，脑卒中的康复要有紧迫感，不要失去病后最初3个月的最佳康复时期。临床中认为恢复期的康复至关重要，但是正确开展急性期康复治疗将为恢复期奠定良好的基础，使患者恢复期肢体功能的康复更为便利和迅速。

早期康复治疗主要包括下述主要内容：①保持良好的体位摆放和体位变换；②徒手被动关节活动度训练和主被动运动训练；③骨盆上举训练（拱桥训练）；④床上移动训练和动作训练；⑤起坐训练和坐位平衡训练；⑥站立训练和立位平衡训练；⑦床的正确使用；⑧中医针灸、推拿治疗。成功的康复不仅取决于正确的治疗方法，也取决于患者如何利用好治疗以外的全部时间，甚至睡眠的姿势对功能恢复也会产生影响。因此，对脑卒中患者来说，康复治疗方案是对全天24h的管理和生活方式。同时，早期康复治疗还包括病室内的康复护理，这需要医生、护士、家属、看护人员及患者共同参与。

（一）早期康复治疗中的注意事项

（1）不宜进行康复训练：①安静时脉搏为110次/min以上；②舒张压110mmHg以上和（或）收缩压180mmHg以上；③存在不稳定性心绞痛的患者；④心肌梗死1个月以内的患者；⑤瘀血性心功能不全症状明显的患者；⑥除心房颤动外，有显著心律不齐；⑦训练前已有心跳、呼吸困难的患者。

（2）康复过程中中止训练：①训练中出现呼吸困难、目眩、心绞痛等症状时；②训练中脉搏超过130次/min时；③训练中1min内出现10个以上的期前收缩时，或者出现心动过速的心律不齐（心房颤动、室上性或室性心动过速等）或缓脉时；④训练中收缩压上升40mmHg以上和（或）舒张压上升20mmHg以上时。

（3）暂时停止康复训练，待恢复后重新开始：①脉搏数超过运动前30%，安静2min后未恢复至10%以下时，中止以后的训练，或改为极轻运动量的训练；②脉搏数超过120次/min时；③1min内出现10次以下的期前收缩时；④主诉较轻的心慌、呼吸困难时。

（二）脑卒中急性期的正确体位

急性期康复治疗中，正确的体位摆放很重要，所谓良好的肢体位置（又称良肢位、功能位），是指为了防止或对抗瘫痪肢体痉挛姿势、保护关节免受损伤并早期诱发单个关节运动（又称分离运动）而设计的一种肢体摆放位置，又称治疗体位。偏瘫患者的典型姿势表现为肩胛部下沉后缩、肘关节屈曲、上臂旋前、腕关节掌屈、手指屈曲，下肢的外旋、髋膝关节伸直、足下垂、内翻（图16-1）。

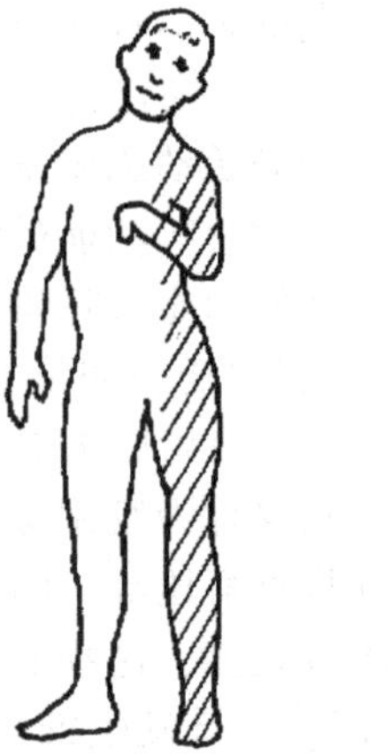
图16-1 偏瘫患者痉挛姿势

早期注意并保持床上的正确体位，有助于预防或减轻上述痉挛姿势的出现和加重。脑卒中初期，患者的大部分时间都在床上度过。因此，采取何种肢体位置很重要，通常情况下，可选用下列体位。

1. 仰卧位

尤其是存在意识障碍的患者，首先要保持气道通畅的良好位置。

（1）防止患侧膝关节过伸性损伤：患侧膝关节后放置宽15cm、长25cm、厚5cm的棉垫，防止膝关节过伸而造成膝关节后侧软组织损伤；足底放置砂袋或穿中立位矫形鞋以保持中立位，预防足下垂和大腿外旋的不良姿势；足跟后侧放置棉制圆圈软垫，以防止皮肤压迫性溃疡。

（2）防止患侧髋关节外旋：在患侧大腿和小腿外侧要放置长形砂袋以固定下肢。

（3）保证患侧手指的功能位：制作直径4～5cm圆柱状棉卷（棉卷以纱布缠绕）放置在患侧手掌中，尽量保持患侧手指轻握的状态（手的功能位）。注意的是，应防止极端的握法（指甲尖顶手掌），极端握法易导致手的屈曲挛缩（图16-2）。同时，在患侧胁肋旁放置软垫，将上肢放在软垫上，使手前端高于心脏以预防肿胀。

2. 在康复过程中，应尽量减少采用仰卧位

因为这种体位受颈紧张性反射和迷路反射的影响，异常反射活动最强；该体位下，骶尾部、足跟和外踝等处发生褥疮的危险性增加；同时，仰卧位不利于气管分泌物流入大气道，是卧床患者发生肺感染的重要原因之一。

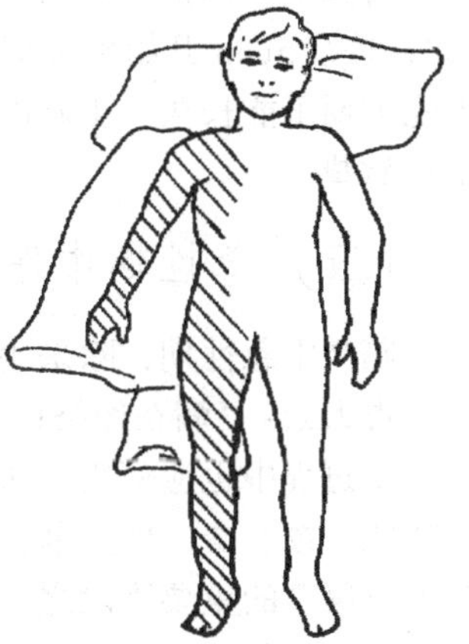

图16-2　正确的仰卧位

（1）患侧卧位：患侧在下，健侧在上，这是所有体位中最重要的体位。由于患侧卧位，增加了对患侧的知觉刺激输入，并使整个患侧肢体被动拉伸，从而达到减轻痉挛的目的。此外，在该体位下，健手能自由活动。患者应将患侧上肢前伸，使肩部向前，确保肩胛骨的内缘平靠于胸壁。上臂前伸避免肩关节受压和后缩，肘关节伸展，手指张开，掌心向上。手中不应放置物体，否则会因抓握反射的影响而引起手指屈曲。健侧上肢可放在身上或身后的枕头上。手放在身前则是错误的，因带动整个躯干向前而引起患侧肩胛骨后缩。健侧下肢前置于枕上，髋、膝关节屈曲，患侧下肢在后，即患侧髋关节微后伸，膝关节略屈曲（图16-3）。

（2）健侧卧位：健侧在下，患侧在上。头部枕头不宜过高。患侧上肢下垫一个枕头，保持在心脏高度以上，上肢向前方伸出，肩关节屈曲约90°，使患侧肩部前伸、肘关节伸展、前臂旋前、腕关节背伸。患侧骨盆旋前，髋、膝关节呈自然半屈曲位，置于枕上。患足与小腿保持垂直位，利用砂袋等固定器材使踝关节尽量保持中立位，注意足不能内翻悬在枕头边缘。健侧下肢平放在床上，轻度伸髋，稍屈膝。身后可放置一枕头支撑，有利于身体放松（图16-4）。

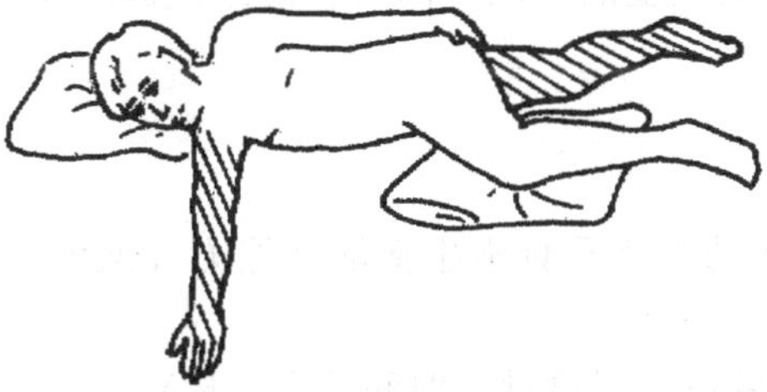

图16-3　正确的患侧卧位

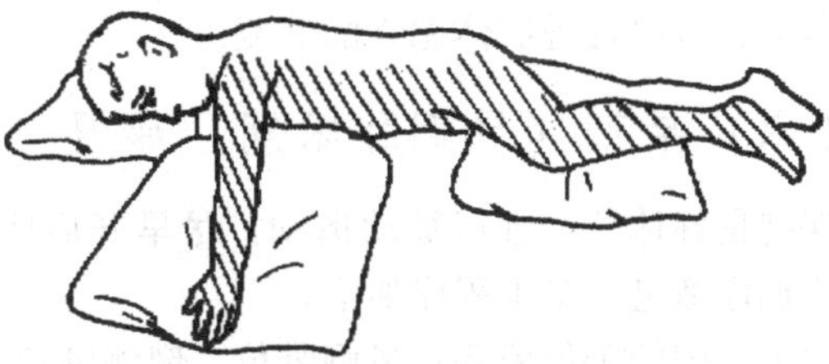

图16-4　正确的健侧卧位

（三）脑卒中急性期的体位变换

在急性期康复治疗中，无论采取何种体位，如果仅保持同样的姿势，而不进行变换，则仍然容易造成肢体挛缩、褥疮等。正确的体位很重要，而变换体位更重要。在急性期康复中护士的作用是很大的，为了防止褥疮的出现，需要每2h转换一次体位。在意识清醒状态下，患侧在健侧运动能力的帮助下，多少可转动身体，褥疮的发生率可以大大降低。但是如果处于昏睡状态，不能按时变换体位则褥疮发生率相当高。因此，通常由仰卧位到半侧卧（斜位），再到侧卧位（患侧在上），然后再回到仰卧位，采用不同体位每2h变换1次，以防止并发症的出现。

（四）急性期床的正确使用

使用床垫时，过硬有产生褥疮的危险，而过软时臀部下沉，易产生髋关节的屈曲挛缩。因此，值得注意的是要选择适当硬度的垫子。

可调支架床的使用方法：对于无意识障碍或意识障碍较轻的患者，生命体征稳定，靠背以45°，持续5min开始坐位训练。仅抬起可调支架床上的头部时，身体向下滑落，臀部发生疼痛，很吃力而不能长久。正确的方法是抬起膝下部分，使腰稳定在中间。并且在使用靠背时，应在膝下放软垫。

（五）急性期中医推拿治疗

脑卒中急性期，除采用针灸、药物、拔罐等治疗外，中医手法推拿及康复治疗也是非常必要的。古人云："病在经络以针刺之，病在脏腑以药调之，病在筋骨以手法治之。"脑卒中偏身瘫痪的康复过程中也应使用手法治疗，以维持气血良性循环，促进气血运行通畅，更好地恢复患者肢体功能。按、摩、推、拿、捏、揉等手法具有疏通经络、调和气血、固本复元、扶正祛邪的作用，是促进康复的重要手段之一。康复治疗过程中一般采用循经推拿的方法。

每日针刺治疗后，对于上下肢采用三阴、三阳经推拿法。上肢选取肩髃、曲池、外关、合谷等穴。下肢选取环跳、承扶、委中、阳陵泉、足三里、三阴交、悬钟等穴。头面部可选太阳、头维、百会等穴。

1. 上肢推运法 医者采用手掌"八"字形推法，沿着患者的手三阴经缓缓地由手指向上推至过肘横纹，达极泉穴。其力量要轻，推的速度要慢，往返推运，每日2次，每次约10min，以后随病情的好转推拿的次数和时间逐渐增多。手三阴经推毕之后，再推手三阳经，其方法和前法基本相同，由患肢的手指方向推至三角肌。

2. 下肢推运法 用医者手掌"八"字形推法，沿足背向心方向缓缓推至胫骨结节，再从髌骨上缘继而推至腹股沟。足三阳经，足三阴经交替推之。次数与方法同上肢推法。

循经推运可以起到通经活络、消肿、促进肢体功能恢复的作用，同时，通过推运对皮肤、肌肉的刺激，可以促进肢体感觉的恢复。

（六）早期（早期卧床期）康复

保持良好体位，进行被动运动，尽早开展床上运动训练和日常生活活动能力（ADL）训练。训练应循序渐进，基本程序如下。

（1）正确的卧位姿势：患侧卧位、健侧卧位、仰卧位（过度性、时间不宜过长）。

（2）床上坐位：首先要保持患者躯干的直立，为此可以用枕垫置于身后，髋关节届曲90°，双上肢置于移动小桌上，防止躯干后仰，肘及前臂下方垫枕，以防肘部受压。

（3）维持关节活动度的训练：应早期开始，急性期可在病房实施。一般每日做2次，每次10～20min。做各关节及各方位的运动2～3次。

（4）正确的椅子及轮椅上的坐姿：与卧床相比，坐位有利于躯干的伸展，可以达到促进身体及精神状态改善的作用。因此在身体条件允许的前提下，应尽早离床，采取坐位。但是，坐位时只有保持正确的坐姿，才能起到治疗和训练的目的。治疗者应该随时观察患者的坐姿，发现不良坐姿应及时纠正。

（5）上肢自我主动辅助训练：肩关节的活动性在很大程度上影响上肢运动机能的恢复，因此必须从早期采取措施，既能对容易受损的肩关节起到保护作用，又能较好地维持其活动性。主要应用 Bobath 握手的方法进行训练。

（6）活动肩胛骨：活动肩胛骨可以在仰卧位、健侧卧位或坐位下进行。

（7）上肢主动运动功能训练

1）高举患肢进行训练，克服地心引力。

2）抬起上肢停留和保持在各个角度进行训练。

3）当患者手指屈伸不是特别自由时将患肢高举进行手指的屈伸训练。

关节运动功能训练应每日进行，即便在急性期，如患者的意识清醒，可由患者本身用健侧的手进行上肢被动训练（自主被动运动）。但是，患者有时会过量运动，应加以指导，特别是不要忍痛运动。另外，患者自行运动时，运动不充分，可以通过增加运动次数来弥补。

（七）关节运动功能训练注意事项

1. 不可忍痛进行训练　时常有治疗者想当然地认为“不疼痛训练就没有效果”，这是错误的认识。应该在疼痛即将产生之前停止动作，忍痛进行则有时会引起肩手综合征等并发症。训练时若存在疼痛，可首先用热敷等温热疗法缓解后再进行。

2. 缓慢耐心地进行　为了预防挛缩，需要充分拉伸组织结合处，动作要缓慢，禁止暴力，造成肌肉拉伤或关节损伤。

（八）骨盆上举训练

“拱桥式”运动，这也是偏瘫患者卧床期间需要经常进行的一种训练，可以提高骨盆的控制能力，诱发下肢分离运动，缓解躯干及下肢痉挛，提高患者在床上的生活自理能力。由于该运动完成时，患者的形体如同一座拱形桥，故名“拱桥式运动”。具体方法如下：患者仰卧位，上肢放于体侧，双膝屈曲，双足支撑在床面上，然后将臀部主动抬起，并保持骨盆成水平位。训练早期，患者不一定能主动抬起臀部，医者可将一手放在患侧膝关节的前上方，向前下方拉压膝关节，另一只手的手指伸直并轻拍患侧臀部，刺激其活动，帮助伸患侧髋关节（图 16-5）。

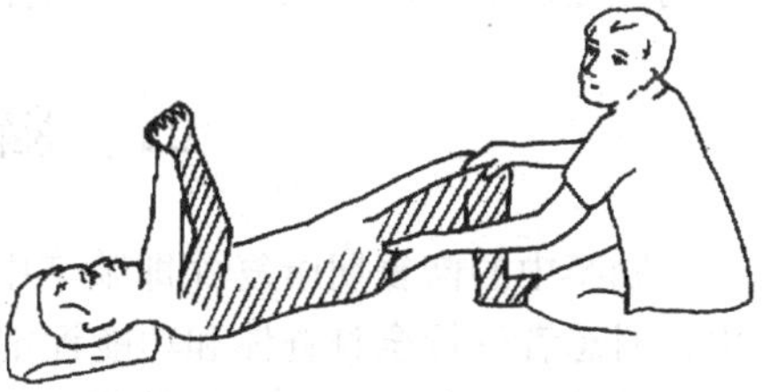

图 16-5　“拱桥式”运动

在进行桥式运动时，两足间的距离越大，伸髋关节时保持屈膝所需的选择性运动成分越多，训练效果越好。随着控制能力的改善，为了进一步提高患侧髋关节的伸展控制能力，可逐步增加难度。如将健足从治疗床上抬起，或将健腿放在患腿上，以患侧单腿完成桥式运动。如果患者能很容易地完成上述运动，就为今后的步行训练打下了基础。患侧下肢屈曲动作训练：为了抑制患侧下肢伸肌异常运动模式的产生，促进下肢分离运动的出现，需要进行屈髋、屈膝动作的训练。方法如下：患者仰卧位，上肢置于体侧，或双手 10 指交叉举至头的上方。医者一手将患足保持在背屈位，足掌支撑于床面，另一只手扶持患侧膝关节以维持髋关节呈内收位。令患足不离开床面而向后滑动，完成髋、膝关节屈曲，然后缓慢地伸直下肢，如此反复训练。

（九）床上移动训练和动作训练

促进主动翻身动作训练：患者呈侧卧位，躯干后垫 1～2 个软枕，先被动地使躯干稍向后倾，然后鼓励患者恢复到原来的侧卧位。这样逐步扩大倾斜的角度，反复地训练，直至能从仰卧位转成侧卧位。如果患者的功能状态较差，可将该动作分成上、下躯干的旋转。具体方法如下：训练上半部躯干时，医者将骨盆控制于侧卧位，然后将患者肩部向后倾斜，再鼓励其主动恢复到原来的位置。训练中，逐步扩大肩部向后倾斜的角度。当上半部躯干能够完成整个活动范围后，可放松对骨盆的固定，让其随肩部一起转，直至能从仰卧位转身为侧卧位。也可以先训练下半部躯干，即先固定肩部，促进患侧骨盆旋转，然后肩部随骨盆一起旋转（图16-6）。

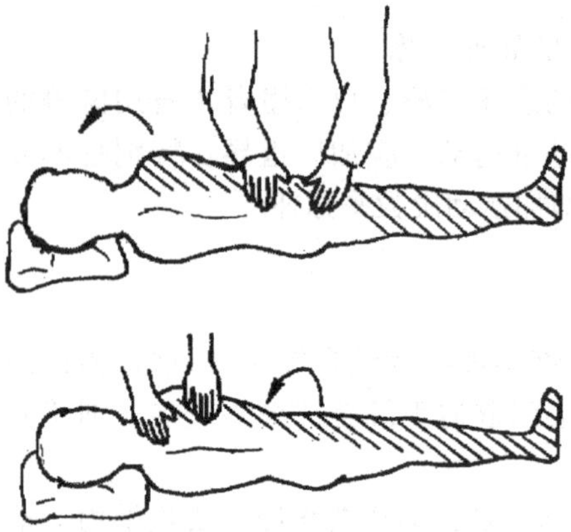

图16-6　促进主动翻身训练

主动向患侧翻身训练：医者在患侧肩部给予支持，一只手放在肩胛骨上，手指抓住肩胛骨内缘以保持肩胛骨向前，另一手放在患侧膝部以促进患侧下肢外旋。嘱患者抬起健侧腿并向前摆动，健侧上肢也向前摆动以完成翻身动作。注意不应让患者抓住床边缘把身体拉过去。

起坐训练：尽早让患者取得坐位。开始可以使躯干坐直位。在膝下放置软垫，或者盘腿坐。从2～3min开始，以后看情况逐次延长。如长时间可作到，也可换为坐椅。

从床上坐起：随着患者身体状况的好转从床上坐起时，开始靠他人帮助进行。但是，也可以用健手抓住床栅，用健侧下肢从下方支住患侧下肢（组合），出床边，尽量利用患者自身的力量进行。如已习惯，在某种程度上利用弹力，自己坐起。坐在床边时，足底不沾床，因为稳定状态下不能坐起，所把身体下半部低于床才能坐起。足下放一个足台，坐位最初时将患手用健手支撑，防止半脱位。

为了防止肩关节的半脱位，应用健手支撑、或用三角巾支撑、或托臂吊板加以固定。

可以取接近直立位的坐位姿，并逐渐锻炼保持某种程度时间的耐力，同时，进行坐位平衡的训练。开始时，可以靠在可调节的支架床上，背稍许离开，以患者自己的力量保持姿势。健侧手抓住床旁扶手，借助辅助者帮助，防止左右倾倒，开始只能短时间作到，以后稳定性增加，时间也可延长。

这种静止的坐位平衡训练达到自如控制后，应积极进行强化平衡训练。这是在坐位时平衡反应的强化训练，同时也是躯干肌的控制训练及肌力恢复增强的训练。

二、脑卒中恢复期的康复训练

脑卒中的恢复期康复（即脑卒中的二级康复）应首先根据急性期的治疗和恢复情况，结合病史，对患者进行全身查体和功能评定。根据其障碍的性质和程度，综合患者的情况，制订恢复期的康复计划并实施治疗。此阶段的训练内容主要包括坐位平衡、移乘、站立、重心转移、跨步、进食、更衣、排泄等及全身协调性训练、立位平衡、实用步行、手杖使用及上下楼梯等。

适当的康复训练能够改善脑卒中患者的功能预后，特别是对损伤程度较轻的患者。而康复训练强度要考虑具体患者的体力、耐力和心肺功能情况，在条件许可的情况下，适当增加训练强度，该过程应是循序渐进的。

（一）垫上训练

垫上坐起：①将健足放入患足之下。②用健侧的肘支在垫上，抬起上半身。③伸长健侧的肘，立即抬起上半身，用手掌支起。④健手离开，面向正面坐好。此外，在床上坐起可采用抓住床栅的方法，还可以在床尾系绳，用健手拉绳坐起的方法等。

康复恢复期的早期阶段，不建议急于进行站立、步行训练。垫上基本训练，某种程度地提高了躯干和下肢的运动、平衡功能。完成垫上基本训练后再进行站立位、步行训练，最终可以得到更好、稳定的步行图形动作。当然，也不能机械地认为不完成垫上动作就不能进行步行训练，应当在适当的时期进行步行训练，与垫上训练平行进行。

开始垫上训练的标准，是在轮椅上连续保持坐位30min以上。

（二）坐位平衡训练和转移动作的训练

坐位平衡训练的目的是使患者能够保持直立坐位、身体的重心向患侧转移，达到患侧负重，为站立动作做准备。具体训练方法分下述4步。

1. 躯干伸展训练 偏瘫患者坐在床上或椅上时，躯干常呈屈曲状态。这种不正确的体态使患侧的肌张力进一步增高，特别是患侧下肢伸肌张力的增高。训练方法如下：治疗人员坐或跪在患者的侧面，一手扶持患者腰部帮助其伸展腰部，另一手置于胸前帮助其保持躯干的稳定。经过反复训练，则可教会患者保持直立坐位。

2. 重心向患侧转移训练 偏瘫患者坐位时，常出现脊柱向健侧侧弯，身体重心向健侧臀部偏移。纠正这一错误姿势的方法就是要进行身体重心向患侧转移的训练：患者坐位，治疗人员立于患者侧面，一手置于患侧腋下，帮助患者肩部上提、外展、外旋，肘关节伸展，腕关节背伸，让患手支撑于床面上。治疗人员的另一手置于健侧躯干或患侧肩部，调整患者姿势，使患侧躯干伸展，完成身体重心向患侧转移以达到患侧臀部负重的目的。

3. 身体重心前后移动训练 为了给起立动作做准备，坐位时需要进行身体重心的前后移动训练，其方法如下：患者取坐位，双足与肩同宽。双侧臀部同时负重，双髋、膝关节保持90°屈曲，双手交叉互握，双侧上肢完全前伸。治疗人员立于患侧，一手引导患者将身体重心移向正前方、左前方或右前方，另一手放在患者腰背部以保持躯干的伸展（图16-7）。如此反复训练，直至将患者轻轻推前或推后都不会倾倒为止。

4. 转移动作训练 在患者不能行走之前，常需要上厕所、去训练室等，这就需要从床上转移到轮椅上，这种转移也需要进行训练，即转移动作训练。

由床转移到轮椅上的训练方法：轮椅放在患者的健侧，斜对着床（呈45°）。帮助者将患者扶起坐在床沿，双足平放于地面，双膝顶住患侧膝关节，双足抵住患者双足，双手搂住患者腰部，引导其身体重心向前移动。当重心向前移动超过双足时，令其膝关节伸展即可完成起立动作。以身体健侧为轴，旋转身体，使臀部对准轮椅，身体重心前移，弯腰，慢慢坐下即可。

由轮椅转移到床上的训练方法：让患者健侧靠床，其他步骤与由床转移到轮椅上的训练方法相同。

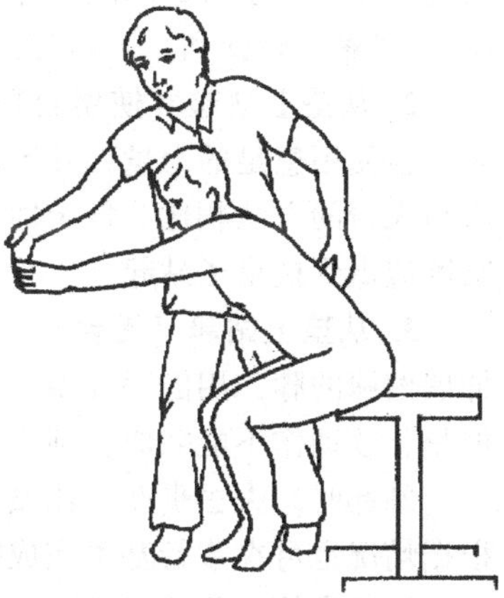

图16-7 身体重心前后移动

（三）立位平衡

1. 从坐位上站起 站立开始时只能以健足进行。但是，应尽早地使患足承担稍许体重，使其用力。为此要使双足向内拉，使腰稍向前倾。抓住平行杠或扶手，使上半身稍向前倾，使重心移至双足（主要是健足）上，站起。挺胸站立而见不到足部。

2. 抓扶状态下的站立位平衡训练（自力） 抓住平行杠或扶手站立，稍打开两足，使体重尽量（在无危险的范围内）由患足承担。训练目标：不是紧抓扶手，只轻握住，基本只由双足站立住。不仅训练平静站立，还要早期训练使身体向前后、左右摇动，上半身向左右转动。上肢还处于弛缓期时，使用保护装置固定患侧上肢。

3. 站立位平衡（借助外力） 借助辅助者，不抓扶手地站立，训练向左右、前后移动身体重心。上肢如出现板滞或屈曲图形动作，借助外力支撑或伸展位。

4. 手离开扶手的站立位平衡 最终实现不抓扶手站立，辅助者双足将患者双足固定，双手与患者相握，转动患者上半身。必须根据患者的状态（老龄、重度麻痹等）决定迟或早进行步行训练。此时，最低限度的站立位平衡训练不可缺少。

一般情况下，宜充分训练站立位平衡与站起动作的基础后再进入步行训练。从运动学角度，步行是“不断地失去平衡（将倒下），同时不断地恢复平衡的连续”；并且是“高度组织化平衡反应的连锁”。即站立位平衡是步行稳定性（它同时也是安全性）的基础。

站立位平衡的前提是坐位平衡，在未完成坐位平衡训练时，不宜转入站立位训练。双膝跪立、单膝跪立位的平衡训练，也应该在站立位平衡训练前得到充分训练。这方面也受到共同运动分离程度等平衡以外因素的影响，与站立位平衡比较的难易度也因情况不同而有差异。特别是单膝跪立与站立位相比其困难也不少。因而，这些动作不充分，也可进入站立位平衡训练。但是，也应与站立位训练平行进行。

单侧麻痹的平衡不良的原因有以下几种：①患侧下肢的麻痹。②躯干的麻痹。③平衡反应的障碍。④体力下降，健侧下肢的肌力下降（废用萎缩）。⑤空间认知的障碍。特别是无论坐位，还是站立位，躯干均易向患侧倾斜，予以矫正仍立即倾倒时（特别是左单侧麻痹中多伴有半侧空间失认），站立位平衡训练可按上述顺序进行平衡训练。若可以明确地辨别上述原因时，宜返回针对其各自原因的纠正训练（或平行进行）。

（四）站立训练

1. 从台上站起 为了不抓扶站起，应将腰力尽量移向前方，使躯干前倾，使下肢充分承担体重站起。使患足与健足承担相同程度的体重，是完成站立的关键。因此，应将患足置放稍比健足后的位置。关于台的高度，尽量从高台开始，逐步降低，插入式不占场所的站起训练台（普通为10cm间隔）较便利。开始时，辅助者站在患者后进行训练。

2. 从垫上站起（使用台） 健手扶台，患足伸向前方，主要以健足的力量站起。最后阶段时，也使用患足的力量，开始训练时，使用高台，以后逐渐降低至患者家庭用桌的高度。这种方法与无台的方法相比，稳定性好，容易进行。在家庭也可抓扶桌以外的各种家具。在医院里最低限度应做到扶桌子站起。

3. 从垫上站起（无台） 用健手扶垫，弯曲健腿放在臀下，患腿伸向前方。在这种姿态下，伸展健腿的膝，用健手支撑，弯腰，用健手支撑绝大部分体重，站起。易失去平衡，动作较难。但是，该动作不能完成，则不能说日常生活活动真正独立。

站起时易失去平衡，比站立位保持平衡更困难。因此，一般站起动作与步行训练平行进行，根据情况也可在步行基本完成时进行。

站起训练在开始时抓住平行杠或扶手进行，最初需要他人帮助，应逐渐减少他人帮助。依靠平行杠、扶手等，最终实现不抓扶站起。当然柱拐杖步行的患者，使用拐杖站起安全。但也要训练不扶杖站起。此时从高于普通椅子高度的地方站起较容易，以后逐渐降低高度。

4. 下肢功能训练 恢复期下肢功能训练主要以改善步态为主。具体的训练方法有：踝关节选择性背屈和跖屈运动、双下肢作步行状、自立位向前迈出患侧下肢，患侧下肢负重及平衡能力，向后方迈步，骨盆及肩胛带旋转。

（1）下肢主动运动功能训练：此项训练放到恢复期主要是对患者情况的安全考虑。

1）直腿抬高训练。

2）髋膝关节屈伸训练。

3）足背伸、跖屈训练。

4）大腿内收、外展训练。

（2）俯卧位屈膝训练：可以消除共同运动，也可有效地预防步行时的膝部发硬（伸肌紧张的持续）。开始时，被动同时弯曲两下肢，以自力保持。

（3）各种角度屈膝位保持训练

1）其目的与膝弯曲位保持相同，以各种角度进行腹卧位（髋伸展位）时的屈膝动作。各种角度动作均在开始时以助力或自主运动取得肢位，将其保持。最终以自力取得肢位。

2）膝跪立平衡训练：双膝跪立，充分伸展髋关节。以助力向左右移动体重，使患侧下肢充分承担体重。这是在同时产生髋关节伸展与膝屈曲时而进行与上述相同的分离运动，也是平衡反应的促通。此时，患手保持在伸展位。医者用手把持躯干部控制腰旋转，保持膝跪立。

3）单侧膝跪立平衡训练：以健侧膝关节立起，以患侧单膝跪立支撑体重；再患侧膝关节立起，以健侧单膝跪立支撑体重。前者较难，而借助外力进行。屈曲髋关节、膝关节极易倾倒，因此，应充分伸展腰部立起。这比膝跪立更困难，与站起训练有联系。

（五）步行训练

1. 平行杠内步行训练

（1）平行杠高度的决定方法：决定平行杠高度的方法是，平行杠的高度以患者的股骨粗隆高度为准则。

（2）平行杠内步行（3 步动作步行）训练：平行杠内步行 3 步动作步行（正常情况为 2 点支撑步行，仅用双腿支撑体重），即以健手→患腿→健腿的 3 个动作完成步行。开始时，患腿迈出时间较长，患腿支撑体重较为困难，因此，健腿迈出位置不要超过患腿位置（后型），训练最终目的成为近至相同位置（对称型）。

2. 上下楼梯训练　上下楼梯比平地步行困难。但是，利用扶手步行时，则比用拐杖步行更容易。因此，拐杖步行训练与上下楼梯训练可以平行开始。上楼梯时从健腿开始，下时从患腿开始(升降体重利用健腿进行)。

以 2 腿 1 级上楼梯时，从健腿先上。即：①健手置于扶手上方。②健腿抬到 1 级上，用健侧手足的力量引体向上。③使患腿与健腿相并齐。

以 2 腿 1 级下楼梯时，从患腿先下。即：①健手置于扶手下方。②患腿先伸出，用健侧手足支撑，移下身体，使患腿落下 1 级。③使健腿与患腿相并齐。支撑体重仍为健腿。

3. 拐杖步行训练

（1）3 点步行：3 点步行，即按拐杖→患腿→健腿的顺序向前行走。根据行走时健腿与患腿动作完成的位置分为："后型"、"对称型"、"前型"（越是后者越好）。这表示用患腿支持力的时间长短。

（2）2 点步行：将 3 点步行的第一阶段与第二阶段合在一起，成为杖、患→健的顺序，即：①拐杖与患腿一起迈出（健腿无支持地站立）。②迈出健腿。这也分为"后型"、"对称型"、"前型"（一般为后 2 型）。

（3）拐杖长度的确定：拐杖的长度一般股骨大转子的高度（穿鞋）为准，或者将拐杖放在身体外前方 15cm 处，肘弯曲 30°位时，手可握到的高度。

（4）各种拐杖：丁字杖、洛夫斯特兰德杖（可用肘支撑）、4 点支撑杖稳定性良好，杖椅兼用杖便于休息。

平行杠内步行稳定后，转至拐杖步行训练。平行杠与拐杖的根本不同是，平行杠行走便于拉伸，或者向横方向加力，依然稳定；拐杖时除从补偿支撑力外没有其他作用。横方向稳定性方面，洛夫斯特兰德杖（可用肘支撑）、4 点支持杖比普通丁字杖好得多。然而，向上拉伸时完全无力。因而，拐杖步行的准备条件需要做到在平行杠内步行，不握平行杠，松开手指，仅用手掌推杠。为达此目的，可采用宽度板面平行杠。不具备这类条件时，通过辅助者反复指导来完成。

步行训练初期，可在患者腰部系上防止摔倒的带子，辅助者站在患者患侧，注意防止患者倾倒，拐杖步行与平行杠内步行同样。开始时从3动作步行开始训练。健腿站立时如单腿站立平衡很好，那么，可以进行2型动作步行训练，行走步态从“后型”→“对称型”→“前型”表示出进步情况。

拐杖步行训练初期宜使用洛夫斯特兰德杖，对此熟用后，转至丁字杖训练。老人、肥胖者及其他平衡不良时宜使用3点支持杖或者4点支持杖。

拐杖步行首先在平地训练。开始训练时重点放在稳定性；提高稳定性后，再逐渐将训练的重点转至耐久性，再转至速度训练。平地步行实用后，再训练斜面（一般下降比上升更难取得平衡）、楼梯、跨沟、过门槛等应用步行，完成以上训练后，方可转向无拐杖步行方向训练。

4. 减重步行训练 步行训练除了传统的康复方法外，减重步行训练是近几年来治疗脑卒中偏瘫步态的一种新的康复方法。通过悬吊支持一部分体重使得下肢负重减轻，为双下肢提供对称的重量转移，使患肢尽早负重，并重复练习完整的步行周期，延长患侧下肢支撑期，同时增加训练的安全性。

通常减重步行训练用于脑卒中后3个月后有轻到中度步行障碍的患者，可以作为以上传统康复治疗的一个辅助方法。但若脑卒中早期病情稳定，轻到中度步行障碍的患者在严密监护下可以试用减重步行训练作为以上传统康复治疗的一个辅助方法。

（六）强制性运动疗法和运动再学习方案

上文所述基本为传统康复疗法，而新的康复疗法如强制性运动疗法、运动再学习方案及上文提到的减重步行训练属于新兴的训练方法，对运动功能障碍的康复疗效已得到国内外专家的共识。

强制性运动疗法是通过限制健侧上肢活动，达到强制使用和强化训练患肢的目的。近5年来大量的研究证明，强制性运动疗法治疗脑卒中亚急性期、慢性期上肢运动功能障碍的有效性。而强制性运动疗法的入选对象必须符合基本的运动标准：患侧腕关节伸展达到20°以上，每个手指伸展达到10°以上；没有感觉和认知功能的缺损；治疗方法是每日6h，每周训练5d，同时使用手套或者吊带等限制键侧上肢的使用，连续进行两周的强化训练。

运动再学习方案是以任务为导向的训练方法，强调多系统的相互作用。其理论基础是生物力学、运动生理学和神经心理学。该方法认为，脑卒中患者的功能恢复主要依靠脑的可塑性，重新获得运动能力是一个再学习的过程，注重把训练内容转移到日常生活中。在促进脑卒中后运动功能障碍的恢复训练方面，运动再学习方案显示出一定的潜力。

前文所述的康复方法，所有脑卒中患者都应实施。一般患者仅采用这些方法就足以得到较好的康复。这些康复治疗应该由专业的康复医师完成，但一般医护人员，甚至部分家属和陪护人员经过简单的培训也可完成其中的一部分，但是，在确定运动量及进入何种康复程序必须由专业康复医师指导和制订。

前面所述的并非是单侧麻痹康复治疗的全部内容。例如，上肢的功能恢复方面，特别是手指方面，与下肢比较，其功能恢复较困难。但是，较年轻的、中等度的患者通过系统的训练可有望得到相当程度的功能恢复，这类患者应尽量从早期开始进行功能作业疗法。另外，关于步行方面，通过基本康复治疗，80%～90%的患者可恢复步行。其中相当一部分人需要拐杖、装具；许多人仅会利用原始运动图形的不稳定步行；高龄患者，重症患者预后较差；年轻的中等度的患者，通过步行图形正常化为目标的运动疗法，而实现改善步行姿态、步行稳定化。

（七）感觉障碍的康复

很多偏瘫患者在运动障碍同时伴有感觉障碍，出现感觉丧失、迟钝、过敏等，会严重影响运动功能。因此若将感觉训练、运动训练截然分开收效甚微，必须建立感觉-运动训练一体化的概念。

在偏瘫恢复初期，往往把训练和恢复的重点放在运动功能方面，这是一个误区，治疗者应该对运动障碍和感觉障碍给予同等重视并加以训练。

1. 上肢运动感觉机能的训练 经常使用木钉盘，如将木钉盘上的木钉稍加改造，如在木钉外侧用各种材料缠绕，如砂纸、棉布、毛织物、橡胶皮、铁皮等，在患者抓握木钉时，通过各种材料对患者肢体末梢的感觉刺激，提高其中枢神经的知觉能力，就可以使运动功能和感觉功能同时得到训练。

2. 患侧上肢负重训练 患侧上肢负重训练是改善上肢运动功能的训练方法之一。这种运动不仅对运动机能有益，对感觉机能也有明显的改善作用。

（八）痉挛的康复

痉挛是速度依赖的紧张性牵张反射过度活跃的表现，是脑卒中后患者的一个最重要的损害。早起治疗是关键，公认的治疗措施包括被动扩大关节活动度，促进关节主动运动，联合应用抗痉挛药物治疗。

1. 非药物治疗 典型的治疗痉挛的方法是阶梯式的，开始采用保守的疗法，逐渐过渡到侵入式的疗法。体位摆放、被动伸展和关节活动度训练可以缓解痉挛，并且每日应该进行数次。运动疗法：牵张法、反射学抑制肌张力的方法、姿势反射法。物理疗法：包括温热治疗、寒冷疗法、振动疗法、电刺激等。生物反馈治疗：临床上常用于促进手关节掌屈和背屈肌治疗，及针对踝关节内翻尖足的胫前肌及腓骨肌的治疗。

2. 药物治疗

（1）口服药物：痉挛的药物治疗主要是使用具有减轻痉挛作用的抗痉挛药。包括替扎尼定、地西泮、松得乐、巴氯芬、丹曲林、硝苯呋海因等。口服药物能缓解痉挛和疼痛，但是没有明显改善功能的作用。

（2）非口服药物：肉毒素局部注射法，可根据肌张力增高的肌肉按解剖定位来确定肌注部位，大块肌肉选择 3～4 个注射点。亦有进行巴氯芬鞘内注射的，对脑卒中后的痉挛有一定的作用。

3. 其他疗法 临床侵入性治疗也是一种治疗痉挛的方法，最常用的是选择性脊神经后根切断术或者破坏脊髓背根入口区，但是风险很高，并且有后遗症和脊髓意外损伤的可能。

三、脑卒中后遗症期的康复训练

（一）功能补偿的装具

对于足内翻的患者可进行功能补偿配制金属支条式踝足矫形器。可以根据医师的处方由辅助装具厂家定制。如可能，最好由医师、理疗医师、厂家、社会工作者讨论“装具诊断”，集体决定。另外，必须严格进行临时组装时的检查、制成时的检查，对细节部分的制作是否正确。装具应选择万能扣带、鞋扣、拉锁、压接式鞋扣等易紧定的方式。

（二）综合疗法

1. 刺络疗法 石学敏院士在创立醒脑开窍针刺法的同时，对中医传统的治疗方法也有继承和创新。我们现在临床中应用的“刺络拔罐法”是石学敏院士根据《灵枢·官针》篇论述的九针中的刺络发展而来。“刺络者，刺小络之血脉也”。是刺体表瘀血的小络脉使其出血的一种方法，多用于外邪郁于肌表之实热证。拔罐最早见于晋代《肘后方》以牛角制罐，作为外科吸脓血之用，两者结合起来用于临床即现在之“刺络拔罐”，此法可获“淤邪祛，风寒散，筋脉通，气血活，经脉濡”之功效，临床应用十分广泛。针对脑卒中患者常出现的患肢及肩、肘、膝、踝等关节的肿胀疼痛（如肩手综合征、足内翻等），还有中枢性面瘫，使用刺络拔罐疗法，每次令其患部出血2～3ml，可起到活血止痛消肿之功，非常有利于脑卒中的肢体康复。此法在临床上操作简单、安全、无不良反应，且疗效显著，此法已广泛应用于海内外许多国家。

2. 中药熏蒸湿敷 熏蒸湿敷治疗是中医的传统疗法，我院针灸科开展本项目、开拓治疗法的新途径。该法采用制川乌、草乌、苏木、独活等近十种天然药材煎制后，取其汁用于患部熏蒸，取其质患部热敷，是一种集热疗与中药渗透为一体的特殊治疗方法。它能有效激活人体细胞活性，促使骨质结构及纤维体的重组、重生，调节改善微循环，具有舒筋活络、化瘀止痛、软化骨刺的作用。该法对脑卒中偏瘫的治疗有很好的辅助作用。其功效确切、疗效稳定，为纯中药制剂，安全无毒，每日治疗1次，20d为1个疗程，1～2个疗程可获显效。

3. 健脑带、益肾带 石氏益元健脑带系石学敏院士根据祖国传统医学内病外治之理论，经多年研究由数种中草药精心炮制配伍而成的外用保健产品。针对头部具体经络穴位的特点，施以不同的处方，从而起到清脑明目、健脑益智的作用。头为“诸阳之会”、“清阳之府”，又为髓海所在，头居巅顶之处，易受寒暑之所扰，内为七情之所伤、又可因饮食起居不节而招损。积时成症，日久成病。故人们易患头胀、头痛、诸火上炎、血压升高、头目昏沉、耳目不聪等，并且高血压、高血脂、高血黏度等症也都有明显症状表现于头部。

以预防和保健为主的益元健脑带，其特点芳香通窍、清火调压，对于人体无任何毒副作用，清凉保健、老少皆宜。其通窍明目、清脑止痛、清脑调压的作用，对改善脑血液循环、调节血液三高症状及预防脑卒中明显有益，且能缓解脑疲劳及预防感冒，有益睡眠。

石氏益肾健疗带亦是石学敏教授根据祖国医学内病外治的理论，采用多种名贵天然中药精心研制而成的外用保健药带，其主要功能为通经活络、平衡阴阳、调整气血。大多数脑卒中患者发病机制为肝肾阴虚、肝阳上亢。应用此带可起到滋补肝肾、平肝潜阳之功。另外，长期使用此带，亦可改善人体微循环，提高人体的免疫能力。

4. 药浴 药浴是对不同病症，按照中医辨证论治的原则，选择适当的中药煎水洗浴的一种治法此法是将身体浸泡在药液中，使药液直接与皮肤接触，达到治疗之目的。药物可以通过皮肤透入体内，再通过血脉吸收，循行至疾病所在处，发挥作用。此外，药浴的热量可以促进血液循环，加速代谢产物的清除，促进康复。所以，药浴可弥补内服药物的某些不足。根据中医辨证，脑卒中病多为经络闭阻、气滞血瘀，故选择适合的活血化瘀、疏通经络的药物包入纱布中，然后放在水内煮沸20min，或先将药物研成细末装在布袋中煎煮，或者提炼中药成液体制剂，直接倒入热水中，然后把肢体浸泡于药液内，即可起到有效的康复效果。

5. 三阴经推拿 评估患者患肢皮肤情况。协助患者平卧，暴露患肢，采用推拿法按摩上肢肌肉，使痉挛的肢体肌肉放松，患肢掌心向上，平放于床面上。采用手太阴肺经、手厥阴心包经、手少阴心经三条经络交替进行推拿的方法，其力量要轻，推的速度要慢，操作时手法要持久、有力、均匀、柔和、深透，且根据患者病情来掌握手法的力度，从轻手法开始，逐渐增加刺激量，直到患者有舒适的酸、麻、胀、微痛感为止。操作结束后，让患者做上肢关节的主动屈伸运动。

第三节　脑卒中病的语言康复

一、一般原则

（1）制订康复治疗方案：要有失语症患者及其家属、康复技师、康复医师、心理治疗师及社区康复人员的共同参与，并将语言康复治疗与肢体训练、作业治疗结合进行，运用各种有利手段（如医疗、护理、训练、教育、心理疏导等）以促进患者运动、语言、智能、听力和认知等各种功能的恢复。

（2）训练的时机：我们认为正规的语言训练应在患者生命体征平稳后，治疗宜在上午进行，每次至少能耐受集中训练 30min 为宜，每次可适当安排几种治疗内容，其内容应有成功的希望。急性期、病情欠稳定、全身状态欠佳、合并感染、继发癫痫、重度痴呆、意识障碍、无训练欲望而难以配合训练者应尽量避免强行训练。

失语症最佳恢复期为病后头 3～6 个月，某些患者在病后 6～12 个月内仍继续有改善，因此应该抓住语言康复的最佳时机。但发病 1 年以上的患者亦勿轻易放弃治疗。据报道，某些患者在发病数年后语言功能仍可有不同程度的恢复。

（3）训练方式：要有适宜的语言环境，可根据情况分别采用个人训练、自主训练、集体训练、家庭训练。

1）个人训练：即在一个安静稳定的环境中，由治疗师以刺激法为中心内容有针对性地进行一对一的训练。此法有利于患者集中注意力、保持心态稳定且可以控制刺激条件。

2）自主训练：个人训练完成后，可在患者已充分了解语言训练的方法与要求后进行。训练内容由治疗师设计制订，可选择图片、文字、卡片、书写等练习，可以利用录音机进行复述、听写或使用电脑训练系统等。

3）集体训练：是在个人训练充分完成后实用化的训练。治疗师可根据患者的不同情况把患者分组，开展有针对性地多种活动。

4）家庭训练：即治疗师把有关的治疗计划、训练技术等教给患者家属，在家属帮助下在家庭进行训练，由治疗师定期评价并进行指导。

（4）治疗目标：首先依据失语症评价的结果进行预后预测，设定长期目标，如轻度失语者通过改善语言障碍以适应职业需要，中度失语者通过充分利用残存功能，促进实用交流能力的提高以适应日常交流需要，重度失语者尽可能发挥残存功能，可进行最简单的日常交流以适应回归家庭需要。为实现长期目标，可根据患者失语症的类型与程度等设定短期目标，并制订相应治疗计划。短期目标首先应放在口语的康复训练上，从提高其理解力开始，即让患者听懂别人的讲话。尽量鼓励患者大胆的与人进行交流，同时要耐心细致地一字一句进行训练，练习时注意力要集中，情绪要稳定，说话节奏宜慢，先从简单的单字、单词练习。其次注意发挥各语言功能系统之间的协同作用，因为听、朗读和书写三方面同时训练有协同强化作用。再次训练应循序渐进，逐步增加刺激量。治疗内容要适合患者的文化水平、生活情趣，所选用的语言材料要使患者感到有兴趣，先易后难，由浅入深，适时调整治疗时间的长短、治疗项目和难度。

二、治疗的方法

（一）康复治疗技术

1. Schuell 刺激法 通过反复的语言刺激促进脑内语言模式的组织、储存和提取，此法是语言治疗中最常用的方法。其原则为：①适当的语言刺激，即给予患者容易接受的合理的语言单位、刺激长度、刺激难度、刺激速度并提高音量。②多途径的语言刺激，即在给予集中的听觉刺激的同时，辅加视、触、嗅等刺激。③反复刺激，即一次刺激得不到正确反应时，反复多次刺激以提高反应性。④刺激应引出反应，患者对刺激应产生诸如用手指示、复述、读音、说话、写字等反应，如不能激起反应，则说明给予的刺激不恰当而应该调整。⑤对患者正确的反应，通过鼓励、赞许等进行强化，对错误反应可以沉默或改变刺激内容，不应强行矫正。

2. 阻断去除法（deblocking method） 依据 Weigl 的理论，他把某种语言功能的障碍归因于损伤所造成的该语言功能的“阻断”，并认为可以通过练习使患者对语言材料做出正确反应，从而去除阻断。学习中不让患者有意识地注意学习的内容是什么，例如，对有命名障碍患者，将练习命名的目标词（如水壶）放在一系列练习词（如筷子、水壶、汤勺）中进行听理解练习后，诱使患者将以前不能呼名的目标词（水壶）呼出。

3. 功能重组法（reorganization） Luria 提倡的功能重组法主要通过对功能系统残存成分的重新组织或再加上新的成分，以便产生出一个适合于操作的新的功能系统，从而达到语言能力改善的目的。分为系统内重组和系统间重组两种。系统内重组是指按设计的功能系统情报处理过程模型，分析在哪个构成环节（要素）上受到了损害，通过对这些环节的训练，来达到受损害功能内的各要素的重组。系统间重组是指利用正常的功能系统协助受损的功能系统的改善。例如，言语失用症患者用手指敲打，作为促进流畅言语产生的方法；对于单音构音困难（Luria 的传入性失语）的训练，可利用模式图或镜中治疗师的口形等外部的辅助手段，让患者记住标音的口形、舌位及气流走向等。

4. 补偿技术 失语症的恢复是有限度的，为使失语症患者具有日常生活中所必需的实用的交流能力，必须让患者充分利用残存的语言功能学会一些实用的、基本的、适合自身水平的交流技术。如利用文字及图画卡片、画图、手势语等。

（二）训练的具体操作

1. 听理解训练

（1）单词的辨认：在桌面上摆放 5 ~ 10 张写有单词的卡片，康复训练人员说出某一单词名称，让患者从摆放的卡片中指出相应的卡片。

（2）口令的执行：治疗师发出口头指令，让患者执行。如“抬起你的手”，“闭上你的眼睛”，“指向桌子”。逐渐增加信息成分。

（3）是与否的判断：如问“你叫张明华吗”、“你是在天津吗”、“你是男（女）人吗”、“七月份下雪吗”、“马比狗大吗”，要求患者回答“是”或“不是”。若难于用言语或手势回答，可用“闭眼”表示。

2. 阅读理解训练

（1）视知觉障碍的训练：重点放在视觉输入与大脑语言中枢的联系上，用于视野缺损及认知障碍者的视知觉和图形辨认训练，不涉及语义理解。如先给患者一张写有“桌子”两个字的卡片，看了这个卡片后，让患者找出画有“桌子”的图片。或先给患者看一张画有“自行车”的图片，再让患者在一堆卡片中找出写有“自行车”的卡片。

（2）单词、句子理解训练：采用单词、句子和图画匹配的方式，患者阅读单词或句子找出相应的图画。也可要求患者阅读句子，找到语义和语法错误。

（3）短文理解：患者阅读短文后，从多项选择问题中选择正确答案，或者提问，让患者用“是”或“不是”进行回答。

3. 复述训练　训练者说出一些日常用词或短语后让患者复述，如“床”、“香蕉”、“电话铃响”、“箱子装60瓶装修涂料”等，由单字、单词逐渐增加信息量。

4. 命名训练　按顺序的向患者出示物体让他命名，若无正确反应可让他摸一下，若仍无正确反应，可以通过描述物体的用途或词头音提示以引导患者回答，从而达到训练的目的。如“茶杯”、“钥匙”、“牙刷”、“火柴”逐个问患者“这是什么”。

5. 书写训练　可先进行简单的抄写，然后进行听写训练，再进行自发书写练习。如先按词性进行分类抄写，有助于患者理解语义，如“铅笔”、“水壶”；给出一个不完整的词组或句子，填入使其完整，如“雪是什么颜色的（白色）”，“用什么写字（笔）”；再看动作图片，写出叙述短句，写日记、信件等。

语言障碍与四肢的运动障碍不同，不能被动训练，患者自身的积极参与不可欠缺。另外，不能进行语言交流对患者而言，容易产生比四肢运动障碍更为严重的心理冲击和挫折，因此，在初期就应特别关注。尽量避免对患病初期处于心理冲击期间的患者进行细致的试验（如含有许多难题、反复矫正患者的发声错误），以免造成心理创伤，丧失信心，自己对自己闭锁，避免与人接触的机会，减少语言活动。因此疾病初期，医生及患者家属就应与患者尽量保持良好的交流（大量使用手势等非语言手段），这是最重要的，该方法称为精神预防渠道。从该意义来讲，对语言障碍而言，康复的第一步是预防合并症（心理）。

在很好地与失语症患者交流、预防心理创伤方面，与患者接触的所有人员，即护士、康复医师、康复技师、心理治疗师，甚至清洁工、同室的患者都应遵守。特别是失语症在除语言以外的方面的知识、感情是正常的，必须严禁采用类似对待孩子、痴呆者的态度。在向家属告知患者病情的同时，需很好地讲明，不要急切地加强训练、叱责患者或将患者当孩子对待等。对患者本人，在其理解力许可时说明现状，讲明其语言功能具有改善的可能性，努力给予心理支持，加强心理疏导。身体及精神状态稳定，体力增加（至少具有30min以上的坐位耐久性）时，在患者注意自己的语言障碍，可以逐渐进行积极的语言治疗。

第四节　脑卒中病的心理康复

心理康复在脑卒中患者的康复过程中占有十分重要的地位。首先，部分患者脑卒中后出现严重的功能障碍且短期内不能恢复正常，除生活不能自理外，工作、经济等各方面均受到较大的影响，其在家庭与社会上的身份地位也发生了相应改变；其次，患者对疾病及预后的恐惧、担心和忧虑等因素易导致心理障碍，心理障碍反过来又影响运动和语言等功能障碍的康复。心理治疗是在合理选择心理量表，并采用有效、可信的标准化测试方法，在心理功能的量化评定的基础上，对患者进行全面的心理诊断和治疗。

卒中单元心理康复在临床中的意义：①接受康复治疗的患者，必须认识和接受由于身体或心理原因而出现的人格变化，这种变化可能会伴随以后的人生历程。人格变化可能导致生活危机或其他危机，需要心理干预才能使患者勇于面对事实和未来发展。②患者出现的一些躯体症状如肌肉痉挛也可以通过心理疗法缓解。③由于身体残疾使患者产生的心理变化需要心理治疗和其他治疗手段的介入。脑卒中后的心理康复目的在于帮助患者改善不良心态，增强对治疗的依从性；建立治疗信心，培养早期自我肢体康复的主动性；预防心理障碍；从心理学角度提高患者的素质，预防继发残疾；改善不良心态和认知模式，以利于预防脑卒中复发；加强对患者家属的心理干预，减少患者与家属间的不良心理互动，以利于提高患者的生活质量。国内外有大量的研究资料表明，心理治疗在脑卒中患者康复过程中起着不可忽视的作用。

一、脑卒中患者的心理障碍

脑卒中常会导致严重的后遗症，而这些后遗症往往是严重的残疾，残疾可使人的情绪发生很大变化，常出现焦虑、抑郁甚至是悲观、厌世等不良心理问题。

据资料报道，脑卒中可引起患者情绪情感障碍，发生率占总发患者数的近一半。脑卒中后大部分患者将不得不面对肢体残障的现实，情绪很容易表现为抑郁、焦虑、恐惧等严重心理异常。

（1）抑郁：又称情感低落，脑卒中后其发病率在30%～60%，患者常表现为悲伤、哭泣、忧愁、唉声叹气、沉默寡言，心境苦闷、几乎每日都感到疲倦和乏力，自卑感明显，思考内容多消极悲观，睡眠障碍（失眠或早醒），食欲减退，严重时悲观绝望，甚至出现自杀念头及行为。患者常伴有思维迟缓、动作减少、记忆力下降及一些生理功能的抑制。部分患者也表现为不善于语言表达、退缩、淡漠。

（2）焦虑：脑卒中患者的焦虑可表现为终日心烦意乱、忧心重重、紧张恐惧、伴心悸、出汗、尿频、手抖、胃肠不适等自主神经功能紊乱的症状；他们会表现为反复的向医生询问病情进展及治疗情况、预后事项等，在获得医生必要的解释的同时，也为了寻求某种心理上的保证。

（3）恐惧：患者为自己的病情及相关事物表现为紧张、害怕、提心吊胆、常伴心慌、胸前区压迫感、喉头阻塞感等自主神经功能紊乱；或不知自己的行为方向，无原因的失眠，易激惹、敌对、烦躁等。脑卒中急性期，焦虑症状较多见，恢复期时，抑郁症状多见。焦虑和抑郁的判定多采用HAMA、HRSD量表。

总之，脑卒中患者的情绪情感障碍表现各不相同，在某些患者身上还表现出一定的自限性。

二、脑卒中患者的认知障碍

认知功能是人类高级功能之一，它是一种知识的获得、组织和运用的过程，是人类适应周围环境的才智，而脑卒中患者易出现认知功能障碍，如视觉、听觉、触觉及自身躯体方面的障碍，进而导致对外界环境的感知和适应的困难，使患者发生生活和社会适应性障碍。

1. 认知内容的障碍

（1）注意力障碍：部分患者会出现注意力集中能力减退，注意力易分散，注意持续能力下降。

（2）记忆力障碍：部分患者会存在不同程度的记忆减退，包括瞬时记忆、短时记忆和长时记忆障碍；还有患者会出现记忆错误和记忆增强。

（3）视空间障碍：部分患者不能准确地判断自身及物品的位置，表现为停车时找不到停车位，回家时判断方向错误而迷路，不能临摹立体图，严重时不能临摹平面图等。

（4）计算力障碍：部分患者计算能力减退，甚至是不能进行非常简单的“2+3，1+2”之类的运算。

2. 认知形式方面的障碍

（1）认知多维性减弱：患者因脑卒中从主观上放弃各种努力，对周围环境缺少关心，知觉水平下降。

（2）认知相对性障碍：不能客观地看待自我与疾病的独立性，容易出现注意范围狭窄，自我中心、自我关注、片面极端地夸大或缩小自己对疾病的认识。

（3）认知联想性增强：患者易受不良情绪的影响，以至于患者产生对日后生活过多悲观的思虑，大多数患者对自己的认知有一定自知力，但仍可形成认知与情绪间的恶性循环，导致认知歪曲和偏差。

（4）认知整合性障碍：脑卒中患者的认知具有强的情绪情感色彩，认知整合还受思维方式及患者的理解、判断等心理过程的不连贯或不正确的影响，而出现认知歪曲、僵硬、刻板等。

3. 行为障碍 包括食欲不佳；自主运动减少，人际交往减少或回避交往；对肢体康复无信心；睡眠节律性差、早醒、多梦等；因抑郁等心理问题而长期卧床等。患者的行为障碍与其认知和情绪情感有关。同时，对行为的矫正同样促进认知和情绪情感的改善。

4. 躯体不适主诉增多 脑卒中患者明显的躯体不适主诉增多，大多受脑卒中后心理障碍影响，或与患者的年龄有关，一般老年人的躯体不适主诉多，在脑卒中后出现的可能性会增加。同时也会受来自医务人员或周围环境的影响或与患者的性格、家庭及社会的支持因素等有关。患者的躯体不适主诉大多具有强的情绪色彩。躯体不适主诉的增多可以向家属或医生传递一些患者不能用言语表达的心理信息，心理治疗师对此一定不要忽视，可利用此捕捉患者的内心需求。

5. 严重的心理障碍，类似精神症状 脑卒中患者由于脑卒中部位不同、脑卒中所致脑组织损伤的严重程度不同，对患者的精神状况影响也不同。有些患者可表现有一些严重的精神症状。但这些精神症状属于器质性因素引起的精神障碍，精神障碍与脑卒中有直接的关系。这种障碍大多在早期以药物治疗可以取得较好效果，而且不易再次出现。

三、脑卒中病的心理康复

（一）心理治疗

心理治疗是脑卒中患者心理障碍康复治疗的关键。

1. 治疗原则

（1）心理治疗或心理干预应贯穿患者在卒中单元接受治疗的全过程。

（2）疾病早期患者不能离床，能接受标准心理治疗时，以支持性心理治疗为主。

（3）心理治疗的过程中应尽量减少深挖患者潜意识的冲突，避免引起新的抑郁、焦虑情绪体验。

（4）早期介入，每日定时查看卒中单元的每一位患者的心理状态。

（5）心理干预应努力配合其他医疗资源，充分加强对患者的人文关怀。如安排家中谁来探望，卧床患者谁来陪同，患者出院谁来接，患者出院日期的选择，患者的日常娱乐安排，患者住院环境安排、饮食安排等。

2. 治疗方法 以支持性心理治疗为主，结合行为治疗、认知治疗等治疗方法。建立医者对患者充分的理解和同情，通过自己良好的表情、态度、语言、行为去了解患者，熟悉患者。掌握患者病前的适应能力、性格、人格，病后不同阶段的心理状况与需求，分析其主要的心理问题，制订实施心理治疗的具体策略。这样，通过有针对性的心理的物质的帮助、宽慰、鼓励，影响和改变患者的异常心理状态和行为。针对不同阶段的疾病情况，及时对患者和家属进行必要的康复知识、疾病知识的宣传和训练。脑脑卒中急性期，患者心理变化常常为了不了解病情及其预后而焦虑和慌乱，或不能客观地承认瘫痪的现实而处于恐怖和无力感觉状态。此时应对患者具有高度同情心，让患者认识到不可抗拒的客观事实，鼓励患者面对现实，配合治疗，争取疾病的好转。同时向患者进行疾病的积极性的知识宣传，增加患者战胜疾病的好转。在康复治疗阶段，患者对治疗通常抱有极大的希望，千方百计寻求治疗方法，思想和行动常表现急于求成。随着时间的推移，瘫痪的持续，患者逐渐失望，甚至绝望，情感抑郁，遇事采取依赖态度，认为自己什么都不行，处于被动状态。此时的精神鼓励，对 ADL 训练的任何一点微小进步的赞扬，争取家属与单位的配合和合作，从精神上、生活上的安慰、鼓励和帮助尤为重要。

3. 对患者家属的心理干预 因为陪伴患者时间最多的大多是患者家属，所以对其家属的心理干预尤为重要。脑卒中患者因住进卒中单元而使其与家属间的心理互动发生了一定的变化，这种看似微妙的心理互动实际上对脑卒中患者的心理影响很大。脑卒中患者家属的心理干预有两种形式，一种是针对患者配偶及家属的个别心理干预；另一种是以脑卒中患者为核心，以整个家庭为对象来进行的治疗，属于广义家庭的、集体的心理治疗范畴。这种对家属的心理干预并不脱离现实本身，对患者及其家属的心理干预具有现实意义，可操作性强，可以帮助患者家属逐渐意识到自己所面临的责任和义务，从而增强心理承受力，改善心理的弹性程度。实际上对患者家属的心理干预是间接对脑卒中患者的心理帮助。

（二）加强肢体功能的康复训练

肢体功能的康复有所进步，对焦虑和抑郁有极大的改善效果。

（三）药物治疗

药物治疗是改善脑卒中后严重心理障碍、脑卒中后精神障碍的基本措施之一。

1. 中医中药 脑卒中后情绪障碍多属于中医“郁证”、“不寐”范畴。初期因肝气郁滞、夹湿夹痰、郁而化热多属实证；久病由气及血，忧郁伤神、心脾两虚、阴虚火旺多属虚证。

我院根据脑卒中患者常见情绪障碍，制作系列院制剂，具体应用时，应根据个体化差异，辨证论治，随症加减。

畅郁汤剂：疏肝理气解郁，柴胡疏肝散加减。用于患者精神抑郁，情绪不宁，善太息，胸胁胀痛，痛无定处，脘闷嗳气，腹胀纳呆，或呕吐，大便失常，苔腻，脉弦者。

虑烦汤剂：清肝泻火、解郁和胃，栀子豉汤加减。用于患者性情急躁易怒，胸闷胁胀，嘈杂吞酸，口干而苦，大便秘结，或头痛、目赤、耳鸣，舌红，苔黄，脉弦数者。

定神汤剂：清热涤痰安神，温胆汤加减。用于患者情绪烦躁，坐卧不宁，痰多胸闷，咽中不适，失眠多梦，心烦口苦，大便不爽，苔黄腻，脉滑数者。

临床还可根据患者具体情况选用十香丹、胶藕胶囊、安神补脑液、朱砂安神丸等中成药，并配合针灸、药浴、按摩、推拿等综合疗法。

2. 西药治疗 根据药物的临床作用特点主要分为抗精神病药、抗抑郁药、抗焦虑药。凡对中枢神经有高度亲和力，能改善患者认知、情感及行为的药物均可以选择。

（1）抗精神病药

1）典型抗精神病药：主要作用为阻断中枢多巴胺受体，治疗中可产生椎体外系不良反应。此类药物中，一类是高剂量（低效价）药物，代表药物有氯丙嗪、硫利达嗪及氯普噻吨。这类药镇静作用强，对心、肝等脏器的毒副作用大。另一类是低剂量（高效价）药物，代表药物有奋乃静和氟哌啶醇。这类药物镇静作用轻，对各脏器毒副作用小。卒中单元中，因大面积脑出血引起兴奋、躁动的患者，常用氟哌啶醇或氯丙嗪小剂量、必要时进行肌内注射，以利于患者安静，配合临床治疗。

2）非典型抗精神病药：主要药理作用为阻断5-羟色胺和多巴胺受体，治疗中较少或不产生椎体外系不良反应。代表药物为氯氮平、奥氮平、利培酮等，这些药物多为口服剂型，用于脑卒中后伴发精神症状的患者。考虑这些药物在综合性医院备用不多，所以，患者的服用大多是经精神专科医师会诊后开始。

（2）抗抑郁药：抗抑郁药是一类治疗脑卒中后抑郁性心理障碍的药物，有些抗抑郁药对强迫、惊恐及焦虑情绪也有治疗作用。

1）三环类抗抑郁药：这类药物适用于各种类型的抑郁发作、心境恶劣、各种神经症伴发的抑郁情绪、其他精神疾病伴发的抑郁情绪、躯体疾病伴发的抑郁情绪等。这类药物不良反应有神经系统强弱不等的镇静作用，抗胆碱能不良反应（口干、视力模糊、便秘及排尿困难等），心血管不良反应（引起低血压、心动过速、心内传导阻滞，心率减慢）等。一般为75～250mg/d，小剂量，分次服。临床常用的有阿米替林、多塞平、氯丙米嗪（氯米帕明、安拿芬尼）、丙米嗪（米帕明）等。

2）选择性5-羟色胺再摄取抑制剂：这类药物属于新型抗抑郁药，具有毒副作用小，服用简便（半衰期长，多数只需每日1次给药）等特点，为当今很多发达国家治疗抑郁的一线用药。代表药物有氟西汀（20～40mg/d）、帕罗西汀（20～40mg/d）、舍曲林（50～100 mg/d）、氟伏沙明（50～200mg/d）、西酞普兰（15～45mg/d）。约半数患者无不良反应主诉，特别是抗胆碱能不良反应和心血管不良反应比三环类抗抑郁药小而且轻，因不良反应而停药者比三环类少得多。不良反应多出现在治疗早期，一般能耐受，继续治疗往往减轻或消失。常见的不良反应有胃肠道不良反应（恶心、厌食、腹泻、便秘）；中枢神经症状（头痛、头晕、焦虑、紧张和失眠，也可出现乏力、倦睡等）；性功能减退。

3）四环类抗抑郁剂：米安舍林（脱尔烦）：属镇静性抗抑郁剂，适用于各种抑郁状态。它有抗焦虑和促进睡眠作用。剂量和用法：剂量范围在30～90mg/d，平均60mg/d，每晚服1次。不良反应：抗胆碱能不良反应和心血管不良反应较小，对肝肾功能无明显影响。马普替林（麦普替林）：其药理作用为选择性抑制NE的再摄取。该药很少产生5-HT能和DA能作用，有强的抗组织胺和弱的抗胆碱能作用。它的抗胆碱能作用较轻，心脏不良反应也较轻，适用于年轻及老年抑郁症患者。较突出的不良反应是可诱发高的癫痫发作，使用中应加以注意。剂量范围：25～75mg/d，分3次服，服用2周后可逐渐加量，最高为200mg/d，老年患者的剂量应适量减少，一般从25mg/d起步。

（3）抗焦虑药：抗焦虑药主要用于减轻焦虑、紧张、恐惧，稳定情绪兼有镇静、催眠、抗惊厥作用的药物。与抗精神病药物、抗抑郁药物不同，一般不引起自主神经系统症状和椎体外系反应。多选用地西泮（安定，口服常用量5～15mg/d）、阿普唑仑（佳静安定，口服常用量0.8～2.4mg/d）类药物和劳拉西泮（罗拉，口服常用量1～6mg/d）等。根据病情需要，开始可每日3次给药，病情改善后可每日1次给药。丁螺环酮：其优点是镇静作用少，运动障碍轻，对记忆影响小，无滥用潜力，无交叉耐受性，无呼吸抑制作用。其主要缺点是显效慢，需2～4周。主要作用于广泛性焦虑障碍的治疗，对伴惊恐发作的严重焦虑不如苯二氮䓬类药物和某些抗抑郁剂。从5mg每日2～3次开始，1周后如能耐受可每2～4d增加5mg，直至10mg，每日3次，至少6周，最高30～90mg/d。

3. 用药原则

（1）因病施治，因人而异。在诊断明确的基础上，全面、充分考虑患者的躯体情况、症状特点、有无合并症等，因人而异地合理化用药。

（2）小剂量开始，疗程充分。尽量选用新一代、起效快、毒副作用少的药物，并尽可能单一用药，从小剂量开始，根据患者的耐药性及不良反应逐渐加量，用药疗程应充分，切记频繁换药。

（3）谨慎换药。在足量、足疗程用药无效时，才能考虑换药。换用不同作用机制的药物时，应注意停药一段时间，以利于药物清除。

（4）药心同治。药物治疗应建立在心理治疗的基础上，双管齐下对脑卒中患者的心理问题康复尤为重要。

第五节　脑卒中康复治疗的建议

一、重视早期康复

脑卒中患者病情稳定后（病情不再进展的48h后）应尽早介入康复治疗，早期康复对于预防并发症、改善功能障碍非常重要，特别是早期床旁的康复如患肢的摆放、被动活动等，这些方法简单实用，很容易掌握，也非常有效，建议各医院能充分重视。

二、强调全面、持续康复

应当指出的是，康复治疗不仅仅局限于运动功能的恢复，应该在康复治疗的过程中对患者所有相关障碍都予以关注和实施对应的治疗。有些功能障碍如患侧肌张力低下、痉挛状态、失语、吞咽障碍等是要遗留很长时间的，甚至终身遗留，并且，康复治疗的效果是通过再学习获得的，一旦停止康复治疗，再获得的功能就有可能出现退步，因此，康复治疗是一项需要长期坚持的工作，建议能建立起由综合医院急性期到社区医疗的持续康复体系，与国际上目前脑血管病康复方案接轨，使患者享受到完整的康复。

三、重视心理康复

脑血管病患者的心理疾患非常突出，但往往会被忽略，心理疾患不仅影响患者的生活质量及患者与家人的关系，而且对患者的功能恢复非常不利，一定要高度重视心理康复，积极预防、治疗患者的心理问题。

四、重视家庭成员的参与

患者最终要回归家庭，在康复治疗小组的模式中，家庭也是一个重要组成部分，因此家庭成员对患者恢复起非常重要的作用。应该让家庭成员充分了解患者的情况，包括功能障碍，心理问题，以便能相互适应，避免和减少产生矛盾；家属还应掌握一定的康复手段，由于多数情况下医生不可能无时无刻都在患者身边，所以作为家属掌握一些简单的康复手段，在医生不在患者身边的期间，为患者进行必要的康复训练，这对于患者功能恢复的提前，起到不可忽视的作用。

第十七章　脑卒中的预防健康教育

脑卒中预防健康教育是指通过有计划、有组织、有系统的教育活动，促使人们采用有利于健康的生活方式，消除或减少脑卒中的危险因素，降低发病率、伤残率和病死率，提高生活质量和生命质量，并对教育效果作出评价。公众的健康教育必须包括所有年龄段，教育最重要的内容是预防和治疗脑卒中，教育包括应脑卒中预防及恢复链的所有环节。尽管医学教育的开展十分困难，需要持续强化，但确能减少脑卒中的发生，负责脑卒中治疗的医生和护士都有责任参与对患者的健康教育。定期举办健康教育讲座，是预防及治疗脑卒中的有效措施。

第一节　脑卒中的一级预防健康教育

医生和从事预防健康教育的人员，对年龄超过 35 岁未患脑血管病的人群应当定期进行下列内容的宣教。

1. 熟悉自身血压状态　定期监测血压，同时，应该了解自身血压不同时段的水平。比如晨起、午后、晚间或睡前。如果高压（收缩压）持续大于 135mmHg 或低压（舒张压）持续大于 85mmHg，应及时到医院就诊。如果确诊为高血压病，应由医生制订血压管理方案，积极平稳地控制过高的血压。高血压是导致脑卒中的重要原因之一。不良饮食习惯、过度肥胖、缺乏锻炼等都是造成高血压的重要原因。改善不良生活习惯和选择药物并行，一旦血压得到控制应该长期服用，监测血压。特别应该注意的两点：一是避免降压药物随吃随停，造成血压忽高忽低；二是避免在睡前服用短效、迅速的降压药。因为，人体在睡眠过程中血流速度减慢，如果血压降得太低不能保证各脏器的有效灌注量极易发生缺血性病变。

2. 了解自身心脏泵血功能状态　心脏是人体的一个血液泵，维持人体组织、器官、脏器的血液供应。脑组织由于缺乏能量储备，所以对血液供应的依赖性最强。而心脏对脑卒中的影响主要有两个方面：一方面心脏的原动力影响着血流动力学的稳定；另一方面各种类型的慢性心脏病，尤其是风湿性心脏病瓣膜上的赘生物，是脑栓塞的重要栓子来源。因此，定期进行心电图、彩色超声心动图等检查了解心脏的结构及功能是预防脑卒中的重要环节。容易引起脑卒中发生的心脏疾病主要有：阵发性、快速性、不稳定型心房颤动或心房扑动；心力衰竭；严重心律失常等。如果发现各类型心脏疾患，应该积极进行原发病的治疗。

3. 戒烟　吸烟可以使脑卒中的危险性增高，戒烟可降低患脑卒中的风险。戒烟时间与脑卒中的危险性呈反比，即戒烟时间越长，患脑卒中的危险性越低。

4. 适度饮酒　目前的研究表明，每日少量饮酒可以降低脑卒中的发病率，但是，如果超量饮酒，则增加脑卒中危险性。虽然，少量饮酒对脑卒中的发病率有益，但烈性酒有导致肝脏、胃肠道损害、造成交通事故增多等弊端，仍然不是保健的最佳方案。据报道红葡萄酒有确切的软化血管作用，每日饮用不超过 50ml 优质红葡萄酒是较好的保健措施。

5. 控制血脂　如果胆固醇高会增加患脑卒中的危险性，控制胆固醇指标会降低脑卒中的危险性。胆固醇高可以通过节制饮食和锻炼来控制，部分人需要药物治疗。

6. 控制血糖 糖尿病患者，尤其是2型糖尿病是脑卒中危险因素中的重要组成部分。认真执行医生制订的糖尿病管理方案，包括：饮食、运动、热量平衡等，并加之适当的降糖药物是可以控制糖尿病的，控制血糖可以明显降低脑卒中的危险。

7. 适度运动 快步行走、游泳、慢跑、骑车、登山都是世界卫生组织提倡的有氧运动，可提高人体健康水平，也可以减少脑卒中的发生。但是，适度运动应该注意的是：①每次运动时间30~60min，每日运动最多2次；②避免我国晨练的误区，晨起由于没有光合作用，空气中氧气含量最低不适合锻炼，锻炼的最佳时间为上午9~11点和下午3~5点；③运动时应该随时监测心率，尤其是老年人，以170减去运动者的年龄，既是运动者的最高心率。超出最高心率的运动均会增加心、肺、血管等组织脏器的负担，是心肌梗死、脑卒中等疾病发生的重要诱因。

8. 低盐低脂饮食 减少饮食中盐和脂肪的摄入，可以降低血压，减轻肾脏、肝脏负担。更重要的是减少脑卒中的危险性。水果、长纤维蔬菜、谷类、豆类、适量蛋白质等都是有益健康的食品。

9. 了解脑循环状态 血液循环障碍，也增加脑卒中危险。脑卒中可由心脏（泵）、动脉和静脉（管道）或血液流变学的等问题引起。通过检查可以发现供应大脑的血液循环系统问题。脂肪沉积→动脉粥样硬化→阻塞动脉，使血液不能从心脏运输到脑。这些动脉位于颈部两侧，称为颈动脉和椎动脉。如果这种阻塞未做处理，就会导致脑卒中。及时检查、积极治疗、健康保健，可以使脑卒中的发病率下降。还有一些血液方面的疾病如镰状细胞病、严重贫血、真红细胞增多症或其他疾病等都是脑卒中的危险因素，如果对这些疾病不重视复查、治疗就会导致脑卒中的发生。循环障碍性疾病通常可以通过药物治疗得到控制，如阿司匹林、华法林、噻氯匹定、氯吡格雷、双嘧达莫或其他治疗循环障碍的药物，有的循环障碍疾病需要外科手术才能解决，如动脉狭窄等。

10. 脑卒中及时就诊 一旦发生脑卒中症状（偏身运动障碍、偏身感觉障碍、失语、昏扑、意识障碍等）时无论轻重都应该及时就诊。但是，非规范的搬运等不当的院前处理往往会加重病情，甚至造成患者死亡。发生脑卒中症状后，应该立即将患者平卧，解除患者紧张情绪，测量血压，拨打120急救电话，无论能否行走，一定要求患者躺在担架上平稳送往医院。严禁背、抱、抬、扛或坐位运输到医院。

第二节 脑卒中的二级预防健康教育

脑卒中发生后，评估其复发风险，针对危险因素及时进行二级预防干预是非常重要的。二次预防的目的是预防或减少再次发生脑卒中的危险，这对所有的TIA、缺血性脑卒中、出血性脑卒中都很重要。常用的脑卒中风险评估有Essen卒中危险评分（stroke risk score，ESRS）。最初为TIA或轻脑卒中的患者再次发生脑卒中的危险性极大，部分患者在初次发病后2周内再次发生脑卒中，特别是来源于心脏或颈动脉狭窄部栓子所致的脑卒中。再次脑卒中会导致更严重的后遗症。因此，寻找并治疗TIA或脑卒中的原因，预防再次更严重的脑卒中是当务之急，这对青年脑卒中人群（小于50岁）尤为重要。

第三节 脑卒中住院患者和陪护的健康教育

一、患者和家属应掌握的脑卒中患者住院治疗内容

（1）院前处理是及时提供脑卒中治疗的基础：应加强患者和家属对脑卒中的认识，即出现脑

卒中症状后立即处理的重要性及脑卒中发生后院前处理的常识和注意事项。

（2）TIA 与脑卒中的关系：TIA 是脑梗死最重要的危险因素，发生 TIA 使患者处于极易发生脑梗死的危险之中。约 10% 的 TIA 患者在 1 个月内发生脑卒中。因此，应该教育患者认识到 TIA 的危险性，及时就医，预防脑卒中的发生。

（3）脑卒中的临床表现：脑卒中最重要的临床表现包括偏身麻木无力、言语不清、头痛、头晕、口角歪斜等。如果以上症状和体征持续时间超 10min，患者应当立即拨打急救电话到最近的医院就医。

（4）及时溶栓治疗的重要性和溶栓治疗的适应证。

（5）脑卒中是医疗急症，尽可能地早期到达医院。

（6）脑卒中治疗的综合管理：脑卒中治疗的综合管理应遵循三大原则为控制颅内高压、管理血压、防治并发症。

（7）康复治疗在脑卒中治疗全过程中的重要地位。

脑卒中的特点是高发病率，高致残率。中国每年新发脑卒中患者约一百五十万，其中 70% ~ 80% 的脑卒中患者因为残疾不能独立生活。现代康复理论和实践证明，脑卒中后进行有效的康复能够加速康复的进程，减轻功能上的残疾。患者功能的改善又可提高患者的满意度，降低潜在的长期护理所需的高额费用，节约社会资源。现代康复理论和实践证明，脑卒中后进行有效的康复能够加速康复进程，减轻功能上的残疾。脑卒中康复是经循证医学证实的降低致残率最有效的方法，是脑卒中组织化管理中不可或缺的关键环节。国外研究证明，按照规范的康复治疗指南进行康复，能明显提高脑卒中的康复水平和康复质量。结合针灸、中药等传统康复手段，疗效会明显提高，促进患者早日回归社会，回归家庭。

二、家属和陪护应掌握的生活护理知识

1. 心理护理 脑血管病急性期由于瘫痪在床、行动不便，需要别人照顾，患者特别担心以后生活不能自理，给家庭、社会带来许多麻烦，易产生自卑、焦虑等心理反应，严重者有自杀倾向。这种心理状态严重影响治疗及康复。因此，患者家属要掌握患者的心理状况，及时开导，交流谈心，使患者体会到家庭的温暖，帮助患者树立战胜疾病的信心，有助于患者积极配合治疗，亲情的呵护是心理康复的必要条件。

2. 饮食护理 饮食护理包括：①限制总热量、控制体重在标准或接近标准的范围；②减少脂肪酸和胆固醇的摄入量；③限制每日盐的摄入量；④忌浓茶、咖啡、辛辣刺激性食物；⑤戒烟、限酒；⑥保证适量的蛋白质摄入，尤其是优质蛋白质，如瘦肉、鱼类、蛋等；⑦多吃蔬菜水果；⑧补充维生素及矿物质，如维生素 C、维生素 B_6、维生素 E 等；⑨注意营养平衡，提高机体抵抗力。

3. 皮肤护理 皮肤护理包括：①定时翻身，动作要轻，避免损伤皮肤；②保持床单干净、平整、无异物及碎屑；③保持患者皮肤的清洁，避免各种刺激；④对褥疮应及时处理，避免其发展。

4. 尿管、胃管的护理

（1）尿管护理：①尿管定期更换，离院后与社区卫生服务机构联系；②定时放尿并保持局部清洁，避免感染；③注意观察尿色，发现异常及时就诊。

（2）胃管护理：①胃管定期更换，离院后与卫生服务机构社区联系；②正确喂食，注意饮食卫生；③注意观察胃管有无异常情况，发现异常及时就诊。

5. 控制危险因素 脑血管病容易再发，发病次数越多，病情越重，后遗症也越重。因此，预防脑血管病再发尤为重要。高血压、糖尿病、高脂血症是脑血管病的重要危险因素，脑血管病患

者伴发这些疾病时，应该积极治疗。

(1) 坚持服用抗高血压药物，避免睡前服用短效、迅速起效的降压药，使血压稳定控制在正常范围，最好自备血压计。

(2) 坚持服用降糖药，定期复查血糖及尿糖。坚持服用调节血脂药物。

(3) 脑梗死患者，应长期坚持服用抗血小板凝集药物如肠溶阿司匹林等。

(4) 出院后2周门诊复查或发现异常随时就诊。

在脑卒中的预防中不断对新的危险因素进行识别及研究非常必要，但更重要的是将目前已知的循证医学结论应用到实践中去，缩短循证医学与实践的距离。缩短这种距离需要从多个环节入手：第一，加强临床医生和预防工作者循证医学的教育，理解在脑血管病预防中循证医学的结论，这样才能使用正确的预防措施；第二，加强公众的健康教育，普及正确的预防观点，提高危险因素控制的依附率，减少不正确的预防手段，如脑卒中的预报、定期输液、寄希望于夸大其词的保健品和疗效不确切的药品等；第三，转变脑血管病临床实践的模式，推行组织化脑卒中医疗，即多学科合作的、整合的医疗模式，将预防工作作为脑血管病医疗实践中必不可少的组成部分，在临床考核中应把预防放在十分重要的位置；第四，在医院建立标准化的脑血管病预防门诊，建立危险因素数据库，监控高危患者；第五，不能忽视政策的导向作业，在医疗政策的制定中确实体现预防为主的方针，这对于脑血管病来说更为重要 。综上所述，强化脑血管病的预防及健康教育是当务之急。

第十八章 脑卒中的临床护理及饮食治疗

第一节 脑卒中的临床护理

脑卒中的临床护理原则:预防感染；定时翻身；保持皮肤清洁，预防褥疮；保持良好的环境；口腔清洁。

一、预 防 感 染

急性脑卒中大多起病急骤，病情危重，加之患者多为老年人，所以，很容易合并各种感染。若能及时防治，可以使患者早日康复，否则不仅可以加重病情，甚至可以成为患者死亡的原因之一。脑卒中患者容易合并的感染常见的有呼吸系统感染、泌尿系统感染、五官感染和皮肤黏膜感染四大类。

1. 呼吸系统感染 以肺部感染、支气管炎为多见。引起的病因：患者患脑卒中后，脑的正常功能紊乱，营养供给不足，机体免疫力低下，加之卧床，痰液及分泌物排出不畅，食物及呕吐物误吸，尤其是昏迷的患者，咳嗽反射和吞咽反射消失或减弱，致使呼吸道分泌物增多而不能咳出，呕吐物、分泌物误吸入气管，均易合并肺炎、支气管炎。故应避免受凉，多侧卧，定时翻身、拍背，改善肺泡通气功能，防止吸入性肺炎。若分泌物或痰液阻塞气道位置位置较深，应早期做气管切开。已有呼吸道感染者，可行药物雾化吸入，如0.9%氯化钠注射液100ml，α-糜蛋白酶4000单位，每日2~3次。超声雾化可使药液形成微细的雾滴，随着深而慢的吸气被患者吸入到终末支气管及肺泡，以利于局部解症及稀释分泌物。雾化药液中也可加入地塞米松5mg，起减轻咽喉部水肿、减少气道分泌物及协助抗炎作用。也可根据咽拭子、痰培养和药物敏感试验结果选择抗生素。自主呼吸微弱或已停止者，可以呼吸机支持呼吸功能。

2. 泌尿系统感染 常见于膀胱炎、尿道炎，主要症状是膀胱刺激症（尿频、尿急、尿痛）或血尿、脓尿，并伴有发热等。常见于女性患者，女患者尿道短，阴道、肛门处的细菌易经尿道外口上行感染。长期卧床的患者，膀胱逼尿肌肉松弛，残余尿量增加。尿失禁和保留导尿者，不注意保持外阴清洁，大便失禁，粪便污染尿道外口，均可造成泌尿系感染。因此，注意会阴部的卫生，每次尿、便后要及时清洗会阴，对大便失禁者，每次排便均要用温水将臀部洗净。清洗会阴的毛巾和便后擦纸都要遵循由前往后的顺序，卧床患者要做好会阴冲洗。对保留导尿的患者每日要进行消毒尿道口2次，用0.5%碘附浸湿消毒棉球擦拭，尿袋应每日晨更换1次，留置尿管（双腔气囊）应每2周更换1次，操作中要严格执行无菌原则。

3. 重症昏迷患者的护理 如五官护理不当可合并结膜炎，角膜溃疡及口腔炎等。部分脑卒中昏迷的患者常出现双眼或单眼闭合不全，可致结膜、角膜干燥，出现溃疡、发炎，因此，眼睑闭合不全的患者局部涂红霉素眼膏，眼部盖油纱布予以保护，同时，防止异物落入眼内。脑卒中并发面瘫的患者食物残渣经常存留于颊齿之间而发酵，昏迷患者不能由口进食，口腔细菌大量繁殖，导致口腔感染并发口腔炎、舌炎，故应于每餐前、后协助患者漱口，昏迷患者要做好口腔护理，根据口腔 pH 的变化，选择合适的漱口液。

4. 皮肤、黏膜护理 皮肤、黏膜合并感染主要原因是长期卧床，二便失禁，会阴部、腋下、腹股沟等处皮肤长期受潮湿摩擦等因素刺激容易发生皮肤糜烂、发炎，同时，也易合并皮肤疖、肿等现象。所以，脑卒中患者做好皮肤清洁卫生最为重要。夏季应每日为患者擦浴 1 ~2 次，冬季应每周 1 ~2 次。做好每日晨、晚间护理，对不能自行翻身者应 2h 为患者翻身 1 次，每次尿、便后均要清洁会阴、肛门部皮肤，及时发现皮肤黏膜的早期变化，及时处理。

二、定时翻身

脑卒中患者多伴有肢体功能障碍，长期卧床容易引起消化不良、便秘、肌肉萎缩、精神委靡等不良后果。同时，局部皮肤长期受压，血液循环障碍，呼吸道分泌物不易排出，肾处于低位等因素，常引发脑卒中患者排尿不畅、褥疮、坠积性肺炎、肾结石等并发症。因此，对于脑卒中卧床患者（除病情危笃，翻身后心率增快、呼吸不规则或血压下降，以及正在抢救者，应暂停翻身外），2h 翻身更换体位 1 次，保证患者身体舒适，防止并发症的发生。

脑卒中翻身应注意以下几点：①脑卒中患者急性期为避免病情加重，应该少搬动患者头部，保持安静。翻身时动作要轻、稳，翻身后注意头部不宜过屈、过伸或过度转头，以免影响脑部血液供应和呼吸道的通畅。根据病情和皮肤受压情况决定翻身间隔时间，一般以 2h 翻身 1 次为宜，如发现皮肤变色或破溃应尽早处理，并增加翻身次数。②如果患者身上留置多种导管，应先将导管安置妥当后再翻身。翻身后要检查各导管有无扭曲、打折，要保持导管通畅。③冬天要注意保暖、防止受凉，勿过多暴露患者。翻身时动作要轻柔，不可拖、拉患者，以免擦伤皮肤。应将患者身体抬起再行翻转动作。要注意拉平大单和患者衣裤，二便失禁者要及时更换尿垫。翻身后需用软枕和靠垫垫好背部和膝下，以保持舒适体位。

三、保持脑卒中患者的皮肤清洁

皮肤具有保护机体、调节体温、吸收、分泌、排泄及感觉等功能，完整的皮肤具有天然的屏障作用，可避免微生物侵入。皮肤的新陈代谢迅速，其排泄的废物，如皮脂及脱落的表皮，能同外界细菌及尘埃结合或脏物黏附于皮肤表面，有利于微生物生存。脑卒中长期卧床患者，生活不能自理，二便失禁，皮肤抵抗力降低，不及时清洁皮肤，容易引起各种皮肤炎症及并发症的发生。清洁皮肤既可去除污垢，又可促进血液循环，增强皮肤排泄功能。同时又可观察患者的一般情况，如精神状态、身体状况等。做好皮肤清洁的方法主要有：①做好每日晨、晚间护理，晨间护理要在早餐前完成，协助患者排便、漱口（昏迷患者做口腔护理）、洗脸、洗手、梳头、翻身和检查皮肤受压情况，为患者整理好床单。②用 50% 红花乙醇擦背，按摩骨骼隆突处具备非常有效的预防褥疮；促进血运的作用。晚间护理应于晚饭后进行，除晨间护理时为患者所进行的内容外，还应为患者行热水泡脚，为女患者进行会阴冲洗，使患者清洁、舒适入睡。③沐浴或床上擦浴。能起床活动的脑卒中患者可在家人的陪伴下进行淋浴或盆浴，卧床患者可由护理人员或家属为患者进行床上擦浴，应用肥皂清洁皮肤，同时，必须将肥皂彻底洗净，否则肥皂对皮肤也成为刺激物，可降低皮肤的抵抗力。④对昏迷，二便失禁的患者，应随时清理患者的排泄物，每次尿便后应用温水清洗局部皮肤，然后在皮肤皱折处涂爽身粉，保持皮肤的清洁干燥。⑤保持病床清洁、干燥、无异物及碎屑，每日为患者进行湿式扫床 2 次，及时更换被尿便浸湿的床单及被套。

四、良好的康复环境

良好的康复环境是患者治疗与休息期间的外部条件，对患者的心理调节具有重要意义。为患者创造一个安静、整洁、舒适、美观、安全而又便于护理操作与康复锻炼的环境，有利于患者的早日康复。

1. 整洁　包括病室环境和患者两个方面。保证病室柔和的光线和良好的通风；选择适合的病床；应用软硬度适中的床垫；病室内应具备一定的活动空间。室内温度以 18～23℃为宜，湿度以 50%～60%为佳。但也应视病情、年龄、季节的不同而采取相应的措施。患者衣着应该宽松，容易脱换，上衣应该选择前扣衣便于查体和针灸，避免穿套头内衣。

2. 安静　噪声是使人闻而生厌的声音，病室的环境应安静，禁止大声喧哗。电视机、音响音量要小，病室内外一切工作避免噪音的产生。

3. 舒适、美观　病室内外应该布置得美观、和谐，患者心情舒畅，消除因疾病导致的消沉情绪。患者的生活用品放在易获取的地方，以满足患者自理生活的需要。家属及病友之间应和睦相处，避免争吵，关心、爱护患者，可使患者的心情愉悦和早日康复。

4. 安全　对于瘫痪卧床不起的患者要用床档防止患者坠床。室内地板要保持清洁、干燥，患者活动或进行康复锻炼要有人陪护。冬天用热水袋取暖时要注意温度。昏迷和感觉功能减退的患者，热水袋的温度不能超过 50℃并加套或大毛巾包裹后再给患者使用，注意观察局部皮肤，防止烫伤。总之，凡此种种，均是为患者创造一个舒适安全的环境，使患者有安全感。

为脑卒中患者创造一个舒适、温馨的单元病房，对患者的康复具有重大的影响。充足的阳光、洁净的空气、安静的环境，使患者身心都得到良好的休养，为患者早日康复创造条件。

五、口腔清洁

口腔是病原微生物侵入人体的主要途径之一，口腔内有大量细菌，其中有致病菌和非致病菌。健康人群机体抵抗力较强，饮水、进食、刷牙漱口等活动对细菌有一定清除作用。多数脑卒中患者，因病失去自理生活能力，长期卧床，消化吸收能力减弱，食欲不振，食量减少或不能由口腔进食，加之机体组织分解或并发感染，出现高热等使机体消耗增加，机体抵抗力降低，同时食物残渣存留于瘫侧齿颊之间，细菌在口腔内大量繁殖，细菌增多，分解糖类，使发酵和产酸作用增强，它不仅可以引起口腔的局部炎症、溃疡、腮腺炎、中耳炎等并发症，而且可致口臭，影响食欲及消化功能，甚至可致全身感染。有些脑卒中患者常合并其他感染，往往长期使用抗生素，常易引起口腔霉菌感染。有些脑卒中患者由于吞咽困难，不能由口腔进食，需要长期鼻饲饮食，所以为保持脑卒中患者口腔清洁、湿润，预防口腔感染等并发症，为防止口臭、口垢，促进食欲，保持口腔正常功能及为观察口腔黏膜和 pH 的变化和特殊口腔气味，提供病情的动态信息，必须为脑卒中患者进行口腔护理（简称口护）。作口护时要注意根据病情和口腔黏膜 pH 的变化选择合适的漱口液，注意观察口腔有无出血、溃疡现象，如有口腔黏膜溃疡，可用 1% 甲紫外涂，口唇干裂可涂石蜡油滋润。操作时动作要轻，特别是对凝血功能差的患者，要防止碰伤黏膜和牙龈。对脑卒中昏迷的患者要禁止漱口，需用开口器时应从臼齿处放入，擦洗时须用血管钳夹紧消毒棉球，每次 1 个，防止棉球遗留在口腔内。棉球蘸漱口水不可过多，以防患者将溶液误吸入呼吸道。痰量较多时要及时为其吸痰。对长期应用抗生素者，应注意观察口腔黏膜有无霉菌感染。患者如有活动义齿应先取下用冷水冲洗干净，待患者漱口后戴上。昏迷患者应将假牙取下，浸泡于清水中保存，并且应每日更换清水 1 次。

第二节　脑卒中的饮食疗法

饮食是人体最基本的需要之一，也是保证身体健康的重要条件。饮食对脑卒中患者极其重要，当机体患病时，可有程度不同的代谢变化。合理安排患者的饮食，不仅可增加机体抵抗力，还可使脑卒中患者早日康复。由于脑卒中患者大多为老年患者，长期卧床、消化、吸收功能减弱，因此脑卒中患者的饮食安排要充分考虑到消化吸收功能和并发症的情况。同时营养不良是脑卒中常见的并发症，营养不良与脑卒中的预后与病死率密切相关。美国心脏学会和美国卒中学会联合发布的《急性缺血性卒中早期处理指南（2005）》指出与营养恶化相伴随的是肺炎、胃肠道出血和压疮等并发症的风险增高。因此加强脑卒中后的营养管理和制订营养不良的干预措施，也显得尤其重要。

一、脑卒中患者营养的原则

对脑卒中患者的饮食治疗必须考虑食物中营养物质的成分对脑卒中的预后和恢复的影响。饮食营养在供给上要求个体化，应根据患者的病情轻重、有无并发症、能否正常饮食、消化吸收功能、体重、血脂、血糖、电解质等因素，制订不同的饮食营养治疗方案。在急性期饮食治疗是让患者能度过危急阶段，为恢复期创造条件。恢复期应提出合理的饮食建议，纠正营养不足或营养失调，促进恢复和防止复发。

二、脑卒中患者营养物质种类的选择

能量来源于食物中的糖类、脂肪和蛋白质。我国现行能量供给量标准考虑到年龄、性别、体重、不同生理状况等因素，成年男性为10.0～16.7MJ（2400～4000kcal），女性为8.8～12.6MJ（2100～3000kcal）。通常糖类为55%～65%，单糖类宜少于10%；蛋白质为14%左右，优质蛋白质应占40%以上；脂肪低于25%为宜。

三、脑卒中急性期营养

以病情危重、且意识障碍者多见，患病后患者常伴高热、呕吐、呼吸困难、以及应用脱水剂或利尿剂时又易出现水、电解质和酸碱平衡紊乱，因此，脑卒中急性期的饮食应注意保证营养供给，维持水电解质和酸碱平衡，预防并发症。同时，应该特别注意水摄入量，因为使用脱水剂或利尿剂，造成血液的浓缩，影响脑的灌注量，影响脑循环的侧支循环建立，直接影响脑卒中早期的疾病转归和后期的康复。消化道水液补充是稀释血液最理想途径。如果没有严重心脏病（心力衰竭、快速性心房颤动、严重房室传导阻滞、急性心机梗死等）的合并症，每日消化道水液补充量应该不少于1500ml。

对意识障碍的患者，发病48h内可禁食而通过静脉补充营养和水分。因病情不稳定、进食后易发生呕吐或因鼻饲操作引起患者躁动不安，对稳定病情不利。静脉输液量可控制为1500～2500ml。为避免加重脑水肿，钠盐的摄入每日限制在3～5g。应用脱水剂，以及高热、呕吐患者应注意补钾，每日3～4g。静脉补充一般液体速度不可过快，以每分钟40～60滴为宜。伴有心脏疾患者补液速度以不超过每分钟40滴为宜，以防发生肺水肿，加重心脏负担。记出入量据其及时调整输液量。注意观察血生化结果，为调节电解质、酸、碱平衡提供依据。

发病3d后仍然昏迷或伴发心脏疾患不宜大量静脉补液者可给予鼻饲饮食，每日热量宜在2000～3000kcal，根据病情和消化、吸收能力来决定鼻饲饮食的成分。每次鼻管喂食前要观察患者有无腹胀，低钾或进食糖类过多而引起的腹胀应对症处理。如患者腹胀且肠鸣音减弱或消失应暂停鼻饲饮食，否则，不但患者难以吸收，反而易致食物反流或呕吐。鼻饲饮食要由少量开始，如无不适，可逐渐加量，一般每次不超过200ml，可以2h鼻饲灌注1次。温度控制在38～41℃，灌注速度不可过快，以每餐用10～15min为宜，每次喂鼻饲前要先抽吸胃液，以证实鼻饲管确实在胃内，要注意观察胃液颜色及量，如抽出咖啡色胃液，及时查胃液潜血，以判断患者是否合并消化道出血。注意鼻饲用的餐具应清洁，每日定期消毒，硅胶胃管应每月更换1次。配置鼻饲饮食时要注意卫生，遵守操作规程，防止食物污染。

对发病较轻、意识清醒、无吞咽障碍者，急性期应给以流质或半流质饮食，待病情稳定后可逐渐进食普通饮食。食物宜选择清淡、易消化，少食多餐。进食时不可过急，以免引起呛咳，进食后要协助患者漱口，保持口腔清洁。

四、脑卒中恢复期营养

患者仍需卧床，胃肠蠕动减慢，易发生便秘。合理的饮食结构，有利于患者脑组织功能、瘫痪肢体、全身营养状况尽快恢复，同时，也预防脑卒中再次发作。因此，宜进食富含高蛋白的食物，可增加血管壁的弹性，降低血压，供给足够的氨基酸，促进损伤神经和组织的修复。脂肪和糖类的食物不宜进食过多，以免使体内三酰甘油及胆固醇升高，加速动脉硬化的发展。老年脑卒中患者，每餐不宜进食过饱，宜多进蔬菜、水果，因蔬菜水果中富含丰富的维生素、无机盐、纤维素和果酸，可预防便秘。维生素C可降低胆固醇，增强血管的致密性，钙可防止骨骼和牙齿疏松，镁参与心肌酶的代谢，钾能维持体内渗透压的平衡，参与酶系统的活动，对脑血管起保护作用。饮食宜清淡，减少盐的摄入，有利于降低血压，减轻心脏和肾脏负担。应根据脑卒中患者年龄和病情来调节饮食，在保证足够的营养供给的同时，注意食品的色、香、味，以增进患者食欲，增强机体抵抗力。

进餐前半小时要清理病室环境，开窗通风，使病室空气清新，无异味。餐具要清洗干净，定时消毒。要协助患者排便、洗手，避免进餐前影响患者情绪，使之以愉快的心情进食。食物的温度应适宜。对重症患者要耐心喂食，速度适中。对不能坐起的患者，应头部稍垫高，并使之偏向一侧，喂食时要谨慎，防止患者将食物误吸入气管。进食后要协助患者漱口或做口腔护理，并整理床单。

对伴有中枢性面、舌瘫的患者，食物易从偏瘫侧口角溢出，或存留于颊部，故喂食时应使患者取健侧卧位，喂食后及时清除口腔内的食物残渣。

对恢复期的脑卒中患者，在喂食时，患者出现喷射状呕吐，伴剧烈头痛时，说明患者病情发生变化，可能存在颅内压增高，应暂停喂食，及时处理。

五、对脑卒中有益的保健食品

脑卒中患者大都以动脉硬化、血液黏稠度增高、血脂增高为其病理基础，这种疾病的发生多因饮食结构不合理、吸烟、饮酒等不良习惯而造成。因此，在改善患者不良生活方式基础上，预防以上疾病的饮食疗法是非常必要的，这样能够最大限度地降低脑卒中的发生率，起到预防的作用。介绍一些保健食品。

(1）豆腐：营养丰富，色味俱佳，是人们喜爱的居家食品，含有丰富的植物蛋白。按中医理论其气味，甘、咸、寒，有宽中益气、调和脾胃、消除胀满、通下大肠浊气的作用。对于体质肥胖、高脂血症者最为适宜。

(2）土豆：主要含糖类和蛋白质。其气味甘、辛、寒，具有清热解毒、理气止嗽的作用。既可供给人体丰富的营养，又因其产生热能较少，达到减肥的目的。在食谱中炖炒煎炸皆宜。若配牛肉炖汤，或调食醋烹炒更可达到保健作用。

(3）芹菜：营养丰富，爽口悦目。在中草药中称为水蕲（音芹）。其茎甘平，无毒。具有养血补精、益气理中、清热止烦的疗效，可以有效地预防中风，尤其降低血压的作用十分显著。日常凉拌、烹炒皆受人们的喜爱。

(4）萝卜：也是中草药的一种，其根辛、甘，叶辛、苦、温，无毒。具有消食利尿、清热解毒、活血化瘀、宽中理气、止渴化痰的作用。若生食，偏于止渴宽中；若熟食，偏于化痰消导。

(5）胡萝卜：有较高的营养价值和药理作用，尤其富含维生素A。《本草纲目》记载：其气味甘、辛、微温，主治下气补中、通利肠胃。

(6）黄瓜：味美色佳，四季皆宜。其气味甘、寒；清热解渴，通利水道，润燥消肿。《本草纲目》中记载“用黄瓜一个破开，连籽以醋煮一半，水煮一半至烂，空心俱食之”，可治四肢浮肿，“须臾下水也。”

(7）大枣：气味甘，平，主治心腹邪气，有安中理气、补脾健胃、养血安神、益寿延年的作用。生食煮食皆味道甘美，为人们所喜爱。

(8）山楂：色味皆美，深受人们喜爱。其气味酸，冷，具有活血化瘀、消食健胃、理气行痰的作用。常食之能增进食欲，降脂降压。

(9）橘子：是人们常食的水果，也是常用的中药。橘皮、橘络、橘核分别具有不同的药理作用。其气味甘、酸、温，甘者润肺，酸者聚痰，因此能止消渴、开胃、除胸中膈气、清热理肺、祛风散结。

(10）食醋：酸、苦、温、无毒。既可消痈肿、散水气、杀邪毒，又可理气活血、除癥散积、化痰逐饮。除调味外，每日坚持食用适量的醋（一小匙左右），长此以往，非常有益于防止高血压、动脉硬化。

另外，海带、大蒜、苹果、鸭梨、鱼、蛋类食物都有健身益寿，治疗和预防中风的作用。

六、防病治病的食疗验方

1. 什锦煮干丝

(1）原料及配料：海米200g，冬笋100g，香菇100g，鸡汤500g，葱、姜丝、酱油、料酒、胡椒面、盐，豆腐丝500g。

(2）制作方法：炒锅烧热加油少许，放入洗净的海米、冬笋丝、香菇丝、葱、姜丝，煸炒，倒入鸡汤、酱油、料酒、胡椒面，豆腐丝煮15min加盐即可。

(3）功效：清热解毒，补虚润燥，下气化痰，通肠利便。治疗冠心病、高血压、高脂血症，延缓衰老。

2. 栗子烧鸡块

(1）原料与配料：生板栗200g，肉鸡一只，黑枣50g，葱、姜、酱油、料酒、胡椒面、糖、盐。

(2）方法：炒锅烧热倒少许菜油，放入白糖炒成红色，倒入鸡块煸炒，倒入酱油、料酒、水、放入葱、姜、大料、胡椒面微火炖40min、放入去皮的板栗及黑枣加盐，烧20min即可。

（3）功效：益肾气，滋阴血，补脾胃，养心阴，除燥热。治疗心烦失眠，手足心热，眩晕、肢体不遂。

3. 海带蚕豆烧冬瓜

（1）原料和配料：冬瓜 500g，海带 100g，蚕豆 100g，猪肉 200g，葱、姜、胡椒面、料酒。

（2）方法：将猪肉烫一下，换水重新煮肉 40min，煮时加葱、姜、料酒。肉熟后捞出切片，放回锅中，加入发好的海带丝、蚕豆煮 10min，加入冬瓜片煮 5min，加盐即可。

（3）功效：利尿消肿，清热解毒，清胃降火，消痰散结，补中健脾。治疗动脉硬化症，冠心病，高血压，水肿腹胀。有减肥、平喘的作用。

研究篇

第十九章　针刺手法量学的研究

第一节　针刺施术时间与针刺效应持续时间的研究

针刺施术时间的长短与治疗效果有着密切的关系，我们认为要开展施术时间的研究，即是要解决针刺施术的最佳治疗参数，是否针刺施术时间越长效应越好？另一方面，针刺效应的持续时间能保持多长？亦即是我们在临床治疗时，每次针刺治疗后应当间隔多长时间再予针刺？在古代，由于条件的限制，不可能开展针刺效应的即刻观察，更没有现代高度发展的科技检测手段，只能以最终治疗全过程结束时，根据疗效作一粗略估计，故而对针刺施术的时间只能进行人为的规定，而缺乏可信的科学依据。实验证明，捻转补泻手法的最佳施术参数，每个穴位的操作时间为1～3min，而针刺效应的持续时间，一般为4～6h。

治疗15例大动脉炎患者，取穴人迎、太渊（下肢无脉同时加气冲、冲阳），均采用小幅度高频率捻转补法，每穴施手法1min。针刺人迎穴时直刺进针，让针感放射直达指端，然后稍提针，再施小幅度高频率捻转手法1min，每日两次，当时寸口脉即可触知，但不持久，经3～5d治疗，脉搏均可触及，而且患肢血压接近正常水平，患者自觉症状也相应好转。对半数患者做了针刺前后肢体血流测定，经治疗肢体血流波幅明显增高，提示患者供血状况得到改善。

治疗胆结石，取穴太冲、阳陵泉、日月，采用大幅度低频率捻转泻法，每穴施术1min，随着手法的实施，患者自觉右上腹抽动感，特别是对泥沙样结石，有明显的排石效果。为了观察针刺的效果，曾对某一患者做胆囊造影检查。采用捻转泻法施术即刻时，体位不变马上检查，发现胆囊影像模糊，提示胆囊收缩，继续施术至1min时拍片，可见胆囊体部一圆形结石移向胆囊颈部，说明这一时刻，针刺效应最为明显，这一发现对我们针刺治疗胆结石提供了可靠的客观依据。

治疗冠心病，共24例患者，男19例，女5例；41～50岁6例，51～60岁16例，60岁以上2例，病程约在1年以上，最长达10年之久。采用捻转补法，取穴内关、郄门、膻中、心俞、膈俞诸穴，施术时间分为四种，即仅针刺不做手法、施术0.5min、1min、3min。实验及临床结果表明，仅针刺不做手法，对心电图无任何影响，而施捻转补法0.5min，心电图亦无任何反应，继续施手法至1min，心电图S-T段可见回升趋势。在24例患者中，只对其中2例做手法，观察3min，心电图S-T段反而下降，由于观察例数少，且冠状动脉供血状态受很多因素干扰，考虑到这个结果可能是施术时间因素的影响，也很可能与患者个体差异有关，而大多数患者效果是确切的，基于上述情况，将施手法1min作为最佳时间参数。尽管随着治疗持续作用时间（后效应）的衰减，其症状仍可反复，但针刺治疗如同药物一样，经过一段时间治疗是有助于患者冠状动脉机能改善的。临床中发现，部分患者开始接受针刺治疗时无任何感觉，只有经过一段治疗，才能出现明显效果，大部分患者虽然针刺治疗后临床症状及心电图改善明显，但为巩固这一疗效也得需要一段时间，这就提示了针刺治疗有效应蓄积的现象，而这一蓄积作用时间为1～2个月。另外，为了排除由于术者的不同而带来的差异，我们对上述病例中的6例患者（针刺后改善明显者）进行了不同术者均采用固定方法施术1min的效应观察，6例患者中，男5例，女1例，年龄40～55岁3例，60～70岁3例。结果表明，不同术者对同一患者，在不同的时间内施以同样频率、幅度的手法1min，症状均有同样的改善，心电图提示冠状动脉供血明显改善。故我们认为无论术者是否相同，只要按同样频率、幅度施术1min，就会收到同样的临床效果。

治疗顽固性便秘，共108例，取穴丰隆、左侧水道、左侧归来，均使用大幅度低频率捻转泻法，施手法1min，留针30min，每日两次，有效率达95.6%，针刺后排便最短时间20min，最长3h，绝大多数在1h左右，临床效果卓著。

治疗冠心病心功能不全，共100例患者，男47例，女53例，最高年龄78岁，最低年龄41岁，平均59.5岁，随机分为五组：即刻组、1min组、3min组、5min组及对照组，每组20例。取双侧膈俞，双手同时施以小幅度、高频率捻转补法，即刻组以得气后捻转5s，1min组得气后捻转1min，3min组得气后捻转3min，5min组得气后捻转5min，对照组不予针刺。以心阻抗血流图、心尖搏动图、心音图、肺血流图、心电图及末梢血流图为观察指标，观察针后5min、30min 2个针后时相心功能变化，同时观察心电图的变化。结果表明：1min组前后变化优于即刻组，故即刻组不属最佳量学选择范围。3min组与1min组比较，3min组TPR下降低于1min组，但无统计学意义，其他心功能指标无显著差别。5min组与3min组比较，5min组HI上升度优于3min组，3min组TPR下降度优于5min组。总体分析表明：1min、3min、5min不同针刺时间并没有因施术时间的延长，总体心功能指标有所提高。从针后30min时各指标变化得知：1min组有4项指标下降，3min组有6项指标下降，5min组有6项指标下降。心电图疗效结果显示：即刻组显效3例（15%），有效9例（45%），无效8例（40%），总有效率60%；1min组显效9例（45%），有效9例（45%），无效2例（10%），总有效率90%；3min组显效9例（45%），有效9例（45%），无效2例（10%），总有效率90%；5min组显效4例（20%），有效10例（50%），无效6例（30%），总有效率70%；对照组有效5例（25%），无效15例（75%）。综上所述说明，在临床上针刺膈俞穴治疗冠心病心功能不全患者，以针刺施术1min为最佳时间参数，针刺时间过短则基本上达不到治疗目的，而针刺时间过长，超过其施术时间最佳值后，针刺的效应并未得到增强。

治疗脑血管病（中风），取穴人迎，结果表明，1次治疗后其效应持续的时间为6h。在针刺过程中发现，针刺后20min，其脑血流图改变最为明显，持续6h后其供血开始衰减。因此，对此疾病应该6h针刺治疗1次。

椎-基底动脉供血不足，包括脑动脉硬化反映在基底动脉方面的症候群或因颈椎增生压迫椎动脉致供血不良。观察50例患者，其中男29例，女21例，年龄最大者76岁，最小者43岁，平均59.5岁，病程最长者11年，最短者2年，平均7.3年。取风池、完骨、天柱三穴，每穴均施以小幅度、高频率捻转补法3min，每日治疗两次。治疗前患者大多头晕明显，颈项活动欠利，脑血流图枕乳导联的波幅偏低，治疗后患者的自觉症状得到相应的改善，枕乳导联的波幅均高于治疗前的水平。同时对部分患者用XLJ-Ⅱ型双导脑血流图分别描记施手法后即刻、2h、4h、6h的枕乳导联图形，观察结果表明，各时相波幅较治疗前均增高，重搏波出现，随着时间延长，这种改善逐渐变小，至6h衰减较为明显，提示针刺施术3min对供血改善的针刺效应能持续4～6h。这一研究结果，为临床开展脑血管病的针刺治疗提供了手法量学依据。

上述实验观察证明了在疾病的针刺治疗中，施术时间与针刺作用的持续时间有着其自身客观严密的规律性，充分地掌握这一规律，将促进针刺研究的深入发展和针刺临床疗效的提高。

第二节　针刺对中风合并假球麻痹患者脑血流图即时效应观察

（一）对象及方法

1. 对象　随机选定中风合并假球麻痹患者25例，男19例，女6例，年龄最小47岁，最大68岁，平均59.4岁，病程最短20d，最长半年，平均58.5d。脑梗死性的18例，脑出血性的7例，均为双侧脑组织病变，合并脑萎缩者6例，大多伴有高血压和脑动脉硬化。

2. 针刺穴位及方法　取风池、翳风、完骨三穴。风池，向喉结方向震颤进针2.0～2.5寸，行小幅度高频率捻转补法1min。翳风，向咽喉方向缓缓进针2.5～3.0寸，手法同风池。完骨，操作同风池穴。

3. 仪器、指标及方法　用707所研制的MB_6707–IB型双导直接式血流图机，基础阻抗50Ω，电阻定标0.05Ω/10mm，纸速25mm/s。患者取坐位，分别描记针前、针后即刻和针后15min的双侧标准枕～乳导联的REG，测量上升时间（s）、波幅值（Ω）、流入角（度）及流入容积速度（Ω/s），同时观测重搏波、波形。

（二）结果与分析

1. 针刺对REG计量指标的影响　观察结果及统计处理见表19-1。

表19-1　针刺主穴对患者REG（枕～乳导联）计量指标的影响（$\bar{x}\pm s$）

观察时间	例数	左侧				右侧			
		上升时间（s）	波幅（Ω）	流入角（度）	流入速度（Ω/s）	上升时间（s）	波幅（Ω）	流入角（度）	流入速度（Ω/s）
针刺前	25	0.24±0.01	0.05±0.01	45.87±2.29	0.23±0.02	0.26±0.01	0.05±0.01	42.55±1.99	0.22±0.01
针后即刻	25	0.20±0.01△△	0.08±0.01△△	56.89±1.93△	0.41±0.03△	0.21±0.01△	0.08±0.02△△	55.43±2.35△	0.40±0.03△
针后15min	25	0.21±0.01*	0.07±0.01*	53.43±2.17**	0.38±0.02△	0.21±0.01*	0.09±0.02**	53.36±2.24*	0.35±0.03*

△：针后即刻与针前比较$P<0.05$，△△：$P<0.01$；*：针后15min与针前比较$P<0.05$，**：$P<0.01$。

针前双侧REG上升时间延长，波幅明显降低，流入角减小，流入容积速度变慢，提示患者脑血管弹性减退，阻力增大，血管充盈度减低，脑血流量减少。针后即刻，双侧上升时间明显缩短（$P<0.05$），波幅、流入角和流入容积速度均明显增大，改善具有显著意义（$P<0.01$或$P<0.05$）。针后15min与针前相比，各项指标均有显著或极显著性意义（$P<0.01$或$P<0.05$）。针后15min与针后即刻相比，各指标均无明显差异（$P>0.05$）。说明针刺本组显著改善脑供血，针刺即刻产生的效应15min后仍无明显衰减，针刺效应对双侧REG的作用是基本一致的。

2. 针刺对患者REG重搏波的影响　观察结果及统计处理见表19-2。

针前患者REG重搏波隐失者42例，占84%，提示患者脑血管弹性普遍减退。针后即刻及针后15min，重搏波均有明显改善，与针前相比，均有高度显著性差异（$P<0.01$）。针后15min与即刻相比，两者无明显差异。说明针刺可显著改善脑血管的弹性。

表 19-2　针刺主穴前后重搏波变化（χ^2）

	例数	明显	存在	隐失
针刺前	50	2	6	42
针刺即刻	50	15	20	15
针后 15min	50	12	14	24
P_1	$\chi^2=30.260$		<0.01	
P_2	$\chi^2=17.410$		<0.01	

注：P_1 针后即刻与针前比较；P_2 针后 15min 与针前比较。

3. 针刺对患者 REG 波形的影响　根据郑氏《临床血流图学》方法将 REG 波形分为正常、异常两大类，结果见表 19-3。

针前患者 REG 多为异常波形（占 78.0%）。针后即刻和针后 15min，波形都明显好转，相当部分转变为正常类波形，与针前相比，均有高度显著性意义（$P<0.01$）。

表 19-3　针刺对患者心电图的影响

观察时间	异常				正常			
	总数	低平	正弦	平顶	总数	三峰	转折	陡直
针刺前	39	20	9	10	11	5	6	0
针后即刻	7	2	0	5	43	10	29	4
针后 15min	21	4	6	11	29	11	18	0
P_1	$\chi^2=41.220$				<0.01			
P_2	$\chi^2=13.500$				<0.01			

（三）讨论

脑血流图（REG）是测定头部搏动性血流供应情况，以反映脑血流量和脑血管状态的一种生物物理学方法。因测定部位的总阻抗变化是该部搏动性血流量改变形成的，故 REG 可反映心动周期内脑血流量的变化，是脑循环研究的一项指标。该研究中风池为胆经腧穴，深刺补之以升发清阳之气，醒脑导气，活血通经。翳风为手足少阳之交会穴，补之可通窍活络，疏利机关。《针灸大成》云："中风，风池、翳风……皆可灸之以疏风，针之以导气。"完骨是足少阳与足太阳经之交会穴，足太阳经从巅入络脑，针之以清脑通窍。本组病例针前 REG 各指标明显异常，表现为上升时间延长，流入角减少，波幅偏低，流入容积速度减慢，波形异常，重搏波隐失，提示脑血管阻力增大，紧张度增高，弹性减退，脑血流量严重不足。针刺上述腧穴并施术 1～3min 后，各指标显著改善（$P<0.05$ 或 $P<0.01$）且针刺效应能持续相当一段时间，说明针刺后能改善脑动脉的弹性，使其紧张度下降，阻力减小，血管扩张。从而增加脑血流量，加强脑供血，改善病灶周围的脑神经细胞营养，促进脑组织的修复。同时说明针刺施术的时间有其固有的规律，对针刺疗效有着重要影响。

第三节　针刺手法的量效关系及生物学机制研究

传统中医针灸理论十分重视针刺手法的运用，许多古代医学典籍详细记述了针刺手法的操作，包括针刺深浅、方向、时间等，如明·杨继洲《针灸大成》专列“针有深浅策”，从病邪的深浅不同、取穴部位不同、应时之节气不同等多方面描述了针刺手法深浅的不同。随着针灸学的不断发展，针刺手法能够影响针刺疗效的认识日益加深，“针灸不仅仅是针刺，正如手术不仅仅是切开皮肤”的观点逐渐得到国外学者的认同。

20 世纪 80 年代，石学敏院士率先提出了针刺手法量学理论，所谓“针刺量”就是在临床治疗时，根据病情，确定相应的手法及足够的刺激量，以获得最佳疗效。石院士认为手法要素包括针刺操作时所涉及的诸多参数，如针刺作用力的方向、大小、幅度、针刺频率、针刺深度、针刺时间、针刺间隔时间等，同时对针刺方向、深度、所采用手法施术时间及持续有效作用时间四大要素进行了科学界定。针刺手法量学的发展为明确针刺治疗疾病的量效关系并探索其相关的生物学机制奠定了理论基础，有助于深化对针刺手法的理解，解决针灸 RCT 研究结果自相矛盾的问题，并促进针灸研究的发展。

我们以脑卒中及与之关系密切的椎-基底动脉供血不足、中枢性面瘫为载体，结合醒脑开窍针刺法的临床经验，选择临床已经证明有效的成熟治疗模式（包括明确量化的操作规范、有效经穴）：内关穴——缺血性中风、合谷穴——中枢性面瘫、风池穴——椎基底动脉供血不足，探讨由行针时间、捻转频率、针刺方向等手法要素构成的针刺手法的量效关系；应用液相色谱-质谱联用和基因芯片等代谢组学、基因组学研究技术，从分子、基因水平探究针刺手法量效关系的生物学机制。期望研究结果能够明确针刺手法对针刺疗效的影响，总结量效规律探索其相关的生物学机制，同时成果可直接转化，应用于临床以提高疗效。

一、针刺手法的量效关系研究

（一）研究方法

1. 针刺内关穴治疗缺血性中风　以 MCAO 大鼠为缺血性中风的动物模型，采用随机对照设计，固定针刺方向为直刺，以不同的行针时间（5s、60s、180s）和捻转频率（60 次/min、120 次/min、180 次/min）组合形成 9 组不同的针刺参数针刺内关穴，以神经功能缺损评分、脑血流量、脑微循环、脑梗死率为效应评定指标，总结时间和频率要素的针刺手法量效关系，以基因芯片表达谱分析探讨相关机制。

2. 针刺合谷穴治疗中枢性面瘫　以缺血性脑卒中所致的中枢性面瘫患者为研究对象，采用随机对照设计，将 150 例入组患者随机分为合谷量学 1～4 组与不针刺合谷的对照组。合谷量学组固定针刺捻转频率为 120 次/min，以不同的针刺方向（逆经脉斜刺、直刺）和行针时间（5s、30s）组合形成 4 组不同的针刺参数针刺合谷穴，以 House-Brackmann 量表、多伦多面部分级量表、面神经麻痹程度分级评分量表、面部残疾指数量表等临床症状评价量表为疗效评定指标，总结方向和时间要素的针刺手法量效关系。

3. 针刺风池穴治疗椎-基底动脉供血不足　以椎-基底动脉供血不足患者为研究对象，固定行针时间为 60s，以不同的针刺方向（对侧眼外角、喉结）和捻转频率（60 次/min、120 次/min）组合形成 4 组不同的针刺参数针刺风池穴，以椎-基底动脉缺血性神经功能障碍评价量表、眩晕症状量表、UCLA 眩晕调查问卷、日常生活能力量表、心理及社会适应量表等临床症状评价量表、TCD 血流速度检测、局部脑组织血氧饱和度为效应评定指标，总结方向和频率要素的针刺手法量效关系，以液相色谱-质谱联用的代谢组学技术分析探讨相关生物学机制。

（二）结果

1. 针刺有效经穴治疗特定病种的量效关系 筛选有效经穴治疗特定病种的最优手法参数组合。

该研究选择与疾病紧密相关的症状和体征的改善情况，作为针刺手法量效关系中效应的评价指标，进而筛选有效经穴治疗特定疾病的最优手法参数组合。

（1）内关——缺血性中风。以时间（T1 5s、T2 60s、T3 180s）与频率要素（F1 1 次/min、F2 2 次/min、F3 3 次/min）各自三水平搭配形成 9 种不同的手法参数组合针刺内关穴治疗 MCAO 大鼠，通过因子分析判定针刺的综合疗效，各针刺组的综合评价得分排序为 F3T2>F3T3>F3T1>F2T1>F2T2>F2T3>F1T3>F1T2>F1T1，即针刺组 F3T2（180 次/min，60s）的综合效应最优。此外 F3T2、F3T3、F3T1 的综合得分都较高，说明较快频率的针刺其综合效应整体较优，见表 19-4。

表 19-4 各针刺组大鼠综合评价得分表

组别	*F*	排序
F1T1	-0. 669 358 312	9
F1T2	-0. 354 761 339	7
F1T3	-0. 206 572 436	6
F2T1	-0. 060 260 433	4
F2T2	-0. 391 289 723	8
F2T3	-0. 14 127 288	5
F3T1	0. 213 310 502	3
F3T2	1. 347 969 666	1
F3T3	0. 262 229 747	2

（2）合谷穴——中枢性面瘫。以治疗前后四种面瘫症状量表得分改善率为考察指标，分析不同组别的组间差异，H-B 量表、多伦多量表及 DFNP 量表治疗后评分改善率的组间比较均提示 B 组（斜刺行针 5s 组）症状改善程度明显优于对照组；此外 B 组的 H-B 量表改善率明显优于 D 组（斜刺行针 30s 组），多伦多量表改善率明显优于 A 组（直刺行针 5s 组），DFNP 量表改善率明显优于 A 组（直刺行针 5s 组）、D 组（斜刺行针 30s 组）。FDI 量表改善率不符合正态分布，采用秩和检验。FDI 问卷躯体功能及社会功能评分量表差值经秩和检验，组间无明显差异。

上述结果可以得出，在几种针刺方案疗效存在差异，其中斜刺行针 5s 针刺合谷穴的疗效最佳。见表 19-5、表 19-6。

表 19-5 H-B 量表、多伦多量表、DFNP 量表得分改善率比较（%）（$\bar{x}\pm s$）

组别	例数	H-B 量表*	多伦多量表**	DFNP 量表***
A 组	28	32. 2±11. 4	20. 3±12. 3	24. 7±15. 6
B 组	30	38. 2±14. 7	28. 5±16. 0	33. 6±16. 0
C 组	27	33. 5±11. 0	21. 7±15. 8	31. 1±15. 6
D 组	31	30. 3±10. 6	21. 7±15. 3	23. 8±16. 6
E 组	27	28. 0±18. 8	19. 9±16. 7	23. 1±17. 4

* H-B：$P_{B-D}=0.027$；$P_{B-E}=0.006$；** 多伦多：$P_{B-A}=0.042$，$P_{B-E}=0.035$；*** DFNP：$P_{B-A}=0.005$，$P_{B-D}=0.014$，$P_{B-E}=0.003$。

表 19-6　各组 FDI 量表治疗后临床症状量表评分改善率（%）［M（Q）］

组别	例数	FDI 躯体功能	例数	FDI 社会功能
A 组	27	［50（26.7）］	28	［0（20）］
B 组	29	［50（23.0）］	30	［0（4.2）］
C 组	25	［60（16.7）］	27	［0（22.2）］
D 组	30	［50（8.9）］	29	［0（0）］
E 组	26	［50（15）］	27	［0（33.3）］

（3）风池——椎-基底动脉供血不足：评定临床疗效的指标主要包括五个与临床症状相关的量表，TCD 检测的椎-基底动脉血流速度、局部脑组织血氧饱和度。

五个临床症状量表为椎-基底动脉系统缺血性神经功能障碍评价量表（VBS-INIS）、眩晕症状量表（VSS）、眩晕调查问卷（UCLA）、日常生活能力量表（ADL）、心理及社会适应量表（PSAS），对治疗前后量表评分改善值的比较见表 19-7。

表 19-7　各组临床症状量表评分治疗前后改善值比较（$\bar{x}\pm s$）

组别	例数	VBS-INIS	VSS	UCLA	ADL	PSAS
风池 1 组	29	1.55±1.45	6.41±3.63	6.72±4.61	0.14±0.44	4.28±2.70
风池 2 组	31	2.32±1.99	7.45±3.65	6.65±4.67	0.19±0.54	3.42±2.46
风池 3 组	30	2.30±1.73	9.03±3.52●	7.40±4.48	0.60±2.04	4.80±4.12
风池 4 组	30	1.93±1.78	7.13±3.83	7.43±5.23	0.20±0.55	3.77±2.33

●：改善值组间比较，风池 3 组与 1 组和 4 组之间，经方差检验 $P<0.05$。

椎-基底动脉血流速度分析结果：所有入组患者异常的椎-基底动脉血流速度可以分为两种类型，一种为低于正常值标准的，称为流速减慢型；另一种则是高于正常值标准的，称为流速加快型。又因椎动脉和基底动脉的正常血流速度的标准不同，故椎动脉和基底动脉亦分开进行分析，详细结果见表 19-8，表 19-9。

表 19-8　流速减慢 V_m 值及差值比较（$\bar{x}\pm s$）

血管	分组	例数	治疗前（cm/s）	治疗后（cm/s）	差值（cm/s）
VA	1	32	24.19±4.21	28.59±5.84●	4.41±4.41
	2	18	23.43±3.53	29.28±7.57●	5.84±6.72
	3	24	22.71±3.72	30.04±6.45●	7.33±4.72○
	4	23	24.43±3.68	28.43±5.77●	4.00±4.95
BA	1	13	24.54±5.56	27.69±5.62▲	3.15±4.98
	2	8	25.31±5.39	29.38±8.30	4.06±5.03
	3	10	23.20±6.01	31.80±6.71●	8.60±7.76△
	4	13	27.15±4.00	30.08±8.38	2.92±7.09

●$P<0.01$；▲$P<0.05$；○$P<0.05$ 分别与 1 组和 4 组比较；△$P<0.05$ 分别与 1 组和 4 组比较。

四组患者中TCD流速减慢型的椎–基动脉血流速度均有显著改善，风池3组较明显；治疗前后的差值组间比较，风池3组皆优于其他三组。

表19-9 流速加快Vm值及差值比较（$\bar{x}$±s）

血管	分组	例数	治疗前（cm/s）	治疗后（cm/s）	差值（cm/s）
VA	1	13	49.77±9.08	38.34±9.45●	11.38±12.02○
	2	25	49.48±7.58	46.40±9.48	3.08±8.90
	3	17	47.18±11.21	44.53±16.79	2.65±10.32
	4	19	49.74±8.23	43.42±9.42●	6.31±10.21
BA	1	4	59.75±5.50	54.75±5.74	5.00±5.72
	2	10	59.50±17.61	51.50±15.60●	8.00±11.03
	3	8	51.13±11.48	45.25±16.09	5.88±7.70
	4	8	55.13±9.70	47.50±11.07●	7.63±8.16

●$P<0.01$；○$P<0.05$ 分别与2组和3组比较。

四个组流速加快的椎–基底动脉经过治疗血流速度都有所改善，其中风池1组TCD流速加快型的VA治疗前后和组间比较均呈显著性差异（$P<0.05$），优于其他三组。

局部脑组织血氧饱和度：分别于耳后乳突和后发迹正中部位测量，其结果比较分别见表19-10、表19-11。

表19-10 乳突部位TOI值治疗前后比较（$\bar{x}$±s）

组别	例数	治疗前（%）	治疗后（%）	改善值（%）
风池1组	29	62.58±2.34	64.50±2.72▲	1.92±3.18
风池2组	29	63.51±2.02	63.88±2.34▲	0.58±2.75
风池3组	30	62.57±3.09	64.44±2.57▲	1.86±3.40
风池4组	30	62.94±2.97	63.18±2.97	0.81±4.08

▲：与治疗前比较 $P<0.05$。

表19-11 后正中部位TOI值治疗前后比较（$\bar{x}$±s）

组别	例数	治疗前（%）	治疗后（%）	改善值（%）
风池1组	29	62.43±3.23	64.12±3.43▲	1.69±3.22
风池2组	29	62.40±2.83	63.72±2.47▲	1.32±3.08
风池3组	30	63.68±3.44	64.89±3.48	1.08±3.73
风池4组	30	63.02±3.85	63.57±2.90	0.55±4.39

▲：与治疗前比较 $P<0.05$。

治疗后，四个组患者乳突和后正中部位的 TOI 值都有所改善，乳突部位风池 1 组和风池 3 组的改善效果较为明显，而后发际正中位置风池 1 组的改善效果较优。

2. 针刺手法要素间的交互作用是影响针刺疗效的主导因素　针刺手法要素是影响针刺疗效的重要因素，而手法要素对疗效的影响各有不同，通过正交和析因分析判断针刺时间、频率、方向等手法要素影响针刺疗效的主次地位，揭示针刺手法的量效规律，为临床针刺手法的选择提供科学依据。

（1）内关——缺血性中风：通过正交分析中直观分析法，判断各指标下针刺时间、频率要素及两者交互作用的主次地位，见表 19-12。

表 19-12　正交直观分析法判断时间、频率要素及两者交互作用的主次地位

效应指标	频率（A）	时间（B）	频率与时间的交互作用
神经功能缺损评分	*	* *	* * *
脑血流量	* *	* * *	*
微循环输入枝管径	* * *	*	* *
微循环输出枝管径	* * *	* *	*
微循环［输入/输出］	* * *	*	* *
脑梗死率	*	* * *	* *

时间与频率要素的交互作用在 MCAO 大鼠神经功能缺损评分指标上占主要影响，而神经功能缺损评分是疗效的最终体现，因此时间与频率两者的交互作用是影响针刺疗效的主导因素。同时，时间要素在脑血流量和脑梗死率两项指标上占主导作用，提示在充分考虑时间与频率要素的交互作用的基础上，针刺手法需首先保证恰当的行针时间，进而选取合适的捻转频率。

（2）合谷——中枢性面瘫：通过对存在组间差异的症状量表评分结果进行析因分析，发现方向和时间要素的交互作用是影响针刺疗效的主导因素，见表 19-13。

表 19-13　症状量表评分的析因分析结果

症状量表	因素	*P* 值	显著性
H-B 量表	频率	0.146	
	方向	0.534	
	频率×方向	0.046	*
DFNP 量表	频率	0.567	
	方向	0.787	
	频率×方向	0.007	*

* 与治疗前比较 $P<0.05$。

通过以上分析，发现方向和时间要素两者的交互作用较为显著，提示临床针刺风池穴治疗中枢性面瘫应同时考虑针刺方向和行针时间，两者同时选择合适的参数组合进行针刺，才能取得更佳的临床疗效。

（3）风池——椎-基底动脉供血不足：以针刺的方向和频率构成的针刺参数对不同的效应指标的影响不同，通过析因分析，可以确定两者对效应指标影响的显著性（表 19-14）。

表 19-14 临床症状体征指标的方向、频率及其交互作用显著性检验

效应指标		因素	P 值	显著性
量表评价	椎-基底动脉系统缺血性神经功能评价量表	频率	0.666	
		方向	0.616	
		频率×方向	0.088	
	眩晕症状量表	频率	0.520	
		方向	0.088	
		频率×方向	0.030	*
	UCLA 眩晕调查量表	频率	0.481	
		方向	0.821	
		频率×方向	0.992	
	ADL 量表	频率	0.252	
		方向	0.400	
		频率×方向	0.266	
	心理及社会适应量表	频率	0.426	
		方向	0.086	
		频率×方向	0.872	

* $P<0.05$。

在临床症状量表评分方面，方向与频率因素的交互作用较为显著的效应指标为眩晕症状量表；其他因素未有显著的效应指标（表 19-15）。

表 19-15 血流速度指标的方向、频率及其交互作用显著性检验

效应指标		因素	P 值	显著性
平均血流速度	流速减慢的 VA	频率	0.819	
		方向	0.275	
		频率×方向	0.110	
	流速减慢的 BA	频率	0.278	
		方向	0.231	
		频率×方向	0.101	
	流速加快的 VA	频率	0.261	
		方向	0.343	
		频率×方向	0.016	*
	流速加快的 BA	频率	0.943	
		方向	0.498	
		频率×方向	0.858	

* $P<0.05$。

在改善血流速度方面，方向和频率交互作用较为显著；其他因素未有显著的效应指标。

通过以上分析，发现方向和频率要素两者的交互作用较为显著，提示临床针刺风池穴治疗椎-基底动脉供血不足应同时考虑针刺方向和捻转频率，两者同时选择合适的参数组合进行针刺，才能取得更佳的临床疗效。

以上研究提示针刺手法的量是包含针刺穴位、针刺时间、频率、方向等众多手法要素组合所构成的综合量，不仅受手法要素变化的影响，同时各要素间组合的交互作用也是影响针刺量的关键因素。所以提高针刺疗效必须重视针刺手法。

二、针刺手法量效关系的生物学机制

该研究采用基因芯片及代谢组学技术探讨针刺手法量效关系的生物学机制，为揭示针刺治疗作用及手法量效关系的科学内涵提供分子生物学的证据。

（一）基因芯片表达谱分析针刺内关穴治疗缺血性中风量效关系的生物学机制

（1）不同时间及频率要素下针刺各自调控的差异表达基因及生物学途径，如表 19-16 所示。

表 19-16　不同时间及频率要素下针刺各自调控的差异基因及生物学途径

时间及频率	差异基因	生物学途径
5s	*Zkscan5*、*Itpa*、*Ift81*、*Dpysl3*、*Slc6a5*、*Faf1*、*Loc292449*、*Mrgprb4*、*Loc294497*、*Eif4g3* 等	蛋白泛素化、内皮细胞的迁移、剪接复合体、转化生长因子 β 受体信号通路、磷脂酰肌醇信号系统、泛酸和辅酶 A 生物合成、高尔基体介导的泡运输、鞘脂类代谢、新陈代谢等
60s	*Loc292449*、*Mical3*、*Usf2*、*Srsf4*、*Slc25a1*、*Vof16*、*Sh2d4a*、*Tgfa*、*Golga5*、*Cpg1* 等	蛋白泛素化、果糖和甘露糖代谢、泛酸钙和辅酶 A 的合成、磷脂酰肌醇信号系统、血管通透性的正向调节、蛋白在胞内运输、GPI 锚定的生物合成过程、蛋白四聚反应、负向调控胺的运输等
180s	*Kpna4*、*Cnot2*、*Jak1*、*Rbbp6*、*Phf11l*、*Plac9*、*Guca2b*、*MGC94335*、*Hiat1*、*Faf1* 等	调节凋亡信号转导通路、NK 细胞介导的细胞毒作用、剪接 TGF-β 信号转导通路、T 淋巴细胞受体信号转导通路、蛋白泛素化、果糖和甘露糖代谢、去甲基化、细胞内吞作用、Wnt 信号通路等
60 次/min	*Loc292449*、*Rgd1566373*、*Apobec2*、*Zc3h12c*、*Rexo1*、*Rgd1311406*、*Loc680168*、*Olr567*、*Gnal*、*Faf1* 等	血管内皮细胞迁移的调节、蛋白四聚化、内皮细胞迁移的正调节、蛋白泛素化、泛酸盐和 CoA 的生物合成、剪切复合体、赖氨酸降解、果糖和甘露糖的代谢、SNARE 在膜泡运输中的相互作用、Wnt 信号通路等
120 次/min	*Itpa*、*Jmjd1c*、*Rab14*、*Bckdhb*、*Faf1*、*Ift81*、*Cnot2*、*Jak1*、*Fam21c*、*Loc690183* 等	核转录 mRNA 的降解、高尔基体介导运输、调节上皮细胞迁移、T 淋巴细胞受体信号通路、外来细胞凋亡信号通路的调节、新陈代谢、蛋白泛素化、泛酸盐和 CoA 生物合成、脂肪细胞因子信号转导、鞘脂类代谢、剪接复合体、TGF-beta 信号通路等
180 次/min	*Bfar*、*Kpna4*、*Cnot2*、*Jak1*、*Igf2bp2*、*Ppap2b*、*Snx4*、*Fech*、*Ccdc94*、*Loc363326* 等	蛋白泛素化、蛋白质自身磷酸化、干细胞发育、胞内运输、细胞周期的正调控、肽酶活性的正调节、Fcepsilon RI信号通路、NK 细胞介导的细胞毒性反应、内质网中蛋白质加工、甘油酸酯代谢、剪接复合体等

（2）不同时间及频率要素下针刺共同调控的差异表达基因及生物学途径，如表 19-17 所示。

表 19-17　不同时间及频率要素下针刺共同调控的差异基因及生物学途径

时间及频率	差异基因	生物学途径
5s、60s、180s 共同调控	*Loc679536*、*Lrrc16a*、*Insig1*、*Tnfrsf19*、*Mrps9*、*Atp6v1g1*、*Rgd1311406*、*Pcml*、*Tgfa*、*Sdha* 等	蛋白泛素化、基因表达的转录后调控、跨膜运输的调控蛋白质四聚化、调节蛋白定位、剪接复合体代谢、胞内运输、细胞内脂质的代谢过程等
60、120、180 次/min 共同调控	*Loc679536*、*Pcml*、*Fbxo8*、*Rgd1565283*、*Slc25a5*、*Gtf3c6*、*Rbbp6*、*Eif4g3*、*Jmjd1c*、*Rgd1304580* 等	蛋白泛素化、剪切复合体、细胞大分子的生物过程、细胞的蛋白质定位、细胞成分组装、主要的代谢等
两者共同调控	*Loc679536* 等	蛋白泛素化、剪切复合体、细胞的蛋白质定位、主要的代谢等

（3）基于 RT-PCR 方法的差异基因的验证。根据基因芯片实验的结果，挑选了部分差异表达基因如泛素蛋白化相关基因 *Ubr5*、色氨酸羟化酶基因 *Tph1*、嗅觉受体基因 *Olr883*、炎症与血管调节相关基因 *Ccl11* 进行 RT-PCR 实验的验证，结果与基因芯片实验的结果基本一致，证实了基因芯片信息的可靠性，进一步确保了针刺手法量效关系的生物学机制研究结果的准确性。

（二）代谢组学分析针刺风池穴治疗椎-基底动脉供血不足量效关系的生物学机制

对针刺风池穴治疗椎-基底动脉供血不足取得最佳临床疗效的手法参数组合进行了代谢组学研究，建立了基于快速高分离液相色谱/四级杆串联飞行时间质谱（RRLC/Q-TOF-MS）检测样本的分析方法，在挑选出的 680 个特征代谢物中，筛选出 VIP 值大于 1 变化显著的代谢物 280 个，鉴定了其中 15 个与椎-基底动脉供血不足密切相关的代谢物，分别为甘氨酸、肌氨酸酐、哌啶酸、谷氨酰胺、降植烷酸、犬尿喹啉酸、泛酰巯基乙胺、茉莉酸甲酯、辛甘氨酸、己酰甘氨酸、L-Octanoylcarnitine、3，4，5 - 三甲氧基肉桂酸、尿苷、次黄嘌呤、泛酸。主要涉及泛酸和 CoA 合成、D-谷氨酰胺和 D-谷氨酸代谢、丙氨酸，天门冬氨酸和谷氨酸代谢等 8 条代谢通路。

同时也观察了 120 次/min 捻转频率下不同方向针刺风池穴生物标记物含量的变化，发现不同针刺方向组别之间具有显著的差异，其中泛酸、己酰甘氨酸、3，4，5-三甲氧基肉桂酸的含量变化比较明显，两组代谢物含量均向健康组回调，且“向对侧眼外角，捻转频率 120 次/min”的参数组回调后更接近健康组的数值，与临床研究结果相符。

此研究以石院士“醒脑开窍”针刺法为手法操作基础，选择脑卒中及与之关系密切的疾病椎-基底动脉供血不足、中枢性面瘫作为研究的切入点，进行针刺手法量效关系的研究，研究结果明确了针刺手法的关键构成要素（针刺时间、频率、方向）对治疗效应的影响。证实了针刺手法要素间的交互作用是影响针刺疗效的关键因素，筛选出不同疾病（针刺合谷穴治疗中枢性面瘫、针刺风池穴治疗椎-基底动脉供血不足）针刺最优手法参数组合，不但印证了石院士关于手法量学概念论述的正确性，也是对其理论的补充与发展。研究结果证实并强调提高针刺疗效必须重视针刺手法，科学规范地界定针刺手法要素在评价针刺疗效、获得客观评价结果中的重要性。

第四节　“醒脑开窍”针刺法各主穴及不同参数针刺的量效规律研究

醒脑开窍针刺法治疗中风病疗效确切，目前该方法治疗中风病的临床疗效研究已经向纵深及精细化方向展开，比如，颅内不同部位的损伤，是否需要调整各经穴及针刺手法的干预强度、频度，那么了解醒脑开窍针刺法的各主穴对脑梗死的作用机制、靶点，了解同一穴位的不同针刺手法疗效的作用特点将有助于回答以上问题。我们首先开展大脑中动脉梗死模型大鼠的研究，为了取穴方便有据和科研设计的完整性，设立了非经非穴组、未设立极泉穴组。设计针刺干预经穴的针刺量学研究时，均固定提插手法，进行针刺频率的快、中、慢与针刺时间的长、中、短两因素三水平的正交设计，研究不同参数刺激不同穴位后脑的特异性反应。期望研究结果对确立临床个体化医疗方案提供实验依据，为今后开展醒法针刺治疗中风病深化的临床疗效研究提供借鉴；同时研究结果也可回答目前面临的经穴特异性效应及针刺量学影响经穴效应的针灸理论、针灸行业关键问题。

（一）材料与方法

1. 动物选择与分组　Wistar 成年健康雄性大鼠 1044 只，250～280g。根据模型制备后神经功能缺损情况随机分为基础组和针刺组。基础组包括正常组、假手术组、模型对照组、非针刺组 4 组，针刺组按针刺时间（5s、60s、180s），针刺频率（180 次/min、120 次/min、60 次/min），两种参数各三个水平搭配成九种针刺参数和非穴、水沟、内关、三阴交、尺泽、委中六个针刺部位共组合为 54 组，共计 58 组，每组 18 只大鼠。

2. 模型制作　参照 Zea-Longa 法复制 MCAO 模型，以鱼线阻断大鼠一侧大脑中动脉（MCA）造成局灶性脑缺血动物模型。手术后动物单笼饲养。正常组不进行模型制备，假手术组除不插入鱼线外与其他组别一致。

3. 针刺方法　参照李忠仁《实验针灸学》，选取水沟、内关、尺泽、三阴交、委中穴进行针刺，非穴选取患侧肋下（即右侧肢体）髂嵴上 10mm 处固定点。具体操作：针刺组的九种参数分别为Ⅰ：60 次/min，5s；Ⅱ：120 次/min，60s；Ⅲ：180 次/min，180s；Ⅳ：60 次/min，60s；Ⅴ：120 次/min，180s；Ⅵ：180 次/min，5s；Ⅶ：60 次/min，180s；Ⅷ：120 次/min，5s；Ⅸ：180 次/min，60s。待大鼠模型制备清醒后每 12h 针刺一次，共 72h，针刺 6 次。正常组、假手术组和非针刺组在造模成功后相应时间段内，用与针刺组实施同等条件的抓取，但不实施任何针刺干预，72h 共抓取 6 次。模型对照组不实施任何干预方法，造模麻醉苏醒后立即进行指标检测和标本采集。

4. 标本选取及处理　各组动物于模型制备 72h 后检测神经功能评分、脑血流量和脑微血管管径，之后断头处死，每组中 12 只进行 TTC 染色，测定脑梗死率，另外 6 只取脑，保存在甲醛中进行光镜检测。神经功能评分、脑血流量及脑梗死率为效应指标，脑微血管管径及光镜中微血管数、神经细胞坏死率、炎性细胞数等因在一定程度上可阐释经穴效应的机制，故为机理指标。

5. 数据处理　实验结果用方差分析、正交分析、多元统计方法进行统计学处理。

（二）结果

1. 单独考察针刺穴位所具有的效应特异性分析　不考虑针刺参数的影响，将针刺组九种不同针刺参数实验数据按针刺部位（“穴位”）合并为六组进行比较，分析经穴与非穴的效应差异及经穴之间的效应差异，从而探讨经穴的效应特异性。

结果显示与非穴组相比较，各经穴组神经功能缺损评分总体呈现升高趋势，其中内关、委中最优（$P<0.05$），但整体来看，神经功能上的差异并不是十分明显。对脑血流的改善作用，经穴组明显优于非穴，其中三阴交、委中、尺泽、内关较为显著，并且有统计学意义（$P<0.05$）；在降低脑梗死率方面，总体上，经穴组相对于非穴组有明显优势，其中水沟、委中、三阴交、内关和非穴结果相比有统计学意义（$P<0.05$）。以上结果表明，相对于非穴，经穴可以明显改善脑缺血后神经功能症状，促进脑血流，降低梗死率，在治疗脑缺血损伤方面发挥显著疗效，具有很强的特异性。机理指标中较非穴无论皮层、海马还是纹状体中内关、水沟均有较好的增加微血管数的作用，其中内关更加显著（$P<0.05$）。除水沟组外，各经穴组均能抑制缺血后炎性细胞聚集，其中委中、三阴交、水沟、尺泽优势显著（$P<0.05$）（表19-18～表19-22）。

表19-18　针刺不同经穴对MCAO大鼠神经功能评分Median（IR）、脑血流量、梗死率的影响（$\bar{x}\pm s$）

穴位	N	神经功能缺损评分	N	脑组织梗死率（%）	局部脑血流量（ml/min）
内关	150	2.88±0.07	108	0.10±0.03	440.68±53.25
委中	148	2.86±0.17	108	0.10±0.02	487.71±42.87
尺泽	155	2.78±0.15	108	0.14±0.03	482.49±66.84
三阴交	146	2.79±0.13	108	0.12±0.05	423.09±47.34
水沟	158	2.64±0.16	108	0.11±0.06	295.62±30.84
非穴	151	2.68±0.20	108	0.16±0.04	295.31±39.16

表19-19　针刺不同经穴对MCAO大鼠微循环的影响（$\bar{x}\pm s$）

穴位	N	输入支管径（μm）	输出支管径（μm）
内关	150	14.69±1.11	28.23±2.43
委中	148	14.88±1.00	28.90±2.24
尺泽	155	14.27±1.02	27.92±2.08
三阴交	146	14.45±1.24	28.23±2.45
水沟	158	14.47±0.63	28.28±1.66
非穴	151	14.04±0.46	27.55±0.91

表19-20　针刺不同经穴对MCAO大鼠光镜-皮层的影响（$\bar{x}\pm s$）

穴位	N	微血管数	正常神经细胞	坏死神经细胞	坏死率（%）	炎性细胞数
内关	108	8.25±2.09	10.97±3.30	5.46±2.55	0.34±0.14	5.16±1.34
委中	108	2.54±1.49	12.50±1.89	4.79±1.08	0.29±0.07	2.04±2.24
尺泽	108	3.30±1.27	12.64±2.67	4.49±4.19	0.24±0.21	2.26±0.90
三阴交	108	2.83±1.23	9.69±4.09	3.43±2.85	0.25±0.18	2.47±1.72
水沟	108	4.06±1.83	9.45±2.42	3.00±2.53	0.21±0.14	2.81±1.92
非穴	108	2.38±1.59	9.59±4.32	3.83±2.79	0.27±0.13	5.27±5.03

表 19-21　针刺不同经穴对 MCAO 大鼠光镜-海马的影响（$\bar{x}\pm s$）

穴位	N	微血管数	正常神经细胞	坏死神经细胞	坏死率（%）	炎性细胞数
内关	108	6.15±2.65	20.56±5.03	4.51±3.83	0.20±0.18	5.50±1.86
委中	108	2.04±1.27	18.16±4.37	4.95±2.20	0.22±0.10	2.97±3.00
尺泽	108	2.55±1.71	21.36±2.93	5.10±4.55	0.18±0.14	3.16±1.62
三阴交	108	2.24±1.17	12.18±7.07	2.73±2.57	0.20±0.22	2.30±1.31
水沟	108	3.52±1.85	16.44±6.22	3.35±3.20	0.16±0.12	2.86±1.87
非穴	108	2.28±1.42	15.46±8.82	4.32±3.94	0.16±0.12	4.44±3.75

表 19-22　针刺不同经穴对 MCAO 大鼠光镜-纹状体的影响（$\bar{x}\pm s$）

穴位	N	微血管数	正常神经细胞	坏死神经细胞	坏死率（%）	炎性细胞数
内关	108	6.80±1.37	10.51±1.87	1.88±1.38	0.18±0.10	8.77±1.72
委中	108	2.26±1.14	11.48±2.01	5.15±1.61	0.32±0.09	2.89±2.94
尺泽	108	3.48±1.81	12.67±2.28	3.56±2.61	0.21±0.15	2.93±0.97
三阴交	108	2.50±0.73	6.51±2.77	2.01±2.00	0.24±0.26	2.87±1.17
水沟	108	3.22±1.78	9.86±3.67	2.62±2.57	0.17±0.14	3.62±2.54
非穴	108	2.56±1.69	10.90±4.34	2.73±2.59	0.18±0.11	5.18±3.96

2. 正交分析筛选各穴位针刺最优参数　经过对每个穴位脑血流量、行为学、梗死率三个宏观指标及分别对皮层、海马、纹状体三个部位的正常神经元、坏死神经元、微血管数微观指标进行正交设计分析（方法略），得出每个穴位的综合最优针刺参数为水沟：中快频率、短中时间，影响针刺效应的主要因素为针刺频率；内关：中频率、短中时间，影响针刺效应的主要因素为针刺频率与针刺时间的交互作用；三阴交：慢中频率，短中时间，影响针刺效应的主要因素为针刺频率与针刺时间的交互作用；尺泽：慢频率，中长时间，影响针刺效应的主要因素为针刺频率与针刺时间的交互作用；委中：慢中频率，短中时间，影响针刺效应的主要因素为针刺频率与针刺时间的交互作用；非穴：中快频率，中长时间，影响针刺效应的主要因素为针刺时间。可见针刺效应的是受频率、时间共同影响的，且其中任一因素的最优水平的确定要受另一因素的不同水平搭配的影响。

3. 多元统计方法综合评价模型　该实验由于检测结果指标众多，而且指标间存在一定的相关性，在评价针刺效应时各指标的权重也不同，因此引入主成分——因子分析的方法，将具有同质性的指标进行归类，并可发现指标间的关系。建立针灸效应的综合评价模型为：

F =0.013 339 负梗死比率+0.080 938 脑血流量+0.129 334 输入 A 管径+0.066 099 输出 V 管径
+0.116 375AV 比值+0.077 707 正常神经元细胞数+0.096 029 负坏死神经元细胞数
+0.102 382 微血管数+0.057 124 负炎性细胞数+0.088 557 负噬神经细胞数
+0.106 892 负坏死神经元细胞数率+0.058 396 神经行为学评分
=−0.013 339 梗死比率+0.080 938 脑血流量+0.129 334 输入 A 管径+0.066 099 输出 V 管径
+0.116 375AV 比值+0.077 707 正常神经元细胞数−0.096 029 坏死神经元细胞数

+0. 102 382 微血管数-0. 057 124 炎性细胞数-0. 088 557 噬神经细胞数
-0. 106 892 坏死神经元细胞数率+0. 058 396 神经行为学评分

其中，各个指标是标准化的指标。据此针灸效应的综合评价模型对脑梗死大鼠模型进行针灸效应的综合评价，以此来研究经穴特异性及其关键影响因素，并可以探讨针刺治疗脑梗死的机制。

利用上式对每组的综合得分计算后进行聚类分析，得到结果为内关的平均综合效应最大说明治疗效果是显效的；委中、尺泽、三阴交、水沟的治疗效果是有效的；非穴的治疗是无效的（也可分为4类：即内关组为显效，委中组与三阴交组为有效上等，尺泽组、水沟组为有效下等，非穴为无效）。内关穴在降低梗死率、扩张输入枝管径、增加微血管数、提高神经行为学评分表现的最突出。委中穴在增加脑血流、提高神经行为学方面表现最佳。尺泽穴在增加脑血流、扩张输出枝管径、提高正常神经细胞数方面表现最好。三阴交在减少坏死神经细胞和噬神经细胞、降低坏死神经细胞率、提高神经行为学评分方面表现最优。

从上式中可看出，在效应指标中，脑血流量是最主要指标，机理指标中微循环检测较光镜检测各指标权重更大。由此可以推论针刺治疗脑梗死的主要机理是改善微循环、提高脑血流量、减小坏死神经元的比率、降低梗死比率，从而升高行为学评分，即促进肢体神经功能的恢复。

（三）讨论

1. 经穴特异性 临床针刺治疗疾病，就是确定穴位和针刺方法并得到完美实施的过程。选用不同的穴位，就体现了对穴位各自特异性的认可，古今理论探讨与实验研究都是在更明确和强化其穴位的效应特异性，我们的研究结果进一步补充和完善这种认识。

古今对经穴特异性的认识：经穴特异性是自古至今各代医家一直探求的问题。经穴在《黄帝内经》中“气穴”，乃“脉气所发”和“神气之所游行出入”的部位，《素问·痹论》又曰：“五脏有俞，六府有合，循脉之分，各有所发。”指出经穴是人体脏腑之气输注会聚出入之处，具有生理特异性。《灵枢·九针十二原》说：“五脏有疾也，应出十二原。明知其原，睹其应，而知五脏之害矣。”说明经穴能直观地反映内在脏腑的疾病，具有反应病理的特异性。《灵枢·小针解》“节之交，三百六十五会者，络脉之渗灌诸节者”明确指出脏腑-经络-经穴之间的关系。《千金翼方》中“凡孔穴者，是经络所行往来处，引气远入抽病也”。指出了在体表的经穴施以刺激，即能“引气远入”而治疗疾病。古人认为经穴归属于经络，经络与脏腑相通，故经穴与脏腑之气相通，在肢体远端也能治疗内脏疾病，但刺激隶属于不同的脏腑经络的经穴产生的效果不同，经穴特异性与脏腑相关。

在经络理论基础上，古人根据各经穴不同的特殊治疗作用总结出“特定穴”，包括五输穴、原穴、络穴、郄穴、八脉交会穴、下合穴、背俞穴、募穴等。内经中有大量关于特定穴的记载，《灵枢·九针十二原》：“所出为井，所溜为荥，所注为输，所行为经，所入为合。”形象地将五输穴按经气的大小排列出来。关于募穴《素问·奇病论》有“胆虚气上溢而口为之苦，治之以胆募俞”的记载。此外，《难经》载：“井主心下满，荥主身热，俞主体重节痛，经主喘咳寒热，合主逆气而泄。”明确了五输穴的特异性治疗作用。其他特定穴中，背俞穴是脏腑之气输注于背腰部的腧穴，特定性的治疗与其相关的脏腑病证和相对应的五官九窍、皮肉筋骨的病症；络穴为络脉自经脉分出之处，专治所属络脉的病症；郄穴则为经脉在四肢部经气深聚的部位，用治本经循行部位的及所属脏腑的急性病症。除特定穴外，一些经穴对特定疾病有特殊治疗作用。如明·徐凤《针灸大全》四总穴歌“肚腹三里留，腰背委中求，头项寻列缺，面口合谷收”，将足三里、委中、列缺、合谷的在治疗疾病的特异性效应一一列出，这些疾病多为四穴经络循行上有关脏腑、肢体的疾病，均为远端取穴，有“经络所过，主治所及”之意。

无论是特定穴还是四总穴或是其他特定穴，古人对经穴特异性的认识多集中在“经穴-经络-脏腑”相关理论上，从这条轴线出发，认识脏腑、经络、经穴的生理病理现象，解释经穴的特异性效应。

随着现代科学技术的发展及各学科知识的相互交叉拓展，经络腧穴学研究的研究手段日益先进，对经穴特异性的研究也不断深入，使得经穴的特异性内容得到了极大的丰富，新的观点不断提出，已证实经穴在解剖结构、生物物理化学特性、生理病理效应等方面的特异性。

现阶段通过人的活体研究和尸体解剖，发现经穴区的血管数、神经纤维、淋巴管、结缔组织均比非穴区密集，这些结构组成了经穴的立体结构，每个结构在不同腧穴中所占的地位不同。现代研究还证明经穴多处于肌肉运动点、浅表神经分支部位或神经丛、及躯体两侧浅表神经的汇聚点上，经穴中的肥大细胞、Ca^{2+}、Na^{+}、K^{+}可能是经穴传递信息、发挥作用的生物和离子基础。在物理特性方面，经穴具有高导电量、高声波传递特异性、光特异性，以及循经高温现象。在经穴脏腑相关的研究方面，金氏等发现电针刺激肝、胆经穴位能影响大鼠胆汁流量和胆汁中的Na^{+}、K^{+}、Cl^{-}含量，赵氏的研究显示刺激胃经经穴四白、地仓能特异性的提高胃肌电和胃运动的兴奋性。余氏用不同的染色方法对比观察人体足三里穴、合谷、三阴交和非穴的血管、神经分支、淋巴灌注情况，两者均是由血管、神经、淋巴管组成的立体复合结构，但经穴较非穴具有丰富的微血管、神经及淋巴管分支，而且经穴都为Ca^{2+}的富集部位，并都具有低电阻性。理化特性近些年来研究较多的当属经穴的伏安特性和红外线光谱特性。以赖氏提出的“经穴特异性与脑相关”假说为代表，认为人体作为生物体，针刺经穴干预的反应和调节作用必须经过脑作为中枢（即信息的传导和转导的枢纽）的调整和整合，再作用于靶器官，从而呈现治疗效应，认为脑内对这一刺激的作用指向是识别经穴和非经穴的最本质的关键所在。

探讨经穴的特异性与机体的机能状态是分不开的，而且在不同的病理状态下经穴的特异性功效也会有所不同。所以，我们以脑梗死这一临床常见病多发病为病理基础，以“醒脑开窍针刺法”的主要穴位为研究对象，以期管窥经穴之特异性。

2. 该实验中经穴特异性的表现

（1）经穴特异性的总体属性：经穴特异性是指经穴相对于他穴或非穴所具有的形态结构、生物物理、反映疾病及治疗效应上的相对特异性。经穴特异性内涵包括两方面，一是指经穴相对于非穴的特异性，我们称之为经穴特异性的总体属性；二是指一经穴相对于另一经穴的特异性，我们称之为经穴特异性的个体特性。经穴特异性的总体属性体现在两个方面，一是对于各种效应指标的改善作用不同于非穴。二是经穴的刺激量学规律不同于非穴。

该研究显示，各经穴组在整体上在各种指标上均显示出优于非穴的效应作用，证实了经穴具有不同于非穴的效应特异性，即经穴特异性的总体属性。从针刺时间与针刺频率综合的角度来看，实验结果显示经穴组在中、短时间和慢、中频率下改善各效应指标更显著而非穴在中、长时间和快频率下改善各效应指标相对较优。结果提示，针刺非穴时单纯针刺刺激效应主要与刺激量相关；刺激量大小主要决定于针刺的行针时间和针刺频率。而针刺经穴时针灸效应主要与经穴内在特异性效应相关。针刺非穴时，因针灸效应主要为单纯针刺刺激效应，也即针刺手段或方法的效应，故需以中、快频率，中、长时间刺激时才能产生一定程度的治疗效应，而一般地讲，针刺时间越长、频率越快，则针刺刺激量就越大；反之则刺激量就小。故针刺非穴时要发挥出针刺手段或方法本身的效应，就需要通过增加刺激量来实现，而在临床上，不论何种针刺方法，从本质上看都是一种会对机体产生或大或小损伤的伤害性刺激，一般情况下，针刺刺激量越大，则针刺经穴产生针刺治疗效应的同时对机体所产生的损伤作用也就越大，反之，则损伤作用小。由此可知针刺非穴主要依靠单纯增加刺激量来产生针刺刺激效应，但与此同时，给患者带来的疼痛等不适感也会增加，而临床中针刺操作时总是期望以产生最小损伤的针刺方法，激发出最大化的经穴内在的特异性效应，从而达到提高针灸临床疗效的目的，所以针刺非穴一方面其单纯的针刺刺激效应在程度上达不到治疗疾病要求，另一方面也会增加对机体的损伤作用，因而不具有临床实用价值。针刺经穴时，由于总体治疗效应包含有针刺手段和经穴本身两方面效应，而且经穴所具有的特异性效应是针刺治疗效应的主要部分和决定性因素，而针刺手段效应只是影响针灸总体治疗效应的重要部分，故经穴总体治疗效应主要是以短时间、慢频率等最小刺激量阈值激发出的经穴内在特异性效应。实验结果显示也证实经穴组在各效应指标上均显示出优于非穴的治疗作用，从而表明经穴内在的特异性效应是经穴效应优于非穴效应的主要因素，经穴内在特异性效应是针刺经穴总体治疗效应的主要成分，刺激手段或方法所产生的效应只是经穴总体治疗效应的影响因素。

（2）经穴特异性的个体特性：经穴特异性不但具有不同于非穴的总体属性，而且各经穴之间还具有各自不同的特异性。经穴特异性的个体特性也主要体现在两个方面，一是各穴对于各种效应指标的改善作用不同。二是各穴的刺激量学规律不同。

该实验综合各种针刺参数条件来看，提高脑血流量以尺泽、委中、内关三穴作用较好；降低梗死率则以水沟、内关、三阴交和委中较好，说明了经穴的效应特异性在具体经穴上也具有差异性。从机制指标结果来看，实验结果表明在各种参数下，水沟能提高微血管数目、抑制炎性反应、降低神经细胞死亡率；内关提高光镜下微血管数目、降低神经细胞死亡率；三阴交降低神经细胞死亡率；尺泽降低神经细胞死亡率、抑制炎性反应、提高微血管数目；委中穴能显著抑制炎性反应，这也说明了经穴的特异性效应在不同经穴上表现也具有差异性，从而说明了经穴特异性的个体特性。综合针刺时间和针刺频率对针灸效应影响的特点来看，我们发现各穴位取得最佳针灸效应的针刺参数值不同，各穴均有其自身的最佳针刺参数，这说明不同经穴具有各自独特的针刺量效应规律，也表现了经穴特异性的个体特性。

3. 经穴特异性的关键影响因素

（1）针灸效应由经穴内在特异性和针刺刺激效应共同形成。

经穴内在特异性效应是针灸效应的主要成分和决定性因素，针刺刺激效应是针灸效应的次要成分和关键影响因素。

（2）针刺时间和针刺频率是经穴特异性效应的关键影响因素。

经穴最大针灸效应的取得与适宜的时间和频率参数密切相关，针刺时间和针刺频率对经穴效应的影响不但有整体上的总体规律，也有各穴位自身独特的个体特点。

（3）针刺时间和针刺频率对经穴和非穴的影响。

在该实验中，针刺时间和针刺频率对针灸效应影响的总体规律为非穴以时间为主要影响因素，最优参数组合为中、快频率，中、长时间；经穴以时间和频率的交互作用为主要影响因素，最优参数组合多为中频率、中时间。

（4）针刺时间和针刺频率对针灸效应影响的个体特点。

在该实验中，各经穴的时间、频率量学特点为水沟最优参数组合为中、快频率，短、中时间；内关最优参数组合为中频率，短、中时间；三阴交最优参数组合为慢、中频率，短、中时间；尺泽最优参数组合为慢频率，中、长时间；委中最优参数组合为慢、中频率，短、中时间。

4. 多元统计方法评价模型的建构 中医强调整体观念，由于该研究指标众多，在评价具体哪个经穴及经穴的哪种针刺方法最能达到效应最大化时，也要基于整体考量。因此，我们充分利用多元统计分析中的主成分分析、因子分析及聚类分析等方法，构筑脑梗死大鼠模型的针刺效应综合评价体系，特别是引入“负指标”概念，力争多方位全面、正确评价经穴和针刺量学的特异性效应，为确立醒脑开窍针刺法指导下的针刺治疗脑梗死的个体化方案奠定基础。

（1）负指标的引入：在实际问题中有的公因子越小说明结果越好，有的公因子越大反映结果越好，这就使得由公因子得到的综合统计量结果出现不易解释问题或者不能真实反映针刺效果。所以为了有效处理综合统计量的评价问题，本节提出负指标的概念，将变量方向越小越好的指标“负指标”化。即将梗死比率、坏死神经元细胞数、炎性神经细胞数、噬神经细胞数和坏死神经元细胞率均处理成负梗死比率、负坏死神经元细胞数、负炎性神经细胞数、负噬神经细胞数和负坏死神经元细胞率，达到了综合评价的一致性，使得所有影响针刺效果的指标都是越大越好。

（2）多元统计方法的应用：多元统计方法是对多个指标变量进行数据分析的一种综合评价的统计方法。其主要包括主成分分析、因子分析、聚类分析等方法。我们将负指标概念、主成分分析、因子分析和聚类分析共同作为多元统计方法评价模型的基础，发挥各自分析的特点，弥补相互之不足，尽可能挖掘数据信息，从而得出科学客观的结论。

第二十章　醒脑开窍法治疗中风临床应用基础研究

第一节　醒脑开窍法对中风病发病因素的影响

一、不同穴位针刺对小白鼠耐缺氧能力的影响

中枢神经系统对缺氧十分敏感，脑耗氧量占全身总耗氧量的23%，脑循环一旦中断，在极短的时间内，储备的氧将耗尽，而中枢神经系统和机体的兴奋性高低，对脑缺氧的耐受能力有重要影响。该研究通过针刺不同腧穴，以观察对小白鼠耐缺氧能力的影响。

（一）材料及方法

1. 实验动物　健康成年小白鼠200只，雌雄各半，体重24～26g，随机分为4个实验组和1个对照组。实验组分别为①组（针刺内关、人中）、②组（针刺风池）、③组（针刺涌泉）、④组（针刺足三里），每组40只小白鼠，对照组亦为40只。

2. 针刺方法　实验组针刺采用提插捻转手法，每穴针刺1min。

3. 实验方法　实验组针后即刻将小白鼠放入125ml磨口广口瓶中，每瓶放1只，瓶塞涂上凡士林，并盖紧瓶塞，每只瓶内预先放入钠石灰5g，以吸收二氧化碳和水蒸气。对照组进行适当捉拿，但不针刺，直接放入瓶中。

小白鼠放入瓶中盖紧瓶塞后，立即开始计算时间，至小白鼠死亡，将所得结果进行组间比较。

（二）结果及分析

实验中，各组小白鼠在缺氧环境中，其存活时间存在差异，结果见表20-1。

表20-1　各组小白鼠在缺氧环境中存活时间比较

组别	动物数（只）	平均存活时间（分）	比对照组存活时间延长（%）	t值	P值
①组	40	21.3	25.3	6.302	<0.01
②组	40	20.7	21.8	3.769	<0.01
③组	40	19.0	11.8	2.545	<0.005
④组	40	16.0	-5.9	1.656	>0.05
对照组	40	17.0	-	-	-

注：P值系与对照组组间比较。

结果表明，与对照组相比，针刺内关、人中组存活时间最长，针刺风池组、针刺涌泉组次之，均存在非常显著的差异（$P<0.01$），而针刺足三里组并不延长小白鼠存活时间，反而比对照组小白鼠存活时间缩短。

（三）讨论及小结

机体在安静状态下细胞代谢需要的氧约250ml/min，当缺氧或线粒体氧代谢供应的能量不能满足机体的需要时，细胞内的无氧糖酵解将增强，而这种糖酵解活动的增强，将造成体内供能物质的大量消耗。缺氧超过细胞代偿和适应的能力将造成细胞的损伤，此损伤还取决于该组织细胞对缺氧的敏感性、缺氧的程度和持续时间。现已证实对缺氧最敏感的是神经细胞，缺氧时由于氧化磷酸化障碍，影响细胞功能，如钠泵功能障碍则 Na^+、水进入细胞内，造成细胞肿胀，亚细胞结构如线粒体、内质网等也发生肿胀。细胞内无氧酵解活动增强，乳酸生成增多，pH 降低，干扰许多酶的功能并改变酶的通透性。膜通透性增强使钙弥散进入细胞，进一步加重细胞的机能和代谢障碍。溶酶体膜的通透性增加，溶酶体内强有力的消化酶被释放出来，并被酸性环境所激活，将造成细胞的破坏和死亡。该实验方法是将小白鼠置于封闭的缺氧以致无氧环境中，故所有小白鼠都先后死亡。

缺血性中风或出血性中风病都是以局部受损脑组织缺血缺氧为病变基础，从而造成脑细胞的功能丧失和脑细胞死亡。前文已经述及，脑细胞是机体内对缺氧最敏感的组织细胞，该实验结果表明，针刺内关、人中、风池穴能明显延长小白鼠在缺氧、无氧环境中存活的时间，也就是对缺氧的耐受能力得到明显增强；而针刺足三里穴不能延长小白鼠在这种环境中的生存时间，反而较之对照组小白鼠更快的死亡，说明针刺不同腧穴对机体耐缺氧能力有着不同的影响。而提高耐缺氧能力将为成功救治中风病提供宝贵的时间和机会。

对缺氧的耐受性与腧穴的穴性（特异性）有关。人中为督脉与手、足阳明经之会穴，督脉起于胞中，上行入脑达巅，故泻人中可调督脉、开窍启闭以醒神安神；内关为八脉交会穴，通于阴维，属手厥阴心包经之络穴，有宁心安神、疏通气血之功。实际上，从古至今，内关、人中等穴即被临床广泛用于镇静安神以治疗烦躁不安、抽搐痉挛、神昏高热等症；风池乃胆经腧穴，能升发清阳之气，以通络开窍宁神，三穴均作用于脑，可能使机体血氧重新分配，以保护脑组织。足三里为足阳明胃经合穴，而足阳明胃经又为多气多血之经，且足三里又为全身强壮穴。因此，针刺足三里能促进全身气血运行，虽然在一定程度上能增加脑供血量，但其作为保健要穴，主要促进全身各脏器机能得到增强，特别是增强胃肠道功能，因此其供氧予脑组织的程度，低于耗氧的程度，故在缺氧环境中，其耗氧最快最大，而加速死亡，甚至比对照组不做任何处理的小白鼠存活时间还要短，即是因此之故。考虑到足三里的效应，主要是以增强全身各脏器机能、特别是以增强消化道机能为主，且又以疏通下肢经络气血为主，故在以脑组织受损后缺血缺氧的中风病治疗中，我们没有选择足三里，而是选择了内关、人中作为醒脑开窍法的主穴，并配合风池穴，这一选择正是符合现代医学这样一个观点，即任何提高机体代谢率的因素如发热、肌肉活动增强等，都将降低机体对缺氧的耐受性，而镇静安神可提高对缺氧的耐受性。

值得注意的是，虽然中风病的发生是由于脑组织细胞受损而出现局部缺血缺氧，但人体生存在自然界环境中，若促进气血的运行，从理论上讲，也将给受损脑组织氧供应带来益处，但是，前文已经述及，足三里之促进气血运行是针对全身各种脏器，因此，在中风病之抢救和治疗过程特别是急性期治疗过程中，针刺足三里的效应对脑供血的影响是间接的，另一方面，由于中风是由于血管闭塞或出血压迫造成脑组织供血障碍，而盲目地促进气血运行，可能使受损脑组织的血供进一步下降，而发生现代医学所谓“盗血现象”，即血液流速之增快、正常脑组织血管的扩张，使血液反而不流向梗死区，从而造成病灶区缺血更为严重，不利于脑组织受损细胞功能的恢复。同时，脑细胞受损后，其利用、吸收氧的能力下降，而强行增加血供，使其耗氧增加，同样易加速细胞死亡，近年来关于缺血后再灌注损伤的研究，也证实了这一点。现代研究发现局部脑缺血时，可逆性损害向不可逆性损害的转变要经历一定的时间过程，脑血流量在突触传递衰竭阈和膜衰竭阈之间有一个“缺血边缘阈”，此范围的神经细胞功能丧失但仍能存活，若单纯促进血液运行，一方面可使受损脑组织水肿加重，另一方面其利用氧能力下降，故我们认为针刺足三里特别是在中风急性期中，其意义不大，在后遗症期，由于脑组织细胞受损后应激状态已经过去，而患者肢体功能活动障碍、肌肉萎弱成为主要矛盾，可以考虑予针足三里以促进气血运行、通经活络。当然，针刺治疗中风的机理及中风的恢复过程是一个十分复杂的问题，关于这一点，有待更加深入地探讨。

该实验研究可以得出如下结论。

（1）针刺内关、人中、风池穴，能明显地延长小白鼠在常压缺氧环境下的存活时间，增加其耐受力，即提高动物对缺氧条件下的生存能力。

（2）该实验提示，醒脑开窍针刺法对动物和人体的重要脏器可能具有某种调整血氧供求关系的作用，或是改善了这些脏器，特别是脑的代谢状态。

（3）该实验从动物缺氧耐受性方面探讨了内关、人中等穴位的特异性。

二、醒脑开窍法对自发性高血压大鼠血压的影响

众所周知，高血压病是中风病主要的危险因素。因此，控制血压对预防和治疗脑血管病具有重要的意义。该研究以日本自发性高血压大鼠（SHR）为研究对象，以醒脑开窍法为处理因素，旨在系统观察该针刺方法对 SHR 血压的影响。

（一）材料与方法

将 18 只高血压鼠和作为对照组的 18 只健康大白鼠，分别分为 ABC 三个组。A 组为醒脑开窍法组，B 组为空白对照，C 组为非穴位针刺组。针刺前分别进行 4d 血压及体重测定（上午 7 点进行），作为自身对照。各种动物进行同等程度的轻度乙醚麻醉。麻醉后，A 组立即针刺人中穴用雀啄手法 10 次，风池、人迎穴快速捻转 20s。C 组立即针刺臀部非穴位点。B 组不针刺。自针刺日起，每天上午 7 点测定全部白鼠的血压、体重。7d 后，停止针刺及麻醉，连续观察 6d 血压、体重，将所得资料进行显著性 t 检验。

血压的测定应用株式会社植田制作所生产的小动物血压计。测定时，先将白鼠放入 37℃ 的恒温箱里，5min 后用白鼠的尾部进行测定。先让动物安静，若 5min 内不能完成，即停止测定。

（二）结果与分析

1. SHR 大鼠血压及体重变化

（1）血压：A 组针刺后第 5d 血压明显下降（$P<0.05$），至第 6、7d 继续下降（分别为 $P<0.05$、$P<0.01$）。停止针刺后的第 2、3d 仍保持低水平（$P<0.05$）。停止针刺后第 3d 血压突然上升，第 5d 仍保持高水平，第 6d 血压突然下降（$P<0.01$），经解剖证实动物出现肺炎。C 组始终保持高水平，针刺后无变化。B 组除实验后第 3d 出现血压下降外（$P<0.05$），始终保持高水平。经统计学处理 A–C、A–B、B–C 组间比较均有显著差异。即醒脑开窍法组血压明显下降，非穴位组始终保持高水平或血压有所上升，空白对照组则偶有下降。

（2）体重：A 组针刺后第 6d 体重下降（$P<0.05$），此后一直保持低水平，但活动正常。于第 13d 体重明显下降（$P<0.01$），5 只出现呼吸困难，经解剖证实为肺炎。C 组于针刺后第 14d 出现体重明显下降，呼吸困难，经解剖证实 4 只为肺炎。B 组于实验后第 11d 体重明显下降（$P<0.01$），至第 14d 仍保持低水平，经解剖证实 4 只发生肺炎。

2. 正常大白鼠血压及体重变化

（1）血压：针刺后，A 组第 6d 及停针后第 1、2、4d，血压向上波动（分别为 $P<0.01$、$P<0.05$）。B 组第 10d 血压向上波动（$P<0.05$）其余时间稳定。C 组实验后第 6d 及停针后第 1、2d

血压向上波动（$P<0.01$）其余时间稳定。经统计处理，三组间无显著差异。

（2）体重：针刺实验前后体重无明显变化。

3. 分析　SHR 醒脑开窍法组针刺后，血压明显下降，其降血压作用自针刺第 5d 开始，持续针刺可维持疗效，停止针刺后，可维持 3 日，第 4d 则又上升。SHR 非穴位组及空白对照组均无规律性血压下降，说明血压的下降确属针刺的效应，并且，针刺的效应有一个蓄积的过程。关于针刺降压的机制尚有待于进一步研究。至于长时间针刺、停止针刺后是否可以使血压维持在低水平，将进一步观察。

三、醒脑开窍法对大鼠实验性动脉血栓的影响

为了进一步探讨组成醒脑开窍针刺法各腧穴之功用及其配伍作用，我们开展了针刺内关、人中、风池抗大鼠动脉血栓形成的实验研究。

（一）材料及方法

1. 实验动物　健康成年 Wistar 大白鼠，雌雄各半，体重 150～220g，共 24 只，随机分为两组，针刺组 16 只，对照组 8 只。

2. 针刺方法　取内关、人中、风池三穴，采用醒脑开窍法操作，针刺组从造模前 15d 开始进行针刺，由固定两人操作，每日 1 次。对照组不进行针刺，但同时进行同样抓捉，其他条件一致。

3. 血栓模型复制及实验方法　腹腔注射适量戊巴比妥钠（35mg/kg），使大白鼠麻醉，仰卧固定，颈部做正中切口，分离出右侧颈总动脉约 13mm 长，用两根钩形不锈钢电极（直径 1mm，相距 5mm），在保持血流通畅的情况下，将分离的动脉钩起，电极与可变电压、电阻的直流电源连接，用 ST-1 型皮肤温度计测量血管远端（感温探头置于同侧目内眦）皮温变化，刺激前记录温度，然后以稳定的 2mA 直流电连续刺激 5min，随着动脉血栓形成，远端皮温逐渐下降，观察两组动物电刺激后 50min 皮温下降温度，随时记录并进行对比，系 Hladove 法。

（二）结果及分析

实验中，随着时间延长，皮温逐渐下降，对照组下降幅度大且明显快于针刺组，经统计学处理，差异有显著形意义，20min 后变化最为显著，并且受刺激而损伤的血管局部由红变暗变黑，但针刺组这种程度轻得多，皮温下降结果见表 20-2。

表 20-2　二组大白鼠电刺激后皮温下降幅度对比（$\bar{x}\pm s$）

分组	例数	5s	10s	15s	20s	25s
针刺组	16	0.08±0.05	0.23±0.08	0.48±0.10	0.59±0.07	0.75±0.11
对照组	8	0.38±0.10	0.58±0.11	0.89±0.09	1.25±0.16	2.53±0.33
t		3.049 0	2.563 8	2.554 2	4.354 8	3.738 8
P		<0.000 5	<0.01	<0.01	<0.000 5	<0.001
分组	例数	30s	35s	40s	50s	
针刺组	16	0.91±0.12	0.97±0.13	1.08±0.13	1.30±0.15	
对照组	8	1.54±0.20	1.76±0.24	1.96±0.24	2.20±0.26	
t		3.487 5	3.871 0	4.090 6	4.317 5	
P		<0.002 5	<0.000 5	<0.000 5	<0.000 5	

（三）讨论及小结

用直流电刺激大鼠颈总动脉形成血栓的方法，是 Hladove 于 1971 年首次报道的，受到国内外医家重视，认为该法简便易行，判断标准可靠，接近临床。电刺激可使阳极处血管内膜受损，表面粗糙，激活内源性和外源性凝血系统，促进血小板聚集、脂质沉积，形成血栓阻断血流。

实验中观察发现，实验组与对照组的皮肤温度下降随着时间的延长而呈梯度性改变，但实验组皮温下降慢、幅度小，与对照组比较，存在明显差异，同肉眼所见局部血管颜色变化的程度和过程一致，提示针刺内关、人中、风池可能通过某种机制增强了血管对外界刺激的耐受能力，阻抗了动脉血栓形成。

尽管例数较少，观察的客观指标较局限，但为探讨针刺治疗脑血管疾病的机理提供了一个新线索。而有关醒脑开窍针刺法中各单穴的作用机理，有待进一步研究。

四、醒脑开窍法对家兔脑缺血及再灌注红细胞变形性的影响

结合我们以往的研究结果和其他学者的研究表明，针刺对缺血性中风患者血液流变学异常具有不同程度的改善作用。但关于脑缺血-再灌注后红细胞变形性（red cell deformability，RCD）的改变及针刺作用的研究尚未见报道，这也是该研究的主要内容和目的所在。

（一）材料与方法

1. 实验动物及分组 选择健康纯种雄性大耳白兔随机分成 5 组，即：①假手术组，10 只。②缺血组，13 只。③缺血针刺组，10 只。④缺血再灌注组，8 只。⑤再灌注针刺组，12 只。

2. 模型制作 将家兔以 3% 戊巴比妥钠麻醉（30mg/kg），仰卧位固定于手术台上。用脱毛剂于颈部脱毛，沿颈正中切开 3cm 长切口，沿气管双侧分离颈总动脉约 2cm 长，并钝性剥离伴行的迷走神经。沿左侧胸锁乳突肌外缘向近心端钝性剥离，在近颈总动脉根部与第六颈神经之间的肌层分离出左侧椎动脉并结扎。然后，纵向切开与已分离出的左右侧颈总动脉相对应的皮肤，分别将左右颈总动脉用皮肤包裹并缝合做成皮瓣，再将两侧皮缘在已游离了的两侧颈总动脉下方对缝在一起。最后，伤口局部撒以少许头孢类药物以防止感染。游离了的颈总动脉皮瓣可根据实验需要随时予以夹闭或放开，制成不完全性脑缺血或再灌注模型。

3. 红细胞变形性测试方法 应用 Ty-1 型激光衍射仪，在 37℃下分别测定 7×10^{-4}N 和 1×10^{-3}N 两种剪切力下的红细胞变形指数（DI），DI＝长轴/短轴，即激光衍射图细胞长短轴之比。以反映红细胞的变形能力，取动物血 1ml，以 EDTA-2Na（1.5mg/ml）抗凝。测定于采血后 2h 内完成并录像。

4. 实验步骤 在实验开始之前一日，统一取家兔耳中央动脉血 1ml，测定红细胞变形性，作为正常值。按交叉顺序进行造模。除做手术组只造成手术创伤，不阻断供脑动脉外，其余 4 组均结扎左侧椎动脉并夹闭双侧颈总动脉以复制脑缺血模型。于双颈动脉夹闭 6h 后，统一取耳血 1ml，测定缺血 6h（I6h）的红细胞变形性。然后，打开Ⅳ、Ⅴ组动物的颈总动脉夹，以复制缺血再灌注模型，并开始对Ⅳ、Ⅴ组动物予以针刺治疗。每日针刺 2 次。于缺血后 54h（I54h），也就是缺血 6h 再灌注 48h（I6hR48h），五组动物同时取血测定 RCD，应用 Q 检验进行统计学处理。

（二）实验结果

1. 脑缺血及再灌注家兔红细胞 DI 值 由表 20-3 可知：①假手术组红细胞 DI 与正常值比较，无明显差异（$P>0.05$）。说明手术创伤对 RCD 无明显影响。②脑缺血 6h 红细胞 DI 值并没有降

低，反而有所升高。随着缺血的持续，红细胞 DI 值较 I 6h 有所降低。③I6h R48h 后，红细胞 DI 值显著低于假手术组、I6h I54h 家兔的红细胞 DI 值（$P<0.01$）。

表 20-3 脑缺血及再灌注组 DI 值变化（$\bar{x}\pm s$）

分组	样本数	DI（70dyn/cm²）	DI（100dyn/cm²F）
正常值	46	3.73±0.18	4.03±0.28
假手术组	7	3.73±0.33	3.86±0.21
I6h 组	38	3.82±0.15△△	4.06±0.22△△
I54h 组	12	3.64±0.15	3.87±0.21
I6h R48h 组	8	3.08±0.78＊＊××	3.12±0.86＊＊××

注：＊＊：I6h R48h 组与 I54h 组比较，$P<0.01$；△△ I6h 与 I6h R48h 组比较，$P<0.01$；×× I6h R48h 组与假手术组比较，$P<0.01$。

I：Ischemia（缺血）；R：Reperfusion（再灌注）

2. 针刺对脑缺血及再灌注家兔红细胞 DI 值的影响 由表 20-4 可知，缺血再灌注针刺组红细胞 DI 值较缺血再灌注组显著提高（$P<0.05$），且已达到正常值和假手术组水平；缺血针刺组红细胞 DI 值较缺血组亦有提高，但无统计学意义（$P>0.05$）。

表 20-4 针刺组与模型对照组 DI 值的比较（$\bar{x}\pm s$）

分组	样本数	DI（70dyn/cm²）	DI（100dyn/cm²F）
I54h 组	12	3.64±0.15	3.87±0.21
I54h 针刺组	9	3.70±0.49	4.12±0.36
I6h R48h 组	8	3.02±0.78	3.12±0.86
I6h R48h 针刺组	10	3.70±0.41＊	3.97±0.45＊

＊：I6h R48h 针刺组与 I6h R48h 组比较，$P<0.05$。

3. 五组动物红细胞变形能力的动态变化 I6h 时，除假手术组外，其他 4 组均有不同程度的升高，反映缺血应激使红细胞变形能力代偿性增强。随后，4 组动物红细胞 DI 值下降，以缺血再灌注组降低最显著（$P<0.01$）；缺血再灌注针刺组红细胞 DI 较再灌注组显著升高，且已达到正常水平。持续缺血组红细胞 DI 值除于缺血 6h 时代偿性升高外，随缺血的持续，逐渐降低，但与缺血针刺组一样，在观察时限内均未见到有统计学意义的改变。另外，在 1×10^{-3} N 剪切应力下，五组动物红细胞 DI 值的动态变化规律与 7×10^{-4}N 剪切应力下的变化大致相同。

（三）讨论

1. 红细胞变形性与微循环灌注 红细胞约占血液主要有形成分的 99.7%，是影响血液流变性最主要的因素。红细胞变形性是指红细胞在剪切应力作用下发生变形的能力。正常红细胞呈双凹圆盘状，直径为 7～8μm，厚度为 1.0～2.7μm，而体内大多数毛细血管平均直径为 2～3μm。这意味着红细胞必须具有良好的变形能力，才能在剪切应力的作用下，顺利通过微循环血管，实现对组织的供氧。也就是说良好的 RCD 是保证微循环有效灌注的决定因素。RCD 对微血管血液流动性的影响可以从 Fahraeus-Lindqvist 效应（又称 Σ 效应）中得到体现，即血液黏滞性随管径减小而下降。原因是管径减小，血流速度加快，红细胞发生显著的轴向集中，从而使管壁周边形成无红细胞的血浆层，血液黏滞性降低流动性增强。而 RCD 正常可确保红细胞轴向集中流动。但是，Σ 效应只在管径小于 1mm 的某一范围内有效。若管径小到此范围的下界，血液黏滞性非但不再继续减少，反而急剧升高，故称为“逆转效应”。发生此效应的毛细血管直径就是“临界管径”。可见，当毛细血管直径大于“临界管径”时，血液的黏滞性由∑效应左右，而小于“临界管径”时，则出现逆转效应。毛细血管临界管径及其敏感的方式取决于 RCD 的变化，直接影响组织的灌流量。既使 RCD 发生较轻微的下降，也会导致临界管径增大，逆转效应提前出现，微小血管阻力大增，致使微小血管血流量成百倍地下降。

2. 脑缺血-再灌注红细胞变形性改变 脑缺血后 RCD 改变的研究结果报道较多，并且差异亦较大。Sakuta 和杨氏的研究结果均表明脑卒中恢复期患者的 RCD 显著低于对照组。与此相反，Pollock 临床研究结果表明脑卒中组与对照组的 RCD 并无显著差异。较为大宗病例的研究首推 Fisher 和 Heiselman 的研究，他们对 98 例经 CT 确诊的发病 72h 内脑梗死患者的 RCD 进行了测定。结果表明，脑梗死组与对照组比较并无差异。但将脑梗死患者分组进行统计，则发现病情严重组和伴有糖尿病组 RCD 明显低于正常对照组。该研究结果表明，在缺血早期（I 6h），并未见 RCD 降低，反而略有升高，并随着缺血的持续，呈现降低的趋势。反映了在脑缺血应激状态下，动物表现出一定的代偿功能。可见上述结果的差异主要与病程长短、代偿程度、病情轻重、并发症等因素有关。有关脑缺血后再灌注期 RCD 的改变，该研究结果表明，在 I6h R48h 时，RCD 较同时程缺血（I 6h）及持续缺血（I 54h）动物进行性降低。提示再灌注后发生了更为严重的微循环障碍，使脑组织损伤进一步加重。胡金麟等在研究心肌缺血-再灌注后 RCD 的改变时，也发现再灌注使 RCD 在缺血的基础上急剧降低。有关脑缺血-再灌注所致 RCD 改变的机制，最新的观点主要是由于缺血，尤其是再灌注后激发的自由基损伤所致。杨氏在分析脑梗死患者 RCD 降低的原因时发现，患者组红细胞脂质过氧化代谢产物丙二醛（MDA）高于对照组 1.7 倍（$P<0.001$），超氧化物歧化酶（SOD）活性仅相当于对照组约 78%，认为脑梗死患者体内脂质过氧化与抗脂质过氧化平衡机制的失调，使红细胞脂质过氧化作用增强，导致其变形能力下降。以往的研究结果证实脑缺血再灌注后，自由基水平显著升高，红细胞 SOD 活性明显降低，血清 MDA 含量进行性升高，脂质过氧化反应在缺血的基础上进一步加剧，从而使红细胞产生严重的脂质过氧化损伤，变形能力降低。

再灌流期 RCD 显著降低的直接后果就是增大血管阻力以减少微循环有效灌注量，使脑组织的缺血性损害进一步加重。此亦为缺血-再灌流过程中出现的“无再流”现象（no-reflow phenomeon）的主要病理表现。因此有理由认为 RCD 降低是“无再流”现象产生的重要因素之一。

3. 针刺对红细胞变形性的影响 该研究结果表明，针刺对再灌流期 RCD 异常变化具有十分明显的改善作用，从而使微循环有效灌注量增加。针刺对脑缺血期动物 RCD 亦有改善趋势。但在实验观察的时限内，未见有统计学意义的变化，估计与脑血管病急性期动物的代偿作用使 RCD 能力并未明显降低有关。针刺改善再灌流期 RCD 的机理根据以往的研究结果，主要与针刺能够有效地抑制自由基引发的红细胞脂质过氧化反应有关，主要表现为针刺可以明显降低再灌注自由基水平，提高自由基清除酶 SOD 活性，降低 MDA 含量，从而使红细胞的膜性结构得到保护、流动性得以改善。

五、醒脑开窍法对脑梗死患者颅底血流动力学的影响

大脑中动脉供血区远较大脑前动脉或大脑后动脉供血区大，运送大脑半球所需血量的 80%，中动脉最易被栓子所阻塞，其发病率最高，约占脑梗死的 66%，由于其缺乏有效的侧支循环往往产生严重的临床症状和体征。该研究采用 2MHz 的固定监护探头，对中动脉供血区脑梗死的异常血流动力学变化，进行了动态监测，并与传统针法进行了对比分析。

（一）资料与方法

1. 一般资料　随机抽样120例经临床、CT及TCD证实为中动脉供血区脑梗死的患者，平均分为两种类型：中动脉血流加速型和中动脉血流减低型。每型60例，随机分为三组，即醒脑组、传统组和静卧组，每组20例（表20-5）。

表20-5　一般资料

分组		例数	性别		年龄	平均	病程	平均(d)	梗死部位		伴发疾病		
			男	女					左	右	高血压	心脏病	糖尿病
血流加速	醒脑组	20	14	6	40～74	56.6	2d～3个月	26.1	8	12	11	10	1
	传统组	20	13	7	47～76	57	1d～4个月	28.2	11	9	10	9	1
	静卧组	20	15	5	45～73	58	3d～6个月	30	12	8	11	10	2
血流减低	醒脑组	20	12	8	45～72	54	1d～3.5个月	29	11	9	12	9	
	传统组	20	16	4	42～73	58	3d～6个月	24	10	10	12	7	
	静卧组	20	14	6	40～74	59	3d～6个月	29.5	10	10	13	6	1

2. TCD血流异常的诊断标准　参考首都医科大学宣武医院标准而定：①血流加速型，MCA血流速度高于140cm/s，频谱表现峰钝，峰时后延，波形为上狭下宽，以基底部加宽为著，失于正常频谱所具之三峰形或类直角三角形，P_2峰>P_1峰。声频粗糙伴有响亮的收缩期血管杂音或紊乱的血流声频。②血流减低型，血流速度较正常减低10cm/s以上，频谱表现峰钝，峰斜率缓慢，声频低钝，正常情况下，约有4%的人因颅骨太厚而不能探测到满意的多普勒信号，部分患者未包括在观察范围。

3. 检测方法

仪器：采用第二代TCD检测仪。

方法：检测前令患者静坐休息5min，以排除运动对颅底血流的影响。患者仰卧位，先以4MHz的连续多普勒（CW）探头，探测颅外颈总动脉远端（DCCA）、颈内动脉近端（PICA）、颈外动脉近端（PECA）的血流，以排除颅外动脉的狭窄。然后以2MHz的脉冲多普勒探头（PW），全面探测颅内主要动脉的血流状态，探测血管包括大脑中动脉（MCA）、颈内动脉颅内段（ICA）、大脑后动脉（PCA）、椎动脉（VA）及基底动脉（BA）。然后以2MHz的固定监护探头，探测患侧MCA的血流信号，进阶深度为2mm，取样容积7mm，并记录针后或静卧后5min、10min、20min、30min、40min、50min及60min，MCA各项血流动力学指标，另外对醒脑组和传统组进行针刺治疗1个疗程（45d）后各项指标的检测。

检测指标：收缩期峰值流速（SV），舒张末流速（DV），平均流速（MV），血管搏动指数（PI），血管阻力指数（RI）。

4. 针刺方法

（1）醒脑组：采用规范的醒脑开窍针法。

（2）传统组：采用针灸教科书传统取穴，施平补平泻手法。

（3）静卧组：不予针刺。

5. 统计学处理　采用方差分析，两两比较采用Newman-Keuls检验及t检验。

（二）结果

1. 40岁以上年龄组MCA血流动力学正常值 结果见表20-6。

表20-6 40岁以上年龄组MCA血流动力学正常值（$\bar{x}\pm s$）

SV	DV	MV	PI	RI
88.3±15.6	42.3±8.41	57.6±12.5	0.81±0.10	0.54±0.06

2. 醒脑组、传统组及静卧组三组MCA收缩期峰值流速（SV）的比较 结果见图20-1、图20-2。

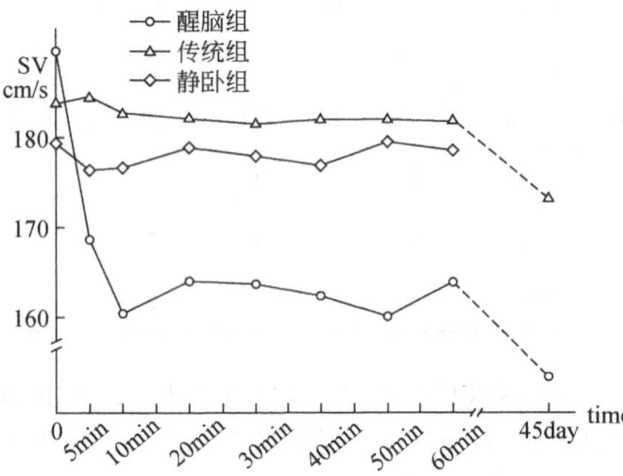

图20-1 三组MCA收缩期峰值流速（SV）（血流减低型）

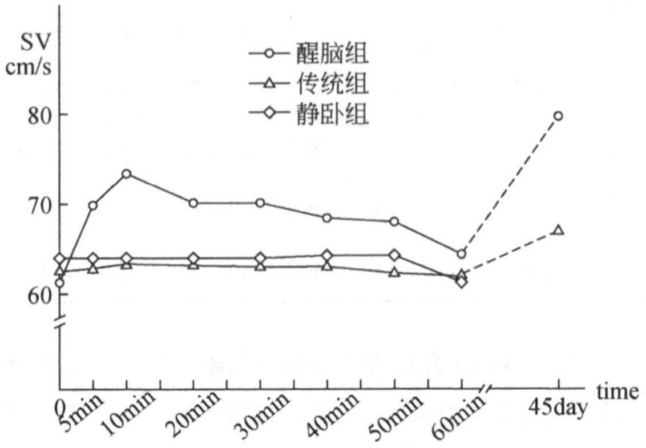

图20-2 三组MCA收缩期峰值流速（SV）（血流加速型）

3. 醒脑组、传统组及静卧组三组MCA舒张末流速（DV）的比较 结果见图20-3、图20-4。

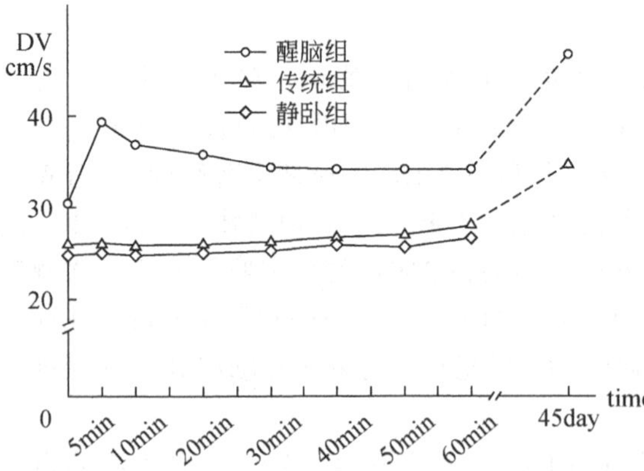

图20-3 三组MCA舒张末流速（DV）（血流减低型）

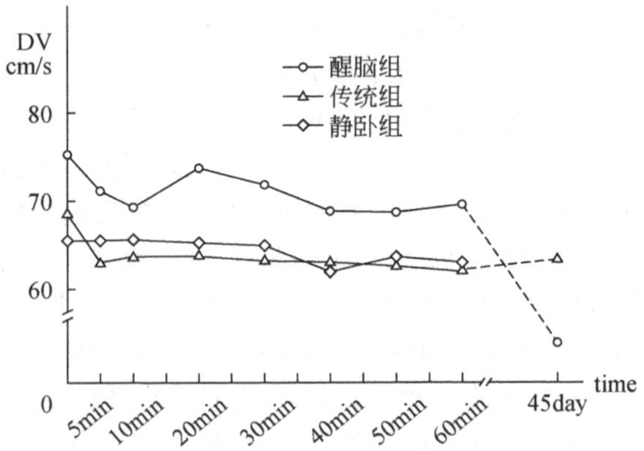

图20-4 三组MCA舒张末流速（DV）（血流加速型）

4. 醒脑组、传统组及静卧组三组MCA平均血流速度（MV）的比较 结果见图20-5、图20-6。

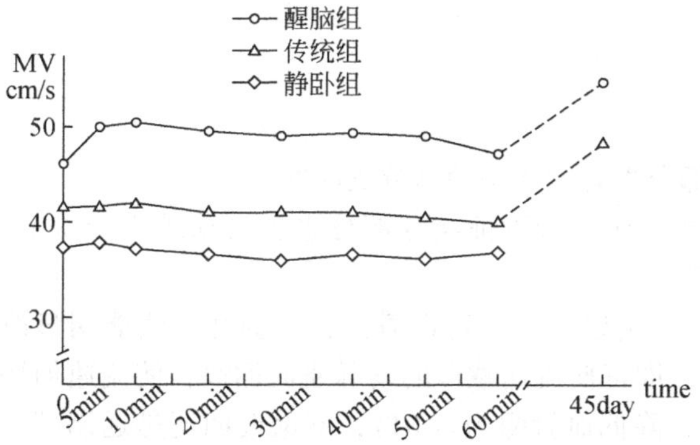

图 20-5　三组 MCA 平均流速（MV）
（血流减低型）

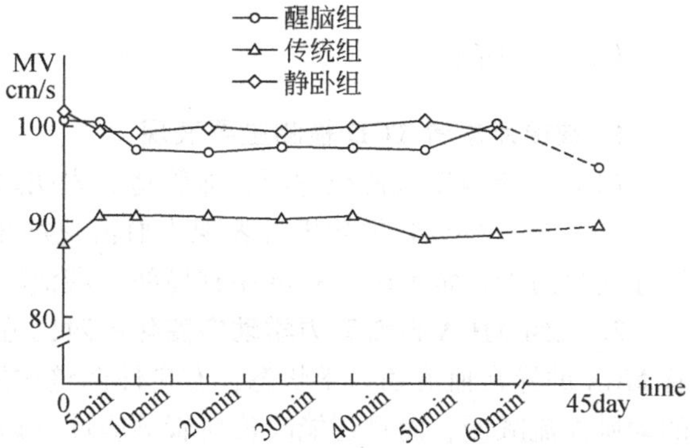

图 20-6　三组 MCA 平均流速（MV）
（血流加速型）

5. 醒脑组、传统组及静卧组三组 MCA 血管搏动指数（PI）的比较　结果见图 20-7、图 20-8。

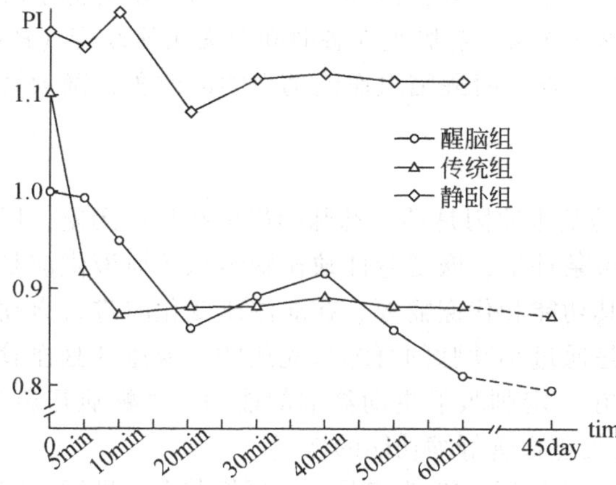

图 20-7　三组 MCA 血管搏动指数（PI）
（血流减低型）

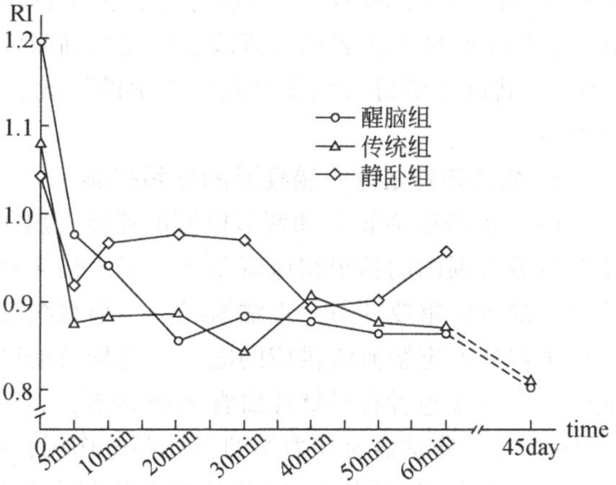

图 20-8　三组 MCA 血管搏动指数（PI）
（血流加速型）

6. 醒脑组、传统组及静卧组三组 MCA 血管阻力指数（RI）的比较　结果见图 20-9、图 20-10。

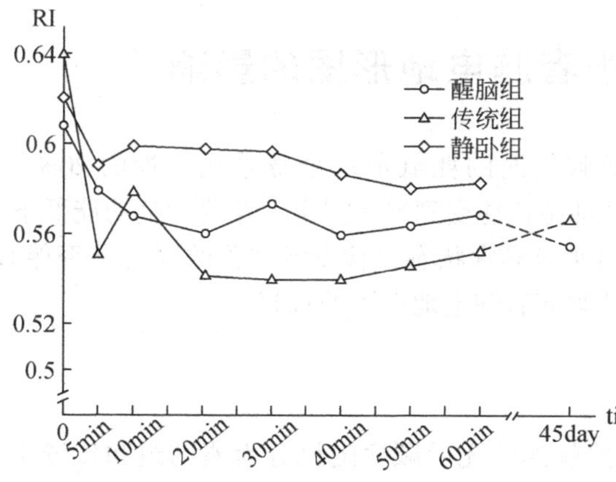

图 20-9　三组 MCA 血管阻力指数（RI）
（血流减低型）

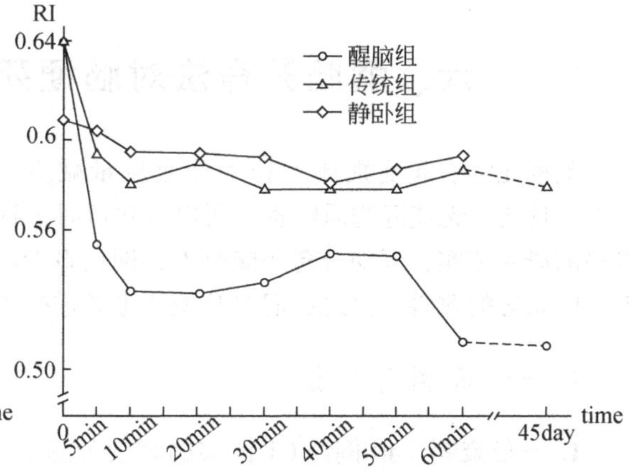

图 20-10　三组 MCA 血管阻力指数（RI）
（血流加速型）

（三）讨论

1. 脑梗死患者TCD检测主要表现

（1）血流速度减慢或中断，血管造影表明这部分患者往往是动脉分支闭塞。

（2）另一部分脑梗死患者表现为血流速度增快，血管造影证实这部分患者为动脉主干狭窄，流速明显高于正常范围，并可伴有局部“湍流”杂音。

2. 三组MCA血流动力学动态变化的对比分析 由以上结果可以看出，醒脑开窍法能明显改善MCA的异常血流动力学状态，有良性调整作用，即可使流速减慢的动脉血流加快，使流速加快的动脉血流减慢，而且还能改善血管顺应性（PI），降低血管阻力（RI），不论近期还是远期都具有明显的改善（$P<0.05$或$P<0.01$）。对流速的改善在即刻以针后10min时最为明显，以后逐渐衰减，至1h部分指标与针前相比已无显著性差异（$P>0.05$）；对PI和RI的即刻效应不如对血流的改善明显，而一个疗程后各项指标的改善最为显著（$P<0.05$或$P<0.01$），这提示多次针刺效应蓄积作用的结果。传统组的即刻效应不明显，部分指标在疗程结束后才有所改善，但其改善的程度多低于醒脑组（$P<0.05$）。在临床上，传统针法虽有一定的疗效，但其有效率及治愈率均低于醒脑组，提示脑梗死患者的血流改善程度与临床疗效密切相关。静卧组在各时间段无明显改变（$P>0.05$），排除了静卧对颅底血流动力学的影响，由此可以说明醒脑组血流动力学的改善，确为针刺效应。

3. 醒脑开窍法治疗脑梗死的作用机制

（1）促进脑血管自动调节机制的恢复：脑梗死的基本原因是某一动脉的严重狭窄或闭塞，以致其营养范围内的脑组织血流急剧下降，临床和实验条件下，恢复急性缺血脑组织的血液供应是治疗脑缺血的重要环节。正常情况下，脑组织有按其功能和代谢需要、在灌注压变化时进行自动调节来保持恒定脑血流供应的能力，这种自动调节是通过小动脉的舒缩来完成的，缺血性脑血管病时，大多数患者有局灶性血管运动麻痹，丧失了在一定刺激下主动舒缩的能力，“醒脑开窍”针法对MCA异常血流动力学的良性调整作用，正是促进血管舒缩功能的恢复。

（2）降低外周阻力：PI为评价动脉顺应性和弹性的指标，RI为衡量血管舒缩状况，即阻力状况的指标，此试验各组患者的PI和RI均高于该年龄组的正常值，表明血管处于高阻力状态，醒脑组针后即刻和一个疗程后都有所降低，因此改善了血管顺应性，降低了外周血管的阻力，小动脉特别是微动脉直径仅20～30/μm，是产生外周阻力的主要部位，外周阻力的降低可能与上述动脉扩张有关。

六、醒脑开窍法对脑梗死患者脑电地形图的影响

脑梗死常引起受损侧大脑半球血流量减少，而脑代谢的耗氧量占全身总耗氧量的20%～30%，且几乎无能源物质贮备，所以脑缺血时，神经细胞往往受到严重损害，导致大脑功能低下。以往的研究证实，醒脑开窍法能改善脑梗死患者的脑血流异常状态，脑血流改善的同时是否伴有脑机能状态的改善，为此我们对脑梗死患者进行了针刺前后脑电地形图的观察。

（一）资料与方法

1. 一般资料 40例经CT证实的脑梗死患者，按就诊的先后顺序随机分为醒脑组和传统组，每组20例，醒脑组男11例，女9例，年龄45～77岁，平均61岁。病程2～4个月，平均28.2d。伴有高血压者11例，伴有冠心病者9例。传统组男10例，女10例。年龄47～72岁，平均年龄

58 岁。病程 3d～3.5 个月，平均 31.5d。伴有高血压者 9 例，伴有心脏病者 8 例。正常对照组 31 例，年龄 45～76 岁，平均 59.7 岁，排除高血压及心脑血管疾病。

2. 针刺方法

（1）醒脑组：采用规范“醒脑开窍”针刺法。

（2）传统组：采用针灸教科书中穴位，施平补平泻手法。

3. 检测方法　采用日本光电公司 EEG-4217 型 16 导脑电图机与科健公司的脑电地形图仪相连接，患者安静、闭目、全身放松坐在屏蔽室的沙发上。电极放置按国际 10～20 导联系统，参考电极为双侧耳垂，走纸速度为 3cm/s，时间常数 0.3s，增益 50μV/5mm，高频滤波 30Hz，低频滤波 0.5Hz。首先进行常规脑电图的描记，以识别眼动、肌电等伪差，待脑电波稳定，重复性好时进行脑电信号的采集，采样时间 120s，采样时程为针前、针后 10min、20min、30min、60min 及针刺一个疗程后（45d）。脑电信号处理后，结果由日本 NEC-P6300 彩色打印机输出。

4. 观察指标

（1）导联：额前 Fp（Fp_1/Fp_2），额中 Fm（F_3/F_4），中央 C（C_3/C_4），顶 P（P_3/P_4），枕 O（O_1/O_2），颞前（$F_{7/8}$），颞中 Tm（$T_{3/4}$），颞后 Tp（T_5/T_6）。

（2）指标：各频段患侧每个导联下的绝对功率值，主频（f）频段：δ（0.8～3.8Hz），θ（4.00～7.8Hz），α_1（8.0～9.0Hz），α_2（9.2～13Hz）。β 波因在脑梗死中的意义尚待研究，故未列入研究范围。

5. 统计方法　方差分析，两两比较采用 Newman-Keuls 检验及 *t* 检验等。

（二）结果

1. 正常组各导联下 BEAM 指标的统计　正常情况下左右大脑半球的 BEAM 分布基本对称，为了便于与脑梗死患者患侧与健侧比较，故取正常组 16 导联中每 2 个相对称导联的平均值，作为各导联下的正常值（表 20-7）。

表 20-7　正常组 BEAM 各指标统计 $n=30$（$\bar{x}\pm s$）

指标＼导联		Fp	Fm	C	P
绝对功率值	δ	2.07±1.13	1.69±1.25	1.49±1.30	1.53±1.23
	θ	8.96±6.11	10.27±6.25	11.46±8.73	12.54±7.59
	α_1	10.26±5.21	12.72±6.23	14.05±7.20	18.61±8.32
	α_2	6.34±3.42	6.85±3.21	8.06±4.12	13.65±8.41
各导联频段间百分比（%）	δ	9.05±5.30	7.00±4.32	6.18±4.21	4.14±2.10
	θ	28.1±12.3	30.8±12.8	30.4±13.2	24.4±13.8
	α_1	31.65±8.89	32.3±9.03	32.93±9.97	32.23±9.2
	α_2	19.14±10.1	20.92±11.2	19.71±12.1	25.73±11.2
主频 f（Hz）		8.53±1.60	8.20±1.30	8.45±2.30	8.99±2.21
绝对功率值	δ	1.31±0.74	1.56±1.07	1.46±0.78	1.19±0.87
	θ	10.8±6.20	6.13±6.98	6.98±3.21	6.78±3.52
	α_1	36.2±12.3	8.16±4.35	8.61±3.97	8.56±4.34
	α_2	29.3±12.7	3.29±1.27	5.85±2.36	6.25±3.23

续表

指标 \ 导联		Fp	Fm	C	P
各导联频段间百分比（%）	δ	2. 30±1. 89	9. 93±5. 32	8. 50±6. 71	6. 49±4. 23
	θ	23. 8±12. 4	29. 7±10. 9	27. 4±14. 1	23. 4±11. 2
	α_1	36. 5±10. 21	30. 4±9. 6	30. 41±10. 3	29. 6±9. 32
	α_2	30±13. 5	18. 5±9. 82	21. 1±10. 23	24. 98±12. 7
主频 f（Hz）		8. 83±2. 40	7. 96±1. 68	8. 58±2. 80	8. 8±2. 68

由表 20-7 可见，正常人的 BEAM 分布以 α 功率占主导优势，主要分布在枕区（O），绝对功率值及 α 波所占百分比高于其他导联，其次为顶区（P）及中央区（C）。δ 波的功率值较低，主要分布在额前区（Fp）。θ 波功率值介于 δ 和 α 之间，主要分布在顶区（P）及中央区（C）。主频多在 8. 0Hz 以上。而各导联频段间百分比与相应频段功率值的分布并不完全一致，这种现象与各频段波幅的高低有关。

2. 醒脑组与传统组病灶侧各导联 δ 功率的动态变化 结果见图 20-11。

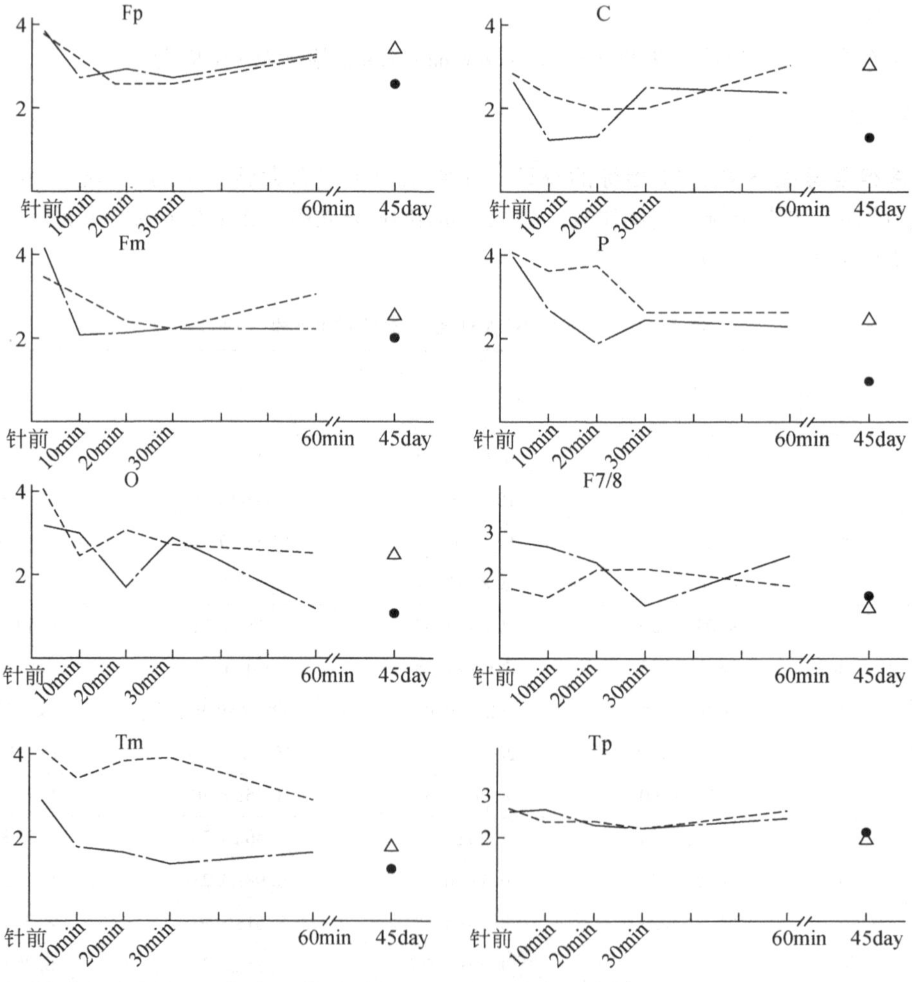

图 20-11 醒脑组与传统组病灶侧各导联 δ 功率的动态变化（μV^2）

注：●：醒脑组；△：传统组。

3. 醒脑组与传统组病灶侧各导联 θ 功率的动态变化　结果见图 20-12。

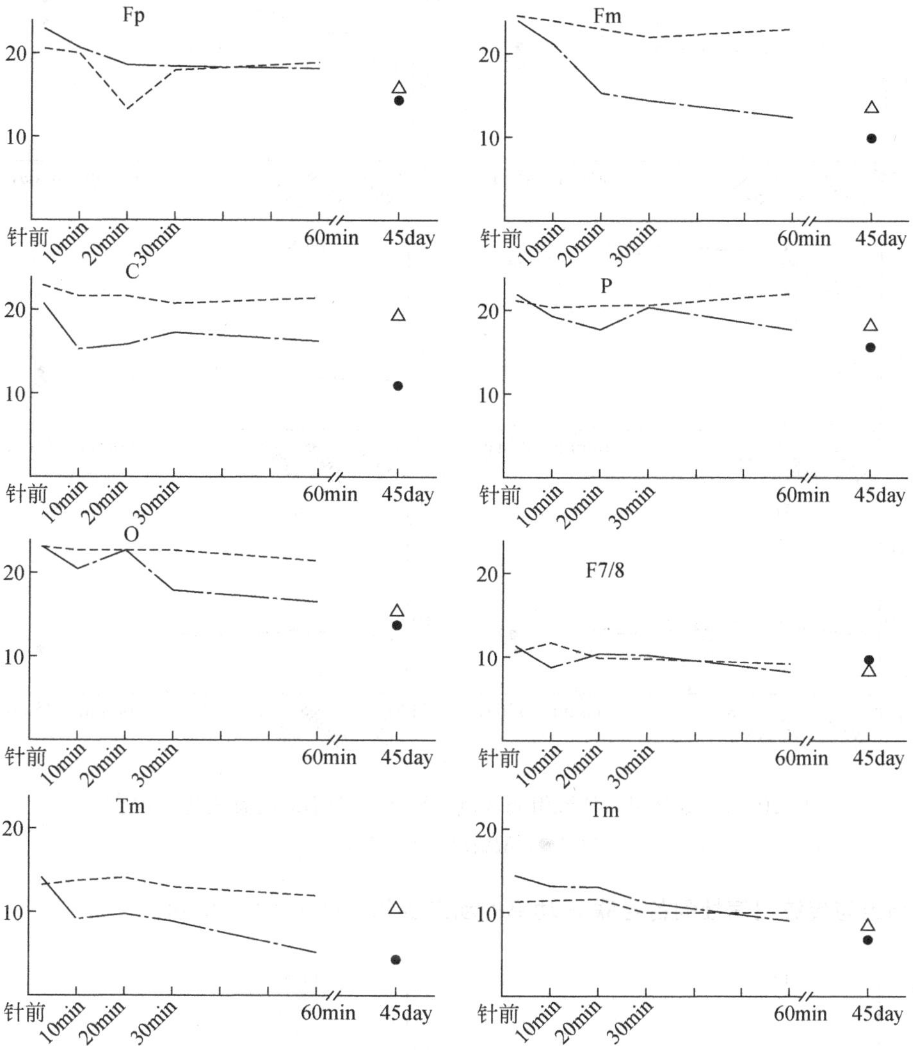

图 20-12　醒脑组与传统组病灶侧各导联 θ 功率的动态变化（μV^2）

注：●：醒脑组；△：传统组。

4. 醒脑组与传统组病灶侧各导联 α_1 功率的动态变化　结果见图 20-13。

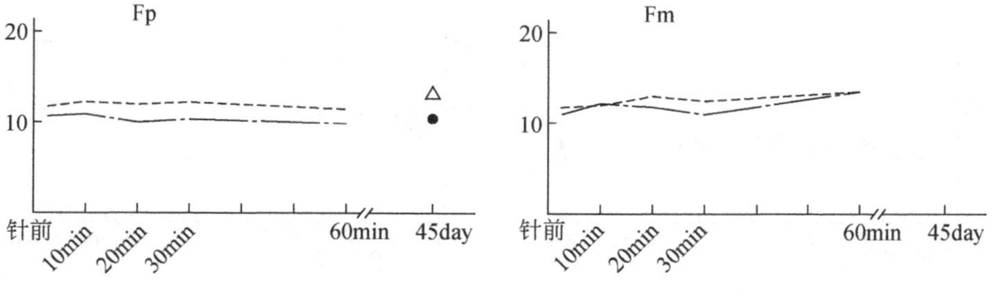

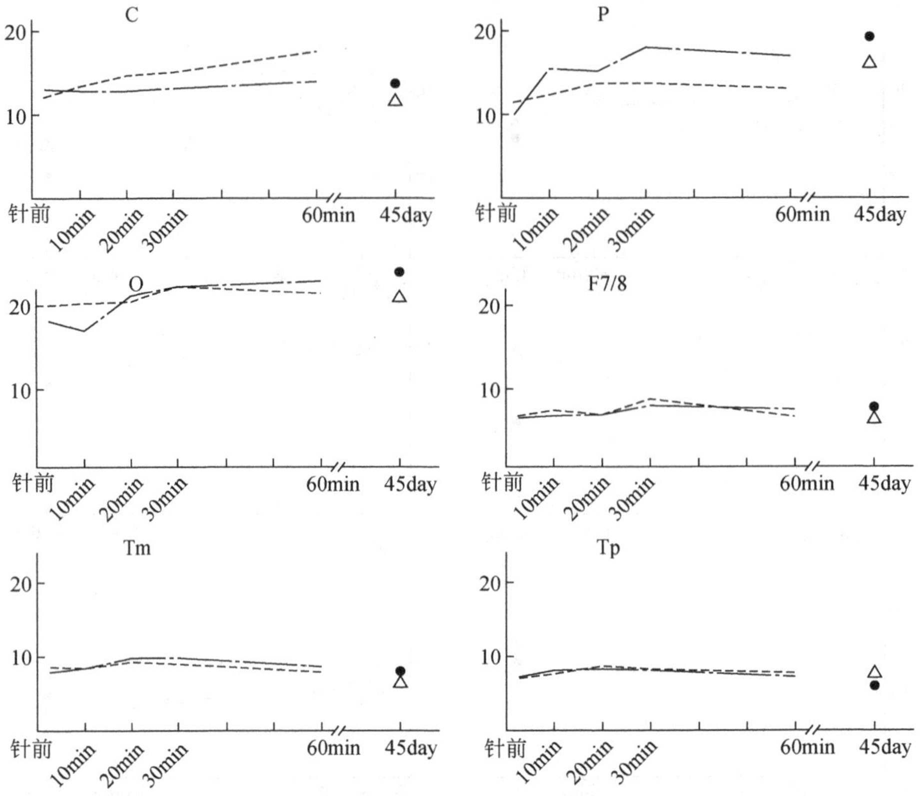

图 20-13 醒脑组与传统组病灶侧各导联 α_1 功率的动态变化（μV^2）

注：●：醒脑组；△：传统组。

5. 醒脑组与传统组病灶侧各导联 α_2 功率的动态变化 结果见图 20-14。

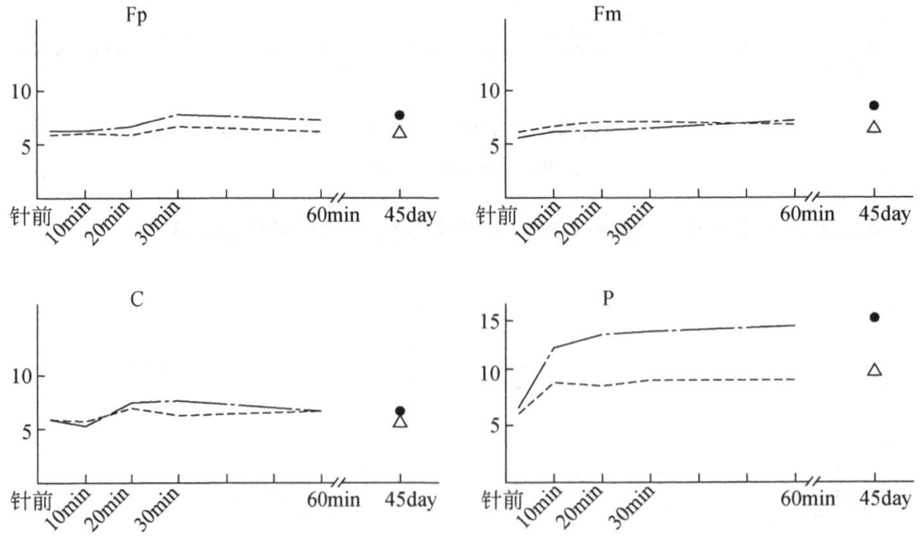

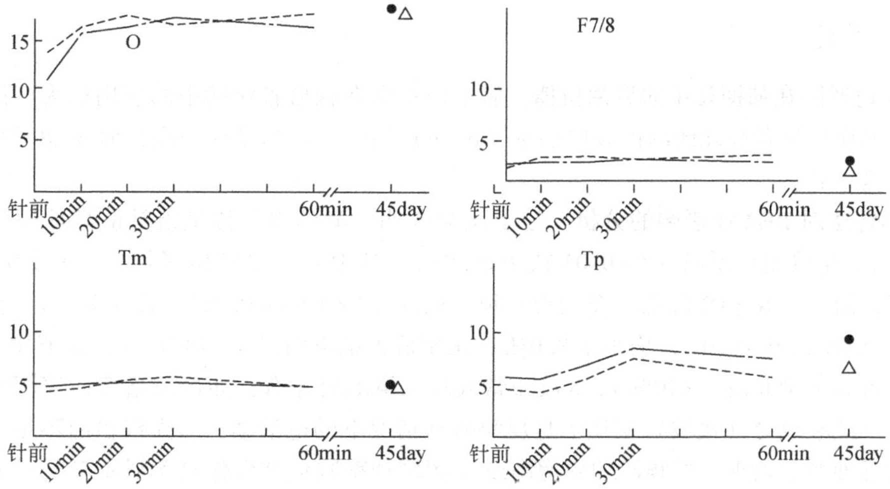

图 20-14　醒脑组与传统组病灶侧各导联 α_2 功率的动态变化（μV^2）

注：●：醒脑组；△：传统组。

6. 醒脑组与传统组病灶侧各导联主频（f）的动态变化　结果见图 20-15。

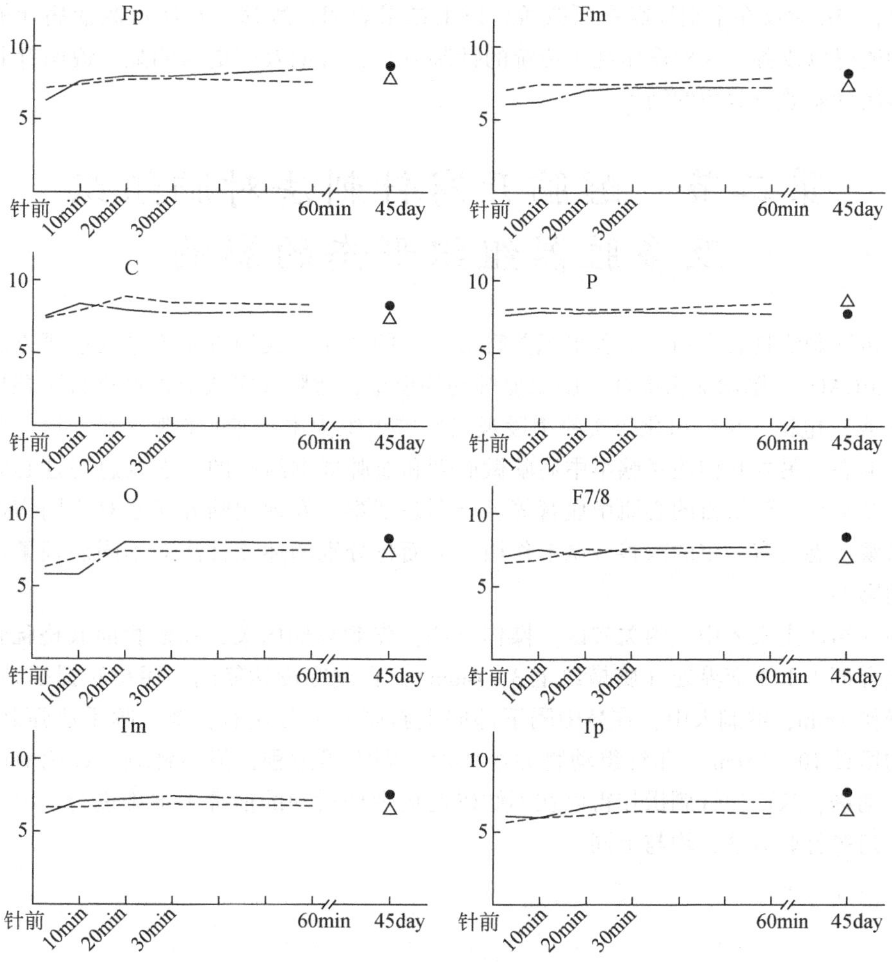

图 20-15　醒脑组与传统组病灶侧各导联主频（f）的动态变化（Hz）

注：●：醒脑组；△：传统组。

（三）讨论

1. 脑电地形图在脑梗死中的应用价值 脑电地形图在脑血管疾病中的应用最为广泛，大量的研究表明，脑梗死患者病灶侧的慢频段功率（δ、θ）局限性或弥漫性增高，而α功率减低，此研究也证实了这一点。

2. 两种针法对BEAM影响的分析 以上结果表明，醒脑组与传统组针前病灶侧各导联慢波功率（δ、θ），呈弥漫性增高（$P<0.05$或$P<0.01$），其中δ波以额顶区较高，θ波在额、中央、顶枕区较高，而α_1、α_2功率降低主要表现在顶、枕区（$P<0.05\sim0.01$），而主频（f）在各导联明显慢化（$P<0.05$或$P<0.01$），均小于8.0Hz，正常成人脑电图以8～13次/s的α节律为其主调节律，前头部可有少量θ波（<10%），δ波正常人只在睡眠时才有，如慢波增多或清醒时出现δ波为病理现象。低频成分（慢波）实质上是反映病理情况下的电活动，与血液供应不足有关，是神经细胞代谢受抑制的表现，慢频段功率增高或α频段功率减低被看作是预后不良的可靠指标，任何年龄的成年人或老年人，α波的频率小于8Hz者即可定为异常。因此，脑梗死患者病灶侧脑细胞的功能处于低下抑制状态。针后，醒脑组慢频段功率减低，δ波以额区、顶、颞中区的即刻效应较为明显，θ波的即刻效应以额、中央及枕区较明显（$P<0.05$或$P<0.01$），α波主要在顶、枕区增高明显（$P<0.05$或$P<0.01$）。以上改变在45d时更为明显，且范围更广。而传统针法的即刻效应不明显，45d后仅在个别导联有所改善。以上结果表明，醒脑开窍法可激活病灶侧的神经细胞，使脑功能得以改善，这种作用优于传统的针刺方法，远期效应更为明显，说明针刺临床疗效的产生是多次针刺效应蓄积的结果。

第二节　醒脑开窍针刺法对脑组织及多脏器组织形态的影响

醒脑开窍针刺法具有影响和改善组织器官形态学的作用。我们曾用不同的造模方法，先后建立脑缺血（MCAO）、脑缺血再灌注、脑出血等动物模型，醒脑开窍法对模型进行干预后，分别采用光镜和（或）电镜、免疫组化等实验手段观察以脑组织为主，兼顾心脏、肺、肝、肾、胃等多脏器的组织形态。另外我们还对脑卒中后脑微血管和血肿周围组织的形态及急慢性心肌梗死后的脑形态，以及急性心肌缺血的心肌微血管等进行形态观察。发现醒脑开窍法对不同病理条件下动物模型的微观形态均有一定的改善或调节作用。下面将分别阐述该针法对不同病理条件下靶器官微观形态的影响。

取醒脑开窍法主穴人中、内关穴区，操作方法：先刺双侧内关，在动物前肢桡腕骨内侧，桡骨和尺骨接合部下1/3交界处（腕横纹上3～4mm），直刺穿皮达筋间，用捻转提插结合的泻法，持续手法操作1min，继刺人中，在鼻中隔下部向上斜刺入1分左右，施雀啄手法强刺激10次左右，两穴均留针10～15min。非针组动物亦经抓取、固定等过程，但不针刺。针刺前以自制的固定鼠板固定动物，从而使针刺操作得以在不妨碍动物生理活动的前提下准确进行。以下实验中涉及的醒脑开窍等针刺方法，均与上同。

一、脑　缺　血

（一）单纯脑缺血

1. 动物模型的复制　动物实验是国际上研究缺血性脑损伤必不可少的工具。为了复制出与人类发病学相接近的动物模型，国内外学者做了大量的工作。临床上脑梗死多发生在大脑中动脉（MCA）所支配的范围，为此 Hayakawa 等明确指出：模拟出现在人脑的那种区域性局部缺血最好是借助结扎 MCA 而复制。有人对狗、猫、猴、鼠等做了阻断 MCA 的动物实验，发现鼠脑血管的解剖更接近人类。我们便采用阻断一侧大脑中动脉的动物模型，制作方法如下。

健康成熟 Wistar 大鼠经戊巴比妥钠（40mg/kg）腹腔麻醉后，侧卧位，于眼眶后至耳的中点纵形切开皮肤约 1cm，分离并切去部分颞肌，暴露颞骨，开一个 3～5mm 的骨窗，轻抬脑，可见到横过嗅束向上走行的 MCA。用加热的不锈钢丝轻轻接触靠近嗅束上缘的 MCA，使之快速凝闭。遇有血管破裂出血，可用小棉球局部轻压止血。术后于创面撒少许抗生素（头孢氨苄），缝闭切口。手术动物单笼饲养，清醒后做体征观察并记录。

2. 脑细胞形态变化　缺血 6h 光镜观察可见神经元肿胀，呈广泛性中度水肿，细胞体积增大；细胞质内颗粒减少，部分细胞核变大、变圆，核膜界限模糊或不连续；脑实质有弥散性白细胞浸润。电镜观察可见细胞核有轻度的变性，核膜界限模糊；细胞质电子密度局限性减低，线粒体肿胀、嵴疏松、粗面内质网有轻度扩张；可见散在的高电子密度的圆形溶酶体；有髓神经原纤维尚属丰富，部分髓鞘稀疏，可见部分嵴疏松的线粒体；突触结构肿胀。

缺血 54h 光镜观察可见神经元水肿或部分呈固缩性变化；细胞体积增大，细胞质内容物显著减少；小血管高度瘀血或充血；大脑皮质可见散在的炎细胞浸润；软脑膜毛细血管充血。电镜观察可见细胞核变性，核膜电子密度增高，界限模糊，核周间隙欠清晰；细胞质电子密度较低，线粒体肿胀、嵴疏松、断裂或泡样变，粗面内质网有扩张及轻度脱颗粒，核糖体分布较稀疏；可见高电子密度的溶酶体；有髓神经纤维所含神经原纤维较稀疏，线粒体肿胀，嵴疏松或嵴断裂，部分髓鞘板层较疏松、紊乱；可见肿胀的突触结构。

缺血 6h 后行醒脑开窍针刺，每日 2 次，54h 时与模型组进行对比可见：正常的神经元增多，部分神经元肿胀；细胞质内颗粒较缺血组明显增多；正常的神经细胞核增多，核膜界限变清晰；脑膜水肿减轻，白细胞浸润明显减少。电镜下核膜结构较清晰，染色质分布较均匀，可见核仁；细胞质内有较发达的高尔基复合体，粗面内质网和核糖体比较丰富，但线粒体仍有中度变性，可见嵴疏松、断裂，也能见到泡样变，亦可见到溶酶体；神经原纤维增多，髓鞘排列较致密，但线粒体亦可见到嵴疏松和断裂，内质网也有轻度扩张；突触结构轻度水肿。

3. 缺血侧脑组织炎症反应　因为缺血后脑组织炎细胞浸润较明显，我们又重点观察了局灶性脑缺血后缺血侧脑组织炎症反应的形态学改变。大脑中动脉阻断后 3h 缺血皮质出现小灶性坏死，可见散在的炎细胞，部分血管扩张，血管周围出现水肿；6h 坏死范围增大，缺血区及半影区脑组织内出现较多的炎细胞；12h 可见较大坏死灶，半影区炎细胞浸润情况大致同缺血 6h 组；24h 出现大片坏死灶，坏死区及半影区可见大量炎细胞，高倍镜下较多炎性细胞附着在半影区血管内壁，血管周围也出现较多炎细胞并形成围管现象；48h 缺血侧脑组织出现大片坏死灶并可见片状液化，半影区及半影区外周皮层可见大量炎细胞，部分血管出现扩张，缺血各时段出现的炎细胞以中性粒细胞为主。各时段假手术组及正常组脑组织均未出现坏死，脑组织及血管内极少见炎细胞。说明脑缺血后随着缺血时间的延长，坏死灶逐渐扩大，同时血管内出现炎细胞（以中性粒细胞为主）黏附在血管壁并向缺血周围脑组织浸润的现象，其浸润程度随时间的延长逐渐加重。

经过醒脑开窍针刺干预后：3h 组缺血皮质未见明显坏死灶，出现少量新生的毛细血管；6h 及 12h 组皮质可见小灶性坏死，半影区出现少量炎细胞，以中性粒细胞为主；24h 组皮质出现小片状坏死灶，半影区有较多炎细胞浸润，以中性粒细胞为主，高倍镜下见少量炎细胞附着在血管内壁，血管周围脑组织中有散在的炎细胞，同时出现较多新生的毛细血管；48h 组皮质坏死灶增大，半影区有较多新生的毛细血管及浸润的炎细胞。与同时段模型组比较，针刺组坏死灶范围较小，炎细胞黏附及浸润的程度明显减轻，提示醒脑开窍针法可抑制炎细胞的黏附及浸润，促进侧支循环的建立，减小坏死灶面积，对缺血脑组织具有明显的保护作用。

4. 对脑表面缺血区微血管的观察 正常鼠软脑膜血管丰富，分布呈树枝状，动脉、静脉不伴行，可见到部分细动脉、细静脉以直角方式进出脑实质而形成盲端。模型组 3h 时段，在梗死区看到很少的毛细血管，有较多中空的微动脉。6h 时段，仍有大量中空的微动脉，可以见到一些毛细血管。24h 已有部分微血管出现血流，毛细血管进而出现功能状态。推注吖啶橙后，用透射荧光显微镜观察可见：正常组、假手术组微血管内皮细胞核清晰，血管外荧光渗出较少。模型组 3h 时段，梗死区血管未见荧光，6h 时段个别血管有少量荧光出现，内皮细胞着色差，组织渗出荧光多。24h 时段虽然进入荧光物质的血管较多，但内皮细胞着色差，荧光物质渗出多。

醒脑开窍针刺干预后：3h 在梗死区可见较多开放的毛细血管，微动脉已有代偿血流入，可见梗死区有较多的荧光染料进入血管，内皮细胞有着色，荧光物有渗出。6h、24h 具有功能状态的微动脉和毛细血管大量增加，进入血管的荧光染料进一步增多，内皮细胞着色明显，荧光渗出较模型组少。

5. 针刺对实验性脑梗死大鼠表面缺血区内代偿血管的影响 应用恒压脑灌注的方法，动态观察 MCAO 大鼠大脑表面缺血区内代偿血管的变化及醒脑开窍法对这种代偿的影响。

（1）脑表面血管显示法

1）手术：动物在麻醉状态下开胸，迅速暴露跳动着的心脏及主动脉弓，以止血钳将两侧肺门部及腹主动脉夹闭，用 5ml 注射器抽取灌注液，7 号注射用针头从左心尖部直刺入左心室，在 1min 内将 3ml 左右灌注液恒压注入，从主动脉弓观察初始灌注情况。当看到动物眼、鼻、舌呈现灌注液的红色时，停止注射。稍倾，断头剥离取脑，放入 10% 的甲醛溶液中浸洗，并置该液中固定。如在灌注过程中有灌注液外渗，可立即以沾有浓乙酸的棉球按压，该灌注液遇酸可立即凝固。

2）灌注液：市售天然橡胶乳浆，以水及适量氨水稀释。根据所需颜色深浅，配入适量红色球磨颜料。四层纱布过滤备用。

（2）图像定量分析及数据处理：取各组鼠脑置滤纸上，吸干固定液，以节圈（或微距）照相，并以 7 倍放大洗相。相片平压在玻板下，由摄像管将之输入图像处理系统（Micro VAX-Ⅲ-Ⅰ^{2}SM75 美国）。调焦使图像清晰，固定摄像管位置，扫描测量脑表面缺血区面积及该区内血管的面积。后者以灰度法测量，即先确定血管的灰度值，然后扫描（软件系天津大学图像分析中心提供）。所得数据经统计学处理（t 检验）。

（3）结果：因实验所用灌注液中的乳浆颗粒较红细胞还小 3～4 倍，所以能清晰地将脑表面的血管干、分支及其末梢显示出来，有利于观察实验结果。

阻断血管即时动态观察：阻断 MCA 后即时灌注，可见阻断半球表面无血管显示，呈空白区，此与对侧半球形成鲜明对照。缺血 3h 后，可见到从矢状缝伸出的大脑前动脉（ACA）个别末梢增粗，并开始向缺血区伸延。6h、24h、48h 后，缺血区内的充盈血管略见增多，有来自 ACA-MCA 吻合网的血流，有来自 PCA-MCA 吻合网的血流。这些血管大多数为 MCA 原有的末梢和分支。

醒脑开窍法对缺血区内代偿血管的影响：该针法可使缺血区内血管的数目较非针组明显地增多，大多以网状分布。定量图像信息处理系统测得两组动物脑表面缺血区的代偿血管所占面积（每时间组 4 只）的基础数据如表 20-8、图 20-16 所示。统计学方法选用两样本均数的 t 检验。

表 20-8　针刺对缺血区内代偿血管的影响

时间（h）	非针组		针刺组		针刺组：非针刺组增加倍数
	基础数据 $\bar{x}$	血管占总面积（%）	基础数据 $\bar{x}$	血管占总面积（%）	
3	996/603 23	1. 65	3603. 3/6046. 5	5. 96	3. 6
6	1549. 7/682 65. 1	2. 27	4357. 7/62. 940 5	7. 02	3. 1
24	2155. 5/525 58. 7	4. 10	7245. 7/58 940. 5	12. 29	3. 0
48	4352. 5/624 29. 3	6. 97	8585. 8/59 428. 3	14. 45	2. 1

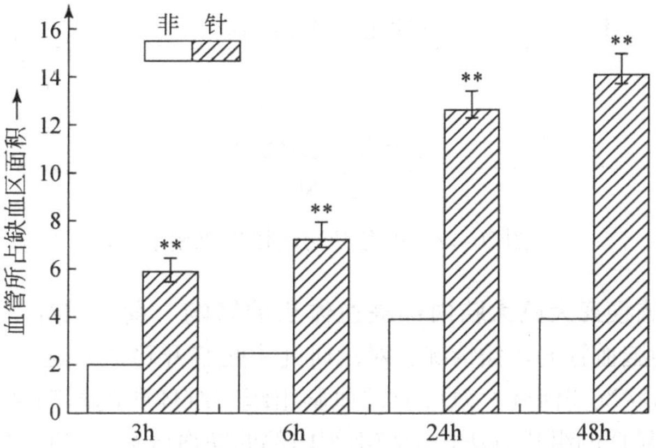

图 20-16　缺血区内血管面积两组差别示意图

＊＊P<0. 01

结果表明：针刺效应在各时间组内都确切而明显，经统计学处理，两组间具有高度显著性差异。

（4）讨论：该实验以形态学方法揭示出：急性 MCAO 后，软脑膜 ACA－MCA、ACA－PCA－MCA 吻合网是提供代偿血流的有效途径。以往的实验表明，闭塞 MCA 后，病灶区的血流虽严重降低，但通常并不完全停止，这是因为旁侧的动脉血也流入这个区域。问题是，缺血组织能否及时接收来自旁侧动脉的血流。既然实验所见大脑表面缺血区内的代偿血管是 MCA 原有的末梢和分支，但为什么在阻断 MCA 后以相同的灌注压立即灌注却未能见到灌注液使这些血管充盈，而在一定时间后才显示出来呢？

6. 醒脑开窍法对脑实质内缺血性损伤区域的影响　有报道指出，神经外科医师在手术时对脑底大动脉进行操作时，可见到动脉管径显著变细，并指出这种血管痉挛发生于血管对下列因素的反应：①动脉腔内异物（栓子等）；②血管的物理性处理；③血中血管收缩物；④继发于闭合性颅内损伤的血管损伤等。显然，急性 MCAO 可以导致 MCA 血管特别是远端血管严重痉挛，致使 MCA 血管不能有效地接收来自旁侧动脉血流。

实验表明：随着时间的延长，痉挛的血管可以部分地得到缓解，接受侧支血流，但从定量结果可知，机体的自行代偿远远不能满足机体的需要。最重要的是，在 MCAO 后 3h 甚至 6h 内，由于血管痉挛旁侧动脉的代偿基本上不能实现，因而不能在组织细胞的可逆性损伤阶段有效地阻止病情的发展。实验发现，接受醒脑开窍法 3h，旁侧血流已大量涌入缺血区，提示：针刺有缓解血管痉挛的作用，特别是在急性缺血早期，这对于缺血组织细胞及时得到代偿血液，逆转恶性的发展过程至关重要。

针刺另外的重要作用，是调动了局部和全身的代偿因素。尽管目前从现代医学的角度阐明针灸疗法的机制还存在着许多不解之谜，但针灸的部分效应是借助机体神经系统的功能实现的，这一结论已勿须置疑。现已发现，脑血液循环是由自主神经系统控制和调节的，脑的各级血管上存在丰富的自主神经末梢，交感神经和交感神经节的完整性是脑血流自动调节的基本保证。由于外周神经中也有交感神经存在，推测刺激人中、内关可直接或间接地激发交感神经系统，对病变机体具有调节作用。经对文献复习，综合该实验结果，我们初步认为醒脑开窍法对 MCAO 大鼠机体整体调节作用如图 20-17 所示，其深入机制值得进一步探讨。

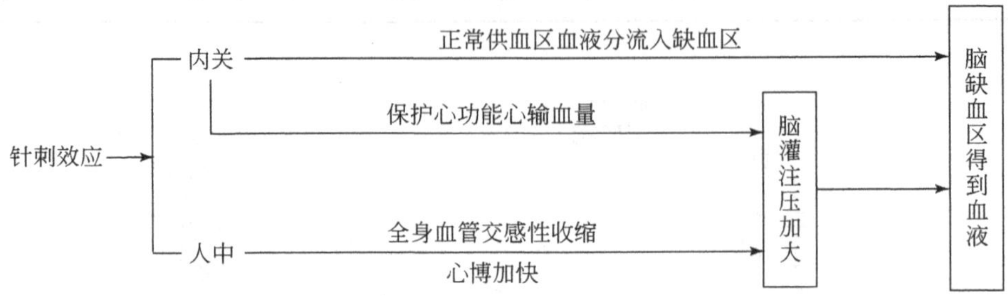

图 20-17　醒脑开窍法作用机制示意图

7. 针刺对实验性脑梗死大鼠大脑内部缺血体积的影响　前文报导了大鼠大脑中动脉（MCA）阻断后脑表面缺血区内脑血管的代偿情况，对比研究了醒脑开窍法对这种代偿的促进效应。MCA 阻断后脑组织内部的缺血状况如何呢？效应对缺血脑组织三维体积的影响又是怎样的呢？通过以硝基兰四硝唑盐（N-BT）显色的组化方法显示脑组织内部的缺血区域，又观察了实验用模型脑组织内部的缺血性损伤程度及醒脑开窍法对这种损伤的影响。

（1）脑组织内部缺血区域显示法（N-BT）：①取材及染色，按时断头，迅速剥离取脑，弃去小脑，将大脑平置于黏有计算纸的载玻片上，并将之与计算纸上标出的基线对齐，放入冰箱冻结器内 10min 左右，以手触之，脑组织有一定硬度后取出。按载玻片下计算纸的刻度将大脑冠状平均切取 5 片（厚度一致）。放入装有预热的 N-BT 作用液的小烧杯中，置 37℃ 温箱孵育 20～25min，（时间越长、组织越深染）。弃去作用液，以 10% 的甲醛溶液冲洗 2～3 次后固定。②N-BT 组化染色及原理：参考 Shatney 等的 N-BT 组化染色方法。将配好的作用液置 4℃ 冰箱备用，每次（5 片脑组织）倒取 10ml 左右作用液，于染色前 20min 放入 37℃ 温箱中预热。

（2）染色原理：N-BT 作为一种受氢体，在组织切片上用以显示氧化脱氢酶活性。组织中凡有脱氢酶活性的部位，N-BT 被还原而显示为蓝色，呈颗粒分布。在活体组织中，有较高的脱氢酶活性，诸如琥珀酸脱氢酶等，所以能被 N-BT 组化反应染成蓝色。而缺血性损伤达一定程度，组织中的能量代谢严重障碍，酶活性降低或消失，故见苍白色。

（3）图像分析方法及数据处理：本节仅对 36h 组动物做了图像定量分析和数据处理。从针刺组和非针刺组的动物中各取 5 例。按脑片前后顺序平摆在滤纸上吸干固定液，以节圈（或微距）照相（双面），3 倍放大洗相。相片平压在玻板下，输入图像信息处理系统（Micro VAX-Ⅲ-Ⅰ^2 SM75 美国）扫描测量缺血侧脑半球每片组织的总面积和缺血区面积（测量双面取其均值）。因脑片厚度一致，故体积之比＝面积之比（软件系天津大学图像分析中心提供），所得数据经统计学处理（t 检验）。

（4）结果：脑组织内缺血性损伤区域的动态观察：实验发现，脑 N-BT 的组化反应可将正常组鼠脑染成均匀一致的深蓝色。缺血性损伤区与正常区界限分明。为了了解缺血区域的显示时间，本节做了 3h、18h、36h、48h 的 N-BT 组化反应观察。结果：3h 5 例中无一例显示出缺血区，18h有4例仅见皮质部有缺血性损伤区，36h组10例中有9例为皮质和皮质下基底核损伤区共存，48h 5例与36h所示的损伤范围基本一致。假手术组未见损伤区域。本节以阻断血管36h的缺血性损伤作为针刺组与非针刺组间对比观察的定量指标。发现，针刺36h组10只动物中有8只出现皮质部损伤区消失，仅在皮质下基底核区仍留有一小块缺血性损伤区域。提示：脑皮质部的代偿优于髓质，而基底核核团中尾壳核缺血性损伤恢复较差。对36h非针组和针刺组动物各随机抽样5例进行图像定量分析，经统计学处理其结果为 $P<0.01$（$t=9.88>t_{0.001}=8.610$）。两组间差异具有非常显著性意义。定量分析基础数据见表20-9、图20-18（表中 $\bar{x}$ 为脑片双面测定值的平均数）。

表 20-9　醒脑开窍法对脑组织内缺血体积影响（36h 观察结果）

非针组		针刺组	
基础数据 $\bar{x}$	缺血区占总面积（%）	基础数据 $\bar{x}$	缺血区占总面积（%）
8627/415 67	20.8	3823/523 00	7.3
10 521/427 35	24.6	2661/501 71	5.3
10 914/529 08	20.6	3185/560 97	5.7
9320/524 35	17.8	3857/531 97	7.3
10 362/518 16	19.9	3058/512 48	6.0
平均	20.7		6.3

实验结果表明，醒脑开窍法不仅促进了表面缺血区内血管的代偿（前文工作），同时使脑组织内部的缺血区域明显缩小。两次实验结果的一致性，说明了该针法确切的治疗作用。

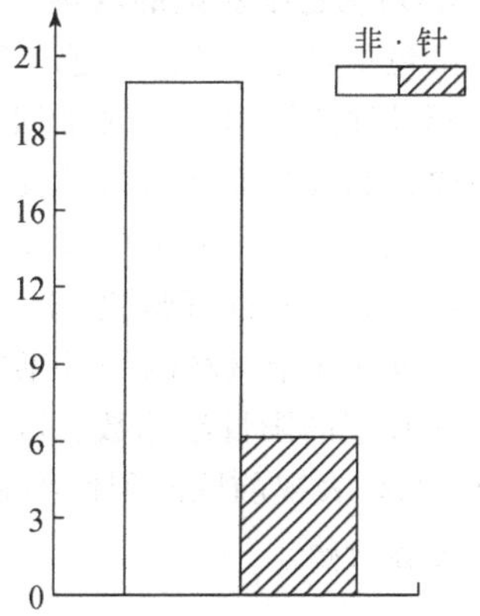

图 20-18　非针组与针刺组脑内部缺血体积比较

（5）讨论

1）醒脑开窍法疗效的客观性：MCA有两组分支：①深支（中央支），是MCA离开颅底环横穿过嗅束后发出的垂直于MCA主干，深入到脑实质的分支，分布于基底核的纹状体和内囊；②皮支，是MCA主干延续在大脑表面的分支。只有在近嗅束部位阻断MCA，才可能出现皮质下的缺血区。在针刺组残存的小块缺血区位于皮质下基底核区，这证实模型损伤的程度在针刺组与非针组间是一致的，亦即阻断MCA的位置相同。该实验在远离嗅束处阻断MCA，只见有皮质部的缺血区域。

为什么针刺效应使皮质的缺血区先得以恢复呢？前文已经讨论针刺效应可能是借助自主神经系统作用于脑血管产生的。在大脑表层，由大脑前、中、后动脉形成的软脑膜动脉网使血液能够正常地在各大动脉供应的边缘区流动。该动脉发出穿支供应大脑半球的灰质和白质，这些穿支在灰质较密集而在白质较稀少。所以灰质较易受到软脑膜动脉的代偿。另外，凡是进入基底部的小动脉直至分为毛细血管终止前，彼此间都很少吻合。虽然相邻的毛细血管互有联接，但若某一穿支闭塞，它们所形成的网并不能有效地作为侧支供应的来源。其次，在脑实质表层血管上分布有丰富的肾上腺素能神经，主要受交感神经系统的影响，而脑实质内血管上的神经则较少，主要受代谢因素调节。故前者较易接受针刺的作用。总之，皮质部恢复的现象仅出现在针刺组这一实验结果表明：针刺是该实验所见恢复现象的唯一因素。

2）脑 N-BT 组化结果分析：该实验表明，脑 N-BT 组化反应具有：①简便易行，呈色鲜明；②缺血区显示清晰，与正常区界线分明等特点。由于 N-BT 需与活性酶作用，故该方法体现了脑组织细胞物质代谢的过程。本节认为，脑 N-BT 的组化反应是反映脑能量代谢的一个较好的指标。

8. 对脑微血管壁 5-HT 及 SP 的分布情况的观察 生理状态下，微血管形态圆滑规整，微血管壁两种介质含量极低；而脑缺血 3h 时，微血管壁 5-HT 异常增加，SP 略有增加，微血管周围的空隙明显增大，表明微血管处于痉挛状态；6h 时，微血管壁 5-HT 及 SP 均呈下降趋势，但仍高于正常组，镜下微血管呈松弛的舒张状态。醒脑开窍针刺干预后，3h 组微血管壁 5-HT 虽也异常增加，但与模型组不同的是，SP 也大量增加，血管外形圆滑而规整。6h 组 5-HT 及 SP 均呈下降趋势，但仍高于模型组，微血管外形规整呈收缩状态，揭示微血管功能活跃而良好。各组动物脑微血管壁两种介质含量，见表 20-10。

表 20-10 各组运动脑微血管壁 5-HT 及 SP 动态变化（$\bar{x}$±s 灰度值）

组别	5-HT		SP	
	3h	6h	3h	6h
模型组	26±5	57±8	40±6	50±7
针刺组	23±4	46±5	20±3	33±6
P 值	>0. 05	<0. 05	<0. 01	<0. 05

注：正常组 5-HT（灰度值）65±7；SP（灰度值）69±8；假手术组 5-HT（灰度值）62±5；SP（灰度值）69±6。

9. 对凋亡细胞数的观察 首先观察了脑缺血后不同缺血时间脑细胞凋亡的动态变化。凋亡细胞的染色主要显示为蓝紫色，集中于细胞核内，沿核膜分布的致密斑块或新月体状，随着缺血时间的延长逐渐增多，于缺血 24h 达到高峰，见表 20-11。醒脑开窍针刺能使 MCAO 后脑细胞凋亡明显减少，起效快而持久，见表 20-12。核染色成蓝紫色的细胞为阳性细胞，在高倍镜下将围绕着核膜或细胞核内染色质边移或聚集的蓝紫色颗粒，计数为凋亡细胞阳性。在 400×目镜下计算各分区阳性细胞数。阳性细胞数/400×视野分别计数上顶叶、下顶叶、脑岛皮层及内侧纹状体、外侧纹状体、视前区 6 个区域的阳性细胞数，每个区域计数 2 次，取平均值。以（顶叶+下顶叶+岛叶皮层）为皮层的阳性细胞数，以（内侧纹状体+外侧纹状体）/2 代表纹状体的阳性细胞数，视前区 6 个区域代表视前区的阳性细胞数。将每组数据进行统计学处理，计算平均值与标准差，做 *t* 检验、方差分析。

表 20-11 模型组不同缺血时间大脑中动脉缺血区凋亡细胞计数（$\bar{x}$±*s*）

	假手术组	模型组				
		1h	3h	6h	24h	48h
皮层	1. 67±0. 75	5. 83±2. 19**	8. 08±3. 01**	9. 91±2. 81**	14. 75±2. 58**	9. 83±0. 40**
纹体	1. 50±0. 50	4. 75±1. 78**	5. 88±1. 36**	8. 66±2. 82**	12. 37±2. 54**	9. 13±1. 16**
视前区	1. 25±0. 43	3. 00±1. 60*	5. 50±1. 11**	8. 50±4. 33**	10. 75±1. 08**	7. 50±1. 50**

注：模型组与假手术组比较 * *P*<0. 05；* * *P*<0. 01，各组 *n*=6；阳性细胞数 400×视野。

表 20-12　针刺组与模型组缺血区脑细胞凋亡的比较（$\bar{x}\pm s$）

组别	时间（h）	皮层	纹体	视前区
模型组	1	5.83±2.19	4.75±1.78	3.00±1.00
	3	8.08±3.01	5.88±1.36	5.50±1.11
	6	9.91±2.81	8.66±2.82	5.50±1.11
	24	14.75±2.58	12.37±2.54	10.75±1.08
	48	9.83±2.40	9.13±1.16	7.50±1.50
醒脑组	1	2.50±0.50**	2.25±0.43**	1.75±0.82
	3	3.58±1.25**	2.62±0.48**	2.25±0.43**
	6	5.25±1.16**	3.12±0.59**	2.75±0.43**
	24	6.75±1.83**	4.50±1.22**	4.25±0.43**
	48	4.91±1.03**	4.25±1.08**	3.75±0.43**

* $P<0.05$；** $P<0.01$ 与同时间段、同脑区模型组相比。

10. 对脑缺血后心肌超微结构的观察　脑缺血后心肌肌原纤维中度水肿，各肌节明暗带不甚清晰，细胞质中可见广泛的局灶性空白区，并出现空泡状物，线粒体明显肿胀，基质电子密度中度降低，线粒体排列紊乱，出现断裂，甚至完全消失，损伤严重的线粒体基质内出现无定形致密小体。核外形多皱折，核内染色质凝聚，凝集块多见核边缘或核中间，胞质中糖原颗粒缺乏，毛细血管内皮细胞微饮泡增多，细胞缘褶增多并伸入血管腔内，使得毛细血管管腔变窄。光镜下心脏的病理改变主要在心肌及其间质，以心肌细胞变性、心肌纤维破坏，间质瘀血水肿为特点。MCAO 后 24h 心肌的超微结构改变主要在线粒体，表现为心肌部分线粒体嵴紊乱，甚至呈空泡状，肌质网稀疏，糖原缺乏。

与缺血组比较，醒脑开窍针刺后心肌细胞损伤程度明显减轻，肌原纤维水肿消失，肌节排列整齐，仍见细胞质中散在空泡，线粒体嵴结构有所恢复，基质电子密度轻度降低。细胞核皱折状态较脑缺血组减轻，染色质凝集状态改善，核仁出现边移，胞质中糖原颗粒有增多倾向。毛细血管内皮细胞核密度均匀，细胞缘褶减少，管腔狭窄现象有所改观。

传统针法对心肌细胞超微结构有所改善，但不及醒脑开窍组明显，细胞水肿减轻，细胞质空白区减少，线粒体嵴结构略有恢复，但仍见许多损伤的线粒体，核外形未见明显恢复，未出现核仁边移，但染色质已趋向解聚，糖原颗粒略有增加，毛细血管结构无明显改善。

由于针刺后，脑缺血造成的心肌超微结构损伤明显减轻，除了对电镜照片直观比较，我们还参照 Edouter 对心肌缺血损伤的评定等级对线粒体、肌原纤维、细胞核的变化进行半定量统计。从 0～4 分成 5 个等级：0 级为正常的线粒体结构，基质致密，嵴排列整齐；正常的肌原纤维，排列规整；正常细胞核结构，核内充满颗粒均匀的染色质。1 级为线粒体轻度肿胀，基质电子密度轻度降低，嵴偶有断裂；肌原纤维轻度水肿，各带不在同一水平，或明暗带不甚分明；细胞核外形轻度皱折或核仁边移，染色质轻度凝聚。2 级为线粒体中度肿胀，基质电子密度中度降低，嵴偶有断裂，肌原纤维中度水肿；肌原纤维出现过度收缩状态，核外形中度皱折，染色质中度凝聚。3 级为线粒体严重肿胀，基质电子密度重度降低，嵴严重断裂，肌原纤维扭曲，嵴严重断裂，细胞核染色质重度凝聚，核严重固缩。4 级为除以上变化外，还有线粒体内外双层膜节段性消失，无定形致密小体出现。肌原纤维出现广泛的断裂、凝聚或缺失，核膜破裂，核溶解。等级评定结果见表 20-13。

表 20-13　四组心肌线粒体、肌原纤维、细胞核损伤等级评定

组别	n	线粒体	AMDL%	肌原纤维	细胞核
假 MCA 阻断术组	6（306）	0.48±0.04	0	0.32±0.11	0
脑缺血组	6（423）	2.54±0.04**	9.5	1.52±0.11**	2.50±0.50**
醒脑开窍组	8（662）	1.39±0.04△△	2.1	0.66±0.10△△	1.00±0.00△△
传统组	8（275）	1.92±0.10##	4.4	1.13±0.04##	1.50±0.50#

注：n 为实验动物数，括弧中数字为被检验线粒体总量；AMD% 为含无定形密小体的线粒体总数占该组线粒体总数的百分率；缺血组与假手术组相比：**$P<0.01$；醒脑开窍针法组与脑缺血组相比：△△$P<0.01$；醒脑开窍针法组与传统针示相比：#$P<0.05$，##$P<0.01$。

表中数据显示脑缺血后心肌线粒体、肌原纤维、细胞核变化和假手术组比较有明显差异（$P<0.01$），醒脑开窍针法能有效地改善超微结构损伤（$P<0.01$），与传统针法组相比优于传统针法（$P<0.05$，$P<0.01$）。

11. 对脑缺血后多个组织脏器超微结构的观察　针刺组动物于阻断血管后 60min 针刺，所有实验动物均在 MCAO 后 24h 断头处死，快速取材。

（1）MCAO 大鼠肺组织形态学变化及针刺效应：正常组光镜下肺组织结构正常。电镜下正常组大鼠Ⅰ型肺泡上皮细胞游离面有极少量粗短的微绒毛，侧面有紧密连接带与Ⅱ型肺泡上皮细胞相连。以大量板层体为特征的Ⅱ型肺泡上皮细胞功能非常活跃。模型组光镜下可见大鼠肺间质毛细血管充血、水肿、炎细胞浸润，部分肺泡腔内可见炎细胞及纤维蛋白渗出。电镜下见Ⅱ型肺泡上皮细胞有明显增多的板层体，肺泡腔狭小，有大量分泌物及脱落细胞，但未见到细胞线粒体及其他亚细胞结构的明显损伤。醒脑开窍针刺后在光镜下肺组织无明显异常。电镜下见Ⅱ型肺泡上皮细胞板层体明显减少，肺泡舒展，泡内未见有杂物。

（2）MCAO 大鼠胃组织形态学变化及针刺效应：正常组光镜下见大鼠胃组织结构完整，黏膜上皮呈高柱状，排列整齐。电镜下胃壁细胞有众多大而圆的线粒体，嵴多呈板状。胞质内散在有分泌小管，小管表面有许多微绒毛。模型组光镜下可见大鼠胃黏膜充血、点状出血。电镜下胃的壁细胞内线粒体近一半呈空泡状，核略有固缩。醒脑开窍针刺后光镜下胃组织结构未见明显异常，电镜下胃壁细胞内线粒体较多，无核固缩现象。

（3）MCAO 大鼠肝组织形态学变化及针刺效应：正常组光镜下大鼠肝小叶、肝细胞结构正常，电镜下肝细胞内可见丰富的核蛋白体及粗面内质网（RER）池，多重的高尔基系统，成群的（玫瑰形）糖原颗粒分散在它们之间，大量圆形线粒体基质致密，嵴较少。可见散在的溶酶体。模型组 MCAO 后 24h，光镜下可见肝细胞轻度肿胀，细胞质内出现空泡变性，肝窦内可见到轻度瘀血。电镜下见大鼠肝细胞内大量脂肪滴堆积，细胞核轻度固缩，部分核仁呈异染色状态，核蛋白体及 RER 明显减少，取而代之的是大量末端膨胀的滑面内质网（SER），糖原颗粒明显减少。线粒体变化不明显。醒脑开窍针刺后在光镜及电镜下肝组织形态学均未见明显异常。

（4）MCAO 大鼠肾组织形态学变化及针刺作用效应：正常组光镜下见正常动物肾小球、肾小管结构均正常。电镜下重点观察了肾小囊腔及其周围的组织结构。可见足细胞伸出多级尾足，并借助其终末的足突贴附在基膜上。一个足细胞的足突可以贴在几个毛细血管的基膜上，并可见许多足突彼此犬牙交错，整个足细胞仅足突的一端贴在基膜上，而细胞的大部分游离于肾小囊腔内。模型组 MCAO 后 24h，光镜下可见肾小球充血，小球囊变窄，细胞数增多；肾小管界限不清，轻度浊肿，细胞界限不清，细胞内可见有空泡样区，部分管腔变窄，管腔内可见透明管型。电镜下

见足细胞质内有空泡变，细胞结构不清晰，突起明显减少。醒脑开窍针刺后，肾脏组织在光镜及电镜下均未见明显异常。

以上结果提示脑梗死后，心、肺、胃、肝、肾重要脏器可出现不同程度的损伤，其损伤的结构部位也有不同。如肺的病理变化主要在肺间质，以肺间质的充血水肿及炎细胞浸润为主，肺组织在亚细胞水平的改变主要在Ⅱ型肺泡上皮细胞，可见到明显增多的板层体，肺泡腔狭小，有大量分泌物及脱落细胞；胃的病理改变主要在胃黏膜，以胃黏膜充血、点状出血为特点，胃的超微结构变化主要在线粒体，以部分线粒体呈空泡状，核略有固缩为特点；肝脏的主要病理变化是肝细胞轻度肿胀，细胞质内空泡变性，肝窦内轻度瘀血，电镜下肝细胞的病理变化较轻，主要表现为粗面内质网（RER）减少与滑面内质网（SER）的增多，以及糖原颗粒减少，脂肪滴堆积；大鼠肾脏的病理变化主要表现为肾小球充血，肾小管变性（颗粒变性、空泡变性、透明管型），电镜下肾小球超微结构的变化主要表现为足细胞质内有空泡变，细胞结构不清晰，突起明显减少。

用醒脑开窍针法干预的动物其心、肺、胃、肝、肾脏器均未发现明显病理变化或变化很轻微，接近正常组。说明该针法能有效地防治 MCAO 致大鼠多脏器的损伤。这一结论为醒脑开窍针法防治脑梗死并发症提供了可靠的实验依据。其机理可能是：一方面是针刺对各脏器的调整作用，如加强心肌收缩力，增加各脏器灌注压，改善微循环，增加组织血流量，提高免疫能力，进一步促进了脑梗死的恢复，形成良性循环。另一方面针刺能协调、重建和恢复人体脏腑功能，增强自稳状态和防卫反应，达到防治疾病的作用。

（二）缺血再灌注

1. 对缺血再灌注脑组织形态的观察 缺血 6h 后予再灌注，随即行针刺干预。缺血再灌注组光镜下可见神经元呈广泛性中度以上水肿，部分神经元呈固缩性变化；细胞质内容物明显减少或缺如；脑实质弥散性白细胞浸润，并可见较大的变性坏死灶，血管壁增厚并可见大量白细胞浸润；脑膜水肿增厚及白细胞浸润。电镜下细胞核呈中度变性，核膜电子密度增高，结构模糊，异染色质边集，细胞质电子密度较低，线粒体呈中度以上变性，以嵴断裂和空泡样变为主，内质网扩张脱颗粒，高尔基复合体也有扩张，并出现均一的电子密度减低区；有髓神经纤维肿胀、疏松，线粒体极度肿胀、扩张及泡样变；突触结构明显肿胀变性，线粒体极度扩张，嵴断裂、空泡样变，并可见多泡体（图 20-19 ~ 图 20-22）。

光镜		电镜	
正常组	假手术组	正常组	假手术组

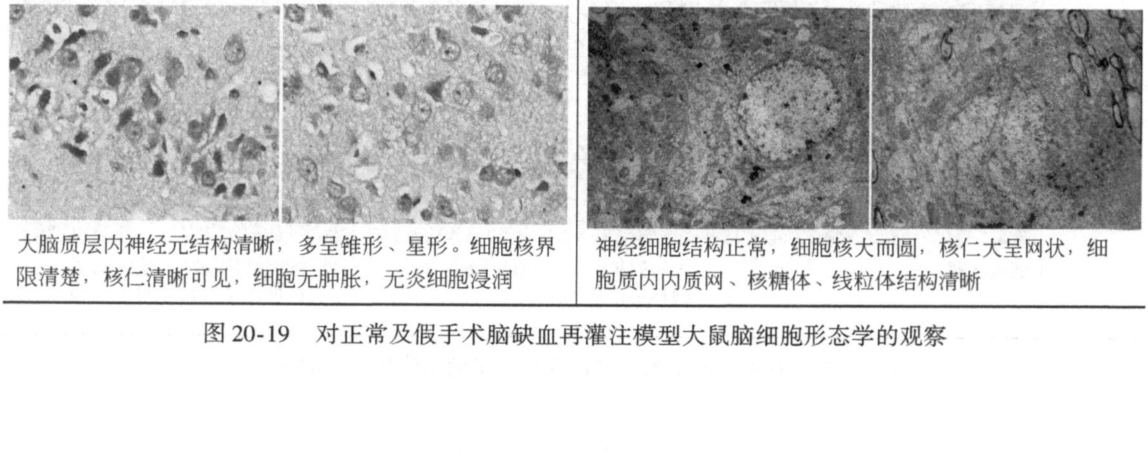

大脑质层内神经元结构清晰，多呈锥形、星形。细胞核界限清楚，核仁清晰可见，细胞无肿胀，无炎细胞浸润

神经细胞结构正常，细胞核大而圆，核仁大呈网状，细胞质内内质网、核糖体、线粒体结构清晰

图 20-19 对正常及假手术脑缺血再灌注模型大鼠脑细胞形态学的观察

时限(h)	组别		
	模型组	非穴位针刺组	醒脑开窍针刺组
3 光镜	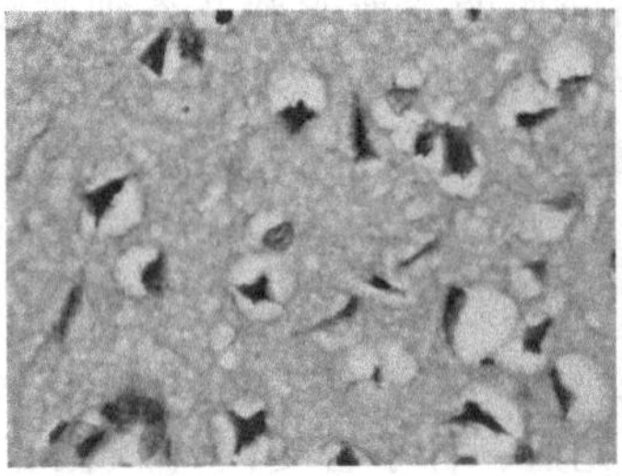 神经元明显水肿伴少量炎细胞浸润	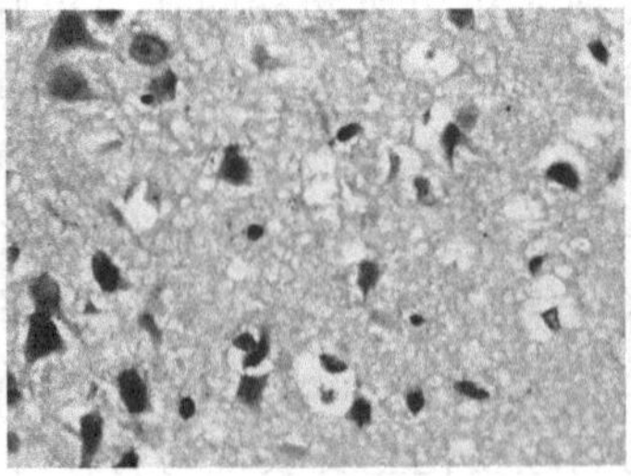 神经元水肿，部分神经元出现变性、坏死，伴少量炎细胞浸润	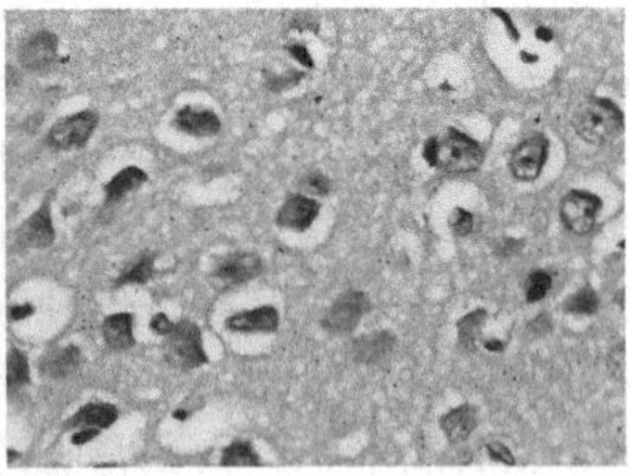 神经元轻度水肿、细胞核界限基本清楚，伴少量炎细胞浸润
电镜	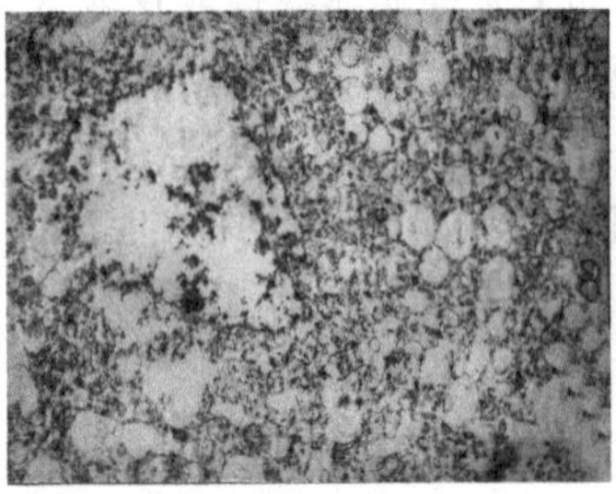 细胞器、细胞膜溶解、破裂	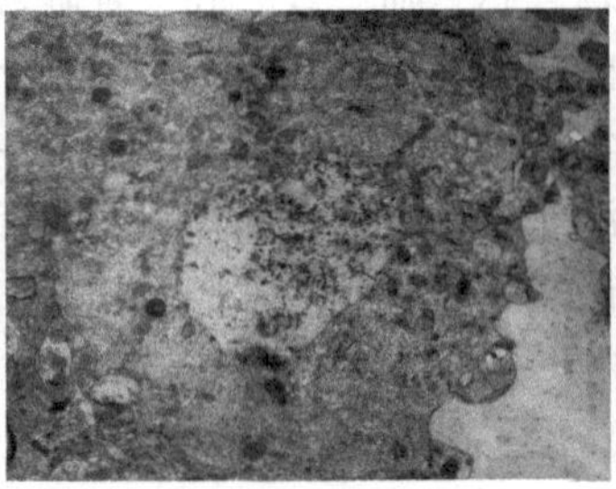 细胞器、细胞核溶解、消失	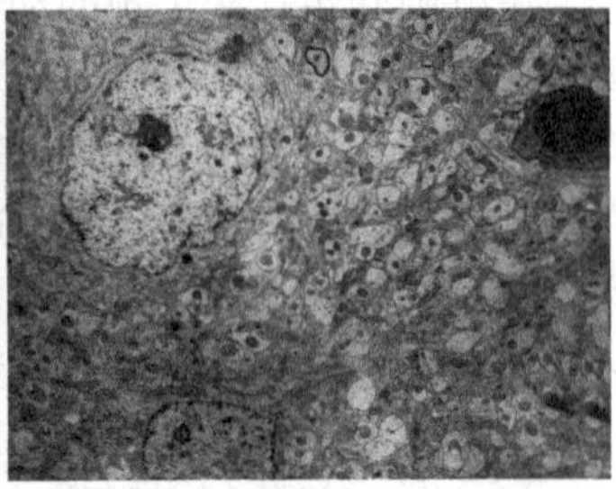 神经细胞结构完整，线粒体轻度肿胀
6 光镜	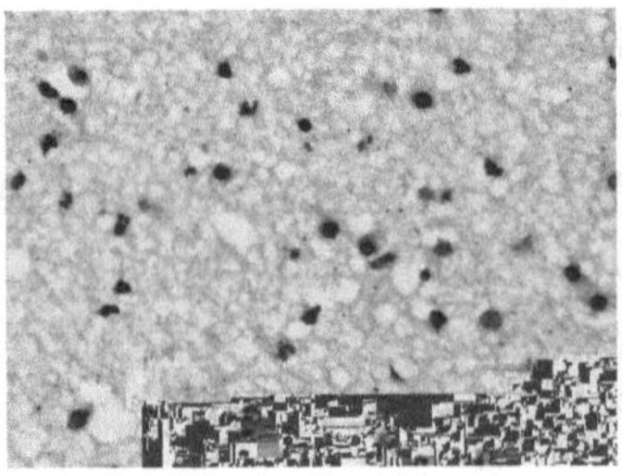 大脑皮质出现软化灶，软化灶内神经元变性、坏死，数量减少伴炎细胞浸润	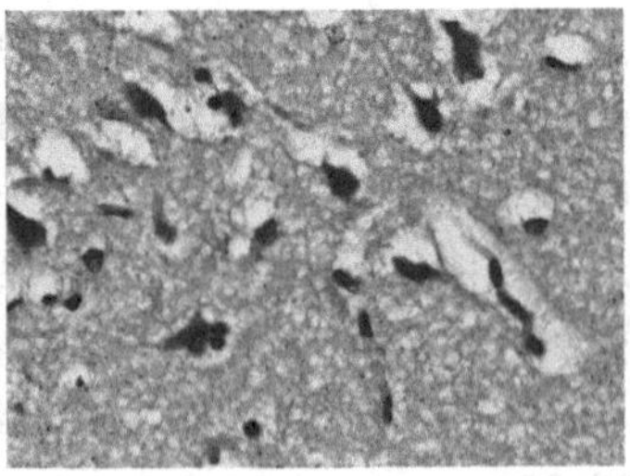 大脑皮质出现软化灶，软化灶内炎细胞浸润，部分神经元变性、坏死，数量减少伴嗜神经现象	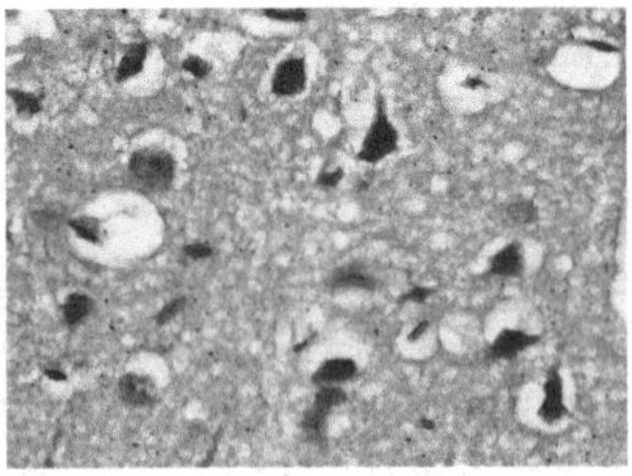 神经元及血管水肿，细胞结构基本清楚
电镜	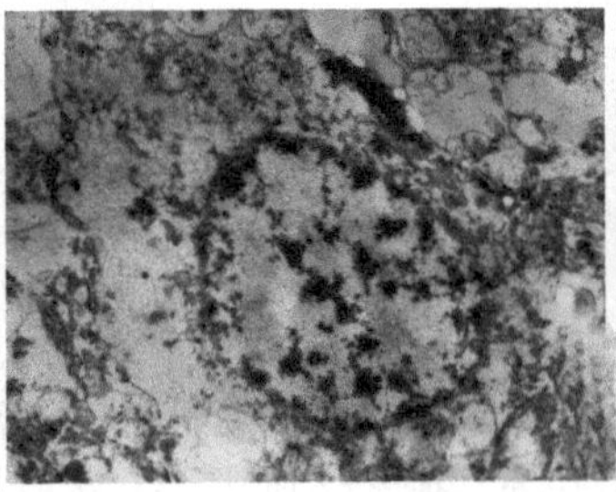 细胞溶解	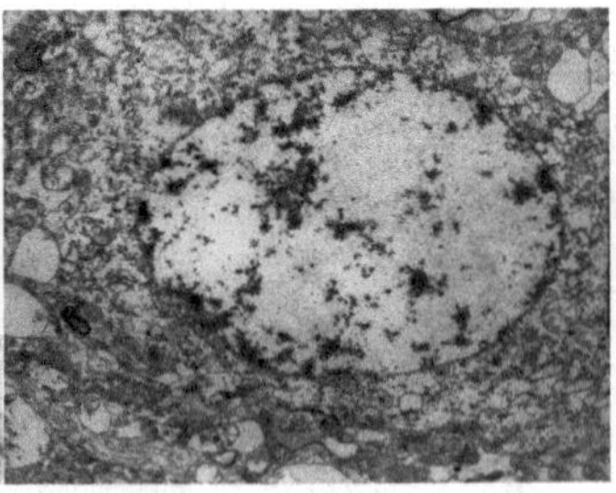 内质网扩张，线粒体水肿，细胞核染色质溶解	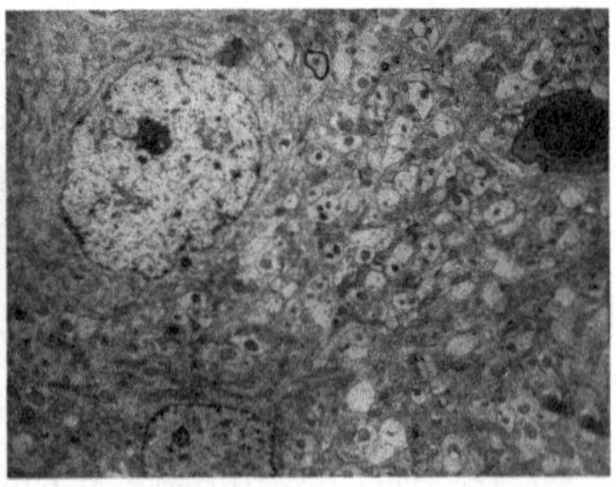 神经细胞结构清晰，粗面内质网、游离核糖体及线粒体轻度水肿

图 20-20　针刺对脑缺血再灌注模型大鼠脑细胞形态学的观察

时限(h)	组别		
	模型组	非穴位针刺组	醒脑开窍针刺组
12 光镜	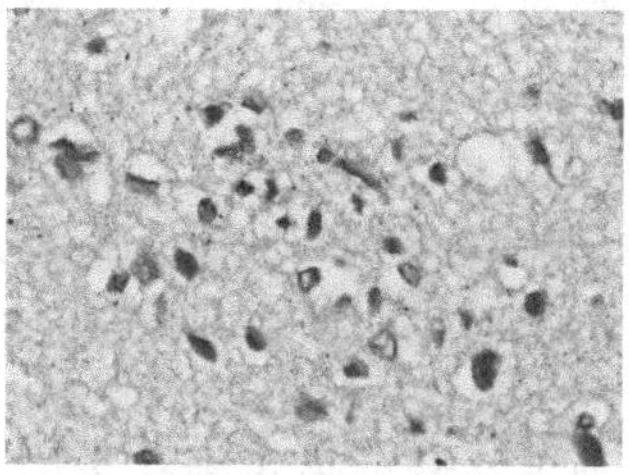 大脑皮质出现片状坏死灶，其内神经元变性、坏死，数量明显减少伴大量炎细胞浸润	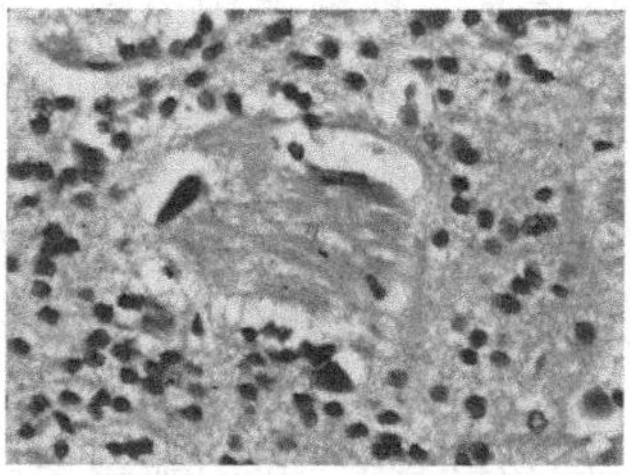 大脑皮质出现灶性炎细胞浸润，神经元变性、坏死，数量明显减少、出现嗜神经现象，可见凋亡细胞	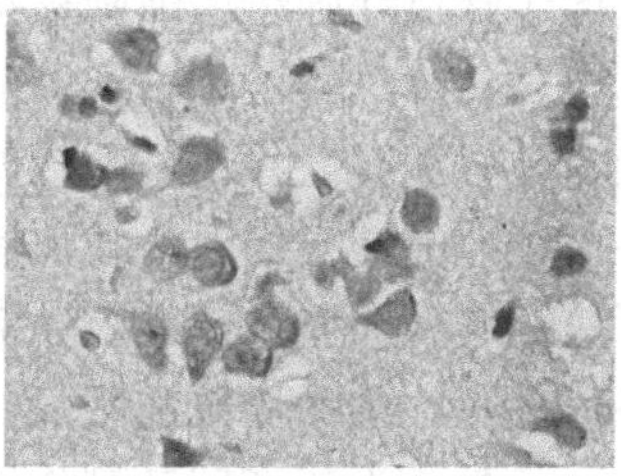 神经元水肿较前减轻，细胞结构完整。可见少量凋亡细胞
12 电镜	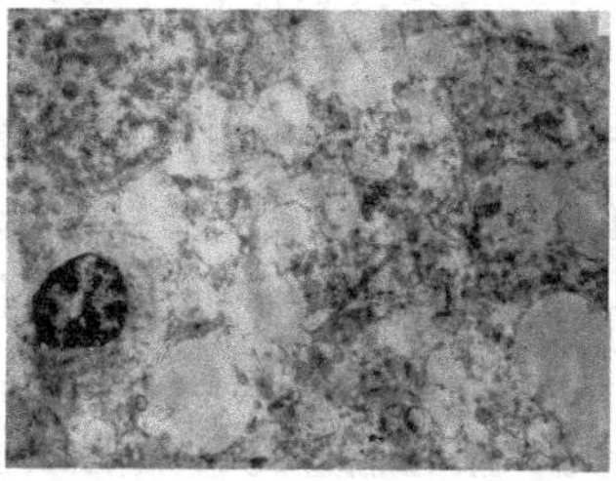 细胞膜、细胞核膜消失、胞质溶解、细胞器消失。可见细胞凋亡	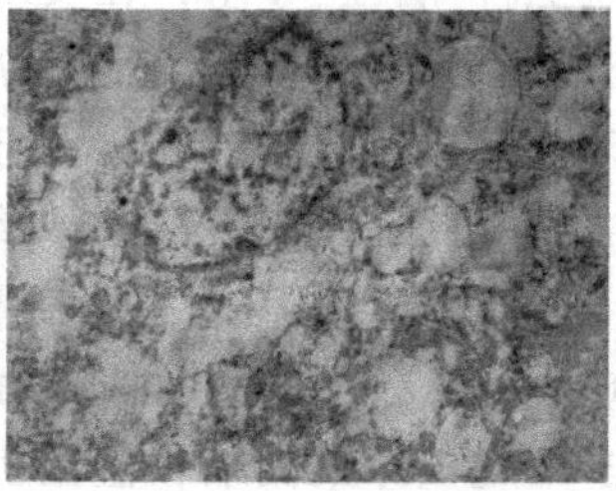 线粒体水肿，细胞核固缩、溶解，细胞质叠状坏死	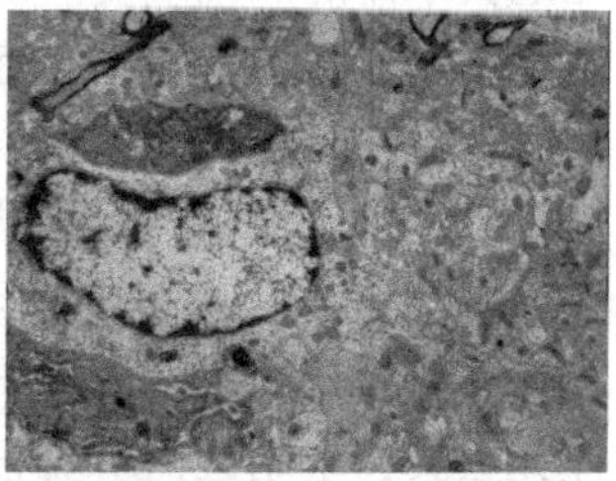 神经细胞结构正常，线粒体完整，出现微管微丝。粗面内质网扩张

图 20-21　针刺对脑缺血再灌注模型大鼠脑细胞形态学的观察

时限(h)	组别		
	模型组	非穴位针刺组	醒脑开窍针刺组
24 光镜	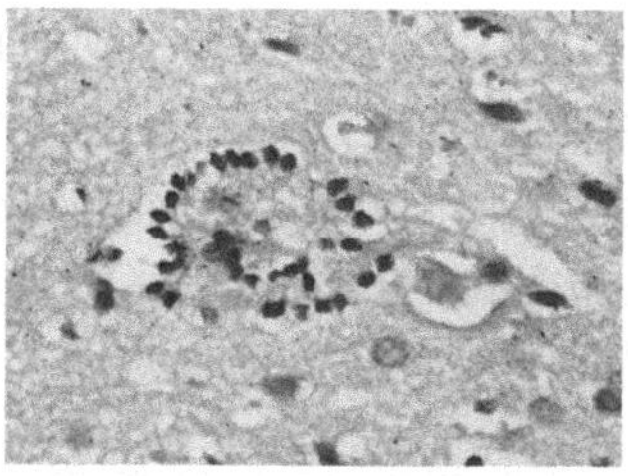 出现大片软化灶，其内大量神经元变性、坏死，出现嗜神经现象，细胞数量明显减少伴大量炎细胞浸润	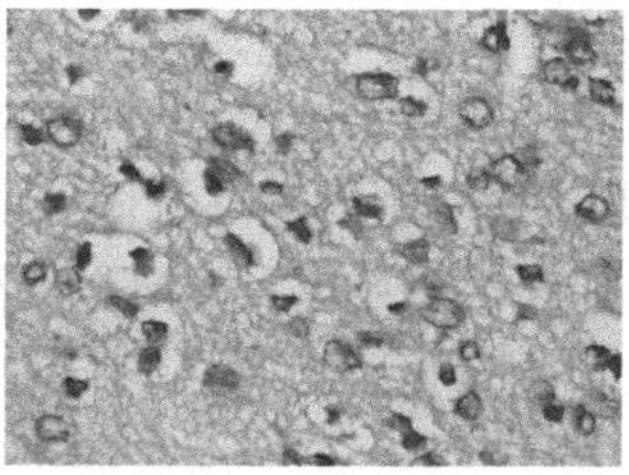 大脑皮质血管、神经元水肿、变性、坏死，细胞凋亡多见，伴炎细胞浸润	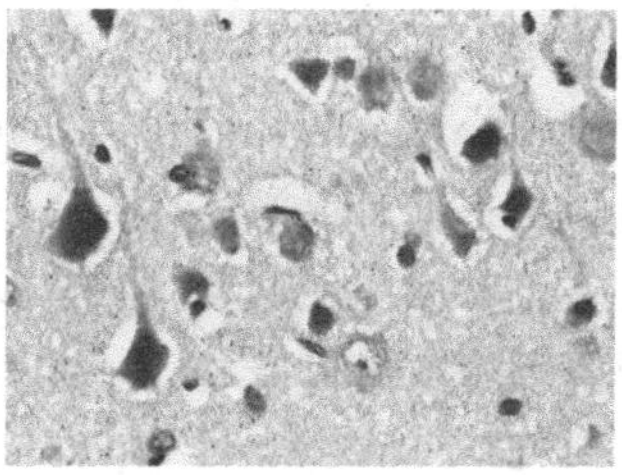 神经元及其间质结构已基本恢复正常
24 电镜	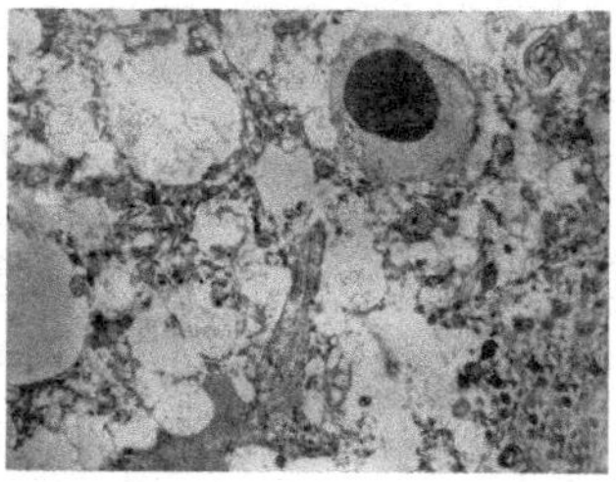 细胞溶解、坏死	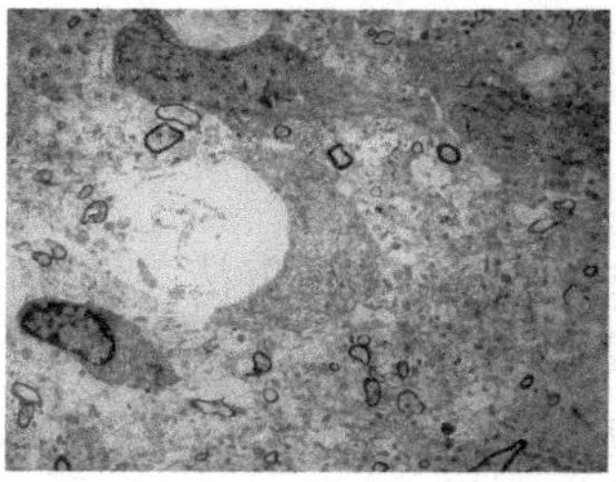 细胞器溶解、脱失	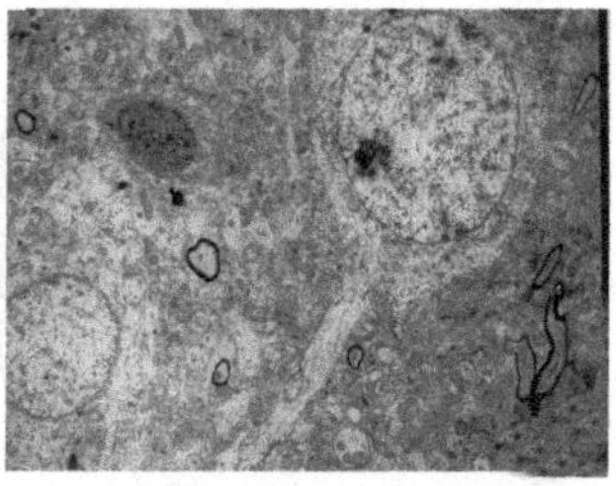 神经细胞已恢复正常，出现微管微丝

图 20-22　针刺对脑缺血再灌注模型大鼠脑细胞形态学的观察

醒脑开窍针刺组与缺血再灌注组比较：光镜下接近正常的神经元细胞显著增多，细胞质内颗粒较多，神经细胞核多基本正常，核膜界限清晰。电镜下细胞超微结构的改变与缺血针刺组相似且优于缺血针刺组。细胞核接近正常，核模结构清晰；细胞质富含粗面内质网、核糖体及高尔基复合体，线粒体可见轻度的改变，部分出现嵴疏松和断裂；神经纤维较多且髓鞘排列致密、整齐，线粒体轻度变性，嵴排列较整齐；突触结构基本正常。

该研究结果提示，缺血后再灌注并未使脑组织缺血性病理变化得到改善，甚至加重。针刺可明显改善脑缺血和缺血后血流再通所致的脑组织形态学异常，而且对缺血后再灌注状态下的脑组织形态学改善作用更加明显。

另外，为了了解针刺作用的最佳时间，我们观察了针刺干预脑缺血再灌注不同时间段脑组织形态及超微结构的变化。

2. 对缺血再灌注脑组织神经元尼氏小体的观察　采用甲苯胺蓝染色法观察脑缺血再灌注后神经元尼氏小体的病理改变。缺血1h再灌注3h组，在皮质第5层及纹状体，可见少量变性神经元出现皱缩变形，体积缩小，胞核深染，细胞核与细胞质分界不清，突起减少或消失；缺血1h再灌注6h组，细胞形态学改变仍与缺血3h组类似，主要见于皮质第5层，同时在皮质第2、4、6层也见到较多的变性神经元；缺血1h再灌注12h组，可见细胞核固缩深染，变性神经元增多；缺血1h再灌注24h组，缺血中心区可见空泡及神经元丢失，半暗带内未见神经元丢失，但变性神经元显著增多，体积更小，分布于缺血皮质各层、纹状体和海马；缺血1h再灌注48h组，缺血中心区神经元丢失，半暗区内可见很多细胞核深染固缩，甚至丢失。经醒脑开窍针刺后缺血再灌注各时间点缺血中心区神经元损伤程度与模型组相似，但损伤范围缩小，半暗带区神经元损伤明显减轻，减轻程度醒脑组优于对照组。

3. 对GFAP在缺血再灌注后表达变化的观察　为了观察星形胶质细胞的形态变化规律，用特异性标志物GFAP进行免疫组化染色。光镜下海马、纹状体、丘脑核团等多个脑区均可散见细胞淡染，呈星形，胞体小，轮廓清晰，星状突起纤细的免疫阳性细胞。缺血1h再灌注3h，缺血侧纹状体、扣带区可见较多的免疫阳性细胞，部分细胞染色加深，胞体大，突起较非缺血侧和假手术组粗大。缺血1h再灌注6h细胞形态学变化与缺血再灌注3h相比无明显差异。缺血再灌注12h，缺血中心区及同侧纹状体、扣带区、海马可见较多免疫阳性细胞，染色加深，胞体变大，突起增粗明显；缺血再灌注24h，半暗带和缺血同侧纹状体可见大量免疫阳性细胞，细胞染色深，胞体变大，突起增多增粗明显。缺血再灌注48h，免疫阳性细胞的变化比再灌注24h更明显。醒脑组和传统组缺血再灌注3h、6h、12h、24h各时间点GFAP表达面积和积分光度均减弱，而48h无明显变化。

二、脑　出　血

（一）建立脑出血动物模型

根据Nath报道的分级实验性脑出血造模方法，选用体重180～220g的Wistar大鼠复制大鼠脑出血模型。Wistar大鼠予3%戊巴比妥钠腹腔注射麻醉（30mg/kg），俯卧位固定于立体定位仪上，头顶部剪毛并严格消毒，于头皮正中纵行依次切开头皮及顶部肌肉组织，充分暴露颅骨，于右部颅骨背侧前囟后2mm及中线旁开2.4mm处钻孔，小心钻至硬脑膜为止，用微量注射器取大鼠尾静脉未肝素化新鲜血30μl，沿钻好的颅孔垂直刺入脑内，深度为7.5mm，（相当于尾状核部位）缓慢均匀推注，注血时间不少于2min，注射完毕，留置2～3min再缓慢起针，颅孔用止血海绵封固，压迫 2min，待完全无渗血时，用牙托粉封闭伤口。假手术组只开颅而不注血，手术后动物单笼饲养。

脑灌注法显示脑血管形态变化，具体方法如下：动物成功麻醉后开胸暴露心脏及主动脉弓；以止血钳将两侧肺门部及腹主动脉夹闭，用 10ml 注射器抽取灌注液 6ml，针头从左心尖部直刺入左心室，在 2min 内将灌注液恒压注入，动物的眼、鼻、舌、耳郭呈灌注颜色时，表明灌注成功。整个灌注过程共分三次进行，每次间隔 12h，第一次碳素墨水与 10% 甲醛 6∶1 混合液 6ml；第二三次右旋糖酐 40 与碳素墨水 3∶7 混合液各 6ml；第三次灌注结束后放置 12h，取出大脑，将其放入 10% 甲醛中固定数日。将脑由注血针刺点作冠状切面，厚 60μm，脱水透明，中性树脂胶封固。

分别用光镜、神经元特染电子显微镜等手段观察细胞大体结构、显示神经元数目、观察细胞超微结构等。

（二）对脑血肿周围区组织学的动态观察

模型组第 1 天血肿周围区脑组织以水肿为主，神经元数目减少，神经纤维稀疏，星形胶质细胞局限性水肿（++ ~ +++），内质网扩张，透亮度增加，毛细血管基膜可见结构模糊和缺损性变化，胶质膜不完整；第 3 天脑组织水肿进一步加重，血肿周围区有炎细胞浸润，有散在的胶质细胞和小血管增生，血肿周围区可见少量神经元，神经纤维显影模糊而稀疏，胶质细胞水肿变性（++ ~ +++），核膜模糊，凝聚样变化，异染色质聚集，细胞质水肿，线粒体嵴断裂，泡样变，胶质膜水肿，基膜部分缺损；第 7 天血肿周围有炎细胞浸润，胶质细胞增生，小血管增生，坏死区内可见少量血管；血肿周围区神经纤维断裂，可见少量神经元显影；胶质细胞水肿（++），细胞质中线粒体嵴断裂、疏松，核固缩样变化，细胞质水肿，核膜模糊、凝聚，毛细血管基膜结构模糊，局限性缺损，胶质膜水肿，不完整。

传统针刺组第 1 天，血肿周围区有少量炎细胞浸润，水肿存在；血肿周围区可见少量神经元，神经纤维显影较清晰，胶质细胞水肿，核膜固缩，细胞质肿胀，细胞器固缩，毛细血管胶质膜不完整，基膜结构局限性模糊，内皮细胞线粒体肿胀变性（++）嵴疏松，可见泡样变；第 3 天血肿周围大量炎细胞浸润，少量的胶质细胞和小血管增生，血肿周围区可见成束存在的神经纤维，胶质细胞水肿，核大卵圆，核膜不甚清晰，异染色质聚集，细胞质中可见泡样变，毛细血管基膜肿胀（++），结构模糊，胶质膜结构不清晰，部分缺损；第 7 天血肿区周围有大量的炎细胞浸润，胶质细胞增生，血管丰富和较多量的神经元和神经纤维，胶质细胞水肿（++），内质网扩张，内皮细胞可见线粒体肿胀变性，毛细血管基膜局限性模糊。

醒脑开窍针刺组第 1 天，血肿周围轻度水肿，有少量炎细胞浸润和少量胶质细胞和微小血管增生，神经元及神经纤维显影较清晰，尤其在血肿区内有一定数量的神经元显影，胶质细胞水肿（++），线粒体嵴断裂，核膜凝聚模糊，毛细血管基膜可见灶性缺损，胶质膜不完整；第 3 天，血肿周围有炎细胞浸润，单核吞噬细胞出现，坏死区内可见少量血管，成束的神经纤维及较多量的神经元，胶质细胞结构正常，仅见少量脂褐素，偶见毛细血管基膜局限性模糊；第 7 天可见血肿区周围毛细血管丰富，血管形成网状结构，血肿周围区有大量的神经元，神经纤维清晰，胶质细胞结构正常，毛细血管基膜清晰、完整，胶质膜不甚完整，轻度肿胀（+），内皮细胞细胞质中偶见线粒体肿胀。

以上实验结果可以表明，脑出血后血肿周围区及其远端脑组织存在着严重损害，具体表现为：血肿周围区水肿明显，神经元及血管显影较少，胶质细胞水肿变性，毛细血管基膜、胶质膜模糊，不完整。传统针刺组在改善上述表现方面有一定作用，但与醒脑开窍针刺组相比，“醒”法优于传统针法。经醒脑开窍针刺后，血肿周围区组织水肿明显减轻，病灶范围逐渐缩小，周围区神经细胞逐步增加，新生血管大量增多，有些甚至伸入血肿区内，第 7 天时，新生血管交织成网状。

提示醒脑开窍针刺法对保护毛细血管基膜和胶质膜的完整性可发挥一定作用。由此推测醒脑开窍针法对血肿周围区脑组织形态的作用大致包括以下几个方面：①保护脑神经细胞，减轻神经元水肿，使血肿周围区处于“临界状态”的神经元功能趋于正常，避免进一步的神经损害；②保护脑毛细血管，使毛细血管基膜、胶质膜结构趋于完整，从而改善脑部微循环；③促进大量血管再生，改善血肿周围区脑组织血供，减轻病灶周围区水肿，保护神经元，尤其是有些血管伸入血肿区，这对于促进血肿吸收，将起到非常重要的作用。以上三种作用机制是相互依赖，相辅相成的，共同达到减轻脑水肿、促进血肿吸收、减轻血肿周围组织继发性损害的目的，值得注意的是模型组于第7天时血肿周围区水肿减轻，有少量的神经元和血管显影，毛细血管基膜和胶质膜的改变亦较前减轻，提示：机体在脑出血的病理发展过程中，有一定的自愈能力，但是这种作用是极其有限的。

（三）对微血管形态学的观察

脑出血模型组第1、3天即可见血肿区周围充盈显影的血管数目减少，以一级血管显影为主。

传统针刺组第1天血肿周围区血管显影数目较多，第3天显影血管进一步增加，均以一级血管为主；第7天血肿周围区有大量的一级血管及分支血管出现，但以一级血管充盈良好。醒脑开窍组第1天大量的一级血管和分支血管出现；第3天血肿区周围有大量的血管充盈，有些甚至逆行伸入到血肿区；第7天血肿周围区满布一级血管和分支血管。

脑出血发生后，使脑部微循环严重受损，一方面由于血肿的压迫导致局部脑组织缺血缺氧，引起脑水肿。另一方面，由于微循环障碍，损伤了毛细血管，导致血脑屏障功能障碍，血管通透性增高，舒缩功能失调，以致许多原来不能透过血脑屏障的大分子物质进入脑组织，使脑内渗透压增高，进一步形成脑水肿。实验结果表明，模型组血肿区周围充盈显影的血管数目极少，仅以一级血管充盈为主，提示脑出血后，血肿区及血肿周围区有严重的微循环障碍，直接导致血肿周围区脑组织水肿和局部血流处于低灌注状态。传统针刺组血肿周围区充盈显影的血管增加，但仍以一级血管显影为著，说明传统针刺法对改善脑出血后微循环障碍有一定作用。醒脑开窍针刺组，血肿周围区满布一级血管及分支血管，有些已逆行伸入到血肿区，明显优于传统针刺组。说明醒脑开窍针刺法可促进血肿周围区分支血管的重建，改善微血管的机能状态。

从实验中看到，模型组随着时限的延长，血肿周围区充盈血管虽有一定的增加，但只是以一级主干血管为主，传针组血肿周围区有少量的分支血管充盈显影，仍主要是一级血管，而醒针组血肿周围区满布一级血管和分支血管，彼此交织成网。

有学者经动力学实验证实，脑内血肿的自身溶解与其周围有无新生毛细血管的建立密切有关。经醒脑开窍针法干预后，脑血肿区内亦有一些血管逆行伸入，血肿区内血管及其周围区血管的增多，可为血肿区提供纤溶性物质，促使血肿的进一步溶解，这可能是醒脑开窍针刺法治疗脑出血促进血肿吸收的途径之一。

（四）对心脏组织形态的观察

模型组于出血6h肌纤维未见明显改变。出血24h心肌细胞间隙增宽，间质水肿，毛细血管减少，有少量的炎性细胞浸润。出血48h后，心肌细胞间质水肿仍然存在，炎性细胞浸润增强。但脑出血72h心肌细胞间质水肿减轻。电子显微镜下：各时相组细胞质中可见广泛的局灶性空白区，线粒体肿胀，嵴结构断裂甚至消失，线粒体膜结构受损；细胞核外形多皱折，核内染色质凝集，凝集块多见核边缘或核中间；心肌细胞膜结构受损，部分缺失；毛细血管内皮细胞膜部分溶解，与正常的毛细血管相比，管腔狭窄。脑出血6h即可见心肌及毛细血管损伤，24h、48h组最为严重，肌原纤维中度水肿，肌节明暗带不甚分明，出血72h组略有缓解。

醒脑开窍针刺后6h，光镜下肌纤维结构和模型组比较未见明显改变。针刺24h组，肌纤维轻度水肿，毛细血管有增多趋势。针刺48h组、72h组，肌纤维结构基本恢复，毛细血管数量明显增多，以72h组尤为显著。电镜下除6h组外，其余各时相组心肌细胞损伤程度较同时相脑出血组明显减轻，但细胞质中仍见散在空泡，线粒体嵴结构有所恢复，细胞核固缩状态较脑出血组减轻，染色质凝集状态改善，部分核仁出现边移，毛细血管内皮细胞膜结构完整，管腔略狭窄；针刺6h后毛细血管结构改善明显，24h组、48h组、72h组储备毛细血管开放，以针刺72h组最为显著。

光镜下传统针刺组心肌形态学与醒脑开窍针刺组比较无明显差异。电镜下除6h组以外，心肌超微结构与同时相脑出血组相比有所改善，但不及醒脑开窍针刺组明显，表现为细胞质空白区减少，线粒体嵴结构略有恢复，但仍可见许多损伤的线粒体、核外形略有恢复，未出现核仁边移，但染色质已趋向解聚。毛细血管内皮细胞损伤略有改善，但毛细血管数量未见增多。

实验性脑出血可造成脑组织病理学损伤及超微结构病理学改变，说明该模型是成功可行的，能够较好地模拟人类脑出血后的病理变化过程；脑出血6h即可造成心肌超微结构损伤，以出血24h、48h最为严重；针刺不仅保护脑组织形态学结构，而且能明显改善心肌线粒体、细胞核及毛细血管结构，并优于针刺对照组，说明针刺对脑出血造成的脑及心肌超微结构损伤具有保护作用。

从以上实验结果可以看出，醒脑开窍针刺法对中风相关动物模型脑或多脏器的病理形态都可或多或少的改善或阻止其进一步恶化。由于形态学的改变是病理变化的基础和直观反映，因此在临床取得较好疗效的基础上，该研究又从病理学角度证实了醒脑开窍针法的确切作用。但是，由于中风病病理机制复杂，无论是神经细胞还是血管功能都受到包括细胞凋亡及各种生化或免疫因素的调节和影响。所以，我们首先在确定了病理形态变化的基础上，再进行其作用机制的研究。下面就从多个角度、不同层面对醒脑开窍针刺法治疗中风相关作用机制进行深入研究。

三、“醒脑开窍”针刺法对缺血再灌注大鼠脑皮质细胞骨架的影响

细胞骨架在缺血性脑损伤凋亡过程中的关键作用已逐渐被认识，但“醒脑开窍”针刺法治疗缺血性脑血管病是否通过调控缺血区细胞骨架修复病变的神经元结构尚无定论。为此，该实验以大鼠急性局灶性脑缺血再灌注模型为研究对象，运用透射电镜观察神经细胞微管、微丝等细胞骨架在不同时间点的形态学变化，以进一步探讨“醒脑开窍”针刺法保护脑缺血后神经细胞损伤的作用机制。

1. 材料和方法

（1）实验动物及分组：健康雄性SD大鼠（Ⅱ级）120只，300～330 g。随机分为正常组、假手术组、模型组、非穴位针刺组及醒脑开窍针刺组。模型组及两个针刺组内分设缺血2h后再灌注3h、6h、12h和24h 4个观察时间点。每小组各6只大鼠。

（2）主要仪器及试剂：戊二醛（用蒸馏水配置成2.5%溶液）及无水乙醇为分析纯，醋酸双氧过饱和溶液，枸橼酸铅过饱和溶液，锇酸（用蒸馏水配置成1%溶液）。超薄切片机；透射电子显微镜。

（3）大鼠局灶性脑缺血再灌注模型制作方法：采用改进的Longa线栓法复制缺血再灌注模型。假手术组大鼠只分离暴露颈总动脉、颈外动脉、颈内动脉，结扎颈外动脉；正常组不进行手术处理。再灌注结束、麻醉清醒后根据Bederson经缺损体征评分法标准对大鼠进行评分，符合以下条件之一者可入选：对侧上肢不能完全伸展为4级（1～Y）；向对侧推时抵抗力下降为3级（2分）；提尾时向对侧转圈为2级（3分）；自动转圈为1级（4分）。

（4）针刺方法：动物穴位的选取根据中国针灸学会实验针灸研究会制定的“动物针灸穴位图

谱”进行。醒脑开窍针刺组：选取石学敏院士“醒脑开窍”针刺法主穴内关（双）、人中。操作：先针刺双侧内关穴，直刺捻转提插泻法 1 min；继刺人中穴，在鼻中隔下部向上斜刺，施雀啄手法刺激 10 次。非穴位针刺组：予针刺双胁下非穴点（共 3 穴）。操作：均行提插捻转泻法各 1 min。两组均留针 10 min，在大鼠成功造成缺血再灌注模型即刻进行针刺 1 次。

（5）标本处理：根据各组动物的分组，在规定的观察时间点迅速断头处死，于冰上快速取脑，剥离缺血侧大脑皮质，并迅速浸泡于 2.5% 戊二醛液中固定备用。锇酸固定：磷酸缓冲液冲洗组织后 1% 锇酸固定。脱水：30% ~100% 乙醇梯度脱水。石蜡包埋，超薄切片。染色：蜡酸铀和枸橼酸铅染色。采用透射电镜观察脑组织神经细胞细胞质、细胞膜和细胞核的超微结构。

2. 结果 从电镜检测结果发现：正常组及假手术组的神经细胞结构正常，细胞核大而圆，核仁大呈网状，胞质内内质网、核糖体、线粒体结构清晰可见。模型组大部分神经元细胞器结构溶解，核膜胞膜不清，并随时间的延长而渐趋加重。醒脑开窍针刺组大部分神经元结构和细胞器结构完整，并随时间段的延长而不断改善，其中 12h 时出现微管微丝，到 24h 时不仅可见微丝微管，且神经细胞结构已接近正常。非穴位针刺组各时间段的情况和模型组相仿。

3. 讨论 脑梗死后神经功能缺损的改善主要取决于脑组织和血管病变的恢复过程。目前认为，残存脑组织神经功能的可塑性具有重要作用。神经可塑性是指神经系统在结构和功能上自身修复的能力，是脑血管疾病治疗和康复的基础。神经系统在结构上主要依靠细胞骨架维持细胞形态。细胞骨架由微管、微丝及中间丝构成，细胞骨架不仅与细胞形态密切相关，而且参与细胞的运动、物质转运、信息传递及细胞分裂、分化、基因表达等多种功能。微管是细胞骨架中最粗的一种纤维丝，是细胞内囊泡、细胞器和蛋白质交通运输的轨道，其在活的细胞内是一种动态结构，在一定条件下有聚合与解聚的过程，因此在细胞内呈现了各种形状的排列方式，以适应变动的细胞质状态和完成其各种功能。微丝对细胞贴附、铺展、运动、内吞、细胞分裂等许多细胞功能具有重要作用。因此，在脑梗死过程中，维持脑组织神经细胞的微丝、微管等超微结构有利于神经功能重塑。

该研究中透射电镜观察结果显示：醒脑开窍针刺组大鼠大脑皮质的神经细胞从 12h 时间段开始消失的微丝、微管重新出现，到 24h 时间段该结构已非常清晰和完整，表明醒脑开窍针刺法能通过恢复微丝、微管等细胞的“骨架”来修复病变的神经元结构，从而达到重塑其神经功能的作用，而且这种作用随时间的延长而渐趋增强，这可能是醒脑开窍针刺法对缺血性脑损伤保护作用的新机制。

第三节　醒脑开窍法对缺血脑组织 Ca^{2+} 拮抗的影响

一、针刺对实验性脑梗死大鼠脑组织钙含量的影响

Ca^{2+}的损伤作用是导致细胞死亡的“最后共同途径”。目前，临床上钙拮抗剂的应用，被认为是防治脑缺血最有希望、最有效的药物。该实验设计观察了醒脑开窍针刺法对大鼠 MCAO 后的缺血脑组织中 Ca^{2+}含量的影响，探讨针刺防治缺血性脑血管病的作用机制。

（一）材料与方法

1. 动物及分组 Wistar 大鼠 67 只，雌雄不拘，体重 150 ~200g。动物随机分为缺血组和针刺组各 25 只，每组又分为 4h8 只，48h10 只和 72h7 只。对照组 17 只，其中正常对照组 8 只，另 9

只实验方法同缺血组，但仅开骨窗，暴露大脑中动脉不予阻断，作假手术对照，缺血对侧半球作自身对照。

2. 动物模型的制备　动物经戊巴比妥钠（40mg/kg）腹腔麻醉后，侧卧位，于眼眶后至耳的中点纵形切开皮肤1cm左右，分离并切去部分颞肌，暴露颞骨，开一个3～5mm的骨窗，轻抬脑，可见到横过嗅束向上走行的MCA。用加热的不锈钢丝轻轻接触靠近嗅束上缘的MCA，使之快速凝闭。术后于创面撒少许抗生素（头孢氨苄），缝闭切口。手术动物单笼饲养，清醒后做体征观察并记录。正常组动物未经任何手术处理。假手术组动物经手术全过程，仅未施血管阻断术。

3. 穴位选择和针刺方法　取人中、内关穴区进行针刺。针刺组动物于阻断血管60min后进行针刺。具体操作：先刺双侧内关，在动物前肢桡腕骨内侧，桡骨和尺骨接合部下1/3交骨处（腕横纹上3～4mm），直刺穿皮达筋间，用捻转提插结合的泻法，持续手法操作1min，继刺人中，在鼻中隔下部向上斜刺入1分左右，施雀啄手法强刺激10次左右，两穴均留针10～15min。非针组动物亦经抓取、固定等过程，但不针刺。

4. 组织取样，处理及 Ca^{2+} 含量测定　动物在预定时间断头处死，快速取出大脑。以手术刀片切取阻断侧大脑半球（手术器械及手术刀片均以去离子水处理）。取下的脑组织置105℃烘箱内干燥直至恒重。在分析天平上精确称取一定量脑组织（约150mg）溶于浓硝酸（HNO_3）中，再加上1ml高氯酸（$HClO_4$）于电热板上小火加热，硝化至澄清，然后蒸至近干，用去离子水定容至5ml，测定时用0.2% La溶液适当稀释后直接在原子吸收分光光度仪（岛津-680）上分析，吸收波长为422.7nm。

5. 数据处理及统计学方法　应用两样本均数的 t 检验及配对 t 验检和相关分析法。

（二）结果

为了测定准确及避免取材误差，该实验以整个缺血侧的半球为基准，取样测定观察。实验结果表明：①三个对照组间的 Ca^{2+} 含量经单因素方差分析，组间变异小于组内变异。故认为，手术损伤对脑组织中 Ca^{2+} 含量无明显影响。健侧脑组织 Ca^{2+} 与正常组相比差别无显著性，提示：缺血后组织中的 Ca^{2+} 含量变化局限于缺血侧半球（表20-14）。②急性缺血脑组织中的 Ca^{2+} 含量随着时间延长而递增，各时间组 Ca^{2+} 含量差别有非常显著性意义（表20-15），其结果与同类研究相符。③针刺后，除4h的针刺组与缺血组间无明显差异外，48h、72h两组间均有非常显著性差异 $P<0.01$（表20-16）。

表20-14　大鼠脑局部急性缺血对照组平均 Ca^{2+} 含量（$\bar{x}\pm s$）

分　组	Ca^{2+} 含量 [μmol/（g·D）]	样本数
正常对照组	6.05±0.29	8
假手术对照组	6.08±0.50	9
健侧对照组	6.18±0.27	9

表20-15　大鼠脑缺血侧半球 Ca^{2+} 含量的动态观察结果（$\bar{x}\pm s$）

时　间	Ca^{2+} 含量 [μmol/（g·D）]	样本数
4h	12.5±2.63	8
48h	20.46±3.48	10
72h	40.86±2.29	7

表 20-16　醒脑开窍针法对急性缺血脑组织中 Ca^{2+} 含量的影响（$\bar{x}\pm s$）

分组	Ca^{2+}含量［μmol/（g·D）］		
	4h	48h	72h
缺血组	12.51±2.63*	20.46±3.48**	40.86±2.29**
针刺组	7.00±0.21	15.36±2.92*△△	25.06±5.42**△
正常组	6.05±0.29	6.05±0.29	6.05±0.29

注：与正常组比较，* $P<0.05$，** $P<0.01$；与缺血组比较，△ $P<0.05$，△△ $P<0.01$。

（三）讨论

1. Ca^{2+}的生理作用及病理状态下的损伤作用　体内所有的细胞都浸沐于富含 Ca^{2+}的体液中，但细胞内钙浓度则维持在较低水平。细胞的许多功能都依赖于细胞内外这种极高的 Ca^{2+}浓度差，一旦这种浓度差减低或消失，就会造成细胞损伤甚至死亡。神经细胞细胞质内游离 Ca^{2+}通过与调钙素（calmodulin）结合等途径，调节一系列细胞酶系统和膜离子通道活性，维持细胞正常代谢和兴奋过程。Ca^{2+}通过神经元突触前膜的兴奋-分泌偶联及突触后膜第二信使作用来调节神经功能。

细胞内外电化学梯度是由于细胞膜对 Ca^{2+}的相对不通透性和主动排 Ca^{2+}来维持的，神经元内线粒体和内质网对细胞内 Ca^{2+}起着缓冲作用。脑缺血时，细胞膜磷脂降解加速，激活内源性磷脂酶，导致神经质膜的损伤，Ca^{2+}借跨膜电位梯度涌入细胞内，其结果：①引起细胞钙调蛋白活性的改变，从而激活一系列酶的活性，导致细胞能量代谢紊乱。②Ca^{2+}激活了蛋白酶，分解神经丝和膜蛋白，引起细胞膜受体功能丧失。③通过多种途径加快缺血组织中自由基的产生。④由于脑血管平滑肌细胞内 Ca^{2+}增加，促使脑血管痉挛，如此循环往复，最终使脑细胞死亡。⑤Milde 等证实，迟发性低灌流与脑缺血后损伤有关，其中 Ca^{2+}起了主要作用。Deshpande 发现，再灌注 48h 后，缺血区脑组织 Ca^{2+}含量显著增加，72h 后进一步增加，且与坏死的神经元数量相一致。并发现 Ca^{2+}浓度的增加早于坏死细胞的出现。

2. 针刺引起缺血区内 Ca^{2+}含量降低的可能机制及意义

（1）从钙拮抗剂的作用及机制看针刺效应：众多实验证实，钙拮抗剂的代表药物尼莫地平在缺血前或后应用均可增加大脑血流量，明显改善缺血区神经细胞功能，且对脑代谢也有一定作用，可缩小梗死灶、降低死亡率等，显示出对各种脑缺血、包括低血流、血管痉挛和多灶梗死引起的神经功能障碍有保护作用。其作用机制可能为直接阻止神经元 Ca^{2+}内流，缓解缺血灶中缺血后血管痉挛，抑制肾上腺素能受体介导的血管收缩，增加脑组织葡萄糖利用率，引起梗死半球血流重新分配，有利于正常供血区的血液分流入缺血区。

（2）针刺效应产生的可能机制及意义：该实验中发现，大鼠 MCAO 后 48h 和 72h，缺血区内 Ca^{2+}含量较正常组均显著增高（$P<0.001$），而给动物施加针刺后，缺血区内 Ca^{2+}含量明显降低，与未针刺的缺血组相比 $P<0.01$。提示针刺可抑制缺血区 Ca^{2+}含量异常增高，作用机制需要进一步深入研究。

二、针刺对脑缺血再灌注家兔脑组织 Ca^{2+} 及微量元素的影响

细胞内 Ca^{2+}超载已被公认为缺血性组织损害的一个关键性病理环节。另外，铜、锌、铁等微量元素在脑血管病特别是在自由基反应中的作用，已引起了研究者的重视。该实验就脑缺血过程中 Ca^{2+}及某些微量元素的变化和针刺的影响进行研究。

（一）材料与方法

1. 实验动物及分组　健康雄性纯种大耳白兔 54 只，体重 3.0～3.5kg，随机分成五组，即：Ⅰ. 假手术组，10 只；Ⅱ. 缺血 54h 组，10 只；Ⅲ. 缺血针刺组，10 只；Ⅳ. 缺血再灌注组，12 只；Ⅴ. 缺血再灌注针刺组，12 只。

2. 模型制作　将家兔以 3% 戊巴比妥钠麻醉（30mg/kg），仰卧位固定于手术台上。用脱毛剂于颈部脱毛，沿颈正中切开 3cm 长切口，沿气管双侧分离颈总动脉约 2cm 长，并钝性剥离伴行的迷走神经。沿左侧胸锁乳突肌外缘向近心端钝性剥离，在近颈总动脉根部与第六颈神经之间的肌丛中分离出左侧椎动脉并结扎。然后，纵向切开与已分离出的左右侧颈总动脉相对应的皮肤，分别将左右颈总动脉用皮肤包裹并缝合做成皮瓣，再将两侧皮缘在已游离了的两侧颈总动脉下方对缝在一起。最后，伤口局部撒以少许头孢唑林钠，以防止感染。游离了的颈总动脉皮瓣可根据实验需要随时予以关闭或放开，制成不完全性脑缺血及再灌注模型。

3. 实验步骤　实验开始之前，动物饲养 1 周，然后各组（Ⅰ～Ⅴ）动物按交叉的顺序进行手术，以排除手术创伤顺序对结果的影响。假手术组只做手术，不阻断供血脑动脉，其余各组按照模型制作方法复制脑缺血模型。脑缺血 6h 后，打开Ⅳ、Ⅴ组动物的双侧颈总动脉夹，复制再灌注模型。同时，对Ⅲ、Ⅴ组动物予以针刺治疗。缺血组及其针刺组于脑缺血 54h，缺血再灌注组及其针刺组于脑缺血 6h 再灌注 48h 后，麻醉并处死动物，迅速剥取脑组织。统一切取左侧大脑半球的相同部位，立即用去离子水冲洗数次，用滤纸吸干水分，将其置于 105℃ 恒温烘箱内干燥至恒重待测。

4. 观测指标及方法　应用岛津 AA-680 原子吸收分光光度计同时测定 Ca、Cu、Zn、Fe、Mg。在分析天平上精确称取一定量的脑组织（约 250mg），溶于 5ml 浓硝酸（HNO_3）中，再加 1ml 高氯酸（$HCLO_3$），于电热板上加热，硝化至澄清，然后蒸至近干，用去离子水定容至 5ml。用同样方法，做试剂空白。

5. 针刺穴位及方法　根据全国统一的家兔穴位图谱并参考有关兽医文献选取醒脑开窍法主穴人中穴、两侧内关穴及风池穴。人中穴用雀啄手法，内关穴行捻转泻法，风池穴施捻转补法。除人中穴外，余穴均施手法 1min，每日针刺 2 次。

（二）结果与分析

1. 脑缺血-再灌注动物脑组织 Ca^{2+} 及微量元素的变化（表 20-17）　结果显示，在持续缺血期，脑组织 Ca^{2+} 含量显著高于假手术组（$P<0.05$），Fe，Cu 含量升高的趋势较明显，但无显著性意义（$P>0.05$），Zn、Mg 含量无明显变化；在缺血后再灌注期，Ca^{2+} 含量明显高于假手术组（$P<0.05$），但与缺血组比较无明显变化（$P>0.05$），Cu，Fe 含量较假手术组显著升高（$P<0.05$，$P<0.01$），并且明显高于缺血组（$P<0.05$），Zn、Mg 含量与假手术组和缺血组比较含量无明显变化。

表 20-17　脑缺血-再灌注过程中 Ca^{2+} 及微量元素的变化（$\bar{x}\pm s$）

分组	只数	Ca^{2+} [ng/(g·D)]	Cu [ng/(g·D)]	Zn [ng/(g·D)]	Fe [ng/(g·D)]	Mg [ng/(g·D)]
假手术组	10	176.00±6.94	9.65±0.44	42.25±2.15	65.93±3.93	620.78±21.09
缺血组	10	213.07±6.32*	10.12±0.33	43.60±2.00	73.32±2.44	640.70±16.10
再灌注组	12	213.75±9.28*	11.77±0.68*△	44.11±1.19	89.79±5.77**△	649.46±7.12

注：缺血组、灌注组与假手术组比较：*$P<0.05$；**$P<0.01$；再灌注组与缺血组比较：△$P<0.05$。

2. 针刺对脑组织 Ca^{2+} 及微量元素含量的影响（表 20-18） 结果显示，在缺血期，针刺组脑组织 Ca^{2+} 的含量明显低于缺血组（$P<0.05$），但两组 Cu、Zn、Fe、Mg 含量无明显差异（$P>0.05$）；在再灌注期，针刺组脑组织 Cu、Fe 含量显著低于再灌注组（$P<0.05$），而 Ca^{2+}、Zn、Mg 含量未见明显差异（$P>0.05$）。

表 20-18 针刺对 Ca^{2+} 及微量元素的影响（$\bar{x}\pm s$）

分组	例数	Ca^{2+}[ng/(g·D)]	Zn [ng/(g·D)]	Cu [ng/(g·D)]	Fe [ng/(g·D)]	Mg [ng/(g·D)]
缺血组	10	213.07±6.32	43.60±2.00	10.12±0.33	73.32±2.44	640.70±16.10
缺血针刺组	10	192.10±6.92*	45.37±1.69	10.24±0.53	72.65±1.40	645.72±12.32
再灌注组	12	213.75±9.28	44.11±1.19	10.77±0.68	89.79±5.77	649.46±7.12
再灌注针刺组	12	216.85±11.52	46.59±1.43	9.54±0.37*	76.60±2.12*	646.24±13.12

注：* 针刺组与相应模型对照组比较：$P<0.05$。

（三）讨论

1. Ca^{2+} 与脑缺血再灌注损伤 在正常情况下，细胞内 Ca^{2+} 浓度维持近 0.1μmol/L，比细胞外 Ca^{2+} 浓度低 10 000 倍，脑中许多重要的细胞活动过程，如酶和代谢的调节、神经递质的合成和释放、血管平滑肌的舒缩等都通过细胞质 Ca^{2+} 浓度的改变来调节。

研究表明，脑缺血缺氧时细胞能量耗竭，细胞膜 Ca^{2+} 泵失活，细胞膜去极化，电压敏感性钙通道开放，从而使细胞外 Ca^{2+} 顺着浓度梯度和电压梯度大量流入细胞内；同时细胞内磷脂酶和脂肪酶活性增加，促使线粒体和肌浆网贮存的 Ca^{2+} 释放入细胞质，使细胞内 Ca^{2+} 超负荷。牛国忠等应用 Ca^{2+} 选择性微电极在体测量细胞外 Ca^{2+}，发现在脑缺血后 2min Ca^{2+} 浓度就有明显降低，提示 Ca^{2+} 在缺血极短的时间内就发生内流。由于细胞外 Ca^{2+} 的大量内流，导致缺血脑组织细胞外液 Ca^{2+} 水平降低，再通过血循环、组织液等途径达到平衡，从而使脑组织总钙含量增加。如赵氏研究发现，缺血脑组织的 Ca^{2+} 含量显著高于非缺血脑组织。该实验结果亦表明，在脑缺血和再灌注期脑组织 Ca^{2+} 含量均显著高于假手术组（$P<0.05$）。

研究表明，细胞内 Ca^{2+} 超载主要通过以下途径造成脑损伤：①脑血管平滑肌细胞内 Ca^{2+} 超负荷，过量 Ca^{2+} 和肌钙蛋白不可逆地结合，使肌纤蛋白和肌凝蛋白异常重叠，导致血管痉挛，血管阻力增大，进一步加重组织缺血并参与“无再流”现象的产生；Ca^{2+} 超载累及血管内皮细胞，致内皮细胞间隙增大，而引起血管通透性增加，脑组织水肿。②细胞内 Ca^{2+} 增高，可激活磷脂酶 A_2，分解膜磷脂，释放游离脂肪酸和花生四烯酸。游离脂肪酸，可损伤膜结构的完整性；花生四烯酸经环氧化酶进一步氧化生成环氧化物、前列腺素和血栓素；花生四烯酸经脂氧化酶可生成白细胞介素，这些介质对脑组织和脑血管均具有损害作用。③细胞内 Ca^{2+} 超负荷，一方面，使细胞依赖 Ca^{2+} 的 ATP 酶活性增加，使 ATP 被分解耗竭；另一方面，线粒体内 Ca^{2+} 超负荷，导致氧化磷酸化过程中电子传递脱偶联，影响 ATP 合成。④细胞内 Ca^{2+} 超载，触发一系列有害的酶反应过程，使许多 Ca^{2+} 依赖性酶如蛋白酶、磷脂酶、核酸酶、Na^+-K^+-ATP 酶和腺苷环化酶激活，导致高能磷酸键耗竭，细胞内 pH 降低，膜去极化，膜离子泵衰竭，神经丝和膜蛋白分解引起受体功能丧失，兴奋性氨基酸和游离脂肪酸增加，后者可转化为前列腺素、血栓素等血管活性物质，最后导致神经细胞死亡。以往许多学者对细胞内 Ca^{2+} 超负荷是组织细胞缺血坏死的原因还是后果持有不同观点。Benveniste 等在鼠的缺血性脑损害中，用微电极技术观测到在脑缺血后数秒钟即有较多的细胞外 Ca^{2+} 进入神经细胞内，造成神经细胞的损害，其程度与细胞内 Ca^{2+} 浓度升高相一致。

Mohamed等亦证实细胞内Ca^{2+}增加发生在细胞坏死之前，提示细胞内Ca^{2+}超载在细胞死亡过程中具有重要作用，被称之为“神经损害的最后共同途径”。

2. 微量元素与缺血-再灌注损伤 Cu、Fe、Zn、Cr等一些微量元素与脑缺血及再灌注损伤有一定关系。这主要是由于这些微量元素是构成人体代谢中多种关键酶如磷酸激酶和氧化酶的活性中心和激活剂，广泛地参与人体的生理生化代谢过程。因此，含量的异常变化，必然会对与之有关的各种生理生化代谢产生不利的影响。在脑缺血期，研究结果差异较大。如李氏的研究结果表明血清Cu升高，而Zn和Mg降低，Cu/Zn比值升高，而刘氏研究发现，脑组织及全血Cu、Zn、Fe、Cr等元素的含量在脑缺血后各时相与对照组比较均无明显差异。该研究结果亦表明，在脑缺血期，各种微量元素含量均无明显变化，此与该研究结果一致。在再灌注期，主要表现为脑组织Cu、Fe等微量元素含量较正常动物和单纯缺血动物显著升高。上述结果提示，Cu、Fe等微量元素与再灌注损伤存在着密切的联系。现已基本确认，自由基引发的脂质过氧化反应是再灌注损伤的主要机制之一。Fe、Cu等金属离子及其化合物在自由基产生中起重要作用，可特异性地催化病理自由基反应，使自由基反应速度增加103～105倍，如OH^-是造成细胞损伤最强的自由基，它的生成必须有Fe的参与，即：Iron-catalyzedttaber-weiss reaction。而O_2和H_2O_2及OH^-引起组织损伤也依赖于铁在反应中的催化作用。Butterfield认为脑缺血导致神经细胞损害过程首先是毛细血管内皮完整性受到破坏，红细胞和液体渗入脑缺血区。由于渗出红细胞死亡，释出铁和铜化合物，使处于膜疏水间区稳定态的氧激活，引发自由基反应，使神经细胞膜完整性受到破坏，出现细胞坏死、脑水肿。该研究结果表明，脑组织Cu、Fe含量在再灌注期进一步增加，机理尚不清楚，可能与红细胞死亡使Cu、Fe释出有关。另外，含铜的SOD含量变化对铜含量亦可能有一定影响。但Cu、Fe升高的结果可促使自由基产生和催化脂质过氧化反应。我们另一项研究结果亦证实，于再灌注期自由基水平明显升高，脂质过氧化反应显著增强。可见，Cu、Fe含量升高在缺血再灌注引发的自由基损伤中具有重要的促进作用。

3. 针刺对脑缺血及再灌注损伤中Ca^{2+}和微量元素的作用 该研究结果表明，针刺对脑缺血期Ca^{2+}和再灌注期Cu、Fe微量元素含量的异常升高具有明显的改善作用；使Ca^{2+}和Cu、Fe含量明显降低，但对再灌注期的Ca^{2+}和脑缺血区的微量元素未见明显影响。该研究结果充分体现了针刺整体双向调节作用，从而使细胞内外Ca^{2+}失衡状态得到调节，Cu、Fe等微量元素催化自由基的反应得到抑制。针刺上述作用的机制还不清楚，推测醒脑开窍针刺法通过醒元神、调阴阳来达到调节Ca^{2+}和微量元素的利用和代谢的目的。

三、针刺对不同时间局灶性脑缺血/再灌注损伤时活体脑片海马神经元$[Ca^{2+}]_i$的影响

通过测定局灶性脑缺血/再灌注模型大鼠不同时间海马CA1区神经细胞内Ca^{2+}浓度的变化，探讨脑缺血/再灌注引起脑细胞损害的机制及醒脑开窍针刺法对本病的早期干预作用，并为临床应用该法治疗缺血性脑血管病提供理论依据。

（一）材料与方法

1. 动物及分组 选择健康雄性Ⅱ级SD（Sprague-Dawley）成年大鼠130只，体重200～250g，由北京大学医学部实验动物中心提供，随机分为正常组、假手术组、模型组、非穴位针刺组、传统针刺组及醒脑开窍针刺组，共计6组，前两组每组各5只大鼠，模型组及3个针刺组内分设缺血1h组及缺血1h后再灌注1h、3h、6h、12h、24h组，共计6个时间观察点，每个时间点各5只大鼠。

2. 模型制作 参照 Longa、Kura、Belayer 等报道的线栓法制备动物模型。

3. 穴位选择及针刺方法 根据中国针灸学会实验针灸研究会制定的“动物针灸穴位图谱”，针刺组选人中、内关（双）；传统针刺组选患侧曲池、足三里穴。非穴位针刺组予针刺双侧腋中线下 3mm 及尾骨尖旁开 3mm 非穴点。

三组均采用电针刺激 10min，电针强度 3mA，频率 2Hz。缺血 1h 组在造模成功后即刻针刺 1 次；缺血 1h 后再灌注 1h、3h、6h、12h 组在造模成功后即刻和再灌注即刻各针刺 1 次；缺血 1h 后再灌注 12h、24h 组在造模成功后即刻和再灌注即刻各针刺 1 次，此外，每 6h 针刺 1 次。

4. 大鼠海马脑片制备 在相应时间点断头处死大鼠，迅速取出脑组织（均在 3min 内），若发现有颅底瘀血，则剔除该脑组织。然后将全脑浸入 pH 为 7.4 的人工脑脊液（ACSF）内，4℃环境中，插管通入 95% O_2-5% CO_2 混合气体 5min，取出脑组织，用单面剃须刀片（吉列）自腹侧视交叉处切除头端部分，去掉小脑，沿两侧大脑半球连接处将大脑半球切开，剥离出左侧海马，将海马放置于软组织切片机样品台湿润的滤纸上，参照 Langmoen、Mitani 的方法由头端至尾端进行冠状切片，切片厚度为（400±10）μm，连续切 3～5 张脑片。

5. 大鼠脑片细胞内 Ca^{2+} 荧光探针的负载 用毛刷捞脑片并将其迅速放到含负载液（Fluo-3/AM 10μmmol/L，Pluronic F-127（12.5% 重量比）5μl，Hochest 33258 1ug/L）的 ACSF 中，插管通入 95% O_2-5% CO_2 混合气体，37℃避光负载 30min，然后用不含荧光探针的 ACSF 清洗三遍，待上机测定。

6. 图像分析与数据处理 用激光扫描共聚焦显微镜图像处理系统（TCS SP2 confocal software）进行图像分析与数据处理，以测得的荧光绝对强度代表 Ca^{2+} 相对强度，得出每个细胞的平均荧光强度。

7. 统计学处理 使用 SPSS 11.5 for windows 统计软件进行统计学处理，检测结果以均数±标准差（$\bar{x}±s$）表示；多组间差异的显著性采用单因素方差分析（one-way ANOVA），方差齐时用 Student-Newman-Keuls 法，方差不齐时用 Duncan's new multiple range method 进行组间的两两比较。$P<0.05$ 为差异有显著性意义的标志。

（二）结果

1. 不同时间点脑缺血/再灌注后海马 CA1 区脑片 $[Ca^{2+}]_i$ 含量的变化 由表 20-19 和图 20-23 可以看出：正常组与假手术组相比差异无显著性意义。脑缺血/再灌注各时程 Ca^{2+} 浓度均高于正常组和假手术组，大鼠脑缺血 1h 时，脑组织海马 CA1 区神经细胞 $[Ca^{2+}]_i$ 明显升高；大鼠脑缺血 1h 再灌注 1h 后，脑组织神经元细胞 $[Ca^{2+}]_i$ 继续升高，脑缺血再灌注再灌注 3h 时 $[Ca^{2+}]_i$ 仍持续升高，到再灌注 6h 时达到高峰，再灌注 12h 后脑组织海马 CA1 区神经元细胞 $[Ca^{2+}]_i$ 较再灌注 6h 时有所下降，但仍然高于再灌注 3h 组；再灌注 24h 后 CA1 区神经元细胞 $[Ca^{2+}]_i$ 比再灌注 12h 又有所增高，但是仍然较 6h 低（均 $P<0.05$）。提示脑缺血及再灌注后海马 CA1 区神经元细胞内钙超载。

表 20-19 不同时间点脑缺血/再灌注后海马 CA1 区脑片 $[Ca^{2+}]$i含量的变化（$\bar{x}±s$，$n=5$）

	缺血 1h	再灌注 1h	再灌注 3h	再灌注 6h	再灌注 12h	再灌注 24h
正常组	16.61±3.39	16.61±3.39	16.61±3.39	16.61±3.39	16.61±3.39	16.61±3.39
假手术组	17.23±3.78	17.23±3.78	17.23±3.78	17.23±3.78	17.23±3.78	17.23±3.78
模型组	21.67±4.23*#	27.43±3.04**##	31.66±4.54**##	46.61±6.03**##	38.41±4.47**##	40.48±5.27**##

注：与正常组相比，*$P<0.05$，**$P<0.01$；与假手术组比较，#$P<0.05$，##$P<0.01$。

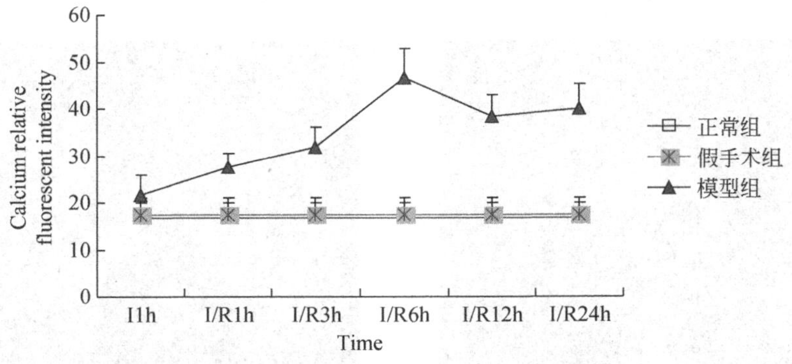

图 20-23 脑缺血/再灌注时不同时段大鼠海马 CA1 区神经元 $[Ca^{2+}]_i$的变化

2. 醒脑开窍针刺法对脑缺血/再灌注后海马 CA1 区脑片 $[Ca^{2+}]_i$含量的影响 结果显示：①非穴位针刺组与模型组相比差异无显著性意义（$P>0.05$），两者与正常组比较，差异具有极显著性意义（$P<0.01$）。②传统针刺组与醒脑开窍针刺组比较，在缺血 1h 时，差异无显著性意义，在缺血再灌注各时间点差异均具有显著性意义（$P<0.05$）。③醒脑开窍针刺组与正常组比较，在缺血 1h、缺血再灌注 1h、3h 差异无显著性意义，缺血再灌注 6h、12h、24h，差异具有显著性意义（$P<0.05$）。提示非穴针刺法对脑缺血再灌注后的 $[Ca^{2+}]_i$没有任何改变，传统针刺组及醒脑开窍针刺法能抑制脑缺血/再灌注后各时程的钙超载，且醒脑开窍针刺法对于钙超载的抑制作用明显优于传统针刺组（表 20-20，图 20-24 ~ 图 20-30）。

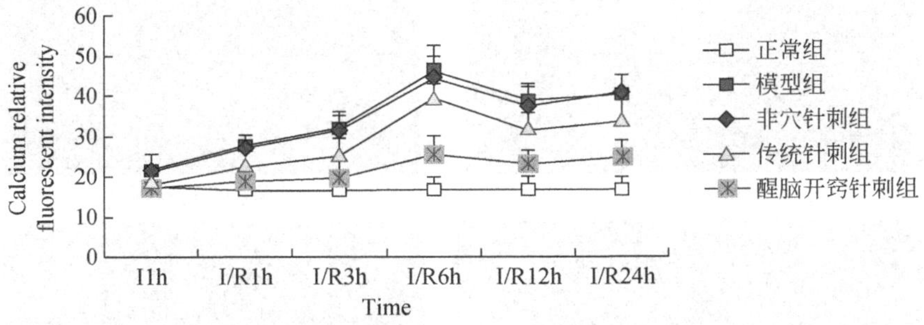

图 20-24 针刺对脑缺血再灌注大鼠海马 CA1 区神经细胞 $[Ca^{2+}]_i$含量的影响

表 20-20 醒脑开窍针刺法对脑缺血/再灌注后海马 CA1 区脑片 $[Ca^{2+}]_i$含量的影响（$\bar{x}\pm s$，$n=5$）

	缺血 1h	再灌注 1h	再灌注 3h	再灌注 6h	再灌注 12h	再灌注 24h
正常组	16. 61±3. 39	16. 61±3. 39	16. 61±3. 39	16. 61±3. 39	16. 61±3. 39	16. 61±3. 39
模型组	21. 6±4. 23*	27. 43±3. 04**	31. 66±4. 54**	46. 61±6. 03**	38. 41±4. 47**	40. 48±5. 27**
非穴针刺组	22. 0±3. 86*	26. 52±3. 96**	30. 99±4. 04**	44. 37±5. 62**	37. 64±4. 37**	41. 08±4. 29**
传统组	18. 32±3. 51	23. 01±2. 98$^{*\#}$	25. 44±4. 01$^{*\#}$	39. 41±3. 66$^{**\#}$	31. 56±4. 34$^{**\#}$	33. 75±5. 12$^{**\#}$
醒脑开窍组	17. 0±4. 12$^{\#}$	18. 68±3. 72$^{\#\triangle}$	20. 03±4. 26$^{\#\#\triangle}$	25. 02±5. 10$^{*\#\#\triangle\triangle}$	22. 68±3. 91$^{**\#\#\triangle\triangle}$	24. 45±4. 85$^{**\#\#\triangle\triangle}$

注：与正常组相比，$*P<0.05$，$**P<0.01$；与同时间段模型组相比$\#P<0.05$，$\#\#P<0.01$；与同时段传统针刺组比较，$\triangle P<0.05$，$\triangle\triangle P<0.01$。

锥体细胞 [Ca^{2+}]$_i$荧光图像观察结果（图 20-25 ~ 图 20-31）。

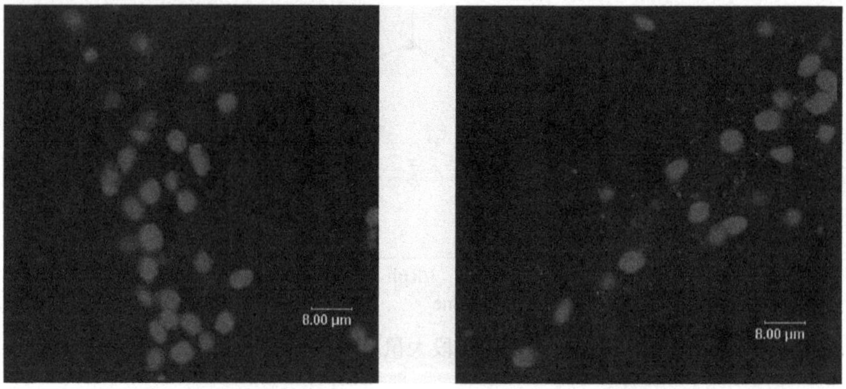

A.正常组　　　　B.假手术组

图 20-25　正常组及假手术组海马 CA1 区锥体细胞及胞内钙荧光图像

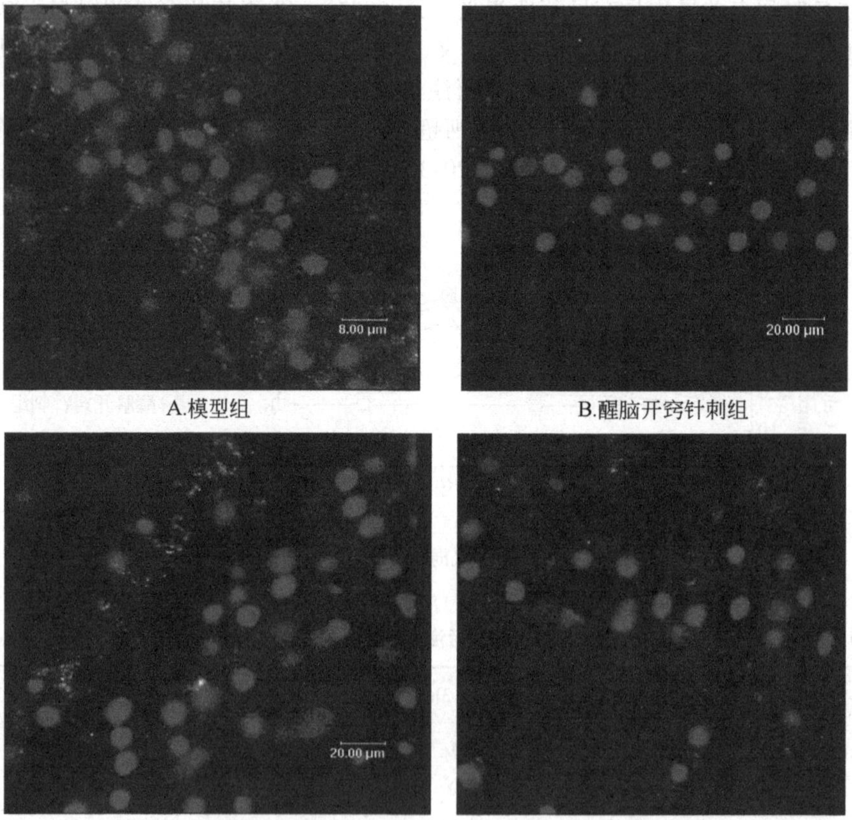

A.模型组　　　　B.醒脑开窍针刺组

C.非穴针刺组　　　　D.传统针刺组

图 20-26　缺血 1h 海马 CA1 区锥体细胞及胞内钙荧光图像

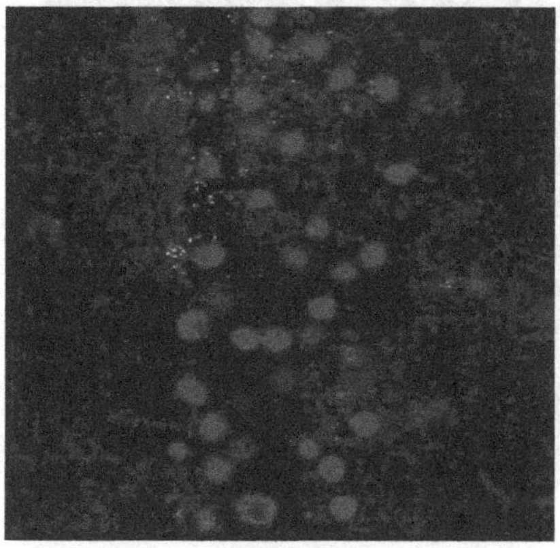

A.模型组

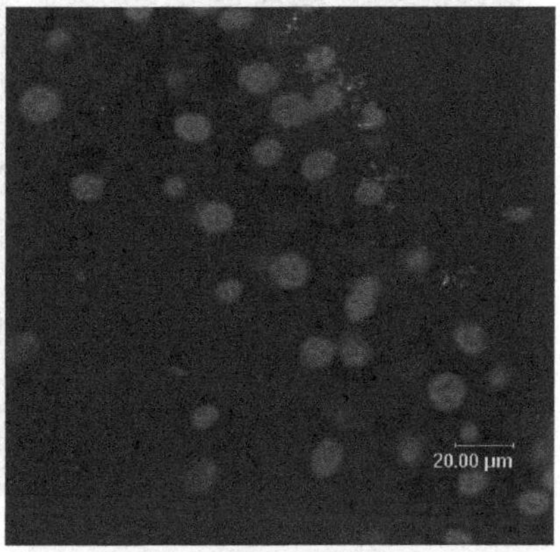

B.醒脑开窍针刺组

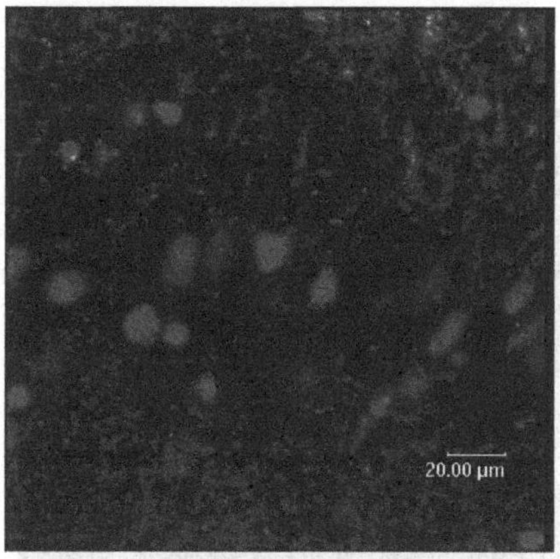

C.非穴针刺组

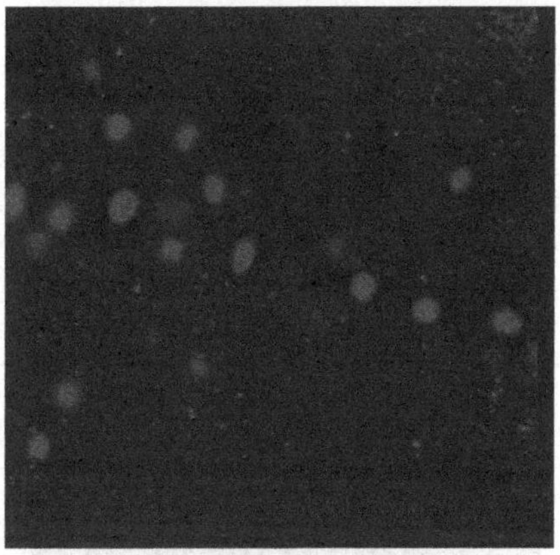

D.传统针刺组

图 20-27　缺血/再灌注 1h 海马 CA1 区锥体细胞及胞内钙荧光图像

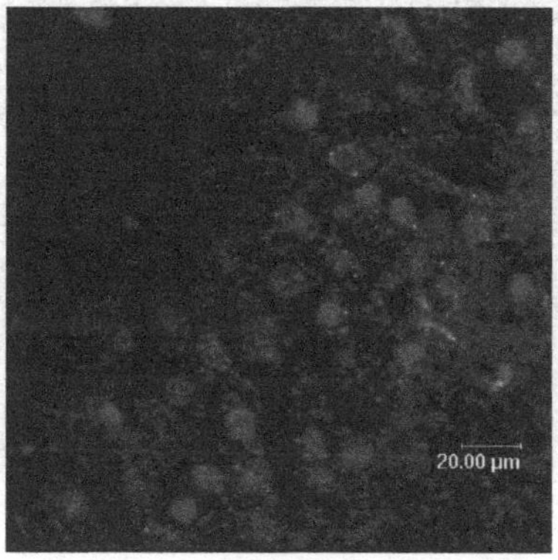

A.模型组

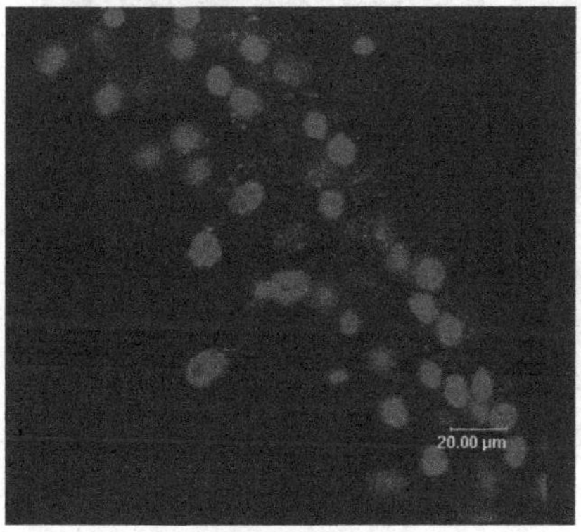

B.醒脑开窍针刺组

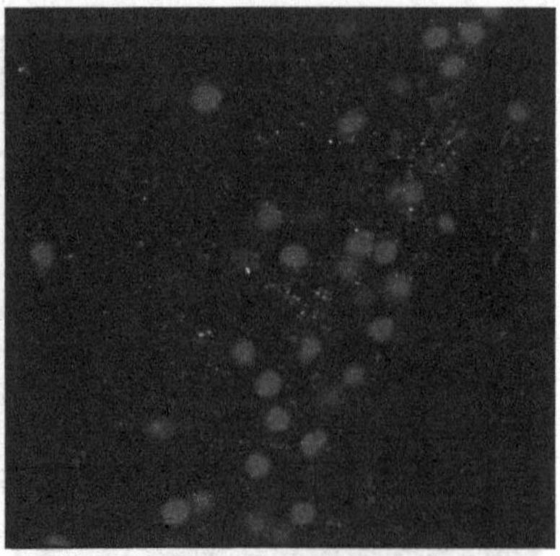

C.非穴针刺组

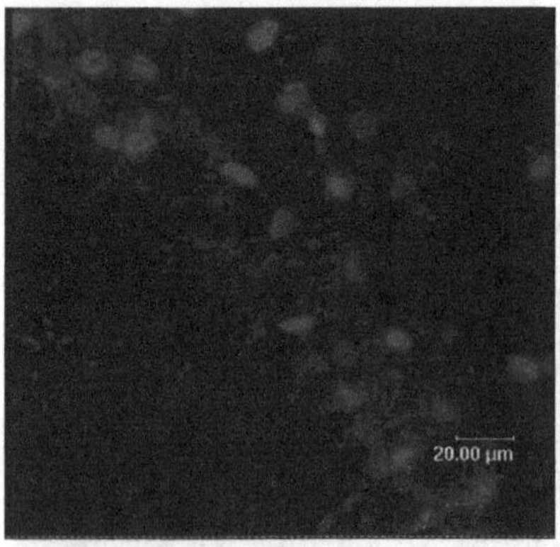

D.传统针刺组

图 20-28　缺血/再灌注 3h 海马 CA1 区锥体细胞及胞内钙荧光图像

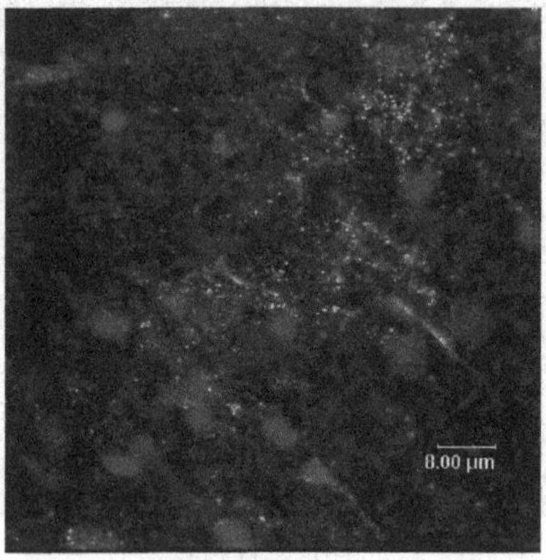

A.模型组

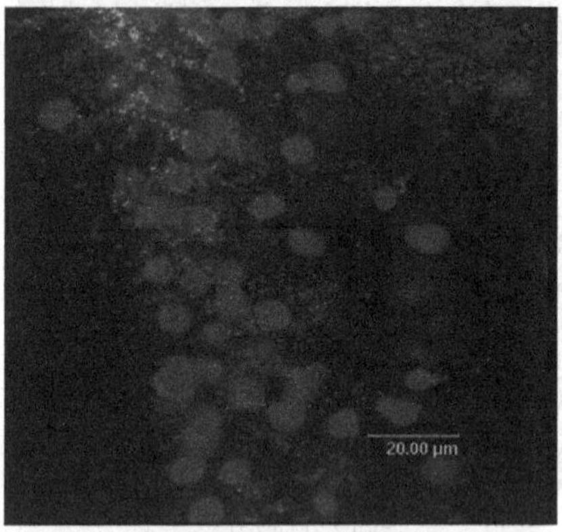

B.醒脑开窍针刺组

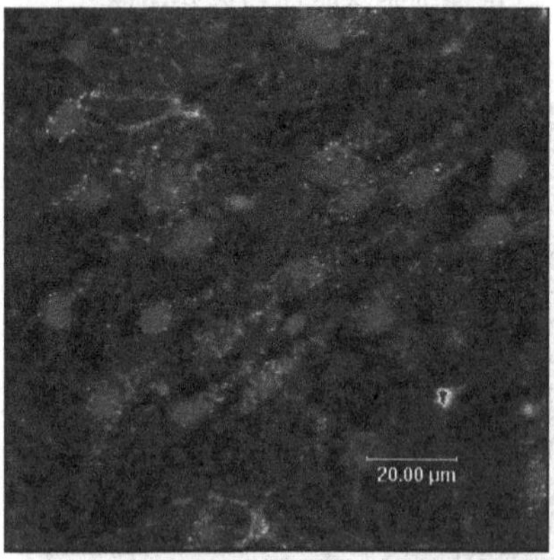

C.非穴针刺组

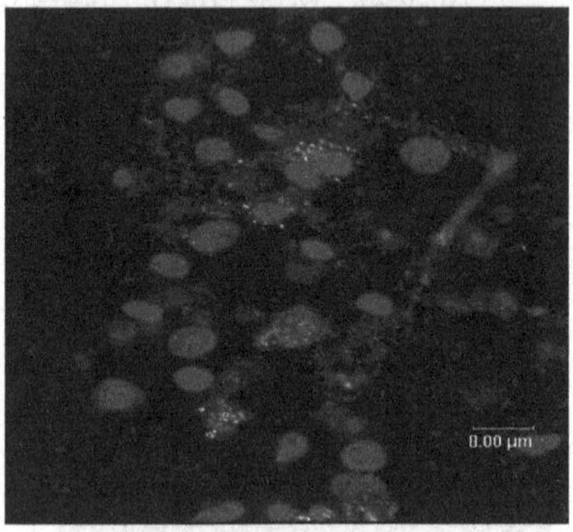

D.传统针刺组

图 20-29　缺血/再灌注 6h 海马 CA1 区锥体细胞及胞内钙荧光图像

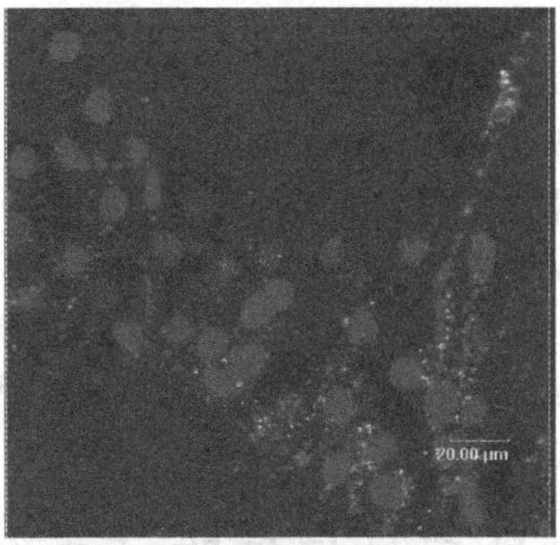

A.模型组

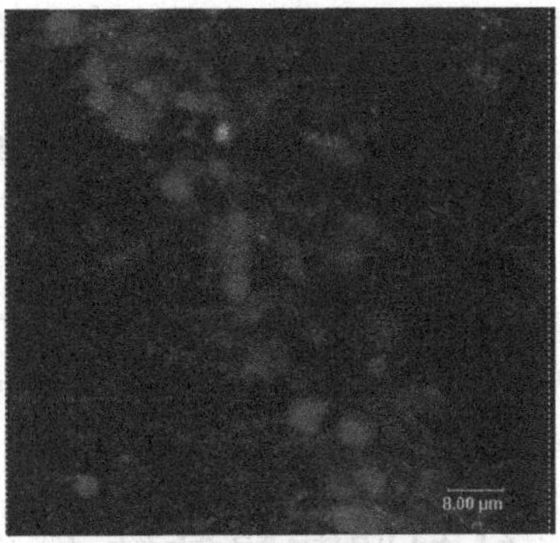

B.醒脑开窍针刺组

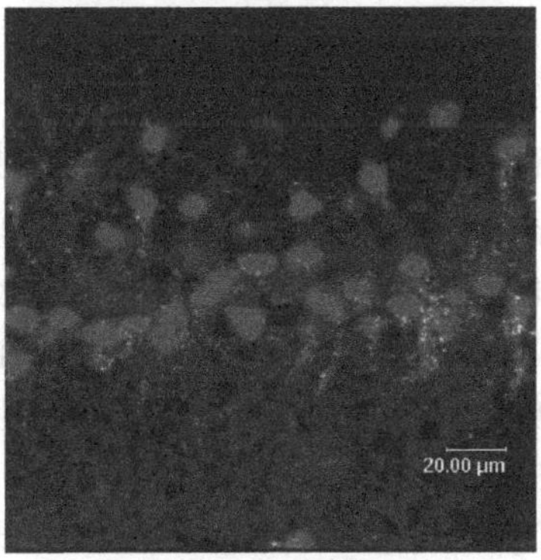

C.非穴针刺组

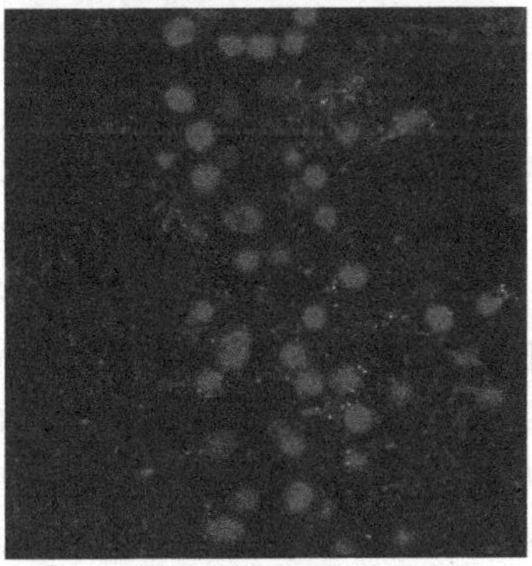

D.传统针刺组

图 20-30　缺血/再灌注 12h 海马 CA1 区锥体细胞及胞内钙荧光图像

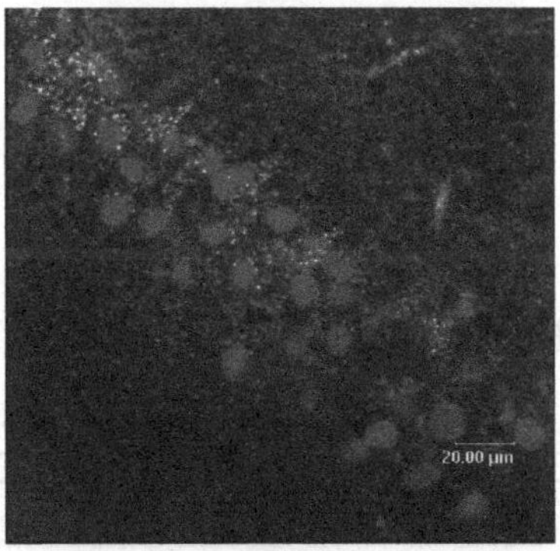

A.模型组

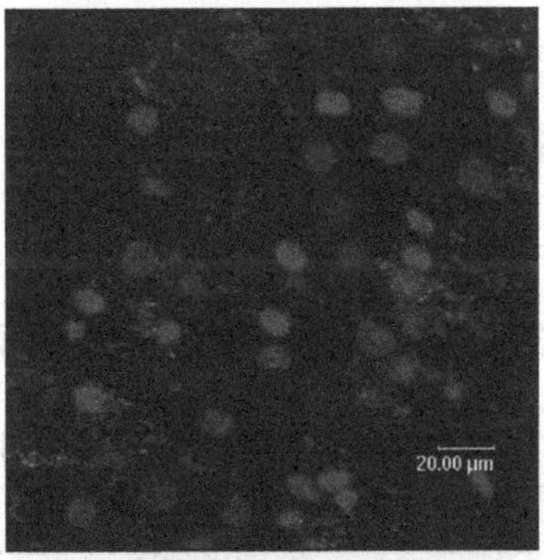

B.醒脑开窍针刺组

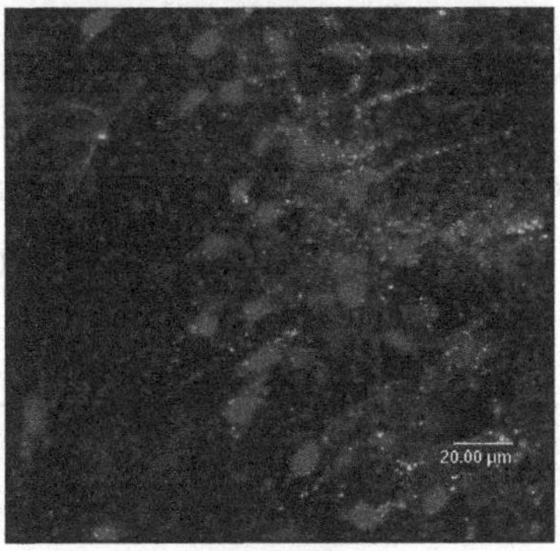

C.非穴针刺组

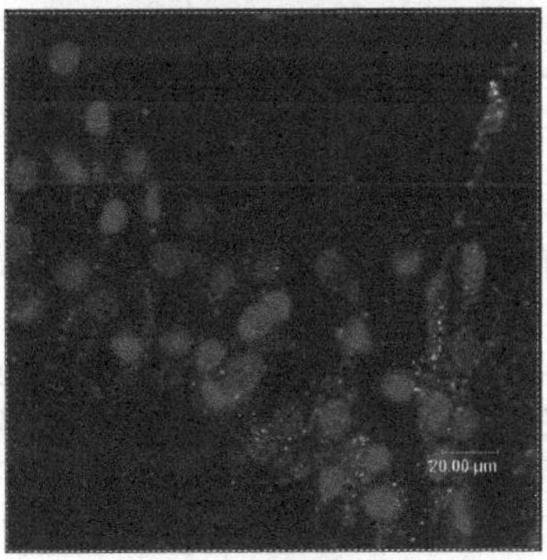

D.传统针刺组

图 20-31　缺血/再灌注 24h 海马 CA1 区锥体细胞及胞内钙荧光图像

镜下：与正常对照组相比，大鼠脑缺血1h时，脑组织海马CA1区锥体细胞［Ca^{2+}］$_i$开始升高；随时间段的延长逐渐升高，6h时达到高峰，非穴针刺组与模型组无明显差异，传统针刺组及醒脑开窍针刺组在各个时间段均改善了钙超载的情况，传统针刺组在缺血1h时的［Ca^{2+}］$_i$在1h时接近正常，此后在各时程均低于模型组，但高于正常组。醒脑开窍针刺组能抑制缺血/再灌注后的胞内钙超载，在缺血1h、缺血再灌注1h及3h［Ca^{2+}］$_i$接近正常组水平，再灌注6h、12h、24h，胞内钙积聚的情况虽有明显改善，但仍高于正常组。提示醒脑开窍针刺法能通过调控钙信号的传导，降低细胞内［Ca^{2+}］$_i$浓度，抑制了钙超载所引起的一系列病理反应，减轻了钙超载对神经细胞的损害，发挥了对脑损伤的保护作用。

四、针刺调节鼠脑缺血/再灌注后神经细胞［Ca^{2+}］$_i$变化的胞内、胞外信息传导机制

从以上实验可知，脑缺血再灌注之后［Ca^{2+}］$_i$随缺血/再灌注时间的延长而持续升高，是导致缺血/再灌注后神经元损伤的主要原因与关键环节，针刺对其有明显的改善作用，但是对于导致缺血/再灌注后［Ca^{2+}］$_i$内流的细胞膜Ca^{2+}通道的具体开放，国内外的系统研究报道较少，并且实验多限于对培养细胞或脑片模拟缺血缺氧的环境进行试验，但由于培养细胞失去了在体内的纤维联系，细胞膜、受体系统都有可能改变，模拟的环境也远不同于临床的病理改变过程。因此该实验利用激光共聚焦扫描显微镜技术，结合侧脑室定位注射不同的Ca^{2+}通道阻断剂（Vehicle）及荧光双标技术，定量观察缺血再灌注时离子通道对［Ca^{2+}］$_i$的影响及针刺可能的作用靶点，同时直观地了解不同离子通道阻断剂对海马CA1区锥体神经细胞内［Ca^{2+}］$_i$的影响，以揭示针刺对该病胞外、胞内信息作用的机制。

（一）材料与方法

同第20章第三节“三”。

（二）结果

1. 侧脑室定位注射Vehicle对海马缺血/再灌注后CA1区［Ca^{2+}］i的影响 结果见表20-21。

表20-21 注射Vehicle组对海马缺血/再灌注后CA1区［Ca^{2+}］i的影响（$\bar{x}\pm s$，$n=6$）

	DMSO	ACSF	NaOH
模型组	46.61±6.03	46.61±6.03	46.61±6.03
Vehicle模型组	49.24±5.48*	44.38±5.24*	46.95±4.99*

*与模型组比较，$P>0.05$。

2. 侧脑室定位注射不同钙通道阻断剂对假手术组海马CA1区［Ca^{2+}］$_i$的影响 由表20-22可以看出侧脑室定位注射不同的膜Ca^{2+}通道阻断剂，对于非病理状态下的［Ca^{2+}］$_i$无阻断作用。

表20-22 不同钙通道阻断剂对假手术组海马CA1区［Ca^{2+}］$_i$的影响（$\bar{x}\pm s$，$n=6$）

	Nitrendipine	MK-801	GYKI 52466	MPCG
假手术组	17.23±3.78	17.23±3.78	17.23±3.78	17.23±3.78
假手术加药组	16.24±3.86*	17.53±4.65*	18.43±4.01*	17.03±3.73*

*与未加药假手术组比较，$P>0.05$。

3. 侧脑室定位注射 L-VGCC 阻断剂 Nitrendpine 及针刺对缺血再灌注后海马神经元细胞内 [Ca^{2+}]$_i$ 的影响　由表 20-23 可以看出，侧脑室定位注射 L-VGCC 阻断剂 Nitrendpine 对缺血/再灌注后的钙超载有明显的抑制作用（$P<0.01$），表明 L-型电压依赖性钙通道参与了缺血/再灌注后的钙内流，另外针刺治疗组对 [Ca^{2+}]$_i$ 升高的抑制作用优于单纯阻断 L-VGCC，表明针刺治疗后可能阻断了 L-VGCC，从而抑制了钙内流，但是还通过其他途径调节了 Ca^{2+} 内流或者外排。

表 20-23　Nitrendpine 及针刺对缺血再灌注后海马神经元细胞内 [Ca^{2+}]$_i$ 的影响（$\bar{x}\pm s$，$n=6$）

	未加药	DMSO	Nitrendipine
假手术组	17.23±3.78	–	16.24±3.86
模型组	46.61±6.03	49.24±5.48 *#	29.98±4.33 *#
醒脑开窍组	25.02±5.10 *#	–	24.75±3.79 *#△

* 与模型未加药组及 Vihicle（DMSO）组比较，$P<0.01$；#与假手术组比较，$P<0.01$；△Nitrendipine 模型组与针刺组比较，$P<0.05$。

4. 侧脑室定位注射 NMDA 受体拮抗剂 MK-801 及针刺对缺血再灌注后海马神经元细胞内 [Ca^{2+}]$_i$ 的影响　由表 20-24 可以看出，使用 NMDA 受体拮抗剂 MK-801 阻断谷氨酸与 NMDA 受体的结合，对缺血/再灌注后的钙超载有明显的抑制作用（$P<0.01$），表明 NMDA 受体依赖性通道的激活参与了缺血/再灌注后的钙内流，另外针刺治疗组对 [Ca^{2+}]$_i$ 升高的抑制作用显著优于单纯阻断 NMDA 受体，表明针刺治疗后可能抑制了参与导致 Ca^{2+} 内流的 NMDA 受体的激活，从而抑制了钙超载。

表 20-24　MK-801 及针刺对缺血再灌注后海马神经元细胞内 [Ca^{2+}]$_i$ 的影响（$\bar{x}\pm s$，$n=6$）

分　组	未加药	ACSF 组	MK-801
假手术组	17.23±3.78	–	17.53±4.65
模型组	46.61±6.03	44.38±5.24#	34.57±3.86 *#
醒脑开窍针刺组	25.02±5.10 *#	–	25.77±4.01 *#△

注：* 与模型未加药组及 Vihicle（ACSF）组比较，$P<0.01$；#与假手术组比较，$P<0.01$；△与 MK-801 模型组比较，$P<0.01$。

5. 侧脑室定位注射 AMPA 受体拮抗剂 GYKI-52466 及针刺对缺血再灌注后海马神经元细胞内 [Ca^{2+}]$_i$ 的影响　由表 20-25 可以看出，应用 AMPA 受体拮抗剂 GYKI 52466 对缺血/再灌注后的钙超载无抑制作用（$P>0.05$），表明 AMPA 受体依赖性通道不参与构成缺血再灌注后的钙超载，从另一方面说明针刺治疗后对胞内 [Ca^{2+}]$_i$ 升高的抑制作用，与 AMPA 受体激活途径无关。

表 20-25　GYKI 52466 及针刺对缺血再灌注后海马神经元细胞内 [Ca^{2+}]$_i$ 的影响（$\bar{x}\pm s$，$n=6$）

分　组	未加药	DMSO	GYKI-52466
假手术组	17.23±3.78	–	18.43±4.01 *
模型组	46.61±6.03	49.24±5.48#	42.15±4.11# * *
醒脑开窍针刺组	25.02±5.10 *#△	–	26.23±4.57 *#△

注：与模型未加药组及 Vihicle（DMSO）组比较，* * $P>0.05$，* $P<0.01$；与假手术组比较，#$P<0.01$；与 GYKI-52466 模型组比较，△$P<0.01$。

6. 侧脑室定位注射 mGluRs 拮抗剂 MPCG 及针刺对缺血再灌注后海马神经元细胞内 [Ca^{2+}]$_i$ 的影响　由表 20-26 可以看出，使用 mGluRs 阻断剂 MPCG 阻断谷氨酸与代谢性谷氨酸受体的结合，对缺血/再灌注后的钙超载有抑制作用（$P<0.05$），表明 mGluRs 的激活也部分参与了缺血/再灌注后的钙内流，另外针刺治疗组对［Ca^{2+}］$_i$升高的抑制作用可能和抑制代谢性谷氨酸受体的激活有关，从而抑制了钙超载。

表 20-26　MPCG 及针刺对缺血再灌注后海马神经元细胞内［Ca^{2+}］$_i$的影响（$\bar{x}\pm s$，$n=6$）

	未加药	NaOH	MPCG
假手术组	17.23±3.78	–	17.05±3.53
模型组	46.61±6.03	46.95±4.99#	39.44±5.01 **△#
醒脑开窍针刺组	25.02±5.10 *#	–	24.89±3.66 *#△

注：与模型未加药组及 Vihicle（NaOH）组比较，* $P<0.01$，** $P<0.05$；与假手术组比较，#$P<0.01$，与 MPCG 模型组比较，△$P<0.01$。

7. 阻断细胞膜不同的钙通道后及针刺并阻断细胞膜不同的钙通道后对缺血/再灌注后海马神经元细胞内［Ca^{2+}］i 的影响　表 20-27 结果提示：①与 Vehicle 模型组比较，加药醒脑开窍针刺组及加药 Nitrendpine、MK–801 模型组的差异具有极显著性意义（$P<0.01$），MPCG 模型组的差异有显著性意义（$P<0.05$），GYKI 52466 组的差异无显著性意义（$P>0.05$）。②加药模型组与 Nitrendpine 模型组比较，MK–801 模型组的差异有显著性意义（$P<0.05$），GYKI 52466 及 MPCG 模型组的差异有极显著性意义（$P<0.01$），与 MK–801 模型组比较，GYKI 52466 及 MPCG 模型组的差异有显著性意义（$P<0.05$）。GYKI 52466 及 MPCG 模型组之间的差异无显著性意义（$P>0.05$）。③醒脑开窍针刺并阻断不同膜 Ca^{2+}通道后之间的差异无显著性意义。④针刺并加药组［Ca^{2+}］$_i$与加药各模型组相比显著降低（$P<0.05$）。

表 20-27　阻断细胞膜不同的钙通道后及针刺对缺血/再灌注后海马神经元细胞内［Ca^{2+}］$_i$的影响（$\bar{x}\pm s$，$n=6$）

	Nitrendipine	MK–801	GYKI 52466	MPCG
Vehicle 模型组	49.24±5.48	44.38±5.24	49.24±5.48	46.95±4.99
加药模型组	29.98±4.33	34.57±3.86##	42.15±4.11#△	39.44±5.01#△
加药醒脑开窍针刺组	24.75±3.79 *	25.77±4.01 *	26.23±4.57 *	24.89±3.66 *

注：与 Vehicle 模型组及加药模型组比较，* $P<0.01$，** $P<0.05$；
加药模型组之间：与 Nitrendipine 模型组比较，#$P<0.01$，##$P<0.05$；
与 MK–801 模型组比较，△$P<0.05$；醒脑开窍并加药针刺组之间比较，$P>0.05$。

分别阻断膜 Ca^{2+}通道后，除 GYKI 52466 模型组外，其余模型组海马 CA1 区锥体细胞内 Ca^{2+}相对荧光强度均显著降低（$P<0.05$），但仍高于假手术组；应用 L–型电压依赖型 Ca^{2+}通道阻断剂 Nitrendipine 及 NMDA 受体拮抗剂（MK–801）后，［Ca^{2+}］$_i$水平显著降低（$P<0.01$）；对［Ca^{2+}］$_i$水平下降的影响，Nitrendipine 与 MK–801 及代谢性谷氨酸受体拮抗剂 MPCG 比较差异具有显著性意义（$P<0.05$），非竞争性 AMPA 拮抗剂（GYKI 52466）与对照组比较虽然有所降低，但差异不具有显著性意义（$P>0.05$）

L–VGCC 阻断剂 Nitrendpine 及 NMDA 受体拮抗剂 MK–801 明显抑制了 Ca^{2+}内流（$P<0.01$），其阻断作用明显优于其他阻断剂，L–VGCC 阻断剂的抑制作用强于 NMDA 受体拮抗剂（$P<0.05$）。mGluRs 拮抗剂也有显著的抑制作用（$P<0.05$），AMPA 受体拮抗剂则无此作用（$P>0.05$）。由此提示在脑缺血/再灌注引起的钙超载过程中，电压依赖性钙通道的开放及谷氨酸激活 NMDA 受体后 NMDA 受体通道的开放，是导致细胞内钙升高的主要因素，另外谷氨酸对代谢性谷氨酸受体的激活，也参与了钙超载的形成过程。针刺对钙超载的拮抗作用可能是作用于这些环节：阻断电压依赖性钙通道，拮抗谷氨酸对 NMDA 受体及代谢性谷氨酸受体的激活后受体依赖性 Ca^{2+}通道的开放，调制 Ca^{2+}信号的传导途径，使细胞内钙的水平降低。

与 Vehicle 模型组大鼠相比，Nitrendpine 及 MK-801 模型组脑组织海马 CA1 区锥体细胞 Ca^{2+}荧光强度明显下降；MPCG 模型组脑组织海马 CA1 区锥体细胞的 Ca^{2+}荧光强度也有下降，GYKI 52466 组与模型组无明显差异，醒脑开窍针刺加阻断剂组脑组织海马 CA1 区锥体细胞的 Ca^{2+}荧光强度均有明显下降。表明电压依赖性钙通道的开放及谷氨酸激活 NMDA 受体后 NMDA 受体通道的开放是脑缺血再灌注后神经元细胞内钙超载形成的主要原因，代谢性谷氨酸受体的激活也参与了该过程。醒脑开窍针刺法能通过阻断电压依赖性钙通道，拮抗谷氨酸对 NMDA 受体及代谢性谷氨酸受体的激活后受体依赖性 Ca^{2+}通道的开放，降低了超载细胞［Ca^{2+}］i 浓度，抑制了钙超载所引起的一系列病理反应，发挥了对脑缺血/再灌注后损伤的保护作用。

8. 侧脑室注射 ACSF 和 DMSO 对模型大鼠海马神经细胞［Ca^{2+}］i 的影响　与单纯缺血再灌注 6h 组相比，侧脑室注射 ACSF、DMSO 后，神经细胞［Ca^{2+}］$_i$无显著性差异，P>0.05。说明侧脑室注射 ACSF 或是 DMSO 后对神经细胞［Ca^{2+}］$_i$无影响作用，从而去除了所用药物的溶解剂可能带来的影响（表 20-28）。

表 20-28　ACSF 组、DMSO 组与单纯模型组海马神经细胞［Ca^{2+}］$_i$的比较（$\bar{x}\pm s$）

	未加药组	ACSF 组	DMSO 组
Ca^{2+}相对荧光强度	46.61±6.03	44.38±5.24	49.24±5.48

注：n = 6，未加药组指单纯缺血再灌注 6h 组。

9. 阻断胞内主要 Ca^{2+}通道后，对脑缺血再灌注大鼠神经细胞［Ca^{2+}］$_i$的影响　分别阻断胞内不同的 Ca^{2+}通道，用药前后假手术组神经细胞［Ca^{2+}］$_i$无显著性差异（P>0.05）。侧脑室分别注射 Neomycin（NY）、Heparin（HP）、Dantrolene（DT）、Thapsigarign（TG）、CCCP，从而分别抑制 PLC 功能，阻断 IP3R 通道、RyR 通道、质膜和 ER 膜上的 Ca^{2+}泵，以及抑制线粒体功能后，假手术组与用药前相比，海马脑片神经细胞［Ca^{2+}］$_i$没有显著变化（P>0.05），说明所用药物在细胞生理状态下未对细胞［Ca^{2+}］$_i$造成影响（表 20-29）。

表 20-29　阻断不同的 Ca^{2+}通道前后各组海马神经细胞［Ca^{2+}］$_i$比较（$\bar{x}\pm s$）

	假手术组	模型组	针刺组
未加药组	17.23±3.78#	46.61±6.03#	25.02±5.10
Neomycin 组	16.73±5.41#	40.36±7.23*	22.41±4.10#△
Heparin 组	14.98±4.98#	40.32±5.47*	33.09±4.53#
Dantrolene 组	15.23±4.81#	39.37±6.84*	26.38±7.71#
Thapsigargin 组	18.36±4.91#	57.07±8.52*	48.36±5.79#
CCCP 组	19.64±4.38#	55.93±5.78*	42.43±7.23#△

注：n = 6；与未加药模型组相比，*P<0.05；
与加药后模型组相比，#P<0.05；
加药后针刺组之间比较，△P<0.05。

分别阻断胞内不同的 Ca^{2+} 通道，模型组大鼠神经细胞［Ca^{2+}］$_i$ 用药前后［Ca^{2+}］$_i$ 变化有显著性差异（$P<0.05$）。与单纯缺血再灌注 6h 模型组相比，分别抑制 PLC，阻断 IP3R、RyR、质膜和 ER 膜上的 Ca^{2+} 泵，以及抑制线粒体功能后，均可引起［Ca^{2+}］$_i$ 的显著性变化（$P<0.05$），说明脑缺血再灌注损伤时细胞［Ca^{2+}］$_i$ 的升高可能通过以上这些途径共同起作用的。其中，分别抑制 PLC，阻断 IP3R 或 RyR 后，海马神经细胞［Ca^{2+}］$_i$ 降低，三组之间比较无明显差异（$P>0.05$）；但是三组［Ca^{2+}］$_i$ 仍然高于与假手术组（$P<0.05$）。抑制质膜、ER 膜上的 Ca^{2+} 泵或抑制线粒体功能后，［Ca^{2+}］$_i$ 升高，该两组之间比较无显著性差异（$P>0.05$）。

分别抑制 PLC 活性、阻断 IP3R 通道、RyR 通道后，针刺组［Ca^{2+}］$_i$ 与模型组相比均降低（$P<0.05$），经两两比较，Neomycin（NY）组差异更具有显著意义（$P<0.05$），推测针刺可以通过 PLC、IP3R 通道和 RyR 通道调节钙信号的传导，其中 IP3R 通道和 RyR 通道起主要作用（见图 20-32～图 20～41）。

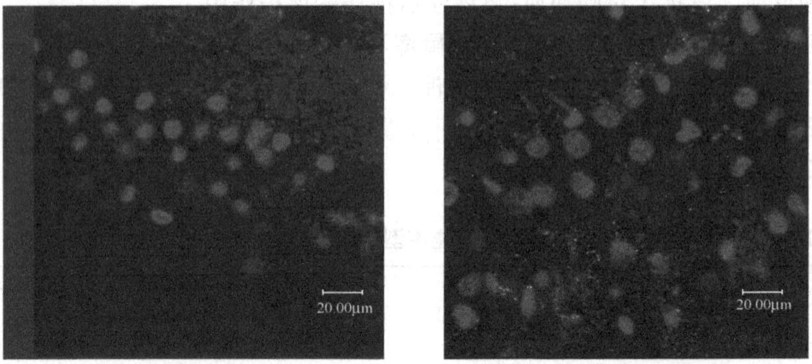

A.假手术组　　B.缺血/再灌注6h模型组

图 20-32　侧脑室定位注射 Nitrendpine 组海马 CA1 区锥体细胞胞内钙荧光图像

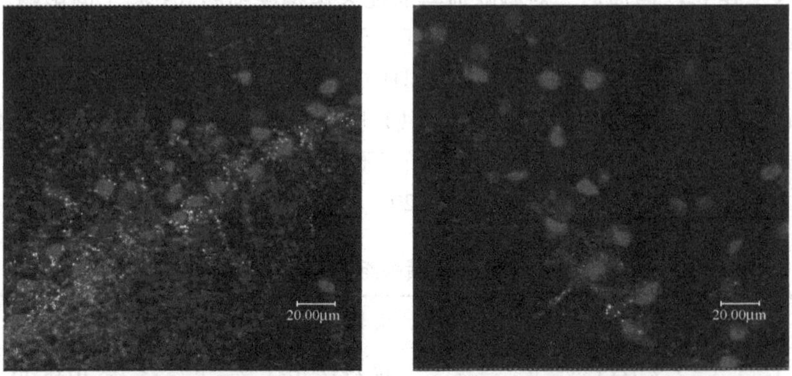

A.缺血/再灌注6h Vichle(DMSO)组　　B.缺血/再灌注6h醒脑开窍针刺组

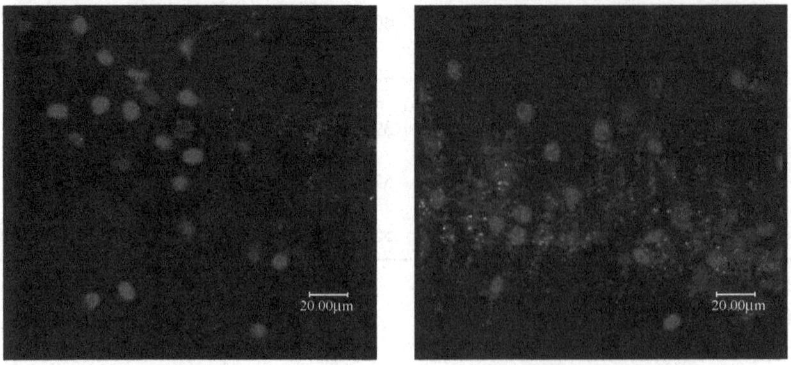

C.假手术组　　D.缺血/再灌注6h模型组

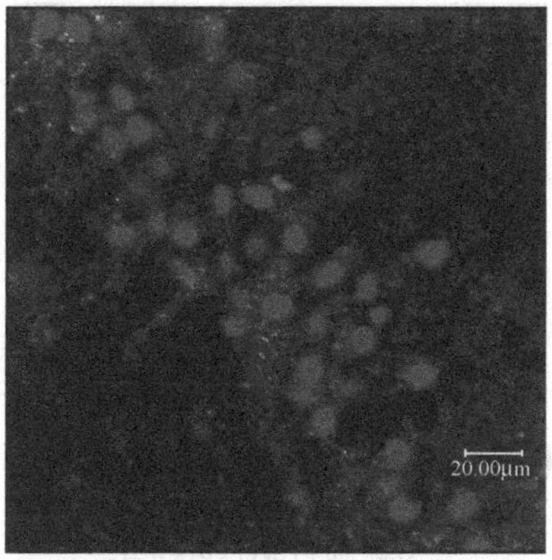

E.缺血/再灌注6h Vichle(ACSF)组

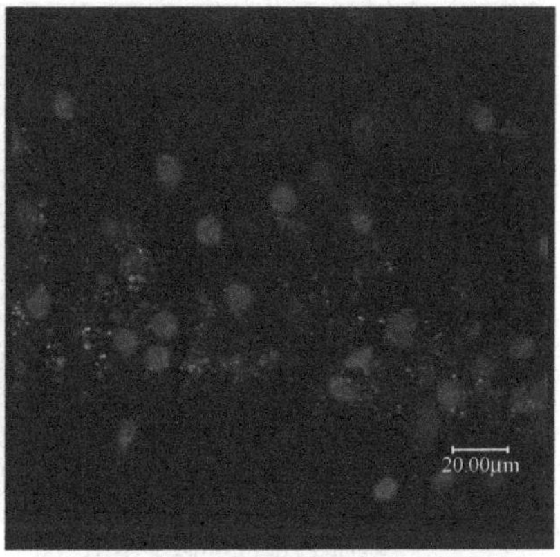

F.缺血/再灌注6h醒脑开窍针刺组

图 20-33　侧脑室定位注射 MK-801 组海马 CA1 区锥体细胞胞内钙荧光图像

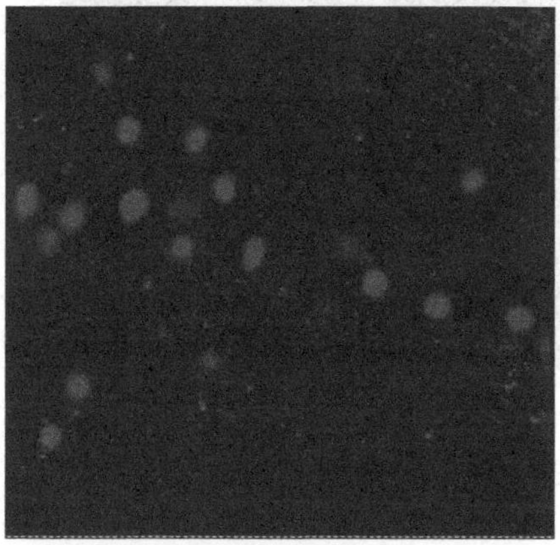

A.假手术组

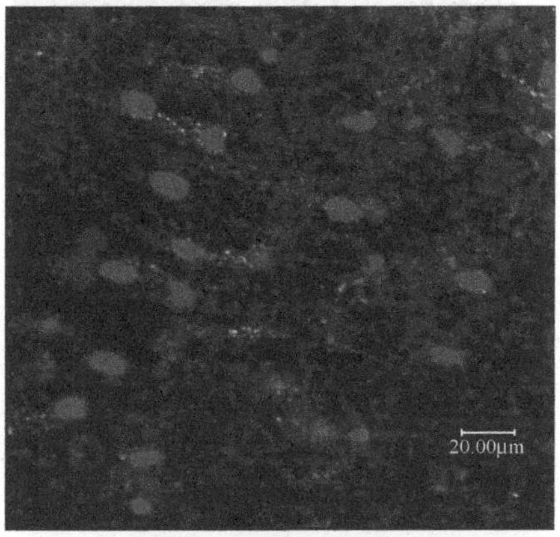

B.缺血/再灌注6h模型组

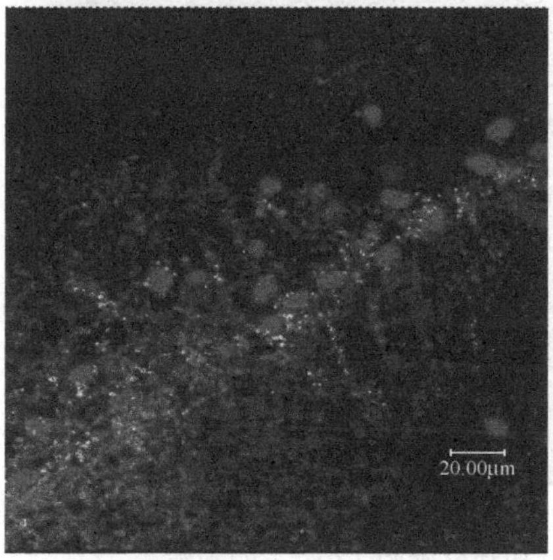

C.缺血/再灌注6h Vichle(DMSO)组

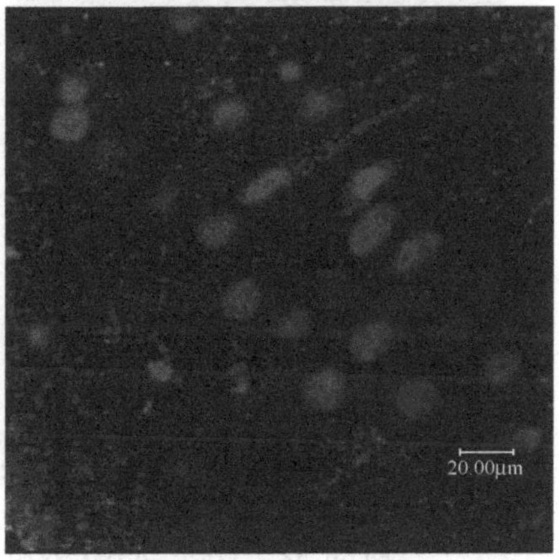

D.缺血/再灌注6h醒脑开窍针刺组

图 20-34　侧脑室定位注射 GYKI 52466 组海马 CA1 区锥体细胞胞内钙荧光图像

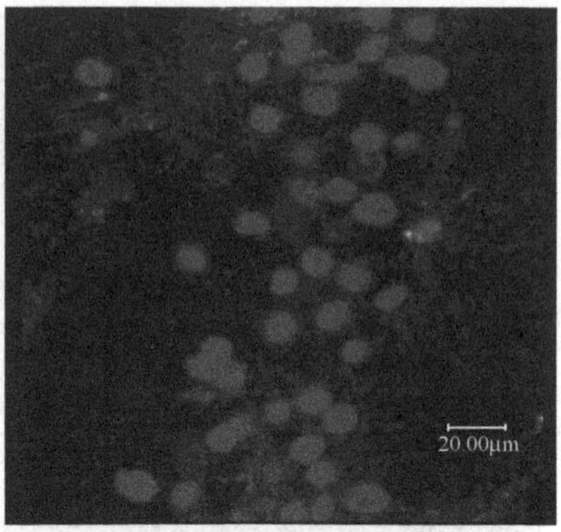

A.缺血/再灌注6h假手术组

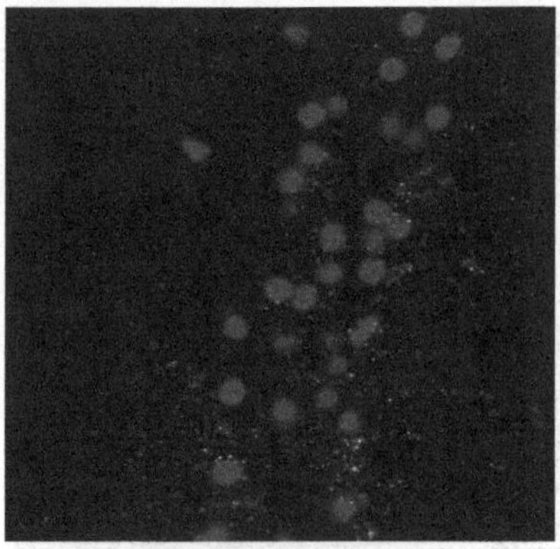

B.缺血/再灌注6h模型组

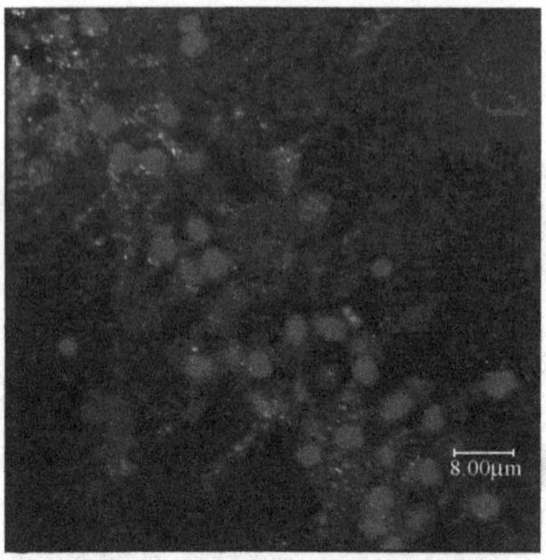

C.缺血/再灌注6h Vichle(NaOH)组

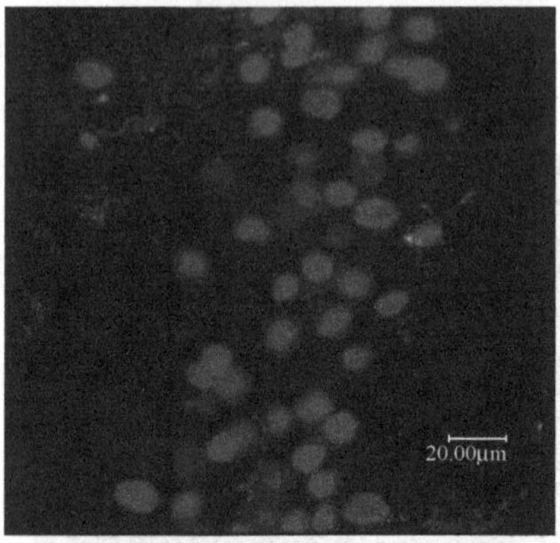

D.缺血/再灌注6h醒脑开窍针刺组

图 20-35　侧脑室定位注射 MPCG 组海马 CA1 区锥体细胞胞内钙荧光图像

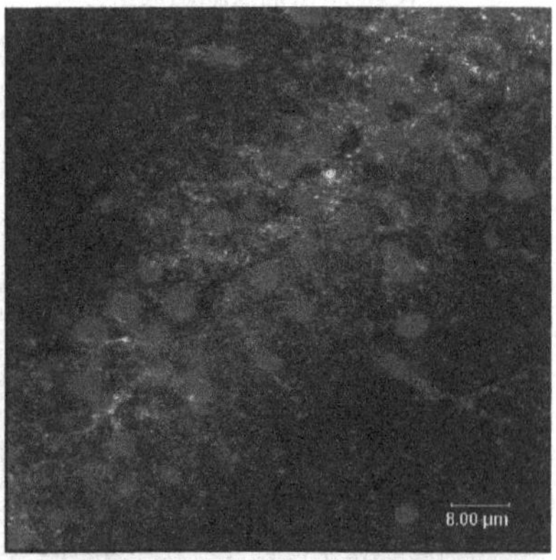

A. ACSF模型组

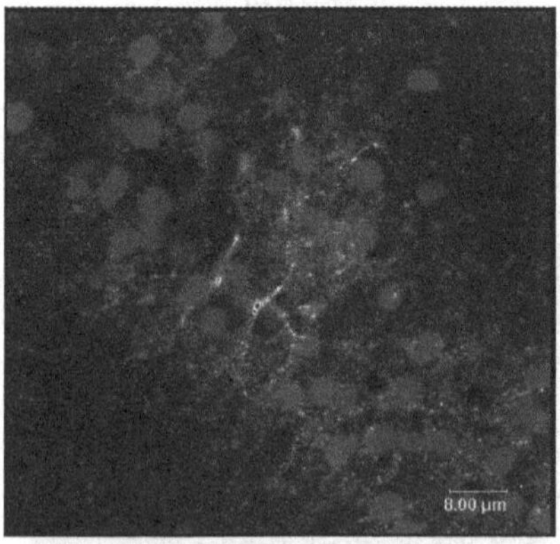

B. DMSO模型组

图 20-36　ACSF 和 DMSO 组海马脑片神经细胞 $[Ca^{2+}]_i$ 的观察

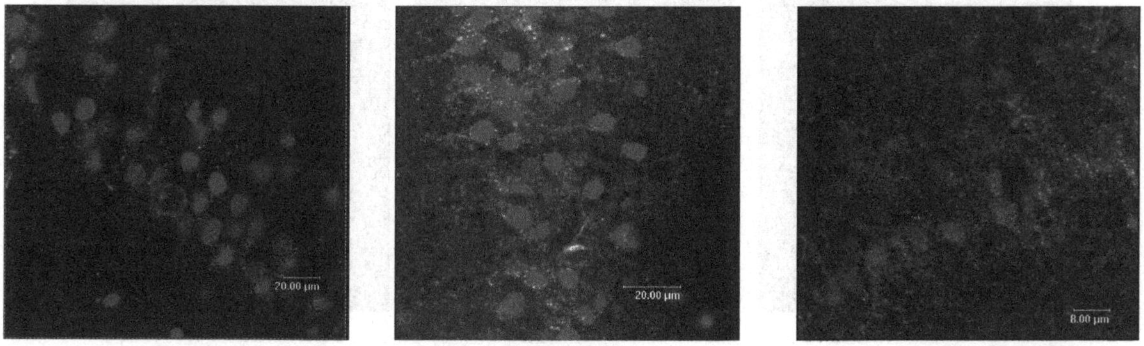

A.假手术组　　B.模型组　　C.醒脑开窍针刺组

图 20-37　阻断 PLC 后，海马脑片神经细胞［Ca^{2+}］$_i$的观察

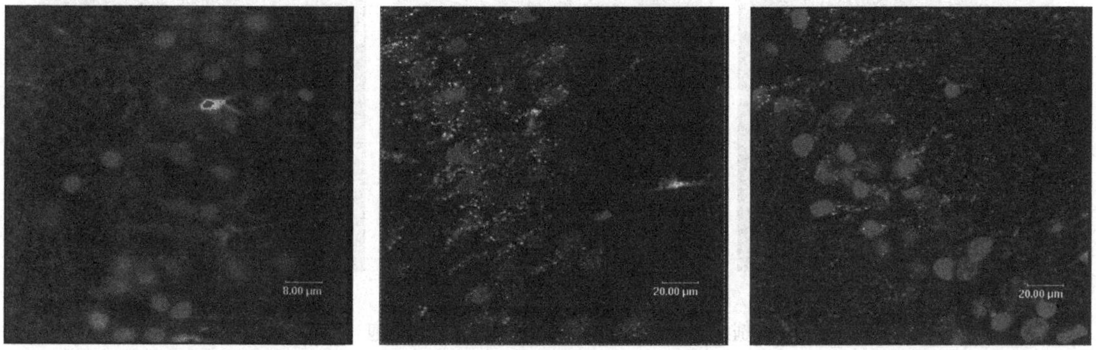

A.假手术组　　B.模型组　　C.醒脑开窍针刺组

图 20-38　阻断 IP_3R 后，海马脑片神经细胞［Ca^{2+}］$_i$的观察

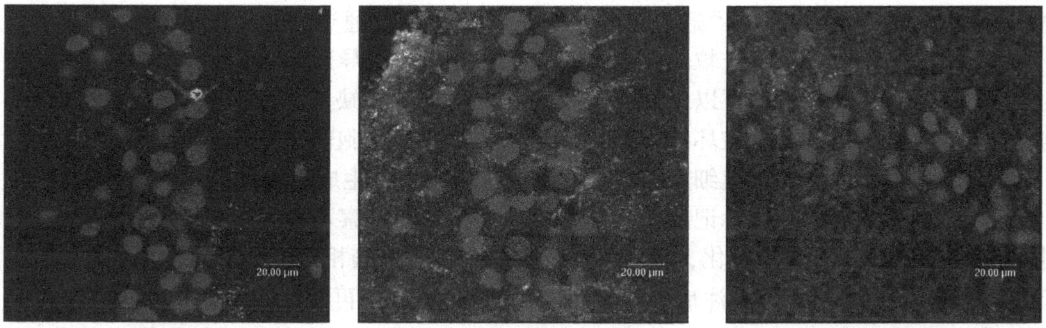

A.假手术组　　B.模型组　　C.醒脑开窍针刺组

图 20-39　阻断 RyR 后，海马脑片神经细胞［Ca^{2+}］$_i$的观察

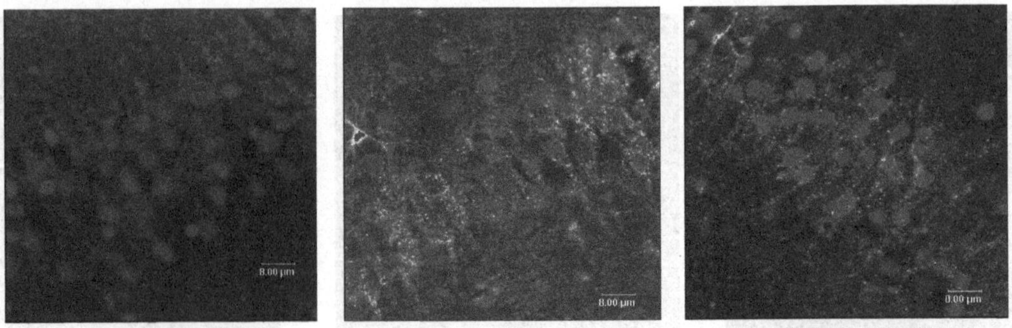

A.假手术组　　B.模型组　　C.醒脑开窍针刺组

图 20-40　阻断质膜和内质网 Ca^{2+}泵后，海马脑片神经细胞［Ca^{2+}］$_i$的观察

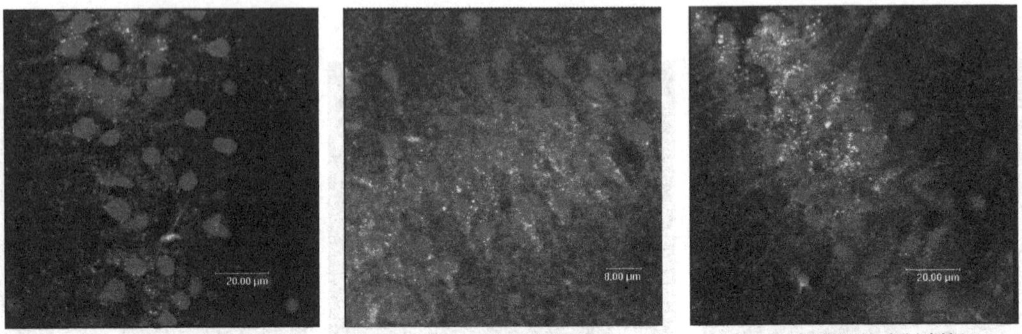

A.假手术组　　B.模型组　　C.醒脑开窍针刺组

图 20-41　抑制线粒体功能后，海马脑片神经细胞［Ca^{2+}］$_i$的观察

（三）讨论

1. 针刺对不同时间局灶性脑缺血/再灌注损伤时活体脑片海马神经元［Ca^{2+}］$_i$的影响　脑缺血/再灌注损伤时，胞外大量 Ca^{2+}通过细胞膜上的电压门控钙通道和受体门控钙通道大量涌入胞内，以及胞内钙库如内质网、线粒体上的钙库向胞内释放 Ca^{2+}导致细胞内钙超载，从而引起一系列的病理损害。钙超载一方面可以使血管收缩、进一步加重脑缺血缺氧；同时引起细胞代谢、结构与功能多方面的异常改变：破坏线粒体的结构与功能使得细胞能量代谢障碍，从而导致细胞死亡；触发一系列酶促反应，加速细胞损伤进程；促进氧自由基生成，导致细胞凋亡。

该实验利用 LCSM 的荧光标记及无损伤光切技术，动态观察不同组别局灶性脑缺血再灌注损伤时海马神经细胞［Ca^{2+}］$_i$的变化，实验结果发现，与正常大脑相比，脑缺血 1h 时海马 CA1 区神经元的［Ca^{2+}］$_i$明显升高，再灌注后，神经元内［Ca^{2+}］$_i$浓度随再灌注时间延长而进一步升高，到再灌注 6h，神经元内的游离钙浓度达到最高峰，此后［Ca^{2+}］$_i$虽有下降，但仍高于缺血前水平，再灌注 24h 时又有第二次钙积聚高峰。与文献报道的缺血/再灌注后的［Ca^{2+}］$_i$变化规律基本一致。脑缺血再灌注后脑损伤的发生和发展与神经细胞［Ca^{2+}］$_i$的变化有密切关系，脑缺血再灌注后，神经细胞胞内钙超载随着再灌注时间的延长而逐渐加重。实验证明局灶性脑缺血/再灌注损伤后大脑海马神经元［Ca^{2+}］$_i$随再灌注时间的延长而增高，这种钙超载的病理状态的形成涉及钙信号传导的多条途径、多个靶点、多个层面。脑缺血/再灌注时，ATP 供应不足，突触中 Glu 堆积，浓度持续性增高，过度兴奋相关受体介导与其耦联的钙通道开放，膜通透性增大及封阻机制障碍，以及胞内钙库如内质网、线粒体上的钙库向胞内释放 Ca^{2+}，导致细胞内钙超载。由此所引发的神经细胞的损害也在逐渐加重。

醒脑开窍针刺法及传统针刺法对脑缺血/再灌注大鼠各时程的［Ca^{2+}］$_i$均有降低作用，但对［Ca^{2+}］$_i$的下调程度，醒脑开窍针刺组明显优于传统针刺组。并且早期的针刺干预抑制胞内钙超载作用更明显。

局灶性脑梗死周围存在可逆性缺血半暗带，这一区域从可逆性缺血损伤到不可逆性梗死之间是一个空间与时间上的动态发展过程，引起这一区域恶化的主要机制是断续的细胞外 Ca^{2+}内流和渐进性的微循环障碍。在缺血早期细胞损伤是可逆的，此时恢复血流可挽救半暗带组织，一般认为在缺血 3～4h 以内是大脑恢复血流的时间窗。醒脑开窍针刺后，在缺血及再灌注初期就显示出了良好的抑制钙超载的作用，在 CIR6h 之前给予针刺，［Ca^{2+}］$_i$可以恢复到正常水平，提示早期针刺干预治疗更有效，但是随着再灌注损伤的加重，尽管醒脑开窍针刺组的胞内钙高于正常组和假手术组，但是明显低于模型组，而施以传统针刺治疗法的对照组尽管也对钙超载有抑制作用，但这种作用远低于醒脑开窍治疗组。非穴针刺组对于缺血再灌注后的钙超载没有抑制作用。因此，在脑缺血/再灌注早期施以醒脑开窍针刺干预，将有利于挽救半暗带区组织，减轻钙超载带来的损伤，从而达到对脑组织的保护作用。

2. 针刺调节鼠脑缺血/再灌注后神经细胞［Ca^{2+}］$_i$变化的胞内、胞外信息传导机制　神经细胞存在多种介导细胞质 Ca^{2+}增加的途径，Ca^{2+}进入细胞质的方式是决定神经细胞钙信号的空间特征的重要因素。实验表明，很多神经细胞在凋亡早期可通过细胞外 Ca^{2+}的内流及胞内钙库（如内质网）的钙释放导致胞质内 Ca^{2+}浓度的迅速性升高。脑缺血再灌注损伤时，胞外 Ca^{2+}通过细胞膜上的电压门控钙通道和受体门控钙通道大量涌入胞内，以及胞内钙库如内质网、线粒体上的钙库向胞内释放 Ca^{2+}导致细胞内钙超载。

为进一步研究 Ca^{2+}在神经细胞的信号传导的途径，我们选取脑缺血/再灌注时［Ca^{2+}］$_i$峰值的 6h，作为研究时间的观察点，给予不同的膜 Ca^{2+}通道阻断剂，进一步探讨脑缺血再灌注过程中 Ca^{2+}的胞内、胞外信息传导机制及针刺对该信息传导途径的干预作用。

（1）针刺对脑缺血再灌注后 Ca^{2+}的胞外信息传导途径的干预作用：在海马 CA1 区的锥体细胞至少有三种不同的电压依赖型 Ca^{2+}通道：L 型、N 型、T 型。L 型-电压门控钙通道阻断剂尼群地平和维拉帕米抑制了缺血介导的 CA1 区钙超载，N 型-钙离子通道阻断剂对 CA1 区的钙超载没有特异性，缺血后的 CA1 区钙超载被 L 型-钙离子通道阻断剂，但不是被 NMDA 受体拮抗剂 MK-801，这些结果表明缺血后 CA1 区神经细胞持续钙超载，至少一部分，是通过 L 型-钙离子通道阻断剂激活介导的。

L-VGCC 引起的去极化在许多细胞的钙信号的产生过程中起关键的作用，在突触与 NMDA 受体结合共同参与了脑缺血和兴奋毒性。L-VGCC 广泛分布于中枢神经系统，参与钙稳态、突触可塑性、基因表达、激素分泌等多种细胞功能的调控，L- VGCCS 的过度激活与脑缺血、脑肿瘤、癫痫、神经退行性疾病等的病理过程有着密切的关系。

Pisani 等在鼠离体脑片的缺氧实验中发现，几乎与神经元缺氧去极化同时［Ca^{2+}］$_i$迅速升高，尼莫地平均显著抑制上述变化，BayK 8644 则增加去极化电位峰值，并延迟膜恢复稳态，而谷氨酸受体拮抗剂（DAPV、CNQX、MPCG）、TTX、Dantrolene（细胞质 Ca^{2+}释放抑制剂）均无此效应。上述效应在缺氧 8～12min 内是可逆的，超过 119～15min 则成为不可逆，说明急性缺氧超早期，细胞内钙积聚主要是 Ca^{2+}通过 L 型-电压依赖性钙通道的结果。

应用侧脑室定位注射 L-VGCC 阻断剂 Nitrendpine，阻断 L-VGCC，模型组海马神经细胞［Ca^{2+}］$_i$明显下降（$P<0.01$），但仍高于假手术组，表明 Nitrendpine 能显著抑制缺血/再灌注后的钙超载（$P<0.01$），而对生理状态下的 Ca^{2+}无任何作用。说明 L 型-电压依赖性钙通道的激活与开放参与了缺血/再灌注后的钙内流，与文献报道相一致。

谷氨酸在脑缺血缺氧导致的神经损伤病理过程中起着重要的作用。在脑缺血过程中，突触释放增多与细胞摄取能力的降低，使得谷氨酸迅速增加并在细胞外聚积。谷氨酸介导的兴奋性毒性和钙超载在脑缺血损害中起关键的作用，在胞内信号级联反应中谷氨酸间介导的钙超载导致了NMDA受体的磷酸化和增量调节。脑缺血引起的谷氨酸迅速释放至细胞外对突触后的细胞谷氨酸受体起了过度活化作用，尤其是NMDA受体，激发了钙超载引起的神经损害。

谷氨酸受体的亚型NMDA在突触可塑性、神经元生长和兴奋毒性过程中起关键作用。但是最重要的作用还是NMDA受体通道对钙的传导作用。NMDA受体在谷氨酸或者NMDA的活化下会引起胞外的钙进入胞内，导致胞内钙的直接升高。生理状态下模仿谷氨酸能突触激活，胞内钙的升高能够促进突触稳定性及加固。病理环境下长期暴露于高浓度的谷氨酸的环境中，钙的进入能够激发与神经元死亡相联系的过程。

兴奋性氨基酸与NMDA和非NMDA受体的亲和力不同，如果离子型受体都出现并协同定位在同一神经元上，低浓度的谷氨酸（<10μM）就能够优先激活NMDA受体，而促进明显的钙流入。在高浓度的谷氨酸环境中，大量的内流和随即的膜去极化能够导致胞内Ca^{2+}的迅速升高，此过程不仅仅由NMDA受体介导，也有电压依赖性钙通道的参与。高浓度的谷氨酸诱导的NMDA受体活化介导的钙流入和随即的去极化能改变胞内的钙稳态，这对兴奋性毒性的产生起关键作用。NMDA受体在脑缺血过程中参与了神经元变性障碍的病理过程，谷氨酸的过度释放导致了谷氨酸受体主要是NMDA受体的过度激活，导致了随即的钙超载，也就是所谓的神经毒性。然后激活了胞内钙依赖的信号级联过程，甚至导致了缺血事件后神经细胞的死亡。海马就是这种损伤的易损区。KA受体和AMPA受体连接的离子通道对Ca^{2+}也具有通透性。

该实验发现使用NMDA受体拮抗剂MK-801阻断谷氨酸与NMDA受体的结合，对缺血/再灌注后的钙超载有明显抑制作用（$P<0.01$），应用AMPA受体拮抗剂GYKI 52466对缺血/再灌注后的钙超载无抑制作用（$P>0.05$），表明谷氨酸激活NMDA受体后使得受体依赖性钙通道的开放，导致了胞内Ca^{2+}浓度的升高，AMPA受体与与缺血再灌注损伤后海马CA1区的钙超载没有特别的联系。这是因为AMPA受体和KA受体介导的脑损伤，以Na^+、Cl^-内流为特征，而NMDA受体介导的脑损伤则以Ca^{2+}内流为特征，可持续数小时甚至2～3d。

mGluRs兴奋后利用GTP结合蛋白（G蛋白）和各种各样的胞内信号途径引起相应的效果。mGluRs在兴奋毒性过程中具有重要的意义，mGluRs属于神经细胞膜上与G蛋白偶联的跨膜蛋白受体，兴奋后可通过G蛋白介导的细胞内信号转导机制导致细胞内第二信使、磷酸化酶活性以及一系列的细胞内代谢和生理病理过程的改变，比如活化刺激PLC和相继的IP3形成，导致细胞内库存Ca^{2+}的释放。mGluRs与CNS多种病理、生理过程有关，除参与学习、记忆、突触神经递质传递和可塑性调节及疼痛反应等正常生理过程外，海马区的兴奋性氨基酸受体也通过Ca^{2+}通道介导胞质的钙增高。mGluRs还与CNS损伤后NO产生、APPs表达，以及早基因（*IEG*）表达和核糖体合成有关，并且与iGluRs具有相互调节作用，共同参与CNS损伤后继发性病理过程。

MCPG作为相对特异的mGluRs拮抗剂，能够竞争抑制Glu，通过阻断其信号传导机制而起到神经保护作用。并且MCPG可减弱大鼠海马细胞cAMP依赖性巨大去极化电位，逆转脑损伤后由于mGluRs过度兴奋引起的IP3升高，降低因mGluR1兴奋所造成的β-APP表达的增加，防止脑损伤后脑组织代谢障碍和迟发性病理改变。该实验发现预先侧脑室注射阻断剂MPCG，阻断mGluRs活性后，模型组海马神经细胞$[Ca^{2+}]_i$下降（$P<0.05$），但明显高于假手术组（$P<0.01$），表明MPCG可以部分地抑制细胞内Ca^{2+}的升高，针刺组加MPCG的$[Ca^{2+}]_i$低于模型组。原因可能是：一方面减少了通过Ca^{2+}通道介导的$[Ca^{2+}]_i$增高，另一方面阻断了由于mGluRs过度兴奋引起的IP3升高，综合作用使得细胞内$[Ca^{2+}]_i$下降。

上述实验结果说明谷氨酸激活相应受体后，NMDA受体的激活参与了CA1区增强的Ca^{2+}升高的主要调制，GluRs 的激活也介导了缺血/再灌注损伤后钙超载的形成，AMPA 受体与与缺血再灌注损伤后海马 CA1 区的钙超载没有特别的联系。

综上所述，在脑缺血/再灌注引起的钙超载过程中，分别阻断不同的膜钙离子通道对 Ca^{2+} 内流的抑制作用为：L-VGCC 阻断剂>NMDA 受体拮抗剂>代谢性谷氨酸受体拮抗剂，AMPA 受体拮抗剂对 Ca^{2+} 内流无抑制作用，说明电压依赖性钙通道的开放及谷氨酸激活 NMDA 受体后 NMDA 受体通道的开放，是导致缺血/再灌注后细胞内钙升高的主要因素，另外谷氨酸对代谢性谷氨酸受体的激活，也参与了钙超载的形成过程。因此说明针刺可能是作用于这些环节：阻断电压依赖性钙通道，拮抗谷氨酸对 NMDA 受体及代谢性谷氨酸受体的激活后受体依赖性 Ca^{2+} 通道的开放，调制 Ca^{2+} 信号的传导途径，这种调制作用既可阻断细胞外 Ca^{2+} 的内流，可以减少因 IP3 导致的胞内钙库的释放，从而使细胞内钙的水平降低。

（2）针刺对脑缺血再灌注后细胞内钙库调节的影响：很多细胞在凋亡早期胞质内 Ca^{2+} 浓度迅速升高，这种浓度升高来源于细胞外 Ca^{2+} 的内流及胞内钙库（如内质网）的钙释放。有文献报道：脑缺血再灌注期 EAAs 释放，激活 NMDAR，使细胞外 Ca^{2+} 进入细胞质内引起 $[Ca^{2+}]_i$ 增高，然而在无胞外 Ca^{2+} 的细胞悬液中，G1u 兴奋毒作用仍使 $[Ca^{2+}]_i$ 上升，表明神经细胞 $[Ca^{2+}]_i$ 上升初期以胞内钙库动员为主，可能是由 G1u 激活膜上代谢型受体产生 IP3，作用于钙库受体通道所致。在有胞外 Ca^{2+} 情况下，$[Ca^{2+}]_i$ 上升有第二次跃迁，可能是由于 PLA2 活化失调造成膜损伤导致 Ca^{2+} 涌入，也可能是兴奋毒作用下电压操纵型 Ca^{2+} 通道等打开使胞外 Ca^{2+} 大量涌入，还可能是 NMDA 受体活化失控造成。在有胞外 Ca^{2+} 情况下加入尼莫地平，虽使第二次跃迁消失，但 $[Ca^{2+}]_i$ 上升程度仍高于胞外 $[Ca^{2+}]_i$，表明胞外 Ca^{2+} 进入胞内除有膜上 Ca^{2+} 通道参与外，还存在其他机制。

为进一步研究 Ca^{2+} 在神经细胞内信号传导的途径，我们选取 $[Ca^{2+}]_i$ 变化最明显的脑缺血再灌注 6h 时间点，作为研究时间的观察点，给予钙库或是不同的胞内钙通道的阻断剂，进一步研究针刺调节海马神经细胞 Ca^{2+} 变化的可能机制。

神经细胞上的膜受体与相应的配体结合后，通过膜上的 G 蛋白活化 PLC，PLC 的作用是切断磷酸二酯键，催化细胞膜上的二磷酸酯酰肌醇（PIP2）使 PIP2 分解生成 IP3，细胞外信号通过这样一个路线产生了 Ca^{2+} 与 IP3 组成的第二信使信号系统，启动多种细胞效应，最主要的就是动员贮存钙。PLC 对 Ca^{2+} 极敏感，很小量 Ca^{2+} 就可使之激活，由于脑缺血时生物膜去极化，神经递质释放，激活 PLC，PLC 裂解生物膜上多磷酸肌醇磷脂（PPI），使 IP3 升高；IP3 与内质网受体结合，动员内质网内贮存的 Ca^{2+} 释放，使细胞质内 Ca^{2+} 升高。因为脑是 PPI 转换非常活跃的器官，PPI 转换增强是细胞内钙超载、细胞损伤乃至凋亡的重要原因，因此缺血再灌注损伤时 PLC 参与细胞内钙的传导过程。

Neomycin，可螯合肌醇-4，5-二磷酸，抑制肌醇-1，4，5-三磷酸的形成，从而抑制 PLC 活性，进而抑制 IP3 的生成与 IP3 介导的 Ca^{2+} 释放。

该实验结果显示预先在侧脑室注射 Neomycin 阻断 PLC 活性后，模型组海马神经细胞 $[Ca^{2+}]_i$ 下降，但与假手术组相比仍然增高，说明 Neomycin 可以部分抑制细胞内 Ca^{2+} 的升高。加 Neomycin 后，针刺组细胞内 Ca^{2+} 相对荧光强度较模型组降低，推测阻断 PLC 后，针刺仍然可以通过其他途径调节钙信号的传导。

脑缺血时早期通过 NMDA 受体通道引起细胞内 Ca^{2+} 增加，进而通过 Ca^{2+} 引起的钙释放机制（CICR）使 ER 向胞内释放 Ca^{2+}，从而引起细胞质中的 Ca^{2+} 持续增高，而 CICR 机制是通过 IP3R 和 RyR 通道释放 Ca^{2+}。因此，该实验分别采用 IP3R 和 RyR 通道的抑制剂，事先阻断该通道的作用，观察细胞内 Ca^{2+} 的变化情况，以阐明缺血再灌注损伤后钙超载时钙信号的传导机制。

细胞内 Ca^{2+} 主要贮存于 ER、SR 内，分别通过 IP3R 通道和 RyR 通道释放 Ca^{2+}，使细胞内 Ca^{2+}

浓度升高。换言之，众多的细胞活动，无一不受胞内两大 Ca^{2+} 通道家族：IP3R 和 RyR 的控制，这两种通道广泛分布于各组织细胞，一些细胞只表达 IP3R 或 RyR，而某些细胞两者兼有，它们均位于 ER 和 SR 的膜上。

脑缺血再灌注期时细胞内 $[Ca^{2+}]_i$ 持续增高为多种因素引起，缺血时细胞内 IP3 有一时性增高的现象，IP3 介导释放的 Ca^{2+} 可作为第二信使触发"信号链"，如 Ca^{2+} 介导的 Ca^{2+} 释放等，使 $[Ca^{2+}]_i$ 进一步升高，进而激活膜上 ROC，Ca^{2+} 跨膜内流加速，$[Ca^{2+}]_i$ 升高。IP3 通过与 IP3 敏感钙库上特异受体结合，开放离子通道，钙库中的 Ca^{2+} 释放到细胞质中。Heparin 能竞争结合 IP3R 的 IP3 结合位点，抑制通道开放。

IP3 不敏感钙库，通过 RyR 通道释放 Ca^{2+}，IP3R 在细胞内 Ca^{2+} 浓度为 200nmol/L 时为最佳开放浓度，低于或高于此值时活性明显降低，IP3R 的最佳开放浓度与正常细胞的 $[Ca^{2+}]_i$ 接近，而 RyR 在 1～100 μmol/ L 之间都可使 RyR 开放，因此在神经细胞缺血时胞内钙池的 Ca^{2+} 释放可能与 RyR 有关。有研究表明 RyR 在哺乳动物的大脑可表达 3 种异构体即 RyR1，RyR2 和 RyR3，虽然在大脑的不同部位分布有差别，但同一部位至少有一种 RyR 亚型，这说明 RyR 在脑缺血后功能的变化具有普遍意义。

Dantrolene 可以作用于胞内钙库上的 RyR，从而抑制细胞内钙库释放 Ca^{2+}，有报道在缺血早期 Dantrolene 对细胞 $[Ca^{2+}]_i$ 升高无明显作用，而随着缺血时间的延长 Dantrolene 可减少神经细胞 $[Ca^{2+}]_i$，说明随着缺血时间的延长胞内钙池均参与了 $[Ca^{2+}]_i$ 的升高。而这种迟后的 Ca^{2+} 内流被认为是神经细胞损伤，特别是海马神经细胞损伤的最主要原因。

实验中，分别经侧脑室注射 Heparin、Dantrolene 后，模型组海马神经细胞 $[Ca^{2+}]_i$ 下降，但仍然高于假手术组，说明 Heparin、Dantrolene 可以部分抑制细胞内 Ca^{2+} 的升高。分别加 Heparin、Dantrolene 后，针刺组细胞内 Ca^{2+} 相对荧光强度较模型组降低，推测阻断 IP3R 通道和 RyR 通道后，针刺仍然可以通过其他途径调节钙信号的传导。

Neomycin 组、Heparin 组和 Dantrolene 组针刺后都可以降低 $[Ca^{2+}]_i$，经比较 Neomycin 组差异更具有显著意义，因此推测针刺可以通过 PLC、IP3R 通道和 RyR 通道调节钙信号的传导，其中 IP3R 通道和 RyR 通道起主要作用。

内质网上 IP3 受体通道和 Ryanodine 受体通道使 Ca^{2+} 从 ER 释放到细胞质，而内质网 Ca^{2+} 泵即 Ca^{2+}-ATP 酶（ATPase）则将 Ca^{2+} 从细胞质泵入 ER。细胞内钙库表面的 ATPase 可维持钙库内 Ca^{2+} 的高浓度。当缺血性疾患时，ATP 产生不足，导致 Ca^{2+} 由钙库流出，胞内 Ca^{2+} 浓度增加。缺血的改变还可使钙库膜上的 ATPase 的活性下降，当 Ca^{2+} 库 ATPase 受到抑制时，胞内即使 Ca^{2+} 浓度过高，钙泵也不能将其泵回到钙库中去，导致 Ca^{2+} 失稳态而细胞受到损害。

Thapsigargin（TG）是一种广泛应用的 SR 钙泵的强力抑制剂。它对 SR 钙泵的亲和力和选择性均较强。用 5μmol/L TG 灌流完整的心肌细胞，60s 内即可阻断高达 95% 的钙泵功能，而 90s 可完全阻断。TG 对钙泵的高亲和力导致 TG 的作用实质上是不可逆的。

该实验研究表明：大鼠经侧脑室注射 TG 后，模型组 $[Ca^{2+}]_i$ 明显上升，说明 TG 能升高细胞 $[Ca^{2+}]_i$；针刺组与模型组相比 $[Ca^{2+}]_i$ 明显下降，但是与加药前针刺组相比统计学分析差异显著（$P<0.05$），说明阻断质膜和内质网 Ca^{2+} 泵后针刺起效不明显，不能减轻细胞内的 Ca^{2+} 超载。

在通过质膜上的 Ca^{2+} 通道，以及胞内钙库如 ER，增加细胞质中的 Ca^{2+} 浓度的同时，也引起快速地、可以逆转地线粒体内 $[Ca^{2+}]_i$ 的增加，质膜上电压依赖的 Ca^{2+} 通道、ER 上 RyR、IP3R 通道及线粒体之间有密切的功能联系，在线粒体，ER 之间存在快速的 Ca^{2+} 的循环。细胞去极化时，大量 Ca^{2+} 通过质膜进入细胞质内引起 $[Ca^{2+}]_i$ 升高，线粒体通过 Na^+-Ca^{2+} 交换系统，可以使 Ca^{2+} 泵回到细胞外或是胞内钙库中，从而抑制 Ca^{2+} 的持续升高，但是线粒体内 Ca^{2+} 超载时，可以引起线粒体内膜通透性转变，线粒体丧失产生 ATP 的能力，从而继发细胞死亡。

线粒体在胞内钙信号传导过程中不仅仅限于钙缓冲的作用，它作为一种可兴奋性细胞内器官，可以产生或传导钙信号。线粒体上也存在一种钙诱导的钙释放过程（CICR），线粒体的 CICR 允许钙振荡从一个线粒体传到细胞内或细胞间网络，线粒体可以与内质网一起，帮助放大 IP3 依赖的钙振荡和促进它的发生。

该实验研究表明：用 CCCP 抑制线粒体功能后，模型组 $[Ca^{2+}]_i$ 明显上升，说明 CCCP 能升高细胞 $[Ca^{2+}]_i$；针刺组 $[Ca^{2+}]_i$ 明显低于模型组，但是与加药前针刺组相比统计学分析差异显著（$P<0.05$），说明抑制线粒体功能后针刺起效不明显，不能减轻细胞内的 Ca^{2+} 超载。

虽然使用 TG 和 CCCP 后模型组的 $[Ca^{2+}]_i$ 都升高，但是针刺后 $[Ca^{2+}]_i$ 都有明显下降，经比较 CCCP 组下降程度更具有显著性，推测针刺可以通过质膜、ER 膜上的 Ca^{2+} 泵及线粒体调节钙信号的传导，其中主要通过质膜、ER 膜上的 Ca^{2+} 泵起作用。

从上述结果分析可知，神经细胞内 Ca^{2+} 超载时细胞内质网、线粒体之间存在着复杂的关系，内质网、线粒体都有储存 Ca^{2+} 的功能。神经细胞内 Ca^{2+} 超载时主要是 ER 摄取 Ca^{2+} 障碍，线粒体缓冲 Ca^{2+} 的进入功能失调，而不是 Ca^{2+} 的异常释放，这与国外报道是一致的。

近年来，Ca^{2+} 应答的形式（钙振荡或是维持细胞质中 Ca^{2+} 的浓度在一定水平）已经受到重视。Ca^{2+} 信号的幅度和频率的变化可以选择性地调节许多细胞的活动。Ca^{2+} 振荡的频率可以显著调节基因的表达。该研究表明：大鼠局灶性脑缺血再灌注损伤后，可以通过 PLC、IP3R、RyR、质膜和 ER 膜上的 Ca^{2+} 泵，以及线粒体等多种途径引起海马神经细胞 Ca^{2+} 升高，而针刺可以通过以上多种途径调节海马神经细胞的 $[Ca^{2+}]_i$，其中主要是抑制了 IP3R 通道和 RyR 通道对 Ca^{2+} 的过度释放，促进质膜、ER 膜上的 Ca^{2+} 泵将 Ca^{2+} 排出胞外。从而影响细胞内钙振荡的幅度或频率，阻止神经细胞在钙超载后引起的一系列病理变化，从而对神经细胞起保护作用。

本课题的研究结果显示：脑缺血再灌注损伤后引起的钙超载涉及钙信号传导的多条途径、多个层面，仅从细胞内对钙信号有影响作用的内质网、线粒体来看，就有多条信号传导途径对 Ca^{2+} 的释放及摄入起调控作用，推测脑缺血再灌注损伤后通过多条途径共同导致细胞内 Ca^{2+} 的升高，从而进一步调控基因表达，对神经细胞造成各种损害。而针刺即可以调控 IP3 敏感钙库的钙释放，也可以调控不敏感钙库的释放，既能影响质膜内质网上的钙泵对 Ca^{2+} 的重新摄取，又可以通过影响线粒体的功能来调控钙信号的传导，是通过多靶点、多通道整合作用后从整体上对钙信号传导起调控作用，从而减轻缺血再灌注后钙超载对细胞带来的一系列的损害，针刺起效的机理体现在钙信号的传导过程中，其作用机制是多途径多方位共同起作用。因此，针刺对钙信号传导的调控作用可能是经络功能的具体体现。

五、醒脑开窍法治疗脑出血模型大鼠的 Ca^{2+} 机制

在脑血管病的病理发展过程中，神经细胞内 $[Ca^{2+}]_i$ 升高，Ca^{2+} 对细胞的损伤起决定性作用。该实验采用荧光指示剂 Fura-2/AM 测定大鼠脑神经元突触体细胞质 $[Ca^{2+}]_i$，同时检测突触体膜 Na^+-K^+-ATPase 及突触体内线粒体膜 Ca^{2+}-ATPase 活性，探讨它们在脑出血发生发展过程中的变化规律及其内在联系，三者与脑出血后神经元损害和脑水肿的关系。在此基础上，观察醒脑开窍针法对它们的影响。

（一）材料与方法

1. 动物分组与处理　选用 Wistar 大鼠 55 只，体重 180～220g，雌雄各半，随机分为模型组、

治疗组、对照组、假手术组、正常组。前3组分为1d、3d、7d 3个时相组，每小组5只，正常组及假手术组各5只。

2. 动物模型制作 根据Nath报道的分级实验性脑出血造模方法，复制大鼠脑出血模型。

3. 针刺穴位及方法 治疗组选取人中、内关穴位。具体操作：先刺双侧内关，在动物前肢桡侧骨内侧，桡骨与尺骨接合部下1/3交界处（腕横纹上3～4mm），用提插捻转泻法，持续1min；继刺人中，在鼻中隔下部向上斜刺1分左右，施雀啄手法强刺激10次左右；两穴均留针15min。

对照组选穴选取患侧曲池、合谷、足三里、阳陵泉4穴。曲池在桡骨近端肘关节外侧前方凹陷中；合谷在前肢第一二掌骨之间；足三里在膝关节下侧，腓骨小头下约5mm处，阳陵泉在腓骨小头前下方凹陷处。四穴均采用捻转泻法，留针15min。

4. 实验方法 常规麻醉动物，断头处死，取出大脑，以右脑注血点为中心，取脑组织1块2×2×2mm³，去除硬脑膜及挫伤坏死脑组织、凝血块。用超高速离心梯度法分别提取突触体、突触体膜及线粒体膜，分别用Fura-2/AM负载及孔雀绿、钼胺酸法等测定 $[Ca^{2+}]_i$、Ca^{2+}-ATPase及Na^+-K^+-ATPase活性。

（二）结果与分析

1. 脑神经元突触体细胞质游离 $[Ca^{2+}]_i$ 实验结果表明，正常组 $[Ca^{2+}]_i$ 为377.47±25.62，假手术组未见异常变化。模型组第1d，$[Ca^{2+}]_i$ 异常增高，与正常组相比，具有极显著性差异（$P<0.001$）；第3d $[Ca^{2+}]_i$ 上升到最高点；第7d $[Ca^{2+}]_i$ 下降，与正常组相比，仍具极显著性差异（$P<0.001$），提示：脑出血早期，脑神经细胞内 $[Ca^{2+}]_i$ 超负荷。对照组在抑制细胞内钙超载作用方面有一定作用，各时相与模型组相比具有统计学意义（$P<0.05$ 或 $P<0.01$）。针刺后第1d，$[Ca^{2+}]_i$ 仍处在较高水平；第3d、第7d时，$[Ca^{2+}]_i$ 明显下降，与对照组相比，具有极显著性差异（$P<0.01$），表明醒脑开窍针法在拮抗 Ca^{2+} 内流方面明显优于针刺对照组疗法（表20-30）。

表20-30 各组脑神经元突触浆游离 $[Ca^{2+}]_i$ 及突触体膜 Na^+-K^+-ATPase活性及线粒体 Ca^{2+}-ATPase活性均值比较（$\bar{x}\pm s$）

组别	$[Ca^{2+}]_i$（nmol/L）			Na-K^+-ATPase（nmol/mg·r/h）			Ca^{2+}-ATPase（μmol/g·rs）		
	1d	3d	7d	1d	3d	7d	1d	3d	7d
模型组	1606.47±131.49**	1708.05±148.17**	1539.56±75.14**	5.47±0.17*	3.54±1.43*	6.74±0.78*	3.25±0.37*	3.03±0.43*	4.12±0.19*
对照组	1427.20±153.78+	1289.43±119.27++	1067.28±87.13++	7.21±0.42++	9.07±0.98++	12.15±0.21++	4.86±0.38+	5.17±0.48++	5.73±0.55+
治疗组	1247.03±146.52++△	1021.36±78.41++△	625.30±80.74++△	9.56±0.11++△	13.87±3.54++△	16.75±2.31++△	5.89±0.25++△	6.25±0.41++△	6.98±0.42++△

注：正常组 $[Ca^{2+}]_i$：377.47±25.62 Na^+-K^+-ATPase活性：21.52±1.64 Ca^{2+}-ATPase活性：7.87±0.53；
假手术组 $[Ca^{2+}]_i$：380.25±18.16 Na^+-K^+-ATPase活性：20.98±0.67 Ca^{2+}-ATPase活性：7.79±0.26；
与模型组比较：+ $P<0.05$；++ $P<0.01$；与正常组比较：* $P<0.05$；** $P<0.01$；与对照组比较：△ $P<0.05$。

2. 突触体膜 Na^+-K^+-ATPase及线粒体膜 Ca^{2+}-ATPase活性 实验结果表明，正常组 Na^+-K^+-ATPase活性为（21.52±1.64）（nmol/mg·pr/h），Ca^{2+}-ATPase活性为（7.87±0.53）（μmol/g·prs），假手术组处于正常水平。模型组第1d，两者均处于低水平，分别与各自的正常组相比，

均有显著性差异（$P<0.01$）。两者第3d时继续下降至最低点；第7d时，两者均有回升，但与正常组相比，仍具统计学意义（$P<0.001$），提示脑出血早期脑突触体膜 Na^+-K^+-ATPase 及线粒体膜 Ca^{2+}-ATPase 活性下降。对照组各时相，Na^+-K^+-ATPase 及线粒体膜 Ca^{2+}活性均上升，与模型组各时相比较，均具统计学意义（$P<0.05$ 或 $P<0.01$），但治疗组各时相仍明显优于对照组（$P<0.05$）。治疗组第1d，Na^+-K^+-ATPase 及线粒体膜 Ca^{2+}-ATPase 活性上升，第3d和第7d两者仍持续上升。提示针刺疗法具有提高脑神经元突触体膜 Na^+-K^+-ATPase 及线粒体膜 Ca^{2+}-ATPase 活性的作用，且明显优于针刺对照疗法（表20-30）。

（三）讨论

1. 脑出血时，$[Ca^{2+}]_i$、Ca^{2+}-ATPase 和 Na^+-K^+-ATPase 活性的变化规律 脑出血后，神经细胞 Ca^{2+}通道开放，细胞内 Ca^{2+}超载，可能与下列因素有关：①中枢神经细胞电兴奋作用，脑出血后，由于血肿压迫，脑干和下丘脑受到强烈刺激，通过脑干和下丘脑与大脑半球的广泛投射联系，使神经细胞电兴奋发生瞬间变化，开启神经细胞膜上的电位依赖性 Ca^{2+}通道，细胞外液中 Ca^{2+}大量进入细胞内；②中枢某些神经介质的作用，脑出血后，由于血肿造成局部缺血、缺氧，脑内释放去甲肾上腺素、5-HT、谷氨酸等，这些介质可与神经细胞膜上相应的受体结合，启动受体活化性 Ca^{2+}通道，导致细胞外 Ca^{2+}内流增加；③局部代谢因素，脑出血后，血肿区周围脑组织缺血缺氧，使神经细胞 ATP 生成减少，消耗增加，Ca^{2+}-ATPase、Na^+-K^+-ATPase 活性受抑制，一方面，细胞内 Ca^{2+}库主动摄取、贮存 Ca^{2+}减少，加剧细胞内 Ca^{2+}超载；同时，脑出血导致线粒体损害，ATP 产生不足，膜磷脂代谢障碍，均引起钠泵活性下降，导致 Na^+、Ca^{2+}交换障碍，Na^+和 Ca^{2+}同时顺浓度梯度进入细胞内，使细胞内外离子分布异常，导致水分大量进入细胞内，产生细胞中毒性水肿。

该研究结果发现，脑出血后1d，神经元突触体细胞质中游离 $[Ca^{2+}]_i$即已明显升高，之后3d、7d，游离 $[Ca^{2+}]_i$持续维持高水平。与之相反，脑神经元突触体膜 Na^+-K^+-ATPase 及线粒体膜 Ca^{2+}-ATPase 活性持续处于低水平，提示 Ca^{2+}通道开放，神经细胞 Ca^{2+}超载与线粒体膜 Ca^{2+}-ATPase 活性及突触体膜 Na^+-K^+-ATPase 活性变化之间具有内在联系。

脑出血后，细胞内 Ca^{2+}超载导致的损害主要表现在以下几方面：①引起脑细胞蛋白质代谢紊乱，细胞质中游离 Ca^{2+}浓度增加，首先活化中性蛋白酶-蛋白激酶（CPK），使细胞核、细胞质中的蛋白质及构成细胞骨架的膜蛋白代谢障碍；②脂质代谢等紊乱，Ca^{2+}早期大量入侵，胞内 $[Ca^{2+}]_i$剧增，激活膜磷脂酶 A2 和磷脂酶 C，兴奋多价不饱和脂肪酸，导致花生四烯酸（AA）代谢瀑布，钙泵活性减退，线粒体 ATP 能量产生不足，促发突触膜末梢兴奋性氨基酸大量释放，激活突触后膜 N-甲基-D-天冬氨酸（NMDA）受体介导的 Ca^{2+}通道，$[Ca^{2+}]_i$进一步持续增高，加重 Ca^{2+}内环境失稳态，导致神经元死亡；③细胞内 Ca^{2+}超载时，过剩的 Ca^{2+}沉积于线粒体，使线粒体的氧化磷酸化失耦联，使 ATP 产生急剧减少，导致细胞代谢所需能量不足，Ca^{2+}-ATPase、Na^+-K^+-ATpase 活性受抑制；④脑内 Ca^{2+}积聚时，Ca^{2+}进入脑血管内皮细胞增加，使内皮细胞收缩，并刺激内皮细胞引起内皮细胞间隙扩大，胞饮作用增强，血脑屏障开放，产生血管源性水肿；⑤促使神经递质释放：Ca^{2+}可直接活化钙调蛋白，由钙调蛋白介导，使神经元释放5-HT、去甲肾上腺素引起神经元过度兴奋，加剧能量消耗，并严重影响脑微血管舒缩功能，损害血脑屏障，产生血管源性脑水肿。故细胞内 Ca^{2+}超载是导致脑出血后脑细胞死亡的“最后共同途径”。脑出血时，Na^+-K^+-ATPase 活性的改变与脑水肿有着极其密切的关系。脑出血后，细胞线粒体受累致 ATP 产生不足，能量匮乏，酶的活性下降，细胞内 Na^+主动转运丧失，细胞内渗透压增高，水分进入细胞内，导致脑细胞内水肿。该实验结果证实，脑出血早期 Na^+-K^+-ATPase 活性即明显下降，并随时相递降，提示 Na^+-K^+-ATPase 活性下降，同时参与了脑出血早期细胞内水肿的发生发展过程。

2. 醒脑开窍针法对 Ca^{2+}-ATPase 及 Na^{+}-K^{+}-ATPase 活性的影响机制 该实验结果表明，应用醒脑开窍针法治疗后，血肿周围区脑神经元突触体细胞质游离 $[Ca^{2+}]_i$、突触体膜 Na^{+}-K^{+}-ATPase 活性及线粒体膜 Ca^{2+}-ATPase 活性均有显著变化。治疗组各个不同时相与对照组相比，均存在显著性差异。具体表现为，经针刺治疗后，突触体细胞质内游离 $[Ca^{2+}]_i$ 逐步下降，突触体膜 Na^{+}-K^{+}-ATPase 及线粒体膜 Ca^{2+}-ATPase 活性逐步上升。我们推测，针刺对 $[Ca^{2+}]_i$ 的影响可能与下列因素有关：①通过提高线粒体膜 Ca^{2+}-ATPase 活性，使细胞器膜上的钙泵活性上升，使细胞质中游离的 Ca^{2+} 能够及时地被摄取，储存于线粒体中（钙库），防止细胞质中 Ca^{2+} 过剩、堆积所引发的继发性损害；②通过提高突触体膜的稳定性，提高 Na^{+}-K^{+}-ATPase 活性使钠泵功能恢复正常；使细胞质中过剩的 Ca^{2+} 通过 Na^{+}-Ca^{2+} 交换由细胞内转运至细胞外，减低细胞质中 $[Ca^{2+}]_i$；③可能还有其他机制，尚须进一步研究。

对于脑出血，我们治疗的目的是减轻出血后发生在血肿周围的脑组织水肿、脑神经细胞损害、脑缺血等继发效应，因为出血引起的原发性脑损害常于短期内形成而很难恢复，基于这点考虑，根据该实验结果，我们认为醒脑开窍针法治疗脑出血的机理可能是：①保护脑神经细胞，通过针刺促使细胞内的 Ca^{2+} 浓度下降，一方面，使细胞质内 Ca^{2+} 能通过 Na^{+}-K^{+}-ATPase，借助于 Na^{+}-Ca^{2+} 交换，转运至细胞外；另一方面，通过提高线粒体膜 Ca^{2+}-ATPase 活性，使细胞质内 Ca^{2+} 被摄取，储存于线粒体中，通过上述两方面的作用，使细胞内外 Ca^{2+} 浓度向平衡稳态的趋势发展，避免了因细胞内 Ca^{2+} 浓度上升而导致的一系列继发性损害效应，保护脑神经细胞的正常功能，防止血肿周围的神经元损害；②减轻脑水肿。一方面应用针刺疗法后，缓解细胞内 Ca^{2+} 超载，改善由于 $[Ca^{2+}]_i$ 上升而引发的血管源性水肿；另一方面，通过使 Na^{+}-K^{+}-ATPase 活性上升，阻止由于 Na^{+}-K^{+}-ATPase 活性减低而导致的细胞内水肿，通过上述两方面的作用，预防和治疗了血肿周围区的脑水肿现象。

第四节　醒脑开窍法对能量代谢、氧化应激的影响

一、醒脑开窍针法对 MCAO 大鼠多脏器能量代谢的影响

任何脏器组织细胞的损伤都遵循着由能量代谢异常到组织细胞病理形态学改变这一发展过程，由可逆性损伤到不可逆性损伤。急性脑缺血大鼠各脏器组织细胞出现一系列病理形态变化的同时，可能伴有能量代谢的异常。因此，该实验采用 MCAO 模型，动态观察 MCAO 后 3h、6h、24h、48h 四个时相脑、心、肺、胃、肝、肾及血液中 ATP、ADP、AMP 和能荷变化，从能量代谢角度揭示 MCAO 后多脏器损伤的变化规律及醒脑开窍针法的作用机制。

（一）材料与方法

1. 动物分组 Wistar 大鼠 103 只，雄鼠 51 只，雌鼠 52 只，体重 180～220 克。随机分为正常对照组（正常组）、模型组、针刺组。模型组与针刺组又分为 3h、6h、24h、48h 四个时相。正常组 20 只；模型组 3h、6h、24h 各时相 10 只，48h 时相 12 只；针刺组 3h、6h、24h 各时相 10 只，48h 时相 11 只。

2. 动物模型的制作 动物麻醉后，于眼眶后至耳的中点开一个 3～5mm 的骨窗，用加热的不

锈钢丝轻轻接触靠近嗅上缘的大脑中动脉，使之快速凝闭。术后创面撒少许抗生素，缝合切口。手术后动物单笼饲养。

3. 针刺方法 采用醒脑开窍针法主穴进行操作，针刺组动物于阻断血管后60min在“人中”和内关穴区进行针刺。具体操作：先针刺双侧内关穴，在动物前肢桡侧骨内侧，桡骨和尺骨接合部下1/3交界处（腕横纹上3～4mm），直刺穿皮达筋间，用捻转提插结合泻法，持续手法操作1min，继刺“人中”，在鼻中膈下部向上斜刺入约1分，施雀啄手法刺激10次左右，两穴均留针10～15min，每日针刺2次。

4. 检测方法 按规定时间取血后处死动物，迅速取脑、心、肺、胃、肝、肾置液氮中速冻。组织称重匀浆，按放射免疫分析法（RIA法）测定组织的ATP、ADP、AMP，并按下列公式计算出组织的能荷水平。能荷=（ATP+0.5ADP）/（ATP+ADP+AMP）。ATP、ADP、AMP药盒由上海第二医科大学同位素科供应。

结果均以$\bar{x}\pm s$差表示，各组间差异用t检验。

（二）结果

（1）各组动物脑组织ATP、ADP、AMP和能荷情况（表20-31）。

表20-31 脑组织ATP、ADP、AMP及能荷结果（pmol/g）（$\bar{x}\pm s$）

	h	N	ATDP	ADP	AMP	能荷
正常组		20	26.94±2.67	15.18±1.52	10.41±0.78	0.64±0.02
模型组	3	10	23.33±1.84△△	14.74±2.70	12.23±2.01△△	0.61±0.03△△
	6	10	22.51±1.16△△	13.86±0.70△	13.28±1.12△△	0.59±0.02△△
	24	10	21.97±1.57△△	14.50±0.72△△	13.45±0.85△△	0.59±0.02△△
	48	12	22.09±1.46△△	13.48±0.64△△	13.66±0.82△△	0.58±0.02△△
针刺组	3	10	24.96±0.88△+	14.27±1.07	11.88±1.17△△	0.63±0.01
	6	10	24.86±2.47△+	14.15±1.37	10.88±1.0++	0.64±0.02++
	24	10	23.40±2.70△	15.40±0.68+	11.46±0.46△△++	0.62±0.02△++
	48	11	23.83±1.05△△++	14.45±2.29	11.85±1.87△△++	0.62±0.02△++

注：与正常组比较△：$P<0.05$；△△：$P<0.01$；与模型组比较+：$P<0.05$；++：$P<0.01$。

MCAO后脑组织腺苷酸系统总的变化趋势是：ATP、ADP含量及能荷水平下降，AMP含量升高。其中ATP、能荷在MCAO 3h即显著下降（$P<0.01$），以后随MCAO时间的延长脑组织ATP、能荷均呈递减之势，各时相与正常组比较均有非常显著性差异（$P<0.01$）。脑组织ADP在MCAO后各时相均呈下降之势，除3h时相外，其余三个时相均较正常组下降显著（$P<0.05$或$P<0.01$）。在MCAO 3h动物脑组织AMP即非常显著升高（$P<0.01$），此后，呈现随时间延长脑组织AMP值不断升高的变化规律。

用醒脑开窍针法后，大鼠脑组织ATP、ADP含量及能荷水平均较模型组显著升高，AMP含量显著下降。其中针刺组各时相ATP值均较模型组升高，除24h时相外均差异显著（$P<0.05$或$P<0.01$），但各时相值仍显著低于正常组（$P<0.05$）。针刺组各时相能荷水平均较模型组明显上升，除3h时相外，均差异非常显著（$P<0.01$），但24h、48h两时相能荷水平仍显著低于正常组（$P<0.05$）。针刺组ADP值从6h开始较模型组有所升高，但仅在24h时相差异显著（$P<0.05$）。针刺组动物脑组织AMP含量各时相均较模型组明显下降，但仍高于正常组，除6h外均差异显著（$P<0.01$）。

（2）各组动物心肌组织 ATP、ADP、AMP 及能荷变化情况（表 20-32）。

表 20-32　心脏 ATP、ADP、AMP 及能荷变化结果（pmol/g）（$\bar{x}\pm s$）

	h	N	ATP	ADP	AMP	能荷
正常组		20	31. 91±3. 36	12. 60±2. 50	7. 86±1. 31	0. 73±0. 03
模型组	3	10	26. 13±3. 11△△	12. 60±1. 63	8. 98±1. 08△	0. 68±0. 03△△
	6	10	26. 37±2. 25△△	11. 18±0. 79△	9. 21±0. 61△△	0. 68±0. 02△△
	24	10	27. 74±1. 31△△	11. 22±0. 68△	9. 86±0. 63△△	0. 68±0. 01△△
	48	12	27. 85±1. 22△△	11. 28±0. 62△	10. 93±0. 46△△	0. 67±0. 01△△
针刺组	3	10	29. 02±1. 47△+	11. 39±1. 35	8. 58±0. 74	0. 71±0. 02+
	6	10	30. 13±2. 88++	12. 20±2. 40	7. 34±1. 30++	0. 73±0. 03++
	24	10	30. 21±2. 39+	12. 19±0. 80++	7. 39±0. 86++	0. 73±0. 01++
	48	11	31. 67±2. 64++	11. 74±1. 47	7. 45±1. 39++	0. 74±0. 03++

注：与正常组比较△：P<0. 05；△△：P<0. 01；与模型组比较+：P<0. 05；++：P<0. 01。

MCAO 后大鼠心肌组织腺苷酸系统总的变化趋势是：ATP、ADP 含量及能荷水平下降，AMP 含量升高。MCAO 后 3h 大鼠心肌组织 ATP 含量即显著下降，以后各时相略有上升，表现出先急速下降，而后又缓慢回升。各时相 ATP 含量与正常组比较均有非常显著差异（P<0. 01）。MCAO 后大鼠心肌组织能荷水平在各时相均较正常组显著下降（P<0. 01）。MCAO 后 3h 大鼠心肌 ADP 含量无明显变化，从 6h 开始心肌组织 ADP 含量较显著下降（P<0. 05）。MCAO 后大鼠心肌 AMP 含量在 3h、6h、24h、48h 四个时相呈逐渐升高之势，各时相 AMP 含量均显著高于正常组（P<0. 05 或 P<0. 01）。

针刺后，大鼠心肌组织 ATP、ADP 含量及能荷水平均较模型组有不同程度的提高，AMP 含量较模型组显著下降。针刺后心肌组织 ATP 含量及能荷水平从 3h 开始显著高于模型组（P<0. 05），以后各时相均呈递增之势，各时相值均较模型组显著升高（P<0. 01）。针刺后 ADP 变化不显著，仅在 24h 时相与模型组比较差异显著（P<0. 01）。针刺后 3h，心肌 AMP 无明显变化，从 6h 到 48h 三时相均较模型组显著降低（P<0. 01）。

（3）各组动物肺组织 ATP、ADP、AMP 及能荷变化情况（表 20-33）。

表 20-33　肺组织 ATP、ADP、AMP 及能荷变化结果（pmol/g）（$\bar{x}\pm s$）

	h	N	ATP	ADP	AMP	能荷
正常组		20	14. 39±1. 82	10. 38±2. 07	4. 01±0. 72	0. 68±0. 03
模型组	3	10	14. 46±1. 42	10. 35±1. 07	4. 08±0. 59	0. 68±0. 02
	6	10	13. 82±1. 35	10. 17±0. 98	4. 38±0. 44	0. 67±0. 03
	24	10	12. 39±0. 92△△	10. 45±0. 98	4. 76±0. 36△△	0. 65±0. 01△△
	48	12	12. 34±0. 84△△	10. 46±0. 85	4. 78±0. 33△△	0. 65±0. 01△△
针刺组	3	10	14. 40±1. 76	9. 64±0. 81	3. 96±0. 70	0. 69±0. 03
	6	10	14. 40±1. 32	10. 85±2. 0	3. 79±0. 83	0. 69±0. 02
	24	10	14. 30±2. 19+	10. 14±1. 58	4. 04±1. 87	0. 67±0. 02+
	48	11	14. 72±3. 1[illegible]	9. 74±1. 58	4. 05±0. 79++	0. 67±0. 02++

注：与正常组比较△：P<0. 05；△△：P<0. 01；与模型组比较+：P<0. 05；++：P<0. 01。

MCAO 后大鼠肺组织腺苷酸系统总的变化趋势为 ATP 含量及能荷水平下降，AMP 含量升高，ADP 含量无明显变化。其中肺组织 ATP、能荷的下降呈现随时间延长而不断下降之势。在 MCAO 后 6h 肺组织 ATP、能荷虽均有所下降，但不显著，从 24h 开始较正常组下降极为显著（$P<0.01$）。AMP 的上升呈递增之势，MCAO 后 24h 开始明显升高，与正常组比较 $P<0.01$。

针刺后，肺组织 ATP、能荷值在 24h、48h 两时相均较模型组明显提高（$P<0.05$ 或 $P<0.01$），AMP 值在 24h、48h 两时相较模型组显著下降（$P<0.05$ 或 $P<0.01$）。

（4）各组动物胃组织 ATP、ADP、AMP 及能荷变化情况（表 20-34）。

如表 20-34 所示，MCAO 后四个时相大鼠胃组织 ATP 含量及能荷水平显著下降，ADP、AMP 含量显著升高，与正常组比较差异均非常显著（$P<0.01$）。其中 ATP、能荷水平在 24h 之内呈递减之势，24～48h 维持在一低水平，无大的波动。ADP 值在 MCAO 后 3h 即显著升高，其后呈下降之势，但各时相值仍显著高于正常组（$P<0.01$）。模型组四个时相 AMP 值均较正常组显著升高（$P<0.01$），并随时间延长呈现递增之势。

表 20-34　胃组织 ATP、ADP、AMP 及能荷变化结果（pmol/g）（$\bar{x}\pm s$）

	h	N	ATP	ADP	AMP	能荷
正常组		20	10.65±1.29	3.44±0.99	1.21±0.31	0.80±0.04
模型组	3	10	9.16±1.31△△	5.30±1.67△△	1.65±0.15△△	0.73±0.02△△
	6	10	8.60±0.92△△	4.61±0.66△△	1.76±0.35△△	0.73±0.03△△
	24	10	7.98±0.71△△	4.56±0.53△△	1.98±0.27△△	0.71±0.02△△
	48	12	8.07±0.49	4.37±0.57△△	2.02±0.15△△	0.71±0.01△△
针刺组	3	10	9.98±1.48	3.60±0.21 ++	1.43±0.29+	0.78±0.03 ++
	6	10	10.95±1.45 ++	4.0±1.10	1.23±0.25 ++	0.80±0.04 ++
	24	10	10.60±1.99 ++	3.90±0.81+	1.34±0.23 ++	0.79±0.03 ++
	48	11	9.59±1.92+	4.30±1.48	1.32±0.24 ++	0.77±0.04 ++

注：与正常组比较△：$P<0.05$；△△：$P<0.01$；与模型组比较+：$P<0.05$；++：$P<0.01$。

针刺后，与模型组比较大鼠胃组织 ATP 含量及能荷水平上升、AMP 含量显著下降，除 3h ATP 值外，其余各项值均差异显著（$P<0.05$ 或 $P<0.01$）。针刺后大鼠胃组织 ADP 值较模型组相应时相值有所下降，其中以 3h、24h 两时相下降显著（$P<0.05$ 或 $P<0.01$）。

（5）各组动物肝组织 ATP、ADP、AMP 及能荷变化情况（表 20-35）。

表 20-35　肝组织 ATP、ADP、AMP 及能荷变化结果（pmol/g）（$\bar{x}\pm s$）

	h	N	ATP	ADP	AMP	能荷
正常组		20	36.22±4.18	15.50±3.09	6.28±1.56	0.77±0.05
模型组	3	10	27.71±5.49△△	10.67±2.06△△	6.84±0.51	0.73±0.03△
	6	10	25.97±2.86△△	11.20±0.64△△	6.83±0.59	0.72±0.02△△
	24	10	27.82±1.98△△	10.37±0.82△△	7.69±0.61△	0.72±0.02△△
	48	12	27.37±2.08△△	10.13±0.94△△	8.03±0.50△△	0.71±0.01△△

续表

	h	N	ATP	ADP	AMP	能荷
针刺组	3	10	32.57±2.15△+	11.97±1.96△△	6.42±0.29	0.76±0.02+
	6	10	34.53±3.39++	13.07±2.49△+	6.64±1.46	0.77±0.01++
	24	10	34.0±3.14++	14.02±1.06++	6.79±0.86+	0.75±0.01++
	48	11	35.44±4.25++	15.23±1.90++	6.43±1.34++	0.75±0.03++

注：与正常组比较△：$P<0.05$；△△：$P<0.01$；与模型组比较+：$P<0.05$；++：$P<0.01$。

MCAO后肝组织ATP值在3h即显著下降，以后各时相维持在一低水平无大的波动，各时相ATP含量均较正常组显著降低（$P<0.01$）。MCAO后肝组织能荷水平显著下降（$P<0.05$ 或 $P<0.01$），并呈递减之势。肝组织ADP含量从3h开始下降显著（$P<0.01$），其后三个时相基本维持在此低水平无明显波动，与正常组比较差异非常显著（$P<0.01$）。MCAO后AMP含量的变化表现为递增之势，其中24h、48h差异显著（$P<0.05$ 或 $P<0.01$）。

针刺后，大鼠肝组织ATP、ADP含量及能荷水平均较模型组明显升高，（$P<0.05$ 或 $P<0.01$）。其中ATP、ADP的升高呈现出随时间延长逐渐升高的趋势。针刺后AMP含量较模型组下降，其中24h、48h两时相AMP值与模型组比较，差异显著（$P<0.05$ 或 $P<0.01$）。

（6）各组动物肾组织ATP、ADP、AMP及能荷变化情况（表20-36）。

表20-36　肾组织ATP、ADP、AMP及能荷变化结果（pmol/g）（$\bar{x}\pm s$）

	h	N	ATP	ADP	AMP	能荷
正常组		20	25.10±4.06	7.84±2.02	4.61±0.89	0.78±0.05
模型组	3	10	20.54±1.62△△	8.32±0.76	5.28±0.85△	0.72±0.02△△
	6	10	19.36±2.08△△	7.54±1.16	5.81±0.82△△	0.71±0.02△△
	24	10	18.18±0.98△△	6.17±0.59△△	6.63±0.59△△	0.69±0.02△△
	48	12	17.65±1.52△△	6.23±0.55△	6.92±0.49△△	0.67±0.02△△
针刺组	3	10	22.36±2.87	7.97±0.57	4.24±0.31++	0.76±0.02++
	6	10	22.79±1.93++	7.72±1.48	4.27±0.97++	0.77±0.02++
	24	10	25.0±2.74++	7.64±0.80++	4.99±0.60++	0.76±0.04++
	48	11	24.75±2.15++	7.57±1.32++	4.23±0.80++	0.78±0.02++

注：与正常组比较△：$P<0.05$；△△：$P<0.01$；与模型组比较+：$P<0.05$；++：$P<0.01$。

MCAO后各时相大鼠肾组织ATP、能荷值均较正常组显著下降（$P<0.01$），并呈递减之势。在3h、6h两时相肾组织ADP值无明显变化，24h后ADP值较正常组显著下降（$P<0.05$ 或 $P<0.01$）。模型组AMP值在3h时相即较正常组显著升高（$P<0.05$），以后各时相呈递增之势，各时相AMP含量均较正常组显著升高（$P<0.01$）。

针刺后，大鼠肾组织ATP含量明显上升，除3h外，其余各时相ATP值与模型组比较差异非常显著（$P<0.01$）；肾组织ATP值在3～24h表现为递增之势，24h后维持在一较高水平；肾组织能荷水平显著上升，各时相值均与模型组差异显著（$P<0.01$）；肾组织ADP值在3h、6h变化不显著，24h、48h均较模型组显著升高（$P<0.01$）；肾组织AMP含量较模型组显著下降（$P<0.01$）。

（7）各组动物血清ATP、ADP、AMP及能荷变化情况（表20-37）。

表20-37　血清ATP、ADP、AMP及能荷变化结果（pmol/ml）（$\bar{x}\pm s$）

	h	N	ATP	ADP	AMP	能荷
正常组		20	15.65±2.56	11.53±2.06	6.54±1.46	0.64±0.04
模型组	3	10	15.83±4.24	9.92±1.40△	6.71±0.56	0.63±0.05
	6	10	12.03±1.40△△	9.19±2.13△△	7.42±0.45	0.58±0.02△△
	24	10	11.36±0.55△△	7.81±1.04△△	8.32±0.49△△	0.56±0.02△△
	48	12	10.32±2.49△△	8.09±0.37△△	8.59±0.36△△	0.53±0.05△△
针刺组	3	10	15.68±2.52	9.34±2.40△	6.77±0.63	0.63±0.04
	6	10	15.07±3.23+	10.49±2.03	6.94±0.74	0.64±0.03++
	24	10	14.38±1.63++	10.39±0.42++	6.33±0.52++	0.65±0.02++
	48	11	13.98±3.60++	10.79±1.30++	6.54±0.88++	0.64±0.03++

注：与正常组比较△：$P<0.05$；△△：$P<0.01$；与模型组比较+：$P<0.05$；++：$P<0.01$。

MCAO后，与正常组比较，大鼠血清ATP、ADP含量及能荷水平，除3h ATP与能荷值外均显著低于正常组（$P<0.05$或$P<0.01$），并且ATP、ADP、能荷的下降基本呈递减之势；血清AMP含量明显上升，并呈递增之势，从24h开始与正常组差异显著（$P<0.01$）。

针刺后，大鼠血清中ATP、ADP含量及能荷水平较模型组明显升高，除3hATP、能荷值及6hADP值外，其余时相组与模型组比较均差异显著（$P<0.05$或$P<0.01$）；血清中AMP含量在24h、48h较模型组显著降低（$P<0.01$），接近正常值。

（三）讨论

腺苷酸系统在细胞内相当于一个蓄电池，具有接受、储存和输出能量的作用，由于磷酸化程度的差别，腺苷酸系统中三种成分ATP、ADP、AMP分子比例的不同，腺苷酸系统可处于不同的能量状态，能荷（energy charge）是腺苷酸系统能量状态的总度量，能荷的生物意义在于它对细胞的代谢起控制调节作用，并且反映细胞活性和功能状态。在正常状态下，作为能量代谢的重要指标能荷维持在一高水平。

多器官衰竭、休克等，首先可使能荷及线粒体氧化还原电位迅速下降，并导致物质代谢的障碍，产生一系列病理生理的变化。能量代谢是多器官功能衰竭时最敏感、最早受累的。此实验发现，MCAO后不同时相能量代谢也出现了不同程度的异常。

1. MCAO后各脏器腺苷酸系统变化的特点　实验显示，在大鼠MCAO后48h内，血清及脑、心、肺、胃、肝、肾脏器ATP含量及能荷水平均显著下降，AMP含量均显著升高。ATP是组织代谢中重要供能的物质，能荷是反映组织供能和耗能的平衡过程。MCAO后大鼠多脏器组织中ATP及能荷的下降，提示MCAO后大鼠脏器组织能量代谢功能低下。

MCAO后大鼠内脏组织ATP含量总体上均呈下降趋势，但在变化的时间、幅度等方面有所不同。MCAO后3h，脑、心、胃、肝、肾组织ATP含量即显著低于正常组（$P<0.01$）；MCAO后6h血清ATP含量显著下降（$P<0.01$）；24h肺组织ATP显著低于正常组（$P<0.01$）。提示脑梗死后脑、心、胃、肝、肾及血液较早（3～6h）出现能量代谢障碍，而肺脏能量代谢障碍出现较晚（24h）。提示人们在临床上抢救脑梗死的同时，要及早加用改善脏器能量代谢的治疗措施。至于肺脏能量代谢障碍出现较晚的原因尚待进一步研究。从各脏器ATP值下降至最低值时所需时间来看，心脏组织3h，肝组织6h，脑、胃组织24h，肺、肾、血清48h。从各脏器ATP值下降幅度看，

依次为血清（34.1%）>肾（29.7%）>肝（28.3%）>胃（25.1%）>脑（18.4%）>心（18.1%）>肺（14.2%）。脑组织 ATP 下降幅度低于有关文献报道，其原因可能是：一方面与局灶性脑缺血模型有关；另一方面与所测样本为整个脑组织有关。从变化趋势看，MCAO 后脑、肺、胃、肾、血清 ATP 呈递减之势，除脑外均差异显著；心、肝组织 ATP 含量变化具有先快速下降，然后略有回升的规律（心脏 ATP 从 MCAO 6h 回升、肝组织 ATP 从 MCAO 24h 开始回升）。心、肝组织 ATP 虽略有回升，但仍显著低于正常组（$P<0.01$）。提示 MCAO 后 48h 内脑、肺，胃、肾及血清能量代谢障碍进行性加重，心、肝组织能量代谢水平持续低下，若进一步发展可出现这些脏器功能异常，甚至功能衰竭。因此临床上在积极治疗脑梗死的同时，及早采取措施有效地改善这些脏器的能量代谢，对于防治脑梗死并发症有极重要的意义。

MCAO 后大鼠脑、心、肺、胃、肝、肾及血液中能荷值总的变化趋势是下降，与 ATP 的变化趋势一致。但在变化的速率、幅度等方面各脏器间也存在一定的差异。在下降速率方面，脑、心、胃、肝、肾及能荷下降速度较快，在 MCAO 后 3h 即显著低于正常组（$P<0.05$ 或 $P<0.01$）。其次为血液，在 MCAO 后 6h 显著低于正常组（$P<0.01$），最慢为肺，在 MCAO 后 24h 才与正常组有显著差异（$P<0.01$）。在下降幅度方面，依次为血液（17.2%）>肾（14.1%）>胃（11.3%）>脑（9.4%）>心（8.2%）>肝（7.8%）>肺（4.4%）。从动态变化趋势看，在 MCAO 后各脏器及血液中能荷都呈递减之势。若按此趋势发展，48h 后能荷有可能会进一步降低。能荷的下降主要是由于脏器 ATP 下降，AMP 升高所致。表明组织细胞能量危机，细胞活性及功能低下。

MCAO 后脑、心、肺、胃、肝、肾及血液中 AMP 含量均呈上升之势，与能荷、ATP 变化趋势正相反。脑、心、胃、肾组织中 AMP 含量升高速度较快，在 MCAO 后 3h 显著高于正常组；肺、肝、血液中 AMP 含量在 MCAO 后也表现为上升之势，但升高速度较为缓慢，24h 内无明显差异（$P>0.05$），24h 后才显著高于正常组（$P<0.05$ 或 $P<0.01$）。在 MCAO 48h 内，各脏器及血液中 AMP 的变化均呈递升之势，在 48h 时均达到最高．其增长幅度是：胃最高（66.9%），其后依次为：肾（50.1%）>心（39.1%）>血（31.3%）>脑（31.29%）>肝（27.9%）>肺（19.2%）。组织中 AMP 的升高可转变成腺苷或次黄嘌呤，在组织内堆积的次黄嘌呤成为氧自由基产生增加的因素之一。

MCAO 后，脏器及血液中 ADP 的变化较为复杂，表现为变化多样性。其主要表现为下列四种情况：其一，MCAO 后 ADP 显著下降。如脑，心、肝、血清 ADP 的变化即属此列。其下降速度为肝、血清（3h）>心、脑（6h）；其下降幅度依次为，肝（34.6%）>血液（32.3%）>心（11.3%）>脑（11.2%）。其二，MCAO 后 ADP 显著上升。如胃在 MCAO 后 3hADP 含量显著上升，升幅达 54.1%，其后略有下降，但仍显著高于正常组（$P<0.01$）。其三，表现为在 MCAO 后 ADP 先升后降。如在 MCAO 后 3h 肾脏 ADP 明显上升，然后下降，24h 后显著低于正常值（$P<0.05$ 或 $P<0.01$）。其四，ADP 无明显变化，如在 MCAO 后 48h 内，肺脏 ADP 含量无显著变化。各脏器 ADP 变化的差异，可能是由于这些脏器的代谢特点及脑梗死的影响程度不同，而致各脏器的磷酸化程度有异所致。

2. MCAO 后大鼠能量代谢变化的机制 在 MCAO 后大鼠脑、心、肺、胃、肝、肾及血液中 ATP、ADP、AMP 及能荷出现一系列的变化。脑组织中其变化的原因是：MCAO 后脑组织血流量迅速下降。现已证实，当脑血流量降低到不足以供应脑组织所需氧的阈值（缺血血流阈），ATP 的产生将减少，脑组织内 PCR（磷酸肌酸）和 ADP 含量减少，并可伴有 ADP 和 AMP 的升高，激活以乳酸为最终产物的葡萄糖无氧代谢途径，导致 NADH（还原辅酶 I 升高，NAD^+（辅酶 I）下降。血液中 ATP、能荷的减少可能与 MCAO 后大鼠血液中氧自由基的增多，从而直接或间接损伤红细胞线粒体有关。血液中 ATP 绝大部分（96%）来自红细胞，成熟红细胞利用糖酵解获得能量。笔者的前期实验已证明在 MCAO 后血液中 SOD 显著下降，MDA 明显升高，与有关文献报道一致，说明在脑急性缺血时血液中自由基增多。从理论上讲，氧化磷酸化，供应能量是线粒体的主要功能，而线粒体是氧自由基作用敏感的靶细胞器，氧自由基可以直接（对线粒体膜的脂质过氧化作用）或间接（通过破坏溶酶体）损伤线粒体，使ATP生成减少。ATP下降则可引起能荷水平的下降。

MCAO后心、肺、胃、肝、肾组织中能量代谢变化的机制尚不清楚，推测可能与下列因素有关。一是自由基的损伤。笔者另外的实验结果显示，MCAO后心、肺、胃、肝、肾组织中MDA升高，SOD下降，与正常组差异显著（$P<0.05$或$P<0.01$），表明各脏器自由基水平升高。氧自由基具有非常活泼的化学性质，极易攻击细胞，造成细胞膜及线粒体等亚细胞的损伤。线粒体是氧自由基作用敏感的靶细胞器，氧自由基可以直接（对线粒体膜的脂质过氧化作用）或间接（通过破坏溶酶体）损伤线粒体，使ATP生成减少。二是微循环障碍所致的各脏器血流量下降。笔者的有关实验结果表明，在MCAO后，肝、胃、肾、肠系膜等脏器组织中血流量及血流速率显著下降，可造成脏器组织的缺血缺氧。在缺血缺氧状态下，供能系统从需氧系统向无氧系统转化，使ATP含量明显减少，能荷下降，肝线粒体氧化还原电位锐减，使细胞中NADH累积，从而抑制枸橼酸合成酶及丙酮酸去氢酶的活性，使三羧酸循环的转化率下降，糖异生受阻，糖、脂及部分氨基酸如脯氨酸、苯丙氨酸、铬氨酸及丙氨酸代谢障碍。

3. 醒脑开窍针法对MCAO鼠多脏器及血液ATP、ADP、AMP、能荷的影响　实验结果显示，MCAO后脑、心、肺、胃、肝、肾及血液ATP、ADP、AMP、能荷出现一系列变化，其主要表现为ATP、能荷下降，AMP升高。用醒脑开窍针法后各脏器及血液中ATP、能荷显著升高，AMP显著下降，除脑组织外，基本接近正常值。另外，对ADP变化的脏器，针刺后也使其变化得到显著纠正。说明醒脑开窍针法具有显著改善脑、心、肺、胃、肝、肾及血液能量代谢作用。

在实验中，笔者还发现，脑、心、肝脏在MCAO后3hATP显著下降，针刺组3h时脑、心、肝脏ATP即明显上升（$P<0.05$或$P<0.01$）；模型组胃、肾组织ATP值在3h显著下降，针刺组胃、肾ATP值在6h时显著高于模型组（$P<0.01$）；模型组血液ATP在6h显著下降，肺组织ATP值在24h显著下降，针刺组在相应的时相内血液及肺脏ATP值显著升高（$P<0.05$）。从针刺对脏器及血液中能荷水平的影响来看，除脑组织在MCAO后3h能荷显著下降，针刺后6h显著上升外，其余脏器及血液均在其能荷出现显著变化的时相内针刺即取得显著效果（$P<0.05$或$P<0.01$）。这些结果提示，醒脑开窍针法对脑、心、肺、胃、肝、肾及血液中能量代谢的改善作用具有快速高效的特点。

二、醒脑开窍针法对MCAO模型大鼠脑组织SOD活性和MDA含量变化的影响

大量实验研究及临床观察已证实自由基连锁反应是脑梗死的核心病理环节，因此，能否有效地提高SOD活性、阻断自由基的损伤是治疗脑梗死的关键。该研究以热凝法制备MCAO模型，观察醒脑开窍针刺法对MCAO模型大鼠脑组织SOD活性和MDA含量变化的影响，结果表明，醒脑开窍针法能明显对抗由于自由基产生而导致的脂质过氧化反应，显著提高机体自由基的清除能力，减少脑梗死过程中自由基对脑组织的损害，这将有利于脑缺血后神经功能损伤的恢复。

（一）材料与方法

1. 动物选择及分组　Wistar成年大鼠160只，体重200～250g，雌雄各半，随机分为假手术组10只，模型对照组、醒脑针刺组和常规针刺组各50只，后三组又分为缺血1h、3h、6h、24h、48h五个时间段，每个时间段各10只动物。

2. 模型制作 参考协和医科大学严徽瑾教授的方法，以热凝法阻断大鼠一侧大脑中动脉（MCAO）造成局灶性脑缺血动物模型。手术后动物单笼饲养观察。

3. 针刺方法 根据中国针灸学会实验针灸研究会制订的《动物针灸穴位图谱》，醒脑针刺组选内关、人中穴进行针刺。具体操作：先针刺双侧内关穴，直刺捻转提插泻法1min；继刺人中穴，施雀啄手法刺激10次。常规针刺组选双侧曲池、足三里穴，两穴均行提插捻转泻法各1min。针刺1h组，手术后10min针刺；针刺3h组、6h组，手术后1h针刺；针刺24h组、48h组，1日针2次。模型组不予针刺，相应时段给予捉抓；假手术组不予处理。

4. 标本选取及处理 各组动物于相应时段断头处死，快速剥离缺血侧大脑，准确称重，冰器上制成10%的组织匀浆，分别测定脑组织超氧化物歧化酶（SOD）活性和丙二醛（MDA）含量。

5. 检测方法 SOD活性采用黄嘌呤氧化酶法，MDA用硫代巴比妥酸（TBA）比色法测定。测定试剂盒由南京建成生物工程研究所提供。

6. 数据处理 实验结果用方差分析方法进行统计学处理。

（二）结果

（1）针刺对MCAO大鼠脑组织SOD活性的影响（表20-38）。

表20-38 各组动物不同缺血时间脑组织SOD活性［Nμ/（mg·pr）］（$\bar{x}\pm s$）

组别	只	1h	3h	6h	24h	48h
模型组	10	58.46±7.07	54.81±11.24	48.82±12.13	42.04±12.47*	39.21±10.88**
针刺组	10	59.22±7.14	66.93±8.68**△	67.55±12.99**△△	76.67±19.4**△△	77.95±9.31**※※△
常规组	10	58.43±7.08	65.13±9.31**	66.95±8.65**△△	69.55±3.65**△△	68.45±4.8**△△

注：假手术组脑组织SOD活性为54.65±6.47，*P<0.05，**P<0.01与假手术组相比；△P<0.05，△△P<0.01与同时间段模型组相比；※P<0.05，※※P<0.01与常规组相比。

MCAO大鼠脑组织SOD活性呈下降趋势，24h、48h显著低于假手术组（P<0.05，P<0.01），在6h以前与假手术组相比无明显差异，且在1h有一定程度的代偿性升高（但无统计学意义），可能是由于动物针对缺血自由基产生增多而体现的一种代偿性或应激性反应，随着缺血时间的延长，SOD活性明显减弱。

针刺组脑组织SOD活性呈上升趋势，3h、6h、24h、48h均高于同一时间段的模型组与假手术组，说明针刺确有提高MCAO大鼠脑组织SOD活性的作用。

在24h、48h醒脑组SOD活性较常规组明显升高（P<0.05，P<0.01）说明在提高SOD活性方面醒脑组优于常规组。

（2）针刺对MCAO大鼠脑组织MDA含量的影响（表20-39）。

表20-39 各组动物不同缺血时间脑组织MDA含量［nmol/（mg·pr）］（$\bar{x}\pm s$）

组别	只	1h	3h	6h	24h	48h
模型组	10	2.11±0.33※※	2.61±0.49※※	2.94±0.58※※	3.38±0.59※※	3.44±1.06※※
醒脑组	10	1.74±0.37※※△	1.54±0.38※※△△	1.45±0.33※※△△	1.37±0.35△△	1.22±0.29*△△
常规组	10	1.80±0.32※※△	1.62±0.36※△△	1.53±0.60※※△△	1.48±0.44※△△	1.51±0.27※※△△

注：假手术组脑组织MDA含量为1.11±0.29；与假手术组相比，※P<0.05，※※P<0.01；与同时间段模型组相比，△P<0.05，△△P<0.01；与常规组相比，* P<0.05。

MCAO 大鼠脑组织 MDA 含量显著升高，各时间段均高于假手术组（$P<0.01$），并随脑缺血时间的延长呈持续升高的趋势，提示脂质过氧化反应加重。

醒脑组和常规组脑组织 MDA 含量呈下降趋势，各时间段均明显低于模型组（$P<0.05$，$P<0.01$），至 24h 后恢复至假手术组水平，说明针刺确有降低 MCAO 大鼠脑组织脂质过氧化反应的作用，在 48h 醒脑组 MDA 含量降低较常规组更为明显（$P<0.05$）。

（三）讨论

1. 自由基与缺血脑损伤　该实验结果显示，MCAO 后大鼠脑组织 MDA 含量显著升高，SOD 活性呈下降状态，表明脑缺血后脑组织发生了较强的脂质过氧化反应，且随着缺血时间延长，持续加重，自由基清除能力下降，与笔者前期实验及有关报道一致。

由此可见，缺血早期确有自由基产生增加，而自由基损害不仅介导细胞坏死也可影响细胞凋亡。

2. 清除自由基作用是醒脑开窍针法防治 MCAO 后细胞凋亡及缺血性脑损害的重要机制之一　大量实验研究及临床观察已证实自由基连锁反应是脑梗死的核心病理环节，因此，能否有效地提高 SOD 活性、阻断自由基的损伤、抑制细胞凋亡是治疗脑梗死的关键。

丙二醛（MDA）为脂质过氧化物（LPO）的代谢产生，其量的多少在一定程度上间接反应了机体细胞受自由基攻击的严重程度。SOD 是机体清除自由基，阻断自由基病理性连锁反应的防御酶，SOD 活性的高低，间接反应了机体抗氧化损伤的能力。实验结果显示，用醒脑开窍针法后脑组织 SOD 活性明显升高，MDA 含量显著下降，与模型组相比差异显著（$P<0.05$ 或 $P<0.01$），提示醒脑开窍针法能明显对抗由于自由基产生而导致的脂质过氧化反应，显著提高机体自由基的清除能力，减轻脑梗死过程中自由基对脑组织的损害。这将有利于脑缺血后神经功能损伤的恢复。

三、醒脑开窍针法对 MCAO 大鼠多脏器 SOD、MDA 的影响

自由基的损伤是脑梗死的重要病理环节之一。笔者用 MCAO 模型，动态观察 MCAO 后心、肺、胃、肝、肾及血液中 MDA、SOD 变化及醒脑开窍针法对其影响，旨在从自由基病理学角度探求脑梗死所致多脏器损伤的机制，揭示醒脑开窍针法治疗多脏器损伤的机理。

（一）材料与方法

1. 动物分组　Wistar 大鼠 103 只，雄鼠 51 只，雌鼠 52 只，体重 180～220 克。随机分为正常对照组（正常组），模型组、针刺组。模型组与针刺组又分为 3h、6h、24h、48h 四个时相。正常组 20 只；模型组 3h、6h、24h 各时相 10 只，48h 时相 12 只；针刺组 3h、6h、24h 各时相 10 只，48h 时相 11 只。

2. 动物模型制作　动物麻醉后，于眼眶后至耳的中点做一个 3～5mm 的骨窗，用加热的不锈钢丝轻轻接触靠近嗅束上缘的大脑中动脉，使之快速凝闭。术后创面撒少许抗生素，缝合切口。手术后动物单笼饲养。

3. 针刺方法　针刺组动物于阻断血管后 60min 在人中和内关穴区进行针刺。具体操作：先针刺双侧内关穴，在动物前肢桡侧骨内侧，桡骨和尺骨接合部下 1/3 交界处（腕横纹上 3～4mm），直刺穿皮达筋间，用捻转提插泻法 1min，继刺人中穴，在鼻中膈下部向上斜刺入约 1 分，施雀啄手法刺激 10 次左右，两穴均留针 10～15min，每日针刺 2 次。

4. 检测方法　按规定时间取血后处死动物，迅速取脑、心、肺、胃、肝、肾置液氮中速

冻，匀浆，高速离心，吸取上清液备检。动脉血放置30min后离心，分离取血清置冰箱中速冻备检。SOD用放射免疫分析法（RIA法）检测，试剂盒，MDA用硫代巴比妥酸（TBA）比色法测定。

（二）结果

（1）针刺对MCAO大鼠脑组织SOD、MDA的影响（表20-40）。

表20-40 各组动物脑组织SOD、MDA含量变化结果（$\bar{x}\pm s$）

	h	例数	SOD（ng/g）	MDA（nmol/g）
正常组		20	84.70±3.36	1.29±0.17
模型组	3	10	75.40±3.50△△	1.56±0.24△△
	6	10	79.50±2.76△△	1.57±0.19△△
	24	10	80.0±2.45△△	1.61±0.12△△
	48	12	80.0±2.22△△	1.57±0.12△△
针刺组	3	10	82.50±3.24++	1.34±0.18+
	6	10	84.40±4.43++	1.33±0.22+
	24	10	83.80±5.14+	1.30±0.49
	48	11	82.86±4.18+	1.35±0.16++

注：与正常组比较△：$P<0.05$；△△：$P<0.01$；与模型组比较+：$P<0.05$；++：$P<0.01$。

MCAO大鼠脑组织SOD显著下降（$P<0.01$），以MCAO 3h组下降最为显著，从3h后到24h脑组织SOD有逐渐上升之势，24h～48h维持在一低水平。针刺组各时相SOD均显著高于模型组（$P<0.05$）或$P<0.01$），与正常组比较无显著差异。

MCAO大鼠脑组织MDA含量显著升高（$P<0.01$），在24h内呈上升趋势，48h时略有回降，但仍非常显著高于正常对照组（$P<0.01$）。针刺组3h、6h、48h时相MDA均较模型组明显降低（$P<0.05$或$P<0.01$），24h时MDA值最低，各时相MDA含量均较正常组略高，但无统计意义。

（2）针刺对MCAO大鼠心脏SOD、MDA的影响（表20-41）。

表20-41 各组动物心脏SOD、MDA含量的变化结果（$\bar{x}\pm s$）

	h	例数	SOD（ng/g）	MDA（nmol/g）
正常组		20	66.50±4.06	1.05±0.17
模型组	3	10	63.30±2.36△	1.23±0.19△
	6	10	61.70±3.09△△	1.30±0.23△△
	24	10	62.80±1.93△	1.34±0.08△△
	48	12	63.83±1.75△	1.38±0.11△△
针刺组	3	10	66.80±3.12+	1.10±0.24
	6	10	65.70±4.79+	1.04±0.30+
	24	10	65.0±3.54	1.01±0.41+
	48	11	66.55±3.04+	1.05±0.08++

注：与正常组比较△：$P<0.05$；△△：$P<0.01$；与模型组比较+：$P<0.05$；++：$P<0.01$。

MCAO 后大鼠心肌组织 SOD 在各时相均显著下降，与正常组比较差异显著（$P<0.05$ 或 $P<0.01$）。其中 6h 时相 SOD 最低（$P<0.01$），此后渐趋回升，但仍显著低于正常组（$P<0.05$）。针刺组各时相 SOD 均较模型组显著提高，除 24h 外，均具有显著性差异（$P<0.05$ 或 $P<0.01$），与正常组相近。

MCAO 大鼠心肌组织 MDA 含量呈逐渐上升趋势，各时相值均明显高于正常组（$P<0.05$ 或 $P<0.01$），其中以 48h MDA 含量最高，升高 31.4%。针刺 3h 作用不明显（$P>0.05$），从 6h 后作用显著，与模型组比较 MDA 显著下降（$P<0.05$ 或 $P<0.01$），其中 24h 效果最优。

（3）针刺对 MCAO 大鼠肺组织 SOD、MDA 的影响（表 20-42）。

表 20-42　各组动物肺组织 SOD、MDA 含量变化结果（$\bar{x}\pm s$）

	h	例数	SOD（ng/g）	MDA（nmol/g）
正常组		20	59.15±1.57	4.38±0.57
模型组	3	10	56.0±2.98$^{\triangle\triangle}$	4.50±0.28
	6	10	55.50±4.84$^{\triangle\triangle}$	4.69±0.28
	24	10	56.40±2.41$^{\triangle\triangle}$	4.85±0.25$^{\triangle}$
	48	12	54.33±2.19$^{\triangle\triangle}$	4.94±0.43$^{\triangle}$
针刺组	3	10	61.30±2.50^{++}	4.17±0.41^{+}
	6	10	59.90±3.75^{+}	4.23±0.19^{++}
	24	10	59.60±3.47^{+}	4.29±0.90
	48	11	59.0±3.84^{++}	4.20±0.72^{++}

注：与正常组比较△：$P<0.05$；△△：$P<0.01$；与模型组比较+：$P<0.05$；++：$P<0.01$。

MCAO 后大鼠肺组织 SOD 显著下降，各时相 SOD 值均非常显著地低于正常组（$P<0.01$），其中 48h 时相肺组织 SOD 最低。针刺组各时相肺组织 SOD 值均较模型组有所提高，差异显著（$P<0.01$ 或 $P<0.05$）。

MCAO 6h 时相大鼠肺组织 MDA 略有上升，但差异不显著，6h 后 MDA 量明显上升，差异显著（$P<0.05$），48h 达峰值。针刺组各时相 MDA 含量均较模型组明显下降，除 24h 时相外，差异显著（$P<0.05$ 或 $P<0.01$）。

（4）针刺对 MCAO 大鼠胃组织 SOD、MDA 的影响（表 20-43）。

表 20-43　各组动物胃组织 SOD、MDA 含量变化结果（$\bar{x}\pm s$）

	h	例数	SOD（ng/g）	MDA（nmol/g）
正常组		20	40.85±2.08	0.69±0.22
模型组	3	10	35.90±2.42$^{\triangle\triangle}$	0.92±0.14$^{\triangle\triangle}$
	6	10	35.30±3.47$^{\triangle\triangle}$	1.02±0.26$^{\triangle\triangle}$
	24	10	34.0±2.94$^{\triangle\triangle}$	0.94±0.16$^{\triangle\triangle}$
	48	12	34.50±2.91$^{\triangle\triangle}$	0.95±0.15$^{\triangle\triangle}$
针刺组	3	10	39.70±3.71^{+}	0.69±0.17^{++}
	6	10	40.40±2.32^{++}	0.67±0.31^{+}
	24	10	40.90±3.35^{++}	0.67±0.17^{++}
	48	11	42.55±3.72^{++}	0.70±0.20^{++}

注：与正常组比较△：$P<0.05$；△△：$P<0.01$；与模型组比较+：$P<0.05$；++：$P<0.01$。

MCAO 后大鼠胃组织 SOD 含量从 3h 起即显著下降，到 24h 达最低值，各时相 SOD 值均较正常组显著降低（$P<0.01$）。针刺组各时相 SOD 值均较模型组明显提高（$P<0.05$ 或 $P<0.01$），并呈进行性增高之势，48h 为峰值，较模型组提高 23.3%。

MCAO 后大鼠胃组织 MDA 含量从 3h 开始即显著上升，以后维持在一高水平，各时相 MDA 与正常组比较均差异非常显著（$P<0.01$）。

针刺组各时相 MDA 值均较模型组显著下降（$P<0.05$ 或 $P<0.01$）。

（5）针刺对 MCAO 大鼠肝脏 SOD、MDA 含量的影响（表 20-44）。

表 20-44　各组动物肝组织 SOD、MDA 含量变化结果（$\bar{x}\pm s$）

	h	例数	SOD（ng/g）	MDA（nmol/g）
正常组		20	68.35±2.59	3.52±0.75
模型组	3	10	55.40±4.81$^{\triangle\triangle}$	4.88±0.31$^{\triangle\triangle}$
	6	10	61.70±4.37$^{\triangle\triangle}$	4.45±0.55$^{\triangle\triangle}$
	24	10	62.40±4.06$^{\triangle\triangle}$	4.37±0.38$^{\triangle\triangle}$
	48	12	62.0±3.79$^{\triangle\triangle}$	4.39±0.35$^{\triangle\triangle}$
针刺组	3	10	64.60±2.32^{++}	3.20±0.25^{++}
	6	10	67.80±2.15^{++}	3.38±0.56^{++}
	24	10	69.0±1.89^{++}	3.56±0.85^{+}
	48	11	66.73±4.22^{++}	3.37±0.49^{++}

注：与正常组比较△：$P<0.05$；△△：$P<0.01$；与模型组比较+：$P<0.05$；++：$P<0.01$。

MCAO 后大鼠肝脏各时相 SOD 含量均较正常组显著下降（$P<0.01$），其中尤以 3h 时相下降最多，达 19%，3h 后呈上升之势，但仍显著低于正常组（$P<0.01$）。针刺组各时相 SOD 值均较模型组显著上升（$P<0.01$），其中 24h 时相值最高达 69.0ng/g，较模型组提高 11%。

MCAO 后大鼠肝脏 MDA 含量在各时相均显著上升，与正常组比较差异非常显著（$P<0.01$）。其中 3h 时相 MDA 含量最高，较正常组提高了 39%，3h 后显著下降，差异显著（$P<0.05$ 或 $P<0.01$），但仍显著高于正常组（$P<0.01$）。针刺后各时相 MDA 值显著下降（$P<0.05$ 或 $P<0.01$），其中 3h 时相值最低，较模型组降低了 34%。

（6）针刺对 MCAO 大鼠肾组织 SOD、MDA 含量的影响（表 20-45）。

表 20-45　各组动物肾组织 SOD、MDA 含量变化结果（$\bar{x}\pm s$）

	h	例数	SOD（ng/g）	MDA（nmol/g）
正常组		20	46.15±3.92	6.02±0.47
模型组	3	10	43.0±4.85	6.60±0.36$^{\triangle\triangle}$
	6	10	42.0±2.36$^{\triangle}$	7.74±0.60$^{\triangle\triangle}$
	24	10	40.4±3.50$^{\triangle\triangle}$	7.87±0.62$^{\triangle\triangle}$
	48	12	40.67±3.23$^{\triangle\triangle}$	7.03±0.66$^{\triangle\triangle}$
针刺组	3	10	43.90±4.25	6.42±0.55$^{\triangle}$
	6	10	44.20±2.90	6.47±0.82^{++}
	24	10	46.90±4.81^{++}	6.16±0.80^{++}
	48	11	45.55±4.78^{++}	6.14±0.93^{+}

注：与正常组比较△：$P<0.05$；△△：$P<0.01$；与模型组比较+：$P<0.05$；++：$P<0.01$。

MCAO 后 24h 大鼠肾组织 SOD 水平呈逐渐下降趋势，从 6h 开始，与正常组比较差异显著（$P<0.05$ 或 $P<0.01$），24h 后维持在一低水平。针刺后各时相 SOD 水平不断回升，24h 后达到正常水平，并非常显著高于模型组（$P<0.01$）。

MCAO 后大鼠肾脏 MDA 含量从 3h 开始即显著上升（$P<0.01$），以后呈不断上升之势，差异显著（$P<0.01$）。48h 时相 MDA 含量虽较 6h、24h 有所下降（$P<0.01$），但仍显著高于正常组（$P<0.01$）。针刺组各时相值均较模型组有所下降，除 3h 时相外，其余三个时相值均显著低于模型组（$P<0.05$ 或 $P<0.01$），但略高于正常组。

（7）针刺对 MCAO 大鼠血液 SOD、MDA 含量的影响（表 20-46）。

表 20-46　各组动物血液 SOD、MDA 含量变化结果（$\bar{x}\pm s$）

	h	例数	SOD（ng/g）	MDA（nmol/g）
正常组		20	107.60±4.30	2.65±0.30
模型组	3	10	100.50±5.85△△△	3.61±0.26△△
	6	10	102.20±8.24△	3.32±0.36△△
	24	10	101.91±3.25△△	3.41±0.32△△
	48	12	102.92±2.94△△	3.48±0.33△△
针刺组	3	10	106.20±4.29+	2.54±0.38++
	6	10	104.80±4.21	2.58±0.18++
	24	10	107.0±3.53++	2.92±0.65+
	48	11	108.09±4.87++	2.48±0.49++

注：与正常组比较△：$P<0.05$；△△：$P<0.01$；与模型组比较+：$P<0.05$；++：$P<0.01$。

MCAO 后大鼠血液各时相 SOD 含量显著下降，与正常组比较差异明显（$P<0.05$ 或 $P<0.01$），3h 即达最低值，3h 后略有上升。针刺后各时相 SOD 值均有回升，并呈不断上升之势，除 6h 值外，均差异显著（$P<0.05$ 或 $P<0.01$）。

MCAO 后大鼠血液 MDA 含量的变化表现为：各时相值均非常显著地高于正常组（$P<0.01$）。针刺后相应各项 MDA 值均显著下降（$P<0.05$ 或 $P<0.01$）。

（三）讨论

1. MCAO 后各脏器 SOD、MDA 的变化规律　自由基损伤是脑梗死发生发展的重要病理学基础。那么，自由基是否参与了 MCAO 致多脏器损伤的过程？这一问题的解决，对于认识脑梗死所致多脏器损伤（或衰竭）的发病机理，寻求有效的防治手段有非常重要的意义。SOD 是机体清除氧自由基，防止生成 OH^-，阻断自由基病理性连锁反应重要的防御酶。丙二醛（MDA）为脂质过氧化的代谢产物，其量的测定在一定程度上间接反应细胞损伤的程度。

该实验结果证明，MCAO 后大鼠脑组织及血液中 MDA 含量显著升高，SOD 含量显著下降，与有关报道相同。另外，MCAO 后不仅脑组织中 MDA 含量升高，SOD 下降，脑以外的远端脏器如心、肺、胃、肝、肾组织中 MDA 含量也显著升高，SOD 显著下降。提示在 MCAO 后不仅脑组织发生了自由基的损伤，而且在心、肺、胃、肝、肾脏器组织也发生了自由基的脂质过氧化损伤。一般认为，由于自由基化学活性特高，因而其半衰期和作用半径极小，如 OH^- 的半衰期仅为几个微秒，作用幅射半径小于 100nm，故自由基的作用是一种量子效价。但是自由基的脂质过氧化产物却可作用于其他亚细胞器，并可进入细胞外间隙发挥远距离作用。MCAO 后脑组织缺血缺氧产生大量自由基，可释放入血，随血流到达远端脏器，在此增殖和再循环而损伤这些器官。另外，笔者的其他实验结果证明 MCAO 后大鼠脏器组织中血流量明显下降，可致组织细胞缺血缺氧，这就为自由基产生增多提供了基础。脏器组织中活性自由基过量增多，消耗了大量 SOD。细胞膜磷脂中多聚不饱和脂肪酸和脂肪酸的不饱和双键，极易受到自由基的影响，导致脂质过氧化反应，形成一系列脂质自由基 LPO。这些脂质自由基将进一步引起膜的流动性降低，通透性增高，线粒体肿胀，溶酶体破坏和释放，造成细胞水肿、代谢及微循环障碍。微循环障碍组织灌注量进一步下降，组织缺血缺氧又促使自由基产生增多，形成恶性循环，使脏器损伤加重甚至衰竭。可见自由基损伤是 MCAO 所致多脏器损伤的重要病理机制之一。

MCAO 后心、肺、胃、肝、肾组织中 MDA 含量升高，但各脏器 MDA 升高的时间、幅度等有所不同。心、胃、肝、肾组织 MDA 含量在 MCAO 后 3h 即显著升高；肺组织 MDA 在 MCAO 后 24h 才显著高于正常组（$P<0.05$）。从 MDA 升高幅度看，依次为胃（47.8%）>肝（38.6% >心（31.4%）>肾（30.7%）>肺（12.8%）。从 MCAO 后 48h 内多脏器 MDA 动态变化趋势看，心、肺呈进行增高之势；肝 MDA 在 MCAO 后 3h 达最高值，其后呈下降趋势，但仍显著高于正常组（$P<0.01$）；肾组织 MDA 含量在 MCAO 24h 以前呈递增之势，24h 后显著下降，但仍高于正常组（$P<0.01$）；胃组织 MDA 含量在 MCAO 后 48h 内无明显波动，保持于较低值。不同脏器发生不同的自由基反应，可能与脏器本身组织结构和功能特点不同有关。

MCAO 后大鼠心、肺、胃、肝、肾组织内 SOD 明显减少，与正常组相比差异显著（$P<0.05$ 或 $P<0.01$）。表明 MCAO 后心、肺、胃、肝、肾组织抗氧化系统受到影响，清除自由基能力明显下降。笔者还注意到这些脏器 SOD 水平从 MCAO 后 3h 即明显下降，除肾脏外其余脏器 SOD 水平与正常组比较均差异显著（$P<0.05$ 或 $P<0.01$）。表明 MCAO 后重要脏器 SOD 水平迅速降低。MCAO 后 48h 内各脏器 SOD 总的变化趋势表现为胃、肾进行性下降；肝、心先降（3～6h）后升；肺无明显规律。肝与心组织 SOD 虽呈上升之势，但仍显著低于正常组。提示在 MCAO 后 48h 内，心、肺、胃、肝、肾组织清除自由基能力低下，不可能自行恢复。从各脏器 SOD 下降幅度看，依次为肝（18.9%）>胃（16.8%）>肾（12.5%）>肺（8.1%）>心（7.2%）。

综上所述，在 MCAO 后心、肺、胃、肝、肾组织中 SOD 显著低于正常组，但在下降的速度、幅度、动态规律等方面脏器间存在一定差异。提示心、肺、胃、肝、肾抗自由基能力方面可能存在一定差异。

2. 清除自由基作用是醒脑开窍针法防治 MCAO 致多脏器损伤的重要机制之一 自由基连锁反应是脑梗死的核心病理环节，笔者前文已论证了自由基的脂质过氧化损伤又是脑梗死所致多脏器损伤的重要病理机制之一。因此，能否有效地提高 SOD 活性，阻断自由基的损伤是治疗脑梗死及防治多脏器损伤的关键。

MDA 反映组织细胞氧化损伤程度，SOD 能使自由基转化、清除和保护组织细胞，它的活性变化代表抗氧化损伤程度。用醒脑开窍针法后，脑、心、肺、胃、肝、肾及血液中 SOD 明显升高，MDA 显著下降，接近正常组水平。说明醒脑开窍针法能明显对抗由于自由基的产生而导致的 MDA 升高，显著提高机体自由基的清除能力，从而减少脑梗死过程中自由基对脑、心、肺、胃、肝、肾等脏器的损害，保护各脏器组织细胞。

四、针刺对实验性脑缺血及再灌注家兔自由基病理学的影响

脑缺血和再灌注期引发的自由基链锁反应是脑缺血及再灌注损伤的主要机制。该研究在观察实验性脑缺血及再灌注家兔自由基病理学变化的基础上，旨在研究醒脑开窍法对其自由基病理学改变的作用。

（一）材料与方法

1. 实验动物及分组 健康雄性纯种大耳白兔，体重3.0～3.5kg，随机分成六组，即：Ⅰ假手术组，10只。Ⅱ缺血54h组（I54h），10只。Ⅲ缺血54h针刺组（Ⅰ针刺组），10只。Ⅳ缺血6h再灌注48h组（I6hR48h），12只。Ⅴ缺血6h再灌注48h（I6hR48h）针刺组（R针刺组），12只。Ⅵ缺血6h组（I6h），10只。

2. 模型制作 在陈氏结扎家兔三动脉3h造成急性不完全性脑缺血模型的基础上，复制再灌注模型。将家兔以3%戊巴比妥钠麻醉（30mg/kg），仰卧位固定于手术台上。用脱毛剂于颈部脱毛，沿颈正中切开3cm长切口，沿气管双侧分离颈总动脉约2cm长，并钝性剥离伴行的迷走神经。沿左侧胸锁乳突肌内缘或外缘向近心端钝性剥离，在近颈总动脉根部与第六神经之间的肌层分离出左侧椎动脉并结扎。然后，纵向切开与已分离出的左右侧颈总动脉相对应的皮肤，分别将左右颈总动脉用皮肤包裹并缝合做成皮瓣，再将两侧颈总动脉下方对缝在一起。最后，伤口局部撒以少许头孢唑林钠粉末，以防止感染。游离了的颈总动脉皮瓣可根据实验需要随时予以关闭或放开，制成不完全性脑缺血及再灌注模型。

3. 观测指标及方法

（1）自由基（free radical，FR）：将家兔脑组织冰冻干燥后，应用日本产电子自旋共振波谱仪（ESR）测量。调制频率100kHz，微波功率lmV，调制幅度5 Gauss，放大倍数200，响应时间0.01s，扫场时间8min/360mm，g值利用双标法（即锰标）。

（2）超氧化物歧化酶（superoxide dismutase，SOD）：采用邻苯三酚法，应用721分光光度计测定。脑组织和红细胞SOD含量分别用μ/mg蛋白和μ/g Hb表示。

（3）脂质过氧化物（lipoperoxide，LPO）：采用硫代巴比妥酸（thiobarbituric acid，TBA）反应、荧光分析法，利用日本产F-4010型荧光分光光度计测定脂质过氧化反应的主要代谢产物丙二醛（malondial dehyde，MDA）。

（4）脑组织含水量（cerebral water content，CWC）：称取脑组织湿重后，置于105℃恒温烤箱内烘烤24h，然后精称取干重，按公式（湿重-干重）/湿重×100%计算脑组织含水量。

4. 实验步骤 动物先适应性饲养一周并取耳中央动脉血1ml，测定红细胞SOD和血清MDA，作为正常值。然后前5组（Ⅰ～Ⅴ）动物按交叉顺序进行手术，制作颈总动脉皮瓣。假手术组除不结扎左侧椎动脉外，手术过程与其他4组动物相同。第二日，除假手术组外，其他4组动物以动脉夹夹闭双侧颈总动脉，制成脑缺血模型，并记录时间。6h后5组动物取耳血1ml，Ⅳ组和Ⅴ组动物取下动脉夹以复制再灌注模型，Ⅲ组和Ⅴ组动物开始予以针刺治疗，每日2次。分别于再灌注后24h及48h，5组动物取血，测定红细胞SOD、血清MDA。于前5组动物处死6h之前，第Ⅵ组动物复制脑缺血模型。最后，两缺血组分别于缺血6h、54h，缺血再灌注组于缺血6h再灌注后48h后，快速处死动物并取脑。整个实验过程，食水不限，并详细记录动物的症状、体征及死亡情况。

脑组织标本选取：快速剥出整个脑，置于冰浴的玻璃板上，切取左右侧大脑半球的前1/4部分分别测定脑组织SOD和MDA，取左侧大脑半球中2/4，测定自由基强度，取右侧大脑半球后1/4测定脑组织水含量。

最后将实验结果进行统计学处理，分别应用Q检验、t检验及直线回归相关分析方法。

5. 针刺穴位及方法 根据全国统一的家兔穴位图谱并参考有关兽医文献选取人中穴、两侧内关穴及风池穴。人中穴用雀啄手法，内关穴行捻转泻法，风池穴施捻转补法。除人中穴外，余穴均施手法1min，每日针刺2次。

（二）实验结果

（1）六组动物脑组织 FR、SOD、MDA 及 CWC 结果（表 20-47）。

表 20-47　六组动物脑组织 FR、SOD、MDA 及 CWC 结果（$\bar{x}\pm s$）

组别	FR	SOD	MDACWC（%）	
假手术组	1.01±0.15	193.30±2.17	423.63±11.93	78.83±0.12
I6h 组	1.01±0.08△△	198.57±9.75△△×	458.25±15.14△△×	79.99±0.14**
I54h 组	1.11±0.14	160.66±10.09*△△	510.55±18.59	79.59±0.13**
Ⅰ针刺组	1.10±0.09	191.59±8.12□	461.44±12.52□	79.09±0.14□
I6hR48h 组	1.90±0.15**	125.11±3.54**	520.60±12.42**	80.14±0.20**
R 针刺组	1.40±0.08□□	184.70±7.92□□	488.55±22.43	79.23±0.10□□

注：各组与假手术组比较：* $P<0.05$；** $P<0.01$；缺血组与再灌注组比较：△ $P<0.05$；△△$P<0.01$；I6h 组与 I54h 组比较：× $P<0.01$；针刺组与模型对照组比较：□ $P<0.05$；□□ $P<0.01$。

由表 20-47 可知：①I6h、I54h 及 I6hR48h 组与假手术组比较，除 I6h 组 FR，SOD、MDA 和 I54h 组 FR 未见有统计学意义的变化外（$P>0.05$），其余各项指标均有显著或极显著性统计学意义的变化（$P<0.05$ 或 $P<0.01$），说明缺血-再灌注损伤模型是成功的。主要表现为 FR、MDA、CWC 水平升高，而 SOD 水平降低，并以 I6hR48h 组最为明显。另外，I6h 组 SOD 水平与假手术组比较未见降低，反而略有升高。②I6hR48h 组与 I6h、Ⅱ54h 组比较，I6hR48h 组 FR 水平明显升高，SOD 水平明显降低，与两缺血组比较均有极显著性统计学意义（$P<0.01$）；而 MDA 显著高于 I6h 组（$P<0.01$），CWC 含量显著高于 I54h 组（$P<0.01$），说明再灌注期自由基反应在缺血基础上进一步加剧。③I6h 组与 I54h 组比较，I54h 组 SOD 水平明显降低（$P<0.05$），MDA 水平明显升高（$P<0.05$），说明随缺血的持续，自由基反应逐渐加重。④Ⅰ针刺组较 I54h 组 SOD 水平明显提高，MDA 和 CWC 显著降低（$P<0.05$），R 针刺组较 I6hR48h 组 FR、CWC 水平极显著降低（$P<0.01$），SOD 水平显著升高（$P<0.01$），MDA 水平降低并接近具有统计学意义的界限值。说明针刺对脑缺血和再灌注期自由基损伤具有不同程度的改善作用。

（2）五组动物红细胞 SOD 动态变化（图 20-42）：缺血 6h 时红细胞 SOD 可见到一定程度的代偿性升高，缺血 30h 时，红细胞 SOD 仍维持较高水平，随后开始降低，但无统计学意义

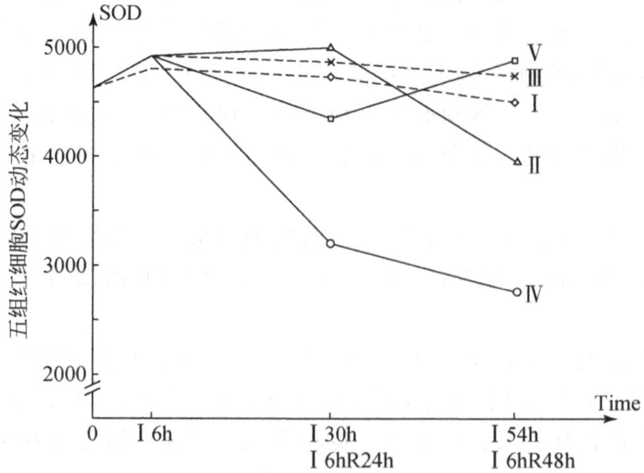

图 20-42　五组动物红细胞 SOD 动态变化

(P>0.05)；与正常值及缺血 6h 组比较，再灌注组于 I6hR24h 时，SOD 水平明显降低(P<0.01)，I6hR48h 时，SOD 水平进一步显著下降(P<0.01)。而且，I6hR24h，I6hR48h SOD 水平分别较持续缺血的Ⅰ30h、I54h 明显降低(P<0.01，P<0.05)；两组针刺组(Ⅰ针、R 针)，SOD 水平与正常值及假手术组相比较未见明显下降。与缺血再灌注比较，再灌注针刺组 SOD 水平明显升高(P<0.01)。

(3) 缺血组和缺血再灌注组血清 MDA 动态变化(表 20-48)。

表 20-48　缺血组和缺血再灌注组血清 MDA 动态变化($\bar{x}$±s)

MDA / 分组	正常值(nmol/ml)	I6h(nmol/ml)	Ⅰ30h I6hR24h (nmol/ml)	I54h I6hR48h (nmol/ml)
缺血组	1.51±0.10	1.77±0.14	2.32±0.15**××	2.73±0.23**××
缺血再灌注组	1.44±0.22	1.68±0.10	2.92±0.33**××	3.72±0.52**××

** 表示并本时相 MDA 值与本组正常值比较，P<0.01；××表示并本时相 MDA 值与本组 I6h 值比较，P<0.01。

在缺血早期(I6h)，两组动物血清 MDA 水平并未见显著升高，但随着缺血时间的延长，特别是再灌注的持续，血清 MDA 水平较正常值和 I6h 时进行性显著升高(P<0.01)，并且以再灌注组动物升高最为明显。

(4) 缺血组与针刺组、再灌注及针刺组实验前后血清 MDA 差异比较(表 20-49)。

表 20-49　各组动物实验前后血清 MDA 差异比较($\bar{x}$±s)

组 别	样本数	差值均值	组间比较	P
Ⅱ I54h	10	1.159±0.20	Ⅱ ~ Ⅲ	P<0.05
Ⅲ Ⅰ针刺	10	0.498±0.22		
Ⅳ I6hR48h	12	2.159±0.28	Ⅳ ~ Ⅴ	P<0.01
Ⅴ R 针刺	12	1.024±0.25	Ⅱ ~ Ⅳ	P<0.05

I54h 组与Ⅰ针刺组，I6hR48h 组与 R 针刺组实验前后血清 MDA 差值比较具有显著差异(P<0.05，P<0.01)；I6hR48h 组造模前后血清 MDA 差值较 I54h 组显著升高(P<0.01)。上述结果表明针刺在一定程度上抑制了脑缺血及再灌注引发的脂质过氧化反应，从而降低了 MDA 水平；脂质过氧化反应在再灌注期明显加剧。

(5) 缺血再灌注组脑含水量与自由基水平的相关性分析将脑含水量与自由基强度进行相关分析，求得相关系数 r=0.807 6(P<0.05)，一元回归方程，y=0.781+0.010 5x(图 20-43)。

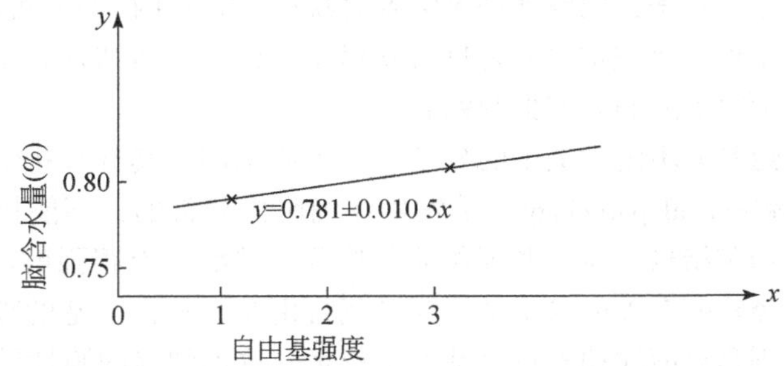

图 20-43　脑含水量与自由基水平的相关性分析

相关分析结果表明，脑缺血再灌注期脑组织水含量与自由基水平之间存在着显著正相关关系，但于脑缺血期并未见存在着这种相关性。提示脑缺血后再灌注所致的水肿和自由基水平有密切关系。

（6）六组动物症状、体征情况及针刺对死亡率的影响（表20-50）。

表20-50 六组动物症状、体征及针刺对死亡率的影响

分组	只数	瘫软少动	少食或不食	呼吸困难	偏瘫	嗜睡	昏迷	惊厥	死亡
假手术组	10								
I54h	16	14	14	5	2	5	5	4	6
Ⅰ针刺	12	7	8	2	-	2	3	2	2
I6hR48h	18	15	16	7	3	6	6	5	6
R针刺	14	5	6	2	-	2	2	2	1
I6h	12	12	12	3	-	3	2	2	2

缺血再灌注组及两缺血组无论是症状、体征，还是死亡情况都较两针刺组严重，I6hR48h动物症状、体征及死亡情况较I6h组明显加重，将I54h和I6hR48h组，Ⅰ针组和R针组死亡动物数相加应用χ^2检验比较动物死亡情况（表20-51）。结果表明缺血后再灌注可使脑缺血动物的症状、体征进一步加重，死亡率增高。针刺可明显降低缺血-再灌注动物的死亡率。

表20-51 针刺与非针刺对动物死亡率的影响（$\bar{x}\pm s$）

组 别	样本数	死亡只数	未死亡只数	χ^2检验
两针刺组	26	3	23	4.434
缺血-再灌注	34	12	22	$P<0.05$

（三）讨论

1. 缺血-再灌注损伤主要病理机制探讨 大量的临床及实验研究证实，脑缺血一定时间内血管再通，可产生再灌注损伤。文献报道脑缺血后，梗塞血管自然再通率为50%～75%。此结果与临床尸检资料相吻合。尸检资料证实，脑梗死病例只有30%～45%的病例可在脑动脉内找到栓子。上述资料说明，至少半数以上的脑梗死病例其病理生理过程是一种缺血-再灌注过程。而且绝大多数治疗方法均以恢复梗死缺血区再灌注为目的，所以，这种缺血-再灌注过程普遍存在于大多数脑梗死患者中。近些年来，国内外许多学者对缺血-再灌注损伤的机理进行了大量的研究，从不同侧面提出了许多学说，比较重要的是自由基损伤学说，下面结合此研究结果从自由基病理学角度对缺血-再灌注损伤的主要机理加以探讨。

自由基是指外层轨道具有不配对电子的分子、原子或基团，其具有化学活性强和连锁反应的特性。自由基病理（free radical pathology）是发生在细胞内异常的，不能控制的自由基反应的结果。这种自由基反应对细胞结构（细胞和亚细胞的脂膜，核酸）有很强的攻击性，使细胞的结构和功能遭到破坏。与人体疾病有关的自由基主要是氧自由基，氧自由基的理化性质是自由基病理的中心理论。缺血，特别是再灌注期氧自由基大量产生，攻击细胞的膜性结构（最敏感的靶位是磷脂膜多不饱和脂肪酸F_UF_A）是近年来所认识的缺血-再灌注组织损伤的重要基础。

Demopoulos 实验证实脑缺血后脑组织损害的实质是自由基引起神经细胞生物膜及亚细胞器过氧化，造成结构和功能破坏。Yamomoto 实验首次证明脑缺血后血流重建可导致脑组织和血清中脂质过氧化物水平迅速升高和临床症状的明显加重。实验用夹闭大鼠双侧颈总动脉的方法造成脑缺血，5h 后测得脑组织 ATP 下降，乳酸升高，伴发神经功能障碍和脑水肿形成。但脑组织中脂质过氧化物丙二醛（MDA）并不明显升高。当缺血 3h 后再灌注 3h，ATP 含量仅恢复到正常的 6.7%，乳酸水平下降至正常，神经功能障碍和脑水肿加重，MDA 含量显著增高。缺血 5h 后再灌注 1h，50% 的动物昏迷，50% 的动物窒息死亡，MDA 含量持续增高。Watanare 实验结果表明脑缺血后血液再灌注期脑梗死体积扩大，细胞坏死增多，神经功能损害恶化，动物死亡率升高。而且，脑损害加重程度与自由基光子计算增加的程度呈显著性正相关。另外，脑缺血及再灌注除了产生自由基导致细胞结构的过氧化损伤外，还消耗了大量自由基清除酶（如 SOD、CAT 等）和抗氧化剂（如 VC、VE、胆固醇等），从而使体内自由基清除系统的功能下降。此研究结果表明，脑组织 MDA 水平在 I54h 时明显升高；于再灌注期观察到自由基水平显著升高，MDA 含量进一步增加，而脑组织 SOD 水平在缺血 6h 时，红细胞 SOD 在 I6h 内可见代偿性升高，随后下降。于 I6hR24h、R48h 时 SOD 水平显著下降。上述结果提示，在脑缺血期即已存在自由基引发的脂质过氧化损伤，而于再灌注时产生了大量的自由基，自由基反应急剧激化，从而表现为自由基和 MDA 水平显著增高，SOD 大大减少。另外，形态学结果也已证实，缺血后再灌注可加重同期缺血的脑组织损害，并且形态学变化的程度与自由基损伤的程度具有平行关系，即 I6hR48h 脑组织形态结构的改变较同时相单纯缺血组（I6h）明显加重，并相当于持续缺血 54h 组。

另外，从某些清除自由基药物的研究结果也能反证自由基在脑缺血及再灌注期的损伤作用。如别嘌呤醇为黄嘌呤氧化酶抑制剂，它可明显降低缺血脑组织自由基强度，尤其对 O_2^- 自由基，临床应用疗效明显，可降低患者的病残率、死亡率。此实验结果也说明再灌注针刺组随着针刺治疗后自由基水平降低和 SOD 含量的升高，动物的脑组织形态学和症状、体征均明显改善，死亡率显著降低。尽管自由基产生及损伤机理比较复杂，涉及多个环节和途径，但其主要的环节和途径已大致清楚。主要涉及以下几个方面：①缺血导致脑细胞能量衰竭，钙通道开放，Ca^{2+} 内流激活了蛋白激酶，使黄嘌呤脱氢酶迅速转化为黄嘌呤氧化酶，后者进一步催化次黄嘌呤（缺血时 ATP 完全降解的产物）氧化为黄嘌呤和尿酸。②缺血脑细胞线粒体三羧酸循环发生障碍，不能为电子传递链的细胞色素氧化酶提供足够的电子（4 价）将 O_2 还原成水，O_2 发生自还原生成 O_2^- 并漏出线粒体。③梗死脑细胞由于 ATP 耗竭，自由基清除酶（如超氧化物歧化酶）活性降低，自由基清除障碍。O_2 是自由基连锁反应的启动因子，经上述三种途径使 O_2 蓄积，O_2 在高价铁离子（Fe^{3+}）催化下作用于水生成过氧化氢（H_2O_2），后者经 Haber-Weiss 反应迅速生成毒性更强的羟自由基（OH^-），OH^- 化学活性活跃，生物毒性强，可广泛攻击含有不饱和双键的生物膜结构，产生更多的自由基，引发"瀑布状"自由基连锁反应，造成更加广泛，更加严重的脑损害。一方面可攻击不饱和脂肪酸和膜磷脂的不饱和双键，发生脂质过氧化反应导致生物膜崩解，线粒体、溶酶体破溃酶活性丧失，细胞内环境紊乱、细胞死亡；该病理变化可同时累及神经细胞、胶质细胞和血管内皮细胞。另一方面还可激活磷脂酶 A_2，促使磷脂分解产生大量的花生四烯酸，后者在前列腺环素 I_2（PGI_2）合成酶和血栓烷 A_2（TXA_2）合成酶的作用下分别生成 PGI_2 和 TXA_2。正常条件下 TXA_2 和 PGI_2 处于动态平衡，但缺血条件下自由基增加，可抑制 PGI_2 合成酶，激化 TXA_2 合成酶，促使花生四烯酸单向转化为 TXA_2，诱使缺血半暗带区血管痉挛和血管内凝血，使梗死范围迅速扩展，损害加重。当脑缺血血流再通时，可使自由基大量产生，自由基损伤急剧激化。这主要是因为：①再灌注时氧供给虽然很快得到恢复，但体内三羧酸循环恢复较慢，不能提供足够的电子将氧还原为水，造成氧还原不充分而生成活性氧，即由氧分子形成的 O_2。②超过缺血阈限的脑细胞，线粒体破坏殆尽，不能利用氧进行有氧氧化产生 ATP。当再灌注时，突然带入的氧，一方面在黄嘌呤氧化酶的作用下产生新的 O_2，启动新的自由基连锁反应；另一方面，又使缺血期因氧耗竭而停滞的烷自由基向脂质过氧化物自由基转化得以延续，造成新的恶性循环，进一步攻击不饱和脂肪酸；另外，再灌注带入的 Ca^{2+} 可提高黄嘌呤氧化酶的活性，Fe^{3+} 可促进 O_2^- 迅速转化为 OH^-，两者都可重新激发自由基连锁反应。缺血组织中自由基急速蓄积必然进一步攻击其他细胞的生物膜结构，造成更多的细胞坏死，梗死范围迅速扩展。

上述资料表明，自由基引起的脑组织脂质过氧化损害，产生于缺血期，而激化于再灌注期。现已证实脑缺血再灌注产生损害主要是由自由基连锁反应激化所造成，自由基连锁反应是脑梗死缺血及再灌注期组织损伤的核心病理环节。

2. 醒脑开窍法作用分析

（1）降低自由基水平：针刺可以明显降低因缺血后再灌注所致的脑组织自由基水平升高（$P<0.01$），提示针刺对自由基产生可能有直接的抑制作用。

（2）提高 SOD 活性：针刺可明显升高脑缺血及再灌注期脑组织 SOD 水平，并对缺血再灌注期动物红细胞 SOD 水平的下降有明显的升高作用。说明针刺可提高自由基清除系统的功能。

（3）降低 MDA 含量：MDA 为自由基引发的脂质过氧化反应的产物，其可反映脂质过氧化反应的程度，并可进一步引起组织损伤。针刺可明显降低缺血（54h）脑组织 MDA 含量。缺血再灌注针刺组脑组织 MDA 水平亦有一定程度的下降，但与缺血再灌注组比较未有显著性统计学差异。同时，针刺可明显抑制缺血和再灌注引起的血清 MDA 水平的升高。提示针刺抑制了脂质过氧化反应，从而减少了其产物的产生，抑制了 MDA 造成的进一步损害。

可见，醒脑开窍法对脑缺血-再灌注所致的自由基病理学改变具有较为明显的改善作用，从而使脑组织结构和功能的损害得以改善。

五、醒脑开窍针刺法干预实验性脑梗死大鼠热休克蛋白基因表达的研究

热休克蛋白（heat shock protein，HSP）是一类在进化上高度保守，广泛存在于原核生物及真核生物细胞内，因高温病原体或理化等有害因素的刺激应激产生的蛋白质，它能保护机体或细胞不受或少受伤害。热休克蛋白家族（HSPs）分子量为 70 kD 的蛋白（HSP70）的表达，侧重反映脑细胞损伤时伴有的耐受和防御性变化，HSP70 mRNA 表达的改变既可作为脑缺血模型成功的指标，也可作为比较多种保护性措施效应的指标。我们以前的研究发现醒脑开窍针刺法用于脑梗死的治疗疗效显著，优于常规针刺法。为了揭示该法治疗脑梗死的分子机制，我们采用分子杂交技术开展了该法干预实验性脑梗死大鼠缺血区脑组织 HSP70 基因表达的研究。

（一）材料与方法

1. 试剂 总 RNA 提取试剂盒，随机引物试剂盒购自 Promega 公司；α-^{32}P-dCTP 购自北京亚辉生物医学工程公司。大鼠 HSP70 引物设计为：Lower primer：5′ttggtcgggccccacgactag3′；Upper primer：5′tagagtccag-ccaggagatga3′。β-actin 引物设计为：Lower primer：5′ ccat ctct tgct cgaa gtct ag 3′；Upper primer：5′ gtat gcct ctgg tcgt acca c 3′。引物由中国科学院北京微生物研究所合成。

2. 动物分组及模型 170 只健康 Wistar 大鼠，雌雄各半，体重 250g 左右，随机分为 5 组，即空白对照组、假手术组、模型组、醒脑组、常规组。其中除空白对照组、假手术组各 10 只外，其余每组 50 只。模型组、醒脑组、常规组平均分为缺血 1h、3h、6h、24h、48h 5 个时段，

每时段 10 只。大脑中动脉（midge cerebral artery，MCA）梗死模型制作采用协和医科大学严徵瑾的方法，以热凝法阻断 MCA。术后动物单笼饲养，进行神经体征观察，大鼠有“三偏征”体征，确认模型制作成功。

3. 针刺穴位、方法及脑取材　全部穴位均按照华兴邦等制定的《动物针灸穴位图谱》取穴。醒脑组选醒脑开窍针刺法主穴：内关、人中穴进行针刺。具体操作：先针刺双侧内关穴，行醒脑开窍针刺法捻转提插泻法 1min；继刺人中穴，施雀啄手法刺激 10 次。常规组选双侧曲池、足三里穴，两穴均行传统的提插捻转泻法各 1 min。醒脑组、常规组 1h 时段造模后 10 min 针刺；3h 时段造模后 1h 针刺；6h 时段造模后 1h 针刺，处死前针刺 1 次；24h 时段造模后 1h 针刺 1 次，然后每 12h 针刺 1 次，共针刺 3 次；48h 时段造模后 1h 针刺 1 次，然后每 12h 针刺 1 次，共针刺 5 次。模型组以热凝法阻断一侧 MCA，不予针刺。假手术组开颅，找到嗅束外缘的大脑中动脉，但不凝闭。空白对照组在 2min 内快速断头处死取出一侧 MCA 供血区大脑皮质、纹状体、海马；假手术组在假手术后 10min 断头处死，其余各组于相应缺血时段断头处死，快速取患侧 MCA 供血的大脑皮质、纹状体及海马。以上脑组织样品取出后立即放入液氮中冻存，以备进行相应指标的检测。

4. 总 RNA 提取及 Northern 杂交、点杂交　采用异硫氰酸胍一步法提取脑组织总 RNA，测 OD 260/OD 280 比值约等于 2。采用甲醛变性凝胶电泳法分离 RNA。鼠 HSP70 cDNA、β-actin cDNA 探针采用 RT-PCR 法制备，HSP70 cDNA 扩增片段为 451bp，β-actin cDNA 扩增片段长为 256bp。按 Promega 公司试剂盒提供的方法进行同位素 α-^{32}P 标记探针。Northern 杂交采用含甲酰胺的杂交体系，42℃预杂交 2～4h 后，加入标记的探针，然后 42℃杂交过夜。点（Dot）杂交点样方法采用《分子克隆》中的方法，每孔上样量为 120μl，杂交方法与 Northern 杂交相同。洗膜后进行放射自显影，放射自显影底片用瑞典产 Image Master UDS 图像摄像分析仪进行扫描，以光密度值表示显影的相对强度，并与 β-actin mRNA 光密度值对照，获得 HSP70 mRNA 的相对水平。

5. 统计学处理　应用方差分析进行统计学处理。

（二）实验结果

1. 检测 HSP70 cDNA、β-actin cDNA 探针结果　HSP70 基因的 cDNA 片段经 RT-PCR 扩增及纯化后，以 PEZZ 作分子量标准，经 1.6% 琼脂糖凝胶电泳，在紫外检测仪下观察，HSP70 基因 cDNA 探针在 451bp 处有一较清晰条带，β-actin 基因 cDNA 探针在 256bp 处有一条清晰条带，两者均无其他非特异扩增条带。

2. 检测大鼠脑组织总 RNA 的降解结果　采用一步抽提法提取大鼠脑组织总 RNA，经甲醛变性凝胶电泳鉴定总 RNA 是否降解。

在 28s 和 18s 处有两条清晰的 rRNA 条带，且两者染色深度之比 28s/18s≈2.0，RNA 分子较完整。经测定 OD 260/OD 280≈2.0，蛋白质已基本除尽，RNA 样品纯度较高。

3. 鉴定毛细印渍法转移结果　用毛细印渍法将变性 RNA 转移至尼龙膜上，于紫外透射仪下观察，甲醛变性凝胶内已无 RNA 条带，尼龙膜上 18s 及 28s rRNA 带完整、清晰，转移效果良好。

4. 针刺对 MCAO 大鼠不同脑区 HSP70 基因表达的影响　用 HSP70 mRNA 的扫描光密度与 β-actin mRNA 的扫描光密度的比值，即 HSP70 mRNA 的相对水平，来分析 HSP70 mRNA 的表达。用均数比较的方差分析进行统计学处理。各级结果如下。

（1）针刺对 MCAO 大鼠皮质 HSP70 基因表达的影响。

皮质 HSP70 mRNA Northern blot 杂交扫描光密度均数统计处理结果见表 20-52，Dot 杂交扫描光密度均数见表 20-53。

表 20-52 皮质 HSP70 mRNA Northern blot 杂交扫描光密度均数

时间	n	模型组	醒脑组	常规组
1h	10	2.00★	2.00★	2.00★
3h	10	1.96★	2.88★	2.35★
6h	10	2.01★	2.99★	2.80★
24h	10	1.99★	3.00★	2.00★
48h	10	1.97★	1.97★	1.97★

注：空白对照组为 1.42，假手术组为 1.58；模型组、醒脑组、常规组组间比较★$P<0.05$。

表 20-53 皮质 HSP70 mRNA Dot 杂交扫描光密度均数

时间	n	模型组	醒脑组	常规组
1h	10	2.30★	2.30★	2.30★
3h	10	2.26★	3.18★	2.65★
6h	10	2.31★	3.29★	3.10★
24h	10	2.29★	3.30★	2.30★
48h	10	2.27★	2.27★	2.27★

注：假手术组为 1.88，示模型组、醒脑组、常规组组间比较★$P<0.05$。

空白对照组、假手术组表达很低，假手术组表达略高于空白对照组；模型组、醒脑组、常规组大量表达，模型组 1h、3h、6h、24h、48h 表达基本一致。在 1h 时醒脑组、常规组与模型组表达一样；3h、6h 时醒脑组和常规组表达远高于模型组；24h 时常规组表达降至接近模型组的表达水平，醒脑组表达继续增高；48h 时醒脑组和常规组的表达均降至模型组的表达水平。对模型组、醒脑组、常规组均数进行方差分析统计学处理，组间比较 $P<0.05$，差异有显著性意义。

（2）针刺对 MCAO 大鼠纹状体 HSP70 基因表达的影响。

纹状体 HSP70 mRNA Norther blot 杂交扫描光密度均数统计处理结果见表 20-54，Dot 杂交扫描光密度均数统计处理结果见表 20-55。

表 20-54 纹状体 HSP70 mRNA Northern blot 杂交扫描光密度均数

时间	n	模型组	醒脑组	常规组
1h	10	0.95★	2.47★	1.33★
3h	10	0.94★	1.35★	1.11★
6h	10	0.89★	1.43★	1.35★
24h	10	0.90★	1.30★	1.39★
48h	10	1.31★	2.50★	1.42★

注：空白对照组为 0.30，假手术组为 0.60；模型组、醒脑组、常规组间比较★$P<0.05$。

表 20-55　纹状体 HSP_{70} mRNA Dot 杂交扫描光密度均数

时段	n	模型组	醒脑组	常规组
1h	10	1.45★	2.97★	1.80★
3h	10	1.44★	1.85★	1.55★
6h	10	1.39★	1.93★	1.85★
24h	10	1.40★	1.88★	1.86★
48h	10	1.78★	3.00★	1.92★

注：假手术组为 0.56；模型组、醒脑组、常规组组间比较★$P<0.05$。

空白对照组几乎无表达，假手术组假手术创伤后可见到有微量的表达；模型组、醒脑组、常规组大量表达，模型组在 1h、3h、6h、24h 时表达水平几乎相同，48h 时略有增高趋势。醒脑组 1h、3h、6h、24h 时表达水平高于常规组，高于模型组，48h 时常规组表达降至接近模型组的表达水平，醒脑组表达继续增高。对模型组、醒脑组、常规组均数进行方差分析统计学处理，组间比较 $P<0.05$，差异有显著性意义。Dot 杂交与 Northern blot 杂交结果一致。

（3）针刺对 MCAO 大鼠海马 HSP70 基因表达的影响见表 20-56、表 20-57。

表 20-56　海马 HSP70 mRNA Northern blot 光密度均数

时段	n	模型组	醒脑组	常规组
1h	10	0.68	0.68	0.68
3h	10	0.68	0.68	0.68
6h	10	0.70	2.28	1.20
24h	10	2.17	2.27	2.29
48h	10	2.26	2.29	2.29

注：空白对照组为 0.38，假手术组为 0.64。

表 20-57　海马 HSP70 mRNA Dot 杂交扫描光密度均数

时段	n	模型组	醒脑组	常规组
1h	10	1.08	1.08	1.08
3h	10	1.08	1.08	1.08
6h	10	1.10	2.68	1.60
24h	10	2.57	2.67	2.69
48h	10	2.66	2.69	2.69

注：空白对照组为 0.64。Dot 杂交与 Northernblot 杂交结果一致。

空白对照组几乎无表达，假手术组微量表达；模型组、醒脑组、常规组 1h、3h 表达与假手术组比未增高，在 6h 时常规组、模型组表达仍与假手术组相同水平，醒脑组表达比假手术组、模型组、常规组大量增高；24h、48h 时醒脑组表达持续增高，模型组、常规组表达达到醒脑组的水平。对模型组、醒脑组、常规组均数进行方差分析统计学处理，组间比较 $P>0.05$，差异无显著性意义。

（三）讨论

1. HSP70 mRNA 在脑梗死中的意义　HSP 基因在机体内具有极其重要的“分子伴侣”作用，在生物进化过程中有高度的保守性，而在细胞应激后 HSP 基因与变性蛋白结合，通过调节 ATP

酶，维持蛋白质的四级结构，促进正常核糖体装配、合成，加速核仁形态的恢复，提高细胞对应激原的耐受性，保护机体不受高温、缺氧、缺血、有害气体等不良条件的损害。缺血后HSP70mRNA短暂表达及有HSP70合成的神经元多能存活，HSP70 mRNA可作为存活机制的一部分，参与遗传信息针对受损害的机体的自我保护过程，HSP70在缺血早期对神经细胞的保护及后期对细胞的修复起重要作用。

2. 醒脑开窍针刺法对脑细胞的保护 醒脑开窍针刺法是石学敏院士1972年基于祖国医学对神的认识，结合现代医学的解剖生理而创立的一套以“醒脑开窍，疏通经络”为治则治疗中风病的针刺大法。观察该法治疗2336例中风住院患者，治愈率达54.84%，总有效率达97.43%。根据我们以前的醒脑开窍针刺法与常规针刺法治疗中风的临床疗效比较研究，常规针刺法治愈率只有36.7%。

常规针刺法——取手足阳明经穴为主的选穴针刺方法，是治疗中风恢复期的一个重要流派。依据“阳主动，肢体运动障碍其病在阳，治疗取手足三阳经的腧穴。阳明经为多气多血之经，主一身之经筋。阳明经气血通畅，正气旺盛、则运动功能易于恢复”的理论，常规针刺法不论何证，均取上下肢的阳明经穴来治疗中风偏瘫，曲池、足三里为其主穴。在中医的经络理论中，曲池、足三里分别为手阳明大肠经、足阳明胃经的合穴，手、足阳明经为多气多血之经，足三里又为全身强壮穴，因此，针刺曲池、足三里能促进全身气血运行。虽然脑梗死的发生是由于脑组织缺血缺氧而出现局部细胞受损，但人体是一个有机的整体，若促进气血的运行，从理论上讲，也将给受损脑组织氧供应带来益处。但曲池、足三里作为手阳明大肠经、足阳明胃经的合穴，主要是增强促进全身各脏器的机能，特别是胃肠道的功能。因此，在脑梗死之抢救和治疗过程特别是急性期治疗过程中，针刺曲池、足三里的效应对脑供血的影响是间接的。

醒脑开窍针刺法主穴人中为督脉与手、足阳明经之会穴，督脉起于胞中，上行入脑达巅，故泻人中可调督脉、开窍启闭以醒神安神；内关为八脉交会穴，通于阴维，属手厥阴心包经之络穴，有宁心安神、疏通气血之功，两穴效应皆直接作用于脑神经，开窍醒神通络，使机体血氧重新分配，以保护脑组织。现代医学研究证实，人中可明显的促进脑血循环，增加脑灌注量及血管弹性；内关穴不仅可调节心脏的功能，使心肌收缩力加强，每搏输血量增加，而且在改善心脏功能的同时增加脑灌注量；两穴相伍可促进神经组织代谢和修复，进而改善大脑生理功能，收到醒脑开窍效果。醒脑的目的在于复神，神复则可发挥其导气的作用，从而可起到疏通经络的作用。

该实验研究发现醒脑组皮质在3h、6h时HSP70 mRNA表达高于常规组、远高于模型组；24h时常规组表达降至接近模型组的表达水平，醒脑组表达继续增高；醒脑组纹状体在1h、3h、6h、24h、48h时HSP70 mRNA高于常规组、高于模型组大鼠。通过方差分析统计学处理，模型组、醒脑组、常规组皮质间的比较差异有显著意义（$P<0.05$）；模型组、醒脑组、常规组纹状体的组间比较差异亦显著（$P<0.05$）。从以上结果看出醒脑开窍针刺法诱导得最多，表达的时间最长，说明该法对缺血脑细胞的保护作用优于常规针刺法，证实了该法显著疗效与经络、腧穴的特异性有关。

醒脑组、常规组、模型组大鼠海马MCAO后1h、3h HSP70 mRNA表达与假手术组比较未增高，在6h时醒脑组HSP70 mRNA表达比假手术组大量增高，常规组、模型组大鼠HSP70 mRNA表达仍与假手术组相同水平；24h、48h时模型组、常规组HSP70 mRNA表达达到醒脑组持续增高的水平。该实验虽然模型组、醒脑组、常规组海马的组间整体比较差异无显著意义（$P>0.05$），但在6h时HSP70 mRNA表达远高于模型组、常规组，可以说明醒脑开窍针刺法可能对MCAO后期海马的缺血损害有提前预防保护的趋势，预防海马细胞受损，改善梗死后大脑的记忆功能。

3. 醒脑开窍针刺法保护脑细胞的分子机制 该实验发现醒脑开窍针刺法可增加脑组织HSP70 mRNA的表达，我们进一步的研究也发现该法增加了以上脑组织HSP70的含量。该实验结果结合

HSP70 的生物功能，可以提示醒脑开窍针刺法治疗脑梗死的部分分子机制是：在转录水平加速 MCAO 大鼠脑皮质、纹状体、海马细胞的内源性保护因子 HSP70 基因的表达，从而增加 HSP70 合成，通过 HSP70 发挥它的生物功能，调节 $Na^{+}-K^{+}$-ATP 酶活性，增加缺血脑细胞内糖原储存能力，介导缺血脑细胞蛋白质正确的折叠与装配，介导线粒体蛋白跨膜转运，调控信息传导通路和转录、复制，参与细胞核微管形成与修复，促进某些变性蛋白的降解和清除，使非折叠及错误折叠的蛋白质转归至天然状态，维护脑细胞的功能和生存，延迟神经元的死亡，促进神经网络的重建，从而保护脑细胞。

六、醒脑开窍针法对 MCAO 模型大鼠脑组织 HSP70 蛋白的影响

该研究以热凝法阻断大鼠一侧大脑中动脉（MCAO）造成局灶性脑缺血实验模型；用免疫组化法观察缺血区脑组织 HSP70 蛋白的动态变化及针刺的干预作用，结果表明：脑缺血能诱导 HSP70 蛋白的表达，并随时间的延长（1～48h）逐渐增加。针刺能增强各时段 HSP70 蛋白的表达，提高神经细胞的应激能力，促进神经细胞对脑缺血损伤产生适应性变化，增强脑组织的修复能力。醒脑开窍针法作用优于常规针刺法。

（一）材料和方法

1. 动物与分组　Wistar 成年大鼠 96 只，体重 200～250g，雌雄各半，由北京医科大学实验动物中心提供。随机分为假手术组 6 只，模型对照组、醒脑针刺组和常规针刺组各 30 只，后 3 组又分为缺血 1h、3h、6h、24h、48h，5 个时间段，每个时间段各 6 只动物。

2. 模型制作　动物经 10% 水合氯醛（30mg% 体重），腹腔内麻醉后，侧卧位，于眼眶至耳的中点纵形切开皮肤 1cm 左右，分离并切去部分颞肌，暴露颞骨，做一个 3～5mm 的骨窗，轻抬脑，可见横过嗅束向上走行的大脑中动脉（MCA）。用加热的不锈钢丝轻轻接触靠近嗅束上缘的大脑中动脉，使之快速凝闭，遇有血管破裂可用小棉球局部轻压止血，术后创面敷少许抗生素（头孢氨苄），缝合切口。手术后动物单笼饲养观察。

3. 针刺方法　根据中国针灸学会实验针灸研究会制订的《动物针灸穴位图谱》，醒脑针刺组选醒脑开窍主穴内关、人中穴进行针刺。具体操作：先针刺双侧内关穴，在动物前肢内侧距腕横纹上 3～4mm 尺桡骨缝间，直刺捻转提插泻法 1min；继刺人中穴，在鼻中隔下部向上斜刺入 3～5mm，施雀啄手法刺激 10 次；常规针刺组选双侧曲池、足三里穴，曲池穴在桡骨近端，肘关节外侧前方的凹陷中，足三里穴位于膝关节下外侧，腓骨小头下 5mm，两穴均行提插捻转泻法各 1 min。针刺 1h 组，手术后 10 min 针刺；针刺 3h 组，手术后 1h 针刺；针刺 6h、24h、48h 组，手术后 1h 针刺，24h、48h 组 1d 针 2 次。

4. 实验方法　在规定时间断头处死动物，快速取脑，固定，石蜡包埋。切片厚 5μm，按 HSP70 试剂盒说明书进行免疫组化反应。

5. 分析　细胞质呈棕黄色的细胞为阳性细胞。

阳性细胞计数：用彩色图像分析系统，在 400 倍物镜下，每个标本选择 2 个视野，每个视野参考面积为 12 541μm^2，计算阳性细胞数，取平均值。每组数据计算平均值与标准差。

（二）结果

HSP70 蛋白的表达主要在手术侧大脑缺血区存活的神经细胞及血管内皮细胞上。假手术组（1h）、模型组 1h 段均未发现阳性细胞。模型组 3h 仅有少量毛细血管表达，无神经细胞阳性表达，

6h 后出现阳性反应细胞，且于 48h 达高峰。醒脑组于 3h 即出现神经细胞及毛细管阳性表达，阳性反应呈上升趋势，48h 达高峰，与同时段模型组和常规组比较，明显强于后两组，有显著性差异。常规组 HSP70 蛋白表达优于模型组，见表 20-58。

表 20-58　针刺组与模型组 HSP70 蛋白阳性细胞数的比较（$\bar{x}\pm s$）

组　别	1h	3h	6h	24h	48h
假手术组	–	–	2. 83±0. 82	5. 75±0. 82	6. 75±0. 94
模型组	–	–	2. 83±0. 82	5. 75±0. 82	6. 75±0. 94
常规组	–	–	3. 58±0. 86*	9. 08±0. 86**	10. 83±1. 34**
醒脑组	–	3. 33±1. 25	5. 33±0. 88*△△	12. 17±1. 37**△△	14. 67±1. 40**△△

注：与同时间段模型组相比＊：$P<0.05$；＊＊$P<0.01$；与同时间段常规组相比△：$P<0.05$；△△：$P<0.01$。

（三）讨论

热休克蛋白（heat shock protein，HSP）是机体在应激状态下出现的保守蛋白，其中 HSP70 在正常细胞中水平较低，而在应激状态下可显著地升高，因此成为热休克蛋白中研究最深入的一个。它不仅能为热损伤所诱导，而且可为许多其他损伤因素及应激刺激，如缺血、缺氧、惊厥等所诱导。许多研究表明，它是一种非特异性细胞保护蛋白，具有保护脑细胞、增加脑细胞对缺氧的耐受性、抵抗进一步致死性损伤的作用，其量的增加可反应脑细胞损伤时耐受性的增强。

目前国内外有关针刺对 HSP70 蛋白作用的研究较少。该研究发现，HSP70 蛋白在模型组、常规组 6h 后的时间段有表达，48h 达高峰，常规组明显强于模型组；而醒脑组提前于 3h 时段即有表达，并在后面的时段中明显强于模型组和常规组。特别值得注意的是醒脑组损伤区周围毛细血管内皮细胞的 HSP70 蛋白表达增强，可以认为醒脑开窍针法通过对脑血管的保护作用，增加了缺血区脑细胞的抗损伤能力。以上结果表明，该针法促使神经细胞对缺血损伤产生适应性变化，从而增强脑组织的修复能力，加速神经元网络的重建，以恢复其正常功能。其深入机理尚需进一步探讨。

第五节　醒脑开窍法对神经递质影响的实验研究

一、醒脑开窍针法对脑梗死模型大鼠游离氨基酸转移酶水平影响的实验研究

国内外大量研究表明，兴奋性氨基酸（exdmo amino amino，EAAs）类递质所具有的神经毒性在脑梗死的发生及发展过程中起着重要的作用。而在 EAAs 代谢过程中，氨基酸转移酶水平则直接反映了 EAAs 含量随病程变化而发生的改变。该实验以阻断大鼠大脑中动脉的方法复制脑梗死模型（MCAO），系统观察了 4 种主要游离氨基酸转移酶含量——谷丙转氨酶（ALT）、天门冬氨酸转移酶（AST）、谷氨酸脱羧酶（GAD）、天冬氨酸酶的动态变化，研究醒脑开窍针法对氨基酸类递质的影响，进一步探讨针刺治疗脑梗死的机制。

（一）材料与方法

1. 动物及分组 选择体重200～250g健康大鼠，随机分为空白组、假手术组、缺血组及针刺组，假手术组及缺血组又分为4h、8h、12h、24h组，针刺组分为4h针刺组及24h针刺组，每组8只。

2. 模型制备方法 按照严徽瑾报道的大鼠MCAO模型制作方法制备模型。麻醉后，将大鼠固定并在左侧眼角与耳根连结中点处开一骨窗，用高频电刀在嗅束外缘凝闭大脑中动脉（MCA）。

3. 针刺穴位及方法 选取人中及双侧内关穴。人中穴用雀啄手法10s，双侧内关穴用捻转泻法20s。

4. 检测方法 应用日立7020全自动化分析仪，定标液、质控品及试剂均为端士Roche公司产品。

5. 实验步骤 缺血组及针刺组按上述模型制作方法制备MCAO模型，空白动物组不做任何处理，假手术组织模仿开颅创伤过程，不凝闭MCA。各组动物分别在MCAO或假手术后4h、8h、12h、24h用毛细玻管进行眶后静脉丛采血2ml，静置30min后离心5min，转速为3000r/min，即时吸出血清，待测。实验数据应用方差分析方法进行统计学处理。

（二）实验结果

1. 各时相ALT动态变化情况 表20-59结果提示，缺血后4h ALT含量显著降低，与空白组及假手术组比较有明显的差异（$P<0.01$），之后又恢复到正常水平，而两针刺组与空白及假手术组无明显差异（$P>0.05$）。

表20-59 各时相ALT含量测定结果（IU/L）（$\bar{x}\pm s$）

组 别	4h	8h	12h	24h
空白组	2.73±1.28	–	–	–
假手术组	2.55±0.58	2.85±0.95	2.82±0.83	2.82±1.21
缺血组	0.989±0.09**△△	2.60±0.63##	3.21±0.81##	3.07±0.12##
针刺组	2.43±0.04××	–	–	2.74±1.01

注：与空白组比较**$P<0.01$；与同时相假手术比较，△△$P<0.01$；与同时相缺血组比较，××$P<0.01$；与同组4h比较，##$P<0.01$。

2. 各时相AST动态变化的况 表20-60结果提示，缺血后4h AST含量显著降低，与空白组及假手术组比较有明显的差异（$P<0.01$），之后又恢复到正常水平；而两针刺组与空白及假手术组无明显差异（$P>0.05$）。

表20-60 各时相AST含量测定结果（IU/L）（$\bar{x}\pm s$）

组 别	4h	8h	12h	24h
空白组	2.57±1.13	–	–	–
假手术组	2.45±0.31	2.64±0.77	2.65±0.39	2.58±1.01
缺血组	0.82±0.11**△△	2.43±0.43##	3.02±0.63##	2.88±0.09##
针刺组	2.33±0.09××	–	–	2.55±0.85

注：与空白组比较**$P<0.01$；与同时相假手术组比较，△△$P<0.01$；与同时缺血组比较，××$P<0.01$；与同组4h相比较，##$P<0.01$。

3. 各时相 GAD 动态变化情况 表 20-61 结果提示，缺血后 4h GAD 含量显著升高，与空白组及假手术组比较有明显的差异（$P<0.01$），之后又恢复到正常水平；而两针刺组与空白及假手术组无明显差异（$P>0.05$）。

表 20-61 各时相 GAD 含量测定结果（IU/L）（$\bar{x}\pm s$）

组 别	4h	8h	12h	24h
空白组	0.43±0.03	-	-	-
假手术组	0.37±0.02	0.31±0.02	0.32±0.01	0.32±0.04
缺血组	0.61±0.02 ＊＊△△	0.36±0.03##	0.34±0.01##	0.4±0.03##
针刺组	0.88±0.04△△××	-	-	0.49±0.03

注：与空白组比较＊＊$P<0.01$；与同时相假手术组比较，△△$P<0.01$；与同时相缺血组比较，×× $P<0.01$；与同组 4h 时相比较，##$P<0.01$。

4. 各时相天冬氨酸酶动态变化情况 表 20-62 结果提示，缺血后 4h 天冬氨酸酶含量显著降低，与空白组及假手术组比较有明显的差异（$P<0.01$），之后又恢复到正常水平；而两针刺组与空白及假手术组无明显差异（$P>0.05$）。

表 20-62 各时相天冬氨酸酶含量测定结果（IU/L）（$\bar{x}\pm s$）

组 别	4h	8h	12h	24h
空白组	1.63±0.76	-	-	-
假手术组	1.53±0.34	1.71±0.55	1.69±0.63	1.67±0.72
缺血组	0.59±0.05＊＊△△	1.56±0.37##	1.91±0.52##	1.88±0.23##
针刺组	1.45±0.02××	-	-	1.53±0.59

注：与空白组比较，＊＊$P<0.01$；与同时相假手术组比较，△△$P<0.01$；与同时相缺血组比较，×× $P<0.01$；与同组 4h 时相比较，##$P<0.01$。

（三）讨论

该研究系统观察了 MCAO 后大鼠游离氨基酸转移酶水平的变化。结果表明，脑缺血后，大鼠体内数种游离氨基酸转移酶水平均有改变，而这些酶正是氨基酸代谢的关键物质，并反映氨基酸含量的变化，从而进一步证明其 EAAs 类递质，即 Glu（谷氨酸）、Asp（天冬氨酸）、GABA（γ-氨基丁酸）存在着明显的代谢异常。氨基酸类递质的这种异常改变在缺血性脑损伤过程中可能起着重要的作用。EAAs 的神经毒性对中枢神经系统有兴奋作用，生理情况下，Glu 主要存在于神经末梢内 Glu 囊泡中，末梢去极化而兴奋时释放到突触间隙，作用于突触后膜的特异性 Glu 受体。重摄取是中枢神经系统终止内源性 Glu 兴奋作用的主要机制，但这种重摄取过程是依赖能量的，当脑缺血时，ATP 合成不足，重摄取发生障碍，导致局部病灶周围谷氨酸大量积聚，持续作用于受体，引起对受体的过度刺激，通过 Na^+、Cl^-大量内流，细胞急性渗透性肿胀及细胞内 Ca^{2+}超载等一系列病理反应，最终导致神经元损伤，此即所谓的 EAAs 的兴奋性毒性。GABA 是 Glu 脱羧而成，GABA 的合成酶为 GAD。有研究表明，各脑区的 Glu 和 GABA 含量有明显的相关性。

该研究的实验结果表明，由于针刺的作用使MCAO大鼠游离氨基酸转移酶水平发生了动态变化，从而进一步证明了醒脑开窍针法对MCAO大鼠出现的氨基酸递质异常代谢具有明显的良性调节作用。具体表现为：①针刺后ALT、AST含量明显降低。ALT、AST是催化Glu转氨基代谢的两个关键酶，正是因为针刺作用降低了MCAO后异常升高的Glu含量，从而减轻EAAs的神经毒性，相应地使大鼠游离Glu代谢水平下降，参与催化反应的酶活性降低，因此造成ALT、AST水平下降；②针刺后GAD含量明显升高。我们知道，Glu在GAD作用下可脱羧生成GABA。正是因为针刺作用促进了Glu的脱羧代谢，升高了GABA水平，从而降低EAAs的神经毒性。目前认为在缺血早期，脑细胞外GABA的升高是机体自身的保护机制，可减轻缺血对脑细胞产生的损害。相应地，Glu脱羧反应增加，GAD水平也会升高；③针刺后天冬氨酸酶含量明显降低。天冬氨酸酶是催化Asp直接脱氨基代谢的关键酶，正是因为针刺作用降低了MCAO后异常升高的Asp含量，从而降低EAAs的神经毒性。相应地使大鼠游离Asp代谢水平下降，参与催化反应的酶活性降低，因此造成天冬氨酸酶水平下降。

通过该研究，提示醒脑开窍针法可明显调节EAAs的合成及降解，从而改善EAAs过度兴奋所介导产生的神经毒性作用。这可能是醒脑开窍针法改善脑功能，减轻脑损伤，治疗脑梗死的重要机制之一。

二、针刺对实验性脑出血大鼠不同脑区及心肌神经递质——儿茶酚胺、乙酰胆碱含量的影响

儿茶酚胺（CA）递质包括去甲肾上腺素（NA）、肾上腺素（E）、多巴胺（DA）。脑损伤后脑内CA含量异常增高，可引起脑血管剧烈收缩，舒缩功能紊乱，最终导致脑微循环障碍，脑缺血、水肿坏死。同时过量的CA可导致心肌营养不良性坏死。此外急性脑卒中的心率变异性降低，副交感神经活性下降。由此我们提出如下假说：脑出血后，随着缺血缺氧加重，导致自主神经功能紊乱，即交感神经兴奋，CA类递质释放增多，同时副交感神经兴奋性降低，乙酰胆碱（ACh）释放减少，最终导致心肌损伤及中枢性心律失常的出现。为验证假说，我们采用急性脑出血大鼠模型，动态观察脑出血后脑出血及周围区、心肌和中枢心血管特定调节区域——下丘脑、脑干、海马区CA、Ach含量的变化及针刺的干预作用。

（一）材料与方法

1. 动物选择及分组　选用健康、成年Wistar大鼠，雌雄各半，体重250～300g，共140只。CA测定：随机分为正常组、假手术组各5只，脑出血6h、24h、72h组，针刺及针刺对照6h、24h、72h组，每组各10只。Ach测定：分组同上，但每组各15只大鼠。3%戊巴比妥钠（40mg/kg）腹腔内麻醉，根据Nath等的分级实验性脑出血造模方法复制模型。

2. 针刺穴位及方法　针刺组选取内关、人中、人迎穴，先刺双侧内关，直达两筋间，用捻转提插相结合的泻法，施手法1min。针刺对照组选取神门、膻中穴。神门：达筋腱之间；膻中沿皮横刺，两穴均施以捻转提插相结合的方法，平补平泻，施术1 min。除人中以外，余穴均配合以频率2.5Hz，强度3.0mA的电针刺激10 min，两组均在上下午各针刺1次，留针20 min。

3. 儿茶酚胺测定实验方法

（1）神经递质标准品配制：用ER-182A型电子分析天平精确称取NA、E、DA纯品，分别用0.1mol/L HCL溶液配成0.1g/L标准液贮备液，分装后放入-80℃冰箱中贮存，使用时用流动相稀释到所需浓度。

（2）流动相配制：配制0.1mol/L KH_2PO_4缓冲液（pH=3.2），内含0.1 mmol/L EDTA、12%

甲醇。用于分离测定 NA、E、DA 时再加 0.8% IPR-B8 离子对试剂。使用前用 0.2μm 滤膜过滤并脱气后使用。

(3) 色谱条件：日本岛津（shimadzu）公司 ODS-C18 色谱柱（4.5×150mm）。流速：1.0ml/min，柱温：35 ℃。L-ECD-6A：设定电位+0.70。检测范围：2 n A（全刻度）。C-R4A 数据处理机：Atten=1，speed：2cm/min。

(4) 组织样品制备：各组动物在不同时相分别处死，冰盘上迅速分离下丘脑、海马、脑干、出血周围脑组织和心肌，冷冻，称重，加入冰冷的 0.1mol/L 高氯酸溶液并加入 0.1μg 内标 DNBA。超声粉碎，取 20μl，用凯氏定氮法测定蛋白含量。剩余提取液离心（4℃，10 000g，10min），取上清液，过滤膜后进样。

(5) 含量计算：将标准品与内标（与样品中加入量相同）定量混合，作为标准对照，比较组织样品与标准对照品中相应物质与内标的峰面积比。组织中相应递质含量用 ng/g pr. 表示。

4. 乙酰胆碱测定方法 取脑出血周围区、下丘脑等组织加入 1ml 盐酸，超声粉碎，取 20μl 测蛋白，其余的离心，取上清测定乙酰胆碱。取上清液加入水、硫酸毒扁豆碱、三氯乙酸，混匀，离心，取上清分别加入到对照管和测定管中，在对照管和测定管中分别加入碱性羟胺、盐酸、三氯化铁，混匀至无气泡，于 540nm 比色，测其吸光度，Ach 含量单位用 mg/g pr. 表示。

5. 统计学处理 所有数据以 $\bar{x}\pm s$ 表示，使用 SPSS10.0 软件包进行单因素 ANOVA 统计分析，并做两两比较。

（二）结果

1. 各组不同脑区及心肌 CA 含量及去 DA、E 的变化 结果表明：除脑干 E 含量无明显变化外，脑出血后，各组 CA 含量均升高，其中脑干 NA 在脑出血 6h 时含量最高，随着出血时间的延长下降，在脑出血 72h 时仍高于假手术组；其他脑区及心肌的 NA 以脑出血 24h 时最多。下丘脑、脑干、心肌 DA 含量于脑出血 6h 时程最高，随出血时间延续逐渐下降。出血周围区脑组织和海马 DA 含量在脑出血 24h 时最高。除脑干 E 外，针刺组 CA 含量与同时相脑出血组比较，均使 CA 含量降低，其改善程度优于针刺对照组（表 20-63 ~ 表 20-65）。

表 20-63 针刺对实验性脑出血大鼠不同脑区及心肌 CA 含量的影响（$\bar{x}\pm s$）

时间	分组	N	血肿周围区	下丘脑	脑干	海马	心肌
	正常组	5	87.87±15.61	987.49±181.67	376.36±66.66	172.80±48.33	396.23±50.96
	假手术组	5	75.65±8.39	833.69±154.54	374.88±78.40	178.12±38.35	390.22±36.58
6h	脑出血组	10	189.54±45.54**	918.85±109.28	548.65±79.16**	273.49±54.37**	491.80±52.39**
	针刺组	10	163.59±39.25▲▲	806.36±133.52	386.04±81.69△△▲▲	210.00±68.92△△	416.42±22.65△△▲
	对照组	10	217.90±61.55	804.70±165.73	492.10±57.28	241.52±14.70	465.90±54.06
24h	脑出血组	10	307.90±57.49**	1558.95+334.71**	483.28±86.53**	288.12±30.41**	524.60±66.38**
	针刺组	10	151.25±48.38△△▲▲	832.55±84.45△△▲▲	408.03±63.59△	218.69±40.36△△▲▲	431.02±52.33△△▲
	对照组	10	261.70±56.87△	1391.39±411.12	426.63±59.29	277.75±79.52	488.77±71.91
72h	脑出血组	10	193.11±33.77**	1508.64±389.63**	454.56±43.06*	249.42±58.92**	461.86±56.33*
	针刺组	10	107.71±31.66△△	748.73±149.48△△▲▲	364.22±56.69△△	179.70±21.65△△	407.70±69.12△
	对照组	10	142.43±34.97△	1200.17±381.02△	390.30±50.34△	199.39±30.08△	446.71±38.37

表 20-64　针刺对实验性脑出血大鼠不同脑区及心肌 E 含量的影响（$\bar{x}\pm s$）

时间	分组	N	血肿周围区	下丘脑	脑干	海马	心肌
	正常组	5	58.51±6.79	85.17±29.03	52.52±6.35	47.84±7.22	45.82±9.76
	假手术组	5	65.22±30.43	102.01±37.07	53.63±10.90	51.34±11.38	43.91±17.08
6h	脑出血组	10	123.76±43.71**	112.52±46.08	48.63±4.94	81.24±8.95*	60.71±8.22**
	针刺组	10	62.63±25.78△△▲▲	84.42±38.94	48.73±5.07	47.70±18.34△△▲	37.39±6.57△△▲▲
	对照组	10	110.28±41.08	107.77±40.13	46.20±8.83	71.90±13.77	53.81±4.69
24h	脑出血组	10	111.05±26.00**	196.65±50.82**	52.31±9.18	162.28±16.89**	85.93±17.92**
	针刺组	10	64.24±22.65△△▲▲	82.13±50.96△△▲▲	44.50±10.21	48.39±10.99△△▲▲	51.67±11.77△△▲
	对照组	10	112.14±30.95	150.72±21.25△	54.25±8.89	122.50±32.03	72.04±5.00△△
72h	脑出血组	10	159.41±33.85**	157.48±44.23**	49.88±8.97	132.71±23.84**	79.10±9.81**
	针刺组	10	86.95±32.58△△▲	57.32±37.98△△	45.17±8.68	75.64±26.70△△▲▲	50.79±5.90△△▲▲
	对照组	10	123.78±33.23△	112.91±27.64△	56.06±19.61	116.15±33.61	69.91±14.35

注：假手术组各时程点与正常组比较 $P>0.05$；与假手术组比较：$*P<0.05$，$**P<0.01$；与同时相脑出血组比较△$P<0.05$，△△$P<0.01$；与同时相针刺组比较▲$P<0.05$，▲▲$P<0.01$。

表 20-65　针刺对实验性脑出血大鼠不同脑区及心肌 DA 含量的影响（$\bar{x}\pm s$）

时间	分组	N	血肿周围区	下丘脑	脑干	海马	心肌
	正常组	5	1210.14±247.73	276.35±40.95	73.17±7.14	199.76±37.63	115.25±14.25
	假手术组	5	1480.42±396.13	292.69±63.97	60.41±4.37	155.82±58.14	108.56±4.90
6h	脑出血组	10	2157.59±545.58*	939.03±169.10**	986.40±74.93**	550.95±19.39**	187.66±13.38**
	针刺组	10	1657.30±250.74△	663.38±150.37△△▲▲	589.36±53.23△△▲▲	409.30±98.11△△▲▲	121.84±34.05△△▲▲
	对照组	10	2019.89±840.66	818.20±130.40△	699.59±78.96△△	510.34±58.70	167.32±25.57
24h	脑出血组	10	2615.43±539.20**	906.90±186.44**	380.50±60.25**	613.57±84.02**	152.83±22.39**
	针刺组	10	1216.97±328.85△△▲▲	351.25±67.09△△▲▲	79.86±18.38△△▲▲	443.40±55.83△△▲▲	115.47±32.44△△
	对照组	10	2160.63±369.62	674.80±99.09△△	361.75±33.06	532.28±15.53△△	137.05±30.58
72h	脑出血组	10	2266.27±782.89**	498.51±75.40**	314.60±56.86**	362.59±45.95**	137.86±37.16*
	针刺组	10	1384.67±378.48△△▲▲	293.16±46.18△△▲	63.18±12.65△△▲▲	275.91±78.46△△	123.80±9.71
	对照组	10	2128.17±365.16	405.71±52.56	280.15±55.78	328.85±51.94	127.30±32.47

注：假手术组各时相点与正常组比较 $P>0.05$；与假手术组比较：$*P<0.05$，$**P<0.01$；与同时相脑出血组比较△$P<0.05$，△△$P<0.01$；与同时相针刺组比较▲$P<0.05$，▲▲$P<0.01$。

2. 各组不同脑区及心肌 Ach 含量的变化　脑出血后，各脑区及心肌 Ach 水平降低，其中，脑出血 72h 组下丘脑 Ach 含量最低，海马、心肌 Ach 含量在脑出血 24h 时最低，而脑干则在脑出血 6h 时下降最显著。针刺 6h 组对各脑区 Ach 无明显改善，而使心肌 Ach 含量上升，针刺 24h、72h

组各脑区及心肌 Ach 含量无明显改变。针刺对照组仅对脑出血 24h 海马区 Ach 含量有改善，其他脑区及心肌无明显差异（表 20-66）。

表 20-66 针刺对实验性脑出血大鼠不同脑区及心肌 ACh 含量的影响（$\bar{x}\pm s$）

时间	分组	N	血肿周围区	下丘脑	脑干	海马	心肌
	正常组	15	20.36±4.38	36.15±7.99	15.05±7.21	46.31±15.28	16.86±2.70
	假手术组	15	21.09±1.98	32.79±2.54	14.04±2.11	44.42±3.37	16.43±2.85
6h	脑出血组	15	15.48±6.35**	10.13±2.45**	8.28±1.78**	22.29±5.52**	13.70±5.07**
	针刺组	15	17.92±5.23	10.13±1.48	7.21±1.24	24.03±3.86	16.90±3.38△
	对照组	15	14.56±4.51	12.99±6.52	9.03±1.39	22.16±5.72	15.39±4.90
24h	脑出血组	15	14.58±4.51**	13.14±6.54**	9.12±1.50**	17.90±4.97**	13.00±2.94**
	针刺组	15	19.14±2.46△△▲	19.64±4.82△△▲▲	12.15±1.92△△▲▲	28.05±4.92△△▲	15.97±3.36△
	对照组	15	16.18±2.91	12.08±7.62	7.69±1.93	22.81±4.12△	15.32±3.64
72h	脑出血组	15	13.21±2.41**	9.93±1.70**	8.78±2.10**	21.34±6.21**	14.49±2.35
	针刺组	15	16.12±3.36△	20.05±4.92△△▲▲	11.52±2.53△▲▲	29.51±6.06△△	16.05±3.44
	对照组	15	13.74±3.18	10.11±1.45	8.52±3.87	25.63±3.96	15.31±3.25

注：假手术组各时相点与正常组比较 $P>0.05$；与假手术组比较：*$P<0.05$，**$P<0.01$；与同时相脑出血组比较△$P<0.05$，△△$P<0.01$；与同时相针刺组比较▲$P<0.05$，▲▲$P<0.01$。

由以上结果可知：急性脑出血后，由于血肿的压迫，导致自主神经功能失常，交感神经兴奋，脑出血周围区、心肌与中枢心血管特定调节区域——下丘脑、脑干、海马区 CA 类递质释放增多；副交感神经兴奋性降低，上述区域 Ach 释放减少，最终导致心肌损伤及中枢性心律失常的出现。针刺对此具有干预作用，可抑制交感神经兴奋及 CA 类递质释放，并使副交感神经兴奋性增高，促进 Ach 的产生。

（三）讨论

1. 儿茶酚胺、乙酰胆碱在脑心卒中发病机制中的作用 急性脑卒中可影响丘脑下部自主神经中枢使交感神经兴奋，并通过交感-肾上腺系统加速 CA 的合成，过多的 CA 引起冠状小动脉收缩或痉挛，可导致心肌缺血性损伤甚至心肌梗死。该实验结果表明：急性脑卒中后，由于血肿的压迫，导致自主神经功能失常，交感神经兴奋，脑出血周围区、心肌与中枢心血管特定调节区域——下丘脑、脑干和海马区 CA 类递质释放增多；副交感神经兴奋性降低，上述区域的乙酰胆碱（ACH）释放减少，最终导致心肌损伤及中枢性心律失常的出现。

2. 醒脑开窍针法保护急性脑卒中引发心脏损伤的作用机理

（1）改善迷走神经张力：急性脑卒中患者心率变异性降低，说明急性脑卒中可导致自主神经功能紊乱，交感神经功能相对亢进，迷走神经张力相对降低，脑卒中患者发生心肌损伤和中枢性心律失常的频度增加。针刺对脑卒中后心率变异性的降低具有明显的改善作用，说明针刺可良性调整自主神经功能，降低亢进的交感神经活性，提高迷走神经张力，预防心肌损伤和心律失常的发生。

（2）实验性脑出血可导致病变部位及中枢心血管调节区域——下丘脑、脑干、海马结构 CA 类递质释放增多，Ach 释放减少，针刺可减少上述区域的 CA 含量，恢复正常的心肌酶谱、增加乙酰胆碱含量，保护心肌。

第六节 醒脑开窍法对缺血后脑细胞凋亡的影响

一、醒脑开窍针刺法对细胞凋亡的影响

近年来有关细胞凋亡与缺血性脑血管病的研究引起了人们的广泛关注。在缺血性脑血管病中，神经元的细胞凋亡与坏死一样，也可造成神经元的功能损害。该实验以热凝法阻断大鼠一侧大脑中动脉（MCAO）造成局灶性脑缺血动物模型，从缺血区脑细胞凋亡的变化及针刺的干预作用等方面进行系列动态研究，旨在深入从细胞凋亡角度探讨急性脑缺血病发生发展的病理规律及醒脑开窍针法的作用机制。

（一）材料与方法

1. 动物选择及分组 160只Wistar大鼠，随机分为假手术组10只，模型对照组、醒脑针刺组和常规针刺组各50只，后三组又分为缺血1h、3h、6h、24h、48h 5个时间段，每个时间段10只动物。

2. 模型制作 参考协和医科大学严徽瑾教授的方法，以热凝法阻断大鼠一侧大脑中动脉（MCAO）造成局灶性脑缺血动物模型。手术后动物单笼饲养观察。

3. 针刺方法 根据中国针灸学会实验针灸研究会制订的《动物针灸穴位图谱》，醒脑针刺组选内关、人中穴进行针刺。具体操作：先针刺双侧内关穴，直刺捻转提插泻法1min；继刺人中穴，施雀啄手法刺激10次。常规针刺组选双侧曲池、足三里穴，两穴均行提插捻转泻法各1min。针刺1h组，手术后10min针刺；针刺3h、6h组，手术后1h针刺；针刺24h、48h组，1d针2次。模型组不予针刺，相应时段给予捉抓；假手术组不予处理。

4. 测定标本的选取 在规定时间断头处死动物，快速取脑在冰皿上自嗅结节前缘4mm处做冠状切片，厚度4mm，置于中性缓冲甲醛溶液中固定24h左右，常规脱水，浸蜡，包埋。

5. 细胞凋亡的检测 按德国宝灵曼试剂公司凋亡检测试剂盒说明操作。

6. 凋亡细胞阳性计数 凋亡细胞的染色主要显示为蓝紫色，集中于细胞核内，沿核膜分布呈致密斑块或新月体状，用彩色图像分析系统（HPIAS-1000，同济医科大学千屏影像工程公司），在400×目镜下计算各分区阳性细胞数。阳性细胞数/400×视野分别计数上顶叶、下顶叶、脑岛皮层及内侧纹状体、外侧纹状体、视前区6个区域的阳性细胞数，每个区域计数2次，取平均值。以（上顶叶+下顶叶+岛叶皮层）/3为皮层的阳性细胞数，以（内侧纹状体十外侧纹状体）/2代表纹状体的阳性细胞数。

每组数据计算平均值与标准差。

7. 数据处理 全部数据进行统计学处理，做t检验、方差分析。

（二）结果

1. 模型组不同缺血时间脑细胞凋亡的动态变化 表20-67显示，随着缺血时间的延长，凋亡细胞逐渐增多，于缺血24h达到高峰。

表 20-67　模型组不同缺血时间大脑中动脉缺血区凋亡细胞计数（$\bar{x}\pm s$）

部位	n	假手术组	模型组				
			1h	3h	6h	24h	48h
皮层	6	1.67±0.75	5.83±2.19**	8.08±3.01**	9.91±2.81**	14.75±2.58**	9.83±2.40**
纹体	6	1.50±0.50	4.75±1.78**	5.88±1.36**	8.66±2.82**	12.37±2.54**	9.13±1.16**
视前区	6	1.25±0.43	3.00±1.60*	5.50±1.11**	8.50±4.33**	10.75±1.08**	7.50±1.50**

注：与假手术组比较：$^{*}P<0.05$，$^{**}P<0.01$；阳性细胞数/400×视野。

2. 针刺对 MCAO 大鼠脑细胞凋亡的影响　表 20-68 显示醒脑组能使 MCAO 后脑细胞凋亡明显减少，起效快而持久，并且优于常规组；常规组 MCAO 后脑细胞凋亡减少，主要在 24h 后效果明显，3h、6h 能减少皮层的细胞凋亡。

表 20-68　针刺组与模型组缺血区脑细胞凋亡的比较（$\bar{x}\pm s$）

组别	h	皮层	纹状体	视前区
模型组	1	5.83±2.19	4.75±1.78	3.60±1.60
	3	8.08±3.01	5.88±1.36	5.50±1.11
	6	9.91±2.81	8.66±2.82	8.50±4.33
	24	14.75±2.58	12.37±2.54	10.75±1.08
	48	9.83±2.40	9.13±1.16	7.50±1.50
醒脑组	1	2.50±0.50$^{**\#\#}$	2.25±0.43**	1.75±0.82
	3	3.58±1.25$^{**\#\#}$	2.62±0.48$^{**\#\#}$	2.25±0.43$^{**\#\#}$
	6	5.25±1.16$^{**\#\#}$	3.12±0.59$^{**\#\#}$	2.75±0.43$^{**\#\#}$
	24	6.75±1.83$^{**\#\#}$	4.50±1.22$^{**\#\#}$	4.25±0.43$^{**\#\#}$
	48	4.91±1.03$^{**\#\#}$	4.25±1.08$^{**\#\#}$	3.75±0.43$^{**\#\#}$
常规组	1	4.25±1.25*	3.28±1.58	2.25±0.78
	3	5.66±1.24*	4.75±1.08	5.00±1.00
	6	7.66±1.59*	7.00±1.58	5.00±1.00
	24	9.33±1.88**	8.00±1.22**	8.00±1.00**
	48	8.00±1.41*	6.00±0.50**	5.50±0.50*

注：与同时间段、同脑区模型组相比：$^{*}P<0.05$，$^{**}P<0.01$；与同时间段、同脑区常规组相比：$^{\#\#}P<0.01$。

（三）讨论

细胞凋亡（apoptosis）是 1972 年由 Kerr 等首先提出的一种在形态学上和坏死完全不同的细胞死亡类型，是指细胞在一定的生理或病理条件下，遵循自身的程序，自己结束其生命的生理性死亡，又称程序性细胞死亡（programmed cell death，PCD）。传统观念认为，缺血性神经元死亡表现为细胞坏死，突触前谷氨酸过量进入细胞间隙是缺血后细胞死亡的关键步骤。最近的一系列实验从多方面揭示了细胞凋亡在脑缺血后细胞改变机理中的意义。Tominage 等在观察大鼠局灶性脑缺血后的核酸内切酶活性时发现，皮层组织的 DNA 电泳表现为在均匀致密的涂片状背景上存在着清晰的梯形条带，说明在缺血后的大脑皮质组织中，既有 DNA 的核小体间的降解，又有随机的降解，即凋亡和坏死并存。其后，Li 等用电镜、DNA 电泳和原位末端标记染色三种方法，证实在局灶性脑缺血时，神经元的凋亡和坏死同时存在。还发现，短时间局灶性脑缺血后，凋亡细胞散在出现于视前区和纹状体，然后扩展至大脑皮质，而长时间缺血后，在整个病灶中均有散在的凋亡细胞，但成群出现的大量的凋亡细胞主要分布于缺血灶边缘区的内层，相当于解剖上的半暗影区。我们的结果也显示，细胞凋亡在脑缺血 1h 已较多出现，并随着缺血时间的延长而加重，于缺血后 24h 达到高峰，缺血后凋亡细胞的解剖分布主要出现于缺血中心坏死区域的周边，即缺血“半影区”，与上述报道基本一致。在脑缺血再灌注的迟发性神经元死亡的前期研究中，发现有许多物质代谢发生了变化，其中尤以兴奋性氨基酸（谷氨酸等）、Ca^{2+}和自由基三者与之关系最为密切，最近的研究表明，这些物质代谢的异常，既存在神经细胞坏死的物质基础，又存在细胞凋亡的物质基础。醒脑开窍针法能明显减轻脑缺血区细胞凋亡，在 1h 就显示了效果，一直延续到 48h，且能改善 MCAO 后的细胞形态学变化，模型组血管充血，脑组织水肿，而醒脑组微血管丰富，脑水肿较模型组明显减轻。总结该实验及前期实验结果，推测其减少脑细胞凋亡的主要机理，与该针法能降低缺血区兴奋性氨基酸神经毒性作用、抑制缺血区脑组织异常升高的 Ca^{2+} 含量、降低自由基水平、提高超氧化物歧化酶活性，以及改善缺血区微血管形态，使 MCAO 后局部脑组织及时得到代偿血流的供应，增加脑的能量供应等有关，同时也应视为醒脑开窍针法治疗缺血性中风的主要机制之一。

二、醒脑开窍针法对及早基因 *c-fos* 基因表达的影响

脑缺血后引起脑一系列应激反应。在缺血早期脑中蛋白质合成普遍受到抑制的情况下，因应激反应而诱导多种特殊基因的表达上调，并合成相关的蛋白，表明它们对于细胞的生存至关重要。*c-fos* 基因在各种刺激后能够迅速表达，为即刻早期基因（immediate early genes，IEGs），其编码的核蛋白（FOS）主要位于核内，作为基因调节因子而发挥作用。*c-fos* 基因可被脑缺血激活，早期出现在缺血后注定存活的神经元中，参与神经元损伤后的早期反应；在损伤性信号传导的链式反应中可能充当第三信使的角色，与缺血神经细胞受损的严重程度和神经元的应激反应能力有关；*c-fos* 可激活一系列后期效应性基因，参与细胞内的抗损伤及修复。因此动态观察脑缺血后 *c-fos* 基因表达的变化可以作为描述神经元病理生理变化的有效指标，以判断缺血后神经元的功能状态。从 *c-fos* 基因表达变化角度探讨醒脑开窍针法治疗中风的机理，将有助于揭示该针法的分子调控机制，使针刺机理研究提高到新的水平。

（一）材料与方法

1. 动物及分组　Wistar 成年大鼠 96 只，体重 200～250g，雌雄各半，由北京医科大学实验动物中心提供。随机分为假手术组 6 只，模型组、醒脑针刺组和常规针刺组各 30 只，后三组又分为缺血 1h、3h、6h、24h、48h 5 个时间段，每个时间段 6 只动物。

2. 模型制作　参考协和医科大学严徽瑾教授的方法，用热凝法制作 MCAO 模型，手术后动物单笼饲养观察。

3. 针刺方法　根据中国针灸学会实验针灸研究会制订的《动物针灸穴位图谱》，醒脑针刺组选内关、人中穴进行针刺。具体操作：先针刺双侧内关穴，在动物前肢内侧距腕横纹上 3～4mm 尺桡骨缝间，直刺捻转提插泻法 1min；继刺人中穴，在鼻中膈下部向上斜刺入 3～5mm，施雀啄手法刺激 10 次。常规针刺组选双侧曲池、足三里穴，曲池穴在桡骨近端，肘关节外侧前方的凹陷中，足三里穴位于膝关节下外侧，腓骨小头下 5mm，两穴均行提插捻转泻法各 1min。针刺 1h 组，手术后 10 min 针刺；针刺 3h、6h、24h、48h 组，手术后 1h 针刺，24h、48h 组 1d 针 2 次。

4. 测定标本的选取　各组动物于相应时段断头取脑（开颅剥脑时间 60～90s），取大脑中动脉阻断侧皮层、海马、纹状体，立即放入液氮中冻存。

5. 总 RNA 提取及 Northern 杂交　脑组织总 RNA 采用异硫氰酸胍一步法提取，甲醛变性凝胶

电泳法分离RNA，毛细印渍法将变性RNA转移至尼龙膜上，大鼠*c-fos* cDNA、β-actin cDNA探针采用RT-PCR法制备，探针长度分别为420bp、256bp。按随机引物试剂盒提供的方法进行α-32P探针标记。Northern杂交采用含甲酰胺的杂交体系，42℃预杂交4～5h，加入标记好的探针，42℃杂交过夜。杂交后洗膜，放射自显影24～48h。将显影胶片用瑞典产Image Master UDS图像摄像分析仪进行扫描，以扫描的积分面积表示自显影的相对强度，以*c-fos* mRNA与β-actin mRNA扫描积分面积的比值作为分析数值。

（二）结果

1. 检测*c-fos* cDNA、β-actin cDNA探针结果 *c-fos*基因的cDNA片断经RT-PCR扩增及纯化后，以PEZZ作分子量标准，经1.6%琼脂糖凝胶电泳，在紫外检测仪下观察，可见在420bp处有一较清晰条带，β-actin基因cDNA探针在256bp处可见一条清晰条带，无其他非特异扩增条带。

2. 大鼠脑组织总RNA的鉴定 采用一步法纯化的鼠脑总RNA经琼脂糖凝胶电泳鉴定。可见两条清晰的rRNA条带，且28 S/18 S≈2，经测定：$OD_{260}/OD_{280}\approx 2.0$。

3. 毛细印渍法转移鉴定 用毛细印渍法将变性RNA转移至尼龙膜上，于紫外透射仪下观察，甲醛变性凝胶已无RNA条带，尼龙膜上18S及28S RRNA带完整、清晰、转移效果良好。

4. 针刺对MCAO大鼠不同脑区*c-fos*基因表达的影响 *c-fos*基因在大鼠脑海马区、大脑皮质、脑纹状体区的不同时限光密度扫描积分面积比值分别见表20-69～表20-71。

表20-69 各组动物不同缺血时间海马区*c-fos* mRNA与β-actin mRNA扫描积分比值（*c-fos*/β-actin）

分 组	1h	3h	6h	24h	48h
模型组	3.12	2.46	0.29	0.58	0.36
常规组	1.10	1.20	1.75	1.75	0.87
醒脑组	2.30	2.10	0.98	0.88	0.54

注：假手术组扫描积分为0.36。

表20-70 各组动物不同缺血时间大脑皮质*c-fos* mRNA与β-actin mRNA扫描积分比值（*c-fos*/β-actin）

分 组	1h	3h	6h	24h	48h
模型组	0.98	0.92	1.18	1.35	2.26
常规组	1.16	1.79	2.05	3.41	3.79
醒脑组	0.99	1.10	1.36	3.20	3.38

注：假手术组扫描分比值为0.88。

表20-71 各组动物不同缺血时间脑纹状体区*c-fos* mRNA与β-actin mRNA扫描积分比值（*c-fos*/β-actin）

分 组	1h	3h	6h	24h	48h
模型组	0.96	0.92	0.84	1.08	0.79
常规组	1.56	3.14	2.26	1.34	1.56
醒脑组	1.45	1.39	1.75	1.09	0.90

注：假手术组扫描积分比值为0.86。

（三）讨论

c-fos 蛋白是 *c-fos* 原癌基因表达的一种 DNA 结合蛋白，该基因是即刻早期基因（immediate early genes，IEG）家族的一个重要成员，能对外界刺激在数分钟内作出反应，转录产生一个 2.2kb 的 mRNA，接着即有由 380 个氨基酸组成的分子量为 55kd 的蛋白质合成，并能调控长程迟发反应基因的表达。正常情况下 *c-fos* 蛋白参与细胞生长、发育、分化、学习、记忆和信息传递等生理过程。在许多中枢神经系统病理情况下，如脑缺血、脑损伤、外周伤害性刺激、癫痫等，该基因的表达和调控与疾病的发生发展往往有密切关系，故目前许多研究已将该蛋白作为受损神经细胞活性及反应性的标志物之一。

c-fos 基因在损伤性信号传导的链式反应中可能充当第三信使的角色，缺血后 *c-fos* 基因的表达与缺血的严重程度有关，也反映神经元的应激反应能力。缺血后 *c-fos* 可能通过增强 AP-1 位点的 DNA 结合活性，从而增强了神经生长因子（nerve growth factor，NGF）基因的表达，NGF 可调节和稳定神经细胞内 Ca^{2+}浓度水平等，在缺血过程中有维持生存和修复保护作用；*c-fos* 可激活一系列后期效应性基因，参与细胞内的抗损伤和增强修复机制的功能。但激发基因表达的调控机制尚不清楚。总之，脑缺血后 *c-fos* 基因表达的改变可以作为描述神经元病理生理变化的有效指标，判断缺血后神经元的功能状态，表达增强说明了缺血后神经元蛋白质合成能力的快速恢复。

1. 脑缺血后 *c-fos* 基因的表达　脑缺血是诱导 *c-fos* 表达的强刺激因素，但由于各个实验所采用的脑缺血动物模型不同，由此得到的 *c-fos* 基因表达的空间分布和时间进程差异也较大。Hsu 等用 Northern 印迹和原位杂交观察到大鼠局部脑缺血后，可致明显而短暂的 *c-fos* 基因表达增加，于再灌注 30～90 min 达到高峰，4h 后表达减少；原位杂交显示在缺血 30 min 皮层出现表达，90 min 时 *c-fos* 的表达见于缺血区皮层及其邻近区域，特别是同侧海马，并证实这一基因的增高是由转录水平控制的。Kiessling 等发现沙土鼠短暂全脑缺血 5min，再灌注 15min 后所有海马细胞群中 *c-fos* mRNA 转录均增加，1h 达高峰，3h 下降至对照组水平。IEGs 编码的蛋白主要局限于对缺血耐受性较强、并且能存活的由谷氨酸（Glu）受体介导的神经元细胞中，在这些神经元内各种 IEGs 编码蛋白的合成和持续时间并不同步，以利于在缺血后对靶基因在时间和空间上进行调控。随着缺血时间的延长，*c-fos* 基因表达的时程相对后移，如全脑缺血 10～20min，再灌注 6～8h 后 *c-fos* 蛋白表达达高峰，也有报道 24h 达高峰，且局限在对缺血有一定耐受力的神经元中，这种时间与空间上 *c-fos* 基因表达的不同，提示脑缺血后在基因水平上发生了相当复杂的长时间适应过程，进一步说明，IEGs 的活动是缺血后脑代谢反应的一部分。Collaco 等发现 SD 大鼠局灶性脑缺血后缺血中心区、周围区、前部皮质、枕部皮质及海马中 *c-fos* mRNA 水平均升高，以中心区最显著，同侧海马及对侧各区表达较弱。该实验采用阻断大鼠一侧大脑中动脉（MCAO）造成局灶性脑缺血模型，观察 *c-fos* 基因表达的动态变化，发现 MCAO 后不同脑区 *c-fos* mRNA 的表达略有不同，在皮层呈上升趋势，海马区呈下降趋势，纹状体区在 1h、3h、6h 下降，24h、48h 略有上升趋势，说明 *c-fos* 基因的表达因部位和时间的不同而异。

2. 脑缺血后 *c-fos* 基因表达的调控机理　目前尚不完全清楚脑缺血诱导 *c-fos* 表达的调控机理。研究证实至少有 3 种第二信使能够激活 *c-fos* 基因，即蛋白激酶 C（PKC）、环腺苷酸（cAMP）和 Ca^{2+}-钙调蛋白（CaM）。在 *c-fos* 基因中，有两段 DNA 序列作为其调节元件参与 *c-fos* 基因表达的调控，第一个是位于 *c-fos* 基因 5′-末端内含子区的血清反应元件（SRE），SRE 是血清生长因子和蛋白激酶 C 对 *c-fos* 诱导所必需的。另一个调节元件定位于-60，是 *c-fos* 基因对 cAMP 水平改变作出应答的调节序列，称为 CRE，CRE 还可被电压依赖性钙通道开放激活，故此元件又称为 CRE/CaRE。

目前几乎所有的实验均证实脑缺血前给予 N-甲基-D-天门冬氨酸（NMDA）受体拮抗剂可显

著地抑制脑缺血后 *c-fos* 基因的表达。脑缺血后兴奋性氨基酸（EAA）的释放及 NMDA 受体的激活可能通过增加磷脂酰肌醇的水解、蛋白激酶 C 的激活及 Ca^{2+} 通道开放等途径促进 IEGs 的表达，EAA 及 NMDA 受体拮抗剂可阻断这些途经而抑制 IEGs 的表达。

Ca^{2+} 和原癌基因参与神经系统的快速早期反应，胞内 Ca^{2+} 增加可能是不同刺激诱发 *c-fos* 基因表达的共同机制。Morgan 等证实脑缺血后神经细胞去极化引起 Ca^{2+} 大量内流，Glu 释放增加，并诱导 *c-fos* 表达。夏中元等证实用 Ca^{2+} 拮抗剂——尼莫地平缺血前预处理能显著抑制缺血再灌注后 *c-fos* 基因的高表达，而尼莫地平能明显减轻细胞内 Ca^{2+} 超载，具有脑缺血保护作用。这些结果说明，Ca^{2+} 参与脑缺血后基因表达的调节，而 Ca^{2+} 拮抗剂则可能通过抑制基因表达而发挥脑保护作用。

自由基病理学的研究中发现，在铜锌超氧化物歧化酶-1 转基因（*Tg*）鼠与非转基因（*nTg*）鼠的配对研究中，局灶脑缺血后 *Tg* 组再灌注后 1～6h，*c-fos* 表达见于缺血侧的海马和丘脑，而 *nTg* 组仅见于再灌注后 1h。Salminen 等进一步证实，过氧化氢可降低 AP-1 等转录因子的 DNA 结合活性。大量氧自由基的产生抑制了脑缺血后的 *c-fos* 基因表达和转录因子的 DNA 结合活性，加重缺血后的脑损伤。

3. 醒脑开窍针法对 *c-fos* 基因表达的影响 该实验发现，脑缺血后 *c-fos* mRNA 在海马、皮层、纹状体各个时程段的表达趋势不完全一致，针刺效应也同中有异。在海马区，模型组 1h 峰值最高，3h 表达下降，6h 已低于假手术组，24h 又有回升，48h 恢复至假手术组水平。这与 Kamme 及 Neumann 提出的 *c-fos* 基因两阶段表达的观点似有吻合之处。他们认为早期阶段是缺血损伤引起的细胞质应答成分的快速激活，反应缺血严重程度及细胞应激水平；第二阶段是应激反应信号对修复过程的激活。有趣的是针刺治疗后使 1h、3h 段 *c-fos* mRNA 的表达峰值下降，使 6h、24h、48h 段表达峰值上升，机理可能是部分抑制了早期各种损伤因素，如兴奋性氨基酸的毒性作用及 Ca^{2+} 细胞内流对缺血脑组织的损害，使之诱导的 *c-fos* 应激反应下降。而后期又可能通过血清反应元件（SRE）的作用途径来增加 *c-fos* 基因的表达，提高细胞抗损伤和修复功能，充分体现了针刺对基因的良性调控，其中醒脑组优于常规组。在皮层区，模型组和针刺组 *c-fos* mRNA 的表达均呈上升趋势，醒脑组又明显强于模型组，常规针刺组在 1h、3h 段与模型组差别不明显，在 6h、24h、48h 明显强于模型组，这可能和皮层血液供应比较丰富，而针刺又能加强侧支循环的建立，增加缺血区脑灌注量及降低自由基来提高 *c-fos* 基因的表达有关。在纹状体区，模型组的 *c-fos* 表达趋势同海马相似，针刺组 *c-fos* mRNA 各个时间段均较模型组增高。通过醒脑开窍针法对各脑区 *c-fos* mRNA 表达的不同结果说明，该针法可促使神经细胞对缺血损伤产生不同的适应性变化，从而增强脑组织的修复能力，加速神经元网络的重建，以恢复其正常功能。其深入机理尚须进一步探讨。

三、醒脑开窍针法对 MCAO 模型大鼠脑组织 NO 含量和 NOS 活性变化的影响

在局灶性脑缺血中，局部兴奋性氨基酸增多，NMDA 受体被激活，一氧化氮合酶（NOS）活性增高，一氧化氮（NO）弥散增多，目前，NO 与凋亡的关系成为一个新的研究方向。该研究以热凝法制备 MCAO 模型，观察醒脑开窍法针刺对 MCAO 模型大鼠脑组织 NO 含量和 NOS 活性变化的影响，以探讨醒脑开窍针刺法是否通过对抗 NO 对神经细胞的损害作用，从而起到脑保护作用。

（一）材料与方法

1. 动物选择及分组 Wistar 成年大鼠 160 只，体重 200～250g，雌雄各半，随机分为假手术组

10只，模型对照组、醒脑针刺组和常规针刺组各50只，后三组又分为缺血1h、3h、6h、24h、48h 5个时间段，每个时间段10只动物。

2. 模型制作 参考协和医科大学严徽瑾教授的方法，以热凝法阻断大鼠一侧大脑中动脉（MCAO）造成局灶性脑缺血动物模型。手术后动物单笼饲养观察。

3. 针刺方法 根据中国针灸学会实验针灸研究会制订的《动物针灸穴位图谱》，醒脑针刺组选内关、人中穴进行针刺。具体操作：先针刺双侧内关穴，直刺捻转提插泻法1min；继刺人中穴，施雀啄手法刺激10次。常规针刺组选双侧曲池、足三里穴，两穴均行提插捻转泻法各1min。针刺1h组，手术后10min针刺；针刺3h、6h组，手术后1h针刺；针刺24h、48h组，1d针2次。模型组不予针刺，相应时段给予捉抓；假手术组不予处理。

4. 标本选取及处理 各组动物于相应时段断头处死，快速取大脑中动脉阻断侧大脑，准确称重，冰盒上制成10%的组织匀浆，分别测定脑组织NO含量及NOS活性。

5. 检测方法 NO及NOS测定试剂盒由南京建成生物工程研究所提供。分别在550nm和530nm波长下测定各吸光值。

6. 数据处理 实验结果用方差分析方法进行统计学处理。

（二）结果

1. 针刺对MCAO大鼠脑组织NO含量的影响 MCAO大鼠脑组织NO含量1h、3h、6h显著高于假手术组（$P<0.05$ 或 $P<0.01$），且呈递增趋势，于6h达高峰，24h后下降，接近假手术组水平；醒脑组脑组织NO含量在各时间段均低于模型组，于1h、6h降低最明显（$P<0.05$ 或 $P<0.01$）；常规针刺组脑组织NO含量在各时间段均低于模型组，但无统计学意义（表20-72）。

表20-72 各组动物不同缺血时间脑组织NO含量（Nμ/mg·pr）（$\bar{x}\pm s$）

组 别	n	1h	3h	6h	24h	48h
模型组	10	25.77±6.35*	29.37±8.23**	36.83±6.62**	24.63±6.72	22.38±7.36
醒脑组	10	19.33±6.81△	24.86±9.04	28.05±6.60**△△	22.19±5.11	20.33±7.29
常规组	10	22.59±7.64	27.64±8.19*	31.78±7.03**	21.29±6.55	20.73±5.28

注：假手术组脑组织NO含量为19.08±6.95，与假手术组相比，*$P<0.05$，**$P<0.01$；△$P<0.05$，△△$P<0.01$ 与同时间段模型组相比。

2. 针刺对MCAO大鼠脑组织NOS活性的影响 MCAO大鼠脑组织NOS活性1h、3h、6h显著高于模型组（$P<0.01$），且呈递增趋势，于6h达高峰，24h后下降接近假手术组；醒脑组脑组织NOS活性在各时间段均低于模型组，于1h降低最明显（$P<0.01$）；常规组脑组织NOS活性在各时间段低于模型组，但无统计学意义(表20-73)。

表20-73 各组动物不同缺血时间脑组织NOS活性（Nμ/mg·pr）（$\bar{x}\pm s$）

组别	n	1h	3h	6h	24h	48h
模型组	10	0.245±0.019**	0.259±0.039**	0.262±0031**	0.207±0.020	0.201±0.023
醒脑组	10	0.212±0.027*△△	0.245±0.037**	0.250±0.020**	0.201±0.020	0.187±0.028
常规组	10	0.226±0.05*	0.253±0.039**	0.26±0.04**	0.210±0.056	0.192±0.03

注：假手术组脑组织NOS活性为0.186±0.023，与假手术组相比；*$P<0.05$；**$P<0.01$；△△$P<0.01$ 与同时间段模型组相比。

（三）讨论

生物体内合成的NO到达靶细胞后迅速通过细胞膜，与NO受体结合，激活鸟苷酸环化酶（GC），促进三磷酸鸟苷（GTP）环化，产生环鸟苷酸（cGMP），升高的cGMP再刺激cGMP依赖的蛋白激酶，调节磷酸二脂酶和离子通道，是NO多种生物效应，如松弛血管平滑肌、抑制血小板聚集和参与递质传递的重要信号转录机制。

我们实验结果显示：大鼠MCAO后1h脑组织NOS活性和NO含量升高，6h达高峰，24h下降接近假手术组水平。对于脑缺血24h NO水平的下降，Malinski等解释是长时间的缺血可导致脑组织细胞缺氧和NO合成底物（L-Arg）供应障碍，致NO减少。

在局灶性脑缺血中，局部兴奋性氨基酸增多，NMDA受体被激活，NOS活性增高，NO弥散增多，NO本身对神经细胞的毒性作用，再加上NO与周围一些超氧基团发生作用，产生一系列毒性更强的超氧自由基，使损害神经细胞的效能进一步扩大。同时也存在负反馈系统：即NO的舒血管作用和抗血栓形成的特性，有助于缺血损伤区血流的改善。究竟何者为主，取决于产生NO的细胞不同、产生NO量的多寡、产生NO的时程及鸟苷酸环化酶的反应程度等条件。

目前，NO与凋亡的关系成为一个新的研究方向。吕氏实验揭示，NO在DND过程中可能参与并调节PCD的形成，主要依据是：PCD细胞中活性氧自由基（ROS）生成增加，同时清除ROS的能力下降，说明ROS参与并可调节PCD的形成过程，NOS作为内源性ROS产生系统之一，在脑缺血及再灌注期间有效蛋白均有表达，并伴有NO含量的升高，而且在此过程中，有神经细胞PCD的发生。我们的实验也支持这一结论。

应用醒脑开窍针法后能降低大鼠MCAO后NO含量和NOS活性，尤以1h时间段明显，说明针刺能快速有效地抑制NO对神经细胞的毒性作用。同期实验中还发现该针法降低脑组织丙二醛（MDA）含量、提高超氧化物歧化酶（SOD）活性，具有清除自由基、抗脂质过氧化及减少脑细胞凋亡作用，由于NO可通过与超氧自由基反应生成$ONOO^-$，并可能参与细胞凋亡的过程，从而进一步表明醒脑开窍针法对缺血脑细胞的保护作用还和降低NO的神经毒性作用有关。推测其机理：主要是该针法降低了脑缺血动物自由基水平、抑制兴奋性氨基酸毒性作用及对抗NO对神经细胞的损害作用有关，从而起到脑保护作用。

四、针刺对实验性脑出血大鼠不同脑区及心肌内皮素、一氧化氮含量的影响

内皮素（ET）作为目前所知最强烈的长效血管收缩生物活性肽，不仅存在于外周组织器官，而且广泛分布于中枢神经系统；而NO具有舒血管效应，作为一种信息传递物质在中枢神经系统起作用，其中，产生NO的NOS广泛分布于大脑皮质、海马、纹状体等区域中。ET的中枢血管调节效应已得到证实。正常情况下，这两种物质的动态平衡维持着脑血管的舒缩功能，脑出血后，ET、NO释放的改变，影响着病情的转归，是否也影响到中枢心血管的调整效应呢？该实验采用右侧尾状核注血的脑出血大鼠，动态观察脑出血区及出血周围区、下丘脑、脑干、海马区及心肌的ET、NO含量改变，并观察针刺的干预效应。

（一）材料与方法

1. 动物选择及分组 选用健康、成年Wistar大鼠，雌雄各半，体重250～300g，由军事医学科学院第四研究所实验动物中心提供。共140只大鼠，随机分为：正常组，假手术组各10只；出血6h、24h、72h组各15只；针刺6h、24h、72h组各15只；针刺对照6h、24h、72h组各10只。

2. 动物模型制备　3%戊巴比妥纳（40mg/kg）腹腔内麻醉，根据 Nath 等的分级实验性脑出血造模方法复制模型。大鼠脑立体定位参照《大鼠脑立体定位图谱》，模型组注入肝素化新鲜血 50μl，假手术组手术过程同模型组，但注入 50μl 的生理盐水。

3. 针刺穴位及方法　大鼠穴位的选择根据华氏等研制的大鼠穴位图谱确定的标准。针刺组选取内关、人中、人迎穴，先刺双侧内关，直刺达两筋间，用捻转提插相结合的泻法，施手法 1min。针刺对照组选取神门、膻中穴。神门：直刺达筋腱之间；膻中：沿皮横刺，两穴均施以捻转提插相结合的方法，平补平泻，施术 1min。除人中以外，余穴均以频率为 2. 5Hz，强度 3. 0mA 的电针刺激 10min，两组均在上下午各针刺 1 次，留针 20min。

4. ET 测定方法　采用放射免疫方法测定 ET 含量，ET 放免药盒由解放军总医院科技开发中心放免所提供，按说明书提供的方法测定。

5. NO 测定方法　采用生化方法-比色法测定 NO 含量，试剂盒由上海复旦张江生物医药公司提供，按说明书提供的方法测定。

6. 统计学方法　所有数据用 $\bar{x}\pm s$ 表示，使用 SPSS10. 0 统计软件处理，进行方差分析，并进行两两比较。

（二）结果

1. 各组大鼠不同脑区及心肌 ET 含量的变化　结果表明：脑出血及周围区、下丘脑、脑干、海马、心肌 ET 含量在脑出血 6h 达高峰，到 72h 略有下降。针刺组 ET 水平较脑出血同时程组降低，并较针刺对照组改善显著（表 20-74）。

表 20-74　针刺对实验性脑出血大鼠不同脑区及心肌 ET 含量的影响（$\bar{x}\pm s$）

时间	分组	n	血肿周围区（pg/mg）	下丘脑（pg/mg）	脑干（pg/mg）	海马（pg/mg）	心肌（pg/mg）
	正常组	10	105. 64±24. 59	113. 89±24. 19	98. 83±27. 54	112. 11±12. 90	51. 12±18. 57
	假手术组	10	109. 15±31. 07	118. 16±21. 35	99. 35±15. 62	115. 93±16. 72	65. 37±22. 58
	脑出血组	15	136. 16±28. 47*	151. 98±21. 79**	143. 08±37. 67**	130. 14±15. 80*	123. 66±21. 93**
6h	针刺组	15	115. 72±27. 43△	126. 95±26. 13△△▲	129. 20±46. 62	119. 37±17. 16	86. 73±21. 67△△▲▲
	针刺对照组	10	153. 82±19. 53	146. 82±11. 17	140. 50±10. 41	121. 54±10. 82	116. 70±13. 71
	脑出血组	15	146. 10±29. 00**	157. 57±29. 46**	154. 35±26. 90**	138. 80±17. 88**	124. 95±22. 78**
24h	针刺组	15	126. 47±16. 70△	131. 83±28. 57△△▲	125. 54±36. 12△	121. 15±12. 99△△	95. 16±22. 78△△▲▲
	针刺对照组	10	144. 23±19. 54	125. 67±11. 05	144. 39±7. 26	128. 60±15. 76	122. 70±9. 98
	脑出血组	15	140. 40±30. 38**	146. 67±26. 22**	136. 48±29. 94**	130. 88±19. 74*	113. 42±25. 13**
72h	针刺组	15	116. 84±28. 98△	124. 54±27. 39△	100. 86±34. 41△△▲▲	116. 67±11. 67△	90. 25±9. 19△△▲
	针刺对照组	10	134. 70±16. 45	137. 41±11. 36	134. 70±12. 15	121. 60±10. 57	95. 98±15. 53

注：与假手术组比较：* P<0. 05，** P<0. 01；与同时相脑出血组比较：△P<0. 05，△△P<0. 01；与同时相针刺对照组比较：▲P<0. 05，▲▲P<0. 01。

2. 各组大鼠不同脑区及心肌 NO 含量的变化　结果表明：脑出血后不同脑区及心肌 NO 含量明显升高，脑出血周围区、心肌在脑出血 24h 时 NO 含量最高，而下丘脑、脑干、海马区 NO 含量以脑出血 72h 组最高。针刺组 NO 含量与同时程脑出血组比较，针刺 6h 组海马区、针刺 24h、72h 各脑区及心肌 NO 下降，而针刺对照组与同时程脑出血组 NO 含量比较无显著性差异（表 20-75）。

表 20-75 针刺对实验性脑出血大鼠不同脑区及心肌 NO 含量的影响（$\bar{x}\pm s$）

时间	分组	n	出血周围区（μmol/L）	下丘脑（μmol/L）	脑干（μmol/L）	海马（μmol/L）	心肌（μmol/L）
	正常组	10	19.62±6.29	13.42±5.99	9.04±2.55	10.15±3.17	25.79±6.03
	假手术组	10	17.12±6.50	12.21±5.01	9.75±3.14	9.02±2.98	26.71±4.96
6h	脑出血组	15	25.15±3.46*	18.64±4.50**	14.46±4.56*	17.69±5.10**	32.61±4.13*
	针刺组	15	18.58±4.70	17.43±3.77	14.24±4.54	12.13±3.74△△▲▲	30.91±7.74
	针刺对照组	10	21.59±6.34	17.47±4.80	15.16±6.35	17.91±3.18	34.70±3.91
24h	脑出血组	15	29.93±12.24**	21.56±6.83**	15.46±3.67**	14.87±6.80**	47.30±7.26**
	针刺组	15	20.76±12.60△△▲	17.34±3.22△	10.92±3.03△	1.66±3.26△▲	37.20±7.67△△▲▲
	针刺对照组	10	27.60±6.60	19.22±5.14	14.84±3.52	15.47±5.25	45.06±9.08
72h	脑出血组	15	27.87±9.96*	25.01±6.45**	19.60±9.44**	18.73±6.31**	43.50±8.79**
	针刺组	15	21.10±3.23△	19.33±5.91△△	15.19±3.76△▲	13.99±4.33△△	33.48±6.63△△▲
	针刺对照组	10	24.78±5.28	22.37±4.59	19.57±4.71	16.98±3.99	40.48±5.63

注：与假手术组比较：* $P<0.05$，** $P<0.01$；与同时相脑出血组比较：△ $P<0.05$，△△ $P<0.01$；与同时相针刺对照组比较：▲ $P<0.05$，▲▲ $P<0.01$。

五、针刺对实验性脑出血不同脑区及心肌 ET mRNA 和 nNOS mRNA 表达的影响

中枢神经系统的神经细胞、胶质细胞及血管内皮细胞存在着特异性的 ET 受体及 ET mRNA，尤其在某些中枢心血管调节区域，有 ET mRNA 和 ET 受体的存在，这些区域包括脑干、下丘脑、海马等，说明中枢神经系统自身合成的 ET 参与了心血管活动的调节；脑缺血及再灌注能迅速诱导 ET 基因的异常表达；那么在脑出血病理状态下，ET 基因如何表达，ET 基因的表达又对中枢心血管产生什么影响，针刺对 ET 基因的异常表达是否具有干预作用，目前尚未见相关报道。

在中枢神经系统中，NO 作为非经典神经递质、细胞功能调节因子，参与神经系统的生理、病理活动，具有神经毒性及舒张血管作用。NO 的生物合成主要是受 NOS 的调节，其中结构型 NOS（cNOS）包括神经型 NOS（nNOS）、内皮型 NOS（eNOS），NO 的不同作用即由其决定。nNOS 广泛分布于神经系统，在某些中枢心血管的特定调节区域，如下丘脑，也有 nNOS 存在。沙土鼠前脑暂时性缺血、大鼠大脑中动脉闭塞，以及缺血再灌注均能引起脑内 nNOS mRNA 表达量增加，针刺能抑制其过量表达。但脑出血后 nNOS mRNA 在特定脑区及心肌表达的变化及针刺的影响也未见报道。该实验利用组织原位杂交技术，研究脑出血后 ETmRNA 和 nNOS 基因表达的变化及针刺对其影响，进一步探讨 ET 和 nNOS 在脑心卒中发病机制中的作用及针刺的作用机理。

（一）材料与方法

1. 动物选择及分组 选用健康、成年 Wistar 大鼠 90 只，雌雄各半，体重 250～300g，由军事医学科学院第四研究所实验动物中心提供。随机分成 5 组：正常组，假手术组，脑出血组，针刺组和针刺对照组，后 4 组又分为 6h、24h、72h 3 个时间点，各组各时间点动物均为 6 只。分别测定正常组、脑出血后 6h、24h、72h 各脑区及心肌 ET mRNA 的表达。

2. 动物模型制作方法 同第 20 章第六节“四”。

3. 针刺穴位方法 同第 20 章第六节“四”。

4. 实验方法 ET mRNA 采用原位杂交检测，探针由北京大学基础医学院分子病理室构建，地

高辛标记单链 cRNA 探针，ET 探针片断长度为 1.1kb。杂交对照实验采用：①空白对照，以不加 ET cRNA 探针的杂交液进行对照；②使用 ETSense cRNA（与地高辛标记的 ET cRNA 探针序列相同）探针对照。

nNOS mRNA 采用原位杂交检测，探针由北京大学基础医学院分子病理室构建，地高辛标记单链 cRNA 探针，探针片断长度为 650bp。杂交对照实验采用：①空白对照，以不加 nNOS 探针的杂交液进行对照；②使用 nNOS Sense cRNA 探针对照。

5. 图像定量分析　镜下观察，照像留档。在 400 倍高镜下，随机选取各组不同部位区域内 3 个视野，用 MPIAS-1000 多媒体彩色病理图文分析系统（同济医科大学清平影像公司研制）进行定量分析，以 0.207 3m 像素点长，在 $1.219\times10^5\mu m^2$ 测量窗下，分析 ET mRNA 和 nNOS mRNA 的表达，测取紫蓝色反应物颜色的平均光度、积分光度等分析 ET mRNA 和 nNOS mRNA 的表达情况。

6. 统计学分析　各组数据用 $\bar{x}\pm s$ 表示，使用 SPSS10.0 软件进行 ANOVA 统计分析，并进行两两比较。

（二）结果

1. 杂交对照实验结果　使用 ET Sense cRNA 探针杂交及无 ET 探针的杂交液杂交后，未出现 ET 染色阳性物，表明紫蓝色沉着为 ET mRNA 与 ET mRNA 杂交的特异性阳性结果。使用 nNOS Sense cRNA 探针杂交及无 nNOS 探针的杂交液杂交后，未出现 nNOS 染色阳性物，表明紫蓝色沉着为 nNOS mRNA 与 nNOS mRNA 杂交的特异性阳性结果。

2. 针刺对脑出血不同时程各脑区及心肌 ET mRNA 表达的影响　在正常成年大鼠的皮层、尾状核周围区、下丘脑、脑干、海马结构、心肌中可检测出 ET mRNA 染色阳性的细胞，但染色强度较微弱。假手术各时相组与正常组比较，ET mRNA 阳性细胞的分布、数目及强度未见明显差异（表 20-76，表 20-77）。

表 20-76　针刺对脑出血不同时程各脑区及心肌 ET mRNA 表达积分光度的影响（$\bar{x}\pm s$）

时间	分组	n	血肿周围区	下丘脑	脑干	海马	心肌
0h	正常组	6	1.35±0.91	2.30±0.65	3.28±0.70	2.06±0.35	1.43±0.58
6h	假手术组	6	1.33±0.84	1.91±1.05	4.58±2.97	2.04±0.36	1.43±0.60
	脑出血组	6	8.73±1.88**	9.50±3.05**	7.54±2.50**	6.48±3.19**	6.53±2.66
	针刺组	6	2.22±2.13△△▲▲	4.69±1.33△▲	5.12±1.27△	3.50±0.83	5.18±2.05
	针刺对照组	6	5.85±1.45△	10.41±7.54**	5.48±0.43△	5.76±0.38	5.31±0.75
24h	假手术组	6	1.34±0.76	2.40±0.78	4.67±3.01	2.15±0.41	1.45±0.72
	脑出血组	6	10.27±1.05**	15.52±5.55**	7.97±2.21**	10.22±2.19**	11.15±1.03**
	针刺组	6	5.14±3.56△△▲	5.23±2.15△△	3.85±0.89△△▲▲	4.87±1.54△△	5.91±2.96△△▲▲
	针刺对照组	6	8.18±1.65	9.86±5.72△	7.45±1.43	7.66±3.44	9.68±0.65
72h	假手术组	6	1.36±0.94	2.13±1.75	4.08±1.51	2.43±0.65	1.50±0.53
	脑出血组	6	9.09±3.53**	13.76±2.46**	7.66±0.67**	8.77±1.90**	10.04±1.31**
	针刺组	6	3.19±0.38△△▲	3.93±0.64△△▲	4.29±0.59△△	3.64±1.09△△	4.29±0.31△△▲▲
	针刺对照组	6	6.26±1.57△	9.70±1.68	5.59±1.53△	6.45±5.22	8.66±2.42

注：假手术组各时程点与正常组比较 $P>0.05$；与同时相假手术组比较：* $P<0.05$，** $P<0.01$；与同时相脑出血组比较△ $P<0.05$，△△ $P<0.01$；与同时相针刺对照组比较▲ $P<0.05$，▲▲ $P<0.01$。

表 20-77　针刺对脑出血不同时程各脑区及心肌 ET mRNA 表达总面积的影响（$\bar{x}\pm s$）

时间	分组	n	血肿周围区（μm^2）	下丘脑（μm^2）	脑干（μm^2）	海马（μm^2）	心肌（μm^2）
0h	正常组	6	364.79±112.53	561.35±79.12	431.41±132.26	266.80±166.41	479.98±147.80
6h	假手术组	6	364.95±112.22	541.11±42.71	431.75±133.92	266.22±165.55	479.85±149.05
	脑出血组	6	1248.21±258.95**	1315.25±89.17**	595.06±109.43**	1483.81±464.23**	1208.64±52.83**
	针刺组	6	513.87±101.22	927.89±66.83△△▲▲	536.30±33.61△△▲▲	637.15±139.83△△▲▲	848.65±268.36△△▲▲
	针刺对照组	6	951.83±496.94	1221.70±134.30	853.82±160.31	1278.05±116.88	1171.42±68.68
24h	假手术组	6	366.37±107.43	550.56±53.61	435.62±120.49	268.31±151.31	486.17±89.93
	脑出血组	6	1720.39±366.03**	2127.31±109.93**	762.57±38.02**	1614.20±173.67**	1475.19±390.60**
	针刺组	6	859.12±364.44△△▲	130.62±82.06△△▲▲	437.24±43.19△△	1075.63±73.14△△▲▲	694.13±53.87△△▲▲
	针刺对照组	6	1368.32±371.05	1982.18±86.90△	605.13±66.16	1673.95±109.35	1254.92±36.35
72h	假手术组	6	368.49±109.35	549.22±66.56	436.36±126.19	269.51±149.44	484.95±95.18
	脑出血组	6	1065.50±508.53**	1560.29±115.56**	692.57±59.77**	1347.80±90.20**	1127.42±269.79**
	针刺组	6	375.14±312.90△△	928.33±69.93△△▲▲	452.83±40.41△	819.35±53.72△	634.25±76.78△△▲
	针刺对照组	6	596.15±171.68△	1450.22±86.29	512.56±41.47	1301.40±54.20	927.02±52.61

注：假手术组各时程点与正常组比较 $P>0.05$；与同时相假手术组比较：* $P<0.05$，** $P<0.01$；与同时相脑出血组比较△$P<0.05$，△△$P<<0.01$；与同时相针刺对照组比较▲$P<0.05$，▲▲$P<0.01$。

脑出血 6h 后，心肌的 ET mRNA 阳性反应物变化不明，与正常组假手术组无差别，但 ET mRNA 紫蓝色颗粒在脑出血周围区、下丘脑、脑干、海马齿状回已开始增多，并随出血延长而加剧，并于出血 24h 达到高峰，心肌的 ET mRNA 表达也明显增多。

针刺 24h 组与出血 24h 组相比，各脑区及心肌 ET mRNA 染色阳性细胞明显减少。针刺 72h 后，ET mRNA 在上述脑区的表达量与同时相出血组比较明显降低。

针刺对照 6h、24h 组各脑区及心肌的 ET mRNA 表达与同时相脑出血组相比无明显差异，仅在 72h 时相 ET mRNA 表达比脑出血 72h 组略有减弱。

3. 针刺对脑出血不同时相各脑区及心肌 nNOS mRNA 表达的影响　在正常大鼠的大脑皮质、尾状核周围区、下丘脑、脑干、海马结构及心肌中，可检测出 nNOSmRNA 染色阳性的细胞，但染色强度不强烈。

假手术各时相组与正常组比较，在上述脑区及心肌细胞中 nNOS mRNA 阳性反应物的分布、数量、强度无差别。

脑出血 6h 组，脑出血周围区、下丘脑、脑干、海马区及心肌的 nNOS mRNA 的表达明显增多，出血 24h 后，nNOS mRNA 仍为高表达状态，但比出血 6h 组略有减弱，随着出血时间的延长，到脑出血 72h 时，nNOS 的基因表达呈减少趋势。

针刺后，脑出血周围区、下丘脑、脑干、海马结构及心肌 nNOS 基因表达较同时相脑出血组明显减少。针刺对照组上述脑区及心肌 nNOS mRNA 表达仅在某一时相略减少（表 20-78，表 20-79）。

表 20-78　针刺对脑出血不同时程各脑区及心肌 nNOS mRNA 表达积分光度的影响（$\bar{x}\pm s$）

时间	分组	n	血肿周围区	下丘脑	脑干	海马	心肌
	正常组	6	1.24±0.22	3.20±1.02	2.18±0.25	7.62±4.78	3.25±1.17
6h	假手术组	6	1.32±0.18	3.22±1.06	2.22±0.24	8.07±4.24	3.35±1.08
	脑出血组	6	37.38±3.85**	27.76±5.18**	37.79±7.99**	43.80±10.31**	14.63±3.45**
	针刺组	6	21.83±2.99△△▲▲	9.13±1.89△△▲▲	10.17±4.16△△▲▲	12.16±4.69△△▲▲	12.00±5.00
	针刺对照组	6	36.39±3.38	24.42±2.09	31.09±3.44△	41.10±12.32	14.53±1.19
24h	假手术组	6	1.30±0.24	5.48±2.56	2.43±0.36	9.41±5.15	4.31±2.10
	脑出血组	6	23.31±5.58**	22.39±3.06**	27.58±5.13**	30.78±9.45**	14.31±2.29**
	针刺组	6	6.72±2.41△△▲▲	7.69±2.73△△▲▲	8.48±3.14△△▲▲	8.31±4.53△△▲▲	9.38±1.75△△▲▲
	针刺对照组	6	22.06±5.38	18.52±1.87	23.23±3.57	23.95±3.70	14.21±4.12
72h	假手术组	6	1.28±0.23	4.58±1.55	2.39±0.29	10.18±4.38	3.95±1.37
	脑出血组	6	16.54±1.63**	14.45±4.81**	25.06±8.74**	22.41±11.49**	11.32±2.46**
	针刺组	6	5.12±1.08△△▲▲	6.68±2.85△△▲	8.27±4.74△△▲▲	6.03±2.42△△	5.90±2.76△△
	针刺对照组	6	13.58±3.07	11.67±1.57△	23.69±3.25	12.19±1.85△	8.26±2.67

注：假手术组各时程点与正常组比较 $P>0.05$；与同时相假手术组比较：* $P<0.05$，** $P<0.01$；与同时相脑出血组比较△$P<0.05$，△△$P<0.01$；与同时相针刺对照组比较▲$P<0.05$，▲▲$P<0.01$。

表 20-79　针刺对脑出血不同时程各脑区及心肌 nNOSmRNA 表达总面积的影响（$\bar{x}\pm s$）

时间	分组	n	血肿周围区（μm^2）	下丘脑（μm^2）	脑干（μm^2）	海马（μm^2）	心肌（μm^2）
	正常组	6	228.01±106.94	226.35±158.99	354.57±93.95	447.73±224.76	141.19±84.71
6h	假手术组	6	233.45±97.68	228.04±155.43	358.85±98.23	860.13±135.31	148.96±85.08
	脑出血组	6	3648.20±831.70**	2371.89±576.11**	2951.52±652.60**	2701.84±351.03**	1438.96±521.48**
	针刺组	6	776.90±270.32△△▲▲▲▲	974.27±461.16△△▲▲	1564.07±329.45△△▲	1134.69±426.51△△▲▲	402.83±85.29△△▲▲
	针刺对照组	6	3189.79±441.96	2138.08±223.51	2186.78±83.31△△	2276.00±658.59	1176.42±147.33
24h	假手术组	6	235.73±95.56	255.65±138.74	364.03±92.17	763.14±149.15	144.73±79.49
	脑出血组	6	2563.39±726.89**	1677.22±423.92**	2316.52±288.33**	2347.80±322.78**	956.42±126.68**
	针刺组	6	1037.13±390.43△△	353.42±202.27△△▲▲	1266.64±665.59△△	819.35±407.59△△▲▲	177.65±60.75△△▲▲
	针刺对照组	6	236.48±101.25	1235.72±276.67△	189.56±227.12	2041.39±500.90	854.72±70.09
72h	假手术组	6	2040.95±237.66	247.16±141.28	360.45±95.43	638.17±159.72	146.61±81.49
	脑出血组	6	2253.86±187.93**▲▲	1117.94±97.03**	1462.43±863.79**	1736.89±240.41**	1084.06±224.70**
	针刺组	6	317.03±169.51△△	402.03±182.88△△	471.36±222.70△△	677.42±292.77△△▲	265.64±143.47△△▲▲
	针刺对照组	6	1445.82±415.43△△	736.40±262.46	968.86±422.75	1151.81±182.03△	760.83±260.65△

（三）讨论

近年来的研究证实，脑对心脏活动的支配存在着明确的神经传导途径，比如大脑额叶、颞叶、岛叶、下丘脑对心脏的支配具有定位性与区域性。另外脑干副交感核、下丘脑视旁核与含有儿茶酚胺（CA）的神经元之间存在着环行通路，此环行通路在调节心脏活动中起着重要作用。当脑部发生病变时，对心脏的控制和调节就会发生紊乱，通过神经递质与介质的释放，导致继发性心脏损伤。

1. 内皮素、一氧化氮在脑心卒中发病机制中的作用 Hemsen等发现在脑干、延髓、下丘脑、垂体、穹隆下器官、脊髓等中枢心血管调节区域有ET mRNA和ET受体存在，表明中枢神经系统自身合成的ET参与了心血管活动的调节。ET在脑卒中发病中具有重要作用。ET作为强烈的血管收缩物质，除通过血管收缩加重局部缺血外，还可能直接作用于神经元或神经胶质细胞诱发中风发作。目前认为，Ca^{2+}内流是细胞死亡的最终途径，体外实验证实，ET可增加神经细胞及心肌细胞的Ca^{2+}浓度。在病理条件下，如脑缺血或出血造成的缺血缺氧刺激，使ET对细胞钙稳态调节紊乱，导致不可逆的细胞钙超载，引发一系列的损伤性变化。

此外，在中枢心血管某些调节区域——下丘脑的视上核和视旁核、大脑皮质、脊髓胸段背根神经节的内脏传入神经及海马和交感神经节均有nNOS和nNOS mRNA存在。组织化学方法证实神经元损伤可引起脊髓、大脑皮质、海马及下丘脑等许多脑区中NOS表达的增加，应激反应可引起下丘脑视旁核中NOS mRNA表达增加。NO在脑卒中发病中具有双重作用机制，一是神经毒性作用，二是神经保护作用。

Pelligrino认为在脑缺血早期数分钟至数小时内产生的NO是有利的，但数小时至数天后产生的NO则有细胞毒性。神经毒性作用主要由nNOS和诱导型一氧化氮合酶（iNOS）所介导，而eNOS则具有舒血管效应，起神经保护作用。eNOS产生的NO在缺血早期起保护作用，其后由nNOS和iNOS产生的NO则起神经毒性作用。NO主要通过超氧自由基起细胞毒性作用。

该研究发现实验性脑出血后，脑出血区及周围区、下丘脑、脑干、海马、心肌ET、NO含量增加，同时诱导ET mRNA与nNOS mRNA大量异常表达，其中ET mRNA表达在24h达高峰，而nNOS mRNA则在6h呈最高表达状态，说明由于脑出血造成的缺血缺氧的刺激，使脑出血及周围区、下丘脑、脑干、海马等区域神经介质ET、NO释放增多，并通过这些区域之间的解剖通路相互影响，相互作用，最终通过下行的交感神经径路，使心肌发生改变。

2. 针刺保护急性脑卒中引发心脏损伤的作用机理 实验性脑出血可迅速诱导ET和nNOS基因在脑出血周围区、下丘脑、脑干、海马、心肌的异常表达。脑出血6h可上调脑出血周围区及中枢心血管调节区域——下丘脑、脑干、海马的ET基因表达，并随着缺血时间的延长而增多，24h时达高峰，同时心肌的ET mRNA表达增多。此后ET mRNA表达逐渐减少，但脑出血72h时仍高于正常组水平。同时脑出血6h可见nNOS在上述区域大量表达，出血24h时，nNOS仍为高表达状态，与出血6h组相比略有减弱；随着出血时间的延长，至脑出血72h，nNOS的基因表达呈减少趋势。针刺可阻断由脑出血诱导的ET和nNOS基因表达的增加。提示针刺对脑出血造成的神经元及心肌损伤具有保护作用。

六、醒脑开窍针法对MCAO模型大鼠血浆神经元特异性烯醇化酶（NSE）、促红细胞生成素（EPO）浓度影响

烯醇化酶是普遍存在于生物体内的糖酵解代谢酶，血清或脑脊液中的NSE是脑组织损伤后的生化标志物，具有较高的敏感性和特异性，通过对它们的测定，可以判断神经细胞和神经胶质细

胞的损伤程度。促红细胞生成素是一种含唾液酸的酸性糖蛋白，通过促红细胞生成素受体发挥作用。一分子 EPO 可与细胞表面的两分子受体相结合，从而促发细胞间信号流产生，调节核内基因表达，介导 NF-κB 调控的细胞凋亡途径。我们观察了醒脑开窍针刺法对缺血模型大鼠血浆 NSE 及 EPO 浓度的调节作用。

（一）材料和方法

1. 动物与分组　健康成年雄性 SD 大鼠，体重 250～300g，由天津中医药大学实验动物中心提供，适应性饲养 1 周后开始模型复制，按照随机原则分为以下 9 组：正常组（N 组）、假手术 6h 组（S-6）、假手术 24h 组（S-24）、MCAO 模型 6h 组（M-6）、MCAO 模型 24h 组（M-24）、常规干预 6h 组（C-6）、常规干预 24h 组（C-24）、醒脑开窍干预 6h 组（X-6）和醒脑开窍干预 24h 组（X-24）。

2. 模型制作　参照 Longa 等报道的方法，采用颈内动脉线栓法建立大脑中动脉闭塞（midle cerebral artery occlusion，MCAO）模型。

3. 针刺方法　根据中国针灸学会实验针灸研究会制定的《动物针灸穴位图谱》，选醒脑开窍针法主穴内关、人中穴进行针刺。传统针刺对照组选取偏瘫侧足三里、曲池穴。内关：在动物前肢内侧距腕横纹上 3～4mm，尺桡骨骨缝间，直刺；人中：鼻中膈下部，向上斜刺约 1mm；曲池：桡骨近端，肘关节外测前方的凹陷中，直刺；足三里：膝关节下外侧，腓骨小头下 5mm，直刺。

针刺组各时段处理方法为：各组大鼠于造模手术后，待大鼠清醒后行神经功能缺陷评分，评分合格后即刻针刺一次，6h 组处死前 10min 再针刺一次，24h 组于术后 12h 及处死前 10min 再分别针刺一次。

4. 实验方法　大鼠经股动脉取血，3000rpm 离心 10min，取上清，-20℃ 封藏备用，NSE、EPO 浓度检测严格按照 ELISA 试剂盒说明进行。

（二）结果

（1）在局灶性脑缺血 6h 后，大鼠血浆 NSE 浓度无显著变化；随着缺血时间的延长，大鼠血浆 NSE 浓度有增高的趋势。在缺血后进行针刺干预，可抑制局灶性大脑中动脉缺血模型大鼠血浆 NSE 浓度的增高，且以醒脑开窍组效果较好，但组间比较无统计学差异。见图 20-44。

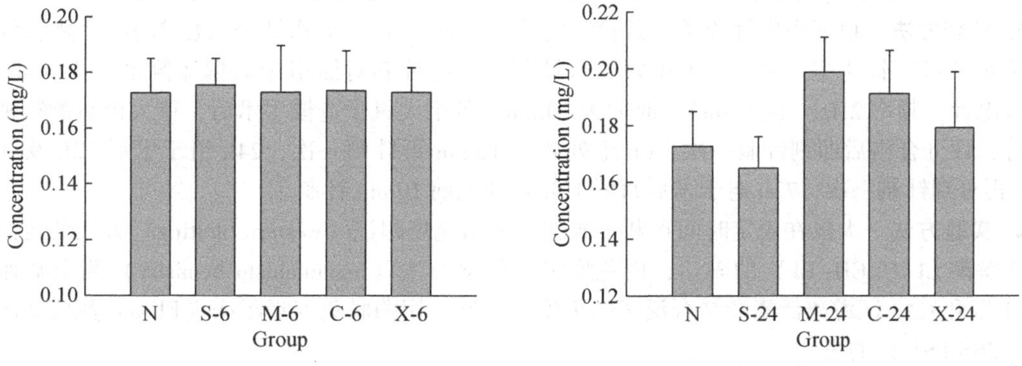

图 20-44　各组大鼠在 6h 和 24h 血浆 NSE 浓度比较

（2）大脑中动脉局灶性缺血的早期，大鼠血浆促红细胞生成素无显著变化；随着缺血时间的延长，大鼠血浆促红细胞生成素浓度有逐渐增高之趋势，这种趋势可能与局灶性脑缺血状态下，内源性保护机制的启动密切相关；在缺血后进行电针干预，可增高大鼠血浆促红细胞生成素的浓度，与常规干预组比，醒脑开窍针刺组的干预效果较好。见图 20-45。

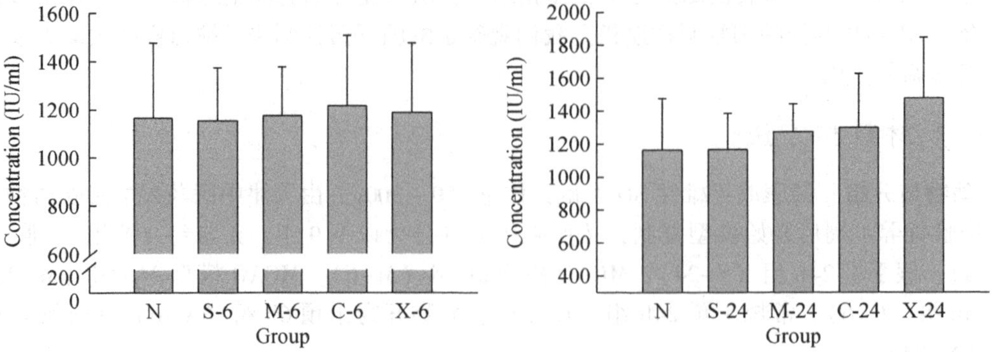

图 20-45　各组大鼠在 6h 和 24h 血浆 EPO 浓度比较

（三）结论

大鼠局灶性大脑中动脉缺血后，醒脑开窍针刺法的脑保护作用机制可能与上调血浆中 NSE 表达，减少 NSE 的外流及加强内源性 EPO 的动员有关。

七、“醒脑开窍”针刺法对局灶性脑缺血模型大鼠泛素蛋白酶体通路关键组份影响的实验研究

（一）材料和方法

1. 动物与分组　健康成年雄性 Wistar 大鼠（Ⅱ级），体重 250～300g，购自北京大学医学部实验动物研究中心，适应性饲养 1 周后按照随机原则分为以下各组：正常组，醒脑开窍针刺 6h 组、24h 组、72h 组，传统针刺对照 6h 组、24h 组、72h 组，模型 6h 组、24h 组、72h 组，假手术 6h 组、24h 组和 72h 组，每组 5 只。

2. 模型制作　采用颈内动脉插入线栓法建立大脑中动脉闭塞（midle cerebral artery occlusion，MCAO）模型。假手术组采用与模型组相同的手术方式，但尼龙线不插入颈总动脉。

3. 针刺方法　根据中国针灸学会试验针灸研究会制定的《动物针灸穴位图谱》，醒脑针刺组选“醒脑开窍”针法主穴内关、人中穴进行针刺。传统针刺对照组选取偏瘫侧足三里、曲池穴。均施以电针，频率 2Hz，电流 3mA，时间为 10min。各组大鼠于造模手术后，待大鼠清醒行神经缺陷评分，评分合格后即刻针刺一次，6h 组处死前 10min 再针刺一次，24h 组于术后 12h 及处死前 10min 再分别针刺一次，72h 组于术后每隔 12h 及处死前 10min 针刺。

4. 实验方法　大鼠在规定时间点断头取脑。采用免疫印记（western blotting）方法测定泛素碳末端水解酶 L1（UCH-L1）的表达，用免疫组织化学方法（immunohistochemistry）测定缺血侧海马 CA1 区和 CA3 区游离泛素和结合泛素的免疫反应性。用酶联免疫吸附法（Elisa）测定 26S 蛋白酶体（26S PSM）的表达。

5. 分析　UCH-L1：GeneGenius 凝胶成像分析系统扫描分析图像，测定所获得条带的灰度值，计算 UCH-L1 的相对含量。结合泛素、游离泛素：显微镜下取图，IPP 病理图像分析系统半定量分析脑组织海马 CA1，CA3 区游离泛素和结合泛素表达的量。26S 蛋白酶体（26S PSM）用酶联仪在 450nm 波长测量光密度（OD 值）。用 SPSS13.0 进行统计分析，统计方法用方差分析，显著性水平为 $P<0.05$。

（二）结果

（1）脑缺血后大鼠 UCH-L1 表达升高。醒脑开窍针刺法在脑缺血后 6h 和 24h 都能抑制 UCH-L1 的高表达，其作用在 6h 优于传统针刺对照组。见表 20-80。

表 20-80　各组 UCH-L1 表达水平的比较（$\bar{x}\pm s$）

组别	6h	24h
假手术组	1.05±0.08	1.09±0.25
模型组	1.20±0.09	1.16±0.16
醒脑开窍组	0.98±0.14*	0.95±0.07*
对照组	1.02±0.04	0.96±0.08*

*：与同时段模型组比较 $P<0.05$。

（2）脑缺血后大鼠海马结合泛素表达升高，海马 CA1 区比 CA3 区升高更为显著。CA1 区在 6h 即明显升高，CA3 区在 24h 有升高趋势。醒脑开窍针刺法在脑缺血后 6h 和 72h 都能抑制海马 CA1 区和 CA3 区结合泛素的高表达，其作用优于传统针刺对照组（表 20-81，表 20-82）。

表 20-81　各组大鼠海马 CA1 区结合泛素含量的比较（$\bar{x}\pm s$，$n=5$）

组别	6h	24h	72h
正常组（N）	5.25±2.97	5.25±2.97	5.25±2.97
假手术组（J）	4.45±3.69	4.54±4.72	3.94±2.17
模型组（M）	9.13±5.04	7.00±5.14	9.85±3.85△
醒脑组（X）	5.24±4.06	7.71±2.29	4.35±2.72※
对照组（D）	10.78±5.72	7.78±6.18	6.52±4.21

※：与同时段模型组比较 $P<0.05$。

表 20-82　各组大鼠海马 CA3 区结合泛素含量的比较（$\bar{x}\pm s$，$n=5$）

组别	6h	24h	72h
N	6.57±3.17	6.57±3.17	6.57±3.17
X	4.00±3.02*	10.22±4.18	6.22±3.99
D	12.18±4.54	4.00±3.71	8.92±4.74
M	7.56±7.45	8.00±5.23	8.40±6.07
J	10.81±3.97	4.89±2.56	8.25±3.75

*：与同时段对照组比较 $P<0.05$。

（3）脑缺血后大鼠海马游离泛素表达降低，海马 CA1 区比 CA3 区更为显著，CA1 区在 24h 即表达降低，CA3 区在 72h 有降低趋势。醒脑开窍针刺法在脑缺血 24h 和 72h 能阻止海马 CA1 区游离泛素的降低，在 72h 能阻止 CA3 区游离泛素的降低。其作用与传统针刺组相同（表 20-83，表 20-84）。

表 20-83 各组大鼠海马 CA1 区游离泛素含量的比较（$\bar{x}\pm s$，$n=5$）

组别	6h	24h	72h
N	8.84±4.21	8.84±4.21	8.84±4.21
J	9.10±3.62	10.29±3.18	10.63±4.07
M	9.44±4.35	6.95±3.71	5.81±1.76△
X	8.19±2.48	8.96±3.42	12.09±4.09※
D	9.73±4.06	8.36±4.01	9.79±3.34※

△：与同时段假手术组比较 $P<0.05$；※与同时段模型组比较 $P<0.05$。

表 20-84 各组大鼠海马 CA3 区游离泛素含量的比较（$\bar{x}\pm s$，$n=5$）

组别	6h	24h	72h
N	8.57±4.47	8.57±4.47	8.57±4.47
X	8.40±1.14	7.45±3.17	6.53±2.87
D	6.69±4.24	7.39±2.17	7.93±1.92
M	9.83±3.70	8.21±3.54	3.39±2.72
J	8.77±2.61	7.31±2.73	9.38±4.07

（4）脑缺血后 26S PSM 表达在 6h 和 24h 有降低趋势，醒脑开窍针刺组在 6h、24h、72h 有提高 26S PSM 表达的趋势。传统针刺对照组对 26S PSM 无明显影响。

（三）结论

醒脑开窍针刺法可能通过泛素蛋白酶体通路而起到脑保护作用，其作用与下调结合泛素和 UCH-L1，调游离泛素和 26S PSM 有关。其下调结合泛素免疫反应性和上调 26S PSV 表达的作用优于传统针刺法，下调 UCH-L1 表达时间点早于传统针刺法；而对游离泛素免疫反应性的影响与传统针刺法无明显差异。

第七节 醒脑开窍法对炎性应答的影响

一、针刺对大鼠局灶性脑缺血再灌注后细胞黏附分子 mRNA 和蛋白的影响

（一）材料与方法

1. 实验动物及分组 体重 260±20g 的健康 Wistar 雄性大鼠，由北京军事医学科学院实验动物中心提供，根据缺血再灌注后时间的不同随机分为：缺血 1h 再灌注 3h、6h、12h、24h、48h 5 个时间点，每个时间点又分为假手术组、模型组、非穴位针刺组（非穴组）、传统取穴针刺组（传统组）、醒脑开窍针刺组（醒脑组）5 组，共 25 组（每组 6～13 只）。

2. 模型的制作 参照 Longa、Nagasawa 的方法加以改进，制作大鼠局灶性脑缺血再灌注模型。手术后 2h 观察大鼠的症状和体征，出现以下症状和体征者表明模型制作成功：缺血同侧 Horner

征，不能伸展对侧前爪；行走时向缺血对侧转圈；向对侧倾倒；将大鼠提尾悬空时，脑缺血对侧前肢呈屈曲、抬高、肩内收、肘关节伸直等。假手术组可出现同侧 Horner 征，而无左侧肢体瘫痪。

3. 针刺方法　取穴参照中国针灸学会实验针灸研究会制定的《动物针灸穴位图谱》。

醒脑开窍针刺组：选取人中、内关（双）、三阴交（双）穴。先直刺双侧内关，采用捻转与提插相结合泻法；再刺三阴交，行重插轻提之补法；继刺人中，向鼻中隔方向斜刺，将针体旋转360°，采用雀啄手法。

传统取穴针刺组：参照《针灸学》五版教材，选取手足阳明经穴曲池（双）、足三里（双），两穴用提插泻法。

非穴位针刺组：选取双侧胁下 2 个固定非穴点，用平补平泻捻转手法 1min。

三组手法结束后分别通以 G6805-II 型电针治疗仪，频率为 4～16Hz，波形为断续疏密波，刺激强度为 2V，持续时间为 10 min。治疗时机：脑缺血再灌注后 3h、6h、12h 组于脑缺血即刻、再灌注即刻处死前分别进行电针治疗；脑缺血再灌注后 24h、48h 组除此之外每 12h 治疗 1 次。假手术组和模型组不进行电针治疗，而进行与针刺组相同时间、相同程度的捉抓刺激。

4. 再灌注后黏附分子 ICAM-1、P、E-selection mRNA 和蛋白的表达

（1）黏附分子 ICAM-1、P、E-selection mRNA 的检测：采用原位杂交法。

（2）黏附分子 ICAM-1、P 和 E-selection 蛋白的检测：采用免疫组化法。

5. 图像分析方法　P-selection、ICAM-1、E-selection mRNA 和蛋白表达的阳性信号主要位于毛细血管内皮细胞质内，呈棕黄（褐）色颗粒。在 400 倍光镜下，随机选取各组脑缺血区各 10 个视域，用 HPIAS-2000 高清晰度彩色病理图文分析系统进行定量分析，测量棕黄色和黄褐色反应物的总面积、积分光度、血管计数，分析 ICAM-1、P-selection 和 E-selection mRNA 和蛋白的表达情况。

6. 统计学处理　数据用均数±标准差 $\bar{x}\pm s$ 表示，并用 SPSS10.0 统计软件包进行单因素方差分析（One-way ANOVA）和相关性分析，并用 post hoc 检验中的 LSD 法（方差齐时）或 Dunnett's T3（方差不齐时）作组间多重比较；当检验变量不服从正态分布时，采用非参数统计中的 Kruskal-Wallis 检验。

（二）结果

1. 脑缺血再灌注后 ICAM-1 mRNA 的表达及针刺的调节　应用原位杂交方法探查 ICAM-1 mRNA 的表达。光镜下观察，阴性对照片未出现阳性信号，假手术组和缺血再灌注组非缺血脑组织均无 ICAM-1 mRNA 阳性信号表达；而缺血再灌注各组 ICAM-1 mRNA 主要在毛细血管内皮细胞表达，缺血侧皮层和纹状体阳性信号显示明显的区域性，即缺血灶中心区及半暗带区。于再灌注 3h，脑缺血区皮层和纹状体 ICAM-1 mRNA 开始表达，随着再灌注时间的延长，阳性反应物表达增加，于再灌注 12h 达到峰值；再灌注 24h 阳性信号开始下降，48h 仍有较高表达。模型组和非穴组相应时间点比较，无显著性差异（$P>0.05$）；醒脑组和传统组 ICAM-1 mRNA 阳性信号面积和积分光度均下降，与模型组和非穴组相应时间点比较，具有显著性差异（$P<0.05$，$P<0.01$）；传统组与醒脑组相应时间点相比，有显著性差异（$P<0.05$），醒脑组下降程度高于传统组。

2. 脑缺血再灌注 ICAM-1 蛋白的表达及针刺的调节　光镜下观察免疫组化染色结果，ICAM-1 蛋白阳性信号为棕黄色，主要在毛细血管表达，小血管偶有表达，大血管呈阴性反应。假手术组 ICAM-1 蛋白微量表达，在缺血再灌注组，阳性血管在缺血侧脑的不同区域也显示明显的区域特征，与上述的 ICAM-1 杂交信号在脑的分布基本一致。非缺血脑组织出现极少量阳性信号表达，无区域性特征。再灌注 3h 脑缺血侧皮层和纹状体 ICAM-1 蛋白开始表达，再灌注 6h 蛋白表达量与3h相似，随着再灌注时间的延长，阳性反应物表达增加，于I/R24h达到峰值；I/R48h阳性信号表达呈明显下降趋势；假手术组与缺血再灌注各组比较，具有极显著性差异（$P<0.01$）。非穴组与模型组相应时间点比较，无显著性差异（$P>0.05$）；醒脑组和传统组ICAM-1蛋白阳性血管数和积分光度均减少，与模型组相应时间点比较，具有显著性差异（$P<0.05$，$P<0.01$）；而醒脑组和传统组相应时间点相比，具有显著性差异（$P<0.05$），醒脑组下降程度高于传统组。

3. 脑缺血再灌注后P-selection、E-selection mRNA的表达及针刺的调节 应用原位杂交方法探查P-selection、E-selection mRNA的表达。光镜下观察，阴性对照片未出现阳性信号，假手术组皮质和缺血再灌注组非缺血侧脑组织均未出现P-selection、E-selection mRNA阳性信号表达；缺血区脑组织P-selection、E-selection mRNA表达为黄褐色的阳性细胞，分布于毛细血管内皮，阳性信号显示明显的区域性，即缺血中心区和半暗区。P-selection和E-selection mRNA表达随着再灌注时间的延长，两者均于再灌注6～12h达到高峰；再灌注24h阳性信号开始下降，持续至再灌注后48h。非穴组与模型组相应时间点比较，无显著性差异（$P>0.05$）；醒脑组和传统组P-selection、E-selection mRNA阳性信号面积和积分光度均减少，与模型组相应时间点比较，具有显著性差异（$P<0.05$，$P<0.01$）；醒脑组与传统组相应时间点相比，具有显著性差异（$P<0.05$），醒脑组较传统组下调明显。

4. 脑缺血再灌注后P-selection、E-selection蛋白的表达及针刺的调节 光镜下观察免疫组化染色结果，P-selection、E-selection蛋白阳性信号均表达在微血管和毛细血管，小血管偶有表达，大血管呈阴性反应。假手术组未见P-selection蛋白阳性表达；在缺血再灌注各组，缺血早期非缺血区的微血管没有P-selection、E-selection蛋白的表达，但在再灌注24h后明显升高，散在分布，无区域性。缺血区的阳性血管显示出明显的区域特征，与上述P-selection、E-selection的杂交信号在脑的分布基本一致。P-selection和E-selection蛋白时间依赖性表达相似，缺血灌注3h两者均开始表达增加，随着再灌注时间的延长，两者表达的阳性血管数目逐渐增多，于再灌注24h达到高峰，48h呈明显下降趋势。非穴组与模型组相应时间点比较，无显著性差异（$P>0.05$）；醒脑组和传统组P-selection、E-selection蛋白表达的血管数目和积分光度均减少，与模型组和非穴组相应时间点比较，具有显著性差异（$P<0.05$，$P<0.01$）；醒脑组与传统组比较，具有显著性差异（$P<0.05$），醒脑组下降的程度高于传统组。

5. 再灌注后ICAM-1、P-selection、E-selection mRNA和蛋白的表达及针刺调节的相关性研究 将图像分析所得数据输入SPSS10.0软件进行相关分析。结果表明，再灌注后脑缺血区ICAM-1mRNA和蛋白的表达呈正相关，$r=0.925$，与醒脑组表达下调亦呈正相关；E-selection mRNA和蛋白的表达呈正相关，$r=0.941$，与醒脑组表达下调亦呈正相关，通过假设检验，呈显著性正相关。

（三）讨论

脑缺血再灌注损伤是一个十分复杂的病理生理过程，Block提出了神经元损伤的级联反应（cascade of dange）四个过程：兴奋性毒性（excitotoxicity），梗死周围去极化（periinfarct depolarzation，PID），炎症（inflammation），程序性细胞死亡（programed cell death，PCD）。越来越多的证据表明，炎症反应是造成缺血再灌注后脑损伤的主要原因。局部炎性因子、趋化因子及黏附分子的表达上调构成了缺血性损伤向炎症性损伤转变的基础，随后白细胞向缺血区的聚集和浸润导致了继发性神经元损伤和梗死面积的扩大。该实验表明，针刺可下调黏附分子的过度表达、抑制中性粒细胞的聚集、黏附和浸润，继而阻断再灌注后的炎症级联反应，发挥其神经元保护作用。

脑缺血初期，白细胞的浸润和细胞毒性因子在受损脑组织中的释放发挥了重要作用，近几年来，研究人员观察到缺血性脑损伤后炎症反应的主要特征为血管损伤、水肿形成及多形核白细胞（PMNs）和单核细胞的浸润。

实验中，运用原位杂交和免疫组化技术检测脑缺血再灌注后脑缺血区 ICAM-1 mRNA 和蛋白表达的动态变化，杂交信号表达在微血管内皮细胞，蛋白阳性信号表达在微血管和毛细血管，小血管和大血管呈阴性反应。假手术组 ICAM-1 mRNA 未见表达，而蛋白有微量表达，缺血再灌注组，阳性信号在缺血侧脑组织显示明显的区域特征，即缺血中心区和周边半暗带区，ICAM-1 蛋白表达与 mRNA 杂交信号在脑的分布基本一致。醒脑组 ICAM-1 mRNA 和蛋白表达均明显减少，具有统计学意义（$P<0.05$）。提示针刺可能通过下调黏附分子 ICAM-1 mRNA 和蛋白的表达减低中性粒细胞黏附浸润而减轻再灌注后炎症反应。

此实验中，假手术组未见 P-selection 及 E-selection mRNA 和蛋白明显阳性反应。缺血再灌注 3h 缺血侧脑组织出现 P-selection 和 E-selection 阳性表达的血管和内皮细胞，呈区域性特征，即缺血中心区和半暗带区，mRNA 表达于 I/R6～12h 达到高峰，其后阳性表达下降；而蛋白表达于 I/R 24h 达到高峰；I/R48h 阳性信号面积均开始下降。而且在非缺血区再灌注 24h 后 P-selection 及 E-selection也有一定量的表达，但无区域性，而在缺血的早期非缺血区的微血管内没有 P-selection、E-selection 的明显表达。针刺组 P-selection 和 E-selection mRNA 和蛋白表达均明显减少，具有统计学意义（$P<0.05$），下调程度醒脑组优于传统组。这些结果证实了再灌注后血管内皮激活，从转录水平上使 P-selection、E-selection 和 ICAM-1 的共同表达增加，进而使蛋白合成增加，介导了再灌注后白细胞与内皮的接触、黏附与游出血管，形成了炎症反应的核心表现，加重了组织水肿和继发性损伤。而 P-selection 的诱导可能较 ICAM-1 更迅速，在再灌注后可能在更早的时间表达，以前的研究也证实了这一点。

此研究进一步表明 P-selection、ICAM-1 及 E-selection 在脑缺血再灌注损伤后介导中性粒细胞的黏附浸润，在脑缺血的病理生理过程中起关键作用，发挥了十分重要的桥梁作用，是炎症发生的前提。这些过程与前述的“滚动、黏附、浸润”炎症级联反应中黏附分子起作用的顺序相符。促进了脑缺血性损伤向炎症性损伤的转变。

醒脑开窍针法能明显下调黏附分子 ICAM-1、P-selection、E-selection mRNA 和蛋白表达，显著降低 MPO 活性，抑制白细胞在缺血区血管内的聚集和黏附，以及随后在缺血区脑实质内的浸润，尤其是在缺血周边区的浸润，可能使白细胞与血管内皮细胞之间缺乏相互作用的“桥梁”，于起始阶段和其后的多个环节抑制了白细胞与血管内皮细胞的黏附，阻断了其跨内皮迁移，减轻白细胞聚集和浸润，抑制了脑缺血再灌注后炎症级联反应，这可能是针刺减轻脑缺血再灌注损伤的重要机制之一。

（四）结论

实验结果证明醒脑开窍针法能明显抑制白细胞在缺血区血管内的聚集和黏附，以及随后在缺血区脑实质的浸润，尤其是在缺血周边区内的浸润，提示针刺降低黏附分子介导的中性粒细胞与内皮细胞的黏附，阻止白细胞穿越血管壁而减少其聚集浸润所引起的炎症级联反应，从而起到脑保护作用，这可能是针刺的作用机制之一。

二、醒脑开窍针法对局灶性脑缺血大鼠脑组织及血清 IL-1β、TNF-α 含量的影响

IL-1β 是一种多功能的细胞因子，在正常中枢神经系统的发育和脑对各种损伤的反应中起重要作用，它不仅能协同其他细胞因子促进 T、B 淋巴细胞活化，而且能诱导其他炎性产物的生成，

加强白细胞在血管内皮上的黏附，并调节其他细胞因子及其自身的产生。研究表明，局灶性脑缺血时脑组织 IL-1β 的含量及表达出现异常变化。肿瘤坏死因子-α（TNF-α）作为一种多功能的细胞因子，不仅在抗肿瘤、抗病毒方面起主要作用，而且在脑缺血后引起的白细胞浸润和组织损伤中起主要作用。针刺作为治疗脑缺血的有效手段，目前已在国内外广泛应用，有关针刺治疗脑缺血的机理研究也在不断深入。研究结果表明针刺可明显抑制缺血区炎细胞的黏附及浸润，促进侧支循环的建立，减小坏死灶面积，对缺血脑组织具有明显的保护作用，为了进一步探讨针刺抑制脑缺血后炎症反应的作用机制，本节建立了大鼠一侧大脑中动脉阻塞模型，并动态观察了局灶性脑缺血大鼠脑组织及外周血清 IL-1β、TNF-α 含量的变化及针刺的干预效应。

（一）材料与方法

1. 实验动物及分组 选用 Wistar 大鼠 130 只（由天津市卫生局实验动物中心提供），体重 220±20g，雌雄各半，随机分为缺血组、针刺组各 50 只，假手术组 25 只，正常组 5 只。前三组又分为 3h、6h、12h、24h、48h 各时段组，其中缺血组、针刺组每时段各 10 只，假手术组各 5 只。

2. 模型制作 缺血组及针刺组动物经 3% 的戊巴比妥钠（45mg/kg）腹腔注射麻醉，侧卧位固定，于眼眶至耳的中点纵行切开皮肤约 1cm，分离并切去部分颞肌，暴露颞骨，做一个约 3mm 的骨窗，轻抬脑，可见横过嗅束向上走行的大脑中动脉（MCA），用加热的不锈钢丝轻轻接触靠近嗅束上缘的大脑中动脉，使之快速凝闭，遇有血管破裂可用小棉球局部轻压止血，术后创面敷少许抗生素（头孢氨苄），缝合伤口并单笼饲养。假手术组除不凝闭 MCA 外，余手术步骤同缺血组。

3. 腧穴选取及处理 根据《大鼠穴位图谱》，针刺组选取醒脑开窍针法主穴人中、内关，先针刺双侧内关穴，直刺捻转提插泻法 1min，继刺人中，用雀啄手法 10 次。3h 针刺组，手术后 1h 针刺；6h、12h 针刺组，手术后 1h 针刺，处死前再针刺 1 次；24h、48h 针刺组手术后 1h 针刺，每日针 2 次，处死前再针刺 1 次，其中 24h 组共针刺 3 次，48h 组共针刺 5 次。正常组、假手术组及缺血各组动物同样抓取，不做其他处理。

4. 指标检测及方法

（1）标本收集：各组动物在规定的时间点摘眼球取血，分离血清，-20℃冰箱保存，待测。然后迅速断头取脑，在冰盘上分开两大脑半球，剥离 MCAO 侧大脑皮质（不包括纹状体），称重，按 400mg：1ml 的比例加生理盐水作组织匀浆，2000rpm 离心 15min 取上清，-20℃冰箱保存，待测。

（2）IL-1β、TNF-α 的测定：采用 FT-6SDFγ-晶体闪烁计数仪（北京核仪器厂生产，天津中医药大学第一附属医院放免室提供），用放射免疫分析法测定各组动物脑组织及血清中 IL-1β 和 TNF-α 含量，IL-1β 检测试剂盒和 TNF-α 检测试剂盒由北京东亚免疫技术研究所提供（批号分别为：20010928，20010928），操作程序严格按照药盒说明书进行。

5. 统计学处理 数据用 $\bar{x}\pm s$ 表示，用 SPSS10.0 统计软件处理，进行方差分析，并进行组间两两比较。

（二）结果

1. 局灶性脑缺血大鼠脑组织 IL-1β 含量的变化及针刺的影响 局灶性脑缺血 3h 脑组织 IL-1β 含量明显升高，6h 达高峰，12～48h 较 6h 略有降低，但仍维持在较高水平，各时段缺血组与同时段假手术组和正常组比较，脑组织 IL-1β 含量均有显著性差异（$P<0.01$），各时段假手术组脑组织 IL-1β 含量与正常组比较无明显改变（$P>0.05$）；针刺治疗后，3h 针刺组脑组织中 IL-1β 含量较同时段缺血组略有降低，但无统计学意义（$P>0.05$），6～48h针刺组脑组织 IL-1β 含量较同时段缺血组显著降低（$P<0.01$），并基本维持在一稳定水平，但仍明显高于同时段假手术组或正常

组（$P<0.01$ 或 $P<0.05$），表明脑缺血可导致脑组织 IL-1β 含量明显升高，醒脑开窍针法具有显著降低缺血脑组织 IL-1β 含量的作用。各组动物脑组织 IL-1β 含量变化见表 20-85。

表 20-85　各组动物脑组织 IL-1β 含量（$\bar{x}\pm s$，ng/mg）

组别	3h	6h	12h	24h	48h
缺血组	0.785±0.314▲▲★★	1.000±0.211▲▲★★	0.975±0.165▲▲★★	0.975±0.232▲▲★★	0.960±0.237▲▲★★
针刺组	0.700±0.147▲▲★★	0.655±0.121**▲▲	0.685±0.129**▲▲★	0.690±0.151**▲▲★	0.690±0.198**▲▲★★
假手术组	0.420±0.045	0.480±0.130	0.390±0.042	0.450±0.112	0.380±0.057
正常组	0.380±0.144	–	–	–	–

注：与同时段缺血组比较：**$P<0.01$；与同时段假手术组比较：★$P<0.05$，★★$P<0.01$；与正常组比较：▲▲$P<0.01$。

2. 局灶性脑缺血大鼠血清 IL-1β 含量的变化及针刺的影响　局灶性脑缺血后各时段缺血组、针刺组、假手术组、正常组血清中 IL-1β 含量无明显改变，表明局灶性脑缺血后血清中 IL-1β 含量无明显变化，醒脑开窍针法对其亦无明显调节作用。各组动物血清 IL-1β 含量变化见表 20-86。

表 20-86　各组动物血清 IL-1β 含量变化（$\bar{x}\pm s$，ng/ml）

组别	3h	6h	12h	24h	48h
缺血组	0.101±0.029	0.092±0.030	0.086±0.022	0.099±0.070	0.083±0.017
针刺组	0.092±0.058	0.079±0.019	0.081±0.020	0.087±0.057	0.089±0.056
假手术组	0.098±0.019	0.094±0.045	0.098±0.017	0.102±0.073	0.097±0.079
正常组	0.089±0.029	–	–	–	–

3. 局灶性脑缺血大鼠脑组织 TNF-α 含量的变化及针刺的影响　局灶性脑缺血后 3h，脑组织 TNF-α 即明显升高，12h 达高峰，然后逐渐降低，至 48h 仍明显高于正常组，各时段缺血组脑组织 TNF-α 含量与同时段假手术组及正常组比较均有显著性差异（$P<0.01$），针刺后各组动物脑组织中 TNF-α 含量较同时段缺血组明显降低（$P<0.05$），表明缺血后脑组织中 TNF-α 含量明显升高，醒脑开窍针法可降低脑组织中 TNF-α 的含量。各组动物脑组织 TNF-α 含量变化见表 20-87。

表 20-87　各组动物脑组织肿瘤坏死因子含量（$\bar{x}\pm s$，ng/mg）

分组	3h	6h	12h	24h	48h
缺血组	2.010±0.414▼▼★★	2.125±0.624▼▼★★	2.400±0.577▼▼★★	2.275±0.690▼▼★★	2.155±0.638▼▼★★
针刺组	1.495±0.207**	1.610±0.258*	1.910±0.299*★▼▼	1.835±0.383*▼	1.715±0.440*
假手术组	1.196±0.198	1.452±0.397	1.360±0.215	1.348±0.412	1.374±0.211
正常组	1.2320±0.386	1.232±0.386	1.232±0.386	1.232±0.386	1.232±0.386

注：与同时段缺血组比较：*$P<0.05$；与同时段假手术组比较：★$P<0.05$，★★$P<0.01$；与正常组比较：▼ $P<0.05$，▼▼ $P<0.01$。

4. 局灶性脑缺血大鼠血清 TNF-α 含量的变化及针刺的影响　局灶性脑缺血后 3h 血清中 TNF-α 含量即明显升高，然后略有降低，24h 出现第二个高峰，至 48h 仍明显高于假手术组及正常组，各时段缺血组与同时段假手术组及正常组比较，血清中 TNF-α 含量均有显著升高（$P<0.01$），针刺治疗后各组动物血清中 TNF-α 含量均较同时段缺血组显著降低（$P<0.01$、$P<0.05$），表明缺血后血清中 TNF-α 亦出现异常升高，醒脑开窍针法可降低血清 TNF-α 含量，使其向正常范围恢复。各组动物血清 TNF-α 含量变化见表 20-88。

表 20-88 各组动物血清肿瘤坏死因子含量（ng/ml，$\bar{x}\pm s$）

分组	3h	6h	12h	24h	48h
缺血组	0.209±0.029▼▼★★	0.189±0.054▼▼★★	0.202±0.033▼▼★★	0.206±0.045▼▼★★	0.184±0.045▼▼★★
针刺组	0.149±0.061**	0.116±0.055**	0.140±0.046**	0.155±0.073*▼	0.137±0.030*
假手术组	0.112±0.031	0.116±0.076	0.096±0.076	0.102±0.038	0.110±0.029
正常组	0.096±0.073	0.096±0.073	0.096±0.073	0.096±0.073	0.096±0.073

注：与同时段缺血组比较：* $P<0.05$，** $P<0.01$；与同时段假手术组比较：★★ $P<0.01$；与正常组比较：▼▼ $P<0.05$，▼▼ $P<0.01$。

（三）讨论

IL-1β 为 IL-1 基因家族成员之一，可由多种细胞合成和分泌，最主要的是活化的单核/巨噬细胞，其他如树突状细胞、郎罕细胞、上皮细胞、内皮细胞、神经胶质细胞等也能产生 IL-1β。正常脑内有少量 IL-1 表达，且主要为 IL-1β，原位杂交方法显示 IL-1 mRNA 主要分布于海马，下丘脑、皮质和小脑有少量合成，脑内神经元、星形细胞和血管内皮细胞均可合成 IL-1β，脑损伤和血脑屏障损伤时激活的小胶质细胞和浸润的巨噬细胞亦为 IL-1 的重要来源。许多研究表明，局灶性脑缺血时组织 IL-1β 表达及含量迅速增高，提示 IL-1β 可能参与了脑缺血损伤的病理生理过程。IL-1β 为主要的促炎因子，脑缺血后 IL-1β 的释放可诱导血管内皮细胞表达黏附分子，促进脑实质内白细胞的浸润，浸润的白细胞释放炎症介质可加重炎症反应；同时，IL-1β 能促进 IL-2、IL-6、IL-8 等细胞因子的合成，后者可协同 IL-1β 的促炎作用；IL-1β 还可激活脑内的小胶质细胞，激活的小胶质细胞可通过释放细胞因子、自由基等多种机制参与脑内的炎症反应。IL-1β 是多形核细胞直接和间接的趋化因子，可诱导血管内皮细胞表达 ICAM-1、ELAM-1 等黏附分子，使多形核细胞聚集于微血管内，同时 IL-1β 诱导内皮细胞促凝血因子产生，抑制抗凝血因子的活性，促进血管内血栓的形成，减少梗死周边区血流，加重脑缺血损害。IL-1β 能促进花生四烯酸的代谢，在花生四烯酸代谢成前列腺素和白三烯的过程中可产生氧自由基，同时 IL-1β 能促进 NO 的合成，自由基和 NO 可引起脑损伤。

TNF-α 是一种具有广泛生物学功能的细胞因子，参与机体免疫应答和炎症反应，主要由激活的单核巨噬细胞分泌，脑组织内不但星形细胞和小胶质细胞可产生 TNF-α，神经元亦可产生 TNF-α。近年来大量研究表明，脑缺血后 TNF-α 及其 mRNA 的表达发生变化，说明脑缺血可诱导 TNF-α 表达，TNF-α 的异常表达参与了脑缺血损伤。脑缺血急性期 TNF-α 增加，可通过诱发和促进炎症、细胞毒性、凝血等反应及多种凋亡途径加剧损伤。

此实验采用放射免疫分析法动态观察了醒脑开窍针法对局灶性脑缺血大鼠脑组织及血清 IL-1β、TNF-α 含量的影响，结果发现缺血 3h 脑组织中 IL-1β 含量即明显升高，6h 达高峰，12～48h 较 6h 略有降低，但仍维持在较高水平，该结果与文献报道一致，而血清 IL-1β 含量无明显变化。脑缺血后 3h 脑组织中 TNF-α 含量即明显增高，12h 达高峰，而血清中 TNF-α 含量 3h 即达高峰，24h 出现第二个高峰，该结果与上述文献报道一致。

我们认为缺血后缺血皮层神经元、胶质细胞和血管内皮细胞合成和分泌 IL-1β 迅速增加，缺血局部脑组织 IL-1β 增高后促进其他炎性细胞因子 IL-8、TNF-α 的分泌合成，后者又反馈性促进 IL-1β 的合成和分泌，由此造成局部脑组织 IL-1 含量的持续升高，IL-1β 升高诱导血管内皮细胞黏附分子的表达，促进中性粒细胞浸润，引起一系列脑缺血损害；实验中发现血清 IL-1β 含量无明显变化，我们认为局灶性脑缺血时 IL-1β 可能主要由缺血皮层神经元、胶质细胞和血管内皮细胞等产生并留存于脑内，因此血清 IL-1β 含量变化不明显，与内分泌活性相比，其旁分泌/自分泌活性可能在局灶性脑缺血损害中具有重要意义。

脑缺血快速诱导 TNF-α 及其 mRNA 表达增加，导致缺血脑组织中 TNF-α 含量升高，其来源可能主要为缺血侧神经元。神经元合成分泌大量 TNF-α 后进入外周血，进一步导致血清中 TNF-α 含量亦明显升高；3h 血清中 TNF-α 含量骤然升高，其升高时相早于脑组织中 TNF-α 含量，笔者推测脑缺血后机体处于应激状态，细胞因子网络快速激活，除神经元外机体其他组织器官也可能合成分泌 TNF-α 进入外周血，形成累积效应造成血清中 TNF-α 升高的时相早于脑组织。

局灶性脑缺血后脑组织 IL-1β、TNF-α 表达及含量增高导致一系列缺血性脑损害，因此阻断或抑制 IL-1β、TNF-α 的表达及合成可能对减轻脑缺血损害、改善脑缺血预后具有重要意义。本次实验发现 3h 针刺组脑组织中 IL-1β 含量较同时段缺血组比较略有降低，6～48h 针刺组脑组织 IL-1β 含量较缺血组显著降低（$P<0.01$），表明该针法在缺血早期（3h）即能拮抗缺血区脑组织 IL-1β 的合成和分泌，6～48h 能使其含量显著降低，同时针刺后各组动物脑组织及血清中 TNF-α 的含量也明显降低，我们推测拮抗缺血区脑组织 IL-1β、TNF-α 的合成和分泌，减少缺血区脑组织 IL-1β、TNF-α 的含量，从而减轻由 IL-1β、TNF-α 引发的一系列脑缺血损害可能是醒脑开窍针法治疗缺血性脑血管疾病的重要作用途径之一。

由于脑缺血的病理机制非常复杂，仅炎症反应就涉及众多细胞因子参与，它们组成一复杂的网络系统相互影响，在脑缺血的病理过程中发挥重要作用，因此脑缺血后脑组织及血清 IL-1β、TNF-α 升高及针刺对其良性调节作用的确切机制仍有待于进一步研究。

三、针刺对缺血再灌注鼠脑炎性细胞因子受体 mRNA 及蛋白质表达的影响

该研究以醒脑开窍针刺法为干预手段，以急性局灶性大鼠脑缺血再灌注模型作为研究对象，以两种关键炎性细胞因子特异性受体（IL-1 RⅠ和 TNF RⅠ）为突破口，从分子水平动态系统地观察这些指标在病变过程中的变化规律及针刺的调节作用，从而探讨针刺干预缺血再灌注后脑组织炎症反应及神经元损伤的机制，为针灸治疗缺血性脑血管病提供新的深层次的客观依据。

（一）材料与方法

1. 动物及分组　健康雄性 Wistar 大鼠（Ⅱ级），购自北京军事医学科学院实验中心。随机分为正常组、假手术组、模型组、非穴位针刺组及醒脑开窍针刺组。模型组及两个针刺组内分设缺血 1h 后再灌注 3h、6h、12h、24h 4 个观察时间点（即该 3 组又分别分为 4 小组）。正常组、假手术组及后三组的每小组各 6 只大鼠。

2. 大鼠局灶性脑缺血再灌注模型制备　参照 Longa 线栓法并加以改进：Wistar 大鼠用 3.5% 水合氯醛（350μg/kg）麻醉，仰卧固定。颈部正中切开皮肤，钝性分离右侧颈总动脉、颈外动脉、颈内动脉，仔细分离避免损伤迷走神经。由颈总动脉分叉处结扎颈外动脉，用微型动脉夹夹住颈总动脉近心端及远心端，在靠近颈总动脉分叉处用 1ml 注射器针头扎一小眼，将直径 0.26mm 的尼龙钓丝涂有石蜡的一端沿小眼插入颈总动脉，移去颈总动脉远心端的动脉夹，经颈总动脉分叉处钓丝缓慢向颈内动脉入颅脑内的方向推进 17～18mm，微遇阻力时停止，使钓丝头端到达较细的大脑中动脉起始处。缚紧预先放置于穿刺小眼处的丝线，缝合，消毒，造成了脑缺血模型，于缺血 1h 后拔出栓线，建立脑缺血再灌注模型，假手术组除尼龙手术线不插入颈内动脉外，其余处理

同脑缺血模型组；正常组不进行任何处理。

3. 穴位选择及针刺方法 取穴：根据中国针灸学会实验针灸研究会制定的《动物针灸穴位图谱》，醒脑开窍针刺组选取内关（双）、人中；非穴位针刺组予针刺双胁下非穴点（共3穴）。

针刺方法：醒脑针刺组具体操作先针刺双侧内关穴，直刺捻转提插泻法 1 min；继刺人中穴，在鼻中膈下部向上斜刺，施雀啄手法刺激 10 次。

非穴位针刺组操作：三穴均行提插捻转泻法各 1min。

两组均留针 10 min，并通电针仪刺激，电针强度 3mA，频率 2Hz。在模型成功造成缺血再灌注即刻针刺 1 次。

4. 标本处理 模型成功的标准：当动物苏醒后，出现病变同侧 Hornor 征；提尾时对侧前肢内收屈曲；爬行时向对侧倾倒或按顺时针方向转圈（在断头取脑后如发现有蛛网膜下腔出血者，则弃之不用）。

入选动物在规定的观察时间点断头处死，快速取脑、剥离缺血侧脑皮层，迅速放入液氮中冷冻，稍后置于-80℃超低温冰箱保存备用。

5. IL-1R Ⅰ、TNFR Ⅰ 的 mRNA 表达检测 运用 RT-PCR 检测病变侧大脑皮质 IL-1 R Ⅰ 和 TNF R Ⅰ 的 mRNA 表达。步骤如下：①大鼠大脑皮质总 RNA 提取，采用异硫氰酸胍一步法（AGPC）提取。②RNA 质量、纯度鉴定和浓度测定，取 4μl 总 RNA 样品在 1% 琼脂糖凝胶上进行电泳，检查总 RNA 质量。取 3μl 总 RNA 样品溶于 3ml 去离子水中，用紫外分光光度计测定 DNA 样品的浓度及纯度。并测定其 OD 值，以 OD260 值计算浓度。质量浓度（$g \cdot L^{-1}$）= 40×OD260×稀释倍数/1000，样品在 260nm 和 280nm 处光密度比值（OD260 ∶ OD280）≈2，说明纯度较高。③ m RNA 测定采用逆转录-多聚酶链反应（RT-PCR）。④成像及分析：各组 PCR 产物取 10μl 进行 2% 琼脂糖凝胶电泳，EB 染色，紫外灯下观察结果。电泳条带使用凝胶成像系统进行成像并分析，PCR 产物相对量=PCR 产物电泳条带面积积分的光密度值/阳性内参照电泳条带面积积分的光密度值。

6. IL-1 R Ⅰ、TNF R Ⅰ 的蛋白质表达检测 运用 Western blotting 检测病变侧大脑皮质 IL-1 R Ⅰ 和 TNF R Ⅰ 的蛋白质表达。

7. 统计学处理 使用 SPSS10.0 版统计学软件处理，检测结果以均数±标准差（$\bar{x} \pm s$）表示，多组间差异的显著性采用单因素方差分析（*F* 检验），用 student-Newman-Kruls 法进行组间的两两比较。

（二）结果

1. 各组间 IL-1 R Ⅰ 和 TNF R Ⅰ mRNA 表达比较 结果见表 20-89、表 20-90。

表 20-89 各组间 IL-1 R Ⅰ 的 mRNA 表达比较（$\bar{x} \pm s$，$n=6$）

组别	3h	6h	12h	24h
正常组	0.043±0.005			
假手术组	0.050±0.008			
模型组	0.253±0.026#●●##	0.358±0.045##●●	0.556±0.062##●●	0.561±0.043##●●
醒脑开窍法组	0.147±0.020###●●★★	0.167±0.013#####●●★★	0.160±0.018###●●★★	0.093±0.016##★★
非穴位针刺组	0.251±0.059##●●▲▲	0.345±0.044###●●▲▲	0.540±0.037##●●▲▲	0.551±0.037##●●▲▲

注：与正常组比较#$P<0.05$；与正常组比较##$P<0.01$；与假手术组比较●●$P<0.01$；与同时间段模型组比较★★$P<0.01$；与时间段醒脑开窍组比较▲▲$P<0.01$。

表 20-90　各组间 TNF R Ⅰ 的 mRNA 表达比较（$\bar{x}\pm s$，$n=6$）

组别	3h	6h	12h	24h
正常组	0.071±0.003	–	–	–
假手术组	0.080±0.003	–	–	–
模型组	0.421±0.013##●●	0.641±0.012##●●	0.779±0.016##●●	0.756±0.010##●●
醒脑开窍法组	0.293±0.048##●●★★	0.255±0.009##●●★★	0.281±0.016##●●★★	0.156±0.043##●●★★
非穴位针刺组	0.420±0.023##●●▲▲	0.595±0.020##●●▲▲	0.743±0.041##●●▲▲	0.716±0.013##●●▲▲★

注：与正常组比较##P<0.01；与假手术组比较●●P<0.01；与模型组比较★P<0.01；与同时间段模型组比较★★P<0.01；与时间段醒脑开窍组比较▲▲P<0.01。

2. 各组间 IL-1 R Ⅰ 和 TNF R Ⅰ 蛋白表达比较　结果见表 20-91、表 20-92。

表 20-91　各组间 IL-1 R Ⅰ 蛋白质表达比较（$\bar{x}\pm s$，$n=6$）

组别	3h	6h	12h	24h
正常组	0.081±0.107	–	–	–
假手术组	0.0.091±0.004	–	–	–
模型组	0.501±0.012##●●	0.579±0.045##●●	0.776±0.075##●●	0.789±0.070##●●
醒脑开窍法组	0.243±0.040##●●★★	0.214±0.014##●●★★	0.273±0.039##●●★★	0.199±0.019##●●★★
非穴位针刺组	0.478±0.031##●●▲▲	0.563±0.035##●●▲▲	0.741±0.048##●●▲▲	0.788±0.080##●●▲▲

注：与正常组比较##P<0.01；与假手术组比较●●P<0.01；与同时间段模型组比较★★P<0.01；与时间段醒脑开窍组比较▲▲P<0.01。

表 20-92　各组间 TNF R Ⅰ 的蛋白质表达比较（$\bar{x}\pm s$，$n=6$）

组别	3h	6h	12h	24h
正常组	0.107±0.018	–	–	–
假手术组	0.099±0.020	–	–	–
模型组	0.525±0.047##●●	0.658±0.041##●●	0.776±0.075##●●	0.789±0.070##●●
醒脑开窍法组	0.349±0.046##●●★★	0.301±0.049##●●★★	0.273±0.039##●●★★	0.199±0.019#●★★
非穴位针刺组	0.529±0.027##●●▲▲	0.645±0.039##●●▲▲	0.741±0.048##●●▲▲	0.788±0.080##●●▲▲

注：与正常组比较#P<0.05，与正常组比较##P<0.01；与假手术组比较●P<0.05，与假手术组比较●●P<0.01；与同时间段模型组比较★★P<0.01；与时间段醒脑开窍组比较▲▲P<0.01。

3. 各组内不同时间段 IL-1R Ⅰ 和 TNF R Ⅰ mRNA 表达比较　结果见表 20-93、表 20-94。

表 20-93　各组不同时间段 IL-1 R Ⅰ mRNA 表达比较（$\bar{x}\pm s$，$n=6$）

组别	3h	6h	12h	24h
模型组	0.253±0.026	0.358±0.045##	0.556±0.062##●●	0.561±0.043##●●
醒脑开窍法组	0.147±0.020	0.167±0.013	0.160±0.018	0.093±0.016##●●★★
非穴位针刺组	0.251±0.059	0.345±0.044#	0.540±0.037##●●	0.551±0.037##●●

注：与 3h 比较#P<0.05，与 3h 比较##P<0.01；与 6h 比较●●P<0.01；与 12h 比较★★P<0.01。

表 20-94　各组间不同时间段 TNF R Ⅰ mRNA 表达比较（$\bar{x}\pm s$，$n=6$）

组别	3h	6h	12h	24h
模型组	0.421±0.013	0.641±0.012##	0.779±0.016##●●	0.756±0.010##●●★
醒脑开窍法组	0.293±0.048	0.255±0.009	0.281±0.016	0.156±0.043##●●★★
非穴位针刺组	0.420±0.023	0.595±0.012##	0.743±0.041##●●	0.716±0.013##●●

注：与 3h 比较#$P<0.05$；与 6h 比较##$P<0.01$；与 6h 比较●●$P<0.01$；与 12h 比较，$P<0.05$，与 12h 比较★★$P<0.01$。

4. 各组内不同时间段 IL–1 R Ⅰ 和 TNF R Ⅰ 蛋白表达比较　结果见表 20-95、表 20-96。

表 20-95　各组内不同时间段 IL–1 R Ⅰ 蛋白质表达比较（$\bar{x}\pm s$，$n=6$）

组别	3h	6h	12h	24h
模型组	0.501±0.012	0.579±0.045#	0.776±0.075##●●	0.789±0.070##●●
醒脑开窍法组	0.243±0.040	0.214±0.014	0.273±0.039	0.199±0.019##●●★★
非穴位针刺组	0.478±0.031	0.563±0.035###	0.741±0.048##●●	0.788±0.080##●●

注：与 3h 比较#$P<0.05$；与 3h 比较##$P<0.01$；与 6h 比较●●$P<0.01$；与 12h 比较★★$P<0.01$。

表 20-96　各组内不同时间段 TNF R Ⅰ 蛋白质表达比较（$\bar{x}\pm s$，$n=6$）

组别	3h	6h	12h	24h
模型组	0.525±0.047	0.658±0.041##	0.776±0.075##●	0.789±0.070##●●
醒脑开窍法组	0.349±0.046	0.301±0.049	0.273±0.039##●	0.199±0.019##●●★
非穴位针刺组	0.529±0.027	0.645±0.039	0.741±0.048#●	0.788±0.080##●●★

注：与 3h 比较#$P<0.05$，与 3h 比较##$P<0.01$；与 6h 比较●$P<0.05$；与 6h 比较●●$P<0.01$；与 12h 比较★$P<0.05$。

（三）讨论

缺血造成的脑损伤是一复杂的病理生理过程，过去对缺血性脑损伤的认识均认为脑血流中断后，导致脑细胞能量供应不足而触发脑细胞死亡。近来研究发现脑缺血和再灌注使脑组织细胞产生了损伤级联反应，其过程至少涉及 4 个不同机制：能量障碍和兴奋性氨基酸毒性（数分钟至数小时）、梗死周围去极化（0～12h）、炎症反应（6～24h）、程序性细胞死亡（24h～数周），它们尽管发生在不同的时间点但有重叠并相互联系。其中炎症反应正日益受到关注，越来越多的资料提示，炎症反应在急性脑缺血后继发性神经元损伤中起主要作用，与再灌注有关的急性炎症反应促进了继发性脑损害的发展，缺血和再灌注早期产生的细胞因子等构成了缺血性损伤向炎症性损伤转变的基础研究显示，脑缺血/再灌注时，内皮细胞、神经元、星形胶质细胞和血管周围炎性细胞在胞内钙超载、大量氧自由基等因素作用下被激活，主要释放两种关键的细胞因子：IL-1β 和 TNF-α，通过与靶细胞膜表面的特异性受体结合，引起信号在胞质内的释放和传导，激活转录因子如核因子 κB（NF–κB），进一步启动急性期反应蛋白、其他细胞因子、细胞黏附分子（ICAM）、细胞表面受体等靶基因的表达，使中性粒细胞与内皮细胞、血小板之间的相互作用加强，从而介导白细胞黏附、浸润至炎性损伤的脑组织处，诱发血管功能紊乱，进一步加重脑组织损伤，其机制可能包括：中性粒细胞堵塞微循环和聚集，影响缺血半暗区的血液供应；释放大量兴奋性氨基酸、毒性氧自由基和蛋白水解酶，直接损伤神经元并增加血管通透性，开放血脑屏障，加重脑水肿；血管收缩反应的改变；刺激细胞因子、花生四烯酸等炎症介质的进一步释放，造成炎症反应的恶性循环。另外，IL-1β 和 TNF-α 还可激活

caspase-3，促进缺血神经元凋亡。在上述复杂的炎症反应病理过程中，尽管 IL-1β 和 TNF-α 是两种主要细胞因子，但它们的生物学效应和其他细胞因子一样，是在其特异性的受体介导下通过一定的信息传导途径而实现的。换言之，细胞因子受体是细胞因子结合的靶。研究细胞因子受体，将有助于阐明细胞因子的作用机制。

目前认为，体内存在两种 IL-1 受体：IL-1 受体Ⅰ（IL-1 RⅠ）和 IL-1 受体Ⅱ（IL-1 RⅡ），其中 IL-1RⅠ参与细胞内信号传递，而 IL-1 RⅡ无信号传导功能，是一个伪受体。TNF 受体（TNFR）主要有Ⅰ型 TNF 受体（TNFR-Ⅰ，或称 P55）、Ⅱ型 TNF 受体（TNFR-Ⅱ，或称 P75）和可溶性 TNF 受体（sTNFR）。其中 TNFR-Ⅰ是 TNF 信号传导的主要成分，甚至是唯一功能受体。可见，是 IL-1 RⅠ和 TNF RⅠ分别介导了 IL-1β 和 TNF-α 的生物学效应，在脑缺血及再灌注后造成的脑组织炎性损伤过程中发挥了重要作用。因此，抑制 IL-1RⅠ和 TNFR-Ⅰ等炎性细胞因子受体的过量生成、增强抗炎因子的作用，必将成为防治缺血性脑血管病的一种新途径。

此研究中，运用 RT-PCR 和 Western blotting 检测的结果显示：模型组各时间段大鼠大脑皮质 IL-1RⅠ 和 TNFR-Ⅰ的 mRNA 均异常升高，且随时间的延长而更加明显，蛋白质表达的情况和其高度一致，而醒脑开窍针刺组能降低这种异常增高的表达，该作用也随时间的延长而更加显现。非穴位针刺组的情况和模型组大体相仿。该结果表明：醒脑开窍针刺法能降低大鼠缺血再灌注后脑组织异常升高的 IL-1 RⅠ、TNF RⅠ的 mRNA 及蛋白质表达，该作用随时间的延长而尤为明显。因此，醒脑开窍针刺法能从基因转录水平及基因转录后的翻译水平降低缺血再灌注后脑组织的关键炎性细胞因子受体的生成量，限制了炎性细胞因子致炎作用的发挥，从而发挥对脑损伤的保护作用。

第八节　醒脑开窍针法对 MCAO 模型大鼠脑血管痉挛及干细胞增殖的影响

急性脑梗死后血管舒缩运动出现严重的障碍，进一步加重了脑供血障碍，另一方面，脑缺血可以诱导神经发生，针刺能否缓解脑血管急剧痉挛状态，舒张血管平滑肌，从而增加脑供血，并促进脑缺血后的神经发生，其可能的机制又是什么，我们也进行了深入研究。

一、醒脑开窍针法对 MCAO 模型大鼠脑动脉 cAMP、$[Ca^{2+}]_i$、Gs 蛋白的影响

本课题用线栓法建立急性局灶性脑缺血大鼠模型，酶联免疫法测定大鼠脑动脉平滑肌细胞胞内cAMP 含量，流式细胞仪检测大鼠脑动脉平滑肌细胞 $[Ca^{2+}]_i$，Western blot 测定大鼠脑动脉平滑肌细胞胞膜蛋白 Gs 的表达，结果发现针刺人中穴可通过抑制胞内 cAMP 的降低，胞内 $[Ca^{2+}]_i$的升高，以及提高 Gs 的含量而达到缓解脑血管急剧痉挛状态，舒张血管平滑肌，从而增加脑供血。我们认为针刺治疗急性局灶性脑梗死的分子机制是通过调节胞内 cAMP 来实现的。

（一）材料和方法

1. 动物与分组　选择体重 180～200g 健康 Wistar 大鼠 160 只，随机分为模型组 50 只、针刺人中组 70 只和空白对照组 40 只，前两组又分为大脑中动脉阻滞后 1、3、6h 三个时向组。

2. 模型制作 采用Longa的腔内线栓法阻滞大鼠右侧大脑中动脉，复制脑梗死模型，尼龙线直径为0.205mm。大鼠经10%水合氯醛（0.3ml/100g）腹腔内注麻醉，仰卧于手术台上，颈正中切口，分离左侧颈总动脉、颈外动脉、颈内动脉，结扎颈外动脉，颈总动脉近心端和分叉处放置动脉夹，在两动脉夹中间扎孔，插入特制的直径为0.205mm尼龙线18～22mm，放开分叉处动脉夹，线栓进入颈内动脉稍遇阻力即停止进线，在扎口处扎紧线栓，放开颈总动脉近心端动脉夹，缝和皮肤。

参照Longa5分制评分标准，0分：无神经功能缺失症状；1分：轻度局灶性神经功能缺失（不能完全伸展右侧前肢，左侧Horner征阳性）；2分：中度局灶性神经功能缺失（提尾悬空时右前肢屈曲、内收，行走时向右侧转圈）；3分：重度局灶性神经功能缺失（站立不稳，向右侧倾倒）；4分：不能自发行走，意识水平降低。评分在1～3分为造模成功，死亡及不符合标准的动物剔除。

3. 针刺方法 针刺人中组在MCAO后即刻针刺人中穴，定位按华兴邦的动物穴位图谱，用半寸毫针（0.5cun，10×40mm GB2024-1994，华佗牌）在大鼠鼻中隔下方向上斜刺2mm，并在该部位下约2mm处刺入一针作为参考电极，人中穴接电针仪的正极，参考电极接负极，用15Hz，0.1mA的电刺激持续20min；模型组、空白对照组均同样抓取固定，但不进行任何治疗。

4. 实验方法 针刺人中组、模型组分别在MCAO后1、3、6h断头并迅速取出脑组织置于冰上，应用显微外科技术，眼科弯钩镊子镜下剥离Willis环和大脑前动脉、中动脉、后动脉及其分支，尽量避免连带脑组织，将取出的动脉环迅速置于液氮中，然后-80℃冰箱冷冻保存备用。cAMP的测定采用酶联免疫方法（EISA），严格按照试剂盒说明书处理样本并操作。

检测$[Ca^{2+}]_i$则将取出的动脉环迅速置于1.5ml的离心管中，加1000μl预冷的D-hanks液，然后用眼科剪将血管剪碎，静置1min，弃上清，将沉淀重新悬浮于配好的4℃1%胶原酶Ⅰ型5ml消化液中（将冻存的浓度10%的1ml胶原酶取出，室温溶化，再加9ml4℃ D-hanks液，配成浓度为1%的消化液），37℃，水浴，轻微震摇消化30min，过200目筛子，收集滤过液，1000g，4℃离心7min，弃上清，将沉淀重新悬浮于200μl预冷的D-hanks液中，充分吹打，分取100μl置于1.5ml的离心管中，一管加20μl flu-3/AM（浓度10μg/l），另一管不做任何处理，作为阴性对照，两管同时避光37℃孵育30min，取出后每管加500μl预冷的D-hanks液，终止反应，立即上流式细胞仪，506nm激光处读数。

Gs蛋白采用免疫蛋白印迹的方法。

5. 分析 cAMP按ELISA说明书（Code RPN225，Amersham Pharmacia biotech）操作450nm处读数，根据公式算出$\%B/B_0$，校正并绘制标准曲线，根据标本的$\%B/B_0$，在曲线上找出对应X轴的浓度，cAMP和Gs蛋白采用单因素方差分析（One-Way ANOVA），采用刺激后荧光强度（%）来反映细胞内$[Ca^{2+}]_i$的变化，采用t检验，上述结果用SPSS统计软件分析，检测结果以均值±标准差（$\bar{x}\pm s$）表示$P<0.05$表示有显著性差异，有统计学意义；$P<0.01$表示有统计学意义，且差异极显著。

（二）结果

模型组1h、3h cAMP含量与空白组比较有统计学意义，$P<0.001$有极显著性差异；而针刺人中组1h、3h与空白组比较$P<0.05$；针刺人中组1h与模型组1h，针刺人中组3h与模型组3h比较均有极显著性差异（$P<0.001$）；模型组1h、针刺人中组3h、空白组三者相比较，均无统计学意义（表20-97）。

表 20-97　各组 cAMP 含量比较（$\bar{x}\pm s$）

组别	n	cAMP（fmol/well）
空白组	8	905.0±217.9
模型组 1h	8	262.5±84.4★
针刺组 1h	8	595.0±319.2◆▼
模型组 3h	8	156.0±92.4★
针刺组 3h	8	504.4±345.7◆▼
模型组 6h	7	637.1±308.2
针刺组 6h	7	632.9±338.5

注：与空白组相比，★$P<0.001$，▼$P<0.05$；模型组与针刺组相比，◆$P<0.05$。

该实验研究表明，模型组 1h、3h $[Ca^{2+}]_i$ 含量与空白组比较有极显著性差异（$P<0.001$）；而针刺人中组 1h 与空白组比较有统计学意义（$P<0.05$）；针刺人中组 3h、6h 与空白组比较无统计学意义；针刺人中组 1h 与模型组 1h，针刺人中组 3h 与模型组 3h 比较均有极显著性差异（$P<0.001$）（表 20-98，表 20-99）。

表 20-98　各组大鼠脑动脉血管平滑肌细胞 $[Ca^{2+}]_i$ 比较

组别	n	$[Ca^{2+}]_i$（%）
空白组	6	49.53±6.06
模型组 1h	8	65.86±4.48★
针刺组 1h	8	55.14±5.58▼☆
模型组 3h	8	76.23±4.52★
针刺组 3h	6	54.03±4.15☆
模型组 6h	5	47.14±4.36
针刺组 6h	5	44.08±1.20

注：与空白组相比较，★$P<0.001$，▼ $P<0.05$；模型组与针刺组相比较，☆$P<0.001$。

表 20-99　各组大鼠脑动脉平滑肌细胞膜蛋白 G_s 含量比较

组别	n	G_s
空白组	6	1.00±0.00
模型组 1h	6	0.49±0.22▼
针刺组 1h	6	0.75±0.20◆★
模型组 3h	6	0.54±0.13▼
针刺组 3h	6	0.97±0.27■
模型组 6h	6	0.69±0.27▼
针刺组 6h	6	0.77±0.10◆

注：与空白组比较，▼ $P<0.01$，◆$P<0.05$；模型组与针刺组比较，★$P<0.05$，■$P<0.01$。

模型组1h、3h和6h G_s 含量与空白组比较有极显著性差异（$P<0.001$）；而针刺人中组1h、6h与空白组比较有统计学意义（$P<0.05$），针刺人中组3h与空白组比较无统计学意义；针刺人中组1h与模型组1h比较有显著性差异（$P<0.05$），针刺人中组3h与模型组3h比较有极显著性差异（$P<0.001$），针刺人中组6h与模型组6h比较无差异。

（三）讨论

cAMP是由存在于质膜上的AC将ATP脱去一个焦磷酸形成的，AC（腺苷酸环化酶）是一种跨膜糖蛋白，分布很广，包括三种基本成分：激素、神经递质及局部调质等的受体；鸟苷酸结合蛋白（G蛋白）；AC催化亚单位。目前在血管平滑肌（VSM）中发现，血管活性肠肽、腺苷、前列腺素等均可激活AC，而血管紧张素Ⅱ、阿片类、α_2-肾上腺素激动剂则可抑制AC的活力。细胞内cAMP的水平一方面受其合成速率的影响，另外主要受cAMP-PDE的调节，此酶属于哺乳类环核苷酸PDE超家族，目前已知该家族有7个亚类，每个亚类都是功能相似的家族，各有2～6个成员，cAMP信号的灭活主要是由Ⅳ型PDE决定的。细胞内微量的cAMP在短时间内迅速增加数倍或数十倍，从而形成信号，而cAMP信号在cAMP特异的环核苷酸磷酸二酯酶（cAMP-PDE）催化下，水解产生5′-AMP，将信号灭活。

cAMP对血管平滑肌的舒张起重要作用。最初主要研究β受体引起的血管舒张反应，cAMP的这种作用是由PKA的催化亚单位所介导的。PKA有Ⅰ型和Ⅱ型两种类型，在血管组织中首先被Kuoefal所发现。它的同工酶也已在牛冠状动脉和颈动脉中发现。PKA的全酶由四个亚基组成（R_2C_2），包括两个催化亚基（C）和两个调节亚基（R），全酶相对分子量为150 000 ～ 170 000，C亚基具有激酶的催化活性，R亚基具有和cAMP结合的部位，具有调节功能。

cAMP引起血管舒张可能通过以下途径：①cAMP激活PKC使一些蛋白磷酸化，后者通过拮抗 Ca^{2+} 或直接修饰收缩蛋白加速血管舒张；②cAMP激活SR膜上的钙泵，促进SR摄取 Ca^{2+}；激活质膜上的 Na^+-K^+-ATP酶和 Na^+/ Ca^{2+} 交换，增加胞内 Ca^{2+} 的排出；③抑制PDC和ROC，降低外 Ca^{2+} 内流；④抑制激动剂引起的磷酸肌醇的分解，减少 IP_3 的生成，降低 Ca^{2+} 的动员。此外cAMP还可能直接抑制MLCK的活性及修饰MLCK对 Ca^{2+} 的敏感性而导致血管平滑肌舒张。

各种刺激作用于血管平滑肌细胞（VSMC），引起胞内 Ca^{2+} 浓度升高，Ca^{2+} 与其受体结合，激活一系列收缩装置，导致平滑肌收缩。血管平滑肌与心肌、骨胳肌不同，它不是以肌钙蛋白C作为钙受体，而是以钙调素（CaM）或Leiotonin作为受体，钙调素是细胞中分布最广、功能最多、研究最深的钙信号感受体，和许多细胞功能如调节细胞的分裂、环核苷酸的代谢和DNA的合成都密切相关。CaM是由19种氨基酸组成的、耐热、耐酸的小分子可溶性球蛋白，之所以能成为细胞内最重要的钙感受体，主要原因之一是它与钙的亲和常数。细胞质 Ca^{2+} 浓度在静止状态是0.1μmol/L，受刺激后增加到0.5μmol/L以上。CaM的亲和力Kd为0.5 ～15μmol/L，适合细胞刺激条件下被激活。

Ca^{2+} 可以通过调节可溶性及膜上PDE的活性、AC的活性，以及改变依赖cAMP的PDE的敏感性，依赖cAMP激活的 Ca^{2+} 泵敏感性来对cAMP的作用及代谢进行调控。同时，cAMP可通过促进内质网对 Ca^{2+} 的吸收，增高质膜 Ca^{2+} 泵的活性，促进质膜上 Na^+- Ca^{2+} 交换，激活质膜上电压依赖性的 Ca^{2+} 通道及 Ca^{2+}、CaM调节酶类的磷酸化来对 Ca^{2+} 的作用和代谢进行调控。两者既协同又互相拮抗。如兴奋早期，胞内 Ca^{2+} 浓度升高至0.3μmol/L以下时可活化AC，使cAMP增加而启动某一生理过程；但兴奋后期，胞内 Ca^{2+} 浓度升高至0.3μmol/L以上时可抑制AC，或活化cAMP-PDE，使cAMP分解而关闭cAMP启动的生理过程，使机体对外界刺激反应恰到好处。cAMP既可增加胞膜对 Ca^{2+} 内流，使 Ca^{2+} 增加，通过激活APK使 IP_3R 磷酸化而增加钙浓度；又可以活化 Ca^{2+} 泵增加 Ca^{2+} 摄取而使 Ca^{2+} 浓度降低。这种相互作用与分级控制有关，低浓度的cAMP增加游离

Ca^{2+}浓度；高浓度下作用相反。细胞内 cAMP 还可激活 CaM 和 PKC 从不同环节上控制 Ca^{2+}的生物效应。

Ca^{2+}活化 CaM 后，即激活 Ca^{2+}-CaM 依赖的 PDE 活性，从而降低 cAMP 的浓度，肌浆网上与 Ca^{2+}泵结合的磷酸化蛋白被 cAMP 依赖的蛋白激酶催化亚基磷酸化之后，就激活 Ca^{2+}泵增加 Ca^{2+}摄取而使 Ca^{2+}浓度降低；CaM 激活的酶可能也是 cAMP 依赖蛋白的底物使其很难与 Ca^{2+}-CaM 结合而活化，呈现拮抗作用。

G 蛋白锚在细胞膜的内表面，在静息态有 α，β，γ 三个亚单位组成三聚体。每个亚单位都由多基因编码，从而构成多种多样的可能组合方式。α 亚单位是最大的亚单位，相对分子质量（Mr）在 39 000～52 000，至少由 17 种不同的基因编码，这些基因不同的拼接使其种类更多样化。α 亚单位分为四个家族：Gs，Gi，Gq，G_{12}。最初是依它们对腺苷酸环化酶的作用分类，Gs 家族可激活腺苷酸环化酶，Gi 家族抑制腺苷酸环化酶，Gq 家族则对磷脂酶 C 有作用。大多数细胞均有腺苷酸环化酶（AC），可催化产生第二信使 cAMP。cAMP 的主要作用是激活依赖 cAMP 的蛋白激酶（PKA），PKA 使许多细胞内蛋白质的丝氨酸或苏氨酸残基磷酸化，从而调节蛋白质活性。腺苷酸环化酶能被不同类型的 G 蛋白激活或抑制，Gs 家族成员能够激活其活性，一些 Gi 家族成员能够抑制其活性。

该实验研究表，模型组 1h、3h cAMP 含量与空白组比较有统计学意义，$P<0.001$ 有极显著性差异；而针刺人中组 1h、3h 与空白组比较 $P<0.05$；针刺人中组 1h 与模型组 1h，针刺人中组 3h 与模型组 3h 比较均有极显著性差异（$P<0.001$）；模型组 6h、针刺人中组 6h、空白组三者相比较，均无统计学意义。

模型组 1h、3h $[Ca^{2+}]_i$含量与空白组比较有极显著性差异（$P<0.001$）；而针刺人中组 1h 与空白组比较有统计学意义（$P<0.05$）；针刺人中组 6h、模型组 6h 与空白组比较无统计学意义；针刺人中组 1h 与模型组 1h，针刺人中组 3h 与模型组 3h 比较均有极显著性差异（$P<0.001$）。

模型组 1h、3h 和 6h Gs 含量与空白组比较有极显著性差异（$P<0.001$）；而针刺人中组 1h、6h 与空白组比较有统计学意义（$P<0.05$），针刺人中组 3h 与空白组比较无统计学意义；针刺人中组 1h 与模型组 1h 比较有显著性差异（$P<0.05$），针刺人中组 3h 与模型组 3h 比较有极显著性差异（$P<0.001$），针刺人中组 6h 与模型组 6h 比较无差异。

作为细胞内重要的第二信使，其浓度的升高和降低主要介导血管的收缩和舒张，从实验结果我们可以看出模型组 1h 和 3h 脑动脉平滑肌细胞胞膜 Gs 和胞内 cAMP 显著降低，$[Ca^{2+}]_i$显著升高，与空白组相比均有极显著性差异（$P<0.001$），说明在大脑中动脉阻断后 1～3h 由于大脑严重缺血，脑动脉处于急剧痉挛状态，各种因素作用于血管平滑肌，使跨膜蛋白 Gs 表达下调，从而降低了脑动脉平滑肌细胞内 cAMP 水平，$[Ca^{2+}]_i$升高，细胞处于收缩状态，也证明了脑梗死发生后 1～3h 是重要的治疗时间窗。由于在该时间窗内脑血管出现了严重的痉挛，对于侧支循环的及时开放非常不利，导致脑供血下降，因此发病 1～3h 侧支循环的建立对脑梗死发展的方向具有重要意义。

针刺人中组 1h cAMP 较模型组 1h 极显著升高，针刺人中组 3h cAMP 较模型组 3h 极显著升高（$P<0.001$），而且，针刺人中组 1h $[Ca^{2+}]_i$较模型组 1h 极显著降低，针刺人中组 3h $[Ca^{2+}]_i$较模型组 3h 极显著降低（$P<0.001$），针刺人中组 1h 较模型组 1h Gs 显著升高（$P<0.05$），针刺人中组 3h Gs 较模型组 3h 极显著升高（$P<0.01$），表明针刺人中穴能上调介导舒张信号通路的膜蛋白 Gs 的表达，有效拮抗细胞内 cAMP 的降低和 $[Ca^{2+}]_i$的急剧升高，从而缓解脑血管的痉挛，促进侧支循环的尽早开放，增加脑供血，这对于缓解脑缺血和药物进入缺血区、梗死区都具有重要的意义。

针刺人中组 1h Gs、$[Ca^{2+}]$ i 与空白组比较有差异（$P<0.05$），针刺人中组 3h Gs、$[Ca^{2+}]_i$与

空白组比较无统计学意义，说明针刺缓解脑血管痉挛这一效应始动环节起于1h，而3h达到高峰，也就是最佳状态。

模型组6h、针刺人中组6h、空白组三者相比较，cAMP和$[Ca^{2+}]_i$均无统计学意义，说明梗死或针刺后6h，cAMP-Ca^{2+}这条信号通路已经被灭活；模型组6h与空白组比较Gs表达极显著下调（$P<0.01$），针刺人中组6h与空白组比较Gs表达显著下调（$P<0.05$），模型组6h与针刺人中组6h比较无差异，跨膜蛋白Gs将细胞外信息放大并传递到细胞内。

该研究证实了脑梗死发生后，脑血管舒缩运动出现严重的障碍，支配脑血管平滑肌舒张的G蛋白、CAMP及Ca^{2+}等信使物质含量发生异常的变化，针刺改善脑血管机能状态，促进脑循环正是通过对信使分子的调节而发挥作用的。

二、醒脑开窍针法对MCAO模型大鼠大脑神经再生及GSK3β/PP2A表达的影响

该研究以线栓法阻断大鼠一侧大脑中动脉（MCAO）造成局灶性脑缺血实验模型；用免疫荧光双标记、RT-PCR、基因芯片、TTC、微循环激光多普勒仪观察MCAO大鼠神经再生、GSK3β/PP2A的表达情况及其基因调节机制；结果提示醒脑开窍针刺法可显著降低脑血流量造成脑组织局灶性缺血坏死，同时升高nesttin的mRNA表达水平及皮层、海马、纹状体的$nestin^+$、$BrdU^+$、$nestin^+/BrdU^+$阳性细胞数，改变基因及GSK3β/PP2A表达，表明醒脑开窍针法可促进MCAO大鼠大脑神经再生及磷酸化而修复缺血损伤的脑组织。

（一）材料和方法

1. 动物与分组 雄性成年SD大鼠170只，体重250～280g，由北京军事医学科学院动物中心提供。随机分为正常组、假手术组、模型组、非针刺组和针刺组5组，每组34只。

2. 模型制作 参照Zea-Longa线拴法复制大脑中动脉缺血模型（MCAO），主要步骤：禁食水12h，10%水合氯醛腹腔注射麻醉（350mg/kg）至动物对疼痛刺激反应消失为止，背位固定于大鼠手术板，局部消毒后备皮，取颈部正中稍偏左切口2～2.5 cm，分离二侧甲状腺，暴露左侧胸锁乳突肌和胸骨舌骨肌间的三角区，钝性分离左侧颈总动脉和颈外动脉，并用0号手术线结扎颈外动脉。在分叉处和近心端处分别用小动脉夹夹闭一段颈总动脉，然后用1ml注射器针头在近心端处扎一个小孔，用0.260mm的鱼线缓慢插入，待插进之后，放开分叉处的动脉夹，将鱼线继续进入颈内动脉，直至遇到阻力为止，鱼线进入颅内深度为18～20mm，此时插入的鱼线正好封闭大脑中动脉开口，阻断大脑中动脉的血流。插线成功后结扎颈总动脉及针孔处，放开另一个动脉夹，清洗并分层缝合。

3. 针刺方法 根据中国针灸学会实验针灸研究会制定的《动物针灸穴位图谱》，针刺组选醒脑开窍主穴人中穴进行针刺。具体操作：使用直径0.25mm、长30mm的针灸针进行刺激，在鼻中隔下部向上斜刺入2mm左右，以3次/s的捻转频率持续1min于造模清醒后进行每日1次、持续3d的针刺刺激。

4. 实验方法 各组用于神经缺损评分、微循环脑血流、梗死面积、nestin mRNA、基因芯片、GSK3β、PP2A指标检测的大鼠完成干预后于造模后3d取材进行指标检测，用于$nestin^+$、$BrdU^+$、荧光双标记检测的大鼠成干预后于造模后7d取材进行指标检测。神经缺损采用Zausinger六分法进行评定；用激光多普勒进行微循环脑血流测定；TTC染色观察梗死面积；用RT-PCR测定nestin mRNA、GSK3β、PP2A水平；用Agilent基因芯片产品观察基因水平改变；用免疫荧光双标记方法

观察缺血半暗带脑区 nestin⁺、BrdU⁺阳性细胞数。

5. 分析　采用 SPSS17.0 进行统计，每组数据计算平均值与标准差。

（二）结果

相对于正常组和假手术组，造模后大鼠神经功能评分显著降低，但造模 3d 后取材的非针刺组评分高于即刻取材的模型组（$P<0.05$），而针刺组评分又明显优于模型组和非针刺组（$P<0.05$）（图 20-46）。

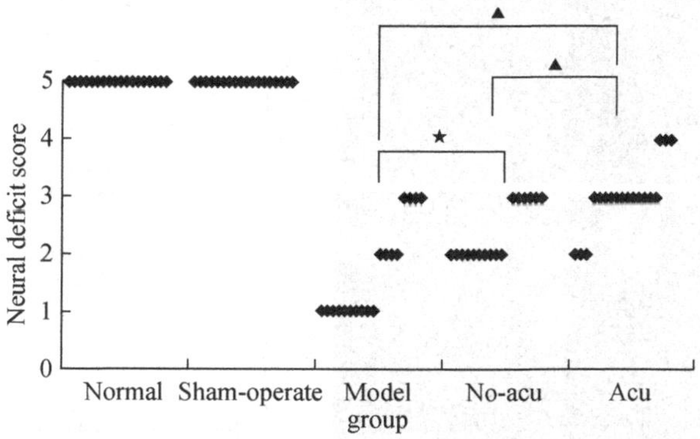

图 20-46　针刺对神经功能缺损评分的影响

MCAO 术后，造模后各组相对于正常微循环脑血流量显著降低（$P<0.05$），但针刺组相对于模型组和非针刺组脑血流增加（$P<0.05$）。而模型组和非针刺组间无显著差异（图 20-47）。

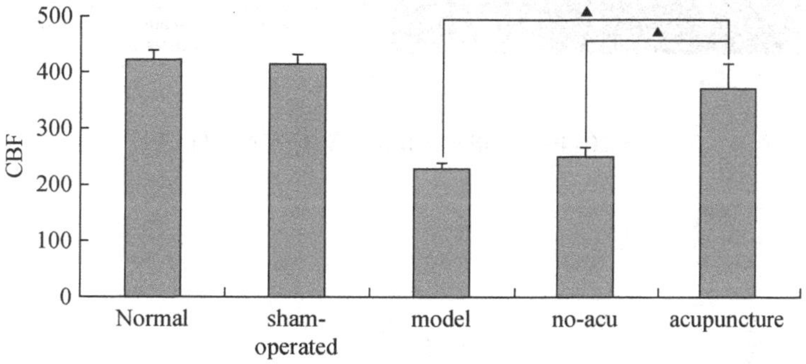

图 20-47　针刺对脑血流的影响

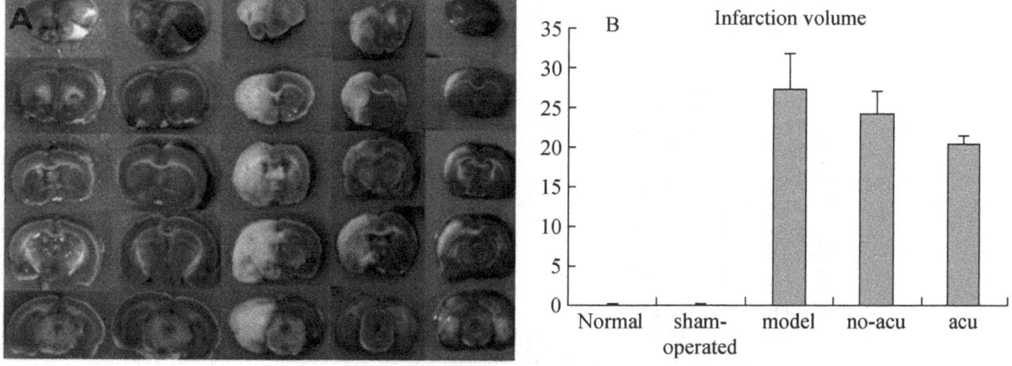

图 20-48　脑梗死面积

MCAO 手术后，大鼠大脑可见明显的缺血梗死灶，而正常组和假手术组未见梗死灶。模型组、非针刺组和针刺组脑梗死面积未见显著差异（$P>0.05$），但针刺组有低于模型组、非针刺组的趋势（图 20-48）。

免疫荧光双标记可见模型组、非针刺组和针刺组中 nestin⁺、BrdU⁺、nestin⁺/BrdU⁺细胞（图 20-49），针刺组可较好的增加 nestin⁺、BrdU⁺、nestin⁺/BrdU⁺细胞计数，模型组、非针刺组组间未见明显差异（图 20-49B～D）。

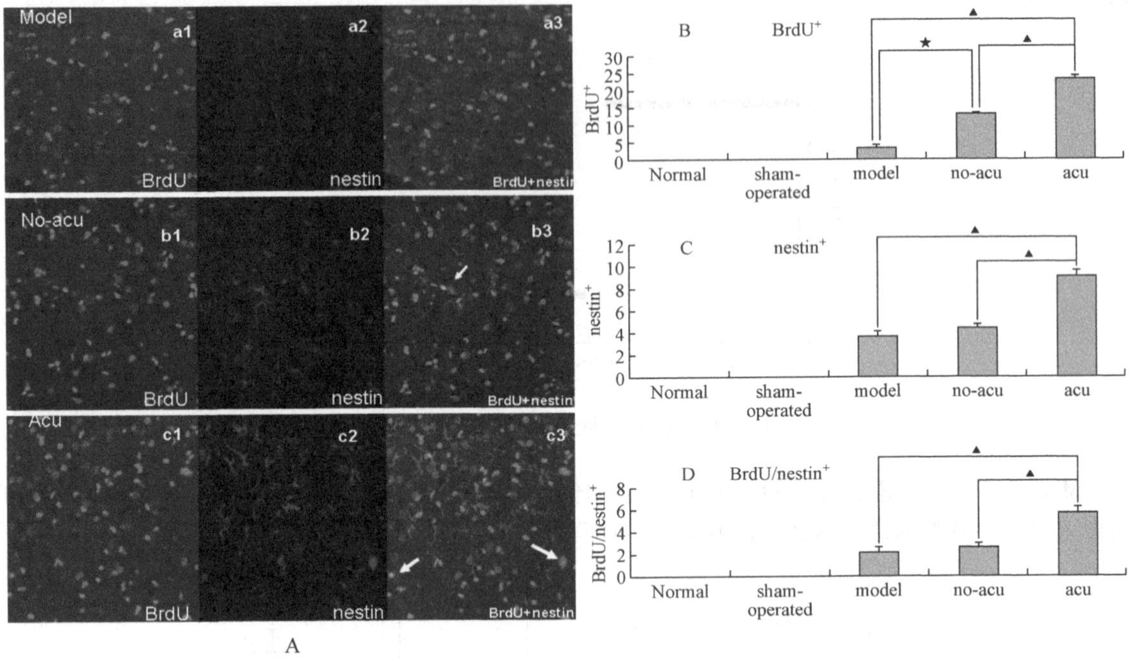

图 20-49　nestin⁺、BrdU⁺免疫荧光双标记

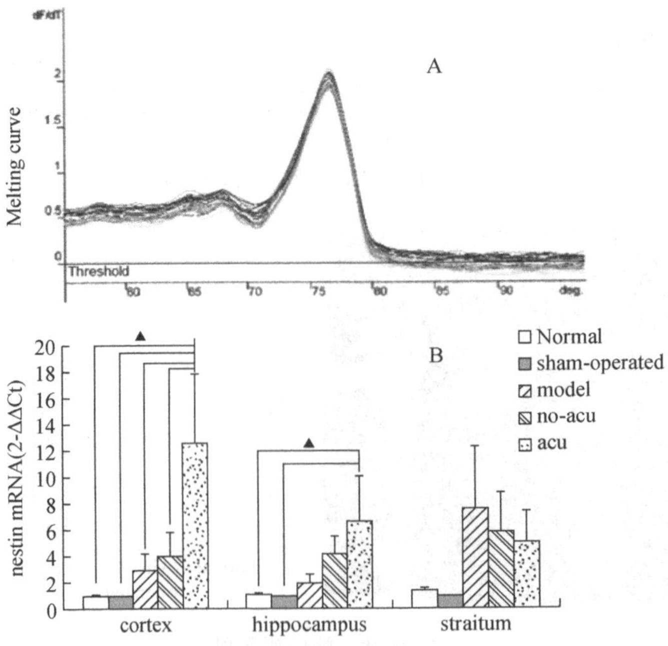

图 20-50　皮层、海马、纹状体 nestinmRNA 表达水平

正常组、假手术组大鼠的皮层、海马、纹状体中可有少量 nestin mRNA 表达；模型组大鼠的纹状体中 nestin mRNA 显著表达，依次为皮层、海马部位（$P<0.05$）；在非针刺组中，nestin mRNA 在皮层、海马中表达增加，而在纹状体中降低（$P<0.05$）；针刺组中，皮层 mRNA 高表达，而在海马、纹状体中表达依次降低（图 20-50）。

相对于正常组和假手术组，模型组、假手术组和针刺组皮层、海马、纹状体中 GSK3β、GSK3β/PP2A 显著升高（$P<0.05$）；而 PP2A 表达则相反，MCAO 组大鼠显著低于正常组和假手术组；针刺组中 GSK3β、GSK3β/PP2A 有下降，PP2A 升高（$P<0.05$）（图 20-51）。

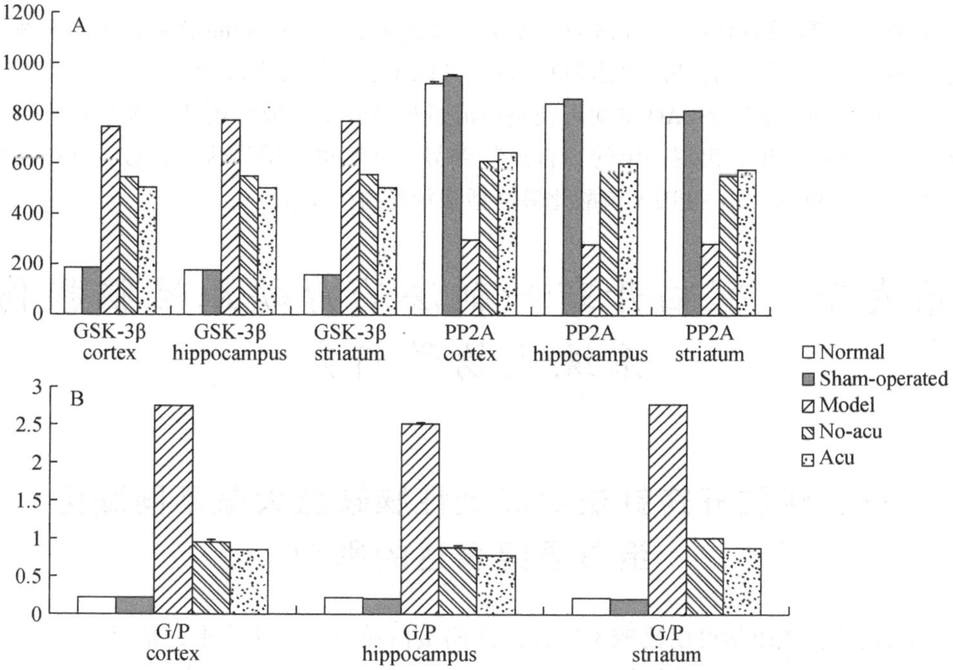

图 20-51　皮层、海马、纹状体中 GSK3β、PP2A 及 GSK3β/PP2A

针刺组前 10 个 GO 表达显著改变的基因见表 20-100。

表 20-100　针刺组前 10 个 GO 表达显著改变的基因

GO ID	GO Term	p 值	Gene Name
GO：0042506	tyrosine phosphorylation of Stat5 protein	0	*Jak2*；*Ptk6*；*Osm*；*Jak3*
GO：0042503	tyrosine phosphorylation of Stat3 protein	0	*Jak2*；*Ptk6*；*Lif*；*Osm*
GO：0002513	tolerance induction to self antigen	0	*Lyn*；*Foxp3*；*Tgfb1*
GO：0045759	negative regulation of action potential	0	*Chrnb2*；*Cnr2*；*Cnr1*
GO：2000009	negative regulation of protein localization at cell surface	0	*Tax1bp3*；*Gpm6b*；*Leprot*
GO：0090191	negative regulation of branching involved in ureteric bud morphogenesis	0	*Six1*；*Tacstd2*；*Grem1*；*Bmp4*
GO：0090197	positive regulation of chemokine secretion	0	*Il33*；*C5*；*Csf1r*；*Il4ra*；*Chia*；*Il1rl1*
GO：0045356	positive regulation of interferon-alpha biosynthetic process	0	*Tlr7*；*Tlr9*；*Tlr3*
GO：0072110	glomerular mesangial cell proliferation	0	*Pdgfb*；*Pdgfrb*；*Egr1*
GO：0048148	behavioral response to cocaine	0	*Drd2*；*Drd1a*；*Abat*；*Crhr1*；*Adra1b*；*Snca*；*Drd3*；*Drd4*；*Cdk5*

（三）讨论

缺血后大脑会发生复杂的病理生理改变，而在大脑特定部位如海马齿状回和室下核区可通过神经和血管再生实现修复，而针刺可以通过改善微循环、抗炎、抗凋亡而增强缺血后的神经修复。我们前期临床研究表明针刺可以显著提高脑缺血性卒中患者的自我修复能力，从而最终提高生活质量，但其内在机制尚未明确，我们推测可能与针刺的上述作用相关。

在该研究中，我们用已证明了的人中穴的最佳刺激参数对 MCAO 大鼠进行干预，发现针刺可以显著提高缺血局部的脑血流，并在海马、皮层、纹状体中发现 nestinmRNA 表达改变及在缺血半暗带观察到神经再生细胞。且基因表达和 GSK3β、PP2A 表达均发生改变。

因此，我们的研究表明 MCAO 缺血可使脑血流量显著降低造成脑梗死、神经功能缺损，而这种缺血损伤可随着时间推移出现一定的“自愈”趋势，针刺可以增强这种趋势，其内在的机制可能与调节基因表达和 GSK3β、PP2A 磷酸化最终增强神经再生相关。

第九节　醒脑开窍针刺法治疗缺血性脑损伤系统生物学研究

一、醒脑开窍针法对局灶性脑缺血大鼠不同脑区蛋白质组表达的影响

新近出现的蛋白质组学可以比较不同样品之间蛋白质整体表达水平，是揭示疾病分子机制、发现疾病标志蛋白、寻找新的药物靶标的理想工具，也是生命科学进入后基因组时代的标志之一。蛋白质组学技术是后基因组时代的重要研究技术平台。

该研究拟通过比较针刺后缺血脑组织不同脑区蛋白质双向电泳图谱，寻找并鉴定显著的差异表达蛋白斑点，进一步从蛋白质组水平上对针刺治疗脑缺血机制加以探讨。

（一）实验方法

1. 动物及分组　健康成年雄性 Wistar 大鼠（Ⅱ级），体重 250～300g，购自中国医学科学院实验动物研究中心，随机分为假手术组、模型组、醒脑开窍针刺组，每组 16 只，各组又随机分配到 6h、24h 两个时间段，每时段各 8 只。

2. 模型制备　参照 Longa 等报道的方法，采用颈内动脉插入线栓法建立大脑中动脉阻塞（middle cerebral artery occlusion，MCAO）模型，大鼠术后清醒后参照 Kuluz 神经缺陷评分标准进行神经功能缺陷评分，其评分达 3 分者视为造模成功，进入下一阶段试验。假手术组除尼龙线不插入颈内动脉外，其余处理同 MCAO 组。

3. 针刺取穴及方法　根据中国针灸学会实验针灸研究会制定的《动物针灸穴位图谱》，选醒脑开窍针法主穴内关、人中穴进行针刺。针刺方法：电针，频率 2Hz，电流 3mA，时间为 10min，选用韩氏穴位神经刺激仪（研制单位：北京医科大学，生产单位：全国卫生产业企业管理协会，北京华卫产业开发公司）。

针刺组各时段处理方法为：各组大鼠于造模手术后，待大鼠清醒进行神经缺陷评分，评分合格后即刻针刺1次，6h组处死前10min再针刺1次，24h组于术后12h及处死前10min再分别针刺1次。

4. 样品准备　各组大鼠分别在预定时间快速断头处死，冰上快速剥离脑组织，切去额极，预冷生理盐水冲洗脑组织中的血液，剥离缺血侧大脑皮质、基底核，分别称重后液氮速冻，-80℃保存备用。蛋白提取后采用Bradford法定量。

5. 蛋白质双向电泳分离　第一向等电聚焦电泳（isoclectric focusing，IEF）采用固相化18cm IPG预制干胶条（pH3～10，非线性，NL），再水化同时上样，上样量1.5mg。主要参考IPGphorTM等电聚焦系统操作指南进行。30V低电压泡胀12h后进行等电聚焦电泳。

第二向SDS-PAGE电泳在BIO-RAD PROTEIN- CELL上进行，待溴酚蓝前沿至阳极约5mm时停止电泳。参照文献进行考马斯亮兰染色（简称考染）。

6. 凝胶图像分析　用Image Master 2D Elite v3.01 software进行图像分析。参照文献，蛋白质表达水平上调或下调200%的点选择为目标点，进行鉴定。

7. 蛋白质的胶内酶解及质谱鉴定　蛋白质的胶内酶解参照Fernandez J等的方法并加以改进。肽段样品用MALDI-TOF-MS检测，获得的混合物肽片段质量指纹图谱通过Internet（http：//www.matrix science.com）在Swiss-Prot数据库搜索进行蛋白鉴定，使用的检索软件为Mascot公司提供的免费肽质量指纹图谱检索软件。

（二）结果

1. 各组大鼠不同脑区蛋白质双向电泳（2-DE）图谱　我们采用相同上样量的各组大鼠缺血侧脑皮质、基底核蛋白质进行双向电泳展示，第一向采用固相化pH梯度胶（pH3～10，NL，18cm）进行等电聚焦，第二向采用13%SDS-PAGE进行电泳，胶条再水化同时上样，取得了较满意的电泳图谱，Coomassie Brilliant Blue染色，Image Scanner扫描后，用Image Master 2D Elite v3.01分析软件可以检测到700～800个蛋白质斑点，广泛分布于pH3～10、分子量10～94kDa，且组间重复性较好，见图20-52，图20-53。

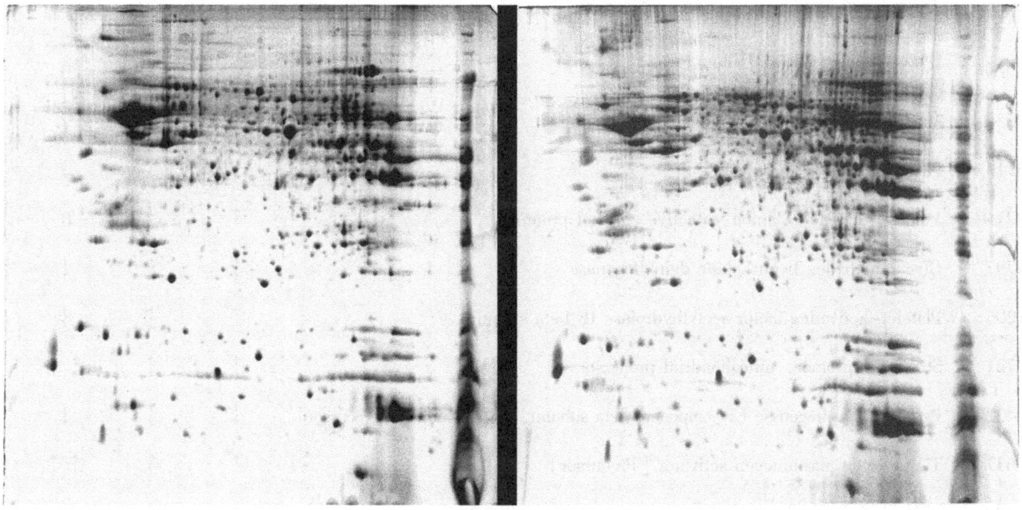

图20-52　醒脑开窍法针刺6h（左）和24h组（右）

脑皮质组织蛋白质组2-DE图谱，考染，pH3～10，NL，18cm

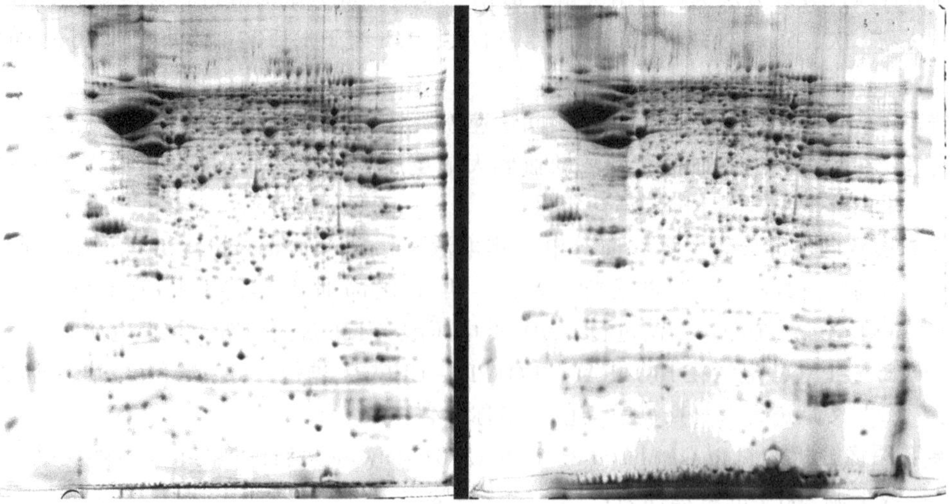

图 20-53 假手术 6h（左）和 24h 组（右）

大鼠基底核蛋白质组 2-DE 图谱，考染，pH3～10，NL，18cm

2. 醒脑开窍针刺法对 MCAO 大鼠不同脑区蛋白质组表达的影响 用 Image Master 2D Elite v3.01 软件分析寻找差异表达蛋白点，用 MALDI－TOF－MS 测肽质量指纹谱，www.matricscience.com 网站上，利用 MASCOT 肽质量指纹谱软件搜索 Swiss-Prot 蛋白数据库进行差异表达蛋白鉴定。在鉴定的这些蛋白质中，有些与细胞生长、分化、周期调控、信号传导有关，有些与缺血后氧化应激反应、炎性应答、能量代谢、热休克反应有关，有些则功能不清楚。

（1）醒脑开窍针刺法对 MCAO 大鼠脑皮质蛋白质组表达的影响。

与假手术组比较，模型组未发现显著的差异表达蛋白斑点，与模型组比较，“醒脑开窍法”针刺组鉴定出差异表达蛋白 27 个，其中 6h 组 26 个，24h 组 15 个，见表 20-101。

表 20-101 醒脑开窍法组皮质差异表达蛋白

Access. Num.	Protein name	M6h※	X6h★	M24h※	X24h▲
P07632	Superoxide dismutase [Cu-Zn]	↓	↑	↓↓	↑
O08709	Antioxidant protein 2	0	↑	0	↑
P02688	Myelin basic protein S	↓	↑	↓	0
P25113	Phosphoglycerate mutase 1	↓	↑	↓	↑
Q9Z2L0	Voltage-dependent anion-selective channel protein 1	↑	↓	0	0
P04797	Glyceraldehyde-3-phosphate dehydrogenase	↓	↑	↓	↑
P61206	Platelet-activating factor acetylhydrolase IB beta subunit	↑	↑	↑	0
P48721	Stress-70 protein, mitochondrial precursor	↑	↑	↑↑	↑
P49432	Pyruvate dehydrogenase E1 component beta subunit, mitochondrial [Precursor]	↓	↑	↓	↑
P19637	Tissue-type plasminogen activator [Precursor]	↑	↑	↑↑	↑
P31399	ATP synthase D chain, mitochondrial	↓	↑	↓	↑
P50516	Vacuolar ATP synthase catalytic subunit A, ubiquitous isoform	0	↑	0	↑

续表

Access. Num.	Protein name	M6h※	X6h★	M24h※	X24h▲
Q9R0P9	Ubiquitin carboxyl-terminal hydrolase isozyme L1	↑	↓	↑	↓
P23565	Alpha-internexin	0	↑	0	0
P54311	Guanine nucleotide-binding protein G(I)/G(S)/G(T) beta subunit 1	↓	↑	↓↓	0
Q63228	Glia maturation factor β	↑	↑	0	0
Q8R5L7	Fibroblast growth factor-14	↑	↑	0	0
P40112	Proteasome subunit beta type 3	↓	↑	↓	0
P68255	14-3-3 protein tau	0	↓	0	0
P12075	Cytochrome c oxidase polypeptide Vb, mitochondrial [Precursor]	0	↓	↑	0
P10111	Peptidyl-prolyl cis-trans isomerase A	0	↓	↑	0
P04764	Alpha enolase	0	↓	↑	0
P19234	NADH-ubiquinone oxidoreductase 24 kDa subunit, mitochondrial precursor	↓	0	0	↓
Q9Z1Z2	Serine-threonine kinase receptor-associated protein	0	↓	0	↓
P50230	Small inducible cytokine A4	◇	×	◇	↓
Q923D2	flavin reductase B	◇	×	◇	↓
P39069	Adenylate kinase isoenzyme 1	×	↑	↓	↑

（2）醒脑开窍针刺法对局灶性脑缺血大鼠基底核蛋白表达的影响。

与假手术组比较，模型组未发现显著的差异表达蛋白斑点，与模型组比较，“醒脑开窍法”针刺组鉴定出差异表达蛋白20个，其中6h组12个，24h组16个，见表20-102。

表20-102 醒脑开窍法组基底核差异表达蛋白

Access. Num.	Protein name	M6h	X6h	M24h	X24h
P05370	Glucose-6-phosphate 1-dehydrogenase	0	0	↑	↑
P20788	Ubiquinol-cytochrome c reductase iron-sulfur subunit [Precursor]	↑↑↑	↑↑	↑↑	↑
Q9Z2L0	Voltage-dependent anion-selective channel protein 1	↑	↑	0	0
P04797	Glyceraldehyde-3-phosphate dehydrogenase	↑↑	↑	↑	↑
Q9R0P9	Ubiquitin carboxyl-terminal hydrolase isozyme L1	↑	↑	↑	0
Q8R5L7	Fibroblast growth factor-14	0	0	↑	↑
P04906	Glutathione S-transferase P	↑	↑↑	↑	↑↑
P19637	Tissue-type plasminogen activator precursor	↑	↑↑	↑↑	↑↑
O08709	Peroxiredoxin 6 (Antioxidant protein 2)	↑	↑↑	↑	↑↑
P47942	Dihydropyrimidinase related protein-2	0	0	↓	↓
P63018	Heat shock cognate 71 kDa protein	↓	↑	↓	↑↑

续表

Access. Num.	Protein name	M6h	X6h	M24h	X24h
P07335	Creatine kinase, B chain	↓↓	0	0	↑↑
P07632	Superoxide dismutase [Cu-Zn]	↓	0	↓	↑
P54311	Guanine nucleotide-binding protein G(I)/G(S)/G(T) beta subunit 1	↓	↓	↓	0
P34067	Proteasome subunit beta type 4 [Precursor]	↓	↓	0	↑
P11232	Thioredoxin	0	↑↑	0	↑
P25113	Phosphoglycerate mutase 1	0	↑	0	0
P40112	Proteasome subunit beta type 3	0	0	0	↓
P21707	Synaptotagmin-1	0	0	0	↓
P08009	Glutathione S-transferase Yb-3	0	0	0	↓

（三）讨论

该研究采用蛋白质组学研究技术平台，寻找针刺后局灶性脑缺血大鼠脑皮层和基底核差异表达蛋白，经鉴定这些差异表达蛋白主要包括以下几类。

1. 能量代谢及三羧酸循环相关酶类　其主要包括果糖二磷酸醛缩酶 C；肌酸激酶；1，6-二磷酸葡萄糖脱氢酶；3-磷酸甘油醛脱氢酶等。

2. 信号传导蛋白　如组氨酸三核苷凝结蛋白 1，鸟嘌呤核苷酸结合蛋白 G β1 亚单位、14-3-3 tau 蛋白。

3. 抗氧化蛋白　如 Cu-Zn 超氧化剂物歧化酶、抗氧化蛋白 2、谷胱甘肽 S-转移酶 P。

4. 热休克蛋白及分子伴侣　如热休克同源 71 kDa 蛋白、线粒体应急蛋白 70 前体。

5. 神经元特异蛋白　如二氢嘧啶酶关联蛋白、突触结合蛋白等。

6. 凋亡相关蛋白　其包括泛醇-细胞色素 C 还原酶铁硫亚单位、蛋白酶体 β4。

7. 细胞因子类　其包括成纤维细胞生长因子-14 等。

8. 结构蛋白　如 α-内联蛋白、碱性磷脂蛋白等。

9. 其他　其包括电压依赖性阴离子选择性通道蛋白 1、组织型纤溶酶原激活物前体、泛素 C-末端水解酶同功酶 L1 等。

鉴定的差异表达蛋白中，大部分已知和缺血性脑损伤有关，如热休克蛋白、能量代谢相关蛋白、碱性磷脂蛋白、泛醇-细胞色素 C 还原酶铁硫亚单位、组织型纤溶酶原激活物前体、成纤维细胞生长因子-14 等，还有一些，据我们所知，是首次报道和脑缺血性损伤相关，如电压依赖性阴离子选择性通道蛋白 1，其在脑缺血性损伤中的作用值得进一步进行研究。

（四）结论

综上所述，经 2-DE 分离，Image Master 2D Elite V3.01 软件分析，结合 MALDI-TOF-MS 测定肽质量指纹图谱鉴定蛋白质，寻找醒脑开窍针刺后局灶性脑缺血大鼠脑皮质、基底核组织差异表达蛋白质，进一步揭示醒脑开窍法治疗缺血性脑损伤的机制，结果在鉴定的这些蛋白质中，有些与细胞生长、分化、周期调控、信号传导有关，有些与缺血后氧化应激反应、炎性应答、能量代谢、热休克反应有关，有些则功能不清楚。说明醒脑开窍针刺法治疗缺血性脑卒中可能是通过多途径、多靶点、多层次、多信号途径介导的整体调整作用的结果，也为进一步研究缺血性脑损伤的机理奠定了基础。

二、针刺轻度认知障碍患者人中穴的静息态功能磁共振研究

轻度认知障碍（mild cognitive impairment，MCI）是痴呆的早期，其干预价值优于痴呆。针刺对MCI有一定的疗效，人中穴是其中一个重要的穴位。以前基于动物实验的针刺人中穴的研究，难以观察活体的脑功能变化，无法反映脑工作过程。而近年兴起的功能磁共振成像（functional magnetic resonanceimaging，fMRI）可以无创、实时、动态地观察人中穴的脑功能变化。但人中穴刺激时难以进行fMRI扫描，无法获得针刺行针时的激活图像。因此在该研究中，探讨了基于静息态fMRI的针刺MCI患者人中穴留针时的脑功能连接变化。

1. 资料与方法

（1）一般资料：于2009年9月～2010年6月招募MCI患者6例。受试者男性4例，女性2例；年龄在55～70岁；所有受试者体重指数均在正常范围之内；1名男性为本科学历外，其余均为高中学历；所有受试者均为右利手。纳入标准：①符合MCI诊断标准，按照Petersen RC的诊断标准Ⅲ；②年龄在55～70岁；③ 中学文化以上学历；④ 近半年内在二甲以上医院体检证明身体健康者；⑤体重指数（BMI）在20～24范围内；⑥均为右利手；⑦签署知情同意书者。排除标准：①受试1周内身体有不适者；②严重视力、听力及失语障碍，以及其他健康评估都不能完成者；③体内有金属残留、手术史、纹身者；④对MRI畏惧及其他原因不能进行MRI扫描者；⑤发现脑部有病灶或可疑病灶者；⑥血常规、心电图有可疑病理表现；⑦有精神病、癫痫病史，有大量饮酒、滥用药物史者；⑧女性未绝经者。

（2）实验方法：选取人中穴。首先进行了针刺前一个静息时间6min的扫描。然后我们进行了人中穴的进针，常规消毒，选0.35mm×25mm银质针1根刺入所取穴位，进入0.3～0.5寸，停留1min后，行雀啄泻法2min，然后留针。在留针时再进行静息6min的扫描。

使用GE3.0T超导型磁共振扫描仪，标准头线圈，头部固定。分别进行解剖像和功能像扫描。功能成像采用EPI GRE序列，采用轴位，采集方位平行于胼胝体前后联合的连线，包括从端脑至小脑无间隔的全部大脑。主要参数为：TR＝2000ms；TE＝50ms；FOV ＝24cm×24cm；Matrix＝64×128；Slice Thin＝5mm；Slice Space＝1.0mm；FA＝90°；36 Slice。快速自旋回波序列（FSE）T_1加权像作为解剖背景图像。在功能像相同层面上采集。主要参数为：TR＝500ms；TE＝ 15ms；FOV＝24×24em；matrix ＝ 256×224；SliceThin＝5mm；Slice Space＝1.0mm；slice thickness＝ 1mm；nex＝1。数据分析采用SPM5软件、静息态数据处理软件。观察脑功能连接的差别。

2. 结果

（1）脑功能连接分析结果。针刺前，双侧顶下小叶（inferior parietal lobule，IPL）、右侧颞顶联合区（temporo-parietal iunction，TPJ）与其他核团有着非常广泛的连接。左背外侧前额叶皮质（dorsolateralprefrontal cortex，DLPFC）和TPJ、顶内沟（intra－parietal suleus，IPS）、楔前叶（preeuneus）和额叶相连，前岛/额叶岛盖（anterior insula/frontal operculum，al/fo）和前额皮质前部（anterior prefrontal codex，aPFC）、丘脑前核（ant thalamus）相连，舌回（1ingual）和枕中回（mid occipita1）相连等。在人中穴行针后的留针阶段，顶下小叶（IPL）的连接减少；左侧背外侧前额叶皮质（DLPFC）的相关连接明显减少；但增加了双侧DLPFC的连接，并且右侧DLPFC增加了与右侧顶下小叶、右侧额皮质（frontal codex）的连接；右侧aPFC增加了与左侧的联系，增加了与左侧IPL及背侧前扣带回/内侧额上回（dorsal anteriorcingulate cortex/medial superior frontal cortex，dACC/msFC）的连接；腹内侧前额叶皮层（ventromedial prefrontalcodex，VMPFC）增加了

与右侧颞顶联合区（TPJ）、前岛/额叶岛盖（al/fo）、左侧中颞叶（midtemporal）的连接。

（2）针刺感觉：针刺以疼痛、胀、麻、热为主。由于采用的是轻刺激手法，患者大多还可以忍受。

（3）不良反应：在该研究过程中，没有发现晕针、滞针、弯针、血肿等情况，也没出现其他特殊不良反应。

3. 讨论 中医学认为MCI的病位关键在于脑。“脑为元神之府”，“人之记性，皆在脑中”。督脉为“阳脉之海”，为脑髓上行通道，与心、肾、肝相连。因此，督脉与脑密切相关。针刺水沟（人中穴）直通脑腑，唤醒和激发呆废不用的元神，开启闭塞的脑神通路，达到开窍启闭、醒元神、调脏腑、调神导气的直接作用。但其脑部的作用机制还有待进一步研究。穴位的特异性研究是关键和热点，但也一直存在争议。目前，脑功能成像尤其fMRI研究是近来最受到关注的领域，大多研究证实针刺穴位对相关的脑功能具有特异性。但以前的研究大都为脑功能激活，而更为重要的脑功能连接研究较少。

我们的研究表明，在静息前，双侧顶下小叶（IPL）与其他核团有着非常广泛的连接。这与相关文献相符。在人中穴行针后的留针阶段，顶下小叶（IPL）的连接减少，左侧背外侧前额叶皮质（DLPFC）的相关连接明显减少，这说明相对于静息阶段，原来负激活的顶下小叶和左侧额叶有减少趋势。左侧DLPFC也可能与针刺的情绪调节有关。DLPFC主要包括额上回和额中回，也是情绪调节的重要脑区，参与主动抑制悲伤情绪，这正与患者在针刺人中穴的感到疼痛甚至流泪的表现相吻合。也有研究发现，抑郁症患者的左侧DLPFC功能异常减弱，右侧DLPFC功能异常增强。因此，我们的研究左侧的DLPFC的连接减少，而右侧的DLPFC连接增加，也较好地说明了这一点。而右侧DLPFC增加了与右侧顶下小叶、右侧额皮质（frontal cortex）的连接，说明右侧的额顶叶活动增加。额叶是大脑发育中最高级的部分，它包括初级运动区、前运动区和前额叶（prefrontal core，PF），其中PF与认知功能关系密切。与多种感觉信息的加工、记忆、思维及情绪等脑的高级功能有关。我们的研究表明，人中穴留针时双侧前额皮质前部（aPFC）联系增加，并且右侧增加了与左侧IPS及背侧前扣带回/内侧额上回的联系；而腹内侧前额叶皮层（VMPFC）也增加了与右侧颞顶联合区（TPJ）、前岛/额叶岛盖（a1/fo）、左侧中颞叶（midtemporal）的联系。DLPFC在持续注意和工作记忆方面扮演重要的角色，DLPFC和VMPFc在决策和自我控制具有重要的作用。

从上面的分析可知，人中穴行针后的留针阶段，有认知等多方面的反应，对MCI患者的认知功能有调节作用。

三、刺激健康青年太溪穴和假穴的功能磁共振研究

穴位与脑的相关性研究仍在探索中，利用创伤性技术很难观察到活体脑的工作过程。功能磁共振（fMRI）为这一研究提供很有效的手段。本节应用fMRI观察针刺太溪穴和假穴所引起的脑功能活动，可一定程度明确穴位的神经机制。

1. 资料与方法

（1）一般资料：排除有各类疾病、体内有金属残留，对MRI畏惧及其他原因不能进行MRI扫描或身体不适者，纳入的健康受试者来源于广东省中医院和中山医科大学第二附属医院康复科实习的学生共12例，男女各6例；年龄18～23岁；男性身高165～178 cm，体重52～72 kg；女性分别为152～166 cm和45～59 kg，均为正常范围；均右利手；男女各1例为大学本科学历，余均为中专学历；签署知情同意书。

（2）方法及实验前准备：12例受试者均于实验前数日先体会针刺操作过程，以避免恐惧；试

验前一日再次说明试验流程，要求睡眠充足，中午 11：30 午餐后禁食、休息，下午 14：00 到 MRI 室门外长椅休息 30 min，排空二便，于检查床上平卧，放松、闭目，头部用自制的头套固定，专用耳塞堵塞双耳，实验中关灯，于视听封闭状态。受试者依据针灸学的取穴原则选取右侧太溪穴或假穴（太溪穴后面 0. 5 cm），每次取其中 1 个穴，常规消毒后用 0. 35 mm×25 mm 银质针垂直进针 15 mm，均匀提插捻转，提插幅度上下 1 mm，捻转角度 180°，频率 90 次/ min，得气后，采用组块刺激模式，即静息阶段与刺激阶段交替出现，反复 3 次；为排除穴位刺激后的相互干扰，同一受试者不同穴位刺激之间间隔 10 min。fMRI 检查方法：12 例受试者在针刺时同时使用 Siemens Avanto1. 5 T 超导型磁共振扫描仪，标准头线圈，头部固定，分别进行解剖像和功能像扫描，采用图像采用回波平面（EPI）序列，T_2加权像（T_2WI），取轴位，采集方位平行于胼胝体前后联合的连线，包括从端脑至小脑无间隔的全部大脑，层厚 3 mm，层数 36，每周期扫描 60 次，扫描参数为重复时间/ 回波时间/ 反转角（repitition time/ echo time/ flip angle，TR/ TE/ FA）= 3560 ms/ 50 ms/ 90b，视野（field of view，FOV）230 mm，矩阵（matrix）64×128，分辨率（pixel size）3. 59 mm×1. 80 mm，扫描时间 3s，间隔时间 5s。解剖像扫描快速自旋回波（FSE）序列，T_1加权像（T_1，T_1WI）。在功能像相同层面上采集，主要参数为：TR/TE/ FA = 500 ms/ 11 ms/ 90b，matrix 192×192。

（3）观察指标：观察 fMRI 扫描下脑部激活区的变化。观察受试者的不良反应，包括断针、滞针、血肿、晕针、惊厥等或是否有主观感觉不适等。

（4）统计学处理：数据分析采用 SPM2 软件，样正象激活（FWE，0. 05，$K \geqslant 10$）；非样正象的激活（NONE，0. 001，$K \geqslant 10$）。

2. 结果 12 例受试者在 fMRI 下刺激太溪穴出现脑激活区，而假穴没被激活，因此无激活区出现。根据激活图的情况，有可能增加阳性结果，故此采用经过 SPM2 的组分析观察 FWE 情况。太溪穴主要激活右侧颞上回 BA22，左侧的额中回 BA46，其次为左右顶叶的中央后回 BA2、BA3，左额叶的额下回 BA45 和左顶叶的顶下小叶 BA40。

12 例受试者在研究过程中均无不良反应发生。

3. 讨论 fMRI 是一种无创技术，可以实时反应脑功能区受到特定刺激时的活动状态，被国内外广泛应用于视觉、听觉及思维、情感等高级认知方面的研究，其结果已获得国际上普遍的认可。

太溪（KI3）为肾经的原穴和输穴。本节针刺太溪穴主要激活脑右侧颞上回，此为听觉语言中枢，这可能与肾开窍于耳，肾经夹舌本相关；顶下小叶的缘上回为运用中枢；中央后回为皮质一般感觉区，接受身体对侧的痛觉、温觉、触觉和本体感觉冲动，并形成相应的感觉；额下回后部为运动语言中枢；额顶叶与认知功能相关性大，与中医的“神”有关，而肾主骨生髓，通于脑，和脑相关性大，同时肾经络心，所以能激活认知功能区。这种激活是与本经的循行、本经属络脏腑及本经络与他经经络、脏腑联系密切相关。在先前的研究中也证实神门和养老穴的激活也与本经的循行、本经属络脏腑及本经络与他经经络、脏腑联系密切相关。

本节采用的组块分析要求纳入的图像具有相同的大小、像素，比单个分析更容易、快捷、客观。后处理参数的设置影响到最后脑成像的结果。在 SPM 中有 FWE、FDR 或者 NONE 不同校正方式选择，前两者都为校正方式，可能会忽略掉一些阳性结果。目前国内的大多数文献研究是采用 NONE，但这可能会增加假阳性。本节分别观察 FWE 与 NONE。结果显示，NONE 的激活区过于广泛，明显增加假阳性数，因此在激活区的分析上只采用 FWE 结果。

本节受试者均进行较严格的控制和详细的实验说明和体检，选择穴位安全。由于腧穴与经络、脏腑联系的复杂性，对于针刺所产生的脑激活情况还需更深层次的揭示和研究；另外脑病患者存在发病部位、轻重、病程的不同，结果分析容易出现偏倚，在实验参数、实验技术和实验方法上还需提高实验的准确性和进一步改进。

四、“醒脑开窍”针刺法对急性脑梗死患者不同脑区局部葡萄糖代谢的影响

为了探讨“醒脑开窍”针刺法对急性脑梗死患者不同脑区局部葡萄糖代谢率的影响，研究针刺负荷下各级神经通路葡萄糖摄取改变趋势，并结合患者临床神经功能评估情况，探讨脑功能改变与临床症状改变之间的关系。我们选取急性基底核脑梗死患者12例，分为针刺组和对照组，每组6例。对照组采用内科西药常规治疗，针刺组在对照组治疗基础上，加用“醒脑开窍”针刺法治疗，以脑梗死患者治疗前后PET-CT的^{18}F-FDG（氟-18标记脱氧葡萄糖）显像资料作为中枢代谢改善评价标准。同时治疗前后分别用脑卒中患者临床神经功能缺损程度评分标准（CSS）、斯堪的纳维亚卒中量表（SSS）、美国国立卫生院神经功能缺损评分（NIHSS）、Barthel指数（BI）量表评分用以评价临床症状改变。结果发现，针刺组患者脑梗死中心和梗死周围水肿带代谢有改善趋势，并且对其他部分脑区代谢改善趋势大于对照组。醒脑组对神经功能缺损临床症状改善显著优于对照组。提示醒脑开窍针刺法治疗基底核梗死患者，可有效改善患者脑内相应部位葡萄糖代谢，同时临床神经缺损症状显著改善，我们以此推测针刺可能在神经功能恢复过程中起到一定作用，可能与增加脑内葡萄糖代谢、促进脑功能区重建有关。量表统计显示针刺加西药组治疗效果优于单纯西医治疗组，针刺对中枢代谢改善与临床疗效有很好的相关性。

（一）以PET-CT来研究针刺治疗脑梗死的作用机制

脑卒中（stroke）又称中风或脑血管意外，是以发病迅速，以局灶性神经功能缺失，70%～80%的患者遗留肢体功能障碍为主要特征的一组疾病。一直以来对于脑卒中后引起的神经缺失大多学者皆认为没有自我修复和重组的能力，但是大量的临床实践却可以看到缓慢而持续的肢体功能恢复，而对于肢体功能恢复与神经重组或修复之间的联系尚未得到明确的证实。

脑几乎参与了人体所有功能活动的调节。而《素问·脉微精要论》曰：“头者，精明之府。”大脑是一个由保存和传递于神经元、突触间的电信息和化学信息组成的复杂开放系统，与能引起物质、能量和信息变化的外界刺激相互作用，对输入信息进行加工整合之后又调控外周器官的各种功能。针刺穴位作为一个外在刺激可能首先激活相应的中枢神经系统，通过中枢神经系统调控神经、内分泌、体液网络，继而影响靶器官。现代医学已经积累了大量外周器官与大脑相互关系的证据。脑功能成像技术是近年发展起来的动态检测脑活动状况的技术，针刺负荷脑功能成像则为彰显经穴特异性效应及阐明针刺治疗的中枢机制建立了现代医学研究手段，这对于揭示针刺疗效的科学实质无疑是一个巨大的突破。被称为“活体生物显像”的PET能清晰地反应大脑在接受某种刺激后相应功能区的变化，故而可以直观地得到达脑功能的变化而被广泛的应用于大脑功能研究，并用来研究针刺作用的中枢机制，因此在研究经穴特异性效应信息传导规律和机制等方面具有其他手段无法取代的优势。

该实验以PET-CT为功能代谢成像检测手段，以缺血性中风病患者为观察对象，利用半定量法处理数据及定量分析，全面定位大脑皮质和不同核团等功能活动区，从分子水平直观动态的观察针刺经穴、非经穴及无针刺干预对脑葡萄糖代谢和细胞功能的影响，同时进行自身对照及组间对照，并研究各个功能区域之间的相互关系及相关变化与临床症状改善的一致性，分析经穴特异性效应的中枢神经机制及人脑在针刺效应发挥和调控过程中的作用。

（二）从全脑葡萄糖代谢为角度探讨醒脑开窍针刺法治疗脑梗死的经穴特异性效应

目前对脑卒中后出现的皮质功能重组的研究，对于在皮质图重组（即皮质结构）与肢体功能

恢复的关系，哪侧半球的确切脑区在运动功能恢复中起至关重要的作用目前说法不一。

该研究结果显示，所有患者在治疗前也即卒中早期，首次 PET-CT 扫描提示健侧半球开始活跃，患侧则处于相对抑制状态，我们推测这和健侧相关脑区功能代偿有关。未经过任何针刺干预的对照组患者，7d 后进行第二次 PET-CT 扫描，发现健侧大脑脑区代谢有所下降，而患侧大脑脑区代谢有所增强。经穴组及非经非穴组患者在不同针刺方法干预后，PET-CT 扫描显示健侧患侧大脑代谢均明显增强，而经穴组增强幅度明显优于非经非穴组。所以可以推测，无针刺干预下的急性脑梗死大脑的葡萄糖代谢趋势为，开始时患侧大脑代谢受到抑制，而健侧大脑代谢代偿性增强，随着时间推移，代偿性升高的健侧大脑代谢开始降低，而患侧大脑代谢有所恢复。不同针刺方法均能增强患者双侧大脑代谢，经穴组效果显著好于非经非穴组，提示经穴在激活急性脑梗死全脑区葡萄糖代谢方面，相对于非经非穴有着特异性效应。

（三）从大脑皮质功能区葡萄糖代谢为角度探讨醒脑开窍针刺法治疗脑梗死的经穴特异性效应

一般认为，运动相关区包括 SMA、SMC、PPC、PMC、LPs 等，其功能多与运动的准备有关，包括运动发动、记忆运动程序、调控或修正复杂的运动等。脑损伤后，原有运动程序记忆或执行等受到影响需要重新组合，最后再通过 M1 区来执行。因此在损伤恢复过程中，可能表现运动相关区域代谢活跃。随意运动在皮层上并没有单一的定位，参与的皮质区域除 M1 外，还包括运动相关区域。

本节实验的 18F-FDG 代谢结果显示：运动相关区与在皮层功能重组中异常活跃。经穴组患者经过治疗后双侧大脑皮质各功能区广泛激活，且其效果明显优于非经非穴组和对照组；非经非穴组患者经过治疗后，健侧大脑皮质功能区部分激活（LPs、PMC、M 1），其中 LPs 区激活与对照组比较无明显差异，与对照组相比患侧 SMC、PMC 显著激活，其余脑区无显著性差异。

相对于非经非穴组，经穴组患者针刺干预后，其双侧运动相关脑区激活，在程度及广度上均有明显的特异性效应，而且激活脑区与运动功能之间有着规律性的联系，而非经非穴组患者针刺干预后的脑区激活则显得散在随意无章可循。说明经过醒脑开窍针刺法治疗后，卒中皮质图及运动程序发生了重组，更符合运动功能恢复的基础源于运动系统重组的理论。

（四）以梗死区及周围水肿带葡萄糖代谢为角度探讨醒脑开窍针刺法治疗脑梗死的经穴特异性效应

该实验结果显示针刺可增高局部缺血性脑区的葡萄糖代谢，三组患者经过治疗后，梗死区及梗死周围水肿带 SUV 均有不同程度的增强，其中经穴组效果明显优于其他两组，非经非穴组与对照组比较无明显差异。在 PET-CT 扫描图上可以看出，经穴组患者经针刺干预后，梗死区域及梗死周围水肿带的葡萄糖代谢显著增强，同时伴有病灶区缩小和皮质增宽。表明醒脑开窍针刺法可改善脑梗死患者的局部脑细胞能量代谢，激发受损伤后的脑细胞再生，促进其脑功能恢复。结合以往研究结果可以推测，其作用机理可能通过神经系统参与，直接作用于局部脑缺血区脑细胞的葡萄糖代谢来改善缺血区的脑功能；或通过增加脑血流量，改善血液流变学状态，诱发脑电活动，阻止 Ca^{2+} 内流，降低自由基、NO 等神经递质生成过量，间接地调节缺血区的脑细胞葡萄糖代谢来改善局部脑功能。这可为揭示针刺治疗脑梗死临床疗效的作用机理提供了一定的理论推断。与非经非穴组比较，经穴组患者经针刺后，无论在梗死区及梗死周围水肿带激活范围及强度方面均有显著的差异，而且非经非穴组与对照组之间比较无统计学的差别，更反映出经穴的特异性效应。

（五）以锥体束传导通路上脑区SUV葡萄糖代谢为角度探讨醒脑开窍针刺法治疗脑梗死的经穴特异性效应

脑的高级功能是自然界中最复杂最神秘的运动形式，它是由众多神经细胞组成构成庞大的信息网络，运动系统的高级中枢是大脑皮质，通过锥体系与脑神经核团和前角细胞之间建立最快和最直接的连接。有人认为皮质梗死后可能造成顺行性或逆行性神经纤维变性，这一病理变化与神经网络息息相关。

研究结果显示，经穴组、非经非穴组患者经过治疗后，锥体束至颅神经核团通路上脑区SUV均有不同程度的增强，其中经穴组患者治疗后，锥体束传导通路上大部分脑区代谢得到增强，其激活广度及强度优于其他两组，而桥脑则出现代谢抑制，与其他两组相反；非经非穴组部分脑区激活程度优于对照组。

与非经非穴组比较，经穴组经针刺后处在相应脑区激活广度、强度具有特异性效应外，且激活脑区具有一定的规律：中央前回一般可认为是初级皮层运动区，代谢激活较为明显，从相应脑区发出的大量投射纤维组成锥体束一路下行，在中脑、延髓均为代谢激活，在桥脑节段呈代谢抑制结果，与此处神经交叉有关。

（六）以基底核部位脑区葡萄糖代谢为角度探讨醒脑开窍针刺法治疗脑梗死的经穴特异性效应

基底核又叫基底节，是埋藏在两侧大脑半球深部的一些灰质团块，是组成锥体外系的主要结构。它主要包括尾状核、豆状核（壳核和苍白球），另外丘脑底核也可视为基底核的组成部分，是更靠下部的神经核团。这些神经核团，实质上是神经细胞体集中的区域。核团与大脑皮质、核团与核团及核团与脊髓之间有着广泛的神经联系，并组成神经束。在高等动物和人类，这些神经结构与大脑皮质和小脑共同起到控制和调节运动的功能。所以说基底神经节是“辅助性运动中枢”的核心，基底核及其传入性和传出性联络为兴奋性或抑制性影响运动皮质的复杂连接环路的组成部分。

该次实验中经穴组患者经针刺后，基底核脑区的代谢趋势都是显著激活，显著优于非经非穴组和对照组。神经细胞对缺血缺氧非常敏感，完全缺血5min可以造成神经细胞变性坏死，同时由于无氧酵解产生乳酸堆积引起神经胶质细胞和内皮细胞水肿损伤，炎性因子及神经递质的毒性作用等因素，造成周围细胞功能丧失结构保存，即病变过程中动态变化的“半暗带”。治疗目的之一是增加侧支循环血供，这一目的与该次实验结果吻合，有力从活体脑功能方面证明了醒脑开窍针刺法的中枢治疗机制。

（七）以边缘系统脑区葡萄糖代谢为角度探讨醒脑开窍针刺法治疗脑梗死的经穴特异性效应

边缘系统中最重要的环路是帕帕兹（Papez）环路。海马—乳头体—丘脑—扣带回—海马：起源于海马（Ammon角）内的冲动经穹隆到达乳头体，再由乳头丘脑束传递到丘脑前核，转换神经元后经丘脑扣带回放射将冲动投射到扣带回，然后冲动由扣带回经过扣带又返回海马，由此形成这种神经元环路。兴奋在这一环路上经扣带回扩散到大脑皮质，冲动在这里附加于意识上，产生情绪体验。有研究得出针刺正常人，发现扣带回特异性抑制的结论。

该研究表明，治疗后，经穴组患者边缘系统脑区SUV均得到提高，其边缘系统脑区葡萄糖代谢明显高于非经非穴组，患者双侧扣带回、患侧海马、双侧脑岛区的激活程度明显优于其他两组，显示出显著的特异性效应。

该实验中扣带回的激活趋势可能与患者脑梗死的病理状态有关，体现了针刺的双向调节作用。海马作为边缘系统和 Papez 环路的核心，醒脑开窍针刺法对其激活幅度低于其他部分，结合临床发现经穴组患者甚少出现情绪障碍可以得到解释。有人认为脑岛属于边缘系统，它通过内部的钩形束与其他边缘结构联系，功能上多样性及缺乏定论，从该实验看醒脑开窍针刺法对岛叶的作用趋势是代谢激活。

（八）针刺对小脑交叉失联络（CCD）现象的作用

小脑是维持与调节姿势精确运动的中枢器官。临床观察发现部分大脑半球损害患者，会出现小脑损害表现出的相应运动障碍和平衡失调。1980 年 Baron 等在幕上脑梗死的患者中发现了交叉性小脑代谢抑制，50% 的患者对侧小脑半球脑血流（CBF）和脑氧代谢率（$CMRO_2$）等指标明显降低，在此基础上提出了小脑交叉失联络（crossed cerebellum diaschisis，CCD）这一概念。近年来，随着 PET 的发展，一些学者通过对局部脑血流量（LCBV）、局部脑葡萄糖代谢率（LCMRglu）等指标的测定，发现大脑原发损伤病灶对侧小脑半球存在代谢灌注异常（MRI 检查结构正常），从而进一步证实了 CCD 现象在脑梗死中的存在。

多数学者认为，CCD 是由于皮质-桥脑-小脑（cortico-ponto-cerebellar，CPC）通路中断所致。大脑皮质与对侧小脑半球之间有许多纤维联系，其中最主要的是 CPC 通路，它由皮质到同侧桥脑的纤维和桥脑到对侧小脑的纤维组成。造成此通路中断的各种脑损害使皮质的兴奋性冲动不能经同侧桥脑到达对侧小脑半球的颗粒细胞，从而使对侧小脑半球的活性减低，出现功能抑制。CCD 是一个与脑卒中严重程度和梗死低灌注容积相关的功能现象，与神经功能缺损的恢复密切相关。

CCD 与随意运动协调的经典神经环路有关，即皮质—桥脑—小脑皮质—小脑内神经核团—丘脑—皮质通路：4 区一般被认为随意运动的起点，4 区皮质第 5 层中 Betz-锥体细胞发出粗大、厚髓鞘的锥体束快速传递纤维将随意运动冲动经过连接通路传到桥脑核，经复制后传导到小脑皮质，由此引发小脑皮质兴奋立即经齿状核、小脑上脚投射到对侧红核和丘脑底核，再次换元后投射到大脑皮质运动区。

该实验观察 18 名受试者，从 ^{18}F-FDG 显像上观察其中有 12 例（66.67%）出现 CCD 现象，经穴组患者的皮质—桥脑—小脑皮质—小脑内神经核团—丘脑—皮质通路上桥脑为代谢抑制，其余为代谢激活，针刺后对侧小脑低代谢区出现明显的激活，与非经非穴组患者比较存在明显的特异性效应。这种对神经通路上的一系列作用可能是醒脑开窍针刺法治疗、预后机理的一部分，也是针刺非经非穴所不能获得的效应。

（九）探讨脑葡萄糖代谢与患者神经功能变化的内在关系

该实验从图像上攫取各待研究脑区 SUV 值，进行半定量分析评价脑内能量底物葡萄糖代谢情况，得到一定的变化趋势。从趋势上看，醒脑开窍针刺法治疗前后代谢激活区有：梗死中心、梗死周围水肿带、旁中央小叶、中脑、壳核、丘脑、小脑、岛叶、中央前回、延髓、尾状核、扣带回、海马；代谢抑制有桥脑。而其激活的内在系统或通路包括：大脑皮质功能脑区运动相关区、锥体束传导通路、基底核部位脑区、边缘系统脑区、皮质-桥脑-小脑通路等，与非经非穴组比较，均具有显著的特异性效应。在得到脑功能变化趋势的证据之后，结合临床症状，可进一步判定脑内代谢改善的临床意义。

患者入组时，各种神经功能评分（NIHSS、SSS、CSS、BI）无差异，说明三组患者基线资料大体均衡。神经功能缺损程度评分可反映病情轻重。CSS、NIHSS 分值越高，SSS、BI 分值越低，疾病的程度越重。治疗 1 周后，经穴组患者在改善神经功能缺损（NIHSS、SSS、CSS）评分方面优于其他两组，显示出临床功能改善的特异性效应；Barthel 指数是临床研究卒中常用的评估转归量表，该研究发现三种治疗方法都能使 Barthel 指数升高，升高幅度经穴组最优，提示醒脑开窍针刺法在改善患者日常生活能力方面具有特异性效应。

神经功能缺损程度评分可反映病情轻重，而治疗结束时 Barthel 指数可反映预后。醒脑开窍针刺法在改善脑梗死患者神经功能缺损、提高日常生活能力方面均优于其他两者。这一评分研究和脑内葡萄糖代谢改善趋势相契合，因此提示，醒脑开窍针刺法可以激活梗死后脑内特异的功能系统和通路，这些系统和通路被激活后，其协同功能与内在联系实现了对机体功能的调节和重组，其变化也与临床症状的改善一致。表明醒脑开窍针刺法可改善脑梗死患者病灶区脑细胞的能量代谢，激发受损伤后脑细胞的再生与重塑，有助于恢复半暗带神经元功能，抑制缺血半暗带区向梗死区的发展；针刺可整体、双向地调节多个脑区的脑代谢，并诱导与机体功能相关的神经组织兴奋，起到补偿或协助的作用，有利于促进脑功能的重组与恢复，反映出腧穴主治作用的特异性、整体性和双向性。

第十节　针刺对 SAM 快速老化鼠各项参数的影响

一、针刺对快速老化脑萎缩小白鼠脑组织 Cu-Zn SOD 活性、MDA 含量的影响

衰老的自由基学说认为自由基损伤是导致衰老的重要因素。随着年龄的增加，脑内清除自由基能力下降，致使具有化学活性强、能引起连锁反应的自由基在中枢大量堆集，进一步加重了自由基的损伤的作用。

该研究在观察 SAM-P/10 及其正常老化品系 SAM-R/1 脑组织 Cu-Zn SOD 和脂质过氧化物代谢产生的 MDA 含量增龄变化的基础上，进一步观察针刺对其的干预作用，旨在探讨 SAM/P10 模型鼠脑组织氧化及抗氧化能力的变化在脑老化发病过程中的意义和针刺作用的机理。

（一）材料与方法

1. 动物选择及分组 随机选取 3、6、9 三个月龄的 SAM-P/10 小鼠分为快速老化组、针刺组、非穴组。另选取 3、6、9 个月龄正常老化的 SAM-R/1 作为正常老化对照组。每组 10 只动物，雌雄各半。

2. 穴位选择及针刺方法 根据中国针灸学会实验针灸分会制定的《动物针灸穴位图谱》，针刺组选取内关（双）、太冲（双）及人中穴。内关、太冲用捻转泻法 20s，人中用雀啄手法强刺激 10 次，非穴组选取双胁下固定的非穴位点，作为对照刺激点，行平补平泻捻转手法各 20s。针刺前穴位用 75% 酒精棉球常规消毒。每日针刺 1 次，共持续 2 周。对照组每日约予相同时间的捉抓刺激。

3. 测定指标及方法 脂质过氧化（LPO）含量采用硫代巴比妥酸（TBA）法测定过氧化脂质降解产物中的丙二醛（MDA）。

SOD 活性采用黄嘌呤氧化酶法。

组织蛋白定量采用双缩脲法。

用 UV-240 紫外分光光度计测定其光密度，SOD 比色波长为 550mm，MDA 比色波长为

532mm，蛋白定量比色波长为540mm。

SOD、MDA、组织蛋白定量测定试剂盒均由南京建成生物工程研究所提供。

4. 统计学处理　实验数据进行方差分析。

（二）结果

1. SAM-P/10与SAM-R/1脑组织Cu-Zn SOD活性增龄性变化　结果见表20-103。

表20-103　SAM-P/10与SAM-R/1脑组织Cu-Zn SOD活性比较（$\bar{x}\pm s$）

	动物数（n）	3月龄［Nu/（mg·pr）］	6月龄［Nu/（mg·pr）］	9月龄［Nu/（mg·pr）］
P/10	10	45.24±3.25**	42.74±3.27**	38.96±2.81+△**
R/1	10	54.7±2.11	48.51±3.19+	47.19±6.27+

注：与同品系3月龄比较，+P<0.05；与同品系6月龄比较，△P<0.05；与同月龄SAM-R/1比较，**P<0.01。

2. 针刺对SAM-P/10脑组织Cu-Zn SOD活性的影响　从表20-104中可以看出SAM-P/10脑组织Cu-Zn SOD活性随增龄降低，6月龄组低于3个月龄组，差异不显著，9月龄组则明显低于3、6个月龄组，有统计学意义，与同月龄SAM-R/1脑组织Cu-Zn SOD活性比较，各月龄明显低于SAM-R/1对照组。SAM-P/10 3、6个月龄针刺组Cu-Zn SOD活性明显高于对照组，与同龄的SAM-R/1水平接近。非穴组与对照组无明显差异。SAM-P/10 9个月龄针刺组SOD活性较对照组高，但差异无统计学意义。以上结果表明：SAM-P/10脑组织Cu-Zn SOD活性随增龄降低，明显低于正常老化的SAM-R/1对照组，且针刺具有提高脑组织SOD活性的作用，针刺效果具有腧穴特异性。

表20-104　SAM-P/10各月龄针刺组与对照组脑组织Cu-Zn SOD活性比较（$\bar{x}\pm s$）

	动物数（n）	3个月龄[Nu/(mg·pr)]	6个月龄[Nu/(mg·pr)]	9个月龄[Nu/(mg·pr)]
针刺组	10	50.75±2.05△△**	48.18±2.17△△**	41.55±3.46*
非穴组	10	45.2±2.58**	43.03±1.56	39.15±5.3**
对照组	10	45.24±3.25**	42.74±3.27**	39.45±3.12**
P/1组	10	54.7±2.11	48.51±3.19	47.19±6.34

注：与同月龄比较，△P<0.05，△△P<0.01；与同月龄SAM-R/1比较，*P<0.05，**P<0.01。

3. SAM-P/10与SAM-R/1脑组织MDA含量的增龄性变化　结果见表20-105。

表20-105　SAM-P/10与SAM-R/1组织MDA含量比较（$\bar{x}\pm s$）

	动物数（n）	3个月龄［n mol/（mg·pr）］	6个月龄［n mol/（mg·pr）］	9个月龄［n mol/（mg·pr）］
P/10	10	1.74±0.37**	2.41±1.22**	4.27±1.59++△△**
R/1	10	1.09±0.43	1.47±0.3	3.09±1.67+△

注：与同品系3个月龄比较，+P<0.03，++P<0.01；与同品系6个月龄比较，△P<0.05，△△P<0.01；与同月龄SAM-R/1比较，**P<0.01。

4. 针刺对SAM-P/10脑组织MDA含量的影响　从表20-106可以看出，SAM-P/10脑组织MDA含量随增龄而升高。6个月龄组MDA含量高于3个月龄，但无统计学意义。9个月龄组则明显高于3、6个月龄组有统计学差异。SAM-P/10 3、6、9个月龄组脑MDA含量显著高于同月龄的SAM-R/1。SAM-P/10 3个月龄、6个月龄针刺组MDA含量明显低于同月龄对照组，接近于同月龄的SAM-R/1组的MDA值，非穴组与对照组比较无明显差异，SAM-P/10 9个月龄针刺组MDA

值低于同月龄对照值，但无统计学意义。上述分析表明：SAM-P/10 脑组织 MDA 含量随增龄而升高，明显高于同月龄的 SAM-R/1 对照组。穴位针刺具有明显的降低脑组织 MDA 含量的作用。

表 20-106　SAM-P/10 各月龄针刺组与对照组脑组织 MDA 含量比较（$\bar{x}\pm s$）

	动物数（n）	3 个月龄［n mol/（mg·pr）］	6 个月龄［n mol/（mg·pr）］	9 个月龄［n mol/（mg·pr）］
针刺组	10	1.17±0.41$^{\triangle\triangle**}$	1.35±0.45$^{\triangle}$	3.74±1.57
非穴组	10	1.42±0.5	1.64±0.89	3.95±1.12
对照组	10	1.74±0.37**	2.41±1.22**	4.27±1.59**
R/1 组	10	1.09±0.43	1.47±0.3	3.09±1.67

注：与同月龄比较，$\triangle P<0.05$，$\triangle\triangle P<0.01$。

二、针刺对 SAM-P/10 小鼠脑组织 CAT、GSH-Rx 活性的影响

机体的抗氧化酶主要包括 SOD、CAT 和 GSH-Px，它们在机体组织细胞中的含量具有高度的特异性，共同构成防止活性氧损伤的有效防御体系。

该实验进一步观察 CAT、GSH-Px 的协同抗氧化作用，以探讨该模型鼠脑老化的自由基病理机制和针刺的干预作用。

（一）材料与方法

1. 动物选择及分组　随机选取 3、6、9 个月龄的 SAM-P/10 小鼠分为快速老化组、针刺组、非穴组。另选取 3、6、9 个月龄正常老化的 SAM-R/1 作为正常老化对照组。每组 10 只动物，雌雄各半。

2. 穴位选择及针刺方法　根据中国针灸学会实验针灸分会制定的《动物针灸穴位图谱》，针刺组选取内关（双）、太冲（双）及人中穴。内关、太冲用捻转泻法 20s，人中用雀啄手法强刺激 10 次，非穴组选取双胁下固定的非穴位点，作为对照刺激点，行平补平泻捻转手法各 20s。针刺前穴位用 75% 酒精棉球常规消毒。每日针刺 1 次，共持续 2 周。对照组每日约予相同时间的捉抓刺激。

3. 测定方法

CAT 测定：过氧化氢分解法。

Se-GSH-Px 活性采用二硫代二硝基苯甲酸（DTNB）法。

用 UV-240 紫外分光光度计测定样品透光度，CAT 比色波长为 240nm，Se-GSH-Px 比色波长为 412nm。

CAT、Se-GSH-Px 测定试剂盒。

4. 实验数据统计　实验数据进行方差分析。

（二）结果

1. SAM-P/10 与 SAM-R/1 脑组织 CAT 活性增龄性变化　结果见表 20-107。

表 20-107　SAM-P/10 与 SAM-R/1 脑组织 CAT 活性比较（$\bar{x}\pm s$）

	动物数（n）	3 个月龄［U/（mg·pr）］	6 个月龄［U/（mg·pr）］	9 个月龄［U/（mg·pr）］
P/10	10	12.85±3.51$^{\triangle\triangle*}$	6.06±1.24**	4.35±1.26$^{++\triangle\triangle**}$
R/1	10	15.3±1.27	14.64±2.89	9.84±3.58

注：与同品系 3 个月龄比较，$+P<0.05$，$++P<0.01$；与同品系 6 个月龄比较，$\triangle P<0.01$，$\triangle\triangle P<0.01$；与同月龄 SAM-R/1比较，$*P<0.05$，$**P<0.01$。

2. 针刺对 SAM-P/10 脑组织 CAT 活性的影响　从表 20-108 中可以看出 SAM-P/10 脑组织 CAT 活性随增龄降低，6 个月龄组明显低于 3 个月龄组，9 个月龄组又明显低于 6 个月龄组，均有统计学意义。与同月龄 SAM-R/1 脑组织 CAT 活性比较，各月龄组明显低于 SAM-R/1 对照组。SAM-P/10 6、9 个月龄针刺组 CAT 活性明显高于对照组，与同月龄的 SAM-R/1 水平接近。非穴组与对照组无明显差异。SAM-P/10 3 个月龄针刺组 CAT 活性较对照组高，但差异无统计学意义。以上结果表明：SAM-P/10 脑组织 CAT 活性随增龄减少，明显低于正常老化的 SAM-R/1 对照组，且针刺具有提高脑组织 CAT 活性的作用，针刺效果具有腧穴特异性。

表 20-108　SAM-P/10 各月龄针刺组与对照组组织 CAT 活性比较（$\bar{x}\pm s$）

	动物数（n）	3 个月龄［U/（mg·pr）］	6 个月龄［U/（mg·pr）］	9 个月龄［U/（mg·pr）］
针刺组	10	15.37±2.62	14.22±2.66$^{\triangle\triangle}$	8.1±1.88$^{\triangle *}$
非穴组	10	14.52±2.84	8.77±4.69**	4.65±1.01**
对照组	10	12.85±3.51*	6.06±1.24**	4.35±1.26**
R/1 组	10	15.3±1.27	14.64±2.89	10.03±3.71

注：与同月龄对照组比较，$\triangle P<0.05$，$\triangle\triangle P<0.01$；与同月龄 SAM-R/1 比较，$*P<0.05$，$**P<0.01$。

3. SAM-P/10 与 SAM-R/1 脑组织 GSH-Px 活性增龄性变化　结果见表 20-109。

表 20-109　SAM-P/10 与 SAM-R/1 组 GSH-Px 活性比较（$\bar{x}\pm s$）

	动物数（n）	3 个月龄［U/（mg·pr）］	6 个月龄［U/（mg·pr）］	9 个月龄［U/（mg·pr）］
P/10	10	15.59±2.94	8.15±2.15^{**++}	5.09±2.79$^{++**\triangle\triangle}$
R/1	10	18.21±1.7	17.2±2.35	15.13±1.47$^{+\triangle}$

注：与同品系 3 个月龄比较，$+P<0.05$，$++P<0.01$；与同品系 6 个月龄比较，$\triangle P<0.05$，$\triangle\triangle P<0.01$；与同月龄 SAM-R/1 比较，$*P<0.05$，$**P<0.01$。

4. 针刺对 SAM-P/10 脑组织 GSH-Px 活性的影响　从表 20-110 可以看出，SAM-P/10 脑组织 GSH-Px 活性随增龄而降低，6 个月龄组明显低于 3 个月龄组，9 个月龄组则明显低于 6 个月龄组，具有统计学差异。与同月龄 SAM-R/1 脑组织 GSH-Px 活性比较，各月龄组明显低于 SAM-R/1 对照组。SAM-P/10 3、6 个月龄针刺组 GSH-Px 活性明显高于对照组。非穴组与对照组比较无明显差异。结果表明：SAM-P/10 脑组织 GSH-Px 活性随增龄而降低，并明显低于正常老化的 SAM-R/1 对照组。针刺具有提高脑组织 GSH-Px 活性的功能，针刺效果具有穴位特异性。

表 20-110　SAM-P/10 各月龄针刺组与对照组 GSH-Px 活性比较（$\bar{x}\pm s$）

	动物数（n）	3 个月龄［U/（mg·pr）］	6 个月龄［U/（mg·pr）］	9 个月龄［U/（mg·pr）］
针刺组	10	19.38±2.21$^{\triangle}$	13.99±2.16$\triangle^{**}$	7.92±1.94**
非穴组	10	16.53±1.85	9.47±1.55**	5.52±1.17**
对照组	10	15.59±2.94*	8.15±2.15**	5.09±2.78**
R/1 组	10	18.21±1.7	17.2±2.35	15.13±1.47

注：与同月龄对照组比较，$\triangle P<0.05$；与同月龄 SAM-R/1 比较，$*P<0.05$，$**P<0.01$。

（三）讨论

衰老的自由基学说是 Denham Harman 于 1956 年正式提出的，几十年来，一直是抗衰老研究中的重要领域之一。这个理论主要认为随着年龄增大的退行性变化是由自由基的不良反应所引起的。

人体组织及红细胞中 LPO、MDA 随增龄而升高，而 SOD、CAT、GSH-PX 均出现随增龄下降的变化趋势。在大鼠、小鼠的抗衰老实验研究中也有相一致的增龄性变化规律，但在不同组织、不同区域，增龄性变化趋势也不完全一致。

对于脑萎缩的发病机制目前尚不十分清楚，过度脑萎缩的发生可能是一项或多项病理级联过程（pathological cascade）如淀粉样蛋白的积累或神经纤维的缠结或氧化应激状态等所诱发的神经元死亡。其中脂质过氧化损伤是重要原因之一。

脑组织是高度分化的组织，组织代谢极为活跃，同时又含有丰富的不饱和脂肪酸、磷脂，因此最易受到脂质过氧化损伤。并形成大量的脂质过氧化物（LPO），丙二醛（MDA）为其反应的最终产物，故测试 MDA 含量可反映脂质过氧化程度。

脑组织在缺血、缺氧等病理状态下，可造成局部抗氧化能力下降，自由基蓄积，攻击生物膜中多不饱和脂肪酸，从而较易发生脂质过氧化反应即氧化应激反应。该研究结果也表明 SAM-P/10 脑组织含有较高水平的 MDA，并随着增龄呈增长变化，抗氧化酶防御体系整体全面下降，从而加重了脂质过氧化损伤。

针灸疗法是一种有效的抗氧化治疗手段。抗氧化的作用机制不同于外源性抗氧化酶、微量元素的补充，而是调动人体的潜能，激发机体提高对外源性微量元素、抗氧化剂的摄入，加强机体对内源性抗氧化物的合理利用，促进抗氧化酶形成，并提高其活性有效地清除自由基，减轻脂质过氧化损伤，从而起到延缓衰老的作用。该实验结果表明，针灸不仅仅是单一地增强 SAM-P/10 模型鼠脑组织的 Cu-Zn SOD 活性，而且还可提高其 CAT、GSH-Px 的活性，并且降低 MDA 的含量，延缓脑组织重量的减轻，从而在整个抗氧化防御体系水平提高了机体的抗氧化能力，这正是针灸治疗整体效应及良性调节作用的优势所在。并且针灸抗氧化的作用具有腧穴的特异性。其深入的作用机制可能与提高相关抗氧化酶的转录，增强其酶的活性，减轻自由基损伤，从而减缓、抑制了神经细胞的凋亡有关，是一种多途径、多层次、多水平的调节作用。

三、针刺对 SAMP10 老化鼠脑 CaNmRNA 表达的影响

钙调神经磷酸酶（calcineurin，CaN），属丝氨酸/苏氨酸蛋白磷酸酶家族成员，参与神经递质和激素的释放、神经突触的生长发育及可塑性等神经系统多种功能的调节。CaN 是蛋白质磷酸化系统中的重要组成部分，磷酸化作用是机体调节蛋白质生物功能、影响其生物学活性的重要方式之一，大量胞外信息就是通过对靶细胞中磷酸蛋白质特异调节，而产生各种各样的细胞效应。长期以来认为去磷酸化是体内固有反应无需调节，CaN 的发现证实去磷酸化与磷酸化反应一样受到多种因素的调节，同时也能调节多种信号传导途径。另外总体上蛋白激酶对底物的选择非常严格，而无论哪种磷酸酶都没有蛋白激酶那样高的底物选择性，它们的底物常常合并交叉，所以一种磷酸酶的基因表达异常对细胞生物活动的影响应大于一种蛋白激酶的基因表达异常。针刺对老年期疾病具有一定的改善作用，对蛋白质磷酸化作用的影响有待研究。SAM-P/10 是我院自日本引进的快速老化模型小白鼠（senescence accelerated mouse，SAM）系列中的一个品系，其突出特征为在生长期以后（4～6 个月）快速出现自然老化，并伴随老化产生与人类相似的老化病症。该研究旨在研究 CaN 在 SAM-P/10 老化脑中 mRNA 的表达及针刺对其表达的影响，以期了解脑老化的机制和针刺的作用机理。

（一）材料和方法

1. 实验动物及分组 选用快速老化的 SAM-P/10 为实验动物，将 4 月龄 SAM-P/10 作为正常

对照组，8 月龄的 SAM-P/10 分为实验组、醒脑组和滋补肝肾组，每组各 10 只。

2. 针刺穴位及方法 分为两个针刺组：醒脑组（取人中、内关穴区）、滋补肝肾组（取肾俞、肝俞穴区）。按照华兴邦等制定的全国统一《动物针灸穴位图谱》选取人中、双侧内关、肾俞和肝俞穴区。人中穴区用雀啄手法 10 次，内关穴区用捻转泻法 60s，肾俞、肝俞穴区用捻转法 20s，每日针刺 1 次，共持续半个月。

3. 实验方法

（1）总 RNA 提取：AGPC 法提取脑总 RNA。

（2）CaN 基因和内参基因 GAPDH 的扩增片段大小分别为 512、336bp。

（3）逆转录和 PCR 扩增条件按常规及相关试剂盒说明执行。

（4）常规方法检测相应中间实验产物。

（5）Northern 杂交、杂交后放射自显影及通过凝胶成像仪对杂交带定量等方法均参照有关 mRNA 定量条件进行。

4. 统计学分析 采用 SPSS10.0 版本软件，单因素方差分析（One Way ANOVA），对各组均数进行多重比较。

（二）结果

CaN 在 4 月龄时 mRNA 表达水平维持在相对较高的水平，到 8 月龄时下降至较低水平（视 4 月龄 CaN mRNA 表达水平为正常）。醒脑组能明显上调低表达的 CaN mRNA，调节至接近正常水平，与同月龄非针刺组老化鼠比较，有显著性差异（$P<0.05$）。滋补肝肾组也有上调 CaN mRNA 表达水平的趋势，但与同月龄非针刺组老化鼠比较，无显著性差异（$P>0.05$）；醒脑组上调 CaN mRNA 表达的能力有强于滋补肝肾组的趋势，但两针刺组间无显著性差异（$P>0.05$）。

（三）讨论

蛋白质的磷酸化可能是生长因子、激素及神经递质发挥其生物效应最重要的唯一机制。蛋白质磷酸化系统由蛋白激酶、蛋白磷酸酶和它们相应的底物蛋白组成。蛋白激酶使底物磷酸化，改变底物蛋白质三维构象；蛋白磷酸酶去除磷酸根使磷酸化的蛋白去脱磷酸化，反馈抑制蛋白底物的一系列生物效应。正常时它们处于动态平衡之中，蛋白质磷酸化-去磷酸化的失衡能导致多种细胞生物效应异常。

CaN 的活性受 Ca^{2+}/CaM 调控，在细胞信号传递过程中直接受 Ca^{2+}的调节起脱磷酸化作用，只有当 Ca^{2+}结合到调节亚基 B 上的 4 个 Ca^{2+}结合位点才能增加磷酸酶活性。CaN 调制一系列关键的神经元 Ca^{2+}信号途径，同时负反馈 Ca^{2+}依赖性 NMDA 受体和电压敏感型 Ca^{2+}通道的失活，抑制 Ca^{2+}内流，防止 Ca^{2+}堆积，减轻兴奋毒对细胞损害。由于 NMDA 受体通道在神经兴奋性的传递及神经可塑性的调节中起重要作用，改变磷酸化状态则可调节 NMDA 受体通道的活性、控制通道的开闭，因此 CaN 在进行正常有序神经信号转导方面亦发挥重要作用。

长时和短时性记忆的共同分子基础就是蛋白质磷酸化反应，Ca^{2+}活化钙调蛋白激酶Ⅱ（CAMK-Ⅱ），增强与学习记忆 LTP 形成有关的 NO、谷氨酸受体、nAChR（烟碱型乙酰胆碱受体）等递质、受体的生成、活化。CaN 还可转位到细胞核内直接调节 CREB，CREB 影响编码转录因子，涉及神经递质合成酶、离子通道、结构蛋白等新的蛋白合成，活化的 CaN 可加速 CREB 蛋白的失活，抑制 CAMK-Ⅱ的作用。因而 CaN 比较直接地影响神经细胞的生理病理活动。

许多证据表明，健康的脑老化现象与神经系统退变性疾病具有相互重叠的临床和神经病理特征，有人认为脑老化可能是神经系统退变性疾病的最初级阶段，与疾病的发生有着相同的基础。LTP的损害被认为与老化和记忆障碍关系密切，蛋白激酶/蛋白磷酸酶活性平衡的改变可引起年龄相关的突触传递和LTP损害，过度磷酸化的tau蛋白是AD神经纤维缠结NFT的主要成分，除了多种蛋白激酶直接使tau蛋白磷酸化，蛋白磷酸酶去磷酸化的作用减弱也是一个主要原因，因为CaN就是能使多个蛋白激酶在不同位点磷酸化的tau蛋白脱磷酸的比较重要的磷酸酶。

针刺8个月龄SAM-P/10，下调表达的CaN mRNA有向正常表达水平改善的趋势，醒脑组优于滋补肝肾组，该结果可能对临床治疗老年痴呆改善临床症状提供实验依据。针刺可能通过增强CaN mRNA的表达，改善蛋白磷酸化-去磷酸化的平衡状态和水平，影响离子通道开关调控，调节基因转录水平，减少NHF的形成，稳定微管结构，从而达到改善老化脑的神经系统作用机制，改善学习记忆的目的。

祖国医学早在《内经》中就对脑衰老有所认识“肾主骨生髓”，“诸髓者，皆属于脑”，“五八，肾气衰，发堕齿槁”，“髓海不足，则脑转耳鸣，胫酸眩冒，目无所见，懈怠安卧”等描述均强调了肾、髓与脑的关系；《医林改错》“高年无记性者，脑髓渐空”，已比较公认记忆障碍是脑老化的重要表现。目前普遍认为脑老化主要的病因病机是本虚标实、虚实互见，虚以肝肾阴虚、脾虚胃弱、精亏髓少脑失所充；实责之气机郁滞、痰瘀阻络、蒙蔽清窍。因此分别确立泻实补虚的醒脑开窍和滋补肝肾治则。以了解不同治则的配穴对CaN mRNA表达的影响。结果表明取穴水沟、内关的醒脑组效果优于取穴肝俞、肾俞的滋补肝肾组，提示针刺提高SAM-P/10脑CaN mRNA表达水平具有组方配穴的特异性，分析其可能的原因是：水沟穴所在部位特别靠近元神，系督脉、手足阳明之会。督脉行于背部正中，属于脑，走行在背在头，背为阳，头为诸阳之会，以上均决定了督脉统领一身之阳气，为“阳脉之海”，针刺水沟使督脉阳气通达，则“清阳升，浊阴降”可促进瘀血痰浊等病邪的消除。内关穴为八脉交会穴之一，通于阴维，属手厥阴心包经之络穴，心包替心受邪。若正常发挥心主血脉而使气血运行畅通的功能，必须祛除心包代受之邪。用泻法针刺内关可活血祛瘀、疏通气血、调畅经脉，恢复血脉经络与脑神上通下达的功能则脑神复明。肝俞穴、肾俞穴分别为肝、肾之气输注于背部的穴位，为滋补肝肾要穴，同属足太阳膀胱经穴。补法针刺两穴可补肾填精益髓，滋阴补血柔肝；肝肾为阴脏，俞穴在背，背为阳，俞穴所属经脉与督脉相联系，针刺两穴有阴中求阳的作用，还可改善肝的疏泄和调畅气机、肾的温煦和气化开合等功能。取穴水沟、内关的醒脑组效果优于滋补肝肾组，说明对已衰减的老年期脑物质基础的改善相对比较困难，而改善被抑制或失调的脑功能状态则效果满意，提示醒脑开窍之祛瘀以生新适合预防或改善脑老化的进程。

四、针刺对SAM-P/8血浆及心肌NO影响的实验研究

近年来大量的基础研究业已证实，NO参与心脑血管基础张力调节，具有舒张血管平滑肌和抗血小板黏附聚集功能；参与神经系统的发育，对神经元突触可塑性和神经网络的构建产生重要影响，因而与学习记忆密切相关。SAM-P/8是我院自日本引进的快速老化模型小白鼠（SAM）系列中的一个品系，其突出特征是脑功能障碍、学习记忆能力低下。有关SAM-P/8血浆及心肌NO含量的变化国内外尚未见报道。该实验以SAM-P/8为实验动物，以“醒脑开窍”针刺法为处理因素，在观察SAM-P/8老化鼠血及心肌NO增龄性变化的基础上，重点研究针刺作用的影响并探讨其意义。

（一）材料与方法

1. 动物选择与分组 选取2个月龄的SAM-P/8 15只，为P/8 2个月龄组；选取8个月龄的

SAM-P/8 30 只，再随机分为 P/8 8 个月龄组及 P/8 8 个月龄针刺组。另选 2 个月龄及 8 个月龄正常老化的 SAM-R/1 各 15 只，作为同月龄正常老化对照组。上述动物由天津中医药大学第一附属医院实验动物中心提供，雌雄不拘。

2. 穴位选择及针刺方法 根椐中国针灸学会实验针灸研究会制定的《动物针灸穴位图谱》，选取“醒脑开窍”针刺法主穴内关（双）、太冲（双）及人中穴。内关、太冲穴用捻转泻法 20s，人中用雀啄手法强刺激 10 次。

3. 检测方法 一氧化氮（NO）及一氧化氮合酶（NOS）测定试剂盒。检测仪器 UV-240 型紫外分光光度计，分别在 550nm 和 530nm 波长下测定各吸光值。

4. 实验步骤 按上述动物分组、穴位选择及针刺方法进行实验。针刺组每日针刺 1 次，周日休息。其余各组每日进行与针刺组相同时间、程度的捉抓，共持续 4 周。然后各组动物均予断头取血，肝素抗凝，并迅速取出心脏，制成 10% 的组织匀浆。再按上述检测方法测定各组动物血浆及心肌 NO 和 NOS。

5. 统计学处理 所得结果用方差分析方法进行。

（二）实验结果

与正常老化的 SAM-R/1 相比，SAM-P/8 在 2 个月龄时血浆 NO 含量即明显降低，而 NOS 活性反而明显升高，8 个月龄与 2 个月龄比较无显著差异；针刺治疗后，血浆 NO 含量回升至正常（R/1）水平，NOS 活性也降至正常水平。而心肌 NO 及 NOS 各组间没有明显差异。详见表 20-111、表 20-112。

表 20-111 各组动物血浆 NO 及 NOS 测值（$\bar{x}\pm s$）

组别	例数	NO（μmol/L）	NOS（μ/mg 蛋白）
R/1 2 个月龄	15	115. 258 0±29. 839 0	0. 656 7±0. 127 6
R/1 8 个月龄	12	105. 625 0±26. 638 5	0. 659 2±0. 183 3
P/8 2 个月龄	13	65. 119 2±18. 501 1$^{\triangle\triangle\times\times}$	1. 088 5±0. 254 5$^{\triangle\triangle\times\times}$
P/8 8 个月龄	13	51. 079 2±15. 549 3$^{\triangle\triangle\times\times}$	0. 998 5±0. 244 9$^{\triangle\triangle\times\times}$
R/8 8 个月龄针刺组	14	128. 170 0±19. 052 7**	0. 565 7±0. 126 7**

注：与 R/12 月龄比较，△△P<0. 01；与 R/1 8 月龄组比较，×× P<0. 01；与 P/8 8 月龄组比较，＊＊P<0. 01。

表 20-112 各组动物心肌 NO 及 NOS 测值（$\bar{x}\pm s$）

组别	例数	NO（μmol/L）	NOS（μ/mg 蛋白）
R/1 2 个月龄	15	64. 428 7±24. 552 0	15. 890 0±6. 039 4
R/1 8 个月龄	12	62. 641 7±24. 596 4	17. 353 3±8. 716 4
P/8 2 个月龄	13	65. 471 5±22. 937 2	16. 183 8±5. 457 6
P/8 8 个月龄	13	59. 937 7±19. 781 0	13. 596 2±3. 757 3
P/8 8 个月龄针刺组	14	65. 247 1±22. 424 6	15. 495 0±4. 069 2

（三）讨论

内源性 NO 通过左旋精氨酸（L－Arg）－NO 途径合成并释放。L－Arg 在一氧化氮合成酶（NOS）催化下与氧反应生成 NO 和胍氨酸。NOS 是 NO 生物合成的关键因素。生理条件下，NO 在调节血管基础张力活动中起重要作用。NO 不仅参与外周血管张力的调节，也参与对脑循环的调节，NO 能扩张脑血管，增加脑血流。此外，NO 还是一种重要的信使物质，与神经系统的信息传递关系密切，对神经系统发育及突触可塑性的形成产生重要影响，并与某些类型的学习和记忆有关。

该次实验结果显示，SAM－P/8 老化鼠在 2 月龄时血浆中 NO 含量明显低于正常老化的 R/1，8 月龄时仍持续在低水平，推测其脑功能障碍、学习记忆能力低下可能与 NO 合成障碍，影响了神经元突触可塑性的形成及脑血流的正常维持有关。针刺治疗后，血浆中的 NO 含量明显升高，已恢复到正常水平，考虑这可能是针刺能够改善 SAM－P/8 脑功能，提高其学习记忆能力的重要机制之一。该实验结果还提示，不同月龄的 SAM－P/8 血浆中 NOS 均明显高于 SAM－R/1，而针刺治疗后降至正常水平，这与以往报道的“抑制 NOS 活性的物质可损害某些类型的学习和记忆”似有矛盾，具体原因及意义有待于进一步的研究。此外，该研究还就 SAM－P/8 心肌 NO 及 NOS 进行了观察，结果与 SAM－R/1 相比，没有发现明显差异。

参考文献

包新民，舒斯立．1991. 大鼠脑立体定位图谱．北京：人民卫生出版社：25.

北京神经病学术沙龙．2003. 2359 例青年脑卒中患者危险因素的研究．中华流病学杂志，24（2）：106-108.

毕国荣，卢丽萍，佡剑非．1999. 动态观察急性脑血管病患者血浆肿瘤坏死因子-α 含量变化的临床意义．临床神经病学杂志，12（2）：86.

卞金玲，张春红．2003. 石学敏院士针刺手法量学的概念及核心．中国针灸，23（5）：287-289.

晁文波．2006. 醒脑开窍合并传统针刺治疗脑血管病 600 例疗效观察．中外世界文摘，3（8）：16-18.

陈春富．1994. 自由基清除剂对脑缺血的保护作用．国外医学．脑血管疾病分册，（4）：213.

陈丹阳．1986. 北京市 70 万人群脑卒中流行病学调查．中华医学杂志，6（11）：653.

陈凤敏．2012. 高血压患者的经颅多普勒检测效果观察．吉林医学，33（9）：1917.

陈红雨，李明文．2006. 醒脑开窍针法合化痰通络汤治疗缺血性中风疗效分析．辽宁中医杂志，33（6）：738.

陈建梅，段云友，刘禧，等．2011. 经颅彩色及频谱多普勒超声评价大脑中动脉狭窄支架术血流动力学变化．中华超声影像学杂志，20（3）：219-221.

陈康宁，董为伟．2000. 大鼠脑缺血/再灌流中钙与神经元凋亡关系的研究．中国老年学杂志，20（7）：293-295.

陈良怡，邹寿彬，康华光．2000. 线粒体和细胞内钙自稳平衡，生物化学与生物物理进展，27（5）：483-488.

陈伶，李芳．1994. 大接经取穴法为主治疗中风 114 例．上海针灸杂志，（6）：252.

陈明生，朱瑞芬，詹庆盈．2001. 脑梗死患者血清 TNF-α、IL-1β 含量的变化及其临床意义的研究．中国神经免疫学和神经疾病学杂志，8（1）：32.

陈万福，陆亮．1993. 针灸治疗中风后遗症的临床体会．甘肃中医，（3）：44-46.

陈小红．1993. 疏密波电针镇痛最佳刺激条件的选择．北京医科大学学报，25（5）：343.

陈玉华．1993. 按外风针治中风偏瘫 162 例．上海针灸杂志，12（1）：12.

陈瑗，周玫．1995. 氧化应激与 cfos 和 cjun 转录和 Ap-1 激活．生物化学与生物物理进展，22（5）：386-390.

陈政良，谢佩蓉．1994. IP_3R，RyR 与 Ca^{2+} 信号．国外医学分子生物学分册，16（5）：216.

成军，黄海长．1997. 程序性细胞死亡与疾病．北京：北京医科大学·中国协和医科大学联合出版社．126.

程道宾，王进，秦超，等．2007. 脑分水岭梗死的临床表现及病因研究．中华神经医学杂志，6（5）：508-510.

丹波康赖．2001. 医心方校释．沈澍农，校注．北京：学苑出版社．

邓景贵，欧春莲，张银桃．1996. 血脂与脑卒中关系的研究．中国现代医学杂志，（7）：7-9.

杜鹏．2009. 烟雾病外科治疗进展．医学综述，15（1）：95-96.

杜元灏．1995. 醒脑开窍针法对局灶性脑缺血模型大鼠脑微血管系统机能、形态及能量代谢等的影响．天津：天津中医药大学．36-40.

段跃武，孙雪江，朱美华．2005. “醒脑开窍”针刺法治疗急性中风病 80 例临床研究．针灸临床杂志，21（1）：44-45.

朵振顺．1993. 颅内动脉脉动指数的测定在动脉硬化早期诊断中的价值．中华老年医学杂志，12（2）：109.

樊贵，唐朝枢．1992. 中枢神经系统中的内皮素．生理科学进展，23（2）：164-166.

范刚启，钱广洪，张南征，等．1996. 针刺手法研究现状分析．医学与哲学，（4）：181.

范刚启，张南征，毛智生．1995．目前针灸临床研究存在的问题及对策．医学与析学，16（7）：344．
范刚启，周吉，刘冠军．1995．正交设计在针灸临床研究中的应用．上海针灸杂志，14（1）：42．
范郁山，罗燕．2007．浅刺水沟、内关穴对脑梗塞大鼠脑组织缺血半暗带Caspase-3蛋白表达的影响．针灸临床杂志，23（2）：45-48．
方允中，李文杰．1989．自由基与酶．北京：科学出版社．272．
房丽．1996．头穴久留针治疗急性脑梗塞的临床观察．上海针灸杂志，15（5）：4．
付静静，刘立安．2011．面神经功能评价标准的应用现状与分析．针灸临床杂志，27（9）：45-46．
付平，贾建平，王葳，等．2005．电针内关和神门穴对脑功能成像不同影响的观察．中国针灸，25（1）：61-63．
高碧霄，孙瑜，丛爱明，等．2004．针刺治疗脑血管疾病162例疗效观察．中国针灸，24（1）：17-19．
高春恒，张华．2013．经颅彩色多普勒超声评价外伤性蛛网膜下腔出血患者大脑中动脉血管痉挛．中华医学超声杂志，4（4）：12-13．
高山，黄家星．2004．经颅多普勒超声（TCD）的诊断技术与临床应用．北京：中国协和医科大学出版社：121．
高思远，杨树源．1997．颅脑外伤后局部脑组织c-fos基因表达．中华创伤杂志，13（2）：68-70．
高小兰，胡长梅，张晓明．1993．防治脑血管病势在必行．中国慢性病预防与控制，1（2），57．
高元桂，蔡幼铨，蔡祖龙．1993．磁共振成像诊断学．北京：人民军医出版社．195-213．
葛林宝．2000．断续波治疗神经损伤的临床研究．针灸临床杂志，16（4）55-57．
龚镠．1994．100例急性脑血管病心电图分析．中风与神经疾病杂志，11（4）：239．
郭霭春．1999．黄帝内经素问校注语译．天津：天津科学技术出版社．
郭建，杨涛．2013．金纳多注射液治疗急性脑梗死临床研究．中医学报，28（2）：1895-1896．
韩鸿宾，谢敬霞．1998．MR扩散与灌注成像在脑缺血诊断中的应用．中华放射学杂志，（32）：364-369．
韩济生．1993．神经科学纲要．北京：北京医科大学、中国协合医科大学联合出版社．839-841．
韩济生．1999．神经科学原理．第2版．北京：北京医科大学出版社．524-538．
汉·张机．1998．金匮要略．见：于伯海．伤寒金匮温病名著集成．北京：华夏出版社．
何希俊，谭吉林，王本国，等．2005．醒脑开窍针刺法治疗脑卒中后抑郁86例疗效观察．中国康复理论与实践，11（6）：467-468．
何晓红．2003．醒脑开窍法治疗中风病的疗效观察．青海医药杂志，33（9）：61-62．
贺妮娜，樊小农，王舒，等．2011．正交设计法在针灸研究中的应用．针灸临床杂志，23（1）：63-65．
洪雁．2005．缺血性脑血管病复发的危险因素分析（附691例报告）．广西医学，27（6）：824-826．
胡翔龙，马廷芳．1990．中医经络现代研究．北京：人民卫生出版社，16．
胡占盈．2000．两种疗法治疗缺血性中风336例疗效观察．天津中医，17（1）：31．
华兴邦，李辞蓉，周浩良，等．1991．大鼠穴位图谱的研制，实验动物与动物实验，（1）：1-3．
黄洪君，杨建红．2013．经颅多普勒超声对40例高血压病患者检测结果分析．医药前沿，（2）：141．
黄久仪，王桂清，沈凤英，等．2003．脑血管血流动力学积分与脑卒中风险的队列研究．中华流行病学杂志，24（2）：89-91．
黄显雄，田一锋，胡成武，等．2012．颈动脉彩超、经颅多普勒及血液流变学联合检查对脑梗死的临床意义．卒中与神经疾病，19（6）：364-366．
季钟朴．1987．经络研究思路的探讨．中西医结合杂志，7（8）：497．
冀瑞俊，贾建平，孟然，等．2008．椎-基底动脉系统缺血神经功能障碍评价量表的编制及信、效度检测．脑与神经疾病杂志，16（1）：47-50．
姜春华，姜光华．1989．历代中医学家评析．上海：上海科学技术出版社．
姜德波，章军建．1991．从自由基病理学探讨脑梗塞治疗的新进展．国外医学神经病学/神经外科分册，

18（2）：61.
姜英．2006．醒脑开窍针刺法治疗急性脑出血32例疗效观察．河北中医，28（5）：373-374.
姜招峰．1991．人老化红细胞和老年大鼠几种自由基代谢的实验研究．中华老年医学，10（4）：233.
蒋宇宏，宋少辉，刘海滨．2014．磁共振氢质子波谱序列点分解频谱分析法和弥散加权成像在超急性期脑梗死缺血半暗带的临床应用．新乡医学院学报，31（5）：353-355.
金·李杲．1987．医学发明活法机要．傅兴国，点校．北京：中医古籍出版社．
金·刘守真．1998．河间医集．孙洽熙，编校．北京：人民卫生出版社．
金·张从正．1997．儒门事亲．见：曹炳章．中国医学大成（第九册）．张琨，点校．北京：中国中医药出版社．
金·张元素．1978．医学启源．任应秋，点校．北京：人民卫生出版社．
金竹青，程介士．1998．不同穴位针刺对暂时性局部脑缺血大鼠皮层体感诱发电位和脑梗塞体积的影响．上海针灸杂志，（5）：37.
晋·葛洪．1997．抱朴子内篇·肘后备急方．梅全喜，郝近大，冉懋雄，等，编译．北京：中国中医药出版社．
晋·王叔和．1997．脉经．见：曹炳章．中国医学大成（第三册）．张琨，点校．北京：中国中医药出版社．
鞠洁．1991．慢性酒精中毒50例临床分析．中风与神经疾病杂志，（8）：233-235.
康卫华．1994．经颅多普勒超声的临床应用．山西医学院学报，25（1）：101-103.
赖芳山，叶成亮，阎润茗．1992．益气活血针法治疗缺血性中风32例临床研究．中国中西医结合杂志，12（4）：216-218.
李爱红，刘玉生，尚纯生．2001．醒脑开窍针刺法治疗脑梗塞早期临床研究．针灸临床杂志，17（11）：39-40.
李才明．2004．脑血管病遗传学研究现况．中风与神经疾病杂志，21（2）：185-186.
李聪甫．1990．中藏经校注．北京：人民卫生出版社．
李海宁，杨申，杜彦辉，等．2008．缺血性脑血管病DSA和TCD的对比分析．宁夏医学院学报，30（1）：68.
李航，荣根满．2014．TCD超声检测高血压病患者脑血管血流动力学的改变与影像学研究．中国医药指南，3（9）：56-57.
李宏，刘凤林，王伟．2006．经颅多普勒对青年人缺血性卒中临床应用价值．中风与神经疾病杂志，23（1）：105-106.
李宏，刘凤林．2003．TCD对急性脑动脉硬化脑梗塞的诊断价值临床意义．脑与神经疾病杂志，11（2）：100-101.
李虹．1992．辨证施针治疗中风后遗症126例．安徽中医学院学报，（4）：49.
李经纬，林昭庚．2000．中国医学通：古代卷．北京：人民卫生出版社．
李岚，屠永华，赵光东．1999．IL-1、TNF在局部脑缺血/再灌注中的表达．中国神经免疫学和神经疾病学杂志，6（1）：16-19.
李良寿．2003．加强脑卒中的预防与研究．中华流病学杂志，（24）：83-85.
李露斯，梁志坚．1990．完全性脑缺血大鼠脑匀浆钙调蛋白、游离脂肪酸及其代谢产物含量的变化．中国神经疾病杂志，16（1）：13.
李平，王舒，刘庆忠，等．1996．醒脑开窍针法对脑梗塞模型大鼠脑神经递质影响的实验研究．天津市二十一世纪青年基金课题鉴定材料．65-69.
李平．1992．醒脑开窍针法对脑缺血及再灌注家兔自由基病理学及脑水肿的影响．天津：天津中医药大学．42-48.
李平．1992．醒脑开窍针法对脑缺血及再灌注损伤影响的实验研究．天津：天津中医药大学．1-2.

李润今．1995. 青中年的近期饮酒吸烟与脑梗塞．国外医学．脑血管疾病分册，（5）：274-275.
李世淖．1987. 从脑血管病的国际分布特征看神经流行病学研究的意义．中华流行病学杂志，8（5）：316.
李伟力，滕继军，江志娟，等．2012. 大脑中动脉区梗死的 DWI 特点及与其供血动脉狭窄的关系．中华脑血管病杂志：电子版．6（2）7-11.
李晓虹，朱世明，孙晓辉．2003. 急性脑梗死患者高血压与脑循环动力学的关系．中华流行病学杂志，24（10）：952.
李焰生．2009. 扩大时间窗溶栓：急性卒中治疗 13 年来最大的进步——欧洲协作性急性卒中研究-3（ECASS3）结果解读．中国卒中杂志，4（1）：13-18.
李玉玲，周宏彬，刘瑞．1994. 阴经透刺法为主治疗中风 162 例．上海针灸杂志，（6）：245.
李跃群，李继峰，陈德勤，等．2011. 外伤性蛛网膜下腔出血患者血流动力学变化的动态观察．济宁医学院学报，31（2）：11-13.
李振三，杨期东，苏启庚，等．1989. 中国农村脑血管病流行病学调查．中华神经外科杂志，（S1）：7.
李智．2007. 石氏中风单元疗法治疗急性期脑出血临床观察．上海针灸杂志．10（126）：6-8.
廖维靖，Frank Weiegand，Ulrich Dirnagl. 1998. 脑缺血损伤的病理生理机制-损伤级联反应．国外医学·脑血管病分册，6（4）：197-202.
林红军，方伟蓉，李运曼．2014. 缺血性脑卒中治疗时间窗的创新药物研究进展．药学与临床研究，22（2）：134-139.
林咸明，方剑乔．2011. 关于穴位效应研究的思考．上海针灸杂志，30（3）：207-208.
林燕，侯爱武，陈传磊，等．2011. 经颅多普勒检查对颈内动脉、大脑中动脉狭窄的诊断价值．中国医药指南，6（9）：13-14.
凌峰．1991. 介入神经放射学．北京：人民卫生出版社．77-78.
凌锋．2008. 缺血性脑血管病介入治疗现状和存在的问题．实用医院临床杂志，5（2）：3-5.
刘斌，李世英，张强．1997. 脑卒中一家系七例．中华遗传学杂志，（14）：92.
刘桂宝．2009. 浅议经颅多普勒超声对偏头痛的研究．医学信息，1（12）：221.
刘建华，马文涛，崔仁发，等．2004. 针灸作用机理和经络研究的现状及其展望．中国基础科学，（4）：28-35.
刘建华，马文涛，崔仁发，等．2004. 针灸作用机理和经络研究的现状及其展望．中国基础医学研究进展，（4）：28-35.
刘梅力，崔世民，张蕾莉，等．2002. 磁共振扩散加权和灌注成像对超急性期脑梗死影像半暗带的研究．中华放射学杂志，36：1095-1100.
刘文婷．2012. 经颅多普勒超声（TCD）在烟雾病中的临床应用分析．吉林：吉林大学．
刘亚红，徐格林，许亮，等．2007. 缺血性脑血管病血管内介人治疗并发症的预防和护理．护理研究，21（1）：63-64.
刘永久．1993. 电针疏密波疗效观察-附 53 例颈椎病治疗分析．针刺研究，10：39.
刘在贵，孙贻华，程方敏，等．1998. 血浆兴奋性氨基酸含量与脑梗塞关系的研究．医学综述，（11）：618-619.
柳青，李风雷，黄本友．2002. 核因子-κB 在局部脑缺血再灌注损伤大鼠脑组织中的表达．卒中与神经疾病，9（2）：104-106.
龙洁．1997. 脑心综合征．中国实用内科杂志，17（11）：648-649.
陆建明．1999. 急性脑梗死患者治疗前后血清 IL-2、IL-6 和 TNF 水平的变化．临床神经病学杂志，12（6）：369.
陆松鹤，黄裕新．2003. 针刺研究中存在的问题及今后的研究设想．甘肃中医，16（7）：1-4.
吕晓红，许丽艳，李恩民，等．1997. 一氧化氮在迟发性神经元坏死中与程序性细胞死亡关系的研究．中风与神经疾病杂志，14（2）：68-70.
罗平，张淑忆.2006. 醒脑开窍针刺法治疗卒中后肢体功能障碍78例临床研究. 针灸临床杂志，22（8）：41-42.
罗赛华，杨柳明，陈立一，等.2014. 尿激酶对非老年性脑梗死缺血半暗带相对弥散系数的影响. 中国微侵袭神经外科杂志，19（1）：28-30.
罗勇，董为伟.2002. Wistar大鼠插线法局灶性脑缺血/再灌注模型的实验研究. 重庆医科大学学报，27（1）：1-4.
罗祖明，董佑忠，彭国，等.1999. 脑血管疾病治疗学. 北京：人民卫生出版社.121-124.
马敬民.1995. 阿茨海默病的快速进展型脑中颞叶萎缩. 国外医学. 老年医学分册，（4）4：186-187.
马美琴.2008. 缺血性脑血管病介入手术后常见问题及护理对策. 淮海医药，26（4）：356-357.
马振河，赵玉成.2006. 醒脑开窍针刺法治疗假性球麻痹30例. 山东中医药杂志，25（6）：397.
满晓，冷振璞，庞在英，等.2008. CT灌注成像结合血浆谷氨酸、γ-氨基丁酸检测对诊断急性脑梗死的价值. 山东大学学报：医学版，46（8）：784-786+790.
梅轶芳，金红，架绍钧，等.2003. 脑血栓形成与亚甲基四氢叶酸还原酶基因多态性的关系. 中华神经科杂志，36（2）：126-128.
蒙树煜，程守强，张辉，等.2006. "醒脑开窍"针法治疗脑梗死疗效观察. 中国中西医结合急救杂志，13（5）：306-308.
孟季红，潘晓丽.2010. 经颅多普勒超声在烟雾病筛查中的应用. 中国小儿急救医学，17（6）：550-552.
孟智宏.1998. 醒脑开窍针法对MCAO大鼠多脏器MDA、SOD的影响. 天津：天津中医药大学.78-81.
闵友江，严振国，杨元华，等.2008. 针刺效应影响因素的定性定量化实验研究. 辽宁中医杂志，35（12）：1923-1927.
明·戴思恭.1984. 推求师意. 左言富，点注. 江苏：江苏科学技术出版社.
明·戴原礼.1989. 秘传证治要诀及类方. 沈凤阁，点校. 北京：人民卫生出版社.
明·龚廷贤.1997. 鲁府禁方. 张慧芳，伊广谦，点校. 北京：中国中医药出版社.
明·龚廷贤.2004. 寿世保元. 北京：人民卫生出版社.
明·胡文焕.1986. 养生导引法. 胡伯虎，赵晓梅，点校. 北京：中医古籍出版社.
明·皇甫中.1982. 明医掌指（订补本）. 北京：人民卫生出版社.
明·刘纯.1999. 玉机微义. 见：姜典华. 刘纯医学全书. 北京：中国中医药出版社.
明·楼英.1996. 医学纲目. 阿静，闫志安，牛久旺，校注. 北京：中国中医药出版社.
明·秦昌遇，明·秦之桢.2001. 症因脉治. 张慧芳，杨建宇，点校. 北京：中医古籍出版社.
明·王肯堂.1997. 重订灵兰要览. 见：曹炳章，中国医学大成（第九册）. 张琨，点校. 北京：中国中医药出版社.
明·王纶.1995. 名医杂著. 沈凤阁，点校. 北京：人民卫生出版社.
明·王绍隆.1997. 医灯续焰. 见：曹炳章. 中国医学大成（第三册）. 张琨，点校. 北京：中国中医药出版社.
明·吴昆.1998. 医方考. 洪青山，校注. 北京：中国中医药出版社.
明·吴崑，1997. 黄帝内经素问吴注. 孙国忠，方向红，点校. 北京：学苑出版社.
明·杨继洲.1999. 针灸大成. 夏魁周，校注. 北京：中国中医药出版社.
明·虞抟.1981. 医学正传. 北京：人民卫生出版社.
明·袁班.1990. 证治心传. 见：上海中医学院中医文献研究所. 历代中医珍本集成（二十一）. 上海：上海三联书店出版.
明·张洁.1985. 仁术便览. 北京：人民卫生出版社.
明·张介宾.1980. 类经图翼. 北京：人民卫生出版社.

明·张景岳，1981. 质疑录. 王新华，点注. 江苏：江苏科学技术出版社.
明·张景岳.1999. 景岳全书. 见：李志庸. 张景岳医学全书. 北京：中国中医药出版社.
明·赵献可.1982. 医贯. 北京：人民卫生出版社.
明·周之干.1997. 周慎斋遗书. 见：曹炳章. 中国医学大成（第五册）. 张琨，点校. 北京：中国中医药出版社.
毋敬郁，毋凯平，杨翰仪，等.1996. 迟发性神经元死亡以凋亡形式发生的研究进展. 国外医学·老年医学分册，17（4），149.
聂志余，靳令经.2011. 血压波动对脑梗死后脑灌注的影响. 中国卒中杂志，6（11）：922-926.
牛小媛，李阳，扬旭.2003. 山西省城乡中青年脑梗死危险因素的病例对照研究. 中华流行病学杂志，24（7）：639.
欧阳八四，1994. 浅论“独取阳明”对针刺治疗中风的意义. 辽宁中医杂志，（10）：472.
清·鲍相璈.1990. 验方新编. 梅启照，周光优，点校. 北京：人民卫生出版社.
清·陈杰.1999. 回生集. 陈振南，杨杰英，点校. 北京：中医古籍出版社.
清·陈菊生.1986. 诊余举隅录. 见：珍本医书集成第十三册（医案类乙）. 上海：上海科学技术出版社.
清·陈念祖.2003. 时方妙用. 见：新校注陈修园医书（第三辑）. 福建：福建科学技术出版社.
清·陈念祖.2003. 医学实在易. 见：新校注陈修园医书（第三辑）. 福建：福建科学技术出版社.
清·陈士铎，2000. 辨证录. 王永谦，点校. 北京：人民卫生出版社.
清·陈修园.1958. 医学从众录. 上海：上海科学技术出版社.
清·程国彭.1997. 医学心悟. 见：曹炳章. 张琨，点校. 中国医学大成（第九册）. 北京：中国中医药出版社.
清·程杏轩.1983. 医述. 安徽：安徽科学技术出版社.
清·冯兆张.1998. 冯氏锦囊秘录. 田思胜，校注. 北京：中国中医药出版社.
清·高世栻.1983. 医学真传. 王新华，点注. 江苏：江苏科学技术出版社.
清·顾松园.1986. 顾松园医镜校注. 张景捷，校注. 河南：河南科学技术出版社.
清·何惠川.1986. 文堂集验方. 见：珍本医书集成第十册（方书类乙）. 上海：上海科学技术出版社.
清·雷丰.1978. 时病论. 北京：人民卫生出版社.
清·林佩琴.1995. 类证治裁. 孔立，校注. 北京：中国中医药出版社.
清·庆云阁.1983. 医学摘粹. 彭静山，点校. 上海：上海科学技术出版社.
清·沈金鳌，1996. 杂病源流犀烛. 李占永，李晓林，校注. 北京：中国中医药出版社.
清·王馥原.2000. 医方简义. 见：曹炳章. 中国医学大成续集（二十八）. 上海：上海科学技术出版社.
清·王清任.2005. 医林改错. 李天德，张学文，整理. 北京：人民卫生出版社.
清·徐大椿.1997. 慎疾刍言. 见：曹炳章. 张琨，点校. 中国医学大成（第九册）. 北京：中国中医药出版社.
清·徐大椿.1997. 医学源流论. 见：曹炳章. 张琨，点校. 中国医学大成（第九册）. 北京：中国中医药出版社.
清·尤在泾.1997. 金匮要略心典. 见：曹炳章. 张琨，点校. 中国医学大成（第二册）. 北京：中国中医药出版社.
清·尤在泾.1997. 金匮翼. 见：曹炳章. 张琨，点校. 中国医学大成（第二册）. 北京：中国中医药出版社.
清·喻昌.1983. 医门法律. 徐复霖，点校. 上海：上海科学技术出版社.
清·喻昌.2000. 寓意草. 见：曹炳章. 中国医学大成续集（四十三）. 上海：上海科学技术出版社.
清·张璐.1995. 张氏医通. 李静芳，建一校注. 北京：中国中医药出版社.
清·张志聪.1982. 侣山堂类辩. 王新华，点注. 江苏：江苏科学技术出版社.

清・周学海．1999. 读医随笔．阎志安，校注．北京：中国中医药出版社．
仇成轩．1992. 缺血性脑卒中危险因素探讨．中华流病学杂志，13（6）：344-347.
日本・丹波元坚．2002. 杂病广要．李洪涛，点校．北京：中国古籍出版社．
邵亚农，沈靖，谈永飞，等，1997. 脑梗塞家族聚集性的病因和流行病学研究．中华流行病学杂志，18（5）：275-278.
申奥，李劲松，罗迪．2005. 醒脑开窍针刺法辅助治疗急性脑梗死疗效观察．中国中医急症，14（5）：398-399.
申国明，曹海学，王龙海．2002. 针刺疗法治疗脑卒中偏瘫取穴规律探析．安徽中医学院学报，19（2）：35-36.
申鹏飞，孔莉，石学敏．2005. 醒脑开窍针法治疗卒中后抑郁症临床研究．中国针灸，25（1）：11-13.
沈国柱，范明芳，余建军，等．1997. 脑梗塞患者血清中 LPO，SOD 水平与巴曲酶的影响．临床神经病学杂志，10（2）：115.
沈国柱，范明芳，余建军，等．1997. 脑梗塞患者血清中 LPO、SOD 水平与巴曲酶的影响．临床神经病学杂志，10（2）：115.
沈天真，陈星荣．2004. 神经影像学．上海：上海科学技术出版社．475-544.
盛坤，蔡辉，高旸．2008. 丹芪偏瘫胶囊为主治疗中风后遗症 130 例．山西中医杂志，2（24）：23.
师秀章．1985. 自由基导致衰老与抗自由基防老的研究．中华老年医学杂志，4（2）：122-124.
石卫东，李新颖，张丽丽，等．2006. TCD 与彩色多普勒超声联合应用诊断锁骨下动脉盗血综合征．吉林大学学报：医学版，32（6）：1103-1105.
石湘云，蔡厚铮，陈诗词，等．1994. 高血压与腔隙性脑梗塞关系的临床研究．中华高血压杂志，（1）：54-56.
石学敏，李军，阎莉，等．1992. 针刺治疗中风病的临床研究．上海针灸杂志，（4）：4-7.
石学敏．1989. 醒脑开窍针刺法治疗中风 2336 例的临床分析及实验研究．天津中医，（6）：2.
石学敏．1998. 中风病与醒脑开窍针刺法．天津：天津科学技术出版社．207.
石学敏．2012. 针刺手法与临床效果的相关性研究——同一穴位针刺方向、深度、施术与对应症的关系．中医学报，27（127）：1077-1079.
史宝林，张勇，武艳华，等．2003. 脑梗死的遗传流行病学研究．中华流行病学杂志，24（8）：719-721.
史佳云．2010. 高血压患者 167 例经颅多普勒监测分析．中国基层医药，17（3）：358-359.
史跃，高从敬，孟宪俊，等．2008. 颅内动脉瘤溶栓联合机械碎栓治疗急性脑梗死．介入放射学杂志，17（5）：309-312.
宋・陈言．1983. 三因极一病证方论．北京：人民卫生出版社．
宋・郭思．2003. 千金宝要．李玉清，点校．上海：上海科学技术出版社．
宋・严用和．1980. 重订严氏济生方．浙江省中医研究文献组，湖州中医院，整理．北京：人民卫生出版社．
宋・赵佶．1982. 圣济总录．北京：人民卫生出版社．
粟秀初，孔繁元，范学文．2003. 现代脑血管病学．北京：人民军医出版社．195-264.
睢明河，周宇姝，马文珠，等．2004. 大小刺激量捻转补泻法对血虚证大鼠红细胞计数的影响．针刺研究，9（3）：213-216.
隋・巢元方．1997. 诸病源候论．见：曹炳章．中国医学大成（第九册）．张琨，点校．北京：中国中医药出版社．
隋帮森．1991. 脑血管疾病—MR. CT. DSA 与临床．北京：人民卫生出版社．
孙华，包飞，王道海，等．2006. 头针联合体针对中风偏瘫的临床疗效观察．中国针灸，16（6）：395-398.
孙克兴．1998. 不同参数电针对人体超微发光的影响．中国中医基础医学杂志，4（3）：51-52.
孙瑞卿，王贺春，王韵，等．2002. 不同频率的电针对大鼠神经源性痛的治疗作用．中国应用生理学杂志，

18（2）：128.
唐·孙思邈.2004. 药王千金方. 高文柱. 北京：华夏出版社.
唐朝枢，李兆萍，樊贵，等.1992. 内皮素对离体心肌细胞的影响. 生理学报，44（1）：15-21.
唐成定.2004. 丹芪偏瘫胶囊治疗脑血栓形成的临床观察. 湖北中医杂志，5（26）：37.
唐强，冯军，张春英，等.1994. 头穴透针不同捻转持续时间治疗急性脑梗塞60例体感诱发电位研究. 中国针灸，（4）：1.
滕继军，韩仲岩.1994. 缺血性脑血管病患者血浆内皮素的研究. 临床神经病学杂志，7（5）：268-271.
田恒力.1995. 一氧化氮与脑缺血. 国外医学脑血管疾病分册，3（2）：59-62.
田津斌，沈上，韩济生，等.1998. 电针频率对大鼠脊髓灌流液中SOM和CGRP含量的影响. 生理学报，50（1）：101.
汪青松.1995. 多磷酸肌醇磷脂转换与缺血性脑血管病. 国外医学脑血管疾病分册，3（2）：65.
汪雪苔.1997. 针灸研究的现状和未来. 针刺研究，22（4）：245.
王洪图.2003. 内经. 北京：人民卫生出版社.
王建德，梁曼丽，徐晓明.1992. 针刺治疗中风后遗症50例. 陕西中医，（11）：509.
王建立，谢敬霞.1998. MR灌注及扩散成像在脑血液动力学与急性脑缺血病理生理研究中的应用. 中华放射学杂志，（06）：370-374.
王俊，聂孟，蓉田英.2001. 针刺对出血性脑卒中促醒作用的临床观察. 贵阳中医学院学报，23（2）：34-45.
王利.1996. 督脉十三针为主治疗中风50例疗效观察. 中国针灸，（6）：9-10.
王麟鹏，周德安，程霞，等.1996. 不同时辰针刺对缺血性中风患者血浆TXB2和6-酮-PGF12含量的影响. 中国针灸，16（2）：1-2.
王书红，原国霞.1997. 腹针治疗中风偏瘫44例. 中国针灸，（11）：680.
王涛，孙圣刚，曹学兵，等.2003. 脑梗死患者的颈动脉超声与脑底动脉多普勒对照研究. 中国康复，18（3）：144-146.
王文志.1992. 脑血管病在我国的流行现状及其防治对策. 中国慢性病预防与控制，（1）：6.
王先梅，祝善俊，惠汝太.2001. 遗传易感性与卒中. 国外医学脑血管病分册，9（3）：156-157.
王岩，季奎，张学慧.2005. 经穴—脏腑相关学说的研究进展及存在问题的讨论. 针灸临床杂志，21（6）：55-56.
王玉明.1993. 阴阳经穴平衡刺治疗脑血管意外后遗症312例疗效观察，中国针灸，（2）：1-2.
王跃秀，袁斌，唐敬师.1997. 不同参数电针对大鼠脊髓背角神经元伤害感受性反应的影响. 针刺研究，22（1-2）：77-78.
王忠诚，等.1985. 中国六城市居民神经系统疾病的流行病学调查. 中华神经外科杂志，（1）：7.
王忠诚，程学铭.1984. 北京西长安街地区居民神经系统疾病的流行病学调查. 中华神经精神科杂志，（17）：72.
卫生部脑卒中筛查与防治工程委员会.2012. 脑卒中筛查与防治指导规范.
吴德林，强美玉，孙结，等.1989. 超氧化物歧化酶的放射免疫测定及其应用. 第二军医大学学报，10（1）：56.
吴恩惠.1995. 头颅CT诊断学. 第2版. 北京：人民卫生出版社.91-121.
吴芳，杨万章，陈传煌，等.2006. 面瘫分级评定量表的信度与效度研究初探. 中西医结合心脑血管病杂志，4（11）：984-985.
吴芳，杨万章，陈传煌，等.2006. 面瘫分级评定量表的信度与效度研究初探. 中西医结合心脑血管病杂志，4（11）：984-985.
吴桂贤，吴兆苏，何柄林，等.1994. 我国16省市脑卒中流行病学特征. 中华医学杂志，（5）：281-283.

吴浩. 1996. 一氧化氮与学习记忆. 国外医学药学分册, 23 (6): 340-343.
吴江, 刘亢丁, 苏志强, 等. 2000. TNF-α 在实验性局灶性脑缺血中的表达. 中风与神经疾病杂志, 17 (2): 77.
吴苏宁, 张晓霞, 赵瑞平, 等. 2000. 急性脑梗死患者血清肿瘤坏死因子及循环内皮细胞含量变化的对比研究. 中风与神经疾病杂志, 17 (3): 149.
吴卫平, 李振洲, 匡培根. 1996. 脑缺血和再灌注后脑组织内皮素-1 基因表达及丹参的影响. 中国神经免疫学和神经病学杂志, (3): 137-141.
吴英恺, 吴兆苏, 姚崇光, 等. 1991. 我国心血管病发展趋势及发病危险因素的人群监测研究——1985 ~ 1989 年工作报告. 心肺血管报, (3): 138.
夏烈新, 冉文, 陈立铭, 等. 2013. 急性脑梗死的 TCD 与 CT 诊断对比分析. 中华全科医学, 11 (8): 1213-1214.
夏奕明, 朱莲珍. 1987. 血和组织中谷胱甘肽过氧化物酶活力测定方法—DTNB 直接法. 卫生研究, 16 (4): 29.
夏玉光, 肖艳萍, 曹振兴, 等. 2013. 经颅彩色多普勒超声测量健康成人脑血流量的临床研究. 中国基层医药, 20 (5): 667-668.
夏中元, 刘颖涛, 万德宁. 1998. 全脑缺血-再灌注大鼠大脑 c-fos 基因表达的实验研究. 中国危重急救医学, 10 (4): 210-212.
肖学宏, 孔祥泉, 刘定西, 等. 2000. 脑梗死在扩散加权像上信号强度及表面扩散系数变化的时间过程. 中华放射学杂志, 34 (5): 325-328.
谢仰民, 郑坚. 1998. 幼龄和老龄小鼠肝、心组织生化指标变经的研究. 汕头大学医学院学报, 11 (2): 4-5.
熊杰, 张丰韦, 李亚东. 2006. 醒脑开窍针刺法治疗超早期脑梗死的临床观察. 武警医学, 17 (6): 416-417.
熊克仁, 马同军, 杨解人, 等. 2001. 不同频率电针对人鼠尾壳核头部一氧化氮合酶表达的影响. 皖南医学院学报, 20 (3): 157.
徐如祥, 易声禹, 吴声伶等. 1992. 神经细胞 Ca^{++} 通道变化及对鼠血脑屏障通透性和外伤性脑水肿的影响. 中华神经外科杂志, 8 (1): 41.
徐如祥, 易声禹. 1993. 大鼠脑损伤后脑与血清中 5-羟色胺和 5-羟吲哚醋酸改变及赛庚啶的作用-荧光分光检测与免疫组化研究. 中华神经外科杂志, 9 (5): 256.
徐卫历, 耿贯一. 1992. 脑出血危险因素的病例对照研究. 中华流行病学杂志, 13 (6): 340.
徐运, 徐艳, 李传文, 等. 1997. 脑缺血和再灌注鼠亚细胞水平 MDA、SOD 变化及中药的影响. 临床神经病学杂志, 10 (2): 73.
徐忠, 郑惠民. 1994. 上海市市区 15 885 名居民急性脑卒中患者危险因素的 COX 回归分析. 中华流行病学杂志, 15 (2): 181-183.
许能贵, 马勤云, 侯思伟, 等. 2000. 电针对大鼠局灶脑缺血后神经元损伤保护作用的研究. 中国针灸, 20 (4): 237.
薛爽, 周宝玉, 杨丽红, 等. 2000. 14 例颈内动脉狭窄或闭塞的 TCD 诊断、MRA 和 DSA 对照及治疗后评价. 中日友好医院学报, 14 (3): 143.
闫丽萍. 1998. 近年来有关经络实质假说的文献杂志. 上海针灸杂志, 17 (6): 37.
严徽瑾, 赵惠敏, 罗兰, 等. 1998. 大鼠局灶性脑缺血模型的研究. 中华神经精神科杂志, 21 (1): 3.
严徽瑾, 等. 1988. 大鼠局灶性脑缺血模型的研究. 中华神经精神科杂志, 21 (1): 3.
严世芸. 1993. 宋代医家学术思想研究. 上海: 上海中医学院出版社.
严世芸. 2004. 中医学术发展史. 上海: 上海中医药大学出版社.

严徵瑾．1988. 大鼠局灶性脑缺血模型的研究．中华神经精神科杂志，21（1）：3.

阎伟，许二赫，张昀，等．1996. 急性脑梗塞患者红细胞免疫功能与血清 SOD、LPO 的变化．中风与神经疾病杂志，13（4）：211.

杨光福，卢智．1997. 辨经论治治疗中风 70 例疗效观察．中国针灸，17（7）：437-438.

杨万章，吴芳，张敏．2005. 周围性面神经麻痹的中西医结合评定及疗效标准（草案）．中西医结合心脑血管病杂志，3（9）：786-787.

杨毅，徐俊健．1999. 椎基底动脉供血不足的 BASP TCD MRI 对比研究．脑与神经疾病杂志，7（1）：33-34.

叶曙，刘悼霖，梁秀龄．1991. 脑梗塞的遗传因素探讨．中华神精科杂志，24（1）：33-35.

殷若元．1993. 细胞肌醇脂质信导系统的分子基础及研究进展．国外医学卫生学分册，20（5）：264.

应赛霞，程介士．1994. 沙土鼠暂时性脑缺血后海马内一氧化氮合成酶 mRNA 的变化及电针的作用．上海医科大学学报，21（suppl）：109-111.

于建春，于涛，韩景献．2002. 从基因表达差异分析腧穴和非腧穴针刺效应差异．中国针灸，22（11）：749-751.

于明琨，朱诚，张光霁，等．1994. 实验性颅脑损伤脑组织氨基酸含量变化及意义．中华神经外科杂志，10（1）：34-37.

于澎，吕岫晶，赵然．1998. 腔隙性脑梗塞头针疗效与 CT 定位之相关性的研究．中国针灸，（3）：143.

于雪凡，李颖新，赵节绪．2004. 61 例青年脑梗死病因及危险因素的分析．中风与神经疾病杂志，21（4）：357.

俞菁，张镛．1997. 中枢神经系统损害对 DNA 损伤与修复．国外医学·脑血管疾病分册，5（4）：195-197.

喻剑红．1998. 天地针法治疗中风后遗症．中国针灸，（6）：375.

元·罗天益．2000. 卫生宝鉴．见：曹炳章．中国医学大成续集（十九）．上海：上海科学技术出版社．

元·王国瑞．1990. 扁鹊神应针灸玉龙经．李宁，点校．北京：中医古籍出版社．

元·王履．1985. 医经溯洄集．左言富，点注．江苏：江苏科学技术出版社．

元·危亦林．1996. 世医得效方．王育雪，施华，孙成凤，等，校注．北京：中国中医药出版社．

元·朱丹溪．1982. 丹溪手镜．冷方南，王齐南，点校．北京：人民卫生出版社．

元·朱震亨．1980. 金匮钩玄．北京：人民卫生出版社．

元·朱震亨．1983. 丹溪治法心要．北京：人民卫生出版社．

元·朱震亨．2005. 丹溪心法．王英，竹剑平，江凌圳，整理．北京：人民卫生出版社．

袁其伦．2004. 穴位实质及与脏腑相关的新认识和新应用．中国针灸，24（6）：423-426.

曾学清，滕东时，杨涛，等．2005. 针刺配合康复训练治疗脑梗死后构音障碍 30 例．针灸临床杂志，21（10）：9-10.

翟娜．1992. 醒脑开窍针法干预大鼠实验性脑梗塞的形态学研究．天津市科委八·五攻关课题鉴定材料．28-35.

詹皓．1991. 衰老过程中雄性大鼠脏器自由基浓度和过氧化脂质的变化．中华老年医学杂志，10（3）：166.

张采真．2004. 醒脑开窍针刺法治疗中风后抑郁症 45 例疗效观察．新中医，36（8）：50-51.

张国瑾，赵增荣．2000. 国外脑血管疾病研究进展．北京：中国医药科技出版社．159-169.

张红叶，杨军，周北凡，等．1996. 我国十组人群脑卒中危险因素的前瞻性研究．中国慢性病预防与控制，（4）：150-152.

张慧萍，张丽，录海彬．2005. 针刺治疗急性缺血性脑卒中临床研究．实用诊断与治疗杂志，19（2）：144-145.

张建宏，范建中．2000. 经颅多普勒超声对椎-基底动脉供血不足的诊断及评定价值．中国康复，15（1）：1.

张捷．2006. 醒脑开窍针法治疗急性脑卒中临床观察．山西中医，22（1）：36-37.

张强．1997. 脑卒中-家系七例．中华遗传学杂志，（14）：92.

张明辉，等. 1988. 实验性脑缺血组织自由基水平观察研究. 中华神经精神科杂志，21：11.
张仁，潘来娣，夏以琳，等. 1992. 子午流注纳甲法对68例中风偏瘫患者甲皱微循环的影响. 上海针灸杂志，（1）：10-11.
张荣. 1996. 热休克蛋白与缺血性脑损伤. 国外医学·神经病学神经外科学分册，23（2）：57.
张栓虎. 2000. 我国居民吸烟与脑卒中关系的 META-ANALYSIS. 中国慢性病预防与控制，8（4）：157-159.
张涛，齐秀慧. 2011. TCD 在后循环缺血患者诊断中的应用. 中国医药指南，11（9）：63-64.
张文敏. 1990. 人体血清 LPO 抗氧化酶、Cu、Zn、Se 与增龄. 营养学报，12（4）：362.
张锡纯. 1985. 医学衷中参西录. 王云凯，点校. 河北：河北科学技术出版社.
张晓征，吕健，李俊，等. 2000. 经颅多普勒及彩色多普勒超声与数字减影脑血管造影对脑血管病检验的比较. 中华超声影像学杂志，9（10）：603-606.
张亚志. 2014. 经颅多普勒超声对烟雾病的诊断价值. 医学综述，20（8）：1492-1493.
张艳艳，丁德云. 1994. 沙土鼠脑缺血后脑组织匀浆及血中 SOD、MDA 的含量改变及其意义. 临床神经病学杂志，7（6）：361-364.
章成国，邵燕，胡学强. 2003. 脑梗死患者血浆 HCY 浓度与其临床亚型及疾病严重程度的关系研究. 中国现代医学杂志，（13）：22-25.
赵红. 2003. 醒脑开窍针刺法治疗脑卒中后抑郁100例分层随机对照. 中国临床康复，7（31）：4286.
赵瑞珍，熊杰，丁淑强. 2006. 醒脑开窍针刺法治疗中风后假性延髓麻痹34例疗效观察. 新中医，38（3）：61-62.
赵艳娥. 2006. 针刺配合吞咽训练治疗脑卒中并发吞咽障碍30例. 陕西中医，27（7）：854-855.
中国疾病预防控制中心. 2010. 全国疾病监测系统死因监测数据集. 北京：人民卫生出版社.
中国疾病预防控制中心. 2011. 全国疾病监测系统死因监测数据集. 北京：人民卫生出版社.
中华人民共和国卫生部. 2012. 中国卫生统计年鉴. 北京：中国协和医科大学出版社.
钟慈声，孙安阳. 1997. 一氧化氮的生物化学. 上海：上海医科大学出版社. 61.
钟福荪，等. 1986. 过氧化脂质的硫代巴比妥酸比色法. 临床检验杂志，4（3）：129.
钟广伟，李炜，李臻琰，等. 2005. 针刺治疗急性缺血性脑血管疾病临床疗效. 中国医师杂志，7（9）：1226-1227.
钟静瑜，黄俊山. 2010. 5-羟色胺与睡眠的研究进展. 医学综述，16（10）：1471-1473.
钟少丰，叶成亮，阎润茗. 2005. 近十年针灸治疗中风的研究概况. 中国针灸，（3）：45-48.
周元成，吴新贵，肖贻财. 2011. 电针刺激足三里和内关对脑梗死大鼠 GAP-43 表达的影响. 中国针灸，31（1）：55-59.
朱建平. 2003. 中国医学史研究. 北京：中国古籍出版社.
朱杰，杜福昌，王海燕，等. 1995. 人群血压水平同脑卒中发病关系的前瞻性研究. 中华流病学杂志，3（5）：199-201.
朱平. 1992. PCR 基因扩增实验指南. 北京：中国科学技术出版社. 41.
朱学军，曹雪涛. 1994. 肿瘤坏死因子受体研究新近展. 生理科学进展，25（2）：117-120.
Abdul-Khaliq H，Troitzsch D，Berger F，et al. 2000. Regional transcranial oximetry with near infrared spectroscopy（NIRS）in comparison with measuring oxygen saturation in the jugular bulb in infants and children for monitoring cerebral oxygenation. Biomed. Tech，45（11）：328-332.
Adams HP Jr，Bendixen BH，Kappelle LJ，et al. 1993. Classification of subtype of acute ischemic stroke. Definitions for use in a multicenter clinical trial. TOAST. Trial of Org 10172 in Acute Stroke Treatment. Stroke，24（1）：35-41.
Akins PT，Liu PK，Hsu CY. 1996. Immediate early gene expression in response to cerebral ischemis. Friend or foe. Stroke，27（9）：1682.

Albers GW, Bates VE, Clark WM, et al. 2000. Intravenous tissue-type plasminogen activator for treatment of acute stroke: the Standard Treatment with Alteplase to Reverse Stroke (STARS) study. JAMA, 283 (9): 1145-1150.

Albers GW, Goldberg MP, Choi DW. 1989. N-Methyl-D-aspartate anatgonists: Ready for clinical trial in brain ischemia? Ann. Neurol, 25: 398-403.

Appekos P, Nydevik, I, Seiger A, et al. 2002. Predictors of severe stroke: influence of preexisting dementia and cardiac disorders. Stroke, 33: 2357-2362.

Arii K, Igarashi H, Arii T, et al. 2002. The effect of ozagrel sodium on photochemical thrombosis in rat: therapeutic window and combined therapy with heparin sodium. Life Sci, 71 (25): 2983-2994.

Ariyaratnam R, Casas JP, WhitkIker J, et al. 2007. Genetics of ischaemic stroke among persons of non-Eumpean descent: a meta-analysis of eight genes inVolVing approxinlately 32 500 individuals. PLoS Med. 4 (4): e131.

Arnaudeau S, Kelley WL, Walsh JV, et al. 2002. Mitochondria recycle Ca^{2+} to the endoplasmic reticulum and prevent the depletion of neighboring endoplasmic reticulum regions, J. Biol. Chem, 276 (31): 430-439.

Arnett DK, Tyroler HA, Burke G, et al. 1996. Hypertension and subclinicalcarotid artery atherosclerosis in blacks and whites: the atherosclerosis risk in communities study. ARIC Investigators. Arch Intern Med, 156 (7): 1983-1989.

Asakura F, Yilmaz H, Abdo G, et al. 2007. Preclinical testing of anew clot-retrieving wire device using polyvinyl alcohol hydrogelvascular models. Neuroradiology, 49: 243-251.

Astrup J, Siesjö BK, Symon L. 1981. Thresholds in cerebral ischemia-the ischemic penumbra. Stroke, 12 (6): 723-725.

Astrup J, Symon L, Branston NM, et al. 1977. CorticaI evoked potential and extracellular K^+ and H^+ at critical levels of brain ischemia. Stroke, 8: 51-57.

Ay H, Furie KL, Singhal A, et al. 2005. An evidence-based causative classification system for acute ischemic stroke. Ann Neurol, 58 (5): 688-697.

Baizabal-Carvallo JF, Alonso-Juarez M, Samson Y. 2014. Clinical deterioration following middle cerebral artery hemodynamic changes after intravenous thrombolysis for acute ischemic stroke. J Stroke Cerebrovasc Dis, 23 (2): 254-258.

Baizabal-Carvallo JF, Rosso C, Alonso-Juarez M, et al. 2012. The hemodynamic status within 24 h after intravenous thrombolysis predicts infarct growth in acute ischemic stroke. J Neurol, 259 (6): 1045-1050.

Bak S, Gaist D, Sindrup SH, et al. 2002. Genetic liability in stroke: along-term follow up study of Danish twins. Stroke, 33 (3): 769-774.

Barger SW. 1999. Complex influence of the L-type calcium-channel agonist BayK8644 (1/2) on N-methyl-D-aspartate responses and neuronal survival. Neurosci, 89 (1): 101-108.

Baron JC. 1999. Mapping the ischaemic penumbra with PET: implications for acute stroke treatment. Cerebrovasc Dis, (9): 193-201.

Bassani JW, Yuan W, Bers DM. 1995. Fractional SR Ca^{2+} release is regulated by trigger Ca^{2+} and SR Ca^{2+} content in cardiac myocytes. Am J Physiol Cell Physiol, 268: 1313-1319.

Beder J B, Pitts LH, Tsuji M. 1986. Rat middle cerebral artery occlusion: evaluation of the model and development of neurological examination. Stroke, 17 (3): 472-476.

Belayev L, Busto R, Zhao W, et al. 1999. Middle cerebral artery occlusion in the mouse by intraluminal suture coated with poly-l-lysine: neurologyical and histologyical validation. Brain Res, 833 (2): 181-190.

Bellner J, Romner B, Reinstrup P, et al. 2004. Transcranial Doppler sonography pulsatility index (PI) reflects intracranial pressure (ICP). Surg Neurol, 62 (1): 45-51.

Benvenisite H, Drejer J, Schousboe A, et al. 1984. Elevation of the extracellular concentrarions of glutamate and aspartate in rat hippocampuss during transient cerebral ischemia monitored by intracerebral microdialysis. Neurochem, 43: 1369-1374.

Benveniste H, Jorgensen MB, Diemer NH, et al. 1988. Calcium accumulation by glutamate receptor activation is involved in hippocampal cell damage after ischemia. Acta Neurol Scand, 78 (5): 529.

Berridge MJ, Lipp P, Bootman MD. 2000. The versatility and universality of calcium signaling. Nature, 1 (1): 11-21.

Berridge MJ. 1993. Inositol trisphophate and calcium signaling. Nature, 361 (6410): 315.

Berridge M. 1997. The AM and FM of calcium signaling. Nature, 386 (1): 759-760.

Beta AL, Schielke GP, Yang Gy. 1996. Interleukin-1 in cerebral ischemia. Keio J Med, 45 (3): 230-238.

Bevan S, Traylor M, Adib- Samii P, et al. 2012. Genetic heritability of ischemic stroke and the contribution of previouslv reported candidate gene and genomewide associations. Stroke, 43 (12): 3161-3167.

Bezprozvanny I, Watras J, Ehrlich BE. 1991. Bell- shaped calcium response curves of Ins (1, 4, 5) P_3- and calcium-gated channels from endoplasmic reticulum of celebellum. Nature, 351 (6329): 751-754.

Biller J, Love BB. 1993. Diabetes and stroke. Med Clin North Am, 77: 95-110.

Bittigau P, Ikonomidou C. 1997. Glutamate in neurologic diseases. Child Neurol, 12 (8): 471-485.

Block F, Peters M, Noldn-Koch M. 1999. Expression of IL-6 in the ischemic pneumbra. Neurosci Lett, 262: 117.

Bond A, Lodge D, Hicks CA, et al. 1999. NMDA receptor antagonism, but not AMPA receptor antagonism attenuates induced ischaemic tolerance in the gerbil hippocampus. Eur. Pharmacol, 380: 91-99; .

Bonita R. Solomon N. Broad JB. 1997. Prevalence of stroke and stroke-related disability: estimates from the Auckland stroke studies. Stroke, 28: 1898-1902.

Bots ML, Looman SJ, Koudstaal PJ, et al. 1996. Prevalence of stroke in the general population: the Rotterdam study. Stroke, 27 (9): 1499-1501.

Bredt DS, Glatt CE, Hwang DM, et al. 1991. Nitric oxide synthase protein and mRNA are discretely localized in neuronal populations of the mammalian CNS togther with NADPH diaphorase. Neuron, 7: 615-624.

Burgard EC, Hablitz JJ. 1995. N- methyl- D- aspartate receptor- mediated calcium accumulation in neocortical neurons. Neurosci, 69 (2): 351-362.

Buttini M, Sauter A, Boddeke HW. 1994. Induction of in terleuk in-1β mRNA after focal cerebral ischemia in the rat. Mol Brain Res, 23 (1-2): 126-134.

Calzal L, Giardino L, Ce ccatelli S. 1993. NOSmRNA in the paraventricalar nucleus of young and old rats after immobilization stress. Neuro Report, 4: 627-630.

Cattin F, Bonneville JF. 1999. Transcranial Doppler and cerebral vasospasm. JNeuroradiol, 26 (1): 22-27.

Centers for Disease Control and Prevention (CDC) Morbidity and Mortality Weekly Report, 2007 (19) .

Chard T. 1987. An introduction to radioimmunoassay and related techniques. 3rd Ed. Amsetdam: Elsevier. 164-180.

Chen C, Venketasubramanian N, Gan RN, et al. 2009. Danqi Piantan Jiaonang (DJ) . A traditional Chinese medicine, in poststroke recovery. Stroke, 40 (3): 859-863.

Chen CL, Venketasubramanian N, Lee CF, et al. 2013. Effects of MLC601 on early vascular events in patients after stroke: the CHIMES study. Stroke, 44 (12): 3580-3583.

Chen CL, Young SH, Gan HH, et al. 2013. Chinese medicine neuroaid efficacy on stroke recovery: a double-blind, placebo-controlled, randomized study. Stroke, 44 (8): 2093-2100.

Chen XW, Ashfaq S. 2002. Involement of inflammation cytokines in central nervous system injury. Prog Neurolobiol, 67: 161-172.

Choe R, Durduran T, Yu G, et al. 2003. Transabdominal near infrared oximetry of hypoxia stress in fetal sheep brain in utero. Proc Natl Acad Sci USA, 100 (22): 12950-12954.

Choi DW, Koh JY Peters S. 1988. Pharmacology of glutamate neurotoxicity in cortical cell culture: attenuation by NMDA antagonists. Neurosci, 8: 185-196.

Chomcyski P, Sacchi N. 1987. Single-step method of RNA islation by acid guanidinum thiocyanate-phenol-chlorofrom extraction. Analytical Bioche mistry, 162 (1): 156.

Chopko BW, Kerber C, Wong W, et al. 2000. Transcatheter snareremoval of acute middle cerebral artery thromboembolism: technical case report. Neurosurgery, 46: 1529-1531.

Chung YH, Shin CM, Kim MJ, et al. 2001. Enhanced expression of L-type Ca channels in reactive astrocytes after ischemic injury in rats, Neurosci. Lett, 302: 93-96.

Clark WM, Wissman S, Albers GW, et al. 1999. Recombinant tissue-type plasminogen activator (alteplase) for ischemic stroke 3 to 5 hours after symptom onset: the ATLANTIS Study: a randomized controlled trial: alteplase thrombolysis for acute noninterventional therapy in ischemic stroke. JAMA, 282 (21): 2019-2026.

Clements JD, Lester R. AJ, Tong G, et al. 1992. The time course of glutamate in the synsptic cleft. Science, 258 (5087): 1498-1501.

Cohen JE, Itshayek E, Moskovici S, et al. 2011. State of the art reperfusion strategies for acute ischemic stroke. J Clin Neurosci, 18 (3): 319-323.

Collaco MY, Aspey BS. 1994. Focal ischemia causes an extensive induction of immediate early genes that are sensitive to MK-801. Stroke, 25 (9): 1855-1860 discussion 1861.

Combettes L, Tran D, Tordjmann T, et al. 1994. Ca^{2+} mobilizing hormones induce sequentially ordered Ca^{2+} signals in multicellular systems of rat hepatocytes. Bioche m J, 304: 385-391.

Connors JJ, Joan C, Wojak MD, 等. 2001. 神经介入放射学. 北京: 科学出版社, 768-781.

Consensus Committee of the Ninth International Cerebral Hemodynamic Symposium. 1995. Basic identification criteria of Doppler microembolic signals. Stroke, 26: 1123.

Constantine-Paton M, Cline HT, Debski E. 1990. Patterned activity, synaptic convergence, and the NMDA receptor in developing visual pathways. A. Rev. Neurosci, 13: 129-154.

Crockard HA, Gadian DG, Frackowiak RS, et al. 1987. Acute cerebral ischaemia: concurrent changes in cerebral blood flow, energy metabolites, pH, and lactate measured with hydrogen clearance and 31P and 1H nuclear magnetic resonance spectroscopy. Ⅱ. Changes during ischaemia. J Cereb Blood Flow Metab, 7: 394.

Curran T, Franza BR Jr. 1988. Fos and jun: the AP-1 connection. Cell, 55 (3): 395.

David Moher, Kenneth F, Schulz, et al. 2006. CONSORT声明: 提高平行随机试验报告质量的修订建议. 中国康复理论与实践, 12 (2): 117-126.

Davidson GA, Varhol RJ. 1995. Kinetics of thapsigargin-Ca^{2+}-ATPase (sarcoplasmic reticulum) interaction reveals a two-step binding mechanism and picomolar inhibition. J Biol Chem, 270 (20): 1731-1734.

Davis SM, Donnan GA, Parsons MW, et al. 2008. Effects of alteplase beyond 3h after stroke in the Echoplanar Imaging Thrombolytic Evaluation Trial (EPITHET): a placebo-controlled randomised trial. Lancet Neurol, 7 (4): 299-309.

De Jesús Llibre J, Valhuerdi A, Femάndez O, et al. 2010. Prevalence of stroke and associated risk factors in older adults in Havana City and Matanzas Provinces, Cuba (10/66 population-based study). MEDICC Rev, 12 (3): 20-26.

DelZoppo GJ, Schmid-Schonbein GW, Mon E, et al. 1991. Polymorphonuclear leukcytes occlude capillaries following m iddle cerebral artery occlusion and reperfusion in baboons. Stroke, 22 (10): 1276-1283.

Di Paspuale G, Andreoli A, Lusa AM, et al. 1998. Cardiologic complications of suburachnoid hemorrhage. J Neurosurg. Sci, 42 (1 suppl1): 33-36.

Dirnagl U, Iadecola C, Moskowitz MA. 1999. Pathobiology of ischamic stroke: an integrated view. Trends Neurosci,

22 (9): 391-397.

Dixon DA, Haynes DH. 1990. The calmodulin-Activated form of the Ca^{2+}-pumping ATPase of the cardiac sarcolemmal membrane produces Ca^{2+} gradients with a thermodynamic efficiency of 100%. J Bioenerg Biomembr, 22 (2): 181.

Dolmetsch RE, Xu K, Lewis RS. 1998. Calcium oscillations increase the efficiency and specificity of gene expression. Nature, 392: 933-937.

Donnan GA, Baron JC, Ma H, et al. 2009. Penumbral selection of patients for trials of acute stroke therapy. Lancet Neurology, 8 (3): 261-269.

Drejer J, Benvenisite H, Diemer NH, et al. 1985. Cellular origin of ischemia-induced glutamate release from brain tissue in vivo and vitro. Neurochem, 45 (1): 145-151.

Duchen MR. 1999. Conributions of mitochondria to animal physicalogy: from homeostatic sensor to calcium signaling and cell death. J Physiol, 516 (1): 1-17.

Ducrocq X, Bracard S, Taillandier L, et al. 2005. Comparison of intravenousand intra-arterial urokinase thrombolysis for acute ischaemic stroke-randomised study of 27 patients. J Neuroradiol, 32 (1): 26-32.

Dyke KV. 1985. Bioluminescence and chemiluminescence: instruments and applications. Flopida: CRC Press Inc..

D' Agostino RB, Wolf PA, Belanger AJ, et al. 1994. Stroke risk profile: adjustment for antihypertensive medication. The Framingham study. Stroke, 25 (1): 40-43.

EgIlchi E, Iso H, Wada Y, et al. 2012. Parental history a1ld lifestyle behaviors in relation to monality from stroke among Japanese men and women: the Japan collaborative cohort Study. J Epidemiol, 22 (4): 331-339.

Elbaz A, Amarenco P. 1999. Genetic susceptibility and ischaemic stroke. Opin Neurol, 12: 47-55.

Ergin A, Ergin N. 2005. Is thrombolytic therapy associated with increased mortality? Meta-analysis of randomized controlled trials. Arch Neurol, 62 (3): 362-366.

Fang W, Deng Y, Li Y, et al. 2010. Blood brain barrier permeability and therapeutic time window of Ginkgolide B in ischemia-reperfusion injury. Eur J Pharm Sci, 39 (1-3): 8-14.

Feigin VL, Lawes CM, Bennett DA, et al. 2009. Worldwide stroke incidence and early case fatality reported in 56 population-based studies: a systematic review. Lancet Neurol, 8 (4): 355-369.

Feigin VL, Lawes CM. Bennett DA, et al. 2003. Stroke epidemiology: a review of population-based studies of incidence, prevalence, and case-fatality in the late 20th century. Lancet Neurology, 2 (1): 43-53.

Finucane FF, Madans JH, Bush TL, et al. 1993. Decreased risk of stroke among postmenopausal hormone users: results from a national cohort. Arch Intern Med, 153 (1): 73-79.

Flossmallll E, Schulz UG, Rotllwell PM. 2004. Systematic review of memods and rcsults of studies of the genetic epidemiology of ischemic stroke. Stroke, 35 (1): 212-227.

Frandsen A, Schousboe A. 1992. Mobilization of dantrolene-sensitive intracellular calium pools is involved in the cytotoxicity induced by quisqualate and N-methyl-D-aspartate but not by 2-amino-3-(3-hydroxy-5-methylisoxazaol-4-yl) propionate and kainate in cultured cerebral cortical neurons. Proc Natl Acad Sci USA, 89 (7): 2590-2594.

Freeman BA, Crapo JD. 1982. Biology of disease: free radicals and tissue injury. Lab Invest, 47 (5): 412.

Furlan A, Higashida R, Weschler L, et al. 1999. Intra-arterialprourokinase for acute ischemic stroke: the PROACT Ⅱ Study: arandomized controlled trial. JAMA, 282 (21): 2003-2011.

Gage BF, Waterman AD, Shannon W, et al. 2001. Validation of clinical classification schemes for predicting stroke: results from the National Registry of Atrial Fibrillation. JAMA, 285 (22): 2864-2870.

Gan R, Lambert C, Lianting J, et al. 2008. Danqi Piantan Jiaonang does not modify hemostasis, hematology and biochemistry in normal subjects and stroke patients. Cerebrovasc Dis, 25 (5): 450-456.

Gao JX, Wan Q. 2002. The effects of nicardipine on intracellular Ca^{2+} and cell activity in cultured cortical neurons after ischemic-like conditioning. Chin. J Clin. Reha bili, 6 (8): 20-21.

Gao S, Wang YJ, Xu AD, et al. 2011. Chinese ischemic stroke subclassification. Front Neurol, 2: 6.

Garthwaite J, Charks SL, Chese-Williams R. 1998. Endothelium-derived relaxing factor releaseon activation of NMDA receptors suggests role as intracellular messenger in the brain. Nature, 336: 385-388.

Gebel JM Jr, Jauch EC, Brott TG, et al. 2002. Relative edema volume is a predictor of outcome in patients with hyperacute spontaneous intracerebral hemorrhage. Stroke, 33 (11): 2636-2641.

Geddes JM, Fear J, Tennant A, et al. 1996. Prevalence of self reported stroke in a population in northern England. Journal of Epide miology & amp Community Health, 50 (2): 140-143.

Gelmers HJ. 1987. Effect of calcium antagonists on the cerebral circulation. Am J Cardiol, 59 (3): 173B-176B.

Gentleman R, Carey V, Huber W, et al. 2012. gene? lter: methods for ? ltering genes from microarray experiments. Bioconductor package, 2012.

Gething MJ, Sambrook J. 1992. Protein folding in the Cell. Nature, 355 (6355): 33.

Gillum RF, Mussolino ME, Ingram DD. 1996. Physical activity and stroke incidence in women and men: the NHANES Ⅰ epidemiologic follow-up study. Am J Epidemiol, 143 (9): 860-869.

Gillum RF, Sempos CT. 1997. Erythrocyte sedimentation rate and stroke incidence in the NHANES Ⅰ epidemiologic follow-up Stu. (Letter). Stroke, 28: 873-874.

Gillum RF, Thomas J, Curry CL. 1998. Atrial fibrillation, heart disease, andischemic stroke in blacks. *In*: Gillum RF, Gorelick PB, Cooper ES, eds. Stroke in blacks: a guide to management and prevention. Basel, Switzerland: S Karger AG, 129-141.

Gillum RF, Wilson JB. 1997. The burden of stroke and its sequelae. DisManagement Health Outcomes, 1 (2): 84-94.

Ginsberg MD. 2008. Neuroprotection for ischemic stroke: past, present and future. Neuropharmacology, 55 (3): 363-389.

Giuseppe G, Gnti A, Matimmarella S, et al. 1995. The ryanodine receptor/ calcium channel genes axe widely and differentially in murine brain and peripheral tissues. Cell Biol, 28: 893-903.

Gonzálezz A, Mayol A, Eva Martínez E, et al. 2007. Mechanicalthrombectomy with snare in patients with acute ischemic stroke. Neuroradiology, 49 (4): 365-372.

Gordon Smyth NTJW. Limma: linear models for Microarray Data User's Guide. Mel bourne: The Walter and Eliza Hall Institute of medical Research.

Graham GD. 2003. Tissue plasminogen activator for acute ischemic stroke in clinical practice: a meta-analysis of safety data. Stroke, 34 (12): 2847-2850.

Greenberg DA, Chan J, Sampson HA. 1992. Endothelins and the nervous system. Neurology, 42 (1): 25-31.

Guadagno JV, Warburton EA, Aigbirhio FI, et al. 2004. Does the acute diffusion-weighted imaging lesion represent penumbra as well as core? A combined quantitative PET/MRI voxel-based study. J Cereb Blood Flow Metab, 24 (11): 1249-1254.

Guo J, Meng FT, Song B, et al. 2004. N-methyl-D-aspartate receptor and L-type voltage-gated Ca^{2+} channel avctivation mediate proline-rich tyrosine kinase 2 phosphorylation during cerebral ischemia in rats. Neurosci lett, 355: 177-180.

Gutierrez-Diaz JA, Cuevas P, Reimers D, et al. 1985. Quantitative electron microscopic study of calcium accumulation in cerebral ischemia mitochondria. Surg Neurol, 24 (1): 67-72.

Hachinski VC, Smith KE, Silver MD, et al. 1996. Acute myocardial and plasma catecholamine changes in experimental stroke. Stroke, 17 (3): 387-390.

Hacke W, Donnan G, Fieschi C, et al. 2004. Association of outcome with early stroke treatment: pooled analysis of ATLANTIS, ECASS, and NINDS rt-PA stroke trials. Lancet, 363 (9411): 768-774.

Hacke W, Kaste M, Bluhmki E, et al. 2008. Thrombolysis with alteplase 3 to 4.5 hours after acute ischemic stroke. N Engl J Med, 359 (13): 1317-1329.

Hacke W, Kaste M, Fieschi C, et al. 1998. Randomised double-blind placebo-controlled trial of thrombolytic therapy with intravenous alteplase in acute ischaemic stroke (ECASS Ⅱ). Second European-Australasian Acute Stroke Study Investigators. Lancet, 352 (9136): 1245-1251.

Hadolt I, Litscher G. 2003. Noninvasive assessment of cerebral oxygenation during high altitude trekking in the Nepal Himalayas (2850-5600m). Neurol Res, 25 (2): 183-188.

Han JS, Chen XH Sun SL, et al. 1991. Effect of low and high frequency TENS on Met-enkephalin-Arg-Phe and dynorphin a immunoreactivity in human lumbar CSI. Pain, 47 (3): 295.

Han SW, Kim SH, Lee JY, et al. 2007. A new subtype classification of ischemic stroke based on treatment and etiologic mechanism. Eur Neurol, 57 (2): 96-102.

Heiss WD. 2010. The concept of the penumbra: can it be translated to stroke management. Int J Stroke, 5 (4): 290-295.

Hell JW, Westenbroek RE, Breeze LJ, et al. 1996. *N*-Methyl-D-aspartate receptor-induced proteolytic conversion of postsynaptic class C L-type calcium channels in hippocampal neurons. Proc. Natl. Acad. Sci. USA, 93 (8): 3362-3367.

Hemsen A, Lundberg JM. 1991. Presence of endothelin-1 and endothelin-3 in peripheral tissues and central nervous system. Regul Pept, 36: 71-83.

Heurteauxa C, Gandin C, Borsotto M, et al. 2010. Neuroprotective and neuroproliferative activities of NeuroAid (MLC601, MLC901), a Chinese medicine, in vitro and in vivo. Neuropharmacology, 58 (7): 987-1001.

Higshida RT, Furlan AJ. 2003. Trial design and reporting standards for intra-arterial cerebral thrombolysis for acute ischemic stroke. Stroke, 34 (11): 109-137.

Hills NK, DeVeber GA, Glaser CA, et al. 2014. Abstract 39: infection, vaccination, and childhood stroke: preliminary results of the vascular effects of infection in pediatric stroke (VIPS) study. Stroke, 45 (Suppl 1): A39.

Hills NK, Johnston SC, Sidney S, et al. 2012. Recent trauma and acute infection as risk factors for childhood arterial ischernic stroke. Ann neurol, 72 (6): 850-858.

Hjort N, Butcher K, Davis SM, et al. 2005. Magnetic resonance imaging criteria for thrombolysis in acute cerebral infarct. Stroke, 36 (2): 388-397.

Hobson AR. 2008. Malignancy: an unrecognized risk factor for coronary stent thrombosis. J Invasive Cardio, 20 (4): 120-123.

Hogue CW. 2008. Mechanism s of cerebra 1 in jury from cardiac surgery. C rit C are C lin, 24 (1): 83.

Hossmann KA. 1994. Viability thresholds and the penumbra of focal ischemia. Ann Neurol, 36 (4): 557-565.

House JW, Brackmann DE. 1985. Facial nerve grading system. Otolaryn-gol Head and Neck Surg, 93 (2): 146-147.

Hsia AW, Sachdev HS, Tomlinson J, et al. 2003. Efficacy of IV tissue plasminogen activator in acute stroke: does stroke subtype really matter?. Neurology, 61 (1): 71-75.

Hsu CY, An G, Lin JS. 1993. Expression of immediate early gene and growth factor mRNAs in a focal cerebral ischemia model in rat. Stroke, 24 (suppl Ⅱ): 178.

Huang YN, Gao S, Li SW, et al. 1997. Vasoular lession in Chinese patients with transient ischemic attacks. Neurology, 48: 524-525.

Iino, M, Ozawa, S, Tsuzuki, K. 1990. Permeation of calcium through excitatory amino acid receptor channels in cultured rat hippocampal neurons. Physiol, 424: 151-165.

Imai K, Mori T, Izumoto H, et al. 2005. Successful thrombectomy inacute terminal internal carotid occlusion using a basket typemicrosnare in conjunction with temporary proximal occlusion: acase report. AJNR, 26: 1395-1398.

Imai K, Mori T, Izumoto H, et al. 2006. Clot removal therapy by aspiration and extraction for acute embolic carotid occlusion. AJNR, 27: 1521-1527.

Jauch EC, Saver JL, Adams HP Jr, et al. 2013. Guidelines for the early management of patients with acute ischenmic stroke: a guideline for healthcare professionals from the American Heart Association Amercian Stroke Assciation. Stroke, 44: 870-947.

Jauss M, Zanette E. 2000. Detection of right- to- left shunt with ultrasound contrast agent and transcranial Doppler sonography. Cerebrovasc Dis, 10 (6): 490-496.

Jean WC, Spell man SR, Nussbaum ES, et al. 1998. Reperfusion injury after focal cerebral ischemia: the role of inflammation and the therapeutic horizon. Neurosurgery, 43 (6): 1382-1397.

Jerrard-Dunne P, Cloud G, Hassan A, et al. 2003. Evaluating the genetic component of ischemic stroke subtypes: a family history study. Stroke, 34 (6): 1364-1369.

Johnston SC, Gress DR, Browner WS, et al. 2000. Short- term prognosis after emergency department diagnosis of TIA. JAMA, 284 (22): 2901-2906.

Johnston SC, Rothwell PM, Nguyen-Huynh MN, et al. 2007. Validation and refinement of scores to predict very early stroke risk after transient ischaemic attack. Lancet, 369 (9558): 283-292.

Jorgensen MB, Deckert J, Wright DC, et al. 1989. Delayed c-fos proto-oncogene expression in the rat hippocampus induced by transient global cerebral ischemia: an in situ hybridization study. Brain Research, 484 (1-2): 393-398.

J. sambrook E. F. Fritsch T. Maniatis. 1992. 分子克隆操作指南. 第2版. 北京: 科学出版社. 363.

Kamii H, Kinouchi H, Sharp FR, et al. 1994. Expression of c-fos mRNA after a mild focal cerebral ischemia in SOD-1 transgenic mice. Brain Res, 662 (1-2): 240-244.

Kamme F, Campbell K, Wieloch T. 1995. Biphasic expression of the fos and jun families of transcription factor following reansient forebrain ischemia in the rat. Effect of hypothermia. Eur J Neurosci, 7 (10): 2007-2016.

Kaste M, Hacke W, Fieschi C, et al. 1995. Results of the European Cooperative Acute Stroke Study (ECASS). Cerebrovasc Dis, 5: 225.

Katz R. 2004. Biomakers and surrodate makers: a FDA perspective. Neuro Rx, 1: 189-195.

Kavian G, Zahra IM, Saeed E, et al. 2011. NeuroAid (MLC601) versus piracetam in the recovery of post-infarct homonymous hemianopsia. Neural Regen Res, 6 (6): 418-422.

Kcrr JFR, Wyllic AH, Currie AR. 1972. Apoptosis: a basic biological phenomenon with wide-ranging implications in tissure kinetics. Br J Cancer, 26 (4): 239-257.

Kekesi K, Szilagyi N, Nyitrai G, et al. 2000. Persistent depolarizaition and glu uptake inhibition operate distinct osmoregulatory mechanisms in the mammalian brain. Neurochem. Int, 37: 171-178.

Kernan WN, Horwitz RI, Brass LM, et al. 1991. A prognostic system for transient ischemia or minor stroke. Ann Intern Med, 114 (7): 552-557.

Kernan WN, Viscoli CM, Brass LM, et al. 2000. The stroke prognosis instrument II (SPI-II): A clinical prediction instrument for patients with transient ischemia and nondisabling ischemic stroke. Stroke, 31 (2): 456-462.

Keyser JD, Sulter G, Luikin PG. 1999. Clinical trials with neuroprotective drugs in acute ischamic stroke: are we doing the right thing. Trends Neurosci, 22: 53.

Kidwell CS, Alger JR, Saver JL. 2003. Beyond mismatch: evolving paradigms in imaging the ischemic penumbra with multimodal magnetic resonance imaging. Stroke, 34 (11): 2729-2735.

Kiessling M, Gass P. 1994. Stimulus transcription coupling in focal cerebral ischemia. Brain Pathol, 4 (1): 77-83.

Kikuchi K, Kawahara K, Miyagi N, et al. 2010. Edaravone: a new therapeutic approach for the treatment of acute stroke. Med Hypotheses, 75 (6): 583-585.

Kikuchi K, Uchikado H, Morioka M, et al. 2012. Clinical neuroprotective drugs for treatment and prevention of stroke. Int J Mol Sci, 13 (6): 7739-7761.

Kim SW1, Jeong JY, Kim HJ, et al. 2010. Combination treatment with ethyl pyruvate and aspirin enhances neuroprotection in the postischemic brain. Neurotox Res, 17 (1): 39-49.

Kimura M, Sawada K, Miyagawa T, et al. 1998. Role of glutamate receptors and voltage- dependent calcium and sodium channels in the extracellular glutamate/aspartate accumulation and subsequent neuronal injury induced by oxygen/ glucose deprivation in cultured hippocampal neurons. Pharmacol Exp Ther, 285: 178-185.

Kitchener PD, Van der Zee CEEM, Diamond J. 1993. Lesion-induced NADPH-diaphorase reactivity in neocortical pyramidal neurons. Neuro Report, 4 (5): 487-490.

Kittner SJ, McCarter RJ, Sherwin RW, et al. 1993. Black- white diffef ances in stroyoung adults. Stroke, 24 (suppl): I13-15.

Kittner SJ, White LR, Losonczy KG, et al. 1990. Blke risk among ack- white differences in stroke incidence in a national sample: the contribution of hypertension and diabetes mellitus. JAMA, 264: 1267-1270.

Klatsky AL, Armstrong MA, Friedman GD. 1989. Alcohol use and subsequent cerebrovascular disease hospitalizations. Stroke, 20 (6): 741-746.

Klatsky AL, Armstrong MA, Friedman GD. 1991. Racial differences in cerebrovascular disease hospitalizations. Stroke, 22 (3): 299-304.

Klaus L, Andrea S, Susanne J, et al. 2005. Acupuncture for patients with migraine. JAMA, 293 (17): 2118-2125.

Kleindorfer D, Hill MD, Woo D, et al. 2005. A description of Canadian and United States physician reimbursement for thrombolytic therapy administration in acute ischemic stroke. Stroke, 36 (3): 682-687.

Knothlems ILH, GielellM, Lodder J, et al. 2011. Estimating the magnituge of genetic factors by calculating the genetic relative risk of strike in first-eveer lacunar stroke patients. PLoSone, 6 (6): e21439.

Kokaia Z, Zhao Q, Kakaia M, et al. 1995. Reguulation of brainderived neurotrophic factor gene expression after transient middle cerebral artery occlusion with and without brain damage. Exp Neurol, 136 (1): 73-88.

Kuge Y, Minematsu K, Yamaguchi T, et al. 1995. Nylon monofilament for intraluminal middle cerebral artery occlusion in rats. Stroke, 26: 1655-1658.

Kuriyama N, Mizuno T, Niwa F, et al. 2010. Autonomic nervous dysfunction during acute cerebral infarction. Neurological research, 32 (8): 821-827.

Lackland DT, Roccella EJ, Deutsch AF, et al. 2014. American Heart Association. Stroke Council: Council on Cardiovascular and Stroke Nursing: Council on Quality of Care and Outcomes Research: Council on Functional Genomics and Transhtional Biobgy. Factors inftluencing the decline in stroke mortality: a statement from the American Heart Association / American Stroke Association. Stroke, 45: 315-353.

LaNoue KF, Bryla J, Williamson JR. 1972. Feedback interactions in the control of citric acid cycle activity in rat heart mitochondria. J Biol Chem, 247 (3): 667-679.

Latsep HL. 2008. Mechanical endovascular recanalization therapies. Curr Opin Neurol, 21 (1): 70-75.

Layton KF. 2006. Expangding the treatment window with mechanicalthrombectomy in acute ischemic stroke. Neuroradiology, 48 (2): 402-404.

Lee M, Hong KS, Saver JL. 2010. Efficacy of intra- arterial fibrinolysis for acute ischemic stroke: meta- analysis of randomized controlled trials. Stroke, 41 (5): 932-937.

Lee WT, Lin MH, Lee EJ, et al. 2012. Magnolol reduces glutamate- induced neuronal excitotoxicity and protects against permanent focal cerebral ischemia up to 4 hours. PLoS One, 7 (7): e39952.

Leira R, Davalos A, Silva Y, et al. 2004. Early neurologic deterioration in intracerebral hemorrhage: predictors and associated factors. Neurology, 63 (3): 461-467.

Lewandowski CA, Frankel M, Tomsick TA, et al. 1999. Combinedintravenous and intra arterial r- TPA versus intra arterial therapyof acute ischemic stroke emergency management of stroke (EMS) bridging trial. Stroke, 30 (12): 2598-2605.

Liao D, Myers R, Hunt S, et al. 1997. Familial history of stroke risk. The family heart study. Stroke, 28 (10): 1908-1912.

Li WH, Liopis J, Whitney M, et al. 1998. Cell- permeant caged InsP3 ester shows that Ca^{2+} spike frequentcy can optimize gene expression. Nature, 392 (6679): 936-941.

Li Y, Chopp M, Jiang N, et al. 1995. Induction of DNA fragmentation after 10 to 120 minutes of focal cerebral Ischemia in rats. Stroke, 26 (7): 1252-1258.

Li Y, Lu Z, Keogh CL, et al. 2007. Erythropoietin- induced neurovascular protection, angiogenesis, and cerebral blood flow restoration after focal ischemia in mice. J Cereb Blood Flow Metab, 27 (5): 1043-1054.

Liao Q, Liu CN, Yuan XY, et al. 2011. Large- scale prediction of long non- coding RNA functions in a coding- non-coding gene co- expression network. Nucleic Acids Res, 39 (9): 3864-3878.

Liehanan JH, Leifheit- Lin '1lson EC, Wang Y' ec at Abstract W P123: Associations of temperature and average dew point with stroke hospitalizations and mommy. Stroke, 45 (Suppl 1): AW_ P123.

Lin MT. 1997. Heatstroke- induced cerebral ischemia and neuronal damage. Involvement of cytokines and monoamines. Ann NY Acad Sci, 813: 572-580.

Lin TA, Zhnag JP, Sun GY. 1993. Metabolism of inositol 1, 4, 5- trisphophate in mouse brain due to decapitation ischemic insult: effects of acute lithium administration and temporal relationship to diacyglycerols, free fatty acids and energy metabolites. Brain Res, 606 (2): 200-206.

Lip GY, Frison L, Halperin JL, Lane DA. 2010. Identifying patients at high risk for stroke despite anticoagulation: a comparison of contemporary stroke risk stratification schemes in an anticoagulated atrial fibrillation cohort. Stroke, 41 (12): 2731-2738.

Liu JS, Chang YY, Chen WH, et al. 1995. Delayed transhemispheric C- fos gene expression after focal cerebral isch-emiareperfusion in rats. J Formos Med Aaaoc, 94 (11): 649-654.

Liu T, Clark R, Yong PR. 1994. Tumor necrosis factor- alpha expression in ischemia neurons. Stroke, 25 (7): 1481-1488.

Liu T, MeDonnell PC, Young PR, et al. 1993. Interleukin-1 β mRNA expression in ischem ia rat cortex. Stroke, 24: 1746-1751.

Lo EH, Rogowska J, Bogorodzki P, et al. 1996. Temporal correlation analysis of penumbral dynamics in focal cerebral ischemia. Cereb Blood Flow Metab, 16 (1): 60-68.

Lollga EZ, Weinstein PR, Carlson S, et al. 1989. Reversible middle cerebra l artery occl usion without craniectomy in rats. Effects of neutrophil depletion. Stroke, 20 (1): 84-91.

Lovrenci- Huzjan A, VukoviV, GopceviA, et al. 2009. Usefulness of transcranial Doppler inbrain death confirmation. ActaMedCroatica, 63 (Suppl 3): 55-60.

Lövblad KO, El- Koussy M, Oswald H, et al. 2003. Magnetic resonance imaging of the ischaemic penumbra. Swiss Med Wkly, 133 (4+42): 551-559.

M ac Dona ld S. 2007. Strategies for avo idance of nonembolic stroke during carotidartery stenting. J Card iovasc Surg

(Torr no), 48 (1): 27.

MacDermott AB, Mayer ML, Westbrook GL, et al. 1986. NMDA-receptor activation increases cytoplasmic calcium concentration in cultured spinal cord neurons. Nature, 321: 519-522.

Malinsk T, Bailey F, Zhang ZE, et al. 1993. Nitric oxide measured by a porphyrinic microsensor in rat brain after tranisent midle cerebral artery occlusion. Cereb Blood Flow Metab, 13 (3): 355-358.

Mathers CD, Loncar D. 2006. Projections of global mortality and burden of disease from 2002 to 2030. Plos Med, 3 (11): 2011-2030.

Mayer ML, MacDermott AB, Westbrook GL, et al. 1987. Agonist-and-voltage-gated calcium entry in cultured mouse spinal cord neurons under voltage clamp measured using arsenazo III. J Neurosci, 7: 3230-3244.

McCord JM. 1983. The superoxide free radical: its biochemistry and pathophysiology. Surgery, 94 (3): 412-414.

Mecarron RM, Doron DA, Siren AL, et al. 1994. Agonist-stimulated release of von willebrand factor and procoagulant factor Ⅷ in rats with and without risk factors for stroke. Brain Res, 647 (2): 265-272.

Meldrum B, Garthwaite G. 1990. Excitatory amino acid neurotoxicity and neurodegenerative disease. Trends pharmacy. Sci, 11 (9): 379-387.

Merwick A, Albers GW, Amarenco P, et al. 2010. Addition of brain and carotid imaging to the $ABCD^2$ score to identify patients at early risk of stroke after transient ischaemic attack: a multicentre observational study. Lancet Neurol, 9 (11): 1060-1069.

Meyer FB. 1989. Calcium, neuronal hyperexcitability and ischemic injury. Brain Res Review, 14: 227-243.

Meyer-Wiethe K, Sallustio F, Kern R. 2009. Diagnosis of intracerebral hemorrhage with transcranial ultrasound. Cerebrovasc Dis, 27 (Suppl 2): 40-47.

Michel P, Bogousslavsky J. 2005. Penumbra is brain: no excuse not to perfuse. Ann Neurol, 58 (5): 661-663.

Milde LN, Milde JH, Michenfelder JD. 1986. Delayed treatment with nimodipine improves cerebral blood flow after complete cerebral ischemia in the dog. J Cereb Blood Flow Metab, 6 (3): 332-337.

Miles KA, Hayball M, Dixon AK. 1991. Colour perfu- sion imaging: a new application of computedtomog-raphy. Lancet, 337 (8742): 643-645.

Mohamed AA, Gotoh O, Graham DI, et al. 1985. Effect of pretreatment with the calcium antagonist nimodipine on local cerebral blood flow and histopathology after middle cerebral artery occlusion. Ann Neurol, 18 (6): 705-711.

Molina CA, Saver JL. 2005. Extending reperfusion therapy for acuteischemic stroke emerging pharmacological, mechanical, andimaging strategies. Stroke, 36: 2311-2320.

Momjian-Mayor I, Baron JC. 2011. The pathophysiology of watershed infarction in internal carotid artery disease: review of cerebral perfusion studies. Stroke, 36 (3): 567-577.

Monaghan DT, Cotman CR. 1985. Distribution of N-methyl-D-aspartate-sensitive L-[3H] glutamate-binding sites in the rat brain. Neurosci, 2909-2919.

Monteiro LM, Bollen CW, van Huffelen AC, et al. 2006. Transcranial Doppler ultrasonography to confirm braindeath: ameta-analysis, 32 (12): 1937-1944.

Montero M, Alonso MT, Carnicero E, et al. 2000. Chromaffin-cell stimulation triggers fast millimolar mitochondril Ca^{2+} transients that modulate secretion, Nat. Cell Biol, 2: 57-61.

Morgan JI, Curran T. 1986. Role of ion flux in the control of c-fos expression. Nature, 322 (6079): 552.

Morgan JI, Curran T. 1991. Stimulus-transcription coupling in the nervous system: Involvement of the inducible proto-oncogenes fos and jun. Annu Rev Neurosci, 14: 421.

Munekata K, Hossmann KA. 1987. Effect of 5-minute ischemia on regional pH and energy state of the gerbil brain: relation to selective vulnerability of the hippocampus. Stroke, 18: 412.

Murray KN, Girard S, Holmes WM, et al. 2014. Systemic Inflammation impairs tissue reperfusion through endothelin-dependent mechanisms in cerebral ischemia. Stroke, 45 (11): 16.

Nachshen DA, Sanchez-Armass S, Weinstein AM. 1986. The regulation of cytosolic calcium in rat brain synaptosomes by sodium-dependent calcium efflux. J Physiol, 381: 17-28.

Nagakane Y, Christensen S, Brekenfeld C, et al. 2011. EPITHET: positive result after reanalysis using baseline diffusion-weighted imaging/perfusion-weighted imaging co-registration. Stroke, 42 (1): 59-64.

Nagasawa H, Kogure K. 1989. Correlation between cerebral blood flow and histologic changes in a new rat model of middle cerebral artery occlusion. Stroke, 20 (8): 1037-1043.

Nakamura K, Hatakeyama T, Furuta S, et al. 1993. The role of early Ca^{2+} influx in the pathogenesis of delayed neuronal death after brief forebrain ischemia in gerbils. Brain Res, 613 (2): 181-192.

Nakanishi S. 1992. Molecular diversity of glutamate receptors an implication for brain function. Science, 258: 597-603.

Nath FP, Jenkins A, Mendelow D, et al. 1986. Early hemodynamic changes in experimental intracerebral hemorrhage. Journal of Neurosurgery, 65 (5): 697.

Nath FP, Jenkins A, Mendelow D, et al. 1986. Early hemodynmaic changes in experimental intracerebral hemorrhage. J Neurosurg, 63: 697-703.

Navarro JC, Gan HH, Lao AY, et al. 2014. Baseline characteristics and treatment response of patients from the Philippines in the CHIMES study. Int J Stroke, 9 (suppl 100): 102-105.

Naver HK, Blomstrand C, Wallin BG. 1996. Reduced heart rate variability after right-sided stroke. Stroke, 27 (2): 247-251.

Neumann HT, Wiessner C, Vogel P, et al. 1994. Differential expression of the immediate early genes c-fos, c-jun, jun B, and NGFI-B in the rat brain following transient forebrain ischemia. J Cereb Blood Flow Metab, 14 (2): 206-221.

Nicoletti F, Bruno V, Copani A. et al. 1996. Metabotropic glutamate receptors new target for the therapy of neurodegenerative disorders. Trend Neurosci, 19 (7): 267-271.

Nilsson Adllor S, Janunger T, Wiklund PG, et al. 2007. Genome-wide linkage scan of common stroke in families from northern northem Sweden. Stroke, 38 (1): 34-40.

NowakA, Kaciński M. 2009. Transcranial Doppler evaluation in migraineurs. NeurolNeurochirPol, 43 (2): 162-172.

Olesen SP. 1985. A calcium-dependent reversible permeability increase in microvessels in frog brain, induced by serotonin. J physiol, 361 (1): 103-113.

Ostfeld AM, Wilk E. 1990. Epidemiolo-gy of stroke 1980-1990: a progress report. E. R, 12: 253-256.

Ozdemir O, Calisaneller T, Hasturk A, et al. 2008. Prognostic significance of third ventricle dilation in spontaneousintracerebral hemorrhage: a preliminary clinical study. Neurol Res, 30 (4): 406-410.

Paciaroni M, Caso V, Agnelli G. 2009. The concept of ischemic penumbra in acute stroke and therapeutic opportunities. Eur Neurol, 61 (6): 321-330.

Palmer RMJ, Ferrige AG, Moncade S. 1987. Nitric oxide release accounts for the biological activity of endotheliumderived relaxing factor. Nature, 327 (6122): 524-526.

Parsons MW1, Pepper EM, Bateman GA, et al. 2007. Identification of the penumbra and infarct core on hyperacute noncontrast and perfusion CT. Neurology, 68 (10): 730-736.

Paschen W, Doutheil J. 1999. Disturbances of the functioning of endoplasmic reticulum: a key mechanism underlying neuronal cell injury. J. Cereb. Blood Flow Medtab. 19: 1-18.

Pelligrino DA. 1993. Saying no to cerebral ischemia. J Neurosurg Anesthesiol, 5 (4): 221-231.

Peng Y, Xu S, Chen G, et al. 2007. 1-3-n-Butylphthalide improves cognitive impairment induced by chronic cerebral hypoperfusion in rats. J Pharmacol Exp Ther, 321 (3): 902-910.

Peraz-Vela JL, Ramos-Gonzelez A, Lopez-Almodovar LF, et al. 2010. Neurololgic complications in the immediate post operative period after cardiac surgery, Role of brain magnetic resonance imaging. Rev Esp Cardiol, 58 (9): 1013-1021.

Pettit FH, Pelley JW, Reed LJ. 1975. Regulation of pyruvate dehydrogenase kinase and phosphatase by acetyl-CoA/CoA and NADH/NAD ratios. Biochem Biophys Res Comm, 65 (22): 575-582.

Phillis JW, Diaz FG, D'Regan MH, et al. 2002. Effects of immunosuppressants, calcineurin inhibition, and blockade of endoplasmic reticulum calcium channels on free fatty acid efflux from the ischemic/reperfused rat cerebral cortex, Brain Res, 957 (1): 12-24.

Pickle VM, Clarke CL, Meyes MB. 1997. Ultrastructural localization of sorcin, a 22Kda calcium binding protein, in the rat caudate-purtamen nucleus: association with ryanodine receptors and intracellular calcium release. Comp Neurol, 386 (4): 625.

Pisani AP, Calabesi P, Tozzi A. 1998. L-Type Ca^{2+} channel blocker attenuate electrical changes and Ca rise induced by oxygen/glucose deprivation in cortical neurons. Stroke, 29 (1): 196-202.

Pisani AP, Calabesi P, Tozzi A, et al. 1998. L type Ca^{2+} channel blockeeers sttenuate electrical changes and L type Ca^{2+} rise induced by oxygen/glucose deprivation in cortical neurons. Stroke, 29: 196-202.

Pulsinelli WA. 1995. The therapeutic window in ischemic brain injury. Curr Opin Neurol, 8: 3-5.

Qureshi AI, Giles WH, Croft JB, et al. 1997. Number of pregnancies and risk for stroke and stroke subtypes. Arch Neurol, 54 (2): 203-206.

Randriamampita C, Tsien RY. 1993. Emptying of intracellular Ca^{2+} stores releases a novel small messenger that stimulates Ca^{2+} influx. Nature, 364 (6440): 809-814.

Rappapout ZH, Young W, Flamm ES. 1987. Regional brain calcium changes in the rat middle cerebral artery occlusion model of ischemia. Stroke, 18 (4): 760-764.

Regidor J, Montesdeoca J, Ramirez-Gonzalez JA, et al. 1993. Bilateral induction of NADPH-diaphorase activity in neocortical and hippocampal neurons by unilateral injury. Brain Res, 631 (1): 171-174.

Reza BS, Gholamreza S, Hosein P, et al. 2011. The effect of NeuroAiD™ (MLC601) on cerebral blood flow velocity in subjects' post brain infarct in the middle cerebral artery territory. Eur J Int Med, 22 (5): 509-513.

Rha JH, Saver JL. 2003. Recanalization as a surrogate outcomemeasure in thrombolitic clinical trials: a meta-analysis. Stroke, 34: 317.

Ross BG, Fradet G, Nedzelski JM. 1996. Development of a sensitive clinical facial grading system. Otolaryngol Head Neck Surg, 114 (3): 380-386.

Rothwell NJ, Luheshi G. 1994. Pharmacology of interleukin-1α actions in the brain. Adv Pharmacol, 25: 1-20.

Rothwell NJ. 1991. Functional mechanism of IL-1 in the brain. Trends Phamaco Sci, 12: 430-436.

Rothwell PM, Giles MF, Flossmann E, et al. 2005. A simple score (ABCD) to identify individuals at high early risk of stroke after transient ischaemic attack. Lancet, 366 (9479): 29-36.

Sacco RL, Gan R, Boden-Albala B, et al. 1998. Leisure-time physical activity and ischemic stroke risk: the Northern Manhattan stroke study. Stroke, 29 (2): 380-387.

Sacco RL. 1993. Risk factors and outcomes for ischemic stroke. Neurology, 45 (suppl): 10-14.

Sagar SM. 1993. The molecular biology of brain ischemia: trendy genes in sick neuron [editoral; comment]. Ann Neurol, 33: 437.

Saito R, et al. 1985. A new model of transient cerebral ischcmia in rats; Evaluation of cerebral energy state during ischemia and recirculation by-super P-MRS. Neurosci Res Commun, 5: 43.

Salminen A, Liu PK, Hsu CY. 1995. Alteration of transcription fator binding activities in the ischemic rat brain. Biochem Biophys Res Commun, 212 (3): 939-944.

Satio K, Suyama K, Nishida K, et al. 1996. Early increases in TNF-alpha, IL-6 and IL-1 beta levels following transient cerebral ischem ia in gerbil brain. Neurosci Lett, 206 (2-3): 149-152.

Satio K, Suyama K, Nishida K, et al. 1996. Early increases in TNF-alpha, IL-6 and IL-1 beta levels following transient cerebral ischemia in gerbil brain. Neurosci Lett, 206 (2-3): 149-152.

Sattler R, Charlton MP, Hafner M, et al. 1998. Distinct influx pathways, not calcium load, determine neuronal vulnerability to calcium neurotoxicity. Neurochem, 71 (6): 2349-2364.

Saver JL. 2006. Dose the merci retriever work For. Stroke, 37: 1340-1341.

Scheilke GP, Yang GY, Shivers BD, et al. 1998. Reduced ischemic brain injury in interlukin-1 beta converting enzyme-deficint mice. J Cereb Blood Flow Metab, 18: 180-185.

Scherle-Matamoros CE, Pérez-Nellar J. 2010. Effectiveness of transcrania Dopplerul trasonography for the detection fvasospasmin in the anterior cerebralarteries. RevNeurol, 50 (5): 273-278.

Schreiner PJ, Chambless LE, Brown SA, et al. 1994. Lipoprotein (a) as a correlate of stroke and transient ischemic attack prevalence in a biracial cohort: the ARIC study. Atherosclerosis risk in communities. Ann Epidemiol, 4: 351-359.

Schwarz S, Schwab S, Keller E, et al. 1997. Neurogenic disorders of heart and lung function in acute cerebral lesions. Nervenarzt, 68 (12): 956-962.

Seiler RW. 1991. 经颅多普勒超声诊断蛛网膜下腔出血后血管痉挛. 顾跃捷, 译. 国外医学. 神经病学神经外科学分册, 18 (3): 166.

Selivanov VA, Ichas F, Holmuhamedov EL, et al. 1998. A model of mitochondrial Ca^{2+}-induced Ca^{2+} release simulating the Ca^{2+} oscillation and spikes generated by mitochondria. Biophys Chem, 72 (1-2): 111-121.

Sharma BK, Kumar K. 1998. Role of proinflammatory cytokines in cerebral ischemia: a revieco. Metab Brain Dis, 13 (1): 1-8.

Sharp FR1, Lu A, Tang Y, et al. 2000. Multiple molecular penumbras after focal cerebral ischemia. J Cereb Blood Flow Metab, 20 (7): 1011-1032.

Shimasu M, Mizushima H, Saaski K, et al. 1994. Expression of c-fos in the rat cerebral cortex after focal ischemia and reper-fusion. Brain Res Bull, 33 (6): 689-697.

Shinton R, Beevers, G. 1989. Meta-analysis of relation between cigarettesmoking and stroke. Br Med J, 298: 789-794.

Shlafer M, Myer CL, Adkins S. 1987. Mitochondrial hydrogen peroxide generation and activities of glutathione peroxide and superoxide dismutase following global ischemia. J Mol Cell Cardiol, (19): 1195.

Shun izu M, Nishida A, Hayakawa H, et al. 1993. Ca^{2+} release from inositol 1, 4, 5-trisphosphate-sensitive Ca^{2+} store by antidepressant drugs in cultured neurons of rat frontal cortex. Neurochem, 60 (2): 595-601.

Siddiqui FJ, Venketasubramanian N, Chan ES, et al. 2013. Efficacy and safety of MLC601 (NeuroAiD®), a traditional Chinese medicine, in poststroke recovery: a systematic review. Cerebrovasc Dis, 35 (Suppl 1): 8-17.

Siesjo BK, Bengtsson F. 1989. Calcium fluxes, calcium antagonists and calcium-related pathology in brain ischemia, hyperglycermia and spreading depression. A unifying hypothesis. Cereb Blood Flow Metab, 9: 127.

Siesjo BK, Wieloch T. 1985. Cerebral metabolism in ischaemia: neurochemical basis for therapy. Br J Anaesth, 57 (1): 47-62.

Sieso BK, Katsura KI, Zhao Q, et al. 1995. Mechanisms of secondary brain damage in global and focal ischemia: a speculative synthesis. Neurotrauma, 12 (5): 943-956.

Simons-Morton DG, Cutler JA, Allender PS. 1993. Hypertension treatment, 3: 555-562.

Simpson PB, Russell JY. 1997. Role of sarcoplasmic/endoplasmic-reticulum Ca^{2+}-ATP ases in mediaing Ca^{2+} waves and local Ca^{2+} release microdomains in cultured glia. Biochem J, 325 (pt1): 239.

Sims JE, Maarch CJ, Cosman D, et al. 1988. cDNA expression cloning of the IL-1 receptor, a member of the immuneoglobulin superfamily. Science, 241: 585-588.

Singh P, Singh IN, Mondal SC, et al. 2013. Platelet- activating factor (PAF) - antagonists of natural origin. Fitoterapia, 84 (2013): 180-201.

Siow CH. 2008. Neuroaid in stroke recovery. Eur Neurol, 60 (5): 264-266.

Sjolund B H. 2005. Acupuncture or acupuncture. Pain, 114 (3): 311-312.

Skrede KK, Westgard RH. 1971. The transverse hippocampal slice: a well-defined cortical structure maintained in vitro, Brain Res, 35 (2): 589-593.

Smeyne RJ, Vendrell M, Hayward M, et al. 1993. Continuous c-fos expression precedes programmed cell death in vivo. Nature, 363 (6425): 166.

Smith WS, Sang G, Saver J, et al. 2008. Mechanical thrombectomy foracute ischemic stroke: final results of the Multi MERCI trail. Stroke, 39 (4): 1205-1212.

Smith WS, Sung G, Starkman S, et al. 2005. Safety and efficacy ofembolevtomy in acute ischemic stroke. Stroke, 36: 1432-1440.

Smith WS. 2006. Safety of mechanical, thrombectomy and intravenoustissue plasminogen activator in acute ischemic stroke. Results ofthe multi mechanical embolus removal in cerebral ischemia (MERCI) trial. AJNR, 27: 1177-1182.

Spencer MP, Thomas GI, Nicholls SC, et al. 1990. Detection of middle cerebral artery emboli during carotid endarterectomy using transcranial Doppler ultrasonography. Stroke, 21 (3): 415-423.

Steen PA, Gisvold SE, Milde JH, et al. 1985. Nimodipine improves outcome when given after complete cerebral ischemia in primates. Anesthesiology, 62 (4): 406-414.

Stella N, Estelles A, Siciliano J, et al. 1997. Interleuk in-1 enhances the ATP-evoked release of arachidonic acid from mouse astrocytes. J Neurosci, 7 (9): 2939-2946.

Sun J, Li Y, Fang W, et al. 2011. Therapeutic time window for treatment of focal cerebral ischemia reperfusion injury with XQ-1h in rats. Eur J Pharmacol, 666 (1-3): 105-110.

Sun PZ, Benner T, Copen WA, et al. 2010. Early experience of translating pH- weighted MRI to image human subjects at 3 Tesla. Stroke, 41 (10 suppl): 147-151.

Takase K, Kashihara M, Hashimoto T. 1997. Transcranial Doppler ultra- sonography in patients with moyamoya disease. Clin Neurol Neurosurg, 99 (Suppl 2): 101-105.

Takenaka K, Yamada H, Sakai N, et al. 1991. Induction of cytosolic free calcium in rat vascular smooth-muscle cells by cerebrospinal fluid from patients after subarachnoid hemorrhage. J Neurosurg, 75: 452.

Tanne D. 2008. Imaging blood-brain barrier disruption: an evolving tool for assessing the risk of hemorrhage after thrombolysis. Nat Clin Pract Neurol, 12: 644-645.

The National Institute of Neurological Disorders and Stroke rt- PA Stroke Study Group. 1995. Tissue plasminogen activator for acute ischemic stroke. N Engl J Med, 333: 1581-1587.

Thored P, Wood J, Arvidsson A, et al. 2007. Long- term neuroblast migration along blood vessels in an areawith transient angiogenesis and increased vascularization after stroke. Stroke, 38 (11): 3032-3039.

Tibor K, Bo K. 1998. Calcium in ischemic cell death. Stroke, 29 (3): 705-718.

Tominage T, Kure S, Narisawa K, et al. 1993. Endonuclear activation following focal ischemic injury in the rat brain. Brain Res, 608: 21.

Toni D, Fiorelli M, Zanette EM, et al. 1998. Early spontaneous improvement and deterioration of isehemie stroke patients. A serial study with transeranial doppler ultrasonography. Stroke, 29 (6): 1144-1148.

Touzani O, Boutin H, Chuquet J, et al. 1999. Potential mechanisms of interlukin- 1 involvement in cerebral ischaemia. J Neuroimmunol, 100 (1-2): 203-215.

Touzani O, Roussel S, MacKenzie ET. 2001. The ischaemic penumbra. Curr Opin Neurol, 14: 83-88.

Towfighi A, Saver JL. 2011. Stroke declines from third to fourth leading cause of death in the United States: historical perspective and challenges ahead. Stroke, 42 (8): 2351-2355.

Tuhrim S, Godbold JH, Goldman ME, et al. 1997. The minorities risk factors and stroke study (MRFASS): design, methods and baselinecharacteristics. Neuroepidemiology, 16 (5): 224-233.

Type of weather and cerebral ischemic events: a relationship in moderate climates. Cerebrovasc Dis, 4: 373-374.

Ursino M, Giulioni M, Lodi CA. 1998. Relationships among cerebral perfusion pressure, autoregulation, and transcranial Doppler waveform: a modeling study. J Neurosurg, 89: 255-266.

Uyama O, Shiratsuki N, Matsuyama T, et al. 1990. Protective effects of superoxide on acute reperfusion injury of gerbil brain. Free Radic Biol Med, 8 (3): 265-268.

Valton L, Larrue V, Pavyle Traon A, et al. 2000. Microembolic signal and risk of early recurrence in patients with stroke or transient ischemic attack. Stroke, 31: 140-146.

Van Swearingeu JM, Brach JS. 1996. Reliability and validity of a disability assessment instrument for disorders of the facial neuromuscular system. Phys Ther, 76: 1288-1298.

Venketasubramanian N, Chen CL, Gan RN, et al. 2009. A double- blind, placebo- controlled, randomized, multicenter study to investigate Chinese medicine neuroaid efficacy on stroke recovery (CHIMES Study) . Int J Stroke, 4 (1): 54-60.

Venketasubramanian N. Tan LC. Sahadevan S, et al. 2005. Prevalence of stroke among Chinese, Malay, and Indian Singaporeans: a community-based tri-racial cross-sectional survey. Stroke, 36: 551-556.

Versnick EJ, Do HM, albers GW, et al. 2005. Mechanicalthrombectomy for acute stroke. AJNR, 26: 875-879.

Vizzard MA, Erdman SL, de Groat WC. 1993. The effect of rhizotomy on NADPH diaphorase stainimg in the lumbar spinal cord of the rat. Brain Res, 607 (1-2): 349-353.

Wahlgren N, Ahmed N, Davalos A, et al. 2007. Thrombolysis with alteplase for acute ischaemic stroke in the Safe Implementation of Thrombolysis in Stroke- Monitoring Study (SITS- MOST): an observational study. Lancet, 369 (9558): 275-282.

Waldmann R, Hanson PI, Schulman H. 1990. Multifunctional Ca^{2+}/calmodulin- dependent protein kinase made Ca^{2+} independent for functional studies. Biochemistry, 20 (7): 1679.

Walker R. 1994. Hypertension and stroke in sub-Saharan Africa. Trans RSoc Trop Med Hyg, 88: 609-611.

Wang Q, Doerschuk CM. 2002. The signaling pathways induced by neutrophil- endothelial cell adhesion. Antioxid Redox Signal, 4 (1): 39-47.

Wechsler LR. 2006. Dose the merci retriever work Against. Stroke, 37 (5): 1341-1342.

Weimar C, Diener HC, Alberts MJ, et al. 2009. The Essen stroke risk score predicts recurrent cardiovascular events: a validation within the Reduction of Atherothrombosis for Continued Health (REACH) registry. Stroke, 40 (2): 350-354.

Weimar C, Goertler M, Röther J, et al. 2008. Predictive value of the Essen Stroke Risk Score and Ankle Brachial

Index in acute ischaemic stroke patients from 85 German stroke units. J Neurol Neurosurg Psychiatry, 79 (12): 1339-1343.

Welsh FA, Sakamoto T, Mckee AE, et al. 1987. Effect of lactacidosis on pyridine nucleotide stability during ischemia in mouse brain. J Neurochem, 49 (3): 846.

Wheeler HM, Mlynash M, Inoue M, et al. 2013. DEFUSE 2 investigators. Early diffusion- weighted imaging and perfusion-weighted imaging lesion volumes forecast final infarct size in DEFUSE 2. Stroke, 44: 681-685.

Wiernsperger N, Gygax P, Hofmann A. 1984. Calcium antagonist PY 108-068: demonstration of its efficacy in various types of experimental brain ischemia. Stroke, 15 (4): 679-685.

William OW. 1996. Current concept of excitotoxicity. Neuro-pathol Exp Neurol, 55 (1): 1-13.

Wolf M, von Siebenthal K, Keel M, et al. 2000. Tissue oxygen saturation measured by near infrared spectrophotometry correlates with arterial oxygen saturation during induced oxygenation changes in neonates. Physiol. Meas, 21 (4): 481-491.

Wong GS, Huang YN, Gao S, et al. 1998. Intracanial stenosis in Chinese patients with acute stroke. Neurology, 50 (3): 812-813.

World Health Organizatoin Proposal for the maltinational monitoring of trends anddeterminates in cardiovastalar disease and pro-tocal (MONICA) who mhc/82, 1Rev1, may1983, .

Wu W, Scott DE. 1993. Increased expression of nitric oxide synthase in hypothalamic neuroal regulation. Exp Neurol, 121 (2): 279-283.

Yamagami S, Tamura M, Hayshi M, et al. 1999. Differential production of MCP-1 and cytoking-induced neurophil chemoattractant in the ischemic brain after transient focal ischemia in rats. J Leukoc Biol, 65: 744-749.

Yamamoto H, Kanaide H. 1990. Release of intracellularly stored Ca^{2+} by inositol 1, 4, 5- trisphosphate, an overview. Gen Pharmacol, 21 (4): 387.

Yamashita K, Kataoka Y, Yamashita YS, et al. 1995. Glial endothelin/nitric oxidesystem partcipates in hippocampus CAI neuonal death of SHRSP following transient forebrain ischemia. Clin Exp Pharmacol Physiol, 22 (suppl): 277-278.

Yang DY, Pan HC, Chen CJ, et al. 2007. Effects of tissue plasminogen activator on cerebral microvessels of rats during focal cerebral ischemia and reperfusion. Neurological Research, 29: 274-282.

Yang J, Fu JH, Chen XY, et al. 2010. Validation of the ABCD2 score to identify the patients with high risk of late stroke after a transient ischemic attack or minor ischemic stroke. Stroke, 41 (6): 1298-1300.

Yano T, lakayama R, Imaizumi T, et al. 2001. Dantrolene ameliorates delayed cell death and concomitant DNA fragmentation in the rat hippocampal CAI neurons subjected to mild ischemia. Resuscitation, 50 (1): 117-125.

Yatsu FM, Kasturi R, Alam R. 1993. Gene polymorphism of apolipoprotein AI, the major protein of high density lipoprotein in predicting stroke risk among white and black subjects. Stroke, 24 (suppl): 126-30.

Young SH, Zhao Y, Koh A, et al. 2010. Safety Profile of MLC601 (Neuroaid) in acute ischemic stroke patients: a singaporean substudy of the Chinese medicine neuroaid efficacy on stroke recovery study. Cerebrovasc Dis, 30 (1): 1-6.

Young WL, Josovitz K, Morales O, et al. 1987. The effect of nimodipine on post-ischemic cerebral glucose utilization and blood flow in the rat. Anesthesiology, 67 (1): 54-59.

Zausinger S, Westeraier T, Plesnial N, et al. 2003. Neuroprotection in transient focal cerebral ischemia by combination drug thrapy and mild hypot hermia: comparison with customary therapeutic regimen. Stroke, 34 (6): 1526-1532.

Zea Longa E, Weinstein P, Carlson S, et al. 1989. Reversible middle cerebral artery occlusion without craniectomy in rats. Stroke brain temperature in cerebral ischemic injury. Stroke, 20: 84-91.

Zhang ZG, Chopp M, Gautam S, et al. 1994. Upreguation of neuronal nitric oxide synthase and mRNA, and mRNA, and selective sparing of nitric oxide synthase containing neurons after focal cerebral ischemia in rat. Brain Res, 654: 85-89.

Zhou JR, van Zijl PC. 2012. Defining an Acidosis- Based Ischemic Penumbra from pH- Weighted MRI. Transl Stroke Res, 3 (1): 76-83.

Zhu G, Jovin T, Aghaebrahim A, et al. 2012. Does per- fusion imaging add value compared with plainparenchymal and vascular imaging. J Neurointerv Surg, 4: 246-250.

Zweifler RM, Lyden PD, Taft B, et al. 1995. Impact of race and ethnicity on ischemic stroke: the University of California at San Diego stroke data bank. Stroke, 26 (2): 245-248.